Enfermagem Materno-Neonatal e Saúde da Mulher

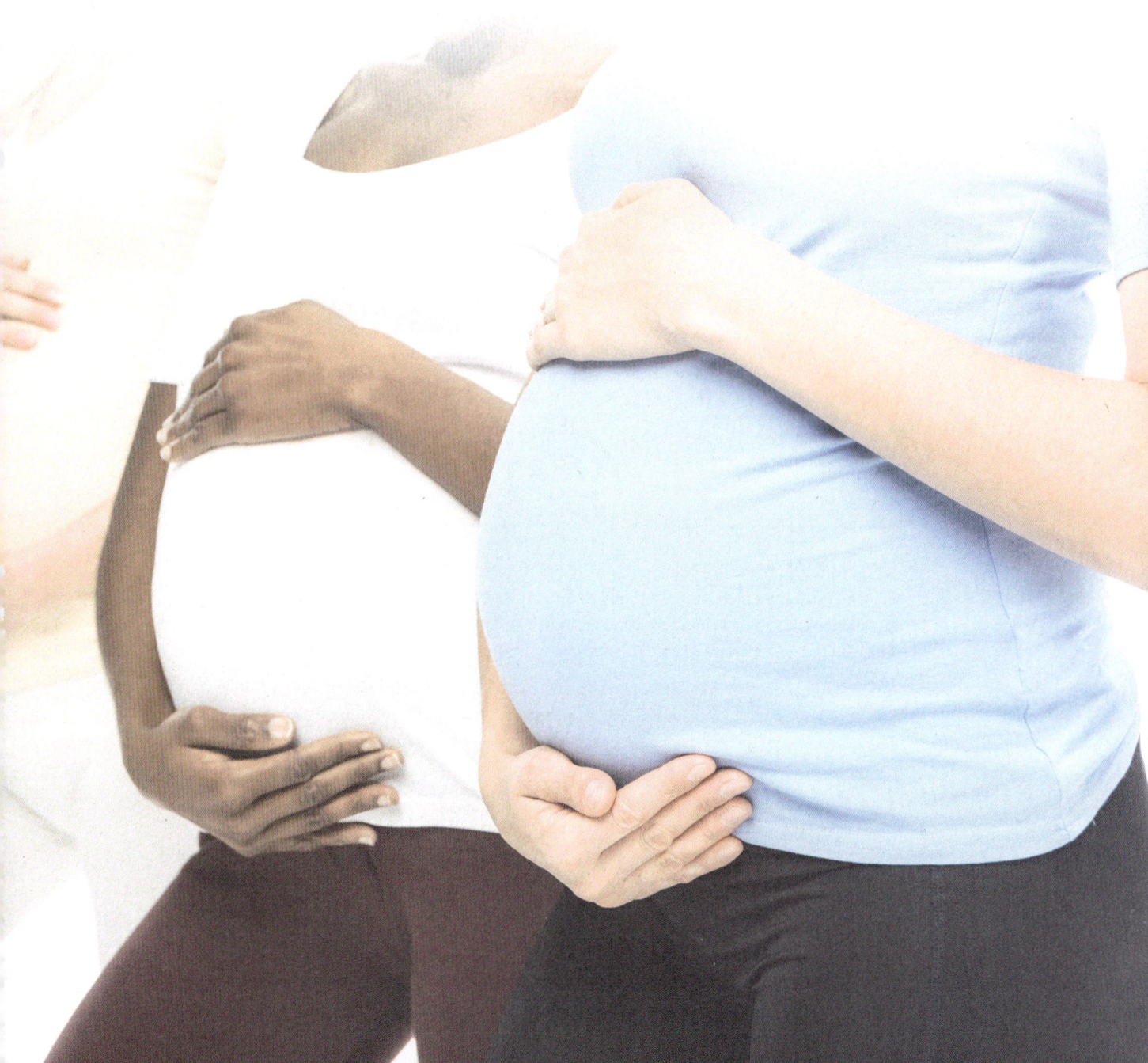

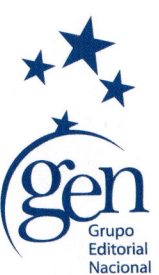

Grupo
Editorial
Nacional

O GEN | Grupo Editorial Nacional – maior plataforma editorial brasileira no segmento científico, técnico e profissional – publica conteúdos nas áreas de ciências da saúde, exatas, humanas, jurídicas e sociais aplicadas, além de prover serviços direcionados à educação continuada e à preparação para concursos.

As editoras que integram o GEN, das mais respeitadas no mercado editorial, construíram catálogos inigualáveis, com obras decisivas para a formação acadêmica e o aperfeiçoamento de várias gerações de profissionais e estudantes, tendo se tornado sinônimo de qualidade e seriedade.

A missão do GEN e dos núcleos de conteúdo que o compõem é prover a melhor informação científica e distribuí-la de maneira flexível e conveniente, a preços justos, gerando benefícios e servindo a autores, docentes, livreiros, funcionários, colaboradores e acionistas.

Nosso comportamento ético incondicional e nossa responsabilidade social e ambiental são reforçados pela natureza educacional de nossa atividade e dão sustentabilidade ao crescimento contínuo e à rentabilidade do grupo.

QUINTA EDIÇÃO

Enfermagem Materno-Neonatal e Saúde da Mulher

SUSAN SCOTT RICCI, APRN, MSN, MEd, CNE

Nursing Faculty
University of Central Florida
Orlando, Florida
Former Nursing Program Director and Faculty
Lake Sumter State College
Leesburg, Florida

Revisão Técnica

Profa. Dra. Maria de Jesus C. S. Harada (Capítulos 1, 2, 5, 7, 8, 10, 15, 17, 18, 23 e 24)
Graduação em Enfermagem pela Universidade de Fortaleza. Especialização em Pediatria e Puericultura pela Escola Paulista de Medicina (EPM). Mestrado em Enfermagem pela EPM. Doutorado em Enfermagem pela Universidade Federal de São Paulo (Unifesp). Professora Adjunta da Unifesp (aposentada).

Profa. Dra. Rosemeire Sartori de Albuquerque (Capítulos 3, 4, 6, 9, 11 a 14, 16, 19 a 22)
Graduação em Enfermagem e Licenciatura pela Universidade de Mogi das Cruzes. Especialização em Enfermagem Obstétrica, Mestrado em Enfermagem Obstétrica e Doutorado em Enfermagem pela Escola Paulista de Medicina da Universidade Federal de São Paulo (EPM/Unifesp). Pós-doutoranda da Universidade Católica Portuguesa, Porto, Portugal. Docente do Curso de Obstetrícia da Escola de Artes, Ciências e Humanidades da Universidade de São Paulo (EACH/USP).

Tradução
Claudia Gouvêa (Capítulos 1 a 14)
Tatiana Ferreira Robaina (Capítulos 15 a 24)

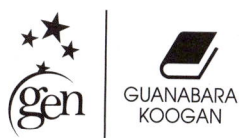

- **Atendimento ao cliente: (11) 5080-0751 | faleconosco@grupogen.com.br**

- Traduzido de:
ESSENTIALS OF MATERNITY, NEWBORN, AND WOMEN'S HEALTH NURSING, FIFTH EDITION
Copyright © 2021 Wolters Kluwer.
Copyright © 2017, 2013, 2009, 2007 Wolters Kluwer Health | Lippincott Williams & Wilkins.
All rights reserved.
2001 Market Street
Philadelphia, PA 19103 USA
LWW.com
Published by arrangement with Wolters Kluwer, U.S.A.
Wolters Kluwer Health did not participate in the translation of this title.
ISBN: 9781975112646

- Direitos exclusivos para a língua portuguesa
Copyright © 2023 by
EDITORA GUANABARA KOOGAN LTDA.
Uma editora integrante do GEN | Grupo Editorial Nacional
Travessa do Ouvidor, 11
Rio de Janeiro – RJ – CEP 20040-040
www.grupogen.com.br

- Adaptação de Capa: Bruno Gomes

- Editoração eletrônica: Adielson Anselme

- Ficha catalográfica

CIP-BRASIL. CATALOGAÇÃO NA PUBLICAÇÃO
SINDICATO NACIONAL DOS EDITORES DE LIVROS, RJ

R379e
5. ed.

Ricci, Susan Scott
    Enfermagem materno-neonatal e saúde da mulher/Susan Scott Ricci; revisão técnica Maria de Jesus C. S. Harada, Rosemeire Sartori de Albuquerque; tradução Claudia Gouvêa, Tatiana Ferreira Robaina. – 5. ed. – Rio de Janeiro: Guanabara Koogan, 2023.
    ; 28 cm.

    Tradução de: Essentials of maternity, newborn, and women's health nursing
    Apêndice
    Inclui índice
    ISBN 9788527739016

1. Enfermagem obstétrica. 2. Enfermagem ginecológica. 3. Mulheres – Saúde e higiene. I. Harada, Maria de Jesus C. S. II. Albuquerque, Rosemeire Sartori de. III. Gouvêa, Claudia. IV. Robaina, Tatiana Ferreira. V. Título.

22-79640

CDD: 618.20231
CDU: 618.2-083

Meri Gleice Rodrigues de Souza – Bibliotecária – CRB-7/6439

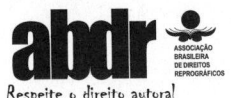

Dedico este livro ao meu marido, Glenn, por sua paciência inesgotável, incentivo, amor e gratidão. Seu apoio e senso de humor tornam tudo possível. E, ainda, aos meus filhos, Brian e Jennifer, e aos meus netos, Alyssa, Leyton, Peyton, Wyatt, Michael, Rylan, Brody e Veda, que continuam a me inspirar ao longo de minha vida. Vocês fazem todo esforço valer a pena.

SUSAN SCOTT RICCI

Sobre a autora

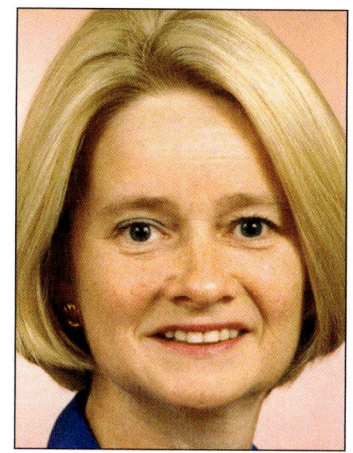

SUSAN SCOTT RICCI é graduada em Enfermagem pela Washington Hospital Center School of Nursing, com BSN e MSN pela Catholic University of America (localizada em Washington, D.C.), bem como M.Ed. in Counseling pela University of Southern Mississippi. Licenciada em Women's Health Nurse Practitioner (ARNP) pela University of Florida, recentemente renovou a certificação nacional de Certified Nurse Educator (CNE). Já trabalhou em inúmeras instituições de saúde da mulher, incluindo clínicas de trabalho de parto e parto, pós-parto, pré-natal e planejamento familiar. Susan passou mais de 30 anos na prática de enfermagem e na formação de profissionais de enfermagem nos programas LPN, ADN e BSN. Está envolvida em várias organizações profissionais de enfermagem e é membro da Sigma Theta Tau International Honor Society of Nursing, da Association of Women's Health, Obstetric and Neonatal Nurses (AWHONN), da American Nurses Association (ANA), da National Association of OB/GYN Nurses, da Who's Who in Professional Nursing, da American Nurses Association e da Florida Council of Maternal-Child Nurses.

Graças a sua vasta experiência prática e educacional, Susan Scott Ricci se concentra na prática da enfermagem baseada em evidências e reduz a quantidade de informações "complementares" que são apresentadas aos estudantes, uma vez que reconhece a tendência dos educadores de enfermagem de querer "abraçar o mundo" ao ensinar, em vez de ter como foco o conteúdo que os estudantes realmente precisam saber para a prática segura. Com essa missão em mente, ela direcionou sua energia para a elaboração deste livro.

Susan reconhece também que o tempo para o ensino está sendo reduzido à medida que o mundo da saúde se expande exponencialmente. Por isso, identificou a necessidade urgente de apresentar fatos pertinentes do modo mais conciso possível, a fim de promover a aplicação do conhecimento na prática de enfermagem.

Revisores

Linda Baker, PhD, RN
Associate Professor
Columbia College of Nursing
Milwaukee, Wisconsin

Danna L. Curcio, PhD, MS, BS, AAS
Assistant Professor
College of Staten Island
The City University of New York (CUNY)
Staten Island, New York

Diane DiTomasso, PhD, RN
Assistant Professor
College of Nursing
University of Rhode Island
Providence, Rhode Island

Julie Duff, DNP, APRN, WHNP-BC, CNE
Associate Professor
College of Nursing
Resurrection University
Oakbrook, Illinois

Audrey Sheller, MSN, RN
Assistant Professor of Nursing
Mount Mercy University
Cedar Rapids, Iowa

Arianna G. Smith, MSN, RN, CPNP-PC
Instructor
Azusa Pacific University
Azusa, California

Jennifer H. Turner, DNP, WHNP-BC, EFM-C
Assistant Professor
Carilion Clinic
Roanoke, Virginia

Lucy Van Otterloo, PhD, RNC, CNS
Associate Professor
School of Nursing
California State University (CSU) Long Beach
Long Beach, California

Laura Wallace, PhD, MSN, BSN
Assistant Professor
Brenau University
Norcross, Georgia

Prefácio

As mulheres estão cada vez mais aptas a tomar decisões responsáveis em relação à sua saúde e à de seus filhos, mas, para isso, precisam de incentivo e apoio dos profissionais de enfermagem que as atendem. Com o objetivo de oferecer uma abordagem prática para a compreensão da saúde da mulher no contexto da maternidade e do cuidado ao recém-nascido, este livro enfatiza as questões reprodutivas da mulher e oferece informações essenciais para o atendimento dessas pacientes e de seus familiares, bem como para ajudá-los a tomar decisões de modo seguro e inteligente. Cuidadosamente revisada, esta quinta edição foi atualizada com pesquisas baseadas em evidências e com o aprofundamento de diversos assuntos, em especial os relacionados com os aspectos culturais e globais da maternidade.

Organização

Cada capítulo deste livro revisa dimensões importantes da saúde da mulher ao longo da vida e aborda fatores de risco, escolhas de estilo de vida que influenciam seu bem-estar, intervenções apropriadas e tópicos de orientações de enfermagem para preservar sua saúde e a de seu recém-nascido. O texto está dividido em oito partes, como resumido a seguir.

Parte 1 | Introdução à Enfermagem Materno-Neonatal e Saúde da Mulher

Funciona como base para iniciar o estudo da enfermagem em saúde materno-neonatal e da mulher, explorando questões e tendências contemporâneas e a enfermagem baseada na comunidade.

Parte 2 | Saúde da Mulher ao Longo da Vida

Apresenta ao estudante aos tópicos específicos de saúde da mulher, incluindo estrutura e função do sistema reprodutivo, preocupações reprodutivas comuns, infecções/ doenças sexualmente transmissíveis, distúrbios das mamas e doenças benignas, e cânceres do sistema genital feminino. Essa parte visa à manutenção da qualidade de vida, à redução do risco de doenças e à parceria que deve haver entre a mulher e os profissionais de saúde em atividades voltadas a sua saúde.

Parte 3 | Gestação

Aborda temas relacionados com a gestação, como desenvolvimento fetal, genética e adaptação materna a esse período. A conduta de enfermagem durante a gestação normal é apresentada em um capítulo separado, encorajando a aplicação de conhecimentos básicos à prática de enfermagem. Esse capítulo sobre cuidados de enfermagem trata da avaliação materna e fetal durante a gestação, das intervenções para promover o autocuidado e minimizar desconfortos comuns e das orientações à paciente.

Parte 4 | Trabalho de Parto e Parto

Inicia-se com um capítulo sobre o trabalho de parto e o parto, incluindo as adaptações maternas e fetais. Em seguida, um capítulo discute a participação do enfermeiro nesse processo, o que inclui avaliação materna e fetal, medidas de conforto farmacológicas e não farmacológicas e controle da dor, bem como as intervenções de enfermagem específicas em cada estágio do trabalho de parto e do parto.

Parte 5 | Período Pós-Parto

Concentra-se na adaptação materna durante o período pós-parto, explorando tanto aspectos fisiológicos quanto psicológicos. A adaptação paterna também é considerada. Essa parte também abrange a conduta de enfermagem relacionada, incluindo avaliação do estado físico e emocional, promoção do conforto, assistência à eliminação, aconselhamento sobre sexualidade e contracepção, promoção da nutrição, promoção da adaptação da família e planejamento para a alta.

Parte 6 | Recém-Nascido

Abrange as adaptações fisiológicas e comportamentais do recém-nascido saudável. Também investiga a conduta de enfermagem para o lactente, incluindo avaliação imediata e intervenções específicas, bem como avaliação contínua, exame físico e intervenções específicas durante o início do período neonatal.

Parte 7 | Gravidez de Risco

O foco passa a ser nos cuidados durante a gestação, o parto e o pós-parto de risco. Abordam-se doenças preexistentes da mulher, complicações relacionadas com a gestação, trabalho de parto de risco, emergências associadas ao trabalho de parto e ao parto, assim como condições clínicas e complicações que afetam a mulher no pós-parto. Apresentam-se o tratamento e a conduta de enfermagem para cada condição. Esta organização possibilita ao estudante construir uma base sólida sobre o conteúdo normal ao estudar situações de risco.

Parte 8 | Recém-Nascido de Risco

O conteúdo continua a se concentrar em assuntos relativos a situações de risco. Exploram-se temas relacionados com o recém-nascido que tem variações no peso ao nascer e na idade gestacional, condições congênitas e distúrbios adquiridos. Apresentam-se o tratamento e a conduta de enfermagem para cada condição clínica. Essa organização ajuda a consolidar a compreensão do estudante sobre o material.

Recursos

Para fornecer um texto estimulante e didático, foram utilizados recursos, que se repetem ao longo do livro, descritos a seguir.

Palavras-chave

São apresentadas no início de cada capítulo como uma lista de termos considerados essenciais para a compreensão do capítulo. Cada uma aparece no texto em destaque, seguida de sua definição.

Objetivos de aprendizagem

São apresentados no início de cada capítulo para orientar o estudante a compreender o que é importante e por quê, possibilitando a ele priorizar as informações para a aprendizagem. Também auxiliam o estudante a testar a si mesmo ou o instrutor a avaliar os conhecimentos e as habilidades do estudante.

Reflexões

Constam no início de cada capítulo como frases inspiradoras e pensamentos oportunos e interessantes. Essas declarações definem o cenário de cada capítulo e dão ao estudante informações valiosas sobre os cuidados de enfermagem de mulheres e de recém-nascidos.

Estudos de caso

Constam no início de cada capítulo, apresentando situações reais com informações relevantes sobre saúde materna, do recém-nascido e da mulher com o objetivo de aperfeiçoar as habilidades de cuidado do estudante. Perguntas sobre a situação proporcionam ao estudante uma oportunidade de avaliar criticamente o curso de ação apropriado.

Boxe Prática baseada em evidências

A promoção consistente da prática baseada em evidências é uma característica fundamental do texto. Ao longo dos capítulos, questões fundamentais abordadas por pesquisas atuais foram incorporadas nesse boxe, que cita estudos relevantes para o conteúdo do capítulo.

Boxe *Healthy People 2030*

Ao longo do livro, os objetivos relevantes do *Healthy People 2030* estão descritos nesse boxe. As orientações fornecidas no boxe servem como guia para aprimoramento da saúde de mulheres, mães e recém-nascidos.

Boxe Diretrizes de ensino

Importante ferramenta para alcançar a promoção da saúde e a prevenção da doença. Ao longo do livro, essas diretrizes ampliam o conhecimento, fornecem informações oportunas e precisas, e têm como objetivo garantir a preparação do estudante para orientar as mulheres sobre diversos assuntos.

Boxe Orientação sobre medicamentos

Resume as informações sobre os medicamentos comumente usados. As ações, indicações e implicações significativas para a enfermagem apresentadas auxiliam o estudante a prestar os melhores cuidados às mulheres e a seus recém-nascidos.

Boxe Exames laboratoriais e complementares comuns

Proporciona ao estudante a compreensão geral de como uma gama de distúrbios é diagnosticada. Em vez de ler as informações várias vezes ao longo da narrativa, o leitor pode consultar o boxe quando necessário.

Boxe Plano de cuidados de enfermagem

Fornece exemplos concretos de cada etapa do processo de enfermagem, resume os conteúdos relacionados com o assunto ou sistema, além de delinear um guia para a prestação de cuidados.

Quadro comparativo

Compara dois ou mais distúrbios ou outros conceitos que possam ser facilmente confundidos, fornecendo uma explicação para esclarecê-los para o estudante.

Boxe Procedimento de enfermagem

Apresenta, em formato claro e conciso, o passo a passo dos principais procedimentos de enfermagem, bem como esclarece quaisquer variações nesses procedimentos, quando for o caso.

Boxe Considerações

Contém narrativas em primeira pessoa que envolvem o estudante em situações cotidianas vivenciadas pelos pacientes. O tom pessoal evoca a empatia e ajuda o estudante a aperfeiçoar suas habilidades de cuidado. Cada boxe termina com uma oportunidade de reflexão, estimulando o estudante a pensar criticamente sobre a situação.

Boxe Conceito fundamental

Novo nesta edição, auxilia o estudante na compreensão de tópicos potencialmente confusos.

Boxe Atenção!

Chama a atenção do estudante para pontos que devem ser enfatizados ao longo do capítulo. Este recurso geralmente é usado para frisar as informações referentes ao risco para a vida ou, de outro modo, extremamente importantes.

Tabelas, boxes, ilustrações e fotografias

Diversas tabelas e boxes resumem o conteúdo-chave ao longo do livro. Além disso, belas ilustrações e fotografias ajudam o estudante a visualizar melhor o conteúdo estudado. Esses recursos possibilitam ao leitor acessar as informações de modo rápido e fácil.

Boxe Conceitos fundamentais

Consta no fim de cada capítulo, fornecendo uma revisão rápida dos elementos essenciais estudados. Os tópicos apontados ajudam o estudante a focar os aspectos fundamentais sobre o tema em questão.

Referências bibliográficas

Todas as referências utilizadas no desenvolvimento do texto são fornecidas ao fim de cada capítulo, capacitando o estudante a explorar temas de interesse.

Seção Exercícios sobre o capítulo

Consta no fim de cada capítulo para auxiliar o estudante a revisar os conceitos essenciais, sendo composta por:

- Questões de múltipla escolha: elaboradas para testar a capacidade do estudante de aplicar o conteúdo do capítulo
- Exercícios de raciocínio crítico: desafiam o estudante a incorporar novos conhecimentos aos conceitos aprendidos anteriormente e a chegar a uma conclusão satisfatória. Além disso, incentivam o leitor a pensar criticamente, resolver problemas e considerar sua própria perspectiva sobre determinados tópicos
- Atividades de estudo: promovem a participação do estudante no processo de aprendizagem e maior interação/aprendizagem por meio de atividades clínicas, *online* e comunitárias
- Estudos de caso e Avaliação: oferecem ao estudante a oportunidade de conectar o aprendizado teórico à pratica.

Novo! História de pacientes

Escrito pela National League for Nursing (Liga Nacional de Enfermagem), o boxe História de pacientes, que aparece no final de determinados capítulos, apresenta histórias de pacientes já relatados em outros capítulos, e é uma maneira envolvente de iniciar conversas em sala de aula.

Material Suplementar

Este livro conta com o seguinte material suplementar:

- Sons cardíacos e da respiração
- Respostas da seção Exercícios sobre o capítulo
- Questionário pré-aula com respostas.

O acesso ao material suplementar é gratuito. Basta que o leitor se cadastre e faça seu *login* em nosso *site* (www.grupogen.com.br), clique no menu superior do lado direito e, após, em Ambiente de aprendizagem. Em seguida, clique no menu retrátil (▤) e insira o código (PIN) de acesso localizado na segunda orelha deste livro.

O acesso ao material suplementar online fica disponível até seis meses após a edição do livro ser retirada do mercado.

Caso haja alguma mudança no sistema ou dificuldade de acesso, entre em contato conosco (gendigital@grupogen.com.br).

Sumário

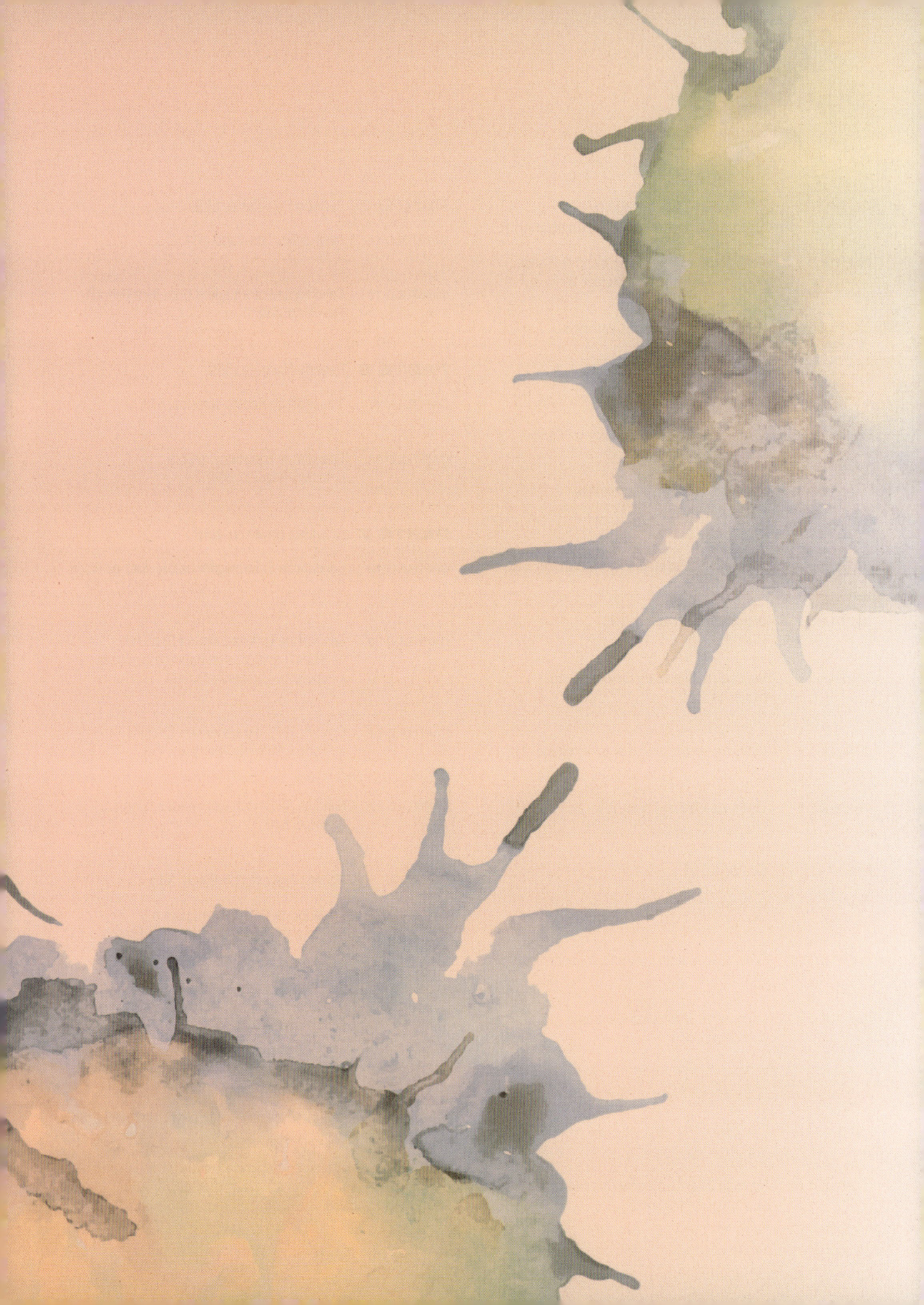

Introdução à Enfermagem Materno-Neonatal e Saúde da Mulher

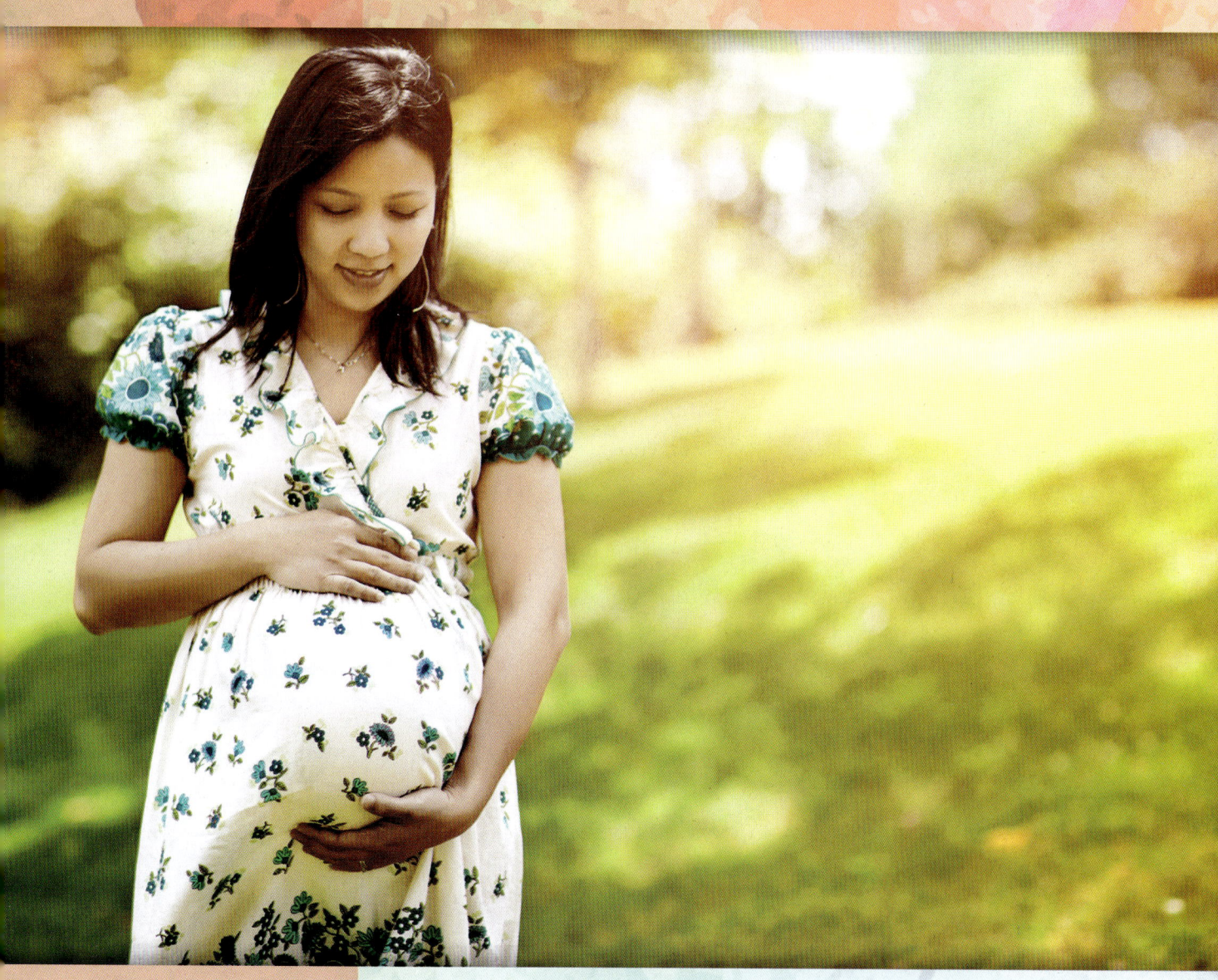

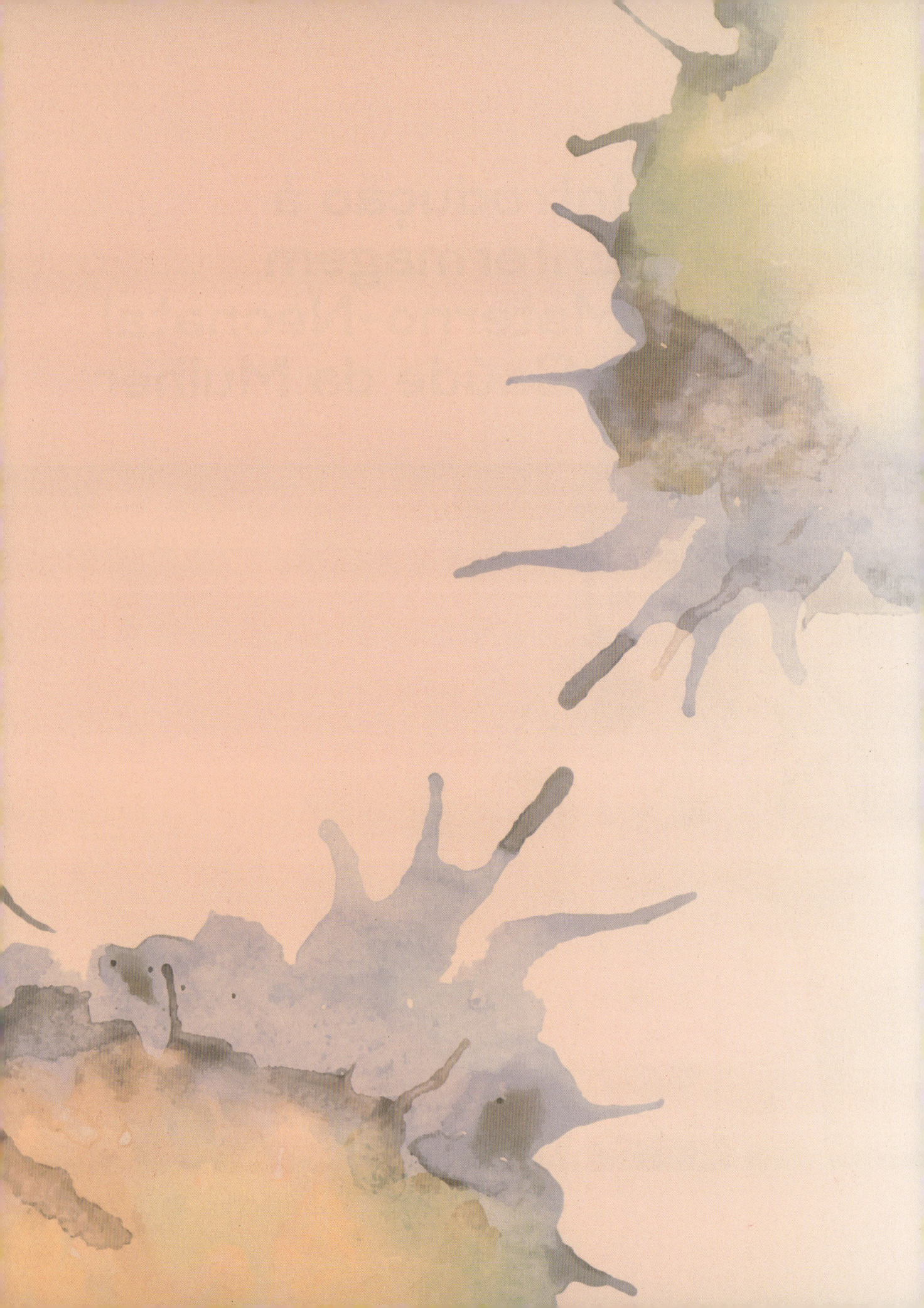

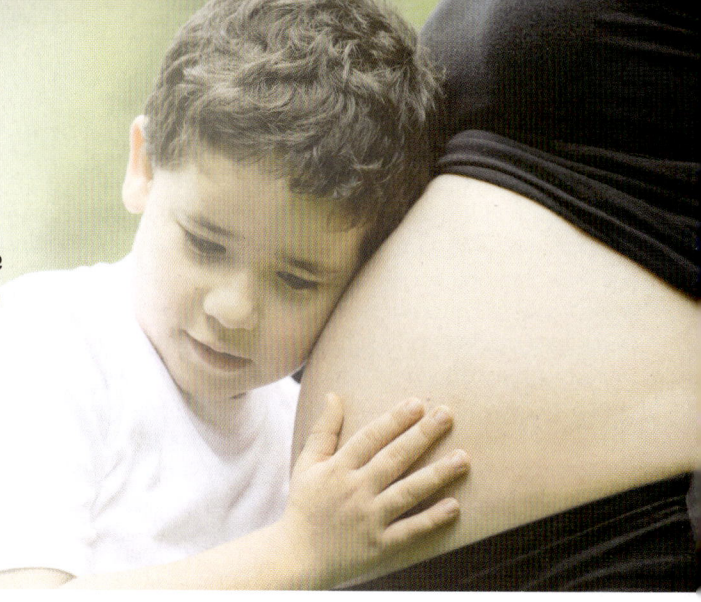

1

REFLEXÕES

A gravidez e o parto são como atravessar uma ponte estreita: as pessoas podem acompanhá-la até a ponte e cumprimentá-la do outro lado, mas você caminha sozinha por essa ponte.

Perspectivas sobre os Cuidados de Saúde Materno-Neonatal e da Mulher

PALAVRAS-CHAVE

Affordable Care Act (ACA)

cuidado centrado na família

cultura

doula

enfermeiro obstetra

família

gerenciamento de caso

humildade cultural

mortalidade

prática de enfermagem baseada em evidências

taxa de mortalidade fetal

taxa de mortalidade infantil

taxa de mortalidade materna

taxa de mortalidade neonatal

termo de consentimento livre e informado

OBJETIVOS DE APRENDIZAGEM

Após a conclusão do capítulo, o leitor será capaz de:

1. Caracterizar os principais marcos na evolução do parto nos EUA.

2. Descrever os principais componentes, conceitos e influências associados ao cuidado de enfermagem das mulheres e suas famílias.

3. Comparar as definições de saúde e doença anteriores com as atuais.

4. Examinar os fatores que afetam a saúde materna, neonatal e da mulher.

5. Avaliar como a sociedade e a cultura podem influenciar a saúde das mulheres e de suas famílias.

6. Distinguir as dificuldades de saúde que afetam as mulheres e suas famílias.

7. Analisar as questões éticas e legais que podem surgir ao cuidar de mulheres e suas famílias.

Sophia Nappo, mulher de 38 anos grávida de seu terceiro filho, chega ao ambulatório pré-natal para uma consulta de acompanhamento de rotina. Sua mãe, Betty, a acompanha porque o marido de Sophia está fora da cidade. Ela mora com o marido e dois filhos, de 4 e 9 anos. Ela trabalha meio período auxiliando no almoço das crianças na escola primária local. Quais fatores podem influenciar a saúde de Sophia e de sua família?

INTRODUÇÃO

A capacidade de uma pessoa de levar uma vida plena e de participar integralmente da sociedade depende muito de seu estado de saúde. Isso é especialmente verdadeiro para as mulheres, que geralmente são responsáveis não apenas por sua saúde, mas também pela de outras pessoas: seus filhos e sua família. A saúde de uma mulher pode ser vista como seu bem-estar geral, não determinado apenas por fatores biológicos e reprodutivos, mas também pelos efeitos da carga de trabalho, nutrição, estresse, conflitos, migração e muitos outros fatores (United Health Foundation, 2018). Assim, é importante focar na saúde da mulher e de sua família. Hábitos e práticas estabelecidos durante a gravidez e na primeira infância podem ter efeitos profundos na saúde e na doença de uma pessoa ao longo da vida. Como sociedade, é essencial criar uma população que se preocupe com as mulheres e seus familiares e que promova cuidados de saúde sólidos e opções de estilo de vida. Promover a saúde das mulheres e de suas famílias é fundamental para manter nossas comunidades e nação saudáveis hoje e para as futuras gerações.

A enfermagem materno-neonatal abrange uma ampla gama de práticas tipicamente associadas à maternidade, incluindo cuidados prestados a mulheres antes de engravidarem, às gestantes e seus fetos durante a gestação, às puérperas, além da promoção de maternidade segura e cuidados com o recém-nascido, geralmente durante as primeiras 6 semanas após o parto. O objetivo geral da enfermagem materno-neonatal é promover e manter a saúde integral das mulheres e de suas famílias.

Hoje, os profissionais de enfermagem têm uma oportunidade sem precedentes para melhorar a saúde e o bem-estar das mulheres e de suas famílias. Esses profissionais provavelmente atuarão em eventos desde o nascimento até a morte, bem como nas intercorrências emergenciais de saúde. Durante a vida, provavelmente todos se envolverão com um profissional de enfermagem, cujo empenho experiente, solidário e tranquilizador geralmente torna a assistência de saúde uma experiência positiva. A prática de enfermagem qualificada depende de uma sólida base de conhecimento e de experiência clínica prestada de maneira holística e atenciosa. Utilizando seu conhecimento e sua sensibilidade, o profissional de enfermagem ajuda a atender às necessidades assistenciais de saúde de suas pacientes ao longo da vida, sejam eles uma gestante, um feto, um parceiro ou uma mulher com problemas de saúde. Os enfermeiros desempenham uma variedade de funções ao ajudar as pacientes a viver vidas mais saudáveis, proporcionando cuidado direto, apoio emocional, conforto, informação, aconselhamento, defesa, suporte e assessoria. Eles frequentemente estão "nas trincheiras" das questões polêmicas, chamando a atenção da paciente para a importância dos cuidados de saúde e lidando com a falta de recursos, o acesso limitado aos cuidados de saúde e o foco nos cuidados intensivos, em vez de na educação e na prevenção.

Este capítulo apresenta uma visão geral do atendimento de saúde às mulheres e às suas famílias e descreve os principais fatores que afetam a saúde materno-neonatal e da mulher. Além disso, aborda as informações sobre cuidados de saúde disponíveis para mulheres e suas famílias e as melhorias nos diagnósticos e tratamentos. Os enfermeiros precisam ter conhecimento acerca desses conceitos e fatores a fim de garantirem uma prestação de cuidados profissionais atualizados.

EVOLUÇÃO DA ENFERMAGEM MATERNO-FETAL

Os cuidados de saúde prestados às mulheres sofreram modificações ao longo dos anos, devido, em parte, às mudanças nos métodos de parto, nas tendências sociais, no sistema de saúde e nas legislações federais e estaduais. Ao revisar eventos históricos, os profissionais de enfermagem podem melhorar sua compreensão sobre as situações atual e futura da enfermagem materno-neonatal e da saúde da mulher (Boxe 1.1).

Perspectiva histórica

O parto na América colonial foi uma experiência difícil e perigosa. Durante os séculos XVII e XVIII, as parturientes morriam, muitas vezes, devido a exaustão, desidratação, infecção, hemorragia, parteiras não habilitadas e/ou convulsões (McCulloch, 2018). Como a maioria das mulheres dava à luz entre cinco e oito filhos, suas chances de morrer durante o parto chegavam a uma em oito. A morte no parto era tão comum, que muitas mulheres da era colonial tinham pavor de engravidar. Além de suas ansiedades referentes à gravidez, a futura mãe se deparava com a possibilidade de morte de recém-nascido. Aproximadamente 50% de todas as crianças morriam antes dos 5 anos. Os pais resistiam, porém aceitavam seu infortúnio como vontade divina quando uma criança morria (Keiter, 2018).

Há alguns séculos, as "vovós parteiras" cuidavam do processo normal de parto da maioria das mulheres. As habilidades de parteira têm sido tradicionalmente transmitidas de uma mulher para outra dentro das famílias, de avós para mães, de mães para filhas e também por meio do aprendizado com parteiras mais experientes. Geralmente, todos os partos ocorriam em casa e os médicos eram chamados apenas em casos extremamente difíceis (American Nursing History, 2018).

Durante o início dos anos 1900, os médicos faziam cerca de metade dos partos nos EUA, e, frequentemente, as parteiras atendiam as mulheres que não tinham dinheiro para pagar um atendimento médico. Muitas mulheres foram atraídas para hospitais porque, além de representar certa ostentação, os hospitais forneciam analgesia, o que não era disponível em partos domiciliares. Na década de 1950, foram introduzidas as práticas de parto natural, defendendo-se o parto sem medicação e com ênfase nas técnicas

---

BOXE 1.1 Cronologia do parto nos EUA.

1700	Os homens não faziam parto, pois isso era considerado indecente.

1700   Os homens não faziam parto, pois isso era considerado indecente.
As mulheres enfrentavam o nascimento, não com alegria e êxtase, mas com medo da morte.
As parteiras realizavam a maioria dos partos na casa da gestante.

1800   Houve uma mudança na qual as mulheres de classe média passaram a preferir médicos a parteiras.
A palavra *obstetra*, cuja origem é o latim, significa "estar ao lado".
A febre puerperal ocorria em proporções epidêmicas.
Louis Pasteur demonstrou que os estreptococos eram a principal causa da febre puerperal que matava as parturientes.
A primeira cesariana foi realizada em Boston em 1894.
Os raios X foram desenvolvidos em 1895 e utilizados para avaliar o tamanho pélvico para fins de parto.

1900   O "sono crepuscular" (uma forte dose de narcóticos e amnésicos) era utilizado em mulheres durante o parto nos EUA.
Entre 20 nações, os EUA ocupavam a 17ª posição na taxa de mortalidade infantil.
Em 1940, de todas as mulheres que deram à luz, 50 a 75% o fizeram em hospitais.
Os berçários começaram a ser usados porque as mães não eram capazes de cuidar de seus recém-nascidos por vários dias após receberem gás clorofórmio.
Em 1933, o doutor Grantley Dick-Reed escreveu um livro intitulado *Childbirth Without Fear*, que reduziu o ciclo "medo-tensão-dor" que as mulheres experimentavam durante o trabalho de parto e o parto.
Em 1984, o doutor Fernand Lamaze escreveu um livro intitulado *Painless Childbirth: The Lamaze Method*, que defendia técnicas de distração e relaxamento para minimizar a percepção da dor.
Em 1966, a amniocentese foi realizada pela primeira vez para avaliar o crescimento fetal.
Na década de 1970, a taxa de cesariana era de cerca de 5%. Atualmente, um em cada três partos é cirúrgico.[1]
Nas décadas de 1970 e 1980, houve uma tendência crescente de retorno para o parto básico – sem medicamento nem intervenções.
No fim dos anos 1900, centros de parto independentes foram projetados e a quantidade de partos domiciliares começou a aumentar.

2000   Uma em cada três mulheres é submetida a parto cirúrgico (cesariana).
Os enfermeiros obstetras ajudam os casais em casa, nos hospitais ou em instituições autônomas com partos naturais. Pesquisas mostram que as parteiras são as auxiliares mais seguras para a maioria das mulheres, com menores índices de mortalidade infantil e materna e menos intervenções invasivas, como episiotomias e cesarianas.
Aulas de preparo para todos os tipos de parto são frequentes na maioria das comunidades.
De acordo com os últimos dados disponíveis, os EUA ocupam o 50º lugar do mundo em mortes maternas. A taxa de mortalidade materna é de aproximadamente 11 em cada 100 mil nascidos vivos.[2]
Em conformidade com os últimos dados disponíveis, os EUA ocupam a 41ª posição no mundo em taxas de mortalidade infantil, que é de aproximadamente seis em mil nascidos vivos.

Newnham, E., McKellar, L., & Pincombe, J. (2018). *Towards the humanization of birth: A study of epidural analgesia & hospital birth culture.* Springer Nature; Centers for Disease Control and Prevention (CDC). (2019b). *Reproductive health: Data and statistics.* Disponível em: https://www.cdc.gov/reproductivehealth/data_stats/index.htm. Acesso em: 16 jun. 2020; e Carr, K. (2018). *What is a midwife? History of childbirth.* Disponível em: https://quatr.us/science/midwife-history-childbirth.htm. Acesso em: 16 jun. 2020.

de relaxamento (Martucci, 2018). Essas técnicas abriram as portas para aulas de preparação para o parto e ajudaram a resgatar a presença do pai à cena. Ambos, pai e mãe, podem participar, assumindo um papel ativo na gravidez, no parto e na maternidade/paternidade (Figura 1.1).

Tendências atuais

O processo de parto em si não mudou ao longo dos anos, mas muitas coisas associadas ao parto sofreram alterações, incluindo as expectativas das mulheres quanto à experiência do parto, as opções de analgesia, os custos do parto, o sistema de saúde e a tecnologia utilizada durante a gravidez e o parto. De muitas maneiras, as práticas de parto nos EUA formaram um círculo, visto que se observa o retorno do enfermeiro obstetra e da doula. O conceito de mulheres ajudando outras mulheres durante o parto não é novo; as mulheres que devam à luz em casa eram tradicionalmente atendidas por parentes e parteiras (Prática baseada em evidências 1.1). Um **enfermeiro obstetra** faz pós-graduação em cuidados na gravidez normal e no parto e é certificado pelo American College of Nurse Midwives. A **doula** é uma acompanhante da gestante que fornece suporte emocional, físico e educacional à parturiente e à sua família durante o parto e o pós-parto. Muitos enfermeiros que atuam em áreas de trabalho de parto e parto são, atualmente, certificados em suas especialidades para que possam fornecer o cuidado ideal para a parturiente e seu recém-nascido. As escolhas de parto geralmente se baseiam no que funciona melhor para a mãe, a criança e a família.

---

[1]N.R.T.: No Brasil, a taxa de cesariana chega a 53,7% dos nascimentos, dependendo da região. A despeito de os partos em nosso país ocorrerem em sua maioria em hospitais (98,4%) e serem assistidos por médicos (88,7%), os resultados são insatisfatórios se comparados aos de outros países. Essa situação é conhecida como "paradoxo perinatal brasileiro", em que há alta medicalização do parto e do nascimento com taxas elevadas de morbi-mortalidade materna e perinatal. (Fonte: Lansky, S. et al. (2014). Pesquisa Nascer no Brasil: perfil da mortalidade neonatal e avaliação da assistência à gestante e ao recém-nascido. *Cadernos de Saúde Pública*).

[2]N.R.T.: Em 2018, a taxa de mortalidade materna no Brasil foi de 59,1 óbitos para cada 100 mil nascidos vivos. Disponível em: https://portaldeboaspraticas.iff.fiocruz.br/atencao-mulher/mortalidade-materna-no-brasil-boletim-epidemiologico-n-o-20-ms-maio-2020/. Acesso em: 9 set. 2021.

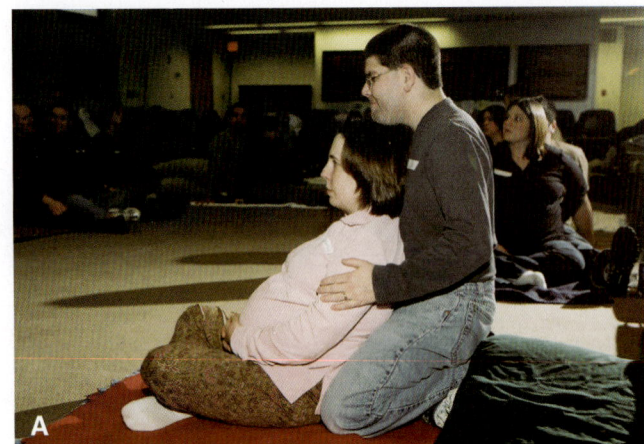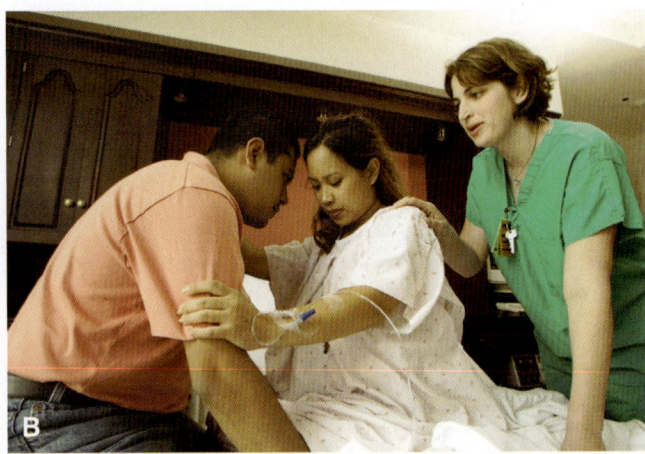

FIGURA 1.1 Atualmente, pais e companheiros são bem-vindos para envolver-se ativamente na experiência da gravidez e do trabalho de parto. **A.** Um casal pode participar conjuntamente de aulas de preparação para o parto. (Foto de Gus Freedman.) **B.** Os pais e companheiros podem ajudar as mulheres durante o trabalho de parto e o parto. (Foto de Joe Mitchell.)

PRÁTICA BASEADA EM EVIDÊNCIAS 1.1 Resposta das mulheres ao suporte contínuo ao trabalho de parto

Histórica e transculturalmente, as mulheres foram atendidas e apoiadas por outras mulheres durante o parto. Ao longo do tempo, as mulheres ajudaram outras mulheres no trabalho de parto, fornecendo suporte emocional, conforto, informações e defesa. Nos últimos anos, no entanto, essa prática foi reduzida e as instituições frequentemente adotam rotinas rigorosas específicas capazes de fazer as mulheres se sentirem "desumanizadas".

ESTUDO

Foi realizado um estudo para avaliar os efeitos da assistência intraparto contínua nas parturientes e em seus recém-nascidos, em uma relação 1:1, em comparação com os cuidados habituais. O estudo também avaliou as práticas e as políticas de rotina no ambiente do parto que poderiam afetar a autonomia, a liberdade de movimento e a capacidade da mulher para lidar com o trabalho de parto; quem era o cuidador (funcionário da instituição ou não); e quando o suporte começou (no início ou no fim do trabalho de parto). Todos os ensaios clínicos randomizados publicados e inéditos comparando o suporte intraparto contínuo com os cuidados habituais foram analisados. Um autor e um assistente de pesquisa usaram métodos padronizados para a coleta e a análise de dados, e extraíram os dados de maneira independente. Os autores dos ensaios clínicos forneceram informações adicionais. Os pesquisadores usaram o risco relativo para dados categóricos e a diferença da média ponderada para dados contínuos. Vinte e seis estudos de 17 países envolvendo mais de 15 mil mulheres foram avaliados.

Achados

As mulheres que receberam suporte intraparto contínuo tiveram maior chance de um parto vaginal espontâneo, diminuição da duração do trabalho de parto e da necessidade de analgesia intraparto e nenhum dano. Essas mulheres eram menos propensas a precisar de uma cesariana ou parto instrumental, analgesia regional ou ter um recém-nascido com baixo índice de Apgar de 5 minutos. Elas também relataram maior satisfação com suas experiências de trabalho de parto e de parto. No geral, o suporte, quando fornecido por alguém que não seja membro da equipe da instituição e iniciado no começo do trabalho de parto, provou ser mais eficaz.

Implicações para a enfermagem

O suporte contínuo durante o trabalho de parto pode melhorar os desfechos do parto para as mulheres e seus recém-nascidos. Com base nessa pesquisa, torna-se evidente que as parturientes se beneficiam do suporte individualizado durante o trabalho de parto. Os enfermeiros podem usar as informações obtidas nesse estudo para orientar as mulheres quanto à importância de ter o apoio de uma pessoa durante o trabalho de parto e o parto. Os profissionais de enfermagem também podem atuar como apoiadores da paciente nas instituições em que trabalham a fim de promover um ambiente incentivador à utilização de pessoas que deem suporte à gestante durante o período intraparto. O foco da enfermagem precisa ser individualizado, solidário e colaborativo com a família durante a experiência da gravidez. Em síntese, os enfermeiros devem colocar as necessidades da mãe e de sua família em primeiro lugar na prestação de cuidados contínuos.

Embora o estudo tenha descoberto que o suporte é mais eficaz quando fornecido por alguém que não seja um membro da equipe de saúde, contar com o apoio de alguém é fundamental. Atribuir ao mesmo enfermeiro a assistência à mãe e/ou ao casal durante o parto também promove uma relação 1:1, a qual ajuda a atender às necessidades da mãe e/ou do casal e proporciona uma sensação de segurança. Ao atender a essas necessidades, o profissional de enfermagem está aprimorando a experiência do parto.

Bohren, M. A., Hofmeyr, G. J., Sakala, C., Fukuzawa, R. K., & Cuthbert, A. (2017). Continuous support for women during childbirth. *Cochrane Database of Systematic Reviews*, Issue 7. Art. No.: CD003766. https://doi.org/10.1002/14651858.CD003766. pub6.

CONCEITOS FUNDAMENTAIS DE ENFERMAGEM MATERNO-FETAL E DA SAÚDE DA MULHER

A enfermagem materno-fetal e da saúde da mulher presta cuidados baseados em evidências para a paciente no contexto da unidade familiar. Esse cuidado envolve a implementação de um plano interdisciplinar colaborativo para garantir a continuidade dos cuidados com boa relação custo-benefício, alta qualidade e foco nos resultados. Envolve, também, cuidados centrados na família, com base em evidências e em gerenciamento de casos.

Cuidado centrado na família

A "humanização" da experiência do parto evoluiu para a *assistência à maternidade centrada na família*, cujo foco é prestar cuidados à maternidade com base em evidências que atendam às necessidades das parturientes e de suas famílias. O **cuidado centrado na família** é a prestação de cuidados de saúde seguros, satisfatórios e de alta qualidade concentrados e adaptados às necessidades físicas e psicossociais da família, baseando-se na confiança mútua e na colaboração entre a mulher, sua família e o profissional da saúde. Trata-se de uma abordagem de parceria entre as famílias e seus cuidadores que reconhece a força e a integridade da família. Estes são os princípios básicos do cuidado centrado na família:

- O parto é considerado um evento normal e saudável na vida de uma família
- O cuidado deve ser individualizado e respeitoso
- O parto afeta toda a família e muda os relacionamentos
- A tomada de decisão deve ser um esforço colaborativo entre a mulher e os profissionais da saúde que a acompanham
- A informação deve refletir o conhecimento atual baseado em evidências
- Mães e recém-nascidos devem ficar juntos (Katz, 2018).

A filosofia do cuidado centrado na família reconhece a família como uma constante. A saúde e a atuação da família interferem na saúde da paciente e de outros membros da família. Os familiares se apoiam entre si muito além do breve período em que o profissional da saúde permanece com eles, como durante o processo de gestação ou durante a doença de uma criança. O parto é considerado um evento natural da vida, em vez de um procedimento médico.

O cuidado centrado na família requer que o enfermeiro seja sensível às crenças e aos aspectos culturais da paciente e sua família. Isso envolve ouvir as necessidades da família e passar a autoridade do profissional de enfermagem para a família a fim capacitá-la a tomar suas próprias decisões no contexto de um ambiente acolhedor. Uma perspectiva familiar verdadeira deve ser aplicada na assistência à maternidade, e os novos pais devem ser considerados uma unidade familiar, não um caso clínico. Ser um enfermeiro que presta cuidados centrados na família significa identificar, respeitar e se preocupar com as diferenças, os valores, as preferências e as necessidades expressas das pacientes; aliviar a dor e o sofrimento; coordenar cuidados contínuos; ouvir, informar claramente, comunicar-se e orientar as pacientes; compartilhar a tomada de decisões e a conduta; além de apoiá-las continuamente (Katz, 2018).

Com o cuidado centrado na família, o apoio e o respeito pela singularidade e diversidade das famílias são essenciais, com o incentivo e a valorização dos pontos fortes e competências dos familiares. É importante criar oportunidades para que os membros da família demonstrem suas habilidades e aptidões. As famílias também podem adquirir novas habilidades e aptidões para manterem uma sensação de controle. O cuidado centrado na família promove maior autodeterminação familiar, habilidades de tomada de decisão, controle e autoeficácia, aumentando, assim, o sentimento de empoderamento da paciente e de sua família. Ao implementar o cuidado centrado na família, os enfermeiros buscam informações do cuidador, como sugestões e conselhos, os quais são incorporados ao plano de cuidados da cliente, enquanto o enfermeiro aconselha e ensina as intervenções adequadas de saúde aos familiares. Hoje, assim como os profissionais de enfermagem fazem parceria com vários especialistas para fornecer assistência de alta qualidade e com boa relação custo-benefício, podem também fazê-la com a família da paciente. Os enfermeiros conferem às mães a liberdade de escolha com base no conhecimento das alternativas. Isso significa que o plano de parto da mãe será honrado em um ambiente no qual suas escolhas serão respeitadas. A tomada de decisão compartilhada é um componente essencial, mas, às vezes, desafiador para a prestação de cuidados maternos de alta qualidade. Os enfermeiros devem estabelecer parceria com as mulheres e suas famílias para obter os melhores cuidados e resultados de qualidade (Molenaar et al., 2018).

O impacto do cuidado centrado na família pode ser percebido nos modelos de assistência à mulher. Os familiares permanecem unidos após o parto, não separados como antigamente (Figura 1.2). Desde os anos 1980 até o presente, o maior acesso das mulheres aos cuidados (independentemente de sua condição financeira) e a reformulações dos hospitais concentraram-se em manter as famílias unidas durante a experiência do parto. As pesquisas atuais sugerem que o cuidado centrado na família dentro dos hospitais pode ser uma abordagem fundamental para melhorar a qualidade da assistência à saúde (Park et al., 2018). O remodelamento dos hospitais inclui a incorporação do trabalho de parto, do parto e da recuperação em apenas um ambiente e a criação de um espaço único em que trabalho de parto, parto, recuperação e pós-parto ocorram, para que os familiares não tenham que se deslocar de um lugar para outro durante o parto.

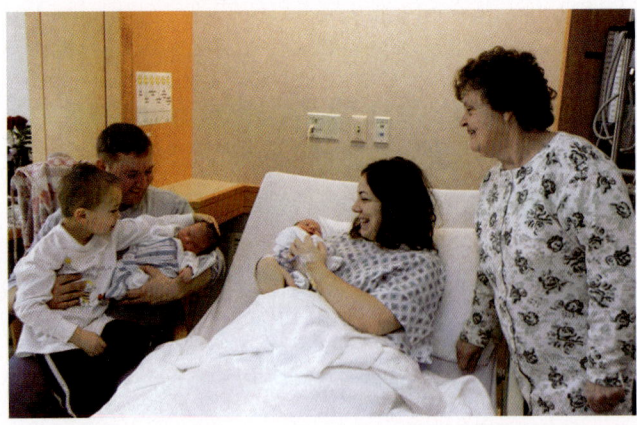

FIGURA 1.2 Possibilitar uma oportunidade de interação do "irmão mais velho" com seu novo irmão é um componente importante do cuidado de enfermagem centrado na família.

Cuidados baseados em evidências

A prática baseada em evidências (PBE) é uma abordagem para a resolução de problemas durante a tomada de decisões clínicas de enfermagem. Ela identifica, avalia criticamente e, em seguida, aplica as melhores evidências disponíveis na tomada de decisões sobre o atendimento às pacientes (Azmoude et al., 2018), além de envolver a coleta, a interpretação e a integração de evidências originadas de pesquisas validadas a partir de variados recursos, como achados de pesquisas, evidências internas de controle de resultados ou processos de melhoria de métodos e preferências da paciente. Os enfermeiros precisam encontrar um modo de integrar as melhores evidências disponíveis e colocá-las em prática para alcançar os melhores resultados compatíveis com os objetivos dos cuidados de saúde – melhorar a experiência do atendimento, a saúde de mães e de recém-nascidos e reduzir os custos dos cuidados de saúde. Os profissionais de enfermagem devem ter um conceito claro da lógica e dos princípios por trás das pesquisas para assegurar a implementação correta na prática clínica (Kwansa & Stewart-Moore, 2019). A **prática de enfermagem baseada em evidências** envolve o uso de pesquisas para estabelecer um plano de cuidados e implementá-los. Esse modelo de prática de enfermagem inclui o uso das melhores evidências atuais na tomada de decisões sobre o cuidado. O uso generalizado da PBE pode importar em uma diminuição nas variações de cuidados e, ao mesmo tempo, elevar a qualidade.

Os achados da pesquisa científica ajudam os enfermeiros não apenas a se manterem atualizados em suas especialidades clínicas, mas também em suas escolhas quanto às intervenções mais eficazes. Muitas das organizações profissionais – por exemplo, a Association of Women's Health, Obstetric and Neonatal Nurses (AWHONN), a American Nurses Association (ANA) e a National League for Nursing (NLN) – desenvolveram diretrizes de prática clínica baseadas em evidências para a prestação mais segura e eficaz de cuidados de enfermagem centrados na família. Os enfermeiros devem buscar atentamente essas diretrizes baseadas em evidências para garantir a excelência na prática diária. Quando a PBE é realizada em um contexto de cuidado e em uma cultura organizacional de apoio, a mais alta qualidade de atendimento e os melhores resultados para o cliente podem ser alcançados. O relatório de referência da Health and Medicine Division (HMD, 2011), *The Future of Nursing: Leading Change, Advancing Health*, listou a PBE como uma competência necessária para melhorar a qualidade e a segurança do atendimento à paciente. O comitê desenvolveu quatro mensagens principais em seu relatório:

- Os enfermeiros devem praticar em toda a extensão de sua formação e treinamento
- Os enfermeiros devem alcançar níveis mais elevados de formação e treinamento por meio de um sistema educacional de excelência que promova uma evolução acadêmica continuada
- Os enfermeiros devem estar sempre em plena parceria com médicos e outros profissionais da saúde no redesenho dos cuidados de saúde
- O planejamento efetivo da força de trabalho e a formulação de políticas exigem melhor coleta de dados e infraestrutura (National Academy of Sciences, 2018).

Assim, incorporar a PBE em nossa prática não é mais uma opção, mas, sim, uma necessidade.

Gerenciamento do cuidado

Os cuidados de saúde modernos se concentram em um plano interdisciplinar de assistência projetado para atender às necessidades físicas, de desenvolvimento, educacionais, espirituais e psicossociais da paciente. Esse tipo de assistência colaborativa interdisciplinar é denominado **gerenciamento de caso**, um processo de avaliação, planejamento, aplicação, coordenação, acompanhamento e análise das opções e dos serviços necessários para atender às necessidades de saúde de um indivíduo por meio da comunicação e dos recursos disponíveis para promover resultados de qualidade e com boa relação custo-benefício. A excelência operacional, a qualidade do atendimento e o desempenho financeiro sólido estão sendo cada vez mais considerados os principais motivadores do desempenho dos cuidados de saúde. O gerenciamento de qualidade de casos para todas as famílias, além de contribuir para a ocorrência de menos complicações, reduz os custos e o tempo de hospitalização. O gerenciamento de caso é um processo contínuo que requer pensamento crítico sobre como o atendimento é prestado e o seu efeito em toda a evolução do atendimento de uma paciente. Em sua essência, ele tem os valores de coordenação dos cuidados, gestão do uso e defesa da paciente em todo o processo de atendimento (Powell & Tahan, 2019) e envolve os seguintes componentes:

- Apoio, comunicação e gestão de recursos
- Cuidado abrangente com foco no paciente de forma contínua

- Atendimento coordenado com abordagem interdisciplinar
- Avaliação da condição e implementação do plano (Powell & Tahan, 2019).

Quando o enfermeiro atua efetivamente como gestor do caso, a satisfação da paciente e da família aumenta e a fragmentação do atendimento é reduzida, sendo possível medir os resultados em um grupo homogêneo de pacientes (Kathol, 2018).

> Lembre-se de Sophia e sua mãe Betty, que foram citadas no início do capítulo. Sophia e o marido planejam um parto natural e a presença dos filhos para assistirem ao parto. Enquanto Sophia espera ser chamada para a consulta, Betty diz: "As coisas mudaram muito desde que eu engravidei. É incrível o que acontece hoje em dia." Explique como as coisas mudaram na atenção à saúde materno-neonatal, concentrando-se no conceito de atenção centrada na família.

METAS DE ESTADO DE SAÚDE

Houve uma época em que a saúde era definida simplesmente como a ausência de doença; a saúde era estimada monitorando-se os índices de mortalidade e morbidade de um grupo. Durante o século passado, no entanto, o foco da saúde foi redirecionado para promoção da saúde, prevenção de doenças e bem-estar. A Organização Mundial da Saúde (WHO, 2019a) define saúde como "um estado de completo bem-estar físico, mental e social, não apenas a ausência de doença ou enfermidade". A definição de saúde é complexa, não se restringindo à ausência de doenças ou a uma análise das estatísticas dos índices de mortalidade e morbidade.

Healthy People 2030

Em 1979, o relatório do *Healthy People*, um programa do U.S. Department of Health and Human Services, empreendeu um esforço nacional para estabelecer metas e objetivos para melhorar a saúde e o bem-estar das pessoas no país. Trata-se de um conjunto de objetivos e metas destinado a orientar os esforços nacionais de promoção da saúde e prevenção de doenças para, em 10 anos, melhorar a saúde de todos os norte-americanos. A iniciativa atual em desenvolvimento é o *Healthy People 2030*, um extenso programa nacional de promoção da saúde e prevenção de doenças cuja meta é melhorar a saúde e o bem-estar de mulheres, lactentes, crianças e famílias. O *Healthy People 2030* é a quinta edição do relatório, e inclui novos desafios e aproveitando as lições aprendidas nas últimas quatro décadas (U.S. Department of Health & Human Services [USDHHS], 2018a). Indicadores de saúde específicos são utilizados como uma ferramenta de avaliação do progresso observado na área de saúde pública e de

---

HEALTHY PEOPLE 2030 • 1.1

Objetivos do *Healthy People 2030*

- Alcançar uma vida saudável e próspera e o bem-estar, livre de doenças evitáveis, deficiências, lesões e morte prematura
- Eliminar as disparidades de saúde, atingindo a igualdade e a informação para melhorar a saúde e o bem-estar de todos
- Criar ambientes sociais, físicos e econômicos que possibilitem a obtenção da saúde em todo o seu potencial e o bem-estar para todos
- Promover desenvolvimento e comportamentos saudáveis e bem-estar em todas as fases da vida
- Envolver a liderança, seus principais componentes e o público em vários setores para agir e criar políticas que melhorem a saúde e o bem-estar de todos.

Adaptado de USDHHS. (2020). *Proposed objectives for inclusion in Healthy People 2030*. https://www.healthypeople.gov/sites/default/files/ObjectivesPublicComment508.pdf

---

coordenação dos esforços nacionais para a melhoria da saúde. O *Healthy People 2030* destaca os principais indicadores de saúde do século XXI que precisam ser abordados (*Healthy People 2030* 1.1). Ele também descreve as principais metas destinadas a aumentar a qualidade e os anos de vida saudável e eliminar as disparidades de saúde entre grupos étnicos, instruindo quanto às escolhas de estilo de vida e condições ambientais que contribuem para mais da metade de todas as mortes prematuras nos EUA. O *Healthy People 2030* identifica metas de saúde nacionais específicas relacionadas com a saúde materno-neonatal e infantil (*Healthy People 2030* 1.2).

Melhorar o bem-estar de mães, lactentes e crianças é uma importante meta de saúde pública nos EUA, uma vez que determina a saúde da próxima geração e pode ajudar a prever os desafios de saúde pública para famílias, comunidades e o sistema de saúde. Os objetivos da área temática de saúde materno-neonatal e infantil abordam uma ampla gama de condições, comportamentos e indicadores do sistema de saúde que afetam o bem-estar, a saúde e a qualidade de vida de mulheres, crianças e famílias (USDHHS, 2018a).

Determinar o estado de saúde não é um processo simples ou conveniente. Por exemplo, alguns indivíduos com doenças crônicas não se consideram doentes se puderem controlar sua condição por meio do autocuidado. Um método tradicional utilizado nos EUA para avaliar a saúde da população é examinar os dados de mortalidade e morbidade. As informações são coletadas e analisadas para fornecer uma descrição objetiva da saúde no país.

Mortalidade

Mortalidade é a incidência ou o número de pessoas que morreram durante um período específico. Essa estatística, que é utilizada como um indicador para avaliar a saúde

HEALTHY PEOPLE 2030 • 1.2

Healthy People 2030: metas de saúde materno-infantil e da criança

Número da meta	Definição da meta
MICH-2030-01	Reduzir a taxa de mortalidade fetal às 20 ou mais semanas de gestação.
MICH-2030-02	Reduzir a taxa total de mortalidade infantil (dentro de 1 ano).
MICH-2030-03	Reduzir a taxa de mortalidade entre crianças e adolescentes de 1 a 19 anos.
MICH-2030-04	Reduzir a mortalidade materna.
MICH-2030-05	Reduzir as complicações maternas graves da gravidez identificadas durante as hospitalizações de trabalho de parto e parto.
MICH-2030-06	Reduzir a quantidade de cesarianas entre mulheres nulíparas de baixo risco.
MICH-2030-07	Reduzir os nascimentos prematuros.
MICH-2030-08	Aumentar a proporção de mulheres grávidas que recebem cuidados pré-natais adequados e precoces.
MICH-2030-09	Aumentar a abstinência de álcool entre mulheres grávidas.
MICH-2030-10	Aumentar a abstinência do tabagismo entre mulheres grávidas.
MICH-2030-11	Aumentar a abstinência de drogas ilícitas entre mulheres grávidas.
MICH-2030-12	Aumentar a proporção de mulheres em idade fértil com concentração eritrocitária ideal de ácido fólico.
MICH-2030-13	Aumentar a proporção de mulheres que dão à luz um recém-nascido vivo e que apresentavam peso saudável antes da gravidez.
MICH-2030-14	Aumentar a proporção de recém-nascidos que são colocados para dormir em decúbito dorsal.
MICH-2030-15	Aumentar a proporção de recém-nascidos alimentados exclusivamente com aleitamento materno durante os 6 primeiros meses.
MICH-2030-16	Aumentar a proporção de recém-nascidos/lactentes (com idades entre 9 e 35 meses) com acompanhamento completo de seu desenvolvimento.
MICH-2030-17	Aumentar a proporção de crianças com transtorno do espectro do autismo (TEA) inscritas em serviços de educação especial até os 48 meses de vida.
MICH-2030-18	Aumentar a proporção de crianças que tenham acesso a serviços médicos.
MICH-2030-19	Aumentar a proporção de crianças com necessidades especiais de saúde que recebem atendimento em um sistema centrado na família, extenso e coordenado.

Adaptado de USDHHS. (2020). *Proposed objectives for inclusion in Healthy People 2030*. https://www.healthypeople.gov/sites/default/files/ObjectivesPublicComment508.pdf

de uma nação, é apresentada como taxas por 100 mil, sendo calculada a partir de uma amostragem de atestados de óbito. O National Center for Health Statistics, filiado ao USDHHS, coleta, analisa e divulga os dados sobre as taxas de mortalidade nos EUA.[3]

Mortalidade materna

A mortalidade materna é um "sinal de alerta" (preditor) que recentemente tem aumentado de forma significativa, mas apenas nos EUA, quando em comparação com outros países desenvolvidos. A **taxa de mortalidade materna** é o número anual de mortes de mulheres por qualquer causa relacionada ou agravada pela gravidez ou seu tratamento (excluindo-se causas acidentais ou incidentais) durante a gravidez, no parto ou em até 42 dias após o término da gestação, independentemente da duração e do local da gravidez. É descrita como uma razão de mortes por 100 mil nascidos vivos em determinado ano.

A morte de uma mulher durante a gravidez, o parto ou no pós-parto é uma tragédia para sua família e para a sociedade como um todo. Cerca de 700 a 900 mulheres morrem a cada ano nos EUA como resultado de complicações na gravidez ou no parto (CDC, 2019a).[4] Nos EUA, a taxa de mortalidade materna é influenciada pela origem étnica como fator de risco. Entre as mulheres afro-americanas, as taxas de mortalidade materna são quatro vezes maiores quando em comparação com as de qualquer outro grupo étnico: cerca de 35,6 em 100 mil mães afro-americanas morrem em decorrência de complicações no parto em comparação com as mulheres brancas (14) e de outras raças (20,5) (Centers for Disease Control and Prevention [CDC], 2019b). O governo federal comprometeu-se a melhorar os resultados dos cuidados materno-infantis, reduzindo, assim, as taxas de mortalidade de mulheres e crianças ao endossar o programa *Healthy People 2030*. Os dados da OMS (WHO, 2019b), no entanto, mostram

---

[3]N.R.T.: No Brasil, o órgão responsável por essa função é a Secretaria de Vigilância em Saúde (SVS), que faz parte do Ministério da Saúde.

[4]N.R.T.: Entre 1996 e 2018, foram registrados no Brasil 38.919 óbitos maternos no Sistema de Informação de Mortalidade (SIM). Destes, 67% foram devidos a causas obstétricas diretas, e as causas indiretas foram responsáveis por 29%. Em média, por ano, ocorreram 1.176 óbitos maternos diretos e 465 óbitos maternos indiretos. As duas principais causas obstétricas diretas para a mortalidade materna foram hipertensão e hemorragia, ao passo que as razões indiretas que mais causaram mortes maternas foram doenças do aparelho circulatório e do aparelho respiratório.

que os EUA estão em 47º lugar entre aproximadamente 240 nações no mundo em relação à mortalidade materna. As taxas de mortalidade materna são mais altas nos EUA do que em quase todos os países da Europa, da Ásia e do Oriente Médio. Essa estatística coloca os EUA na parte inferior do quartil superior dos países desenvolvidos. Para um país que gasta mais do que qualquer outro com a saúde e mais ainda com a assistência ao parto do que qualquer outra área de internação (US$ 88 bilhões por ano), trata-se de um retorno do investimento impressionantemente baixo (Studnick & Fisher, 2018).

Durante as últimas décadas, a mortalidade e a morbidade diminuíram significativamente como resultado da maior ênfase dada à higiene, à boa nutrição, à prática de exercícios e aos cuidados pré-natais para todas as mulheres. Elas, no entanto, ainda apresentam altos índices de complicações. Os EUA são uma das nações mais avançadas dos pontos de vista médico e tecnológico, têm o maior gasto *per capita* com saúde do mundo, embora a taxa de mortalidade materna tenha sofrido uma constante elevação ao longo dos anos, além de serem um dos oito países nos quais a mortalidade materna está aumentando. As outras regiões incluem Afeganistão, sul da Ásia, Grécia, África Subsaariana e América Central (WHO, 2019b). As atuais taxas de mortalidade indicam a necessidade de melhoria.

- Duas a três mulheres morrem nos EUA todos os dias devido a complicações na gravidez, e mais de 30% das grávidas (1,8 milhão anualmente) apresentam algum tipo de doença ou lesão durante o parto (HRSA, 2018)
- Os EUA ocupam a 47ª posição em relação à taxa de mortalidade materna (mortes por 100 mil nascidos vivos) (WHO, 2019b)
- A maioria das complicações relacionadas com a gravidez (60%) é evitável. As cinco principais causas de mortalidade relacionada com a gravidez são hemorragia e infecção pós-parto, pré-eclâmpsia e eclâmpsia, doenças cardiovasculares (DCVs) e complicações decorrentes do aborto (Molina & Pace, 2017).

As taxas de mortalidade e morbidade maternas entre as mulheres afro-americanas são cerca de quatro vezes mais altas do que entre as mulheres caucasianas (Chalhoub, 2018). Essa grande disparidade racial persistiu por mais de 60 anos, com as afro-americanas apresentando pelo menos o dobro do risco de morte relacionada com a gravidez em comparação com as caucasianas. Essa diferença significativa na taxa de mortalidade relacionada com a gravidez é a maior disparidade na área da saúde materno-infantil. Os pesquisadores ainda não compreendem completamente o motivo dessa disparidade, mas algumas causas suspeitadas de elevarem as altas taxas de mortalidade materna entre mulheres pertencentes às minorias incluem baixo nível socioeconômico, assistência de saúde limitada ou inexistente, parcialidade entre os profissionais da saúde

(o que pode fomentar a desconfiança) e a qualidade dos cuidados disponíveis na comunidade. Barreiras linguísticas e legais também podem explicar por que algumas mulheres imigrantes não recebem cuidados pré-natais de qualidade. A falta de assistência durante a gravidez é um importante fator que contribui para um mau desfecho. O cuidado pré-natal é reconhecido por prevenir complicações da gravidez e promover o nascimento de crianças saudáveis, mas nem todas as mulheres recebem a mesma qualidade e quantidade de cuidados de saúde durante sua gravidez.[5] A mortalidade relacionada com a gravidez tem aumentado nos EUA. As mulheres afro-americanas grávidas apresentaram graus mais elevados de hipertensão arterial e níveis mais baixos de hemoglobina na admissão e compareceram ao atendimento pré-natal, em média, muito mais tarde do que as caucasianas, ou nunca o fizeram (National Partnership for Women & Families, 2018).

O CDC observou que a dessemelhança nas taxas de mortalidade materna entre mulheres negras e brancas representa uma das maiores disparidades raciais entre os indicadores de saúde pública. A eliminação das diferenças raciais e étnicas na atenção à saúde materno-infantil necessita de maiores esforços para a prevenção de doenças, a promoção da saúde e a oportuna e apropriada prestação de cuidados (CDC, 2019a). O CDC solicitou mais pesquisas e monitoramento para compreender e abordar as disparidades raciais, com o aumento dos recursos financeiros destinados ao atendimento pré-natal e no pós-parto. A pesquisa é necessária para identificar as causas e criar iniciativas para reduzir essas disparidades, e o CDC está convocando o Congresso norte-americano a expandir os programas que prestam cuidados preconcepção e pré-natais para mulheres carentes. As mulheres negras devem receber cuidados de saúde atenciosos, culturalmente apropriados, seguros e da mais alta qualidade.

Mortalidade fetal

Os termos "morte fetal" e "natimorto" referem-se à morte intrauterina de um feto (Zacharias et al., 2018). A **taxa de mortalidade fetal** refere-se à morte intrauterina espontânea de um feto em qualquer momento durante a gravidez por mil nascidos vivos. Os fetos que morrem após 20 semanas de gestação também são chamados de natimortos. A mortalidade fetal pode ser atribuída a fatores maternos (p. ex., desnutrição, doença, dilatação cervical prematura) ou fetais (p. ex., alterações cromossômicas ou má fixação da placenta).

A mortalidade fetal, que se refere à morte intrauterina espontânea em qualquer momento durante a gravidez, é

---

[5]N.R.T.: O Brasil apoia a iniciativa global prevista na Agenda 2030, estabelecida pela Organização das Nações Unidas (ONU) para a eliminação da mortalidade materna evitável. Uma das metas é a redução, até 2030, da taxa de mortalidade materna global para menos de 70 mortes por 100 mil nascidos vivos.

um problema de saúde pública importante, mas muitas vezes esquecido. A taxa de mortalidade fetal nos EUA é de seis por mil nascidos vivos (CDC, 2019c). Grande parte da preocupação pública com relação à perda reprodutiva tem se concentrado na mortalidade infantil porque pouco se sabe sobre a mortalidade fetal; no entanto, o impacto da mortalidade fetal nas famílias é considerável, porque dá uma visão global da qualidade da saúde materna e pré-natal.[6]

Mortalidade neonatal e infantil

A **taxa de mortalidade neonatal** é o número de óbitos de recém-nascidos que ocorrem nos primeiros 28 dias de vida por mil nascidos vivos. Atualmente, os EUA ocupam o 41º lugar no mundo em termos de mortalidade neonatal de crianças com menos de 1 mês de vida. A taxa de mortalidade neonatal é de quatro por mil nascidos vivos (NCHS, 2018; World Bank, 2017). A cada ano, a morte de 2 milhões de recém-nascidos está relacionada com complicações durante o parto ou no primeiro mês de vida, e a maior parte é distribuída de forma desigual entre os mais pobres. Estratégias baseadas em evidências são urgentemente necessárias para reduzir a mortalidade associada ao parto (CDC, 2019c). A confiabilidade das estimativas de mortalidade neonatal depende da precisão e da integridade das notificações e dos registros de nascimentos e mortes. A subnotificação e a classificação incorreta são comuns, especialmente quanto às mortes que ocorrem no início da vida.

A taxa de mortalidade perinatal abrange as mortalidades neonatal tardia e precoce, e é definida como o número de natimortos e mortes na primeira semana de vida por mil nascidos vivos, sendo também um indicador útil do estado de saúde. Há um processo em andamento para melhorar as estimativas da natimortalidade, um dos principais componentes da mortalidade perinatal (NCHS, 2018). A taxa de mortalidade perinatal é a soma total de:

- Taxa de mortalidade fetal – a morte de um feto antes da expulsão ou extração da mãe. A morte fetal é determinada pela ausência de sinais vitais após o parto
- Taxa de mortalidade neonatal – o número de natimortos que não atingiram 28 dias de vida por mil nascidos vivos em determinado ano.

A **taxa de mortalidade infantil** é o número de mortes ocorridas nos primeiros 12 meses de vida, sendo também definida como a quantidade de mortes de crianças com menos de 1 ano por mil nascidos vivos. A mortalidade neonatal e a mortalidade pós-neonatal (abrangendo os 11 meses restantes do primeiro ano de vida) refletem-se na taxa de mortalidade infantil, que é utilizada como um índice da saúde geral de um país. Atualmente, cerca de dois terços das mortes de recém-nascidos nos EUA ocorrem antes de 28 dias, e o terço restante no período pós-natal, ou seja, entre 28 dias e menos de 1 ano. Geralmente, essa estatística é uma das medidas mais significativas de saúde materno-infantil. Nos EUA, a taxa de mortalidade infantil é de 5,8 por mil nascidos vivos (World Fact Book, 2018).

Apesar do rápido declínio na mortalidade infantil nos países industrializados durante o século XXI, a sua taxa nos EUA diminuiu apenas marginalmente. As desigualdades raciais e étnicas na mortalidade infantil persistiram e aumentaram, assim como a porcentagem de recém-nascidos prematuros e com baixo peso ao nascer. A mortalidade infantil é um problema complexo e multifatorial que se mostra resistente aos esforços de conduta. A abordagem das taxas de mortalidade exigirá maior empenho político e um forte compromisso com a população quanto à melhoria da equidade (Kindig et al., 2018).

A taxa de mortalidade infantil varia muito de estado para estado, bem como entre grupos étnicos. Atualmente, nos EUA, o Mississippi tem a mais alta mortalidade infantil, enquanto Massachusetts, a mais baixa (CDC, 2019i). Os EUA têm um dos maiores produtos internos brutos do mundo e são conhecidos por sua capacidade tecnológica; todavia, permanecem atrasados na preservação da vida dos recém-nascidos quando em comparação com outros países industrializados (CDC, 2019d). As principais causas de morte infantil precoce nos EUA incluem os problemas que ocorrem no nascimento ou imediatamente depois, como prematuridade, baixo peso ao nascer, anomalias congênitas, síndrome da morte súbita infantil (SMSI) e síndrome da angústia respiratória (Hunt, 2018).

> ## ATENÇÃO!
> Recém-nascidos afro-americanos e nativos norte-americanos e inuítes apresentam taxas de mortalidade infantil consistentemente mais altas do que outros grupos étnicos (CDC, 2019d).

Não há uma definição de como evitar as várias das principais causas que levam à mortalidade infantil, mas existem maneiras de reduzir o seu risco, como, por exemplo, orientar a pessoa responsável em relação aos cuidados do recém-nascido. As anomalias congênitas continuam sendo a causa central da mortalidade infantil nos EUA. Baixo peso ao nascer e prematuridade são importantes indicadores da saúde do recém-nascido e preditores significativos da mortalidade infantil (NIH, 2018a). A alta incidência de baixo peso ao nascer (menos de 2.500 g) nos EUA é uma razão significativa pela qual

---

[6]N.R.T.: A taxa de mortalidade fetal no Brasil passou de 8,19 em 1996 para 9,50 por mil nascimentos em 2015. (Fonte: Barros, P. S. et al. (2019). Mortalidade fetal e os desafios para a atenção à saúde da mulher no Brasil. *Revista Saúde Pública* 53.)

sua taxa de mortalidade infantil é maior do que a de outros países (March of Dimes, 2018).[7]

Após o nascimento, outras estratégias podem melhorar significativamente a promoção da saúde do recém-nascido e as suas chances de sobrevida. Já está comprovado que o aleitamento materno reduz as taxas de infecção nos neonatos e melhora a saúde a longo prazo (Kwansa & Stewart-Moore, 2019). Enfatizar a importância de posicionar a criança em decúbito dorsal para dormir reduzirá a incidência de SMSI; incentivar as mães a participarem de grupos de apoio para prevenir a depressão pós-parto e aprender boas práticas de cuidados com seus recém-nascidos melhorará a saúde das mães e de seus filhos.

Morbidade

A morbidade indica qualquer estado ou condição de doença física ou mental. Muitas mulheres engravidam sendo portadoras de alguma doença crônica – como hipertensão arterial ou diabetes –, infecção, anemia, obesidade; ou tendo hábitos (p. ex., tabagismo, uso de drogas ilícitas, consumo excessivo de álcool) que são prejudiciais ao seu próprio bem-estar e ao do feto. Qualquer um ou todos esses fatores podem levar a um desfecho funesto da gravidez.

Morbidade e mulheres

As mulheres, atualmente, enfrentam não apenas doenças de origem genética, mas também aquelas que decorrem de hábitos pessoais inadequados. Embora elas representem 51% da população, apenas recentemente os pesquisadores e a comunidade médica concentraram-se em suas necessidades especiais de saúde. É necessária melhor compreensão da extensão da morbidade materna para ajudar a efetuar a mudança que pode salvaguardar a vida e o bem-estar de meninas e mulheres. Globalmente, há maior consciência da situação difícil das mulheres que têm complicações associadas à gravidez ou ao parto e que continuam a ter problemas a longo prazo. A saúde materna é um fenômeno socioeconômico, não apenas uma questão clínica e biológica (Filippi et al., 2018).

A aprovação do **Affordable Care Act (ACA)**[8] e a publicação do *Healthy People 2030* são uma grande esperança

para a saúde das mulheres. Espera-se que a ênfase no acesso aos cuidados preventivos tenha um impacto positivo na abordagem das áreas com deficiência. É fundamental que as mulheres aproveitem os novos benefícios, as ampliações e as melhorias previstas na legislação. O governo dos EUA tentou modificar ou eliminar o ACA, mas não teve sucesso. Os enfermeiros têm uma função essencial a desempenhar no monitoramento do ACA para assegurar a todas as mulheres o acesso aos cuidados de saúde de que precisam e que merecem.

A saúde das mulheres nos EUA deve ser melhorada. Muitos estados falham em cumprir as metas do *Health People* para uma saúde satisfatória, ainda que estejam lentamente se adaptando às mudanças políticas que podem melhorar a saúde das mulheres. Muitos estados norte-americanos fizeram alterações positivas em suas políticas, mas ainda há um longo caminho a ser percorrido. Muito mais precisa ser feito para melhorar o acesso aos planos, aos profissionais e aos serviços de saúde, estendendo-o também aos serviços de saúde reprodutiva. Além disso, as mulheres necessitam de ajuda para atingir uma segurança econômica, o que, se acontecer, melhorará muito a sua saúde e a de seus familiares. Elas podem apoiar a melhoria do sistema de saúde escrevendo uma carta aos seus representantes no Congresso exigindo que sejam implementadas políticas de saúde que promovam a saúde de todas as mulheres.

Principais problemas de saúde das mulheres[9]

DOENÇA CARDIOVASCULAR

A DCV é a causa número um de morte de mulheres em grupos raciais e étnicos. Mais de 500 mil mulheres morrem anualmente nos EUA devido à DCV – cerca de uma morte por minuto (Edelman & Kudzma, 2018). As mulheres que sofrem um infarto do miocárdio têm maior probabilidade de morrer do que os homens. Os infartos em mulheres costumam ser mais difíceis de se diagnosticar do que em homens devido aos seus sintomas vagos e variados. A doença cardíaca ainda é considerada uma "doença de homem"; portanto, um infarto do miocárdio pode não ser considerado no diagnóstico diferencial quando uma mulher chega a um pronto-socorro.

A gravidez eleva a carga de trabalho do coração, o volume plasmático e de sangue circulante, a frequência cardíaca e o débito cardíaco, o que geralmente é bem tolerado por mulheres saudáveis, mas não por aquelas com DCV preexistente que têm capacidade de reserva cardiovascular insuficiente.

Os profissionais de enfermagem precisam olhar além do sintoma óbvio de "terrível dor torácica", que anuncia um infarto do miocárdio em homens. Os sintomas podem ser atípicos, como dispneia, em vez de dor

---

[7]N.R.T.: No Brasil, a taxa média de mortalidade neonatal foi de 9,46/1.000 nascidos vivos no período de 2007 a 2017, com redução de 2,15% ao ano. Houve maior declínio da mortalidade neonatal precoce em comparação com a tardia. Destaca-se tendência crescente dos óbitos neonatais entre neonatos pré-termo, com extremo baixo peso, nascidos de parto cesáreo, filhos de mães com idade superior a 30 anos e escolaridade inferior a 8 anos de estudo. A pesquisa apontou uma tendência crescente dos óbitos por malformações congênitas, doenças infecciosas, endócrinas, nutricionais e metabólicas e causas externas. (Fonte: Bernardino, F. B. S. et al. (2021). Tendência da mortalidade neonatal no Brasil de 2007 a 2017. *Ciência & Saúde Coletiva*.)

[8]N.R.T.: Conhecida como Lei Obamacare. Introduzida pelo presidente Obama em 2010 para tornar mais fácil o acesso das pessoas nos EUA aos serviços de Saúde.

[9]N.R.T.: Para conhecimento dos dados brasileiros sobre os principais problemas de saúde das mulheres, sugere-se a leitura do *Boletim Epidemiológico Mortalidade Materna e Infantil*, de 2021, publicado pela Secretaria de Saúde do Estado do Rio Grande do Sul.

torácica. As causas das doenças cardíacas também diferem entre homens e mulheres de várias maneiras, como, por exemplo, menopausa (associada a um aumento significativo de eventos coronarianos); histórico de pré-eclâmpsia; diabetes; níveis elevados de colesterol; hipertrofia ventricular esquerda; tabagismo, incluindo o passivo (que tem um efeito maior nas mulheres devido ao seu menor tamanho corporal); hipertensão gestacional; síndrome dos ovários policísticos; inflamação dos vasos sanguíneos; e episódios repetidos de perda e ganho ponderal (aumento da morbimortalidade devida a coronariopatias) (Brickner, 2018). Os enfermeiros têm um papel importante em estimular as mulheres a adotarem um estilo de vida saudável para o coração, evitando que se tornem estatísticas de morbidade ou mortalidade. O aconselhamento preconcepção é necessário para todas as mulheres com DCV preexistente para definir claramente os riscos maternos e fetais de uma gravidez.

CÂNCER

O câncer é a segunda causa de morte entre as mulheres. Os cânceres de mama, de cólon, endometrial, de pulmão, cervical, de pele e de ovário afetam mais frequentemente as mulheres (American Cancer Society [ACS], 2019a). As mulheres correm um risco na proporção de 1:3 de desenvolver câncer ao longo da vida, e uma em cada quatro mortes é por câncer (CDC, 2019e). Embora muita atenção seja dada ao câncer do sistema genital, o câncer de pulmão é o principal entre as mulheres (ACS, 2019a). Muitas vezes, isso é resultado do tabagismo, tanto ativo quanto passivo. O câncer de pulmão não apresenta sintomas iniciais, tornando o diagnóstico precoce um desafio.

O câncer de mama acomete uma em cada oito (12%) mulheres no decorrer da vida. Em 2019, aproximadamente 268.600 novos casos de câncer de mama invasivo foram diagnosticados entre mulheres nos EUA. Estimou-se que 42.260 mulheres morreriam em decorrência dessa doença em 2019 (ACS, 2019b). A taxa de câncer de mama entre mulheres caucasianas é mais alta do que entre as afro-americanas, mas estas são mais propensas a terem câncer de mama antes de completarem 40 anos e de morrerem em consequência dele em qualquer idade. As causas dessa desigualdade são complexas e se acredita que reflitam as disparidades socioeconômicas mais do que as diferenças biológicas associadas à raça. As disparidades socioeconômicas incluem desigualdades no trabalho, na riqueza, na renda, na educação, na moradia e no padrão geral de vida, bem como nas barreiras à prevenção de alta qualidade do câncer, no diagnóstico precoce e no acesso aos serviços de tratamento do câncer (ACS, 2019b).

A maior taxa de câncer de mama do mundo encontra-se entre as mulheres que vivem na América do Norte. Em 2019, havia mais de 3,5 milhões de sobreviventes do câncer de mama nos EUA. É a doença maligna mais comum em mulheres, perdendo apenas para o câncer de pulmão, como causa de mortalidade por câncer (ACS, 2019c). Embora um histórico familiar positivo de câncer de mama, o envelhecimento e as irregularidades no ciclo menstrual em idade precoce sejam os principais fatores de risco, outros incluem obesidade, nuliparidade, uso de anticoncepcionais orais, etilismo, dieta rica em gorduras e uso de terapia de reposição hormonal por longo período (ACS, 2019b). Recentemente, as taxas de câncer de mama sofreram uma queda possivelmente devido à detecção precoce e à diminuição do uso da terapia de reposição hormonal a longo prazo que ocorreu depois que os relatórios *Women's Health Initiative*, de 2002, e *Million Women Study*, de 2003, foram lançados. Hoje, a Food and Drug Administration (FDA) incentiva as mulheres que fazem terapia hormonal a tomar a menor dose útil pelo menor período possível (Office on Women's Health, 2019a). A detecção precoce e o tratamento imediato continuam, no entanto, sendo a melhor chance de cura, e a redução do risco de câncer ao se diminuírem os riscos evitáveis permanece o melhor plano de prevenção.

GRAVIDEZ E PROBLEMAS DE SAÚDE

As mulheres grávidas de forma alguma estão imunes a qualquer um dos problemas de saúde citados anteriormente. Muitas iniciam a gravidez com problemas de saúde como hipertensão arterial, obesidade, DCV, diabetes, doenças autoimunes, anemia, asma, infecções sexualmente transmissíveis (ISTs), depressão ou câncer. Ainda que a maioria das gestantes seja jovem e razoavelmente saudável, a incidência de muitos problemas crônicos de saúde em mulheres jovens e a obesidade infantil estão aumentando devido à epidemia de obesidade nos EUA. Por si só, a obesidade eleva o risco de coágulos sanguíneos, cesarianas, prematuridade, macrossomia, distocia de ombro, natimortos, diabetes gestacional, problemas de amamentação, depressão, pré-eclâmpsia, hipertensão gestacional e infecções pós-parto (Riley et al., 2018).

A saúde da mulher é uma questão complexa, e nenhuma lei ou política de saúde isolada é capaz de alterar rapidamente o acesso, a discriminação, a cobertura de planos de saúde ou as populações historicamente carentes. Embora o progresso científico-tecnológico tenha auxiliado na redução da incidência e melhorado a taxa de sobrevida de várias doenças, os problemas de saúde das mulheres continuam a ter um forte impacto em nossa sociedade. Ao eliminar ou diminuir alguns dos fatores de risco, as causas e a prevalência de enfermidades, a sociedade e a ciência podem minimizar certos problemas crônicos de saúde. Concentrar-se nas causas e nos efeitos de determinadas doenças pode ajudar na resolução de vários problemas de saúde das mulheres atualmente.

FATORES QUE AFETAM A SAÚDE MATERNO-NEONATAL E DA MULHER

Desde a concepção, as crianças são moldadas por uma miríade de fatores, como genética e meio ambiente. Como membros de uma família, elas também compõem uma população, uma comunidade, uma cultura e uma sociedade específicas. À medida que aprendem e crescem, passam por múltiplas e complexas influências, experimentando constantes alterações ao seu redor. Por exemplo, mudanças demográficas drásticas nos EUA levaram a modificações nos grupos populacionais majoritários e minoritários. A globalização levou a um enfoque internacional na saúde. O acesso e os tipos de cuidados de saúde disponíveis passaram por mudanças devido a modificações na prestação e no financiamento dos cuidados de saúde. Além disso, os EUA ainda estão enfrentando questões como imigração, pobreza, falta de moradia e violência. O atendimento pré-natal é importante para monitorar a gravidez, detectar e tratar complicações precocemente, prevenir doenças por meio de imunização e boa nutrição e promover estilos de vida saudáveis após o parto. Todos esses serviços são necessários para um desfecho saudável da gravidez (Capitman, 2018).

Esses fatores podem influenciar a pessoa positivamente, promovendo crescimento e desenvolvimento saudáveis, ou negativamente, aumentando os riscos à sua saúde. Os profissionais de enfermagem, especialmente aqueles que trabalham com mulheres e suas famílias, precisam compreender como essas influências afetam a qualidade dos cuidados de enfermagem e os desfechos de saúde. Para alcançarem o conhecimento e as habilidades necessários para um plano de cuidados eficaz, eles devem examinar o impacto dessas variáveis, atingindo, assim, os melhores desfechos possíveis.

Família

A **família** é considerada a unidade social básica de nossa sociedade. A forma como as famílias são definidas mudou (Tabela 1.1). O U.S. Census Bureau (2018a) as descreve como um grupo de duas ou mais pessoas relacionadas por nascimento, casamento ou adoção e convivência. As definições anteriores de família enfatizavam os laços legais ou as relações genéticas de pessoas que moravam na mesma casa com funções específicas.

A família influencia muito o desenvolvimento e a saúde de seus membros. As crianças, por exemplo, aprendem atividades, crenças e valores de saúde com sua família. A estrutura, as funções assumidas pelos seus membros e as mudanças sociais que afetam a vida da família podem influenciar o estado de saúde da mulher e do recém-nascido. As famílias são únicas; cada uma tem pontos de vista diferentes e requer métodos distintos de apoio (Figura 1.3).

Mudanças nas funções dos pais ao longo do tempo

As funções dos pais evoluíram ao longo do tempo devido às mudanças sociais e econômicas, bem como às alterações familiares. Tradicionalmente, o papel de "provedor" financeiro e material era atribuído ao pai, enquanto a mãe desempenhava a função de "educadora". Atualmente, no entanto, com mais mulheres nos locais de trabalho e mais famílias com dois pais trabalhando, ambos os pais costumam ser os provedores e educadores. A expansão tecnológica também influenciou as funções tradicionais, permitindo que alguns pais trabalhassem em casa e, portanto, mantivessem o papel de provedor ao mesmo tempo que desempenhavam o de educador e gestor de saúde. Além de os pais assumirem maiores responsabilidades relacionadas com a administração doméstica e os cuidados com recém-nascidos e crianças, o número de famílias monoparentais e de crianças criadas pelos avós está aumentando. Uma em cada três crianças nascidas nos EUA pertence a uma família monoparental (Forum on Child and Family Statistics [FCFS], 2018).

Embora as mães disponham de serviços que as ajudam na transição do trabalho para a maternidade e depois de volta para o trabalho, os pais raramente recebem a mesma assistência. À medida que os pais começaram a desempenhar uma função mais holística, a sociedade percebeu que eles geram um enorme impacto na vida de seus filhos desde a mais tenra idade. É importante, então, que os homens recebam a mesma assistência que as mulheres durante os períodos de transição, como afastamento do trabalho e horários mais flexíveis (FCFS, 2018). Oferecer serviços de assistência aos homens os capacitará e lhes dará a possibilidade de serem mais presentes na vida de seus filhos.

Ser pai ou ser mãe é uma das tarefas mais desafiadoras que uma pessoa pode ter; no entanto, não existe um manual que ensine a como ser bem-sucedido. Os profissionais de enfermagem devem encorajar o envolvimento de ambos os pais, conduzi-los a uma sala à parte, aprender seus nomes, fazer-lhes perguntas e ouvir suas respostas. Ao se garantir que ambos os progenitores se sintam envolvidos e importantes desde os primeiros sinais de gravidez, durante o parto e depois dele, a construção de melhor desenvolvimento cognitivo e socioemocional de seus filhos pode ser iniciada. O bem-estar da família fundamenta positivamente o bem-estar dos pais e da criança (Save the Children Organization, 2019).

> Lembre-se de Sophia, a gestante descrita no início do capítulo. Identifique as funções parentais assumidas por ela. Como essas funções podem ser diferentes daquelas da mãe de Sophia quando tinha sua idade?

Genética

A genética (o estudo da hereditariedade e suas variações) tem implicações em todas as fases da vida e em todos os tipos de doença. Os traços biológicos do recém-nascido

TABELA 1.1 Exemplos das estruturas familiares da sociedade atual.

Família nuclear	Marido, esposa e filhos que vivem na mesma casa	Pode incluir filhos naturais ou adotados Anteriormente considerada a estrutura familiar tradicional; atualmente menos comum devido ao aumento de divórcios e à criação dos filhos por pessoas solteiras
Família binuclear	Criança que pertence a duas famílias por guarda compartilhada; a paternidade é considerada um "empreendimento conjunto"	Sempre funciona melhor quando os interesses da criança são colocados em primeiro lugar e acima das necessidades e desejos dos pais
Família monoparental	Apenas um dos pais é responsável por cuidar dos filhos	Pode estar relacionada a morte, divórcio, abandono, filho fora do casamento ou adoção Essas famílias provavelmente enfrentarão desafios devido a restrições econômicas, sociais e pessoais; uma só pessoa atua como dona de casa, cuidadora e provedora financeira
Família do tipo associativo	Os adultos da família vivem e trabalham separados por motivos profissionais ou financeiros, muitas vezes deixando o cuidado diário dos filhos a cargo de um dos genitores	Semelhante à família monoparental
Família mosaico ou reconstituída	Adultos com filhos de casamentos anteriores ou de novo casamento	Pode levar a conflitos familiares devido a expectativas diferentes por parte da criança e dos adultos, porque estes podem ter visões e práticas diferentes em relação ao cuidado com a criança e de saúde
Família estendida	Família nuclear e avós, primos, tias e tios	Há a necessidade de se identificar quem toma as decisões e quem presta os cuidados primários às crianças Popular em algumas culturas, como a latino-americana e a asiática
Família homoparental	Adultos do mesmo sexo vivendo juntos, com ou sem filhos	Pode enfrentar atitudes negativas em relação ao seu estilo de vida "diferente"; faz parte da estrutura social norte-americana Dois milhões de crianças estão sendo criadas por pais LGBTQIA+. As políticas públicas não acompanharam as mudanças na realidade da família norte-americana
Família comunitária	Grupo de pessoas que vivem juntas para criar os filhos e administrar a casa, não havendo entre elas relação sanguínea ou conjugal	Pode enfrentar atitudes negativas em relação ao seu estilo de vida "diferente", sendo necessário identificar quem tomará as decisões e quem cuidará das crianças
Acolhimento familiar	Uma família temporária para crianças que são afastadas de seus pais a fim de lhes garantir seu bem-estar emocional e físico	Pode incluir os filhos da família adotiva e outras crianças adotadas na mesma casa Os filhos adotivos são mais propensos a ter necessidades de saúde não atendidas e problemas crônicos de saúde porque podem ter passado por uma variedade de sistemas de saúde
Família em que os avós atuam como genitores	Os avós cuidam dos seus netos devido à incapacidade ou à ausência dos pais	Pode apresentar aumento de risco financeiro e emocional e estresse físico em adultos mais velhos; pode causar confusão e estresse emocional na criança se a participação dos pais biológicos for inconstante na sua vida
Famílias adolescentes	Pais jovens que ainda estão dominando as tarefas de desenvolvimento de sua infância	Maior risco de problemas de saúde durante a gravidez e o parto e mais probabilidade de crianças prematuras, o que leva ao risco de subsequentes problemas de saúde e desenvolvimento Provavelmente ainda necessita do suporte financeiro, emocional e escolar de suas famílias

Edelman, C. L., & Kudzma, E. C. (2018). *Health promotion through the lifespan* (9th ed.). Elsevier; Pew Research Center. (2018). *Household and family structure (2018)*. Acesso em: 16 jun. 2020, de https://www.pewresearch.org/topics/household-and-family-structure/; Statistia. (2018). *U.S. families – Statistics & facts*. Acesso em: 16 jun. 2020, de https://www.statista.com/topics/1484/families/; United States Census Bureau. (2018b). *Families & living arrangements*. Acesso em: 16 jun. 2020, de https://www.census.gov/topics/families.html; and CareSearch. (2018). *Lesbian, gay, bisexual, transgender and intersex*. Acesso em: 1 mar. 2018, de https://www.caresearch.com.au/caresearch/tabid/1291/Default.aspx.

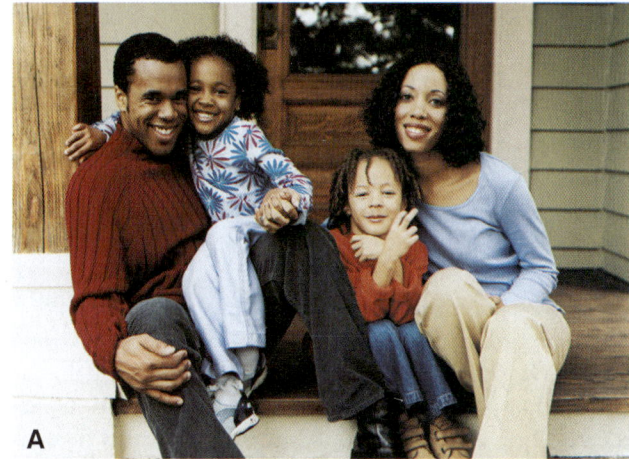

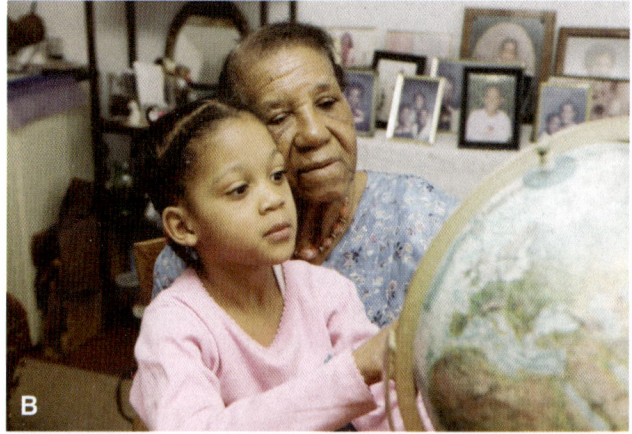

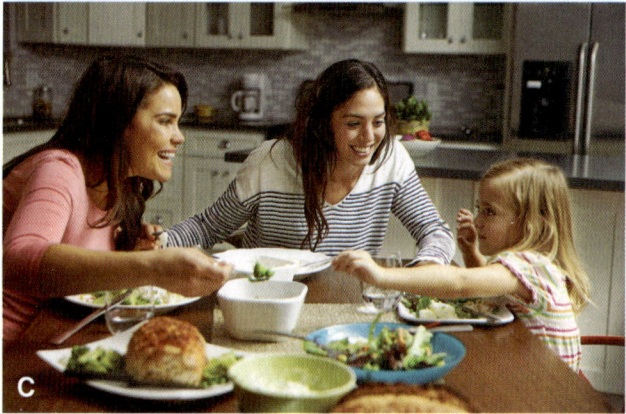

FIGURA 1.3 O profissional de enfermagem deve levar em consideração a dinâmica familiar na prestação de cuidados de saúde. Existem muitas estruturas familiares diferentes e que influenciam as necessidades da paciente. **A.** A família nuclear tradicional é composta de dois pais e seus filhos biológicos ou adotivos. **B.** A família estendida inclui a família nuclear e outros familiares, como avós, tias, tios e primos. **C.** As famílias homoparentais são compostas por duas pessoas do mesmo sexo em um relacionamento sério, com ou sem filhos.

ou do lactente, incluindo sexo, raça, algumas características comportamentais e a presença de certas doenças ou enfermidades, estão diretamente ligados à herança genética. Novas tecnologias em biologia molecular e bioquímica têm levado a melhor compreensão dos mecanismos envolvidos na transmissão hereditária, incluindo aqueles

associados a doenças genéticas. Dos 3 bilhões de pares de bases de nucleotídios do DNA no genoma humano, cerca de 15 milhões são responsáveis pelas variações genéticas associadas ao risco de doenças (Roos, 2018). Esses avanços estão levando a melhores testes diagnósticos e opções de tratamento.

Sexo

O sexo é estabelecido quando os cromossomos sexuais se unem. O sexo de uma pessoa pode influenciar muitos aspectos, como características físicas e atributos pessoais, atitudes e comportamentos. Algumas doenças ou enfermidades são mais comuns em um sexo; por exemplo, a escoliose é mais comum em mulheres e o daltonismo, em homens (CDC, 2019e).

Raça

Raça refere-se às características físicas que distinguem os membros de determinado grupo, como cor da pele, estrutura óssea ou tipo sanguíneo. Algumas características físicas normais em determinada raça podem ser consideradas um sinal de distúrbio em outras. Por exemplo, pregas epicânticas (pregas verticais da pele que cobrem parcial ou completamente o canto interno do olho) são normais em crianças asiáticas, mas podem ocorrer na síndrome de Down ou na agenesia renal em outras raças. Além disso, certas malformações e doenças são encontradas mais comumente em raças específicas. Por exemplo, a anemia falciforme ocorre com mais frequência em grupos populacionais africanos, afro-americanos e mediterrâneos, e a doença de Tay-Sachs é observada mais comumente entre indivíduos de ascendência judia asquenazita ou franco-canadense. É importante observar, entretanto, que esses distúrbios podem ocorrer em qualquer grupo étnico (NIH, 2018b).

Conscientizar a população é importante para orientar os casais em risco genético quanto aos benefícios dos programas de triagem e à busca proativa por aconselhamento genético preconcepção a fim de se considerarem as opções que poderiam incluir o diagnóstico genético pré-implantação (utilização da tecnologia de fertilização *in vitro* para triagem de embriões não afetados). O diagnóstico genético pré-implantação foi desenvolvido como uma alternativa ao diagnóstico pré-natal para casais com histórico familiar de doença genética (Schattman et al., 2018). A falta de envolvimento das minorias étnicas pode simplesmente refletir a ausência de uma consciência genética. Os enfermeiros podem assumir a liderança auxiliando os casais a adquirirem a consciência necessária que os capacitará na tomada das decisões adequadas para sua família em relação à reprodução.

Sociedade

A sociedade tem um grande impacto na saúde das mulheres e de suas famílias. As principais influências incluem papéis sociais, condição socioeconômica, a mídia e a expansão da natureza global da sociedade. Cada uma delas pode influenciar o autoconceito de uma pessoa, o local em que vive, o estilo de vida que leva – e, portanto, a sua saúde.

Papéis sociais

A sociedade frequentemente determina padrões específicos de comportamento – alguns permitidos e outros proibidos. Esses papéis sociais costumam ser um fator importante no desenvolvimento do autoconceito. Eles influenciam a concepção que uma pessoa tem de si mesma e são desempenhados nos grupos com os quais ela tem contato íntimo diário, como família, escola, local de trabalho ou grupos de amigos.

Condição socioeconômica

Outra influência dominante na saúde é a condição socioeconômica de uma pessoa, que determina a sua posição relativa na sociedade e inclui os níveis econômico, ocupacional e educacional. O baixo nível socioeconômico normalmente exerce uma influência adversa na saúde de um indivíduo. Os custos com saúde continuam aumentando, assim como os valores dos planos de saúde. Uma família pode não ter condições de pagar por alimentação, cuidados de saúde e habitação, e as refeições podem ser desequilibradas, irregulares ou insuficientes. Os lares podem estar superlotados ou ter um saneamento básico deficiente. Algumas famílias não têm condições financeiras nem consciência da importância dos cuidados preventivos. Como resultado, os membros dessa família podem estar expostos a riscos à saúde, como envenenamento por chumbo, ou não estar imunizados contra doenças transmissíveis.

Mídia

As redes sociais e os meios de comunicação de massa há muito influenciam o comportamento humano. Até recentemente, a troca de informações utilizando-se vários meios de comunicação era lenta e limitada. Hoje, como as notícias são transmitidas em tempo real e por 24 horas, as informações se propagam com mais velocidade. Embora todos façam parte de uma rede social, cada pessoa tem apenas uma vaga noção dos amigos de seus amigos e da rede mundial consequente à qual todos estão eletronicamente conectados. Há entusiasmo e diversão ao se compartilhar fotos pessoais e atividades diárias, mas *hackers* e criminosos cibernéticos espreitam no mundo digital, então é importante se manter seguro e privado em relação à vida para evitar intrusões (Digital Guide, 2019).

Os meios de comunicação de massa – veículos pelos quais as informações chegam a um grande número de pessoas (p. ex., televisão, internet, rádio, documentários e jornais) – frequentemente abordam os tópicos relacionados com a saúde e, para alguns indivíduos, esses meios podem ser suas principais fontes de informação sobre saúde. Dependendo das mensagens transmitidas, a mídia pode sugestionar o comportamento das pessoas. Uma das maiores influências é a propaganda de medicamentos na televisão. A frase frequente no fim do anúncio, "Pergunte ao seu médico se este medicamento é adequado para você", cria uma sugestão poderosa para o espectador solicitar aquele medicamento específico em sua consulta médica se os sintomas parecerem coincidir com os retratados na propaganda.

As questões relacionadas com promoção da saúde, contaminação, propagação de doenças e bem-estar geral são preocupações epidemiológicas clássicas abordadas por redes sociais e meios de comunicação de massa. Frequentemente, a mídia retrata um mundo no qual os comportamentos prejudiciais à saúde, tais como agressão física, sexo desprotegido, tabagismo e etilismo, são glamorosos e isentos de riscos. Essas mensagens não realistas podem ser prejudiciais às escolhas de saúde dos jovens. É essencial que os profissionais de enfermagem abordem esses mitos para dissipá-los.

Pobreza

Pobreza significa não ter proventos suficientes que atendam às necessidades básicas. Duas em cada três mulheres em todo o mundo atualmente vivem em estado de pobreza, o que debilita todos os aspectos da sua saúde (World Vision, 2019). A pobreza é uma medida baseada na renda financeira específica de uma família. O limiar de pobreza é a quantia em dólares que o U.S. Census Bureau utiliza para determinar se uma família está vivendo na pobreza. Se a renda do indivíduo ou da família estiver abaixo do limite, essa pessoa ou família se enquadra na situação de pobreza. O maior ônus dos riscos à saúde é suportado pelos desfavorecidos nas sociedades, especialmente mulheres e crianças pobres, que têm pouca educação formal e baixa remuneração em seus empregos (Ngoma & Mayimbo, 2018).

Apesar dos muitos ganhos econômicos globais obtidos durante o século passado, a pobreza continua a crescer e a lacuna entre ricos e pobres está aumentando. As desigualdades permanecem em evolução entre as oportunidades econômicas e as condições oferecidas às mulheres e aos homens. Uma parte desproporcional do ônus da pobreza recai sobre as mulheres, prejudicando sua saúde; no entanto, a pobreza, especialmente para elas, é mais do que uma deficiência monetária. As mulheres permanecem atrás dos homens no controle do dinheiro, do crédito e das garantias. Outras formas de empobrecimento podem incluir deficiências de alfabetização, escolaridade, habilidades, oportunidades de emprego, mobilidade e representação política, bem como as pressões de tempo e energia associadas às suas responsabilidades. Esses fatores de pobreza podem afetar a saúde da mulher (WHO, 2019d).

Os enfermeiros têm um papel importante a desempenhar na redução da pobreza por serem profissionais da saúde básica que interagem com os moradores de comunidades pobres nas áreas urbanas e rurais. Além disso, podem orientar a comunidade sobre o valor da informação para melhorar as práticas relacionadas com saúde entre as mulheres e defender a igualdade de remuneração entre homens e mulheres ante líderes políticos e empresariais. As soluções para a redução da pobreza devem abordar os fatores políticos, sociais e outros que causam a pobreza. A participação dos enfermeiros nas comunidades pode oferecer sustentabilidade e elevar os níveis de autoestima e autossuficiência. A redução da pobreza melhorará a saúde de mulheres e crianças e, em última instância, seu padrão de vida (Carter, 2018).

Saúde global das mulheres

Os esforços para garantir a saúde das mulheres em todo o mundo são incessantes, uma vez que a saúde de cada nação está diretamente relacionada com a saúde materna e infantil. O mau estado da saúde materna nos países em desenvolvimento permanece, em grande parte, sem solução. Mulheres de todo o mundo, especialmente da Ásia e da África, continuam enfrentando enormes obstáculos em suas tentativas de receber serviços de saúde reprodutiva, incluindo contracepção, assistência obstétrica de emergência e serviços de aborto seguro. A desigualdade de gênero continua a ter um impacto negativo na saúde das mulheres em todo o mundo (USAID, 2019).

Globalmente, mais de 300 mil mulheres morrem a cada ano de causas relacionadas com a gravidez (United Nations International Children's Emergency Fund [UNICEF], 2019), mas o foco apenas nas questões de saúde associadas à gravidez possibilita somente uma compreensão incompleta da saúde das mulheres na comunidade mundial. Aproximadamente 810 mulheres morrem todos os dias de causas evitáveis relacionadas com a gravidez e o parto, sendo 94% em países em desenvolvimento (WHO, 2019b). Hoje, mais de 50% das mortes maternas ocorrem em apenas seis países: Índia, Nigéria, Paquistão, Afeganistão, Etiópia e República Democrática do Congo (WHO, 2019b). Nos países em desenvolvimento, as cinco principais causas diretas de morte materna são hemorragia, sepse, hipertensão gestacional, aborto inseguro e trabalho de parto obstruído. As principais causas diretas de morte materna nos EUA são hipertensão (pré-eclâmpsia e eclâmpsia), doenças preexistentes (DCV, diabetes, obesidade), hemorragia, placenta prévia e abortos inseguros (CDC, 2019a). A saúde e o bem-estar das mulheres dependem de muitas questões mais amplas, de naturezas econômica, política e social, fatores importantes que muitas vezes são ignorados; entretanto, os efeitos adversos na saúde das mulheres afetam as camadas econômicas de todas as sociedades, ricas e pobres.

Percepções, atitudes e práticas distorcidas em relação às mulheres persistem em todo o mundo, não se limitando aos países subdesenvolvidos e em desenvolvimento. Lamentavelmente, as mulheres também sofrem preconceito de gênero nos países desenvolvidos. A grande variação nos salários das mulheres em comparação com os dos homens e a relutância em empoderar politicamente as mulheres são alguns exemplos disso. Em todo o mundo, permanecem grandes desigualdades entre o acesso feminino e masculino a educação, emprego e também em relação aos seus salários. Embora as mulheres sejam as principais produtoras de alimentos do mundo e tenham uma jornada de trabalho mais longa do que a dos homens, elas ganham apenas 10% da renda mundial e possuem menos de 1% das propriedades em todo o mundo. Elas representam quase dois terços dos cerca de 800 milhões de adultos analfabetos do mundo. Mesmo em regiões com altas taxas de alfabetização feminina, os salários das mulheres continuam inferiores aos dos homens, ainda que desempenhem a mesma função. Essas discrepâncias não são baseadas na competência, mas, sim, no preconceito (United Nations, 2018).

Os líderes mundiais que participaram da Global Summit of Women em 2019 concordaram em continuar a promover a igualdade e eliminar a discriminação de gênero que ainda prevalece. Eles concordaram em explorar maneiras pelas quais as mulheres podem (1) remodelar o mundo dos negócios, (2) reconstruir as comunidades, (3) redefinir a liderança global, (4) garantir o direito livre e igualitário de possuir e herdar bens, (5) recriar o futuro de forma sustentável, (6) expandir globalmente as oportunidades econômicas, e (7) restaurar a paz mundial (Globe Women, 2019).

Melhoras significativas na saúde foram alcançadas em todo o mundo desde o início da década de 1990. A evolução exigirá uma ação global coletiva – uma tarefa difícil, haja vista o clima atual da política de saúde reprodutiva mundial e a insegurança econômica internacional. Mesmo assim, as mulheres nunca se esquivaram de um desafio. Colaboração global, ação política, recursos, liderança, pesquisa e evidências são necessários para melhorar a saúde de todas as mulheres e de suas famílias.

Os sucessos atuais podem ser explicados pelos avanços científicos proporcionados pelos sistemas de saúde, pelo crescimento econômico e pela expansão do acesso à informação e aos serviços de saúde. A pobreza contínua, as poucas oportunidades de educação para as meninas e as más decisões de saúde pública ainda impedem, no entanto, que muitas pessoas de países de baixa e média rendas compartilhem plenamente esses ganhos em saúde.

O progresso das mulheres em comparação com o dos homens tem sido, entretanto, lento. Um exemplo é o mau estado de saúde das meninas na Índia e na China, os dois únicos países do mundo em que as meninas, em comparação com os meninos, têm maior probabilidade de morrer antes dos 5 anos. O débil progresso nesses países pode ser explicado pelo infanticídio feminino, pela discriminação contra as meninas quando se trata de imunização e pela falta de assistência médica para doenças agudas e de nutrição adequada (WHO, 2019c).

O objetivo do *Healthy People* é "melhorar a saúde pública e fortalecer a segurança nacional dos EUA por meio de estratégias globais de detecção, resposta, prevenção e controle de doenças" (USDHHS, 2018a). A saúde da população dos EUA pode ser afetada por ameaças à saúde pública ou eventos em todo o mundo. À medida que o mundo e suas economias se tornam cada vez mais globalizados, com uma quantidade considerável de viagens internacionais e comércio, é essencial pensar sobre saúde em um contexto global. Raramente se passa 1 semana sem que haja uma notícia sobre o surgimento de uma doença infecciosa ou outra ameaça à saúde em algum lugar do mundo. Globalmente, as taxas de mortalidade por condições associadas ao "estilo de vida", como diabetes, obesidade, doenças cardíacas, doenças mentais, uso abusivo de substâncias psicoativas e lesões, estão crescendo. A comunidade mundial precisa trabalhar em conjunto a fim de desenvolver estratégias para enfrentar as principais ameaças à saúde.

A melhora na saúde das mulheres em nível mundial deve se fundamentar nos princípios dos direitos humanos e da igualdade de gênero. Os profissionais de enfermagem devem, de forma culturalmente sensível, promover o empoderamento das mulheres para elas tomarem suas próprias decisões relacionadas com a sua saúde, a fim de melhorar sua saúde geral. A chave para mudar o estilo de vida das mulheres e lhes permitir que façam escolhas informadas é que os enfermeiros facilitem e atuem em parceria com todas as mulheres para que elas tenham acesso a informações de saúde e melhorem seus conhecimentos. Reconhecer que todas as mulheres são membros vitais e iguais da sociedade pode finalmente levar a uma redução há muito esperada na morbidade e mortalidade maternas em todo o mundo, à diminuição das taxas de transmissão do vírus da imunodeficiência humana/síndrome da imunodeficiência adquirida (HIV/AIDS) e ao fim da violência contra as mulheres em uma escala global.

Falta de moradia

A falta de moradia é reconhecida como um grande problema social e de saúde pública há décadas. Em qualquer noite, há mais de meio milhão de desabrigados nos EUA (White House, 2019). Famílias com crianças são o segmento que cresce mais rápido da população sem-teto, constituindo atualmente mais de um terço dos norte-americanos sem-teto (U.S. Department of Housing and Urban Development [HUD], 2018). As famílias sem-teto são comumente vítimas de violência e podem ter problemas de saúde mental. As mulheres que vivem em situação de rua relatam índices mais altos de traumas associados à saúde reprodutiva, incluindo gravidez não planejada e aborto espontâneo e induzido, quando em comparação com as não desabrigadas (Cronley et al., 2018). A falta de moradia ocorre em grandes áreas urbanas e cidades de médio porte, bem como em subúrbios e áreas rurais.

A falta de abrigo pode ter um impacto negativo sobre a saúde e o bem-estar de várias maneiras, incluindo:

- Problemas de saúde mental, como ansiedade, depressão ou comportamento agressivo

- Problemas crônicos de saúde e lesões
- Morte prematura e invalidez
- Piores desfechos do parto, se gestante, em comparação com a população em geral
- Deficiências nutricionais que afetam crescimento e desenvolvimento fetais
- Comportamentos como o uso abusivo de substâncias ilícitas ou sexo desprotegido com múltiplos parceiros
- Acesso limitado a serviços de saúde, como atendimento preventivo, cuidado pré-natal ou assistência odontológica.

Violência

Milhões de mulheres e meninas em todo o mundo sofrem alguma forma de violência baseada no gênero, seja violência doméstica, mutilação/corte genital, assassinato devido à posse de bens, tráfico de pessoas, violência sexual em países devastados pela guerra e outras manifestações de abuso. As Nações Unidas definem a violência contra as mulheres como "qualquer ato de violência de gênero que resulte em dano físico, sexual ou mental ou sofrimento às mulheres, incluindo ameaças de tais atos, coerção ou privação arbitrária de liberdade" (United Nations, 2019). A violência pode ocorrer em qualquer ambiente e pode envolver qualquer pessoa. A violência contra as mulheres é um grande problema de saúde pública, com consequências sociais e de saúde a longo prazo, que afeta milhares de vidas e custa milhões de dólares ao sistema de saúde. A cada 5 minutos, uma menina ou uma mulher morre devido à violência em algum lugar do mundo (The World Bank, 2019). Até 70% das mulheres em todo o mundo relatam ter sofrido violência física e/ou sexual em algum momento de suas vidas (United Nations, 2019). A violência afeta famílias, mulheres e crianças de todas as idades, etnias, raças, níveis intelectuais e socioeconômicos. A gravidez é, com frequência, o momento em que o abuso físico começa ou se agrava, resultando em desfechos prejudiciais para a mãe e a criança. O profissional de enfermagem é responsável por avaliar e acompanhar qualquer abuso.

A violência no ambiente doméstico, conhecida como violência por parceiro íntimo, afeta muitas vidas nos EUA. O U.S. Bureau of Justice Office on Violence Against Women (2019) estima que mais de 1 milhão de crimes violentos são cometidos por ex-cônjuges, namorados ou namoradas a cada ano, e cerca de 85% das vítimas são mulheres. Essa violência, conhecida como abuso por parceiro íntimo, violência familiar, espancamento de mulheres, abuso conjugal ou abuso por parceiro, independentemente do termo usado, provoca efeitos generalizados.[10] A violência contra

---

[10]N.R.T.: No Brasil, a violência por parceiro íntimo também é um importante problema de saúde pública. Para saber mais sobre o assunto no país, recomenda-se a leitura de "Violência por parceiro íntimo contra homens e mulheres no Brasil: dados da vigilância de violências e acidentes". Trata-se de um *Boletim Epidemiológico* (v. 51, n. 49, dez. 2020) elaborado pela Secretaria de Vigilância em Saúde, Ministério da Saúde.

as mulheres de qualquer tipo pode ter variadas consequências para a saúde, incluindo físicas, reprodutivas e psicológicas (Office on Women's Health, 2019b).

Os profissionais de enfermagem atendem melhor suas pacientes não tentando resgatá-las, mas ajudando-as a desenvolverem seus pontos fortes e fornecendo suporte, empoderando-as no autocuidado. Todos os enfermeiros precisam utilizar uma ferramenta de triagem como o "RADAR" em cada consulta com a paciente (Boxe 1.2) (Bartlett Regional Hospital, n.d.; U.S. Prevention Services Task Force [USPSTF], 2018).

Comunidade

Comunidade engloba uma ampla série de conceitos, desde o país onde a pessoa vive até um bairro ou grupo específico. A comunidade circundante afeta muitos aspectos da saúde e do bem-estar geral de uma pessoa. A qualidade de vida na comunidade tem uma grande influência na capacidade de um indivíduo se desenvolver e se tornar um membro funcional da sociedade. As influências comunitárias incluem a escola, que, por si só, já é uma comunidade, e grupos de amigos. O apoio e a assistência oferecidos por outras áreas da comunidade, como programas escolares e centros comunitários, podem melhorar a saúde geral e o bem-estar das mulheres e de suas famílias.

Cultura

A **cultura**, visão do mundo e um conjunto de tradições seguido por um grupo social específico e transmitido para a geração seguinte, desempenha um papel fundamental entre as mulheres e suas famílias. A cultura de uma pessoa influencia não apenas a socialização, mas também suas experiências relacionadas com a saúde e as práticas de saúde específicas (Alexander et al., 2021). A cultura é um fenômeno complexo que envolve muitos componentes, tais como crenças, valores, linguagem, tempo, espaço pessoal e visão de mundo, todos os quais moldam as ações e o comportamento de uma pessoa.

BOXE 1.2 RADAR.

R — Rastrear rotineiramente cada paciente, buscando sinais de abuso.

A — Analisar os sentimentos e avaliar o abuso.

D — Documentar seus achados.

A — Avaliar a segurança da sua paciente.

R — Revisar as opções e fazer encaminhamentos.

Bartlett Regional Hospital. (n.d.). *Domestic violence assessment tool*. Disponível em: http://www.hospitalsoup.com/public/brhdvprotocol.pdf. Acesso em: 16 dez. 1999; U.S. Preventive Services Task Force. (2018). *Intimate partner violence, elder abuse, and abuse of vulnerable adults screening. U.S. Preventive Services Task Force final recommendation statement*. Disponível em: https://www.uspreventiveservicestaskforce.org/uspstf/recommendation/intimate-partner-violence-and-abuse-of-elderly-and-vulnerable-adults-screening#fullrecommendationstart. Acesso em: 16 jun. 2020; e Gosselin, D. K. (2019). *Family & intimate partner violence: Heavy hands* (6th ed.). Pearson.

Os indivíduos aprendem os padrões de comportamento cultural com suas famílias e comunidades por meio de um processo denominado *aculturação*, que envolve a aquisição de conhecimentos e a internalização de valores. A cultura é aprendida primeiro na família, depois na escola e, mais tarde, na comunidade e em outras organizações sociais. A cultura influencia todos os aspectos do desenvolvimento e se reflete nas crenças e nas práticas de criação e educação infantil destinadas a promover a adaptação saudável. Os enfermeiros precisam compreender, respeitar e integrar as interpretações culturais do parto e as necessidades das mulheres e suas famílias (Withers et al., 2018).

Atualmente, com os padrões demográficos em mudança, os enfermeiros devem ser capazes de assimilar o conhecimento cultural em suas intervenções para que possam cuidar de mulheres, crianças e famílias culturalmente diversas. Quando se trata de cuidar de pessoas com origens diversas, levar em consideração sua cultura deve se tornar um pré-requisito. Os profissionais de enfermagem precisam estar cientes da ampla gama de tradições culturais, valores e ética.

A **humildade cultural** é definida como um compromisso permanente com a autoavaliação e a autocrítica a fim de corrigir os desequilíbrios de poder na dinâmica paciente-profissional da saúde e para desenvolver parcerias clínicas e de defesa mutuamente benéficas e não paternalistas com as pacientes (Steefel, 2018). Anteriormente, o termo "competência cultural" era usado, mas recentemente foi criticado como uma suposição de que alguém pode aprender um conjunto de habilidades ou aprender sobre várias culturas para se tornar competente. Como conceito ativo, a humildade cultural é a força por trás do atendimento de cada pessoa com cuidado e respeito básicos, envolvendo uma transformação da perspectiva geral e do modo de vida e incluindo um processo de abertura, autoconsciência e incorporação de autorreflexão após cada interação com diversos indivíduos (Ruud, 2018).

A humildade cultural começa com o autoconhecimento e a autocrítica, o que ajuda o enfermeiro a identificar seus próprios preconceitos sobre as diversas culturas. O próximo passo é desenvolver uma parceria respeitosa com cada paciente mediante perguntas abertas, explorando semelhanças e diferenças, o que promove a aceitação da outra pessoa e de sua cultura e leva ao padrão de cuidado que as pacientes merecem. Cada consulta aumenta a oportunidade do enfermeiro de aprender mais sobre sua paciente, construindo um conhecimento sobre como assisti-la com base em sua cultura.

Com a globalização, a diversidade cultural aumentou em todas as sociedades; portanto, os profissionais de enfermagem precisam adquirir conhecimentos, habilidades e atitudes para oferecer um atendimento eficaz e de alta qualidade para as mais diversas populações (Yildez et al., 2018). Os enfermeiros precisam conhecer os grupos culturais gerais, as etnias e as práticas de saúde, como eles afetam as mulheres e sua saúde, assim como a mudança demográfica da população. Isso os ajudará a ver a cultura como um ponto de congruência, não como uma potencial fonte de conflito.

Grupos culturais

Todos os indivíduos são seres culturais e conservam heranças de sua cultura, etnia e raça, bem como outras identidades. Uma sociedade normalmente comporta grupos dominantes e minoritários. O grupo dominante, muitas vezes o maior, é aquele que tem mais autoridade para controlar os valores e as sanções da sociedade (George, 2018). Como resultado, a cultura dominante ou majoritária pode ter o maior impacto na saúde. Os grupos culturais minoritários às vezes permanecem em suas próprias comunidades e mantêm algumas de suas tradições e valores enquanto se integram ao resto da sociedade. Muitas subculturas estão contidas em uma cultura, podendo, inclusive, ocorrer diferenças geográficas; por exemplo, os hispânicos que vivem em Nova York podem ser muito diferentes dos que vivem na Flórida. Estar ciente dessas diferenças é essencial para a prestação de cuidados culturalmente competentes. Quanto mais conhecimento um profissional de enfermagem tiver sobre uma cultura específica, mais precisa e completa será sua avaliação cultural. Por exemplo, se os enfermeiros desconhecerem que muitos hispânicos buscam auxílio com curandeiros tradicionais, tais como *curandros*, *masjistas*, *sobodoes*, *y(j)erberos* e *esperititas*, eles não saberão como formular perguntas específicas e adequadas sobre se a paciente faz uso dessas terapias alternativas e suas práticas (Sanchez, 2018).

Os enfermeiros precisam estar cientes dos valores e das práticas de saúde que são transmitidos de uma geração para a outra. Por exemplo, a crença em curandeiros populares está relacionada com o modo como aquela cultura interpreta a doença e a saúde. Alguns aspectos dessa cultura podem ter grande influência na saúde de um indivíduo. A Tabela 1.2 destaca alguns grupos culturais importantes e suas crenças e práticas comuns de saúde.

> ### ATENÇÃO!
> Os profissionais de enfermagem podem exercer uma influência permanente sobre um indivíduo quanto a sua percepção e uso dos serviços de saúde. Ao compreender como a cultura de uma mulher e de sua família influencia suas práticas de saúde, os enfermeiros podem aprimorar as práticas tradicionais da família e diferentes práticas culturais podem se tornar fontes de força, em vez de áreas de conflito.

> ### ATENÇÃO!
> O estado de saúde de um recém-nascido pode afetar sua saúde e seu desenvolvimento a longo prazo.

Nutrição

A nutrição fornece ao corpo as calorias e os nutrientes necessários para sustentar a vida e promover o crescimento, bem como o essencial para manter a saúde e evitar doenças. Deficiências ou excessos nutricionais são problemas comuns nos EUA, conforme evidenciado pelo problema persistente de anemia ferropriva e pelo aumento da incidência de obesidade. As mulheres com sobrepeso e obesas têm risco aumentado de diabetes gestacional, hipertensão arterial, pré-eclâmpsia, partos prematuros e cesarianas (ACOG, 2019). Alimentação inadequada; práticas ou hábitos alimentares sociais e culturais nutricionalmente insalubres; disponibilidade de alimentos processados e nutricionalmente inadequados; falta de orientação nutricional em casa e na escola; e a presença de doenças que interferem na ingestão, na digestão e na absorção dos alimentos são fatores que podem afetar a nutrição de uma pessoa.

Em nenhum outro momento da vida a nutrição é tão importante quanto durante o desenvolvimento fetal e a infância. A nutrição adequada é essencial para a formação de tecidos, o desenvolvimento neurológico, o crescimento ósseo e a saúde geral a longo prazo. Durante a gravidez, a mulher precisa de calorias adicionais para sustentar o crescimento e o desenvolvimento fetais, bem como para atender às suas próprias necessidades, e o aporte adequado de ácido fólico é importante para evitar defeitos do tubo neural (Figura 1.4). A nutrição e seus efeitos sobre o estado de saúde são abordados ao longo deste livro (ver Capítulo 11).

Escolhas de estilo de vida

As escolhas de estilo de vida que influenciam a saúde de um indivíduo incluem alimentação, atividade física, tabagismo, uso abusivo de drogas ilícitas, etilismo e meios de lidar com o estresse. A maioria dos problemas de saúde que ocorrem atualmente se deve ao estilo de vida pessoal. Escolhas inadequadas de estilo de vida feitas no início da vida podem afetar a qualidade de vida ao longo do envelhecimento do indivíduo. Além disso, essas escolhas equivocadas aumentam a incidência de doenças crônicas. Esse mesmo conceito pode ser aplicado às gestantes e à saúde e ao bem-estar do recém-nascido. Manter um nível saudável de atividade física é importante para adultos e crianças.

Exposição ambiental

As mulheres grávidas estão expostas a muitos e variados produtos químicos ambientais. Evidências científicas demonstram que a exposição generalizada a esses produtos em níveis que são encontrados na vida diária pode ter um impacto adverso na saúde reprodutiva e no desenvolvimento ao longo da vida. O feto em desenvolvimento é extremamente suscetível a acometimentos ambientais, tais como poluição, tabaco, medicamentos e substâncias tóxicas ingeridos pela gestante (Golan et al., 2018).

TABELA 1.2 Crenças e práticas de alguns grupos culturais.

Grupo cultural	Crenças e práticas que afetam as saúdes materna e infantil
Afro-americanos	Contemplam a saúde como a harmonia com a natureza e a doença como a ruptura dessa harmonia Utilizam cura popular e remédios caseiros Observam a gravidez como um estado de bem-estar Geralmente oferecem apoio emocional durante o trabalho de parto de outras mulheres, principalmente a mãe da parturiente Usam livremente óleos no couro cabeludo e na pele de recém-nascidos e crianças Acreditam que as doenças são naturais (devidas às forças da natureza contra as quais a pessoa não se protegeu) e não naturais (devidas a outra pessoa ou espírito) Comumente associam doença a dor As práticas pós-parto podem incluir o uso de uma faixa umbilical ou a colocação de uma moeda sobre o umbigo do recém-nascido para evitar hérnias umbilicais Creem que a dor e o sofrimento são inevitáveis e que o alívio pode ser alcançado por meio de orações e pela prática da imposição das mãos
Americanos asiáticos	Utilizam modalidades complementares em conjunto com as práticas de saúde ocidentais Consideram a vida um ciclo no qual tudo se relaciona com a saúde Frequentemente a parturiente é auxiliada por uma mulher da própria família e permanece serena durante o trabalho de parto e o parto A saúde é vista como o equilíbrio entre as forças opostas e complementares *yin* (energia intracorpórea na qual a matéria é estática, interna, inferior, regressiva, opaca e hipoativa) e *yang* (energia extracorpórea na qual a matéria é dinâmica, externa, progressiva e brilhante) A doença é a desarmonia entre *yin* e *yang* Durante o pós-parto, algumas mulheres não se expõem ao frio nem tomam banho durante o primeiro mês para evitar doenças Enfatizam o respeito pelas autoridades As mulheres geralmente são tímidas e preferem um profissional da saúde do sexo feminino para a assistência do parto Consideram a gravidez um processo natural e um momento feliz para a mulher Às vezes, há pouco envolvimento do pai durante o trabalho de parto; a parturiente aparenta quietude e resiliência durante o trabalho de parto
Árabes americanos	As mulheres frequentemente são subordinadas aos homens e os jovens, às pessoas mais velhas Valorizam intensamente a lealdade familiar As mulheres valorizam a modéstia e normalmente pedem que seus corpos permaneçam cobertos durante os exames Consideram a procriação o propósito do casamento; portanto, altas taxas de fertilidade são apoiadas Durante o trabalho de parto, as mulheres expressam abertamente a dor por meio de expressões faciais, verbalizações e movimentos corporais As parturientes relutam em tomar banho após o parto devido à crença de que o ar pode causar-lhes alguma doença ao penetrar em seus corpos Associam boa saúde a uma alimentação adequada, ao consumo de alimentos nutritivos e creem que o jejum é capaz de curar doenças Acreditam que a doença se deve a dieta inadequada, mudanças climáticas, exposição do estômago durante o sono, angústia emocional ou espiritual e "mau-olhado" Pode ter sido exposta a pouca ênfase nos cuidados preventivos A amamentação pode ser adiada por 2 a 3 dias após o nascimento A limpeza é importante para a oração
Hispano-americanos	Dão muita importância à família; o pai é considerado a fonte de força, sabedoria e autoconfiança, enquanto a mãe é cuidadora e tomadora das decisões relacionadas com a saúde; as crianças são consideradas responsáveis por dar continuidade à família e à cultura Durante o período de *la cuerentena* (primeiros 40 dias após o parto), as mulheres são consideradas suscetíveis ao frio, portanto muitas evitam tomar banho, banhos de assento, banhos de banheira, lavar o cabelo ou se expor ao frio A parturiente pode vocalizar durante o trabalho de parto, chorando ou gritando Protegem o recém-nascido contra o "mau-olhado" Creem que a saúde varia conforme a vontade de Deus e se mantém com o equilíbrio entre a ingestão de alimentos quentes e frios A ausência de dor é indicativa de boa saúde; a dor é tolerada com resignação por acreditarem que é a vontade de Deus São adeptos da medicina popular, benzimentos, chás de ervas e cataplasmas para tratamento de doenças
Nativos americanos	Valorizam fortemente a família e a tribo; respeitam os anciãos A família atua como uma rede estendida de assistência a recém-nascidos e crianças Consideram a gravidez um processo normal e natural; toda a família pode estar presente na hora do parto Utilizam alimentos para celebrar eventos da vida e em rituais de cura e cerimônias religiosas Creem que a saúde é devida à harmonia com a natureza, e a doença à desarmonia ou aos espíritos malignos A restauração do equilíbrio físico, mental e espiritual é realizada por meio de rituais de cura

Edelman, C. L., & Kudzma, E. C. (2018). *Health promotion through the lifespan* (9th ed.). Elsevier; CDC. (2018 h). *Culture & health literacy*. Disponível em: https://www.cdc.gov/healthliteracy/culture.html. Acesso em: 16 jun. 2020; Withers, M., Kharazmi, N., & Lim, E. (2018). Traditional beliefs and practices in pregnancy, childbirth and postpartum: A review of the evidence from Asian countries. *Midwifery*, 56, 158-170; e Yildiz, S., Toruneer, E. K., & Altay, N. (2018). Effects of different cultures on child health. *Journal of Nursing Research and Practice*, 2(2), 6-10.

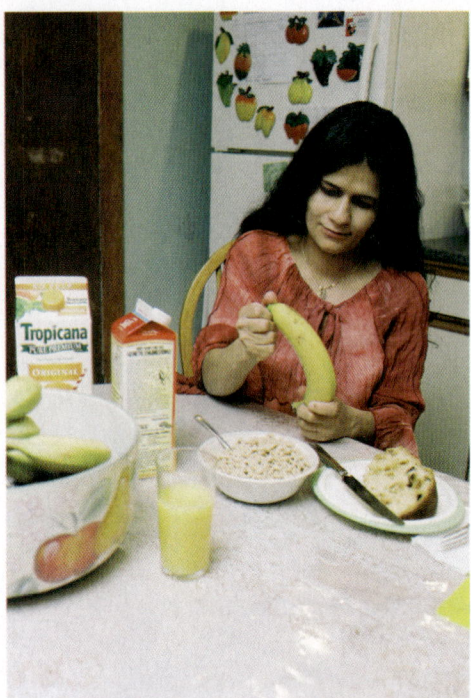

FIGURA 1.4 Gestante fazendo uma refeição saudável para garantir sua nutrição adequada.

No útero, o nascituro pode ser afetado pela falta de nutrição materna, por exposição a produtos químicos ambientais, por infecções maternas ou pelo consumo de álcool, tabaco e substâncias psicoativas pela gestante. Os enfermeiros que atendem gestantes devem estar cientes dos riscos que determinados medicamentos, como produtos químicos e agentes dietéticos, e as doenças maternas representam para o feto. Esses agentes, conhecidos como teratogênicos, podem estar ligados à prematuridade e a defeitos congênitos em crianças; no entanto, nem todos os fármacos ou agentes têm efeitos no feto, e são necessárias pesquisas para identificar a correlação entre teratógenos e outras variáveis.

Estresse e enfrentamento

Fatores estressantes como guerra, terrorismo, violência e desastres naturais podem diminuir a capacidade de enfrentamento de uma pessoa. A exposição a eventos traumáticos e violência pode ter efeitos prolongados sobre o desenvolvimento e o estado psicossocial de um indivíduo. O estresse e a ansiedade que as mulheres experimentam durante a gravidez podem afetar sua própria saúde e a de seus filhos, resultando em baixo peso ao nascer, partos pré-termo e depressão pós-parto (Schetter, 2018).

A exposição ao estresse, contudo, não se limita a catástrofes ou eventos traumáticos. Finanças insuficientes, crises familiares, sistemas de apoio inadequados ou violência doméstica também podem ser estressantes. Como em desastres e situações traumáticas, os efeitos desses estressores podem afetar significativamente o estado de saúde de uma mulher ou de uma família.

Lembre-se de Sophia, a gestante de 38 anos que compareceu ao ambulatório para uma consulta pré-natal. Ao conversar com o profissional de enfermagem, Sophia comentou que seus filhos estão envolvidos em muitas atividades. Ela disse: "Meu marido está ocupado no trabalho, então quase sempre assumo a maior parte dos afazeres. Às vezes, parece que os funcionários do *drive-through* me conhecem pelo nome! Meu marido me ajuda nos fins de semana, mas durante a semana fica tudo por minha conta". Quais fatores podem estar influenciando a saúde de Sophia e como poderiam influenciar a saúde de sua família?

CONTENÇÃO DE GASTOS COM CUIDADOS DE SAÚDE

O sistema de saúde funciona dentro de uma economia de mercado, oferecendo bens e serviços que têm um custo para consumidores e pacientes da assistência à saúde. Não há discordância de que os custos com os cuidados de saúde elevaram-se além da capacidade financeira da maioria dos norte-americanos. A elevação dos custos tem sido atribuída a fatores como avanços tecnológicos, inflação, aumento das necessidades de uma crescente população idosa, maior expectativa de vida e custos de responsabilidade médica. O advento do cuidado gerenciado (*managed care*) levou à tendência de tentar reduzir os custos dos cuidados de saúde, mas não tem sido bem-sucedido (Skinner & Chandra, 2018). O objetivo do cuidado gerenciado é controlar os custos atribuindo taxas fixas para os serviços, monitorando a necessidade de procedimentos, como exames e cirurgias, e enfatizando os cuidados preventivos.

Um desses mecanismos é a revisão da utilização, que é empregada para limitar o reembolso de cuidados médicos considerados clinicamente necessários. Esses esforços levaram a internações hospitalares mais curtas e à conscientização, por parte dos enfermeiros, quanto aos custos de suprimentos e serviços. O desafio geral é manter a qualidade do atendimento e, ao mesmo tempo, reduzir seu custo. Por exemplo, se uma gestante com diabetes precisa de uma consulta com um endocrinologista, suas opções serão pagar pelos serviços necessários ou ficar sem o atendimento. No ambiente de cuidado gerenciado atual, a mulher precisa passar por um médico clínico geral para ser encaminhada a um especialista. Frequentemente, é esse médico que faz a escolha por ela, em vez de ela decidir por conta própria.

Embora a contenção de custos seja importante para reduzir os gastos com saúde, tais esforços não devem reduzir a qualidade ou a segurança do atendimento prestado. O cuidado preventivo (lembre-se do velho ditado "é melhor prevenir que remediar") demonstrou reduzir os custos significativamente. Mamografias, rastreamento de câncer do colo do útero, assistência pré-natal, programas de cessação do tabagismo e imunização são alguns exemplos de cuidados preventivos que produzem resultados positivos e diminuem os custos gerais da saúde. A utilização da tecnologia avançada para diagnosticar e tratar doenças precocemente salva vidas e economiza dinheiro.

Os profissionais de enfermagem podem liderar a prestação de cuidados de qualidade em um ambiente com recursos limitados, enfatizando, para suas pacientes, a importância de uma alimentação e um de estilo de vida saudáveis, buscando intervenções precoces para pequenos problemas antes que se agravem e aprendendo sobre as questões que podem afetar a saúde de suas pacientes. Assim, a paciente pode escolher a melhor opção para si e sua família. Os serviços de prevenção e orientação em saúde de qualidade são os pilares da assistência à saúde materno-neonatal e da mulher.

Acesso aos cuidados de saúde

O sistema de saúde vive em constante transformação. Nos EUA, as mudanças originam-se de pressões vindas de várias direções, refletindo as alterações nas realidades social e econômica e os resultados da evolução da biomedicina e da tecnologia nas últimas décadas.[11] Os efeitos são sentidos por todos que buscam qualquer modalidade de assistência à saúde. O sistema de prestação de atendimento médico passou de um contexto de alta tecnologia (hospitais) para outro (clínicas comunitárias) com recursos e acesso limitados para muitas mulheres. Uma forma de alocar os insuficientes recursos de saúde permanece como foco.

Um importante fator que afeta o acesso aos cuidados é o plano de saúde. As pessoas que não podem pagar por um plano de saúde comumente não conseguem atendimento médico para intervenções de manutenção e prevenção. O "assalariado" não ganha o suficiente para pagar um plano de saúde ou assistência médica, e aqueles que trabalham em meio período nem sempre são beneficiados com um plano de saúde. Na maioria dos estados, um homem e uma mulher com a mesma idade e condição de saúde pagam valores diferentes pelo mesmo plano de saúde individual, prática essa chamada de *classificação por gênero*. Nos EUA, as mulheres pagam um valor muito mais alto pela mesma cobertura do plano de saúde que os homens – uma desigualdade que ainda hoje existe (Mustard, 2018).

Foco em cuidados preventivos

O foco na redução de custos também levou à ênfase em serviços e cuidados preventivos. O ACA exigiu serviços preventivos adicionais para as mulheres. As pesquisas sugerem que um melhor acesso a serviços preventivos pode ser mantido a um custo razoável para o sistema de saúde e que alguns serviços podem reduzir esses custos. Para que o ACA seja verdadeiramente transformador para a saúde das mulheres, sua promessa de remover barreiras de custo para as consultas de mulheres saudáveis deve ser plenamente cumprida (Buehler, 2018). A orientação precoce é essencial durante cada atendimento de saúde da mulher e de sua família. A orientação da família inclui tudo, desde manter a casa segura até maneiras de evitar doenças.

Ênfase no cuidado continuado

A estratégia do cuidado continuado – *continuum*, ou cuidado progressivo – tem boa relação custo-benefício e oferece serviços eficientes e eficazes. Trata-se de um conceito que envolve um sistema integrado de atendimento que orienta e acompanha as pacientes ao longo do tempo em vários serviços de saúde e que abrange cuidados de variadas intensidades. Esse cuidado *continuum* estende-se a ambientes de cuidados intensivos, tais como hospitais, a ambientes ambulatoriais, como clínicas, unidades básicas de saúde, unidades de reabilitação, locais de atendimento comunitário, instituições de longa permanência e domicílios. Por exemplo, atualmente, uma internação hospitalar está integrada a um cuidado *continuum* que permite à paciente continuar o tratamento em casa ou em outros ambientes comunitários, retornando ao hospital por curtos períodos de tempo devido a doença ou tratamentos específicos (Wong, 2018). O ACA oferece meios para que o sistema de prestação de cuidados de saúde seja centrado na paciente, melhore a qualidade e integre o cuidado em todos os ambientes e com todos os profissionais da saúde. Ele enfatiza a expansão dos serviços baseados na comunidade e a coordenação dos cuidados enquanto a pessoa faz a transição de um ambiente para outro para atender às mudanças nas necessidades de cuidados de saúde (Rector, 2018).

Aprimoramento no diagnóstico e no tratamento

Devido às grandes melhorias na tecnologia e na biomedicina, distúrbios e doenças estão sendo diagnosticados e tratados mais precocemente. A década de 1990 testemunhou o estabelecimento de uma conexão notável e produtiva entre a genética e vários processos fisiopatológicos. Por exemplo, fetos femininos com hiperplasia suprarrenal congênita, doença genética que resulta em deficiência de enzima esteroide e que pode levar a anormalidades anatômicas desfigurantes, estão começando a receber tratamento antes do nascimento. Além disso, muitos problemas genéticos estão sendo identificados, de modo que o aconselhamento e o tratamento podem ocorrer mais cedo. Com esses diagnósticos e tratamentos aprimorados, os enfermeiros agora

---

[11]N.R.T.: No Brasil, temos o Sistema Único de Saúde (SUS), que é um dos maiores e mais complexos sistemas de saúde pública do mundo, proporciona acesso integral, universal e gratuito para todos. Oferece atenção integral à saúde, desde a gestação até o fim da vida, com foco na saúde com qualidade de vida, visando à prevenção e à promoção da saúde.

podem cuidar de pessoas que sobreviveram a situações que antes eram fatais, que estão vivendo muito além da expectativa de vida para determinada doença ou que estão convivendo com deficiências crônicas (Patient Safety Network, 2019). Anteriormente, por exemplo, as mulheres com cardiopatia congênita não viviam o suficiente para engravidar; porém, com as novas técnicas cirúrgicas para corrigir os defeitos, muitas delas sobrevivem e engravidam, progredindo ao longo da gravidez sem problemas significativos.

Embora positivos e animadores, esses avanços e tendências também representam novos desafios para a comunidade da saúde. Por exemplo, à medida que a assistência à saúde de recém-nascidos prematuros melhora e as taxas de sobrevida se elevam, a incidência de doenças crônicas a longo prazo, tais como disfunção das vias respiratórias ou atrasos no desenvolvimento, também aumenta. Como resultado, os profissionais de enfermagem deparam-se com pacientes em todos os estágios do cuidado *continuum* saúde-doença.

Empoderamento dos usuários de cuidados de saúde

Como resultado das influências do cuidado gerenciado, do foco na prevenção, de uma população mais bem informada e dos avanços tecnológicos, as pessoas e suas famílias têm assumido maior responsabilidade por sua própria saúde. O uso de serviços de saúde acrescenta uma voz importante à atual reforma do sistema de saúde dos EUA, visto que as pessoas se tornam informadas, proativas e exigem opções na prestação de seus cuidados de saúde. Os usuários de serviços de saúde querem desempenhar um papel mais importante na gestão da saúde e da doença. As famílias desejam obter informações sobre doenças e participar da tomada de decisão quanto às opções de tratamento. Como apoiadores da paciente que valorizam o cuidado centrado na família, os enfermeiros são fundamentais para promover esse empoderamento, devendo, para isso, respeitar os pontos de vista e as preocupações da família, abordar todas as questões e dúvidas, considerar os membros da família importantes participantes e sempre incluir a mulher e sua família no processo de tomada de decisão.

BARREIRAS AOS CUIDADOS DE SAÚDE

As mulheres são grandes usuárias de serviços de saúde, em muitos casos tratando não apenas de si própria, mas também de seus familiares. Em comparação com os homens, as mulheres têm mais problemas de saúde, maior expectativa de vida e necessidades de saúde reprodutiva mais significativas (Guttmacher Institute, 2018). O acesso aos cuidados pode ser prejudicado por rendimentos mais baixos e pela responsabilidade de conciliar trabalho e família. Falta de recursos financeiros ou de transporte, má distribuição geográfica dos profissionais da saúde, ausência de creches, barreiras linguísticas ou culturais, desconfiança dos profissionais da saúde, horários de funcionamento de clínicas e atitudes inapropriadas dos profissionais da saúde muitas vezes desencorajam as pacientes a buscar por cuidados de saúde (Lazar & Davenport, 2018).

Barreiras financeiras

As barreiras financeiras são um dos mais importantes fatores que limitam o acesso aos cuidados de saúde. Nos EUA, o parto é o principal motivo de internação hospitalar. Tanto para os planos privados quanto para o Medicaid,[12] as despesas hospitalares com a maternidade e os recém-nascidos excedem as de qualquer outra condição. Nos hospitais norte-americanos, partos vaginais e cesáreos são dispendiosos, e muitas mulheres têm um plano de saúde limitado ou não os têm e não podem pagar por cuidados de maternidade. Em comparação com outros grupos raciais e étnicos, as mulheres afro-americanas tendem a ser mais jovens, mais propensas a cesariana e partos pré-termo, a permanecer mais tempo no hospital e a representar custos mais elevados para o Medicaid. Elas apresentam mais resultados adversos na gravidez do que as caucasianas ou as hispânicas (Center for American Progress, 2019). As desigualdades raciais nos resultados adversos da gravidez não representam apenas um sofrimento humano potencialmente evitável, mas também custos econômicos evitáveis (Avila, 2018). Embora o Medicaid cubra o atendimento pré-natal na maioria dos estados, o processo de documentação e inscrição pode ser tão burocrático que muitas mulheres desistem de se inscrever. Muitas famílias não têm plano saúde, não têm cobertura dos serviços de que precisam ou não podem pagar por eles.

Transporte

Ir às consultas e voltar para casa pode ser um desafio para pacientes que não dirigem, não têm carro ou não conseguem utilizar o transporte público (se houver transporte público disponível no local). A assistência pré-natal tem o potencial de melhorar os resultados perinatais e diminuir as disparidades de saúde; todavia, muitas mulheres não conseguem ter acesso a ela. Pode ser difícil para essas pacientes comparecer a todas as consultas pré-natais recomendadas, especialmente se houver outros filhos pequenos e não tiverem com quem deixá-los para irem às consultas. Esses desafios podem reduzir a adesão às consultas agendadas e ao acompanhamento.

---

[12]N.T.: Programa norte-americano de assistência à saúde financiado por impostos federais, estaduais e municipais e voltado para a população de baixa renda.

Idioma e cultura

A idioma é a maneira pela qual as pessoas se comunicam entre si para aumentar sua compreensão ou conhecimento. Se um profissional da saúde não souber falar a mesma língua que a paciente ou não tiver um intérprete disponível, forma-se uma barreira. As queixas da paciente podem ser mal interpretadas ou ignoradas, ou seu significado pode ser mal compreendido. A barreira do idioma pode impedir que a paciente tenha acesso aos cuidados necessários, como pré-natal ou preventivo.

Barreiras de conhecimento (p. ex., falta de compreensão da importância do cuidado pré-natal ou da promoção da saúde infantil), pouca informação sobre saúde, atitudes relacionadas ao gênero, crenças de saúde, retenção de informações e barreiras espirituais (p. ex., algumas modalidades de tratamento são proibidas por religiões) também representam obstáculos ao atendimento de cuidados de saúde.

Conhecimento insatisfatório sobre saúde

Ter conhecimentos sobre saúde é um precursor para se ter uma boa saúde. Esse conhecimento é reconhecido como um determinante social da saúde com base em seu impacto nos resultados de saúde e definido como o grau da capacidade que os indivíduos têm de obter, processar e compreender informações e serviços básicos de saúde necessários para tomar decisões de saúde adequadas (Literacy Cooperative, 2019). Inclui também a capacidade de compreender as instruções contidas nas bulas dos medicamentos prescritos, nos cartões de agendamento de consultas, nos folhetos educativos e nos formulários de consentimento livre e informado, como também as orientações do profissional da saúde, além da capacidade de lidar com complexos sistemas de saúde.

As populações vulneráveis devido à pouca informação sobre saúde incluem adultos mais velhos, imigrantes, minorias e populações de baixa renda. O conhecimento insatisfatório sobre saúde é uma importante fonte de ineficiência econômica no sistema de saúde dos EUA. Estima-se que o custo para a economia do país seja de aproximadamente US$ 1,5 bilhão por ano (CDC, 2019g).

O baixo nível de conhecimento sobre saúde está associado a desfechos de saúde ruins, aumento pela procura de atendimento no pronto-socorro, maiores taxas de morbidade e mortalidade e menor uso de serviços preventivos de saúde. Os enfermeiros têm o potencial de impactar e modificar esses resultados. Os profissionais de enfermagem podem utilizar ferramentas de rastreamento para avaliar a informação que uma paciente tem sobre saúde, além de identificar características que indiquem um conhecimento insatisfatório sobre o assunto. É essencial que as pacientes repitam as instruções recebidas verbalmente e demonstrem os procedimentos de tratamento específicos necessários para o cuidado contínuo. Simplesmente entregar à paciente um pedaço de papel com instruções por escrito de como usar uma medicação vital ou de como realizar um procedimento de tratamento não é proceder como seu apoiador (Loan, 2018).

Sistema de prestação de cuidados de saúde

O próprio sistema de prestação de cuidados de saúde pode criar barreiras. Nos EUA, 58% das famílias com emprego formal têm algum tipo de plano de saúde oferecido pela empresa, porém milhões de norte-americanos continuam sem plano de saúde (Gross & Laugesen, 2018). Esse sistema de pagamento prospectivo com base em grupos de diagnósticos limita os cuidados de saúde que a família pode receber, e isso também inclui os reembolsos pelo Medicaid. Como resultado dos esforços de contenção de despesas, a tendência é dar alta às pacientes o mais rapidamente possível e prestar atendimento domiciliar ou por meio de serviços comunitários. O tempo de hospitalização pós-parto costuma ser inferior a 48 horas para parto vaginal; assim, a maioria dos cuidados pós-parto se dá na casa da paciente e na comunidade. Problemas físicos maternos associados a dificuldades de amamentar no período pós-parto são comuns. As visitas domiciliares realizadas por enfermeiros para dar suporte às mães e a seus recém-nascidos são necessárias para as famílias de alto risco, a fim de evitar que os problemas de saúde tornem-se crônicos, com efeitos a longo prazo (Cooklin et al., 2018). Embora os planos de saúde possam, em geral, melhorar o acesso a serviços preventivos, eles também podem limitar a obtenção de cuidados especializados, o que afeta muito as pacientes com doenças crônicas ou de longa duração.

O horário de funcionamento das clínicas deve atender às necessidades das pacientes, não às dos profissionais da saúde que ali trabalham. Horários noturnos ou nos fins de semana podem ser necessários para atender às pacientes que trabalham. Os funcionários da clínica devem avaliar a disponibilidade e a acessibilidade dos serviços que oferecem.

Infelizmente, alguns profissionais da saúde demonstram atitudes negativas em relação às famílias pobres ou de culturas diversas, o que pode desencorajá-las de buscar atendimento médico. Longos atrasos, exames apressados e comentários inapropriados feitos pelos funcionários desestimulam o retorno das pacientes.

CONSIDERAÇÕES

Eu era uma trabalhadora imigrante grávida de 17 anos que precisava de cuidados pré-natais. Embora meu inglês não fosse bom, consegui mostrar à recepcionista meu "barrigão" e solicitar os serviços. A recepcionista parecia estar interessada apenas em um número de seguro social e plano de saúde – nenhum dos quais eu possuía. Ela começou a me fazer perguntas pessoais acerca de quem era o pai da criança e comentou o quanto eu parecia jovem. Em seguida, ordenou-me, em voz alta, que me sentasse e esperasse por uma resposta de alguém que se encontrava lá atrás, mas, pelo que pude notar, ela não falou com esse alguém. Tive a impressão de que todos me olhavam enquanto eu procurava uma cadeira vazia na sala de espera. Depois de ficar sentada em silêncio por mais de uma hora sem qualquer atenção ou resposta, eu fui embora.

Reflexões: por que a paciente foi embora antes de receber qualquer atendimento no serviço de saúde? Como ela deve ter se sentido durante a espera? Você voltaria a essa clínica? Por quê?

QUESTÕES LEGAIS E ÉTICAS EM SAÚDE MATERNO-NEONATAL E DA MULHER

A lei e a ética estão inter-relacionadas e afetam todos os cuidados de saúde. As questões éticas durante o tempo de vida fértil da mulher são numerosas e complexas, com mais de 4 milhões de parto ocorrendo nos EUA anualmente. Os profissionais de enfermagem devem compreender o propósito de sua prática, os padrões de cuidado, as políticas da instituição ou da agência e as leis estaduais. Todos os enfermeiros são responsáveis por conhecer as informações atuais sobre a ética e as leis relacionadas com a sua profissão.

A Association of Women's Health, Obstetric and Neonatal Nurses (AWHONN) atualizou seus *Standards for Professional Nursing Practice in the Care of Women and Newborns* em 2019, que estão resumidos a seguir:

* *Padrão I: avaliação inicial* – o enfermeiro coleta dados relativos à situação do paciente em um processo sistemático e contínuo, com compaixão e respeito pela dignidade inerente, valor e atributos únicos de cada indivíduo
* *Padrão II: diagnóstico* – o enfermeiro analisa os dados da avaliação para formular diagnósticos, problemas e questões reais ou potenciais relevantes para a saúde de mulheres e recém-nascidos
* *Padrão III: desfechos* – o enfermeiro identifica os desfechos esperados para a paciente e desenvolve um plano de cuidado individualizado centrado na mulher, no recém-nascido e em seus familiares
* *Padrão IV: planejamento* – o enfermeiro desenvolve um plano de tratamento que inclui intervenções e alternativas para atingir os resultados esperados para a mulher e o recém-nascido no contexto de cuidados centrados na mulher, no recém-nascido e em seus familiares
* *Padrão V: implementação* – o enfermeiro efetiva o plano de tratamento centrado na mulher, no recém-nascido e na família de maneira segura e adequada
  * 5a: coordenação do atendimento: o enfermeiro coordena o atendimento para promover o cuidado centrado na mulher, no recém-nascido e em seus familiares em seu domínio profissional
  * 5b: orientação e promoção da saúde: o enfermeiro implementa estratégias de informação sobre saúde que promovem, mantêm ou restauram a saúde em um ambiente seguro para o cuidado centrado na mulher, no recém-nascido e em seus familiares

* *Padrão VI: avaliação subsequente* – o enfermeiro avalia o progresso quanto à obtenção dos resultados esperados no contexto de cuidados centrados na mulher, no recém-nascido e em seus familiares
* *Padrão VII: ética* – as decisões e as ações do enfermeiro em relação às mulheres, aos fetos e aos recém-nascidos são determinadas de maneira ética e guiadas por uma sólida estrutura para a tomada de decisão
* *Padrão VIII: prática culturalmente congruente* – o enfermeiro atua de forma congruente com a diversidade cultural e os princípios de inclusão no cuidado de mulheres, recém-nascidos e seus familiares
* *Padrão IX: comunicação* – o enfermeiro se comunica com as mulheres, os familiares, os profissionais de saúde e a comunidade para a prestação de cuidados seguros e holísticos
* *Padrão X: colaboração* – o enfermeiro colabora com as mulheres, os familiares, os profissionais da saúde e a comunidade na prestação de cuidados seguros e holísticos
* *Padrão XI: liderança* – o enfermeiro deve agir como modelo, agente de mudança, consultor e mentor para mulheres, seus familiares, consumidores de serviços de saúde e outros profissionais da saúde
* *Padrão XII: aprendizado* – o enfermeiro adquire e mantém conhecimento e competências que refletem a prática atual de enfermagem baseada em evidências para mulheres, recém-nascidos e seus familiares
* *Padrão XIII: pesquisa e prática baseada em evidências* – o enfermeiro produz e agrega evidências para identificar, examinar, validar e avaliar o conhecimento interprofissional, as teorias e as várias abordagens na prestação de cuidados a mulheres e recém-nascidos
* *Padrão XIV: qualidade da prática profissional* – o enfermeiro pratica, avalia e, se indicado, implementa sistematicamente novas medidas para melhorar a qualidade da prática de enfermagem para mulheres e recém-nascidos
* *Padrão XV: avaliação da prática profissional* – o enfermeiro autoavalia sua prática de enfermagem e participa da avaliação de terceiros em relação aos conhecimentos atuais sobre atendimento do paciente com base em evidências, normas e diretrizes da prática profissional, estatutos, regras e regulamentos
* *Padrão XVI: utilização de recursos* – o enfermeiro considera os fatores relacionados com a segurança, a eficácia, a tecnologia e a responsabilidade fiscal no planejamento e na prestação de assistência a mulheres e recém-nascidos
* *Padrão XVII: saúde ambiental* – o enfermeiro atua de forma segura e saudável ao ambiente ao fazer seu planejamento e prestar cuidados à mulher, ao recém-nascido e a seus familiares.

Diversas áreas são particularmente importantes para a atenção à saúde da mulher e de seus familiares, incluindo aborto, uso abusivo de substâncias psicoativas, terapia intrauterina, conflito materno-fetal, pesquisa com células-tronco, banco de sangue do cordão umbilical (SCU), consentimento livre e informado, e confidencialidade.

Aborto

O aborto é um procedimento médico legalizado nos EUA[13] há mais de quatro décadas, mas continua a ser uma questão jurídica, social e política muito debatida e recorrente. Já era um problema antes de *Roe versus Wade*, a decisão da Suprema Corte norte-americana de 1973 que determinou que o governo não pode restringir excessivamente o direito de uma mulher a fazer um aborto. Essa lei assegurou o direito das mulheres a fazer um aborto, mas não encerrou o debate; na verdade, deu origem a alguns dos mais intensos choques sociais e políticos com os quais convivemos atualmente. A Suprema Corte norte-americana determinou que, em consulta com seu médico, a mulher tem o direito constitucionalmente protegido de fazer um aborto durante os primeiros estágios da gravidez – isto é, antes da viabilidade – sem que haja interferência do governo. Quase metade das gestações das mulheres norte-americanas não é intencional e cerca de quatro em cada 10 delas são interrompidas por aborto. De todas as gestações (excluindo os abortos espontâneos), 36% terminam em aborto (Guttmacher Institute, 2019).

Cada vez que o aborto é debatido em nível nacional, a Emenda Hyde é citada. Intitulada com o nome de seu autor, o republicano Henry Hyde (R-Illinois), a Emenda Hyde estabelece limites para os abortos financiados pelo governo federal. Ao negar cobertura de aborto para mulheres de baixa renda no Medicaid, a Emenda Hyde limita as opções das mulheres de baixa renda quanto aos seus direitos reprodutivos.

Existem modalidades clínicas e cirúrgicas para interromper uma gravidez, dependendo do quanto avançada ela esteja. O aborto induzido por medicamento pode ser feito pela ingestão de mifepristona e prostaglandinas por via oral, sendo seguro até 10 semanas de gestação e bem estabelecido quando realizado de acordo com as diretrizes, com uma taxa de sucesso de até 97%. A conduta cirúrgica (aspiração uterina) é o método de aborto mais comumente utilizado nos EUA, podendo ser realizada até a 14ª semana de gestação (Kapp et al., 2018; Shih et al., 2018).

Em setembro de 2000, a FDA aprovou a comercialização da mifepristona nos EUA como uma alternativa ao aborto cirúrgico. O aborto farmacológico por mifepristona ou medicamento semelhante representa 38% de todos os abortos realizados fora de hospital e cerca de 25% daqueles feitos antes de 9 semanas de gestação (Guttmacher Institute, 2019). Todas as mulheres que fazem um aborto precisam de suporte emocional, um ambiente estável para se recuperar e assistência imparcial durante todo o processo.

A questão do aborto separa as pessoas em dois campos: pró-escolha e pró-vida. O grupo pró-escolha apoia o direito de toda mulher tomar decisões sobre suas funções reprodutivas com base em suas próprias convicções morais e éticas. O grupo pró-vida acredita que o aborto é um assassinato e priva o feto do direito básico à vida. Ambos os lados continuarão a debater essa questão emocional pelos próximos anos.

O aborto é uma questão complexa e polêmica que não está apenas na arena pública: muitos profissionais de enfermagem convivem com o conflito entre suas convicções pessoais e seu dever profissional. Espera-se que os enfermeiros defendam e apoiem a paciente e interajam de forma imparcial em todas as circunstâncias, mesmo quando suas opiniões pessoais e políticas diferirem das de suas pacientes. Os avanços na assistência ao aborto apontam para maior envolvimento da equipe de enfermagem. Embora isso seja um bom presságio para o cuidado centrado na mulher, os profissionais de enfermagem tendem a se tornar gradativamente mais sobrecarregados, o que pode influenciar seus atributos afetivos ou emoções (McBride & Keys, 2018).

Os profissionais de enfermagem precisam esclarecer seus valores e crenças pessoais sobre essa questão e ser capazes de prestar cuidados imparciais antes de assumir a responsabilidade por pacientes que possam concordar com o aborto. A decisão de cuidar ou recusar-se a cuidar de determinada paciente afeta a equipe, influencia as suas decisões e desafia o conceito ético do direito. A capacidade dos enfermeiros de cuidarem de suas pacientes como indivíduos explica a natureza do seu empoderamento enquanto trabalham para ajudá-las a cumprir seus objetivos de saúde (Gallagher et al., 2018).

O *Code of Ethics for Nurses* (Código de Ética para Enfermeiros) da ANA[14] defende o direito de um profissional de enfermagem, caso se oponha eticamente ao procedimento, recusar-se a cuidar de uma paciente que tenha realizado um aborto. Deve-se ter o cuidado, no entanto, de equilibrar o direito dos profissionais da saúde em agir conforme a sua consciência com o direito das pacientes ao completo acesso aos serviços de saúde (Cipriano, 2018). Os enfermeiros precisam informar seus valores e crenças aos seus chefes antes que a situação ocorra, a fim de que se possam buscar alternativas antes que alguém seja exposto a uma situação desconfortável. A comunicação aberta e a aceitação das crenças pessoais das outras pessoas podem promover um ambiente de trabalho confortável.

---

[13]N.R.T.: O Brasil conta com legislações restritivas quanto à interrupção da gravidez. Dessa forma, no país, realizar um aborto induzido é considerado crime contra a vida. Tal regimento é disciplinado entre os artigos 124 e 128 do Código Penal desde o ano de 1984.

[14]N.R.T.: De acordo com a Resolução COFEN (Conselho Federal de Enfermagem) nº 564/2017, Capítulo III, art. 73, é proibido "provocar aborto, ou cooperar em prática destinada a interromper a gestação, exceto nos casos permitidos pela legislação vigente. Parágrafo único. Nos casos permitidos pela legislação, o profissional deverá decidir de acordo com a sua consciência sobre sua participação, desde que seja garantida a continuidade da assistência".

Uso abusivo de substâncias psicoativas

O uso abusivo de substâncias psicoativas é um problema para qualquer pessoa; mas, quando se trata de gestantes, ele pode causar parto prematuro, descolamento da placenta, ganho de peso insatisfatório, baixo peso ao nascer, natimortalidade, aborto espontâneo, inúmeros problemas comportamentais e cognitivos em crianças expostas e lesão fetal, tendo, portanto, implicações éticas e legais. O uso regular de substâncias pode causar a síndrome de abstinência neonatal (SAN), na qual o recém-nascido apresenta sintomas de abstinência após o nascimento. Atualmente, seis em cada mil recém-nascidos norte-americanos são diagnosticados com SAN. As estimativas sugerem que cerca de 5% das mulheres grávidas usam uma ou mais substâncias que causam dependência química, com grande aumento no uso de maconha e opioides durante a gestação (National Institute on Drug Abuse [NIDA], 2019). Muitas leis estaduais exigem que as evidências da exposição pré-natal a substâncias psicoativas sejam notificadas, o que pode levar a acusações de negligência e abuso infantil contra a gestante. Foi constatado que o encarceramento ou a sua ameaça não tem efeito na redução dos casos de uso abusivo de álcool ou drogas ilícitas. As leis que criminalizam o uso abusivo de substâncias psicoativas durante a gravidez geralmente impedem as mulheres de buscar cuidados pré-natais que lhes deem acesso a aconselhamento, encaminhamento e monitoramento adequados (AWHONN, 2018).

Essa abordagem punitiva para o agravo fetal levanta questões éticas e legais sobre o grau de controle governamental apropriado para a segurança da criança. Todas as gestantes e mulheres em idade fértil devem ser examinadas periodicamente para a detecção de etilismo, tabagismo e uso abusivo de medicamentos e drogas ilícitas. Os enfermeiros devem utilizar uma abordagem flexível no atendimento de mulheres com drogadição e encorajá-las ao uso de todos os recursos comunitários disponíveis. As mulheres devem ser orientadas quanto aos riscos do uso abusivo de substâncias psicoativas antes, durante e depois do parto de forma calma e sem julgamentos pelos enfermeiros (AWHONN, 2018). Gestantes que praticam o uso abusivo de substâncias psicoativas devem ter acesso a serviços de prevenção, suporte e recuperação que atendam às suas necessidades especiais. O profissional de enfermagem pode ser o responsável pelo encaminhamento a programas comunitários para gestantes e puérperas que as ajudem na sua recuperação e lhes possibilite, assim como para seus filhos, uma vida melhor.

Tratamento intrauterino

A evolução no diagnóstico pré-natal pode levar ao diagnóstico de anomalias fetais, que anteriormente teriam resultado em um desfecho fatal ou no desenvolvimento de sérias incapacidades, apesar dos cuidados pós-natais ideais. A cirurgia e/ou o tratamento materno-fetal foram realizados pela primeira vez há mais de 30 anos. Hoje, a cirurgia fetal é um ramo crescente da medicina materno-fetal que abrange várias técnicas cirúrgicas usadas para tratar defeitos congênitos em fetos que ainda estão no útero. O tratamento intrauterino agora pode ser realizado nesses casos específicos e também no caso de uropatia obstrutiva fetal, transfusões intrauterinas devido a anemia fetal, reparo de espinha bífida e transplante de células-tronco. O tratamento intrauterino é um procedimento que envolve a abertura do útero durante a gravidez, a realização de uma cirurgia e a recolocação do feto no útero. Embora os riscos para o feto e para a mãe sejam grandes, a terapia fetal pode ser utilizada para corrigir várias anomalias anatômicas e melhorar a qualidade de vida da criança (Flake & Adzick, 2018). Algumas pessoas argumentam que a tecnologia médica não deve interferir na natureza e, portanto, essa conduta não deve ocorrer. Outras alegam que a conduta cirúrgica melhora a qualidade de vida da criança. Para muitas pessoas, esses são temas de debate e discussão intelectual; contudo, esses procedimentos podem fazer parte da rotina dos profissionais de enfermagem.

Os enfermeiros desempenham um importante papel de apoio no cuidado e no suporte a pacientes e suas famílias. À medida que o uso da tecnologia aumenta, as situações que testam o sistema de crenças de um profissional de enfermagem emergem com mais frequência. Incentivar discussões abertas para tratar de questões emocionais e diferenças de opinião entre os membros da equipe é saudável e eleva a tolerância a pontos de vista divergentes.

Conflito materno-fetal

Os avanços na assistência pré-natal possibilitaram melhor compreensão quanto à condição especial do feto, sendo ele considerado, por si só, um indivíduo. Os atuais pontos de vista éticos variam de respeito absoluto à autonomia materna até a persuasão gentil e as intervenções abertas que anulam essa autonomia. Na enfermagem obstétrica, os princípios éticos da beneficência e da autonomia fornecem o arcabouço fundamental que norteia as condutas de todas as gestantes. Como o feto também precisa ser considerado, a autonomia pode se tornar uma questão complexa, dando origem ao *conflito materno-fetal*.

O cuidado fetal torna-se problemático quando o necessário para beneficiar um membro da díade causa danos inaceitáveis ao outro. Mesmo quando uma condição fetal não representa uma ameaça à saúde da mãe, o cuidado do feto sempre acarretará algum grau de risco para a mãe, sem benefício terapêutico direto para ela. Os princípios éticos de beneficência (ser benéfico) e de não maleficência (não causar dano) podem entrar em conflito.

Como mãe e feto estão biologicamente ligados, ambos, ou nenhum deles, devem ser tratados da mesma forma. Seria antiético recomendar o tratamento fetal como se clinicamente indicado para ambos os pacientes. Ainda assim, diante de uma recomendação de tratamento fetal, as gestantes, na maioria dos casos, consentem o tratamento que promova a saúde fetal. Quando as gestantes recusam o tratamento, os profissionais da saúde devem lembrar que a determinação ética contra prejudicar um paciente a fim de beneficiar outro é absoluta.

O uso de ordens judiciais para forçar o tratamento de gestantes levanta muitas questões éticas e as faz perderem sua autonomia, diferente do que ocorre com homens e mulheres não grávidas competentes. Há uma inconsistência em permitir que adultos competentes possam recusar tratamento em todos os casos, exceto na gravidez. O American College of Obstetricians and Gynecologists (ACOG) defende aconselhamento e informação para convencer uma gestante a seguir o conselho de seu médico e condena o uso da coerção, posto que isso viola a intenção do processo de consentimento livre e informado. Diante de uma discordância contínua com uma gestante, o médico deve recorrer a um comitê de ética da instituição. O recurso ao sistema jurídico quase nunca se justifica. Decisões judiciais que obrigam a gestante a se submeter a um procedimento para melhorar o desfecho fetal são frequentemente consideradas invasão de privacidade, limitação da autonomia da mulher e remoção do seu direito ao consentimento livre e informado (Campo-Engelstein & Burcher, 2018).

Pesquisa com células-tronco

O objetivo da pesquisa com células-tronco é o alívio do sofrimento humano, o que é bom sob a perspectiva da ética. Os benefícios da pesquisa com células-tronco incluem o fornecimento de, entre inúmeras outras, terapias para a doença de Parkinson e o diabetes, regeneração de tecidos corporais doentes, reparação de lesões na medula espinal e cultura de órgãos necessários para transplante.

As necessidades terapêuticas das pacientes, com os potenciais benefícios dessa terapia, devem ser equilibradas a fim de garantir padrões científicos rigorosos e procedimentos de consentimento efetivos relacionados à pesquisa com células-tronco. As preocupações éticas em torno da pesquisa com células-tronco variam conforme a origem dessas células. As células-tronco estaminais são encontradas em adultos e podem substituir células velhas pela reprodução de novas, como as células sanguíneas e hepáticas. Os transplantes de medula óssea são exemplos do uso de células-tronco estaminais no tratamento médico. As células-tronco embrionárias são derivadas da massa celular interna do embrião jovem. As células-tronco, que podem se transformar em qualquer tipo de célula do corpo, têm sido apontadas como uma potencial cura para tudo, desde diabetes melito tipo 1 até acidente vascular encefálico (AVE), o que é bastante controverso, no entanto; as células-tronco embrionárias vêm de embriões humanos descartados, mas também são bastante promissoras. A controvérsia não é se as células-tronco devem ser usadas, mas, sim, qual fonte deve ser usada e como elas serão obtidas (Timmermans, 2018).

A polêmica geralmente se concentra na utilização de células-tronco embrionárias, porque o processo de obtenção dessas células resulta na destruição do embrião. Algumas pessoas consideram que a destruição do embrião humano significa a morte de um ser humano e rejeitam essa prática por motivos religiosos. Os pontos de vista sobre quando a vida começa e se o embrião jovem é considerado uma pessoa com *status* moral estão no cerne das deliberações éticas relacionadas com o uso de células-tronco embrionárias. Todas as decisões devem ser tomadas com base em valores pessoais e aspectos éticos.

Banco de sangue do cordão umbilical

O sangue remanescente no cordão umbilical (SCU) depois do parto pode ser coletado no momento do nascimento e ser uma fonte de células-tronco para um indivíduo que precise de um transplante de medula óssea mais tarde. A utilização do SCU como alternativa à medula óssea como fonte de células-tronco hematopoéticas para o tratamento de certas doenças tem aumentado bastante. O SCU pode ser considerado uma fonte promissora de células-tronco com um processo mínimo de coleta e imensos benefícios. Os extraordinários avanços científicos e tecnológicos da medicina contemporânea levam constantemente à implementação de novos tratamentos. O SCU é uma potencial fonte abundante de células-tronco hematopoéticas primitivas e progenitoras disponíveis para aplicações clínicas. O SCU pode ser utilizado como uma fonte alternativa ao transplante de medula óssea e seu uso está se transformando em uma nova área de tratamento para pacientes pediátricos e adultos que apresentam distúrbios hematológicos, defeitos imunológicos e doenças genéticas específicas (Azzopardi & Blundell, 2018).

Os bancos privados foram inicialmente desenvolvidos para armazenar células-tronco do cordão umbilical de recém-nascidos, cobrando uma taxa para o potencial uso futuro pela mesma criança ou membro da família caso desenvolvesse uma doença posteriormente. Atualmente, os bancos públicos de sangue do cordão umbilical armazenam células-tronco gratuitamente, podendo ser usadas por qualquer pessoa que delas precise, semelhante aos bancos de sangue públicos. Esses bancos são essenciais para o fornecimento de tecido de cordão umbilical, tanto no tratamento médico quanto na pesquisa científica com células-tronco. Embora a criação de bancos de cordão umbilical seja considerada uma prática bem-sucedida, algumas pessoas a percebem como eticamente arriscada.

As gestantes devem estar cientes de que as células-tronco do sangue do cordão umbilical não podem, atualmente, ser usadas para tratar erros inatos do metabolismo ou outras doenças genéticas no mesmo indivíduo do qual foram coletadas, porque o SCU tem a mesma mutação genética. O sangue do cordão umbilical coletado de um recém-nascido que posteriormente desenvolve leucemia infantil não pode ser utilizado para tratar essa leucemia pelo mesmo motivo.

O fato de os bancos privados de cordão umbilical oferecerem seus serviços como "seguro biológico" a fim de obter o consentimento livre e informado dos pais (garantindo que o tecido será disponibilizado se o filho precisar dele no futuro) levanta a questão de saber se o consentimento é dado livremente ou sob coerção. Outra consideração que deve ser feita em relação aos bancos de sangue do cordão umbilical privados diz respeito à propriedade do material armazenado. Os conflitos entre princípios morais e interesses econômicos (muitos médicos são proprietários de bancos de sangue privados) causam dilemas na prática clínica de armazenamento e uso de SCU, especialmente em bancos privados (Atala et al., 2018).

Tanto o ACOG (2019) quanto a American Academy of Pediatrics (AAP, 2017) emitiram declarações opondo-se à utilização de bancos com fins lucrativos e criticaram suas táticas de publicidade. Em vez disso, eles recomendaram que os pais doem o sangue do cordão umbilical para bancos públicos, que o disponibilizam gratuitamente para quem necessita. Globalmente, outras organizações têm agido de forma igual. Os bancos de sangue do cordão umbilical levantam uma especial questão de regulamentação legal. Essa prática promete o armazenamento seguro do material biológico, pressupondo que poderá ser útil em determinado momento, no futuro, para o próprio doador (ou para um parente próximo dele) para a cura de doenças sanguíneas graves (Page et al., 2019). Atualmente, recomenda-se que o clampeamento e o corte tardios do cordão umbilical representem a melhor prática baseada em evidências. Assim, a coleta de células-tronco do sangue do cordão umbilical não deve alterar o momento de clampeamento do cordão umbilical. Os enfermeiros que prestam cuidados pré-natais precisam ter maior conscientização e conhecimento sobre as opções de armazenamento, "banco" de sangue e tecido do cordão umbilical, a fim de apresentar aos futuros pais informações precisas, baseadas em evidências e sem vieses.

Termo de consentimento livre e informado

O **termo de consentimento livre e informado** é um processo de comunicação por meio do qual um paciente pode tomar uma decisão informada e voluntária sobre aceitar ou recusar atendimento médico. O seu objetivo é assegurar que a autonomia do paciente seja respeitada nas decisões sobre os seus cuidados de saúde. Trata-se de um acordo feito por um paciente que será submetido a uma cirurgia ou tratamento médico ou que participará de um ensaio clínico depois de ser informado e ter compreendido os riscos envolvidos. É um documento válido em todos os 50 estados norte-americanos e decorre do direito legal e ético que um indivíduo tem de decidir o que será feito com seu corpo e do dever ético do médico de garantir que os indivíduos estejam envolvidos nas decisões acerca de sua própria saúde (Lynch et al., 2018).

Fazer escolhas informadas durante o parto pode ser complexo e envolver muitos aspectos. O processo envolve a integração de informações baseadas em evidências com as necessidades, os valores, as crenças e as preferências individuais de saúde. É de responsabilidade dos profissionais da saúde, portanto, informar adequadamente as pacientes sobre um procedimento não planejado, como cesariana *versus* parto vaginal, e ter a permissão da paciente garantida antes de sua realização. Os direitos e a autonomia da paciente precisam ser considerados porque pacientes desinformadas não podem tomar decisões ponderadas.

Quatro componentes principais do termo de consentimento livre e informado

O termo de consentimento livre e informado tem quatro componentes principais – divulgação, compreensão, competência e voluntariedade (Ryan et al., 2018) – e ocorre antes do início do procedimento ou atendimento específico, atendendo aos requisitos legais e éticos de informar a paciente sobre o procedimento. O médico, o enfermeiro obstetra ou a parteira são responsáveis por informar à paciente sobre o procedimento e obter seu consentimento, fornecendo uma descrição detalhada do procedimento ou tratamento, seus potenciais riscos e benefícios e os métodos alternativos disponíveis. As responsabilidades do enfermeiro em relação ao consentimento informado incluem:

- Garantir que o termo de consentimento livre e informado seja preenchido e assinado pela paciente
- Ser testemunha do processo de assinatura
- Determinar se a paciente compreendeu o que está assinando, fazendo-lhe perguntas pertinentes
- Em determinados estados dos EUA, menores maduros e menores emancipados podem consentir seus próprios cuidados de saúde; alguns cuidados de saúde podem ser prestados a adolescentes sem notificação dos pais, o que inclui contracepção, aconselhamento gestacional, cuidados pré-natais, exames e tratamento de ISTs e de doenças transmissíveis (incluindo HIV), aconselhamento e tratamento de drogadição e de transtornos mentais, e os cuidados de saúde necessários no caso de lesão relacionada com um crime (Taylor, 2018).

Embora as leis variem de estado para outro nos EUA, certos elementos-chave estão associados ao termo de consentimento livre e informado (Boxe 1.3). Os profissionais de enfermagem precisam estar familiarizados com suas leis estaduais específicas, bem como com as políticas e procedimentos das instituições de saúde em que trabalham. Tratar pacientes sem que o termo de consentimento livre e informado tenha sido assinado pode resultar em acusações de agressão, e o profissional da saúde e/ou a instituição podem ser responsabilizados por quaisquer danos. Geralmente, apenas pessoas maiores de idade (18 anos) podem assinar legalmente o

> **BOXE 1.3** Elementos essenciais do termo de consentimento livre e informado nos EUA.
>
> - A pessoa que toma a decisão deve ser maior de idade na unidade federativa em questão, com plenos direitos civis, e ser competente (ter capacidade para tomar a decisão)
> - As informações são apresentadas de forma simples, concisa e adequada ao nível de escolaridade e à linguagem da pessoa responsável pela tomada de decisão
> - A decisão deve ser voluntária, sem coerção nem constrangimento
> - É necessária a presença de uma testemunha no processo de consentimento informado
> - A testemunha deve assinar o termo de consentimento livre e informado.
>
> ---
>
> Adaptado de U.S. Department of Health and Human Services (USDHHS). (2018b). *Informed consent.* Disponível em: http://www.hhs.gov/ohrp/policy/consent/index.html. Acesso em: 16 jun. 2020; National Institutes of Health (NIH). (2018c). *Ethics in clinical research.* Disponível em: https://clinicalcenter.nih.gov/recruit/ethics.html. Acesso em: 11 maio 2020; e National Institutes of Health (NIH). (2018d). *Required elements of the consent form.* Disponível em: https://www.genome.gov/27565451/informed-consent-required-elements-of-the-consent-form/. Acesso em: 16 jun. 2020.

termo de consentimento livre e informado para cuidados de saúde, exceto no caso de um menor emancipado ou que não esteja mais sujeito ao controle dos pais (p. ex., alguém que já seja casado) (Coughlin, 2018).

A maioria dos cuidados prestados em uma instituição de saúde é coberta pela autorização inicial para tratamento que é assinada quando o indivíduo se torna um paciente ou pelo consentimento para tratamento assinado na admissão a um hospital ou outra unidade de saúde. Determinados procedimentos, entretanto, podem exigir um processo específico de consentimento livre e informado, tais como cirurgia de grande ou pequeno porte; procedimentos invasivos, como amniocentese ou monitoramento fetal interno; tratamentos que colocam a paciente em maior risco, como quimioterapia ou radioterapia; procedimentos ou tratamentos que envolvam uma pesquisa; e fotografias da paciente.

Recusa de tratamento médico

Nos EUA, todos os pacientes têm o direito de recusar tratamento médico com base na American Hospital Association's Patient Care Partnership. Idealmente, a assistência médica sem consentimento livre e informado deve ser utilizada apenas quando a vida do paciente estiver em perigo. Os pacientes podem recusar o tratamento se houver conflito com suas crenças religiosas ou culturais. Os enfermeiros devem respeitar sua autonomia e apoiá-los durante a decisão extremamente angustiante e desafiadora (Tweeddale, 2018). As testemunhas de Jeová são um exemplo. Os indivíduos adeptos dessa fé têm fortes crenças baseadas em passagens da Bíblia que são interpretadas como proibitivas ao "consumo" de sangue. Suas crenças os impedem de aceitar transfusões de sangue total ou de seus componentes primários. Graças aos recentes avanços e ao uso de

hemostatos biológicos que auxiliam a coagular e diminuir a perda de sangue, uma cirurgia de grande porte pode ser realizada com segurança em uma pessoa que seja testemunha de Jeová e se recuse a receber uma transfusão de sangue. A utilização desses hemostatos reduz a perda de sangue durante a cirurgia. Nesses casos, para que um com relacionamento terapêutico seja criado, é essencial que um diálogo aberto seja estabelecido e mantido com as famílias dos pacientes testemunhas de Jeová sobre suas crenças e o uso de sangue e hemoderivados (Cervantes & Zuniga, 2018).

Quando o paciente recusa o tratamento, é importante orientá-lo, assim como seus familiares, sobre a importância do tratamento recomendado sem coagir ou nem a forçar a concordar. Às vezes, um meio-termo pode ser alcançado entre as crenças religiosas ou culturais da família e as recomendações da equipe de saúde. Comunicação e orientação são fundamentais nessas situações.

Confidencialidade

Os profissionais de enfermagem enfrentam um grande desafio quanto a respeitar a confidencialidade dos pacientes em um mundo no qual as informações são rapidamente compartilhadas e as informações sobre a doença podem causar algum tipo de constrangimento ao paciente. Os enfermeiros têm o dever de cuidar dos pacientes. Esse dever inclui manter a privacidade e a confidencialidade.[15] Com a promulgação do *Health Insurance Portability and Accountability Act* (HIPAA), em 1996, a confidencialidade das informações de saúde passou a ser obrigatória por lei. O principal objetivo dessa lei é proteger a cobertura do plano saúde aos trabalhadores e suas famílias quando mudam ou perdem seu emprego. Outro aspecto da lei exige que o USDHHS estabeleça padrões nacionais para a transmissão eletrônica de informações de saúde. Os regulamentos do HIPAA foram instituídos para proteger a privacidade dos indivíduos, preservando os registros de saúde individualmente identificáveis, incluindo aqueles armazenados em mídias eletrônicas. A proteção dos prontuários individuais estende-se não apenas às clínicas de saúde, mas também a todos os prestadores de assistência médica auxiliares, como farmácias, laboratórios e planos de saúde. Cada profissional da saúde que lida com dados médicos da paciente deve assegurar o acesso seguro e limitado às informações. A conformidade com o HIPAA é essencial para manter as informações da paciente protegidas (Tank, 2018). Por exemplo, nenhuma informação que identifique claramente uma paciente pode ser

---

[15]N.R.T.: No Brasil, foi aprovada em agosto de 2018 e com vigência a partir de agosto de 2020, a Lei Geral de Proteção de Dados Pessoais (LGPD), Lei nº 13.709, que dispõe sobre o tratamento de dados pessoais nos meios físicos e digitais, inclusive por pessoa jurídica de direito público, com a finalidade proteger o direito a liberdade, privacidade e livre desenvolvimento dos cidadãos. É um importante marco voltado para a melhoria contínua de segurança da informação e proteção de dados pessoais.

exibida publicamente, incluindo as informações do seu prontuário. No atendimento à saúde materno-neonatal, as informações são compartilhadas apenas com a paciente, seu parceiro legal, pais, responsáveis legais ou indivíduos autorizados por escrito pela paciente ou pelos pais da criança. Essa lei promove a segurança e a privacidade dos cuidados e das informações de saúde de todos os pacientes. As informações da paciente devem sempre ser mantidas em sigilo no contexto da lei estadual, bem como das políticas da instituição. Informações sobre condições de saúde; diagnósticos e resultados de testes; dados clínicos, demográficos, de faturamento e de pagamento; e fotografias são exemplos daquilo que se deve manter em sigilo acerca das pacientes (Seal & Wiske, 2018).

Atualmente, as redes sociais são uma rica fonte de exposição de informações confidenciais de pacientes. Solicitar amizade a pacientes no Facebook™, comunicar sobre o atendimento ao paciente com identificadores e postar fotos inapropriadas são ações que violam as políticas do HIPAA e/ou das instituições, resultando em advertência ou rescisão do contrato de trabalho. A primeira regra para usar as redes sociais na área da saúde é nunca divulgar informações de saúde protegidas nesses canais de mídia (*HIPAA Journal*, 2018).

Existem exceções quanto à confidencialidade. Por exemplo, a suspeita de maus-tratos físicos ou abuso sexual e ferimentos causados por arma branca ou de fogo ou ato criminoso deve ser relatada às autoridades competentes. Os casos de abuso são denunciados às autoridades de bem-estar apropriadas, enquanto os atos criminosos são denunciados à polícia. O profissional da saúde também deve seguir as leis de saúde pública relacionadas com a notificação de determinadas doenças infecciosas ao departamento de saúde local (p. ex., tuberculose, hepatite, HIV e outras ISTs). Por último, existe o dever de alertar terceiros quando houver ameaça específica a uma pessoa identificável. Deve haver um equilíbrio entre a confidencialidade e a divulgação exigida por lei. Se houver a necessidade legal de as informações de saúde serem divulgadas, a paciente deve ser informada de que isso será feito (Brent, 2018).

IMPLICAÇÕES PARA A ENFERMAGEM

Os profissionais de enfermagem e as funções que desempenham são essenciais no desenvolvimento, na implementação e na sustentabilidade do nosso sistema de saúde. O sistema de saúde está intrinsecamente relacionado com a estrutura política e social de nossa sociedade, e os enfermeiros devem compreender as questões sociais, legais e éticas de saúde para que possam participar ativamente do atendimento às necessidades de saúde das mulheres e suas famílias. Os profissionais de enfermagem estão em uma posição única, pois costumam ser o primeiro contato que as pacientes têm com o sistema de saúde; portanto, eles têm um papel proativo no apoio e na capacitação

de suas pacientes. Os enfermeiros podem, por exemplo, ajudar as mulheres a controlar melhor os fatores que afetam sua saúde, melhorando, assim, seu estado geral. Uma mulher pode ser empoderada mediante o desenvolvimento de habilidades não apenas para lidar com seu ambiente, mas também para transformá-lo. Os profissionais de enfermagem também podem assumir o papel de orientadores junto às famílias, ajudando-as a melhorar seu estado geral e desfechos de saúde.

Os enfermeiros necessitam ter uma sólida base de conhecimento sobre os fatores que afetam a saúde materna, neonatal e da mulher, assim como sobre as barreiras à sua saúde. Eles podem usar essas informações para fornecer instruções antecipadas e orientação de saúde geral e específica para as mulheres e suas famílias. Também são úteis na identificação de grupos de alto risco para que as intervenções possam ser iniciadas precocemente, antes do surgimento de problemas.

Ao cuidar da mulher e de sua família, os profissionais de enfermagem atuam no âmbito do processo de enfermagem, que é aplicável a todas as instituições de atenção à saúde. A enfermagem na saúde materna, neonatal e da mulher está sempre mudando à medida que a globalização e o intercâmbio de informações que a acompanha se expandem. Os enfermeiros devem se manter atualizados quanto às novas tecnologias e tratamentos e integrar intervenções de alta qualidade baseadas em evidências ao cuidado que prestam.

CONCEITOS FUNDAMENTAIS

- Enfermeiros de saúde materna, neonatal e da mulher prestam cuidados usando uma filosofia que se concentra na família e no uso da PBE em um ambiente de gerenciamento de casos para proporcionar atendimento de qualidade e com boa relação custo-benefício
- O *Healthy People 2030* apresenta um conjunto norte-americano de metas e objetivos de saúde para adultos e crianças, concentrando-se na promoção da saúde e na prevenção de doenças
- Um método para determinar o estado de saúde geral de mulheres e crianças é por meio de dados estatísticos, como as taxas de mortalidade e de morbidade
- A taxa de mortalidade infantil é a mais baixa da história dos EUA, mas ainda é maior do que a de outros países industrializados. Essa alta taxa pode ser devida ao número elevado de crianças com baixo peso nascidas naquele país (CDC, 2019d)
- A família é considerada a unidade social básica da sociedade norte-americana, influenciando bastante o desenvolvimento e a saúde de seus membros, posto que estes aprendem atividades, crenças e valores de saúde com ela
- A cultura influencia todos os aspectos do desenvolvimento e se reflete nas crenças e práticas de criação e educação dos filhos destinadas a promover uma adaptação saudável

- Outros fatores que afetam a saúde das mulheres e suas famílias incluem estado de saúde, estilo de vida, contenção de custos da assistência à saúde, melhora de diagnóstico e tratamento e empoderamento das usuárias de cuidados de saúde. Finanças, transporte, idioma, cultura e sistema de prestação de cuidados de saúde podem representar barreiras aos cuidados de saúde

- Os avanços na ciência e na tecnologia têm elevado cada vez mais os dilemas éticos na área da saúde

- Nos EUA, todos os pacientes têm o direito de recusar tratamento médico com base na American Hospital Association's Patient Care Partnership

- Os profissionais de enfermagem devem conhecer bem as legislações relacionadas com o atendimento de mulheres e suas famílias, bem como as políticas específicas da instituição de saúde em que trabalham

REFERÊNCIAS BIBLIOGRÁFICAS E LEITURA SUGERIDA

Alexander, L. L., LaRosa, J. H., Bader, H., Garfield, S., & Alexander, W. J. (2021). *New dimensions in women's health* (8th ed.). Jones & Bartlett Learning.

American Academy of Pediatrics (AAP). (2017). *AAP Policy Statement: Cord blood banking for potential future transplantation. Pediatrics, 140*(5). http://pediatrics.aappublications. org/content/pediatrics/140/5/e20172695.full.pdf

American Cancer Society (ACS). (2019a). *Cancer facts for women.* Retrieved May 26, 2020, from https://www.cancer.org/healthy/ find-cancer-early/womens-health/cancer-facts-for-women.html

American Cancer Society (ACS). (2019b). *About breast cancer.* Retrieved January 8, 2020, from https://www.cancer.org/cancer/ breast-cancer/about/how-common-is-breast-cancer.html

American Cancer Society (ACS). (2019c). *Cancer facts & figures 2019.* https://www.cancer.org/content/dam/cancer-org/ research/cancer-facts-and-statistics/annual-cancer-facts-and-figures/2019/cancer-facts-and-figures-2019.pdf

American College of Obstetricians and Gynecologists (ACOG). (2019). *Committee Opinion #771: Umbilical cord banking.* Retrieved June 16, 2020, from https://www.acog. org/clinical/clinical-guidance/committee-opinion/articles/ 2019/03/umbilical-cord-blood-banking

American College of Obstetricians and Gynecologists (ACOG). (2019). *Committee Opinion #762: Prepregnancy counseling.* Retrieved June 16, 2020, from https://www.acog.org/clinical/ clinical-guidance/committee-opinion/articles/2019/01/ prepregnancy-counseling

American Nursing History. (2018). *Nursing in Colonial America.* Retrieved June 16, 2020, from https://www.americannursing-history.org/colonial-times/

Association of Women's Health, Obstetric and Neonatal Nurses (AWHONN). (2018). *How nurses can influence/affect real change in Washington.* Retrieved June 16, 2020, from https:// www.awhonn.org/news/399409/Nurses-Week-How-Nurses-Influence-Affect-Real-Change-in-Washington-.htm

Association of Women's Health, Obstetric and Neonatal Nurses (AWHONN). (2019). *Standards for professional nursing practice in the care of women and newborns* (8th ed.). AWHONN.

Atala, A., Cetrulo, K. J., Taghizadeh, R. R., Murphy, S. V., & Cetrulo, C. L. (2018). *Perinatal stem cells: Research and therapy.* Elsevier. https://doi.org/10.1016/C2016-0-00794

Avila, J. (2018). *Going rural: The case for access to reproductive health are. International Women's Health Coalition.* Retrieved June 16, 2020, from https://iwhc.org/2018/03/rural-case-access-reproductive-health-care/

Azmoude, E., Aradmehr, M., & Dehghani, F. (2018). Midwife's attitude and barriers to evidence-based care in maternity care. *Malays Journal of Medical Sciences, 25*(3), 120–128. https:// doi.org/10.21315/mjms2018.25.3.12

Azzopardi, J. I., & Blundell, R. (2018). Review: Umbilical cord stem cells. *Stem Cell Discovery, 8*(1), 1–11. https://doi. org/10.4236/scd.2018.81001

Bohren, M. A., Hofmeyr, G. J., Sakala, C., Fukuzawa, R. K., & Cuthbert, A. (2017). Continuous support for women during childbirth. *Cochran Database of Systematic Reviews,* Issue 7. Art. No.:CD003766. https://doi.org/10.1002/14651858. CD003766.pub6

Brent, N. (2018). *What happens when a nurse breaches patient confidentiality?* Retrieved June 16, 2020, from https://www. nurse.com/blog/2018/02/05/what-happens-when-a-nurse-breaches-patient-confidentiality/

Brickner, B. (2018). *Cardiovascular morbidity and mortality in pregnancy. Contemporary OB/GYN.* Retrieved June 16, 2020, from http:// www.contemporaryobgyn.net/modern-medicine-feature-articles/ cardiovascular-morbidity-and-mortality-pregnancy

Buehler, J. W., Snyder, R. L., Freeman, S. L., Carson, S. R., & Ortega, A. N. (2018). It's not just insurance: The Affordable Care Act and population health. *Public Health Reports, 133*(1), 34–38.

Campo-Engelstein, L., & Burcher, P. (2018). *Reproductive ethics II: New ideas and innovations.* Springer Publishers.

Capitman, J. (2018). Inequalities and access to prenatal care. *Journal of Women's Health.* https://doi.org/10.1089/jwh.2018.7065

CareSearch. (2018). *Lesbian, gay, bisexual, transgender and intersex.* Retrieved March 1, 2018, from https://www.caresearch. com.au/caresearch/tabid/1291/Default.aspx

Carr, K. (2018). *What is a midwife? History of childbirth.* Retrieved June 16, 2020, from https://quatr.us/science/midwife-history-childbirth.htm

Carrasquillo, O., & Mueller, M. (2018). Refinement of the Affordable Care Act: A progressive perspective. *Annual Review of Medicine, 69*, 29–39. https://www.annualreviews.org/doi/ abs/10.1146/annurev-med-090916-120540

Carter, B. (2018). Inequality and poverty: Toxic issues that impact on children's health and opportunities. *Journal of Child Health Care, 22*(1), 3–5.

Center for American Progress. (2019). *Eliminating racial disparities in maternal and infant mortality.* Retrieved June 16, 2020, from https://www.americanprogress.org/issues/women/ reports/2019/05/02/469186/eliminating-racial-disparities-maternal-infant-mortality/

Centers for Disease Control and Prevention (CDC). (2019a). *Pregnancy–related deaths.* Retrieved June 16, 2020, from https://www.cdc.gov/vitalsigns/maternal-deaths/index.html

Centers for Disease Control and Prevention (CDC). (2019b). *Reproductive health: Data and statistics.* Retrieved June 16, 2020, from https://www.cdc.gov/reproductivehealth/data_stats/index.htm

Centers for Disease Control and Prevention (CDC). (2019c). *Fetal death data.* Retrieved June 16, 2020, from https://www.cdc. gov/nchs/nvss/fetal_death.htm

Centers for Disease Control and Prevention (CDC). (2019d). *Infant mortality.* Retrieved June 16, 2020, from https:// www.cdc.gov/reproductivehealth/maternalinfanthealth/ infantmortality.htm

Centers for Disease Control and Prevention (CDC). (2019e). *Cancer and women*. Retrieved June 16, 2020, from https://www.cdc.gov/cancer/dcpc/resources/features/womenandcancer/index.htm

Centers for Disease Control and Prevention (CDC). (2019f). *Genetics basics*. Retrieved June 16, 2020, from https://www.cdc.gov/genomics/about/basics.htm

Centers for Disease Control and Prevention (CDC). (2019g). *Health literacy*. Retrieved June 16, 2020, from https://www.cdc.gov/healthliteracy/learn/index.html

Centers for Disease Control and Prevention (CDC). (2019h). *Culture and health literacy*. Retrieved June 16, 2020, from https://www.cdc.gov/healthliteracy/culture.html

Centers for Disease Control and Prevention (CDC). (2019i). *Infant mortality rates by states*. Retrieved June 16, 2020, from https://www.cdc.gov/nchs/pressroom/sosmap/infant_mortality_rates/infant_mortality.htm

Cervantes, L. L., & Zuniga, J. A. (2018). Strategies to avoid neonatal transfusions for families of Jehovah's Witness faith. *Nursing for Women's Health*, *22*(4), 332–337.

Chalhoub, T. (2018). *The health care system and racial disparities in maternal mortality*. Center for American Progress. Retrieved June 16, 2020, from https://www.americanprogress.org/issues/women/reports/2018/05/10/450577/health-care-system-racial-disparities-maternal-mortality/

Cipriano, P. F. (2018). *ANA releases statement on the HHS' new Conscience and Religious Freedom Division*. Nurse Leader Insider. Retrieved June 16, 2020, from http://www.hcpro.com/NRS-330714-868/ANA-releases-statement-on-the-HHS-new-Conscience-and-Religious-Freedom-Division.html

Cooklin, A. R., Amir, L. H., Nguyen, C. D., Buck, M. L., Cullinane, M., Fisher, J. R. W., & Donath, S. M. (2018). Physical health, breastfeeding problems and maternal mood in the early postpartum: A prospective cohort study. *Archives of Women's Mental Health*, *21*(3), 365–374.

Coughlin, K. W. (2018). Medical decision-making in pediatrics: Infancy to adolescence. *Pediatrics and Child Health*, *23*(2), 138–146.

Cronley, C., Hohn, K., & Nahar, S. (2018). Reproductive health rights and survival: The voices of mothers experiencing homelessness. *Women & Health*, *58*(3), 320–333. https://doi.org/10.1080/03630242.2017.1296060

Digital Guide. (2019). *Social networks: The five most common dangers and which actions to take*. Retrieved June 16, 2020, from https://www.1and1.com/digitalguide/online-marketing/social-media/social-networks-dangers-of-social-media/

Edelman, C. L., & Kudzma, E. C. (2018). *Health promotion throughout the life span* (9th ed.). Elsevier.

Filippi, V., Chou, D., Barreix, M., & Say, L. (2018). A new conceptual framework for maternal morbidity. *International Journal of Gynecology & Obstetrics*, *141*(S1), 4–9.

Flake, A. W., & Adzick, N. S. (2018). Fetal surgery. In P. D. Losty, A. W. Flake, R. J. Rintala, J. M. Hutson, & N. Iwai (Eds.). *Rickhams' Neonatal Surgery*. Springer Publishers.

Forum on Child and Family Statistics (FCFS). (2018). *American's children at a glance*. Retrieved June 16, 2020, from https://www.childstats.gov/americaschildren/glance.asp

Gallagher, K., Edgley, A., & Porock, D. (2018). The concept of 'nursing' in the abortion services. *Journal of Advanced Nursing*, *66*(4), 849–857.

George, A. (2018). *Culture, identity, and person centered practices*. Retrieved June 16, 2020, from http://helensandersonassociates.co.uk/culture-identity-person-centered-practices/

Globe Women. (2019). *Global summit of women*. Retrieved June 16, 2020, from http://www.globewomen.org/about/aboutus.htm

Golan, R., Kloog, I, Almog, R., Gesser-Edelsburg, A., Negev, M., Jolles, M., Levine, H. (2018). Environmental exposures and fetal growth: The Haifa pregnancy cohort study. *BMC Public Health*, *18*, 132. https://www.ncbi.nlm.nih.gov/pmc/articles/PMC5767054/

Gosselin, D. K. (2019). *Family & intimate partner violence: Heavy hands* (6th ed.). Pearson.

Gross, T., & Laugesen, M. J. (2018). The price of health care: Why is the United States an outlier? *Journal of Health Politics, Policy and Law*, *43*(5). https://doi.org/10.1215/03616878-6951127

Guttmacher Institute. (2018). *Immigrant women need health coverage, not legal barriers*. Retrieved June 16, 2020, from https://www.guttmacher.org/infographic/2018/immigrant-women-need-health-coverage-not-legal-barriers

Guttmacher Institute. (2019). *Inducted abortion in the United States*. Retrieved June 16, 2020, from https://www.guttmacher.org/fact-sheet/induced-abortion-united-states

Harrison, P. (2018). *Secondary care for people without a bed of their own. Gastrointestinal Nursing*, *16*(3). https://doi.org/10.12968/gasn.2018.16.3.50

Health and Medicine Division (HMD). (2011). *The future of nursing: Leading change, advancing health*. https://www.ncbi.nlm.nih.gov/pubmed/24983041

Health Resources & Services Administration (HRSA). (2018). *Maternal mortality & morbidity*. Retrieved June 16, 2020, from https://www.hrsa.gov/maternal-mortality/index.html#about

HIPAA Journal. (2018). *HIPAA social media rules*. Retrieved June 16, 2020, from https://www.hipaajournal.com/hipaa-social-media/

Hunt, S. (2018). New data on infant mortality. *Nursing for Women's Health*, *22*(2), 111.

Kapp, N., Baldwin, M. K., & Rodriguez, M. I. (2018). Efficacy of medical abortion prior to 6 gestational weeks: A systemic review. *Contraception*, *97*(2), 90–99.

Kathol, R. G., Andrew, R. L., Squire, M., & Dehnel, P. J. (2018). *The integrated case management manual: Valued-based assistance to complex medical and behavioral health problems* (2nd ed.). Springer Publishing Company.

Katz, B. (2018). *Family-centered maternity care*. International Childbirth Education Association. http://icea.org/wp-content/uploads/2018/02/ICEA-Position-Paper-Family-Centered-Maternity-Care.pdf

Keiter, L. (2018). *Making the personal historical: Reflections on pregnancy and birth*. Retrieved June 16, 2020, from https://earlyamericanists.com/2018/07/25/making-the-personal-historical-reflections-on-pregnancy-and-birth/

Kindig, D., Nobles, J., & Zidan, M. (2018). *Meeting the Institute of Medicine's 2030 US life expectancy target. American Journal of Public Health*. Retrieved June 16, 2020, from https://ajph.aphapublications.org/doi/abs/10.2105/AJPH.2017.304099

Kwansa, T. D., & Stewart-Moore, J. (2019). *Evidence-based sexual and reproductive health care: Policies, clinical procedures, and related research*. Jones & Bartlett Learning.

Lazar, M., & Davenport, L. (2018). *Barriers to health care access for low income families: A review of the literature. Journal of Community Health Nursing*, *35*(1), 28–37.

Literacy Cooperative. (2019). *What is health literacy?* Retrieved June 16, 2020, from http://www.literacycooperative.org/health-literacy/

Loan, L. A., Parnell, T. A., Stichler, J. F., Boyle, D. K., Allen, P. A., VanFosson, C. A., & Barton, A. J. (2018). *Call for action: Nurses must play a critical role to enhance health literacy*. https://www.nursingoutlook.org/article/S0029-6554(17)30628-0/pdf

Lung Cancer Alliance. (2018). *Women and lung cancer facts.* Retrieved June 16, 2020, from https://lungcanceralliance. org/advocacy/our-legislative-priorities/2018-women-and-lung-cancer-research-and-preventive-services-act/women-and-lung-cancer-facts/

Lynch, H. F., Joffe, S., & Feldman, E. A. (2018). Informed consent and the role of the treating physician. *New England Journal of Medicine, 378,* 2433–2438. https://doi.org/10.1056/NEJMhle1800071

March of Dimes. (2018). *Infant mortality rates.* Retrieved June 16, 2020, from https://www.marchofdimes.org/Peristats/View Subtopic.aspx?reg=99&top=6&stop=91&lev=1&slev=1&obj=1

Martucci, J. (2018). *Childbirth and breastfeeding in 20th-century America.* Retrieved June 16, 2020, from http://americanhistory.oxfordre.com/view/10.1093/acrefore/9780199329175.001.0001/acrefore-9780199329175-e-428

McBride, D. E., & Keys, J. L. (2018). *Abortion in the United States* (2nd ed.). ABC-CLIO, LLC

McCulloch, S. (2018). *Why so many women used to die during childbirth.* Retrieved June 16, 2020, from https://www.bellybelly.com.au/birth/why-women-used-to-die-during-childbirth/

Molenaar, J., Korstjens, I., Hendrix, M., de Vries, R., & Nieuwenhuijze, M. (2018). Needs of parents and professionals to improve shared decision-making in interprofessional maternity care practice: A qualitative study. *Birth Issues in Perinatal Care, 45*(3), 245–254.

Molina, R. L., & Pace, L. E. (2017). A renewed focus on maternal health in the United States. *The New England Journal of Medicine, 377,* 705–707.

Mustard, C., Kaufert, P., Kozyrskyj, A., & Mayer, T. (2018). Sex differences in the use of health care services. *The New England Journal of Medicine, 338,* 1678–1683.

National Academy of Sciences. (2018). *The future of nursing: Leading change, advancing health.* http://www.nationalacademies.org/hmd/Reports/2010/The-Future-of-Nursing-Leading-Change-Advancing-Health.aspx?_ga=2.134268146.2009056991.1515456000-1263479451.1515456000

National Center for Health Statistics (NCHS). (2018). *Infant and neonatal mortality rates.* Retrieved June 16, 2020, from https://data.cdc.gov/NCHS/NCHS-Infant-and-neonatal-mortality-rates-United-St/epev-k6ss

National Institute on Drug Abuse (NIDA). (2019). *Substance use in women drugfacts.* Retrieved June 16, 2020, from https://www.drugabuse.gov/publications/drugfacts/substance-use-in-women

National Institutes of Health (NIH). (2018a). *Are there ways to reduce the risk of infant mortality?* Retrieved June 16, 2020, from https://www.nichd.nih.gov/health/topics/infant-mortality/topicinfo/reduce-risk

National Institutes of Health (NIH). (2018b). *Why are some genetic conditions more common in particular ethnic groups?* Retrieved June 16, 2020, from https://ghr.nlm.nih.gov/primer/inheritance/ethnicgroup

National Institutes of Health (NIH). (2018c). *Ethics in clinical research.* Retrieved May 11, 2020, from https://clinicalcenter.nih.gov/recruit/ethics.html

National Institutes of Health (NIH). (2018d). *Required elements of the consent form.* Retrieved September 23, 2019, from https://www.genome.gov/27565451/informed-consent-required-elements-of-the-consent-form/

National Partnership for Women & families. (2018). *Black women's maternal health: A multifaceted approach to addressing persistent and dire health disparities.* Retrieved June 16, 2020, from http://www.nationalpartnership.org/research-library/maternal-health/black-womens-maternal-health-issue-brief.pdf

Newnham, E., McKellar, L., & Pincombe, J. (2018). *Towards the humanization of birth: A study of epidural analgesia & hospital birth culture.* Springer Nature.

Ngoma, C., & Mayimbo, S. (2018). *The negative impact of poverty on the health of women and children. Annals of Medical & Health Sciences Research. 7,* 442–446.

Office on Women's Health (OWH). (2019a). *Largest women's health prevention study ever—Women's Health Initiative.* Retrieved May 17, 2019, from https://www.womenshealth.gov/30-achievements/25

Office on Women's Health (OWH). (2019b). *Effects of violence against women.* Retrieved January 30, 2019, from https://www.womenshealth.gov/relationships-and-safety/effects-violence-against-women

Page, K. M., Sun, J. M., & Kurtzberg, J. (2019). *Principles of regenerative medicine* (3rd ed.). Elsevier.

Park, M., Giap, T. T., Lee, M., Jeong, H., Jeong, M., & Go, Y. (2018). Patient and family-centered care interventions for improving the quality of health care: A review of systematic reviews. *International Journal of Nursing Studies, 87,* 69–83.

Patient Safety Network. (2019). *Diagnostic errors.* Retrieved June 16, 2020, from https://psnet.ahrq.gov/primer/diagnostic-errors.

Pew Research Center. (2018). *Household and family structure (2018).* Retrieved June 16, 2020, from https://www.pewresearch.org/topics/household-and-family-structure/

Powell, S. K., & Tahan, H. M. (2019). *Case management: A practical guide for education and practice* (4th ed.). Wolters Kluwer

Rector, C. (2018). *Community and public health nursing: Promoting the public's health* (9th ed.). Wolters Kluwer.

Riley, L., Wertz, M., & McDowell, I. (2018). Obesity in pregnancy: Risks and management. *American Family Physician, 97*(9), 559–561.

Roos, D. (2018). *Untangling race and health risks through genetics.* Retrieved June 16, 2020, from https://www.seeker.com/health/untangling-race-and-health-risks-through-genetics

Ruud, M. (2018). Cultural humility in the care of individuals who are lesbian, gay, bisexual, transgender, or queer. *Nursing for Women's Health, 22*(3), 255–263.

Ryan, M., Sanfey, H., & Collins, K. A. (2018). *Informed procedural consent. UpToDate.* Retrieved October 17, 2019, from https://www.uptodate.com/contents/informed-procedural-consent?topicRef=98592&source=see_link

Sanchez, A. A. (2018). An examination of the folk healing practice of *curanderismo* in the Hispanic community. *Journal of Community Health Nursing, 35*(3), 148–161.

Save the Children Organization. (2019). *The well-being of children and young people.* Retrieved June 16, 2020, from https://www.savethechildren.org.au/getmedia/cc1f94fc-8907-41c8-a9f6-d470d01ce177/east_gippsland_wellbeing_children_report.pdf.aspx

Seal, N., & Wiske, M. (2018). *Seven tips for protecting patient privacy for new nurses. Minority Nurse.* Retrieved June 16, 2020, from https://minoritynurse.com/7-tips-for-protecting-patient-privacy-for-new-nurses/

Schetter, C. D. (2018). The consequences of stress during pregnancy. *Monitor on Psychology, 49*(6), 58. http://www.apa.org/monitor/2018/06/stress-pregnancy.aspx

Schattman, G. L., Wilkins-Haug, L., & Barss, V. A. (2018). *Preimplantation genetic testing. UpToDate.* Retrieved March 3, 2020, from https://www.uptodate.com/contents/preimplantation-genetic-testing

Shih, G., Steinauer, J., & Falk, S. J. (2018). *First-trimester pregnancy termination: uterine aspiration. UpToDate.* Retrieved January 30, 2020, from https://www.uptodate.com/contents/first-trimester-pregnancy-termination-uterine-aspiration

Skinner, J., & Chandra, A. (2018). Health care employment growth and the future of US cost containment. *JAMA, 319*(18), 1861–1862.

Statistia. (2018). *U.S. families-Statistics & facts.* Retrieved June 16, 2020, from https://www.statista.com/topics/1484/families/

Steefel, L. (2018). Cultural humility: An active concept to drive correctional nursing practice. *Journal of Forensic Nursing, 14*(1), 27–30.

Studnicki, J., & Fisher, J. W. (2018). Recent increases in the U.S. maternal mortality rate: Disentangling trends from measurement issues. *Obstetrics & Gynecology. 131*(5), 932–934.

Tank, A. (2018). *Best practices for keeping patient data confidential.* Retrieved June 16, 2020, from https://healthitsecurity.com/news/best-practices-for-keeping-patient-data-confidential

Taylor, H. (2018). Informed consent 1: Legal basis and implications for practice. *Nursing Times, 114*(6), 25–28.

Timmermans, S. (2018). Good Science: The ethical choreography of stem cell research. *Technology and Culture, 59*(2), 503–504.

Tweeddale, M. G. (2018). Grasping the nettle—What to do when patients withdraw their consent for treatment. *Journal of Medical Ethics, 28*(4). https://jme.bmj.com/content/28/4/236

United Health Foundation. (2018). *2018 Health of women and children report.* Retrieved June 16, 2020, from https://www.americashealthrankings.org/learn/reports/2018-health-of-women-and-children-report/overview

United Nations (UN). (2018). *Women and sustainable developmental goals.* Retrieved June 16, 2020, from http://www.unwomen.org/en/news/in-focus/women-and-the-sdgs

United Nations (UN). (2019). *International day for the elimination of violence against women.* Retrieved June 16, 2020, from https://www.un.org/en/events/endviolenceday/

United Nations International Children's Emergency Fund (UNICEF). (2019). *Maternal health.* Retrieved June 16, 2020, from https://www.unicef.org/health/maternal-and-newborn-health

United States Agency for International Development (USAID). (2019). *Promoting gender equality through health.* Retrieved June 16, 2020, from https://www.usaid.gov/global-health/health-systems-innovation/gender-and-health

U.S. Bureau of Justice Office on Violence against Women. (2019). *Domestic violence.* Retrieved June 16, 2020, from https://www.justice.gov/ovw/domestic-violence

United States Census Bureau. (2018a). *Definitions and explanations of term.* Retrieved April 19, 2012, from https://www.census.gov/main/www/glossary.html

United States Census Bureau. (2018b). *Families & living arrangements.* Retrieved June 16, 2020, from https://www.census.gov/topics/families.html

U.S. Department of Health & Human Services (USDHHS). (2018a). *Healthy People 2030.* Retrieved June 16, 2020, from https://www.healthypeople.gov/2020/About-Healthy-People/Development-Healthy-People-2030/Proposed-Framework

U.S. Department of Health & Human Services (USDHHS). (2018b). *Informed consent.* Retrieved June 16, 2020, from https://www.hhs.gov/ohrp/regulations-and-policy/guidance/informed-consent/index.html

U.S. Department of Health & Human Services (USDHHS). (2020). *Healthy People 2030 objectives. Office of Disease Prevention and Health promotion.* https://www.healthypeople.gov/sites/default/files/ObjectivesPublicComment508.pdf

U.S. Department of Housing and Urban Development (HUD). (2018). *The 2018 Annual Homeless Assessment Report to Congress.* https://files.hudexchange.info/resources/documents/2018-AHAR-Part-1.pdf

U.S. Prevention Services Task Force (USPST). (2018). *Intimate partner violence, elder abuse, and abuse of vulnerable adults: screening.* Retrieved June 16, 2020, from https://www.uspreventiveservicestaskforce.org/uspstf/recommendation/intimate-partner-violence-and-abuse-of-elderly-and-vulnerable-adults-screening

Vos, I. M. L., Schermer, M. H. N., & Bolt, I. L. L. E. (2018). Recent insights into decision-making and their implications for informed consent. *Journal of Medical Ethics,* 1–5. http://dx.doi.org/10.1136/medethics-2018-104884

White House. (2019). *The state of homelessness in America.* https://www.whitehouse.gov/wp-content/uploads/2019/09/The-State-of-Homelessness-in-America.pdf

Withers, M., Kharazmi, N., & Lim, E. (2018). Traditional beliefs and practices in pregnancy, childbirth and postpartum: A review of the evidence from Asian countries. *Midwifery, 56,* 158–170.

Wong, B. H. Y., Leung, W. Y. W., Chu, M., & Liu, K. Y. (2018). A case study on implementing a continuum of care based on client needs. *International Journal of Public and Private Perspectives on Healthcare, Culture, and the Environment. 2*(2), https://doi.org/10.4018/IJPPPHCE.2018070102

World Bank. (2017). *Mortality rate, neonatal (per 1000 live births).* Retrieved June 16, 2020, from https://data.worldbank.org/indicator/SH.DYN.NMRT?view=map

World Bank. (2019). *Gender-based violence (violence against women and girls).* Retrieved September 25, 2019, from https://www.worldbank.org/en/topic/socialdevelopment/brief/violence-against-women-and-girls

World Fact Book. (2018). *Infant mortality rate.* Retrieved June 16, 2020, from https://www.cia.gov/library/publications/resources/the-world-factbook/fields/2091.html#118

World Health Organization (WHO). (2019a). *Constitution of WHO: Principles.* Retrieved June 16, 2020, from http://www.who.int/about/mission/en/

World Health Organization (WHO). (2019b). *Maternal mortality.* Retrieved June 16, 2020, from http://www.who.int/news-room/fact-sheets/detail/maternal-mortality

World Health Organization (WHO). (2019c). *Health, environment and climate change.* https://apps.who.int/gb/ebwha/pdf_files/WHA72/A72_15-en.pdf

World Health Organization (WHO). (2019d). *Gender equality must be at the core of Health for All.* Retrieved June 16, 2020, from http://www.who.int/mediacentre/news/statements/2018/gender-equality-health-for-all/en/

World Vision. (2019). Fast facts: Global poverty. Retrieved November 21, 2018, from https://www.worldvision.org/sponsorship-news-stories/global-poverty-facts#fast-facts

Yildiz, S., Toruneer, E. K., & Altay, N. (2018). Effects of different cultures on child health. *Journal of Nursing Research and Practice, 2*(2), 6–10.

Young, K. D., Vega, C. P. (2018). Informed consent: Whose responsibility? *Medscape.* Retrieved July 27, 2019, from https://www.medscape.org/viewarticle/899011

Zacharias, N., Weisman, L. E., & Kim, M. S. (2018). *Perinatal mortality. UpToDate.* Retrieved June 10, 2020, from https://www.uptodate.com/contents/perinatal-mortality

EXERCÍCIOS SOBRE O CAPÍTULO

QUESTÕES DE MÚLTIPLA ESCOLHA

1. Ao preparar uma apresentação para um grupo de mulheres locais sobre os problemas de saúde da mulher, o que o enfermeiro incluiria como a principal causa de morte de mulheres nos EUA?

   a. Câncer de mama
   b. Complicações no parto
   c. Lesão resultante de violência
   d. Doença cardíaca

2. Qual fator provavelmente seria responsável pela falha da gestante em receber os cuidados pré-natais adequados nos EUA?

   a. Crença de que esses cuidados não são necessários na gravidez normal
   b. Negação da gravidez
   c. Falta de plano de saúde para cobrir as despesas
   d. Incapacidade de confiar nas práticas da medicina tradicional

3. Ao cuidar de um adolescente, em qual situação o enfermeiro deve compartilhar as informações com os pais, independentemente da unidade federativa em que o cuidado seja prestado?

   a. Aconselhamento de gravidez
   b. Depressão
   c. Contracepção
   d. Tuberculose

4. O apoio à paciente, o gerenciamento do uso e a coordenação do cuidado descrevem qual dos seguintes conceitos?

   a. Cuidados de enfermagem primários
   b. Gerenciamento de caso
   c. Cuidado centrado na família
   d. Cuidado centrado na paciente

5. Nos EUA, os enfermeiros que trabalham em serviços de maternidade precisam conhecer várias culturas e demonstrar humildade cultural ao cuidar das mulheres e suas famílias, porque:

   a. Todos os membros de uma cultura específica são homogêneos
   b. Existem diferenças fisiológicas entre culturas distintas
   c. O cuidado pode ser individualizado para diferentes preferências culturais
   d. Grupos culturais não dominantes são formados por novos imigrantes

6. O enfermeiro está preparando uma palestra sobre a população sem-teto. Quais fatores contribuem para a falta de moradia? Selecione todos os que se apliquem.

   a. Diminuição do número de pessoas que vivem em situação de pobreza
   b. Desemprego
   c. Exposição a maus-tratos ou negligência
   d. Cortes em programas públicos de bem-estar social
   e. Criação de centros comunitários de crise

EXERCÍCIOS DE RACIOCÍNIO CRÍTICO

1. Como um enfermeiro que trabalha em uma unidade de saúde para pessoas de baixa renda financiada pelo governo federal que atende mulheres, você se sente cada vez mais frustrado com o número de faltas às consultas do ambulatório de pré-natal. Algumas pacientes comparecem às primeiras consultas de pré-natal e não retornam para o acompanhamento. O enfermeiro percebe que algumas simplesmente se esquecem das consultas agendadas, mas a maioria sequer telefona para notificar o consultório. Muitas pacientes são de alto risco, portanto estão colocando em risco a própria saúde e a do feto.

   a. Que mudanças poderiam ser úteis para resolver essa situação?
   b. Descreva o que o enfermeiro pode dizer em sua próxima reunião de equipe para resolver o problema das pacientes que comparecem a uma consulta e depois não retornam.
   c. Quais estratégias o enfermeiro poderia utilizar para melhorar o atendimento e a notificação?
   d. Descreva quais técnicas culturais e de atendimento à paciente podem ser necessárias.

ATIVIDADES DE ESTUDO

1. Pesquise uma política de saúde, um projeto de lei ou uma questão atual que esteja sendo debatido na comunidade, no estado ou em nível nacional que diga respeito à saúde e ao bem-estar das mulheres e de suas famílias. Resuma os principais fatos e argumentos contra e a favor e prepare um relatório oral sobre seus achados.

2. No seu grupo clínico, debata o seguinte questionamento: o acesso aos cuidados de saúde deve ser um direito ou um privilégio? Esteja preparado para defender sua resposta.

3. Visite um centro de saúde comunitário local que ofereça serviços a mulheres de várias culturas e a suas famílias. Entreviste a equipe quanto a quaisquer barreiras aos cuidados de saúde que tenham sido identificadas. Verifique o que a equipe tem feito para minimizar essas barreiras.

ESTUDO DE CASO

Maize, uma mulher hispânica de 64 anos, procurou a Clínica da Mulher queixando-se de um corrimento vaginal pruriginoso e desconfortável. Maize não ia à clínica há anos, desde que teve seu último filho, décadas atrás. Ela nunca terminou o ensino médio e trabalhava como empregada de um motel na região. Por não ter plano de saúde, Maize costumava tomar remédios caseiros para tratar qualquer problema de saúde. Antes de sua consulta hoje, ela já havia tentado tratar esse problema.

O profissional da saúde examinou Maize e prescreveu creme vaginal para micose. Ela recebeu instruções verbais e por escrito antes de sair. Maize acenou com a cabeça concordando que ela estava entendendo o esquema de tratamento. Poucos dias depois, o enfermeiro da clínica recebeu um telefonema de Maize dizendo que ela "teria que viver com essa condição porque o remédio que ela estava tomando tinha um gosto horrível", estava fazendo-a engasgar ao tentar engoli-lo e ela achava que não estava funcionando!

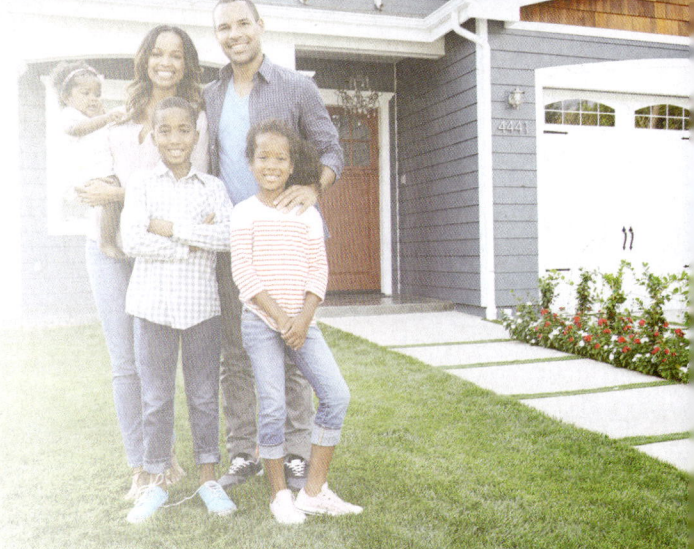

2

Cuidados Comunitários Centrados na Família

REFLEXÕES
Para reconhecer a diversidade nos outros e respeitá-la, os profissionais de enfermagem primeiro precisam ter consciência de quem são.

OBJETIVOS DE APRENDIZAGEM

Após a conclusão do capítulo, o leitor será capaz de:

1. Examinar os principais componentes e elementos-chave dos cuidados de saúde comunitários centrados na família.
2. Explicar as razões para o aumento da ênfase nos cuidados comunitários.
3. Distinguir a enfermagem comunitária da enfermagem em unidades de cuidados agudos.
4. Integrar os diferentes níveis de prevenção na enfermagem comunitária, fornecendo exemplos de cada um.
5. Citar exemplos de questões culturais que podem ser enfrentadas na prestação da assistência comunitária.
6. Descrever os fatores dinâmicos que contribuem para a diversidade cultural e a inclusão a fim de adaptar a prestação de cuidados de enfermagem culturalmente competentes às mulheres e a seus familiares.
7. Desenvolver estratégias para integrar elementos de terapias complementares/alternativas e práticas científicas de saúde.
8. Identificar os vários locais em que os cuidados comunitários podem ser prestados às mulheres e a seus familiares.
9. Descrever os múltiplos papéis e funções assumidos pelo enfermeiro de saúde comunitária.
10. Demonstrar capacidade de usar habilidades de comunicação terapêutica ao interagir com as mulheres e seus familiares.
11. Avaliar o processo de orientação de saúde no que se refere às mulheres e a seus familiares.
12. Determinar a importância do planejamento de alta e do manejo de casos clínicos na prestação de cuidados comunitários.

PALAVRAS-CHAVE

comunidade

enfermagem comunitária

enfermagem em saúde comunitária

enfermagem em saúde pública

epidemiologia

humildade cultural

população

prevenção primária

prevenção secundária

prevenção terciária

promoção da saúde

Maria estava em casa com seu primeiro filho, alguns dias depois de dá-lo à luz. Ela acabara de trocar a fralda dele e colocá-lo de bruços para dormir quando o enfermeiro comunitário chegou para uma consulta pós-parto. Como o enfermeiro não falava espanhol e Maria não falava inglês, muitos gestos compuseram a comunicação entre eles. Depois de examinar Maria, o enfermeiro pegou o recém-nascido e o colocou em decúbito dorsal no berço. Como o enfermeiro poderia ter se preparado para essa visita domiciliar? Que mensagem ele transmitiu ao mudar a posição do recém-nascido? Quais ações o enfermeiro tomou que poderiam ter diminuído a confiança da mãe? Que atitudes ele deveria ter tomado para aumentar a confiança da mãe?

INTRODUÇÃO

A boa saúde é um indicador-chave do desenvolvimento humano que assegura a qualidade de vida e a capacidade de participação nas atividades produtivas. As mulheres e suas famílias recebem a maior parte de seus cuidados, tanto na saúde quanto na doença, na comunidade. Durante os últimos anos, o sistema de saúde mudou drasticamente. O sistema de pagamento prospectivo do Medicare[1] para hospitais, introduzido nos EUA em 1983, substituiu o reembolso dos gastos por um sistema de valores fixos que incentivou os hospitais a controlarem os custos. Esse foco na contenção dos gastos fez com que as pessoas permanecessem menos tempo hospitalizadas. As pacientes estão recebem alta "mais doentes e mais precocemente" de seus leitos hospitalares (Konetzka et al., 2018). O sistema de saúde respondeu alterando as estratégias reativas de tratamento em hospitais para uma abordagem proativa na comunidade, o que resultou em uma ênfase crescente na promoção da saúde e prevenção de doenças na comunidade.

Os profissionais de enfermagem desempenham um papel importante na saúde e no bem-estar de uma comunidade. Eles não apenas atendem às necessidades de saúde do indivíduo, mas também implementam intervenções que afetam a comunidade como um todo. Os enfermeiros atuam em vários cenários dentro de uma comunidade, tais como clínicas da família e consultórios médicos, abrigos, igrejas, secretarias de saúde, centros comunitários de saúde e domicílios. Eles promovem a saúde de indivíduos, famílias, grupos, comunidades e populações e um ambiente que ampara a saúde.

Este capítulo descreve os conceitos de comunidade e enfermagem comunitária abordando os diversos ambientes em que esses cuidados são prestados às mulheres e a seus familiares. O capítulo também destaca os principais papéis e funções dos enfermeiros comunitários enfatizando seu desempenho como orientadores na promoção e manutenção da saúde.

CUIDADO CENTRADO NA FAMÍLIA

As mudanças no sistema de saúde são constantes. As circunstâncias, as necessidades e as habilidades da sociedade evoluem, o mesmo ocorrendo com os cuidados de saúde. Um fator que deve permanecer inalterado é o cuidado centrado na paciente e sua família. Dentro das comunidades, os profissionais de enfermagem estão implementando estratégias e modelos de cuidados que se concentram na paciente e na sua família. O cuidado centrado na família refere-se à parceria colaborativa entre o indivíduo, seus familiares e os profissionais que determinam objetivos, compartilham informações, oferecem apoio e formulam planos de cuidados de saúde. Isso existe há meio século

nos EUA. Trata-se de uma abordagem em que as pacientes e suas famílias são consideradas partes integrantes dos processos de tomada de decisão e prestação de cuidados de saúde ao fornecer assistência à maternidade com base em evidências que atendam às necessidades das mulheres e de suas famílias (Katz, 2018).

O apoio dos profissionais de enfermagem à família pode ser realizado de várias formas. Por exemplo, o *suporte informativo* objetiva fornecer comunicação de apoio disponibilizando informações compreensíveis para a família sobre a condição, o tratamento, o desenvolvimento e os cuidados da paciente, sobre as respostas e necessidades comportamentais e emocionais e o que esperar em relação à sua condição. O *suporte emocional* inclui ouvir, adotar comportamentos compassivos e se preocupar em como ajudar a família a lidar com a doença de seus membros e com os outros aspectos de suas vidas que são afetados pela doença. O *suporte de apreciação*, também chamado de *suporte de estima*, visa valorizar, reforçar e apoiar o papel da família. Finalmente, o *suporte instrumental* inclui a prestação de assistência de qualquer tipo, como modificações financeiras, temporais, laborais ou ambientais. Em suma, o suporte de enfermagem às famílias inclui possibilitar uma relação de apoio e informações contínuas; ajudar a manter o papel da família incentivando-a e tecendo comentários afirmativos e de estima; dar suporte emocional; e prestar cuidados de enfermagem competentes. Para prestar cuidados centrados na família de boa qualidade, os profissionais de enfermagem precisam de recursos e conhecimento adequados, bem como do apoio de gestores e de outras áreas da saúde. Quando as famílias são consideradas a unidade de cuidado, os enfermeiros têm uma perspectiva muito mais ampla para abordar as necessidades de saúde de todos os membros da família individualmente (Kaakinen et al., 2018; Snowden et al., 2018).

A filosofia do cuidado centrado na família reconhece a família como constante; a saúde de todos os familiares e suas habilidades funcionais influenciam a saúde da paciente e de outros membros da família. Os conceitos básicos de cuidado centrado na família incluem:

- Proporcionar dignidade e respeito às escolhas da paciente e da família
- Compartilhar informações de saúde significativas e precisas
- Incentivar as pacientes e seus familiares a participarem das decisões sobre seus cuidados
- Colaborar com pacientes, famílias e outros profissionais da saúde na prestação de cuidados (Park et al., 2018).

Os cuidados centrados na família, desde os preventivos aos de longa duração, não só funcionam bem em todas as áreas da saúde, como também aumentam a confiança de todos os envolvidos em suas habilidades e ajudam a preparar o indivíduo para assumir a responsabilidade por seus próprios cuidados de saúde. É essencial

---

[1] N.R.T.: Medicare é o sistema de seguros de saúde gerido pelo governo norte-americano destinado às pessoas com 65 anos ou mais que preencham determinados critérios.

que enfermeiro avalie o conhecimento que a família já tem sobre a saúde ou a doença da paciente. A essência do cuidado centrado na família é o compromisso de trabalhar em parceria com a paciente, com a mudança de "fazer para e fazer por", como foi um mantra no passado.

O uso de uma abordagem centrada na família está associado a desfechos positivos, como redução da ansiedade, melhora no controle da dor, recuperação mais rápida e mais confiança e habilidade para resolver problemas. A comunicação entre a equipe de saúde e a família também é melhorada, o que leva a maior satisfação tanto para os profissionais da saúde quanto para os usuários dos cuidados de saúde (famílias). Os pais devem estar envolvidos no cuidado e na tomada de decisões em relação ao seu recém-nascido, e as separações devem ser minimizadas. As necessidades do recém-nascido devem ser antecipadas, respeitadas e atendidas na unidade obstétrica. Além disso, devem ser mantidas informações e comunicação francas, claras e consistentes. Os membros da família são considerados parceiros em tempo integral e capacitados para tomar suas próprias decisões de cuidados de saúde (Anderson et al., 2018; Pourkhani et al., 2018).

É importante que os enfermeiros permaneçam neutros quanto a tudo o que ouvem e veem a fim de aumentar a confiança e manter uma comunicação abertas com todos os membros da família. O profissional de enfermagem precisa lembrar-se de que a paciente é uma especialista em sua própria saúde; portanto, deve trabalhar dentro da conformação da paciente ao planejar intervenções de promoção da saúde. Praticar o verdadeiro cuidado centrado na família pode empoderar a família, fortalecer os seus recursos e ajudar a mulher ou a criança a se sentirem mais seguras durante todo o processo.

CUIDADOS COMUNITÁRIOS

Comunidade é definida como um grupo específico de pessoas que geralmente vivem em determinada área geográfica, compartilham interesses comuns, interagem entre si e funcionam coletivamente dentro de uma estrutura social definida para tratar de preocupações comuns. Os cuidados comunitários são fornecidos em locais não tradicionais de assistência à saúde dentro da comunidade. As casas das pessoas tornam-se um importante cenário para os cuidados comunitários (Edelman & Kudzma, 2018). As características comuns de uma comunidade podem ser os direitos e os privilégios comuns como cidadãos ou os laços comuns de identidade, valores, normas, cultura, idioma ou apoio social. As mulheres são cuidadoras dos filhos, pais, cônjuges e vizinhos, e fornecem importante apoio social nessas funções.

Uma pessoa pode fazer parte de muitas comunidades no decorrer de sua vida diária. Os exemplos incluem local de residência (casa, apartamento, abrigo); sexo; local de trabalho (organização ou residência); idioma (espanhol, chinês, inglês); escolaridade; cultura (italiana, afro-americana, indiana); carreira (enfermeiro, empresário,

dona de casa); lugar de culto (igreja ou sinagoga); e membros de uma comunidade (clube de jardinagem, Associação Cristã de Moços, grupo de apoio, associações de pais e professores, organizações juvenis, equipes de atletismo).

População é um grupo de indivíduos que compartilham características pessoais ou ambientais. Normalmente, a característica mais comum é a localização geográfica. As populações são constituídas por seres humanos em ambientes sociais e físicos complexos. O aprimoramento das populações humanas continua sendo o objetivo dos cuidados da enfermagem comunitária. Os exemplos de populações incluem enfermeiros que trabalham no turno da noite, mulheres mais velhas em sua primeira gravidez, recém-nascidos de alto risco ou nativos norte-americanos.

Nos cuidados comunitários, a comunidade é a unidade de serviço. Os profissionais da saúde estão preocupados não apenas com as pacientes que chegam para o atendimento, mas também com a população maior de pacientes potenciais ou em situação risco.

Enfermagem em saúde comunitária

A **enfermagem em saúde comunitária** concentra-se na prevenção de doenças e na melhoria da saúde das populações e comunidades. Os enfermeiros comunitários trabalham em ambientes geográfica e culturalmente diversos atendendo às necessidades de saúde atuais e potenciais de uma população ou comunidade. Eles promovem e preservam a saúde de uma população, e não se limitam a grupos etários ou a diagnósticos específicos. A **enfermagem em saúde pública** é uma área especializada da enfermagem em saúde comunitária.

A **epidemiologia** (estudo das causas, da distribuição e do controle de doenças em populações) pode ajudar a determinar a saúde e as necessidades de saúde de uma população, além de auxiliar no planejamento dos serviços de saúde. Os enfermeiros comunitários realizam investigações epidemiológicas para ajudar a analisar e desenvolver políticas e iniciativas de saúde comunitária. As iniciativas de saúde comunitária podem se concentrar na comunidade como um todo ou em uma população-alvo específica com necessidades particulares. O *Healthy People 2030: Improving the Health of Americans* é o exemplo de uma iniciativa nacional de saúde desenvolvida a partir do processo epidemiológico. O *Healthy People* estabelece objetivos nacionais para 10 anos com base científica para melhorar a saúde de todos os norte-americanos. O *Healthy People 2030* visa garantir que os profissionais da saúde avaliem tanto o indivíduo quanto a comunidade, enfatizando o vínculo sempre presente entre a saúde do indivíduo e a saúde da comunidade (Rector, 2018). O *Healthy People 2030* identifica dois objetivos principais: aumentar a qualidade e a expectativa de vida de indivíduos de todas as idades e diminuir as desigualdades de saúde entre as diferentes populações. O *Healthy People 2030* está disponível *online* em https://healthypeople.gov e os seus objetivos relevantes são destacados ao longo deste livro. Esses objetivos disponibilizam uma ferramenta para que todos os profissionais da saúde mudem o foco na doença e na cura para o foco na promoção da saúde e na prevenção de doenças para populações inteiras.

O foco das iniciativas de saúde atuais está nas pessoas e em suas necessidades mediante o fortalecimento de suas capacidades de moldar suas próprias vidas. A ênfase passou da dependência dos profissionais da saúde para envolvimento e responsabilidade pessoais, o que dá aos enfermeiros a oportunidade de interagir com os indivíduos em várias modalidades de autoajuda. Os enfermeiros comunitários podem ser a força primária na identificação dos desafios e na implementação de mudanças na saúde futura da mulher e do recém-nascido.

Enfermagem comunitária

No passado, as únicas especialidades comunitárias de enfermagem eram saúde comunitária e saúde pública, que, atualmente formam o subconjunto do que é considerado **enfermagem comunitária**. As necessidades de saúde da sociedade e a demanda dos usuários motivaram os serviços comunitários e com foco na comunidade. A conversão de uma perspectiva de "cura" orientada para a doença em hospitais para um foco na promoção da saúde e em cuidados primários de saúde em ambientes comunitários mudou drasticamente as oportunidades de emprego para os enfermeiros atualmente. Essa alteração na ênfase aos cuidados primários, ao tratamento e ao manejo ambulatoriais provavelmente continuará. Como resultado, pode-se esperar o crescimento do número de empregos para profissionais de enfermagem com boa formação em vários ambientes comunitários. Com a mudança mundial estratégica da prestação de cuidados de saúde de instituições de cuidados secundários para ambientes de assistência primária, mais enfermeiros recém-qualificados estão trabalhando no atendimento primário, o que torna essencial a variedade de funções disponíveis aos profissionais de enfermagem para o desenvolvimento da sua futura força de trabalho (Ortiz, 2018).

O Bureau of Labor Statistics, o U.S. Department of Labor e o Occupational Employment Statistics (2019) encontraram as seguintes tendências nos cenários de emprego para o enfermeiro:

- Sessenta por cento trabalham em ambiente hospitalar
- Dezoito por cento trabalham em ambientes comunitários, tais como consultórios médicos, atendimento domiciliar de saúde, centros comunitários, escolas, departamentos de saúde pública e clínicas ambulatoriais
- Sete por cento trabalham em instituições de cuidados residenciais de longa permanência
- O número de enfermeiros empregados em ambientes comunitários continua a crescer devido, em grande parte, ao aumento no número daqueles que trabalham em empresas de assistência domiciliar e em organizações de cuidado gerenciado.

Os ambientes de enfermagem comunitária incluem atendimentos ambulatorial e domiciliar, saúde ocupacional, saúde escolar e instituições de *hospice* (unidades de cuidados paliativos) (Tabela 2.1). A prática clínica comunitária também pode incluir gerenciamento de casos, pesquisa, melhoria da qualidade e planejamento de alta. Os enfermeiros com prática e experiência avançadas podem ser empregados nas áreas de desenvolvimento pessoal, elaboração de programas e educação comunitária.

Intervenções de enfermagem comunitária

As intervenções de enfermagem envolvem qualquer tratamento realizado pelo profissional de enfermagem para melhorar os desfechos da paciente. A prática da

TABELA 2.1	Ambientes comunitários de atendimento.
Ambiente	**Descrição**
Cuidados ambulatoriais	Consultórios médicos Organizações de manutenção de saúde (HMOs)[2] Hospital-dia/centros cirúrgicos Centros autônomos de atendimento de urgência Clínicas de planejamento familiar Centros móveis de mamografia
Serviços de saúde pública	Clínicas de saúde materno-infantil Clínicas de planejamento familiar Programas de infecções sexualmente transmissíveis Clínicas de imunização Programas para drogadição Penitenciárias e prisões
Serviços de atendimento domiciliar (*home care*)	Atendimento da gestante/neonato de alto risco Atendimento da mãe/recém-nascido Cuidados de enfermagem especializados *Hospice* (cuidados paliativos)
Unidades de longa permanência	Instituições de enfermagem especializadas Casas de repouso para idosos *Hospices* (unidades de cuidados paliativos) Instituições de assistência a pessoas com necessidades especiais
Outros ambientes comunitários	Programas de enfermagem de instituições religiosas Acampamentos de verão Programas educativos patrocinados pela comunidade Programas de saúde escolar Programas de saúde ocupacional

[2]N.R.T.: As Health Maintenance Organization (HMOs) formam uma rede de organizações que oferecem cobertura de seguro saúde por uma taxa mensal ou anual mais acessível em termos financeiros e apresentam algumas limitações de atendimento médico. Geralmente, esses planos exigem que inicialmente os participantes recebam serviços de cuidados médicos de atenção primária. Ver mais informações em: healthcare.gov.

enfermagem comunitária utiliza o processo de enfermagem e é semelhante à prática no cenário de cuidados intensivos, já que avaliar, realizar procedimentos, administrar medicamentos, coordenar serviços e equipamentos, aconselhar pacientes e seus familiares e orientar sobre cuidados fazem parte do cuidado administrado por enfermeiros comunitários. O Boxe 2.1 destaca as intervenções de enfermagem mais comumente usadas na prática da enfermagem comunitária.

BOXE 2.1 Intervenções de enfermagem comunitária.

- *Rastreamento de saúde* – detecção de doenças não reconhecidas ou pré-clínicas entre as mulheres a fim de que possam ser encaminhadas para diagnóstico e tratamento definitivo (p. ex., mamografia ou esfregaço de Papanicolaou, avaliação da visão e da audição)
- *Programas de educação em saúde* – auxílio às pacientes na tomada de decisões de saúde relacionadas com autocuidado, uso de recursos de saúde e questões sociais de saúde, tais como as leis de proibição do tabagismo e a obrigatoriedade do uso de capacete em motocicletas (p. ex., orientação sobre parto ou autoexame das mamas, programas de conscientização quanto a substâncias psicoativas)
- *Administração de medicamentos* – preparo, administração e avaliação da efetividade de medicamentos prescritos e de venda livre (p. ex., terapia de reposição hormonal em mulheres na menopausa)
- *Teleconsulta* – identificação do problema a ser abordado; ouvir e fornecer suporte, informação ou orientação; documentar conselhos/instruções dadas às preocupações levantadas pelo interlocutor (p. ex., consulta para mãe cujo recém-nascido está com cólica, interação com o pai cujo filho está com febre ou vômito)
- *Encaminhamento ao sistema de saúde* – passar informações sobre a localização, os serviços oferecidos e a forma de contatar as instituições (p. ex., encaminhar mulher para receber uma prótese mamária depois de mastectomia)
- *Orientação* – orientar um indivíduo ou grupo sobre medicação, processo de doença, mudanças no estilo de vida, recursos da comunidade ou achados de pesquisas sobre sua comunidade (p. ex., aulas de preparação para o parto e de suporte básico de vida para pais)
- *Aconselhamento nutricional* – demonstrar a relação direta entre nutrição e doença enquanto se concentra na necessidade de modificação da dieta para promover o bem-estar (p. ex., programa *Women, Infants, and Children* [WIC]; consultor entrevistando uma gestante com anemia)
- *Identificação de risco* – reconhecer as características pessoais ou do grupo que predisponham ao desenvolvimento de um problema de saúde específico e modificá-las ou eliminá-las (p. ex., aconselhamento genético de uma gestante em idade mais avançada com risco de ter uma criança com síndrome de Down; rastreamento genético de familiares à procura de fibrose cística ou doença de Huntington).

U.S. Preventive Services Task Force (USPSTF). (2018b). *Integrating evidence-based clinical and community strategies to improve health.* Disponível em: https://www.uspreventiveservicestaskforce.org/Page/Name/integrating-evidence-based-clinical-and-community-strategies-to-improvehealth. Acesso em: 16 jun. 2020; Ervin, N. E., & Kulbok, P. A. (2018). *Advanced public and community health nursing practice: Population assessment, program planning, and evaluation* (2nd ed.). Springer Publishers; Stanhope, M., & Lancaster, J. (2018). *Foundations for population health in community/public health nursing* (5th ed.). Elsevier.

Desafios da enfermagem comunitária

Apesar dos benefícios alcançados pelo atendimento das famílias em suas próprias casas e comunidades, também existem desafios. As pacientes recebem alta das unidades de atendimento agudo muito precocemente em seu curso de recuperação e apresentam mais necessidades de cuidados de saúde do que no passado. Como resultado, os cuidados e os procedimentos de enfermagem domiciliares e comunitários estão se tornando mais complexos e demorados. Considere o caso de uma mulher que desenvolveu infecção sistêmica, abscesso pélvico e trombose venosa profunda em uma perna depois de uma cesariana e que já recebeu alta do hospital. O foco principal do cuidado do enfermeiro em uma situação como essa seria administrar heparina e antibióticos por via intravenosa, em vez de orientá-la sobre os cuidados com o recém-nascido e as consultas de acompanhamento. No passado, essa mulher teria permanecido hospitalizada para tratamento, mas a terapia de infusão domiciliar agora é mais barata e possibilita que a paciente receba alta mais cedo.

Essa demanda de tempo do profissional de enfermagem pode limitar o tempo gasto em medidas de prevenção, orientação e questões psicossociais da família. Pode ser necessário mais tempo para ajudar as famílias a lidar com essas questões e preocupações. Com a grande quantidade de pacientes, os enfermeiros podem encontrar dificuldade para conciliar a duração necessária do atendimento com as restrições de tempo ditadas pelas instituições de saúde, por isso precisam planejar as tarefas a serem realizadas (Boxe 2.2).

Os profissionais de enfermagem que trabalham na comunidade têm menos recursos disponíveis do que aqueles que trabalham em unidades de atendimento agudo. Frequentemente, as decisões devem ser tomadas isoladamente. O enfermeiro deve apresentar excelentes habilidades de avaliação e capacidade de se comunicar efetivamente com a família para ser bem-sucedido na execução do plano de cuidados adequado. Os profissionais de enfermagem interessados em trabalhar em instituições comunitárias devem ser capazes de aplicar o processo de enfermagem em um ambiente menos estruturado ou controlado do que o das unidades de cuidados agudo. Os enfermeiros devem assimilar as informações muito além das necessidades físicas e psicossociais imediatas da paciente no ambiente controlado das unidades de tratamento intensivo e saber lidar com ameaças ambientais, escolhas de estilo de vida, questões familiares, diferentes padrões culturais, encargos financeiros, problemas de transporte, riscos ocupacionais, barreiras de comunicação, recursos limitados e aceitação e adesão da paciente aos regimes de cuidados.

Embora as oportunidades de emprego em ambientes comunitários sejam abundantes, muitas ocupações exigem grau de bacharelado. A experiência médico-cirúrgica em um ambiente de cuidados intensivos é normalmente exigida pelas agências de atendimento domiciliar porque esses profissionais devem atuar de forma bem independente no ambiente doméstico.

BOXE 2.2 Planejamento das visitas e atendimento domiciliar.

- Revisar as intervenções anteriores para eliminar as malsucedidas
- Verificar o relatório da visita domiciliar anterior para validar as intervenções
- Comunicar-se com o enfermeiro da visita anterior para fazer perguntas e esclarecer dúvidas
- Elaborar um plano de intervenção com base nos dados recebidos (p. ex., preferência da paciente quanto à colocação de cateter por via intravenosa [IV] ou ordem das infusões)
- Priorizar as necessidades da paciente de acordo com o potencial de risco ao estado de saúde dela
- Utilizar a hierarquia de necessidades de Maslow para estabelecer um plano de cuidados
- Abordar primeiro as questões fisiológicas potencialmente fatais (p. ex., um processo infeccioso teria precedência sobre a anorexia)
- Desenvolver metas que reflitam os níveis de prevenção primária, secundária e terciária
  - *Prevenção primária* – garantir que a ingestão de líquidos pela paciente seja adequada para evitar a desidratação
  - *Prevenção secundária* – administrar a terapia medicamentosa conforme prescrita para conter e tratar um processo infeccioso existente
  - *Prevenção terciária* – orientar a(o) paciente que teve um acidente vascular encefálico sobre como se exercitar a fim de minimizar a incapacidade física
- Observar a disposição da paciente em aceitar as intervenções e orientações
- Verificar o foco da paciente e como ela encara suas próprias necessidades
- Abordar os problemas da paciente que poderiam interferir na intervenção (p. ex., se ela estiver com dor, a tentativa de orientar sobre seus cuidados será em vão; a dor deve ser aliviada antes que a pessoa se sinta disposta a aprender alguma coisa)
- Programar o horário da visita para evitar interferir nas outras atividades da paciente
- Agendar todas as visitas em horários convenientes para a paciente, se possível (p. ex., se a paciente tiver um programa de TV favorito para assistir, tentar agendar a visita em um horário diferente desse evento, se possível)
- Reagendar a visita domiciliar se a paciente precisar cancelar a atual repentinamente
- Estar ciente acerca da segurança do enfermeiro no bairro e tomar precauções para protegê-lo
- Descrever as atividades de enfermagem a serem concluídas durante a visita agendada
- Conhecer a política e os procedimentos da agência de saúde para visitas domiciliares
- Considerar o cronograma e outras visitas agendadas para aquele dia
- Pesquisar as melhores práticas baseadas em evidências a serem utilizadas no atendimento domiciliar para validar suas decisões de intervenção
- Obter os materiais/suprimentos necessários antes de fazer a visita
- Reunir todos os equipamentos necessários para qualquer procedimento com antecedência
- Providenciar os equipamentos que possam ser necessários caso ocorra algum problema (p. ex., levar um equipo e um cateter IV adicionais para assegurar que o procedimento possa ser realizado sem atraso)
- Determinar os critérios a serem utilizados para avaliar a efetividade da visita domiciliar
- Rever as metas de desfechos para determinar a efetividade da intervenção
- Avaliar o estado de saúde da paciente para confirmar a melhora
- Monitorar as mudanças no comportamento da paciente em relação às atividades de promoção da saúde e de prevenção de doenças (p. ex., verificar/observar se a paciente pratica a técnica correta de lavagem das mãos após instrução e reforço durante a visita domiciliar).

Stanhope, M., & Lancaster, J. (2018). *Foundations for population health in community/public health nursing* (5th ed.). Elsevier; Rector, C. (2018). *Community and public health nursing: Promoting the public's health* (9th ed.). Wolters Kluwer; McPherson, R., & Hodgins, S. (2018). Postnatal home visitation: Lessons from country programs operating at scale. *Journal of Global Health, 8*(1). https://www.ncbi.nlm.nih.gov/pmc/articles/PMC6005634/.

O enfermeiro também deve estar familiarizado e respeitar as diferentes culturas e níveis socioeconômicos, assim como manter a objetividade ao lidar com essa diversidade e demonstrar compreensão e valorização das diferenças culturais. As intervenções devem ser individualizadas a fim de abordar a diversidade cultural, social e econômica entre as pacientes em seu próprio ambiente (Nies & McEwen, 2018).

A missão dos enfermeiros é importante, porém simples: tratar com dignidade e compaixão todas as pessoas que estiverem sob seus cuidados. Imagine por um momento como seria ficar doente e não conseguir se comunicar com seus cuidadores – não entender o que eles dizem ou ficar muito alarmado ao ouvir informações em termos considerados ofensivos ou inadequados em sua cultura. Um bom atendimento depende da comunicação de qualidade e do conhecimento dos costumes da paciente, por isso a utilização de intérpretes de idiomas pode fazer uma grande diferença em todas as situações. A combinação de tudo isso fará a diferença na otimização dos objetivos da paciente de outras culturas (Oyelowo & Johnson, 2018).

Alteração nas responsabilidades da enfermagem hospitalar para a enfermagem comunitária

Os cuidados comunitários, especialmente o atendimento domiciliar, constituem um serviço que cresce rapidamente nos EUA e têm uma longa história no país, que começou com as visitas de enfermeiros às residências das pessoas. O atendimento domiciliar deve ser centrado na paciente, estar perfeitamente conectado e coordenado, proporcionar cuidados de alta qualidade e estar habilitado tecnologicamente (Clendon & Munns, 2018). O atendimento comunitário tem mostrado uma boa relação custo-benefício para a prestação de cuidados. O aumento na renda disponível e a maior longevidade das pessoas com condições de saúde crônicas e debilitantes também contribuíram para a mudança dos cuidados de saúde para os perfis comunitário e domiciliar. O avanço da tecnologia permitiu melhor acompanhamento das pacientes em ambientes comunitários e em casa, possibilitando também a realização de procedimentos complexos em casa, tais como a administração intravenosa de antibióticos e a diálise renal.

É necessário que se facilite o atendimento comunitário efetivo estendendo os serviços hospitalares e os profissionais da saúde à comunidade e fornecendo acesso móvel a informações por meio de uma internet segura. Durante as últimas décadas, a função do enfermeiro de assistência domiciliar evoluiu devido a várias mudanças, o que incluiu o envelhecimento da população, a descentralização da assistência à saúde, a escassez de profissionais de enfermagem e a redução dos recursos públicos. Os projetos tecnológicos futuros para apoiar os cuidados de saúde complexos no ambiente domiciliar continuam em franca evolução (Storfjell, 2018).

Níveis de prevenção na enfermagem comunitária

A **promoção da saúde** concentra-se em manter as comunidades saudáveis e tem como objetivo envolver e capacitar indivíduos e comunidades a optar por comportamentos saudáveis e realizar mudanças que reduzam o risco de desenvolvimento de doenças crônicas e outras morbidades. O conceito de prevenção é parte fundamental da prática de enfermagem comunitária. A ênfase na prestação de cuidados de saúde em ambientes comunitários foi além dos cuidados preventivos primários (p. ex., exames preventivos de crianças saudáveis, exames físicos de rotina, cuidados pré-natais e imunização) e agora abrange os cuidados secundário e terciário.

PREVENÇÃO PRIMÁRIA

O conceito de **prevenção primária** envolve a prevenção da doença ou condição antes que ela ocorra mediante atividades de promoção da saúde, proteção ambiental e proteção específica contra doenças ou lesões. As ações para evitar o desenvolvimento de uma doença podem ser tão simples como lavar as mãos adequadamente durante a temporada de gripe ou ser vacinado para evitar a ocorrência de doenças. Seu foco é a promoção da saúde para reduzir a vulnerabilidade de uma pessoa a qualquer doença ao fortalecer sua capacidade de resistir a estressores físicos, emocionais e ambientais (Stanhope & Lancaster, 2018).

A expectativa de vida nos EUA está diminuindo devido ao aumento dos transtornos mentais, à utilização indevida de opioides e ao suicídio. Abordar esses fatores causais que contribuem para esse declínio é vital; as partes interessadas e os usuários primários de saúde mais importantes são as famílias e os domicílios. A saúde começa em casa e a prevenção primária deve ser o foco dos enfermeiros (Hanson et al., 2019). A prevenção primária abrange uma vasta gama de áreas, o que inclui nutrição, higiene, saneamento, imunizações, proteção contra raios ultravioleta, aconselhamento genético, uso de capacetes ao andar de bicicleta, corrimãos em banheiras, orientações sobre substâncias psicoativas para crianças em idade escolar, moradia adequada, cessação do tabagismo, planejamento familiar e o uso de cintos de segurança. Um modelo para orientar o aconselhamento comportamental comumente utilizado envolve cinco etapas: *avaliar* o comportamento

de saúde; *aconselhar* resumidamente sobre os riscos à saúde; *concordar* com metas definidas de forma colaborativa; *auxiliar* na identificação e superação de barreiras; e *providenciar* um acompanhamento[3] (U.S. Preventive Services Task Force, 2018a).

Muitas vezes é difícil colocar em prática a prevenção de doenças. Entre os desafios, ressalta-se que, em muitos casos, o sucesso da prevenção é invisível, sem emoção, requer persistência na mudança de comportamento e não produz resultados imediatos. O papel do profissional de enfermagem é ajudar as pessoas a modificarem seus estilos de vida para alcançar estados de saúde ideais e evitar doenças. Os enfermeiros podem abordar isso utilizando a promoção da saúde baseada em evidências para identificar as intervenções eficazes com base em resultados de pesquisas e aplicando-as para melhorar a saúde e o bem-estar de indivíduos, agregados e comunidades (Figura 2.1).

A cada ano, aproximadamente 3 mil crianças nos EUA e 300 mil em todo o mundo nascem com defeitos do tubo neural – a parte de um feto em crescimento que se tornará o encéfalo e a medula espinal – que podem causar graves déficits físicos e mentais ou morte. É a segunda anomalia congênita mais comum em todo o mundo (as malformações cardíacas permanecem em primeiro lugar). Os defeitos do tubo neural (DTNs) são mais comuns em caucasianos e hispânicos do que em afro-americanos (Centers for Disease Control and Prevention [CDC], 2019a) e a sua prevenção é um exemplo de prevenção primária. A suplementação com ácido fólico diariamente 3 meses antes e 3 meses após a concepção reduz o risco de DTN. O American College of Obstetricians and Gynecologists (ACOG, 2019) recomenda que todas as mulheres recebam uma dose inicial de 400 µg de ácido fólico diariamente para evitar DTNs. O fortalecimento obrigatório com ácido fólico para todas as gestantes continua sendo uma intervenção eficaz de saúde pública baseada em evidências para reduzir a prevalência de DTNs (Garrett & Bailey, 2018). Orientar antecipadamente os pais de crianças pequenas quanto à prevenção de envenenamento e à segurança durante as brincadeiras é outro exemplo de prevenção primária.

PREVENÇÃO SECUNDÁRIA

A **prevenção secundária** é a detecção de uma doença em estágio inicial por meio de rastreamento e intervenção precoce. Esse nível de prevenção tem como objetivo interromper a doença, reduzindo, assim, sua duração e gravidade para que a pessoa retorne ao seu estado normal de funcionalidade. Os rastreamentos de saúde são a base da prevenção secundária. Testes de gravidez, aferições de pressão arterial, monitoramento dos níveis sanguíneos de colesterol, pesquisa de sangue oculto nas fezes, exames das mamas, mamografia, exames de audição e visão e esfregaços de Papanicolaou (Pap) são exemplos desse nível de prevenção. Por exemplo, o

---

[3]N.R.T.: Originalmente, o modelo dos "5 As" em inglês: *assess, advise, agree, assist* e *arrange*.

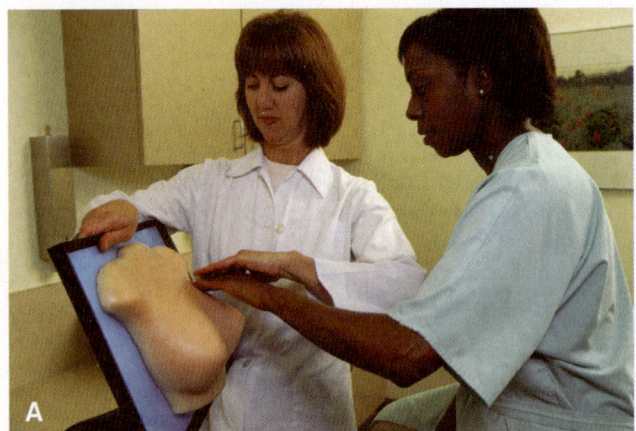

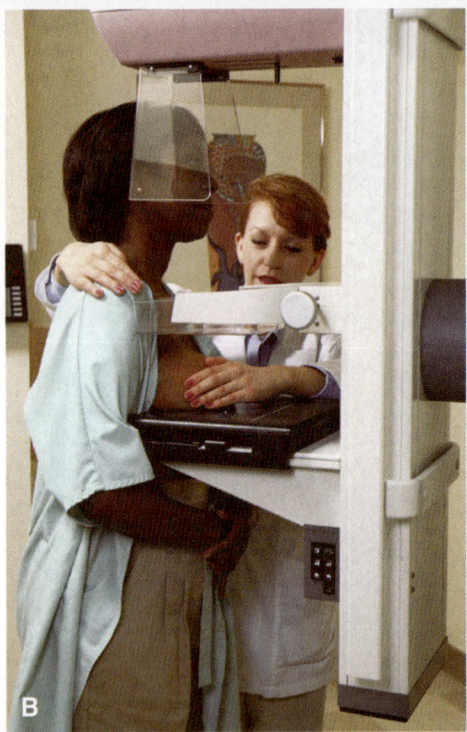

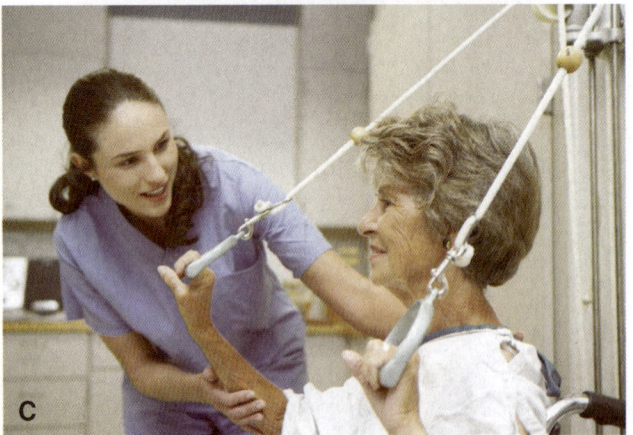

FIGURA 2.1 Níveis de prevenção em enfermagem comunitária. **A.** Na prevenção primária, a enfermeira orienta a mulher quanto ao autoexame das mamas se houver presunção de risco. **B.** Na prevenção secundária, a mulher realiza a mamografia para a detecção precoce de problemas nas mamas. **C.** Na prevenção terciária, a enfermeira auxilia a paciente pós-mastectomizada em seus exercícios de fortalecimento muscular.

esfregaço de Papanicolaou é uma forma de prevenção secundária destinada a diagnosticar o câncer cervical em seu estado subclínico antes da progressão. Essas intervenções não evitam os problemas de saúde, mas são destinadas à detecção precoce e ao tratamento imediato para evitar complicações (Edelman & Kudzma, 2018).

Um bom exemplo é a osteoporose, uma doença comum dos ossos na qual podem ocorrer redução da produção óssea e/ou aumento da perda óssea. A osteoporose causa significativas morbidade e mortalidade nas mulheres. Sua prevalência e os custos para a sociedade são enormes, e sua incidência está aumentando à medida que a população envelhece. Embora a osteoporose possa ser evitada, é uma doença silenciosa que não se torna aparente até que ocorra uma fratura. O rastreamento para identificar mulheres em risco e a instituição da farmacoterapia como prevenção secundária podem ajudar a reduzir a incidência de fraturas e a morbimortalidade. Se a condição não puder ser curada e surgirem novas complicações e incapacidades, será necessária a prevenção terciária.

PREVENÇÃO TERCIÁRIA

A **prevenção terciária** visa reduzir ou limitar a progressão de uma doença irreversível ou invalidez permanente. Em outras palavras, é tratar pessoas que já desenvolveram a doença a fim de desacelerar a sua progressão. O objetivo da prevenção terciária é devolver aos indivíduos o seu potencial máximo. Geralmente, as formas de prevenção terciária são os esforços de reabilitação (Rector, 2018). A intervenção terciária ocorre apenas se a condição resultar em uma deficiência permanente. As medidas de prevenção terciária são de suporte e restauradoras. Por exemplo, os esforços de prevenção terciária concentrariam-se em minimizar e controlar os efeitos de uma doença crônica, como a doença vascular cerebral, ou os efeitos crônicos de infecções sexualmente transmissíveis (ISTs) (p. ex., herpes, vírus da imunodeficiência humana [HIV] e sífilis não tratada). Outro exemplo seria a interação com mulheres que apresentam consequências a longo prazo da violência.

A educação da paciente é a base de todos os programas de gerenciamento de doenças. O foco do profissional de enfermagem seria maximizar os pontos fortes da mulher mediante orientação, ajudá-la a se recuperar do trauma e da perda, e criar sistemas de apoio.

Atuação do enfermeiro nos cuidados preventivos comunitários

Todos os profissionais da saúde são importantes na promoção e proteção da saúde e na prevenção de doenças. A promoção da saúde e a prevenção de doenças frequentemente envolvem determinantes sociais da saúde que influenciam os comportamentos de risco modificáveis. Os determinantes sociais da saúde são as condições econômicas, sociais, culturais e políticas em que as pessoas nascem, crescem e vivem e que afetam seu estado de saúde. Os comportamentos de risco modificáveis incluem tabagismo, hábitos alimentares inadequados ou falta de atividade física, e eles contribuem para o desenvolvimento de doenças crônicas (Rural Health Information Hub, 2018). Grande parte da enfermagem comunitária envolve prevenção, identificação precoce e tratamento imediato de problemas de saúde, além de controle de ameaças iminentes que podem levar a problemas de saúde. Os enfermeiros comunitários prestam cuidados de saúde para as mulheres e seus familiares nos três níveis de prevenção. Esses cuidados geralmente envolvem lutar por serviços que atendam às necessidades das pacientes.

QUESTÕES CULTURAIS NA ENFERMAGEM COMUNITÁRIA

Os EUA, onde há mais imigrantes do que em qualquer outra nação, contêm uma mistura populacional em constante alteração de inúmeros e diferentes grupos culturais que chegam diariamente de todos os cantos do mundo. O U.S. Census Bureau (2019) prevê que a população estrangeira nos EUA alcançará 78 milhões de pessoas até 2060, o que representa 19% da sua população total.

> ### ATENÇÃO!
> *Mais de 1 milhão* de imigrantes chegam aos EUA a cada ano, e mais da metade está em idade fértil. A América Latina é responsável por mais de 50% dos imigrantes nos EUA. Até o ano de 2050, as pessoas de origens africana, asiática e latina comporão metade da população dos EUA (U.S. Census Bureau, 2019).

Essa crescente diversidade tem implicações significativas no sistema de saúde. Na sociedade multicultural de hoje, os enfermeiros enfrentam o desafio de prestar cuidados culturalmente coerentes a imigrantes de diversas origens culturais. Além de mostrar capacitação em habilidades técnicas, os enfermeiros também precisam demonstrar humildade cultural ao cuidar de pacientes de diferentes origens étnicas e raciais. A adaptação às diferentes crenças e práticas culturais requer flexibilidade e aceitação dos pontos de vista das outras pessoas. Os enfermeiros devem escutar atentamente seus pacientes e conhecer suas crenças quanto a saúde e bem-estar. Para prestar cuidados culturalmente apropriados a diversas populações, os enfermeiros precisam conhecer, compreender e respeitar os comportamentos de saúde influenciados pela cultura. O Capítulo 1 apresenta uma discussão mais detalhada sobre o impacto da cultura na saúde de mulheres, crianças e famílias.

Os profissionais de enfermagem devem pesquisar e compreender as características culturais, os valores e as crenças das várias pessoas a quem prestam cuidados para que preconceitos e estereótipos não levem a uma assistência desprovida de sensibilidade. A orientação temporal, o espaço pessoal, a orientação familiar (patriarcal, matriarcal ou igualitária) e o idioma são conceitos culturais importantes. Embora o local possa ser diferente no atendimento comunitário, esses princípios aplicam-se tanto a ambientes hospitalares quanto ambulatoriais. A humildade e a adaptação culturais são consideradas componentes importantes da prestação de cuidados de saúde de qualidade em sociedades multiculturais. Isso inclui não apenas o tratamento de doenças, mas também as medidas de prevenção primária, secundária e terciária pelos profissionais da saúde, bem como a promoção da saúde para todas as diversas culturas.

Humildade cultural nos cuidados de enfermagem

Os enfermeiros não devem ser apenas culturalmente competentes, mas também precisam ter humildade cultural, o que lhes dá uma compreensão melhor das diferentes culturas e o reconhecimento das experiências culturais peculiares de cada paciente. Além disso, devem aprender com seus pacientes e familiares sem preconceitos e aplicar esse conhecimento a todas as decisões clínicas. Em um mundo multicultural onde existem desequilíbrios de poder, criar **humildade cultural** é um processo de abertura, autoconsciência, autorreflexão, autocrítica e ausência de egocentrismo após interagir com indivíduos de diferentes culturas. Os resultados finais de se alcançar a humildade cultural são empoderamento e respeito mútuos, parcerias, realização de cuidados ideais e aprendizagem ao longo da vida de ambos os lados (Akparewa, 2018). Os enfermeiros precisam compreender perspectivas, tradições, valores, práticas e sistemas familiares de indivíduos, famílias, comunidades e populações culturalmente diversas por eles atendidos, bem como conhecer as complexas variáveis que afetam o alcance da saúde e do bem-estar (Abdul-Raheem, 2018). Estabelecer a humildade cultural é um processo dinâmico durante o qual os enfermeiros estão abertos para aprender sobre as diversas culturas e podem, então, aplicar as informações culturais. Os profissionais de enfermagem devem ser empáticos com pacientes e familiares e desenvolver uma aceitação imparcial das diferenças culturais das pacientes usando a diversidade como uma força que os capacita a alcançar objetivos de saúde mutuamente aceitáveis. Eles devem integrar as crenças e as práticas culturais de seus pacientes às prescrições de saúde para eliminar ou atenuar as desigualdades de saúde e proporcionar satisfação à paciente. O desenvolvimento da humildade cultural é um processo dinâmico de aprendizagem ao longo da vida. Compreender o processo de avaliação de padrões culturais e os fatores que influenciam as diferenças individuais e de um grupo, como entre a população LGBTQIA+, é fundamental para evitar generalizações e estereótipos (Ruud, 2018). Essa conscientização cultural permite que os enfermeiros tenham uma visão geral e melhora a qualidade do atendimento e os desfechos de saúde. A humildade cultural não surge de repente; deve ser desenvolvida mediante uma série de etapas (Boxe 2.3).

BOXE 2.3 Etapas para o desenvolvimento de humildade cultural.

Conscientização cultural

- Estar aberto aos valores, crenças, costumes e comportamentos que moldaram as diversas culturas
- Descobrir as práticas culturais das pessoas às quais os enfermeiros prestam atendimentos holísticos
- Ser autoconsciente de seus valores e crenças
- Não nivelar os valores das outras pessoas pelos seus próprios valores
- Reconhecer a influência da cultura das pacientes no estado de saúde delas
- Averiguar tendenciosidades e preconceitos pessoais em relação a outras culturas
- Conscientizar-se das diferenças entre suas experiências pessoais e as da paciente.

Conhecimento cultural

- Aplicar o conhecimento de fatores sociais e culturais nas múltiplas experiências
- Praticar continuamente a autorreflexão e a crítica dos próprios sentimentos e atitudes
- Buscar recursos que melhorem a sua compreensão dos diferentes grupos socioculturais
- Familiarizar-se com diferentes grupos culturais/étnicos, visões de mundo, crenças, práticas, estilos de vida e estratégias de resolução de problemas
- Ser favorável à interação entre culturas diversas.

Habilidades culturais

- Aplicar as melhores práticas baseadas em evidências relevantes na prestação de cuidados
- Aprender como realizar uma avaliação cultural competente
- Desenvolver uma parceria confortável com cada paciente por meio de perguntas abertas
- Avaliar os valores, crenças e práticas culturais únicos de cada paciente sem se basear apenas nos fatos escritos sobre grupos culturais específicos
- Incorporar a diversidade cultural das pacientes à prática diária de enfermagem
- Defender a justiça social para eliminar as disparidades de saúde entre populações diversas.

Encontro cultural

- Promover desfechos de saúde seguros e de qualidade para todos os indivíduos de culturas distintas
- Aprender sobre a cultura de cada paciente em cada encontro para ampliar seus conhecimentos
- Adaptar as práticas e as terapias de cuidado de modo que sejam compatíveis com os valores e as crenças das pacientes
- Respeitar a identidade sociocultural das pacientes de maneira imparcial durante as intervenções
- Aprender palavras-chave ou frases do idioma das pacientes para melhorar a comunicação
- Envolver-se em interações interculturais com pessoas de diversas origens culturais, como assistir a serviços religiosos ou cerimônias e participar de eventos importantes da família
- Participar do maior número possível de encontros culturais para evitar estereótipos culturais.

Abdul-Raheem, J. (2018). Cultural humility in nursing education. *Journal of Cultural Diversity, 25*(2), 66-73; Ruud, M. (2018). Cultural humility in the care of individuals who are lesbian, gay, bisexual, transgender or queer. *Nursing for Women's Health, 22*(3), 255-263; e Steefel, L. (2018). Cultural humility: An active concept to drive correctional nursing practice. *Journal Of Forensic Nursing, 14*(1), 27-30.

Todos os enfermeiros precisam ter algum nível de humildade cultural para ampliarem seus conhecimentos sobre as diversas culturas e mudarem suas atitudes e seus valores ao trabalharem com pacientes de culturas diferentes. Além disso, devem se dispor a abrir mão de quaisquer generalizações sobre a cultura de uma pessoa e estar abertos a aprender em cada encontro com a paciente.

Humildade cultural não significa substituir a própria identidade cultural por outra, ignorando a variabilidade dentro dos grupos culturais ou valorizando as culturas atendidas. Em vez disso, os enfermeiros culturalmente humildes mostram respeito pelas diferenças, vontade de aprender e disposição para aceitar as múltiplas visões de mundo. Grande parte do processo de desenvolvimento de humildade cultural envolve a reavaliação dos valores pessoais e da influência desses valores sobre as crenças que afetam suas atitudes e ações. No cerne da abordagem à paciente e da humildade cultural está a importância de ver a paciente como uma pessoa única (Matthew et al., 2018). É importante que todos os enfermeiros incorporem as práticas de saúde e cura tradicionais da paciente à medicina convencional, fazendo perguntas como "Você tem preferências de tratamento que gostaria que eu incluísse em seu plano de cuidados?". Algumas pacientes preferem determinados alimentos e/ou bebidas quando estão doentes. Além disso, durante os períodos de jejum e celebrações religiosas, as dietas podem ser diferentes e precisam ser consideradas durante o processo de determinação do curso adequado de tratamento. Alguns pacientes podem ter uma ideia diferente sobre o que está causando a doença. Espiritualidade, cultura e experiência de vida podem desempenhar um papel significativo na compreensão e no tratamento da doença por parte da paciente.

Barreiras à humildade cultural

As barreiras à competência cultural podem ser agrupadas em duas categorias: as relacionadas com o profissional da saúde e aquelas relacionadas com os sistemas. A doença é moldada culturalmente, pois a forma como percebemos, vivenciamos e lidamos com ela é baseada em nossas explicações individuais sobre a enfermidade. A conscientização e a apreciação de como isso poderia influenciar – em vez do mero conhecimento sobre as práticas culturais ou crenças de grupos étnicos específicos – ajudam os enfermeiros a lidar de forma eficaz com as questões culturais (Mattingly, 2018). Quando um profissional da saúde não conhece as práticas e as crenças culturais de um paciente ou quando as suas próprias crenças diferem das da paciente, ele pode não estar preparado para responder quando a paciente toma decisões de saúde inesperadas. Barreiras relacionadas com o sistema podem ocorrer se as agências que não foram projetadas para a diversidade cultural desejarem que todos as pacientes estejam em conformidade com as regras e os regulamentos estabelecidos e tentem encaixar todos no mesmo molde.

CONSIDERAÇÕES

Nossa missão levou uma equipe de profissionais de enfermagem às montanhas rurais da Guatemala para oferecer serviços de saúde a pessoas que nunca os haviam recebido. Um dia, uma mãe preocupada trouxe sua filha de 10 anos à clínica da missão e me perguntou se havia algo que eu pudesse fazer sobre o punho direito da menina. Ela havia sofrido uma fratura há 1 ano que, tendo permanecido sem tratamento, não havia consolidado adequadamente. Enquanto olhava para o punho deformado da menina, perguntei se ele havia sido imobilizado para ajudar no alinhamento, mas já sabendo qual seria a sua resposta. O intérprete explicou-me que essa jovem nunca se casaria nem teria filhos por causa dessa lesão. Fiquei perplexo com a previsão do intérprete sobre o futuro daquela menina. Mais tarde, ele me explicou que, se a menina não pudesse fazer tortas de farinha de milho para o marido devido à sua incapacidade física, ela não seria digna de se tornar a esposa de alguém e, portanto, provavelmente viveria com seus pais o resto da vida.

Durante a semana da missão, lembrei-me de não impor meus valores culturais à comunidade da qual cuidava e de aceitar seus costumes culturais de maneira imparcial. Esses autolembretes silenciosos me serviram bem ao longo da semana, pois eu desejava aprender sobre seu estilo de vida e seus costumes.

Reflexões: como a jovem, aos 10 anos, deve estar se sentindo sendo rejeitada por uma incapacidade física acerca da qual não teve culpa? O que poderia ter acontecido se eu tivesse imposto meu sistema de valores a essa paciente? Quão efetivo eu teria sido em ajudá-la se ela não se sentisse aceita? Este incidente partiu meu coração, pois aquela jovem será privada de uma vida familiar satisfatória por causa de uma sequela da fratura no punho. Esse é apenas mais um exemplo de depreciação feminina que acontece em todo o mundo e uma parte da cultura na qual os enfermeiros não devem interferir.

USO DA MEDICINA COMPLEMENTAR E ALTERNATIVA

Nos EUA, o governo federal formou o National Center for Complementary and Alternative Medicine (NCCAM) para conduzir e apoiar pesquisas e fornecer orientação e informação sobre a medicina complementar e alternativa (MCA) aos profissionais da saúde e ao público.

A utilização da MCA não é exclusiva para um grupo étnico ou cultural específico; o interesse pelas terapias da MCA continua aumentando em todo o território norte-americano e influenciará o cuidado de muitas pacientes. Pessoas de todas as esferas da vida e em todas as áreas da comunidade usam a MCA. No geral, o uso da MCA é mais comum entre mulheres do que entre homens, assim como entre pessoas com maior escolaridade. Nos EUA, aproximadamente 38% dos adultos (cerca de quatro em cada 10) e aproximadamente 12% das crianças (cerca de uma em nove) são usuários de alguma modalidade de MCA. Orar especificamente por motivos de saúde é a terapia da MCA mais utilizada (NCCAM, 2019).

Sabe-se que a MCA, que inclui homeopatia, acupuntura, aromaterapia e hidroterapia, também está sendo cada vez mais usada por parteiras no momento do parto (Tiran, 2018).

Tipos de MCA e medicina integrativa

A MCA abrange diversas práticas, produtos e sistemas de cuidados de saúde que atualmente não são considerados parte da medicina convencional (NCCIH, 2019). A medicina *complementar* é usada em conjunto com a medicina convencional, como o uso da aromaterapia, para reduzir o desconforto após uma cirurgia ou a dor durante um procedimento ou no início do trabalho de parto. A medicina *alternativa* é usada no lugar da medicina convencional, como ingerir uma dieta natural especial para controlar náuseas e vômitos ou para tratar o câncer em vez de se submeter a cirurgia, quimioterapia ou radiação recomendada por um médico convencional. A medicina *integrativa* combina as terapias médicas convencionais e as terapias da MCA para as quais haja evidências científicas de segurança e efetividade (NCCIH, 2019).

A saúde integrativa inclui acupuntura, reflexologia, toque terapêutico, meditação, ioga, massagem, fitoterapia, suplementos nutricionais, homeopatia, medicina naturopática e muitas outras modalidades usadas para a promoção da saúde e do bem-estar, e apresenta uma visão mais ampla que abrange o corpo, a mente e o espírito (Institute for Integrative Health, 2019; Kemper, 2018).

A filosofia da medicina integrativa concentra-se no tratamento da pessoa como um todo, não apenas da doença, e combina a medicina ocidental convencional com tratamentos complementares objetivando tratar a mente, o corpo e o espírito ao mesmo tempo. A história nos ensinou que, na ciência, a aplicação dos resultados nunca é determinada por um único estudo, mas, sim, pelo peso das evidências. A medicina apoia-se em uma base que começa com boas observações clínicas, relatos de casos e interpretações cuidadosas. A replicação desses resultados por outros cientistas, a verdadeira marca registrada da ciência válida, estabelece se essas observações clínicas são importantes e, talvez, aplicáveis. Embora algumas das terapias utilizadas sejam não convencionais e possam prejudicar as pacientes, há um princípio orientador na medicina integrativa que é usar terapias que tenham um nível de evidência de alta qualidade que as apoie (Hardman, 2019). O profissional de enfermagem deve evitar julgamentos e incentivar a família a pesquisar todas as abordagens baseadas em evidências que possibilitem desfechos favoráveis. A Tabela 2.2 descreve as terapias e os tratamentos específicos da MCA.

Teorias da MCA

Os fundamentos teóricos das práticas de saúde complementares e alternativas propõem que saúde e doença são interações complexas da mente, do corpo e do espírito. Supõe-se, então, que muitos aspectos das

TABELA 2.2 Terapias complementares e alternativas específicas.

Terapia	Descrição
Aromaterapia	Uso de óleos essenciais para estimular o sentido do olfato a fim de equilibrar o corpo, a mente e o espírito
Homeopatia	Baseada na teoria de que "o semelhante cura o semelhante", ajuda a restaurar o equilíbrio natural do corpo
Acupressão	Restauração do equilíbrio por meio da compressão de pontos apropriados, de modo que as capacidades de autocura possam ocorrer
Feng shui	Arte chinesa de organização; os objetos são posicionados no ambiente de modo a induzir harmonia com o *chi* (energia)
Imaginação orientada	Uso de imagens positivas e conscientemente escolhidas, com relaxamento profundo, para reduzir o estresse e ajudar a pessoa no enfrentamento
Reflexologia	Uso de massagem profunda em determinados pontos do pé ou da mão para sondar e reequilibrar as partes do corpo que correspondem a cada ponto
Toque terapêutico	Equilíbrio da energia por meio de centralização, invocação da intenção de curar e movimentação das mãos, desde a cabeça até os pés, a alguns centímetros da pele
Fitoterapia	Uso terapêutico de plantas para cura e tratamento de doenças e condições
Cura espiritual	Orações, cânticos, assistência, imposição das mãos, rituais e meditação para auxiliar na cura
Quiropraxia	Abordagem terapêutica que visa eliminar estímulos irritantes de sistema nervoso para restaurar a função adequada (p. ex., manipulação da coluna vertebral em caso de queixas musculoesqueléticas)
Massagem terapêutica	Massagem ou fricção do corpo para diminuir a dor, produzir relaxamento e/ou melhorar a circulação a essa parte do corpo

Lindquist, R., Tracy, M. F., & Snyder, M. (2018). *Complementary and alternative therapies in nursing* (8th ed.). Springer Publishing Company; Hall, H., Brosnan, C., Frawley, J., Wardle, J., Collins, M., & Leach, M. (2018). Nurses' communication regarding patients' use of complementary and alternative medicine. *Collegian, 25*(3), 285-291; National Center for Complementary and Alternative Medicine (NCCAM). (2019). *The use of complementary and alternative medicine in the United States.* Disponível em: https://files.nccih.nih.gov/s3fs-public/camuse.pdf.

experiências de saúde das pacientes não estão sujeitos aos métodos científicos tradicionais. Esse campo não passou por muitos estudos científicos ou investigações; portanto, não é facilmente adotado por muitos cientistas ou profissionais convencionais. Alguns afirmam que as práticas de MCA não atendem aos padrões da medicina baseada em evidências e, por isso, seu uso é antiético. Outros afirmam que os princípios da medicina baseada em evidências são equivocados (Ernst & Smith, 2018). Muito do que é considerado medicina alternativa vem de culturas orientais, da medicina popular e de práticas religiosas e espirituais. Não há uma teoria unificadora para os inúmeros tratamentos ou modalidades, exceto (como observado anteriormente) que a saúde e a doença são consideradas interações complexas entre corpo, mente e espírito.

Implicações da MCA para a enfermagem

Muitas pessoas integram a MCA aos seus cuidados de saúde. Os enfermeiros desempenham um papel significativo na comunicação com as pacientes sobre a utilização da MCA. Devido ao maior interesse pela MCA e de sua larga utilização, eficácia controversa e cada vez mais pesquisas apoiando as evidências, os enfermeiros devem ser sensíveis e conhecer o suficiente para responder a

muitas das perguntas que as pacientes fazem para orientá-las de forma segura e objetiva (Hall et al., 2018). Os profissionais de enfermagem têm uma oportunidade única de prestar serviços que propiciem essa abordagem holística. Eles precisam conhecer todos os aspectos da MCA, o que inclui custos, conhecimento da paciente e interações medicamentosas, se quiserem promover estratégias holísticas para suas pacientes e seus familiares.

A crescente utilização da MCA durante a gravidez e o parto pode ser interpretada como uma resposta das mulheres à necessidade de autonomia e participação ativa em sua saúde. Os estudos têm mostrado que massagem, acupuntura, vitaminas e fitoterapia são os métodos de MCA mais frequentemente usados durante a gravidez (Bowman et al., 2018).

Muitas pacientes que usam a MCA não revelam esse fato aos profissionais da saúde; portanto, uma das funções mais importantes do enfermeiro durante a fase de avaliação do processo de enfermagem é incentivar suas pacientes a comunicar o uso dessas terapias para eliminar a possibilidade de interações prejudiciais e contraindicações com os tratamentos médicos em curso. Durante a avaliação das pacientes, devem ser feitas perguntas específicas sobre quaisquer medicamentos de venda livre que elas estejam tomando, incluindo vitaminas, minerais e fitoterápicos. As pacientes também devem ser questionadas acerca de quaisquer tratamentos que estejam fazendo sem prescrição do médico da saúde primária.

Ao cuidar de pacientes e suas famílias que praticam a MCA, os enfermeiros precisam:

- Ser culturalmente sensíveis aos tratamentos não convencionais
- Reconhecer e respeitar os diferentes estilos de vida, crenças e atitudes
- Manter a mente aberta e lembrar que os tratamentos convencionais não funcionam para todas as pacientes
- Aceitar a MCA e integrá-la se ela trouxer conforto sem danos
- Dar informações precisas, não opiniões infundadas
- Aconselhar as pacientes sobre como elas podem monitorar melhor sua condição usando a MCA
- Desencorajar as práticas apenas se forem prejudiciais à saúde da paciente
- Instruir as pacientes a pesar os riscos e os benefícios do uso da MCA
- Evitar confronto ao questionar a paciente sobre a MCA
- Ser reflexivos, imparciais e ter a mente aberta em relação à MCA.

Mais de dois terços das gestantes sofrem de náuseas e vômitos no início da gravidez, e a MCA é bastante utilizada para aliviar esses sintomas. Pirulitos ou chá de gengibre, pulseiras magnéticas (Sea-Bands®), acupuntura ou acupressão e vitamina B_6 são frequentemente usados para tratar enjoos matinais (Smith et al., 2019). Embora possam não causar efeitos nocivos durante a gravidez, a maioria das substâncias ingeridas atravessa a placenta e tem o potencial de atingir o feto; portanto, os enfermeiros devem enfatizar a todas as gestantes que elas devem discutir todas as medicações com seus médicos.

As mulheres que correm risco de osteoporose estão buscando alternativas para a terapia de reposição hormonal desde que a *Women's Health Initiative* (2005), um estudo norte-americano de saúde a longo prazo (mais de 20 anos) com estratégias para evitar doenças cardíacas, câncer de mama e de cólon e fraturas osteoporóticas em mulheres na pós-menopausa (Women's Health Initiative [WHI], 2019), levantou dúvidas sobre os benefícios do estrogênio. Algumas das alternativas terapêuticas para a osteoporose incluem isoflavonas de soja, creme de progesterona com *Epimedium koreanum Nakai* (fitoterápico), magnetoterapia, *tai chi* e protetores de quadril (Lindquist et al., 2018). Além disso, as mulheres na menopausa podem buscar terapias da MCA para o fogacho. Mais uma vez, apesar de muitas declarações de eficácia, muitas dessas terapias não foram submetidas a estudos científicos e, portanto, podem ser prejudiciais para a mulher.

Se a paciente estiver considerando utilizar ou já estiver usando terapias da MCA, o enfermeiro deve sugerir que ela consulte seu médico antes de ingerir qualquer substância, ainda que seja "natural". Ofereça à paciente as seguintes instruções:

- Lembrar-se de que "natural" não necessariamente significa "seguro"
- Procurar atendimento médico quando estiver doente
- Sempre informar ao profissional da saúde se estiver tomando fitoterápicos ou usando outros tratamentos
- Certificar-se de que a embalagem de qualquer produto contenha uma lista de todos os ingredientes e as quantidades de cada um
- Estar ciente de que o uso frequente ou contínuo de grandes doses de uma preparação da MCA não é aconselhável e de que podem ocorrer danos se as terapias forem misturadas (p. ex., vitamina E, alho e ácido acetilsalicílico têm propriedades anticoagulantes)
- Pesquisar a MCA por meio de recursos como livros, *sites* e artigos (NCCAM, 2019).

Todos os profissionais de enfermagem, especialmente aqueles que trabalham na comunidade, devem pesquisar sobre os prós e os contras da MCA e estar preparados para discutir e ajudar suas pacientes a compreender tudo isso. Expandir a consciência ao compreender e respeitar as diversas culturas e a MCA permitirão que os enfermeiros prestem o melhor tratamento às pacientes e seus familiares que estejam recebendo cuidados comunitários.

AMBIENTES DA ENFERMAGEM COMUNITÁRIA

À medida que muda o panorama das mulheres que buscam cuidados de maternidade, também mudam os ambientes de cuidados de qualidade, com orientação e acolhimento para todas as que deles precisam. A enfermagem comunitária ocorre em vários ambientes, o que inclui consultórios médicos, clínicas, secretarias de saúde, unidades de pronto atendimento, centros ambulatoriais, igrejas, abrigos e a casa das pacientes. Os profissionais de enfermagem prestam cuidados preventivos, cuidados em caso de doenças episódicas e cuidados crônicos trabalhando para promover, preservar e melhorar a saúde das mulheres e de suas famílias nesses ambientes.

Devido aos avanços tecnológicos, à contenção de custos e aos menores períodos de internação hospitalar, o lar é, atualmente, um ambiente de cuidados comum para as mulheres e suas famílias. A assistência domiciliar é voltada para as necessidades da paciente e da família. Os cuidados de enfermagem domiciliares são usados quando é necessário um período maior de assistência, podendo ser prestados por hora (várias horas por dia) ou em tempo integral com a presença do cuidador no local. Visitas periódicas de enfermagem podem ser usadas para intervenções intermitentes, tais como administração intravenosa de antibióticos, acompanhamento de orientação à paciente e monitoramento. Os objetivos dos cuidados de enfermagem domiciliares incluem a promoção, a restauração e a manutenção da saúde da paciente.

O atendimento domiciliar concentra-se em minimizar os efeitos da doença ou da incapacidade, além de fornecer à paciente os meios para cuidar desses problemas em casa. Os enfermeiros que realizam atendimento domiciliar são prestadores de cuidados diretos, orientadores, defensores e gestores de caso.

Cuidado pré-natal

O cuidado pré-natal adequado e precoce tem estado associado a melhores desfechos na gravidez (March of Dimes, 2019). O pré-natal adequado é um processo abrangente no qual quaisquer problemas associados à gravidez são identificados e tratados. Os componentes básicos do pré-natal incluem avaliação de risco precoce e continuada, promoção da saúde, intervenções clínicas e psicossociais e acompanhamento. No contexto comunitário, vários serviços estão disponíveis para prestar cuidados de saúde a gestantes (Boxe 2.4).

Nem todas as mulheres conhecem os recursos comunitários disponíveis para elas. A maioria dos serviços de saúde pública está disponível para consulta, os hospitais locais têm "linhas diretas" para perguntas e as bibliotecas públicas têm recursos relacionados com a gravidez, bem como acesso à internet. Os enfermeiros podem ser muito úteis ao indicar recursos a todas as mulheres, independentemente de sua condição econômica.

Já foi demonstrado que os cuidados tecnologicamente avançados melhoram os desfechos maternos e infantis. Nos EUA, o atendimento de alto risco regionalizado, recomendado pela American Academy of Pediatrics no fim da década de 1970, objetivava promover a uniformidade em todo o país, abrangendo o pré-natal de gestantes e recém-nascidos de alto risco. A tecnologia avançada encontrada nos centros regionais perinatais de nível III e os programas comunitários de vigilância pré-natal resultaram em melhores taxas de mortalidade ajustadas ao risco. Sistemas regionalizados de cuidados perinatais, com a telemedicina, são recomendados para garantir que cada mãe e cada recém-nascido alcancem desfechos ideais. A telemedicina consiste em um profissional da saúde utilizar telecomunicações de áudio e vídeo interativas em tempo real para prestar serviços de saúde a uma paciente em algum local distante de onde está o profissional da saúde para fins de avaliação, diagnóstico e tratamento (Brant et al., 2018). Por exemplo, o monitoramento fetal e a ultrassonografia têm sido tradicionalmente utilizados em hospitais para monitorar o progresso de muitas gestações de alto risco; no entanto, com o aumento dos custos da internação hospitalar, muitos serviços foram transferidos para ambulatórios e domicílios. A intenção era reduzir os custos dos cuidados de saúde e monitorar as mulheres com complicações da gravidez em casa, não no hospital. Os exemplos de serviços domiciliares oferecidos podem incluir:

- Hidratação venosa para o tratamento de infecções ou combate da desidratação
- Monitoramento dos níveis pressóricos de mulheres com hipertensão arterial gestacional

---

> **BOXE 2.4** Serviços comunitários de cuidados de saúde materna nos EUA.
>
> - As clínicas pré-natais públicas estaduais fornecem o acesso aos cuidados com base em um cronograma de pagamento escalonado ou os serviços podem ser pagos pelo Medicaid
> - As clínicas comunitárias financiadas pelo governo federal geralmente oferecem uma variedade de serviços, que podem incluir pré-natal, pediatria, atendimento para adultos e tratamentos odontológicos. Um cronograma de pagamento em escala flutuante é utilizado ou o Medicaid pode cobrir as despesas
> - Os serviços de saúde no ambulatório dos hospitais oferecem atendimentos de saúde materno-infantil. Frequentemente, estão associados a um hospital-escola no qual alunos da faculdade de Medicina, internos e residentes de ginecologia/obstetrícia revezam-se entre os serviços da clínica para cuidar das pacientes durante o seu processo de formação
> - Consultórios particulares de obstetrícia/ginecologia estão disponíveis para mulheres com plano saúde que buscam atendimento durante a gravidez. Alguns médicos particulares atendem pacientes do Medicaid, bem como pacientes particulares
> - As clínicas comunitárias gratuitas oferecem serviços materno-infantis em algumas comunidades para mulheres com recursos econômicos limitados
> - As casas de parto autônomas oferecem acompanhamento pré-natal para as gestantes de baixo risco, bem como aulas de preparação para orientar os casais sobre o processo de parto. A maioria dos centros aceita planos de saúde e serviços de reembolso do Medicaid
> - Os serviços de obstetrícia estão disponíveis em muitas comunidades em que parteiras fornecem atendimentos de saúde às mulheres. Eles geralmente aceitam várias formas de pagamento, que variam de pagamento particular a planos de saúde e reembolso do Medicaid
> - O *Women, Infants and Children* (WIC), um programa financiado pelo governo federal e administrado por cada estado, oferece alimentação, aconselhamento nutricional e acesso a serviços de saúde para mulheres, lactentes e crianças de baixa renda. Todas as pessoas que recebem *Aid to Families with Dependent Children* (AFDC), vale-refeição ou Medicaid são automaticamente elegíveis para o WIC. Estima-se que 10 milhões de pessoas recebam benefícios do WIC mensalmente. O programa atende 54% de todas as crianças nascidas nos EUA (USDA Food and Nutrition Service, 2018)
> - Os cursos de preparação para o parto oferecem às gestantes e seus parceiros uma série de aulas com orientações sobre preparação para o parto. As mulheres os fazem durante o último trimestre da gravidez. Algumas aulas são gratuitas e outras são cobradas
> - Os grupos locais da La Leche League oferecem suporte de mãe para mãe com estratégias de resolução de problemas de amamentação, nutrição e cuidados com o recém-nascido. Todas as mulheres que tenham interesse em amamentar são convidadas a participar das reuniões, que normalmente são realizadas na casa de um membro da La Leche League.
>
> Community Health Network. (2018). *Maternity services*. Disponível em: https://www.ecommunity.com/services/womens-care/pregnancy. Acesso em: 16 jun. 2020; La Leche League. (2018). *Breastfeeding information*. Disponível em: https://www.llli.org/breastfeeding-info/. Acesso em: 16 jun. 2020; USDA Food and Nutrition Service. (2018). *Women, Infants and Children (WIC)*. Disponível em: https://www.fns.usda.gov/wic/about-wic-wic-glance. Acesso em: 16 jun. 2020.

- Monitoramento uterino de gestantes em alto risco de parto prematuro
- Monitoramento fetal para avaliar o bem-estar do feto
- Monitoramento do estado diabético ou cardíaco da mãe durante a gravidez

- Ultrassonografia portátil para determinar o perfil biofísico e avaliar o bem-estar do feto.

Como resultado, o atendimento domiciliar tem o potencial de reduzir os custos e, ao mesmo tempo, monitorar as mulheres e mantê-las saudáveis.

Cuidados no trabalho de parto e no parto

A gravidez envolve várias opções: a escolha do uso de fraldas de pano ou descartáveis, amamentação ou mamadeira, médico ou parteira e onde dar à luz (em uma casa de parto, em casa ou no hospital). Decidir onde dar à luz depende da situação de risco da gravidez. Para a gestante de alto risco em decorrência de fatores clínicos ou sociais, o hospital é considerado o local mais seguro para o parto. As potenciais complicações podem ser resolvidas porque estão disponíveis tecnologia médica, profissionais qualificados e serviços neonatais. Para as mulheres de baixo risco, uma casa de parto independente ou o parto em casa são opções que se podem considerar.

A escolha entre casa de parto, parto domiciliar ou maternidade depende das preferências da mulher, da sua situação de risco, da sua condição financeira e da distância até um hospital. Algumas mulheres optam por um parto totalmente natural, sem medicamentos e sem intervenção médica, enquanto outras se sentem mais confortáveis em um ambiente no qual haja medicamentos e uma equipe treinada, caso seja necessário. Apresentar os fatos à mulher, possibilitando-lhe escolher, em colaboração com seu médico, é o papel do enfermeiro. A segurança da paciente é primordial, mas, ao mesmo tempo, o enfermeiro deve proteger o direito da mulher de selecionar de forma autônoma suas opções de parto. Os enfermeiros devem promover cuidados respeitosos e centrados na família em todos os ambientes (Prática baseada em evidências 2.1)

Casas de parto

A casa de parto é uma instituição médica que oferece uma experiência de trabalho de parto e parto em um ambiente familiar e caseiro para mulheres saudáveis e de baixo risco. Ela presta cuidados pré-natal, intraparto e pós-parto e apoia o trabalho de parto e o nascimento fisiológico (Stapleton, 2019). Frequentemente, as parteiras são as únicas prestadoras de cuidados em casas de parto autônomas, com médicos obstetras como retaguarda em casos de emergência. As casas de parto administradas por parteiras são um forte modelo para diminuir a alta taxa de partos prematuros cesarianos nos EUA, enquanto mantêm altos padrões de segurança (American Association of Birth Centers [AABC], 2019). As casas de parto geralmente têm menos restrições e diretrizes a serem seguidas pelas famílias e possibilitam maior liberdade na tomada de decisões sobre o trabalho de parto. As taxas de cesariana e os custos são muito mais baixos do que os de um hospital. Um estudo mostra que o cuidado abrangente da parteira em uma casa de parto usando as mesmas diretrizes médicas do tratamento padrão dos hospitais reduziu as intervenções médicas sem comprometer a saúde materna e infantil. Além disso, as taxas de mortalidade neonatal não diferem entre casas de parto e hospitais (Waits et al., 2018). O tempo normal de alta nas casas de parto geralmente é medido em horas (4 a 24 horas), não em dias (1 a 2 dias), como é o caso nos hospitais.

PRÁTICA BASEADA EM EVIDÊNCIAS 2.1 **Ouvir as mulheres, tratá-las com respeito e honrar seus desejos durante o parto são aspectos essenciais de um cuidado materno seguro e de alta qualidade**

CONTEXTUALIZAÇÃO

A maioria das mulheres nos EUA afirma estar satisfeita com suas experiências de parto, mas esses relatos podem se basear em ter uma criança saudável e sem complicações. Uma pesquisa com 2.700 mulheres que deram à luz nos EUA foi analisada com o objetivo de averiguar os maus-tratos na assistência à maternidade em uma variedade de ambientes.

ESTUDO

Os pesquisadores concentraram-se no recrutamento de mulheres de quatro grupos étnicos (afro-americanas, nativas americanas, hispânicas e asiáticas) e incluíram aquelas que deram à luz em hospitais, casas de parto autônomas e em casa. Os dados foram analisados com base nas 2.138 mulheres que completaram a pesquisa em todos os 50 estados. A maioria relatou cuidados pré-natais realizados por parteiras (71%) e cerca de metade deu à luz em casas de parto ou em casa (49%).

Achados

As evidências sugeriam que os maus-tratos nas várias modalidades de parto existiam e eram relatados pelas mulheres. Segundo as mulheres, os maus-tratos foram mais frequentes em hospitais (28%) do que em ambientes comunitários, como casas de parto (7%) ou em casa (5,1%).

Os aspectos dos maus-tratos identificados pelas mulheres incluíram violação da privacidade física, repreensão ou gritos, recusa ou coação a um tratamento não desejado, ser ignorada ou não ter seus pedidos de ajuda atendidos prontamente. Os maus-tratos foram relatados por 17,3% das mulheres pesquisadas, sendo maior entre as nativas americanas e menor entre as caucasianas.

Implicações para a enfermagem

Embora a maioria das mulheres tenha relatado uma experiência de parto positiva, esses dados sugerem que todas as modalidades de parto são passíveis de melhora, pois os resultados podem ser aplicados a todos os ambientes e profissionais. O fato de as gestantes, nos EUA, sentirem-se maltratadas, não ouvidas, não respeitadas ou mesmo não cuidadas de forma adequada é problemático e deve estimular cada enfermeiro a avaliar os cuidados que presta às gestantes e suas famílias e como melhora pode ser implantada. Todos os profissionais de enfermagem precisam reexaminar sua prática para se certificar de que seja respeitosa, segura, centrada na família e de boa qualidade independentemente do ambiente em que ocorre.

Simpson, K. R. (2019). Listening to women, treating them with respect, and honoring their wishes during childbirth are critical aspects of safe, high-quality maternity care. *MCN; American Journal of Maternal Child Nursing, 44*(6), 368.

As casas de parto têm como objetivo proporcionar um ambiente familiar relaxante e promover uma "cultura de normalidade". A gravidez e o parto são eventos saudáveis e normais da vida para a maioria das mulheres. Nas casas de parto, as parteiras e a equipe seguem o modelo de bem-estar no parto, o que significa que fornecem cuidados contínuos e de suporte durante os quais intervenções são realizadas apenas quando clinicamente necessárias. Atualmente, a quantidade de casas de parto estabelecidas está em ascensão, e é nelas que as parteiras aprendem sobre normalidade, desenvolvendo então as habilidades necessárias para apoiar as mulheres durante o trabalho de parto em vez de tentar controlá-lo. O clima da economia da atualidade pode resultar no uso mais eficiente dos recursos, possivelmente normalizando as casas de parto (ACOG, 2018a). A gama de serviços para a família expectante geralmente inclui atendimento pré-natal, orientações para o parto, cuidados durante o parto e pós-parto, e inclui também acompanhamento domiciliar e planejamento familiar (Figura 2.2). Uma das características da casa de parto autônoma é que ela pode fornecer cuidados verdadeiramente centrados na família abordando a gravidez e o nascimento como um evento familiar natural e incentivando todos os membros da família a participarem. Frequentemente, essas casas de parto fornecem orientações e encorajam todos os membros da família a se informarem e a serem autossuficientes no cuidado de si e de suas famílias (AABC, 2019).

As casas de parto são uma alternativa para as mulheres que se sentem desconfortáveis com o parto em casa, mas que não desejam dar à luz em um hospital. As vantagens das casas de parto incluem uma abordagem obstétrica não intervencionista, a liberdade para comer e se movimentar durante o trabalho de parto, a capacidade de dar à luz em qualquer posição e o direito de ter qualquer número de familiares e amigos assistindo ao parto. As desvantagens são que algumas dessas casas têm critérios de seleção rígidos, o que pode impedir que mães saudáveis as utilizem; muitas têm regras rígidas relativas ao transporte da mãe para o hospital (p. ex., trabalho de parto prolongado e ruptura de membranas); outras não têm uma unidade peridural; a permanência da parturiente costuma ser curta; e muitas não têm pediatra na equipe para atender ao recém-nascido caso ele apresente necessidades especiais após o nascimento (Stapleton, 2019).

Parto domiciliar

Os partos domiciliares continuam a constituir apenas uma pequena porcentagem de todos os partos nos EUA, em parte devido às preocupações com a segurança. A literatura apresenta vários pontos de vista quanto à segurança dos partos domiciliares, mas os profissionais da saúde devem respeitar a escolha da mulher quanto ao ambiente de parto, seu direito de escolha e sua autonomia. Muitas mulheres optam pelo parto em casa para que ele possa ser um evento familiar. Sentir-se segura e no controle pode ajudar no processo de parto porque a mulher se sente mais confortável em seu próprio ambiente e confiante em sua capacidade de lidar com a situação. Ter conhecimento sobre as expectativas de uma mulher em relação ao seu parto ajudará os enfermeiros a prepará-la para o parto e os capacitará para aconselhá-la quanto aos ambientes de parto que atendem às suas necessidades (Howard, 2018).

Durante séculos, as mulheres deram à luz em casa. Muitas se sentem mais confortáveis e relaxadas quando o parto é realizado em seu próprio ambiente. As mulheres que não desejam intervenção médica e querem um parto centrado na família costumam optar pelo parto domiciliar. Os partos domiciliares são recomendados apenas para gestantes consideradas de baixo risco para complicações durante o trabalho de parto e o parto (ACOG, 2018c). O parto em casa é vantajoso porque:

- É mais barato
- Proporciona privacidade à mulher para que ela vivencie o trabalho de parto e o parto com conforto e na familiaridade do seu lar cercada por seus entes queridos

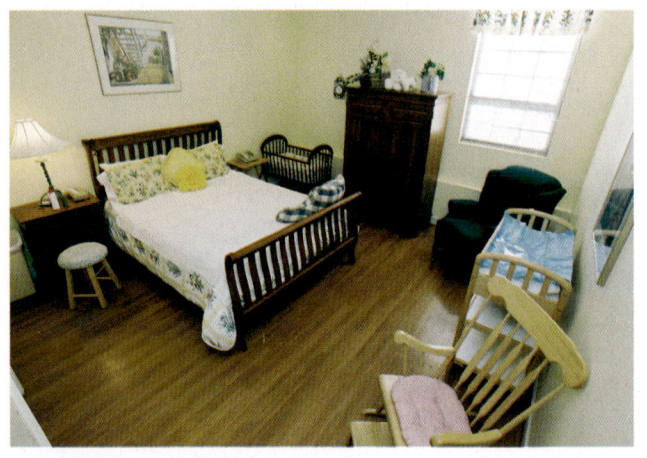 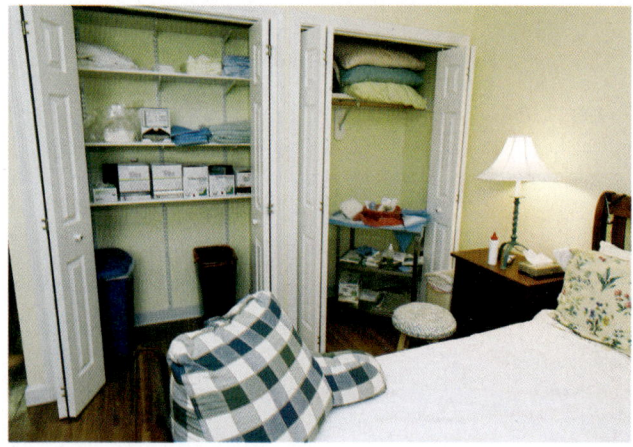

FIGURA 2.2 As casas de parto têm como objetivo proporcionar um ambiente caseiro relaxante e promover uma cultura de normalidade ao mesmo tempo em que oferecem uma gama de serviços de saúde para a família expectante. (Fotos de Gus Freedman.)

- Permite que a mulher mantenha o controle sobre todos os aspectos que influenciam o trabalho de parto (p. ex., posições, vestuário e pessoal de apoio)
- Minimiza a interferência e as intervenções desnecessárias, permitindo então que o trabalho de parto evolua normalmente
- Fornece cuidado contínuo e individualizado pela parteira durante todo o processo do parto
- Promove o desenvolvimento de uma relação de confiança com o enfermeiro obstetra (American Pregnancy Association [APA], 2019).

O parto domiciliar tem algumas desvantagens, o que inclui a limitada disponibilidade de medicação para a dor e o perigo para a mãe e o feto se surgir uma emergência (p. ex., descolamento prematuro da placenta, ruptura uterina, prolapso do cordão umbilical ou feto em sofrimento). A demora para chegar ao hospital pode colocar em risco a vida da criança e/ou da mãe. Um plano de reserva deve ser estabelecido e envolver um obstetra e um hospital próximo em prontidão caso ocorra uma emergência. As evidências disponíveis sugerem que o parto domiciliar planejado é seguro para as mulheres com baixo risco de complicações e atendidas por parteiras devidamente qualificadas e certificadas pelo American Midwifery Certification Board (AMCB), e com acesso à transferência para o hospital em tempo hábil se necessário (Rossi & Prefumo, 2018). As diretrizes globais enfatizam a seleção cuidadosa de candidatas adequadas para o parto domiciliar, gestantes bem informadas, orientação das parteiras e composição rigorosa dos indicadores de transferência (ACOG, 2018c).

Cuidados pós-parto e com o recém-nascido

As semanas seguintes ao parto são um período crítico para a mulher e seu recém-nascido, pois criam as condições para sua saúde e seu bem-estar a longo prazo. A abreviação do tempo de permanência pós-parto nos hospitais tem sido defendida no contexto da redução dos custos do sistema de saúde e da manutenção da qualidade dos cuidados. Como resultado, os enfermeiros comunitários desempenham um papel importante na ampliação dos cuidados para além do ambiente hospitalar. Quando as novas mães recebem alta do hospital, a maioria ainda sente desconforto perineal e cólicas uterinas, podendo também sentir dor por causa da episiotomia. Elas estão cansadas e podem apresentar constipação intestinal ou, ainda, sentir-se inseguras quanto à alimentação e aos cuidados com o recém-nascido. A prevalência de complicações precoces de saúde mental no pós-parto, como depressão, também é alta. Os enfermeiros estão em posição privilegiada para identificar as mães em risco. Um estudo recente descobriu que problemas de choro excessivo em recém-nascidos/lactentes, idade avançada, níveis de escolaridade mais baixos, problemas com amamentação e mães solteiras "de primeira viagem" sem apoio dos parceiros são preditores de sofrimento materno no período pós-parto (Hardy et al., 2018). Essas novas mães precisam ser informadas sobre os recursos da comunidade,

tais como consultas por telefone a enfermeiros, clínicas ambulatoriais, visitas domiciliares, grupos de apoio no bairro em que moram e fóruns *online* para novos pais.

Teleconsulta

Muitos hospitais oferecem serviços de teleconsulta pelos enfermeiros de sua maternidade. No dia da alta, a mãe recebe o número do telefone do serviço de enfermagem e é orientada a ligar se tiver alguma dúvida ou preocupação. Como os enfermeiros da unidade estão familiarizados com a sua história de parto e com o recém-nascido, eles estão em uma boa posição para ajudá-la a se adaptar à sua nova função. Embora esse serviço geralmente seja gratuito, nem todas as famílias reconhecem o problema precocemente ou utilizam esse valioso recurso de informação.

Ambulatório

O ambulatório é outro local da comunidade onde a família que teve um filho pode obter serviços. Normalmente, a mãe recebeu cuidados pré-natais antes do parto e, portanto, estabeleceu uma relação com a equipe de enfermagem. A equipe do ambulatório geralmente está disposta a responder a quaisquer dúvidas que a mãe possa ter sobre sua saúde ou a do seu recém-nascido. As consultas geralmente incluem um exame da mãe e do recém-nascido e orientações sobre cuidados com o cordão umbilical, cuidados pós-parto e com a criança, e nutrição de ambos.

Visitas domiciliares pós-parto

Os períodos de internação mais curtos para as mulheres no pós-parto e seus recém-nascidos necessitam de acompanhamento comunitário cuidadoso após a alta hospitalar. As visitas domiciliares oferecem serviços semelhantes àqueles de uma visita clínica agendada ao ambulatório, mas também dão ao enfermeiro a oportunidade de avaliar a adaptação e a dinâmica da família e do ambiente doméstico. Nos EUA, durante a última década, as internações hospitalares duraram, em média, 24 a 48 horas ou menos para partos vaginais e 72 a 96 horas para cesarianas (CDC, 2019b). A legislação federal norte-americana que entrou em vigor em 1998 proíbe as seguradoras de saúde de restringir as internações hospitalares para mães e recém-nascidos a menos de 2 dias para partos vaginais ou 4 dias para cesarianas (CDC, 2019b). Esses períodos de internação mais curtos têm reduzido o tempo disponível para orientar as mães sobre como cuidar de si mesmas e de seus recém-nascidos. Os programas de visita domiciliar buscam, em geral, promover a saúde e o desenvolvimento da criança, evitar maus-tratos e negligência infantil, melhorar o bem-estar materno e a capacidade da mãe de prestar cuidados ao recém-nascido/lactente. Na visita domiciliar, os enfermeiros realizam avaliações físicas da mãe e do recém-nascido e, também, de quaisquer fatores de saúde mental, sociais e ambientais que possam afetar a adaptação da família.

Os cuidados pós-parto no ambiente doméstico geralmente incluem:

- Monitoramento do bem-estar físico e emocional dos membros da família (Figura 2.3)
- Identificação de complicações potenciais ou em desenvolvimento para a mãe e o recém-nascido
- Avaliação dos comportamentos característicos da depressão pós-parto
- Investigação de tabagismo e substâncias psicoativas
- Avaliação da confiança e do conforto da mãe quanto ao autocuidado e o cuidado do recém-nascido
- Apresentação à família, conforme necessário, dos serviços sociais da comunidade e dos programas de habitação e governamentais
- Revisão dos ajustes de função e suporte da comunidade disponível
- Orientação voltada à contracepção e onde obtê-la na comunidade
- Preenchimento da lacuna entre a alta e o acompanhamento ambulatorial das mães e de seus recém-nascidos (ACOG, 2018b).

O uso de tecnologia para complementar o cuidado de enfermagem domiciliar pode aprimorar este cuidado. Em suas várias formas, a tecnologia pode ajudar a capacitar as pacientes enquanto permanecem no conforto de seus lares. Exemplos de tecnologia incluem conversas telefônicas entre pacientes e enfermeiros para realizar rastreamento de sinais/sintomas, aconselhar, monitorar os sinais vitais e orientar quanto ao uso de medicamentos; mensagens de texto via celular sobre promoção da saúde; questionamentos ou perguntas sobre saúde e uso dos recursos de inteligência artificial; videoconferência; ou grupos de apoio *online* para compartilhar informações com outras novas mães (Baxter, 2018).

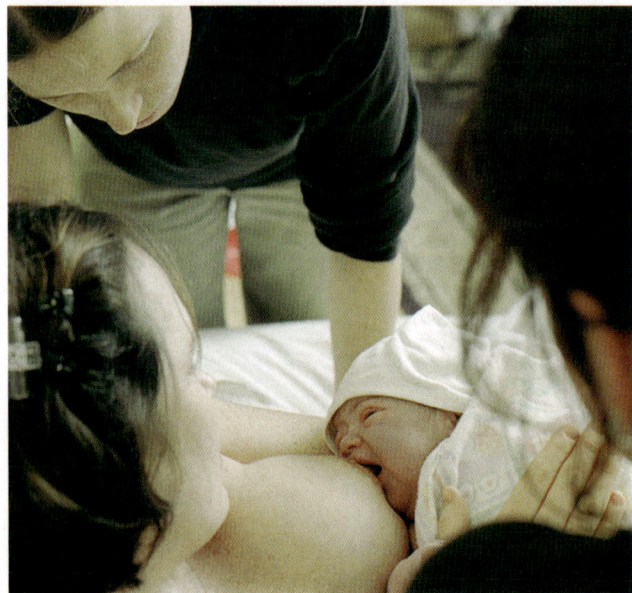

FIGURA 2.3 O profissional de enfermagem faz uma visita domiciliar pós-parto para avaliar a mulher e seu recém-nascido. Durante a visita, ele auxilia a mãe com a amamentação.

Grupos de apoio para novas mães

A maternidade é um acontecimento importante na vida de algumas mulheres, e tornar-se mãe envolve a transição de uma realidade familiar para uma nova realidade. Outras mães experientes podem ser úteis para uma nova mãe nesse processo. Os grupos de apoio para novas mães são tipicamente grupos locais liderados por uma facilitadora com experiência anterior em maternidade, aleitamento materno e cuidados com os recém-nascidos/latentes. Normalmente, eles são compostos de 6 a 12 mães que compartilham informações sobre técnicas de amamentação, padrões de sono infantil, questões de cuidados infantis, problemas de imagem corporal e como integrar o recém-nascido/lactente à unidade familiar. Os grupos de apoio geralmente se reúnem semanalmente e oferecem uma via de apoio que incentiva a divulgação e fornece contato com outras novas mães que estejam passando pela mesma jornada e enfrentando os mesmos desafios.

Fóruns e *blogs online* relacionados com a maternidade

O período pós-parto é emocionante, mas estressante para as mães de "primeira viagem" e, embora a experiência possa variar, todas as mulheres precisam de apoio durante esse importante período. Os grupos de apoio comunitários *online* oferecem um lugar anônimo para trocar informações e conselhos. Pesquisas prévias sugeriram que esses grupos oferecem fóruns seguros e imparciais para as novas mães compartilharem experiências e interagirem anonimamente. Eles são considerados espaços seguros e de apoio em que as novas mães conseguem compreender melhor o novo papel. Além disso, oferecem uma forma viável de orientação para os novos pais e proporcionam momentos de risos, memórias, pensamentos profundos e lembranças dos dias pré-maternidade. Os motivos para as novas mães procurarem *blogs* e fóruns *online* incluem sentimentos de comunidade ou de aceitação, o desejo de ser uma boa mãe, apoio emocional e a necessidade de obter conselhos práticos sobre a criação dos filhos (Boursier et al., 2018).

Atendimento domiciliar do recém-nascido de alto risco

Os pais de recém-nascidos internados em unidade de terapia intensiva neonatal (UTIN) apresentam aumento da ansiedade e do estresse, o que persiste após a alta hospitalar. Com a redução do tempo de internação hospitalar, os recém-nascidos de alto risco também estão sendo cuidados em ambientes comunitários. Antigamente, o atendimento de alta tecnologia era prestado apenas no hospital. Agora, no entanto, o custo crescente dos cuidados complexos e as influências do atendimento gerenciado trouxeram o cuidado de alta tecnologia para o ambiente domiciliar. As famílias tornaram-se "sistemas de saúde" ao fornecer cuidados domiciliares físicos, emocionais, sociais e de desenvolvimento quando os filhos são dependentes de tecnologia. Os candidatos adequados para cuidados em casa incluem prematuros que continuam precisando de oxigênio, recém-nascidos de baixo peso que precisam de fórmulas nutricionais ou hipercalóricas ou métodos de alimentação auxiliares (p. ex., nutrição enteral), ou crianças com hidrocefalia ou paralisia cerebral. O atendimento domiciliar com cuidadores preparados pode contribuir para a detecção precoce de problemas residuais ou recorrentes significativos passíveis de terapia. Os estudos sugerem que melhorar os cuidados domiciliares ao recém-nascido/lactente de alto risco nos primeiros meses após a alta, um período crítico para o crescimento, tem o potencial de reduzir as incidências e as sobrecargas de suas necessidades de cuidado ao longo da vida (Carty et al., 2018). Uma ampla variedade de equipamentos pode ser utilizada, tais como ventilação mecânica, monitores eletrônicos de apneia, equipamentos domiciliares de oxigênio, equipamento de infusão intravenosa, nebulizadores respiratórios, fototerapia e aparelhos de aspiração.

Todos os membros da família devem trabalhar juntos para prestar cuidados durante as 24 horas do dia. Os pais devem negociar com as seguradoras o reembolso de equipamentos médicos duráveis, ser capazes de solucionar problemas com o equipamento e de monitorar o estoque de suprimentos e equipamentos. Além disso, precisam ter a capacidade de avaliar a criança à procura de problemas, determinar qual é o problema, decidir quando chamar o enfermeiro, farmacêutico ou fisioterapeuta, e interpretar e implementar as prescrições. O uso domiciliar de tecnologias exige que os enfermeiros se concentrem no sistema de atendimento domiciliar da família para prestar um cuidado completo ao recém-nascido.

Um planejamento abrangente de alta é necessário para minimizar o risco de morbidade e mortalidade quando o recém-nascido estiver em casa. Os enfermeiros podem desempenhar um papel fundamental na assistência às famílias, preparando-as e aumentando sua confiança no cuidado domiciliar de suas crianças. Essa adaptação começa antes da alta hospitalar. Os membros da família são participantes ativos do plano de transição para o lar. Reconhecer as necessidades dos pais e abordar cada tópico do plano de alta facilitará a transição para casa.

A avaliação da preparação da família é essencial. As seguintes áreas devem ser exploradas:

- Conhecimento dos pais: avaliar o conhecimento da família sobre posicionamento e manuseio do recém-nascido, nutrição, higiene, padrões de eliminação, crescimento e desenvolvimento, imunizações necessárias e reconhecimento de doenças. Fazer perguntas de maneira sensível ajudará o enfermeiro a identificar déficits de conhecimento para que eles possam ser reforçados no seu plano de orientações
- Cuidados pós-parto: detectar as preocupações da mãe em relação a imagem corporal, perda de peso, necessidades de sono/descanso, desconforto, fadiga

e adaptação à sua nova função. Fazer perguntas abertas sobre esses assuntos ajudará o enfermeiro a extrair mais informações a serem incluídas no plano de orientações. Segmentar os pontos de preocupação da paciente ajudará o enfermeiro a se concentrar nas orientações necessárias para facilitar a transição para o seu novo papel como mãe
- Sistemas de apoio: avaliar o apoio físico e emocional à nova mãe fazendo perguntas sobre a disponibilidade de sua família imediata, outros parentes e outros entes queridos que prestam ajuda. Se não houver esse apoio, podem ser feitos encaminhamentos para programas comunitários de pais, creches ou outros recursos da comunidade necessários para ajudar essa família. Explorar essas áreas vitais por meio de questionamento sensível transmitirá a preocupação do enfermeiro para com a criança e a família enquanto se obtém uma avaliação completa das necessidades de aprendizagem da família.

Uma vez que a preparação tenha sido avaliada, o enfermeiro pode intervir conforme necessário. Por exemplo, se os responsáveis não se considerarem preparados para operar aparelhos, tecnologias, medicamentos ou a terapia desenvolvimental, o enfermeiro pode, então, demonstrar o cuidado à família. O profissional de enfermagem fornece instruções e experiência prática em um ambiente de apoio até que a confiança da família aumente. Ele também pode ajudar a família a antecipar os problemas comuns que poderiam ocorrer (p. ex., aconselhando-a a evitar a falta de abastecimento, a ter medicação ou fórmula especial suficiente para durar todo o fim de semana e a manter carregadas as baterias de reserva dos aparelhos ou da bomba de oxigênio portátil). Os desfechos da avaliação e da preparação são o estabelecimento e a manutenção da segurança da criança.

A assistência às famílias que usam equipamentos de atendimento domiciliar complexos exige cuidados com o bem-estar físico e emocional da criança e dos membros da família, bem como o fornecimento de soluções para os problemas que possam ocorrer. Os profissionais de enfermagem que atuam no atendimento domiciliar precisam identificar, mobilizar e adaptar uma miríade de recursos da comunidade para apoiar a família na obtenção da melhor assistência possível no ambiente doméstico. Preparar as famílias antes da alta hospitalar, com os enfermeiros do atendimento domiciliar mantendo e reforçando esse foco, aliviará o ônus de gerenciar equipamentos de alta tecnologia em casa.

Cuidados de saúde da mulher

As mulheres enfrentam desafios únicos ao longo de sua vida em relação à saúde física, às interações com o sistema de saúde e aos seus papéis na sociedade. O período fértil de uma mulher abrange, em média, metade de sua vida e não é um período estático, mas, sim, que engloba várias etapas significativas. À medida que seus objetivos reprodutivos se modificam, mudam também as necessidades de cuidados de saúde da mulher. Devido a essas demandas variáveis, um cuidado comunitário abrangente é fundamental.

Os serviços de saúde comunitários para a mulher têm recebido maior ênfase durante as últimas décadas simplesmente por causa da economia. As mulheres utilizam mais os serviços de saúde do que os homens, tomam até 90% das decisões de saúde, representam mais da metade da população e são estatisticamente propensas a viverem mais do que os homens (Daniel et al., 2018). Elas são responsáveis por 66 centavos de cada dólar gasto com cuidados de saúde, e sete das 10 cirurgias mais frequentemente realizadas nos EUA são específicas para mulheres (Moore et al., 2018). Os exemplos de serviços de saúde comunitários para mulheres que podem ser ambulatoriais ou hospitalares incluem:

- Centros de rastreamento que ofereçem mamografias, esfregaços de Papanicolaou, densitometria óssea, aconselhamento genético, ultrassonografia, exames de mama, avaliações completas de risco à saúde, exames laboratoriais (hemograma completo, níveis sanguíneos de colesterol, provas de atividade tireóidea, glicemia em jejum para pesquisa de diabetes melito, níveis de hormônio foliculoestimulante [FSH] e eletrocardiograma (ECG)
- Centros educacionais que ofereçem palestras sobre a saúde da mulher, instruções sobre autoexame das mamas, esfregaço de Papanicolaou e computadores para pesquisa
- Centros de aconselhamento que ofereçem vários grupos de apoio para genética, psicoterapia, drogadição, abuso sexual e violência doméstica
- Centros de bem-estar que ofereçem técnicas de redução do estresse, massagem terapêutica, imaginação guiada, hipnose, cessação do tabagismo, redução de peso, *tai chi*, ioga e aulas de ginástica/exercícios para mulheres
- Centros de cura alternativa/integral que ofereçem acupuntura, aromaterapia, *biofeedback*, toque terapêutico, tratamentos faciais, reflexologia e fitoterápicos
- Centros de varejo que ofereçem equipamentos especiais para locação e compra, como próteses mamárias.

As mulheres têm muitas opções de serviços, instituições e profissionais da saúde. No passado, a maioria delas recebia cuidados de saúde de médicos como obstetras, ginecologistas e médicos da família; entretanto, hoje, enfermeiros obstétricos estão prevalecendo na prestação de cuidados à mulher saudável.

Os enfermeiros que trabalham em ambientes comunitários precisam estar familiarizados com os muitos problemas de saúde comumente encontrados nas mulheres de suas comunidades. Todos os profissionais de enfermagem que trabalham com mulheres de qualquer idade

em ambientes comunitários, incluindo o local de trabalho, escolas, consultórios e clínicas médicas, devem ter uma compreensão completa do âmbito dos cuidados de saúde da mulher e estar preparados para intervir de forma adequada a fim de evitar problemas e promover a saúde.

PAPÉIS E FUNÇÕES DO ENFERMEIRO DE SAÚDE COMUNITÁRIA

Muitos enfermeiros consideram a mudança do ambiente hospitalar para o comunitário um desafio. Com a troca das responsabilidades de cuidados hospitalares para cuidados comunitários, ocorrem alterações na assistência de enfermagem. Os profissionais de enfermagem que trabalham em ambientes comunitários compartilham muitas das mesmas funções e responsabilidades que seus colegas de ambientes hospitalares, mas existem algumas diferenças. Por exemplo, no atendimento domiciliar ou comunitário, o enfermeiro presta atendimento direto à paciente, porém gasta mais tempo no papel de educador, comunicador e gestor do que o enfermeiro que trabalha em unidades de cuidados agudos. No atendimento domiciliar, o enfermeiro passa bastante tempo na função de supervisão ou gestão. Independentemente de onde atue (hospital ou ambulatório), os princípios do cuidado holístico ainda são universalmente aplicados.

Comunicador

Uma comunicação terapêutica efetiva com mulheres, crianças e famílias é fundamental para a prestação de cuidados de enfermagem de qualidade. A comunicação centrada na paciente e na família aumenta a satisfação com os cuidados de enfermagem e ajuda a melhorar o conhecimento e as habilidades de cuidados de saúde (Kaakinen et al., 2018). A importância da comunicação gira em torno de sua efetividade e do clima em que ela ocorre. Confiança, respeito e empatia são os três fatores necessários para se criar e promover uma comunicação terapêutica bem-sucedida entre as pessoas.

Comunicação verbal e não verbal

Ao interagir com suas pacientes, os profissionais de enfermagem utilizam continuamente a comunicação verbal ao longo do dia. Boas habilidades de comunicação verbal são necessárias para uma avaliação de enfermagem e orientações de excelência. A comunicação não verbal, também conhecida como linguagem corporal, é composta de comportamentos afetivos ou expressivos que podem ser demonstrados pelo atendimento ao outro e pela escuta ativa. Quando a paciente e seus familiares sentem que estão sendo ouvidos, a confiança e um bom relacionamento são estabelecidos.

Lembre-se de Maria, que recentemente recebeu alta do hospital com seu filho recém-nascido. Como o enfermeiro comunicou-se com ela? As ações do profissional de enfermagem durante a visita promoveram o desenvolvimento de uma relação de confiança entre ele e Maria? O que poderia ter sido feito para promover a confiança?

> ### ATENÇÃO!
> Sentar-se ao nível dos olhos de uma paciente proporciona mais igualdade na conversa e demonstra abertura e imparcialidade por parte do enfermeiro.

A escuta ativa é fundamental para o processo de comunicação. Ouvir com atenção pode revelar medos ou preocupações que o enfermeiro pode não descobrir por meio de um questionamento. Pela ausência da escuta ativa, informações essenciais podem ser perdidas, por isso ela é importante na prestação de cuidados de enfermagem abrangentes. As pesquisas mostram que o contato com um enfermeiro que demonstra escuta empática e ativa exerce um efeito calmante e curativo nas pacientes (Wood, 2018). Se a paciente ou sua família sentir que o enfermeiro não as está escutando, elas podem relutar em compartilhar mais informações. Durante a interação, determine se a comunicação verbal da paciente é congruente com sua comunicação não verbal.

Comunicação com as famílias

Ao se comunicar com os familiares, seja honesto. Eles desejam ser valorizados e devem ser parceiros da equipe de saúde. Permita que os membros da família verbalizem preocupações e perguntas. Explique o uso dos equipamentos e a sequência correta dos procedimentos. Ajude-os a compreender os efeitos de longo e curto prazos de um tratamento de saúde.

Como trabalhar com um intérprete

Mais de 25 milhões de pessoas nos EUA não falam inglês ou têm proficiência limitada no idioma (U.S. Census Bureau, 2019). Barreiras de idioma entre enfermeiros e pacientes podem impedir a comunicação efetiva e a compreensão por parte da paciente das informações relacionadas com a sua saúde (Lee et al., 2018). Tentar se comunicar com uma família cujos membros não falam o idioma do país pode ser uma situação frustrante para os profissionais da saúde. A identificação oportuna das necessidades associadas ao idioma de uma paciente no primeiro encontro pode viabilizar a prestação de serviços apropriados àquele idioma e contribuir para a qualidade do atendimento e para se obterem melhores resultados e a satisfação da paciente. O uso do CALD Assist™, um aplicativo norte-americano de comunicação, está disponível para dar suporte às interações da paciente quando não há intérpretes disponíveis

(Hu, 2018). A ajuda de um intérprete é inestimável e um componente essencial para a orientação à paciente e sua família. Trabalhar com um intérprete, pessoalmente ou por telefone, requer a coordenação de esforços de ambas as partes. Essa coordenação é importante para que tanto a família quanto o intérprete entendam a informação a ser comunicada. Trabalhando em equipe, o enfermeiro questiona ou informa e o intérprete transmite as informações de modo completo e exato. O *Healthy People 2030* também aborda o tópico das diferenças de idioma (ver *Healthy People 2030* 2.1). Além disso, nos EUA, muitas unidades de saúde aderiram ao Language Line Services, uma empresa de interpretação sob demanda que oferece interpretação de 170 idiomas via telefone. Vários outros intérpretes, tradutores e ferramentas de tradução estão disponíveis *online*.

Lembre-se de Maria, a mulher com o recém-nascido que está recebendo atendimento domiciliar. Na segunda visita à casa dela, o enfermeiro levou um intérprete de língua espanhola que explicou o motivo de colocar o recém-nascido para dormir em decúbito dorsal e demonstrou a Maria várias outras posições úteis para alimentar e segurar o recém-nascido. Maria estava sorrindo quando o enfermeiro saiu e perguntou quando ele voltaria. O que fez a diferença no relacionamento deles durante a segunda visita? Que intervenções demonstram um cuidado culturalmente humilde?

Comunicação com pacientes surdas e seus familiares

Nos EUA, existem aproximadamente 48 milhões de adultos e 3 milhões de crianças com algum tipo de deficiência auditiva.[4] Naquele país, a perda auditiva é a terceira condição crônica de saúde mais comum, atrás apenas da artrite e das doenças cardíacas (Hearing Loss Association of America [HLAA], 2019). As barreiras de comunicação entre pacientes surdas e enfermeiros podem causar uma assistência médica inadequada, violações de privacidade e estresse desnecessário durante o cuidado e o tratamento (Grady et al., 2018). Quase um em cada seis americanos tem perda auditiva e, entre aqueles com mais de 65 anos, a proporção sobe para um em cada três. Em 2050, haverá aproximadamente 900 milhões de pessoas em todo o mundo com algum déficit auditivo (WHO, 2019). Os estudos mostram que pessoas surdas têm um estado de saúde pior do que aquelas que ouvem normalmente, o que é atribuído a problemas de acesso à saúde e de comunicação com os profissionais da saúde (Hommes et al., 2018). Os profissionais da saúde têm o dever de oferecer ajuda e serviços auxiliares para estabelecer uma comunicação

---

[4]N.R.T.: No Brasil, 10,7 milhões de pessoas têm deficiência auditiva. Desse total, 2,3 milhões têm uma deficiência grave. A surdez atinge 54% de homens e 46% de mulheres. (Fonte: https://agenciabrasil.ebc.com.br/geral/noticia/2019-10/brasil-tem-107-milhoes-de-deficientes-auditivos-diz-estudo. Acesso em: 21 set. 2021.)

HEALTHY PEOPLE 2030 • 2.1

Objetivo	Importância para a enfermagem
ECBP-D06 Aumentar o número de instituições comunitárias que ofereçam serviços de prevenção primária populacional.	Os programas educacionais e comunitários desempenham um papel fundamental na prevenção de doenças e lesões, melhorando e elevando a qualidade de vida. Os programas e as estratégias educacionais e comunitárias são elaborados para alcançar pessoas fora dos ambientes tradicionais de saúde. Esses ambientes podem incluir escolas, locais de trabalho e agências de saúde. As atividades comunitárias de promoção da saúde são iniciadas por um departamento ou organização de saúde; os organizadores têm a responsabilidade de envolver a comunidade. A compreensão da visão das pessoas saudáveis em comunidades saudáveis só é possível se a comunidade, com toda a sua diversidade cultural, social e econômica, for uma parceira autêntica na mudança das condições de saúde.
HC/HIT-01 Aumentar a quantidade de relatos de pacientes cujo profissional da saúde sempre lhes solicita a descrição de sua prescrição. **HC/HIT-02** Reduzir a proporção de pessoas que relatam comunicação deficiente entre paciente e profissional da saúde (p. ex., escuta ativa, orientações, desrespeito, tempo).	Apoiar a tomada de decisão compartilhada entre pacientes e profissionais da saúde para que todos concordem com o plano de tratamento. Fornecer princípios sólidos na concepção de programas e intervenções que resultem em comportamentos mais saudáveis para a paciente e seus familiares. Vincular a continuidade dos cuidados comunitários e domiciliares para promover os melhores desfechos de saúde.

Adaptado de USDHHS. (2020). *Proposed objectives for inclusion in Healthy People 2030*. Disponível em: https://www.healthypeople.gov/sites/default/files/ObjectivesPublicComment508.pdf.

eficaz com as suas pacientes. A prestação de assistência a pessoas com déficit auditivo em ambientes de cuidados de saúde é extremamente importante porque, sem a assistência por meio de auxílios e serviços auxiliares, os profissionais da saúde correm o risco de não compreender os sintomas da paciente, diagnosticar incorretamente o seu problema de saúde, aumentar os valores da internação hospitalar e inadvertidamente causar danos às pacientes (Kimball et al., 2018).

A deficiência auditiva é frequentemente descrita como uma condição invisível, pois não há indicações visuais de que a pessoa tenha qualquer necessidade especial. As gestantes com déficit auditivo são frequentemente negligenciadas, principalmente devido à falta de compreensão quanto a cuidar melhor de mulheres com diferentes necessidades de comunicação. Os enfermeiros têm um papel fundamental na troca de informações e na compreensão das necessidades das mulheres com déficit auditivo para que possam atuar como apoiadores e ajudar a superar as barreiras que podem ser criadas pela surdez. Para cumprir essa função, os profissionais de enfermagem precisam compreender os problemas enfrentados pelas mulheres com déficit auditivo e seus parceiros no acesso aos serviços de maternidade (Ruesch, 2018).

Para as pacientes com déficit auditivo, os enfermeiros devem determinar o método de comunicação desejado: leitura labial; Libras; e outro método, como o CART (*Communication Access Real-time Translation*), que pode ser visualizado em um *tablet*, *laptop* ou *smartphone*; ou alguma combinação desses. Se o enfermeiro não for proficiente em Libras e a paciente ou a família usam esse método, um intérprete deverá ser disponibilizado se nenhum outro membro adulto da família estiver presente para a tradução. Nos EUA, de acordo com a lei federal, é obrigatório proporcionar às pacientes surdas e aos seus familiares surdos uma comunicação efetiva com os profissionais da saúde. Quando os enfermeiros demonstram paciência com uma mulher com déficit auditivo, promove-se um ambiente saudável no qual a confiança e o trabalho em equipe podem se desenvolver (Hubbard et al., 2018).

Prestador de cuidados diretos

O enfermeiro comunitário normalmente presta menos cuidados físicos diretos do que o enfermeiro nas unidades de atendimento agudo. Frequentemente, o profissional de enfermagem observa a paciente ou o cuidador executando tarefas de cuidados físicos. Habilidades de avaliação excelentes são especialmente importantes no contexto de cuidados comunitários. O enfermeiro comunitário muitas vezes atua em uma função autônoma e, após a coleta de dados, ele decide iniciar, continuar, alterar ou encerrar os cuidados físicos de enfermagem. A avaliação vai além da avaliação física da paciente e deve incluir o meio ambiente e a comunidade.

O profissional de enfermagem presta cuidados diretos à paciente no período perinatal, que começam com a primeira consulta com um profissional da saúde e se estendem durante a gravidez e o parto. Além disso, o enfermeiro presta cuidados diretos que envolvem as seguintes áreas:

- Contracepção
- Aborto
- Infertilidade
- Rastreamento de ISTs
- Avaliação do risco e cuidados preconcepção.

Orientador

Os enfermeiros comunitários trabalham para melhorar a saúde da população gerenciando e prestando cuidados a grupos inteiros, identificando e examinando o impacto das doenças na sociedade e promovendo o bem-estar em uma ampla gama de ambientes. Como resultado da redução do tempo e do número de hospitalizações, fornecer orientações às pacientes e sua família é um papel fundamental dos enfermeiros comunitários. Muitas vezes, as orientações começam no ambiente comunitário, especialmente no domicílio. No contexto comunitário, as orientações à paciente costumam se concentrar em ajudá-la, e também a sua família, a alcançar a independência.

Independentemente do tipo de ambiente, os enfermeiros estão em uma posição única para ajudar as pacientes e seus familiares a administrar sua própria saúde. As pacientes e seus familiares precisam conhecer sua condição, o plano de tratamento, e quando e como entrar em contato com os profissionais da saúde. Com o pouco tempo disponível em todas as áreas de saúde, os profissionais de enfermagem devem se concentrar nos objetivos de aprendizagem e começar a orientar na primeira oportunidade. Como orientadores, os enfermeiros comunitários concentram-se em informar indivíduos, famílias e comunidades para que criem uma estrutura de vida saudável e façam escolhas saudáveis durante a gravidez. Em suma, eles concentram-se na orientação em saúde comunitária como um passo importante para os cuidados de saúde preventivos (Bastable, 2019).

> ### ATENÇÃO!
> "Não há prescrição mais valiosa do que o conhecimento."
> – C. Everett Koop, MD, Ex-Surgeon General dos EUA.

A orientação da paciente ocorre quando os enfermeiros compartilham informações, conhecimentos e habilidades com ela e seus familiares, capacitando-os então a assumir a responsabilidade por sua própria saúde. Por meio da orientação à paciente, ela e seus familiares conseguem superar os sentimentos de impotência e desamparo e ganhar a confiança e a capacidade de serem membros ativos em seu plano de cuidados.

Em geral, as orientações à paciente e a seus familiares possibilitam-lhes a tomada de decisões informadas, garantem a existência de habilidades básicas de saúde, propiciam o reconhecimento de situações problemáticas, promovem respostas adequadas aos problemas e permitem que as perguntas sejam respondidas. Quando se iniciam as orientações completas e estruturadas no ambiente hospitalar, elas podem se estender ao ambiente doméstico, o que diminui as reinternações hospitalares. Uma lista de verificação para alta baseada em evidências descreve os processos necessários para uma alta segura e ideal e um cronograma recomendado de quando completar cada etapa, o que começa no primeiro dia de internação. Uma lista de verificações inclui: (1) indicação para a admissão no hospital; (2) cuidados primários em casa; (3) segurança da medicação; (4) planos de acompanhamento; (5) encaminhamentos para atendimento domiciliar; (6) comunicação com profissionais da saúde da comunidade; e (7) orientação à paciente. Os enfermeiros devem fornecer as orientações importantes às pacientes para que elas possam controlar seu autocuidado após a alta, promovendo então uma transição bem-sucedida do hospital para o lar (Liang & Alper, 2018). Uma lista de verificações pode desempenhar um importante papel em ajudar os enfermeiros a fornecer orientações formais precocemente às pacientes e seus familiares que estejam recebendo alta para casa com um novo dispositivo para que possam ser prestados cuidados seguros no ambiente doméstico (Jakucs, 2018). As orientações à paciente e aos seus familiares representam uma prioridade e são abordadas no *Healthy People 2030*.

> ### ATENÇÃO!
> Para lidar efetivamente com a doença, compreender e participar das decisões sobre os planos de tratamento e manter e melhorar a saúde após o tratamento, a paciente e seus familiares precisam ter conhecimentos e habilidades relevantes para suas condições (The Joint Commission, 2018).

Etapas da orientação à paciente e aos familiares

A orientação à paciente é um componente essencial do cuidado de enfermagem. É uma das funções mais importantes do enfermeiro em sua prática de enfermagem. A orientação à paciente permite que ela compreenda a sua condição e desempenhe um papel mais proativo no autocuidado de forma independente. As etapas da orientação à paciente e aos seus familiares são semelhantes às do processo de enfermagem: o enfermeiro deve investigar, planejar, implementar, avaliar e, por fim, documentar as orientações. Uma vez que o profissional de enfermagem atinge um nível de conforto e experiência com cada uma dessas etapas, elas se fundem e se tornam uma cotidiana parte harmoniosa da prática de enfermagem. As orientações à paciente começam com o primeiro encontro e prosseguem até a alta e além. Uma reavaliação após cada etapa ou qualquer alteração no processo é fundamental para garantir o sucesso.

COMO MELHORAR A APRENDIZAGEM

Os enfermeiros estão em uma excelente posição para promover um ambiente propício ao aprendizado. Por exemplo, é totalmente apropriado dizer à paciente: "Muitas pessoas têm problemas para ler e lembrar as informações deste folheto (encarte, manual). Isso acontece com você?" Uma vez reconhecido o problema, o profissional de enfermagem fica livre para ajustar as técnicas de comunicação verbal e os materiais escritos para auxiliar no aprendizado e para comunicar essa necessidade a toda a equipe interdisciplinar de saúde. Os enfermeiros implementam técnicas de orientação individualizadas com base nas informações da avaliação e nos objetivos identificados. Em geral, as seguintes técnicas podem facilitar a aprendizagem:

- Falar lentamente e repetir as informações muitas vezes
- Conhecer as limitações da paciente com relação ao idioma e ao nível de escolaridade
- Falar em estilo coloquial usando uma linguagem simples, não técnica
- Envolver os membros da família, quando possível, para aumentar a chance de conformidade
- Apresentar as informações de maneira fragmentada usando etapas lógicas
- Priorizar as informações e ensinar habilidades de sobrevivência em primeiro lugar
- Usar recursos visuais, tais como imagens, vídeos e modelos
- Ensinar usando uma abordagem prática e interativa.

Se a paciente ou a família tiverem pouca habilitação em conhecimentos de saúde, a aprendizagem poderá ser estimulada pelo uso de imagens ou ilustrações, vídeos, áudios ou códigos de cores (como em frascos de medicamentos ou ilustrando etapas de um procedimento). Além disso, as orientações podem incluir um membro da família de "reserva".

DOCUMENTAÇÃO DAS ORIENTAÇÕES E DA APRENDIZAGEM

A documentação dos cuidados e das orientações à paciente é uma parte fundamental da prática profissional de todos os enfermeiros, e é o único meio disponível para garantir que o plano de orientações e seus objetivos tenham sido concluídos. A documentação tem quatro propósitos principais:

1. Em primeiro lugar, o prontuário da paciente serve como uma ferramenta de comunicação que toda a equipe interdisciplinar pode utilizar para acompanhar o que a paciente e sua família já aprenderam e o que ainda precisam aprender.
2. Em segundo lugar, fornece um testemunho das orientações que a família recebeu caso surjam questões jurídicas.
3. Em terceiro lugar, ratifica as normas estabelecidas por The Joint Commission, Centers for Medicare and Medicaid Services e outros órgãos de acreditação que regem os profissionais da saúde responsáveis por atividades de orientação à paciente.
4. Por fim, para reembolso, informa às seguradoras de saúde quais bens e serviços foram fornecidos.

As orientações à paciente e à sua família desempenham um papel essencial na promoção de uma prática segura de autocuidado. Para garantir que as pacientes e seus familiares alcancem as capacidades necessárias, as orientações a eles devem ser baseadas na competência. Ao desenvolver e aplicar programa de orientação com base em competências, cada enfermeiro deve identificar as competências essenciais a serem ensinadas, as metodologias de ensino ideais, o melhor método para avaliar o desempenho e a documentação das evidências do aprendizado (Davis, 2018).

Planejador de alta e gestor de caso

Devido à curta duração das internações hospitalares e à mudança das pacientes com necessidades complexas de saúde para ambientes comunitários, o planejamento de alta e o gerenciamento de casos tornaram-se importantes funções da enfermagem na comunidade (Stanhope & Lancaster, 2018). O planejamento da alta envolve o desenvolvimento e a implementação de um plano abrangente para a alta segura da paciente de uma unidade de saúde e para a continuidade dos cuidados com segurança e efetividade na comunidade e em casa. A gestão de caso centra-se na coordenação dos serviços de saúde balanceando a qualidade e os custos. Muitas vezes, as pacientes que precisam de cuidados comunitários, especialmente de atendimento domiciliar, têm necessidades clínicas complexas que demandam uma equipe interdisciplinar para atender às suas exigências físicas, psicológicas, clínicas, de enfermagem, de desenvolvimento e educativas. O enfermeiro desempenha um papel importante na iniciação e manutenção do vínculo entre os membros da equipe e a paciente a fim de garantir que a paciente e sua família recebam cuidados abrangentes e coordenados.

Apoiador da paciente e gestor de recursos

O apoio à paciente é outro importante papel do enfermeiro comunitário para assegurar que as necessidades da paciente e da família sejam atendidas. Este suporte também ajuda a garantir que a paciente e sua família tenham à sua disposição recursos e serviços de saúde adequados. Por exemplo, a gestante em repouso domiciliar pode precisar de ajuda para cuidar de seus outros filhos, realizar tarefas domésticas ou comparecer às suas consultas. As mulheres com necessidades clínicas complexas podem precisar de assistência financeira ou isenção de pagamento via Medicaid (programas estatais que usam recursos dos governos federal e estaduais norte-americanos para pagar o tratamento de indivíduos com determinadas condições clínicas). Elas também podem necessitar de ajuda para adquirir os equipamentos necessários, serviços adicionais e transporte. Os enfermeiros comunitários precisam de um conhecimento básico dos recursos comunitários, estaduais e federais para garantir que as pacientes e seus familiares tenham acesso aos meios necessários.

CONCEITOS FUNDAMENTAIS

- O cuidado centrado na família reconhece o conceito de família como constante. As capacidades funcionais e de saúde da família afetam a saúde da paciente e de outros familiares. O cuidado centrado na família reconhece e respeita as forças e a individualidade da família, incentiva referências de apoio à família e facilita a colaboração. Garante também a prestação de cuidados de saúde flexíveis, acessíveis e responsivos ao mesmo tempo que incorpora as necessidades de desenvolvimento e implementação de políticas para dar apoio emocional e financeiro às mulheres e aos seus familiares

- A prestação de cuidados de saúde passou das unidades de atendimento agudo para a comunidade, com ênfase na promoção da saúde e na prevenção de doenças (Rector, 2018). A enfermagem em saúde comunitária concentra-se na prevenção de problemas de saúde e na melhoria da saúde das populações e comunidades atendendo às necessidades de saúde atuais e potenciais da população ou comunidade e promovendo e preservando a saúde de uma população independentemente da idade ou do diagnóstico. Os enfermeiros de saúde comunitária realizam investigações epidemiológicas para ajudar a analisar e a desenvolver políticas de saúde e iniciativas comunitárias de saúde

- Os enfermeiros comunitários concentram-se na prestação de cuidados pessoais a indivíduos e famílias na comunidade, na promoção e preservação da saúde, bem como na prevenção de doenças ou lesões. Eles ajudam as mulheres e suas famílias a lidar com agravos e enfermidades e se concentram em minimizar as barreiras, possibilitando, então, que a paciente desenvolva todo o seu potencial

- A enfermagem comunitária utiliza o processo de enfermagem no atendimento de pacientes em ambientes comunitários e envolve os níveis de prevenção primária, secundária e terciária. As intervenções de enfermagem em ambientes comunitários incluem rastreamento de saúde, orientações, administração de medicamentos, teleconsulta, encaminhamento do sistema de saúde, instruções, aconselhamento nutricional e identificação de riscos

- Os enfermeiros que trabalham na comunidade precisam desenvolver competência cultural. As etapas para alcançá-la incluem autoconsciência cultural, conhecimento cultural, habilidades culturais e encontros culturais

- Os ambientes de atuação da enfermagem comunitária incluem consultórios, clínicas, secretarias de saúde, unidades de pronto atendimento, domicílio da paciente, igrejas e abrigos (p. ex., locais de acolhimento a vítimas de violência doméstica, sem-teto e vítimas de desastres). Os enfermeiros prestam cuidados de bem-estar, cuidados a doenças episódicas e cuidados crônicos para mulheres e seus familiares

- As situações de cuidados de saúde domiciliares aumentaram devido ao menor tempo de internação e às medidas de contenção de custos, com o aumento da renda e da longevidade dos indivíduos com condições de saúde crônicas e debilitantes. A tecnologia também evoluiu, permitindo então que as pacientes sejam monitoradas e submetidas a procedimentos complexos em sua própria casa (Storfjell, 2018)

- Os papéis e as funções do enfermeiro comunitário incluem ser comunicador, prestador de cuidados diretos, orientador, planejador de alta, gestor de caso, apoiador e gestor de recursos

- A comunicação aberta e honesta é essencial para os enfermeiros comunitários. O auxílio de um intérprete pode ser necessário para assegurar uma comunicação efetiva. É fundamental que se mantenha a confidencialidade e se proporcione privacidade

- O conhecimento de uma família quanto à saúde ou à doença da paciente é vital. Os enfermeiros que trabalham na comunidade desempenham um papel importante na orientação das mulheres e de seus familiares

- O planejamento de alta fornece uma estratégia abrangente para a alta segura da paciente de uma unidade de saúde e para a continuidade de cuidados seguros e efetivos na comunidade. O gerenciamento de casos concentra-se na coordenação dos serviços de saúde balanceando qualidade e custos. O planejamento de alta e o gerenciamento de casos contribuem para melhorar a transição do hospital para a comunidade de mulheres, seus familiares e equipe de saúde

- Os enfermeiros comunitários atuam como gestores de recursos para ajudar a garantir que a paciente e sua família tenham à sua disposição os recursos necessários e os serviços de saúde adequados.

História de pacientes: Fatime Sanogo • Parte 1

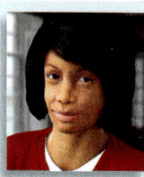

Fatime Sanogo, de 23 anos, está sendo atendida pelo enfermeiro no ambulatório de pré-natal. O profissional de enfermagem toma conhecimento de que essa é a sua primeira gravidez, que ela é muçulmana e que recentemente se mudou com o marido de Mali, na África Ocidental, para os EUA. Quais fatores culturais são importantes para o enfermeiro avaliar que orientam o cuidado culturalmente humilde durante a gravidez de Fatime e a preparação para o parto? (A história de Fatime Sanogo continua no Capítulo 14.)

REFERÊNCIAS BIBLIOGRÁFICAS E LEITURA SUGERIDA

Abdul-Raheem, J. (2018). Cultural humility in nursing education. *Journal of Cultural Diversity*, 25(2), 66–73.

Akparewa, N. (2018). Three key points about cultural humility and how it differs from cultural competency. *Transform Nursing*. Retrieved June 16, 2020, from https://transformnursing.

com/2018/03/04/three-key-points-about-cultural-humility-and-how-it-differs-from-cultural-competency/

American Association of Birth Centers (AABC). (2019). *About AABC*. Retrieved June 16, 2020, from https://www.birthcenters.org/page/about_aabc

American College of Obstetricians and Gynecologists (ACOG). (2018a). *Joint statement of practice relations between obstetrician-gynecologists and certified nurse-midwives/certified midwives*. Retrieved June 16, 2020, from https://www.acog.org/clinical-information/policy-and-position-statements/statements-of-policy/2018/joint-statement-of-practice-relations-between-ob-gyns-and-cnms

American College of Obstetricians and Gynecologists (ACOG). (2018b). *Optimizing postpartum care*. Retrieved June 16, 2020, from https://www.acog.org/clinical/clinical-guidance/committee-opinion/articles/2018/05/optimizing-postpartum-care

American College of Obstetricians and Gynecologists (ACOG). (2018c). *Practice Bulletin No. 697: Planned home birth*. www.acog.org/-/media/Committee-Opinions/Committeeon-Obstetric-Practice/co697.pdf?dmc=1&ts=20171230T0942130498

American College of Obstetricians and Gynecologists (ACOG). (2019). ACOG Committee Opinion #762: Prepregnancy counseling. *Obstetrics & Gynecology, 133*(1), e78–e89.

American Pregnancy Association (APA). (2019). *Home birth*. Retrieved October 13, 2019, from http://americanpregnancy.org/labor-and-birth/home-birth/

Anderson, A. C., Akre, E., & Chen, J. (2018). Exploring national trends of patient-and family-centered care among US children. *Journal of Child Health Care*, https://doi.org/10.1177/1367493518786015

Bastable, S. B. (2019). *Nurse as educator: Principles of teaching and learning for nursing practice* (5th ed.). Jones & Bartlett Learning.

Baxter, A. (2018). *Top home care trends for 2018*. Retrieved June 16, 2020, from https://homehealthcarenews.com/2018/01/top-home-care-trends-for-2018/

Boursier, V., Manna, V., Gioia, F., Coppola, F., & Venosa, N. (2018). *Cyber-moms facing motherhood: Holding functions and regressive movements in parenting websites. Global Perspectives on Health Communication in the Age of Social Media*. https://www.igi-global.com/chapter/cyber-moms-facing-motherhood/197625

Bowman, R. L., Davis, D. L., Ferguson, S., & Taylor, J. (2018). Women's motivation, perception and experience pf complementary and alternative medicine in pregnancy: A metasynthesis. *Midwifery, 59*, 81–87.

Brant, M., Pouppirt, N., Lioy, J., Kim, A., & Chuo, J. (2018). Telemedicine visits improve transition to home for infants requiring complex care. *Pediatrics, 141*(1). http://pediatrics.aappublications.org/content/141/1_MeetingAbstract/173

Bureau of Labor Statistics. (2019). *Occupational outlook handbook: Registered nurses*. Retrieved April 10, 2020, from https://www.bls.gov/ooh/healthcare/registered-nurses.htm#tab-3

Carty, C. L., Soghier, L. M., Kritikos, K. I., Tuchman, L. K., Jiggetts, M., Glass, P., Fratantoni, K. R. (2018). The Giving Parents Support Study: A randomized clinical trial of a parent navigator intervention to improve outcomes after neonatal intensive care unit discharge. *Contemporary Clinical Trials, 70*(2018), 117–134.

Centers for Disease Control and Prevention (CDC). (2019a). *Folic acid & neural tube defects: Data & statistics*. Retrieved June 16, 2020, from https://www.cdc.gov/ncbddd/birthdefectscount/data.html

Centers for Disease Control and Prevention (CDC). (2019b). *Hospital utilization*. Retrieved June 16, 2020, from https://www.cdc.gov/nchs/fastats/hospital.htm

Clendon, J., & Munns, A. (2018). *Community health and wellness: Principles of primary health care* (6th ed.). Elsevier.

Community Health Network. (2018). *Maternity services*. Retrieved June 16, 2020, from https://www.ecommunity.com/services/womens-care/pregnancy

Daniel, H., Erickson, S. M., & Bornstein, S. S. (2018). Women's health policy in the United States: An American College of Physicians Position Paper. *Annals of Internal Medicine, 168*(12), 874–875.

Davis, A. (2018). Evidence-based approaches to education: Direct instruction, anyone? *Management in Education, 32*(3), 135–138.

Edelman, C. L., & Kudzma, E. C. (2018). *Health promotion throughout the lifespan* (9th ed.). Elsevier.

Ernst, E., & Smith, K. (2018). *More harm than good? The moral maze of complementary and alternative medicine*. Springer Publishers.

Ervin, N. E., & Kulbok, P. A. (2018). *Advanced public and community health nursing practice: Population assessment, program planning, and evaluation* (2nd ed.). Springer Publishers.

Garrett, G. S., & Bailey, L. B. (2018). A public health approach for preventing neural tube defects: Folic acid fortification and beyond. *Annals of the New York Academy of Sciences, 1414*(1), 47–58.

Grady, M. S., Younce, A. B., Farmer, J., Rudd, A. B., & Buckner, E. B. (2018). Enhancing communication with the deaf through simulation. *Nurse Educator, 43*(3), 121–122.

Hall, H., Brosnan, C., Frawley, J., Wardle, J., Collins, M., & Leach, M. (2018). Nurses' communication regarding patients' use of complementary and alternative medicine. *Collegian, 25*(3), 285–291.

Hanson, C. L., Crandall, A., Barnes, M. D., Magnusson, B., Novilla, L. B., & King, J. (2019). Family-focused public health: Supporting homes and families in policy and practice. *Frontiers in Public Health, 7*, 59. https://doi.org/10.3389/fpubh.2019.00059

Hardman, D. (2019). Complementary and alternative medicine. In H. Lafollette (Ed.), *International encyclopedia of ethics*. Wiley-Blackwell.

Hardy, G., Colas, J. A., Weiss, D., Millar, D., Forster, A., Walker, M., & Corsi, D. J. (2018). Effect of an innovative community-based care model, the Monarch Center, on postpartum length of stay: An interrupted times-series study. *Canadian Medical Association Journal, 6*(3), 261–268.

Hearing Loss Association of America (HLAA). (2019). *Statistics*. Retrieved June 16, 2020, from https://www.hearingloss.org/hearing-help/hearing-loss-basics/

Hommes, R. E., Borash, A. I., Hartwig, K., & DeGrace, D. (2018). American sign language interpreters' perceptions of barriers to healthcare communication in deaf and hard of hearing patients. *Journal of Community Health, 43*: 956–961.

Howard, E. D. (2018). Transitions in care: Risk, recovery and best practices. *Journal of Perinatal Nursing, 32*(1), 7–11.

Hu, P. (2018). Language barriers: How professional interpreters can enhance patient care. *Radiologic Technology, 89*(4), 409–412.

Hubbard, L. J., D'Andrea, E., & Carman, L. A. (2018). Promoting best practice for perinatal care of deaf women. *Nursing for Women's Health, 22*(2), 126–136.

Institute for Integrative Health. (2019). *A new definition of integrative health*. Retrieved June 16, 2020, from https://tiih.org/who/blog/new-definition-integrative-health/

Jakcucs, C. (2018). *Discharge planning starts at admission*. Retrieved June 16, 2020, from https://resources.nurse.com/discharge-planning-starts-admission

Kaakinen, J. R., Coehlo, D. P., Steele, R., & Robinson, M. (2018). *Family health care nursing: Theory, practice and research* (6th ed.). F.A. Davis Company.

Katz, B. (2018). Family-centered maternity care. *International Childbirth Education Association (ICEA)*. http://icea.org/wp-content/uploads/2018/02/ICEA-Position-Paper-Family-Centered-Maternity-Care.pdf

Kemper, K. J. (2018). Integrative medicine is becoming mainstream: Research on multimodal interventions needs to catch up. *Complementary Therapies in Medicine, 39*, A1. https://doi.org/10.1016/j.ctim.2018.05.013

Kimball, A. R., Roscigno, C. I., Jenerette, C. M., Hughart, K. M., Jenkins, W. W., & Hsu, W. (2018). Amplified hearing device use in acute care settings for patients with hearing loss: A feasibility study. *Geriatric Nursing, 39*(3), 279–284.

Konetzka, R. T., Stuart, E. A., & Werner, R. M. (2018). The effect of integration of hospitals and post-acute care providers on Medicare payment and patient outcomes. *Journal of Health Economics*. https://doi.org/10.1016/j.jhealeco. 2018.01.005

La Leche League. (2018). *Breastfeeding information*. Retrieved June 16, 2020, from https://www.llli.org/breastfeeding-info/

Lee, J. S., Nappoles, A., Mutha, S., Perez-Stable, E. J., Gregorich, S. E., Livaudais-Toman, J., & Karliner, L. S. (2018). Hospital discharge preparedness for patients with limited Englist proficiency: A mixed methods study of bedside interpreter-phones. *Patient Education and Counseling, 101*(1), 25–32.

Liang, K., & Alper, E. (2018). *Patient safety during hospital discharge*. AHRQ. Retrieved June 16, 2020, from https://psnet.ahrq.gov/perspective/patient-safety-during-hospital-discharge

Lindquist, R., Tracy, M. F., & Snyder, M. (2018). *Complementary and alternative therapies in nursing* (8th ed.). Springer Publishing Company.

March of Dimes. (2019). *Prenatal care*. Retrieved June 16, 2020, from https://www.marchofdimes.org/pregnancy/prenatal-care.aspx

Matthew, S., Hockett, E., & Samek, L. (2018). Learning cultural humility through stories and global service-learning. *Journal of Christian Nursing, 35*(1), 33–37.

Mattingly, C. (2018). Health care as a cultural borderland. *The Lancet, 391*(10117), 198–199.

McPherson, R., & Hodgins, S. 2018). Postnatal home visitation: Lessons from country programs operating at scale. *Journal of Global Health, 8*(1). https://www.ncbi.nlm.nih.gov/pmc/articles/PMC6005634/

Moore, J. E., Mompe, A., & Moy, E. (2018). Disparities by sex tracked in the 2015 National Healthcare Quality and Disparities report: Trends across national quality strategy priorities, health conditions, and across measures. *Women's Health Issues, 28*(1), 97–103.

National Center for Complementary and Alternative Medicine (NCCAM). (2019). *Statistics on complementary and integrative health approaches*. Retrieved June 16, 2020, from https://nccih.nih.gov/research/statistics-on-complementary-and-integrative-health-approaches

National Center for Complementary and Integrative Health (NCCIH). (2019). *What we do/mission*. Retrieved June 16, 2020, from https://www.nih.gov/about-nih/what-we-do/nih-almanac/national-center-complementary-integrative-health-nccih

Nies, M. A., & McEwen, M. (2018). *Community/Public health nursing: Promoting the health of populations* (7th ed.). Saunders Publishing.

Ortiz, M. R. (2018). Leading-following: Guiding care in the community, *Nursing Science Quarterly, 31*(2), 180–184.

Oyelowo, T., & Johnson, J. (2018). *A guide to women's health* (2nd ed.). Jones & Bartlett Learning.

Park, M., Giap, T. T., Lee, M., Jeong, H., Jeong, M., & G, Y. (2018). Patient and family-centered care interventions for improving the quality of health care: A review of systematic reviews. *International Journal of Nursing Studies, 87*, 69–83.

Pourkhani, S., Chehrzad, M. M., Masouleh, S. R., & Leyli, E. K. N. (2018). The effect of family-based care on stress, anxiety, and depression of mothers with premature infants. *Journal of Holistic Nursing and Midwifery, 28*(2), 121–128.

Rector, C. (2018). *Community and public health nursing: Promoting the public's health* (9th ed.). Wolters Kluwer.

Rossi, A. C., & Prefumo, F. (2018). Planned home versus planned hospital births in women at low risk pregnancy: A systematic review with meta-analysis. *European Journal of Obstetrics & Gynecology and Reproductive Biology, 222*, 102–108.

Ruesch, A. L. (2018). Exploring an educational assessment tool to measure registered nurses' knowledge of hearing impairment and effective communication strategies. *Nurse Education in Practice, 28*, 144–149.

Rural Health Information Hub. (2018). *Defining health promotion and disease prevention*. Retrieved June 16, 2020, from https://www.ruralhealthinfo.org/toolkits/health-promotion/1/definition

Ruud, M. (2018). Cultural humility in the care of individuals who are lesbian, gay, bisexual, transgender or queer. *Nursing for Women's Health, 22*(3), 255–263.

Simpson, K. R. (2019). Listening to women, treating them with respect, and honoring their wishes during childbirth are critical aspects of safe, high-quality maternity care. *MCN, 44*(6), 368.

Smith, J. A., Fox, K. A., & Clark, S. (2019). Treatment and outcome of nausea and vomiting of pregnancy. *UpToDate*. Retrieved May 27, 2020, from https://www.uptodate.com/contents/treatment-and-outcome-of-nausea-and-vomiting-of-pregnancy

Snowden, J. M., Guise, J. M., & Kozhimannil, K. B. (2018). Promoting inclusive and person-centered care: Starting with birth. *Birth, 45*(3), 232–235.

Stanhope, M., & Lancaster, J. (2018). *Foundations for population health in community/public health nursing* (5th ed.). Elsevier.

Stapleton, S. (2019). Birth centers. *UpToDate*. Retrieved June 25, 2019, from https://www.uptodate.com/contents/birth-centers

Steefel, L. (2018). Cultural humility: An active concept to drive correctional nursing practice. *Journal of Forensic Nursing, 14*(1), 27–30.

Storfjell, J. L. (2018). Back to the future for home-based healthcare. *Home Healthcare Now, 36*(4), 272–274.

The Joint Commission. (2018). *Provision of care requirements for maternal status assessment and documentation*. https://www.jointcommission.org/assets/1/18/New_Provision_of_Care_Requirements_for_Maternal_Status_Assessment_and_Documentation.pdf

Tiran, D. (2018). *Complementary therapies in maternity care: An evidence-based approach*. Singing Dragon.

United States Census Bureau. (2019). *American Factfinder: Foreign born data tables*. Retrieved June 16, 2020, from https://www.census.gov/topics/population/foreign-born/data/tables.html

USDA Food and Nutrition Service. (2018). *Women, Infant Children (WIC)*. Retrieved June 16, 2020, from https://www.fns.usda.gov/wic/about-wic-wic-glance

U.S. Preventive Services Task Force (USPSTF). (2018a). *An evidence-based prevention resource for nurse practitioners*. Retrieved June 16, 2020, from https://www.uspreventive-servicestaskforce.org/uspstf/evidence-based-prevention-resource-nurse-practitioners

U.S. Preventive Services Task Force (USPSTF). (2018b). *Healthy weight and weight gain during pregnancy: Counseling*. Retrieved June 16, 2020, from https://www.uspreventiveservicestaskforce.org/uspstf/draft-update-summary/healthy-weight-and-weight-gain-during-pregnancy-behavorial-counseling- interventions

Waits, J. B., Murawska, A., Burwell, L., Cade, A., & Smith, L. (2018). Are neonatal mortality rates increased in stand-alone birthing center births compared to hospital births? *Evidence-based Practice, 21*(6), 6–7.

Women's Health Initiative (WHI). (2019). *About WHI*. Retrieved June 16, 2020, from https://www.whi.org/about/SitePages/About%20WHI.aspx

Wood, R. B. (2018). Effective communication strategies for nurses to discuss infant feeding with new mothers during postpartum hospitalization. *MCN; American Journal of Maternal Child Nursing, 43*(4), 218–224.

World Health Organization (WHO). (2019). *Deafness and hearing loss: Key facts*. Retrieved June 16, 2020, from https://www.who.int/news-room/fact-sheets/detail/deafness-and-hearing-loss

EXERCÍCIOS SOBRE O CAPÍTULO

QUESTÕES DE MÚLTIPLA ESCOLHA

1. Um enfermeiro comunitário está envolvido em atividades de prevenção secundária. Quais ações poderiam ser incluídas? Selecione todas as que se aplicam.

   a. Pesquisa de sangue oculto nas fezes
   b. Triagem auditiva
   c. Programa de cessação do tabagismo
   d. Determinação do nível sanguíneo de colesterol
   e. Programa de higiene
   f. Teste de gravidez

2. Uma mulher é submetida a uma colonoscopia em um centro cirúrgico ambulatorial autônomo. O que o enfermeiro identificaria como a principal desvantagem associada a essa instituição comunitária?

   a. Aumento do risco de infecção em comparação com o ambiente hospitalar
   b. Aumento dos custos do cuidado de saúde em comparação com o ambiente hospitalar
   c. Necessidade de transferência em caso de complicações
   d. Maior interrupção da dinâmica familiar

3. Ao desenvolver o plano de orientações para uma paciente grávida em trabalho de parto prematuro e que está recebendo alta, o que o enfermeiro faz primeiro?

   a. Decide quais procedimentos e medicamentos a paciente precisará em casa
   b. Determina as necessidades de orientação da paciente e o feitio dessas orientações
   c. Pergunta à paciente se ela já teve parto prematuro antes
   d. Informa à paciente quais são os objetivos da sessão de orientações

4. Qual ação do enfermeiro demonstraria melhor sua humildade cultural?

   a. Estar bem versado nos costumes e crenças de sua própria cultura
   b. Demonstrar abertura em relação aos valores e crenças de outras culturas
   c. Aplicar os conhecimentos prévios sobre as diferentes culturas
   d. Atuar no estabelecimento de políticas para lidar com as diversas culturas

5. Os enfermeiros que trabalham com um intérprete devem enfatizar a necessidade de o intérprete:

   a. Elaborar o conteúdo que está sendo interpretado
   b. Esclarecer a desinformação com suas próprias palavras
   c. Parafrasear o que está sendo dito para reduzir o tempo
   d. Manter a confidencialidade do conteúdo interpretado

6. Qual fator o enfermeiro identificaria como sendo o menos provável de contribuir para o aumento da utilização de cuidados comunitários?

   a. Foco nos cuidados curativos voltados para a doença
   b. Aumento da renda disponível do usuário
   c. Avanços tecnológicos para o atendimento domiciliar
   d. Ênfase no atendimento e no tratamento primários

EXERCÍCIOS DE RACIOCÍNIO CRÍTICO

1. Uma mulher de 63 anos, da Arábia Saudita, adoeceu gravemente durante uma visita aos EUA. A previsão é de que ela precisará ficar hospitalizada por muito tempo. Descreva as etapas que o enfermeiro deverá seguir para se comunicar e passar extensivas orientações de saúde para essa mulher e sua família.

2. Uma gestante recebe alta do hospital após a internação devido ao trabalho de parto prematuro. Ela deve permanecer em repouso absoluto e receberá atendimento domiciliar por meio de uma instituição local que a ajudará e sua família e monitorará seu estado de saúde. Como enfermeiro domiciliar designado para atender essa gestante, o que sua avaliação de enfermagem deve incluir?

ATIVIDADES DE ESTUDO

1. Acompanhe um enfermeiro que trabalha em uma instituição comunitária, como uma clínica de saúde da mulher, casa de parto, domicílio ou departamento de saúde. Identifique o papel que o enfermeiro desempenha na saúde das mulheres e das famílias nesses ambientes e na comunidade.

2. Organize uma visita a um centro de saúde da comunidade que ofereça serviços a grupos culturais variados. Entreviste a equipe sobre as estratégias utilizadas para superar as barreiras de comunicação e as diferentes práticas de cuidados de saúde para as mulheres e suas famílias nesses grupos.

3. Identifique pelo menos três cenários de prática comunitária em que o enfermeiro possa realizar o cuidado centrado na família.

ESTUDO DE CASO

O enfermeiro de uma escola está bastante angustiado por causa do grande número de estudantes atendidos recentemente na clínica de saúde do ensino médio com ISTs. Hoje mesmo, ele atendeu uma estudante de 14 anos com dor pélvica secundária a uma infecção por gonorreia não tratada. O profissional de enfermagem deseja iniciar intervenções de atenção primária, secundária e terciária para resolver esse problema.

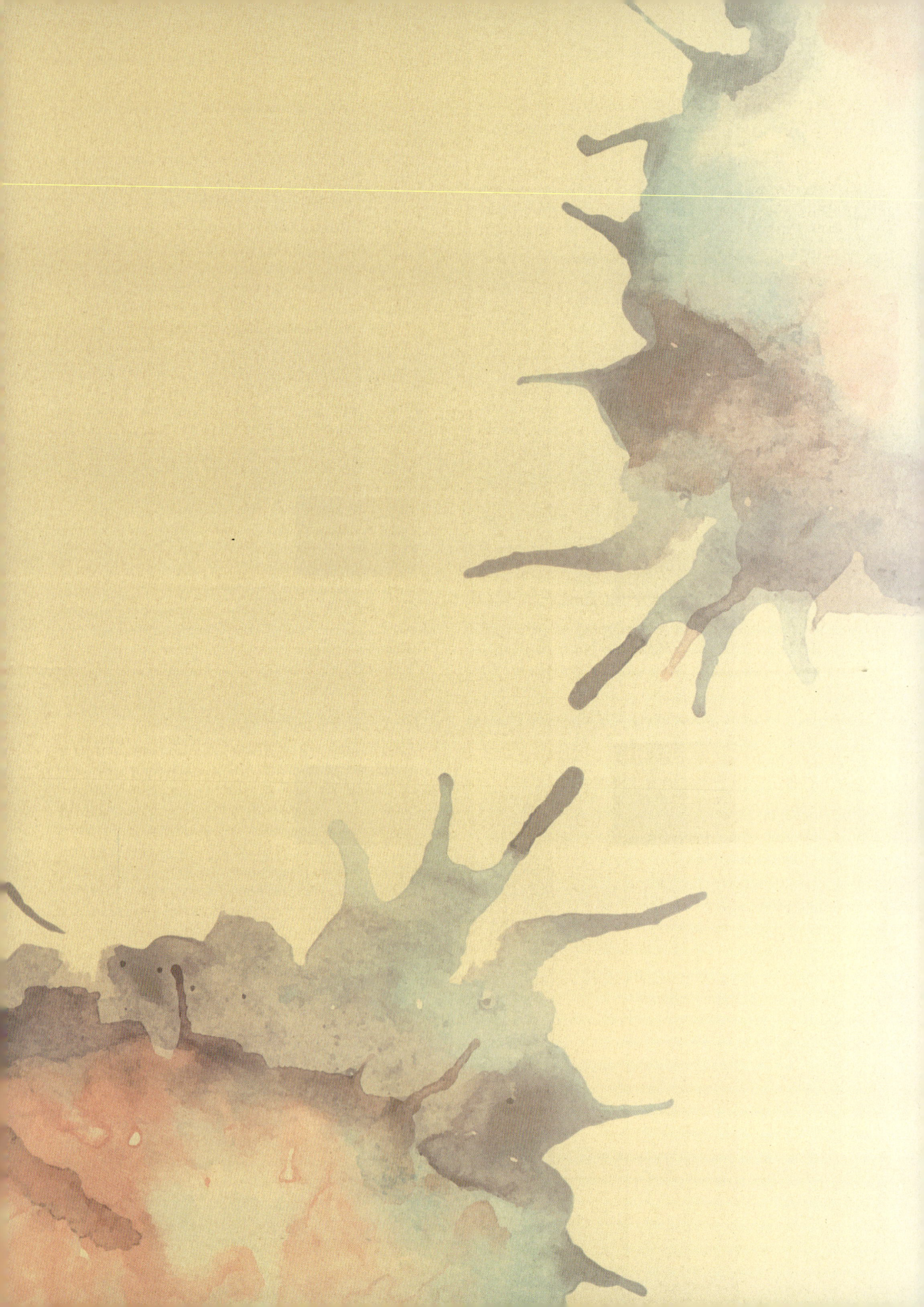

Saúde da Mulher ao Longo da Vida

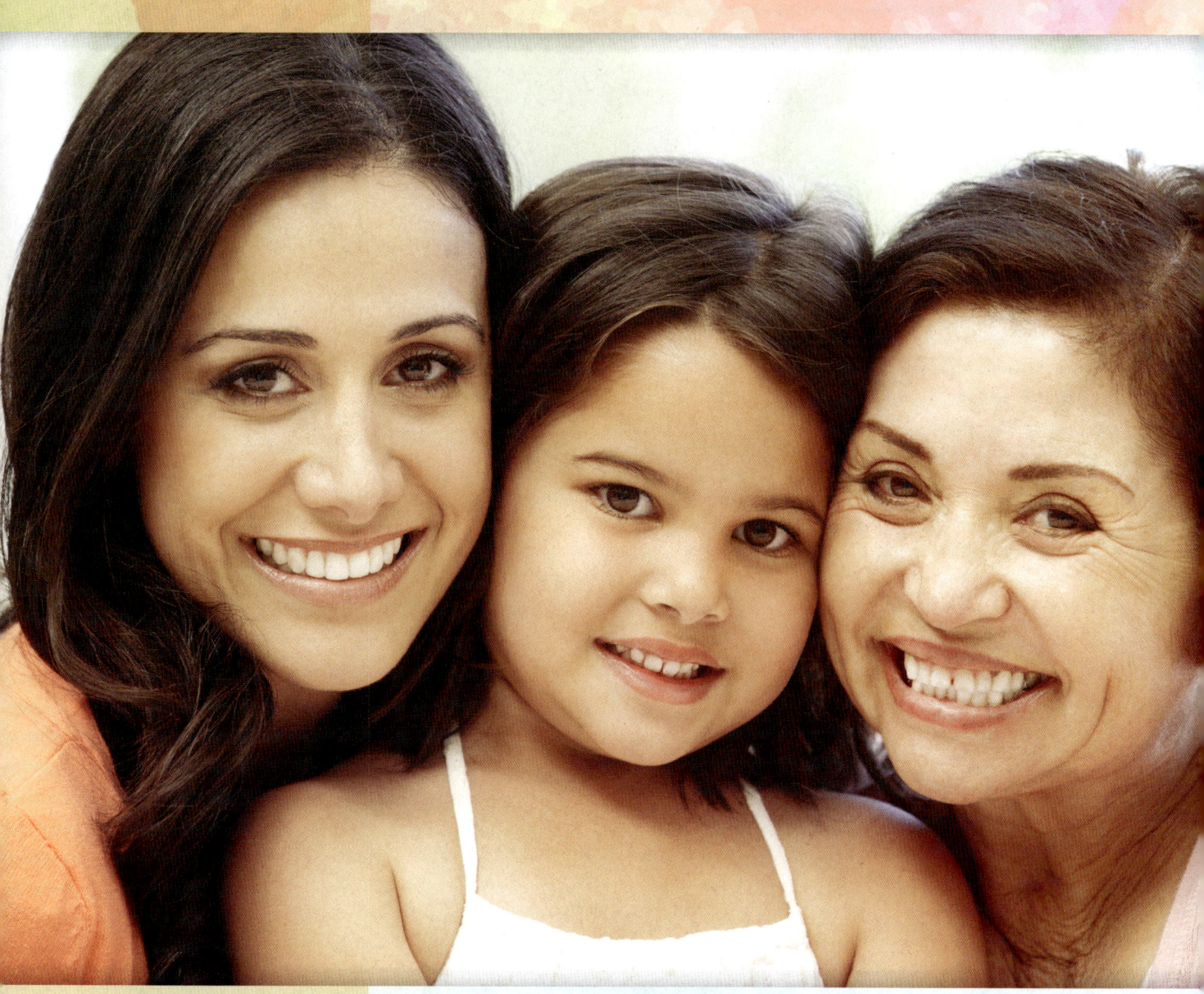

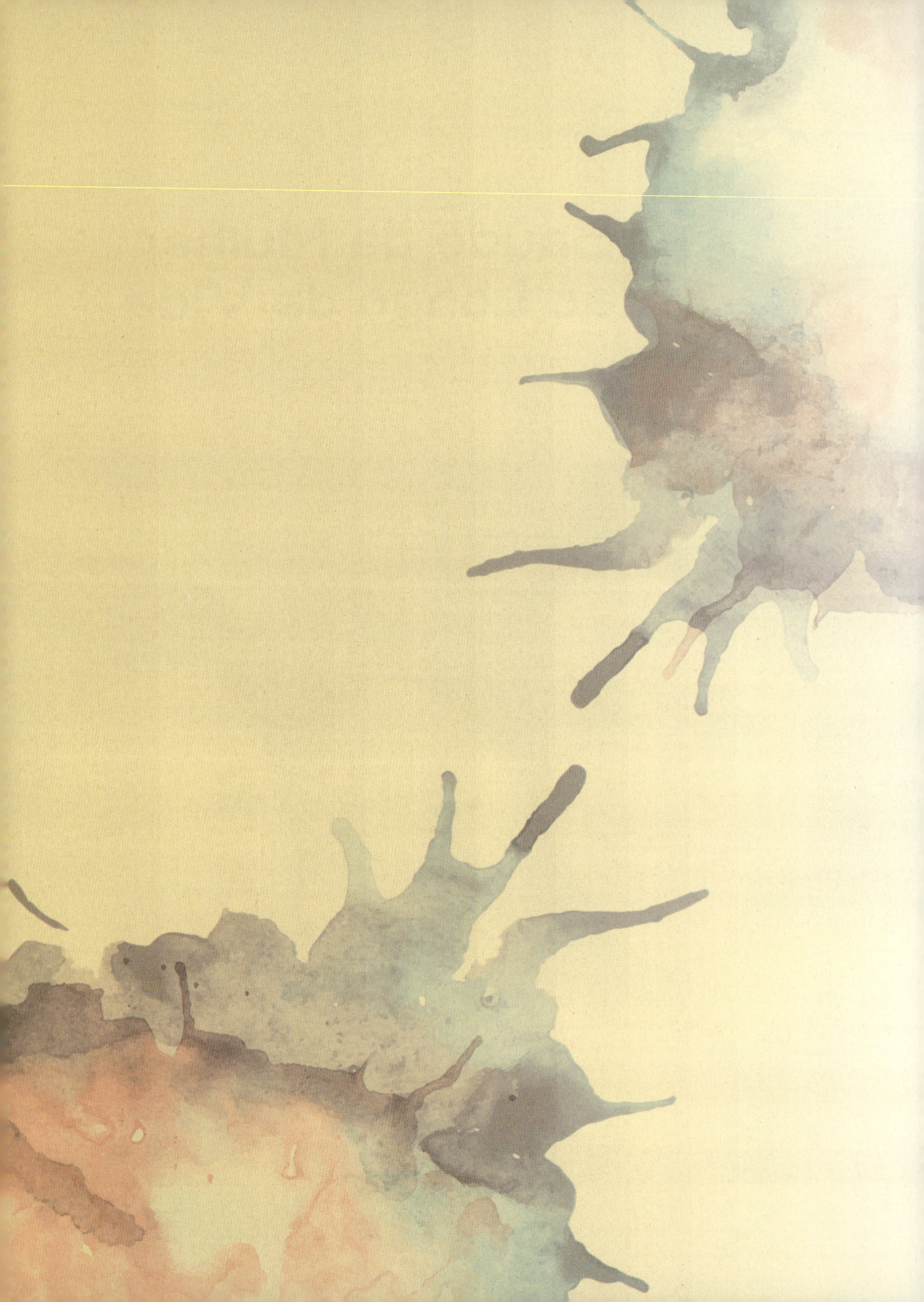

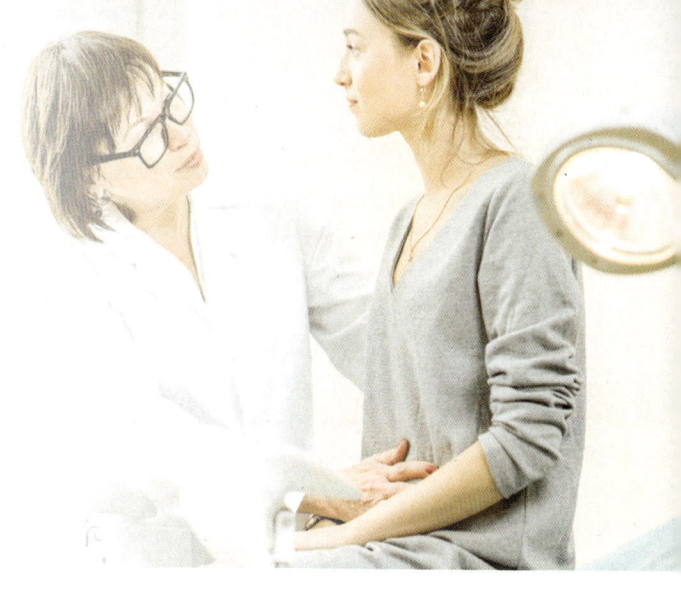

REFLEXÕES
Todas os profissionais de
enfermagem devem cuidar
do corpo humano de maneira
respeitosa, visto que é uma
máquina precisa e perfeita.

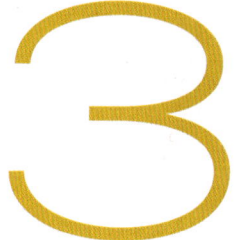

3

Anatomia e Fisiologia do Sistema Genital

OBJETIVOS DE APRENDIZAGEM

Após a conclusão do capítulo, o leitor será capaz de:

1. Diferenciar as estruturas e funções dos principais órgãos genitais femininos externos e internos.

2. Descrever as fases do ciclo menstrual, os principais hormônios envolvidos e as mudanças que ocorrem em cada fase.

3. Identificar as estruturas genitais masculinas externas e internas e a função de cada uma na regulação hormonal.

PALAVRAS-CHAVE

colo do útero

endométrio

estrogênio

hormônio foliculoestimulante (FSH)

hormônio luteinizante (LH)

mamas

menarca

menstruação

ovários

ovulação

pênis

progesterona

pudendo feminino (vulva)

testículos

tubas uterinas

útero

vagina

Linda, de 49 anos, começou a menstruar aos 12. Seus ciclos menstruais sempre foram regulares, mas agora estão irregulares, mais intensos e mais longos. Ela se pergunta se há algo errado ou se isso é normal.

INTRODUÇÃO

O sistema genital é um conjunto de órgãos internos e externos, tanto em homens quanto em mulheres, que trabalham juntos com o propósito da concepção. Os cientistas afirmam que o sistema genital está entre os mais importantes de todo o corpo, uma vez que desempenha função vital na perpetuação da espécie humana. Sem a capacidade de reprodução, uma espécie desaparece. O sistema genital feminino produz as células reprodutoras femininas (os óvulos ou oócitos) e contém um órgão (**útero**) no qual ocorre o desenvolvimento do feto. O sistema genital masculino produz as células reprodutoras masculinas (os espermatozoides) e contém um órgão (**pênis**) que deposita os espermatozoides no canal vaginal. Os profissionais de enfermagem precisam conhecer profundamente a anatomia e a fisiologia dos sistemas genitais masculino e feminino para serem capazes de avaliar aspectos normais e anormais para promoção da saúde por meio de cuidado centrado na necessidade de cada paciente e ainda fornecer orientações qualificadas sobre o sistema genital. Este capítulo analisa os sistemas genitais feminino e masculino e o ciclo menstrual no que se refere à reprodução.

ANATOMIA E FISIOLOGIA DO SISTEMA GENITAL FEMININO

O sistema genital feminino, também denominado aparelho reprodutor feminino, é composto de órgãos genitais externos e internos, constituídos por ovários, útero e vagina, genitália externa e glândulas mamárias. Todas essas estruturas têm funções importantes: desde a ovulação, a fertilização de um óvulo por um espermatozoide, o amparo do embrião e do feto em desenvolvimento, o seu nascimento até a amamentação de um recém-nascido.

Órgãos genitais femininos externos

Os órgãos genitais femininos externos são chamados coletivamente de **vulva** (que significa "cobertura" em latim), ou **pudendo feminino**, e incluem os lábios maiores e menores, a cabeça do clitóris e os óstios da uretra e da vagina. A vulva serve para proteger os óstios uretral e vaginal e é bastante sensível ao toque para aumentar o prazer da mulher durante a excitação sexual (Schillo, 2019). As estruturas que compõem o pudendo feminino (vulva) incluem o púbis, os grandes e pequenos lábios, o clitóris e o prepúcio, as estruturas no vestíbulo e o períneo (Figura 3.1).

Monte púbico

O monte púbico é a proeminência elevada, arredondada e carnuda composta de tecido adiposo que recobre a sínfise púbica. A pele desse tecido adiposo é coberta por pelos púbicos grossos e crespos após a puberdade. O monte púbico protege a sínfise púbica durante a relação sexual.

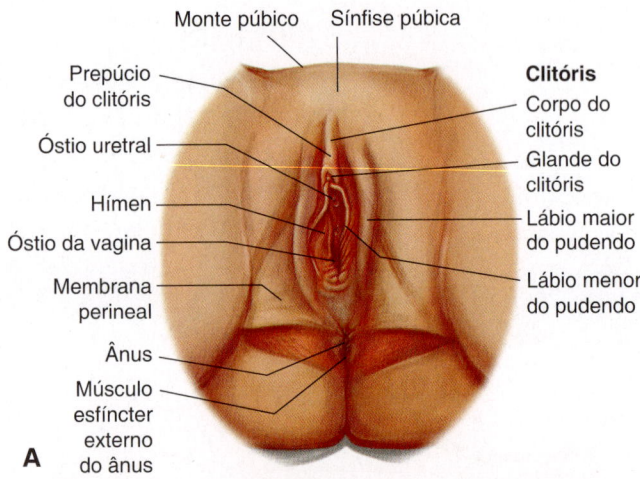

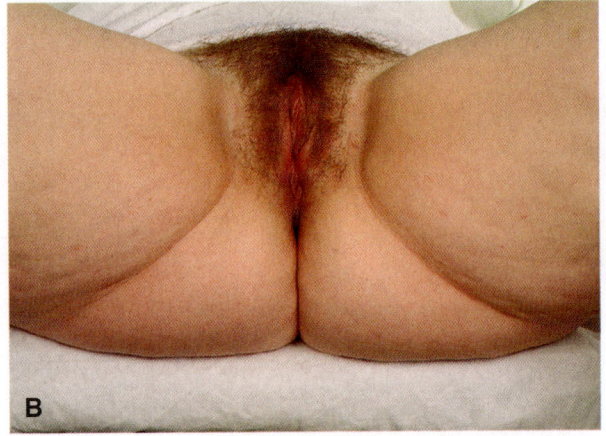

FIGURA 3.1 **A.** Órgãos genitais femininos externos. **B.** Aspecto normal das estruturas externas. (Foto de B. Proud.)

Lábios do pudendo

Os grandes lábios (lábios maiores), que são relativamente grandes e carnudos, são comparáveis ao escroto no sexo masculino e contêm glândulas sudoríparas e sebáceas (secretoras de óleo); após a puberdade, eles são cobertos de pelos. Sua função é proteger a abertura vaginal e fornecer amortecimento durante a atividade sexual. Os pequenos lábios (ou lábios menores) consistem em uma delicada prega interna da pele sem pelos; eles podem ser muito pequenos ou ter até 5 cm de largura. Eles se encontram no interior dos grandes lábios e circundam as aberturas da vagina e da uretra. Os lábios menores do pudendo crescem a partir da parte anterior interna dos grandes lábios de cada lado. Esses lábios circundam a abertura vaginal e se estendem para cima para formar proteção ao redor do clitóris e da uretra. Abundantemente vascularizados e inervados, eles lubrificam o pudendo feminino, ficam intumescidos em resposta à estimulação e são muito sensíveis.

Clitóris e prepúcio do clitóris

O clitóris é uma pequena massa cilíndrica de tecido erétil e nervos. É extremamente sensível e análogo à cabeça do pênis. Diferentemente do pênis, no entanto, a função do clitóris é puramente erógena. A maioria dos componentes do clitóris situa-se sob a pele e o tecido conjuntivo da vulva. Localiza-se na junção anterior dos pequenos lábios, com pregas acima e abaixo do clitóris. A união das pregas acima dele forma o prepúcio do clitóris, uma estrutura semelhante a um capuz que recobre todo o clitóris; a junção abaixo dele forma o frênulo do clitóris.

> ### ATENÇÃO!
> O prepúcio do clitóris é o local da mutilação genital ou circuncisão feminina, um ritual cultural ainda praticado em alguns países, inclusive nos EUA, sendo internacionalmente reconhecido como uma violação dos direitos humanos contra as mulheres.

Uma abundante irrigação sanguínea confere ao clitóris uma cor rosada. Assim como o pênis, o clitóris é muito sensível ao toque, à estimulação e à temperatura e pode tornar-se ereto. Por seu pequeno tamanho, de 9 a 11 cm, possui significativas irrigação sanguínea e inervação. Há mais terminações nervosas sensitivas localizadas no clitóris do que em qualquer outra parte do corpo, sendo, portanto, a parte mais eroticamente sensível da genitália para a maioria das mulheres. Sua função é proporcionar a estimulação sexual (Baskin et al., 2018).

> ### ATENÇÃO!
> O termo clitóris vem da palavra grega "chave". Nos tempos antigos, o clitóris era considerado a chave para a sexualidade da mulher.

Vestíbulo da vagina

O vestíbulo da vagina é uma área oval delimitada pelos pequenos lábios lateralmente. Está localizado internamente aos pequenos lábios e externamente ao hímen e é perfurado por seis aberturas. Abrem-se no vestíbulo a uretra a partir da bexiga, a vagina e dois conjuntos de glândulas. A abertura para a vagina é chamada de introito, e a área em forma de meia-lua atrás da abertura é chamada de fúrcula. Por meio de minúsculos canais ao lado do introito, as glândulas de Bartholin, quando estimuladas, secretam muco, o qual fornece lubrificação para o ato sexual. As glândulas de Skene, localizadas em ambos os lados da abertura da uretra, secretam uma pequena quantidade de muco para manter a abertura úmida e lubrificada para a eliminação da urina (Carroll, 2019).

O óstio da vagina é circundado pelo hímen, um tecido resistente, elástico, perfurado e recoberto por mucosa que reveste o introito vaginal. Na mulher virgem, o hímen pode cobrir completamente a abertura, mas geralmente envolve o óstio como um anel resistente. Como o grau de tensão varia entre as mulheres, o hímen pode romper-se

na primeira tentativa de relação sexual ou ser tão macio e flexível, que não ocorre laceração. Na mulher que não seja virgem, o hímen geralmente aparece como pequenos fragmentos de tecido ao redor da abertura vaginal, mas a existência ou não do hímen não confirma nem descarta experiência sexual (Patton & Thibodeau, 2019).

> ### ATENÇÃO!
> Esforços físicos intensos, uso de absorventes internos ou lesões nessa área podem alterar a aparência do hímen em meninas e mulheres que nunca tiveram uma relação sexual.

Períneo

O períneo é a parte mais posterior dos órgãos genitais femininos externos. Essa região externa, localizada entre a vulva e o ânus, é composta de pele, músculo e fáscia. O períneo pode sofrer traumatismo não intencional (laceração) ou intencional (incisão) durante o parto e precisar ser anestesiado e reparado com suturas. A incisão da área perineal para ampliar o canal de parto é chamada de episiotomia. Embora ainda seja um procedimento obstétrico comum, o uso da episiotomia diminuiu nos últimos 25 anos em todo o mundo. O procedimento deve ser utilizado seletivamente, em vez de rotineiramente. Em países ocidentalizados, as taxas de episiotomia estão bem abaixo de 30%.[1] A episiotomia pode causar desconforto, traumatismo perineal pós-parto e incontinência fecal (Clesse et al., 2018).

Órgão genitais femininos internos

Os órgãos genitais femininos internos são a vagina, o útero, as trompas de Falópio (tubas uterinas) e os ovários (Figura 3.2). Essas estruturas se desenvolvem e atuam de acordo com as influências hormonais específicas que afetam a fertilidade e a gravidez.

Vagina

A **vagina** é um canal bastante distensível e está situada em frente ao reto e por trás da bexiga. É um órgão fibromuscular tubular revestido por uma membrana mucosa que se encontra em uma série de pregas transversais denominadas rugas vaginais. As rugas vaginais

---

[1]N.R.T.: Segundo dados recentes da pesquisa nacional "Nascer no Brasil", um estudo importante publicado em 2018 evidenciou que quase 40% das mulheres no setor privado e quase um terço no setor público são assistidas com episiotomia, cujo uso liberal ou rotineiro não é recomendado para parto vaginal espontâneo, e não há uma definição de taxa aceitável, já que as evidências disponíveis não sustentam a realização de episiotomia no cuidado rotineiro. (Fonte: Pereira, A. P. E. et al. (2018). Avanços na assistência ao parto no Brasil: resultados preliminares de dois estudos avaliativos. *Cad. Saúde Pública*, Rio de Janeiro, v. 35, n. 7, e00223018; e World Health Organization (2018). *WHO recommendations: intrapartum care for a positive childbirth experience*. Geneva: World Health Organization, 2018.)

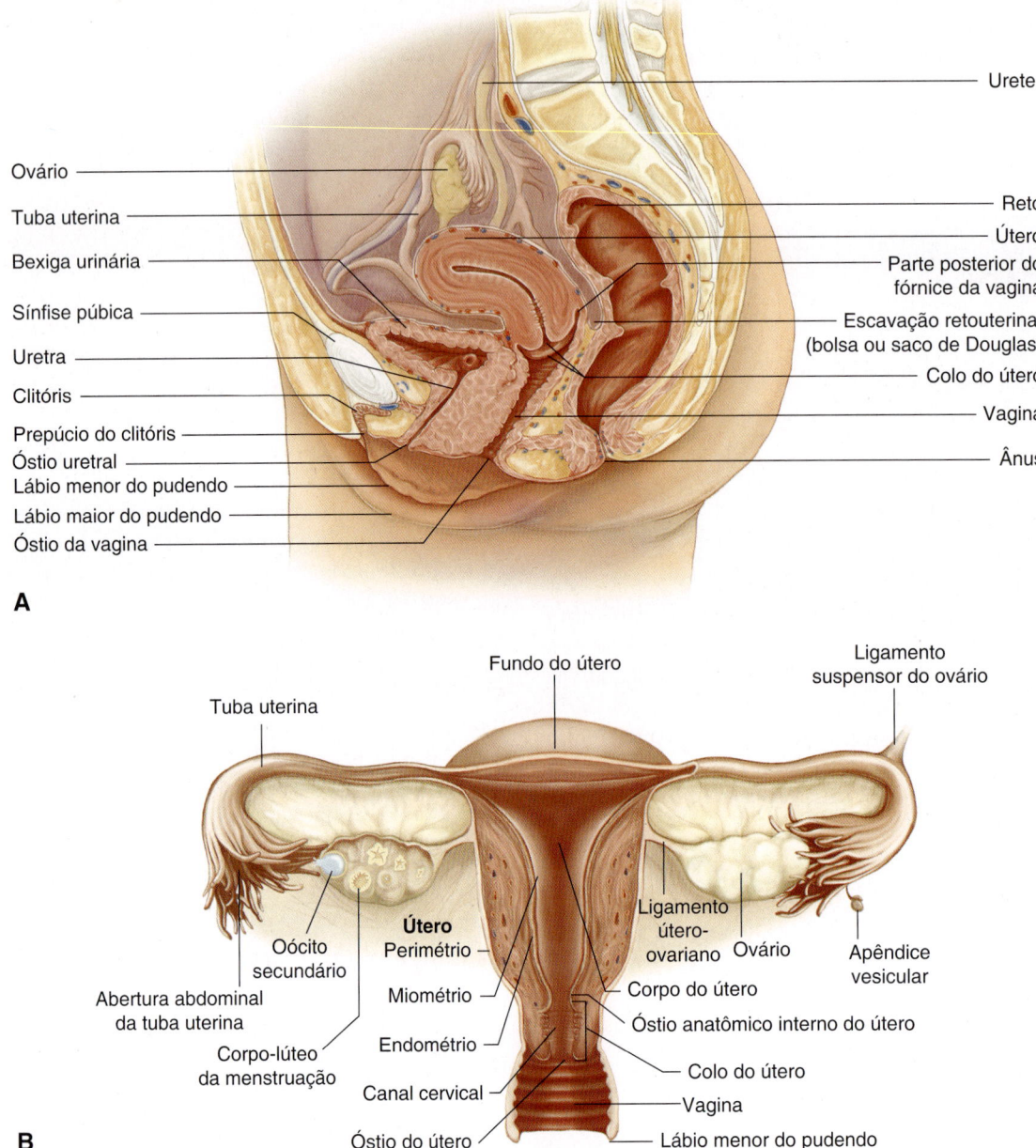

FIGURA 3.2 Órgão genitais femininos internos. **A.** Vista lateral. **B.** Vista anterior. (Fonte: Anatomical Chart Company. [2001]. *Atlas of human anatomy*. Springhouse.)

permitem extrema dilatação do canal durante o trabalho de parto e o parto. A vagina, o canal que liga os órgãos genitais externos (vulva) ao colo do útero, recebe o pênis e os espermatozoides ejaculados durante a relação sexual e serve como passagem de saída para o sangue menstrual e para o feto durante o parto. As paredes anterior e posterior normalmente se tocam, de modo que não há espaço na vagina, exceto quando ela é aberta (p. ex., durante um exame pélvico ou na relação sexual). Na mulher adulta, a cavidade vaginal tem de 7 a 10 cm de comprimento. Os músculos que controlam o seu diâmetro circundam o terço inferior da vagina. Os dois terços superiores da vagina encontram-se acima desses músculos e podem ser facilmente esticados.

Durante os anos férteis da mulher, o revestimento da mucosa vaginal tem um aspecto corrugado e é resistente à colonização bacteriana. Antes da puberdade e após a menopausa (se a mulher não estiver tomando estrogênio), a mucosa é lisa devido aos níveis mais baixos de estrogênio. A atrofia vulvovaginal, que ocorre quando o estrogênio é reduzido, pode ter efeitos adversos na saúde e na qualidade de vida das mulheres de meia-idade (Shifren, 2018).

A vagina tem um ambiente ácido que a protege contra infecções ascendentes. A antibioticoterapia, o uso duchas higiênicas, os *sprays* de higiene perineal e desodorantes vaginais comprometem o equilíbrio ácido no ambiente vaginal e podem predispor infecções.

Útero

O útero é um órgão muscular piriforme invertido localizado na parte superior da vagina. Situado atrás da bexiga e na frente do reto, está ancorado na posição por oito ligamentos, embora não esteja firmemente preso ou aderido a qualquer parte do esqueleto. A bexiga cheia inclina o útero para trás e o reto dilatado o inclina para a frente. A posição do útero é modificada pela ação da gravidade ou por mudança de postura. O útero, que tem o tamanho e o formato de uma pera invertida, é o local onde ocorrem a menstruação, o recebimento de oócito fertilizado, o desenvolvimento do feto durante a gestação e contração para ajudar na expulsão do feto e da placenta. Antes da primeira gravidez, mede aproximadamente 3 cm de comprimento, 2 cm de largura e 1 cm de espessura. Depois de uma gestação, o útero permanece maior do que antes dela. Após a menopausa, torna-se menor e se atrofia.

A parede do útero é relativamente espessa e composta de três camadas: o endométrio (camada mais interna), o miométrio (camada muscular do meio) e o perimétrio (camada serosa exterior que recobre o corpo do útero). O **endométrio** é a camada mucosa que reveste a cavidade uterina em mulheres não grávidas. Sua espessura varia de 0,5 a 5 mm e recebe abundante suprimento de glândulas e vasos sanguíneos (Schillo, 2019). O miométrio constitui a maior porção do útero e é composto de músculo liso ligado por tecido conjuntivo com numerosas fibras elásticas. Durante a gestação, o miométrio superior sofre hipertrofia acentuada, mas há poucas alterações no conteúdo muscular do colo do útero.

As subdivisões anatômicas do útero incluem a porção convexa acima das tubas uterinas (o fundo do útero); a porção central (o corpo do útero) entre o fundo e o colo do útero; e o colo do útero, que se abre para a vagina.

COLO DO ÚTERO

O **colo do útero**, a parte inferior do útero, é composto de tecido conjuntivo fibroso, abre-se para a vagina e tem um canal que possibilita a entrada dos espermatozoides no útero e a saída da secreção menstrual. Durante o exame pélvico, a parte do colo do útero que se projeta para a extremidade superior da vagina pode ser visualizada. Assim como a vagina, essa parte do colo do útero é recoberta por mucosa, que é lisa, firme e em formato de anel, com uma abertura central visível chamada óstio do útero (Figura 3.3). Antes do parto, o óstio do útero é uma pequena abertura regular oval. Depois do parto, a abertura é convertida em uma fenda transversal que se assemelha a lábios (Figura 3.4). Exceto durante a menstruação ou a ovulação, o colo do útero geralmente funciona como uma boa barreira contra bactérias. O colo do útero tem um meio alcalino que protege o espermatozoide do ambiente ácido da vagina.

O canal do colo do útero é revestido por glândulas secretoras de muco, espesso e impenetrável para os espermatozoides até imediatamente antes de os ovários

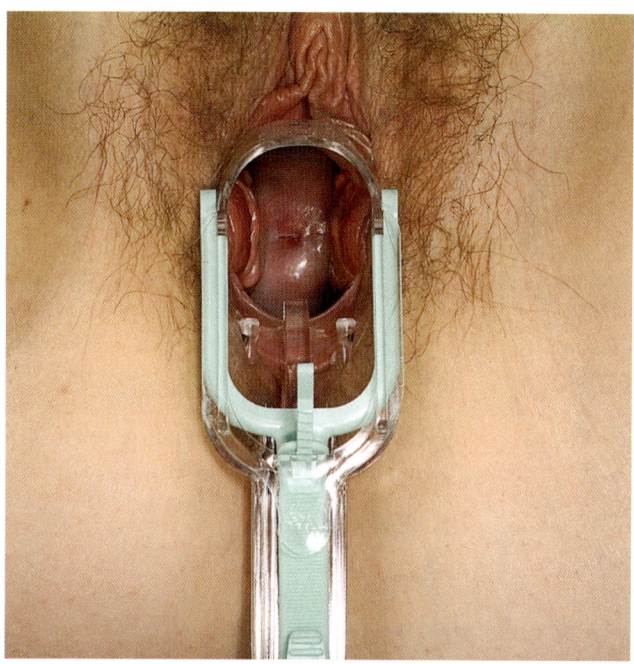

FIGURA 3.3 Aspecto do colo do útero normal. Observação: este é o colo do útero de uma mulher multípara. (Foto de B. Proud.)

liberarem um óvulo (ovulação). Na ovulação, a consistência do muco muda para que os espermatozoides consigam nadar através dele, permitindo a fertilização. Ao mesmo tempo, as glândulas secretoras de muco do colo do útero tornam-se capazes de armazenar espermatozoides vivos por 2 ou 3 dias. Posteriormente, esses espermatozoides podem se movimentar ao longo do corpo e entrar nas tubas uterinas para fertilizar o óvulo; assim, a relação sexual 1 ou 2 dias antes da ovulação pode levar à gravidez. Como algumas mulheres não ovulam de forma consistente, a gravidez pode ocorrer em momentos diferentes após o último ciclo menstrual. Durante a gravidez, o colo do útero é a barreira mecânica vital que resiste às cargas de compressão e tração geradas pelo crescimento fetal. O canal do colo do útero é muito estreito para o feto passar durante a gravidez, mas durante o trabalho de parto, ele se esvaece e dilata para possibilitar sua passagem.

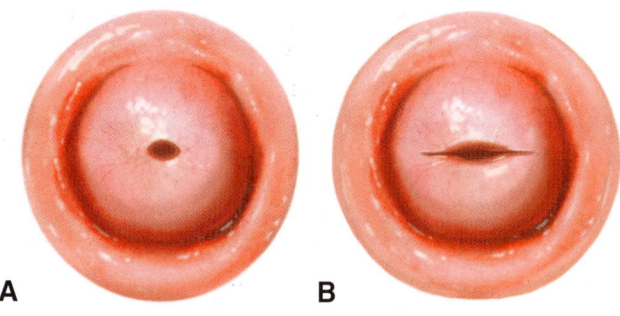

A **B**

FIGURA 3.4 A. Óstio do colo do útero de uma mulher nulípara. **B.** Óstio do colo do útero de uma mulher multípara.

CORPO DO ÚTERO

O corpo do útero é uma estrutura com muitos músculos que se alarga para sustentar o feto durante a gravidez. O revestimento interno do corpo do útero (endométrio) sofre alterações cíclicas como resultado da alteração dos níveis de hormônios secretados pelos ovários; é mais espesso durante a parte do ciclo menstrual em que se esperaria que um óvulo fertilizado entrasse no útero e é mais estreito logo após a menstruação. Se a fertilização não ocorrer durante esse ciclo, a maior parte do endométrio descama e ocorre hemorragia, resultando no período mensal. Se houver fertilização, o embrião se prende à parede do útero, embutindo-se no endométrio (cerca de 1 semana após a fertilização). Esse processo é denominado implantação (Carroll, 2019). A menstruação, então, cessa durante as 40 semanas (280 dias) de gestação. Durante o trabalho de parto, as paredes musculares do corpo do útero se contraem para favorecer a descida do feto ao longo do colo do útero e da vagina, ocorrendo o nascimento.

Tubas uterinas

As **tubas uterinas**, também conhecidas como ovidutos, são estruturas cilíndricas ocas que se estendem de 5 a 7 cm a partir das bordas superiores do útero em direção aos ovários. Cada tuba tem cerca de 7 a 10 cm de comprimento e aproximadamente 0,7 cm de diâmetro. A extremidade de cada tuba se alarga em forma de funil, proporcionando uma grande abertura para o óvulo cair quando é liberado do ovário. Fímbrias (extensões oscilantes semelhantes aos cílios de células) revestem a tuba uterina e os músculos da parede da tuba. As tubas uterinas conduzem o oócito do ovário até o útero e os espermatozoides do útero ao ovário. Esse movimento é realizado por meio da ação das fímbrias e da contração peristáltica. Se houver espermatozoides na tuba uterina como resultado de relação sexual ou inseminação artificial, a fertilização do oócito pode ocorrer na porção distal da tuba. Se o oócito for fertilizado, ele se dividirá ao longo de um período de 4 dias, enquanto se move lentamente pela tuba uterina até o útero, onde se implanta no revestimento uterino.

Ovários

Os **ovários**, um par de glândulas semelhantes a amêndoas com casca, são os órgãos de produção de gametas na mulher. Localizados na cavidade pélvica, abaixo e de cada lado do umbigo, eles são ovais, de cor perolada e têm uma superfície irregular. Eles são homólogos aos testículos. Cada ovário pesa de 2 a 5 g e mede cerca de 4 cm de comprimento, 2 cm de largura e 1 cm de espessura (Schillo, 2019). Os ovários não estão ligados às tubas uterinas, mas suspensos nas proximidades por vários ligamentos que ajudam a mantê-los na posição. O desenvolvimento e a liberação do óvulo e a secreção dos hormônios **estrogênio** e **progesterona** são as duas funções principais do ovário. Os ovários ligam o sistema genital ao sistema de glândulas endócrinas do corpo, uma vez que produzem os oócitos e secretam, de modo cíclico, estrogênio e progesterona. Depois que um oócito se matura, ele passa para as tubas uterinas.

Mamas

As duas glândulas mamárias, ou **mamas**, são órgãos acessórios do sistema genital feminino especializados em secretar leite após a gravidez. Elas recobrem os músculos peitorais maiores e se estendem da segunda à sexta costela e do esterno à axila. Em cada mama há um mamilo localizado perto da extremidade, que é circundado por uma área circular de pele pigmentada chamada aréola. Cada mama é composta de aproximadamente 9 lobos (o número pode variar entre 4 e 18) que contêm glândulas (alveolares) e um ducto (lactífero) que leva ao mamilo e se abre para o exterior (Figura 3.5). Os lóbulos são separados por tecidos conjuntivos densos e adiposos, que também ajudam a suportar o peso das mamas (Carroll, 2019).

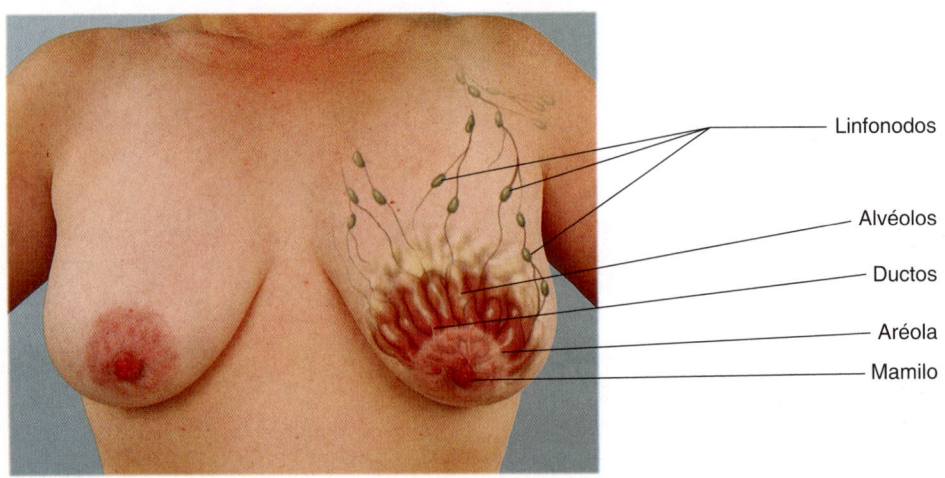

Linfonodos

Alvéolos

Ductos

Aréola

Mamilo

FIGURA 3.5 Anatomia das mamas. (Foto de B. Proud.)

Durante a gravidez, o estrogênio e a progesterona placentários estimulam o desenvolvimento das glândulas mamárias. Em decorrência dessa atividade hormonal, as mamas podem dobrar de tamanho durante a gravidez, em preparação para a produção de leite. Ao mesmo tempo, o tecido glandular substitui o tecido adiposo das mamas.

Após o parto e a expulsão da placenta, os níveis dos hormônios placentários (progesterona e lactogênio placentário) caem rapidamente e a ação da prolactina (hormônio produtor de leite) não é mais inibida. A prolactina estimula a produção de leite alguns dias após o parto, e, nesse ínterim, um líquido amarelo-escuro chamado colostro é secretado. O colostro contém mais minerais e proteínas, mas menos açúcar e gordura do que o leite materno maduro. A secreção de colostro pode continuar por aproximadamente 1 semana após o parto, com conversão gradual ao leite maduro. O colostro é rico em anticorpos maternos, principalmente a imunoglobulina A (IgA), que oferece proteção ao recém-nascido contra patógenos entéricos.

Resposta sexual feminina

A excitação sexual é uma resposta fisiológica a estímulos internos e externos mediada pelos sistemas nervosos central e periférico. A resposta sexual em mulheres e homens é governada principalmente pelo sistema nervoso, não por hormônios, sendo caracterizada por mudanças na sensação, contratilidade dos tecidos, vasocongestão e lubrificação. A resposta sexual começa em um estado de neutralidade sexual, e o desejo sexual da pessoa é mais uma resposta recíproca do que espontânea (Goldstein et al., 2018). O ciclo sexual geralmente tem cinco fases – desejo, excitação, platô, orgasmo e resolução:

1. *Desejo:* começa com um desejo de intimidade sexual, também conhecido como *libido*.
2. *Excitação:* tanto homens e como mulheres têm uma consciência sexual intensificada. Quando uma mulher é sexualmente excitada, seu encéfalo coordena um ciclo de resposta sexual padronizado, que consiste no aumento da frequência cardíaca, da frequência respiratória, da pressão arterial e do nível geral de excitação (Meston & Stanton, 2018). Com a estimulação sexual, os tecidos do clitóris e das mamas e em torno do óstio da vagina se enchem de sangue e os tecidos eréteis incham. Ao mesmo tempo, a vagina começa a se expandir e alongar para acomodar o pênis. Como parte de toda a reação vasocongestiva, os lábios maior e menor do pudendo se intumescem e escurecem. À medida que a estimulação sexual se intensifica, as glândulas vestibulares secretam muco para umedecer e lubrificar os tecidos e facilitar a inserção do pênis. Os hormônios também desempenham um papel fundamental na resposta sexual feminina. Níveis adequados de estrogênio e testosterona devem existir para que o encéfalo detecte o aporte de estímulos excitatórios. Pesquisas indicam que o estrogênio preserva a função vascular dos órgãos genitais femininos e influencia a sensibilidade genital. Acredita-se também que promova o fluxo sanguíneo para essas áreas durante a estimulação. A testosterona é necessária para estimular o desejo sexual nas mulheres. Achados de pesquisas recentes também sugerem que a terapia com testosterona melhora o desejo sexual, a excitação, a frequência do orgasmo e a satisfação nas mulheres (Kapoor et al., 2018).
3. *Platô:* ocorre aumento da frequência cardíaca, da pressão sanguínea, do nível de tensão muscular e da frequência respiratória. Durante essa fase, a ereção peniana se intensifica e a vagina se contrai ao redor do pênis. A estimulação contínua do clitóris e do pênis com o movimento leva à próxima fase da resposta sexual, o *orgasmo*.
4. *Orgasmo:* é uma sensação intensa de prazer alcançada pela estimulação de zonas erógenas. As mulheres sentem contrações rítmicas dos músculos pélvicos e das paredes vaginais; nos homens, a ejaculação ocorre durante o orgasmo. Ambos experimentam um pico de prazer sexual no orgasmo, depois do qual normalmente a mulher se sente aquecida e relaxada. Pouco tempo depois, os dois mecanismos fisiológicos que criaram a resposta sexual – a vasocongestão e a contração muscular – se dissipam rapidamente. O orgasmo varia de pessoa para pessoa e de tempos em tempos na mesma pessoa. As mulheres não têm um período refratário após cada orgasmo; portanto, podem experimentar orgasmos múltiplos. A resposta sexual do clitóris e o orgasmo feminino não são afetados pelo envelhecimento. Alguns orgasmos são intensos, alguns são tranquilos e outros são suaves (Goldstein et al., 2018).
5. *Resolução:* após a conclusão da relação sexual, o encéfalo e o corpo retornam a um estado de não excitação denominado *resolução sexual*. Durante essa fase, ocorre a diminuição da frequência cardíaca, da pressão arterial e a respiração e os músculos relaxam. Frequentemente, tanto o homem quanto a mulher ficam fatigados.

CICLO REPRODUTIVO FEMININO

O ciclo reprodutivo feminino é um processo complexo que envolve uma série intrincada de secreções e reações químicas para produzir o potencial máximo de fertilidade e nascimento. O ciclo reprodutivo feminino é um termo geral que inclui o ciclo ovariano, o ciclo endometrial (uterino), as alterações hormonais que os regulam e as alterações cíclicas nas mamas. O endométrio, os ovários, a hipófise e o hipotálamo estão envolvidos nas alterações cíclicas que ajudam a preparar o corpo para a fertilização. A ausência de fertilização resulta em **menstruação**, a descamação mensal do revestimento uterino. A menstruação marca o início e o fim do ciclo mensal. A menopausa é a cessação natural dos ciclos menstruais.

O ciclo menstrual resulta de um eixo hipotalâmico-hipofisário-ovariano funcional e de uma sequência precisa de hormônios que levam à ovulação. O ciclo ovariano, durante o qual ocorre a ovulação, e o ciclo endometrial, durante o qual ocorre a menstruação, são divididos pela ovulação. A **ovulação** ocorre quando o oócito é liberado de seu folículo; depois de deixar os ovários, o oócito entra na tuba uterina e vai em direção ao útero. Se um espermatozoide fertilizar o oócito durante a sua jornada, ocorrerá a gravidez (Figura 3.6).

Ciclo ovariano

O ciclo ovariano é a série de eventos associados ao desenvolvimento do oócito (ou óvulo) nos ovários. Enquanto os homens fabricam espermatozoides diariamente, muitas vezes até uma idade avançada, as mulheres nascem com um número predeterminado de oócitos que são liberados dos ovários gradualmente ao longo dos anos férteis. No ovário feminino existem 1 milhão de oócitos ao nascimento e cerca de 200 a 400 mil folículos ainda presentes na puberdade. Normalmente, a mulher libera um oócito por mês ao longo de uma vida fértil de aproximadamente 40 anos, o que representa a perda de 400 a 500 folículos. Aos 35 anos, ela terá menos de 100 mil folículos e, na menopausa, seu suprimento folicular estará quase esgotado (Strauss et al., 2019). O ciclo ovariano começa quando as células foliculares (o oócito e as células circundantes) se dilatam e o processo de maturação se inicia. O folículo em maturação nesse estágio é chamado de folículo de Graaf. O ovário seleciona muitos folículos mensalmente, mas geralmente apenas um deles amadurece para alcançar a ovulação. O ciclo ovariano consiste em três fases: a fase folicular, a ovulação e a fase lútea.

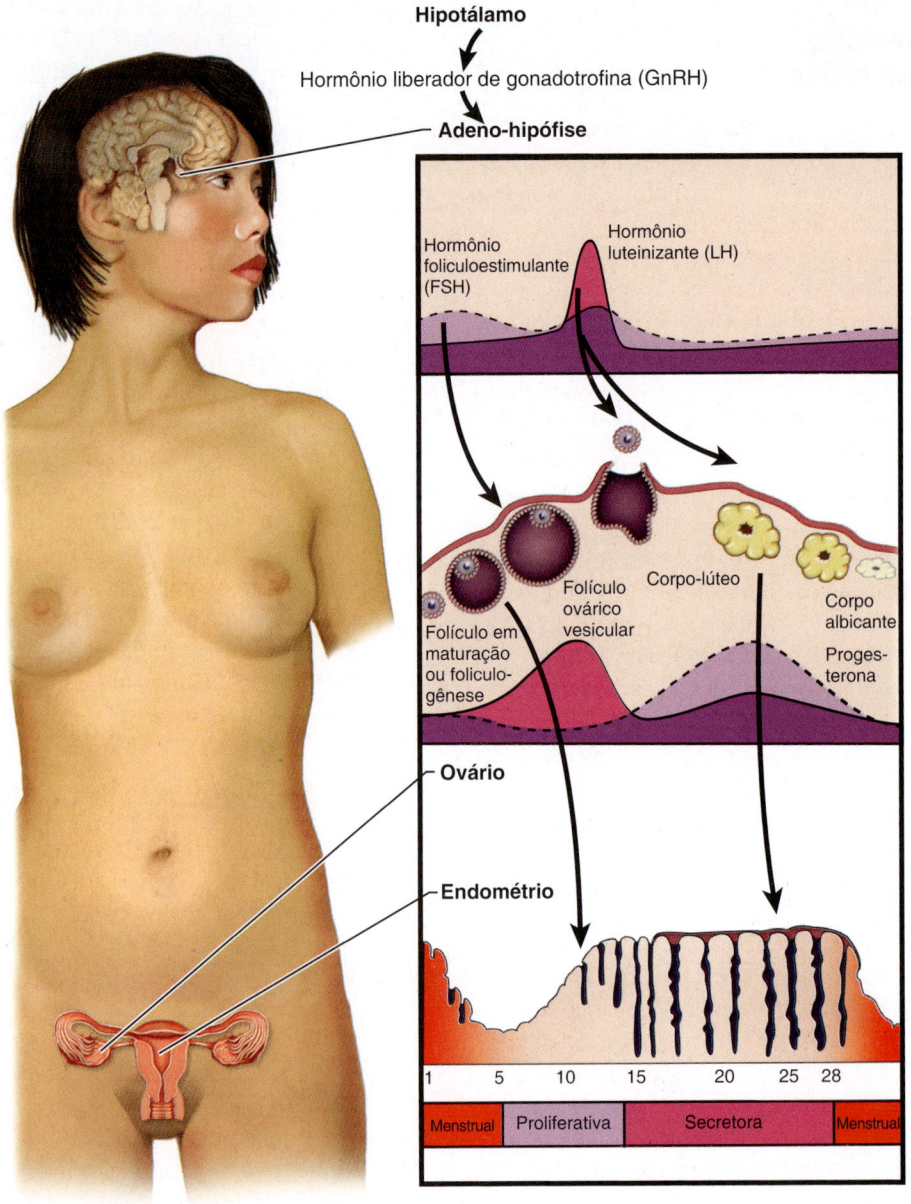

FIGURA 3.6 Resumo do ciclo menstrual tendo como base um ciclo (médio) de 28 dias.

Fase folicular

Essa fase é assim chamada porque é quando os folículos do ovário crescem e formam um oócito maduro. O objetivo dela, que começa no primeiro dia do ciclo menstrual e continua até a ovulação, aproximadamente 10 a 14 dias mais tarde, é produzir um oócito para fertilização. A fase folicular não tem duração consistente por causa das variações de tempo no desenvolvimento folicular. Essas variações são responsáveis pelas diferenças na duração do ciclo menstrual (Strauss et al., 2019). O hipotálamo é o iniciador dessa fase. Os níveis crescentes de estrogênio secretado pelas células foliculares em maturação e o crescimento contínuo das células do folículo dominante induzem à proliferação do endométrio e do miométrio. Esse espessamento da mucosa uterina suporta o oócito implantado em caso de gravidez.

Incitada pelo hipotálamo, a hipófise libera o **hormônio foliculoestimulante (FSH)**, que estimula o ovário a produzir 5 a 20 folículos imaturos. Cada folículo abriga um oócito ou ovo imaturo. O folículo que é direcionado para amadurecer totalmente logo se romperá e expulsará um oócito maduro no processo de ovulação. Um pulso de **hormônio luteinizante (LH)** liberado pela adeno-hipófise é responsável por afetar o desenvolvimento final e a subsequente ruptura do folículo maduro.

Ovulação

A ovulação é a liberação, no tempo apropriado, de um oócito maduro e competente em termos de desenvolvimento do ovário para o oviduto, onde ocorre a fertilização. Na ovulação, um folículo maduro se rompe em resposta ao pulso de LH da hipófise, liberando um oócito maduro. O pico de LH é o gatilho que aciona e coordena tanto os estágios finais da maturação do oócito quanto a ruptura folicular. Nenhum evento isolado causa ovulação. Isso ocorre aproximadamente no 14º dia de um ciclo de 28 dias. Quando ocorre a ovulação, há queda nos níveis de estrogênio. Normalmente, a ovulação ocorre cerca de 10 a 12 horas após o pulso de LH e 24 a 36 horas após os níveis de estrogênio atingirem o seu máximo (Richards & Ascoli, 2018). As extremidades distais das tubas uterinas tornam-se ativas próximo ao período da ovulação e criam correntes que ajudam a transportar o oócito para o útero. O tempo de vida do oócito maduro é de apenas aproximadamente 24 horas; a menos que encontre um espermatozoide em sua jornada nesse período, ele morrerá.

Durante a ovulação, o colo do útero produz muco fino, claro, elástico e escorregadio que é projetado para capturar os espermatozoides, nutri-los e ajudá-los a atravessar o colo do útero e chegar até o oócito para a fertilização. As manifestações da ovulação também incluem manchas vaginais, aumento da secreção vaginal, que dá à mulher uma "sensação de umidade", aumento da libido e da vontade de ter relações sexuais, discreta elevação na temperatura corporal basal e cólicas no baixo-ventre.

A única constante, independentemente de o ciclo da mulher ter 28 ou 120 dias, é que a ovulação ocorre pelo menos 14 dias antes da menstruação (Robker et al., 2018).

> ### *ATENÇÃO!*
> Cerca de uma em cada cinco mulheres pode sentir dor em um dos lados do abdome na época da liberação do oócito. Essa dor no meio do ciclo menstrual é denominada *mittelschmerz*.

CONSIDERAÇÕES

Estávamos casados há 2 anos quando meu marido e eu decidimos ter um filho. Comecei a pensar nas aulas de biologia do ensino médio e tentei me lembrar de como ocorre a ovulação e como reconhecer o período em que ela acontece. Também usei a internet para encontrar as respostas que procurava. Enquanto eu lia, tudo começou a se encaixar. Durante a ovulação, o muco cervical da mulher aumenta e ela experimenta uma sensação de umidade por vários dias no meio do ciclo. O muco também se torna extensível durante esse período. Além disso, a temperatura corporal se eleva ligeiramente e, em seguida, retorna ao normal se não houver concepção. De posse dessas informações, comecei a verificar minha temperatura diariamente antes de me levantar e a monitorar a consistência do meu muco cervical. Acreditei que monitorar esses dois sinais de ovulação poderia me ajudar a descobrir a melhor época para engravidar. Após 6 meses de tentativas sem resultados, perguntei-me o que estava fazendo de errado. Eu realmente havia entendido a atividade reprodutiva do meu corpo?

Reflexões: Que sugestões adicionais o enfermeiro pode oferecer a essa mulher em sua jornada para a concepção? Que recursos podem estar disponíveis na comunidade para ajudar esse casal? Como o conhecimento do aparelho genital ajuda o enfermeiro a cuidar de mulheres que estão tentando engravidar?

Fase lútea

A fase lútea começa com a ovulação e dura até a fase menstrual do ciclo seguinte. Normalmente, ocorre entre o 15 e 28º dia de um ciclo de 28 dias. Depois que o folículo se rompe e o oócito é liberado, ele se fecha e forma o corpo-lúteo, o qual secreta quantidades crescentes do hormônio progesterona, que interage com o endométrio para prepará-lo para a implantação. No início da fase lútea, a progesterona induz as glândulas endometriais a secretar glicogênio, muco e outras substâncias. Essas glândulas tornam-se tortuosas e têm grandes lumens devido ao aumento da atividade secretora. A progesterona secretada pelo corpo-lúteo faz com que a temperatura do corpo aumente discretamente até o início do período seguinte. Um significativo aumento na temperatura, geralmente 0,5 a 1°C, é normalmente observado 1 ou 2 dias após a ovulação ter ocorrido; a temperatura permanece aumentada até 3 dias antes do início da próxima menstruação (Strauss et al., 2019). Esse aumento de temperatura pode ser plotado em um gráfico e dá uma indicação de quando a ovulação ocorreu. Na ausência de fertilização, o corpo-lúteo começa a se degenerar e, consequentemente, os níveis de hormônios ovarianos diminuem. Conforme os níveis de estrogênio e progesterona diminuem, o endométrio sofre involução. O FSH e o LH geralmente estão em seus níveis mais baixos durante a fase lútea e mais altos durante a fase folicular.

Ciclo endometrial (uterino)

O ciclo endometrial (uterino) ocorre em resposta às alterações hormonais cíclicas. As quatro fases do ciclo endometrial são: proliferativa, secretora, isquêmica e menstrual.

Fase proliferativa

A fase proliferativa do ciclo endometrial corresponde à fase folicular do ciclo ovariano. Começa com o aumento das glândulas endometriais em resposta aos níveis crescentes de estrogênio. Os vasos sanguíneos se dilatam e a espessura do endométrio aumenta substancialmente em oito vezes, de 0,5 a 5 mm de altura, em preparação para a implantação do oócito fertilizado (Oyelowo & Johnson, 2018). O muco cervical torna-se fino, transparente, elástico e mais alcalino, apresentando-o mais favorável ao espermatozoide a fim de aumentar a probabilidade de fertilização. A fase proliferativa começa por volta do quinto dia do ciclo menstrual e dura o tempo da ovulação. Essa fase depende da estimulação estrogênica resultante dos folículos ovarianos e coincide com a fase folicular do ciclo ovariano.

Fase secretora

A fase secretora começa na ovulação, cerca de 3 dias antes do próximo ciclo menstrual. Sob a influência da progesterona liberada pelo corpo-lúteo após a ovulação, o endométrio torna-se mais espesso, mais vascularizado (crescimento das artérias espirais) e glandular (secreção de mais glicogênio e lipídios). Essas drásticas mudanças ocorrem em preparação para a implantação, caso ela venha a ocorrer. Essa fase normalmente dura do 15º (após a ovulação) ao 28º e coincide com a fase lútea do ciclo ovariano. Se não ocorrer a fertilização até o 23º dia do ciclo menstrual, o corpo-lúteo começa a se degenerar e, consequentemente, os níveis de hormônio ovariano diminuem. Conforme os níveis de estrogênio e progesterona diminuem, o endométrio também sofre involução.

> 🟧🟩🟦 *Conceito fundamental*
>
> **Fase proliferativa *versus* fase secretora do ciclo uterino**
>
> Durante a fase proliferativa, os folículos ovarianos produzem quantidades aumentadas de estrogênio e o endométrio se prepara para uma possível fertilização com crescimento acentuado. A fase secretora começa no momento da ovulação. Se o oócito não for fertilizado, o corpo-lúteo começa a se degenerar e os níveis hormonais caem, resultando na menstruação.

Fase isquêmica

Quando a fertilização não ocorre, inicia-se a fase isquêmica. Os níveis de estrogênio e progesterona caem bruscamente durante essa fase, à medida que o corpo-lúteo começa a se degenerar. Ocorrem alterações no endométrio, com espasmo das arteríolas, resultando em isquemia da camada basal. A isquemia leva à descamação do endométrio até a camada basal e tem início o fluxo menstrual.

Fase menstrual

A fase menstrual começa com a ruptura das artérias espirais secundariamente à isquemia, liberando sangue para o útero, iniciando a descamação do revestimento endometrial. Se a fertilização não ocorrer, o corpo-lúteo se degenerará. Como resultado, os níveis de estrogênio e progesterona caem e o revestimento endometrial espessado descama da parede uterina, descendo pela vagina. O início do fluxo menstrual marca o fim de um ciclo menstrual e o início de um novo. A maioria das mulheres relata sangramento menstrual por 3 a 7 dias em média. O volume de fluxo menstrual varia, mas, em média, é de 30 mℓ, variando de 20 a 75 mℓ por ciclo (Schillo, 2019).

Menstruação

Menstruação é um termo derivado da palavra latina *mensis*, que significa "mês". Trata-se de processo fisiológico normal e previsível pelo qual o revestimento interno do útero (endométrio) é expelido pelo corpo. Normalmente, isso ocorre uma vez por mês. A menstruação tem muitos efeitos em meninas e mulheres, incluindo questões emocionais e de autoimagem. Nos EUA, a idade média da **menarca** (primeira menstruação) é de 12 anos, com variação entre 8 e 18 anos (AAP, 2019). A genética é o fator mais importante na determinação da idade de início da menstruação, mas a localização geográfica, a nutrição, o peso, o estado geral de saúde, a nutrição, as práticas culturais e sociais, a escolaridade da menina, a atitude, o ambiente familiar e as crenças também são importantes (Jarrell, 2018).

Os eventos puberais que precedem a primeira menstruação têm uma progressão ordenada: telarca, o desenvolvimento de botões mamários; adrenarca, o aparecimento de pelos pubianos e axilares, seguido por um estirão de crescimento; e menarca (que ocorre cerca de 2 anos após o início do desenvolvimento da mama). Em meninas púberes saudáveis, o período menstrual varia em intensidade de fluxo e pode ser de ocorrência irregular por até 2 anos após a menarca. Depois desse período, o ciclo menstrual regular deve ser estabelecido. A maioria das mulheres terá de 300 a 400 ciclos menstruais ao longo de sua vida (Jarrell, 2018). Os ciclos menstruais regulares normais variam em frequência e perda de sangue (Oyelowo & Johnson, 2018). Menstruações irregulares podem estar associadas a ovulação irregular, síndrome dos ovários policísticos, diabetes tipo 2, condições climáticas, estresse, doenças, distúrbios da tireoide e desequilíbrios hormonais (Goldstein, Clayton et al., 2019).

Lembre-se de Linda, apresentada no início deste capítulo. Que perguntas precisam ser feitas para avaliar sua condição? Que exames laboratoriais podem ser antecipados para confirmar seu fluxo mais intenso?

Embora a menstruação seja um processo normal, várias culturas ao redor do mundo a encaram de maneiras muito diferentes, considerando-a desde um momento sagrado a um período "impuro". A cultura popular em torno de questões relacionadas com a menstruação tem implicações consideráveis para a expressão dos sintomas e da atitude de procurar tratamento. Estudos recentes indicam a necessidade de orientação para ajudar as adolescentes a controlarem os sinais e sintomas menstruais e aumentarem a conscientização acerca dos benefícios de tratá-los. Como as informações relacionadas com a menstruação vêm das mães, da família e da cultura social, mulheres jovens impressionáveis podem formar atitudes negativas em relação aos ciclos mensais. Os profissionais da enfermagem, por meio de orientação formal ou conversas individuais casuais, podem ajudar na elaboração de boas atitudes menstruais e na construção de uma imagem mais positiva desse processo fisiológico natural (Szulecki, 2018).

> ### ATENÇÃO!
> O conhecimento sobre a menstruação aumentou significativamente e as atitudes mudaram. O que antes era discutido apenas a portas fechadas hoje é discutido abertamente.

Hormônios do ciclo menstrual

O ciclo menstrual envolve uma complexa interação hormonal. Os hormônios predominantes incluem o hormônio liberador de gonadotrofina (GnRH), o FSH, o LH, o estrogênio, a progesterona e as prostaglandinas. O Boxe 3.1 resume os hormônios do ciclo menstrual.

Hormônio liberador de gonadotrofina

O GnRH é secretado pelo hipotálamo de maneira pulsátil ao longo do ciclo reprodutivo. Ele pulsa lentamente durante a fase folicular e aumenta na fase lútea. O GnRH induz à liberação de FSH e LH para auxiliar na ovulação.

Hormônio foliculoestimulante

O FSH é secretado pela adeno-hipófise e é o principal responsável pela maturação do folículo ovariano. A secreção de FSH é maior e mais importante durante a primeira semana da fase folicular do ciclo reprodutivo.

> **BOXE 3.1** Resumo dos hormônios do ciclo menstrual.
>
> - O LH aumenta e estimula o folículo a produzir estrogênio
> - À medida que o estrogênio é produzido pelo folículo, ocorre o aumento dos seus níveis, inibindo a produção de LH
> - A ovulação ocorre depois que uma liberação de LH danifica as células produtoras de estrogênio, resultando em declínio dos níveis de estrogênio
> - A liberação de LH resulta no estabelecimento do corpo-lúteo, que produz estrogênio e progesterona
> - Os níveis de estrogênio e progesterona aumentam, suprimindo a produção de LH
> - A falta de LH promove degeneração do corpo-lúteo
> - A cessação do corpo-lúteo indica que houve um declínio na produção de estrogênio e progesterona
> - A diminuição dos hormônios ovarianos põe fim ao seu efeito negativo sobre a secreção de LH
> - O LH é secretado e começa um novo ciclo menstrual.

Hormônio luteinizante

O LH é secretado pela adeno-hipófise e é necessário tanto para a maturação final dos folículos pré-ovulatórios quanto para a luteinização do folículo rompido. Como resultado, a produção de estrogênio diminui e a secreção de progesterona continua. Assim, os níveis de estrogênio caem 1 dia antes da ovulação e os níveis de progesterona começam a subir.

Estrogênio

O estrogênio é secretado pelos ovários e essencial para o desenvolvimento e a maturação do folículo, sendo predominante no final da fase proliferativa, precedendo diretamente a ovulação. Após a ovulação, os níveis de estrogênio caem bruscamente à medida que a progesterona prevalece. No ciclo endometrial, o estrogênio induz à proliferação das glândulas endometriais e também faz com que o útero aumente em tamanho e peso devido à elevação dos níveis de glicogênio, aminoácidos, eletrólitos e água. A irrigação sanguínea também é aumentada.

Progesterona

A progesterona é secretada pelo corpo-lúteo. Seus níveis aumentam imediatamente antes da ovulação e atingem seu nível máximo 5 a 7 dias após a ovulação. Durante a fase lútea, a progesterona induz tumefação e secreção aumentada do endométrio. Esse hormônio é frequentemente chamado de hormônio da gravidez devido ao seu efeito calmante (reduz as contrações uterinas) sobre o útero, possibilitando que a gravidez seja mantida.

Prostaglandinas

As prostaglandinas são mediadoras primárias dos processos inflamatórios do corpo e são essenciais para a função fisiológica normal do sistema genital feminino. Elas constituem um grupo estreitamente relacionado de ácidos graxos oxigenados produzidos pelo endométrio, com uma variedade de efeitos em todo o corpo. Embora tenham efeitos reguladores e às vezes sejam chamadas de hormônios, as prostaglandinas não são tecnicamente hormônios porque são produzidas por todos os tecidos, não por glândulas especiais (Smith, 2018). As prostaglandinas aumentam durante a maturação folicular e desempenham um papel fundamental na ovulação, liberando o oócito dentro do folículo de Graaf. Níveis elevados de prostaglandinas são encontrados no sangue menstrual. Pesquisas atuais sugerem que a patogênese da cólica/dor menstrual é causada pela prostaglandina F2a (PGF2a), um potente estimulante do miométrio e vasoconstritor, no endométrio secretor. Níveis elevados de prostaglandinas são encontrados no líquido endometrial de mulheres com dismenorreia (dor durante a menstruação) e correlacionam-se bem com o grau de dor. Os anti-inflamatórios não esteroidais (AINEs) são a escolha primária de tratamento para cólicas menstruais (Smith, 2018).

Perimenopausa

A transição para a menopausa ou perimenopausa e a menopausa são marcadores biológicos da transição da idade adulta para a meia-idade. É o período entre o início dos ciclos menstruais irregulares e o último ciclo menstrual. Nada disso é um sintoma ou doença, mas a maturação natural do sistema genital.

Durante a perimenopausa (2 a 8 anos antes da menopausa), as mulheres apresentam alterações físicas associadas à diminuição dos níveis de estrogênio, que podem incluir manifestações vasomotoras de fogachos, ciclos menstruais irregulares, transtornos do sono, esquecimento, irritabilidade, transtornos do humor, diminuição da fertilidade, ganho ponderal e distensão abdominal, alteração dos padrões menstruais, cefaleias, diminuição da lubrificação vaginal, sudorese noturna, fadiga, atrofia vaginal e depressão (Delamater & Santoro, 2018). As manifestações vasomotoras (fogacho e sudorese noturna) são as queixas que mais comumente levam as mulheres procurar tratamento. Várias terapias podem ser consideradas para ajudar a controlar essas queixas. A escolha de um método de tratamento adequado para o manejo desses sintomas requer uma avaliação cuidadosa da relação risco-benefício de cada opção com base em evidências, bem como a preferência de cada paciente (Delamater & Santoro, 2018).

Menopausa

A menopausa é uma parte universal e irreversível do processo geral de envelhecimento que envolve o sistema genital da mulher, depois da qual ela já não menstrua. Essa fase natural da vida da mulher marca o fim de sua capacidade reprodutiva. A idade média da menopausa natural – definida como 1 ano sem ciclo menstrual – é de 50 a 51 anos, mas varia entre diferentes mulheres e populações (Casper, 2019). À medida que a expectativa média de vida das mulheres aumenta, o número daquelas que alcançam e convivem com a menopausa também se eleva. A maioria das mulheres tem a expectativa de passar mais de um terço de suas vidas na menopausa. O período geralmente é marcado pela atrofia das mamas, do útero, das tubas uterinas e dos ovários (Bachmann, 2018).

Muitas mulheres passam pela menopausa sem manifestações clínicas indesejáveis, permanecendo ativas, com boa saúde e poucas interrupções em suas rotinas diárias. Outras apresentam manifestações vasomotoras, que dão origem a sensações de calor, frio, transpiração, cefaleia, insônia e irritabilidade. Um estudo recente descobriu que mulheres que apresentavam sintomas da menopausa relataram qualidade de vida relacionada com a saúde expressivamente mais baixa e comprometimento do trabalho significativamente alto quando comparadas àquelas sem esses sintomas.

A síndrome geniturinária da menopausa descreve a constelação de sinais e sintomas urogenitais inferiores associados a baixos níveis de estrogênio. Fisiologicamente, essa síndrome se manifesta com secura vaginal, irritação e prurido; diminuição da lubrificação durante a relação sexual; dispareunia; disúria; e frequência e urgência urinárias. Normalmente, essa síndrome é subdiagnosticada e subtratada (Santoro & Lin, 2018).

Até recentemente, a terapia hormonal era o esteio da farmacoterapia na menopausa, mas os resultados recentes das pesquisas *Women's Health Initiative* (WHI) e *Heart and Estrogen Replacement Study* (HERS) tornaram a controversa a prescrição da terapia hormonal. Muitas mulheres se voltaram para soluções não tradicionais para controlar as manifestações da menopausa. Remédios de medicina complementar e alternativa (MCA) usados para o tratamento dos sintomas da menopausa incluem *Cimifuga racemosa*, *Angelica sinensis*, *Hypericum perforatum* (erva-de-são-joão ou hipérico), *Humulus lupulus* (lúpulo), *Dioscorea villosa* (inhame-selvagem), *ginseng*, óleo de prímula e acupuntura. As evidências que sustentam a eficácia e a segurança da maioria das opções de MAC para alívio dos sintomas da menopausa são limitadas e a maioria dos relatos de eficácia e segurança não dá suporte à sua utilização (Adams et al., 2018). Os enfermeiros podem desempenhar um importante papel na assistência às mulheres na menopausa, orientando-as e aconselhando-as quanto à multiplicidade de opções disponíveis para a prevenção de doenças e tratamentos para os sintomas da menopausa durante esse período de mudança. A menopausa deve ser uma oportunidade para as mulheres se empenharem por uma vida longa e saudável e o profissional de enfermagem pode ajudar a tornar essa oportunidade uma realidade. Ver Capítulo 4 para obter mais informações sobre a menopausa.

Lembre-se de Linda, que estava passando por mudanças em seus ciclos menstruais. Quais hormônios poderiam estar mudando e quais sistemas eles poderiam influenciar? Que abordagem o enfermeiro deve usar para esclarecer Linda sobre o que está acontecendo em seu corpo?

ANATOMIA E FISIOLOGIA DO SISTEMA GENITAL MASCULINO

O sistema genital masculino, assim como o feminino, é constituído pelos órgãos que possibilitam a reprodução. Os órgãos masculinos são especializados em produzir e manter as células sexuais masculinas, ou espermatozoides; em transportá-los, com os líquidos de apoio, para o sistema genital feminino; e em secretar o hormônio masculino testosterona. Os órgãos do sistema genital masculino incluem o pênis, o escroto, dois testículos (onde são produzidos os espermatozoides e a testosterona) e órgãos acessórios (epidídimo, ducto deferente, glândulas seminais, ducto ejaculatório, uretra, glândulas bulbouretrais e próstata).

Órgãos genitais masculinos externos

O pênis e o escroto formam a genitália externa do homem (Figura 3.7).

Pênis

O pênis é o órgão que realiza a cópula e possibilita a saída dos espermatozoides e da urina. Durante a excitação sexual, o pênis fica ingurgitado de sangue e é inserido na vagina da mulher durante a relação sexual. A pele do pênis é fina e sem pelos. O prepúcio é uma prega circular de pele que se estende sobre a glande, a menos que seja removida por circuncisão logo após o nascimento. O meato urinário, localizado na extremidade do pênis, atua como abertura da uretra para o meio externo (Figura 3.8). O pênis é composto principalmente de tecido erétil. A maior parte do seu corpo consiste em três espaços cilíndricos (seios) de tecido erétil. Os dois maiores, os corpos cavernosos, estão lado a lado. O terceiro seio, o corpo esponjoso, envolve a uretra. A ereção ocorre quando os impulsos nervosos do sistema nervoso autônomo dilatam as artérias do pênis, possibilitando que o sangue arterial flua para os tecidos eréteis do órgão.

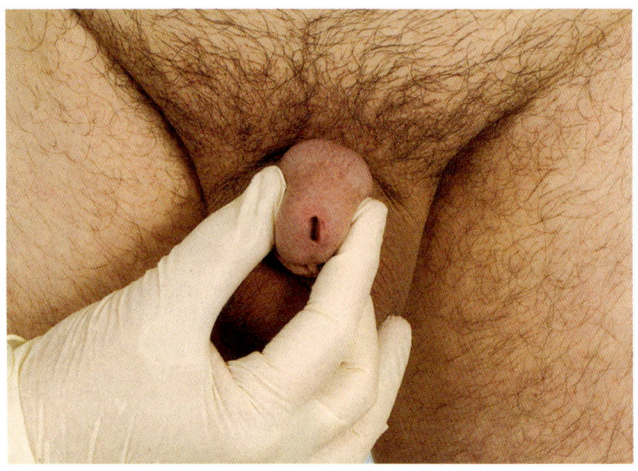

FIGURA 3.8 Meato urinário. (Foto de B. Proud.)

Escroto

O escroto é uma estrutura sacular de pele fina que envolve e protege os testículos. Ele também atua como um sistema de controle climático para os testículos, porque eles precisam permanecer ligeiramente mais frios do que a temperatura corporal para possibilitar o desenvolvimento normal dos espermatozoides. O escroto é coberto por pelos no início da puberdade. O músculo cremaster da parede escrotal relaxa ou se contrai para possibilitar que os testículos fiquem mais distantes do corpo a fim de reduzir a temperatura ou para que sejam puxados para mais perto do corpo para aquecimento ou proteção (Carroll, 2019). Um septo medial divide o escroto em duas câmaras, cada uma delas envolvendo um testículo.

Órgãos genitais masculinos internos

As estruturas internas incluem os testículos, o sistema ductal e as glândulas acessórias (Figura 3.9).

Testículos

Os **testículos** são estruturas ovais do tamanho de azeitonas grandes que se encontram no escroto; o testículo esquerdo geralmente pende um pouco mais abaixo do que o direito. Essas duas estruturas semelhantes a nozes são análogas aos ovários na mulher. Os testículos têm duas funções: produzir espermatozoides e sintetizar testosterona (o principal hormônio sexual masculino). Os espermatozoides são produzidos nos túbulos seminíferos dos testículos. Assim como acontece no sistema genital feminino, a adeno-hipófise libera as gonadotrofinas, FSH e LH, hormônios que estimulam os testículos a produzir testosterona, o que auxilia na manutenção da espermatogênese, aumenta a produção de espermatozoides pelos túbulos seminíferos e estimula a produção de líquido seminal (Schillo, 2019). O epidídimo, que se assenta contra os testículos, é um tubo em espiral de cerca de 6 metros de comprimento. Ele coleta os espermatozoides dos testículos e fornece o espaço e o ambiente para que os espermatozoides amadureçam (Figura 3.10).

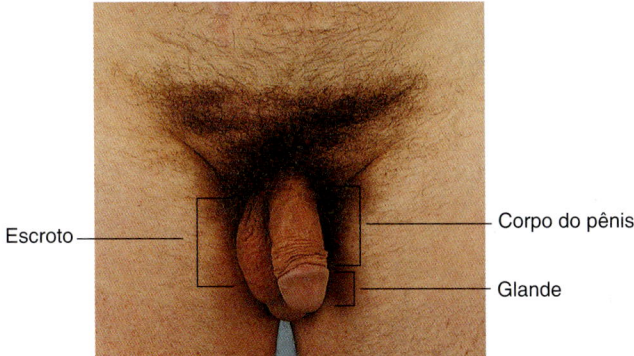

Escroto —

Corpo do pênis —

Glande —

FIGURA 3.7 Órgãos genitais masculinos externos. (Foto de B. Proud.)

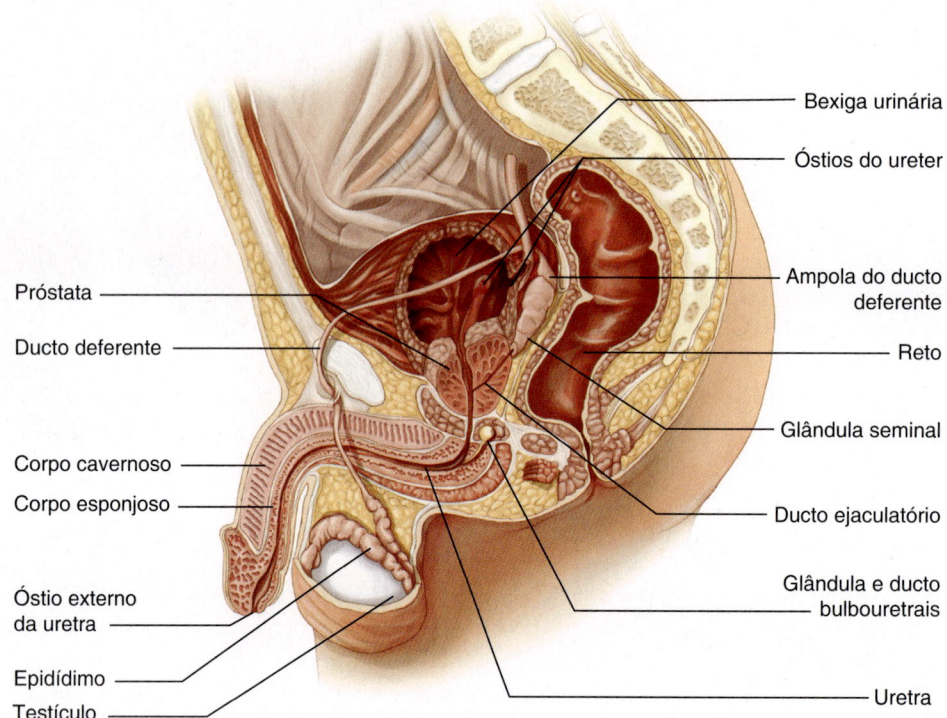

FIGURA 3.9 Vista lateral dos órgãos genitais masculinos internos. (Fonte: Anatomical Chart Company. [2001]. *Atlas of human anatomy*. Springhouse, PA: Springhouse.)

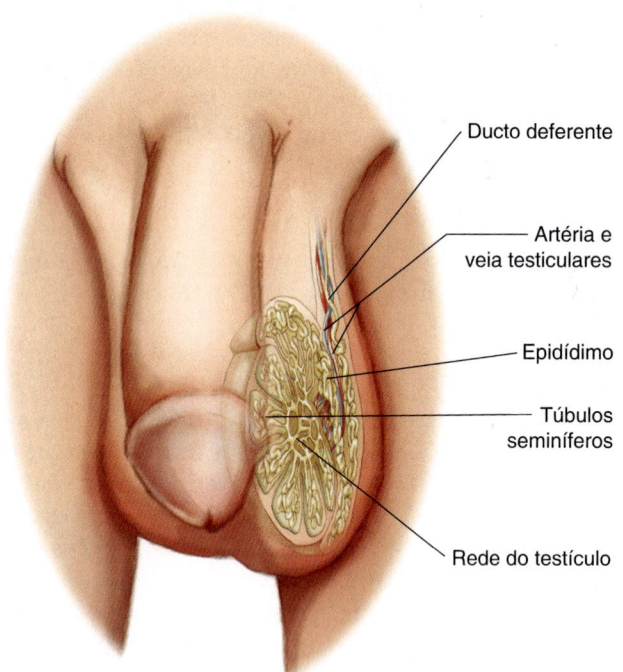

FIGURA 3.10 Estruturas internas de um testículo.

Sistema ductal

O ducto deferente é uma estrutura filamentar que transporta os espermatozoides do epidídimo. Um desses ductos vai de cada testículo até a parte posterior da próstata e entra na uretra para formar os ductos ejaculatórios. Outras estruturas, como vasos sanguíneos e nervos, também se deslocam com cada ducto deferente e, com cada ducto deferente, formam o funículo espermático. A uretra é o tubo terminal dos sistemas genital e urinário, servindo como passagem para o sêmen (líquido que contém espermatozoides) e a urina. Ela passa pela próstata e pelo pênis e se abre para o meio externo.

Glândulas acessórias

As glândulas seminais, que produzem o líquido seminal nutritivo, e a próstata, que produz líquido prostático alcalino, estão conectadas ao ducto ejaculatório, que leva à uretra. O par de glândulas seminais, estruturas retorcidas semelhantes a um saco, encontra-se na parte posterior e na base da bexiga urinária, em frente ao reto. Elas secretam um líquido alcalino que contém frutose, vitamina C, proteínas e prostaglandinas. A frutose fornece energia aos espermatozoides em sua jornada para encontrar o oócito, e as prostaglandinas auxiliam na mobilidade dos espermatozoides.

A próstata situa-se na pelve, logo abaixo da bexiga, e circunda a porção média da uretra. Normalmente do tamanho de uma noz, essa glândula aumenta com a idade. A próstata e as glândulas seminais acima dela produzem líquido que nutre os espermatozoides. Esse líquido é responsável pela maior parte do volume do sêmen, a secreção pela qual os espermatozoides são expelidos durante a ejaculação. Outro líquido que compõe o sêmen provém dos ductos deferentes e das glândulas mucosas da cabeça do pênis. A próstata também produz o antígeno específico da próstata (PSA), uma glicoproteína que dilui o sêmen e o muco cervical, possibilitando que os espermatozoides passem pelo trato genital feminino com mais facilidade. Os níveis de PSA se elevam na presença de câncer de próstata e são usados como marcadores para o diagnóstico e o tratamento da doença (Webster et al., 2018).

As glândulas bulbouretrais (glândulas de Cowper), duas pequenas estruturas do tamanho de ervilhas localizadas na parte inferior da próstata, são constituídas por vários tubos cujos revestimentos epiteliais secretam um líquido semelhante ao muco. Esse líquido é liberado em resposta à estimulação sexual e lubrifica a cabeça do pênis, preparando-a para a relação sexual. Além disso, neutraliza a acidez da uretra para proteger os espermatozoides durante sua jornada para fora do corpo durante a ejaculação. Diz-se que sua existência é constante, mas as glândulas bulbouretrais diminuem gradualmente de tamanho com o avançar da idade.

Resposta sexual masculina

A testosterona está profundamente envolvida em cada etapa da resposta sexual masculina. Independentemente do tipo de estimulação sexual, a resposta fisiológica em homens e mulheres é semelhante e geralmente segue um padrão de cinco fases, conforme descrito anteriormente quanto às mulheres:

1. *Desejo:* também conhecido como "libido", começa com um desejo de intimidade sexual.
2. *Excitação:* o homem sente excitação sexual por meio de pensamentos ou estímulos físicos que causam mudanças específicas, como aceleração da frequência cardíaca, elevação da pressão arterial, aumento do tamanho dos testículos e do fluxo de sangue para o pênis, criando uma ereção.
3. *Platô:* essa é a fase entre a excitação e o orgasmo, na qual a cabeça do pênis aumenta de tamanho e toma uma coloração mais arroxeada. As glândulas secretam sêmen na uretra e torna-se difícil evitar a ejaculação (orgasmo).
4. *Orgasmo:* é uma resposta total do corpo. A tensão acumulada durante as duas fases anteriores é liberada, desencadeando uma série de espasmos musculares nos membros inferiores, no estômago, nos braços, no dorso e no pênis. As sensações são intensas e prazerosas. A ejaculação do sêmen ocorre nesse momento.
5. *Resolução:* o corpo retorna ao estado fisiológico não estimulado. O fluxo sanguíneo flui para fora do pênis e a ereção desaparece; ocorre, então, uma sensação geral de relaxamento e os testículos e o escroto retornam ao tamanho normal (Seizert, 2018).

O comportamento sexual envolve a participação de nervos autônomos e somáticos e a integração de vários locais do sistema nervoso central (SNC) na medula espinal. A porção peniana do processo que leva à ereção representa apenas um dos componentes. A ereção peniana é uma integração de processos fisiológicos complexos que envolvem o SNC, o sistema nervoso periférico (SNP) e os sistemas hormonais e vasculares (Schillo, 2019). Com a estimulação sexual, as artérias que irrigam ao pênis se dilatam e aumentam o fluxo sanguíneo para os tecidos eréteis. Ao mesmo tempo, o tecido erétil comprime as veias do pênis, reduzindo a drenagem do fluxo sanguíneo desse local. O sangue se acumula, fazendo com que o pênis se dilate e alongue, produzindo uma ereção. Como nas mulheres, o ápice da estimulação sexual é o orgasmo, uma prazerosa sensação de liberação fisiológica e psicológica.

O orgasmo é acompanhado pela emissão (movimentação dos espermatozoides dos testículos e dos líquidos das glândulas acessórias) para a uretra, onde os espermatozoides e os líquidos são misturados para formar o sêmen. À medida que a uretra se enche de sêmen, a base do pênis ereto se contrai, o que aumenta a pressão. Essa pressão força o sêmen, pela uretra, para o exterior (ejaculação). Durante a ejaculação, os ductos dos testículos, o epidídimo e o ducto deferente se contraem e causam a expulsão dos espermatozoides para a uretra, onde eles se misturam com os líquidos seminal e prostático. Essas substâncias, com o muco secretado pelas glândulas acessórias, formam o sêmen, que é liberado pela uretra.

CONCEITOS FUNDAMENTAIS

- O sistema genital feminino produz as células reprodutivas femininas (óvulos ou oócitos) e contém um órgão (útero) no qual o feto se desenvolve. O sistema genital masculino produz as células reprodutivas masculinas (espermatozoides) e contém um órgão (pênis) que deposita os espermatozoides dentro da mulher
- Os órgãos genitais femininos internos consistem em vagina, útero, tubas uterinas e ovários. Os órgãos genitais femininos externos, os quais constituem o pudendo feminino (vulva), incluem o monte púbico, os lábios maior e menor, o clitóris e o prepúcio, as estruturas no vestíbulo e o períneo
- As mamas são órgãos acessórios do sistema genital feminino especializados em secretar leite após a gestação
- A principal função do ciclo menstrual é estimular o crescimento de um folículo para liberar um oócito e preparar um local para a implantação, caso ocorra a fertilização
- A menstruação, a descamação mensal da mucosa uterina, marca o início e o fim do ciclo, caso não ocorra a fertilização
- O ciclo ovariano é uma série de eventos associados ao desenvolvimento de um oócito (óvulo ou ovo) nos ovários
- Na ovulação, um folículo maduro se rompe em resposta a um pulso de LH, liberando um oócito (óvulo) maduro
- O ciclo endometrial é dividido em quatro fases: folicular ou proliferativa, lútea ou secretora, isquêmica e menstrual

- O ciclo menstrual envolve uma complexa interação hormonal. Os hormônios predominantes são o GnRH, o FSH, o LH, o estrogênio, a progesterona e as prostaglandinas
- Os órgãos do sistema genital masculino incluem o pênis, o escroto, os dois testículos (onde os espermatozoides e a testosterona são produzidos) e órgãos acessórios (epidídimo, ducto deferente, glândulas seminais, ductos ejaculatórios, uretra, glândulas bulbouretrais e próstata).

REFERÊNCIAS BIBLIOGRÁFICAS E LEITURA SUGERIDA

Adams, J., Steel, A., Broom, A., & Frawley, J. (2018). *Women's health and complementary and integrative medicine*. Routledge.

American Academy of Pediatrics (AAP). (2019). *Physical development in girls: What to expect during puberty*. Retrieved June 4, 2019, from https://www.healthychildren.org/English/ages-stages/gradeschool/puberty/Pages/Physical-Development-Girls-What-to-Expect.aspx

Bachmann, G. (2018). Menopausal urogenital changes: Welcome expansion of management options over the past 25 years. *Menopause, 25*(5), 471–475.

Baskin, L., Shen, J., Sinclair, A., Cao, M., Liu, X., Liu, G., Cunha, G. R. (2018). Development of the human penis and clitoris. *Differentiation, 77*(1). https://doi.org/10.1016/j.diff.2018.08.001

Carroll, M. (2019). *Clinical reproductive science*. Wiley-Blackwell.

Casper, R. F. (2019). *Clinical manifestations and diagnosis of menopause*. UpToDate. Retrieved March 20, 2020, from https://www.uptodate.com/contents/clinical-manifestations-and-diagnosis-of-menopause

Clesse, C., Lighezzolo-Anot, J., De Lavergne, S., Hamlin, S., & Scheffler, M. (2018). Statistical trends of episiotomy around the world: Comparative systematic review of changing practices. *Health Care for Women International, 39*(6), 644–662.

Delamater, L., & Santoro, N. (2018). Management of perimenopause. *Clinical Obstetrics & Gynecology, 61*(3), 419–432.

Goldstein, I., Clayton, A. H., Goldstein, A. T., Kim, N. N., & Kingsberg, S. A. (2018). *Textbook of female sexual function and dysfunction: Diagnosis and treatment*. John Wiley & Sons Ltd.

Jarrell, J. (2018). The significance and evolution of menstruation. *Best Practice & Research Clinical Obstetrics & Gynecology, 50*, 18–26. https://doi.org/10.1016/j.bpobgyn.2018.01.007

Kapoor, E., Kling, J. M., Kingsberg, S. A., & Faubion, S. S. (2018). Sexual health in women. *Journal of Women's Health, 27*(9). https://doi.org/10.1089/jwh.2018.7326

Meston, C. M., & Stanton, A. M. (2018). Comprehensive assessment of women's sexual arousal requires both objective and subjective measurement. *Journal of Sexual Medicine, 15*(4), 423–425.

Oyelowo, T., & Johnson, J. (2018). *A guide to women's health* (2nd ed.). Jones & Bartlett Learning.

Patton, K. T., & Thibodeau, G. A. (2019). *Anthony's textbook of anatomy & physiology* (21st ed.). Mosby Elsevier.

Richards, J. S., & Ascoli, M. (2018). Endocrine, paracrine, and autocrine signaling pathways that regulate ovulation. *Trends in Endocrinology & Metabolism. 29*(5), 313–325.

Robker, R. L., Hennebold, J. D., & Russell, D. L. (2018). Coordination of ovulation and oocyte maturation: A good egg at the right time. *Endocrinology, 159*(9), 3209–3218.

Santoro, N. F. & Lin, I. (2018). Genitourinary syndrome of menopause: Underdiagnosed and undertreated. *Contemporary OB/GYN, 64*(7). Retrieved June 16, 2020, from http://www.contemporaryobgyn.net/menopause/genitourinary-syndrome-menopause-underdiagnosed-and-undertreated/page/0/3

Schillo, K. (2019). *Anatomy and physiology: Form, function, and homeostasis*. Cognella Publishing.

Seizert, C. A. (2018). The neurobiology of the male sexual refractory period. *Neuroscience & Behavioral Reviews, 92*, 350–377.

Shifren, J. (2018). Genitourinary syndrome of menopause. *Clinical Obstetrics & Gynecology, 61*(3), 508–516.

Smith, R. P. (2018). *Dysmenorrhea and menorrhea: A clinician's guide*. Springer International Publishing.

Strauss, J. F., Barbieri, R. L., & Gargiulo, A. R. (2019). *Yen and Jaffe's reproductive endocrinology: Physiology, pathophysiology, and clinical management* (8th ed.). Elsevier.

Szulecki, D. (2018). Great conversations: A nurse tackles puberty talk. *American Journal of Nursing, 118*(3), 61–62.

Webster, S., Morris, G., & Kevelighan, E. (2018). *Essential human development*. John Wiley & Sons, Ltd.

Women's Health Initiative (WHI). (2020). *About WHI*. Retrieved June 16, 2020, from https://www.whi.org/about/SitePages/About%20WHI.aspx

Woods, N. F., & Utian, W. (2018). Quality of life, menopause, and hormone therapy: An update and recommendations for the future. *Menopause, 25*(7), 713–720.

EXERCÍCIOS SOBRE O CAPÍTULO

QUESTÕES DE MÚLTIPLA ESCOLHA

1. Os hormônios predominantes da adeno-hipófise ou hipófise anterior que controlam o ciclo menstrual incluem:

   a. Hormônio tireoestimulante (TSH)
   b. Hormônio foliculoestimulante (FSH)
   c. Hormônio liberador de corticotropina (CRH)
   d. Hormônio liberador de gonadotrofina (GnRH)

2. Quais glândulas estão localizadas em cada lado da uretra feminina e secretam muco para manter a abertura úmida e lubrificada para urinar?

   a. Glândulas de Cowper
   b. Glândulas de Bartholin
   c. Glândulas de Skene
   d. Glândulas seminais

3. Que evento ocorre durante a fase proliferativa do ciclo menstrual?

   a. Começa o fluxo menstrual
   b. O endométrio fica mais espesso
   c. Ocorre a ovulação
   d. A secreção de progesterona atinge o seu máximo

4. Qual hormônio é produzido em níveis elevados para preparar o endométrio para a implantação logo após a ovulação pelo corpo-lúteo?

   a. Estrogênio
   b. Prostaglandinas
   c. Prolactina
   d. Progesterona

5. A maturação e o armazenamento dos espermatozoides no sistema genital masculino ocorrem no(s)/nas:

   a. Testículos
   b. Ducto deferente
   c. Epidídimo
   d. Glândulas seminais

6. O enfermeiro está se preparando para dar uma palestra para um grupo de mulheres de meia-idade sobre as manifestações vasomotoras mais comumente apresentadas durante a menopausa e as possíveis modalidades de tratamento disponíveis. Quais dessas manifestações vasomotoras são mais comuns?

   a. Fadiga crônica e confusão mental
   b. Esquecimento e irritabilidade
   c. Sudorese noturna e fogacho
   d. Diminuição de resposta e apetite sexuais

EXERCÍCIOS DE RACIOCÍNIO CRÍTICO

1. O enfermeiro de uma escola foi convidado a dar uma aula de biologia para o segundo ano do ensino médio sobre menstruação. O professor notou que os alunos não entendem esse evento mensal e queria desfazer alguns mitos sobre o assunto. Depois que o enfermeiro explicou os fatores que influenciam a menstruação, uma menina perguntou: "Alguma mulher pode engravidar se tiver relações sexuais enquanto está menstruada?".

   a. Como o enfermeiro deve responder a essa pergunta?
   b. Qual fator relacionado com o ciclo menstrual não foi esclarecido?
   c. Que outros assuntos levantados por essa questão poderiam ser discutidos?

ATIVIDADES DE ESTUDO

1. A educação sexual deve ser ensinada nas escolas públicas? Em caso afirmativo, quais tópicos devem ser abordados? Debata os prós e os contras da educação sexual e, em seguida, prepare quais tópicos devem ser abordados.
2. Complete as lacunas: "Quando eu era mais novo(a), falar sobre assuntos sexuais com meus pais era _____ porque _____. Agora a situação é _____. "
3. Liste os principais hormônios e suas funções no ciclo menstrual.
4. O ciclo ovariano descreve a série de eventos associados ao desenvolvimento de _____ nos ovários.
5. Os espermatozoides e o hormônio masculino testosterona são produzidos em quais das seguintes estruturas? Selecione todas as que se apliquem.

   a. Ducto deferente
   b. Pênis
   c. Escroto
   d. Ductos ejaculatórios
   e. Próstata
   f. Testículos
   g. Túbulos seminíferos
   h. Glândulas bulbouretrais

ESTUDO DE CASO

Uma mulher de 53 anos procurou o profissional de enfermagem para a realização de seu exame anual. Ela fez uma histerectomia há 20 anos devido a um prolapso do útero e tem se mantido saudável até agora. Relatou uma longa lista de sintomas que a incomodavam, mas até recentemente os atribuía ao processo de envelhecimento. Ela disse ao profissional de enfermagem que estava tendo insônia, havia ganhado gordura no abdome, apesar de não consumir calorias adicionais, estava sentindo dor durante a relação sexual e fogachos que estavam aumentando de frequência durante o dia e à noite. Ela estava fazendo uso de *Cimifuga racemosa* (fitoterápico) para esses sintomas angustiantes nos últimos meses, mas não sentia qualquer alívio. Ela está preocupada com a possibilidade de haja algo terrível com ela, uma vez que o fitoterápico não está amenizando seus sintomas e eles parecem estar piorando.

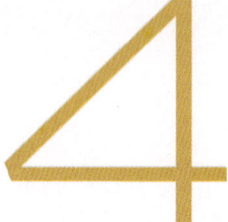

4

Questões Comuns Relacionadas com a Reprodução

PALAVRAS-CHAVE

aborto
abstinência sexual
adesivo transdérmico
amenorreia
anel vaginal
capuz cervical
coito interrompido
conscientização da fertilidade
contracepção
contracepção de emergência (CE)
contraceptivos orais (COs)
Depo-Provera® (contraceptivo hormonal injetável)
diafragma
dismenorreia
dispareunia
dispositivo intrauterino (DIU)
endometriose
esponja contraceptiva
esterilização
implante
infertilidade
laqueadura tubária
método de amenorreia lactacional (MAL)
método do muco cervical
método sintotérmico
osteoporose
preservativos
sangramento uterino anormal (SUA)
síndrome pré-menstrual (SPM)
tabela dos dias férteis (TDF)
temperatura corporal basal (TCB)
transição para a menopausa
vasectomia

OBJETIVOS DE APRENDIZAGEM

Após a conclusão do capítulo, o leitor será capaz de:

1. Examinar as questões comuns relacionadas com a reprodução humana no que diz respeito a sinais/sintomas, exames complementares e condutas apropriadas.

2. Identificar fatores de risco e planejar orientações qualificadas e necessárias à paciente com distúrbios reprodutivos comuns.

3. Traçar a conduta de enfermagem necessária para as mulheres que apresentam distúrbios reprodutivos comuns.

4. Comparar e conhecer as diferenças entre os métodos contraceptivos disponíveis e sua efetividade.

5. Investigar os desafios relacionados com o aborto induzido na atualidade.

6. Analisar os aspectos fisiológicos e psicológicos da transição para a menopausa.

Izzy, 27 anos, procura seu médico com queixa de dor pélvica intensa e progressiva associada aos ciclos mensais. Ela precisa afastar-se do trabalho e "dopar-se" com analgésicos para suportar a dor. Além disso, ela está tentando engravidar há mais de 1 ano sem conseguir.

INTRODUÇÃO

A boa saúde ao longo do ciclo de vida começa com a pessoa. As mulheres de hoje apresentam uma expectativa de vida de até 80 anos e podem viver bem, porém precisam ser proativas na manutenção de sua própria qualidade de vida. Elas devem tomar medidas para reduzir o risco de doenças, e para isso precisam se tornar parceiras ativas dos profissionais da saúde para identificar os problemas precocemente impactando no melhor prognóstico (Diretrizes de ensino 4.1). Os enfermeiros podem ajudar as mulheres na manutenção de sua qualidade de vida, auxiliando-as a estabelecer maior sintonia com seu corpo e seus sinais de distúrbios e reconhecendo o momento da avaliação como uma oportunidade para orientar e aconselhar. Os profissionais de enfermagem ocupam uma excelente posição para oferecer as informações necessárias e qualificadas às mulheres com vistas à manutenção de um estilo de vida saudável, bem como para colaborar para modificar comportamentos que possam causar danos ou doenças.

DIRETRIZES DE ENSINO **4.1**
Dicas para se tornar parceira ativa no manejo da própria saúde

- Tornar-se uma consumidora bem informada. Ler, questionar e pesquisar
- Conhecer o histórico familiar e os fatores que a colocam em alto risco para diferentes doenças
- Manter um estilo de vida saudável e adotar a moderação como meta
- Agendar consultas médicas e exames complementares regulares para detectar precocemente quaisquer condições/doenças
- Solicitar ao profissional da saúde uma explicação completa de qualquer tratamento a ser realizado
- Procurar uma segunda opinião médica se considerar que necessita de mais informações
- Saber quando procurar atendimento médico por estar ciente dos sinais/sintomas da doença.

Este capítulo aborda questões relacionadas com a reprodução que podem surgir na prática cotidiana do enfermeiro ao atender mulheres, o que inclui os distúrbios menstruais, a infertilidade, a contracepção, o aborto e a transição para a menopausa.

DISTÚRBIOS MENSTRUAIS

Os padrões menstruais podem ser um indicador da saúde geral e da autopercepção de bem-estar. Para muitas mulheres, os ciclos menstruais mensais causam pouca ou nenhuma alteração na vida cotidiana. Com poucos sintomas com os quais se preocupar, os ciclos menstruais são regulares, iniciando e terminando quase na mesma época todos os meses. Para outras, o ciclo menstrual provoca sinais/sintomas físicos e emocionais que as levam a

BOXE **4.1** Prefixos, radicais e sufixos usados para descrever os distúrbios menstruais.

- *meno* = relacionado com a menstruação
- *metro* = tempo
- *oligo* = pouco
- *a* = sem, nenhum ou ausência de
- *ragia* = excesso ou anormal
- *dis* = não ou dor
- *reia* = fluxo

procurar um o médico. As seguintes condições relacionadas com a menstruação serão discutidas nesta seção: amenorreia, dismenorreia, sangramento uterino anormal (SUA), síndrome pré-menstrual (SPM), transtorno disfórico pré-menstrual (TDPM) e endometriose. Para compreender os distúrbios menstruais, o enfermeiro deve conhecer os prefixos, radicais e sufixos usados para descrevê-los (Boxe 4.1).

Amenorreia

Amenorreia quer dizer ausência de menstruação, sendo um sintoma, não um diagnóstico. A amenorreia é normal antes da puberdade, durante a gravidez, após o parto e após a menopausa. Geralmente, indica um desequilíbrio no eixo hipotalâmico-hipofisário-ovariano-uterino e induz alterações cíclicas no endométrio que impedem a menstruação. O útero, o revestimento endometrial, os ovários, a hipófise e o hipotálamo precisam funcionar corretamente e em harmonia para que ocorra o ciclo menstrual. A amenorreia é classificada em primária ou secundária. A primária é definida como:

1. ausência de menstruação aos 15 anos, sem crescimento e desenvolvimento das características sexuais secundárias; ou
2. ausência de menstruação até os 16 anos, com desenvolvimento normal de características sexuais secundárias (Creighton et al., 2018).

Das mulheres que vivem nos EUA, 98% menstruam pela primeira vez aos 15 anos (Oyelowo & Johnson, 2018). Estudos recentes sugerem que a idade do desenvolvimento puberal e, portanto, da menarca, tem diminuído desde o século XX (Rebar, 2018).[1] Após a menarca, os ciclos menstruais demoram até 2 anos para se tornarem ciclos ovulatórios regulares. A amenorreia secundária é a ausência de menstruação regular por três ciclos ou menstruações irregulares durante 6 meses em mulheres que antes menstruavam regularmente.

Os enfermeiros devem atribuir as causas da amenorreia a um destes quatro fatores: falência ovariana, ausência congênita de útero e vagina, deficiência de hormônio

---

[1]N.R.T.: No Brasil, a idade da menarca é de 12 anos e 4 meses, mas pode variar entre 9 e 16 anos. (Fonte: Brasil (2018). Ministério da Saúde. Secretaria de Atenção à Saúde. Departamento de Ações Programáticas e Estratégicas. *Proteger e cuidar da saúde de adolescentes na atenção básica*. 2. ed. Brasília: Ministério da Saúde.)

liberador de gonadotrofina (GnRH) ou atraso constitucional da puberdade. As condições relacionadas com a região do útero e com a vagina são de natureza obstrutiva e podem ser descobertas no exame físico, enquanto as condições ovarianas, hipofisárias e do sistema nervoso central envolvem disfunções no eixo hipotalâmico-hipofisário-ovariano-uterino, que controla os processos neuroendócrinos necessários para o ciclo menstrual normal, sendo geralmente descobertas por exames laboratoriais (Knaus et al., 2018).

Etiologia

A amenorreia primária tem múltiplas causas:

- Ganho ou perda ponderal extremos
- Anomalias congênitas do sistema genital
- Estresse por um evento importante na vida
- Excesso de exercícios físicos
- Transtornos alimentares (anorexia nervosa ou bulimia)
- Doença de Cushing
- Síndrome dos ovários policísticos (SOP)
- Hipotireoidismo
- Síndrome de Turner: desenvolvimento defeituoso das gônadas (ovários ou testículos)
- Hímen imperfurado
- Doença crônica: diabetes melito, doenças da tireoide, depressão
- Gestação
- Fibrose cística
- Cardiopatia congênita (cianótica)
- Tumores nos ovários ou nas glândulas suprarrenais.

As causas da amenorreia secundária podem incluir:

- Gestação
- Amamentação
- Estresse emocional
- Tumores na hipófise, nos ovários ou nas glândulas suprarrenais
- Depressão
- Hiper ou hipotireoidismo
- Desnutrição
- Hiperprolactinemia
- Rápido ganho ou perda ponderal
- Quimioterapia ou radioterapia na região pélvica
- Prática de exercícios vigorosos, como corrida de longa distância
- Insuficiência renal
- Colite
- Quimioterapia, irradiação
- Uso de ansiolíticos ou antidepressivos
- Necrose hipofisária pós-parto (síndrome de Sheehan)
- Menopausa precoce (Klein et al., 2019).

Conduta terapêutica

A intervenção terapêutica depende da causa da amenorreia. O tratamento da amenorreia primária envolve a correção de quaisquer distúrbios subjacentes e reposição hormonal para estimular o desenvolvimento das características sexuais secundárias (Welt & Barbieri, 2018). Se a causa for um tumor hipofisário, as opções serão famacoterapia, ressecção cirúrgica ou radioterapia. A cirurgia poderá ser necessária para corrigir quaisquer anomalias estruturais do sistema genital. Os agonistas da dopamina são efetivos no tratamento da hiperprolactinemia. Na maioria dos casos, esse tratamento restaura a função endócrina ovariana e a ovulação normais (Casanueva & Ghigo, 2018).

As condutas terapêuticas para a amenorreia secundária podem incluir:

- Progesterona cíclica, quando a causa for anovulação, ou **contraceptivos orais (COs)**
- Bromocriptina para tratar a hiperprolactinemia
- Aconselhamento nutricional para tratar anorexia, bulimia ou obesidade
- GnRH, quando a causa for insuficiência hipotalâmica
- Reposição dos hormônios da tireoide, quando a causa for hipotireoidismo (Solnik, 2018).

Avaliação de enfermagem

A avaliação de enfermagem para a menina ou mulher que apresenta amenorreia inclui anamnese e exame físico completos e exames laboratoriais (determinação dos níveis sanguíneos de alguns hormônios) para ajudar a identificar a causa subjacente.

ANAMNESE E EXAME FÍSICO

O histórico de saúde (anamnese) completo e o exame físico são necessários para determinar a etiologia. A anamnese deve incluir perguntas sobre o histórico menstrual da mulher; hábitos alimentares e de exercícios; presença de estressores psicossociais; mudanças de peso corporal; doenças; internações e cirurgias; histórico obstétrico; uso de medicamentos; mudanças de estilo de vida; e histórico da doença atual com avaliação de quaisquer alterações corporais.

O exame físico deve começar com uma avaliação global do estado nutricional e da saúde geral da mulher. Uma abordagem sensível e delicada no exame ginecológico é fundamental para as mulheres jovens. Altura, peso e índice de massa corporal (IMC) devem ser verificados, além dos sinais vitais. Hipotermia, bradicardia, hipotensão e teor reduzido da gordura subcutânea são achados em mulheres com anorexia nervosa. Pelos faciais e acne podem ser evidências do excesso de androgênios secundário a um tumor. A presença ou não de pelos axilares e pubianos pode indicar hipossecreção suprarrenal e ovariana ou puberdade tardia. Um exame físico geral poderá revelar alterações inesperadas que estão indiretamente relacionadas com a amenorreia. Por exemplo, a hepatoesplenomegalia, que sugere doença sistêmica crônica ou aumento da glândula tireoide, pode apontar para um distúrbio da tireoide, bem como ser uma possível causa de amenorreia (Rebar, 2018). O exame das mamas também merece atenção especial, visto que o desenvolvimento das mamas é um indicador confiável da produção de estrogênio. Os estágios de Tanner do desenvolvimento mamário também devem ser verificados. Os estágios de Tanner são:

- Estágio I – elevação apenas da papila (a extremidade do mamilo é elevada)
- Estágio II – brotos mamários palpáveis e elevação da mama e aréola como pequeno montículo por volta dos 11 anos
- Estágio III – maior aumento da mama, sem separação dos contornos; aumento das aréolas aproximadamente aos 12 anos
- Estágio IV – projeção da aréola e das papilas para formar montículo secundário por cima da mama ao redor dos 13 anos
- Estágio V – fase adulta, com saliência somente das papilas mamárias com aspecto adulto; retração da aréola para o contorno da mama (Edelman & Kudzma, 2018).

As informações obtidas na anamnese e no exame físico conseguem descartar determinadas hipóteses diagnósticas; entretanto, as primeiras impressões podem ser enganadoras e resultar em erros de julgamento. O melhor é seguir uma abordagem metódica e sistemática para identificar a etiologia da amenorreia.

EXAMES LABORATORIAIS E DIAGNÓSTICOS

Os exames laboratoriais comuns que podem ser solicitados para determinar a causa da amenorreia incluem:

- Cariótipo (pode ser positivo para a síndrome de Turner)
- Ultrassonografia para detectar cistos ovarianos
- Teste quantitativo de gonadotrofina coriônica humana (hCG) para descartar gravidez
- Provas de função tireóidea para determinar se existem distúrbios da tireoide
- Nível sanguíneo de prolactina (um nível elevado pode indicar tumor hipofisário)
- Nível de hormônio foliculoestimulante (FSH) (nível elevado pode indicar falência ovariana)
- Nível de hormônio luteinizante (LH) (nível elevado pode indicar disfunção gonadal)
- 17-cetosteroides (nível elevado pode indicar tumor suprarrenal) (Pagana et al., 2019).

Conduta de enfermagem

O aconselhamento e a orientação são condutas primárias fundamentais e privativas da enfermagem. Aborde as diversas causas da amenorreia; a relação com a identidade sexual; e a possibilidade de infertilidade, de um tumor de uma doença potencialmente fatal. Há evidências de que a perda da regularidade menstrual é um fator de risco para o desenvolvimento posterior de osteoporose e fraturas de quadril; portanto, a restauração da regularidade dos ciclos menstruais é essencial (Creighton et al., 2018). Além disso, informe à paciente o propósito de cada exame complementar, como ele é realizado e quando os resultados estarão disponíveis para serem discutidos com ela. Ouvir com sensibilidade, entrevistar e apresentar opções de tratamento são atitudes fundamentais para obter a cooperação e a compreensão da paciente.

O aconselhamento nutricional também é vital para o controle dessa doença, especialmente se a mulher apresentar alterações sugestivas de transtorno alimentar. A relação entre transtornos alimentares e disfunção menstrual foi identificada em pesquisas. A avaliação meticulosa do histórico menstrual é preconizada para todas as mulheres com transtornos alimentares. A intervenção oportuna é importante porque a duração mais curta da doença está associada a melhores desfechos (Rebar, 2018). Embora nem todas as causas possam ser tratadas com mudanças de estilo de vida, enfatize a manutenção de um estilo de vida saudável para que se obtenham os melhores desfechos possíveis (Diretrizes de ensino 4.2).

DIRETRIZES DE ENSINO **4.2**
Dicas para manter uma vida saudável

- Equilibrar gasto energético com aporte de energia para manter o peso corporal na faixa ideal
- Modificar a dieta para manter o peso ideal e evitar sobrepeso
- Evitar a ingestão excessiva de bebidas alcoólicas e substâncias que modifiquem o humor ou sedativos
- Evitar o tabagismo para prevenir doença cardiovascular e câncer de pulmão
- Identificar as áreas de estresse emocional e procurar ajuda para resolvê-las
- Consumir fibras adequadamente para promover regularidade
- Equilibrar trabalho, atividades recreativas e repouso para reduzir a ansiedade e o estresse na vida
- Manter uma atitude positiva em relação ao diagnóstico e ao prognóstico
- Proteger-se da exposição excessiva ao sol
- Submeter-se a cuidados contínuos para monitorar quaisquer condições clínicas
- Manter a densidade óssea por meio de:
  - Ingestão de cálcio (1.200 a 1.600 mg/dia)
  - Vitamina D (600 a 1.000 UI/dia)
  - Prática de exercícios físicos de resistência muscular ou levantamento de peso (30 minutos ou mais por dia)
  - Hormonoterapia para mulheres de baixo risco.

Centers for Disease Control and Prevention (CDC). (2019c). *Healthy living*. Disponível em: https://www.cdc.gov/healthyliving/index.html. Acesso em: 16 jun. 2020; MedlinePlus. (2018). *Healthy living*. Disponível em: https://medlineplus.gov/healthyliving.html. Acesso em: 29 abr. 2020.

Dismenorreia

A **dismenorreia**, que se refere a ciclos menstruais dolorosos, é um problema bem prevalente entre mulheres que menstruam. Essa condição já foi denominada *dor* *perimenstrual cíclica*. Normalmente, a dor começa no primeiro dia de sangramento e dura 48 a 72 horas (Smith, 2018). O termo *dismenorreia* é derivado dos elementos mórficos gregos *dis* (que significa "difícil, doloroso ou anormal") e *reia* (que significa "fluxo"). Com base nos resultados de grandes estudos epidemiológicos, estima-se que ocorra em até 85% das mulheres que menstruam. É a principal causa de absenteísmo no trabalho e na escola, e tem efeitos adversos na qualidade de vida das mulheres (Matthewman et al., 2018). Outra pesquisa recente vinculou o tabagismo precoce (antes dos 13 anos) ao risco aumentado de dismenorreia crônica (Dwivedi, 2018). As contrações uterinas ocorrem durante o ciclo menstrual de todas as mulheres; mas, em algumas, essas cólicas são frequentes e muito intensas, tendo um grande impacto na qualidade de vida, na produtividade laboral e na utilização dos serviços de saúde. A dismenorreia é um sintoma, e não um diagnóstico completo, e é classificada como primária (espasmódica) ou secundária (congestiva) (Oyelowo & Johnson, 2018).

Etiologia

A dismenorreia primária consiste em sangramento menstrual acompanhado de dor na ausência de qualquer patologia pélvica subjacente identificada. É causada pelo aumento da produção de prostaglandina pelo endométrio em um ciclo ovulatório. Esse hormônio provoca a contração do útero, e seus níveis tendem a ser mais elevados em mulheres com dor menstrual intensa do que naquelas que sentem dor menstrual leve ou não sentem dor. A dismenorreia é provocada pela ativação de uma cascata de prostaglandina e leucotrieno na parede uterina. Seus níveis são mais elevados durante os primeiros 2 dias de menstruação, quando os sintomas alcançam seu máximo (Fulghesu, 2018). Isso resulta em aumento das contrações uterinas rítmicas devido à constrição dos pequenos vasos da parede uterina. Essa condição geralmente começa alguns anos após o início dos ciclos ovulatórios na menarca.

A dismenorreia secundária é consequente a uma patologia pélvica ou uterina. Pode ser causada por endometriose, aderências pélvicas, adenomiose, miomas, doença inflamatória pélvica (DIP), sistema intrauterino (SIU), estenose cervical, ou anomalias congênitas uterinas ou vaginais. A adenomiose envolve o crescimento de tecido semelhante ao do endométrio na musculatura uterina. A endometriose refere-se à implantação ectópica de tecido endometrial em outras partes da pelve e por todo o corpo. Ocorre mais comumente na terceira ou na quarta década de vida e afeta aproximadamente 10% das mulheres em idade fértil. A dor tende a piorar com o tempo, em vez de melhorar (American College of Obstetricians and Gynecologists [ACOG], 2018b). A endometriose é a causa mais comum de dismenorreia secundária e está associada a dor não apenas durante a menstruação, como também a dispareunia, dor lombar, sangramento profuso ou irregular, distensão abdominal, náuseas e vômitos, e infertilidade (ACOG, 2018b). O tratamento mais eficaz envolve a remoção da doença subjacente, mas não há cura.

Lembre-se de Izzy, do início do capítulo. Sua queixa de dor pélvica é comum em mulheres?

Conduta terapêutica

O objetivo do tratamento é proporcionar alívio adequado da dor, possibilitando então que a mulher consiga desempenhar suas atividades habituais. O procedimento atual baseia-se principalmente em cirurgia e agentes supressores ovarianos (COs, progestinas, antagonistas do GnRH, SIUs liberadores de levonorgestrel e agentes androgênicos). O tratamento hormonal está frequentemente associado a efeitos colaterais indesejáveis e recorrência dos sinais/sintomas quando interrompido. A dismenorreia intensa pode ser angustiante, e afeta adversamente as atividades sociais e ocupacionais. Os tratamentos variam de remédios de venda livre a controle hormonal; no entanto, algumas mulheres, devido à dificuldade de alcançar o alívio satisfatório da dor, estão procurando cada vez mais outras alternativas. As práticas integrativas e complementares (PICs), tais como massagem terapêutica, acupuntura (as agulhas são usadas para estimular determinados pontos do corpo com o propósito de equilibrar o fluxo de energia) e acupressão (utilização dos dedos e das mãos para estimular pontos de acupuntura e manter o equilíbrio energético), estão ganhando popularidade como formas diferentes de lidar com o desconforto cíclico.

As condutas terapêuticas visam aliviar a dor e elaborar estratégias de enfrentamento que promovam um estilo de vida produtivo. As medidas gerais de manejo incluem a orientação e a tranquilização da paciente. O tratamento é de suporte e deve ser norteado pelas necessidades individuais. As medidas geralmente incluem tratamento de infecções, se existentes; supressão hormonal, se houver suspeita de endometriose e a cirurgia não for indicada, por meio da administração de baixas doses de COs; administração de inibidores de prostaglandinas para reduzir a dor; administração de Depo-Provera® para suprimir a ovulação, o que adelgaça o revestimento endometrial do útero com subsequente redução do conteúdo de líquido uterino durante a menstruação; e instituição de mudanças no estilo de vida (Oyelowo & Johnson, 2018). A Tabela 4.1 lista as opções de tratamento para a dismenorreia.

Avaliação de enfermagem

Como acontece quando há qualquer queixa ginecológica, a anamnese meticulosa e o exame físico são necessários para fazer o diagnóstico de dismenorreia primária ou secundária. Na dismenorreia primária, a anamnese geralmente revela a dor de tipo cólica própria da menstruação e o exame físico é completamente normal. Na dismenorreia

TABELA 4.1 Opções de tratamento para a dismenorreia.

Opções terapêuticas	Dosagem	Comentários
Anti-inflamatórios não esteroidais (AINEs)		Os AINEs impedem a síntese de prostaglandinas por meio da inibição da conversão da COX-1 e da COX-2, reduzindo então as cólicas
Ibuprofeno	400 a 800 mg 3 vezes/dia	Ingerir às refeições Não associar ao ácido acetilsalicílico (AAS)
Naproxeno	250 a 500 mg 3 vezes/dia	Evitar o consumo de bebidas alcoólicas Atenção aos sinais de hemorragia O mesmo que o anterior
Contraceptivos hormonais		Diminuem a síntese de prostaglandinas; tratamento de segunda linha
Contraceptivos orais de baixa dose	Ingeridos diariamente – fórmulas de ciclo estendido (uso por 84 dias com 7 dias de intervalo)	A ingestão desses comprimidos por tempo prolongado reduz o número de ciclos menstruais
Depo-medroxiprogesterona (DMPA), Depo-Provera®	150 mg IM a cada 12 semanas	Após 9 a 12 meses de tratamento com DMPA, 75% das mulheres apresentam amenorreia
SIU liberador de levonorgestrel (Mirena®)	Inserido na cavidade uterina, onde pode permanecer por até 5 anos	Inibe a ovulação e diminui a espessura do endométrio Inibe as contrações uterinas e reduz a dor das cólicas menstruais
Moduladores seletivos dos receptores de estrogênio (MSRE)	Usados por mulheres que não respondem aos AINEs e contraceptivos orais; a dosagem é individualizada	Os efeitos adversos incluem fogacho, náuseas, vômito e risco de tromboembolismo
Cloridrato de raloxifeno; citrato de tamoxifeno		São necessárias pesquisas para validar a efetividade, as doses, os efeitos colaterais e as contraindicações
Terapias complementares Tiamina (vitamina B) Vitamina E (tocoferóis) Magnésio Ácidos graxos ômega 3 (óleo de peixe)		Dão uma sensação de controle sobre a vida, mas não necessariamente validados por estudos de pesquisa científica
Mudanças no estilo de vida Prática diária de exercícios Ingestão limitada de alimentos salgados Perda ponderal Abandono do tabagismo Técnicas de relaxamento		

American College of Obstetricians and Gynecologists (ACOG). (2018b). *Endometriosis.* Disponível em: https://www.acog.org/Patients/FAQs/Endometriosis. Acesso em: 16 jun. 2020; Knaus, J. V., Jachtorowycz, M. J., Adajar, A. A., & Tam, T. (2018). *Ambulatory gynecology.* Springer Publishers; Nothnick, W. B., Marsh, C., & Alali, Z. (2018). Future directions in endometriosis research and therapeutics. *Current Women's Health Reviews*, 14(2), 189-194.

secundária, a anamnese revela cólicas (possivelmente começando em uma idade precoce) associadas a anormalidade pélvica, relato de infertilidade, fluxo menstrual intenso, ciclos menstruais irregulares e pequena resposta aos anti-inflamatórios não esteroidais (AINEs) e/ou COs, ou a ambos (Smith, 2018).

HISTÓRICO PATOLÓGICO E MANIFESTAÇÕES CLÍNICAS
É importante dar atenção ao histórico patológico (HP), incluindo todas as doenças crônicas e a histórico familiar de problemas ginecológicos. Investigue o uso de medicamentos e substâncias psicoativas, tais como medicamentos prescritos, contraceptivos, esteroides anabolizantes, tabaco e maconha, cocaína ou outras drogas ilícitas. Um histórico sexual detalhado é essencial para investigar inflamação e cicatrizes (aderências) secundárias à DIP. As mulheres com histórico de DIP, infecções sexualmente transmissíveis (ISTs), baixo consumo de frutas e legumes, depressão, elevado nível de estresse, múltiplos parceiros sexuais, histórico de tabagismo ou prática de sexo desprotegido estão em maior risco (Magowan et al., 2019).

Durante a entrevista inicial, o enfermeiro pode fazer algumas das seguintes perguntas para avaliar o relato de dismenorreia da mulher:

- Com que idade seus ciclos menstruais começaram?
- Seus ciclos sempre foram dolorosos ou a dor começou recentemente?
- Em que período de seu ciclo você sente dor?
- Como você descreveria a dor que sente?
- Você tem vida sexual ativa?
- Que impacto seu ciclo menstrual tem em suas atividades físicas e sociais?
- Quando foi o primeiro dia do seu último ciclo menstrual?
- O fluxo do seu último ciclo menstrual foi de volume normal?
- Seus ciclos tendem a ser intensos ou durar mais do que 5 dias?
- Seus ciclos geralmente são regulares e previsíveis?
- O que você tem feito para aliviar o desconforto? É efetivo?
- Houve progressão na intensidade dos sintomas?
- Você tem outros sintomas?

Avalie as manifestações clínicas da dismenorreia. As mulheres afetadas relatam espasmos agudos e intermitentes de dor, em geral na região suprapúbica. A dor pode irradiar-se para a parte de trás das pernas ou para a região lombar. Ela geralmente surge poucas horas após o início da menstruação e atinge seu máximo conforme o fluxo se torna mais intenso durante o primeiro ou o segundo dia do ciclo (Smith, 2018). Manifestações sistêmicas de náuseas, vômitos, diarreia, fadiga, febre, cefaleia e/ou tontura são bastante comuns. Averigue se há histórico de distensão abdominal, retenção de água, ganho de peso, cefaleia, dores musculares, dor abdominal, compulsão alimentar ou dor à palpação das mamas.

EXAME FÍSICO

O exame físico realizado pelo médico tem como tema central o exame pélvico bimanual. Esse exame é feito durante a fase não menstrual do ciclo. Explique à mulher como será realizado, especialmente se for seu primeiro exame pélvico. Prepare-a na sala de exames oferecendo-lhe um roupão para vestir e cobrindo o abdome com um lençol para manter a privacidade na mesa de exame. Permaneça na sala durante o exame para auxiliar o médico com os procedimentos ou amostras e para tranquilizar a mulher.

EXAMES LABORATORIAIS E DIAGNÓSTICOS

Os exames diagnósticos comuns que podem ser solicitados para determinar a causa da dismenorreia incluem:

- Hemograma completo para descartar anemia
- Exame de urina para descartar infecção urinária
- Teste de gravidez (nível de hCG) para descartar gravidez

- Cultura do colo do útero para descartar a possibilidade de IST
- Velocidade de hemossedimentação (VHS) para detectar processo inflamatório
- Pesquisa de sangue oculto nas fezes para excluir hemorragia ou distúrbios gastrintestinais
- Ultrassonografia pélvica e/ou endovaginal para detectar massas ou cistos pélvicos
- Laparoscopia e/ou laparotomia diagnóstica para visualizar doenças que possam contribuir para os sintomas (Pagana et al., 2019).

Que exames complementares podem ser solicitados para diagnosticar a causa da dor pélvica de Izzy?

Conduta de enfermagem

Orientar a paciente sobre os eventos normais do ciclo menstrual e a etiologia de sua dor é fundamental para alcançar um bom resultado. Embora a dismenorreia em si não seja uma ameaça à vida, pode representar um impacto negativo na vida cotidiana da mulher. O enfermeiro deve estar consciente disso e não minimizar essa condição. Explicar o ciclo menstrual normal ensinará à mulher os termos corretos a serem usados para que ela possa comunicar seus sintomas com mais precisão; isso também ajudará a dissipar mitos. Forneça à paciente gráficos, tabelas ou aplicativos mensais para registrar a menstruação, o início da dor, o momento do uso da medicação, o alívio proporcionado e as estratégias de enfrentamento utilizadas. Isso a envolve em seu cuidado e fornece informações objetivas para que o tratamento possa ser modificado, se necessário. Oriente as mulheres quanto aos fatores de risco associados à dismenorreia, que incluem tentativas de perder peso, depressão ou ansiedade, mudanças na vida social, ciclo menstrual intenso, nuliparidade e tabagismo (Dwivedi, 2018).

O profissional de enfermagem deve explicar em pormenores o esquema posológico e os efeitos colaterais da terapia medicamentosa selecionada. Os medicamentos comumente prescritos são os AINEs, como o ibuprofeno ou o naproxeno. Esses fármacos aliviam os sintomas da dismenorreia ao diminuir a pressão intrauterina e inibir a síntese de prostaglandinas, reduzindo, assim, a dor (Ritter et al., 2020). O objetivo primário do tratamento da dismenorreia com um AINE é antecipar-se à produção de prostaglandinas; assim, é essencial iniciar a medicação profilaticamente e utilizar doses suficientes para suprimir ao máximo a produção de prostaglandinas. Se o alívio da dor não for alcançado em dois a quatro ciclos, poderá ser iniciada a administração de CO combinado de baixa dose. A orientação e o aconselhamento à paciente devem incluir informações sobre como tomar os comprimidos, os efeitos colaterais e os sinais de perigo a serem vigiados.

As abordagens não médicas, tais como níveis saudáveis de atividade física, condutas comportamentais (*biofeedback*, hipnose, relaxamento) e suplementos dietéticos ou fitoterápicos, são comumente usadas por mulheres em um esforço para aliviar a dor causada pela dismenorreia. Os dados sobre a efetividade dessas condutas permanecem inconclusivos (Dwivedi, 2018). Incentive a mulher a utilizar uma compressa ou bolsa de água quente para aliviar as cólicas menstruais. As mudanças de estilo de vida adicionais que a mulher pode adotar para restaurar o senso de controle e a participação ativa em seus cuidados estão listadas em Diretrizes de ensino 4.3.

DIRETRIZES DE ENSINO **4.3**
Dicas para o manejo da dismenorreia

- Fazer exercícios físicos para aumentar os níveis de endorfinas e suprimir a liberação de prostaglandinas
- Limitar a ingestão de alimentos salgados para evitar a retenção de líquidos
- Aumentar o consumo de água para que ela atue como um diurético natural
- Aumentar a ingestão de fibras (frutas e vegetais) para evitar a constipação intestinal
- Usar bolsas de água quente ou tomar banhos quentes para aumentar o conforto
- Tomar banhos quentes para promover o relaxamento
- Ingerir bebidas quentes, como chá-verde descafeinado
- Manter as pernas elevadas enquanto deitada ou deitar-se de lado com os joelhos flexionados
- Utilizar técnicas de controle do estresse para reduzir o estresse emocional
- Praticar técnicas de relaxamento para melhorar a capacidade de lidar com a dor
- Parar de fumar e diminuir o consumo de bebidas alcoólicas, o que causa vasoconstrição.

Chelmow, D., Karjane, N., Ricciotti, H., & Young, A. (2019). *Office gynecology: A case-based approach.* Cambridge University Press; Smith, R. P. (2018). *Dysmenorrhea and menorrhea: A clinician's guide.* Springer International Publishing; e Magowan, B. A., Owen, P., & Thomson, A. (2019). *Clinical obstetrics & gynecology* (4th ed.). Elsevier.

Sangramento uterino anormal

Os distúrbios da menstruação manifestam-se em uma ampla variedade de apresentações. **Sangramento uterino anormal (SUA)** é o sangramento proveniente do corpo uterino, e é o termo genérico usado para descrever qualquer desvio da menstruação normal ou de um ciclo menstrual normal padrão. Pode ocorrer em mulheres de qualquer idade, com prevalência de 10 a 30% entre aquelas em idade fértil (Wouk & Helton, 2019). As principais características são a regularidade, a frequência, o volume ou a intensidade e a duração do fluxo, mas cada uma delas pode exibir uma variabilidade considerável.

O SUA é um distúrbio que ocorre com mais frequência no início e no fim dos anos férteis, sendo comum e um tanto debilitante em mulheres em idade fértil. É definido como um sangramento endometrial indolor, prolongado, excessivo e irregular que não pode ser atribuído a doença estrutural ou sistêmica subjacente. A International Federation of Gynecology and Obstetrics (FIGO) sugere o uso do termo "SUA" para descrever qualquer irregularidade no volume, na duração e/ou na frequência do fluxo menstrual em mulheres não grávidas. A FIGO também recomenda descartar terminologias como "menorragia", "metrorragia" e "sangramento uterino disfuncional", pois são controversas, confusas e mal definidas (FIGO, 2018). O SUA está frequentemente associado a ciclos anovulatórios, comuns no primeiro ano após a menarca, e à imaturidade do eixo hipotalâmico-hipofisário-ovariano. Também ocorre na medida em que as mulheres se aproximam da menopausa e passam a apresentar ciclos menstruais irregulares.

A fisiopatologia do SUA está relacionada com um distúrbio hormonal. Com a anovulação, os níveis de estrogênio aumentam como de costume na fase inicial do ciclo menstrual. Na ausência da ovulação, o corpo-lúteo nunca se forma e a progesterona não é produzida. O endométrio passa para um estado de hiperproliferação, por fim aumentando seu suprimento de estrogênio. Isso causa descamação irregular do endométrio e sangramento excessivo (Elmaogullari & Aycan, 2018). Se o sangramento for vigoroso e suficientemente frequente, pode resultar em anemia.

Etiologia

As causas mais comuns de SUA podem ser classificadas usando-se o acrônimo PALM-COEIN:

- PALM (estrutural)
  - Pólipos
  - Adenomiose
  - Leiomiose
  - Malignidade
- COEIN (outros)
  - Coagulopatia
  - Disfunção Ovulatória
  - Endometrial
  - Iatrogênica
  - Ainda Não classificada (FIGO, 2018; Wouk & Helton, 2019).

Conduta terapêutica

O tratamento do SUA depende da causa da hemorragia, da idade da paciente e de se ela deseja ou não engravidar posteriormente. Quando conhecida, a causa subjacente da doença é tratada. Caso contrário, o objetivo do tratamento é normalizar o sangramento, corrigir a anemia, prevenir ou diagnosticar câncer precoce e restaurar a qualidade de vida. Uma vez que a malignidade e a patologia pélvica tenham sido excluídas, o tratamento médico é uma opção terapêutica efetiva de primeira linha (Knaus et al., 2018).

As opções de tratamento para o SUA incluem COs combinados, que ajudam a regular o tempo de duração e a intensidade de cada ciclo; Depo-Provera®, uma injeção anticoncepcional só de progestógeno que reduz a espessura do revestimento endometrial; AINEs, que podem reduzir o sangramento e modular a dor; ácido tranexâmico (antifibrinolítico); análogos do GnRH; danazol; e sistema intrauterino de liberador de levonorgestrel (SIU-LNG) (Ghlichloo & Gerriets, 2019; Singh et al., 2018).

O tratamento do SUA pode incluir cuidados médicos com farmacoterapia ou inserção de um SIU secretor de hormônio. Os COs são utilizados para a regulação do ciclo, bem como para a contracepção, ajudando a prevenir os riscos associados à estimulação estrogênica prolongada e sem oposição do endométrio. Os AINEs e a terapia com progesterona (SIU liberador de progesterona [Mirena®] ou Depo-Provera®) diminuem significativamente a perda de sangue menstrual (Skidmore-Roth, 2020). As categorias de fármacos utilizados no tratamento de SUA incluem:

- *Estrogênios:* causam espasmo das artérias uterinas para diminuir o sangramento
- *Progestinas:* prescritas para estabilizar o endométrio estimulado pelo estrogênio
- *COs:* regulam o ciclo e suprimem o endométrio
- *AINEs:* inibem as prostaglandinas nos ciclos menstruais
- *SIUs liberadores de progesterona:* suprimem o crescimento endometrial
- *Androgênios:* criam um ambiente rico em androgênio/pobre em estrogênio que inibe o crescimento do endométrio
- *Agentes antifibrinolíticos (ácido tranexâmico):* evitam a degradação da fibrina para reduzir o sangramento
- *Terapia de reposição de ferro:* repõe as reservas de ferro perdidas durante o sangramento intenso.

Se a paciente não responder ao tratamento farmacológico, as condutas cirúrgicas podem incluir dilatação do colo do útero e curetagem uterina, ablação endometrial, embolização da artéria uterina ou histerectomia. A cirurgia deve ser considerada quando o tratamento farmacológico não tiver sido bem-sucedido, não puder ser tolerado ou for contraindicado (Oyelowo & Johnson, 2018). A ablação endometrial é uma alternativa à histerectomia, mas ambas podem causar infertilidade e não seriam opções para a mulher que deseja engravidar. As técnicas utilizadas para ablação incluem *laser*, excisão eletrocirúrgica, congelamento, infusão de líquido aquecido ou ablação por balão térmico. A maioria das mulheres apresenta redução do fluxo menstrual após a ablação endometrial, e até metade deixa de menstruar. As mulheres mais jovens são menos propensas do que as mais velhas a responder à ablação endometrial. Evidências científicas recentes confirmam que até 25% das pacientes tratadas com ablação endometrial precisam de outra ablação ou histerectomia para interromper o SUA. A histerectomia deve ser considerada um último recurso para o SUA (ACOG, 2018a).

Avaliação de enfermagem

Uma anamnese meticulosa deve ser realizada para diferenciar o SUA de outras condições que podem causar sangramento vaginal, como a gravidez e as condições com ela relacionadas (descolamento da placenta, gravidez ectópica, aborto ou placenta prévia); de condições sistêmicas, tais como doença de Cushing, discrasias sanguíneas, doença hepática, renal ou da tireoide; e de patologias do sistema genital, como infecções, tumores ou traumatismo. A revisão dos medicamentos em uso pela paciente deve incluir anticoncepcionais, terapia estrogênica sem oposição, levotiroxina e anticoagulantes (Watkins, 2018).

Avalie as manifestações clínicas do SUA, que geralmente incluem sangramento vaginal entre as menstruações, ciclos menstruais irregulares (geralmente com intervalos inferiores a 28 dias), infertilidade, alterações de humor, fogachos, sensibilidade vaginal, fluxo menstrual variável (de escasso a profuso), obesidade, acne, estresse, anorexia, doença tireoidiana e diabetes melito. Sinais de síndrome dos ovários policísticos podem estar presentes porque essa síndrome está associada à estimulação de estrogênio sem oposição, a níveis elevados de androgênio e à resistência à insulina, sendo uma causa comum de anovulação (Azziz, 2018).

Verifique a pressão arterial e a frequência cardíaca em posição ortostática; na anemia, pode ocorrer uma queda na pressão ou na frequência cardíaca. O médico e o enfermeiro realizam um exame pélvico para identificar quaisquer anormalidades estruturais.

Os exames diagnósticos/laboratoriais comuns que podem ser solicitados para determinar a causa do SUA incluem:

- Hemograma completo para detectar anemia
- Tempo de protrombina para detectar discrasias sanguíneas
- Teste de gravidez para descartar aborto espontâneo ou gravidez ectópica
- Nível sanguíneo de hormônio tireoestimulante (TSH) para rastrear hipotireoidismo
- Ultrassonografia transvaginal para medir o endométrio
- Ultrassonografia pélvica para detectar quaisquer anormalidades estruturais
- Biópsia do endométrio para verificar se há doença intrauterina
- Dilatação e curetagem para avaliação diagnóstica.

Conduta de enfermagem

Oriente a paciente sobre os ciclos menstruais normais e as possíveis razões para seu padrão anormal. Informe-a quanto às opções de tratamento. Não basta incentivar a mulher a "conviver com isso". Instrua-a sobre todas as medicações prescritas e os possíveis efeitos colaterais. Por exemplo, se forem prescritos estrogênios em altas doses, a mulher poderá sentir náuseas. Oriente-a a tomar antieméticos conforme prescrito e incentive-a a fazer refeições pequenas e frequentes para aliviar as náuseas. O acompanhamento e a avaliação adequados são essenciais para as mulheres que não respondem ao tratamento farmacológico. Ver Plano de cuidados de enfermagem 4.1: Visão geral da mulher com sangramento uterino anormal.

> ### *ATENÇÃO!*
>
> A anovulação crônica pode resultar em complicações como infertilidade e hiperandrogenismo a longo prazo. Anemia grave, depressão e constrangimento podem ser secundários a sangramento irregular e intenso. O câncer endometrial pode ocorrer associado ao acúmulo prolongado do revestimento endometrial sem sangramento menstrual (Singangutti, 2018).

Síndrome pré-menstrual

A **síndrome pré-menstrual (SPM)** é um conjunto de sinais/sintomas físicos, emocionais e comportamentais recorrentes que se dão durante a fase lútea ou a última metade do ciclo menstrual e que desaparecem com o início da menstruação. A maioria das mulheres apresenta, durante seus anos férteis, várias manifestações pré-menstruais que podem alterar seu comportamento e comprometer seu bem-estar. As mulheres têm entre 400 e 500 ciclos menstruais durante seus anos férteis e, como os sintomas de desconforto pré-menstrual atingem seu ápice 4 a 7 dias antes da menstruação, aquelas com sintomas constantes podem passar até 10 anos de suas vidas em um estado de comprometimento funcional físico e/ou psicológico, o que constitui um importante problema de

---

PLANO DE CUIDADOS DE ENFERMAGEM **Visão geral da mulher com sangramento uterino anormal**

Stacy, uma mulher obesa de 52 anos, foi ao ginecologista com queixa de sangramento menstrual irregular e intenso. Seus ciclos menstruais eram bastante regulares até cerca de 4 meses atrás. Desde então, tornaram-se imprevisíveis, excessivos e prolongados. Stacy relata que se sente cansada o tempo todo, não consegue dormir e está "indisposta" e ansiosa. Ela tem medo de estar com câncer.

DIAGNÓSTICO DE ENFERMAGEM: medo relacionado com os sinais e sintomas atuais, possivelmente indicando condição potencialmente fatal.

IDENTIFICAÇÃO E AVALIAÇÃO DOS RESULTADOS

A paciente reconhecerá seus medos conforme evidenciado por declarações de que o medo e a ansiedade diminuíram após a explicação do diagnóstico.

CONDUTAS: *reduzir o medo e a ansiedade.*

- Distinguir ansiedade de medo *para determinar as intervenções apropriadas*
- Verificar o hemograma completo e avaliar a possível anemia secundária ao sangramento excessivo *para determinar se a fadiga está contribuindo para a ansiedade e o medo*. A fadiga ocorre porque a capacidade de transporte de oxigênio do sangue é reduzida
- Tranquilizar a paciente informando que os sintomas podem ser controlados *para ajudar a resolver as preocupações atuais*
- Fornecer informações factuais à paciente e explicar o que ela pode esperar *a fim de ajudá-la a identificar seus medos e a lidar com sua condição*

- Proporcionar controle dos sintomas *para reduzir as preocupações associadas à causa do sangramento*
- Orientar a paciente sobre as manifestações precoces do medo e da ansiedade *para ajudar no reconhecimento imediato e minimizar o aumento da ansiedade*
- Avaliar as estratégias de enfrentamento utilizadas pela paciente e reforçar o uso de estratégias efetivas *para ajudar a controlar a ansiedade e o medo*
- Instruir a paciente sobre os métodos de relaxamento, tais como exercícios de respiração profunda e imagens mentais *para fornecer-lhe métodos adicionais de controle da ansiedade e do medo.*

DIAGNÓSTICO DE ENFERMAGEM: conhecimento deficiente em relação à transição para a menopausa e seu manejo.

IDENTIFICAÇÃO E AVALIAÇÃO DOS RESULTADOS

A paciente demonstrará compreensão de seus sintomas conforme evidenciado por fazer escolhas de estilo de vida que promovam a saúde, verbalizar as práticas de cuidados de saúde adequadas, aderir a medidas e cumprir o tratamento.

CONDUTAS: *fornecer orientações à paciente.*

- Avaliar a compreensão da paciente em relação à transição para a menopausa e seu tratamento *a fim de fornecer uma base para as orientações e o desenvolvimento de um plano de cuidados para ela*
- Rever as instruções sobre os procedimentos prescritos e as recomendações para o autocuidado, obtendo *feedback* frequente da paciente *para validar a compreensão adequada das informações*
- Delinear a ligação entre os ciclos anovulatórios e o acúmulo excessivo de revestimento uterino em mulheres na transição para a menopausa *a fim de ajudar a paciente a compreender a etiologia de sua hemorragia*

- Fornecer material escrito com ilustrações para promover a aprendizagem e ajudar a paciente a visualizar o que está ocorrendo em seu corpo durante a transição para a menopausa
- Informar à paciente sobre a disponibilidade de recursos da comunitários e fazer os encaminhamentos adequados e necessários para fornecer orientação e apoio adicionais
- Documentar os detalhes das orientações e da aprendizagem para possibilitar a continuidade dos cuidados e da orientação se necessário.

saúde para as mulheres. A síndrome ocorre em todas as faixas etárias, embora seja mais comum entre os 12 e 45 anos (Zendehdel & Elyasi, 2018).

O ACOG define a SPM como "a ocorrência cíclica de sinais e sintomas suficientemente intensos para interferir em alguns aspectos da vida e consistente e previsivelmente relacionados com a menstruação" (ACOG, 2018d). A mulher com SPM pode ter uma ampla variedade de sinais/sintomas aparentemente não relacionados; por esse motivo, é difícil definir e mais difícil ainda diagnosticar a SPM. A SPM afeta milhões de mulheres durante seus anos férteis. Aproximadamente 80% delas apresentam flutuações cíclicas do humor, do sono e da sensação de bem-estar, além de dor na mama, cefaleia, edema e isolamento social relacionados com seus ciclos menstruais (Family Practice Notebook, 2018). A causa exata da SPM não é conhecida. Acredita-se que esteja relacionada com a interação entre os eventos hormonais e a função de neurotransmissores, especificamente a serotonina. Os tecidos de todo o corpo são sensíveis aos níveis hormonais que se alteram ao longo do ciclo menstrual. Estudos sugerem que níveis crescentes e decrescentes de hormônios (p. ex., estrogênio e progesterona) também influenciam a serotonina no cérebro, o que afeta o humor (Casper, 2019). Nem todas as mulheres, no entanto, respondem aos inibidores da recaptação da serotonina (ISRSs), tais como a fluoxetina, a paroxetina e a sertralina, o que implica possível envolvimento de outros mecanismos (Skidmore-Roth, 2020).

Segundo a definição da American Psychiatric Association, o TDPM é uma variante mais grave da SPM que afeta 5 a 8% das mulheres na pré-menopausa. Os especialistas costumam explicar a diferença entre SPM e TDPM fazendo uma analogia entre uma leve cefaleia tensional e uma enxaqueca. Os fatores de risco identificados que predispõem à SPM/TDPM são idade entre 25 e 35 anos, histórico pessoal de transtorno psiquiátrico, histórico familiar de TDPM, hábitos de vida não saudáveis e eventos de vida estressantes. O TDPM é caracterizado por sintomas físicos e psiquiátricos que afetam significativamente as mulheres durante a fase lútea de sua menstruação (Appleton, 2018), interferindo, além disso, de modo significativo nas atividades ocupacionais, escolares, sociais e nas relações com outras pessoas.

Conduta terapêutica

O tratamento da SPM costuma ser frustrante tanto para as pacientes quanto para os profissionais da saúde. Espera-se que os desfechos clínicos melhorem em decorrência do recente consenso sobre os critérios diagnósticos da SPM e do TDPM, dos dados de ensaios clínicos e da disponibilidade de diretrizes clínicas baseadas em evidências.

O manejo da SPM ou do TDPM requer uma abordagem multidimensional porque não é provável que essas condições tenham uma causa única, pois afetam vários sistemas no corpo da mulher. Portanto, também não é provável que respondam a uma única modalidade terapêutica (Reid & Soares, 2018). Para reduzir o impacto negativo dos transtornos pré-menstruais na vida da mulher, são necessárias orientação, tranquilização e instrução antecipatória para que as mulheres sintam que têm algum controle sobre sua condição.

> ### ATENÇÃO!
>
> Como não existem exames complementares que determinem com segurança a existência de DPM ou TDPM, a própria mulher precisa decidir se necessita de ajuda durante esse período do mês. Ela deve seguir várias terapias e se tornar uma participante ativa em seu plano de tratamento para encontrar o melhor nível de alívio dos sintomas.

As condutas terapêuticas para a SPM e o TDPM abordam os sintomas, uma vez que a causa exata dessas condições ainda não é conhecida. Os tratamentos podem incluir suplementos vitamínicos, alterações na dieta, exercícios, mudanças no estilo de vida e medicamentos (Boxe 4.2). A farmacoterapia (particularmente os ISRSs e os inibidores da recaptação da serotonina-norepinefrina [IRSNs]) representam o tratamento de primeira linha para os transtornos de humor e os sintomas comportamentais do TDPM. Outros medicamentos incluem antidepressivos e ansiolíticos, diuréticos, anti-inflamatórios, analgésicos,

> **BOXE 4.2** Opções de tratamento para SPM e TDPM.
>
> - Mudanças de estilo de vida
>   - Reduzir o estresse
>   - Exercitar-se 3 a 5 vezes/semana
>   - Ingerir dieta balanceada e aumentar a ingestão de água
>   - Diminuir o consumo de cafeína
>   - Parar de fumar e limitar a ingestão de álcool
>   - Participar de um grupo de apoio a mulheres com SPM
>   - Ingerir suplementos minerais e vitamínicos
>   - Vitamina E, 400 UI/dia
>   - Cálcio, 1.200 a 1.600 mg/dia
>   - Magnésio, 200 a 400 mg/dia
> - Medicamentos
>   - AINEs tomados 1 semana antes da menstruação
>   - COs (baixa dose)
>   - Antidepressivos (ISRSs)
>   - Ansiolíticos (durante a fase lútea)
>   - Diuréticos para remover o excesso de líquido
>   - Progestinas
>   - Agonistas do GnRH
>   - Danazol (hormônio androgênio que inibe a produção de estrogênio)
>
> Alevizou, F., Vousoura, E., & Leonardou, A. (2018). Premenstrual dysphoric disorder: a critical review of its phenomenology, etiology, treatment and clinical status. *Current Women's Health Reviews, 14*(1), 59-66; Appleton, S. M. (2018). Premenstrual syndrome: Evidence-based evaluation and treatment. *Clinical Obstetrics and Gynecology, 61*(1), 52-61; e Oyelowo, T., & Johnson, J. (2018). *A guide to women's health* (2nd ed.). Jones & Bartlett Learning.

androgênios sintéticos, COs e agonistas do GnRH para regular a menstruação. Ao contrário da abordagem terapêutica da depressão, os antidepressivos não precisam ser administrados diariamente, podendo ser efetivos quando usados ciclicamente apenas na fase lútea, ou mesmo limitados à duração dos sintomas mensais.

PRÁTICAS INTEGRATIVAS E COMPLEMENTARES EM SAÚDE

Nenhum tratamento é universalmente reconhecido como efetivo, e muitas pacientes frequentemente recorrem a abordagens terapêuticas não convencionais. Muitas mulheres usam suplementos alimentares e fitoterápicos para melhorar sua saúde menstrual e tratar seus distúrbios hemorrágicos, embora haja poucas pesquisas que demonstrem sua eficácia. Os tratamentos integrativos para o TDPM incluem suplementação de cálcio, *Vitex agnus castus* (fitoterápico), *Hypericum perforatum* (erva-de-são-joão), *Angelica sinensis* (*dong quai*), *Paeonia lactiflora* (peônia chinesa) e terapias cognitivas, comportamentais e de relaxamento. Algumas outras terapias integrativas são ioga, magnésio, vitamina B_6, óleo de prímula, *ginkgo biloba*, *Viburnum*, *Taraxacum officinale* (dente-de-leão), *Urtica dioica*, *Arctium lappa* (bardana), *Rubus idaeus* (framboesa) e *Scutellaria* (Fisher et al., 2018). Embora a eficácia dessas terapias integrativas não tenha sido validada por pesquisas, é importante que o enfermeiro esteja ciente dos produtos complementares que muitas mulheres optam por usar.

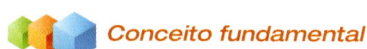

Conceito fundamental

Tratamentos para a síndrome pré-menstrual

As opções de tratamento possíveis para a SPM incluem redução do consumo de cafeína, ingestão de suplementos vitamínicos e minerais, diuréticos e AINEs. A terapia medicamentosa que tem se mostrado efetiva para mulheres com SPM inclui antidepressivos e ansiolíticos.

Avaliação de enfermagem

Embora haja pouco consenso na literatura médica e entre os pesquisadores sobre o que constitui a SPM e o TDPM, os sintomas físicos e psicológicos são muito reais. A amplitude de sintomas que debilitam ou incapacitam a mulher é bastante variável.

Mais de 150 sinais/sintomas são atribuídos à SPM, porém os mais proeminentes e consistentemente descritos são irritabilidade; compulsão alimentar; oscilações de humor; crises de choro; depressão; transtornos do sono; nervosismo; cefaleia; dorsalgia; fadiga; distensão abdominal; edemas facial, abdominal e dos membros inferiores; dificuldade de concentração; mastalgia; tensão; e disforia (estado de mal-estar e ansiedade intensos) (Chelmow et al., 2019). Para determinar o diagnóstico de SPM, obtenha uma descrição dos sintomas cíclicos

que ocorrem antes do período menstrual da mulher. A mulher deve anotar seus sintomas diariamente durante dois ciclos. Esses dados ajudarão a demonstrar o agrupamento dos sintomas em torno da fase lútea da ovulação com resolução após o início do sangramento. Solicite à paciente que leve a lista de sintomas para a próxima consulta. Os sintomas podem ser categorizados usando-se o seguinte acrônimo:

- A – *ansiedade:* dificuldade para dormir, tensão, alterações de humor e inabilidade para tarefas básicas
- D – *desejo*: desejo por doces, alimentos salgados e chocolate
- D – *depressão:* sentimentos de baixa autoestima, raiva, disforia
- H – *hidratação:* ganho de peso, distensão abdominal, mastalgia, edema do tornozelo
- O – *outros:* fogachos ou sudorese fria, náuseas, alteração do ritmo intestinal, dor, dismenorreia, surgimento de acne (Oyelowo & Johnson, 2018).

Os critérios diagnósticos do ACOG para a SPM consistem em apresentar pelo menos um dos seguintes sintomas afetivos e somáticos durante os 5 dias antes da menstruação nos últimos três ciclos:

- Sintomas afetivos: depressão, fúria, irritabilidade, ansiedade
- Sintomas somáticos: mastalgia, distensão abdominal, edema, cefaleia
- Sintomas aliviados do 4º ao 13º dia do ciclo menstrual (ACOG, 2018d).

No TDPM, os principais sinais/sintomas são os transtornos do humor, tais como depressão, tristeza, ansiedade, tensão e raiva ou irritabilidade persistente. Manifestações físicas como cefaleia, dores articulares e musculares, falta de energia, edema e sensibilidade nas mamas também estão presentes (Appleton, 2018). Estima-se que até 75% das mulheres em idade fértil apresentam sinais/sintomas pré-menstruais que atendam aos critérios do ACOG para SPM e que até 8% preencham os critérios diagnósticos para TDPM (Oyelowo & Johnson, 2018).

De acordo com a American Psychiatric Association, a mulher precisa ter pelo menos cinco dos sintomas típicos para ser diagnosticada com TDPM (Marfuah, 2018). Esses sintomas devem ocorrer durante a semana anterior e alguns dias após o início da menstruação, e incluir um ou mais dos quatro primeiros sintomas:

- Labilidade emocional: tristeza, choro, irritabilidade
- Ansiedade e tensão
- Raiva ou irritabilidade persistente ou significativa
- Humor deprimido, sentimentos de desesperança
- Dificuldade de concentração
- Dificuldade para dormir
- Aumento ou diminuição do apetite
- Aumento ou diminuição do desejo sexual
- Fadiga crônica
- Cefaleia

- Constipação intestinal ou diarreia
- Edema e dor à palpação das mamas (Reid & Soares, 2018).

Conduta de enfermagem

Oriente a paciente sobre o manejo da SPM ou do TDPM. Aconselhe-a mostrando que as mudanças no estilo de vida muitas vezes resultam em melhora significativa dos sintomas sem a necessidade de farmacoterapia. Incentive as mulheres a ingerir uma dieta balanceada que inclua alimentos ricos em nutrientes para evitar a hipoglicemia e as alterações de humor associadas. Encoraje todas as mulheres a realizar exercícios aeróbicos 3 vezes/semana para promover uma sensação de bem-estar, diminuir a fadiga e reduzir o estresse. Administre cálcio (1.200 a 1.600 mg/dia), magnésio (400 a 800 mg/dia) e vitamina B$_6$ (50 a 100 mg/dia), conforme prescrito. Em alguns estudos, esses nutrientes demonstraram diminuir a intensidade dos sintomas da SPM. Os AINEs podem ser úteis para os sintomas físicos dolorosos e a espironolactona pode reduzir o edema e a retenção de líquidos. Fitoterápicos como *Vitex agnus castus*, prímula (onagra) e S-adenosil-metionina (SAM-e), um suplemento dietético usado para melhorar o humor, podem ser recomendados. Embora não prejudiciais, a menos que a mulher tenha alguma contraindicação, nem todos os fitoterápicos têm evidências clínicas ou de pesquisa suficientes para provar sua segurança ou eficácia. Os tratamentos nutricionais incluem uma dieta com baixo teor de sal, álcool, cafeína e açúcar (Aleizou et al., 2018).

Explique à paciente a relação entre a variação cíclica do estrogênio e as alterações nos níveis de serotonina, e como as diferentes estratégias de tratamento ajudam a manter os níveis desta última, melhorando, assim, os sintomas. É importante descartar outras condições que possam causar um comportamento errático ou disfórico. Se o esquema inicial de tratamento não funcionar, explique à mulher que ela deverá retornar para mais exames. O aconselhamento comportamental e o manejo do estresse podem ajudar as mulheres a recuperar o controle durante esses períodos de estresse. Tranquilizar a mulher informando que existem vários recursos comunitários e de grupos de apoio que fornecem suporte e ajuda pode ser fundamental para que ela aceite esse distúrbio mensal. Os enfermeiros podem ter um papel de tranquilizar muitas mulheres com SPM ou TDPM. Uma abordagem holística que inclua modificações no estilo de vida, farmacoterapia, fitoterapia, acupuntura e terapia cognitivo-comportamental é mais benéfica para a redução dos sintomas, para a melhora da funcionalidade diária e para a qualidade de vida.

> ### ATENÇÃO!
> Adolescentes e mulheres com SPM que apresentam manifestações emocionais mais significativas devem ser avaliadas para TDPM, pois podem precisar de tratamento com antidepressivos.

Endometriose

A **endometriose**, uma síndrome complexa caracterizada por um processo inflamatório crônico no qual predomina o estrogênio e que afeta principalmente os tecidos pélvicos, incluindo os ovários, ocorre quando pedaços de tecido endometrial ativos encontram-se fora do útero, mais comumente em toda a cavidade abdominal (Bulun et al., 2019). Trata-se de uma das doenças ginecológicas mais comuns, afetando mais de 6 milhões de mulheres nos EUA, cerca de 11% da população feminina adulta (Patel et al., 2018). O tecido endometrial é comumente encontrado nos ovários, nas tubas uterinas, na superfície externa do útero, nos intestinos, na área entre a vagina e o reto (septo retovaginal) e na lateral da parede pélvica (Figura 4.1), embora tenham sido encontradas lesões em locais distantes do útero, como o cérebro.[2] Os locais em que o tecido se insere são chamados implantes ou lesões. Essas lesões criam seu próprio suprimento sanguíneo e respondem aos hormônios liberados durante o ciclo menstrual da mesma forma que o revestimento endometrial do útero.

No início do ciclo menstrual, quando o revestimento do útero é descamado e o sangramento menstrual começa, os implantes aumentam de tamanho e sangram. Em suma, a mulher com endometriose apresenta várias "minimenstruações" em todo o abdome onde quer que esse tecido endometrial esteja localizado. Além do sangramento cíclico extrauterino, ocorrem dores pélvicas, que podem ser debilitantes, fibrose e formação de aderências em toda a pelve. Os sinais/sintomas costumam iniciar na adolescência e desaparecer após a menopausa.

> Lembre-se de Izzy com sua dor pélvica progressiva e suas preocupações com infertilidade. Depois de um exame pélvico, seu médico suspeita de que ela tenha endometriose.

Etiologia e fatores de risco

Atualmente, não se sabe por que o tecido endometrial é transplantado e cresce em outras partes do corpo. Existem várias teorias, mas até o momento nada foi cientificamente comprovado. Inúmeros fatores, no entanto, tendem a estar relacionados com o diagnóstico de endometriose:

- Processo de envelhecimento
- Extrema magreza
- Tabagismo ou exposição ao fumo passivo
- Histórico familiar de endometriose em uma parente de primeiro grau

---

[2]N.R.T.: A prevalência da doença não está claramente estabelecida; no entanto, estima-se que afete aproximadamente 10% das mulheres na pré-menopausa e 35% das mulheres inférteis. (Fontes: Chapron, C.; Lang, J. H.; Leng, J. H. et al. (2016). Factors and regional differences associated with endometriosis: a multicountry, case-control study. *Adv. Ther.*, v. 33, n. 8, p. 1385-407; e Cardoso, J. V.; Abrão, M. S.; Vianna-Jorge, R et al. (2017). Combined effect of vascular endothelial growth factor and its receptor polymorphisms in endometriosis: a case-control study. *Eur. J. Obstet. Gynecol. Reprod. Biol.*, v. 209, p. 25-33.)

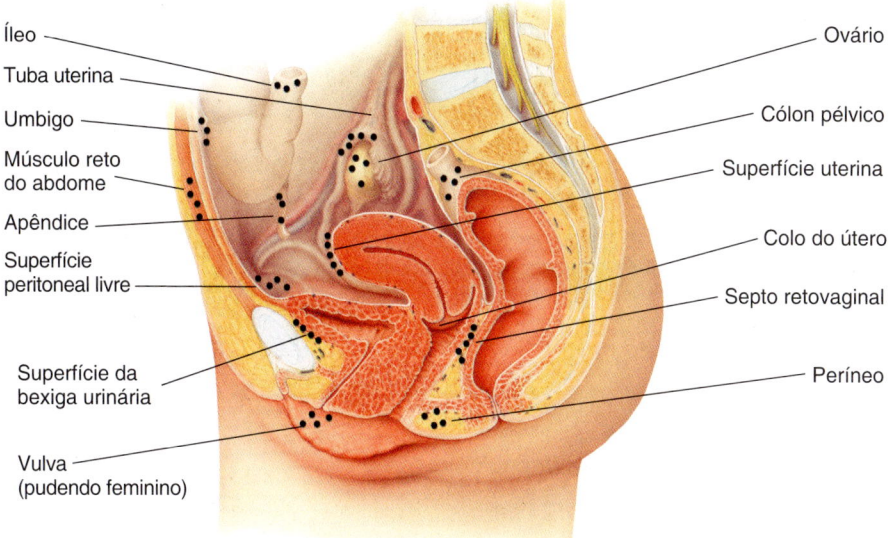

Íleo
Tuba uterina
Umbigo
Músculo reto do abdome
Apêndice
Superfície peritoneal livre
Superfície da bexiga urinária
Vulva (pudendo feminino)

Ovário
Cólon pélvico
Superfície uterina
Colo do útero
Septo retovaginal
Períneo

FIGURA 4.1 Lugares mais comuns de formação de endometriose. (Ilustração fornecida por Anatomical Chart Co.)

- Ciclo menstrual curto (menos de 28 dias)
- Fluxo menstrual longo (mais de 1 semana)
- Alto consumo de gordura na dieta
- Infertilidade
- Menarca antes dos 12 anos
- Poucas (uma ou duas) ou nenhuma gestação (Shafrir et al., 2018).

Conduta terapêutica

A conduta terapêutica da paciente com endometriose enquadra-se em três categorias: alívio da dor, supressão hormonal e cirurgia. O plano de tratamento deve levar em consideração os seguintes fatores: gravidade dos sinais/sintomas, desejo de fertilidade, grau da doença e metas terapêuticas da paciente. Atualmente, o diagnóstico definitivo de endometriose só é possível por meio de laparoscopia e visualização das lesões; até o momento, nenhuma modalidade de imagem pode comprovar a presença dessas lesões. O tratamento da endometriose baseia-se principalmente em cirurgia, para a remoção das lesões, e agentes supressores ovarianos (COs, progestinas, análogos do GnRH de longa ação e agentes androgênicos) para controlar os sintomas. Aproximadamente 50% das mulheres com endometriose sentem alívio da dor por algum tempo com os tratamentos farmacológicos ou cirúrgicos atuais (NICHD, 2018). O padrão-ouro para o tratamento da endometriose é a cirurgia de excisão laparoscópica, enquanto os medicamentos para alívio da dor e os supressores hormonais tratam os sintomas. As PICs podem ser usadas, o que inclui acupuntura; suplementação de vitaminas e minerais; e óleo de peixe (Nothnick et al., 2018). Como a endometriose não tem cura e a cirurgia com um especialista não é amplamente acessível, a cirurgia com um ginecologista geral pode controlar os sintomas temporariamente. As mulheres com endometriose frequentemente sentem alívio por apenas um curto período. A dor pélvica associada à endometriose pode ser controlada pela supressão da menstruação ovulatória e produção de estrogênio, pelos inibidores da ciclo-oxigenase e pela remoção cirúrgica das lesões pélvicas. Muitas condutas para o alívio da dor e para a supressão hormonal têm efeitos adversos significativos, o que limita a duração da terapia (Tabela 4.2 e Prática baseada em evidências 4.1).

Avaliação de enfermagem

O enfermeiro encontra mulheres com endometriose em vários locais: comunidades de saúde, escolas, clínicas, hospital-dia e hospitais. É essencial que os profissionais da saúde não subestimem nem descartem as preocupações dessas mulheres, pois o reconhecimento precoce é crucial para melhorar a qualidade de vida a longo prazo e preservar a fertilidade. A diversidade dos sinais/sintomas apresentados e uma alta taxa de diagnósticos incorretos contribuem para que as mulheres com endometriose não sejam diagnosticadas precocemente.

ANAMNESE

A endometriose pode ser difícil de diagnosticar porque seus sintomas mimetizam os de outros distúrbios pélvicos e gastrintestinais, e a gravidade dos sintomas nem sempre reflete a extensão da doença. Obtenha um histórico de saúde e a descrição dos sinais e sintomas para determinar os fatores de risco. A endometriose tanto pode ser assintomática como uma condição grave e debilitante. Em geral, é crônica e progressiva. Pergunte especificamente sobre menarca, histórico de problemas menstruais, detalhes das gestações e dificuldades para engravidar. Avalie a paciente à procura das seguintes manifestações clínicas:

- Infertilidade
- Dorsalgia
- Dor antes e durante o período menstrual

TABELA 4.2 Opções de tratamento para a endometriose.

Opções terapêuticas	Comentário
Intervenção cirúrgica	
Cirurgia conservadora	Remoção de implantes/lesões usando *laser*, cauterização ou pequenos instrumentos cirúrgicos. Essa intervenção reduzirá a dor e possibilitará que a gravidez ocorra no futuro, mas poderá ter que ser repetida
Cirurgia definitiva	Histerectomia abdominal com ou sem salpingo-ooforectomia bilateral. Eliminará o sangramento, mas deixará a mulher incapaz de engravidar no futuro. A dor pode não remitir se as lesões extrauterinas não forem removidas completamente
Tratamento farmacológico	
AINEs	Tratamento de primeira linha para reduzir a dor; tomados no início, logo que os sintomas pré-menstruais são sentidos
Contraceptivos orais	Suprimem a resposta hormonal cíclica do tecido endometrial
Progestógenos	Diminuem a atividade dos receptores de estrogênio, suprimindo então os seus efeitos
Antiestrogênios	Suprimem a produção de estrogênio da mulher, interrompendo, assim, o ciclo menstrual e reduzindo os sintomas
Análogos do hormônio liberador de gonadotrofina (GnRH-a)	Suprimem a endometriose produzindo uma pseudomenopausa temporária

Nothnick, W. B., Marsh, C., & Alali, Z. (2018). Future directions in endometriosis research and therapeutics. *Current Women's Health Reviews, 14*(2), 189-194; American College of Obstetricians and Gynecologists (ACOG). (2018b). *Endometriosis*. Disponível em: https://www.acog.org/Patients/FAQs/Endometriosis. Acesso em: 16 jun. 2020; Knaus, J. V., Jachtorowycz, M. J., Adajar, A. A., & Tam, T. (2018). *Ambulatory gynecology*. Springer Publishers.

PRÁTICA BASEADA EM EVIDÊNCIAS 4.1 **Contraceptivos orais para a dor associada à endometriose**

CONTEXTUALIZAÇÃO

A endometriose é uma condição ginecológica comum que afeta muitas mulheres em idade fértil em todo o mundo, sendo uma das principais causas de dor e infertilidade. Tecido semelhante ao do endométrio cresce em locais fora do útero e responde aos hormônios mensais que produzem o ciclo menstrual. A endometriose é normalmente encontrada em mulheres com dor durante a menstruação e a atividade sexual, e com dor pélvica crônica. Os tratamentos hormonais, incluindo anticoncepcionais orais e análogos do hormônio liberador de gonadotrofina, podem ser usados para aliviar os sintomas de dor associados à endometriose; no entanto, muitos tratamentos hormonais têm efeitos colaterais que limitam sua aceitabilidade e duração.

ESTUDO

Cinco estudos envolvendo 612 mulheres preencheram os critérios de inclusão para esta revisão. Apenas três deles, com 404 mulheres e realizados no Egito, nos EUA, no Japão e na Itália, foram adequados para análise.

Achados

Com base na evidência limitada e nos poucos dados dos ensaios para os desfechos específicos desta revisão, não há evidência suficiente para fazer um julgamento sobre a eficácia dos contraceptivos orais em comparação com o placebo; assim, os achados não puderam ser generalizados.

Implicações de enfermagem

Embora esta revisão tenha sido inconclusiva em seus resultados, os anticoncepcionais orais continuam a ser prescritos por muitos profissionais da saúde para lidar com a dor mensal associada à endometriose. Os enfermeiros podem continuar a orientar as mulheres sobre a lógica por trás dessa terapia e instruí-las a relatar qualquer mudança em seus níveis de dor uma vez que a terapia tenha sido iniciada. Se os anticoncepcionais orais não estiverem funcionando e os níveis de dor permanecerem altos ou se a mulher não quiser usá-los, poderão ser necessárias modalidades de tratamento adicionais.

Brown, J., Crawford, T. J., Datta, S., & Prentice, A. (2018). Oral contraceptives for pain associated with endometriosis. *Cochrane Database of Systematic Reviews, 2018*(5), CD001019. Disponível em: https://doi.org/10.1002/14651858.CD001019.pub3.

- Dor durante e depois da relação sexual
- Dor à micção
- Depressão
- Fadiga
- Defecação dolorosa
- Dor pélvica crônica
- Hipermenorreia (aumento do fluxo menstrual)
- Aderências pélvicas
- Menstruações irregulares e mais frequentes
- Sangramento vaginal pré-menstrual (DiVasta et al., 2018).

Os dois sintomas mais comuns são infertilidade e dor pélvica. A endometriose ocorre em 38% das mulheres inférteis e em 71 a 87% daquelas com dor pélvica crônica. Cerca de 30 a 40% das mulheres com essa doença são inférteis, o que torna a endometriose uma das três principais causas de infertilidade feminina (Tomassetti & D'Hooghe, 2018).

Quais são os sintomas mais comuns nas mulheres com endometriose? Izzy apresenta os sintomas típicos? Como enfermeiro, qual seria o seu papel na investigação diagnóstica de Izzy?

EXAME FÍSICO E EXAMES LABORATORIAIS E DIAGNÓSTICOS

O exame pélvico normalmente correlaciona-se com a extensão da endometriose. O achado mais comum é sensibilidade pélvica inespecífica. O achado característico consiste na presença de massas nodulares dolorosas à palpação nos ligamentos uterossacrais, na região posterior do útero ou no fundo de saco posterior (escavação retouterina). Um especialista em endometriose pode identificar aderências em um exame pélvico, mas o diagnóstico definitivo só é feito durante a cirurgia e com biópsia (Chaplin, 2018).

Depois de obter um histórico abrangente e realizar um exame pélvico completo, o profissional da saúde pode suspeitar de endometriose, mas o único método correto de diagnosticá-la é examinando a paciente. A ultrassonografia pélvica ou transvaginal é utilizada para avaliar a estrutura dos órgãos pélvicos e descartar quaisquer cistos ou miomas; no entanto, uma laparoscopia é necessária para diagnosticar a endometriose. A laparoscopia é a visualização direta dos órgãos internos com um instrumento com fonte de luz inserido por meio de incisão abdominal. A biópsia do tecido implantado, realizada nesse momento, e o exame microscópico confirmam o diagnóstico. A endometriose pode ser tratada durante a laparoscopia removendo-se o tecido suspeito.

O enfermeiro pode oferecer uma explicação completa da condição clínica, mostrando por que os exames são necessários para diagnosticar a endometriose. Ele pode agendar os exames de imagem e a laparoscopia.

Conduta de enfermagem

Além das condutas descritas anteriormente, o profissional de enfermagem deve incentivar a paciente a adotar hábitos de vida saudáveis com relação a dieta, exercícios, sono e controle do estresse. Encaminhamentos para grupos de apoio e recursos da internet (Boxe 4.3) podem ajudar a mulher a entender essa condição e a lidar com a dor crônica. Lidar com os sintomas e complicações da endometriose pode ser angustiante para a mulher. Várias organizações disponibilizam informações sobre diagnóstico e tratamento da endometriose, assim como oferecem apoio às mulheres e suas famílias. Os enfermeiros estão em uma posição excelente para melhorar os desfechos das pacientes ao auxiliá-las a tomar decisões informadas a respeito de seu tratamento. Um diagnóstico imediato assegura os melhores resultados possíveis para essa doença crônica.

INFERTILIDADE

O desejo de ter filhos pode ser poderoso e comum entre as mulheres, mas para muitas delas ele pode ser frustrante. A **infertilidade** é definida como a incapacidade de conceber um filho após 1 ano de relações sexuais regulares não protegidas por recursos de contracepção

---

BOXE 4.3 Organizações e recursos da *web* para auxiliar pacientes com endometriose.

- American College of Obstetricians and Gynecologists (ACOG)
  http://www.acog.org
  e-mail: resources@acog.org
- American Society of Reproductive Medicine
  http://www.asrm.org
  e-mail: asrm@asrm.org
- Center for Endometriosis Care
  http://www.centerforendo.com
- Endometriosis Association
  http://www.endometriosisassn.org
  e-mail: support@endometriosisassn.org
- Endometriosis Foundation of America
  http://www.endofound.org
- National Institute of Child Health and Human Development Information Resource Center
  http://www.nichd.nih.gov
  e-mail: NICHDClearinghouse@mail.nih.gov
- National Women's Health Information Center (U.S. Department of Health and Human Services)
  https://www.nichd.nih.gov/health/topics/endometriosis

Organizações e recursos no Brasil
- Hospital Pedro Ernesto (UERJ): tratamento gratuito (https://www.hupe.uerj.br/?page_id=8009)
- Centro de Endometriose de São Paulo: tratamento gratuito (www.endometriosesp.com.br)
- Ministério da Saúde (http://portal.saude.gov.br)
- Associação Brasileira de Endometriose e Ginecologia Minimamente Invasiva (https://sbendometriose.com.br/)

(RESOLVE, 2019). A infertilidade secundária é a incapacidade de conceber após uma gravidez anterior. Muitas pessoas tomam a capacidade de conceber e gerar uma criança como certa, mas a infertilidade afeta mais de 7,4 milhões de norte-americanos, ou até 15% da população em idade fértil, de acordo com a American Society for Reproductive Medicine (ASRM, 2019). A infertilidade é um problema generalizado que tem impacto emocional, social e econômico nos casais. Embora a infertilidade masculina seja a causa de mais de 50% dos casos, a infertilidade do casal ainda é um ônus social da mulher que influencia os relacionamentos, causa tensão e raiva entre os parceiros e pode resultar em disfunção sexual grave e fim do relacionamento. Os enfermeiros precisam reconhecê-la e compreender suas causas e opções de tratamento para que possam ajudar mulheres e casais a compreender as possibilidades, bem como as limitações dos tratamentos atuais. Os profissionais de enfermagem têm um papel essencial no apoio às mulheres e casais durante esses tratamentos estressantes. As mulheres e os casais frequentemente confiam em seu enfermeiro e podem ser muito beneficiados com uma discussão compreensiva e sensata. As mulheres desejam ser tratadas com respeito e dignidade, e receber informações e apoio adequados. A infertilidade já foi considerada uma inadequação, mas agora é classificada como doença *pela United States Regulatory Americans with Disabilities Act* (Find Law, 2018). As mulheres merecem que seu sofrimento seja reconhecido e merecem sentir-se cuidadas e ter confiança nos profissionais da saúde em situações em que os resultados são incertos. Os aspectos humano e de qualificação do profissional de enfermagem são um componente essencial para atender às necessidades especiais de pessoas que lidam com a infertilidade (Allan et al., 2018). A prevenção da infertilidade por meio da orientação também deve ser incorporada em qualquer interação entre paciente e enfermeiro.

> Depois de realizar vários exames complementares, o médico tem uma forte suspeita de que Izzy tem endometriose. Ela pergunta a você sobre as chances de engravidar e se livrar da dor. Que opções de tratamento você lhe apresentaria? Que informações poderia fornecer sobre a futura fertilidade de Izzy?

Considerações culturais

A infertilidade não é apenas uma condição fisiológica, mas uma circunstância que pode desencadear uma crise de vida com repercussões psicológicas, familiares, sociais e culturais. Entre as culturas, a expectativa de que os casais tenham filhos é uma regra, e a incapacidade de conceber pode ser considerada uma violação dessa regra. Nesse contexto, a infertilidade representa uma crise para a mulher e/ou para o casal. A maneira pela qual diferentes culturas, etnias e grupos religiosos percebem e lidam com a infertilidade pode ser muito diferente. Por exemplo, muitos afro-americanos acreditam que as técnicas de reprodução assistida não são naturais e que removem a natureza espiritual ou divina da criação desde a concepção. Por esse motivo, ao tentar engravidar, podem buscar assistência espiritual em vez de ir ao médico. A cultura latino-americana acredita que os filhos consolidam o casamento; portanto, as famílias costumam ser numerosas. Assim como os afro-americanos, os hispânicos são bastante espiritualizados e podem considerar a infertilidade um teste de fé e procurar aconselhamento espiritual. Decepcionar o cônjuge muitas vezes é uma grande inquietação para as mulheres afro-americanas, enquanto evitar o estigma da infertilidade é a principal preocupação das mulheres americanas de origem asiática. Tanto as afro-americanas quanto as americanas de origem asiática convivem com tensões por parte de seus parceiros, críticas de seus parentes e da comunidade (Hess et al., 2018).[3]

A religião muitas vezes influencia os fatores culturais e, por esse motivo, também pode ser considerada ao se buscar tratamento para a infertilidade. Na religião judaica

ortodoxa, a procriação é considerada uma *mitsvá*, uma boa ação religiosa; no entanto, os judeus ortodoxos aceitam o uso de contraceptivos para evitar a concepção quando esta não é desejada. Os judeus conservadores e reformistas não impõem restrições à contracepção e exigem menos procriação. Os católicos romanos têm uma visão restritiva sobre o uso de tecnologias de reprodução assistida, uma vez que, em sua opinião, a procriação não pode ser separada do relacionamento entre os pais. Assim, Deus quer que a vida humana comece pelo "ato conjugal", e não artificialmente. A maioria dos ensinamentos religiosos fala sobre o significado da procriação, de modo que a infertilidade pode impactar a identidade pessoal e do casal que deseja ter filhos. A infertilidade, portanto, representa um risco de crise de identidade e de fé (Klitzman, 2018). Os enfermeiros precisam conhecer a formação cultural e religiosa da paciente e saber como isso pode determinar as opções de tratamento, se houver, para a infertilidade. Os profissionais de enfermagem precisam incluir essa noção em seu aconselhamento aos casais inférteis.

Os enfermeiros devem estar cientes da formação cultural e religiosa da cliente e como isso pode ditar quais, se houver, opções de tratamento reprodutivo devem ser escolhidas. Os enfermeiros precisam incluir essa consciência em seu aconselhamento de casais inférteis.

CONSIDERAÇÕES

Estávamos casados há 3 anos e queríamos começar uma família, mas, para nossa surpresa, nada aconteceu depois de 1 ano de tentativas. Tive alguns ciclos menstruais irregulares e, por fim, fui diagnosticada com endometriose e comecei a usar Clomid® (citrato de clomifeno) por três ciclos. Depois desse tempo sem conseguir engravidar, procurei um especialista em fertilidade. O médico removeu com *laser* o tecido endometrial ectópico, injetou dióxido de carbono nas minhas tubas uterinas para se certificar de que elas estavam desobstruídas e me pediu que usasse Clomid® novamente, mas ainda assim não engravidei. Finalmente, 2 anos depois, consideramos a fertilização in vitro (FIV) e oramos para que tivéssemos dinheiro para o procedimento. Naquela época, eu me sentia um fracasso como mulher. Decidimos, então, que sermos pais era mais importante do que eu estar grávida, por isso consideramos a adoção. Tentamos por mais 1 ano sem qualquer resultado.

Fomos até a agência de adoção para preenchermos a papelada a fim de iniciar o processo. Nosso sangue foi coletado e esperamos por 1 hora, perguntando-nos o tempo todo por que estava demorando tanto para sair o resultado. O enfermeiro finalmente apareceu e me entregou um pedaço de papel com a palavra "positivo". Comecei a chorar de alegria, pois estava grávida e nossa longa jornada de infertilidade finalmente havia chegado ao fim.

Reflexões: para muitas mulheres, o sonho de ter um filho não é facilmente realizado. A infertilidade pode afetar a autoestima, romper relacionamentos e resultar em depressão. Esse casal passou muitos anos de frustração na tentativa de formar uma família. Que tipo de ajuda pode ser oferecido aos casais durante esse período? O que pode ser dito para confortar a mulher que se sente um fracasso?

---

[3]N.R.T.: No Brasil, de acordo com o Ministério da Saúde, acomete cerca de 8 milhões de pessoas. Pesquisas da Sociedade Brasileira de Reprodução Assistida (SBRA) estimam que cerca de 35% dos casos de infertilidade estejam relacionados com a mulher, cerca de 35% com o homem, 20% a ambos e 10% sejam provocados por causas desconhecidas. (Fonte: Brasil (2013). Ministério da Saúde. Secretaria de Atenção à Saúde. Departamento de Atenção Básica. *Saúde sexual e saúde reprodutiva*. 1. ed., 1. reimpr. Brasília: Ministério da Saúde. 300 p.: il. [Cadernos de Atenção Básica, n. 26].)

Etiologia e fatores de risco

A reprodução demanda a interação dos sistemas genitais feminino e masculino, que envolve (1) a liberação de um oócito pré-ovulatório normal; (2) a produção de espermatozoides adequados; (3) o transporte normal dos gametas para a porção ampular da tuba uterina (onde ocorre a fecundação); e (4) o subsequente transporte do embrião em clivagem para a cavidade endometrial para implantação e desenvolvimento (Webster et al., 2018).

Vários fatores conhecidos e desconhecidos influenciam a fertilidade. A infertilidade feminina é detectada em cerca de 40% dos casos, e a masculina em outros 40%. Os 20% restantes enquadram-se em uma categoria de infertilidade combinada (tanto fatores masculinos quanto femininos) ou inexplicada. Nas mulheres, a disfunção ovariana (40%) e as patologias tubárias/pélvicas (40%) são os fatores contribuintes primários para a infertilidade (ASRM, 2019).

Os fatores de risco para a infertilidade em mulheres incluem:

- Baixo peso ou sobrepeso (pode alterar a função hormonal)
- Fibrose das tubas uterinas por infecções
- Miomas uterinos
- Obstruções tubárias
- Anovulação
- Estenose do colo do útero
- Redução da qualidade do oócito
- Anormalidades cromossômicas
- Anomalias congênitas do útero
- Doenças do sistema imune
- Doenças crônicas como diabetes melito, doenças da tireoide, asma
- ISTs
- Gravidez ectópica
- Idade avançada
- Endometriose
- Síndrome de Turner
- Transtornos alimentares
- Histórico de DIP
- Tabagismo e etilismo
- Múltiplos abortos
- Poluentes ambientais
- Anormalidades menstruais
- Exposição a agentes quimioterapêuticos
- Estresse psicológico (Walker & Tobler, 2020).

Os fatores de risco para a infertilidade em homens incluem:

- Exposição a substâncias tóxicas (chumbo, mercúrio, raios X, quimioterapia)
- Tabagismo ou uso de maconha
- Diabetes
- Etilismo inveterado
- Uso de medicamentos para úlcera ou psoríase
- Exposição dos órgãos genitais a altas temperaturas (banheiras quentes ou saunas)
- Reparo de hérnia
- Doença cardiovascular
- Obesidade associada à diminuição da qualidade dos espermatozoides
- Síndrome de Cushing
- Prática frequente de ciclismo ou corrida de longa distância
- ISTs
- Criptorquidia
- Caxumba após a puberdade (Walker & Tobler, 2020).

Conduta terapêutica

Como mencionado anteriormente, as principais causas de infertilidade são os fatores femininos (anovulação, lesão tubária, endometriose, insuficiência ovariana), os fatores masculinos (baixa contagem ou ausência de espermatozoides no sêmen ejaculado, disfunção erétil) ou os idiopáticos (Dunne, 2018). Os resultados dos exames são apresentados ao casal e diferentes opções de tratamento são sugeridas. A maioria dos casos de infertilidade é tratada com medicamentos ou cirurgia. As opções terapêuticas incluem mudanças no estilo de vida, como perda de peso corporal e cessação do tabagismo; uso de citrato de clomifeno para promover a ovulação; injeções de hormônios para promover a ovulação; inseminação intrauterina; e FIV. Para as mulheres com problemas de ovulação, podem ser usados vários fármacos que melhoram a ovulação e programar as relações sexuais. A mulher deve compreender os benefícios e os efeitos colaterais de um medicamento antes de consentir em tomá-lo. Dependendo do tipo e da dosagem do medicamento usado, algumas mulheres podem ter fetos múltiplos. Se os órgãos genitais da mulher estiverem danificados, pode-se realizar uma cirurgia para repará-los. Outros casais podem optar, ainda, por abordagens de alta tecnologia de inseminação artificial (Figura 4.2), FIV (Figura 4.3) e doação de óvulos, ou podem conseguir uma doação temporária de útero[4] (Taylor et al., 2020). A Tabela 4.3 apresenta as opções de tratamento específicas para a infertilidade.

---

[4]N.R.T.: Não há uma lei sobre o tema em vigor no Brasil. O que há são resoluções do Conselho Federal de Medicina (CFM) e um provimento do Conselho Nacional de Justiça (CNJ). Os dois instrumentos infralegais tratam da chamada "gravidez por substituição", que pode ser popularmente chamada de "barriga solidária". No Brasil, o próprio termo "barriga de aluguel" não deve ser usado, justamente porque o ponto central da Resolução nº 2.294/2021 do CFM diz que "a doação temporária do útero não poderá ter caráter lucrativo ou comercial". Como se sabe, o contrato de aluguel pressupõe o pagamento em contrapartida ao usufruto de bem móvel ou imóvel.
Um dos pontos que devem ser observados é que "as doadoras temporárias do útero devem pertencer à família de um dos parceiros em parentesco consanguíneo até o quarto grau".

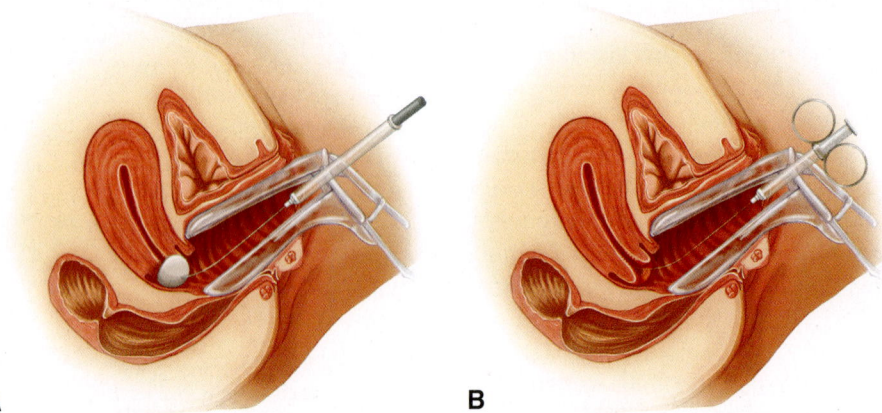

FIGURA 4.2 Inseminação artificial. Os espermatozoides são depositados próximo ao colo do útero (**A**) ou injetados diretamente na cavidade uterina (**B**).

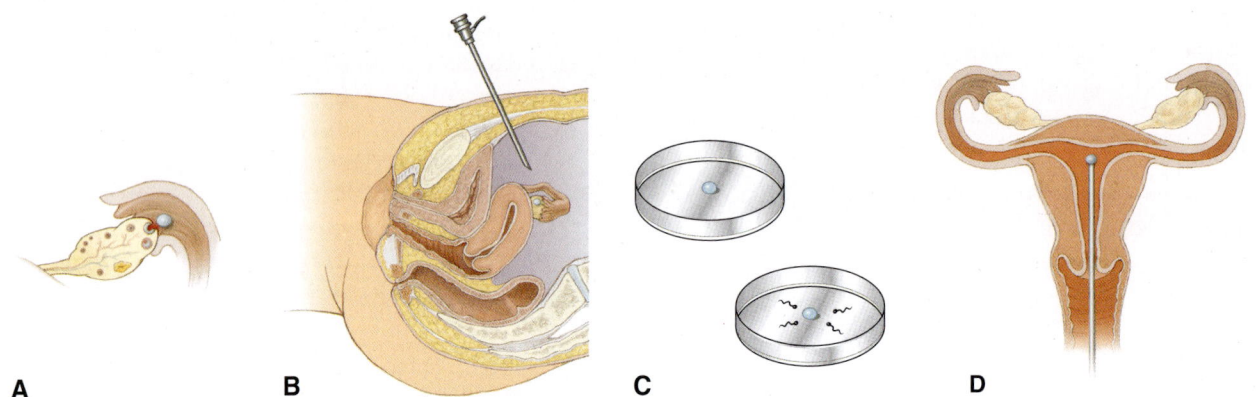

FIGURA 4.3 Etapas da fertilização *in vitro*. **A.** Ovulação. **B.** Coleta dos óvulos (neste caso, por via intra-abdominal). **C.** Fertilização dos óvulos e crescimento no meio de cultura. **D.** Inserção dos óvulos fertilizados no útero.

Avaliação de enfermagem

Os casais inférteis sofrem enorme pressão e muitas vezes mantêm o problema em segredo, pois o consideram muito íntimo. Casais e mulheres são frequentemente atormentados por sentimentos de inadequação e culpa, e muitos estão sujeitos a pressões de familiares e amigos. Na medida em que o problema se torna mais crônico, eles podem começar a culpar um ao outro, com a consequente discórdia conjugal. Procurar ajuda costuma ser um passo difícil e exigir muita coragem para discutir algo sobre o qual eles se sentem constrangidos ou chateados. O enfermeiro que trabalha em uma instituição que atende a essa especialidade precisa estar ciente dos conflitos e problemas que os casais vivenciam, e deve ser sensível às suas necessidades.

Deve-se levantar o HP do casal e realizar um exame físico. Os dados necessários para a avaliação da infertilidade são delicados e de natureza pessoal; portanto, o enfermeiro precisa utilizar uma abordagem profissional durante a entrevista.

A infertilidade tem inúmeras causas e fatores contribuintes, por isso é importante usar um processo de eliminação, determinando quais problemas não existem para melhor compreender os que existem. Na primeira consulta, descreve-se um plano de investigação e se coletam antecedentes de saúde completos. Essa primeira consulta obriga muitos casais a enfrentar a realidade de que sua gravidez desejada pode não ocorrer naturalmente. No mínimo, as mulheres devem ter evidência de ovulação e de permeabilidade tubária e o homem, uma análise de sêmen normal para que a concepção seja bem-sucedida (ACOG, 2019). Alivie um pouco da ansiedade associada aos exames diagnósticos explicando a cronologia e as razões de cada exame.

Avaliação dos fatores masculinos de infertilidade

A avaliação inicial do homem deve incluir antecedentes reprodutivos e um espermograma. Do ponto de vista masculino, três coisas precisam acontecer para que a concepção ocorra: o número de espermatozoides deve ser adequado; esses espermatozoides têm que ser saudáveis e maduros; e eles têm que ser capazes de penetrar e fertilizar o óvulo. Homens normais têm mais de 20 milhões de espermatozoides por mililitro, com motilidade superior a 50% (Webster et al., 2018). O espermograma é o

TABELA 4.3 Opções de tratamento específicas para a infertilidade.

Procedimento	Comentário	Considerações de enfermagem
Fármacos para a fertilidade		
Citrato de clomifeno	Antiestrogênio não esteroidal sintético usado para induzir a ovulação Seu uso é normalmente descontinuado após três ciclos	O enfermeiro pode aconselhar o casal a ter relações sexuais em dias alternados durante 1 semana a partir do quinto dia de medicação
Gonadotrofina menopáusica humana (HMG)	Induz a ovulação por estimulação direta do folículo ovariano	O mesmo que o anterior
Inseminação artificial	A implantação de amostra de sêmen preparado no óstio do colo do útero ou na cavidade intrauterina possibilita o depósito mais próximo dos espermatozoides e aumenta as chances de concepção Podem ser utilizados espermatozoides do parceiro ou de um doador	O enfermeiro precisa informar ao casal que pode ser necessário repetir o procedimento se não for bem-sucedido da primeira vez
Tecnologias de reprodução assistida[a]		
Fertilização *in vitro* (FIV)	Os óvulos são fertilizados em laboratório e transferidos para o útero Geralmente indicada para casos de obstrução tubária, endometriose, aderências pélvicas e baixa contagem de espermatozoides	O enfermeiro aconselha a mulher a tomar medicamentos para estimular a ovulação a fim de que o óvulo maduro possa ser retirado por punção aspirativa
Transferência intratubária de gametas (GIFT)	Os óvulos e os espermatozoides são unidos e colocados imediatamente na tuba uterina de modo que a fertilização possa ocorrer naturalmente Exige laparoscopia e anestesia geral, o que aumenta o risco	O enfermeiro precisa orientar o casal em relação aos riscos e pedir a assinatura de ambos no formulário de consentimento informado
Injeção intracitoplasmática de espermatozoides (ICSI)	Um espermatozoide é injetado no citoplasma do oócito para fertilizá-lo. Indicada para a infertilidade decorrente de fator masculino	O enfermeiro deve informar ao homem que o espermatozoide será aspirado do epidídimo por uma agulha através da pele
Óvulos ou espermatozoides de doador(a)	Os óvulos ou espermatozoides são retirados de um(a) doador(a) e os óvulos são inseminados; os embriões resultantes são transferidos por meio de FIV Recomendado para mulheres com mais de 40 anos e para aquelas com óvulos de má qualidade	O enfermeiro precisa apoiar o casal em suas decisões éticas/religiosas antes da decisão por este método
Diagnóstico genético pré-implantação (PGD)	Usado para identificar defeitos genéticos em embriões criados por fertilização *in vitro* antes da gravidez. Isso é feito especificamente quando um ou ambos os pais genéticos têm uma anormalidade genética conhecida. São realizados testes no embrião para determinar se ele também carrega uma anomalia genética	O enfermeiro deve apoiar o casal sobre essa opção e apoiá-lo até que saiam os resultados
Doação temporária de útero ("barriga solidária")	É feita a fertilização em laboratório e os embriões são transferidos para o útero de outra mulher, que levará a gravidez a termo. Pode ser feita inseminação intrauterina com os espermatozoides Têm surgido questões médico-legais sobre quem são os "verdadeiros pais" da criança	O enfermeiro deve incentivar uma discussão aberta com o casal sobre as implicações deste método conforme a legislação vigente

[a]Consideradas quando as outras opções tiverem sido esgotadas. American Society for Reproductive Medicine (ASRM). (2019). *Quick facts about infertility*. Disponível em: https://www.reproductivefacts.org/faqs/quick-facts-about-infertility/. Acesso em: 16 jun. 2020; Magowan, B. A., Owen, P., & Thomson, A. (2019). *Clinical obstetrics & gynecology* (4th ed.). Elsevier; Rao, K. A. (2018). *The infertility manual* (4th ed.). Jaypee Brothers Medical Publishers.

mais importante indicador da fertilidade masculina. O homem deve se abster de atividade sexual por 2 a 5 dias antes de fornecer a amostra. Para o exame do sêmen, solicita-se ao homem que produza uma amostra ejaculando em um recipiente de coleta, o qual deve ser entregue ao laboratório para análise no prazo de 1 hora. Quando a amostra é levada para o laboratório, analisam-se volume e viscosidade, além de número, viabilidade, motilidade e formato dos espermatozoides. Se os parâmetros do sêmen forem normais, nenhuma avaliação adicional será necessária (Hanson & Hotaling, 2018).

Um estudo recente mostrou que a tensão social e o estresse são maiores nos casais sem uma etiologia clara para a infertilidade. Esses achados potencializam as tensões sexuais, pessoais e sociais negativas clinicamente significativas pela percepção de um diagnóstico de infertilidade pelos homens. Neles, uma investigação do estado de saúde sexual, geral e psicológica é importante para melhorar os problemas reprodutivos e a saúde geral (Lotti & Maggi, 2018). Os enfermeiros precisam estar cientes desse impacto sobre os homens e saber lidar com ele.

O exame físico rotineiramente inclui:

- Avaliação da adequação das características sexuais masculinas, tais como distribuição dos pelos do corpo, desenvolvimento do pomo de Adão (proeminência laríngea) e desenvolvimento muscular
- Exame do pênis, da bolsa escrotal, dos testículos, dos epidídimos e dos ductos deferentes à procura de anomalias (p. ex., nódulos, irregularidades, varicocele)
- Avaliação da normalidade do desenvolvimento da genitália externa (testículos pequenos)
- Realização de toque retal para verificar se há sensibilidade ou edema da próstata (Strauss et al., 2019).

Avaliação dos fatores femininos de infertilidade

A avaliação inicial da mulher deve incluir um histórico completo dos fatores associados à ovulação e aos órgãos pélvicos. Os exames complementares para determinar a infertilidade feminina podem incluir:

- Avaliação da função ovariana
- *Kits* de previsão da ovulação utilizados na metade do ciclo
- Nível urinário de LH
- Teste de estimulação com citrato de clomifeno
- Avaliação dos órgãos pélvicos
- Esfregaço de Papanicolaou (Pap) para descartar câncer ou inflamação do colo do útero
- Cultura do colo do útero para descartar a possibilidade de ISTs
- Ultrassonografia para avaliar as estruturas pélvicas
- Histerossalpingografia para visualizar defeitos estruturais
- Laparoscopia para visualizar estruturas pélvicas e diagnosticar endometriose (Rao, 2018).

Exames laboratoriais e diagnósticos

Os procedimentos diagnósticos necessários durante uma investigação de infertilidade devem ser guiados pelos antecedentes do casal. Geralmente, vão dos testes menos invasivos para os mais invasivos.

KITS DE PREVISÃO DA OVULAÇÃO DE USO CASEIRO

Os *kits* de previsão da ovulação contêm anticorpos monoclonais específicos para o LH e utilizam o teste de imunoabsorção enzimática (ELISA) para determinar a concentração de LH na urina. Uma mudança significativa na cor da linha de base indica o pulso de LH e, presumivelmente, o dia mais fértil do mês para a mulher.

TESTE DE ESTIMULAÇÃO COM CITRATO DE CLOMIFENO

O teste de estimulação com citrato de clomifeno é usado para avaliar a reserva ovariana da mulher (capacidade de seus óvulos de serem fertilizados). Os níveis de FSH são mensurados nos dias 3 e 10 do ciclo depois de a mulher ter tomado 100 mg de citrato de clomifeno nos dias 5 a 9 do ciclo. Se o nível de FSH estiver acima de 15, o resultado será considerado anormal, e a probabilidade de concepção com os próprios óvulos é muito baixa (Knaus et al., 2018).

HISTEROSSALPINGOGRAFIA

A histerossalpingografia (HSG) é o padrão-ouro na avaliação da pervidade (abertura e desobstrução) das tubas uterinas. A obstrução destas está entre as causas mais comuns de infertilidade (fator feminino). A ultrassonografia e a ressonância magnética (RM) são exames utilizados nessa avaliação. Na histerossalpingografia, injetam-se lentamente 3 a 10 mℓ de contraste radiopaco por meio de um cateter introduzido no canal endocervical, de modo que o útero e as tubas possam ser visualizados durante a fluoroscopia e a radiografia. Se as tubas uterinas estiverem desobstruídas, o contraste ascenderá e distenderá o útero e as tubas e extravasará para a cavidade peritoneal (Figura 4.4) (ACOG, 2019).

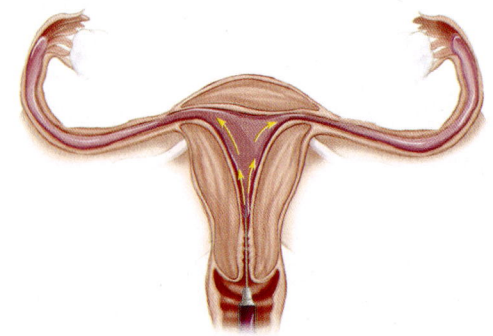

FIGURA 4.4 Inserção de contraste para histerossalpingografia. O meio de contraste delineia o útero e as tubas uterinas em uma radiografia para demonstrar pervidade.

LAPAROSCOPIA

A laparoscopia geralmente é realizada no início do ciclo menstrual e não faz parte da avaliação de rotina da infertilidade. É realizada quando são encontradas anomalias na ultrassonografia ou na histerossalpingografia, ou quando há suspeita de endometriose. Por causa dos riscos adicionais da cirurgia, da necessidade de anestesia e dos custos operacionais, é realizada somente quando há indicações bem definidas. Durante o procedimento, um endoscópio é inserido por meio de uma pequena incisão na parede abdominal anterior. A visualização da cavidade peritoneal de uma mulher infértil pode revelar endometriose, aderências pélvicas, oclusão tubária, miomas ou ovários policísticos (Sahu & Modi, 2018).

Conduta de enfermagem

Os enfermeiros desempenham um papel importante no tratamento de casais inférteis. Eles são orientadores essenciais acerca dos cuidados preventivos de saúde. Inúmeros fatores de risco potencialmente modificáveis estão associados ao comprometimento da fertilidade nas mulheres, as quais precisam estar cientes desses riscos para que sejam instituídas mudanças. O enfermeiro é mais efetivo quando oferece atendimento e tratamento de modo profissional e considera o casal como indivíduos que merecem ser valorizados e respeitados. O profissional de enfermagem tem que ser respeitoso e consciente de que muitas mulheres procuram ajuda espiritual para seus problemas de infertilidade além das modalidades médicas tradicionais. Em um estudo recente, o grau de espiritualidade do casal esteve positivamente associado à sua própria qualidade de vida e ajudou a reduzir o estresse advindo da infertilidade (Casu et al., 2018). O foco do enfermeiro deve ser a pessoa como um todo, e não apenas os resultados dos vários exames de infertilidade. Ao longo de todo o processo, o papel do enfermeiro é fornecer informações, orientação preparatória, controle de estresse e aconselhamento. Uma vez que o sofrimento emocional do casal é muito intenso, o profissional de enfermagem precisa ser capaz de reconhecer a ansiedade e prestar apoio emocional. Pode ser necessário o encaminhamento do casal a um endocrinologista ou cirurgião especialista em reprodução, dependendo do problema identificado.

Não há uma forma absoluta de evitar a infertilidade por si só porque muitos fatores estão envolvidos na concepção. Os enfermeiros podem colaborar na orientação de homens e mulheres quanto aos fatores que contribuem para a infertilidade. Além disso, também podem delinear os riscos e os benefícios dos tratamentos para que o casal possa tomar uma decisão informada. Enquanto os casais lidam com a infertilidade, frequentemente buscam empatia, aconselhamento e suporte dos profissionais de enfermagem. Quando compreende os conflitos e as experiências vividos pelas mulheres e pelos casais com infertilidade, o enfermeiro consegue ajustar sua abordagem para melhor atender às demandas deles, de modo que a gravidez e a experiência do parto dessas mulheres sejam curativas, transformadoras e positivas.

Com os avanços da genética e da medicina reprodutiva, surge também uma miríade de questões éticas, sociais e culturais que influenciam as decisões do casal. Com isso em mente, proporcione uma oportunidade para o casal tomar decisões seguras, não tendenciosas e imparciais. É importante encorajar os casais a permanecerem otimistas durante todo o processo de investigação e tratamento. Utilizando a orientação e o preparo, auxilie e apoie os casais ao longo do diagnóstico e do tratamento da infertilidade (Jordan et al., 2019).

A condição financeira e a cobertura do plano de saúde muitas vezes determinam a escolha do tratamento. Ajude os casais a descobrir a cobertura do seu plano e a avaliar os custos de vários procedimentos, explicando-lhes o que cada um oferecerá em relação a seus problemas de infertilidade. Fazer com o casal uma lista de prioridades de exames complementares e potenciais opções de tratamento o ajudará a planejar sua estratégia financeira.

Muitos casais inférteis não estão preparados para a montanha-russa emocional de tristeza e perda que acompanha os tratamentos da infertilidade. As preocupações financeiras e o enfrentamento como casal são importantes áreas de estresse quando o tratamento é realizado. Durante a terapia, que pode levar meses ou mesmo anos, é essencial desenvolver uma abordagem holística para o cuidado de enfermagem. O manejo do estresse e a redução da ansiedade precisam ser abordados, e o encaminhamento a um grupo de apoio pode ser adequado (Boxe 4.4).

CONTRACEPÇÃO

Os termos "**contracepção**", "planejamento reprodutivo" e "controle de natalidade"[5] são usados alternadamente quando se referem à prevenção intencional da gravidez por meio da utilização de vários dispositivos, agentes,

---

> **BOXE 4.4** Organizações e recursos da *web* para auxiliar a paciente com infertilidade no Brasil.
>
> - Setor Integrado de Reprodução Humana da Universidade Federal de São Paulo – Unifesp (https://sp.unifesp.br/epm/urologia/menu-setores/reproducao-humana)
> - Clínica de Infertilidade Conjugal da Santa Casa (https://www.santacasasp.org.br/portal/)
> - Setor de Reprodução Humana do Hospital das Clínicas de Ribeirão Preto (http://reproducao.fmrp.usp.br/como-agendar/)

---

[5]N.R.T.: No Brasil, já não utilizamos esse termo. Conforme previsto em lei, o planejamento reprodutivo, hoje denominado "planejamento reprodutivo", reforça o pressuposto de que pessoas devam ter assegurados os seus direitos sexuais e reprodutivos independentemente do desejo de construir famílias. Deve ficar claro que não se trata de um programa de controle de natalidade: a garantia da liberdade de decisão no exercício da reprodução e da sexualidade e a promoção das melhores condições de saúde sexual e reprodutiva são os objetivos maiores do planejamento reprodutivo. (Fonte: Brasil (2013). Ministério da Saúde. Secretaria de Atenção à Saúde. Departamento de Atenção Básica. *Saúde sexual e saúde reprodutiva*. 1. ed., 1. reimpr. Brasília: Ministério da Saúde. 300 p.: il. [Cadernos de Atenção Básica, n. 26].)

medicamentos, práticas sexuais e procedimentos cirúrgicos. Nos EUA, há mais de 68 milhões de mulheres em idade fértil (entre 15 e 44 anos) e, ao longo desse período, uma variedade de métodos anticoncepcionais pode ser usada. Os estudos mostraram que 98% das mulheres sexualmente ativas nos EUA relatam ter usado pelo menos um método contraceptivo; no entanto, apesar do uso generalizado de contraceptivos, quase 50% de todas as gestações nos EUA não ocorrem intencionalmente, o que representa uma taxa de gravidez não planejada mais alta do que em qualquer outro país ocidental (Centers for Disease Control and Prevention [CDC], 2019a). Conforme descrito pela Organização das Nações Unidas (ONU) em seu relatório *World Population Prospects* (2019), mais de 7,7 bilhões de pessoas habitam o planeta Terra atualmente, e mais de 80 milhões de pessoas serão adicionadas ao mundo a cada ano, mais da metade concebida de modo não planejado (*Healthy people 2030* 4.1).[6]

HEALTHY PEOPLE 2030 · 4.1

Objetivo	Importância para a enfermagem
FP-2030-01 Reduzir a proporção de gestações não planejadas.	Reduziria o número de gestações não planejadas e de meninas que abandonam os estudos. Isso, por sua vez, diminuiria o número de mães solteiras que precisam de suporte financeiro governamental.
FP-2030-07 Aumentar a proporção de adolescentes sexualmente ativos de 15 a 19 anos que usam algum método contraceptivo na primeira relação sexual.	O conhecimento dos métodos contraceptivos e a acessibilidade a eles resultam em melhora na adesão e na prevenção de gestações indesejadas.
FP-2030-08 Aumentar a proporção de adolescentes do sexo feminino que recebem orientação formal sobre abstinência, métodos contraceptivos, prevenção de HIV/AIDS e infecções sexualmente transmissíveis antes dos 18 anos.	A acessibilidade a recursos de reprodução pode fornecer prevenção da gravidez e orientação preventiva.
FP-2030-09 Aumentar a proporção de mulheres que recebem serviços de saúde reprodutiva e suprimentos contraceptivos com apoio governamental.	Aumentaria o acesso à contracepção e evitaria gestações indesejadas.

Adaptado de USDHHS. (2020). *Proposed objectives for inclusion in Healthy People 2030*. Disponível em: https://www.healthypeople.gov/sites/default/files/Objectives PublicComment508.pdf. Acesso em: 16 jun. 2020.

[6]N.R.T.: Para mais informações, consultar o documento *Situação mundial da obstetrícia 2021*, disponível em: https://brazil.unfpa.org/sites/default/files/pub-pdf/21-038-unfpa-sowmy2021-pt_br.pdf. Acesso em: 22 fev. 2022.

Além de gestações indesejadas, alguns contraceptivos também ajudam a evitar as ISTs e o vírus da imunodeficiência humana (HIV). O relatório da ONU também mostra que mais de 40 mil pessoas são infectadas pelo HIV nos EUA a cada ano. Grande parte desse sofrimento poderia ser evitada pelo acesso e uso consistente de contraceptivos seguros, eficientes, adequados e modernos para todos que os desejassem, bem como por orientações adequadas sobre os benefícios e as instruções de uso (CDC, 2019d). Além disso, as mudanças climáticas (variações extremas de temperatura e elevação do nível do mar) interagirão com o crescimento populacional de forma a exercer uma pressão adicional sobre os sistemas de saúde já fragilizados e agravarão a vulnerabilidade aos efeitos adversos à saúde destas mudanças. Os danos causados ao meio ambiente pela sociedade moderna talvez sejam os riscos de saúde mais injustificáveis do nosso tempo. Entre 2030 e 2050, espera-se que a mudança climática cause aproximadamente 250 mil mortes a cada ano por desnutrição, malária, diarreia e estresse térmico (WHO, 2018a).

Atualmente, o controle voluntário da fertilidade é de fundamental importância para a sociedade moderna. De uma perspectiva global, os países hoje enfrentam uma crise de rápido crescimento populacional que começa a ameaçar a sobrevivência humana. No ritmo atual, a população mundial dobrará em 40 anos; em vários dos países mais desfavorecidos socioeconomicamente, a população dobrará em menos de 20 anos (UN, 2019).

Tipos de métodos contraceptivos

Os métodos contraceptivos podem ser divididos em quatro tipos: comportamentais, de barreira, hormonais e permanentes. As mulheres devem decidir qual método é mais apropriado para atender às suas necessidades contraceptivas, que mudam ao longo dos seus ciclos de vida. Os enfermeiros podem orientá-las durante esse processo de seleção. Esta seção descreverá os métodos contraceptivos mais comuns disponíveis.

Em uma época em que muitas mulheres desejam adiar a gravidez e evitar ISTs, as escolhas são difíceis. Estima-se que 225 milhões de mulheres nos países em desenvolvimento desejam evitar a gravidez, mas não têm acesso a algum método contraceptivo (WHO, 2018a). Vários métodos de contracepção estão disponíveis na atualidade e muitos mais serão oferecidos em um futuro próximo. O método contraceptivo ideal para muitas mulheres teria que apresentar as seguintes características: facilidade de uso, segurança, efetividade, efeitos colaterais mínimos, "naturalidade", e ser um método não hormonal e de reversibilidade imediata (Kwansa & Stewart-Moore, 2019). Atualmente, nenhum método contraceptivo oferece tudo isso. O Boxe 4.5 descreve os métodos contraceptivos disponíveis atualmente. A Tabela 4.4 fornece um resumo detalhado de cada tipo incluindo informações sobre taxas de falha, vantagens, desvantagens, proteção contra IST e sinais de perigo.

TABELA 4.4 Resumo dos métodos contraceptivos (*continuação*).

Tipo	Descrição	Taxa de falha	Prós	Contras	Proteção contra ISTs	Sinais de perigo	Comentários
Contracepção de emergência (CE) (pós-coito)	Comprimidos contendo apenas levonorgestrel; comprimidos que combinam estrogênio e progestina; ou o DIU com cobre inserido nas primeiras 72 h após a relação sexual desprotegida	80%	Fornece uma última chance de evitar a gravidez	Risco de gravidez ectópica se a CE falhar	None	Náuseas, vômito, dor abdominal, fadiga, cefaleia	Informar à mulher que a CE não interrompe uma gravidez já estabelecida e que, quanto mais cedo for instituída, mais efetiva será
Esterilização permanente							
Sexo masculino	Laqueadura ou secção dos ductos deferentes	0,15%	Essa decisão resulta em esterilidade permanente; tempo de recuperação curto; baixos riscos a longo prazo	Os procedimentos são de difícil reversão; o custo inicial pode ser alto; chance de arrependimento; pouca dor/desconforto após o procedimento	Nenhuma para o casal	Complicações pós-operatórias; dor, sangramento, infecção	Explicar o caráter definitivo do procedimento e recomendar que o casal pense nisso antes de assinar o formulário de consentimento informado
Sexo feminino	As tubas uterinas são bloqueadas para evitar a concepção	0,5%					

Centers for Disease Control and Prevention (CDC). (2019a). *Contraception: How effective are birth control methods?* Disponível em: https://www.cdc.gov/reproductivehealth/contraception/index.htm. Acesso em: 16 jun. 2020.

- As mulheres que usam esse método precisam ter ciclos menstruais regulares para que ele seja efetivo
- Os espermatozoides conseguem sobreviver por até 5 dias após a relação sexual. O período fértil durante o ciclo menstrual é, portanto, de aproximadamente 6 dias: 3 dias antes e 3 dias após a ovulação. Como as alterações no corpo começam a ocorrer antes da ovulação, a mulher pode conscientizar-se delas e não ter relações sexuais nesses dias ou usar outro método para evitar a gravidez
- O momento exato da ovulação não pode ser determinado, então são adicionados 2 a 3 dias ao seu início e ao seu final para evitar a gravidez.

As técnicas utilizadas para determinar a fertilidade incluem o método do muco cervical, o método da temperatura corporal basal (TCB), o método sintotérmico, o método da tabela dos dias férteis e o método dos 2 dias (Jordan et al., 2019). Os MCFs são moderadamente efetivos, mas são implacáveis se não forem realizados conforme prescritos. A conscientização da fertilidade pode ser usada em combinação com a abstinência sexual ou os métodos de barreira durante os dias férteis se a gravidez não for desejada.

MÉTODO DO MUCO CERVICAL

O muco cervical é uma secreção vaginal gelatinosa proveniente do colo do útero. O **método do muco cervical** é utilizado para avaliar as características do muco cervical. O muco cervical muda de consistência durante o ciclo menstrual e desempenha um papel vital na fertilização do óvulo. Nos dias que antecedem ovulação, o muco cervical fértil ajuda a atrair os espermatozoides para as tubas uterinas, onde a fertilização geralmente ocorre. Também ajuda a manter a sobrevida dos espermatozoides. Na medida em que a ovulação se aproxima, o muco torna-se mais abundante, transparente, escorregadio e

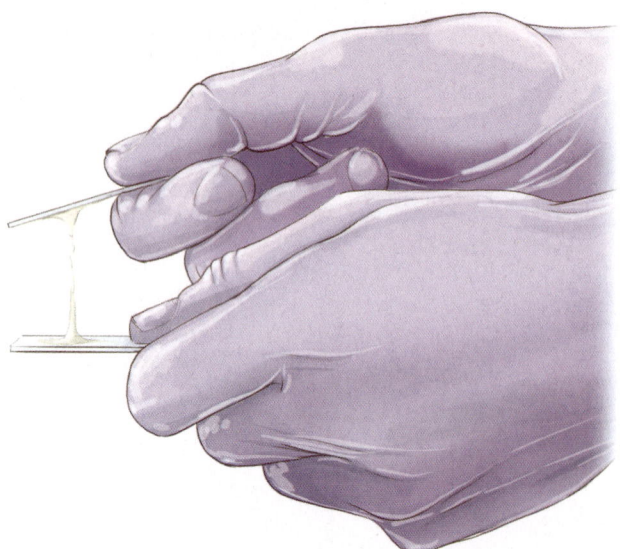

FIGURA 4.5 Filância (*spinnbarkeit*) é a capacidade do muco cervical se esticar.

liso, podendo ser esticado entre dois dedos sem se romper. Sob a influência do estrogênio, esse muco assemelha-se à clara do ovo. Essa propriedade é chamada de "filância" (*spinnbarkeit*) (Figura 4.5). Após a ovulação, o muco cervical torna-se espesso e seco sob a influência da progesterona.

A posição cervical também pode ser avaliada para confirmar mudanças no muco cervical na ovulação. Próximo à ovulação, o colo do útero torna-se macio e está alto/fundo na vagina, o óstio está discretamente aberto e o muco cervical é abundante e escorregadio (Hatcher et al., 2018). Esse método funciona porque a mulher se torna consciente das alterações de seu corpo que acompanham a ovulação. Quando ela as percebe, abstém-se de relações sexuais ou usa outro método para evitar a gravidez. Cada mulher é única; portanto, o período fértil de cada uma é exclusivo, devendo ser avaliado e determinado individualmente.

MÉTODO DA TEMPERATURA CORPORAL BASAL

A **temperatura corporal basal (TCB)** é a menor temperatura alcançada ao despertar. A mulher mede sua temperatura por via oral antes de se levantar e a registra em um gráfico. As temperaturas pré-ovulação são suprimidas pelo estrogênio, enquanto as temperaturas pós-ovulação são aumentadas sob a influência termoindutora da progesterona. As temperaturas normalmente sobem em 1 ou 2 dias depois da ovulação e permanecem elevadas por aproximadamente 2 semanas (quando geralmente começa o sangramento pontual). Se utilizar esse método isoladamente, a mulher deverá evitar relações sexuais desprotegidas até que a TBC se mantenha elevada por 3 dias. Os profissionais de enfermagem devem instruir as mulheres que usam o método da TCB de que é importante ter em mente que doenças e o uso de substâncias, tais como o álcool etílico, podem elevar a temperatura corporal e resultar em leitura falsamente alta. Para se obterem melhores resultados, outros MCFs devem ser utilizados em conjunto com a determinação da TBC (Figura 4.6).

MÉTODO SINTOTÉRMICO

O **método sintotérmico** baseia-se em uma combinação de técnicas para reconhecer a ovulação, o que inclui a TCB; as alterações do muco cervical; as mudanças na posição e na consistência do colo do útero; e outros sintomas da ovulação, como aumento da libido, dor abdominal baixa por causa da ovulação de meio de ciclo (*mittelschmerz*), sensação de plenitude ou dor pélvica e maior sensibilidade das mamas (Clark et al., 2018). A combinação de todos esses preditores aumenta a percepção de quando ocorre a ovulação e aumenta a efetividade desse método. Um teste caseiro preditor de ovulação também está disponível na maioria das farmácias. Ele mede os níveis de LH para identificar o dia anterior ou o dia da ovulação. Esses testes são amplamente utilizados para regimes de fertilidade e infertilidade.

Temperatura corporal basal

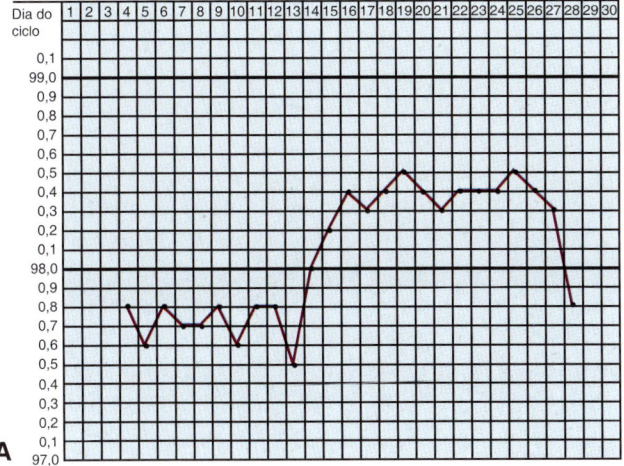

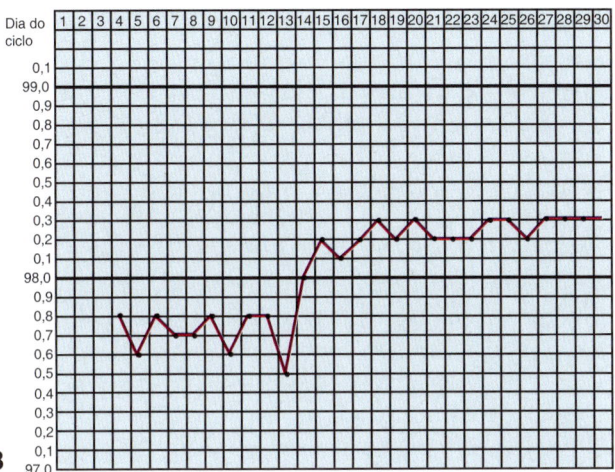

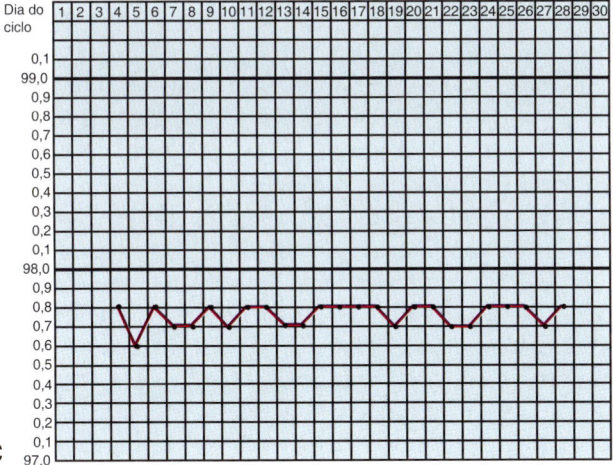

FIGURA 4.6 Gráfico da temperatura corporal basal. **A.** A temperatura da mulher cai ligeiramente no ponto médio do ciclo menstrual e, em seguida, sobe acentuadamente, uma indicação de ovulação. Perto do fim do ciclo (dia 24), a temperatura começa a diminuir, indicando que os níveis de progesterona estão caindo e que ela não engravidou. **B.** A temperatura da mulher sobe no meio do ciclo e permanece nesse nível elevado após o tempo normal de seu fluxo menstrual, o que sugere que ocorreu a gravidez. **C.** Não há queda pré-ovulatória nem aumento da temperatura em qualquer momento do ciclo. Este é o padrão típico de uma mulher que não ovula.

MÉTODO DA TABELA DOS DIAS FÉRTEIS E MÉTODO DOS 2 DIAS

A **tabela dos dias férteis (TDF)** e o método dos 2 dias são métodos naturais de contracepção desenvolvidos pelo Georgetown University Medical Center's Institute for Reproductive Health. Ambos os métodos fornecem às mulheres instruções simples e claras para identificar os dias férteis. As mulheres com ciclos menstruais entre 26 e 32 dias de duração podem usar a TDF para não engravidar, evitando relações sexuais desprotegidas entre o 8º e o 19º dia de seus ciclos. A maioria das usuárias da TDF utiliza um dispositivo visual – o CycleBeads®[8] – como recurso auxiliar. A TDF identifica a "janela fértil" de 12 dias do ciclo menstrual de uma mulher. Esses 12 dias levam em consideração o tempo de vida do óvulo da mulher (aproximadamente 24 horas) e a viabilidade dos espermatozoides (cerca de 5 dias), bem como a variação na cronologia real da ovulação de um ciclo para outro.

No método de 2 dias, a mulher observa a presença ou ausência de secreção cervical examinando o papel higiênico ou a calcinha, ou monitorando suas sensações físicas. Todos os dias, a mulher deve se fazer duas perguntas simples: "Eu observei alguma secreção vaginal ontem?" e "Eu observei alguma secreção hoje?". Se a resposta a qualquer dessas perguntas for positiva, ela deve considerar-se fértil e evitar relações sexuais desprotegidas. Se as respostas forem negativas, é improvável que ela engravide a partir de relações sexuais desprotegidas naquele dia (Rodriguez, 2018).

Para ajudar a mulher a manter o controle dos dias em que deve evitar relações sexuais desprotegidas, utiliza-se um cordão de 32 contas com códigos de cores (CycleBeads®), com cada conta representando 1 dia do ciclo menstrual.[9] Começando com a conta vermelha, que representa o primeiro dia de seu ciclo menstrual, a mulher move um pequeno anel de borracha uma conta por dia. As contas marrons são os dias em que a gravidez é improvável e as contas brancas representam os dias férteis (Rodriguez, 2018). Esse método tem sido utilizado em países subdesenvolvidos para mulheres com baixa escolaridade (Figura 4.7).

Coito interrompido

No **coito interrompido**, o homem controla sua ejaculação durante a relação sexual e ejacula fora da vagina. Trata-se de um dos meios mais antigos e mais utilizados de prevenção da gravidez no mundo e também um dos métodos menos eficazes (Hatcher et al., 2018). O problema desse método é que as primeiras gotas do ejaculado verdadeiro contêm a maior concentração de espermatozoides e, se algum líquido pré-ejaculatório escapar da uretra antes do orgasmo, poderá ocorrer concepção. A taxa de

---

[8]N.R.T.: Produto registrado nos EUA.

[9]N.R.T.: Pode-se utilizar um instrumento de auxílio para registro dos dias como o inserido no conteúdo, mas apenas como modelo, porque há outros.

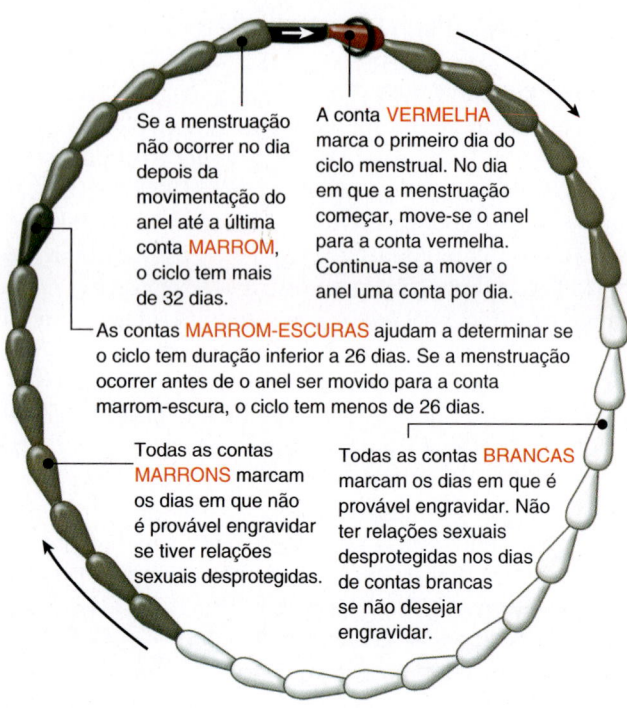

Se a menstruação não ocorrer no dia depois da movimentação do anel até a última conta MARROM, o ciclo tem mais de 32 dias.

A conta VERMELHA marca o primeiro dia do ciclo menstrual. No dia em que a menstruação começar, move-se o anel para a conta vermelha. Continua-se a mover o anel uma conta por dia.

As contas MARROM-ESCURAS ajudam a determinar se o ciclo tem duração inferior a 26 dias. Se a menstruação ocorrer antes de o anel ser movido para a conta marrom-escura, o ciclo tem menos de 26 dias.

Todas as contas MARRONS marcam os dias em que não é provável engravidar se tiver relações sexuais desprotegidas.

Todas as contas BRANCAS marcam os dias em que é provável engravidar. Não ter relações sexuais desprotegidas nos dias de contas brancas se não desejar engravidar.

FIGURA 4.7 O CycleBeads® ajuda as mulheres a usar a tabela dos dias férteis.

falha típica é estimada em 18 a 22% (Jordan et al., 2019). Este método requer que a mulher confie muito na cooperação e no julgamento do homem. Os profissionais de enfermagem podem discutir os métodos de contracepção de emergência disponíveis com esse casal ou o uso de um método mais efetivo.

Método de amenorreia lactacional

O **método de amenorreia lactacional (MAL)**, utilizado com eficácia na contracepção temporária de lactantes, fundamenta-se nas alterações fisiológicas associadas ao aleitamento para a contracepção. A amamentação contínua geralmente pode adiar a ovulação e, assim, evitar a gravidez. A amamentação estimula o hormônio prolactina, necessário para a produção de leite, e também inibe a liberação de outro hormônio, a gonadotrofina, necessário para a ovulação.

A amamentação pode ser bastante efetiva como método contraceptivo durante os primeiros 6 meses após o parto somente se:

• A mulher não menstruar desde que deu à luz
• O lactente tiver menos de 6 meses de vida
• A mulher amamentar o lactente pelo menos 6 vezes/dia em ambas as mamas
• A mulher amamentar o lactente "sob demanda" a cada 4 horas
• A mulher não substituir uma refeição de leite materno por outros alimentos
• A mulher amamentar durante a noite pelo menos a cada 6 horas.

O bombeamento ou a espremedura manual do leite podem reduzir a efetividade do método. As mulheres não devem confiar neste método depois de 6 meses (Rivlin & Isley, 2018).

Os profissionais da enfermagem podem ajudar os casais a tomar uma decisão sobre as opções de planejamento reprodutivo disponíveis no período pós-parto por meio da apresentação das vantagens e desvantagens de cada uma levando em consideração as demandas desse período. As opções a serem consideradas incluem amenorreia lactacional, uso de contraceptivo oral combinado, comprimidos de progestina, implantes, sistemas intrauterinos, métodos injetáveis, métodos de barreira, contracepção de emergência e esterilização (Oyelowo & Johnson, 2018).

Métodos de barreira

Os contraceptivos de barreira são dispositivos físicos ou químicos que evitam a gravidez ao impedir que os espermatozoides alcancem o óvulo. As barreiras mecânicas incluem preservativos, diafragmas, capuz cervical e esponja contraceptiva. Esses dispositivos são colocados sobre o pênis ou o colo do útero para obstruir fisicamente a passagem dos espermatozoides pelo colo do útero. As barreiras químicas chamadas espermicidas podem ser usadas em conjunto com os dispositivos de barreira mecânica e estão disponíveis na forma de cremes, géis, espuma, supositórios e películas vaginais. Esses contraceptivos, que destroem quimicamente os espermatozoides na vagina, são chamados de métodos de barreira porque não só proporcionam uma barreira física para os espermatozoides, mas também protegem contra ISTs. Desde que a epidemia de HIV/AIDS começou, no início dos anos 1980, esses métodos tornaram-se extremamente populares. Houve progresso na reação da sociedade ao uso do preservativo como um dispositivo de prevenção de doenças, e não apenas como contraceptivo (Kwansa & Stewart-Moore, 2019).

Muitos desses métodos de barreira contêm látex. A alergia a esse material foi reconhecida pela primeira vez no fim dos anos 1970 e, desde então, tornou-se um importante problema de saúde, com um número crescente de pessoas afetadas. De acordo com a Asthma and Allergy Foundation (AAFA), aproximadamente 6% da população em geral e entre 8 e 17% dos profissionais da saúde são sensíveis ao látex de borracha natural (2019b). O boxe Diretrizes de ensino 4.4 fornece dicas para as pessoas com alergia ao látex.

DIRETRIZES DE ENSINO **4.4**
Dicas para as pessoas alérgicas ao látex

• Os sinais/sintomas da alergia ao látex incluem:
  • Erupção cutânea, prurido, urticária
  • Prurido ou ardor nos olhos

- Mucosas dos órgãos genitais edemaciadas
- Dispneia, dificuldade de respirar, respiração ofegante
- Choque anafilático
- O uso ou contato com preservativos de látex, capuz cervical e diafragmas é contraindicado para homens e mulheres com alergia ao látex
- Se a mulher for alérgica ao látex, o parceiro masculino pode colocar um preservativo natural sobre o de látex
- Se o homem sentir irritação no pênis após o uso do preservativo, poderá experimentar diferentes marcas ou colocar o preservativo de látex sobre um preservativo natural
- Usar preservativos de poliuretano em de vez dos de látex
- Usar preservativos femininos, pois são feitos de poliuretano
- Mudar para outro método anticoncepcional que não seja feito com látex, tais como COs, SIUs, contraceptivo

Depo-Provera®, conscientização de fertilidade e outros métodos que não sejam de barreira. Esses esquemas, no entanto, não protegem contra ISTs.

Asthma and Allergy Foundation of America (AAFA). (2019b). *Latex allergy*. Disponível em: http://www.aafa.org/latex-allergy. Acesso em: 16 jun. 2020; OSHA. (2018). *OSHA medical manuals*. https://www.oshamanual.com/medical-osha.html; e Hatcher, R. A., Nelson, A. L., Trussell, J., Cwaik, C., Cason, P., Policar, M. S., Kowal, D. (2018). *Contraceptive technology* (21st ed.). Ardent Media.

PRESERVATIVOS

Os **preservativos** são métodos contraceptivos de barreira feitos tanto para homens quanto para mulheres. O preservativo masculino é feito de látex, poliuretano ou uma membrana natural, e pode ser revestido com espermicida. Os preservativos masculinos estão disponíveis em várias cores, texturas, tamanhos, formas e espessuras. Quando usado corretamente, o preservativo masculino é colocado sobre o pênis ereto antes de penetrar a vagina e é utilizado durante toda a relação sexual (Figura 4.8).

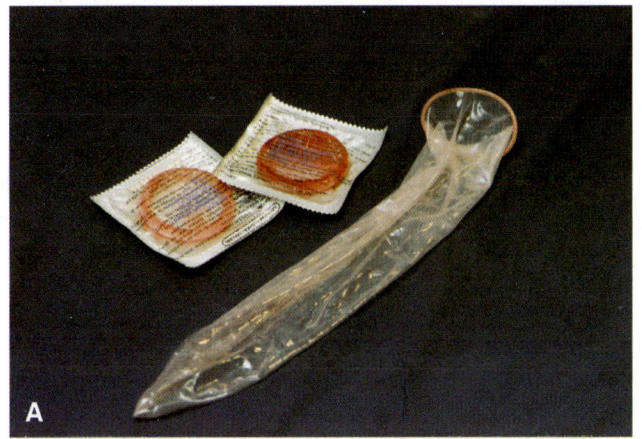

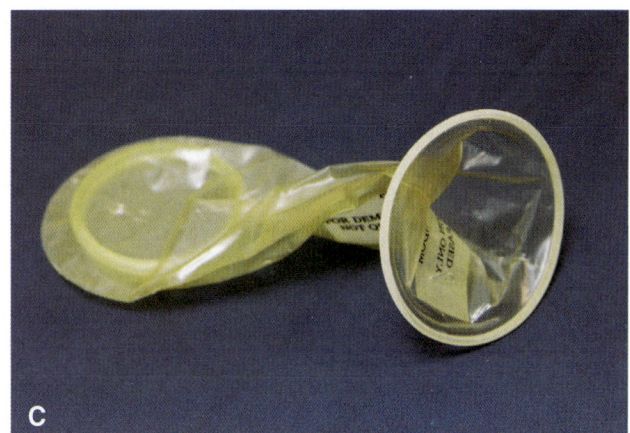

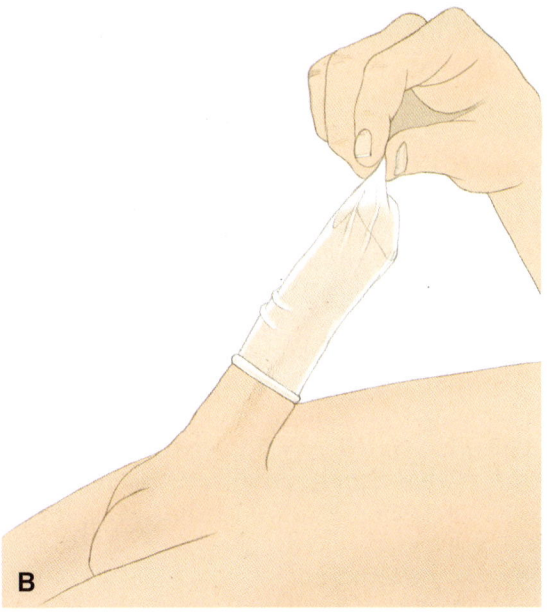

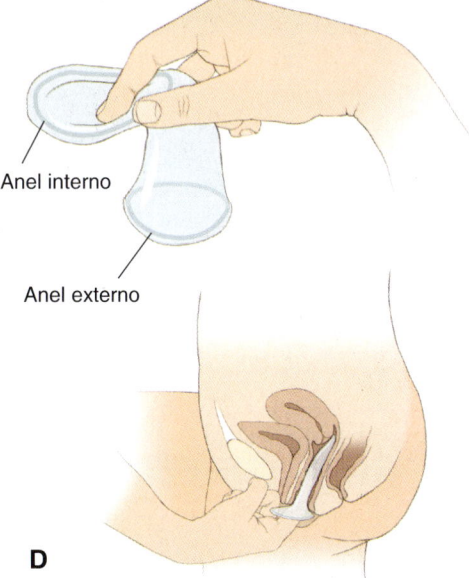

Anel interno

Anel externo

FIGURA 4.8 **A.** Preservativo masculino. **B.** Colocação de um preservativo masculino. Deixar um espaço na ponta ajuda a garantir que o preservativo não se rompa com a ejaculação. **C.** Preservativo feminino. **D.** Técnica de inserção.

Ele serve como uma barreira à gravidez, retendo o líquido seminal e os espermatozoides após o orgasmo e oferecendo proteção contra as ISTs. Os preservativos, no entanto, não são barreiras perfeitas porque podem ocorrer ruptura e deslizamento. A contracepção de emergência pós-coito pode precisar ser utilizada para evitar a gravidez. Além disso, os preservativos sem látex envolvem maior risco de gravidez e ISTs do que os de látex (Kwansa & Stewart-Moore, 2019).

O preservativo feminino ou interno é uma bolsa de poliuretano ou nitrila, inserida na vagina para reter a ejaculação, que consiste em um anel externo e outro interno que são introduzidos na vagina e mantidos no lugar pelo osso púbico. Algumas mulheres se queixam de que o preservativo feminino é complicado de usar e faz barulho durante a relação sexual. Os preservativos femininos são facilmente acessíveis, baratos, e podem ser discretamente carregados pela mulher. Trata-se do primeiro método controlado pela mulher que oferece proteção contra a gravidez e algumas ISTs. Os enfermeiros podem desempenhar um papel fundamental em orientar as pacientes a iniciarem e manterem o uso do preservativo feminino, um método pouco utilizado para a prevenção de HIV/IST e da gravidez nos EUA. Programar uma breve sessão de orientação e disponibilizar amostras grátis ajudaria muito a promover o uso desse dispositivo para evitar as ISTs, bem como a gravidez (Hatcher et al., 2018).[10]

DIAFRAGMA

O **diafragma** é uma cúpula macia de látex ou silicone rodeada por uma mola de metal. Usado em conjunto com um gel ou creme espermicida, é inserido na vagina para revestir o colo do útero (Figura 4.9). O diafragma pode ser inserido até 2 horas antes da relação sexual e deve ser deixado no local por pelo menos 6 horas depois. Os diafragmas estão disponíveis em vários tamanhos e estilos; entretanto, apenas por prescrição médica e deve ser ajustado por um profissional da saúde. As mulheres podem precisar de um diafragma de tamanho diferente após gravidez, cirurgia abdominal ou pélvica, ou perda ou ganho de peso de 4,5 kg ou mais. Como regra geral, os diafragmas devem ser trocados a cada 1 a 2 anos. Recentemente, um diafragma de tamanho único usado com gel contraceptivo foi lançado e sua efetividade estudada.

Os diafragmas são métodos não hormonais controlados pela usuária e necessários apenas no momento da relação sexual, mas não são efetivos a menos que usados corretamente. As mulheres precisam receber instruções completas sobre o uso deste dispositivo e devem praticar como colocá-lo e retirá-lo antes de deixar o consultório médico (Figura 4.10).

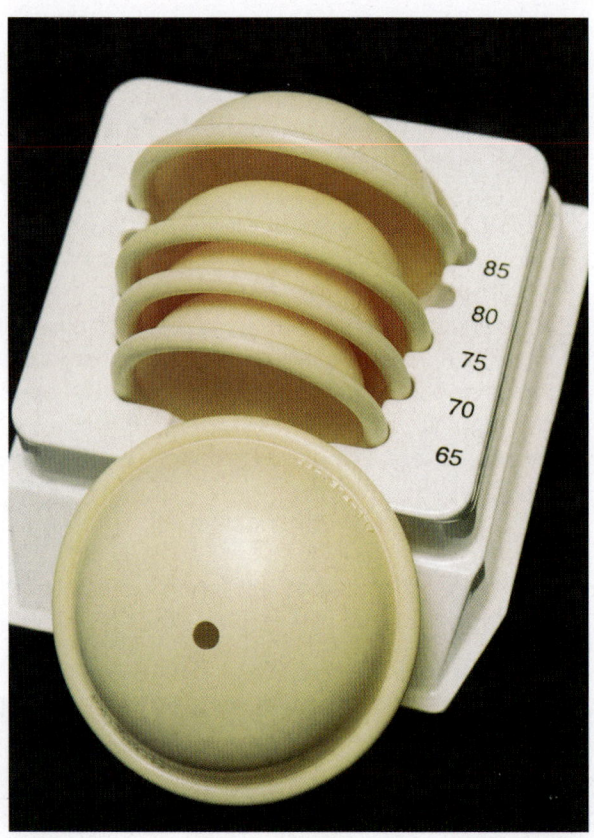

FIGURA 4.9 Amostras de diafragma usadas para medição.

Os resultados de um estudo em múltiplas partes durante 2 anos indicam que as taxas de efetividade do diafragma contornado de tamanho único são semelhantes às dos diafragmas tradicionais, e também propiciam uma liberação controlada do microbicida anti-HIV dapivirina. Isso o tornaria um dispositivo de prevenção polivalente (Beksinska et al., 2018). A maior diferença desse novo dispositivo é que, por ter tamanho único, não é necessário exame ginecológico prévio para determinar as dimensões do colo do útero. Além disso, libera um microbicida anti-HIV potencialmente capaz de prevenir a transmissão do vírus. A maioria das mulheres do estudo foi capaz de inserir, remover e verificar a posição correta do dispositivo simplesmente seguindo as instruções (Beksinska et al., 2018).

CAPUZ CERVICAL

O **capuz cervical** é menor que o diafragma e recobre apenas o colo do útero, sendo mantido no lugar por sucção. Com a forma de um caxangá, evita que os espermatozoides entrem no colo do útero, é feito de silicone e utilizado com um espermicida (Figura 4.11). Nos EUA há apenas uma apresentação comercial de capuz cervical em três tamanhos (Planned Parenthood, 2020a). O capuz pode ser inserido até 36 horas antes da relação sexual e oferece proteção por 48 horas. Deve ser mantido na vagina durante 6 horas após o fim da relação sexual e ser trocado a cada ano. Também pode ser necessário reajustá-lo quando a mulher passa por experiências de

---

[10]N.R.T.: O Brasil é um dos países que mais compram preservativo feminino no mundo, via governo federal, para ser distribuído gratuitamente no Sistema Único de Saúde (SUS). No entanto, há baixa adesão, uma vez que as barreiras culturais de sexo ainda estão muito presentes, e interferem significativamente na percepção e no uso da camisinha. O método está ligado diretamente à sexualidade das mulheres, a qual ainda é vivenciada com muitos tabus.

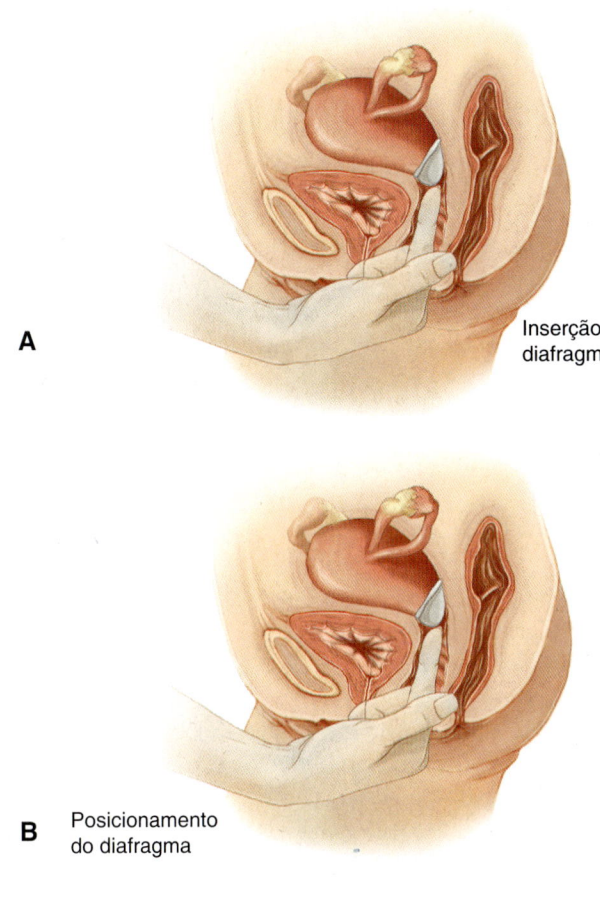

A   Inserção do diafragma

B   Posicionamento do diafragma

C   Remoção do diafragma

FIGURA 4.10   Colocação de um diafragma. **A.** Para inseri-lo, dobre-o ao meio, separe os lábios do pudendo com uma das mãos e insira-o para cima e para trás na vagina. **B.** Para posicioná-lo, certifique-se de que o diafragma recubra o colo do útero de modo seguro. **C.** Para removê-lo, enganche um dedo sobre a parte superior do aro e traga o diafragma para baixo e para fora.

gravidez, aborto ou alterações de peso corporal. Cerca de um terço da cúpula do capuz é preenchido com espermicida, o qual não deve ser aplicado ao aro porque pode interferir na vedação que precisa ser formada ao redor do colo do útero. O capuz está disponível apenas por prescrição médica e deve ser ajustado por um profissional da saúde. As contraindicações ao uso de capuz cervical incluem câncer de colo de útero, infecção

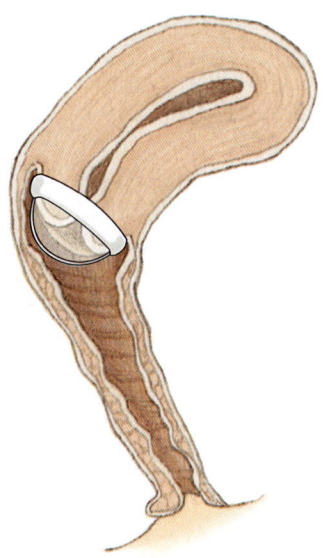

FIGURA 4.11   O capuz cervical é colocado sobre o colo do útero e usado com um gel espermicida, o mesmo utilizado com o diafragma.

urinária recente, alergia ao látex, prolapso de órgão pélvico e histórico de síndrome do choque tóxico. O uso do capuz cervical durante a menstruação aumenta o risco de síndrome do choque tóxico; portanto, deve ser evitado (Hatcher et al., 2018).

ESPONJA CONTRACEPTIVA

A **esponja contraceptiva**,[11] um dispositivo não hormonal que não necessita de prescrição médica, é um método de barreira que inclui um agente espermicida.

É um dispositivo ligeiramente côncavo que impede a gravidez, cobrindo o colo do útero e liberando o espermicida. A esponja contraceptiva de poliuretano saturado com 1 g de nonoxinol-9 libera 125 mg do espermicida ao longo de 24 horas de utilização. Diferentemente do diafragma, pode ser usada durante mais de uma relação sexual em um período de 24 horas sem a inserção adicional de espermicida, não exigindo ajuste nem prescrição por médicos (Kwansa & Stewart-Moore, 2019). Embora seja menos efetiva do que vários outros métodos e não ofereça proteção contra ISTs, a esponja conquistou um grande número de usuárias que apreciam a espontaneidade com que pode ser usada e sua grande disponibilidade.

Para utilizar a esponja contraceptiva, primeiro a mulher a molha com água, aperta-a até que todo o excesso tenha sido retirado e ela se torne espumosa e, então, insere-a na vagina com o dedo usando um cordão circular de fixação. Pode ser inserida até 24 horas antes da relação sexual e deve ser deixada no local por pelo menos 6 horas após a relação sexual. A esponja contraceptiva oferece proteção por até 12 horas, mas não deve ser deixada por mais de 30 horas após a inserção para evitar o risco de síndrome do choque tóxico (Jordan et al., 2019).

---

[11]N.R.T.: Não disponível no Brasil.

Métodos hormonais

Várias opções estão disponíveis para as mulheres que desejam proteção a longo prazo, mas não permanente, contra a gravidez. Esses métodos de contracepção atuam alterando os hormônios no corpo das mulheres. Eles contam com estrogênio e progestina ou somente progestina para impedir a ovulação. Quando usados de forma consistente, esses métodos são confiáveis e evitam a gestação. Os métodos hormonais incluem COs, injetáveis, implantes, anéis vaginais e adesivos transdérmicos.

CONTRACEPTIVOS ORAIS

Já em 1937, os cientistas reconheciam que a injeção de progesterona inibia a ovulação em coelhos e causava contracepção. O primeiro contraceptivo hormonal, denominado Enovid®, foi aprovado pela Food and Drug Administration (FDA) em maio de 1960. Ele continha altos níveis de estrogênio para impedir a ovulação. Desde então, os contraceptivos orais evoluíram com redução gradativa do teor de estrogênio e, atualmente, este é combinado com muitas progestinas diferentes. Sangramentos de escape foram relatados nos primeiros ensaios clínicos em mulheres após ter sido introduzido o estrogênio para o controle do ciclo. Isso estabeleceu os fundamentos para os contraceptivos orais combinados modernos, que contêm estrogênio e progesterona (Martin & Barbieri, 2018).

O desenvolvimento da contracepção hormonal marcou um passo revolucionário na mudança social que melhora a vida de mulheres e famílias em todo o mundo. Desde que o primeiro CO foi introduzido, a contracepção hormonal passou por vários estágios de desenvolvimento. Hoje, os regimes de COs são mais seguros e mais toleráveis e apresentam eficácia igual ou melhor do que a das formulações mais antigas. Reduções progressivas da dose de estrogênio ajudaram a aliviar alguns dos efeitos colaterais indesejados do contraceptivo oral (Hatcher et al., 2018).

Os COs são o método mais popular de contracepção não cirúrgica, sendo usados por milhões de mulheres nos EUA (Cooper & Mahdy, 2019) (Figura 4.12).

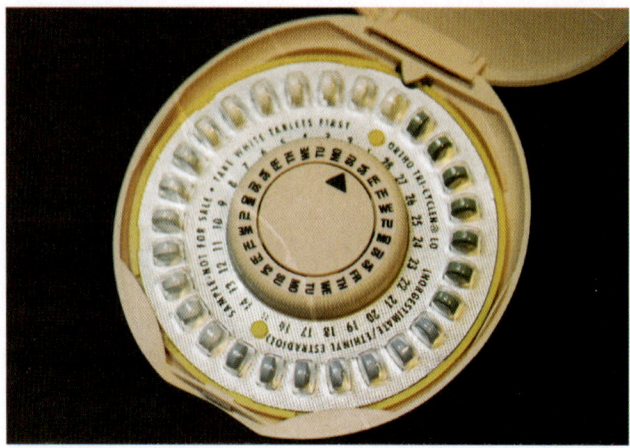

FIGURA 4.12 Contraceptivo oral.

Diferentemente dos contraceptivos orais originais que as mulheres ingeriam décadas atrás, as novas fórmulas com doses baixas apresentam menores riscos à saúde.

Embora mais comumente prescritos para contracepção, os COs têm sido há muito tempo utilizados no tratamento de uma ampla gama de condições e trazem muitos benefícios para a saúde, tais como:

- Redução da incidência de câncer ovariano e endometrial
- Tratamento dos sintomas da endometriose
- Diminuição da incidência de acne e hirsutismo
- Diminuição da incidência de gravidez ectópica
- Diminuição da incidência de DIP aguda e possível proteção contra esta doença
- Redução da incidência de doença fibrocística da mama
- Diminuição dos sinais/sintomas da perimenopausa
- Risco reduzido de desenvolvimento de miomas uterinos
- Manutenção da densidade mineral óssea
- Melhora dos sintomas da asma
- Adiamento das manifestações da esclerose múltipla e da artrite
- Aumento da regularidade do ciclo menstrual
- Menor incidência de câncer colorretal
- Diminuição do número de mortes relacionadas com a gestação ao impedir a gravidez
- Redução da anemia ferropriva devida à menorragia
- Redução da incidência de dismenorreia (Oyelowo & Johnson, 2018).

A ação primária dos COs é a supressão da ovulação ao adicionar estrogênio e progesterona ao corpo da mulher, mimetizando, assim, uma gravidez. Esse nível hormonal sobrepuja o GnRH, que, por sua, vez inibe o FSH e o LH e, portanto, impede a ovulação. O muco cervical torna-se espessado, o que dificulta o movimento dos espermatozoides para o útero. A implantação é inibida pela supressão da maturação do endométrio e por alterações das secreções uterinas (Webster et al., 2018).

Os COs combinados são prescritos como comprimidos monofásicos, que fornecem dosagens fixas de estrogênio e progesterona, ou como comprimidos multifásicos. Os comprimidos multifásicos (p. ex., COs bifásicos e trifásicos) alteram a quantidade de progestina e estrogênio em cada parte do ciclo. Para manter os níveis hormonais adequados para a contracepção e reforçar a adesão ao esquema, os COs devem ser ingeridos na mesma hora todos os dias.

Os COs que contêm progestina às vezes são chamados de minipílulas. Os contraceptivos que só contêm progestina têm vantagens e desvantagens em comparação com os contraceptivos combinados. Seu esquema posológico é simples e fixo, não existindo comprimidos de cores diferentes nem intervalos sem comprimidos. Esses produtos são apropriados para as mulheres que não toleram o estrogênio encontrado nos COs combinados, como, por exemplo, mulher com mais de 35 anos que fuma cigarros, e funcionam primariamente pelo espessamento do muco cervical para impedir a penetração dos espermatozoides e tornar o endométrio desfavorável para a implantação. Os comprimidos de progestina devem ser tomados na mesma hora a cada 24 horas. Sangramento de escape e maior risco de gravidez tornaram esses anticoncepcionais orais menos populares que os COs combinados (Hatcher et al., 2018).

Os esquemas prolongados de COs têm sido utilizados para o tratamento de distúrbios menstruais e endometriose, e estão atraindo maior atenção. As pesquisas sobre o desejo das mulheres de reduzir seus ciclos menstruais de 12 para quatro por ano foram respondidas com um sonoro "sim". As investigações confirmam que o uso prolongado de COs ativos tem o mesmo perfil de segurança que os regimes convencionais de 28 dias. O uso contínuo ou em longos ciclos de COs oferece benefícios em termos de sinais/sintomas menstruais, redução do sangramento menstrual e sinais/sintomas da endometriose (Nappi et al., 2018). O esquema estendido consiste em 84 dias consecutivos de uso da associação hormonal seguidos por 7 dias de placebo. A mulher tem quatro episódios de interrupção-menstruação por ano. Seasonale®, Quasense®, Introvale® e Seasonique® são alguns exemplos de COs combinados que estão no mercado norte-americano para as mulheres que optam por reduzir o número de ciclos menstruais.

Lybrel® foi o primeiro CO aprovado pela FDA com 365 dias de dosagem combinada. Embora não esteja mais disponível, existe uma alternativa genérica que fornece às mulheres mais exposição hormonal anual (13 semanas adicionais de ingestão de hormônio por ano) do que os COs cíclicos convencionais, que contêm a mesma dose de estrogênios sintéticos e dose semelhante de progestinas (Hatcher et al., 2018). Não há exigências fisiológicas de sangramento vaginal cíclico por interrupção dos hormônios durante o uso dos COs (Skidmore-Roth, 2020).[12]

Cada vez mais evidências indicam que o livre acesso aos COs é seguro e efetivo, e que as mulheres estão interessadas em obtê-los dessa forma. Uma vez que

metade das gestações não é planejada – um percentual que permanece inalterado há décadas –, é necessário inovar para diminuir essa estatística. Embora a ideia de venda livre de COs possa parecer revolucionária nos EUA, o acesso sem prescrição já é uma realidade em mais de 100 países do mundo há décadas. O ACOG apoia o acesso sem prescrição médica a anticoncepcionais orais, mas vários grupos sociais e profissionais se opõem a essa medida (Grindlay & Grossman, 2018). Mesmo após o apoio do ACOG, não é provável que as mulheres norte-americanas encontrem um CO de venda livre na farmácia em um futuro próximo, apesar de seu custo-benefício e do impacto na redução de gestações não planejadas.

O balanceamento entre os benefícios e os riscos dos COs deve ser determinado para cada mulher quando ela estiver sendo avaliada para esse tipo de anticoncepcional. Trata-se de um contraceptivo bastante efetivo quando tomado corretamente, mas pode agravar muitas condições clínicas, especialmente em mulheres tabagistas. O Quadro comparativo 4.1 descreve as vantagens e desvantagens dos COs. Uma anamnese completa e um exame pélvico, incluindo esfregaço de Papanicolaou, não são necessários antes que o medicamento seja prescrito, mas um acompanhamento médico regular é recomendado. As mulheres também devem ser informadas de que a efetividade dos COs é diminuída quando existe o uso de antibióticos; assim, elas precisarão usar um método alternativo ou secundário durante esse período para evitar a gravidez.

Os enfermeiros devem tirar todas as dúvidas das usuárias de COs antes que elas deixem o centro de saúde. Elas precisam ser capazes de identificar os primeiros sinais e sintomas que possam indicar um problema.

CONTRACEPTIVO INJETÁVEL

A contracepção injetável inclui apresentações comerciais com progestina apenas e combinações de estrogênio e progestina que proporcionam um controle de natalidade seguro e altamente efetivo por até 3 meses. Os agentes injetáveis estão amplamente disponíveis e desempenham um papel importante no planejamento reprodutivo em todo o mundo. Eles constituem um método de controle de natalidade discreto, conveniente, reversível e não relacionado com o coito. Pesquisas recentes descobriram que permitir a autoadministração de anticoncepcionais injetáveis pode levar a melhores taxas de continuidade dos anticoncepcionais e a equivalente prevenção de gravidez em comparação com a administração realizada por um profissional da saúde (Kronemyer, 2019).

Depo-Provera® (contraceptivo hormonal injetável) é o nome comercial de um contraceptivo injetável intramuscular administrado a cada 3 meses que contém apenas progesterona e que atua no nível hipotálamo/hipófise para interromper o ciclo hormonal. Depo-Provera® suprime a ovulação e a produção de FSH e LH pela hipófise,

[12]N.R.T.: No Brasil, existem várias marcas e dosagens, o que depende da avaliação do ginecologista para cada paciente. Para a maioria dos contraceptivos orais de combinação, uma pílula ativa (estrogênio mais progesterona) é tomada diariamente durante 21 a 24 dias. Em seguida, uma pílula (placebo) inativa é tomada diariamente por 4 a 7 dias para permitir a interrupção do sangramento. Em alguns produtos, a pílula placebo contém ferro e folato (ácido fólico); em outros, na verdade, essa pílula não é totalmente inativa, mas contém 10 mcg de etinilestradiol. COs combinados também estão disponíveis como produtos de ciclo prolongado (com 84 pílulas ativas, tomadas uma por dia, seguidas de 7 dias de pílulas placebo) ou como produtos de uso contínuo (pílulas ativas todos os dias, sem pílulas placebo). (Fonte: Manual MSD. *Contraceptivos orais*.)
No Brasil, segundo recomendações da Agência Nacional de Vigilância Sanitária (Anvisa), a maioria dos métodos contraceptivos deve ser vendida somente com **receita médica**. No entanto, quando há necessidade de discrição ou há pressa (p. ex., no caso da pílula do dia seguinte), essas opções acabam sendo vendidas na maioria das farmácias sem receita médica.

QUADRO COMPARATIVO 4.1 Vantagens e desvantagens dos contraceptivos orais.

Vantagens	Desvantagens
Regulam e encurtam o ciclo menstrual	Não oferecem proteção contra ISTs
Diminuem as cólicas e o sangramento	Impõem um risco discretamente aumentado de câncer de mama
Reduzem a anemia	Modesto risco de trombose venosa e embolia pulmonar
Reduzem o risco de câncer ovariano, endometrial e colorretal	Aumentam o risco de cefaleia
Diminuem a doença benigna da mama	Aumentam o risco de infarto do miocárdio, acidente vascular encefálico e hipertensão arterial em mulheres tabagistas
Melhoram a acne e reduzem a incidência de cefaleias menstruais	Podem aumentar o risco de depressão
Minimizam os sintomas da perimenopausa	A usuária tem que ingerir o contraceptivo oral diariamente
Diminuem a incidência de artrite reumatoide	Alto custo para algumas mulheres
Melhoram os sintomas da SPM	
Protegem contra a perda da densidade óssea e reduzem o risco de osteoporose	

Hatcher, R. A., Nelson, A. L., Trussell, J., Cwaik, C., Cason, P., Policar, M. S., Kowal, D. (2018). *Contraceptive technology* (21st ed.). Ardent Media; Jordan, R. G., Farley, C. L., & Grace, K. T. (2019). *Prenatal and postnatal care* (2nd ed.). John Wiley & Sons; Rivlin, K., & Isley, M. M. (2018). Patient-centered contraceptive counseling and prescribing. *Clinical Obstetrics and Gynecology, 61*(1), 27-39.

aumentando então a viscosidade do muco cervical e causando a atrofia do endométrio. Uma única injeção de 150 mg nas nádegas atua como outros produtos que contêm apenas progestina para evitar a gravidez durante 3 meses por vez (Figura 4.13). Os efeitos colaterais primários de Depo-Provera® são alteração do ciclo menstrual, depressão, acne, ganho de peso e perda de densidade mineral óssea. Também deve ser observado que os ciclos podem não ser totalmente restaurados por até 9 meses após a última injeção de Depo-Provera®.

Ensaios clínicos recentes levantaram preocupações sobre o impacto do Depo-Provera® na densidade mineral óssea. Essa evidência levou o fabricante e a FDA a emitirem um alerta sobre o uso prolongado (mais de 2 anos) do produto e a perda de massa óssea (Webster et al., 2018). Não está totalmente claro se essa perda é reversível, pois não há estudos prospectivos a longo prazo com usuárias atuais e anteriores.

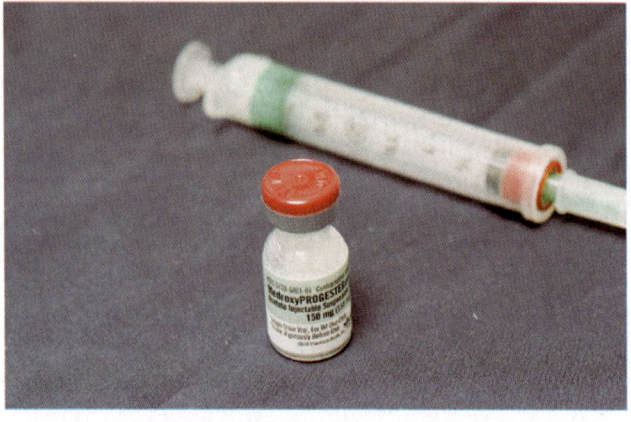

FIGURA 4.13 Contraceptivo injetável.

ADESIVOS TRANSDÉRMICOS

A administração transdérmica de hormônios contraceptivos evita o metabolismo hepático de primeira passagem, o que possibilita o uso de uma dose total menor de hormônio em comparação com a dos produtos orais que são metabolizados no fígado. O **adesivo transdérmico** é um quadrado de 5 cm que contém etinilestradiol e norelgestromina. Essas substâncias são absorvidas pela pele quando colocadas na parte inferior do abdome, na parte superior do braço, nas nádegas ou na parte superior do tronco (evitando-se as mamas). O adesivo é aplicado semanalmente pelo período de 3 semanas, seguido por 1 semana sem adesivo, durante a qual ocorre a menstruação. O adesivo fornece níveis contínuos de progesterona e estrogênio. A absorção transdérmica permite que o fármaco entre diretamente na corrente sanguínea, o que evita a rápida inativação pelo fígado, conhecida como metabolismo de primeira passagem. Como o estrogênio e a progesterona são metabolizados pelas enzimas hepáticas, acreditava-se que evitar o metabolismo de primeira passagem reduziria os efeitos adversos; no entanto, evidências recentes sugerem que o risco de trombose venosa e embolia é maior com o adesivo, porém ainda é menor do que o risco de tromboembolismo venoso durante a gravidez (Peachman, 2018). Estudos adicionais estão em andamento para compreender a importância clínica desses achados, mas, nesse ínterim, os enfermeiros precisam se concentrar continuamente na avaliação do risco e estar preparados para discutir os achados das pesquisas atuais com as pacientes.

A adesão ao regime de adesivos contraceptivos combinados demonstrou ser significativamente maior do que a aos COs. Além disso, as pesquisas sugerem que mulheres com sobrepeso e obesidade com peso superior a 90 kg devem ser orientadas sobre a efetividade potencialmente diminuída do adesivo e o aumento da incidência de tromboembolismo venoso e ganho de peso (Patel & Carey, 2018). O adesivo transdérmico fornece a terapia hormonal combinada com um perfil de efeitos colaterais semelhante ao dos COs (Figura 4.14).

ANÉIS VAGINAIS

Aprovado em 2001 pela FDA, o **anel vaginal** contém estrogênio e progesterona. Flexível, macio e transparente, o anel vaginal contraceptivo é inserido pela usuária por um período de 3 semanas de uso contínuo seguido por 1 semana sem anel para possibilitar a menstruação (Figura 4.15). O etinilestradiol e o etonogestrel são rapidamente absorvidos pelo epitélio vaginal e resultam em uma concentração sérica estável. Como os hormônios são liberados diretamente na vagina, é necessária uma dose diária menor de hormônios do que a dos COs. Os estudos demonstraram que a eficácia e a segurança do anel são equivalentes às dos COs. As pacientes relatam grande satisfação com o anel vaginal e citam menos efeitos colaterais sistêmicos do que as usuárias de COs. O anel proporciona um controle eficaz do ciclo, bem como alívio dos sintomas em mulheres com SUA e

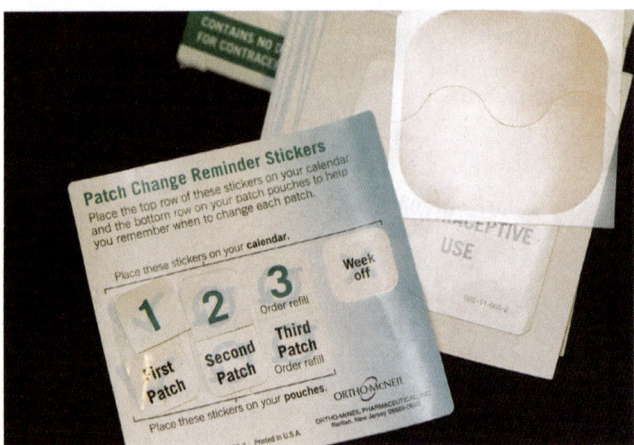

FIGURA 4.14 Adesivo transdérmico.

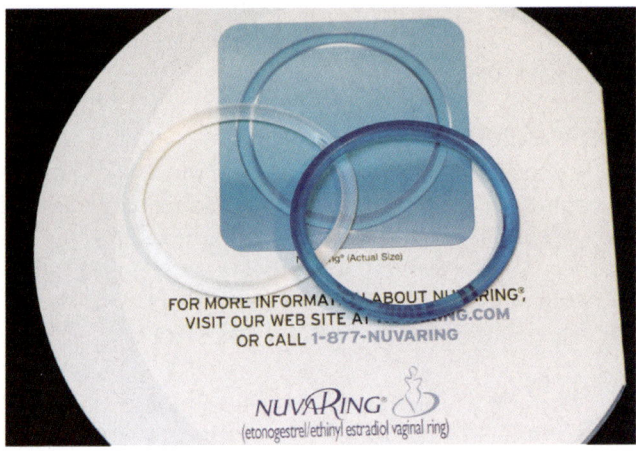

FIGURA 4.15 Anel vaginal.

síndrome dos ovários policísticos. As complicações associadas ao uso de anéis vaginais incluem erosão da parede vaginal, expelição do anel, aumento da secreção vaginal, interferência no coito, odor desagradável do anel e interrupção prematura devido a desconforto vaginal (Kwansa & Stewart-Moore, 2019). O anel pode ser inserido pela mulher e não precisa ser ajustado.

A mulher comprime o anel e o insere na vagina, atrás do osso púbico, o mais para trás possível, mas a colocação precisa não é essencial, uma vez que os hormônios são absorvidos pela mucosa vaginal. O anel é deixado no local por 3 semanas e, depois, removido e descartado. Sua efetividade e eventos adversos são semelhantes aos dos COs combinados. As pacientes precisam ser aconselhadas sobre a inserção oportuna do anel e o que fazer em caso de expelição acidental. Estudos recentes sugerem que um anel vaginal contendo etonogestrel e etinilestradiol usado em um regime de liberação prolongada é um método anticoncepcional seguro que oferece bom controle do ciclo e pode ser uma opção para as mulheres que tenham intolerância gástrica ou outros efeitos colaterais ao uso de COs hormonais (Bouchard, 2018).

CONTRACEPTIVOS REVERSÍVEIS DE LONGA DURAÇÃO (LARCS)

Os LARCs incluem o implante anticoncepcional, que é uma pequena cápsula que contém o hormônio etonogestrel, introduzido embaixo da pele por meio de um aplicador descartável (anticoncepcional subdural de haste única Nexplanon®) e os sistemas intrauterinos (SIUs). Os LARCs são bastante eficazes porque são métodos de contracepção que não dependem da memória da usuária. O **implante** é um método de liberação prolongada subdérmica que fornece progestina sintética e inibe a ovulação. Uma vez no local, ele propicia 3 anos de contracepção contínua e efetiva. À semelhança dos comprimidos que contêm apenas progestina, os implantes inibem a ovulação e tornam espesso o muco cervical para que os espermatozoides não consigam penetrar. O implante Nexplanon® tem 4 cm de comprimento e 2 mm de diâmetro, contendo 68 mg de progestina. Ele é radiopaco e sua efetividade é superior a 99% (Jordan et al., 2019). Os efeitos colaterais também são semelhantes aos dos comprimidos que contêm apenas progestina: sangramento irregular, cefaleia, ganho de peso, acne, aumento do apetite, sensibilidade nas mamas e depressão. A fertilidade é restaurada rapidamente após sua remoção. Os implantes requerem um pequeno procedimento cirúrgico tanto para inserção quanto para remoção, e não oferecem proteção contra as ISTs.

Os efeitos colaterais hormonais não são exclusivos dos implantes, mas tendem a ser um problema com todos os anticoncepcionais hormonais; portanto, com o implante, o aconselhamento pré-inserção pelo enfermeiro é essencial para preparar a mulher para quaisquer efeitos colaterais. O aconselhamento especializado deve abordar os principais efeitos colaterais responsáveis pela descontinuação de seu uso: o sangramento irregular inicial e a possibilidade de amenorreia com o uso prolongado (DeBoer & Hensley, 2018).

Os anticoncepcionais intrauterinos são classificados como hormonais ou não hormonais. Ambos os tipos evitam a gravidez por meio da inibição da motilidade e da viabilidade dos espermatozoides, assim como pela modificação da velocidade de transporte do oócito na tuba uterina. O **dispositivo intrauterino (DIU)** é um pequeno objeto em forma de T colocado no interior do útero para proporcionar contracepção (Figura 4.16). Ele evita a gravidez tornando o endométrio hostil à implantação de um óvulo fertilizado, o que causa uma reação inflamatória inespecífica e inibe a união do espermatozoide com o óvulo (Webster et al., 2018). O DIU hormonal faz que a menstruação fique menos intensa, mais curta e menos dolorosa, tornando-se então um método útil para as mulheres com fluxos abundantes e dolorosos. Os implantes contêm cobre ou progesterona para aumentar sua efetividade. Um ou dois fios projetam-se para a vagina de modo que a usuária possa verificar o posicionamento do DIU.

Quatro tipos de contraceptivos intrauterinos estão atualmente disponíveis nos EUA e também no Brasil: o SIU com cobre ParaGard-TCu-380A®; os sistemas intrauterinos liberador de levonorgestrel (SIUs-LNG), comercializados como Mirena® e Kyleena®; e o DIU-LNG, comercializado como Jaydess®. O ParaGard-TCu-380A® está aprovado para 10 anos de uso e não é hormonal. Seu mecanismo de ação é baseado na liberação de íons de cobre, que por si sós são espermicidas. Além disso, o dispositivo exerce uma ação inflamatória que leva a um ambiente uterino hostil. O TCu-380A® também está aprovado para uso como contraceptivo de emergência. O Mirena® fornece contracepção intrauterina por 5 anos, mas tem se mostrado efetivo por até 7 anos.[13] Jaydess® foi aprovado para 3 anos de prevenção da gravidez e o Kyleena® é efetivo por 5 anos. Esses três dispositivos liberam uma dose baixa de progestina, causando então o adelgaçamento do endométrio e o espessamento do muco cervical, o que inibe a entrada dos espermatozoides no sistema genital superior. Seu uso resulta em substancial redução do fluxo menstrual e da dismenorreia, sugerindo que são uma alternativa viável à histerectomia e à ablação endometrial em mulheres com SUA (Smith, 2018). Uma vantagem desses SIUs impregnados com hormônios é que eles são relativamente isentos de manutenção; as usuárias podem optar por removê-los se desejarem engravidar, em vez de tomar uma decisão diária para evitar a concepção (Goldstuck & Kluge, 2018).

Os DIUs são um método seguro, bastante efetivo, de uso prolongado e reversível. Expandir o acesso aos DIUs é uma medida importante para reduzir a taxa de gravidez indesejada nos EUA. Os enfermeiros devem considerar incluí-los em sua conversa com as candidatas adequadas, entre elas nulíparas, adolescentes, imediatamente após o parto ou pós-aborto; aquelas que desejam contracepção de emergência; e aquelas que querem uma alternativa à esterilização permanente. As limitações e as barreiras à obtenção de dispositivos de contracepção intrauterina incluem a necessidade de rastreamento do câncer cervical (Papanicolaou) antes da inserção, de teste de rotina para gonorreia e infecção por clamídia em mulheres de baixo risco e/ou o fato de o agendamento da inserção apenas durante a menstruação ser necessário. A inserção do DIU pode ser realizada em qualquer dia do ciclo menstrual, desde que seja confirmado que a paciente não está grávida (DeBoer & Hensley, 2018).

CONTRACEPÇÃO DE EMERGÊNCIA

A gravidez não planejada é uma importante questão de saúde, econômica e social. Aproximadamente um terço de todas as gestações não planejadas termina em aborto. A taxa de gravidez indesejada é significativamente maior nos EUA do que em outros países desenvolvidos (Guttmacher Institute, 2019c). O uso de um

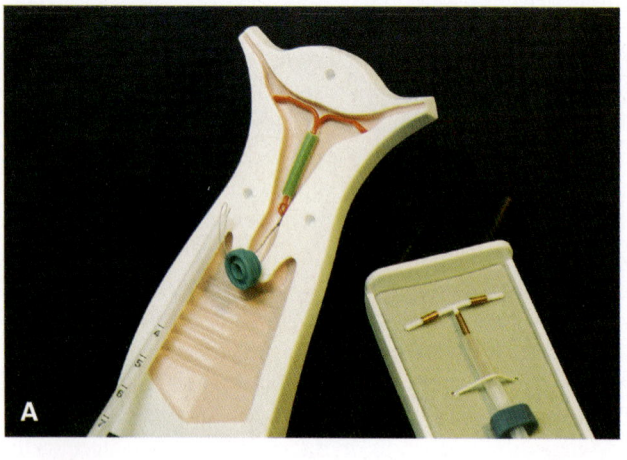

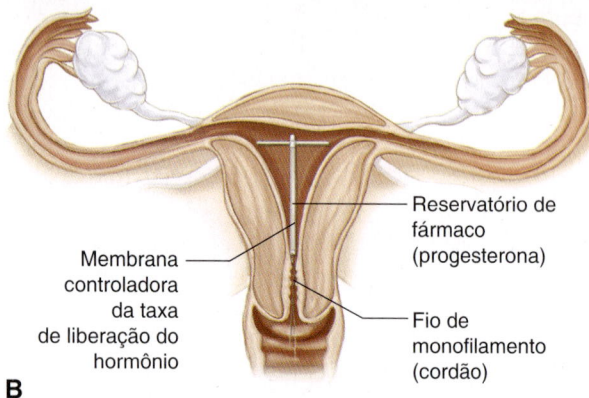

Reservatório de fármaco (progesterona)

Membrana controladora da taxa de liberação do hormônio

Fio de monofilamento (cordão)

B

FIGURA 4.16 A. Contraceptivo intrauterino. **B.** DIU posicionado no útero.

[13]N.R.T: Mirena® é o único SIU de levonorgestrel disponível no Brasil. (Fonte: Machado, R. B. (2017). *Uso de dispositivos intrauterinos (DIU) em nulíparas.* São Paulo: Federação Brasileira das Associações de Ginecologia e Obstetrícia [FEBRASGO].)

anticoncepcional de emergência oferece à mulher uma segunda chance de evitar uma gravidez indesejada.[14] A **contracepção de emergência (CE)** reduz o risco de gravidez após a relação sexual desprotegida ou uma falha do método contraceptivo, como o rompimento do preservativo (Figura 4.17). É usada nas primeiras 72 a 120 h após a relação sexual desprotegida para evitar a gravidez. Quanto mais cedo o contraceptivo de emergência for tomado, mais efetivo ele será. A CE reduz o risco de gravidez em uma única relação sexual desprotegida em quase 90% (WHO, 2018b). Os métodos atualmente disponíveis nos EUA são: (1) acetato de ulipristal (UPA), um agonista-antagonista do receptor de progesterona oral (Ella®); (2) comprimidos contendo apenas levonorgestrel (LNG), uma progestina oral (Plan B One-Step®); (3) o dispositivo intrauterino de cobre (Cu-DIU); e (4) o uso *off-label* de contraceptivos orais combinados (método de Yuzpe) (Upadhya, 2019).[15,16,17]

O acesso de menores à CE é motivo de controvérsia. Nos EUA, até 2013, os anovulatórios orais só podiam ser comprados com receita médica e, mesmo quando liberada a venda sem receita, o acesso era limitado com base na idade. Em 2013, vários tribunais de Justiça e a FDA foram favoráveis ao acesso sem prescrição médica à CE por todas as mulheres independentemente da idade, e agora uma receita não é mais necessária. A única

contraindicação para o uso de qualquer um dos métodos de contracepção de emergência é a gestação confirmada, conhecida como implantação.

Embora o acesso à CE tenha aumentado graças ao fato de não ser mais necessário ter receita médica e não haver mais restrições de idade, ainda há muitas barreiras à conscientização pública e o número de gestações indesejadas continua a aumentar. Por causa da falta de conhecimento sobre a CE e da sua política de uso, ela não é tão amplamente usada quanto seria justificado pela incidência de relações sexuais desprotegidas. Os enfermeiros precisam orientar suas pacientes para promover maior conscientização desse método. A Tabela 4.5 apresenta as medicações orais e os regimes intrauterinos recomendados.

Os principais pontos a abordar em relação à CE são:

- A CE não oferece proteção contra ISTs ou futuras gestações
- A CE não deve ser utilizada no lugar dos métodos habituais de controle de natalidade porque é menos efetiva
- A CE pode retardar a menstruação seguinte; portanto deve ser avaliada a possibilidade de gravidez se não ocorrer menstruação 3 semanas após seu uso
- Relatar qualquer dor abdominal intensa ao profissional da saúde imediatamente
- A CE consiste em anticoncepcionais regulares administrados por via oral em doses elevadas
- A CE é contraindicada durante a gravidez (WHO, 2018b).

---

[14]N.R.T.: A gestação não planejada na adolescência pode resultar da falta de conhecimento da adolescente sobre sua saúde, sobre as consequências na sua vida, bem como ao acesso limitado aos métodos contraceptivos eficazes. No Brasil, das gravidezes que ocorrem na adolescência, 66% são não intencionais, o que significa que, a cada 10 adolescentes que engravidam, 7 referem ter sido "sem querer". (Fonte: Federação Brasileira das Associações de Ginecologia e Obstétrica [FEBRASGO]. *Reflexões sobre a Semana Nacional de Prevenção da Gravidez na Adolescência 2021*.)

[15]N.R.T.: No Brasil, entre os anticoncepcionais hormonais, temos as pílulas combinadas com etinilestradiol e levonorgestrel (método de Yuzpe), o levonorgestrel, o acetato de ulipristal e, menos comum, a mifepristona. (Fontes: Federação Brasileira das Associações de Ginecologia e Obstétrica [FEBRASGO]. *Contracepção de emergência*; e Figueiredo, R.; Vilela Borges, A. L.; Bastos de Paula, S. H. (2015). *Panorama da contracepção de emergência no Brasil*. São Paulo: Instituto de Saúde. 252 p.)

[16]N.R.T.: A exigência de receita médica para fornecimento da contracepção de emergência, definida pela tarja vermelha, não inibiu o uso do método por compra privada no Brasil; portanto, se mostra ineficaz, uma vez que não exige retenção de receita pelos estabelecimentos comerciais. (Fontes: Bastos, S. et al. (2009). Prevenção de doenças sexualmente transmissíveis e procura da contracepção de emergência em farmácias e drogarias. *Saúde & Sociedade*, São Paulo, v. 18, n. 4, p. 787-799; e Paiva, S. P.; Brandão, E. R. (2014). A comercialização da contracepção de emergência em drogaria do município do Rio de Janeiro: aspectos éticos e metodológicos de uma pesquisa etnográfica. *Saúde e Sociedade*, São Paulo, v. 23, n. 4, p. 1417-1430.)

[17]N.R.T.: A Lei de Exercício Profissional nº 7 dá competência ao enfermeiro(a) para o fornecimento de informações e ações de contracepção, incluindo contraceptivos orais hormonais e, portanto, também a contracepção de emergência. Por isso, atentar para os padrões de informação, formação e atuação desses profissionais é fundamental para avaliar as políticas de disponibilização e facilitação de acesso a esse método às mulheres. (Fonte: Brasil. Lei nº 7.498. Dispõe sobre a regulamentação do exercício da enfermagem, e dá outras providências. *Diário Oficial da União*, Seção 1, p. 9275-9279, 25 jun 1986.)

ATENÇÃO!

Ao contrário do que diz a crença popular, a CE não induz o aborto nem está relacionada com a mifepristona (RU-486), a chamada pílula do aborto aprovada pela FDA, em 2000. A mifepristona induz quimicamente o aborto por meio do bloqueio dos receptores de progesterona do corpo necessários para a manutenção da gravidez. A CE simplesmente impede que ocorra a criação de embriões e a implantação no útero. Não há evidências de que tenha qualquer efeito sobre um óvulo já implantado.

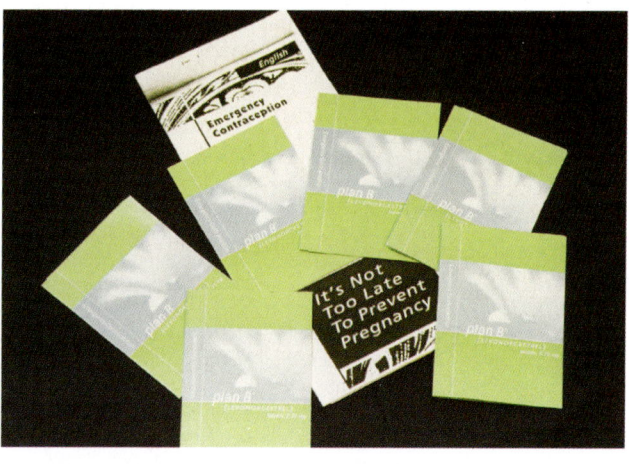

FIGURA 4.17 *Kit* contraceptivo de emergência (dos EUA).

	TABELA 4.5 Opções de contracepção de emergência pós-coito.	
Produto	**Dosagem (nas primeiras 72 h após a relação sexual sem proteção)**	**Comentários**
Comprimidos de estrogênio e progestina combinados (método de Yuzpe)	Os COs são usados em várias formulações para evitar a concepção	Interferem na cascata de eventos que resulta na ovulação e na fertilização
Plan B One-Step®; My Way®; Next Choice®	Comprimido de 1,5 mg	Pode causar náuseas e vômitos
Acetato de ulipristal (Ella® ou EllaOne®)	Tablete de 30 mg	Pode causar náuseas e vômitos
Sistema intrauterino com cobre (ParaGard-TCu-380A®)	Inserido 5 dias após a relação sexual desprotegida	Pode ser deixado no local para contracepção por período prolongado (10 anos)

World Health Organization (WHO). (2018b). *Emergency contraception*. Disponível em: http://www.who.int/news-room/fact-sheets/detail/emergency-contraception. Acesso em: 16 jun. 2020; Turok, D. (2019). Emergency contraception. *UpToDate*. Disponível em: https://www.uptodate.com/contents/emergency-contraception. Acesso em: 20 dez. 2019.

Esterilização

A esterilização é um método de contracepção permanente, seguro e altamente efetivo para aqueles que estão certos de que não querem ter filhos. A vasectomia é a única forma altamente confiável de contracepção masculina. É o método de planejamento reprodutivo mais amplamente utilizado no mundo, tanto em países desenvolvidos quanto em desenvolvimento. A **esterilização** refere-se aos procedimentos cirúrgicos destinados a tornar a pessoa infértil. Nos EUA, estão disponíveis métodos laparoscópicos, abdominais e histeroscópicos de esterilização feminina, e a maioria desses procedimentos é realizada fora dos hospitais. A esterilização é implementada em uma a cada três mulheres com idades entre 35 e 44 anos nos EUA (Stuart & Ramesh, 2018). Mais mulheres do que homens são submetidas à esterilização cirúrgica. De acordo com o Guttmacher Institute (2019a), aproximadamente 22% das mulheres são submetidas à esterilização em comparação com 7% dos homens nos EUA. A esterilização deve ser considerada o fim permanente da fertilidade, pois a cirurgia de reversão é difícil, cara e nem sempre bem-sucedida.[18] Como esses métodos são considerados irreversíveis, todos os casais devem ser devidamente orientados sobre o caráter permanente da esterilização e a disponibilidade de métodos anticoncepcionais reversíveis, de longa duração e extremamente efetivos antes de tomarem uma decisão.

---

[18]N.R.T.: Segundo a última pesquisa de base populacional realizada no Brasil, a Pesquisa Nacional de Demografia e Saúde (PNDS), em 1996 a esterilização feminina era o método mais prevalente, com aproximadamente 40% das mulheres casadas ou em união consensual de 15 a 49 anos esterilizadas. Nesse contexto, o Brasil situa-se na terceira posição entre os países com maior prevalência de esterilização no mundo. Conforme a Lei Federal nº 9.263/1996, o planejamento reprodutivo é direito de todo cidadão, e se caracteriza pelo conjunto de ações de regulação da fecundidade que garanta direitos iguais de constituição, limitação ou aumento da prole pela mulher, pelo homem ou pelo casal. Em outras palavras, planejamento reprodutivo é dar à família o direito de ter quantos filhos quiser, no momento que lhe for mais conveniente, com toda a assistência necessária para garantir isso integralmente. No Brasil, a esterilização por meio de cirurgia é regida pela Lei nº 9.263/1996, que fala sobre planejamento reprodutivo.

LAQUEADURA TUBÁRIA

A **laqueadura tubária** pode ser realizada após o parto, depois de um aborto ou como um procedimento independente e não relacionado com a gravidez. Minilaparotomias e laparoscopias são as duas técnicas mais comuns. Na laparoscopia, o abdome é preenchido com gás dióxido de carbono, de modo que a parede desse órgão se afaste das tubas uterinas, possibilitando a visualização delas. Elas são pinçadas e seladas com um instrumento de cauterização ou com anéis, bandas ou clipes, ou cortadas e amarradas (Figura 4.18).

ESSURE®

Essure® é um método de controle da natalidade permanente, não cirúrgico e não hormonal, com 99% de efetividade para as mulheres que não desejam engravidar. Ele oferece diversas vantagens em relação à laqueadura tubária convencional, pois não são necessárias anestesia geral e incisões, aumentando, assim, a segurança, reduzindo os custos e melhorando o acesso à esterilização. Uma minúscula mola (Essure®) é introduzida e liberada nas tubas uterinas via colo do útero. A mola promove o crescimento de tecido nas tubas uterinas e, por um período de 3 meses, esse crescimento bloqueia as tubas. O acúmulo de tecido cria uma barreira que impede que os espermatozoides alcancem o oócito, evitando, assim, a concepção. Esse produto menos invasivo é implantado por histeroscopia sob anestesia local no consultório. A esterilização não ocorre imediatamente após o procedimento; portanto, as mulheres devem ser orientadas a usar uma contracepção adicional durante 3 meses até que a oclusão tubária permanente seja verificada. As pacientes precisam saber que essa forma de esterilização é totalmente irreversível. A FDA emitiu recentemente um comunicado de segurança em relação ao Essure® devido aos inúmeros eventos adversos relatados, que incluíram dor persistente, migração da mola, sangramento anormal e gravidez (McCarthy, 2018).

No Brasil, embora não tenha sido incorporado como tecnologia disponível no Sistema Único de Saúde (SUS), o método foi adquirido por alguns gestores estaduais, e nesse contexto a Nota Técnica nº 7/2021-DAPES/SAPS/MS

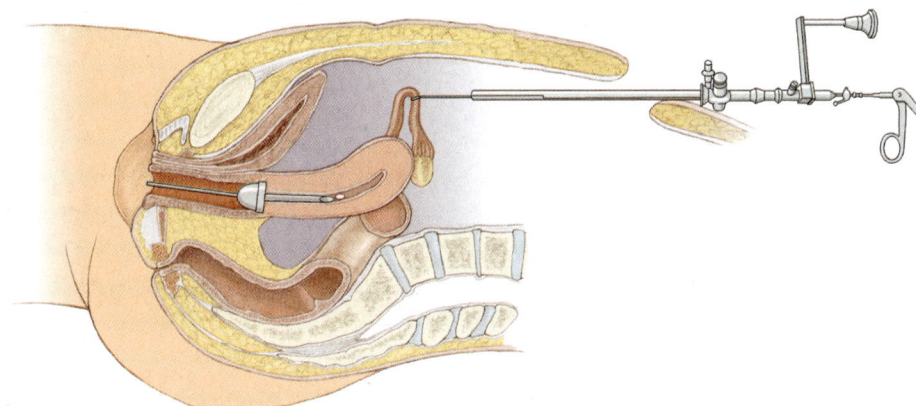

FIGURA 4.18 Laparoscopia para esterilização tubária.

recomenda que os estados que utilizaram o método realizem uma busca ativa de todas as mulheres submetidas ao procedimento contraceptivo. Ao serem identificadas, que elas sejam acolhidas e informadas quanto à retirada ou não do sistema, devendo ser acompanhadas para avaliação clínica e ginecológica, bem como avaliação especializada em caso de indicação médica para a sua remoção. O documento ainda recomenda que os serviços possam garantir acompanhamento e monitoramento de rotina, considerando a avaliação clínica de cada caso perante possíveis sinais e sintomas de efeitos adversos, como sangramento menstrual anormal, dor pélvica crônica ou outras queixas. Ainda orienta que as usuárias deste método sejam acompanhadas por uma equipe multiprofissional, inclusive atendimento psicossocial.

VASECTOMIA

A esterilização masculina é realizada mediante um procedimento cirúrgico conhecido como **vasectomia**. Nos EUA, mais de 500 mil homens são vasectomizados a cada ano (Ostrowski et al., 2018). Geralmente, é realizada sob anestesia local no consultório de um urologista, e a maioria dos homens pode retornar ao trabalho e às atividades normais em 1 ou 2 dias. O procedimento envolve a realização de uma pequena incisão no escroto e a secção dos ductos deferentes, que transportam os espermatozoides dos testículos para o pênis (Figura 4.19). As complicações da vasectomia são raras e de natureza secundária. Os riscos imediatos incluem infecção, hematoma e dor. Após a vasectomia, o sêmen não contém mais espermatozoides; no entanto, isso não é imediato; o homem deve fazer espermogramas seriados 8 a 16 semanas após a vasectomia até que duas amostras comprovem a ausência de espermatozoides. Quando a amostra comprovar a azoospermia, a esterilidade do homem é confirmada (Kwansa & Stewart-Moore, 2019).

Conduta de enfermagem na escolha do método contraceptivo

A escolha de um método contraceptivo é muito pessoal e envolve vários fatores. O que leva uma mulher ou um casal a escolher um método contraceptivo em detrimento de outro? Ao fazer escolhas contraceptivas, mulheres e casais devem harmonizar sua vida sexual, seus objetivos reprodutivos, bem como a saúde e a segurança de cada parceiro. A busca por uma escolha que satisfaça os três objetivos é desafiadora. Um método

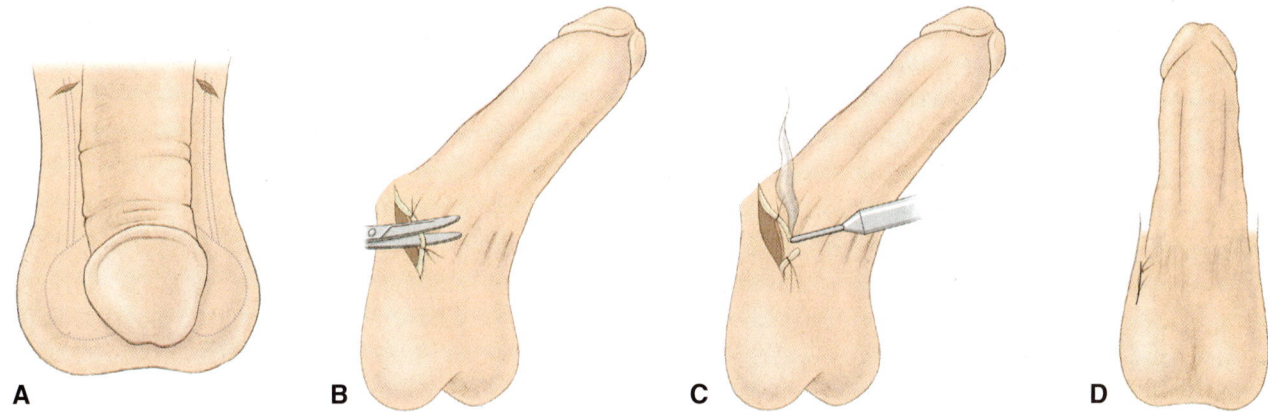

FIGURA 4.19 Vasectomia. **A.** Local das incisões de vasectomia. **B.** O ducto deferente é seccionado com uma tesoura cirúrgica. **C.** As extremidades seccionadas dos ductos deferentes são cauterizadas para assegurar o bloqueio da passagem dos espermatozoides. **D.** Sutura final da pele.

que funciona para uma adolescente sexualmente ativa pode não atender às suas necessidades mais tarde na vida. Várias considerações influenciam o contraceptivo escolhido por uma pessoa:

- Motivação
- Custo
- Crenças culturais e religiosas (Boxe 4.6)
- Conveniência
- Efetividade
- Efeitos colaterais
- Desejo de ter filhos no futuro
- Segurança do método
- Nível de satisfação com a sexualidade
- Proteção contra ISTs
- Interferência na espontaneidade.

Para que um contraceptivo seja efetivo, a mulher deve compreender como ele funciona, ser capaz de usá-lo correta e consistentemente, além de se sentir confortável e confiar nele. Se a paciente não for capaz de ingerir um comprimido diariamente, considere um método usado 1 vez/semana (adesivos transdérmicos), uma vez a cada 3 semanas (anel transvaginal) ou uma vez a cada 3 meses (injeção Depo-Provera®). Outra opção pode seria um LARC, que dura vários anos, e, se ele for hormonal, reduz significativamente o fluxo menstrual.

Independentemente do método escolhido, as necessidades da paciente devem ser primordiais na discussão. O enfermeiro pode orientar a paciente sobre quais métodos estão disponíveis e suas vantagens e desvantagens, eficácia, custos e segurança. O conhecimento da efetividade do contraceptivo é fundamental para uma tomada

de decisão informada. O casal deve compreender os prós e os contras dos métodos contraceptivos considerados. A escolha pode ser influenciada pelo entendimento da probabilidade de gravidez de cada método e pelos fatores que influenciam a efetividade. O aconselhamento pode ajudar a mulher ou o casal a escolher um método contraceptivo que seja eficaz e adequado, e que se encaixe em suas preferências e estilo de vida.

Avaliação de enfermagem

Ao avaliar qual método contraceptivo pode atender às necessidades da paciente, o enfermeiro poderia perguntar:

- Algum dos métodos interfere em suas crenças religiosas?
- Esse método interferirá em seu prazer sexual?
- Você está ciente dos vários métodos disponíveis atualmente?
- O custo é uma consideração importante ou o seu seguro de saúde cobre isso?
- Seu parceiro está influenciando sua escolha por esse método?
- Você está em um relacionamento estável e monogâmico?
- Você já ouviu falar algo preocupante sobre algum desses métodos?
- Você se sente confortável em tocar seu próprio corpo?
- Quais são seus planos futuros quanto a ter filhos?

Embora a decisão em relação a um contraceptivo seja muito pessoal entre a mulher e seu parceiro, os enfermeiros podem ajudar nesse processo realizando um histórico de saúde e um exame físico completos, como também orientando a mulher e seu parceiro quanto aos exames laboratoriais e diagnósticos necessários. As áreas de foco durante a avaliação de enfermagem são as seguintes:

- Antecedentes de saúde: tabagismo, câncer no sistema genital, diabetes melito, enxaqueca, hipertensão arterial, doença tromboembólica, alergias, fatores de risco para doença cardiovascular (DCV)
- Antecedentes familiares: câncer, DCVs, hipertensão arterial, acidente vascular encefálico, diabetes melito
- Antecedentes obstétricos/ginecológicos: distúrbios menstruais, uso corrente de contraceptivo, IST prévia, DIP, vaginite, atividade sexual
- Antecedentes pessoais: uso de tampões e produtos de higiene feminina, planos de ter filhos, conforto em tocar a si mesma, número de parceiros sexuais e o envolvimento deles na decisão
- Exame físico: altura, peso corporal, pressão arterial, exame das mamas, palpação da tireoide, exame pélvico
- Exames diagnósticos: exame de urina, hemograma completo, esfregaço de Papanicolaou, esfregaço vaginal para verificar se há uma IST, sorologia para HIV/AIDS, perfil lipídico, glicemia.

A Figura 4.20 mostra um exemplo de registro de planejamento reprodutivo que pode ser utilizado durante a avaliação. Depois de coletar os dados da avaliação,

---

BOXE 4.6 Opções de planejamento reprodutivo e aborto segundo a religião.

- Catolicismo romano: abstinência e planejamento reprodutivo natural; condenação do aborto
- Judaísmo (ortodoxo): aceita o planejamento reprodutivo e o aborto no primeiro trimestre. Os judaísmos conservador e reformista aceitam o planejamento reprodutivo e o aborto
- Islamismo: aceita o planejamento reprodutivo; aborto apenas por motivos sérios
- Protestantismo: firmemente a favor do planejamento reprodutivo; misto em relação ao aborto
- Budismo: longa experiência com planejamento reprodutivo e aborto
- Hinduísmo: aceita o planejamento reprodutivo e o aborto
- Religiões dos nativos norte-americanos: aceitam o planejamento reprodutivo e o aborto
- Religiões chinesas: o taoísmo e o confucionismo aceitam o planejamento reprodutivo e o aborto.

World Health Organization (WHO). (2018c). *Family planning/contraception*. Disponível em: http://www.who.int/news-room/fact-sheets/detail/family-planning-contraception. Acesso em: 16 jun. 2020; Stacey, D. (2018). What do religions say about birth control and family planning? *Very Well Health*. Disponível em: https://www.verywellhealth.com/what-are-religious-views-on-birth-control-906618. Acesso em: 16 jun. 2020; e Masci, D. (2018). American religion groups vary widely in their views of abortion. Pew Research Center. Disponível em: http://www.pewresearch.org/fact-tank/2018/01/22/american-religious-groups-vary-widely-in-their-views-of-abortion/. Acesso em: 16 jun. 2020.

REGISTRO DE CONSULTA DE PLANEJAMENTO REPRODUTIVO

Nome:_____
Número do prontuário:_____
Data de nascimento: _____

	Data:			Data:		
Método corrente						
Motivo da consulta						
Data da Última Menstruação (DUM)						
DADOS SUBJETIVOS	**Paciente**	**Comentários**		**Paciente**	**Comentários**	
Cefaleia intensa						
Depressão						
Anormalidades visuais						
Dispneia/dor torácica						
Alterações na mama						
Autoexame das mamas						
Dor abdominal						
Náuseas e vômitos						
Disúria/polaciúria						
Irregularidades menstruais						
Corrimentos/infecções vaginais						
Dor na perna						
Cirurgia, lesões, infecções ou doença grave desde a última consulta						
Reação alérgica						
Planos de gravidez						
Outro						
DADOS OBJETIVOS	**Peso corporal**		**PA**	**Peso corporal**		**PA**
Outro						
Exames laboratoriais						
AVALIAÇÃO						
Marque aqui se a avaliação continua em notas sobre evolução	O			O		
PLANEJAMENTO						
Tipo de contraceptivo prescrito						
ACONSELHAMENTO/ ORIENTAÇÃO						
Próxima consulta						
ASSINATURA/CARGO						
ASSINATURA/CARGO						

O = normal   ✓ = anormal

FIGURA 4.20 Registro de consulta de planejamento reprodutivo.

considere os fatores clínicos para ajudar a decidir se a mulher é candidata a todos os métodos ou se algum deles deve ser eliminado. Por exemplo, se ela relatar que tem múltiplos parceiros sexuais e antecedentes de infecções pélvicas, não seria uma boa candidata para um DIU. Os métodos de barreira (preservativos masculinos ou femininos) de contracepção podem ser recomendados para essa paciente a fim de oferecer proteção contra ISTs.

Diagnóstico de enfermagem

Alguns diagnósticos de enfermagem que poderiam ser apropriados de acordo com a avaliação do enfermeiro durante o processo de tomada de decisão incluem:

- Conhecimento deficiente em relação a:
  - Métodos disponíveis
  - Efeitos colaterais/segurança
  - Uso correto do método escolhido
  - Mitos anteriores nos quais acreditava
- Risco de infecção relacionado com:
  - Relação sexual desprotegida
  - Antecedentes de IST
  - Métodos que oferecem proteção.

Os diagnósticos de enfermagem aplicáveis ao contraceptivo seriam:

- Iniciativas de procura por cuidados de saúde relacionados com:
  - Percepção da necessidade de limitar o número de filhos
  - Saúde geral em relação aos contraceptivos
- Risco de manutenção não efetiva da saúde relacionado com:
  - Desconhecimento dos diversos métodos contraceptivos
  - Desconhecimento do comportamento sexual de alto risco que resultou em uma IST
- Medo relacionado com:
  - Falta de compreensão do procedimento correto a ser utilizado
  - Gravidez indesejada se não for usado corretamente
  - Saúde geral em termos dos efeitos colaterais a longo prazo.

Condutas de enfermagem

A contracepção é uma questão importante para todos os casais, e o método usado deve ser decidido em conjunto pela mulher e seu parceiro. Facilite esse processo estabelecendo uma relação de confiança com a paciente e fornecendo informações imparciais e precisas sobre todos os métodos disponíveis. Como profissional de enfermagem, é necessário refletir honestamente sobre seus sentimentos em relação aos contraceptivos, possibilitando então que os sentimentos da paciente sejam os mais importantes. Esteja ciente das questões práticas envolvidas no uso de anticoncepcionais e evite fazer suposições, tomar decisões pela mulher e fazer julgamentos sobre ela e sua situação. Para isso, é importante manter-se atualizado sobre os mais recentes métodos disponíveis e transmitir essas informações às pacientes. Incentive-as a assumir o controle de sua própria vida compartilhando informações que lhes possibilitem planejar seu futuro.

As seguintes diretrizes são úteis no aconselhamento e na orientação da paciente ou do casal em relação aos contraceptivos:

- Incentivar a paciente/o casal a participar da escolha de um método
- Fornecer orientações à paciente. A paciente (ou o casal) deve se tornar uma usuária informada antes que o método seja escolhido. A orientação deve ser direcionada ao nível da paciente para que seja compreendida. Fornecer orientações passo a passo e uma oportunidade para a prática de determinados métodos (capuz cervical, diafragma, anéis vaginais e preservativos). Ver Diretrizes de ensino 4.5 e Figura 4.21
- Obter da paciente o consentimento informado por escrito, que é necessário para DIUs, implantes, realização de aborto ou esterilização. O consentimento informado implica que a paciente está fazendo uma escolha consciente e voluntária, que recebeu informações completas sobre o método, incluindo os riscos, e que está livre para mudar de ideia antes de usar o método ou ser submetida ao procedimento (Oyelowo & Johnson, 2018)
- Discutir as contraindicações de cada contraceptivo específico
- Considerar as crenças culturais e religiosas da paciente ao prestar o atendimento
- Abordar os mitos e os equívocos acerca dos métodos em consideração em sua discussão inicial sobre os procedimentos contraceptivos.

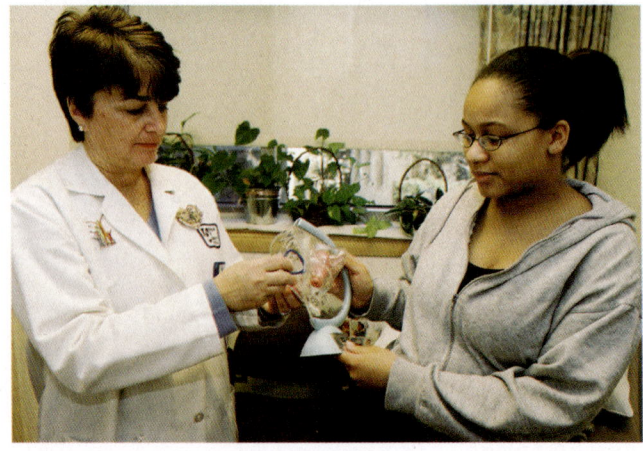

FIGURA 4.21 A enfermeira demonstra a inserção de um anel vaginal durante as orientações à paciente.

DIRETRIZES DE ENSINO **4.5**

Dicas para o uso de capuzes cervicais, diafragmas, anéis vaginais e preservativos

Técnica de inserção/remoção do capuz cervical

- É importante participar do processo de adaptação
- Para inserir o capuz, apertar os dois lados, comprimir a cúpula do capuz, inseri-lo na vagina e colocar sobre o colo do útero
- Usar um dedo para palpar toda a circunferência para se certificar de que não haja lacunas entre a borda do capuz e o colo do útero
- Depois de um minuto ou dois, apertar a cúpula e puxar delicadamente para verificar se há indícios de sucção. O capuz deve resistir à tração e não deslizar facilmente
- Para remover o capuz, pressionar o dedo indicador contra a borda e pinçar o capuz ligeiramente para interromper a sucção. Retirar cuidadosamente o capuz
- A mulher deve praticar a inserção e a remoção do capuz cervical três vezes para validar sua proficiência com este dispositivo.

Orientação e aconselhamento à paciente em relação ao capuz cervical

- Preencher cerca de um terço da cúpula do capuz com creme ou gel espermicida. Não colocar espermicida no aro porque isso pode interferir na vedação
- Esperar cerca de 30 minutos após a inserção antes de ter relações sexuais, para assegurar que se tenha formado uma vedação entre a borda do capuz e o colo do útero
- Deixar o capuz cervical no local por um período mínimo de 6 horas após a relação sexual. Ele pode ser deixado no local por até 48 horas sem adição de mais espermicida
- Não utilizar durante a menstruação por causa do potencial de síndrome do choque tóxico. Usar um método alternativo, como preservativos, nesse período
- Substituir o capuz cervical após 1 ano de uso
- Antes da inserção, verificar se o capuz cervical não tem fissuras, orifícios ou rasgos
- Depois de usar o capuz cervical, lavá-lo com água e sabão, secar bem e guardar em seu estojo.

Técnica de inserção/remoção do diafragma

- Sempre esvaziar a bexiga antes de inserir o diafragma
- Inspecionar o diafragma à procura de furos ou lacerações, segurando-o contra uma fonte de luz ou enchendo-o com água e verificando se há vazamentos
- Colocar aproximadamente uma colher de sopa de gel ou creme espermicida na cúpula e em torno da borda do diafragma
- O diafragma pode ser inserido até 6 horas antes da relação sexual
- Selecionar a posição mais confortável para a inserção:
  - Agachada
  - Com a perna para cima e apoiando a perna não dominante em um banquinho
  - Em decúbito dorsal na cama
  - Sentada na beira de uma cadeira
- Segurar o diafragma entre o polegar e os dedos e comprimi-lo de modo a formar um "oito"
- Inserir o diafragma na vagina dirigindo-o para baixo tanto quanto for possível
- Colocar a borda dianteira do diafragma atrás do osso púbico, de modo que a borracha se ajuste bem à parede frontal da vagina
- Palpar o colo do útero através do diafragma para se certificar de que ele esteja devidamente colocado
- Para retirar o diafragma, introduzir o dedo para cima e na lateral e movê-lo ligeiramente para o lado, interrompendo a sucção
- Puxar o diafragma para baixo e para fora da vagina.

Orientação e aconselhamento à paciente em relação ao diafragma

- Evitar o uso de produtos à base de óleo, como óleo de bebê, porque eles amolecem a borracha
- Lavar o diafragma com água e sabão após o uso e secar bem
- Colocar o diafragma de volta no estojo
- O diafragma pode exigir ajuste após perda ou ganho de peso ou parto
- O diafragma não deve ser usado por mulheres com alergia ao látex.

Técnica de inserção/remoção do anel vaginal e aconselhamento

- Cada anel é utilizado durante um ciclo menstrual, o que consiste em 3 semanas de uso contínuo, seguidas por 1 semana sem anel para possibilitar a menstruação
- Não é necessário ajuste – o tamanho único ajusta-se em todas
- O anel é comprimido e inserido na vagina, atrás do osso púbico, o mais para trás possível
- Uma colocação precisa não é essencial
- É necessário utilizar um método contraceptivo adicional durante 7 dias se o anel for expelido por mais de 3 horas durante o período de 3 semanas de uso contínuo
- O anel vaginal é deixado no lugar durante 3 semanas, sendo então removido e descartado
- O anel vaginal não é recomendado para mulheres com prolapso uterino ou falta de tônus muscular vaginal (Oyelowo & Johnson, 2018).

Técnica de inserção/remoção do preservativo masculino e aconselhamento

- Manter o preservativo sempre em sua embalagem original até a hora de usar
- Armazenar em local fresco e seco
- Devem ser utilizados preservativos com espermicida sempre que estiverem disponíveis
- Verificar a data de validade antes de usar
- Usar um novo preservativo a cada ato sexual
- O preservativo é colocado sobre o pênis ereto antes da inserção na vagina

- Colocar o preservativo na cabeça do pênis e desenrolá-lo ao longo do corpo do pênis
- Deixar um espaço vazio de 1 cm na extremidade para coletar o sêmen
- Evitar o uso de produtos à base de óleo, pois podem causar ruptura do preservativo
- Após a relação sexual, retirar o preservativo com o pênis ainda ereto
- Descartar o preservativo após o uso.

Técnica de inserção/remoção do preservativo feminino e aconselhamento

- Praticar o uso e a inserção antes da primeira utilização durante uma relação sexual
- O preservativo pode ser colocado até 8 horas antes da relação sexual
- O preservativo deve ser utilizado apenas uma vez
- Pode ser comprado sem prescrição médica – o tamanho ajusta-se a todas
- Não usar anéis durante a colocação para evitar lacerações; unhas longas também podem rasgar o preservativo
- Pode ser usado um espermicida lubrificante, se desejado
- Inserir o anel interno no alto na vagina e contra o colo do útero
- Colocar o anel externo do lado de fora da vagina
- Certificar-se de que o pênis ereto esteja no interior do preservativo feminino
- Retirar o preservativo após o coito. Não derramar o sêmen ejaculado.

Orientação e aconselhamento de mulheres em uso de contraceptivos injetáveis

- Consumir uma dieta rica em cálcio e vitamina D para evitar perda da densidade mineral óssea
- Conhecer as condições que precisam ser relatadas ao médico:
  - Cefaleia intensa
  - Sangramento uterino anormal
  - Depressão
  - Dor abdominal intensa
  - Qualquer infecção no local da injeção.

Também é importante esclarecer os equívocos comuns sobre contracepção e a gravidez, o que possibilitará que se estabeleçam novo aprendizado e melhor resposta da paciente a quaisquer métodos que sejam cogitados e, por fim, selecionados. Alguns equívocos comuns são:

- O aleitamento materno protege contra a gravidez
- A gravidez pode ser evitada se o parceiro masculino "retirar" o pênis antes de ejacular
- A gravidez não ocorre durante a menstruação
- A ducha vaginal após o sexo evita a gravidez
- A gravidez não acontece durante a primeira experiência sexual
- O contraceptivo oral protege contra ISTs
- Algumas mulheres já estão "velhas" para engravidar

- Se o orgasmo feminino não for alcançado, a concepção é improvável
- A menstruação irregular impede a gravidez.

Ao discutir em detalhes cada um dos métodos de controle de natalidade, concentre-se nas informações específicas de cada procedimento descrito. Inclua informações sobre como determinado método funciona para evitar a gravidez em circunstâncias normais de uso; os potenciais benefícios não relacionados com a contracepção; as vantagens e desvantagens de cada método; o custo envolvido em cada método; os sinais de perigo que precisam ser comunicados ao médico; e a frequência necessária de consultas para cada método.

Além disso, descreva os fatores que colocam a paciente em risco de falha do método. Os contraceptivos podem falhar por vários motivos. Recorra à Tabela 4.6 para fornecer orientações à paciente sobre algumas das razões para a falha do método contraceptivo. Ajude as pacientes que optaram pela abstinência ou por métodos de percepção da fertilidade a definirem os dias em que podem ou não ter relações sexuais. Isso as auxilia a estabelecer limites ou fronteiras sexuais. Ajude-as a desenvolver habilidades de comunicação e negociação que lhes possibilitem ser bem-sucedidas. Apoiar, incentivar e respeitar a escolha de abstinência de uma mulher ou casal é fundamental para os enfermeiros.

Depois que a paciente escolher um método de contracepção, é importante abordar os seguintes tópicos:

- Enfatizar que é sempre necessário usar um segundo método como reserva
- Fornecer instruções orais e escritas sobre o método escolhido
- Discutir a necessidade de proteção contra ISTs se não estiver usando um método de barreira
- Informar a paciente sobre a disponibilidade das CEs.

Constantes progressos em pesquisa de anticoncepcionais foram alcançados nos últimos anos. Os contraceptivos hormonais e não hormonais melhoraram a vida das mulheres ao reduzir as diferentes condições de saúde que contribuíam para a morbidade. Os anticoncepcionais disponíveis atualmente, no entanto, não são adequados para todas as usuárias e ainda existe a necessidade de novas opções. Espera-se que a introdução, em um futuro próximo, de novos métodos que gerem benefícios adicionais à saúde continue a ajudar mulheres e casais a atender às suas necessidades de planejamento reprodutivo.

Não existe um método "melhor" para evitar a gravidez não desejada e não planejada, e a escolha depende de vários fatores, incluindo a saúde geral da mulher, a idade, a frequência da atividade sexual, o número de parceiros sexuais, o desejo de fertilidade futura, o histórico familiar de certas doenças, os possíveis efeitos colaterais e o conforto da mulher no uso do método escolhido. Uma compreensão clara dos métodos anticoncepcionais disponíveis possibilita que o profissional de enfermagem aconselhe as mulheres sobre os vários procedimentos

TABELA 4.6 Problemas contraceptivos e necessidades de orientação.	
Problema de falha do contraceptivo	**Orientação de que a paciente necessita**
Não seguiu corretamente as orientações de uso do contraceptivo	Ingerir o comprimido na mesma hora todos os dias Usar os preservativos corretamente e verificar sua condição antes de usar Certificar-se de que o diafragma ou o capuz cervical cubra o colo do útero completamente Verificar mensalmente o posicionamento do DIU
Uso inconsistente do contraceptivo	Os contraceptivos precisam ser usados regularmente para obter efetividade máxima Lembrar que somente uma única relação sexual desprotegida pode ser suficiente para engravidar Cerca de 2 a 5% dos preservativos se rompem ou rasgam durante o uso
Preservativo rompeu-se durante a relação sexual	Verificar a data de validade Armazenar os preservativos de modo apropriado Usar apenas lubrificantes à base de água Verificar se há lacerações causadas por unhas compridas Usar espermicidas para diminuir a possibilidade de gravidez Procurar contraceptivos de emergência pós-coito
Uso de antibióticos ou fitoterápicos em conjunto com o CO	Usar métodos contraceptivos alternativos durante a antibioticoterapia e por 7 dias após seu término. Começar a utilizá-los no primeiro dia de uso de antibióticos
Crença de que é impossível engravidar durante a menstruação ou de que está segura "só dessa vez"	É possível engravidar em quase todos os dias do ciclo menstrual

que são mais compatíveis com seu estado de saúde, seu estilo de vida e seus níveis de conforto para garantir os mais altos graus de sucesso.

ABORTO

O aborto está relacionado com questões de saúde pública, direitos humanos, legislação relacionada com a reprodução e autonomia da mulher, tendo permanecido controverso por décadas e ainda é. O **aborto** é definido como a expulsão de um embrião ou feto antes que ele seja viável (Webster et al., 2018). Essa prática é legal nos EUA. O aborto pode ser um procedimento clínico ou cirúrgico cujo objetivo é interromper a gravidez. Uma em cada quatro mulheres interrompe a gravidez por meio do aborto em algum momento de sua vida reprodutiva. Globalmente, mais de um quinto de todas as gestações confirmadas termina em aborto (McBride & Keys, 2018). Os abortos clínicos e cirúrgicos são seguros e legalmente protegidos nos EUA, sendo considerados um direito constitucional da mulher com base no direito fundamental à privacidade. Oitenta e nove por cento dos abortos ocorrem nas primeiras 12 semanas de gravidez (Guttmacher Institute, 2019b).

Desde a decisão da Suprema Corte dos EUA, conhecida como *Roe vs. Wade*, que protegeu o direito da mulher ao aborto em 1973, o debate continuou sobre como e quando os abortos são realizados. Cada estado tem leis que regulam alguns aspectos da realização do aborto, e muitos aprovaram restrições como consentimento dos pais ou requisitos de notificação, aconselhamento obrigatório e períodos de espera, além de limites de financiamento para o aborto. Cada estado aborda essas questões de forma independente, e as leis aprovadas ou executadas são decisões legislativas e uma função do sistema político. Embora os opositores do aborto continuem sendo parte importante dos debates atuais, recentemente eles redirecionaram sua atenção para a "legislação regulatória" entre os estados para reduzir o número de abortos não clinicamente necessários (McBride & Keys, 2018).[19]

Aborto cirúrgico

Dois tipos de aborto cirúrgico estão disponíveis: aspiração a vácuo ou dilatação e esvaziamento do útero. A seleção do método é baseada na idade gestacional. Trata-se de um procedimento ambulatorial realizado sob anestesia local. O colo do útero é dilatado antes da cirurgia e, em seguida, os produtos da concepção são removidos por evacuação por sucção. O útero pode ser delicadamente raspado por curetagem para garantir que esteja vazio. Todo o procedimento dura cerca

---

[19]N.R.T.: No Brasil, o aborto é um problema de saúde pública tanto pela magnitude como pela persistência. Vários estudos ao longo dos anos em diferentes regiões e com metodologias distintas empenharam-se em estimar o número de abortos ocorridos anualmente, sejam espontâneos, sejam provocados. Essa prática é permitida por lei nos casos em que a gestação implica risco à vida da mulher, quando a gestação é decorrente de estupro e no caso de anencefalia. De acordo com uma portaria do Ministério da Saúde, os procedimentos de justificação e autorização devem ser seguidos para garantir a licitude do aborto e a segurança jurídica aos profissionais de saúde envolvidos. Isso incluiu os casos em que a gestação envolve riscos de morte da mulher. (Fontes: Brasil. Ministério da Saúde/Gabinete do Ministro. Portaria nº 2.282, de 27 de agosto de 2020. *Diário Oficial da União*; e Diniz, D.; Medeiros, M.; Madeiro, A. (2017.) Pesquisa Nacional de Aborto 2016. *Ciênc. Saúde Colet.*, v. 22, p. 653-60.)

de 10 minutos. O risco global de complicações é inferior a 1% no caso de interrupção cirúrgica (Magowan et al., 2019). Os principais riscos e complicações no primeiro trimestre de gravidez são infecção, retenção de tecido ou hemorragia, perfuração uterina, retenção de produtos da concepção ou laceração do colo do útero (Webster et al., 2018). Para as mulheres Rh-negativas, é indicada a administração de imunoglobulina anti-D (RhoGAM) antes de iniciar a interrupção clínica ou cirúrgica.

Aborto clínico

O aborto clínico é realizado mediante a administração de medicamentos por via vaginal ou oral, o que ocorre na clínica ou no consultório médico (Planned Parenthood, 2020b). O regime mais comum nos EUA envolve o uso de dois medicamentos diferentes: a mifepristona e o misoprostol. A mifepristona bloqueia a progesterona, que é essencial para o desenvolvimento da gravidez. O misoprostol, administrado 24 a 48 horas depois, atua no esvaziamento do útero, causando então cólicas e sangramento. Uma consulta de acompanhamento é agendada posteriormente para confirmar que a gravidez foi interrompida por meio de ultrassonografia ou exame de sangue (Henry J. Kaiser Foundation, 2018).

As complicações do aborto clínico incluem expulsão incompleta do conteúdo uterino, infecção uterina e sangramento profuso (McBride & Keys, 2018). Uma revisão sistemática recente da Cochrane Database não mostrou diferença nas taxas de complicações entre os abortos clínicos e cirúrgicos no primeiro trimestre (Webster et al., 2018).

A avaliação de uma mulher com gravidez indesejada deve ser realizada com sensibilidade e cautela. É essencial averiguar os sentimentos da mulher sobre a gravidez antes de parabenizá-la ou consolá-la. O encontro deve ser norteado pelos sentimentos da paciente, e não pelos pressupostos e valores do enfermeiro.

O aborto é uma questão emocional e profundamente pessoal. Uma comunicação atenciosa e sensível é a chave para lidar com os casos de interrupção da gravidez. Forneça suporte e informações precisas. Se por motivos pessoais, religiosos ou éticos, você se sentir incapaz de participar ativamente do cuidado de uma mulher que fez um aborto, você ainda tem a responsabilidade profissional de assegurar que ela receba os cuidados de enfermagem e de ajudar no que ela precisar. Isso pode exigir uma transferência para outro setor ou a troca de funcionário. Os enfermeiros devem ter em mente que todas as mulheres têm o direito de ter acesso a informações imparciais e qualificadas sobre as opções de saúde reprodutiva disponíveis, quer busquem interromper ou iniciar uma gravidez, a partir das quais possam tomar decisões informadas sobre sua própria saúde reprodutiva.

TRANSIÇÃO PARA A MENOPAUSA

A meia-idade é um momento crítico para as mulheres porque abrange tanto o envelhecimento cronológico quanto a menopausa. Essa é uma época de mudanças pronunciadas na composição corporal, na saúde cardiovascular, no humor, no sono, na cognição e na funcionalidade geral (Thurston et al., 2018). A menopausa é um processo natural que ocorre na vida de todas as mulheres como parte do envelhecimento normal. O elemento mórfico *meno* é derivado da palavra grega para "mês", e *pausa* é derivada da palavra grega para "pausar" ou "parar". Menopausa é o termo técnico para o momento no qual a menstruação e a fertilidade cessam (Chelmow et al., 2019). Conhecida por muito nomes – mudança de vida, fim da fertilidade, início da liberdade –, não importa como a definam, a menopausa é uma experiência única e pessoal para cada mulher. A expressão **transição para a menopausa** refere-se à transição da mulher da fase reprodutiva de sua vida para o seu último período menstrual. Esse período também é conhecido como *perimenopausa*. A idade média da menopausa natural, definida como 1 ano sem menstruar, é de 51,4 anos. A idade média da menopausa natural permaneceu constante nas últimas centenas de anos, apesar das melhorias na nutrição e nos cuidados com a saúde (Woods & Utian, 2018). Com a atual expectativa de vida feminina de 84 anos, esse evento ocorre mais ou menos no meio da vida adulta de uma mulher. Muitas mulheres passam pela transição para a menopausa com poucos ou nenhum sintoma, enquanto outras apresentam manifestações significativas ou mesmo incapacitantes.

ATENÇÃO!

O ser humano é praticamente a única espécie que vive por mais tempo do que dura sua capacidade reprodutiva.

A menopausa marca o fim de uma era para muitas mulheres, encerrando sua capacidade de reproduzir-se. Algumas delas consideram o avanço da idade, a alteração nos papéis e essas mudanças fisiológicas como eventos avassaladores que podem precipitar depressão e ansiedade (Webster et al., 2018). A menopausa não ocorre isoladamente. A meia-idade é frequentemente vivida como um momento de mudança e reflexão. A mudança ocorre em muitas arenas: os filhos estão saindo ou voltando para casa, as pressões de emprego intensificam-se à medida que a carreira profissional avança ou decisões são necessárias, os pais idosos demandam mais cuidados ou a morte de um dos pais pode ter um grande impacto, e os parceiros estão indo embora ou passando por suas próprias crises na meia-idade. As mulheres precisam enfrentar todas essas mudanças, além da menopausa. O manejo desse estresse pode ser um desafio para muitas delas enquanto fazem essa transição para a meia-idade.

A mulher nasce com aproximadamente 2 milhões de óvulos, mas apenas cerca de 400 amadurecem totalmente para serem liberados durante o ciclo menstrual. A quantidade absoluta de óvulos no ovário é um dos principais determinantes da fertilidade. Ao longo da vida antes da menopausa, há um declínio constante no número de óvulos imaturos (Strauss et al., 2018). A causa desse esgotamento ainda é desconhecida, mas isso não ocorre isoladamente. Os óvulos em processo de maturação são rodeados por folículos que produzem dois hormônios principais: estrogênio, na forma de estradiol, e progesterona. A maturação cíclica do óvulo é dirigida pelo hipotálamo. O hipotálamo deflagra uma cascata de neuro-hormônios que atuam na hipófise e nos ovários como geradores de impulsos para a reprodução. Esse eixo hipotalâmico-hipofisário-ovariano-uterino começa a se romper muito antes que haja qualquer sinal de que a menopausa esteja iminente. Alguns cientistas acreditam que o gerador de impulsos no hipotálamo simplesmente se degenera; outros especulam que o ovário se torna mais resistente ao hormônio hipofisário FSH e simplesmente é "desligado" (Webster et al., 2018). O ato final desse processo bem orquestrado é a amenorreia.

À medida que a menopausa se aproxima, mais e mais ciclos menstruais tornam-se anovulatórios. Esse período, geralmente 2 a 8 anos antes da cessação da menstruação, é denominado *perimenopausa* (Gompel, 2018). Na perimenopausa, os ovários começam a falhar, produzindo então períodos irregulares e episódios ocasionais de fogacho. Quando a menopausa finalmente ocorre, não há mais óvulos viáveis. Os níveis de estrogênio caem em 90% e a estrona, produzida nos adipócitos, substitui o estradiol como a principal forma de estrogênio no corpo. O principal hormônio produzido pelos ovários durante os anos férteis é o estradiol; o estrogênio encontrado em mulheres após a menopausa é a estrona. O estradiol é biologicamente muito mais ativo do que a estrona (Oyelowo & Johnson, 2018). Além disso, os níveis de testosterona diminuem com a menopausa.

Com seu declínio dramático nos níveis de estrogênio, a transição para a menopausa afeta não apenas os órgãos genitais, mas também outros sistemas orgânicos:

- Cerebral e sistema nervoso central: fogacho, transtornos do sono, problemas de humor e memória
- Cardiovascular: baixos níveis de lipoproteína de alta densidade (HDL) e aumento do risco de DCV
- Esquelético: rápida perda da densidade óssea, o que aumenta o risco de osteoporose
- Mamário: substituição dos tecidos ductais e glandulares por gordura
- Geniturinário: ressecamento vaginal, incontinência urinária de esforço, cistite
- Gastrintestinal: menor absorção do cálcio dos alimentos, aumentando então o risco de fraturas
- Tegumentar: pele seca e fina, e diminuição dos níveis de colágeno
- Forma do corpo: mais gordura abdominal; circunferência da cintura maior do que a circunferência do quadril.

Conduta terapêutica

A transição para a menopausa deve ser tratada individualmente. No passado, apesar da grande diversidade de sintomas e riscos, a reação tradicional era prescrever um tratamento único para todas as mulheres: a terapia de reposição hormonal (TRH). Hoje a comunidade médica está mudando seu pensamento à luz do estudo da Women's Health Initiative (WHI, 2020) e do *Heart and Estrogen/Progestin Replacement Study Follow-Up* (HERS II) (em andamento), que relataram que a TRH a longo prazo aumentou o risco de infarto do miocárdio, acidente vascular encefálico e câncer de mama; em suma, os riscos globais para a saúde da TRH excedem seus benefícios. Anos depois, permanece uma incerteza generalizada sobre como aconselhar mulheres na menopausa, e quando e como prescrever a TRH (Davis, 2018). Além disso, a hormonoterapia não protegeu contra o desenvolvimento de doença arterial coronariana (DAC) nem preveniu a progressão da DAC, como era divulgado anteriormente.

Uma pesquisa recente examinou a cronologia da TRH em relação à DAC em mulheres e constatou que o início mais precoce da hormonoterapia esteve associado a menos DAC em mulheres com menopausa natural, mas não com menopausa cirúrgica. Um estudo atual, no entanto, mostra que a incidência de fraturas entre as mulheres em transição para a menopausa e na pós-menopausa aumentou significativamente nos 3 anos após a publicação dos resultados do WHI e do HERS II. Essa tendência ocorreu após o declínio da utilização da TRH concomitantemente ao aumento no uso de outros agentes osteomodificadores. A menopausa predispõe as mulheres à osteoporose devido ao declínio dos níveis de estrogênio. Há evidências consideráveis de que o estrogênio ou a TRH reduza o risco de fraturas osteoporóticas após a menopausa, tanto da coluna vertebral quanto do quadril (Levin et al., 2018).

Inúmeras opções de tratamento estão disponíveis, mas os fatores no histórico da paciente devem determinar o tratamento. As mulheres precisam se informar sobre os resultados mais atuais das pesquisas e colaborar com seu médico no tratamento correto da menopausa. Os seguintes fatores devem ser considerados no plano de tratamento:

- A razão risco/benefício é maior em mulheres mais jovens que começam a TRH não muito tempo depois da menopausa
- A TRH está aprovada para duas indicações: alívio dos sinais/sintomas vasomotores e prevenção da osteoporose
- Pesquisas sugerem que a TRH pode ser benéfica para evitar o diabetes melito, melhorar o humor ou evitar problemas do sistema urinário
- O uso da TRH muito além da menopausa traz riscos mais elevados, o que, para algumas mulheres, pode ser compensado pelos benefícios (Delamater & Santoro, 2018).

Muitas mulheres consideram as terapias não hormonais, tais como o bisfosfonatos e os moduladores seletivos dos receptores de estrogênio (SERMs). Elas consideram também exercícios físicos com sustentação de peso, uso de cálcio e de vitamina D, parar de fumar e evitar o álcool para tratar ou prevenir a osteoporose. Exames regulares da mama e mamografias são essenciais. Cremes de estrogênio de uso local podem ser utilizados para a atrofia vaginal. Muitas mulheres também consideram as terapias fitoterápicas para os sinais/sintomas, embora nenhuma tenha sido validada por estudos rigorosos (Brook, 2018).

O ACOG reafirmou as diretrizes sobre o tratamento das manifestações da menopausa, que incluem: TRH sistêmica com estrogênio ou estrogênio mais progestina é a abordagem mais efetiva para o tratamento dos sintomas vasomotores; a menor dose efetiva pela menor duração é o melhor regime; doença tromboembólica e câncer de mama são riscos para a TRH sistêmica combinada; e terapia local com estrogênio é recomendada para sintomas vaginais atróficos isolados (2018c).

Embora vários sintomas tenham sido atribuídos à menopausa (Boxe 4.7), alguns deles estão mais intimamente relacionados com o processo de envelhecimento do que com a deficiência de estrogênio. Algumas das condições mais comuns da menopausa e seu manejo serão discutidos a seguir.

Manejo do fogacho e da sudorese noturna

Os fogachos durante a menopausa são angustiantes e resultam em baixa qualidade de vida. O surgimento de fogacho e de sudorese noturna (também conhecidos como sinais/sintomas vasomotores) coincide com um período da vida que também é marcado por mudanças dinâmicas nas funções hormonais e reprodutiva que se interconectam com o processo de envelhecimento, alterações no metabolismo, hábitos de vida e saúde em geral (Oyelowo & Johnson, 2018). O fogacho e a sudorese noturna são manifestações clássicas de deficiência de estrogênio e as queixas predominantes de mulheres na perimenopausa. O fogacho, uma sensação transitória e repentina de calor que se espalha por todo o corpo, principalmente no pescoço, no rosto e no tórax, é causado por instabilidade vasomotora. Essa instabilidade provoca a vasodilatação periférica inapropriada dos vasos sanguíneos superficiais, resultando na sensação de calor. Quase 70% das mulheres na menopausa apresentam fogacho. O incremento médio na temperatura corporal central e da pele é de 0,5 e 0,25°C durante um fogacho (Mallhi et al., 2018). O fogacho é um sinal precoce e agudo de deficiência de estrogênio. Ele pode ser leve ou muito intenso, e cada episódio pode durar de 2 a 30 minutos, devendo ocorrer a cada 1 hora ou várias vezes por semana. Em média, as mulheres apresentam fogachos por um período de 6 meses a 2 anos, mas os sinais/sintomas podem durar até 10 anos ou mais. Os sintomas vasomotores intensos podem ter efeitos deletérios significativos na qualidade de vida. Os fatores que desencadeiam as manifestações vasomotoras incluem o consumo de cafeína e álcool etílico, a ingestão de bebidas quentes e alimentos condimentados, ambiente quente, depressão, estresse e ansiedade (Santen et al., 2018).

Muitas opções estão disponíveis para o tratamento do fogacho, que deve ter como base a intensidade dos sintomas, o histórico patológico e os valores e preocupações da paciente. Embora o padrão-ouro no tratamento do fogacho seja o estrogênio, ele não é recomendado para todas as mulheres que tenham fatores de alto risco.

TERAPIAS TRADICIONAIS PARA CONTROLE DO FOGACHO

A seguir, estão listadas as terapias tradicionais para o controle do fogacho:

- Opções farmacológicas
- TRH, caso não seja contraindicada
- Terapia com androgênio (potencializa o estrogênio)
- Combinações de estrogênio e androgênio
- Terapia com progestina (injeção de acetato de medroxiprogesterona Depo-Provera® a cada 3 meses)
- Adesivo de clonidina (agonista alfa-adrenérgico central) colocado 1 vez/semana
- Gabapentina (anticonvulsivante) diminui o fogacho
- Propranolol (bloqueador beta-adrenérgico)
- Paroxetina em baixa dosagem: medicamento não hormonal aprovado pela FDA
- Auxiliares do sono a curto prazo: zolpidem, flurazepam
- ISRSs: venlafaxina e paroxetina na dosagem indicada para efeitos antidepressivos têm se mostrado promissoras (Skidmore-Roth, 2020).

BOXE 4.7 Sinais/sintomas comuns da menopausa.

- Fogacho na cabeça e no pescoço
- Ressecamento dos olhos e da vagina
- Mudanças de personalidade
- Ansiedade e/ou depressão
- Perda da libido
- Diminuição da lubrificação
- Ganho ponderal e retenção de água
- Sudorese noturna
- Alterações atróficas – perda da elasticidade dos tecidos vaginais
- Fadiga
- Irritabilidade
- Baixa autoestima
- Insônia
- Incontinência de esforço
- Palpitações cardíacas.

Adaptado de The North American Menopause Society (NAMS). (2020). *Women's health and menopause FAQs*. Disponível em: http://www.menopause.org/for-women/expert-answers-to-frequently-asked-questions-about-menopause/women-s-health-and-menopause-faqs. Acesso em: 16 jun. 2020; Office on Women's Health (2019). *Menopause symptoms and relief*. Disponível em: https://www.womenshealth.gov/menopause/menopause-symptoms-and-relief. Acesso em: 22 mai. 2018; e American College of Obstetricians and Gynecologists (ACOG). (2018c). Practice Bulletin No. 141: Management of menopausal symptoms. *Obstetrics & Gynecology*, 131(3), 604-605.

TERAPIAS COMPLEMENTARES E INTEGRATIVAS PARA CONTROLE DO FOGACHO

Muitas mulheres estão escolhendo tratamentos integrativos para controlar os sinais/sintomas da menopausa. Os hormônios bioidênticos têm a capacidade de se ligar a receptores no corpo humano e funcionam da mesma forma que os hormônios naturais da mulher. Eles mimetizam três estrogênios (estradiol, estriol e estrona), bem como a progesterona, a testosterona, a desidroepiandrosterona (DHEA), a tiroxina e o cortisol. Os hormônios bioidênticos não são, entretanto, hormônios naturais. Os estrogênios são obtidos por meio de um processo químico a partir da soja (*Glycine max*), e a progesterona, do inhame-selvagem (*Dioscorea villosa*). Tal como acontece com os hormônios convencionais, no entanto, os hormônios bioidênticos estão disponíveis apenas mediante a prescrição de um médico. Por causa de sua origem natural, as mulheres às vezes acreditam que os tratamentos integrativos sejam mais seguros. O interesse pelos fitoestrogênios surgiu devido à baixa prevalência de fogachos em mulheres asiáticas, o que foi atribuído à sua dieta rica em fitoestrogênios. Estudos recentes descobriram que o *cohosh* preto, o inhame-selvagem, o alcaçuz, as combinações de fitoterápicos e a maior ingestão de soja não reduzem a frequência ou a intensidade dos fogachos ou a sudorese noturna da menopausa.

Outros remédios para aliviar os sinais/sintomas da menopausa podem incluir trevo-vermelho, agripalma, *ginseng*, raiz de salsaparrilha, raiz de valeriana, L-triptofano, cálcio, magnésio e comprimidos de algas (Mallhi et al., 2018). Mais uma vez, as pesquisas até agora têm sido céticas quanto à sua eficácia, mas muitas mulheres relatam alívio dos sinais/sintomas e seu uso disparou. Embora alguns benefícios possam advir da sua utilização, as evidências de efetividade dos produtos alternativos na menopausa não têm respaldo científico. Pequenos ensaios clínicos preliminares demonstraram a segurança de alguns dos produtos não farmacológicos. Os enfermeiros devem estar cientes da suposta ação desses agentes, bem como de quaisquer efeitos adversos ou interações medicamentosas.

A seguir, são descritas as mudanças de estilo de vida e as terapias de medicina complementar e integrativa para o controle dos fogachos:

- Reduzir a temperatura ambiente; usar ventiladores
- Usar roupas em camadas para fácil remoção
- Limitar o consumo de cafeína e álcool etílico
- Beber de 8 a 10 copos de água diariamente
- Aumentar a ingestão diária de frutas e legumes
- Consumir frutos do mar e frango sem pele
- Parar de fumar
- Evitar o consumo de bebidas quentes e comidas picantes
- Evitar colesterol alto e *fast-foods*
- Ingerir cálcio (1.200 a 1.600 mg) e vitamina D (400 a 600 UI)
- Fazer exercícios aeróbicos diariamente
- Manter peso corporal saudável
- Identificar os fatores de estresse e aprender a controlá-los
- Manter um diário para identificar os deflagradores de fogacho
- Utilizar camomila como um sedativo suave para aliviar a insônia
- Tentar técnicas de relaxamento, respiração profunda e meditação
- Recorrer à acupuntura para reduzir a frequência dos fogachos
- Ingerir vitamina E (100 mg/dia) (Magowan et al., 2019).

Manejo das alterações urogenitais

A transição para a menopausa pode ser um período desafiador física e emocionalmente para as mulheres. Além da carga psicológica de deixar para trás a fase fértil da vida e do estigma de um corpo em envelhecimento, as dificuldades sexuais decorrentes das alterações urogenitais afligem muitas mulheres, mas frequentemente não são abordadas. O desejo sexual é afetado por fatores endócrinos e psicossociais. As alterações hormonais da menopausa são relevantes como causas de disfunção sexual durante o envelhecimento reprodutivo. A frequência das relações sexuais diminui à medida que as mulheres entram na meia-idade. Embora a disponibilidade e a atuação do parceiro possam influenciar, os sinais/sintomas da menopausa, como o ressecamento vaginal, também estão presentes (Bachmann, 2018).

A atrofia vaginal durante a menopausa deve-se ao declínio dos níveis de estrogênio. Essas alterações incluem adelgaçamento das paredes vaginais, aumento do pH, irritação, maior suscetibilidade a infecções, **dispareunia** (relação sexual difícil ou dolorosa), perda da lubrificação durante a relação sexual, ressecamento vaginal e diminuição do desejo sexual relacionada com essas mudanças. A redução dos níveis de estrogênio também pode influenciar a função sexual da mulher. A reação tardia do clitóris, a diminuição da lubrificação vaginal, a resposta circulatória reduzida durante a estimulação sexual e as contrações diminuídas durante o orgasmo têm estado associadas a baixos níveis de estrogênio. Os distúrbios do sistema geniturinário suscetíveis à deficiência de estrogênio são progressivos e pioram com o tempo (Casarotti et al., 2018).

O manejo dessas alterações pode incluir o uso de comprimidos vaginais de estrogênio (Vagifem®) ou Premarin® em creme; Estring®, um anel vaginal liberador de estrogênio que dura meses; adesivos de testosterona; e hidratantes e lubrificantes de venda livre (Astroglide®) (Skidmore-Roth, 2020). Uma perspectiva positiva sobre a sexualidade e um parceiro solidário também são necessários para tornar a experiência sexual agradável e gratificante. Os profissionais de enfermagem podem melhorar a saúde sexual e a qualidade de vida das mulheres na menopausa orientando-as sobre seus sintomas e oferecendo-lhes opções para controlá-los.

Prevenção e manejo da osteoporose

A menopausa predispõe as mulheres à osteoporose devido ao declínio dos níveis de estrogênio. Isso resulta em diminuição da densidade mineral óssea e aumento de fraturas. A osteoporose tem sido reconhecida como um importante problema de saúde pública em todo o mundo. Conforme a população mundial envelhece, tanto nos EUA quanto no restante do planeta, a prevalência de osteoporose deve aumentar significativamente. **Osteoporose** é o estado de diminuição de densidade óssea. Trata-se de uma doença esquelética sistêmica caracterizada por baixa massa óssea e deterioração da microarquitetura do tecido ósseo com consequente aumento da fragilidade óssea (National Osteoporosis Foundation [NOF], 2020).

De acordo com informações recentes da NOF (2020), a osteoporose é um importante problema de saúde que afeta 10 milhões de mulheres e 2 milhões de homens nos EUA. Afeta uma em cada quatro mulheres com 65 anos ou mais. Outros 34 milhões de norte-americanos têm baixa massa óssea. A cada ano, cerca de 1,5 milhão de indivíduos nos EUA sofrem uma fratura por fragilidade óssea secundária à osteoporose, o que resulta em um custo anual de US$ 20 bilhões. Em 2025, os especialistas preveem que a osteoporose será responsável por aproximadamente 3 milhões de fraturas e US$ 30 bilhões em custos a cada ano (NOF, 2020). Com o rápido envelhecimento da população dos EUA, o problema da osteoporose está alcançando proporções epidêmicas. Milhões de pessoas nascidas entre 1945 e 1964 estão entrando na fase de sua vida em que estão mais expostas ao risco de osteoporose. Metade de todas as mulheres e um terço de todos os homens sofrerão fraturas por fragilidade óssea durante sua vida.[20] A osteoporose continua a ser subdiagnosticada e subtratada porque frequentemente não é reconhecida até que ocorra a primeira fratura.

As mulheres são muito afetadas pela osteoporose após a menopausa. A massa óssea diminui a tal ponto, que podem ocorrer fraturas com um mínimo traumatismo. A perda óssea começa na terceira ou na quarta década da vida da mulher, e acelera rapidamente após a menopausa (Levin et al., 2018). Essa condição faz que muitas mulheres necessitem de cuidados de longa duração com consequente perda da independência. A Figura 4.22 mostra as alterações esqueléticas associadas à osteoporose.

A maioria das mulheres com osteoporose não sabe que tem a doença até sofrer uma fratura, geralmente do punho ou do quadril. Os fatores de risco para fraturas relacionadas com a osteoporose incluem:

- Aumento da idade
- Estado pós-menopausa sem reposição hormonal
- Estrutura óssea pequena e fina
- Peso corporal inferior a 58 kg
- Baixa densidade mineral óssea
- Origem branca ou asiática com estrutura óssea pequena
- Comprometimento da acuidade visual, o que aumenta o risco de queda
- Artrite reumatoide
- Histórico familiar de osteoporose
- Sedentarismo
- Doença celíaca
- Depressão
- Histórico de tratamento com:
  - Antiácidos com alumínio
  - Heparina
  - Uso prolongado de esteroides (> 3 meses)
  - Fármacos para reposição tireóidea
- Tabagismo e etilismo
- Baixa ingestão de cálcio e vitamina D
- Consumo excessivo de cafeína
- Histórico pessoal de fratura não traumática
- Anorexia nervosa ou bulimia (Compston et al., 2019).

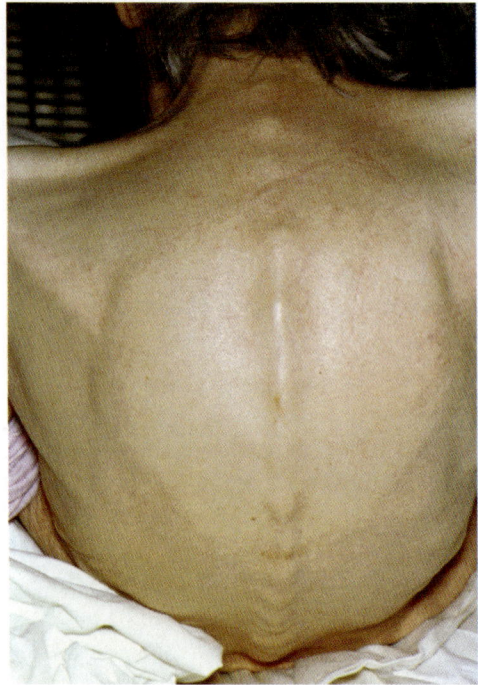

FIGURA 4.22 Alterações esqueléticas associadas à osteoporose. (John Radcliffe Hospital/Photo Researcher Inc.)

---

[20]N.R.T.: No Brasil, o Instituto Nacional de Traumatologia e Ortopedia (INTO), do Ministério da Saúde, em um estudo sobre a prevalência da osteoporose em 712 pacientes do sexo masculino com idade superior a 50 anos, demonstrou que a prevalência global foi de 19,5%.(Fonte: Brasil. Ministério da Saúde. Secretaria de Atenção à Saúde. Portaria nº 451, de 9 de junho de 2014.)

Atualmente, não existe um método para medir diretamente a massa óssea. Utiliza-se, então, a mensuração da densidade mineral óssea (DMO). A DMO é uma determinação bidimensional do teor médio de minerais em uma secção de osso. As avaliações da DMO são feitas no quadril, no colo do fêmur e na coluna vertebral. Há uma correlação significativa entre a DMO e a fratura: conforme diminui a DMO, o risco de fratura aumenta (Bethel, 2019a). Os testes de rastreamento para determinar a densidade óssea não são bons preditores para as mulheres jovens que poderiam correr risco de desenvolver essa condição. A absorciometria de raios X de dupla energia (DXA ou DEXA) é o exame que calcula o conteúdo mineral ósseo na coluna e no quadril. É altamente preciso, rápido e relativamente barato. A DEXA é o método radiológico padrão-ouro para identificar osteoporose por meio da medição da DMO (Bethel, 2019b).

A fratura de quadril é a mais devastadora das fraturas por fragilidade secundárias à osteoporose, e leva a uma série de consequências clínicas, sociais e econômicas. Das mulheres com mais de 50 anos, em média 24% morrem no primeiro ano após a fratura de quadril (CDC, 2019e). A preocupação em torno da osteoporose não é apenas a incidência de fraturas, mas também o potencial de incapacidade vitalícia secundário à fratura. Estima-se que a incidência de fratura de quadril dobre até 2025 e quase dobre novamente até 2050. Para as mulheres, esse é um aumento projetado de 240% (NOF, 2020).

A identificação e a intervenção precoces são necessárias para reduzir o malefício das fraturas osteoporóticas. O tratamento da mulher com osteoporose ou osteopenia (perda óssea que não atingiu ainda a extensão da osteoporose) inclui avaliação do risco de fratura e causas secundárias e seleção do plano de tratamento apropriado. O melhor tratamento para essa doença dolorosa, debilitante e potencialmente fatal é a prevenção.

As mulheres podem modificar muitos fatores de risco fazendo o seguinte:

- Realizar exercícios físicos diários de sustentação de peso corporal, como caminhadas, para aumentar a atividade dos osteoblastos
- Aumentar a ingestão de cálcio e vitamina D
- Remover os riscos de queda internos e externos
- Evitar fumar e consumir bebidas alcoólicas em excesso (mais de duas doses por dia)
- Discutir a saúde óssea com um médico
- Quando for apropriado, solicitar densitometria óssea e tomar medicação, se necessário (Shariati-Sarabi et al., 2018).

Os medicamentos que podem ajudar na prevenção e no manejo da osteoporose incluem:

- TRH
- SERMs (raloxifeno)
- Cálcio e suplementos de vitamina D
- Agonista/antagonista de estrogênio
- Bisfosfonatos
- Paratormônio
- Calcitonina (Lewiecki, 2018).

Prevenção e manejo das doenças cardiovasculares

Na última década, as DCVs tornaram-se a principal causa de morte em todo o mundo, o que é amplamente impulsionado por fatores de risco modificáveis, tais como tabagismo, falta de atividade física e dietas ricas em gordura e sódio (Zipes et al., 2018). Apesar da redução drástica da taxa mortalidade anual por DCV e da taxa mortalidade cardiovascular total de mulheres norte-americanas desde 2000, a DCV continua sendo a principal causa de morte de mulheres, sendo responsável por uma em cada três mortes nos EUA. Isso provavelmente se deve ao aumento das taxas de obesidade, sedentarismo, diabetes melito e hipercolesterolemia (Sharma & Wood, 2018). Mais mulheres morrem de doença cardíaca e acidente vascular encefálico do que das cinco causas de morte seguintes combinadas, incluindo o câncer de mama. Meio milhão de mulheres morre anualmente nos EUA por causa de DCV, com os acidentes vasculares encefálicos sendo responsáveis por cerca de 20% dos óbitos (Kalman & Wells, 2018). Isso se traduz em aproximadamente uma morte a cada minuto. Enquanto a taxa de mortalidade por DCV entre os homens vem diminuindo desde a década de 1980, a mortalidade por DCV entre as mulheres vem aumentando. Isso resultou em uma diferença de mortalidade por DCV relacionada com o sexo, com as mulheres apresentando taxa de mortalidade mais alta do que os homens desde 1984. A falta de conscientização do risco de doenças cardiovasculares pelas mulheres e por seus médicos contribui para essa diferença na mortalidade feminina por DCV. Muitos profissionais da saúde ainda pensam em DCV como uma "doença masculina", ignoram os sintomas nas mulheres e retardam o tratamento. Campanhas de conscientização, como a *Heart Truth* e a *Red Dress*, parecem ter melhorado o reconhecimento do risco de DCV em mulheres. Além disso, diretrizes específicas para mulheres foram desenvolvidas para prevenir e reduzir as doenças cardiovasculares nessa população. Embora o entendimento atual sobre o papel da menopausa na DCV seja controverso, os estudos sugerem que a menopausa não agrava as doenças cardiovasculares independentemente da idade, e a TRH não é efetiva para a prevenção secundária de DCV (Mehta & McSweeney, 2018).

Durante a primeira metade da vida da mulher, o estrogênio parece ser uma substância protetora para o sistema cardiovascular, suavizando, relaxando e dilatando os vasos sanguíneos. Ele ainda ajuda a aumentar os níveis sanguíneos de HDL e diminuir os da lipoproteína de baixa densidade (LDL), contribuindo então para manter as artérias sem acúmulo de placas. Entretanto, à medida que os níveis de estrogênio caem conforme as mulheres envelhecem e passam pela menopausa, a incidência de DCV aumenta consideravelmente. As mulheres têm maior probabilidade de apresentar manifestações cardiovasculares atípicas em comparação com os homens. Isso pode resultar em retardo do diagnóstico ou diagnóstico incorreto, como também em um tratamento de baixa qualidade. Esses sintomas podem incluir:

- Angina (dor torácica)
- Dispneia
- Fadiga crônica
- Tontura
- Edema de mãos e pés
- Arritmia cardíaca
- Desconforto gástrico
- Dor intensa no dorso e nos ombros.

A menopausa não é o único fator que aumenta o risco de DCV da mulher. Fatores de estilo de vida e histórico patológico, como os seguintes, são importantes:

- Tabagismo
- Obesidade
- Dieta hiperlipídica
- Sedentarismo
- Níveis sanguíneos elevados de colesterol
- Histórico familiar de DCV
- Hipertensão arterial
- Corpo em forma de maçã
- Diabetes melito.

Os dois principais fatores de risco para a DAC são a hipertensão arterial e a dislipidemia. Ambas são modificáveis e podem ser evitadas por mudanças no estilo de vida e, se necessário, controladas por medicamentos. É por isso que a prevenção é essencial. Ademais, as mulheres que apresentam menopausa precoce perdem a proteção conferida pelo estrogênio endógeno ao sistema cardíaco e correm maior risco de uma aterosclerose mais extensa. As principais estratégias preventivas incluem dieta saudável, aumento da atividade física, prática de exercícios, cessação do tabagismo, diminuição do consumo de bebidas alcoólicas e redução de peso corporal.

Os enfermeiros são, muitas vezes, os primeiros e mais consistentes pontos de contato da mulher dentro do sistema de saúde. Aqueles que trabalham em unidades de atenção primária podem identificar as mulheres em risco de DCV, aconselhá-las sobre seus fatores de risco e incentivá-las a iniciar estratégias de prevenção primária e secundária. Os profissionais de enfermagem, sobretudo aqueles que cuidam de mulheres durante seus anos férteis, estão em uma posição única para fornecer orientações e apoio à saúde cardiovascular a longo prazo das mulheres. O aumento da conscientização quanto às DCVs nas pacientes é um papel essencial dos enfermeiros. A boa notícia é que a DCV é, em grande parte, evitável. Como essa condição é um quadro crônico que se desenvolve ao longo do tempo, as condutas de modificação do estilo de vida da prevenção primária são mais efetivas se iniciadas antes do aparecimento da doença.

O padrão-ouro de tratamento e redução de risco para todas as mulheres, independentemente de sua categoria de risco, é aderir a um estilo de vida saudável que inclua dieta, exercícios, sono adequado, redução do estresse e cessação do tabagismo. A ênfase na importância das modificações no estilo de vida deve ser iniciada precocemente e ser reforçada desde o início da vida fértil da mulher jovem até a menopausa. Os enfermeiros estão em uma posição ideal para orientar sobre a importância de uma boa nutrição, peso saudável e exercícios diários antes que a DCV se torne clinicamente evidente. A educação primordial para reduzir o risco de DCV e de morte entre as mulheres.

Avaliação de enfermagem

A transição para a menopausa é uma parte universal e irreversível do processo geral de envelhecimento que envolve o sistema genital da mulher. Embora não seja uma doença, a transição para a menopausa coloca as mulheres em maior risco de desenvolver muitas condições relacionadas com o envelhecimento. Os enfermeiros podem ajudar a mulher a tomar consciência de seu risco de doenças após a menopausa, bem como das estratégias para evitá-las. Eles podem também contribuir para avaliar os fatores de risco e planejar condutas em colaboração com a paciente. Isso pode incluir:

- Rastreamento de osteoporose, DCV e câncer
- Aferição da pressão arterial para identificar hipertensão arterial
- Determinação dos níveis sanguíneos de colesterol para identificar o risco de hiperlipidemia
- Mamografia para detectar lesões cancerosas
- Esfregaço de Papanicolaou para identificar câncer do colo do útero
- Exame pélvico para identificar cânceres ou massas endometriais
- Toque retal para avaliar se há câncer de colón
- Densitometria óssea como exame inicial na menopausa para identificar osteopenia (diminuição da massa óssea), que pode levar à osteoporose
- Avaliação do estilo de vida para planejar estratégias para evitar doenças crônicas
  - Ingestão de gordura, colesterol e sódio
  - Controle de peso corporal
  - Ingestão de cálcio
  - Tabagismo, etilismo e consumo excessivo de cafeína
  - Quantidade e tipo de rotinas de exercícios diários.

Conduta de enfermagem

Não existe uma "solução mágica" para o manejo da menopausa. Os enfermeiros podem aconselhar as mulheres sobre os riscos que correm e ajudá-las a evitar doenças e condições debilitantes com orientações específicas sobre manutenção da saúde. As mulheres devem tomar suas próprias decisões, mas o enferméiro deve certificar-se de que estejam munidas de conhecimentos para fazê-lo de maneira inteligente. Os profissionais de enfermagem podem oferecer uma explicação detalhada do processo da menopausa, incluindo os resultados de pesquisas mais recentes, para ajudar as mulheres a compreender e tomar decisões sobre esse evento inevitável.

Se a mulher decidir usar a TRH para controlar os sinais/sintomas da menopausa depois de ser completamente orientada, ela precisará ser reavaliada com frequência. Não existem regras seguras que atendam às necessidades específicas de uma mulher. O enfermeiro pode fornecer expectativas realistas sobre o tratamento para reduzir a ansiedade e as preocupações da paciente.

Também é útil enfatizar o valor dos amigos em prestar apoio e compartilhar informações e recursos. Muitas vezes, apenas falar sobre dificuldades emocionais, como a morte de um dos pais ou relacionamentos problemáticos, ajuda a resolver problemas. Isso também mostra à mulher que suas reações emocionais são válidas.

Um estilo de vida saudável e as técnicas de controle do estresse são essenciais para a saúde e a longevidade, e é importante mantê-los na programação da paciente ao se discutir a menopausa (The North American Menopause Society, 2020). Os cuidados norteados pelas melhores evidências incluem modificações no estilo de vida, terapias de controle de risco e condutas farmacológicas preventivas, tais como:

- Participar ativamente da manutenção da saúde
- Manter-se atualizada sobre os exames de saúde e imunizações
- Exercitar-se regularmente para evitar doenças cardiovasculares e osteoporose
- Ingerir suplementos de cálcio e comer adequadamente para evitar a osteoporose
- Parar de fumar para evitar doenças cardíacas e pulmonares
- Reduzir a ingestão de cafeína e bebidas alcoólicas para evitar a osteoporose
- Monitorar a pressão arterial, os níveis sanguíneos de lipídios e o diabetes melito (tratamento farmacológico)
- Ingerir ácido acetilsalicílico (AAS) em baixas doses para evitar coágulos sanguíneos
- Reduzir a ingestão de gordura, colesterol e sódio para evitar DCVs
- Manter peso corporal saudável em relação ao biotipo
- Realizar o autoexame das mamas para estar ciente de sua condição
- Controlar o estresse para evitar a depressão (Office on Women's Health, 2019).

Essas abordagens de vida podem parecer arcaicas, mas podem evitar as complicações relacionadas com a menopausa, tais como DCV, osteoporose e depressão. As dicas para uma vida saudável funcionam bem, mas a paciente precisa estar motivada para segui-las.

CONCEITOS FUNDAMENTAIS

- Estabelecer bons hábitos de saúde e evitar comportamentos de risco no início da vida evitará doenças crônicas na vida adulta
- A SPM tem mais de 150 sintomas e pelo menos duas síndromes diferentes já foram reconhecidas: SPM e TDPM
- A endometriose é uma condição na qual fragmentos de tecido endometrial ativo estão localizados fora do seu local normal, a cavidade uterina
- A infertilidade é um problema generalizado que tem impacto emocional, social e econômico nos casais
- Mais de 50% de todas as gestações indesejadas ocorrem em mulheres que relatam o uso de algum método de controle de natalidade durante o mês em que ocorreu a concepção
- Os métodos hormonais incluem COs, contraceptivos injetáveis, implantes, anéis vaginais e sistemas transdérmicos (adesivos)
- Estudos recentes mostraram que os COs de liberação prolongada e de ciclo estendido têm o mesmo perfil de segurança que os esquemas convencionais de 28 dias
- Os anticoncepcionais intrauterinos disponíveis nos EUA incluem: o sistema intrauterino com cobre Para-Gard-TCu-380A®; o sistema intrauterino liberador de levonorgestrel (SIU-LNG) comercializado como Mirena®; e o DIU LNG comercializado como Jaydess® e Kyleena®. No Brasil os disponíveis são: o DIU mais antigo (de cobre) e o DIU hormonal
- Com o declínio significativo dos níveis de estrogênio, a menopausa afeta não apenas os órgãos genitais, mas também outros sistemas do corpo
- A maioria das mulheres com osteoporose não sabe que tem a doença até sofrer uma fratura, geralmente do punho ou do quadril (NOF, 2020)
- Meio milhão de mulheres morre anualmente nos EUA por causa de DCVs e acidentes vasculares encefálicos, o que representa cerca de 20% dos óbitos (Kalman & Wells, 2018).
- Os enfermeiros devem ter como objetivo adotar uma abordagem holística à saúde sexual das mulheres desde a menarca até a menopausa.

História de pacientes: Carla Hernandez • Parte 1

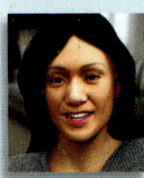

Carla Hernandez é uma grávida de 32 anos 2 para 1. Ela estava com 39 semanas de gestação quando seu marido a trouxe ao hospital. Ela e o marido disseram ao enfermeiro que, após o parto da criança, eles gostariam de discutir as opções para evitar uma futura gravidez. Que informações o enfermeiro pode fornecer para ajudá-los a tomar uma decisão informada? O que ela pode fazer para direcionar a discussão para os métodos que correspondam às suas crenças e aos valores? (A história de Carla Hernandez continua no Capítulo 14.)

REFERÊNCIAS BIBLIOGRÁFICAS E LEITURA SUGERIDA

Alevizou, F., Vousoura, E., & Leonardou, A. (2018). Premenstrual dysphoric disorder: a critical review of its phenomenology, etiology, treatment and clinical status. *Current Women's Health Reviews*, *14*(1), 59–66.

Allan, H. T., Mounce, G., Crespo, E., & Shawe, J. (2018). Preconception care for infertile couples: Nurses and midwives' roles in promotion better maternal and birth outcomes. *Journal of Clinical Nursing*, *27*(23–24), 4411–4418. https://www.ncbi.nlm.nih.gov/pubmed/29943889

American College of Obstetricians and Gynecologists (ACOG). (2018a). *Abnormal uterine bleeding*. Retrieved June 16, 2020, from https://www.acog.org/Patients/FAQs/Abnormal-Uterine-Bleeding

American College of Obstetricians and Gynecologists (ACOG). (2018b). *Endometriosis*. Retrieved June 16, 2020, from https://www.acog.org/Patients/FAQs/Endometriosis

American College of Obstetricians and Gynecologists (ACOG). (2018c). Practice Bulletin No. 141: Management of menopausal symptoms. *Obstetrics & Gynecology*, *131*(3), 604–605.

American College of Obstetricians and Gynecologists (ACOG). (2018d). *Premenstrual syndrome*. Retrieved June 16, 2020, from https://www.acog.org/Patients/FAQs Premenstrual-Syndrome-PMS

American College of Obstetricians and Gynecologists (ACOG). (2019). ACOG Committee Opinion No. 781: Infertility workup for women's health specialist. *Obstetrics & Gynecology*, *133*, e377–e384.

American Society for Reproductive Medicine (ASRM). (2019). *Quick facts about infertility*. Retrieved June 16, 2020, from https://www.reproductivefacts.org/faqs/quick-facts-about-infertility/

Appleton, S. M. (2018). Premenstrual syndrome: Evidence-based evaluation and treatment. *Clinical Obstetrics and Gynecology*, *61*(1), 52–61.

Asthma and Allergy Foundation of America (AAFA). (2019a). *Allergy facts and figures*. Retrieved June 16, 2020, from http://www.aafa.org/page/allergy-facts.aspx

Asthma and Allergy Foundation of America (AAFA). (2019b). *Latex allergy*. Retrieved June 16, 2020, from http://www.aafa.org/latex-allergy/

Azziz, R. (2018). Polycystic ovary syndrome. *Obstetrics & Gynecology*, *132*(2), 321–336.

Bachmann, G. (2018) Menopausal urogenital changes: Welcome expansion of management options over the past 25 years. *Menopause*, *25*(5), 471–475.

Beksinska, M., Greener, R., Smit, J., Maphumulo, B., Mphili, N., Kilbourne-Brook, M., & Coffey, P. S. (2018). A randomized crossover study evaluating the use and acceptability of the SILCS diaphragm compared to vaginal applicators for vaginal gel delivery. *AIDS and Behavior*, *22*(1), 127–132.

Bethel, M. (2019a). Osteoporosis differential diagnosis. *Medscape*. Retrieved September 26, 2019, from https://emedicine.medscape.com/article/330598-differential

Bethel, M. (2019b) Osteoporosis. *eMedicine*. Retrieved September 26, 2019, from https://emedicine.medscape.com/article/330598-overview

Bouchard, P. (2018). Contraception: Past, present, and future. *Endocrine Abstracts*, *56*(1) https://doi.org/10.1530/endoabs.56.PL1

Brook, E. (2018). *Herbal therapy for women*. London, England: Aeon Books.

Brown, J., Crawford, T. J., Datta, S., & Prentice, A. (2018). Oral contraceptives for pain associated with endometriosis. *Cochrane Database of Systematic Reviews 2018*(5), CD001019. https://doi.org/10.1002/14651858.CD001019.pub3.

Bulun, S. E., Yilmaz, B. D., Sison, C., Miyazaki, K., Bernardi, L., Liu, S., Wei, J. (2019). Endometriosis. *Endocrine Reviews*, *40*(4), 1048–1079.

Casanueva, F. F., & Ghigo, E. (2018). *Hypothalamic-pituitary diseases*. Springer International Publishing.

Casarotti, G. A., Chiodera, P., & Tremolada, C. (2018). Menopause: New frontiers in treatment of urogenital atrophy. *European Review for Medical and Pharmacological Sciences*, *22*(2), 567–574. http://lipogems.eu/docs/news/Menopause.pdf

Casper, R. F. (2019). Premenstrual syndrome (PMS) and premenstrual dysphoric disorder (PMDD) (beyond the basics) *UpToDate*. Retrieved February 12, 2019, from https://www.uptodate.com/contents/premenstrual-syndrome-pms-and-premenstrual-dysphoric-disorder-pmdd-beyond-the-basics#H2

Casu, G., Ulivi, G., Zaia, V., Martins, F., Barbosa, P., & Gremigni, P. (2018). Spirituality, infertility-related stress, and quality of life in Brazilian infertile couples: Analysis using the actor–partner interdependence mediation model. *Research in Nursing and Health*, *41*(2), 156–165.

Centers for Disease Control and Prevention (CDC). (2019a). *Contraception: How effective are birth control methods?* Retrieved June 16, 2020, from https://www.cdc.gov/reproductivehealth/contraception/index.htm

Centers for Disease Control and prevention (CDC). (2019b). *Contraceptive use*. Retrieved June 16, 2020, from https://www.cdc.gov/nchs/fastats/contraceptive.htm

Centers for Disease Control and Prevention (CDC). (2019c). *Healthy living*. Retrieved June 16, 2020, from https://www.cdc.gov/healthyliving/index.html

Centers for Disease Control and Prevention (CDC). (2019d). *HIV in the United States: At a glance*. Retrieved June 16, 2020, from https://www.cdc.gov/hiv/statistics/overview/ataglance.html

Centers for Disease Control and Prevention (CDC). (2019e). *Osteoporosis*. Retrieved June 16, 2020, from https://www.cdc.gov/nchs/fastats/osteoporosis.htm

Chaplin, S. (2018). Diagnosis and management of endometriosis. *Prescriber*, *29*(3), 29–30. https://onlinelibrary.wiley.com/doi/epdf/10.1002/psb.1657

Chelmow, D., Karjane, N., Ricciotti, H., & Young, A. (2019). *Office gynecology: A case-based approach*. Cambridge University Press.

Clark, K., Jain, M., Messa, A., Le, V., & Larson, E. C. (2018). Open cycle: Forecasting ovulation for family planning. *SMU Data Science Review*, *1*(1), 2. https://scholar.smu.edu/datasciencereview/vol1/iss1/2

Compston, J. E., McClung, M. R., & Leslie, W. D. (2019). Osteoporosis. *Lancet*, *393*(10169), 364–376.

Cooper, D. B., & Mahdy, H. (2019). Oral contraceptive pills. *StatPearls* Retrieved April 21, 2020, from https://www.ncbi.nlm.nih.gov/books/NBK430882/

Creighton, S. M., Balen, A., Breech, L., & Liao, L. M. (2018). *Pediatric and adolescent gynecology: A problem-based approach*. Cambridge University Press.

Davis, S. R. (2018). Menopause–a new beginning. *Climacteric*, *21*(4), 306–307.

DeBoer, T. H., & Hensley, J. G. (2018). Increasing accessibility to long-acting reversible contraception in a public health setting. *Nursing for Women's Health*, *22*(4), 302–309.

Delamater, L., & Santoro, N. (2018). Management of perimenopause. *Clinical Obstetrics & Gynecology, 61*(3), 419–432.

DiVasta, A. D., Vitonis, A. F., Laufer, M. R., & Missmer, S. A. (2018). Spectrum of symptoms in women diagnosed with endometriosis during adolescence and adulthood. *American Journal of Obstetrics and Gynecology, 218*(3), 324–335.

Dunne, C. (2018). Infertility: testing and diagnosis for the community physician. *British Columbia Medical Journal, 60*(4), 203–209.

Dwivedi, P. (2018). Approach to a case of dysmenorrhea. *Pan Asian Journal of Obstetrics & Gynecology, 1*(1), 37–43.

Edelman, C. L., & Kudzma, E. C. (2018). *Health promotion throughout the lifespan* (9th ed.). Elsevier

Elmaogullari, S., & Aycan, Z. (2018). Abnormal uterine bleeding in adolescents. *Journal of Clinical Research in Pediatric Endocrinology, 10*(3), 191–197.

Family Practice Notebook. (2018). *Premenstrual syndrome.* Retrieved August 2, 2016, from https://fpnotebook.com/Gyn/Psych/PrmnstrlSyndrm.htm#fpnContent-panel-id_5

Federation of Gynecology & Obstetrics (FIGO). (2018). The two FIGO systems for normal and abnormal uterine bleeding symptoms and classifications of causes of abnormal uterine bleeding in the reproductive years: 2018 revisions. *International Journal of Gynecology & Obstetrics,* https://doi.org/10.1002/ijgo.12666

Find Law. (2018). *Is infertility covered under the ADA?* Retrieved October 11, 2017, from https://corporate.findlaw.com/human-resources/is-infertility-covered-under-the-ada.html

Fisher, C. Y., Adams, J., Frawley, J. E., Hickman, L. D., & Sibbritt, D. W. (2019). Is there a role for western herbal medicine in treating cyclic perimenstrual pain and discomfort? *Australian and New Zealand College of Obstetricians and Gynecologists, 59*(1), 154–156. https://obgyn.onlinelibrary.wiley.com/doi/epdf/10.1111/ajo.12883

Fulghesu, A. M. (2018). *Good practice in pediatric and adolescent gynecology.* Springer International Publishing.

Ghlichloo, I., & Gerrirts, V. (2019). Nonsteroidal anti-inflammatory drugs (NSAIDs). *StatPearls.* Retrieved February 18, 2020, from https://www.ncbi.nlm.nih.gov/books/NBK547742/

Goldstuck, N. D., & Kluge, J. (2018). The new levonorgestrel-releasing intrauterine system (Jaydess and Kyleena) review. *Obstetrics and Gynecology Forum, 28*(1), 28–32.

Gompel, A. (2018). Progesterone, progestins, and the endometrium in perimenopause and in menopausal therapy. *Climacteric, 21*(4), 321–325.

Grindlay, K., & Grossman, D. (2018). Interest in over-the-counter access to a progestin-only pill among women in the United States. *Women's Health Issues, 28*(2), 144–151.

Guttmacher Institute. (2019a). *Contraceptive use in the United States.* Retrieved June 16, 2020, from https://www.guttmacher.org/fact-sheet/contraceptive-use-united-states

Guttmacher Institute. (2019b). *Induced abortion in the United States.* Retrieved June 16, 2020, from https://www.guttmacher.org/fact-sheet/induced-abortion-united-states

Guttmacher Institute. (2019c). *Unintended pregnancy in the United States.* Retrieved June 16, 2020, from https://www.guttmacher.org/sites/default/files/factsheet/fb-unintended-pregnancy-us.pdf

Hanson, B. M., & Hotaling, J. M. (2018). Male infertility as a marker of future health. In D. Carrell, C. Racowsky, P. Schlegal, & A. deCherney (Eds.), *Emerging topics in reproduction.* Cham, Switzerland: Springer International Publishers.

Hatcher, R. A., Nelson, A. L., Trussell, J., Cwaik, C., Cason, P., Policar, M. S., Kowal, D. (2018). *Contraceptive technology* (21st ed.). Ardent Media.

Henry J. Kaiser Foundation. (2018). *Medication abortion.* Retrieved June 16, 2020, from https://www.kff.org/womens-health-policy/fact-sheet/medication-abortion/

Hess, R. F., Ross, R., & Gililland, J. L. (2018). Infertility, psychological distress, and coping strategies among women in Mali, West Africa: a mixed methods study. *African Journal of Reproductive Health, 22*(1), 60–72.

International Federation of Gynecology and Obstetrics (FIGO). (2018). *Abnormal uterine bleeding.* Retrieved June 16, 2020, from https://www.figo.org/search?op=Search&query=Abnormal±uterine±bleeding

Jordan, R. G., Farley, C. L., & Grace, K. T. (2019). *Prenatal and postnatal care* (2nd ed.). John Wiley & Sons.

Kalman, M., & Wells, M. (2018). Women and cardiovascular disease. *American Nurse Today, 13*(6), 22–26.

Klein, D. A., Paradise, S. L., & Reeder, R. M. (2019). Amenorrhea: A systematic approach to diagnosis and management. *American Family Physician, 100*(1), 39–48.

Klitzman, R. (2018). How infertility patients and providers view and confront religious and spiritual issues. *Journal of Religion & Health, 57*(1), 223–239.

Knaus, J. V., Jachtorowycz, M. J., Adajar, A. A., & Tam, T. (2018). *Ambulatory gynecology.* Springer Publishers.

Kronemyer, B. (2019). Self-administration of injectable contraception. *Contemporary OB/GYN.* Retrieved June 16, 2020, from https://www.contemporaryobgyn.net/contraception/self-administration-injectable-contraception

Kwansa, T. D., & Stewart-Moore, J. (2019). *Evidence-based sexual and reproductive health care: Policies, clinical procedures, and related research.* Jones & Bartlett Learning.

Levin, V. A., Jiang, X., & Kagan, R. (2018). Estrogen therapy for osteoporosis in the modern era. *Osteoporosis International, 29*(5), 1049–1055.

Lewiecki, E. M. (2018). *Osteoporosis: Prevention and treatment.* https://www.ncbi.nlm.nih.gov/books/NBK279073/

Lotti, F., & Maggi, M. (2018). Sexual dysfunction and male infertility. *Nature Reviews Urology, 15,* 287–307.

Magowan, B. A., Owen, P., & Thomson, A. (2019). *Clinical obstetrics & gynecology* (4th ed.). Elsevier.

Mallhi, T. H., Khan, Y. H., Khan, A. H., Mahmood, Q., Khalid, S. H., & Saleem, M. (2018). Managing hot flushes in menopausal women: A review. *Journal of the College of Physicians and Surgeons Pakistan, 28*(6), 460–465.

Marfuah, D. (2018). Adolescent's ambivalence of premenstrual dysphoric disorder (PMDD): A phenomenology study. *Journal of Maternity Care and Reproductive Health, 1*(1), 207–213.

Martin, K. A., & Barbieri, R. L. (2018). Overview of combination oral contraceptives. *UpToDate.* Retrieved June 2, 2020, from https://www.uptodate.com/contents/overview-of-the-use-of-combination±oral-contraceptives

Masci, D. (2018). American religion groups vary widely in their views of abortion. *Pew Research Center.* Retrieved June 16, 2020, from http://www.pewresearch.org/fact-tank/2018/01/22/american-religious-groups-vary-widely-in-their-views-of-abortion/

Matthewman, G., Lee, A., Kaur, J. G., & Daley, A. J. (2018). Physical activity for primary dysmenorrhea: A systematic review and meta-analysis of randomized controlled trials. *American Journal of Obstetrics & Gynecology, 219*(3), 255–275.

McBride, D. E., & Keys, J. L. (2018). *Abortion in the United States.* ABC-CLIO,LLC.

McCarthy, M. (2018). US to require safety warnings for *Enssure* sterilization device. *British Medical Journal, 352,* i1283. https://doi.org/10.1136/bmj.i1283

MedlinePlus. (2018). *Healthy living*. Retrieved April 29, 2020, from https://medlineplus.gov/healthyliving.html

Mehta, J. L., & Mc Sweeney, J. (2018). *Gender differences in the pathogenesis and management of heart disease*. Springer International Publishing.

Nappi, R. E., Lete, I., Lee, L. K., Flores, N. M., Michelette, M. C., & Tang, B. (2018). Real-world experience of women using extended–cycle vs monthly cycle combined oral contraception in the United States: The national health and wellness survey. *BMC Women's Health*, *18*, 22. https://doi.org/10.1186/s12905-017-0508-6

National Child Health and Human Development (NICHD). (2018). *Endometriosis*. Retrieved June 16, 2020, from https://www.nichd.nih.gov/health/topics/endometriosis

National Osteoporosis Foundation (NOF). (2020). *Professional learning center*. Retrieved June 16, 2020, from https://www.cme.nof.org/

Nothnick, W. B., Marsh, C., & Alali, Z. (2018). Future directions in endometriosis research and therapeutics. *Current Women's Health Reviews*, *14*(2), 189–194.

Office on Women's Health (2019) *Menopause symptoms and relief*. Retrieved May 22, 2018, from https://www.womenshealth.gov/menopause/menopause-symptoms-and-relief

OSHA. (2018). *OSHA medical manuals*. https://www.oshamanual.com/medical-osha.html

Ostrowski, K. A., Holt, S. K., Haynes, B., Davies, B. J., Fuchs, E. F., & Walsh, T. J. (2018). Evaluation of vasectomy trends in the United States. *Urology*, *118*, 76–79.

Oyelowo, T., & Johnson, J. (2018). *A guide to women's health* (2nd ed.). Jones & Bartlett Learning.

Pagana, K. D., Pagana, T. J., & Pagana, T. N. (2019). *Mosby's diagnostic and laboratory test reference* (14th ed.). Mosby Elsevier.

Patel, S., & Carey, L. (2018). Are hormonal contraceptives less effective in overweight and obese women? *Journal of American Academy of PAs*, *31*(1), 11–13.

Patel, B. G., Lenk, E. E., Lebovic, D. I., Shu, Y., Yu, J., & Taylor, R. N. (2018). Pathogenesis of endometriosis: Interaction between endocrine and inflammatory pathways. *Best Practice & Research Clinical Obstetrics & Gynecology*, *50*, 50–60.

Peachman, R. R. (2018). Weighing the risks and benefits of hormonal contraception. *JAMA*, *319*(11), 1083–1084.

Planned Parenthood. (2020a). *Cervical cap*. Retrieved June 16, 2020, from https://www.plannedparenthood.org/learn/birth-control/cervical-cap

Planned Parenthood. (2020b) *Medication abortion information and instructions*. Retrieved June 16, 2020, from https://www.plannedparenthood.org/planned-parenthood-st-louis-region-southwest-missouri/patients/medication-abortion-information-and-instructions-english

Rao, K. A. (2018). *The infertility manual* (4th ed.). Jaypee Brothers Medical Publishers.

Rebar, R. (2018). *Evaluation of amenorrhea, anovulation, and abnormal bleeding*. https://www.ncbi.nlm.nih.gov/books/NBK279144/

Reid, R. L., & Soares, C. N. (2018). Premenstrual dysphoric disorder: Contemporary diagnosis and management. *Journal of Obstetrics and Gynecology Canada*, *40*(2), 215–223.

Ritter, J. M., Flower, R. J., Henderson, G., Loke, Y. K., MacEwan, D., & Rang, H. P. (2020). *Rang & Dale's pharmacology* (9th ed.). Elsevier.

Rivlin, K., & Isley, M. M. (2018). Patient-centered contraceptive counseling and prescribing. *Clinical Obstetrics and Gynecology*, *61*(1), 27–39.

Rodriguez, H. (2018). Cycle beads: A fertility and ovulation predictor. *Natural Fertility Info*. Retrieved December 20, 2019, from https://natural-fertility-info.com/cycle-beads-fertile-times.html

Sahu, E., & Modi, J. N. (2018). A clinical analysis of sub-fertile women undergoing diagnostic laparoscopy and hysteroscopy. *International Journal of Reproduction, Contraception, Obstetrics and Gynecology*, *7*(6), 2202–2207.

Santen, R. J., Loprinzi, C. L., & Casper, R. F. (2018). Menopausal hot flashes. *UpToDate*. Retrieved April 27, 2020, from https://www.uptodate.com/contents/menopausal-hot-flashes

Shafrir, A. L., Farland, L. V., Shah, D. K., Harris, H. R., Kvaskoff, M., Zondervan, K., & Missmer, S. A. (2018). Risk for and consequences of endometriosis: A critical epidemiologic review. *Best Practice & Research Clinical Obstetrics & Gynecology*, *51*, 1–5. https://doi.org/10.1016/j.bpobgyn.2018.06.001

Shariati-Sarabi, Z., Rezaie, H. E., Milani, N., Rezaie, F. E., & Rezaie, E. (2018). Evaluation of bone mineral density in perimenopausal period. *The Archives of Bone and Joint Surgery*, *6*(1), 57–62.

Sharma, S., & Wood, M. J. (2018). The global burden of cardiovascular disease in women. *Current Treatment Options in Cardiovascular Medicine*, *20*(10), 81. https://doi.org/10.1007/s11936-018-0676-1

Singangutti, R. (2018). Incidence and etiologic factors responsible for anovulation in infertility cases. *International Journal of Reproduction, Contraception, Obstetrics and Gynecology*, *7*(4), 1568. http://dx.doi.org/10.18203/2320-1770.ijrcog20181357

Singh, S., Best, C., Dunn, S., Leyland, N., & Wolfman, W. L. (2018). Abnormal uterine bleeding in pre-menopausal women. *Journal of Obstetrics and Gynecology Canada*, *40*(5), 416–444.

Skidmore-Roth, L. (2020). *Mosby's 2019 nursing drug reference* (34th ed.). Elsevier.

Smith, R. P. (2018). *Dysmenorrhea and menorrhea: A clinician's guide*. Springer International Publishing.

Solnik, M. J. (2018). *Evaluation of secondary amenorrhea*. Retrieved June 16, 2020, from https://online.epocrates.com/u/29111102/Evaluation±of±secondary±amenorrhea

Stacey, D. (2018). What do religions say about birth control and family planning? *Very Well Health*. Retrieved June 16, 2020, from https://www.verywellhealth.com/what-are-religious-views-on-birth-control-906618

Strauss, J. F., Barbieri, R. L., & Gargiulo, A. R. (2018). *Yen and Jaffe's reproductive endocrinology: Physiology, pathophysiology, and clinical management* (8th ed.). Elsevier.

Stuart, G. S., & Ramesh, S. S. (2018). Interval female sterilization. *Obstetrics & Gynecology*, *131*(10), 117–124.

Taylor, H. S., Pal, L., & Seli, E. (2020). *Speroff's clinical gynecologic endocrinology and infertility* (9th ed.). Wolters Kluwer.

The National Infertility Association (RESOLVE). (2019). *What are my options?* Retrieved June 16, 2020, from https://resolve.org/

The North American Menopause Society (NAMS). (2020). *Women's health and menopause FAQs*. Retrieved June 16, 2020, from http://www.menopause.org/for-women/expert-answers-to-frequently-asked-questions-about-menopause/women-s-health-and-menopause-faqs

Thurston, R. C., Karvonen-Gutierrez, C. A., Derby, C. A., El Khoudary, S. R., Kravitz, H. M., & Manson, J. E. (2018). Menopause verses chronologic aging: Their roles in women's health. *Menopause*, *25*(8), 849–854.

Tomassetti, C., & D'Hooghe, T. (2018). Endometriosis and infertility: Insights into the causal link and management strategies.

Best Practice & Research Clinical Obstetrics & Gynecology, 51, 25–33. https://doi.org/10.1016/j.bpobgyn.2018.06.002

Turok, D. (2019). Emergency contraception. *UpToDate.* Retrieved December 20, 2019, from https://www.uptodate.com/contents/emergency-contraception

United Nations Department of Economic and Social Affairs. (2019). *World Population Prospects 2019.* https://population.un.org/wpp/Publications/Files/WPP2019_Highlights.pdf

Upadhya, K. K. (2019). Emergency contraception. *Pediatrics, 144*(6), e20193149. https://pediatrics.aappublications.org/content/pediatrics/early/2019/11/14/peds.2019-3149.full.pdf

Urrutia, R. P., Polis, C. B., Jensen, E. T., Greene, M. E., Kennedy, E., & Stanford, J. B. (2018). Effectiveness of fertility awareness-based methods for pregnancy prevention: a systematic review. *Obstetrics & Gynecology, 132*(3), 591–604.

Walker, M. H., & Tobler, K. J. (2020). Female infertility. StatPearls, https://www.ncbi.nlm.nih.gov/books/NBK556033/

Watkins, E. (2018). Abnormal uterine bleeding. *Journal of the American Academy of Physician Assistants, 31*(9), 47–48.

Webster, S., Morris, G., & Kevelighan, E. (2018). *Essential human development.* John Wiley & Sons.

Welt, C. K., & Barbieri, R. L. (2018). Evaluation and management of primary amenorrhea. *UpToDate.* Retrieved May 29, 2020, from https://www.uptodate.com/contents/evaluation-and-management-of-primary-amenorrhea/print

Women's Health Initiative. (2020). *WHI findings.* Retrieved June 16, 2020, from https://www.whi.org/about/SitePages/WHI%20Findings.aspx

Woods, N. F., & Utian, W. (2018). Quality of life, menopause, and hormone therapy: An update and recommendations for future research. *Menopause, 25*(7), 713–720.

World Health Organization (WHO). (2018a). *Climate change and health.* Retrieved June 16, 2020, from http://www.who.int/news-room/fact-sheets/detail/climate-change-and-health

World Health Organization (WHO). (2018b). *Emergency contraception.* Retrieved June 16, 2020, from http://www.who.int/news-room/fact-sheets/detail/emergency-contraception

World Health Organization (WHO). (2018c). *Family planning/contraception.* Retrieved June 16, 2020, from http://www.who.int/news-room/fact-sheets/detail/family-planning-contraception

Wouk, N., & Helton, M. (2019). Abnormal uterine bleeding in premenopausal women. *American Family Physician, 99*(7), 435–443.

Zendehdel, M. & Elyasi, F. (2018). Biopsychosocial etiology of premenstrual syndrome: a narrative review. *Journal of Family Medicine and Primary Care, 7*(2), 346–356.

Zipes, D. P., Libby, P., Bonow, R. O., Mann, D. L., & Tomaselli, G. F. (2018). *Braunwald's heart disease: A textbook of cardiovascular medicine* (11th ed.). Elsevier.

EXERCÍCIOS SOBRE O CAPÍTULO

QUESTÕES DE MÚLTIPLA ESCOLHA

1. Um casal e considerado infértil depois de quantos meses tentando engravidar?

a. 6 meses
b. 12 meses
c. 18 meses
d. 24 meses

2. Um casal relata que o preservativo se rompeu enquanto eles mantinham relação sexual na noite anterior. O que você aconselharia para evitar a gravidez?

a. Injetar um agente espermicida na vagina da mulher imediatamente
b. Obter contraceptivos de emergência e tomá-los imediatamente
c. Tomar uma ducha vaginal com uma solução de vinagre e água quente à noite
d. Tomar um laxante forte agora e novamente na hora de dormir

3. Qual dos seguintes contraceptivos combinados foi aprovado para uso contínuo prolongado?

a. Seasonale®
b. Triphasil®
c. Ortho Evra®
d. Mirena®

4. Qual das seguintes medidas ajuda a evitar a osteoporose?

a. Suplementação com ferro
b. Dormir 8 horas por noite
c. Comer somente carnes magras
d. Fazer exercícios de sustentação de peso

5. Qual das seguintes atividades aumenta o risco de DCV na usuária de contraceptivos orais?

a. Ingerir uma dieta rica em fibras
b. Tabagismo
c. Ingerir multivitamínicos diariamente
d. Consumo de bebidas alcoólicas

6. O enfermeiro está se preparando para dar uma palestra a um grupo de mulheres de meia-idade sobre os sinais/sintomas vasomotores mais frequentes durante a menopausa e as possíveis modalidades de tratamento disponíveis. Qual das seguintes apresentações seria manifestação vasomotora da menopausa?

a. Ganho de peso
b. Densidade óssea
c. Fogacho
d. Doença cardíaca

7. Ao longo da vida, a atividade mais proativa da mulher para promover sua saúde seria:

a. Prática consistente de exercícios físicos
b. Socialização com os amigos
c. Tempo de relaxamento consigo mesma
d. Consumo de água

8. Qual comentário feito por uma mulher indicaria que o diafragma não é o melhor dispositivo anticoncepcional para ela?

a. "Meu marido diz que evitar a gravidez é minha função"
b. "Eu tenho dificuldade de lembrar de tomar minhas vitaminas diariamente"
c. "Os hormônios causam câncer, e eu não quero tomá-los"
d. "Eu não me sinto confortável em me tocar lá embaixo"

9. A causa mais comum de anormalidade menstrual em uma mulher em idade fértil é:

a. Gravidez ectópica
b. Coagulopatia
c. Carcinoma
d. Anovulação

EXERCÍCIOS DE RACIOCÍNIO CRÍTICO

1. A srta. London, de 25 anos, chega à clínica de planejamento reprodutivo solicitando a inserção de um DIU porque "as pílulas anticoncepcionais causam câncer". Ao revisar seu histórico, você notou que ela esteve no ambulatório de IST três vezes no ano anterior com infecções vaginais e foi hospitalizada por DIP no mês passado. Quando você a questiona sobre seu histórico sexual, ela relata ter relações sexuais com múltiplos parceiros e nem sempre usar proteção.

a. O DIU é o método mais apropriado para ela? Por que sim ou por que não?
b. Que mitos/equívocos você abordará em sua sessão de aconselhamento?
c. Descreva a discussão sobre sexo seguro que você pretende ter com ela.

ATIVIDADES DE ESTUDO

1. Elabore um plano de orientação para uma adolescente com síndrome pré-menstrual e dismenorreia.

2. Acompanhe um enfermeiro que trabalha no planejamento reprodutivo pela manhã. Que perguntas o enfermeiro faz para determinar o tipo de método de planejamento reprodutivo adequado para cada mulher? Que tipos de orientação devem ser dados com cada método? Quais são os cuidados de acompanhamento necessários? Compartilhe seus achados com seus colegas durante uma reunião clínica.

3. Navegue na internet e localize três opções a serem consultadas por casais inférteis que forneçam suporte e recursos.

4. A esterilização é o método contraceptivo mais comumente usado por casais nos EUA. Contate um urologista e um ginecologista local para saber mais sobre o procedimento envolvido e os custos da esterilização masculina e feminina. Qual procedimento representa um risco menor para a pessoa e custa menos?

5. Faça uma visita a uma farmácia local para conferir a variedade e os custos dos preservativos masculinos e femininos. Quantas marcas diferentes você encontrou? Qual foi a variação de preço?

6. Quais são os benefícios não anticoncepcionais dos contraceptivos orais combinados? Selecione todas as opções que se apliquem.

   a. Proteção contra o câncer de ovário
   b. Proteção contra o câncer de endométrio
   c. Proteção contra o câncer de mama
   d. Redução da incidência de gravidez ectópica
   e. Prevenção de cistos ovarianos funcionais
   f. Redução do risco de trombose venosa profunda
   g. Redução do risco de câncer colorretal

ESTUDO DE CASO

L. H. é uma mulher branca de 66 anos que procura o ambulatório para seu exame ginecológico anual. Ela informa que é razoavelmente saudável, sem outras condições médicas ativas além da hipertensão arterial controlada por medicação. Ela está na pós-menopausa e acredita estar bem, mas tem alguns questionamentos e preocupações. Suas principais preocupações são o ressecamento vaginal e a dor durante as relações sexuais. Lubrificantes e hidratantes de venda livre não melhoraram a condição. Ela nunca fez uso de TRH porque seus episódios de fogacho não eram significativos, mas agora pergunta se deveria começar a usar hormônio para aliviar o ressecamento vaginal.

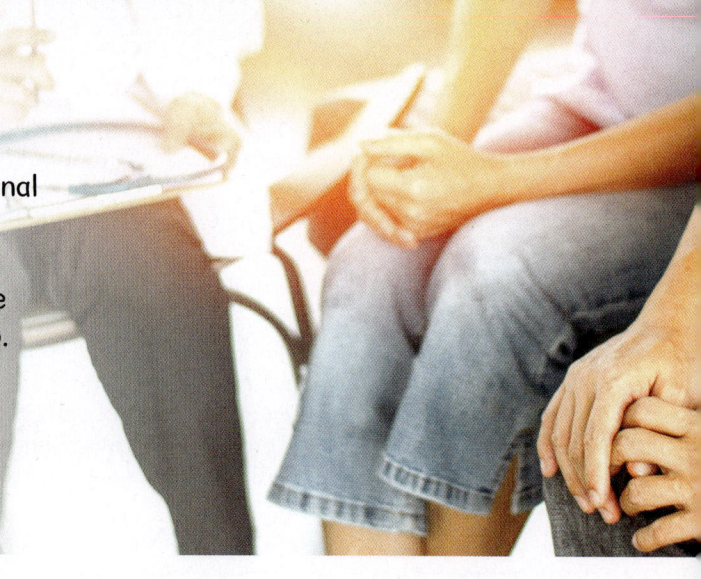

A autoaceitação incondicional por parte das pacientes é fundamental para reduzir comportamentos de risco e promover a paz de espírito.

5

Infecções Sexualmente Transmissíveis

OBJETIVOS DE APRENDIZAGEM

Após a conclusão do capítulo, o leitor será capaz de:

1. Avaliar os componentes culturais e psicológicos das infecções sexualmente transmissíveis (ISTs).

2. Analisar a patologia, a disseminação, o controle e a prevenção das ISTs.

3. Identificar os fatores de risco e descrever as orientações apropriadas à paciente quanto às ISTs mais comuns.

4. Descrever a conduta de enfermagem necessária para as mulheres com ISTs caracterizadas por secreção vaginal, cervicite e úlceras genitais.

5. Reconhecer as sequelas a longo prazo que a doença inflamatória pélvica (DIP) pode causar e as medidas de prevenção.

6. Elaborar um plano de ensino para orientar os pacientes sobre as ISTs evitáveis por vacinas.

7. Investigar as medidas de prevenção para evitar a exposição ao vírus Zika.

8. Orientar sobre as medidas caseiras para evitar a disseminação de infecções ectoparasitárias entre os membros da família.

9. Desenvolver uma apresentação didática para jovens sobre o vírus da imunodeficiência humana (HIV), incluindo transmissão, sinais e sintomas clínicos, tratamento e prevenção.

10. Descrever como alguns anticoncepcionais podem desempenhar um papel na prevenção de ISTs.

PALAVRAS-CHAVE

candidíase genital/vulvovaginal (CVV)

clamídia

doença inflamatória pélvica (DIP)

ectoparasitas

gonorreia

hepatite

herpes genital

infecção sexualmente transmissível (IST)

papilomavírus humano (HPV)

sífilis

síndrome da imunodeficiência adquirida (AIDS)

tricomoníase

vaginose bacteriana (VB)

vírus da imunodeficiência humana (HIV)

vírus Zika

Sandy, uma adolescente de 19 anos, não conseguia imaginar o que eram aquelas "coisas" que apareceram "lá embaixo", em sua área genital, na semana passada. Ela estava com vergonha de contar a alguém, então foi ao serviço de saúde da faculdade para descobrir do que se tratava.

INTRODUÇÃO

As **infecções sexualmente transmissíveis (ISTs)** estão entre os problemas de saúde pública mais onerosos da sociedade. De acordo com o Centers for Disease Control and Prevention (CDC), os EUA têm as taxas mais altas de ISTs do mundo industrializado. São infecções do sistema genital causadas por microrganismos transmitidos por meio da relação sexual por via vaginal, anal ou oral (CDC, 2019a). As ISTs representam um desafio significativo para a saúde em todo o mundo e são uma séria ameaça não apenas para a saúde sexual das mulheres, mas também para a saúde geral e o bem-estar de milhões de pessoas em todo o mundo (ver a classificação de ISTs no Boxe 5.1). As ISTs constituem uma epidemia de grande magnitude. Estima-se que 1,1 milhão de pessoas nos EUA vivam atualmente com o vírus da imunodeficiência humana (HIV), uma IST incurável, e aproximadamente 40 mil norte-americanos sejam infectados pelo HIV anualmente. Aproximadamente 15% deles (um em cada sete) não sabem que estão infectados. Globalmente, ocorrem aproximadamente 2 milhões de novos casos de HIV anualmente. Cerca de outros 20 milhões são infectados a cada ano com uma IST diferente do HIV (CDC, 2019b). A incidência de ISTs continua a aumentar e custa aos EUA mais de US$ 20 bilhões anuais (CDC, 2019a).[1]

As ISTs apresentam maior risco e causam mais complicações nas mulheres do que nos homens. Nos EUA, as mulheres correspondem a dois terços dos cerca de 20 milhões de novos casos de ISTs por ano.[2] Depois de apenas uma única exposição, as mulheres têm duas vezes mais propensão que os homens de contrair infecções pelos patógenos que causam gonorreia, infecção por clamídia, hepatite B e sífilis. Todos os dias, mais de 1 milhão de pessoas são infectadas com ISTs que podem levar a morbidade, mortalidade e aumento do risco de infecção pelo HIV. As mulheres representam metade de todos os adultos que vivem com HIV em todo o mundo (Henry Kaiser Foundation, 2019). As ISTs predispõem a câncer do colo do útero, infertilidade, gravidez ectópica, dor pélvica crônica e morte. Determinadas infecções podem ser transmitidas *in utero* para o feto ou durante o parto para o recém-nascido (Tabela 5.1).

Informações adicionais sobre a conduta terapêutica das ISTs podem ser encontradas no Capítulo 20.

BOXE 5.1 Classificação das infecções sexualmente transmissíveis do CDC.

- Infecções caracterizadas por secreção vaginal
  - Candidíase vulvovaginal
  - Tricomoníase
  - Vaginose bacteriana
- Infecções caracterizadas por cervicite
  - Clamídia
  - Gonorreia
- Infecções caracterizadas por úlceras genitais
  - Herpes genital simples
  - Sífilis
- ISTs imunopreveníveis
  - Hepatite A
  - Hepatite B
  - Hepatite C
  - Papilomavírus humano (HPV)
- Ectoparasitoses
  - Pediculose púbica
  - Escabiose.

CDC. (2019a). *What are STDs?* https://www.cdc.gov/std/general/default.htm.

TABELA 5.1 Infecções sexualmente transmissíveis e efeitos no feto ou no recém-nascido.	
IST	**Efeitos sobre feto ou recém-nascido**
Clamídia	Infecção potencial durante o parto Infecções oculares (conjuntivite neonatal), pneumonia, baixo peso ao nascer, parto prematuro, natimortalidade
Gonorreia	Infecção potencial durante o parto Rinite, vaginite, uretrite, inflamação dos locais de monitoramento fetal, corioamnionite, parto prematuro, retardo do crescimento intrauterino (RCIU) A oftalmia neonatal pode causar cegueira e sepse (incluindo artrite e meningite)
Herpes genital	Pode ocorrer contaminação durante o parto Déficit intelectual, cegueira, convulsões, parto prematuro, baixo peso ao nascer, morte
HIV/AIDS	Nascimento pré-termo, baixo peso ao nascer, positividade para HIV, morte fetal intrauterina, aborto espontâneo
Sífilis	Pode ser transmitida *in utero* Pode resultar em morte fetal ou infantil Os sintomas da sífilis congênita incluem úlceras e erupções cutâneas, febre, choro enfraquecido ou rouco, surdez, fígado e baço inchados, icterícia e anemia, várias deformações
Tricomoníase	Ruptura prematura de membranas, nascimento pré-termo, baixo peso ao nascer
Verrugas genitais	Podem surgir verrugas na garganta (papilomatose laríngea); condição incomum, mas potencialmente fatal; pode se disseminar

CDC. (2019a). *What are STDs?* Disponível em: https://www.cdc.gov/std/general/default.htm. Acesso em: 16 jun. 2020; Chen, X. S. (2018). Adverse pregnancy outcomes due to chlamydia trachomatis. *The Lancet Infectious Diseases*, 18(5). https://doi.org/10.1016/S1473 3099(18)30211-1; Jordan, R. G., Farley, C. L., & Grace, K. T. (2019). *Prenatal and postnatal care: a woman-centered approach* (2nd ed.). John Wiley & Sons, Inc.; e Kwansa, T. D., & Stewart-Moore, J. (2019). *Evidence-based sexual and reproductive health care: policies, clinical procedures, and related research.* Jones & Bartlett Learning.

---

[1]N.R.T.: No Brasil, de acordo com a Pesquisa Nacional de Saúde (PNS) 2019, aproximadamente 1 milhão de pessoas afirmaram ter diagnóstico médico de IST, o que corresponde a 0,6% da população com 18 anos ou mais.

[2]N.R.T.: O perfil epidemiológico das ISTs vem se modificando durante as últimas décadas, com aumento expressivo do número de casos entre mulheres. No Brasil, as mulheres enfrentam vários obstáculos em virtude da multiplicidade de parceiros sexuais, assimetria nas relações entre mulheres e homens, dogmas religiosos e implicações morais, expondo o público feminino às ISTs e, concomitantemente, acentuando a vulnerabilidade das mulheres. (Fonte: Moura, S. L. O. et al. (2021). Percepção de mulheres quanto à sua vulnerabilidade às infecções sexualmente transmissíveis. *Escola Anna Nery*. v. 25, n. 1:e20190325.)

COMPONENTES CULTURAIS E PSICOLÓGICOS DAS INFECÇÕES SEXUALMENTE TRANSMISSÍVEIS

Os enfermeiros devem sempre abordar o bem-estar psicossocial da mulher em caso de diagnóstico de alguma IST. A mulher pode ter medo ou vergonha de contar ao parceiro e lhe pedir que procure tratamento. Em alguns casos, ela teme informar o parceiro porque isso pode colocá-la em risco de violência crescente. O enfermeiro pode mostrar empatia pelos sentimentos da mulher e sugerir maneiras específicas de falar com os parceiros que ajudarão a diminuir sua ansiedade e auxiliar nos esforços para controlar a infecção. É importante que o profissional de enfermagem esteja ciente do contexto específico da vulnerabilidade da mulher às ISTs e identifique quaisquer barreiras ao cuidado (Leblanc et al., 2018). Os enfermeiros que implementam estratégias de prevenção de IST também devem reconhecer o possível papel da violência no aumento do risco das mulheres como uma barreira para a prática de sexo seguro. As pesquisas sugerem uma forte associação entre violência doméstica e ISTs. Ambas precisam ser abordadas para reduzir a disseminação das ISTs. Mesmo breves intervenções nas instituições de saúde, além de viáveis, também podem salvar vidas de mulheres vítimas de violência (Marshall et al., 2018).

Para as ISTs não há barreiras de gênero, classe, raça, etnia ou sociais; todos os indivíduos são vulneráveis se expostos a um microrganismo infeccioso. O problema das ISTs ainda não foi abordado de forma adequada em escala global, e até que isso seja feito os números continuarão a aumentar em todo o mundo. Os enfermeiros que trabalham com mulheres de diversas culturas precisam estar cientes dos métodos efetivos de prevenção das ISTs (Boxe 5.2).

Dado o elevado valor que algumas culturas atribuem à virgindade e à fidelidade, o diagnóstico de uma IST pode ser devastador para a mulher e sua família. Até mesmo sugerir um teste para ISTs pode parecer inadequado ou ofensivo. Quando uma paciente precisa ser testada para IST, é essencial explicar a necessidade desse procedimento e não revelar aos outros membros da família que o teste foi realizado. Ao adotarem uma abordagem multicultural para o controle das ISTs, os profissionais de enfermagem podem lidar com atitudes e comportamentos culturais e religiosos específicos que influenciam a exposição às ISTs (Zeglin et al., 2018). Para maximizar o impacto das intervenções comportamentais e dos programas de redução de risco, o enfermeiro precisa ajustá-los às diferenças sociais e culturais das diversas populações. Com base nos resultados de metanálise envolvendo 65.888 participantes, a U.S. Preventive Services Task Force (USPSTF) recomenda um aconselhamento comportamental para os indivíduos sexualmente ativos para reduzir seu risco (USPSTF, 2019). Os enfermeiros desempenham um papel fundamental no suporte às mulheres de diversas culturas nos serviços de saúde sexual e como profissionais de saúde confiáveis em uma variedade de unidades de saúde.

BOXE 5.2 Infecções sexualmente transmissíveis nas diversas culturas.

A adaptação cultural é uma etapa importante no processo de implementação de intervenções de promoção da saúde que, tendo se mostrado efetivas em uma cultura, estão sendo aplicadas em outra. Os profissionais de enfermagem que trabalham com mulheres de diversas culturas precisam estar cientes dos métodos efetivos de prevenção das ISTs.

Em uma pesquisa recente, foi observada maior eficácia da intervenção preventiva em estudos direcionados especificamente a mulheres de diferentes culturas que usavam materiais específicos de sexo ou cultura, abordavam questões de empoderamento, forneciam treinamento prático do uso de preservativos e negociação para o sexo seguro e usavam interpretações para ensinar habilidades de negociação. A incidência de ISTs foi reduzida significativamente (Carroll, 2019). Para realmente maximizar o impacto das intervenções comportamentais e dos programas de redução de risco, os enfermeiros precisam se adaptar às diferenças sociais e culturais de qualquer grupo populacional a que atendam.

As comunidades lésbica, *gay*, bissexual, transgênero e intersexo (LGBTI) compreende uma população significativa e crescente de pacientes que enfrentam um conjunto único de desafios de saúde que devem ser abordados pelo sistema de saúde e pelos profissionais de enfermagem que trabalham nele. Essa comunidade tem experimentado opressão e discriminação históricas, levando muitos a desistirem de buscar os cuidados de saúde necessários e a se absterem de revelar suas identidades LGBTI. Isso tem resultado em atrasos no tratamento e maus resultados.

As minorias raciais e étnicas e a comunidade LGBTI ainda apresentam disparidades significativas em todas as ISTs relatáveis, mas os afro-americanos são o grupo mais afetado. As taxas de gonorreia entre afro-americanos são superiores às de qualquer outro grupo racial ou étnico e 15 vezes mais altas do que as dos brancos (Gay, 2018). Os enfermeiros não podem ignorar as flagrantes disparidades raciais e culturais presentes nas taxas de ISTs. As pesquisas mostram que as barreiras socioeconômicas aos cuidados de saúde de qualidade e a maior prevalência geral de ISTs em minorias étnicas contribuem para essa ameaça generalizada. É imperativo que a equipe de saúde trabalhe em conjunto para melhorar o acesso à prevenção efetiva das ISTs e aos serviços de tratamento nas comunidades locais para aqueles que mais precisam. Ao adotarem uma abordagem multicultural para o controle das ISTs, os profissionais de enfermagem conseguem lidar com atitudes e comportamentos culturais específicos que podem impactar a exposição às ISTs e intervir para reduzi-los.

Vivendo em um país que permite a prática livre de várias religiões e estilos de vida, os enfermeiros devem ser capazes de compreender as necessidades e as práticas de cada indivíduo, tendo então o cuidado de serem imparciais e não imponham suas opiniões pessoais sobre sua visão de mundo. A comunicação terapêutica é um componente essencial do relacionamento enfermeiro-paciente e deve ser cultivada no esforço contínuo para fornecer cuidados culturalmente humildes. Os enfermeiros devem ser receptivos às preocupações em relação aos cuidados de saúde de todos os pacientes, compreender suas experiências e responder às necessidades específicas de cada indivíduo.

INFECÇÕES SEXUALMENTE TRANSMISSÍVEIS E ADOLESCENTES

As ISTs ocorrem de forma desproporcional entre os adolescentes. Estima-se que dois terços de todas as ISTs ocorram entre pessoas com menos de 25 anos. Nos EUA, entre os estudantes do ensino médio, 41% relatam ser sexualmente ativos. Esses dados reforçam as recomendações existentes sobre educação em saúde sexual e prevenção de ISTs voltadas para adolescentes antes do início da vida sexual (Vega, 2018).

Fatores de risco

Por causa de fatores biológicos e comportamentais, os adolescentes correm um risco particularmente elevado de contrair ISTs e ter sequelas graves e a longo prazo. Essas sequelas podem potencialmente alterar suas vidas e se desenvolverem a partir de infecções não diagnosticadas e não tratadas. A cada ano, milhões de casos de ISTs ocorrem entre adolescentes (CDC, 2019c). Nos EUA, os adolescentes sexualmente ativos experimentam altas taxas de ISTs, e alguns grupos estão em maior risco, tais como os jovens afro-americanos, as vítimas de abuso sexual, os sem-teto, os homens jovens que fazem sexo com homens, além de lésbicas, homossexuais, bissexuais, transgêneros e intersexo (LGBTI). Os fatores de alto risco em adolescentes incluem ter múltiplos ou novos parceiros sexuais e não usar preservativos por uma série de razões. A inexperiência com preservativos também pode levar a mais acidentes, tais como ruptura causada pelo armazenamento em local quente, abertura da embalagem com os dentes, unhas compridas para colocar os preservativos, uso de preservativo de tamanho errado ou incapacidade de segurar o preservativo ao retirá-lo. Além disso, alguns adolescentes não desejam revelar que mantêm atividade sexual. Se surgirem sinais/sintomas de uma IST, eles podem interpretá-los erroneamente como sendo normais, atrasando então o tratamento médico. ISTs não tratadas podem causar doença inflamatória pélvica (DIP), que pode levar a infertilidade, desfechos adversos da gravidez, e cânceres anogenital e do colo do útero. Além disso, a presença de outras ISTs aumenta a probabilidade de transmitir e contrair HIV, pois uma fissura na pele pode facilitar a entrada do vírus no corpo (USDHHS, 2019a).

> ### ATENÇÃO!
> O CDC estima que 25% dos adolescentes contraiam uma IST antes de terminarem o ensino médio (2019c).[3]

Fatores biológicos e comportamentais colocam os adolescentes em alto risco. Devido à sua anatomia, as adolescentes são mais suscetíveis às ISTs do que os adolescentes. Durante a adolescência e o início da vida adulta, as células epiteliais colunares das mulheres são especialmente sensíveis à invasão de microrganismos sexualmente transmissíveis, como clamídia e gonococos, porque essas células se estendem sobre a superfície vaginal do colo do útero, onde não têm a proteção do muco cervical. Essas

células recuam para um local mais protegido à medida que as mulheres envelhecem. Do ponto de vista comportamental, adolescentes e adultos jovens tendem a pensar que são invencíveis e negam os riscos de seus comportamentos, o que os expõe a ISTs e infecção por HIV/AIDS. Os adolescentes frequentemente têm relações sexuais desprotegidas, mantêm relacionamentos curtos e enfrentam muitos obstáculos que os impedem de usar o sistema de saúde.

Objetivo do *Healthy People 2030*

O *Healthy People 2030* (U.S. Department of Health & Human Services [USDHHS], 2019d) traça objetivos com base científica para 10 anos destinados a melhorar a saúde de todos os norte-americanos. Por quatro décadas, o *Healthy People* vem estabelecendo referências e monitorando o progresso ao longo do tempo. Os objetivos da *Healthy People 2030* que se aplicam a este capítulo envolvem a promoção de comportamentos sexuais saudáveis, fortalecimento da capacidade da comunidade e aumento do acesso a serviços de qualidade para prevenir ISTs e suas complicações (*Healthy People 2030* 5.1.)

Uma importante característica do *Healthy People 2030* é a ênfase na responsabilidade. As pessoas devem aceitar a responsabilidade por suas escolhas de estilo de vida e comportamentos. Essa responsabilidade pessoal é especialmente importante para os adolescentes sexualmente ativos porque eles têm a maior taxa de ISTs em decorrência de más escolhas. As infecções por clamídia e gonorreia são as ISTs bacterianas mais comumente notificadas nos EUA, e sua prevalência é mais alta entre mulheres com idades entre 15 e 24 anos. As infecções por papilomavírus humano (HPV), a tricomoníase e as infecções pelo herpes-vírus simples (HSV) também são comuns entre adolescentes (Teen Source Organization, 2018). O objetivo do *Healthy People 2030* de "aumentar a proporção de pessoas sexualmente ativas com idade entre 15 e 19 anos que usam preservativos para evitar a gravidez de forma efetiva e proporcionar proteção contra doenças" aborda esse foco da responsabilidade pessoal (USDHHS, 2019d).

A ênfase do *Healthy People 2030* na responsabilidade pessoal dá aos adolescentes uma função na qualidade de suas vidas e na duração da vida saudável que podem ter ao fazer as escolhas certas e adotar comportamentos não arriscados.

Avaliação de enfermagem

Muitos profissionais da saúde não avaliam o comportamento sexual do adolescente e os riscos de IST, não fazem rastreamento de infecções assintomáticas durante as consultas de rotina nem aconselham os adolescentes sobre a redução do risco de ISTs. Os enfermeiros precisam se lembrar de que desempenham uma função fundamental na detecção, na prevenção e no tratamento de ISTs em adolescentes. Todos os 50 estados dos EUA

---

[3]N.R.T.: No Brasil, segundo a Secretaria de Vigilância em Saúde, as ISTs, mais comuns em adolescente são gonorreia, clamídia, sífilis, HPV e herpes genital.

HEALTHY PEOPLE *2030 • 5.1*

Objetivos para ISTs	Importância para a enfermagem
HIV-2030-03 Reduzir o número de novos diagnósticos de HIV entre pessoas de todas as idades.	Oferecer atendimento confidencial a todas as mulheres jovens.
HIV-2030-06 Reduzir a taxa de infecções por HIV recém-diagnosticadas adquiridas no período perinatal.	Avaliar os comportamentos sexuais e os riscos de IST durante as visitas à unidade de saúde; aproveitar todas as oportunidades para orientar sobre os riscos de ISTs e sobre a redução do risco.
IID-2030-02 Reduzir a taxa de hepatite B aguda.	Ser direto, imparcial e adaptar sua abordagem ao paciente.
IID-2030-14 Reduzir as infecções devidas aos tipos de papilomavírus humano (HPV) preveníveis pela vacina 9-valente.	Incentivar as mulheres a minimizar o número de parceiros sexuais ao longo da vida.
STD-2030-01 Aumentar a proporção de mulheres sexualmente ativas com idade entre 16 e 24 anos inscritas no Medicaid e em planos de saúde comerciais que são rastreadas para infecções por clamídia.	Orientar sobre a importância do uso correto e consistente do preservativo.
STD-2030-03 Reduzir a incidência de sífilis primária e secundária em mulheres de 15 a 44 anos.	Orientar as adolescentes no sentido de que a abstinência é a única maneira de evitar completamente contrair infecções sexualmente transmissíveis.
STD-2030-04 Reduzir a sífilis congênita.	Incentivar os adolescentes a adiar o início da relação sexual pelo maior tempo possível. Para aqueles que já tiveram relações sexuais, incentivar a abstinência nesse momento.
STD-2030-05 Reduzir a doença inflamatória pélvica em mulheres de 15 a 24 anos.	Incentivar os adolescentes a minimizar o número de parceiros sexuais ao longo da vida.
STD-2030-06 Reduzir a proporção da população de 15 a 24 anos com o herpes-vírus simples 2.	Incentivar os adolescentes a sempre usarem preservativo durante a relação sexual.
	Proporcionar um ambiente aberto e confidencial para que os adolescentes relatem os sinais/sintomas e busquem tratamento mais precocemente.

Adaptado de USDHHS. (2020). *Proposed objectives for inclusion in Healthy People 2030.* https://www.healthypeople.gov/sites/default/files/ObjectivesPublicComment508.pdf.

reconhecem clamídia, gonorreia, sífilis e HIV como condições de notificação obrigatória.[4] Isso significa que a lei federal obriga os profissionais da saúde a notificar novos casos dessas infecções às autoridades de saúde pública (Kwansa & Stewart-Moore, 2019). Em todos os estados, os adolescentes podem consentir a realização de testes e tratamento confidencial de IST. A Tabela 5.2 discute as manifestações clínicas das ISTs comuns em adolescentes.

Conduta de enfermagem

A prevenção de ISTs entre adolescentes é essencial. Os profissionais da saúde têm uma oportunidade única de fornecer aconselhamento e orientação aos seus pacientes. Os adolescentes são menos dispostos a serem francos com os enfermeiros e menos propensos a retornar se não tiverem certeza da confidencialidade. Os enfermeiros que trabalham com adolescentes precisam expressar sua disposição para discutir os hábitos sexuais, e qualquer interação com os pacientes deve ser direta e imparcial.

Os enfermeiros podem fornecer uma orientação efetiva e promover a saúde sexual para que infecções primárias ou de repetição possam ser evitadas. Os adolescentes suportam encargos desproporcionais quando se trata de ISTs; portanto, são necessárias orientações para ajudá-los a proteger seu futuro reprodutivo. As ações específicas a serem tomadas incluem:

- Incentivar o paciente a concluir o tratamento dos antibióticos prescritos (o tratamento específico para cada tipo de IST é discutido adiante)
- Adequar o estilo e o conteúdo de qualquer mensagem ao nível de desenvolvimento do paciente
- Identificar os fatores e comportamentos de risco, e orientar o paciente a desenvolver ações individualizadas específicas de prevenção
- Informar os adolescentes sobre seu desenvolvimento sexual para reforçar a compreensão de suas alterações corporais, o papel dos hormônios e as emoções que estão experimentando
- Incentivar os adolescentes a adiar o início das relações sexuais pelo maior tempo possível; entretanto, se eles optarem por ter relações sexuais, explicar a

---

[4]N.R.T.: "As ISTs que fazem parte da lista nacional de notificação compulsória, no Brasil, incluem os casos de síndrome da imunodeficiência adquirida, HIV, HIV em gestantes, hepatites virais, sífilis em gestantes, sífilis adquirida e síndrome do corrimento uretral masculino." (Fonte: Domingues C. S. B. et al. (2021). Protocolo Brasileiro para Infecções Sexualmente Transmissíveis 2020: vigilância epidemiológica. *Epidemiol. Serv. Saúde*, Brasília, v. 30, n esp. 1:e2020549.

TABELA 5.2   Infecções sexualmente transmissíveis comuns.

Doença	Microrganismo causador	Modo de transmissão	Exame diagnóstico	Sinais/sintomas no sexo feminino	Sinais/sintomas no sexo masculino	Tratamento
Clamídia IST curável Observada com frequência entre adolescentes e adultos jovens sexualmente ativos Adolescentes sexualmente ativos devem ser rastreados pelo menos uma vez ao ano	*Chlamydia trachomatis* (bactéria)	Sexo vaginal, anal e oral, e no parto	Cultura do líquido de esfregaços de esfregaços uretrais em homens, esfregaços endocervicais em mulheres e secreções conjuntivais em neonatos	Pode ser assintomática Disúria Secreção vaginal (muco ou pus) Endocervicite Pode levar a DIP, gravidez ectópica e infertilidade Pode causar inflamação do reto e das conjuntivas (conjuntivite) Pode infectar a orofaringe pelo contato sexual oral com um parceiro infectado	Pode ser assintomática Disúria Secreção peniana (muco ou pus) Formigamento uretral Pode levar a epididimite (inflamação do epidídimo, a estrutura tubular que liga o testículo aos ductos deferentes) e esterilidade Pode causar inflamação do reto e das conjuntivas (conjuntivite) Pode infectar a orofaringe pelo contato sexual oral com uma parceira infectada	Azitromicina Doxiciclina Eritromicina (EES) Ofloxacino Os parceiros sexuais necessitam de avaliação, exames e tratamento
Gonorreia IST curável O paciente é frequentemente coinfectado com *Chlamydia trachomatis*	*Neisseria gonorrhoeae* (bactéria)	Sexo vaginal, anal e oral, e no parto	Coloração de amostras diretamente para a bactéria, detecção de genes ou DNA da bactéria na urina e crescimento da bactéria em culturas de laboratório Pode ser usado mais de um teste	Pode ser assintomática ou não ter sinais/sintomas reconhecíveis até que ocorram complicações graves, como a DIP Disúria Polaciúria Secreção vaginal (amarela, fétida) Dispareunia Endocervicite Artrite Pode levar a DIP, gravidez ectópica e infertilidade Os sinais/sintomas de infecção retal incluem secreção, prurido anal e movimentos intestinais dolorosos e ocasionais com sangue fresco	A maioria apresenta sinais/sintomas, mas pode ser assintomática Disúria Secreção peniana (pus) Artrite Pode levar a epididimite e esterilidade Os sinais/sintomas de infecção retal incluem secreção, prurido anal e movimentos intestinais dolorosos e ocasionais com sangue fresco	Normalmente, uma única dose de um dos seguintes: Cefixima Ciprofloxacino Ceftriaxona Ofloxacino Levofloxacino Não utilizar ofloxacino ou ciprofloxacino se for <18 anos ou estiver grávida Azitromicina Doxiciclina A coinfecção por clamídia normalmente será tratada, então é administrada uma combinação (p. ex., ceftriaxona e doxiciclina) Os parceiros sexuais necessitam de avaliação, exames e tratamento

(continua)

TABELA 5.2 Infecções sexualmente transmissíveis comuns (continuação).

Doença	Microrganismo causador	Modo de transmissão	Exame diagnóstico	Sinais/sintomas no sexo feminino	Sinais/sintomas no sexo masculino	Tratamento
Herpes genital Doença viral recorrente ao longo da vida A maioria das pessoas não é diagnosticada Não há cura	Herpes-vírus simples I e II (HSV I e II)	Ter contato sexual (vaginal, oral ou anal) com alguém que esteja transmitindo o herpes-vírus durante um episódio ou durante um período assintomático Pode ser transmitido pelo contato próximo pele com pele	Inspeção visual e de sinais/sintomas ou cultura Testes virológicos e sorológicos específicos para cada tipo podem dizer se o herpes-vírus simples II está presente, mas não confirmam o herpes genital, embora a maioria dos médicos pressuponha que um HSV II positivo signifique herpes genital A pesquisa de anticorpos IgG/IgM também é realizada	Lesões genitais semelhantes a bolhas Disúria Febre, cefaleia, dores musculares	Lesões genitais semelhantes a bolhas Disúria Febre, cefaleia, dores musculares	Aciclovir Outros fármacos antivirais Não há cura, apenas controle dos sintomas Os parceiros sexuais beneficiam-se de avaliação e aconselhamento. Se sintomáticos, precisam de tratamento. Se assintomáticos, eles precisam de testes e orientações
Sífilis	*Treponema pallidum* (bactéria espiroqueta)	Contato sexual com uma pessoa infectada	Exames de sangue Pesquisa laboratorial de doenças venéreas (VDRL), teste rápido para reagina plasmática (RPR) e testes treponêmicos (p. ex., anticorpos antitreponêmicos fluorescentes absorvidos [FTA-ABS]) podem levar a um diagnóstico presuntivo O exame de campo escuro e a imunofluorescência direta do exsudato ou de tecido da lesão fornecem um diagnóstico definitivo da sífilis em estágio inicial	A doença é dividida em quatro estágios: *Infecção primária*: cancro no local de entrada das bactérias (geralmente vulva ou vagina, mas pode ocorrer em outras partes do corpo) *Infecção secundária*: • Erupção cutânea maculopapular (mãos e pés) • Dor de garganta • Linfadenopatia • Sinais/sintomas gripais *Infecção latente*: • Ausência de sintomas • Não é mais contagiosa • Muitas pessoas, mesmo não tratadas, não apresentarão outros sinais e sintomas Algumas pessoas evoluem para sífilis terciária ou tardia *Infecções terciárias*: • Tumores de pele, ossos e fígado • Sinais/sintomas de acometimento do SNC • Sinais/sintomas cardiovasculares • Normalmente não é reversível nessa fase	A doença é dividida em quatro estágios: *Infecção primária*: cancro no local de entrada das bactérias (geralmente no pênis, mas pode acometer qualquer outra parte do corpo) *Infecções secundária, latente e terciária*: sinais/sintomas semelhantes aos das mulheres	Injeção de penicilina G (caso seja alérgico à penicilina, usar doxiciclina ou eritromicina) Azitromicina, ceftriaxona, ciprofloxacino Os parceiros sexuais precisam de avaliação e exames

Tricomoníase		Avaliação	Sinais/sintomas	Tratamento
Trichomonas vaginalis (protozoário)	Sexo vaginal com uma pessoa infectada. Pode ser transmitida pelo contato genital direto com objetos molhados ou úmidos, como toalhas, roupas ou assento de vaso sanitário	Avaliação microscópica ou cultura da secreção vaginal	Muitas mulheres têm sinais/sintomas, mas algumas podem ser assintomáticas; Disúria; Polaciúria; Secreção vaginal (amarela, verde ou cinza e de odor fétido); Dispareunia; Irritação ou prurido na área genital	A maioria dos homens infectados é assintomática; Disúria; Secreção peniana (aquosa, branca)	Metronidazol; Os parceiros sexuais necessitam de avaliação e exames

Verrugas genitais (condilomas acuminados) Uma das ISTs mais comuns nos EUA Pode levar a cânceres de colo do útero, vulva, vagina, ânus ou pênis Não há cura; as verrugas podem ser removidas, mas o vírus permanece no corpo				
Papilomavírus humano (HPV)	Sexo vaginal, anal ou oral com uma pessoa infectada	Inspeção visual; Um esfregaço de Papanicolaou anormal pode indicar infecção do colo do útero por HPV	Lesões semelhantes a verrugas macias, úmidas ou normocrômicas que aparecem na vulva, no colo do útero, e dentro e ao redor da vagina e do ânus; Às vezes aparecem em grupos que se assemelham a couve-flor e são elevadas ou planas, pequenas ou grandes	Lesões semelhantes a verrugas macias, úmidas ou normocrômicas que aparecem no escroto ou no pênis; Às vezes aparecem em grupos que se assemelham a couve-flor e são elevadas ou planas, pequenas ou grandes	Podem desaparecer sem tratamento; O tratamento objetiva a remoção das lesões, em vez do HPV; Nenhum tratamento ideal foi identificado, mas existem várias maneiras de tratá-las dependendo do tamanho e da localização. A maioria dos métodos depende da destruição química ou física da lesão: imiquimode creme a 20%; Solução antimitótica de podofilina a 0,5%; Solução de podofilox a 5%; 5-fluorruracila creme; Ácido tricloroacético (TCA); As pequenas verrugas podem ser removidas por: • Congelamento (criocirurgia) • Eletrocautério • Excisão a *laser* • As grandes verrugas que não respondem ao tratamento podem ser removidas cirurgicamente

Kwansa, T. D., & Stewart-Moore, J. (2019). *Evidence-based sexual and reproductive health care: Policies, clinical procedures, and related research*. Jones & Bartlett Learning; Norwitz, E. R., Miller, D. A., Zelop, C. M., & Keefe, D. (2019). *Evidence-based obstetrics and gynecology*, John Wiley & Sons, Inc.; e Skidmore-Roth, L. (2019). *Mosby's 2019 nursing drug reference* (32nd ed.). Elsevier.

necessidade de usar métodos de barreira, como o preservativo masculino ou feminino (Diretrizes de ensino 5.1). Para os adolescentes que já tiveram relações sexuais, o médico pode encorajar a abstinência no momento atual. Se as adolescentes já forem sexualmente ativas, elas devem ser encaminhadas a clínicas para adolescentes e as opções de contracepção devem ser explicadas. Nas unidades sem ambulatório específico para adolescentes, o enfermeiro deve se sentir à vontade para discutir com eles sobre sexualidade, segurança e contracepção, incentivando-os a minimizar o número de parceiros sexuais ao longo da vida, a usar métodos de barreira de forma consistente e correta, e a se conscientizar da conexão entre uso de drogas e bebidas alcoólicas e utilização incorreta de métodos de barreira. A Tabela 5.3 discute as barreiras ao uso do preservativo e os meios para superá-las.

DIRETRIZES DE ENSINO **5.1**

Uso adequado de preservativo masculino

- Usar preservativos de látex para criar uma barreira mecânica às ISTs e à gravidez
- Utilizar um novo preservativo a cada relação sexual. Jamais reutilizar um preservativo
- Manusear o preservativo com cuidado para evitar danos causados por objetos pontiagudos, tais como unhas e dentes
- Certificar-se de que o preservativo tenha sido armazenado em um local fresco e seco, longe da luz solar direta. Não guardar os preservativos na carteira, no automóvel ou em qualquer lugar onde fiquem expostos a temperaturas extremas
- Verificar a data de validade na embalagem do preservativo
- Abrir a embalagem do preservativo com cuidado. Não usar dentes ou tesouras que possam rasgar ou perfurar o interior do preservativo
- Não usar um preservativo se ele parecer frágil, pegajoso ou com descoloração. Estes são sinais de que está velho
- Colocar o preservativo antes de qualquer contato genital porque são encontrados espermatozoides no líquido pré-ejaculatório
- Colocar o preservativo quando o pênis estiver ereto. Assegurar-se de que ele seja colocado de modo que se desenrole prontamente
- Segurar a ponta do preservativo ao desenrolá-lo. Certificar-se de que haja um espaço na ponta para o

TABELA 5.3	Parâmetros canadenses: barreiras à utilização de preservativos e meios de contorná-las.
Barreira percebida	**Estratégia de intervenção**
Diminuição do prazer sexual (sensibilidade) Observação: barreira muitas vezes citada por pessoas que nunca usaram um preservativo	• Incentivar a paciente a tentar • Colocar uma gota de lubrificante à base de água ou uma gota de saliva no interior da ponta do preservativo ou na glande do pênis antes de colocar o preservativo • Experimentar um preservativo de látex fino ou de uma marca diferente ou com mais lubrificação
Diminuição da espontaneidade do ato sexual	• Incorporar o uso do preservativo nas preliminares da relação sexual • Lembrar à paciente que a paz de espírito pode aumentar o prazer para si e para o parceiro
Embaraçoso, juvenil, "afeminado"	• Lembrar ao paciente que ele é "viril" o suficiente para proteger a si mesmo e aos outros
Ajuste ruim (muito pequeno ou muito grande, escorrega, desconfortável)	• Preservativos menores e maiores estão disponíveis
Exige retirada imediata após a ejaculação	• Reforçar a natureza protetora da retirada rápida e sugerir substituição por outras atividades sexuais pós-coito
Medo de rompimento do preservativo pode levar a uma atividade sexual menos vigorosa	• Com a relação sexual prolongada, o lubrificante desaparece e o preservativo começa a atritar. Ter um lubrificante solúvel em água disponível para reaplicar
Atividade sexual não envolvendo penetração	• O uso de preservativos durante a felação tem sido defendido; os preservativos não lubrificados podem ser melhores para essa finalidade, em decorrência do gosto do lubrificante • Outros métodos de barreira, como isoladores dentais ou um preservativo não lubrificado, podem ser cortados ao meio para formar uma barreira; estes têm sido defendidos para uso durante certas formas de atividade sexual não envolvendo penetração (p. ex., sexo oral e anolingual)
Alergia ao látex	• Existem preservativos masculinos e femininos de poliuretano • Um preservativo de pele natural pode ser usado em conjunto com o preservativo de látex para proteger o homem ou a mulher do contato com o látex

Adaptada de Public Health Agency of Canada. (2018). *Canadian guidelines on sexually transmitted infections*. Retirada em 6 de maio de 2020, de: https://www.canada.ca/en/public-health/services/infectious-diseases/sexual-health-sexually-transmitted-infections/canadian-guidelines/sexually-transmitted-infections.html.

acúmulo do sêmen, mas assegurar-se de não aprisionar ar em sua ponta
- Assegurar lubrificação adequada durante a relação sexual. Se forem utilizados lubrificantes externos, usar apenas lubrificantes à base de água com preservativos de látex, como o gel K-Y®. Lubrificantes à base de óleo ou vaselina, tais como loção corporal, óleo de massagem ou óleo de cozinha, podem enfraquecer os preservativos de látex
- Retirar do pênis enquanto ele ainda estiver ereto e segurar firmemente o preservativo contra a base do pênis.

FDA. (2020). *Barrier methods of birth control.* Disponível em: https://www.fda.gov/consumers/free-publications-women/birth-control#BarrierMethods. Acesso em: 11 fev. 2020; Public Health Agency of Canada. (2020). *Canadian guidelines on sexually transmitted infections.* Disponível em: https://www.canada.ca/en/public-health/services/infectious-diseases/sexual-health-sexually-transmitted-infections/canadian-guidelines/sexually-transmitted-infections.html. Acesso em: 11 mai. 2020.

Lembre-se de Sandy, apresentada no início do capítulo. Como o enfermeiro deve lidar com a ansiedade dela? Que perguntas específicas o enfermeiro deve fazer a Sandy para determinar a possível origem da infecção em sua área genital?

INFECÇÕES CARACTERIZADAS POR SECREÇÃO VAGINAL

"Vaginite" é um termo genérico que significa inflamação e infecção da vagina. A vaginite tem centenas de causas, mas, na maioria das vezes, sua origem é a infecção por um destes três microrganismos:

- *Candida*, um fungo
- *Trichomonas*, um protozoário
- *Gardnerella*, uma bactéria.

O complexo equilíbrio entre microrganismos na vagina é essencial para a manutenção da saúde. Mudanças sutis no ambiente vaginal podem permitir a proliferação de microrganismos com potencial patológico, causando então sinais e sintomas infecciosos.

A função do enfermeiro no tratamento da vaginite é na prevenção primária e na orientação da paciente a fim de limitar a recorrência dessas infecções. A prevenção primária começa com a mudança dos comportamentos sexuais que colocam as mulheres em risco de infecção. Além de avaliar as mulheres quanto a sinais e sintomas comuns e fatores de risco, o enfermeiro pode ajudá-las a evitar a vaginite ou sua repetição ensinando-as a tomar as precauções destacadas nas Diretrizes de ensino 5.2.

DIRETRIZES DE ENSINO **5.2**
Prevenção da vaginite

- Não tomar duchas higiênicas para não modificar o ambiente vaginal
- Usar preservativos para evitar a propagação do microrganismo
- Urinar com os joelhos bem separados

- Evitar roupas íntimas apertadas e de náilon, e roupas justas em geral
- Após defecar, limpar a genitália da frente para trás
- Lavar somente com sabonetes em barra hipoalergênicos; evitar o uso de sabonetes líquidos ou gel de banho
- Evitar o uso de talcos, banhos de espuma e aerossóis vaginais perfumados
- Usar calcinhas limpas de algodão
- Lavar e secar a área vulvar suavemente após os banhos ou duchas
- Evitar duchas higiênicas
- Trocar as roupas de banho molhadas o mais rápido possível
- Familiarizar-se com os sinais e sintomas da vaginite
- Optar por um estilo de vida saudável.

Candidíase genital/vulvovaginal

A **candidíase genital/vulvovaginal (CVV)** é uma das causas mais comuns de secreção vaginal. Também é conhecida como levedura, monilíase e infecção fúngica. Não é considerada uma IST porque a *Candida* faz parte da flora normal da vagina e se torna patológica apenas quando o ambiente vaginal é alterado. Estima-se que 75% das mulheres terão pelo menos um episódio de CVV e cerca de 50% terão dois ou mais episódios ao longo de suas vidas (Hidalgo, 2019).

Conduta terapêutica

O tratamento da candidíase inclui um dos seguintes medicamentos:

- Miconazol creme ou óvulo
- Clotrimazol comprimido ou creme
- Terconazol creme ou supositório intravaginal
- Fluconazol comprimido oral (CDC, 2019d).

A maioria desses fármacos é administrada por via intravaginal, sob a forma de creme, comprimido ou óvulos por 3 a 7 dias. Se for prescrito fluconazol, um comprimido de 150 mg deve ser ingerido por via oral em dose única.

As preparações tópicas de compostos azólicos são efetivas no tratamento da CVV, aliviando os sinais e sintomas e produzindo culturas negativas em 80 a 90% das mulheres que concluem a terapia (CDC, 2019d). Se a CVV não for tratada de modo efetivo durante a gravidez, o recém-nascido pode desenvolver uma infecção oral chamada monilíase, também conhecida como "sapinho", durante o parto vaginal; essa infecção deve ser tratada com uma preparação azólica local após o nascimento.

Avaliação de enfermagem

Avalie a anamnese da paciente para fatores predisponentes da CVV, que incluem:

- Gestação
- Uso de contraceptivos orais com alto teor de estrogênio
- Uso de antibióticos de amplo espectro

- Diabetes melito
- Obesidade
- Uso de esteroides e imunossupressores
- Infecção pelo HIV
- Uso de roupas apertadas e restritivas, assim como roupas íntimas de náilon
- Traumatismo da mucosa vaginal por agentes químicos irritantes ou ducha.

Avalie se a paciente apresenta as manifestações clínicas da CVV. Os sinais e sintomas típicos, que podem piorar pouco antes da menstruação, incluem:

- Prurido
- Secreção vaginal (espessa, branca, semelhante a coalhada)
- Dor vaginal
- Sensação de queimação vulvar
- Eritema na área vulvovaginal
- Dispareunia
- Disúria externa.

A Figura 5.1 mostra a aparência típica da CVV.

O exame com espéculo revela placas brancas nas paredes vaginais. O pH vaginal permanece dentro da faixa normal. O diagnóstico definitivo é feito por meio de um esfregaço a fresco que revela hifas filamentosas e esporos característicos de um fungo quando vistos à microscopia óptica.

Conduta de enfermagem

Recomende as seguintes medidas preventivas para as mulheres com infecções por CVV frequentes:

- Reduzir a ingestão de açúcares simples e refrigerantes na dieta
- Usar calcinhas brancas 100% de algodão

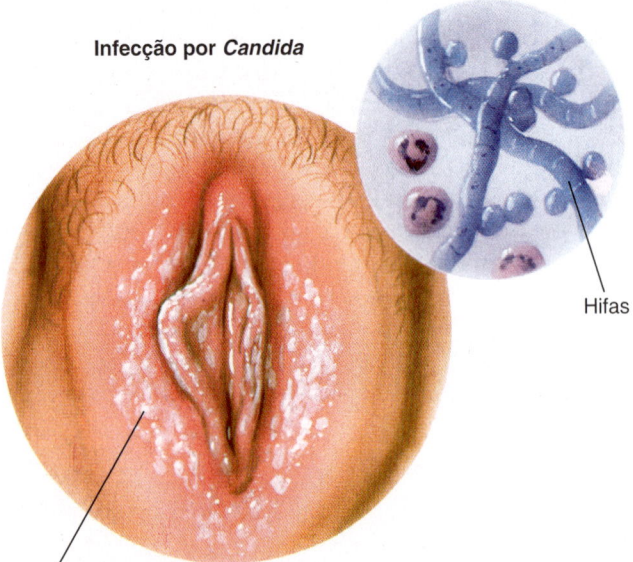

Infecção por *Candida*

Hifas

Secreção vaginal branca espessa

FIGURA 5.1 Candidíase vulvovaginal. (Ilustração fornecida por Anatomical Chart Co.)

- Evitar usar calças justas ou roupas de ginástica com elastano
- Tomar banho no chuveiro, em vez de na banheira
- Lavar-se com sabão neutro, sem perfume, e secar delicadamente a região genital
- Evitar o uso de banhos de espuma ou produtos de banho perfumados
- Lavar as roupas íntimas com detergente sem perfume e em água quente
- Secar as roupas íntimas com um secador quente para matar os fungos que aderem ao tecido
- Remover os trajes de banho molhados imediatamente
- Manter uma boa higiene corporal
- Evitar aerossóis/desodorantes vaginais
- Evitar usar meia-calça (ou abrir o gancho da meia-calça para possibilitar a circulação de ar)
- Usar papel higiênico branco e sem cheiro, e limpar-se de frente para trás
- Evitar a utilização de duchas higiênicas (que removem o muco vaginal protetor)
- Evitar o uso de tampões superabsorventes (em vez disso, usar absorventes íntimos comuns).

Tricomoníase

Embora seja uma infecção sexualmente transmissível, a tricomoníase não é notificada nacionalmente.[5] A **tricomoníase** é causada por um protozoário flagelado comumente encontrado em homens e mulheres. Sua transmissão acontece principalmente por via sexual, mas o microrganismo consegue sobreviver em superfícies úmidas/molhadas e em banheiras de hidromassagem, ralos, toalhas e roupas de banho não limpas/mantidas de modo inadequado. A mulher pode ser muito sintomática ou assintomática. Os homens são portadores assintomáticos. Embora essa infecção seja localizada, há evidências crescentes de parto prematuro, ruptura prematura de membranas, recém-nascidos com baixo peso, endometrite pós-parto e infertilidade em mulheres com esse tipo de vaginite. A alta prevalência dessa infecção em todo o mundo e a frequência de coinfecção com outras ISTs tornam a tricomoníase uma grande preocupação de saúde pública. As pesquisas já mostraram que a tricomoníase aumenta o risco de transmissão de HIV em homens e mulheres (Kwansa & Stewart-Moore, 2019). O *Trichomonas vaginalis* é um protozoário ovoide unicelular que pode ser observado à microscopia óptica fazendo um movimento oscilante espasmódico. Nos EUA, estima-se que 3,7 milhões de pessoas tenham a infecção, mas apenas cerca de 30% desenvolvem algum sintoma.[6]

[5]N.R.T.: Também não é de notificação no Brasil. Reveja nota 4.
[6]N.R.T.: A prevalência de *Trichomonas vaginalis* no município do Recife, Brasil, é de 18,5%. As idades limítrofes são 15 e 77 anos, sendo a faixa etária mais acometida a de 20 a 30 anos, correspondendo a 26,1% dos casos. Na análise do perfil epidemiológico, 48,9% das mulheres são casadas, entre as quais 84,8% têm até 9 anos de estudo. (Fonte: Lima M. C. L., Cabral L. M. S., & Silva S. R. C. et al. (2019). O perfil epidemiológico das mulheres com *Trichomonas vaginalis* assistidas na atenção primária. *Rev. Enferm. Digit. Cuid. Promoção Saúde*, v. 4, n. 1, p. 8-13.)

A infecção é mais comum em mulheres do que em homens, e as mulheres de mais idade são mais propensas de serem infectadas do que as mais jovens (CDC, 2019e).

Conduta terapêutica

Uma dose única de 2 g de metronidazol oral ou tinidazol para ambos os parceiros é um tratamento comum para essa infecção. Os parceiros sexuais de mulheres com tricomoníase devem ser tratados para evitar a recorrência da infecção.

Avaliação de enfermagem

Avalie se a paciente apresenta as manifestações clínicas da tricomoníase, que incluem:

- Secreção amarela/verde ou cinza abundante, espumosa ou com bolhas
- Prurido vaginal e dor vulvar
- Dor abdominal inferior
- Dispareunia
- Colo do útero que sangra ao contato
- Disúria
- Odor vaginal descrito como fétido
- Eritema vaginal ou vulvar
- Petéquias no colo do útero (também chamado de "colo de morango").

A Figura 5.2 mostra a aparência típica da tricomoníase.

O diagnóstico é confirmado quando *Trichomonas* móvel flagelado é visualizado à microscopia óptica. Além disso, um pH vaginal maior que 4,5 é um achado comum. Os testes aprovados pela Food and Drug Administration (FDA) para tricomoníase em mulheres incluem o teste rápido para *Trichomonas* OSOM® (Genzyme Diagnostics,

Cambridge, MA); a tecnologia de fluxo capilar imunocromatográfico; e o Affirm™ VPIII (Becton Dickinson, San Jose, CA), uma sonda de ácido nucleico que pesquisa a presença de *T. vaginalis*, *Gardnerella vaginalis* e *Candida albicans*. Cada um desses testes, os quais são realizados nas secreções vaginais, tem sensibilidade superior a 83% e especificidade superior a 97%. Todos são considerados exames diagnósticos à beira do leito (CDC, 2019e).

Conduta de enfermagem

A educação da paciente desempenha um importante papel na gestão do cuidado, assim como a notificação e o tratamento do parceiro. Instrua a paciente a evitar a atividade sexual até que ela e seu parceiro estejam curados (*i. e.*, quando o tratamento tiver sido concluído e ambos estiverem sem sinais e sintomas) e também a evitar o consumo de bebidas alcoólicas durante o tratamento porque misturar medicamentos e álcool provoca náuseas e vômitos graves (CDC, 2019e). Além disso, é importante fornecer informações sobre as causas da infecção e da transmissão e sobre os efeitos nos órgãos reprodutivos e na futura fertilidade, como também enfatizar a necessidade de notificar e tratar o parceiro. Os testes de acompanhamento não são indicados se os sintomas melhorarem com o tratamento.

Vaginose bacteriana

A **vaginose bacteriana (VB)** é uma condição comum que resulta da mudança no equilíbrio da microflora vaginal da mulher. É a causa mais prevalente de secreção vaginal ou odor desagradável, mas até 50% das mulheres são assintomáticas.

A VB é uma infecção associada sexualmente caracterizada por alterações na flora vaginal em que os lactobacilos da vagina são substituídos por elevadas concentrações de bactérias anaeróbias. A VB é assim denominada porque as bactérias são os agentes etiológicos e não existe uma resposta inflamatória associada. O desequilíbrio bacteriano está associado ao contato sexual, mas geralmente não é propagado por atividade sexual. A causa da alteração microbiana não está totalmente compreendida, mas está ligada a ter múltiplos parceiros sexuais, tomar duchas higiênicas e à ausência de lactobacilos vaginais (CDC, 2019f). As pesquisas sugerem que a VB está associada a trabalho de parto prematuro, ruptura prematura das membranas, corioamnionite, endometrite pós-parto e DIP (Pascale, 2018).

Conduta terapêutica

O tratamento para a VB inclui metronidazol oral ou clindamicina em creme. O tratamento do parceiro não tem sido benéfico na prevenção da recorrência porque a transmissão sexual da vaginose bacteriana ainda não foi comprovada (CDC, 2019f).

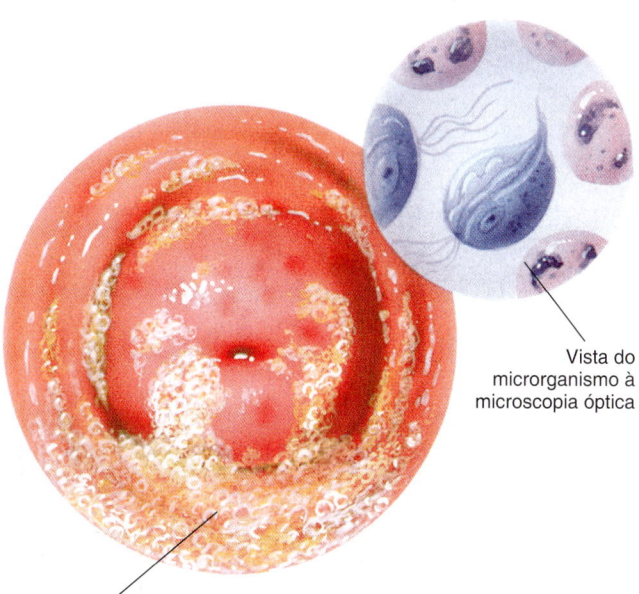

Vista do microrganismo à microscopia óptica

Secreção cervical cinza-esverdeada

FIGURA 5.2 Tricomoníase. (Ilustração fornecida por Anatomical Chart Co.)

Avaliação de enfermagem

Avalie se a paciente apresenta as manifestações clínicas da VB. Os principais sinais e sintomas são secreção vaginal rala branca/acinzentada homogênea, dor, prurido e ardor na vagina, ardência ao urinar, prurido na parte externa da vagina e um odor característico de "peixe estragado", muitas vezes reconhecido apenas após a relação sexual. A Figura 5.3 mostra a aparência típica da VB.

Para diagnosticar a VB, três dos quatro critérios a seguir têm de ser atendidos:

- Secreção vaginal rala e branca-acinzentada que adere à mucosa vaginal
- pH vaginal superior a 4,5
- "Teste de odor" positivo (a secreção é misturada com uma gota de hidróxido de potássio a 10% em uma lâmina, produzindo então um odor característico de peixe estragado)
- Achado de células indicadoras no exame a fresco (CDC, 2019f).

Conduta de enfermagem

As funções do profissional de enfermagem são a prevenção primária e a orientação a fim de limitar a recorrência dessas infecções. A prevenção primária começa com a mudança de comportamentos de higiene que colocam as mulheres em risco de infecção. Como a VB é semelhante a várias outras condições (clamídia, gonorreia, síndrome geniturinária da menopausa, tricomoníase), é essencial que mulheres sintomáticas consultem seus médicos para um diagnóstico preciso. Além de avaliar as mulheres quanto a sinais, sintomas e fatores de risco comuns (uso recente de antibióticos, diminuição da produção de estrogênio, utilização de duchas higiênicas e atividade sexual com um novo parceiro), o enfermeiro pode ajudá-las a evitar a vaginite ou sua repetição, ensinando-as a tomar as precauções destacadas nas Diretrizes de ensino 5.2.

Uma boa maneira de começar a identificar a VB é prestar atenção aos seguintes:

- Flora vaginal anormal, frequentemente causada por *Gardnerella vaginalis*
- Sintomas incômodos, como secreção vaginal, prurido e ardência, bem como odor de peixe
- Infecção crônica/recorrente (*i. e.*, três ou mais episódios anualmente)
- Diagnóstico diferencial. A sintomatologia da VB assemelha-se à de várias outras ISTs (Pascale, 2018).

INFECÇÕES CARACTERIZADAS POR CERVICITE

"Cervicite" é um termo abrangente que indica a presença de inflamação ou infecção no colo do útero. É usado para descrever tudo, desde erosões assintomáticas a um colo do útero inflamado que sangra ao contato e produz quantidades de secreção purulenta contendo microrganismos que não são encontrados habitualmente na vagina. A cervicite geralmente é causada por gonorreia ou clamídia, bem como por quase qualquer agente bacteriano patogênico e vários vírus. O tratamento da cervicite deve ser direcionado para o microrganismo causal específico.

Clamídia

A **clamídia** é a IST bacteriana mais comumente notificada nos EUA e a principal causa infecciosa de cegueira no mundo. O CDC (2019g) estima que mais de 3 milhões de novos casos ocorram a cada ano; o maior preditor da infecção é a idade. As taxas de infecção mais elevadas estão entre as pessoas de 15 a 19 anos, principalmente em virtude das relações sexuais geralmente não planejadas e, às vezes, decorrentes de estupro, sendo provável também que aconteçam antes que os adolescentes tenham a experiência e as habilidades necessárias para se protegerem. As taxas são mais altas nesse grupo, independentemente da demografia ou da localização (CDC, 2019g).

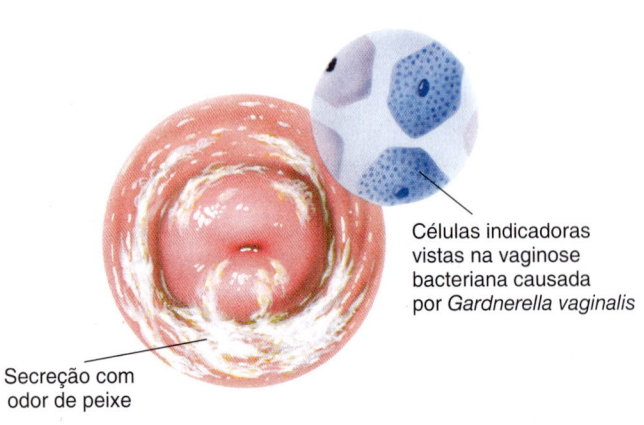

Células indicadoras vistas na vaginose bacteriana causada por *Gardnerella vaginalis*

Secreção com odor de peixe

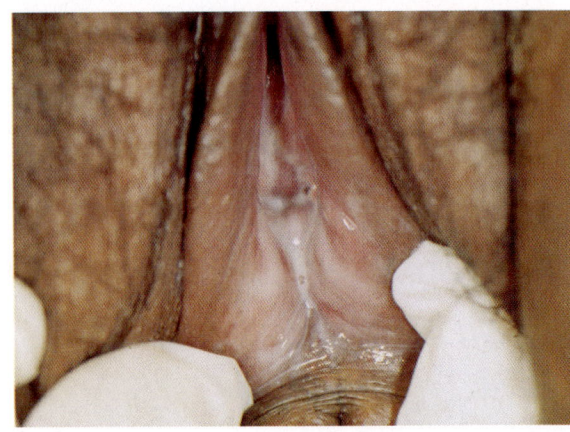

FIGURA 5.3 Vaginose bacteriana. (Ilustração fornecida por Anatomical Chart Co. Fotografia de Sweet, R. L., & Gibbs, R. S. [2005]. *Atlas of infectious diseases of the female genital tract*. Lippincott Williams & Wilkins.)

Os jovens são os que mais têm a perder ao contrair ISTs, pois sofrerão as consequências a longo prazo e podem não alcançar seu potencial reprodutivo completamente. Os fatores de risco mais comumente associados à infecção por clamídia são idade superior a 25 anos, troca recente de parceiro sexual ou múltiplos parceiros sexuais, condições socioeconômicas desfavoráveis, sexo em troca de dinheiro, raça não branca, ser solteiro e não utilização de métodos contraceptivos de barreira (Kwansa & Stewart-Moore, 2019).

A infecção assintomática é comum entre homens (50%) e mulheres (70%). Os homens apresentam principalmente uretrite. Nas mulheres, a infecção por clamídia está associada a cervicite, síndrome uretral aguda, salpingite, dor pélvica crônica, disúria, natimortalidade, gravidez ectópica, DIP e infertilidade (Woodhall et al., 2018). A infecção por clamídia é responsável por meio milhão de casos reconhecidos de DIP nos EUA a cada ano, e os custos do tratamento ultrapassam US$ 800 milhões por ano.[7] O CDC recomenda testes anuais para clamídia a todas as mulheres sexualmente ativas com 25 anos ou menos, mulheres mais velhas com fatores de risco para infecções por clamídia (aquelas que têm um novo parceiro sexual ou múltiplos parceiros sexuais) e todas as gestantes (CDC, 2019g).

A *Chlamydia trachomatis* é a bactéria responsável pela infecção. Trata-se de um parasita intracelular que não consegue produzir sua própria energia e depende do hospedeiro para sobreviver. Muitas vezes, ele é difícil de detectar, e isso pode representar problemas para as mulheres devido às consequências a longo prazo da infecção não tratada. A infecção por clamídia não tratada tem estado associada ao aumento da incidência e da gravidade das sequelas, tais como DIP e infertilidade, nas mulheres. Após uma única infecção por *Chlamydia*, o risco do desenvolvimento de DIP é estimado em aproximadamente 20 a 50%, e o de infertilidade tubária, em aproximadamente 10 a 20% (Office of Population Affairs, 2019a). Além disso, a falta de tratamento proporciona mais oportunidades para que a infecção seja transmitida aos parceiros sexuais. Estima-se que 100 mil gestantes sejam afetadas por essa IST. Quando não tratada, a infecção por clamídia associa-se a ruptura prematura das membranas, trabalho de parto prematuro e endometrite pós-parto (Chen, 2018). Os recém-nascidos de mães infectadas podem desenvolver conjuntivite, que ocorre em 1 a 12% de todos os neonatos. A oftalmia neonatal é uma conjuntivite aguda mucopurulenta que ocorre no primeiro mês de nascimento, sendo essencialmente uma infecção adquirida durante o parto vaginal. Os agentes infecciosos mais frequentemente envolvidos são *C. trachomatis* e *Neisseria gonorrhoeae* (March of Dimes, 2019).

---

[7]N.R.T.: Segundo o Ministério da Saúde, não existem dados epidemiológicos no Brasil sobre a clamídia, porque não é uma doença de notificação obrigatória.

Conduta terapêutica

Habitualmente, são prescritos antibióticos para o tratamento dessa IST, cujas opções do CDC para a infecção por clamídia incluem doxiciclina, 100 mg por via oral duas vezes ao dia por 7 dias; ou azitromicina, 1 g por via oral em dose única. Por causa da coinfecção comum clamídia mais *Neisseria gonorrhoeae*, um esquema combinado de ceftriaxona com doxiciclina ou azitromicina é prescrito com frequência (CDC, 2019g). As orientações adicionais do CDC para o manejo das pacientes incluem o rastreamento anual de todas as mulheres sexualmente ativas com idade entre 20 e 25 anos, o rastreamento de todas as pessoas de alto risco e o tratamento de qualquer pessoa diagnosticada com uma infecção gonocócica com antibióticos efetivos contra *Neisseria gonorrhoeae* e *Chlamydia* (CDC, 2019g).

Avaliação de enfermagem

Avalie o histórico patológico à procura de fatores de risco significativos para infecção por clamídia, que podem incluir:

- Ser adolescente
- Ser homem que faz sexo com homens
- Ter múltiplos parceiros sexuais
- Ter um novo parceiro sexual
- Praticar sexo vaginal, anal ou oral desprotegido
- Usar anticoncepcionais orais
- Ser HIV-positivo
- Estar grávida
- Ter histórico de outra IST (King et al., 2019).

Avalie se a paciente apresenta as manifestações clínicas de infecção por clamídia. A maioria das mulheres (70%) é assintomática (CDC, 2019g). Se a paciente for sintomática, as manifestações clínicas incluem:

- Secreção vaginal mucopurulenta
- Uretrite
- Bartolinite
- Endometrite
- Salpingite
- Sangramento uterino disfuncional.

O diagnóstico pode ser feito por meio de exames de urina ou amostras de esfregaço coletadas da endocérvice ou da vagina. Os métodos de cultura, imunofluorescência direta, imunoensaio enzimático ou amplificação de ácido nucleico por reação em cadeia da polimerase ou reação em cadeia da ligase (sonda de DNA, como GenProbe® ou Pace2®) são altamente sensíveis e específicos quando usados em esfregaços uretrais e cervicovaginais. Eles também podem ser usados com boa sensibilidade e especificidade em amostras de urina de primeiro jato (Norwitz et al., 2019). Os testes de reação em cadeia são os mais sensíveis e apresentam a melhor relação custo-benefício. Como a maioria dos casos de clamídia é assintomática, o CDC recomenda o rastreamento de todas as mulheres com novo parceiro sexual e o rastreamento anual para mulheres de 25 anos ou menos (CDC, 2019g).

A clamídia é uma importante causa evitável de infertilidade e outros efeitos adversos à saúde reprodutiva. Intervenções de prevenção efetivas estão disponíveis para reduzir a carga da clamídia e suas sequelas, mas são subutilizadas. Embora existam muitos programas de prevenção, podem ser feitas melhorias na conscientização em relação à clamídia, aumentando a cobertura dos serviços de rastreamento e aprimorando o atendimento aos parceiros sexuais. Além disso, os enfermeiros podem concentrar seus esforços em alcançar grupos raciais e étnicos desproporcionalmente acometidos. Para romper o ciclo de transmissão da clamídia nos EUA, os profissionais da saúde devem incentivar o rastreamento anual de infecção por clamídia em todas as mulheres sexualmente ativas com menos de 25 anos, maximizar a utilização de serviços efetivos de tratamento de parceiros sexuais e avaliar novamente mulheres e homens infectados 3 meses após o tratamento (CDC, 2019g).

Gonorreia

A **gonorreia** é uma infecção bacteriana séria e potencialmente grave. É a segunda infecção mais comumente notificada nos EUA e é um problema urgente em todo o planeta porque atualmente ela é capaz de desenvolver rapidamente resistência a múltiplas classes de antibióticos.[8] A gonorreia é uma infecção altamente contagiosa e de notificação compulsória às autoridades de saúde. Ela aumenta o risco de DIP, infertilidade, gravidez ectópica e aquisição e transmissão do HIV (CDC, 2019h), além de estar se tornando rapidamente mais resistente à cura. A ameaça da gonorreia intratável persiste nos EUA. Sua incidência aumentou 67% nos últimos 5 anos (CDC, 2019h). Assim como todas as outras ISTs, trata-se de uma infecção que pode acometer qualquer pessoa; ninguém está imune a ela, independentemente de raça, credo, sexo, idade ou orientação sexual.

A gonorreia continua a causar significativa morbidade, principalmente entre homossexuais, bissexuais e outros homens que fazem sexo com homens (HSHs). Quando as infecções extragenitais produzem sintomas, eles são inespecíficos; portanto, são frequentemente negligenciadas e subdiagnosticadas ou não tratadas (Shover et al., 2018).

A gonorreia é causada por um diplococo gram-negativo intracelular aeróbio, a *N. gonorrhoeae*. O local de infecção é o epitélio colunar endocervical. A gonorreia é quase exclusivamente transmitida pela atividade sexual. Nas mulheres grávidas, a gonorreia está associada a corioamnionite, parto prematuro, aborto espontâneo, ruptura prematura de membranas e endometrite pós-parto (Jordan et al., 2019). Também pode ser transmitida para o recém-nascido na forma de oftalmia neonatal durante o parto por contato direto com microrganismos gonocócicos no colo do útero. A oftalmia neonatal é altamente contagiosa e, se não tratada, leva à cegueira em recém-nascidos.

Conduta terapêutica

Atualmente, a gonorreia pode ser curada com o tratamento correto. O CDC recomenda uma terapia dupla (*i. e.*, usando dois medicamentos simultaneamente) para a gonorreia. A terapia medicamentosa dupla é preconizada para evitar a resistência aos medicamentos e é efetiva contra a clamídia. O tratamento de escolha para as infecções gonocócicas não complicadas consiste em uma dose única intramuscular de ceftriaxona, 250 mg mais uma dose única de azitromicina 1 g por via oral; ou doxiciclina, 100 mg por via oral duas vezes ao dia durante 7 dias (Swygard et al., 2018). As mulheres grávidas não devem ser tratadas com quinolonas ou tetraciclinas. Já aquelas com teste positivo para gonorreia devem ser tratadas com essa mesma terapia dupla recomendada (CDC, 2019h). Para evitar a oftalmia neonatal gonocócica, um agente profilático deve ser instilado nos olhos de todos os recém-nascidos; esse procedimento é exigido por lei na maioria dos estados norte-americanos.[9] Recomenda-se eritromicina ou pomada oftálmica de tetraciclina em uma única aplicação (CDC, 2019h). Se o tratamento prescrito for obedecido, a realização de um teste de acompanhamento para documentar a erradicação da gonorreia não é mais recomendada. Em vez disso, sugere-se uma reavaliação em 3 meses para identificar se há reinfecção (CDC, 2019h).

Avaliação de enfermagem

Avalie o histórico patológico da paciente à procura de fatores de risco, que podem incluir baixo nível socioeconômico, morar em área urbana, ser solteira, uso inconsistente de métodos contraceptivos de barreira, idade inferior a 25 anos e múltiplos parceiros sexuais. Avalie se a paciente apresenta as manifestações clínicas da gonorreia, lembrando que 70% das mulheres infectadas são totalmente assintomáticas (Weston et al., 2018). Como as mulheres são frequentemente assintomáticas, elas são consideradas um importante fator de disseminação da gonorreia. Se houver sintomas, eles podem incluir:

- Secreção vaginal anormal
- Disúria
- Cervicite
- Sangramento vaginal anormal
- Abscesso de Bartholin
- Dor abdominal ou pélvica

---

[8]N.R.T.: A prevalência mundial da infecção por *N. gonorrhoeae* é estimada em 0,8%. No Brasil, infelizmente há poucos estudos disponíveis, bem como resultados conflitantes, que variam entre 0,7 e 18%. (Fonte: Fernandes T., Bortolozzi, F., & Nogueira, K. et al. Resistência de *Neisseria gonorrhoeae* a antimicrobianos na prática clínica: como está o Brasil? *Revista Contemporânea de GO Femina*.)

[9]N.R.T.: No Brasil, a profilaxia da conjuntivite neonatal por transmissão vertical com o nitrato de prata (método de Credé) foi regulamentada em 1977, pelo Decreto nº 9.713, posteriormente complementado pelo Decreto nº 19.941/1982, que normatizou a operacionalização do método.

- Linfadenopatia local
- DIP
- Conjuntivite neonatal
- Dor de garganta leve (no caso de gonorreia faríngea)
- Infecção retal (prurido, dor, sangramento, secreção)
- Peri-hepatite (Kwansa & Stewart-Moore, 2019).

Às vezes, a gonorreia local é autolimitante (não há disseminação adicional), mas geralmente os microrganismos ascendem pelo canal endocervical até o endométrio do útero, depois para as tubas uterinas, alcançando então a cavidade peritoneal. Quando o peritônio e os ovários são envolvidos, a condição é conhecida como DIP (discutida mais adiante neste capítulo). As cicatrizes nas tubas uterinas são permanentes. Esse dano é uma das principais causas de infertilidade e um possível fator que pode contribuir para a gravidez ectópica (Oyelowo & Johnson, 2018).

Se a gonorreia não for tratada, *Neisseria gonorrhoeae* pode entrar na corrente sanguínea e provocar uma infecção gonocócica disseminada. Essa forma grave de infecção pode invadir as articulações (artrite), o coração (endocardite), o encéfalo (meningite) e o fígado (hepatite tóxica). A Figura 5.4 mostra a aparência típica da gonorreia.

O CDC recomenda o rastreamento de todas as mulheres em risco de gonorreia. As gestantes devem ser testadas na primeira consulta pré-natal e novamente na 36ª semana de gestação. Testes de hibridização de ácidos nucleicos (GenProbe®) são usados para o diagnóstico. Qualquer mulher com suspeita de gonorreia deve ser testada para clamídia porque a coinfecção (45%) é extremamente comum (CDC, 2019h).

Conduta de enfermagem para infecção por clamídia e gonorreia

A prevalência de infecção por clamídia e gonorreia está aumentando significativamente, e essas infecções podem ter efeitos prolongados na vida das pessoas. A saúde sexual é uma parte importante da saúde física e mental de uma pessoa, e os enfermeiros têm a obrigação profissional de auxiliá-la. Seja particularmente sensível ao abordar as ISTs porque as mulheres muitas vezes ficam constrangidas, sentem-se culpadas ou com raiva, ou podem até mesmo ter medo de contar ao parceiro sobre o diagnóstico (ver seção anterior sobre os impactos culturais e psicológicos do diagnóstico de IST). Ainda existe um estigma social associado às ISTs, por isso as mulheres precisam ser tranquilizadas quanto à confidencialidade.

Os conhecimentos do enfermeiro sobre a infecção por clamídia e gonorreia devem incluir estratégias de tratamento, fontes de referência e medidas preventivas. O enfermeiro deve ser hábil em orientar e aconselhar a paciente e se sentir à vontade para conversar e aconselhar as mulheres diagnosticadas com essas infecções. É essencial fornecer orientações sobre os fatores de risco para essas infecções. Os grupos de alto risco incluem as mulheres solteiras com menos de 25 anos, as afro-americanas, as que já tiveram ISTs, as com novos ou múltiplos parceiros sexuais, as que fazem uso inconsistente da contracepção de barreira e aquelas que vivem em comunidades com altas taxas de infecção (Morris, 2019). A avaliação envolve a obtenção do histórico patológico, o que inclui uma anamnese sexual abrangente. É essencial perguntar sobre o número de parceiros sexuais e o uso de práticas de sexo seguro. Reveja os sintomas prévios e atuais. Enfatize a importância de buscar tratamento e informar os parceiros sexuais. O modelo de quatro níveis P-LI SS-IT (Boxe 5.3) pode ser usado para determinar as intervenções para várias mulheres porque pode ser adaptado ao nível de

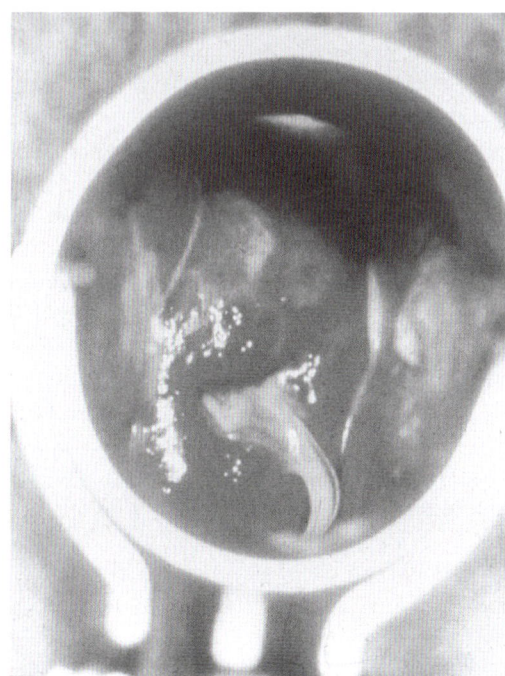

FIGURA 5.4 Gonorreia. (De Gorbach, S. L., Bartlett, J. G., & Blacklow, N. R, (Eds.). [2004]. *Infectious diseases*. Lippincott Williams & Wilkins.)

BOXE 5.3 Modelo P-LI-SS-IT.

Permissão (***P****ermission*): dar à mulher permissão para falar sobre sua experiência

Informações limitadas (***L****imited **I***nformation*): informações dadas à mulher em relação às ISTs
- Informações factuais para dissipar os mitos sobre as ISTs
- Medidas específicas para evitar a transmissão
- Maneiras para revelar as informações a seus parceiros
- Consequências físicas se as infecções não forem tratadas.

Sugestões específicas (***S****pecific **S***uggestions*): uma tentativa de ajudar as mulheres a mudarem seu comportamento para evitar a recorrência e futuras transmissões da IST.

Tratamento intensivo (***I****ntensive **T***herapy*): envolve encaminhar a mulher ou o casal ao tratamento adequado em outro lugar de acordo com suas circunstâncias de vida.

Emam, A. M. M., Elmenim, S. O. A., & Sabry, S. S. (2018). Effectiveness of application of PLISSIT counseling model on sexuality among women with dyspareunia. *American Journal of Nursing Science, 7*(2), 73-83; Annon, J. S. (1976). The PLISSIT model: A proposed conceptual scheme for the behavioral treatment of sexual problems. *Journal of Sex Education Therapy, 2*, 1-15.

conhecimento, à habilidade e à experiência do enfermeiro. De extrema importância é a disposição para ouvir e demonstrar interesse e respeito de maneira imparcial.

Além de atender às necessidades de saúde das mulheres com infecções por clamídia e gonorreia, o enfermeiro é responsável por orientar a população quanto ao aumento da incidência dessas infecções. Essas informações devem incluir os comportamentos de alto risco associados a essas infecções, os sinais e sintomas e as modalidades de tratamento disponíveis. Enfatize que essas duas ISTs podem causar infertilidade e sequelas a longo prazo. Ensine práticas sexuais mais seguras às pessoas em relacionamentos não monogâmicos. Conheça as respostas físicas e psicossociais a essas ISTs a fim de evitar a transmissão e as sequelas a longo prazo. Os enfermeiros também devem orientar as pacientes gestantes a evitarem quinolonas ou tetraciclinas para prevenir os riscos associados à alteração irreversível da coloração dos dentes e à hipoplasia do esmalte dentário no recém-nascido (Jordan et al., 2019).

ATENÇÃO!

Para que a epidemia de infecção por clamídia e gonorreia seja combatida, os profissionais de enfermagem devem desempenhar uma importante função na linha de frente.

INFECÇÕES CARACTERIZADAS POR ÚLCERAS GENITAIS

Nos EUA, a maioria dos pacientes jovens e sexualmente ativos com úlceras genitais também apresenta herpes genital, sífilis ou cancroide. A frequência de cada condição difere por região geográfica e população de pacientes; no entanto, o herpes genital é a mais prevalente dessas doenças (CDC, 2019i). Mais de uma dessas doenças pode estar presente em um paciente com úlceras genitais. Essas três doenças estiveram associadas a um risco aumentado de infecção pelo HIV. Nem todas as úlceras genitais são causadas por ISTs.

Herpes genital

O **herpes genital** é uma infecção viral recorrente e vitalícia com potencial de transmissão por toda a vida. Depois que um indivíduo é infectado com herpes, ele permanece com essa condição para o resto da vida. O CDC (2019i) estima que uma em cada cinco pessoas nos EUA tenha infecção genital por HSV, com 1,6 milhão de novos casos anualmente. Estima-se que 90% de todas as pessoas em todo o mundo tenham um ou ambos os vírus (Klatte, 2019). Aproximadamente 22% das mulheres grávidas estão infectadas com HSV. A consequência mais devastadora do herpes genital materno é a doença herpética neonatal, que ocorre em aproximadamente um em cada 3 mil nascimentos nos EUA e apresenta uma elevada taxa de mortalidade (Glass et al., 2019).[10]

O herpes genital é mais comum entre as mulheres (uma em cada cinco) do que entre os homens (um em cada nove), o que se deve, em parte, ao contato prolongado com o sêmen durante a relação sexual vaginal. Dois sorotipos de HSV já foram identificados: HSV-1 e HSV-2: o primeiro está associado principalmente ao herpes oral (comumente chamado de herpes labial e bolhas de febre) e o último, especialmente ao herpes genital; ambos os tipos podem acometer qualquer local. Aproximadamente 80% dos indivíduos infectados com herpes genital são assintomáticos e não sabem que são portadores do vírus (Office on Women's Health, 2019a).

O HSV é transmitido pelo contato das membranas mucosas ou fissuras na pele com lesões visíveis ou não visíveis. A maioria das infecções por herpes genital é transmitida por indivíduos que não sabem que estão infectados. Muitos têm infecções leves ou não reconhecidas, e ainda eliminam o herpes-vírus intermitentemente. O HSV é transmitido principalmente pelo contato direto com uma pessoa infectada que está liberando o vírus. O beijo, o contato sexual (incluindo sexo oral) e o parto vaginal são meios de transmissão do HSV.

Ter relações sexuais com um parceiro infectado implica o risco de contrair HSV. Depois do episódio primário, o vírus permanece quiescente nas células nervosas por toda a vida, resultando então em surtos periódicos. Os episódios recorrentes de herpes genital são desencadeados por fatores precipitantes, tais como estresse emocional, menstruação, exposição à luz ultravioleta, doença, cirurgia, fadiga, traumatismo genital, imunossupressão e relações sexuais, porém mais da metade das recorrências ocorrem sem uma causa precipitante. As mulheres imunocomprometidas têm surtos mais frequentes e mais graves do que as hospedeiras normais. Uma infecção por herpes genital durante a gravidez pode levar a aborto espontâneo, parto prematuro, natimortalidade fetal, catarata congênita, dano neurológico, microcefalia, baixo peso ao nascer, microftalmia, coriorretinite e/ou infecção neonatal por HSV (Jordan et al., 2019).

Conviver com o herpes genital pode ser difícil devido à natureza errática e recorrente da infecção, à localização das lesões, às causas desconhecidas das recorrências e à ausência de cura. No momento do diagnóstico, os pacientes têm preocupações importantes relacionadas, não à natureza física da doença, mas às consequências sociais, estas incluindo a transmissão e o impacto em sua vida sexual. Além disso, o estigma associado a essa infecção pode afetar os sentimentos da pessoa sobre si mesma e sua interação com os parceiros. As potenciais consequências psicossociais podem incluir angústia emocional, isolamento, medo de ser rejeitado por um parceiro, medo de transmitir a doença, perda da confiança e alteração nas relações interpessoais (Dawson, 2018).

---

[10]N.R.T.: O herpes não é uma doença de notificação compulsória. Portanto, os dados sobre a incidência e a prevalência no Brasil são desconhecidos em sua totalidade. Todavia, acredita-se que sejam elevados.

Com a elevação na incidência de herpes genital, houve um aumento nas infecções neonatais por HSV, que estão associadas a taxas elevadas de mortalidade e morbidade. O risco de infecção neonatal por causa do acometimento materno primário está entre 30 e 50%, sendo inferior a 1% na infecção materna recorrente (CDC, 2019i).

Conduta terapêutica

Não existe cura, mas o tratamento medicamentoso antiviral ajuda a reduzir ou suprimir os sintomas, a disseminação e os episódios recorrentes. Os avanços no tratamento com aciclovir, 400 mg por via oral três vezes ao dia por 7 a 10 dias; fanciclovir, 250 mg por via oral três vezes ao dia por 7 a 10 dias; ou valaciclovir, 1 g por via oral duas vezes ao dia por 7 a 10 dias, resultaram em melhor qualidade de vida para as pessoas infectadas pelo HSV. Esses medicamentos, no entanto, não erradicam o vírus latente nem afetam o risco, a frequência ou a gravidade das recorrências após a sua suspensão (CDC, 2019i). A terapia supressiva é recomendada para os indivíduos com seis ou mais recorrências por ano. A evolução natural da doença é que as recorrências sejam menos frequentes com o tempo. A segurança da terapia antiviral não foi estabelecida durante a gravidez.

A conduta terapêutica também inclui orientação sobre o curso natural da doença, o risco de transmissão sexual e perinatal e o uso de métodos para evitar sua disseminação. As seguintes diretrizes podem ajudar o enfermeiro na prestação de informações quando ele dispõe de pouco tempo: (1) disponibilizar para a paciente todo o material educativo disponível; (2) ter outro membro da equipe que possa passar mais tempo com as mulheres que precisarem de mais informações; (3) orientar a paciente para *sites* confiáveis e acurados, como o do Ministério da Saúde, para que ela obtenha informações adicionais; (4) conhecer os números de telefone dos grupos de apoio ao herpes em sua região; (5) orientar a paciente a se abster de qualquer atividade sexual até que as lesões provocadas pelo HSV desapareçam; (6) realizar uma boa higiene das mãos para evitar a propagação; (7) explicar que não há cura e que a prática de sexo seguro (uso de preservativos e isoladores dentais) em cada relação sexual é essencial para evitar a transmissão; (8) incentivar todas as pacientes a informar a seus parceiros sexuais atuais que têm herpes genital e também aos futuros parceiros antes de iniciar uma relação sexual. Por fim, muitos especialistas recomendam uma abordagem simpática e imparcial. O enfermeiro pode afirmar em termos claros que ter herpes não muda a essência da pessoa nem a torna menos digna (Kwansa & Stewart-Moore, 2019).

Avaliação de enfermagem

Avalie a mulher quanto aos fatores de risco, que podem incluir relações sexuais desprotegidas, múltiplos parceiros sexuais, nível socioeconômico mais baixo, histórico de ISTs e aumento da idade (Oyelowo & Johnson, 2018). Avalie também se a paciente apresenta as manifestações clínicas da infecção por HSV. Estas manifestações podem ser divididas em um episódio primário e infecções recorrentes. O primeiro episódio ou episódio primário é geralmente o mais grave, com um período prolongado de eliminação viral. A infecção primária pelo HSV provoca uma doença sistêmica caracterizada por múltiplas lesões vesiculares dolorosas, secreção mucopurulenta, superinfecção por *Candida*, febre, calafrios, mal-estar, disúria, cefaleia, irritação genital, sensibilidade inguinal e linfadenopatia. As lesões no episódio primário de herpes estão frequentemente localizadas na vulva, na vagina e nas áreas perineais. As vesículas rompem-se, liberam seu conteúdo, formam uma crosta, secam e, finalmente, desaparecem sem a formação de cicatriz (Figura 5.5). Esse processo de eliminação viral geralmente leva até 2 semanas para ser concluído.

Episódios recorrentes de infecção podem ser observados cinco a oito vezes por ano, e geralmente são muito mais leves, com menos lesões e menor duração do que

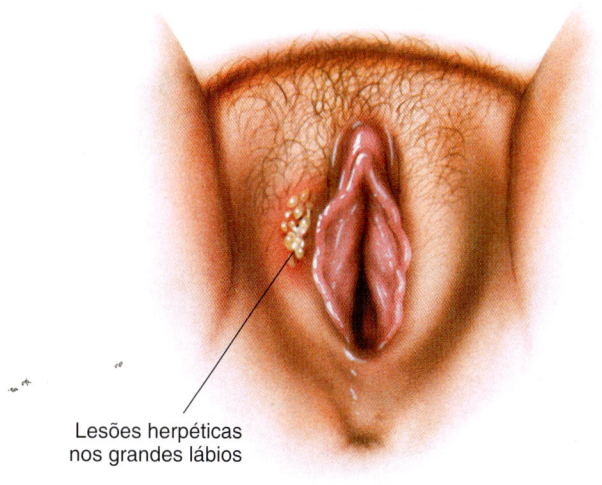
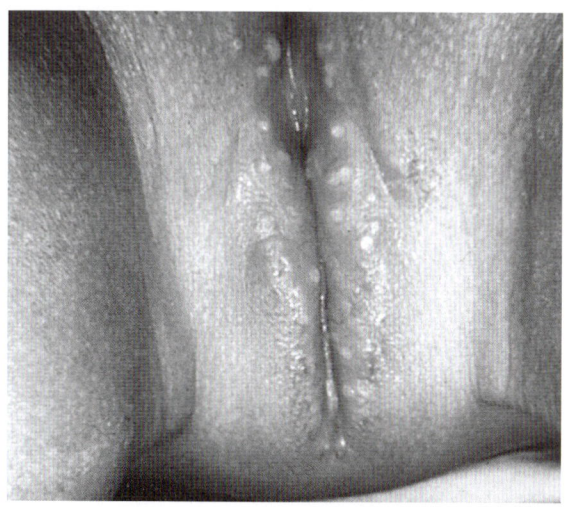

Lesões herpéticas nos grandes lábios

FIGURA 5.5 Herpes simples genital. (Ilustração fornecida por Anatomical Chart Co. Fotografia cortesia de Stephen Ludwig, MD.)

o evento primário. Formigamento, prurido, dor, lesões genitais unilaterais e resolução mais rápida das lesões são as características das infecções recorrentes. O herpes recorrente é uma doença localizada caracterizada por lesões típicas de HSV no local da entrada viral inicial. As lesões de herpes recorrentes são menos numerosas, menos dolorosas e desaparecem mais rapidamente (Planned Parenthood, 2019).

O diagnóstico de HSV é frequentemente baseado em sinais e sintomas clínicos, sendo confirmado por cultura viral do líquido das vesículas. A pesquisa de anticorpos IgG/IgM é frequentemente realizada para fins de rastreamento. O esfregaço de Papanicolaou (Pap) é um exame diagnóstico insensível e inespecífico para o HSV e não deve ser utilizado para o diagnóstico. As mulheres devem ser testadas para todas as ISTs comuns, especialmente se tiverem um novo parceiro sexual. O ideal é que a mulher inicie um diálogo aberto com seu parceiro sexual sobre o risco de transmissão e a necessidade de práticas sexuais mais seguras.

Sífilis

A **sífilis** é uma infecção bacteriana complexa e curável causada pelo espiroqueta *Treponema pallidum*. Muitas vezes é considerada uma doença do passado, praticamente erradicada nos EUA atualmente, mas sua incidência dobrou desde 2000 e está aumentando em determinadas populações (homens homossexuais, homens bissexuais, HSHs e mulheres afro-americanas que vivem no sul dos EUA).[11] Estima-se que 12 milhões de pessoas em todo o mundo sejam infectadas anualmente (Salazar et al., 2018). Trata-se de uma doença sistêmica grave que pode levar a incapacidade e morte se não for tratada. A sífilis tem um ciclo de vida complexo durante o qual episódios de doença clínica ativa são alternados com períodos de latência. Cerca de 2,1 milhões de gestantes têm sífilis ativa todos os anos. A sífilis congênita pode ocorrer quando uma gestante com a doença transmite diretamente a infecção para o feto. Sem rastreamento e tratamento, 69% dessas mulheres terão desfechos adversos na gestação (Norwitz & Hicks, 2018). As taxas de sífilis nos EUA estão aumentando, especialmente entre jovens adultos e afro-americanos em áreas urbanas e no sul do país (CDC, 2019j). A Organização Mundial da Saúde (OMS [WHO], 2019a) estima que as taxas de sífilis materna e a mortalidade e a morbidade neonatais subsequentes facilmente excedam as de outras infecções neonatais, especialmente entre as classes socioeconômicas mais baixas, culturas aborígenes e afro-americanas e profissionais do comércio do sexo. Ela continua a ser uma

das ISTs mais importantes, tanto por seu efeito biológico na aquisição e transmissão do HIV quanto por seu impacto na saúde infantil (Jordan et al., 2019). Todas as gestantes devem ser examinadas à procura de infecção por sífilis na primeira consulta pré-natal, devendo o exame ser repetido no terceiro trimestre. Para as mulheres de grupos de alto risco, pode ser necessário repetir o teste sorológico no terceiro trimestre e por ocasião do nascimento (CDC, 2019j).

Os espiroquetas da sífilis penetram rapidamente nas membranas mucosas íntegras ou nas lesões microscópicas da pele e, em poucas horas, entram no sistema linfático e na corrente sanguínea e provocam uma infecção sistêmica muito antes do aparecimento da lesão primária. O local de entrada pode ser vaginal, retal ou oral (Office of Population Affairs, 2019b). Os espiroquetas da sífilis podem atravessar a placenta após 9 semanas de gestação. Uma em cada 10.000 crianças nascidas nos EUA tem sífilis congênita (CDC, 2019j).[12] As consequências da infecção materna para o recém-nascido incluem aborto espontâneo, baixo peso ao nascer, prematuridade, natimortalidade, restrição do crescimento intrauterino e insuficiência de múltiplos órgãos (incluindo coração, pulmões, baço, fígado e pâncreas), bem como danos estruturais aos ossos, envolvimento do sistema nervoso e déficit intelectual (Norwitz et al., 2019).

Conduta terapêutica

Felizmente, existe um tratamento efetivo para a sífilis. A terapia com dose única é preferida pela facilidade de uso de azitromicina, 1 g por via oral em dose única; ceftriaxona, 250 mg por via intramuscular (IM) em dose única; ciprofloxacino, 500 mg por via oral duas vezes ao dia durante 3 dias; ou eritromicina base, 500 mg por via oral três vezes ao dia durante 7 dias. O ciprofloxacino é contraindicado para gestantes e lactantes. A penicilina G benzatina, 2,4 milhões de unidades IM semanalmente por 3 semanas, também pode ser usada para o tratamento, mas a adesão da paciente pode ser um desafio (Skidmore-Roth, 2019). As formulações utilizadas, a dosagem e a duração do tratamento dependem do estágio e das manifestações clínicas da doença (CDC, 2019g). Outros medicamentos, como a doxiciclina, estão disponíveis se a paciente for alérgica à penicilina.

As mulheres devem ser reavaliadas 6 e 12 meses após o tratamento para sífilis primária ou secundária com testes sorológicos adicionais. Aquelas com sífilis latente devem ser acompanhadas clínica e sorologicamente aos 6, 12 e 24 meses (Cunningham et al., 2018).

---

[11]N.R.T.: Em 2019 foram notificados 152.915 casos de sífilis no Brasil, com taxa de detecção de 72,8 casos por 100 mil habitantes. A maior parte das notificações ocorreu em indivíduos entre 20 e 29 anos (36,2%). (Fonte: Brasil. (2020). Ministério da Saúde. *Boletim Epidemiológico de Sífilis.*)

[12]N.R.T.: No Brasil, em 2019 foram registrados 24.130 casos de sífilis congênita. Em geral, nos últimos 10 anos, houve um aumento progressivo na taxa de incidência de sífilis congênita: em 2009, a taxa era de 2,1 casos/1.000 nascidos vivos e em 2018 chegou a 9 casos/1.000 nascidos vivos, caindo para 8,2 casos/1.000 nascidos vivos em 2019. (Fonte: Brasil. (2020). Ministério da Saúde. *Boletim Epidemiológico de Sífilis.*)

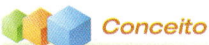

Conceito fundamental

Transmissão de sífilis na gravidez

A sífilis atravessa facilmente a placenta de uma gestante e é devastadora para o feto em desenvolvimento. A infecção pode afetar ossos, cérebro, coração, pulmões e órgãos abdominais do feto. Aproximadamente 1 milhão de gestações são afetadas anualmente pela sífilis em todo o mundo, com quase metade terminando em aborto espontâneo ou morte neonatal (Jordan et al., 2019).

Avaliação de enfermagem

A sífilis provoca muitos sinais e sintomas inespecíficos que podem passar despercebidos pelo médico ou simplesmente ser indistinguíveis de outras doenças mais comuns. Infelizmente, os casos não diagnosticados e não tratados podem levar a complicações potencialmente fatais, tais como hepatite, acidente vascular encefálico e lesão do sistema nervoso (Blackburn, 2018). Avalie a paciente quanto a quaisquer manifestações clínicas de sífilis. Se não tratada, ela é uma infecção que perdura por toda a vida, progredindo então em um estadiamento ordenado. Os cinco estágios da infecção por sífilis são: (1) primário; (2) secundário; (3) latente precoce; (4) latente tardio; e (5) terciário. Os estágios latentes primário, secundário e latente precoce são considerados os mais infecciosos: o risco estimado de transmissão por pessoa é de 60%. Além disso, nesses estágios, o feto corre maior risco de contrair a infecção materna (Office of Population Affairs, 2019b).

A *sífilis primária* é caracterizada por um cancro (úlcera indolor) no local de entrada das bactérias, que desaparece em 3 a 6 semanas sem intervenção (Figura 5.6). Espiroquetas móveis são encontrados no exame de campo escuro do exsudado da úlcera. Além disso, ocorre uma adenopatia bilateral indolor durante esse período extremamente infeccioso. A pessoa está bastante infectada quando existem cancros. Se não for tratada, a infecção progride para o estágio secundário.

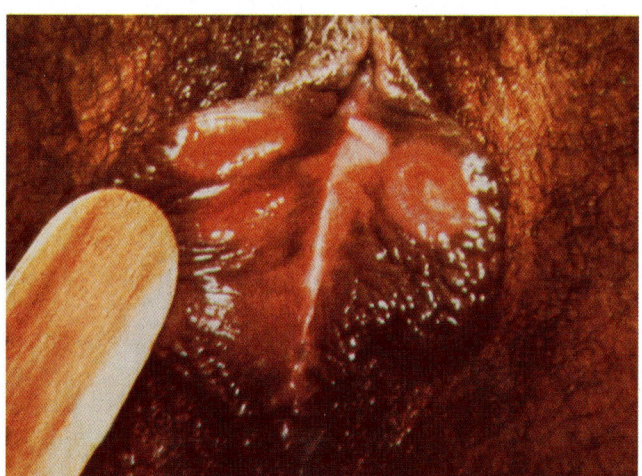

FIGURA 5.6 Cancro da sífilis primária. (De Sweet, R. L., & Gibbs, R. S. [2005]. *Atlas of infectious diseases of the female genital tract.* Lippincott Williams & Wilkins.)

A *sífilis secundária* aparece 2 a 6 meses após a exposição inicial e se manifesta por sintomas semelhantes aos da gripe e por uma erupção maculopapular no tronco e nas regiões palmares e plantares. Alopecia e adenopatia são comuns durante essa fase. Além das erupções cutâneas, a sífilis secundária pode se manifestar com febre, faringite, perda de peso e fadiga (Hicks & Clement, 2019). O estágio secundário da sífilis dura cerca de 2 anos. Uma vez que o estágio secundário retroceda, iniciam-se os períodos de latência (precoce e tardio), os quais são caracterizados pela ausência de quaisquer manifestações clínicas da doença, embora a sorologia seja positiva. Esse estágio pode durar até 20 anos. Se não for tratado, ocorre a *sífilis terciária* ou *tardia*, que causa doenças cardíaca e neurológica potencialmente fatais que destroem lentamente o coração e provocam inflamação da aorta, dos olhos, do encéfalo, do sistema nervoso central e da pele.

As pacientes com diagnóstico de HIV ou outra IST devem ser rastreadas para sífilis, e todas as gestantes devem ser testadas na primeira consulta pré-natal. A pesquisa sorológica para sífilis pode ser realizada com testes treponêmicos e não treponêmicos. Os testes não treponêmicos mensuram a imunoglobulina M (IgM) e a imunoglobulina G (IgG). Embora esses testes sejam menos específicos, eles são comumente usados para um rastreamento primário porque são rápidos e baratos. Os testes não treponêmicos mais comumente usados são o teste rápido de reagina plasmática (RPR) e VDRL. Os testes treponêmicos detectam os anticorpos imunoglobulina A (IgA), IgM e IgG específicos contra os treponemas, o que lhes confere maior eficácia. Os testes treponêmicos atuais incluem o teste imunoenzimático EIA, a absorção de anticorpo antitreponêmico fluorescente (FTA-ABS), o teste de aglutinação de *T. pallidum* (TPPA) e o ensaio de hemaglutinação de *T. pallidum* (TPHA) (Oyelowo & Johnson, 2018).

Um diagnóstico presuntivo pode ser feito por meio de duas provas sorológicas:

- Testes não treponêmicos (VDRL e RPR)
- Testes treponêmicos (FTA-ABS e TPPA).

Os exames microscópicos de campo escuro e os testes diretos de imunofluorescência direta do exsudato ou tecido da lesão são os métodos definitivos para o diagnóstico precoce da sífilis (CDC, 2015j).

Conduta de enfermagem para herpes e sífilis

As úlceras genitais do herpes ou da sífilis podem ser devastadoras para as mulheres, e o enfermeiro pode ser fundamental para ajudá-las a passar por esse momento difícil. O encaminhamento para um grupo de apoio pode ser útil. Aborde os aspectos psicossociais dessas ISTs com as mulheres discutindo as habilidades de enfrentamento adequadas, a aceitação da natureza vitalícia da doença (herpes) e as opções de tratamento e reabilitação. Os enfermeiros podem ajudar a amenizar as dificuldades, a morbidade e a mortalidade associadas às ISTs por meio de cuidados seguros, acurados, sensíveis e solidários. As Diretrizes de ensino 5.3 destacam os pontos de orientação apropriados à paciente com úlceras genitais.

DIRETRIZES DE ENSINO **5.3**
Assistência às pessoas com úlceras genitais

- Abster-se de relações sexuais durante o período prodrômico e enquanto houver lesões
- Lavar as mãos com água e sabão depois de tocar nas lesões para evitar a autoinoculação
- Adotar medidas que promovam conforto, tais como não vestir roupas apertadas, usar roupas íntimas de algodão, urinar na água se a micção for dolorosa, tomar banhos de assento mornos e secar as lesões ao ar livre com um secador de cabelo regulado para morno
- Aplicar compressas frias na área
- Evitar temperaturas extremas, como compressas de gelo ou quentes na área genital, e também a aplicação de cremes, aerossóis ou géis esteroides
- Usar preservativos com todos os parceiros novos ou não infectados
- Informar os profissionais da saúde sobre sua condição.

DOENÇA INFLAMATÓRIA PÉLVICA

A **doença inflamatória pélvica (DIP)** é geralmente causada por uma infecção polimicrobiana ascendente do sistema genital por clamídia e/ou gonorreia (Figura 5.7). Trata-se de uma condição grave comum da saúde reprodutiva cujas taxas permanecem inaceitavelmente elevadas em adolescentes e mulheres adultas jovens nos EUA. Refere-se a um processo inflamatório do sistema genital feminino superior e das estruturas próximas. Abrange uma ampla categoria de doenças, incluindo endometrite, salpingite, salpingo-ooforite, abscesso tubo-ovariano e peritonite pélvica. Nos EUA, o CDC (2019k) estima que mais de 1 milhão de mulheres apresente um episódio de DIP aguda anualmente, das quais até 25% podem se tornar inférteis em decorrência da DIP. Uma grande proporção das gestações ectópicas, dos abscessos pélvicos e dos casos de dor pélvica crônica que ocorrem a cada ano é devida às consequências da DIP (CDC, 2019k). Trata-se de um grave problema de saúde nos EUA, que custa aproximadamente US$ 4,2 bilhões anualmente em internações e procedimentos cirúrgicos (Office on Women's Health, 2019b). Todas as mulheres sexualmente ativas estão em risco de DIP, mas os fatores de risco comuns incluem idade inferior a 25 anos, residência em cidades do interior, múltiplos parceiros sexuais, relações sexuais com um novo parceiro, inserção de um dispositivo intrauterino (DIU) nas 6 semanas anteriores ao episódio de DIP, ducha vaginal, IST prévia na mulher ou em seu parceiro, não utilização de contraceptivos de barreira e um episódio prévio de DIP. As mulheres de etnia africana ou afro-caribenha também têm prevalência mais elevada da condição (Wiesenfeld, 2019). As complicações incluem fibrose, cicatrizes, perda da função das tubas uterinas, gravidez ectópica, abscesso pélvico, infertilidade, episódios recorrentes ou crônicos da doença, dor abdominal crônica, aderências pélvicas e depressão (Jennings & Krywko, 2019). Devido à gravidade das complicações da DIP, um diagnóstico preciso é fundamental.

Conduta terapêutica

A antibioticoterapia de amplo espectro geralmente é necessária para cobrir infecções por clamídia, gonorreia e/ou qualquer infecção anaeróbia. As recomendações atuais do CDC (2019k) são: ceftriaxona, 250 mg em uma injeção única, mais doxiciclina, 100 mg 2 vezes/dia durante 14 dias, com ou sem metronidazol, 500 mg por via oral (VO) 2 vezes/dia durante 14 dias; ou cefoxitina, 2 g IM em dose única, e probenecida, 1 g VO, administrada concomitantemente em dose única, mais doxiciclina, 100 mg VO 2 vezes/dia durante 14 dias, com ou sem metronidazol, 500 mg VO duas vezes por 14 dias. A DIP na gestação é incomum, mas uma combinação de cefotaxima, azitromicina e metronidazol por 14 dias pode ser usada. Tetraciclinas e quinolonas devem ser evitadas durante a gravidez (Skidmore-Roth, 2019). A paciente é tratada ambulatorialmente com um antibiótico injetável de dose única ou é hospitalizada e recebe antibióticos por via intravenosa. A decisão de internar a mulher é baseada na avaliação clínica e na gravidade de seus sintomas (p. ex., doença grave com febre alta, suspeita de abscesso tubo-ovariano, paciente imunocomprometida ou apresentando vômito por período prolongado). O tratamento então inclui

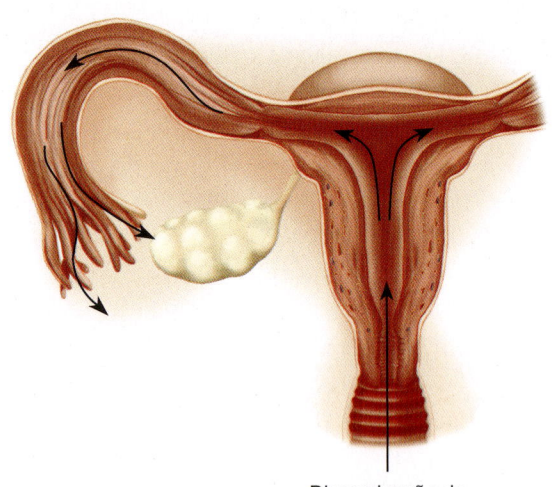

Disseminação de
Chlamydia ou *N. gonorrhoeae*

FIGURA 5.7 Doença inflamatória pélvica. A infecção por clamídia ou gonorreia propaga-se da vagina até o útero e, em seguida, para as tubas uterinas e os ovários.

antibióticos intravenosos, ingestão aumentada de líquidos para melhorar a hidratação, repouso e controle da dor. O acompanhamento é necessário para confirmar se o processo infeccioso foi encerrado a fim de evitar o desenvolvimento de dor pélvica crônica.

Avaliação de enfermagem

A avaliação de enfermagem da mulher com DIP envolve um levantamento completo do histórico patológico, além da avaliação das manifestações clínicas, do exame físico e dos exames laboratoriais e diagnósticos. O diagnóstico de DIP oferece uma oportunidade para orientar adolescentes e mulheres jovens sobre a prevenção de ISTs, o que inclui abstinência sexual, uso consistente de métodos de contracepção de barreira, imunizações e a importância de realizar exames periódicos para ISTs e HIV.

Histórico patológico e manifestações clínicas

Conheça o histórico patológico e a condição atual da paciente para determinar os fatores de risco para DIP, que podem incluir:

- Adolescente ou adulta jovem
- Mulher de etnia não branca
- Múltiplos parceiros sexuais
- Início recente da atividade sexual
- Histórico de DIP ou IST
- Relação sexual em idade precoce
- Alcoolismo ou drogadição
- Relação sexual com um parceiro que tenha uretrite não tratada
- Inserção recente de um DIU
- Nuliparidade
- Tabagismo
- Interrupção recente da gestação
- Não utilização de modo consistente de preservativos
- Não utilização de contraceptivos
- Duchas vaginais
- Prostituição.

Avalie se a paciente apresenta as manifestações clínicas de DIP, tendo em mente que, devido à grande variedade dessas manifestações, o diagnóstico clínico pode ser desafiador. Para reduzir o risco de não ser realizado exame diagnóstico, o CDC estabeleceu alguns critérios mínimos, que são dor à palpação da parte inferior do abdome e anexos, assim como à mobilização do colo do útero. Os critérios adicionais que apoiam o diagnóstico de DIP são:

- Secreção mucopurulenta anormal do colo do útero ou da vagina
- Temperatura oral superior a 38,3°C
- Dor à mobilização do colo do útero
- Velocidade de hemossedimentação elevada (processo inflamatório)
- Nível elevado de proteína C reativa (processo inflamatório)

- Infecção por *N. gonorrhoeae* ou *C. trachomatis* (bactéria causal) documentada
- Leucócitos abundantes no esfregaço vaginal em meio salino
- Sangramento menstrual prolongado ou aumentado
- Dismenorreia
- Disúria
- Dor aguda no baixo-ventre
- Dispareunia
- Náuseas
- Vômitos (CDC, 2019k).

Exame físico e exames laboratoriais e diagnósticos

Verificar se a paciente apresenta febre (geralmente acima de 38,3°C) ou secreção vaginal. Palpar o abdome, observando a sensibilidade sobre o útero ou ovários. A laparoscopia é o critério-padrão atual para o diagnóstico de DIP. Nenhum exame é altamente específico ou sensível para a doença, mas alguns testes laboratoriais que podem ser solicitados para apoiar o diagnóstico incluem a velocidade de hemossedimentação, a proteína C reativa, a sonda de DNA e a cultura para clamídia e gonococo (Jordan et al., 2019).

Conduta de enfermagem

Se a mulher com DIP for hospitalizada, deve-se manter a hidratação intravenosa, se necessário, e administrar analgésicos. A posição de semi-Fowler facilita a drenagem pélvica. Um elemento-chave para o tratamento da DIP é a orientação para evitar a recorrência. Dependendo da instituição de saúde (hospital ou ambulatório) em que o enfermeiro se depara com a mulher com diagnóstico de DIP, uma avaliação de risco deve ser feita para determinar quais intervenções são apropriadas para evitar a recorrência. Para obter a cooperação da mulher, explique os vários exames complementares necessários. Discuta as implicações da DIP e os fatores de risco para a infecção; o parceiro sexual da paciente deve ser incluído, se possível. O aconselhamento sexual deve incluir praticar sexo seguro, limitar o número de parceiros sexuais, usar contraceptivos de barreira de forma consistente, evitar duchas vaginais, considerar outro método anticoncepcional, se ela tiver um DIU e múltiplos parceiros sexuais, e completar o tratamento com os antibióticos prescritos (Kwansa & Stewart-Moore, 2019). Explique as sequelas graves que podem ocorrer se a condição não for tratada ou se a paciente não aderir ao plano de tratamento. Peça à mulher que faça com que seu parceiro passe por avaliação e tratamento para evitar a repetição da infecção. Seja solidário e imparcial ao mesmo tempo que enfatiza a importância dos métodos anticoncepcionais de barreira e os cuidados de acompanhamento. As Diretrizes de ensino 5.4 fornecem mais informações relacionadas com a prevenção da DIP.

DIRETRIZES DE ENSINO **5.4**
Prevenção da doença inflamatória pélvica

- Aconselhar as adolescentes e as mulheres sexualmente ativas a insistir que seus parceiros usem preservativos
- Desestimular a utilização de ducha vaginal de rotina, pois isso pode levar ao crescimento excessivo de bactérias
- Incentivar o rastreamento regular de IST
- Enfatizar a importância de cada parceiro sexual receber tratamento com antibióticos se for diagnosticado com alguma IST.

INFECÇÕES SEXUALMENTE TRANSMISSÍVEIS IMUNOPREVENÍVEIS

Algumas ISTs podem ser efetivamente prevenidas por meio da vacinação pré-exposição. As vacinas para determinadas ISTs, incluindo HIV e HSV, estão em fase de desenvolvimento ou de ensaios clínicos; no entanto, atualmente, as únicas vacinas disponíveis são para a prevenção das hepatites A e B e da infecção por HPV. Os esforços de vacinação concentram-se amplamente na integração dessas vacinas disponíveis nas atividades de prevenção e tratamento das ISTs (CDC, 2019k).

Papilomavírus humano

O **papilomavírus humano (HPV)** é a infecção viral mais comum nos EUA.[13] O HPV é tão comum que quase todos os homens e as mulheres sexualmente ativos contraem pelo menos um tipo de HPV em algum momento de suas vidas (CDC, 2019l). As verrugas genitais ou condilomas (palavra grega para "verrugas") são causadas pelo HPV. Estimativas conservadoras sugerem que, nos EUA, aproximadamente 80 milhões de pessoas tenham infecções por HPV produtivas e 15 milhões de norte-americanos as adquiram a cada ano (CDC, 2019l). Os ensaios clínicos confirmaram que o HPV é a causa de essencialmente todos os casos de câncer cervical e o quarto tipo de câncer mais comum em mulheres nos EUA, depois do câncer de pulmão, de mama e colorretal. Todos os anos, nos EUA, mais de 13 mil mulheres são diagnosticadas com câncer de colo do útero e mais de 4 mil morrem por essa doença. Cerca de 1% dos homens e mulheres norte-americanos sexualmente ativos apresenta verrugas genitais em determinado momento da vida (American Cancer Society [ACS], 2019). A oncogênese mediada por

HPV é responsável por até 95% dos carcinomas de células escamosas do colo do útero e por quase todas as neoplasias cervicais pré-invasivas (CDC, 2019l). Mais de 100 tipos de HPV podem infectar o sistema genital, dos quais pelo menos 14 são cancerígenos. Os tipos 16, 18, 31, 35, 39, 45, 51, 52, 58, 59 e 68 estão associados à displasia cervical e podem contribuir para o desenvolvimento de câncer anal, cervical e peniano (ACS, 2019). O HPV é mais prevalente em mulheres jovens com idades entre 20 e 24 anos, seguidas da faixa etária de 15 a 19 anos (Salvadori, 2018).

ATENÇÃO!
O risco de infecção por HPV ao longo da vida é estimado em até 50% em indivíduos sexualmente ativos.

Avaliação de enfermagem

A avaliação de enfermagem da mulher com HPV envolve um detalhado histórico patológico, além da avaliação das manifestações clínicas, do exame físico e dos exames laboratoriais e diagnósticos. A mulher com lesões causadas por HPV pode ter sinais/sintomas como secreção vaginal profusa e irritativa, prurido, dispareunia ou sangramento após a relação sexual. Ela também pode relatar "nódulos" nos lábios do pudendo. A inspeção física da genitália externa é importante sempre que houver suspeita de lesões causadas por HPV ou estas forem observadas.

HISTÓRICO PATOLÓGICO E MANIFESTAÇÕES CLÍNICAS

Avalie o histórico patológico da paciente quanto a fatores de risco para HPV, que incluem ter múltiplos parceiros sexuais, idade (15 a 25 anos), sexo com alguém que teve múltiplos parceiros sexuais, outras ISTs prévias, histórico de abuso sexual, uso de tabaco ou maconha, infecção pelo HIV e primeira relação sexual aos 16 anos ou antes (Kwansa & Stewart-Moore, 2019). Os fatores de risco que contribuem para o desenvolvimento de câncer do colo do útero ou peniano incluem tabagismo, não realizar ou participar raramente de exame de rastreamento para câncer cervical, ter múltiplos parceiros sexuais, imunossupressão, uso prolongado de contraceptivo (mais de 2 anos), coinfecção com outra IST, gravidez, deficiências nutricionais e início precoce da atividade sexual (Funston et al., 2018).

Avalie se a paciente apresenta as manifestações clínicas de HPV. A maioria das infecções por HPV é assintomática, não reconhecida ou subclínica. As verrugas genitais visíveis geralmente são causadas pelo HPV dos tipos 6 ou 11. Além da genitália externa, as verrugas podem ocorrer no colo do útero e na vagina, na uretra, no ânus e na boca. Dependendo do tamanho e da localização, as verrugas genitais podem ser dolorosas, friáveis (facilmente fragmentadas ou esfaceladas) e pruriginosas (provocam coceira), embora a maioria seja tipicamente assintomática (Figura 5.8). As cepas de HPV associadas a

---

[13]N.R.T.: No Brasil, o POP-Brasil 2015-2017 – estudo epidemiológico sobre a prevalência nacional de infecção pelo papilomavírus (HPV) – revelou que a prevalência do HPV é maior na região Nordeste, com 58,09%, e na região Centro-Oeste, com 56,46%. Na região Norte, o índice é de 53,54%, na região Sudeste, de 49,92%, e na região Sul, de 49,68%. (Fonte: Associação Hospitalar Moinhos de Vento.)

indicada quando o único objetivo for evitar a transmissão da infecção por HPV ao recém-nascido, a menos que a abertura inferior da pelve esteja obstruída por verrugas (Norwitz et al., 2019).

Conduta de enfermagem

A infecção por HPV tem muitas implicações para a saúde da mulher, mas a maioria delas desconhece esse vírus e sua implicação no câncer do colo do útero. A idade média de início da atividade sexual é no começo da adolescência. portanto, é importante direcionar essa população para o uso da vacina contra o HPV/câncer do colo do útero.

As principais funções da enfermagem são orientar quanto à prevenção da infecção por HPV e à promoção de vacinas e testes de rastreamento a fim de reduzir as taxas de morbidade e mortalidade associadas ao câncer do colo do útero causado pela infecção por HPV. Informe todas as mulheres de que a única maneira de evitar o HPV é abster-se de qualquer contato genital com outro indivíduo. Embora o efeito dos preservativos na prevenção da infecção por HPV seja desconhecido, a utilização de preservativos de látex tem estado associada a menor incidência de câncer do colo do útero. Oriente as mulheres sobre a correlação entre o HPV e câncer do colo do útero. Explique que, na maioria dos casos, não há sinais ou sintomas de infecção por HPV. Incentive fortemente todas as mulheres jovens com idades entre 9 e 26 anos (e, no caso de meninas e adolescentes entre 9 e 18 anos, seus pais) a considerarem receber a vacinação contra o HPV. Para as mulheres de 27 a 45 anos, recomenda-se que uma decisão clínica compartilhada seja feita com seu médico com base em seu perfil de risco. Para todas as mulheres, ressalte a importância da realização regular de esfregaços de Papanicolaou e, para aquelas com mais de 30 anos, sugira um teste de HPV para descartar a presença de uma cepa latente de HPV de alto risco.

A orientação e o aconselhamento são aspectos importantes na conduta com mulheres com verrugas genitais. Oriente a mulher que:

- Mesmo depois que as verrugas genitais são removidas, o HPV ainda permanece no corpo e a disseminação viral continua
- A probabilidade de transmissão aos futuros parceiros e a duração da infectividade após o tratamento para verrugas genitais não são conhecidas
- O ressurgimento de verrugas genitais nos primeiros meses após o tratamento é comum e geralmente indica recorrência, em vez de reinfecção (CDC, 2019l).

A menos que haja uma política de saúde nacional, uma abordagem multifacetada e em vários níveis será necessária para atingir elevadas taxas de vacinação contra o HPV nos EUA. Os profissionais de enfermagem devem se concentrar na orientação de seus pacientes com relação às indicações da vacinação contra o HPV e praticar as abordagens de comunicação mais efetivas com os genitores sobre a segurança e os benefícios da vacina, assim como os riscos associados à não vacinação das crianças.

Sandy está recebendo tratamento para HPV e está ansiosa para que essas "coisas" desapareçam e nunca mais voltem. Que tipo de orientação é necessária para evitar que Sandy transmita IST a quaisquer futuros parceiros sexuais?

Hepatites A e B

A **hepatite** é uma infecção viral aguda sistêmica que pode ser transmitida por via sexual. Os agentes associados à hepatite ou à inflamação do fígado são os vírus das hepatites A, B, C, D, E e G. A hepatite A é uma inflamação do fígado causada por infecção pelo vírus da hepatite A (HAV). A hepatite A é extremamente contagiosa e se propaga primariamente pela via orofecal de uma pessoa para outra ou pela ingestão de água ou alimentos contaminados. Ela também pode ser transmitida por meio de relações sexuais, especialmente entre HSHs. A transmissão de pessoa para pessoa pela via orofecal (*i. e.*, ingestão de algo que tenha sido contaminado pelas fezes de uma pessoa infectada) é o principal meio de transmissão do HAV nos EUA (CDC, 2019m). A maioria das infecções resulta do contato pessoal próximo com um membro da família ou parceiro sexual infectado. A infecção pelo HAV provoca doença autolimitante que não resulta em infecção crônica ou doença hepática crônica, mas pode ser facilmente transmitida para outras pessoas da mesma família.

O vírus da hepatite B (HBV) é transmitido por líquidos corporais infectados (saliva, sangue, sêmen, sangue menstrual e secreções vaginais) e por atividades que envolvam contato percutâneo (*i. e.*, lesão perfurante através da pele) ou de mucosa com sangue ou líquidos corporais (p. ex., sêmen, saliva) infecciosos. A transmissão também ocorre por meio de relações sexuais com um parceiro infectado; o uso de drogas ilícitas injetáveis envolvendo o compartilhamento de agulhas, seringas ou equipamento de preparação dessas substâncias; o parto da mãe infectada; o contato com sangue ou feridas abertas de uma pessoa infectada; exposição a agulhas ou instrumentos perfurantes; ou o compartilhamento de itens como lâminas de barbear ou escovas de dente com uma pessoa infectada. O HBV não é transmitido por alimentos ou água, compartilhamento de talheres, amamentação, contato pele a pele, tosse ou espirros (CDC, 2019n).

A OMS estima que, em todo o mundo, cerca de 2 bilhões de pessoas tenham sido infectadas com HBV e que mais de 257 milhões apresentem infecções hepáticas crônicas (a longo prazo) como resultado. Em todo o mundo, a taxa de mortalidade da hepatite B (887 mil anualmente) é maior do que a de qualquer outra IST, com exceção do HIV (WHO, 2019b). Os fatores de risco para a infecção incluem ter múltiplos parceiros sexuais, a prática de sexo anal receptivo desprotegido e ter histórico de outras ISTs (CDC, 2019n). O meio mais efetivo de evitar a transmissão da hepatite A ou B é a imunização pré-exposição. Estão disponíveis vacinas para a prevenção do HAV e do HBV, os quais podem ser transmitidos por via sexual. Todas as pessoas que buscam tratamento para uma IST devem ser consideradas candidatas à vacinação contra o HBV, e alguns indivíduos (p. ex., HSHs e usuários de drogas ilícitas injetáveis) devem ser considerados para a vacinação contra a hepatite A (CDC, 2019n).

Conduta terapêutica

Ao contrário das outras ISTs, as hepatites A e B podem ser prevenidas por meio de imunização. A infecção pelo HAV é geralmente autolimitante e não resulta em infecção crônica, enquanto a infecção pelo HBV pode resultar em danos graves e permanentes ao fígado. O tratamento geralmente é de suporte, não há uma terapia específica para a infecção aguda por HBV.

Avaliação de enfermagem

Avalie se a paciente apresenta as manifestações clínicas das hepatites A e B. A hepatite A provoca sintomas semelhantes aos da gripe, tais como mal-estar, fadiga, anorexia, náuseas, prurido, febre e dor no quadrante superior direito do abdome. As manifestações da hepatite B são semelhantes às da hepatite A, mas com menor envolvimento cutâneo e febre. O diagnóstico de hepatite A não pode ser feito com base apenas nas manifestações clínicas, e requer provas sorológicas. O achado de anticorpos IgM anti-HAV é diagnóstico de infecção aguda. A hepatite B é detectada por um exame de sangue que procura por anticorpos e proteínas produzidas pelo vírus, e é diagnosticada positivamente pelo achado do antígeno de superfície da hepatite B (HBsAg) (Terrault et al., 2018).

Conduta de enfermagem

Os enfermeiros devem incentivar todas as mulheres a fazerem o teste para hepatite quando realizarem seu exame de Papanicolaou anual ou antes, caso seja identificado um comportamento de alto risco. Os profissionais de enfermagem também devem encorajar as mulheres ao rastreamento da hepatite B na primeira consulta pré-natal e repeti-lo no último trimestre se houver comportamentos de alto risco para cumprir as recomendações da USPSTF (2018). Os enfermeiros também podem explicar que a vacina contra a hepatite B é administrada em todos os recém-nascidos nos postos de saúde. A vacinação consiste em uma série de três injeções administradas no prazo de 6 meses. A vacina demonstrou ser segura e bem tolerada pela maioria dos receptores (CDC, 2019n). A vacina contra a hepatite A é fortemente recomendada para as crianças entre 12 e 23 meses de vida, para aquelas com 1 ano ou mais que viajam para países com alta prevalência de hepatite A (como América Central ou do Sul, México, Ásia, África e Europa Oriental), para HSHs, para pessoas que usam drogas ilícitas e para indivíduos com doença hepática crônica (CDC, 2019n). Para outras pessoas, a série de vacinas contra a hepatite A (duas doses com 6 meses de intervalo) pode ser iniciada sempre que houver risco de infecção.[15]

Hepatite C

A hepatite C é uma infecção causada pelo vírus da hepatite C (HCV), que agride o fígado e leva à sua inflamação. Mais de 3,5 milhões de pessoas apresentam infecção crônica pelo HCV nos EUA, com a ocorrência de quase 45 mil novos casos anuais, sendo encontrada em aproximadamente 1 a 2,5% das gestantes. A maioria das pessoas infectadas com HCV é assintomática (CDC, 2019o). Embora o HCV não seja geralmente transmitido por via sexual, ele merece uma breve menção aqui porque o uso de drogas ilícitas injetáveis expõe as mulheres ao risco de contraí-lo. Gestantes infectadas com HCV têm 2 a 8% de risco de transmissão do vírus para o recém-nascido; entretanto, o mecanismo e a cronologia da transmissão vertical ainda não foram completamente compreendidos. Embora a transmissão típica do HCV não seja por via sexual, ele pode ser transmitido desse modo. Os portadores do vírus são orientados a se abster de atividades sexuais desprotegidas. As mulheres em alto risco incluem aquelas com histórico de uso de drogas ilícitas injetáveis, profissionais da saúde, uso de tatuagens ou *piercings* corporais, múltiplos parceiros sexuais e histórico de transfusão de sangue antes de 1992 (Jordan et al., 2019). A maioria das mulheres infectadas não sabe que tem o HCV porque não está clinicamente doente. A transmissão perinatal do HCV é relativamente rara, exceto em mulheres imunocomprometidas (p. ex., com HIV/AIDS). O diagnóstico oportuno da infecção pelo HIV e HCV é essencial para iniciar o tratamento, sendo a melhor opção tratar a infecção pelo HCV antes da gravidez (Hughes et al., 2018).[16]

As infecções pelos vírus da hepatite ainda são um importante desafio de saúde pública. Na ausência de uma vacina para conter o número crescente de infecções causadas pelo vírus da hepatite C, o CDC recomendou o rastreamento universal de HCV para todos os adultos de 18 anos ou mais pelo menos uma vez na vida e para

---

[15]N.R.T.: No Brasil, desde 1998 o Programa Nacional de Imunizações, do Ministério da Saúde, recomenda a vacinação universal das crianças contra hepatite B a partir do nascimento. A aplicação da primeira dose nas primeiras 12 a 24 horas após o nascimento resulta em elevada eficácia na prevenção da infecção vertical. O Ministério da Saúde ampliou a faixa etária de vacinação contra a hepatite B. Atualmente, mulheres com até 49 anos poderão receber a vacina gratuitamente no posto de saúde. A vacina também é oferecida a grupos prioritários, independentemente da faixa etária, como gestantes, manicures, pedicures, podólogos, caminhoneiros, bombeiros, policiais civis, militares e rodoviários, doadores de sangue, profissionais do sexo e coletores de lixo domiciliar e hospitalar.
[16]N.R.T.: Recomenda-se a leitura do *Boletim Epidemiológico* do Ministério da Saúde, para conhecer os dados epidemiológicos sobre hepatites virais no Brasil.

todas as gestantes durante cada gravidez (AAFP, 2019). Esses vírus afetam todas as idades, desde recém-nascidos até a população mais velha. O HCV está associado a desfechos adversos da gravidez – restrição do crescimento fetal, baixo peso ao nascer, trabalho de parto prematuro e anomalias congênitas. Assim, os enfermeiros de todas as disciplinas encontram pacientes infectados por vírus da hepatite. Como tal, eles têm uma oportunidade única de evitar novas infecções por meio da orientação dos pacientes e melhora dos desfechos dos indivíduos já infectados.

DOENÇA CAUSADA PELO VÍRUS ZIKA

O **vírus Zika** é transmitido aos seres humanos, principalmente pela picada de um mosquito do gênero *Aedes*. Os sinais/sintomas mais comuns da infecção pelo Zika são febre, erupção cutânea, cefaleia, dor óssea, dor muscular e articular e conjuntivite. A doença costuma ser leve, com sinais/sintomas que duram de vários dias a 1 semana após a picada do mosquito. Até 80% das pessoas infectadas pelo vírus não apresentam sinais/sintomas (CDC, 2019p). O vírus é encontrado principalmente no Caribe, bem como em partes das Américas Central e do Sul, e pode ser transmitido por meio de transfusões de sangue, contato sexual e de uma gestante para seu feto, o que tem sido relacionado com um grave defeito congênito denominado microcefalia. O CDC, a OMS e outras organizações científicas estão trabalhando para compreender essa possível associação.

A OMS declarou a infecção pelo vírus Zika uma emergência de saúde pública de interesse internacional. O CDC preconiza a abstenção de contato sexual (oral, anal ou vaginal) com pessoas que tenham viajado para regiões com infecções ativas. As gestantes também são desencorajadas a viajar para essas regiões (CDC, 2019p). Até o momento da publicação deste livro, não há vacina disponível para evitar a infecção pelo vírus Zika nem medicamento antiviral para tratá-la, mas muitos estão em desenvolvimento. As medidas de prevenção incluem melhores construções habitacionais, utilização de repelentes de insetos, camisas de mangas longas e calças compridas, ar-condicionado e telas nas janelas, evitar viagens para áreas infestadas por mosquitos e esforços em níveis estadual e municipal para controle do mosquito.

ECTOPARASITOSES

Os **ectoparasitas** são parasitas que vivem no exterior do corpo do hospedeiro. Eles são uma causa comum de erupção cutânea e prurido em todo o mundo, acometendo pessoas de todas as idades, etnias e grupos socioeconômicos. Habitações aglomeradas, sistema imunológico enfraquecido, viagens internacionais, imigração, atraso no diagnóstico e no tratamento e orientação pública insatisfatória contribuem para a prevalência de ectoparasitas tanto nas nações industrializadas quanto nas não industrializadas. Essas infecções incluem escabiose e pediculose pubiana. Como esses parasitas são facilmente transmitidos de uma pessoa para outra durante a intimidade sexual, os pacientes devem ser examinados cuidadosamente ao receberem atendimento para outras ISTs.

A escabiose é uma dermatite intensamente pruriginosa causada por um ácaro. A prevalência mundial foi estimada em cerca de 300 milhões de casos anualmente (Pan American Health Organization [PAHO], 2018). De modo geral, a transmissão ocorre por contato direto pele a pele. A fêmea do ácaro refugia-se sob a pele e deposita os ovos, que eclodem. As lesões começam como uma pequena pápula que se torna vermelha, erodida e, às vezes, forma crostas. O diagnóstico é baseado na anamnese e no surgimento de sulcos lineares nos espaços interdigitais das mãos, nas pregas dos cotovelos, nas axilas, nas nádegas e na genitália (PAHO, 2018). Pode ocorrer infestação agressiva em indivíduos imunocomprometidos, debilitados ou desnutridos; contudo, pessoas saudáveis não costumam sofrer sequelas. O tratamento da escabiose inclui a administração de agentes escabicidas tópicos (p. ex., permetrina, crotamiton ou ivermectina), bem como um antibiótico se houver infecção secundária.

Os piolhos são insetos parasitas que podem ser encontrados na cabeça, no corpo e/ou na região púbica das pessoas. Os pacientes com pediculose pubiana geralmente procuram tratamento devido ao prurido, à erupção cutânea causada pela irritação da pele por conta da coceira ou porque percebem piolhos ou lêndeas nos pelos pubianos, axilares, abdominais e da coxa e, às vezes, nas sobrancelhas, nos cílios e na barba. A infestação costuma ser assintomática até cerca de 1 semana depois, quando as picadas causam prurido e a coceira resulta em infecções secundárias. O diagnóstico baseia-se no histórico e no achado de lêndeas (ovos pequenos, brilhantes e amarelos semelhantes a gotas de orvalho) presas nos pelos ou de piolhos (um inseto amarelo, oval e sem asas) (Figura 5.9) (Gilson et al., 2019).

O tratamento tem dois aspectos: fármacos e medidas de controle ambiental. Os fármacos usados incluem agentes pediculicidas tópicos, tais como xampu de permetrina, malatião, espinosade ou ivermectina. As roupas de cama e o vestuário devem ser lavados em água quente

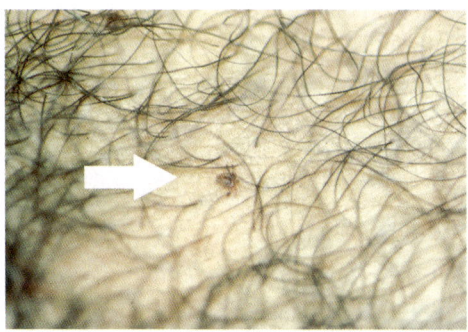

FIGURA 5.9 Pediculose pubiana. Um pequeno piolho marrom vivo é visto na base dos pelos (*seta*). (De Goodheart, H. [2009]. *Goodheart's photoguide of common skin disorders*. Lippincott Williams & Wilkins.)

e secados com ar quente na secadora e/ou realizar lavagem a seco ou lacrando as roupas em sacos plásticos por 2 semanas para descontaminá-las. Os parceiros sexuais também devem ser tratados, assim como os familiares que vivem em contato próximo com a pessoa infectada.

O cuidado de enfermagem à mulher com pediculose ou escabiose envolve uma abordagem em três níveis: erradicar a infestação com medicamentos, remover as lêndeas e evitar a propagação ou recorrência por meio do controle do meio ambiente. O CDC recomenda regimes com piretrinas e permetrinas. Frequentemente, uma combinação de malatião ou ivermectina também é adicionada. Os profissionais de enfermagem devem orientar os pacientes em relação a esses produtos (Diretrizes de ensino 5.5). Os enfermeiros podem seguir essas mesmas diretrizes para evitar a infestação das unidades de saúde.

DIRETRIZES DE ENSINO **5.5**
Tratamento e minimização da disseminação da escabiose e da pediculose pubiana

- Usar o medicamento de acordo com as instruções do fabricante
- Remover as lêndeas com um pente de dentes finos
- Praticar sexo seguro
- Lavar as mãos regularmente, especialmente após manusear alimentos crus ou fezes
- Beber apenas água limpa, especialmente quando estiver viajando
- Evitar beber água de lagos, riachos ou lagoas
- Não compartilhar objetos de uso pessoal com outras pessoas nem aceitar os de terceiros
- Lavar objetos, vestuário e roupas de cama com água quente
- Aspirar meticulosamente os tapetes para evitar a recorrência da infestação.

VÍRUS DA IMUNODEFICIÊNCIA HUMANA

O **vírus da imunodeficiência humana (HIV)** atinge o sistema imunológico e enfraquece os sistemas de defesa do corpo contra infecções e alguns tipos de câncer. Muitos avanços já foram feitos na prevenção da transmissão do HIV e no manejo do HIV/AIDS desde que o vírus foi descoberto no início da década 1980. Desde aquela época, quase 70 milhões de pessoas foram infectadas pelo HIV, aproximadamente 38 milhões estão vivendo com o vírus e a AIDS já provocou mais de 35 milhões de mortes (WHO, 2019d). Uma das descobertas mais importantes foi o tratamento antirretroviral, que pode interromper a replicação do vírus e aliviar os sintomas, tornando a AIDS uma condição crônica, em vez de uma doença rapidamente terminal. O HIV continua sendo a principal causa de morte em todo o mundo e entre mulheres

em idade reprodutiva (Kaiser Family Foundation, 2019). Apesar dos avanços, a infecção pelo HIV continua sendo um grande desafio para a saúde pública.

Em todo o mundo, cerca de 35,3 milhões de pessoas estão infectadas ou convivem com o HIV, das quais 25,7 milhões estão na África Subsaariana. Além disso, estima-se que 2 milhões de crianças em todo o mundo vivam com o HIV e que cerca de 150 mil crianças sejam infectadas a cada ano (WHO, 2019d).

Nos EUA, estima-se que 1,2 milhão de pessoas estejam infectadas pelo HIV atualmente, com quase uma em cada seis desconhecendo sua condição. A cada ano, acredita-se que ocorram 50 mil novas infecções pelo HIV. Tipicamente, a cada 10 minutos, uma pessoa é infectada pelo HIV nos EUA (CDC, 2019q). Em termos de epidemiologia, taxa de mortalidade e seus aspectos sociais, legais, éticos e políticos, o HIV/AIDS é uma crise de saúde pública e tem gerado mais preocupação do que qualquer outra doença infecciosa na história da medicina moderna. O curso da infecção pelo HIV é caracterizado principalmente pela latência. Infelizmente, eventualmente uma supressão imunológica profunda desenvolve-se, e a doença é letal. Mais de 700 mil pessoas já morreram devido à AIDS nos EUA desde a década de 1980 (CDC, 2019q).[17]

O HIV/AIDS continua a superar os avanços da ciência, o investimento de recursos, a prevenção e os esforços de tratamento dos últimos 25 anos. O impacto econômico do HIV/AIDS apresenta enormes desafios. Embora a causalidade entre a pobreza e o HIV não esteja clara, é certo que a infecção pelo HIV é um fator que leva famílias e indivíduos para a pobreza. E, embora muitas doenças demandem despesas significativas que podem resultar em pobreza, o HIV/AIDS está entre as piores porque suas vítimas ficam doentes por um longo período antes de morrer e muitas dessas pessoas são as principais fontes de renda da família. De acordo com a OMS, quanto mais baixa a condição socioeconômica de uma pessoa, piores são os desfechos de saúde. Uma intervenção para corrigir esse problema consiste em ajudar o desenvolvimento vocacional e o empoderamento econômico das mulheres, uma vez que a doença persiste há anos (WHO, 2019d). Até o momento da publicação deste livro, não há cura para essa infecção viral fatal.

O HIV é transmitido pelo contato sexual íntimo, pelo compartilhamento de agulhas para uso de drogas ilícitas intravenosas, da mãe para o feto durante a gestação, ou pela amamentação e pela transfusão de sangue ou hemoderivados. Os HSHs representam a maior proporção de novas infecções, seguidos por homens e mulheres

---

[17]N.R.T.: Cerca de 920 mil pessoas vivem com HIV no Brasil, segundo dados de 2020. Destas, 89% foram diagnosticadas, 77% fazem tratamento com antirretroviral e 94% daquelas em tratamento não transmitem o HIV por via sexual por terem atingido uma carga viral indetectável. Em 2020, até outubro, cerca de 642 mil pessoas estavam em tratamento antirretroviral. Os casos de AIDS estão diminuindo no Brasil. (Fonte: Brasil. (2020). Ministério da Saúde. *Boletim Epidemiológico sobre a doença aponta queda na taxa de detecção de AIDS no país desde 2012*. Última modificação: 1º fev. 2021.)

infectados por relações sexuais heterossexuais (CDC, 2019r). Entre os grupos de alto risco nos EUA, os homossexuais e bissexuais masculinos, os afro-americanos e os hispânicos estão em maior risco de adquirir HIV/AIDS e são responsáveis pela maioria das novas infecções por esse vírus. Essas comunidades continuam a ser assoladas pela infecção pelo HIV/AIDS, apesar dos grandes investimentos realizados para reduzir a incidência nesses grupos. Os esforços para criar programas culturalmente apropriados e efetivos continuam frustrando as autoridades, e o HIV/AIDS tornou-se uma pandemia nesse grupo racial/étnico. É necessária mais conscientização sobre o HIV/AIDS por meio de campanhas na mídia para que ocorra a redução dos comportamentos de risco (Kwansa & Stewart-Moore, 2019).

O número de mulheres infectadas pelo HIV e com AIDS tem aumentado progressivamente em todo o mundo. Atualmente, elas representam 25% das novas infecções pelo HIV nos EUA. As afro-americanas são especialmente afetadas e representam a maioria das mulheres que convivem com a doença e com outras infecções. A maioria das mulheres é infectada durante uma relação heterossexual (Kaiser Family Foundation, 2019). As mulheres afro-americanas sofrem desproporcionalmente com a epidemia de HIV/AIDS, uma vez que contraem novas infecções pelo HIV aproximadamente 15 vezes mais do que as mulheres brancas (CDC, 2019r). As mulheres são particularmente vulneráveis à transmissão heterossexual do HIV como resultado da exposição substancial da mucosa ao líquido seminal. Esse fato biológico amplifica o risco de transmissão do HIV quando associado com a alta prevalência de sexo não consensual, sexo sem proteção (sem preservativo) e comportamentos desconhecidos e/ou de alto risco de seus parceiros (CDC, 2019r). A infecção pelo HIV/AIDS está incidindo sobretudo em mulheres jovens. Essa mudança acabará por exacerbar a incidência do HIV porque as mulheres disseminam o vírus não apenas pelo contato sexual, mas também pela amamentação e pelo parto.

A **síndrome da imunodeficiência adquirida (AIDS)** é um comprometimento da função imunológica causado pelo HIV, um retrovírus. Para que uma pessoa seja infectada, uma carga razoável de vírus tem que ser transferida. O vírus não consegue sobreviver fora do corpo humano e não é transmitido por lágrimas ou suor. A infecção pelo HIV está associada à ativação continuada do sistema imune e é a força motriz por trás da depleção dos linfócitos CD4 e a evolução para a AIDS. A pessoa infectada desenvolve infecções oportunistas ou neoplasias malignas que se tornam fatais. A progressão da infecção pelo HIV para a AIDS ocorre em média 11 anos após a infecção (Kwansa & Stewart-Moore, 2019). As modalidades de transmissão do HIV incluem:

- Relação sexual com parceiro infectado sem o uso de preservativos
- Transfusões de sangue de doadores infectados ou transplante de órgãos de doadores infectados
- Picadas de agulha que contenham sangue contaminado ou compartilhamento de agulhas com pessoas infectadas
- Transmissão vertical da mãe para o feto durante a gravidez, o parto ou a amamentação.

A morbidade e a mortalidade pelo HIV continuam a chamar a atenção da comunidade médica. Embora tenha havido melhora significativa tanto na morbidade quanto na mortalidade com o uso da terapia antirretroviral altamente ativa (HAART), a incidência da infecção pelo HIV continua aumentando.

> ### ATENÇÃO!
>
> Mais de 90% dos indivíduos infectados pelo HIV em todo o mundo não sabem da sua condição; portanto, correm o risco de transmiti-lo por via sexual a outras pessoas (CDC, 2019r).

Os efeitos fetais e neonatais de contrair o HIV por meio da transmissão perinatal são devastadores e eventualmente fatais. A mãe infectada pode transmitir o HIV ao recém-nascido antes ou durante o parto e por meio da amamentação. A maioria dos casos de transmissão vertical do HIV, a maior causa das infecções adquiridas em pediatria em todo o mundo, ocorre no fim da gestação ou durante o parto. Apesar da significativa redução da transmissão perinatal, centenas de crianças nascerão infectadas pelo HIV.

HIV e adolescentes

Os efeitos do HIV e da AIDS em adolescentes e adultos jovens é motivo de preocupação frequente, mas é difícil obter dados precisos devido às diversas formas como essa população busca os serviços de saúde. Alguns adolescentes continuam sendo atendidos por pediatras e serviços para adultos, mas muitos não têm acesso aos cuidados de saúde. As infecções pelo HIV estão aumentando entre adolescentes e adultos jovens de 13 a 24 anos. Aproximadamente 25% dos casos de ISTs notificados nos EUA a cada ano são entre adolescentes. Mais de 2 milhões de crianças e adolescentes entre 10 e 19 anos estão infectados pelo HIV nos EUA e muitos não recebem os cuidados e o suporte de que necessitam para conservar sua saúde. Isso é particularmente significativo porque o risco de transmissão do HIV aumenta substancialmente se um dos parceiros estiver infectado com uma IST (Pettifor et al., 2018). Visto que leva, em média, 11 anos para que os sinais/sintomas da AIDS apareçam quando a infecção pelo HIV não é tratada, fica claro que muitos adultos com AIDS foram infectados durante a adolescência.

Os enfermeiros podem desempenhar um papel fundamental na prevenção e no controle da infecção pelo HIV promovendo aconselhamento sobre redução de risco e oferecendo testes de HIV de rotina para os adolescentes. A maioria dos jovens sexualmente ativos não acredita que corra risco de contrair o HIV e jamais realizou um teste sorológico. A obtenção do histórico sexual e a criação de um ambiente que promova uma orientação imparcial sobre o risco são componentes-chave do atendimento dos adolescentes. Tendo em vista o número cada vez maior de pessoas com HIV/AIDS e as oportunidades perdidas para realização do teste de HIV, o CDC (2019r) recomenda o teste de HIV universal e de rotina para todas as mulheres com 13 a 64 anos atendidas em unidades de saúde.

Manifestações clínicas

A infecção pelo HIV passa por três fases distintas: a soroconversão aguda, a infecção assintomática e, em seguida, a progressão para a AIDS. Quando uma pessoa é inicialmente infectada pelo HIV, há um período de infecção primária aguda que dura cerca de 3 semanas. A carga viral do HIV cai rapidamente porque o sistema imunológico do hospedeiro consegue combater essa infecção inicial. O início da infecção primária aguda ocorre 2 a 6 semanas após a exposição. Os sintomas incluem febre, faringite, erupção cutânea e mialgia. A maioria das pessoas não associa essa condição gripal à infecção pelo HIV. Após a exposição inicial, há um período de 3 a 12 meses antes da soroconversão, durante o qual a pessoa é considerada contagiosa.

Após a fase aguda, o indivíduo infectado torna-se assintomático, mas o HIV começa a se replicar. Mesmo que não haja sintomas, o sistema imune é comprometido. Uma pessoa normal tem uma contagem de 450 a 1.200 células T CD4 por microlitro. Quando essa contagem atinge 200 ou menos, considera-se que a pessoa tenha AIDS. O sistema imunológico começa uma batalha constante contra essa invasão viral, mas, com o tempo, perde terreno. Os vírus infiltram-se nas células T, as quais são capazes de armazenar várias fases dele. O início e a gravidade da doença estão diretamente relacionados com a carga viral; quanto mais HIVs estiverem presentes, pior a pessoa se sentirá. À medida que a imunossupressão profunda se desenvolve, as infecções oportunistas ocorrem, qualificando então a pessoa para o diagnóstico de AIDS. A partir de então, a AIDS acaba se desenvolvendo em todos os soropositivos.

Atualmente, a OMS recomenda a introdução precoce da terapia antirretroviral (TARV) para adultos e adolescentes, a administração dos fármacos antirretrovirais (ARVs) mais favoráveis para os pacientes e o uso prolongado de antirretrovirais para reduzir o risco de transmissão vertical do HIV. Os ARVs devem ser iniciados quando a contagem de células CD4 estiver abaixo de 350 por microlitro. As recomendações adicionais incluem o início da TARV independentemente da contagem de células CD4 ou do estágio clínico para pessoas coinfectadas com tuberculose ativa ou hepatite B com doença hepática grave, gestantes com cônjuge sorodiscordante e crianças com menos de 5 anos (WHO, 2019e).

Diagnóstico

Há vários tipos de imunoensaios aprovados para detectar o HIV. Esses ensaios detectam antígenos, anticorpos ou RNA. O ensaio imunossorvente ligado à enzima (ELISA) é usado como um teste de rastreamento inicial para determinar a presença do HIV. Quando seu resultado é positivo, um teste confirmatório (teste de *Western blot* [WB]) é realizado. Além disso, vários testes rápidos de anticorpos estão disponíveis. Atualmente, são utilizados dois métodos de rastreamento: testes rápidos e exames confirmatórios. Os testes rápidos possibilitam o rastreamento no local de atendimento e resultados na hora. Os cinco testes rápidos para detectar anticorpos anti-HIV aprovados pela FDA são: (1) OraQuick Advance® (usa sangue total); (2) Uni-Gold Recombigen® (usa sangue total); (3) Reveal G-3 Rapid HIV Antibody® (usa soro ou plasma); (4) Multispot® (usa soro ou plasma); e (5) Clearview Stat-Pak® e Clearview Stat-Pak® Complete (usam sangue total). Um resultado positivo é acompanhado por um teste confirmatório de WB ou imunofluorescência (IFA) (CDC, 2019s).

Os testes rápidos para HIV produzem resultados em 10 a 20 minutos e também reduzem o risco de exposição ocupacional do profissional da saúde eliminando a necessidade de coletar sangue. A iniciativa *Advancing HIV Prevention* do CDC, lançada em 2003, tornou o aumento da realização de testes uma prioridade nacional. O CDC recomenda o rastreamento de HIV para todos os residentes nos EUA com idade entre 13 e 64 anos em todas as unidades de saúde (CDC, 2019s).

De acordo com o CDC, menos da metade das pessoas com idade entre 13 e 64 anos já foi submetida a um teste de HIV. A agência estima que 25% dos milhões de indivíduos infectados pelo HIV nos EUA desconheçam a sua condição. Isso significa que eles não estão recebendo o tratamento que pode prolongar suas vidas e podem estar infectando outras pessoas inadvertidamente. Além disso, mesmo quando a pessoa faz o teste, uma em cada três não retorna para buscar seus resultados depois de 2 semanas. O CDC espera que a nova abordagem de "consulta única" para a realização do teste de HIV mude esse padrão.

As pessoas que estão infectadas pelo HIV, mas não sabem, não podem tirar proveito das terapias capazes de mantê-las saudáveis e prolongar a vida nem sequer proteger da infecção o parceiro sexual ou os colegas com os quais compartilham drogas ilícitas. Saber se é positivo ou negativo para o HIV confere grandes benefícios na tomada de decisões saudáveis.

Os testes rápidos de HIV nos locais de atendimento estão se tornando poderosas ferramentas de rastreamento em vários serviços de saúde porque oferecem a oportunidade não apenas de rastrear o HIV, mas também de orientar a pessoa quanto aos fatores de risco e discutir os resultados de seus exames em uma única consulta. A maioria desses testes usa uma gota de sangue obtida por punção digital ou uma amostra de saliva coletada da boca. Os resultados geralmente ficam prontos em 10 a 20 minutos. Se o teste confirmatório (WB ou IFA) for positivo, a pessoa está infectada pelo HIV e é capaz de transmitir o vírus a outras pessoas. Anticorpos anti-HIV são detectáveis em pelo menos 95% das pessoas nos primeiros 3 meses após a infecção (CDC, 2019s).

Conduta terapêutica

Os objetivos da terapia medicamentosa para HIV incluem:

- Diminuir a carga viral abaixo do nível de detecção
- Restaurar a capacidade do organismo de combater os patógenos
- Melhorar a qualidade de vida do paciente
- Reduzir as taxas de morbidade e mortalidade pelo HIV (USDHHS, 2019b).

A terapia atual para evitar a transmissão do HIV ao recém-nascido inclui um esquema de três partes:

1. A mãe toma um agente antirretroviral oral da 14ª à 34ª semana de gestação, que é continuado durante a gestação.
2. Durante o trabalho de parto, um agente antirretroviral é administrado por via intravenosa até ocorrer o parto.
3. Um medicamento antirretroviral é administrado ao recém-nascido nas primeiras 12 horas após o parto.

Os significativos avanços recentes do tratamento antirretroviral transformaram uma doença que costumava ser uma sentença de morte em uma condição crônica e controlável para indivíduos que vivem em países nos quais a TARV está disponível. Apesar desses avanços no tratamento, no entanto, apenas uma minoria dos norte-americanos HIV-positivos que faz uso de medicamentos antirretrovirais está sendo beneficiada porque não está aderindo ao tratamento prescrito. A TARV bem-sucedida exige uma adesão quase perfeita a um complexo esquema de medicação, que, se não perfeita, leva à resistência aos fármacos (Skidmore-Roth, 2019).

A adesão é difícil devido à complexidade do esquema e à duração vitalícia do tratamento. Um esquema antirretroviral típico é constituído por três ou mais medicamentos ingeridos 2 vezes ao dia. A adesão é ainda mais difícil por causa dos efeitos colaterais desagradáveis, como náuseas e diarreia. As mulheres no início da gestação já apresentam esses sintomas, e a medicação antirretroviral os agrava.

Conduta de enfermagem

O profissional de enfermagem pode desempenhar uma importante função no cuidado de mulheres soropositivas ao ajudá-las a aceitar a possibilidade de uma vida útil encurtada, a lidar com as reações de outras pessoas a uma doença estigmatizante e a desenvolver estratégias para manter sua saúde física e emocional. É importante orientar a mulher sobre as mudanças que ela pode fazer em seu comportamento para evitar a propagação do HIV a outras pessoas e encaminhá-la aos recursos comunitários apropriados, tais como os serviços de assistência médica para HIV, os programas de drogadição, os serviços de saúde mental e o serviço social. Ver Plano de cuidados de enfermagem 5.1: Visão geral da mulher HIV-positiva.

Orientações sobre o tratamento medicamentoso

O objetivo da TARV é suprimir a replicação viral para que a carga viral se torne indetectável por meio de exames complementares. Isso é feito para preservar a função imunológica e retardar a progressão da doença; contudo, é um desafio por causa dos efeitos colaterais de náuseas e vômitos, diarreia, alteração do paladar, anorexia, flatulência, constipação intestinal, cefaleia, anemia e fadiga. Embora nem todas as pessoas apresentem a totalidade desses efeitos colaterais, a maioria exibe alguns deles. As pesquisas atuais ainda não documentaram a segurança a longo prazo da exposição do feto a agentes antirretrovirais durante a gestação, mas a coleta de dados está em andamento.

Ajude a reduzir o desenvolvimento de farmacorresistência e, portanto, de falhas no tratamento identificando as barreiras à adesão; o reconhecimento delas pode ajudar o enfermeiro a descobrir maneiras de auxiliar a mulher a superá-las. Algumas das barreiras comuns existem porque a mulher:

- Não compreende a relação entre resistência aos fármacos e não adesão ao tratamento
- Tem medo de revelar que é HIV-positiva ao ser vista fazendo uso da medicação
- Ainda não aceitou emocionalmente o diagnóstico de infecção pelo HIV
- Tem medo de contar à família sobre o diagnóstico
- Tem poucos recursos financeiros para pagar o tratamento
- Não compreende o esquema posológico ou o cronograma
- Sofre efeitos colaterais desagradáveis com frequência
- Sente-se ansiosa ou deprimida (Office on Women's Health, 2019c).

Oriente a mulher em relação à terapia medicamentosa prescrita e enfatize que é muito importante seguir o tratamento conforme prescrito. Ofereça sugestões sobre como lidar com a anorexia, as náuseas e os vômitos ao:

- Não ingerir alimentos sólidos e líquidos juntos
- Comer *cream-crackers* ao levantar-se
- Fazer seis pequenas refeições por dia
- Utilizar suplementos hiperproteicos para fornecer proteínas e calorias de forma rápida e fácil
- Ingerir "alimentos apetitosos", o que pode ser atraente quando outros alimentos não o forem.

PLANO DE CUIDADOS DE ENFERMAGEM **5.1** Visão geral da mulher HIV-positiva

Uma afro-americana de 28 anos é HIV-positiva. Ela contraiu o HIV por meio de contato sexual desprotegido. Ela não faz uso dos medicamentos antirretrovirais de maneira correta e se apresentou hoje com relatos de cansaço e que não se sente bem.

DIAGNÓSTICO DE ENFERMAGEM: risco de infecção relacionado com a condição HIV-positiva e adesão inconsistente à terapia antirretroviral

IDENTIFICAÇÃO E AVALIAÇÃO DOS RESULTADOS

A paciente permanecerá sem infecções oportunistas, conforme evidenciado pela temperatura dentro dos parâmetros aceitáveis e pela ausência de sinais e sintomas de infecções oportunistas.

INTERVENÇÕES: *minimizar o risco de infecções oportunistas*

- Avaliar a contagem de células CD4 e a carga viral *para determinar a progressão da doença* (contagens de células CD4 $< 500/\ell$ e carga viral > 10 mil cópias$/\ell$ = risco aumentado de infecções oportunistas)
- Avaliar o hemograma *para identificar a presença de infecção* (> 10 mil células/mm^3 sugerem infecção)
- Avaliar a cavidade oral e as mucosas à procura de placas brancas dolorosas *para identificar possível infecção fúngica*
- Ensinar a paciente a monitorar os sinais e sintomas gerais de infecção, tais como febre, fraqueza e fadiga, *para assegurar a identificação precoce*
- Fornecer informações explicando a importância de evitar contato com pessoas com infecções, quando possível, *para minimizar o risco de exposição a infecções*
- Orientar quanto à importância de comparecer às consultas para que a contagem das células CD4 e a carga viral possam ser monitoradas *para alertar o médico sobre o estado de seu sistema imunológico*

- Instruir a paciente a reduzir sua exposição a infecções por meio de:
  - Higienização meticulosa das mãos
  - Cozinhar bem carnes, ovos e vegetais
  - Usar calçados em todos os momentos, especialmente quando estiver ao ar livre
- Incentivar o equilíbrio entre o descanso e a atividade ao longo do dia *para evitar esforço excessivo*
- Enfatizar a importância de manter a terapia antirretroviral prescrita *para evitar a progressão da doença e a farmacorresistência*
- Se necessário, encaminhar a paciente a um nutricionista para ajudá-la a compreender o que constitui uma dieta bem equilibrada com suplementos *para promover a saúde e evitar infecções.*

DIAGNÓSTICO DE ENFERMAGEM: déficit de conhecimento relacionado com a infecção pelo HIV e possíveis complicações

IDENTIFICAÇÃO E AVALIAÇÃO DOS RESULTADOS

A paciente demonstrará maior compreensão da infecção pelo HIV conforme evidenciado ao verbalizar as práticas de cuidados de saúde apropriadas e ao aderir à terapia para reduzir seu risco de exposição e de progressão da doença.

INTERVENÇÕES: *fornecer orientações à paciente*

- Avaliar sua compreensão sobre a infecção pelo HIV e seu tratamento *para fornecer uma base para as orientações*
- Estabelecer uma relação de confiança e honestidade com a paciente incentivando-a a falar sobre seus medos e o impacto da doença *a fim aliviar suas preocupações*. Estimule-a a discutir os motivos de sua não adesão ao tratamento
- Adotar uma abordagem imparcial, acessível, confidencial e culturalmente sensível *para promover a autoestima da paciente e fazê-la sentir-se uma prioridade*
- Explicar as medidas, incluindo práticas de sexo seguras e opções de controle de natalidade, *para evitar a transmissão de doenças*; avaliar a vontade da paciente de praticar sexo seguro para proteger as outras pessoas, *a fim de determinar as necessidades de mais orientações*

- Discutir os sinais e sintomas da progressão da doença e as possíveis infecções oportunistas *para promover a detecção precoce para uma intervenção rápida*
- Conversar com a paciente sobre a disponibilidade de recursos da comunidade e fazer os encaminhamentos adequados, conforme necessário, *para fornecer orientação e suporte adicionais*
- Monitorar os sinais de solidão, depressão e isolamento social *para iniciar uma conversa*
- Incentivar a paciente a manter os compromissos agendados para assegurar o acompanhamento e permitir a detecção precoce de potenciais complicações.

Promoção da adesão ao tratamento

A adesão ao tratamento medicamentoso é um grande desafio para muitas pessoas infectadas pelo HIV, tornando-se difícil quando os mesmos comprimidos que deveriam impedir a doença deixam a pessoa doente. Náuseas e diarreia são apenas dois dos possíveis efeitos colaterais. Muitas vezes é difícil melhorar a qualidade de vida do paciente tamanha a necessidade de medicação por via oral. A terapia medicamentosa combinada é desafiadora para muitas pessoas, o que dificulta extremamente a manutenção da adesão ao longo dos anos. Enfatize a importância de seguir a terapia antirretroviral prescrita, explicando que ela ajuda não só a evitar a replicação dos retrovírus e a posterior progressão da doença, como também a diminuir o risco de transmissão perinatal do HIV. Além disso, forneça materiais escritos que descrevam a dieta, os exercícios, os medicamentos e os sinais e sintomas de complicações e infecções oportunistas. Reforce essas informações a cada consulta.

Prevenção da infecção pelo HIV

Apesar das informações disponíveis sobre a infecção pelo HIV e a AIDS, ainda há grande ansiedade e medo do desconhecido. É essencial assumir um papel de liderança na orientação da população sobre os comportamentos de risco na luta para controlar essa doença. O fundamental da prevenção do HIV é reduzir o número de contatos sexuais de alto risco de cada pessoa; no entanto, é importante reconhecer que nem todas as mulheres têm o poder econômico e social para fazer suas próprias escolhas de vida. Os enfermeiros devem abordar os fatores que darão a elas mais controle sobre sua vida fornecendo orientação antecipatória, dando amplas oportunidades para a prática de técnicas de negociação e habilidades de recusa em um ambiente seguro e encorajando o uso de preservativos femininos para se protegerem contra esse vírus mortal. A prevenção é essencial para reverter as tendências atuais de infecção.

Prestação de cuidados durante a gestação e o parto

Orientação e pesquisa de infecção pelo HIV devem ser oferecidas a todas as gestantes o mais cedo possível a fim de diagnosticar aquelas infectadas para que o tratamento possa ser iniciado mais precocemente. Uma vez que a gestante seja identificada como HIV-positiva, ela deve ser informada sobre o risco de infecção perinatal. As evidências atuais indicam que, se não for instituída a terapia antirretroviral, 25% das crianças nascidas de mães infectadas com HIV serão infectadas por esse vírus (Office on Women's Health, 2019d). Se a mulher, no entanto, receber uma terapia antirretroviral combinada durante a gravidez, o risco de transmissão do HIV para o recém-nascido cai para menos de 2% (USDHHS, 2019c). Além disso, tendo em vista que o HIV pode ser transmitido ao lactente por meio da amamentação, todas as gestantes infectadas por esse vírus devem ser aconselhadas a evitar o aleitamento materno e, em vez disso, usar fórmulas. Uma infecção materna recente pelo HIV pode aumentar o risco de transmissão pela amamentação para o dobro do de uma mulher com infecção anteriormente estabelecida, provavelmente como resultado da alta carga viral associada à infecção recente (USDHHS, 2019c).

Ademais, a mulher precisa de instruções sobre as maneiras de melhorar seu sistema imunológico, seguindo essas orientações durante a gravidez:

* Dormir o suficiente todas as noites (7 a 9 horas)
* Evitar infecções (p. ex., ficar longe de multidões, realizar uma boa higiene das mãos)
* Diminuir o estresse em sua vida
* Consumir quantidades adequadas de proteínas e vitaminas
* Aumentar a ingestão de líquidos para 2 litros diários para se manter hidratada
* Planejar períodos de descanso ao longo do dia para evitar a fadiga.

Conforme citado anteriormente, apesar da redução significativa na transmissão perinatal, centenas de crianças serão infectadas pelo HIV no nascimento. O nascimento de cada criança infectada é uma oportunidade perdida de prevenção. Para minimizar a transmissão perinatal do HIV, é importante identificar a infecção pelo HIV na mulher, de preferência antes da gravidez, fornecer informações sobre a prevenção de doenças e incentivar as mulheres infectadas pelo vírus a seguirem a terapia medicamentosa prescrita.

Providenciamento de encaminhamentos adequados

A mulher infectada pelo HIV pode ter dificuldade em lidar com as atividades normais da vida diária porque tem menos energia e menor resistência física. Ela pode estar sobrecarregada com os encargos financeiros dos tratamentos médicos e farmacológicos,[18] com as respostas emocionais a uma condição com risco à vida e, se estiver grávida, com a preocupação com o futuro de seu filho. É necessária uma abordagem de manejo de caso para lidar com a complexidade de suas necessidades durante esse período. Seja um ouvinte empático e faça os encaminhamentos apropriados para serviços nutricionais, aconselhamento, cuidados domésticos, cuidados espirituais e grupos de apoio locais. Muitas organizações comunitárias desenvolveram programas para abordar as inúmeras questões relacionadas com o HIV/AIDS. A linha direta de AIDS dos EUA (1-800-342-AIDS)[19] é um bom recurso.

PREVENÇÃO DE INFECÇÕES SEXUALMENTE TRANSMISSÍVEIS

A orientação sobre práticas sexuais seguras e o consequente aumento no uso de preservativos podem desempenhar um papel fundamental na redução das taxas de ISTs em todo o mundo. Seguramente, o conhecimento e a prevenção são as melhores defesas contra as ISTs. A Tabela 5.4 fornece um resumo dos efeitos perinatais das ISTs durante a gravidez. A prevenção e o controle das ISTs baseiam-se nos seguintes conceitos (American College of Obstetricians and Gynecologists [ACOG], 2018; FDA, 2018):

1. Educação e aconselhamento de pessoas em risco sobre comportamento sexual mais seguro.
2. Recomendação de imunização pré-exposição para evitar hepatite B e HPV.

---

[18]N.R.T.: Desde 1996, o Brasil oferece acesso universal pelo SUS ao tratamento para o HIV (terapia antirretroviral [TARV]), assim como apoio psicológico às pessoas que vivem com HIV. O Departamento de Doenças de Condições Crônicas e Infecções Sexualmente Transmissíveis, vinculado ao Ministério da Saúde, determina uma política de atenção a essas pessoas, que reúne desde medidas de prevenção até a assistência, passando pelos direitos humanos e pela participação social.

[19]N.R.T.: No *site* http://www.aids.gov.br/pt-br/acesso_a_informacao/servicos-de-saude, estão cadastrados os serviços de saúde e organizações da sociedade civil de todo o Brasil que realizam ações de assistência, prevenção, diagnóstico e tratamento às pessoas que vivem com HIV.

TABELA 5.4 Efeitos maternos e fetais das ISTs.

IST	Efeitos maternos	Efeitos fetais
Candidíase	Resistente ao tratamento durante a gestação; prurido genital localizado e desconfortável e secreção	Pode contrair candidíase oral durante o processo de parto se a mãe estiver infectada
Tricomoníase	Tricomoníase	Risco de prematuridade e baixo peso ao nascer
Vaginose bacteriana	Aumenta o risco de aborto espontâneo, RPM, corioamnionite, endometrite pós-parto e trabalho de parto prematuro	Risco de baixo peso ao nascer e sepse neonatal
Clamídia	Endometrite pós-parto, RPM e parto pré-termo	Conjuntivite que pode levar a cegueira, baixo peso ao nascer, sepse neonatal e pneumonite
Gonorreia	Corioamnionite, aborto espontâneo, parto prematuro, RPM, restrição de crescimento intrauterino (RCIU) e sepse pós-parto	Infecção faríngea e ocular (oftalmia gonocócica), que pode causar cegueira
Herpes genital	Aborto espontâneo, infecção intrauterina, parto prematuro, RPM e RCIU	Anomalias de nascimento; comprometimento neurológico e infecção transplacentária
Sífilis	Aborto espontâneo, parto prematuro e natimortalidade	Sífilis congênita levando a falência de múltiplos órgãos e danos estruturais, bem como déficit intelectual
Papilomavírus humano (HPV)	Pode causar distocia se houver grandes lesões genitais semelhantes a verrugas	Nenhum conhecido
Hepatite B	Pode causar parto prematuro; pode ser transmitida ao feto se a infecção estiver ativa no último trimestre	Pode tornar-se portador crônico do vírus da hepatite B, o que pode levar a câncer de fígado ou cirrose
HIV	Fadiga, náuseas e perda de peso	A transmissão pode ocorrer por via transplacentária, durante o parto ou pelo leite materno

March of Dimes. (2019). *Sexually transmitted infections*. Disponível em: https://www.marchofdimes.org/complications/sexually-transmitted-infections.aspx. Acesso em: 16 jun. 2020; Webster, S., Morris, G., & Kevelighan, E. (2018). *Essential human development*. John Wiley & Sons, Ltd.; Kwansa, T. D., & Stewart-Moore, J. (2019) *Evidence-based sexual and reproductive health care: policies, clinical procedures, and related research*. Jones & Bartlett Learning; e CDC. (2019a). *What are STDs?* Disponível em: https://www.cdc.gov/std/general/default.htm. Acesso em: 16 jun. 2020.

3. Informar as pessoas quanto ao fato de que os preservativos de látex oferecem alguma proteção e reduzem o risco de transmissão.
4. Identificação dos indivíduos infectados assintomáticos e daqueles sintomáticos que provavelmente não procurariam diagnóstico e tratamento.
5. Diagnóstico e tratamento efetivos dos indivíduos infectados.
6. Avaliação, tratamento e aconselhamento dos parceiros sexuais de pessoas infectadas com uma IST.

Os profissionais de enfermagem desempenham um papel fundamental na identificação e na prevenção das ISTs. Trata-se de uma oportunidade única de orientar a população sobre esse grave problema de saúde pública, informando os métodos de transmissão e os sintomas associados a cada condição, acompanhando as diretrizes de tratamento mais atualizadas do CDC e oferecendo aos pacientes medidas preventivas estratégicas para reduzir a propagação das ISTs. Os enfermeiros têm uma importante função a desempenhar para assegurar que todas as mulheres sejam bem-informadas sobre as ISTs,

orientando-as sobre como essas infecções são transmitidas, os sinais/sintomas, os fatores de risco, o potencial de efeitos adversos, o rastreamento e as recomendações terapêuticas. De posse desse conhecimento, as mulheres serão capazes de tomar decisões plenamente informadas sobre a aceitação do rastreamento, a adesão ao tratamento e as orientações de acompanhamento.

Não é fácil discutir a prevenção das ISTs quando, globalmente, estamos falhando nisso. O conhecimento sobre como evitar cada via transmissão existe, mas a incidência das ISTs continua a aumentar. Os desafios à prevenção das ISTs incluem a falta de recursos e a dificuldade de mudar os comportamentos que contribuem para a sua disseminação. Independentemente dos fatores desafiadores envolvidos, os profissionais de enfermagem precisam continuar orientando e atendendo às necessidades de todas as mulheres para promover sua saúde sexual. O sucesso do tratamento e da prevenção das ISTs é impossível sem orientação. As orientações bem-sucedidas incluem a transmissão de mensagens claras e precisas adequadas à idade e culturalmente sensíveis.

As estratégias de prevenção primária incluem a orientação de todas as mulheres, especialmente as adolescentes, sobre o risco da atividade sexual precoce, o número de parceiros sexuais e as ISTs. A abstinência sexual é o ideal, mas muitas vezes não é praticada; portanto, o uso de contraceptivos de barreira (preservativos) deve ser incentivado (ver Diretrizes de ensino 5.1).

A prevenção secundária envolve a necessidade de exames de rastreamento para todas as mulheres sexualmente ativas independentemente da idade. Muitas mulheres com ISTs são assintomáticas; portanto, exames de rastreamento regulares são fundamentais para a detecção precoce. Compreender a relação entre as condições socioeconômicas desfavoráveis e os padrões deletérios de autocuidado sexual e reprodutivo é importante na prevenção de doenças e nas estratégias de promoção da saúde.

Toda forma de prevenção bem-sucedida demanda mudança de comportamento. A função da enfermagem na orientação e na prestação de cuidados de saúde de qualidade é uma evidência inestimável de que a chave para reduzir a propagação das ISTs é a mudança de comportamento. Os enfermeiros que trabalham nessas áreas especializadas têm a responsabilidade de orientar a si próprios, seus pacientes e familiares e a comunidade sobre as ISTs, fornecendo-lhes cuidados compassivos e solidários. Algumas estratégias que os profissionais de enfermagem podem utilizar para evitar a disseminação de ISTs estão detalhadas no Boxe 5.4.

Modificação do comportamento

As pesquisas confirmam que a mudança de comportamento resulta em diminuição de novos casos de IST, mas precisa abranger todos os níveis – governos, organizações comunitárias, escolas, igrejas, pais e indivíduos (WHO, 2019f). A educação deve abordar as formas de prevenção da infecção; a promoção do uso de preservativos; o direcionamento para as populações vulneráveis, tais como adolescentes, profissionais do sexo, HSHs e usuários de drogas ilícitas; os sintomas das ISTs; e o tratamento. Nesse ponto da epidemia de ISTs, os enfermeiros não têm tempo para debater os méritos relativos da prevenção *versus* tratamento; ambos são subutilizados e subfinanciados, e uma leva ao outro. Abordar seriamente a prevenção e se concentrar nas estratégias descritas trarão mudanças positivas para todos.

CONSIDERAÇÕES

Eu estava me lembrando de meus tempos de faculdade em que vivia despreocupada, quando o mais importante era ter uma vida ativa com meus colegas e conhecer rapazes. Fui criada por pais muito rígidos e nunca tive permissão para namorar. Quando fui fazer a faculdade em outro estado, percebi que os conselhos e as regras desatualizados de meus pais não se aplicavam mais. De repente, meus pensamentos do passado foram interrompidos pelo conselheiro de HIV perguntando sobre meus sentimentos em relação ao meu diagnóstico soropositivo. O que havia para dizer naquele momento? Eu me diverti bastante na faculdade, mas nunca imaginei que isso me assombraria pelo resto da vida, que agora possivelmente seria abreviada. Eu só queria poder voltar no tempo e ouvir os conselhos dos meus pais, que de alguma forma não parecem tão desatualizados agora.

Reflexões: todos já nos lembramos de dias melhores e nos perguntamos como nossas vidas teriam mudado se tivéssemos feito escolhas melhores ou seguido por outro caminho. Às vezes, só temos uma chance de tomar decisões acertadas e sensatas. O que você mudaria em sua vida se tivesse uma segunda chance? Há alguma mudança que ainda possa ser feita para que você tenha uma vida melhor?

Contracepção

A disseminação de ISTs pode ser evitada pelo acesso a contraceptivos de barreira adequados, eficientes e seguros. O uso consistente e correto de preservativos é fundamental na prevenção da disseminação de ISTs. Os profissionais de enfermagem podem desempenhar um papel importante ao ajudar as mulheres a identificar o risco de ISTs e adotar medidas preventivas por meio da dupla proteção oferecida pelos contraceptivos. Tradicionalmente, o planejamento reprodutivo e os serviços voltados para as ISTs são entidades separadas. Os serviços de planejamento reprodutivo têm abordado as necessidades de contracepção de uma mulher sem considerar o seu risco de IST ou de seu parceiro; enquanto isso, os serviços de IST têm se voltado vigorosamente para os homens, ao mesmo tempo que ignoram as necessidades contraceptivas deles.

Muitas mulheres correm risco significativo de gravidez indesejada e IST; ainda assim, com essa separação de serviços, há uma avaliação limitada sobre se elas precisam

---

BOXE 5.4 Estratégias de enfermagem selecionadas para evitar a propagação de infecções sexualmente transmissíveis.

- Fornecer informações básicas sobre a transmissão das ISTs
- Descrever os comportamentos sexuais mais seguros para as pessoas em situação de risco de ISTs
- Encaminhar os pacientes para os recursos comunitários apropriados para reduzir o risco
- Fazer rastreamento de indivíduos assintomáticos à procura de ISTs
- Identificar barreiras ao teste de IST e removê-las
- Oferecer imunização pré-exposição para as ISTs passíveis de prevenção por vacina
- Falar com sinceridade sobre os resultados dos testes e as opções disponíveis
- Aconselhar e tratar os parceiros sexuais das pessoas com uma IST
- Orientar os administradores escolares, os pais e os adolescentes sobre as ISTs
- Apoiar atividades de desenvolvimento de jovens para reduzir os comportamentos sexuais de risco
- Promover a utilização de métodos contraceptivos de barreira (preservativos, diafragmas) para evitar a propagação de ISTs
- Ajudar os pacientes a adquirir habilidades para negociar o sexo seguro
- Discutir a redução do número de parceiros sexuais para diminuir o risco.

de proteção dupla – ou seja, proteção simultânea contra ISTs e gravidez indesejada. Essa falta de integração de serviços representa uma oportunidade perdida de identificar muitas mulheres em situação de risco e de lhes oferecer um aconselhamento mais abrangente em relação à dupla proteção. Os enfermeiros podem desempenhar um papel fundamental ao influenciar as pacientes a iniciar e manter o uso do preservativo feminino, um método subutilizado para a prevenção das ISTs e da gravidez (Holland et al., 2018).

Os profissionais de enfermagem podem expandir seus escopos em qualquer cenário discutindo a dupla proteção conferida pelo uso de um preservativo masculino ou feminino isolado ou pela utilização de um preservativo com um contraceptivo que não seja de barreira. Como os métodos de barreira não são os meios mais efetivos de controle da fertilidade, eles geralmente não são recomendados como método isolado para a dupla proteção. Infelizmente, os métodos de prevenção da gravidez mais efetivos – esterilização, métodos hormonais e sistemas intrauterinos – não protegem contra as ISTs. O uso de um método duplo protegeria contra as ISTs e a gravidez.

CONCEITOS FUNDAMENTAIS

- Evitar comportamentos sexuais de risco preserva a fertilidade e previne doenças crônicas na vida adulta
- A maneira mais confiável de evitar a transmissão de ISTs é a abstinência de relações sexuais (*i. e.*, sexo oral, vaginal ou anal) ou a manutenção de um relacionamento mutuamente monogâmico a longo prazo com um parceiro não infectado
- Os métodos contraceptivos de barreira são recomendados porque aumentam a proteção contra o contato com secreção uretral, secreções mucosas e lesões do colo do útero ou do pênis
- A alta taxa de transmissão assintomática de ISTs exige que as mulheres de alto risco sejam orientadas em relação à natureza da transmissão e como reconhecer as infecções
- Os profissionais de enfermagem devem realizar uma boa higiene das mãos e seguir as precauções-padrão para proteger a si próprios e a seus pacientes contra as ISTs
- Os profissionais de enfermagem estão em uma posição importante para promover a saúde sexual de todas as mulheres. Eles devem conscientizar suas pacientes e a comunidade sobre as implicações perinatais e as sequelas vitalícias das ISTs.

REFERÊNCIAS BIBLIOGRÁFICAS E LEITURA SUGERIDA

American Academy of Family Physicians (AAFP). (2019). *CDC proposes expanding its HCV testing recommendations*. Retrieved June 16, 2020, from https://www.aafp.org/news/health-of-the-public/20191217cdchcvtest.html

American College of Obstetricians and Gynecologists (ACOG). (2018). ACOG Committee Opinion #737: Expedited partner STI therapy. *Obstetrics & Gynecology, 131*(6), 190–192.

American Cancer Society (ACS). (2019). *Prevent 6 cancers with the HPV vaccine*. Retrieved June 16, 2020, from https://www.cancer.org/healthy/hpv-vaccine.html

Annon, J. S. (1976). The PLISSIT model: A proposed conceptual scheme for the behavioral treatment of sexual problems. *Journal of Sex Education Therapy, 2*, 1–15.

Arbyn, M., Xu, L., Simoens, C., & Martin-Hirsch, P. P. L. (2018). Prophylactic vaccination against human papillomaviruses to prevent cervical cancer and its procurers. *Cochrane Database of Systematic Reviews 2018*, Issue 5. Art. No.: CD009069. https://doi.org/10.1002/14651858.CD009069.pub3.

Blackburn, S. T. (2018). *Maternal, fetal, and neonatal physiology: A clinical perspective* (5th ed.). Saunders.

Carroll, J. L. (2019). *Sexuality now: Embracing diversity* (6th ed.). Cengage Learning, Inc.

Centers for Disease Control and Prevention (CDC). (2019a). *What are STDs?* Retrieved June 16, 2020, from https://www.cdc.gov/std/general/default.htm

Centers for Disease Control and Prevention (CDC). (2019b). *About HIV/AIDS*. Retrieved June 16, 2020, from https://www.cdc.gov/hiv/basics/whatishiv.html

Centers for Disease Control and prevention (CDC). (2019c). *Adolescents and STDs fact sheet*. Retrieved June 16, 2020, from https://www.cdc.gov/std/life-stages-populations/stdfact-teens.htm

Centers for Disease Control and Prevention (CDC). (2019d). *Vaginal candidiasis*. Retrieved June 16, 2020, from https://www.cdc.gov/fungal/diseases/candidiasis/genital/index.html

Centers for Disease Control and Prevention (CDC). (2019e). *Trichomoniasis*. Retrieved June 16, 2020, from https://www.cdc.gov/std/trichomonas/default.htm

Centers for Disease Control and Prevention (CDC). (2019f). *Bacterial vaginosis*. Retrieved June 16, 2020, from https://www.cdc.gov/std/bv/default.htm

Centers for Disease Control and Prevention (CDC). (2019g). *Chlamydia*. Retrieved June 16, 2020, from https://www.cdc.gov/std/chlamydia/default.htm

Centers for Disease Control and Prevention (CDC). (2019h). *Gonorrhea*. Retrieved June 16, 2020, from https://www.cdc.gov/std/gonorrhea/default.htm

Centers for Disease Control and Prevention (CDC). (2019i). *Genital herpes*. Retrieved June 16, 2020, from https://www.cdc.gov/std/herpes/default.htm

Centers for Disease Control and prevention (CDC). (2019j). Syphilis. Retrieved June 16, 2020, from https://www.cdc.gov/std/syphilis/default.htm

Centers for Disease Control and Prevention (CDC). (2019k). *Pelvic inflammatory disease* (PID). Retrieved June 16, 2020, from https://www.cdc.gov/std/pid/default.htm

Centers for Disease Control and Prevention (CDC). (2019l). *Human papillomavirus* (HPV). Retrieved June 16, 2020, from https://www.cdc.gov/std/hpv/stdfact-hpv.htm

Centers for Disease Control and Prevention (CDC). (2019m). *Hepatitis A*. Retrieved June 16, 2020, from https://www.cdc.gov/hepatitis/hav/havfaq.htm

Centers for Disease Control and Prevention (CDC). (2019n). *Hepatitis B*. Retrieved June 16, 2020, from https://www.cdc.gov/hepatitis/hbv/index.htm

Centers for Disease Control and Prevention (CDC). (2019o). *Hepatitis C*. Retrieved June 16, 2020, from https://www.cdc.gov/hepatitis/hcv/hcvfaq.htm

Centers for Disease Control and Prevention (CDC). (2019p). *Zika virus*. Retrieved June 16, 2020, from https://www.cdc.gov/zika/about/index.html

Centers for Disease Control and Prevention (CDC). (2019q). *HIV in the United States: At a glance*. Retrieved June 16, 2020, from https://www.cdc.gov/hiv/statistics/overview/ataglance.html

Centers for Disease Control and Prevention (CDC). (2019r). *About HIV/AIDS*. Retrieved June 16, 2020, from https://www.cdc.gov/hiv/basics/whatishiv.html

Centers for Disease Control and Prevention (CDC). (2019s). *HIV laboratory tests*. Retrieved June 16, 2020, from https://www.cdc.gov/hiv/testing/laboratorytests.html

Chen, X. S. (2018). Adverse pregnancy outcomes due to chlamydia trachomatis. *The Lancet Infectious Diseases, 18*(5). https://doi.org/10.1016/S1473-3099(18)30211-1

Cunningham, F. G., Leveno, K. J., Bloom, S. L., Dashe, J. S., Hoffman, B. L., Casey, B. M., & Spong, C. Y. (2018). *William's obstetrics* (25th ed.). McGraw-Hill Education.

Dawson, M. (2018). *The emotional side of genital herpes*. *Everyday Health*. Retrieved June 16, 2020, from https://www.everydayhealth.com/herpes/emotional-side-genital-herpes/

Emam, A. M. M., Elmenim, S. O. A., & Sabry, S. S. (2018). Effectiveness of application of PLISSIT counseling model on sexuality among women with dyspareunia. *American Journal of Nursing Science, 7*(2), 73–83.

Food and Drug Administration (FDA). (2020). *Barrier methods of birth control*. Retrieved February 11, 2020, from https://www.fda.gov/consumers/free-publications-women/birth-control#BarrierMethods

Funston, G., O'Flynn, H., Ryan, A. J., Hamilton, W., & Crosbie, E. J. (2018). Recognizing gynecological cancer in primary care: Risk factors, red flags, and referrals. *Advances in Therapy, 35*(4), 577–589.

Gay, J. (2018). *The health of women: A global perspective*. Routledge.

Gilson, R. L., Basit, H., & Soman-Faulkner, K. (2019). Scabies. *StatPearls*. Retrieved May 4, 2020, from https://www.ncbi.nlm.nih.gov/books/NBK544306/

Glass, N., Nelson, H. D., & Huffman, L. (2019). *Screening for genital herpes simplex: Brief update for the U.S. Preventive Services Task Force*. Retrieved June 16, 2020, from https://www.uspreventiveservicestaskforce.org/uspstf/recommendation/genital-herpes-screening

Gostin, L. O. (2018). HPV vaccination: A public good and a health imperative. *Journal of Law, Medicine, & Ethics*. https://doi.org/10.1177/1073110518782958

Henry Kaiser Foundation. (2019). *The HIV/AIDS epidemic in the United States: The basics*. Retrieved June 16, 2020, from https://www.kff.org/hivaids/fact-sheet/the-hivaids-epidemic-in-the-united-states-the-basics/

Hicks, C. B., & Clement, M. (2019). Syphilis: Epidemiology, pathophysiology, and clinical manifestations in HIV-uninfected patients. *UpToDate*. Retrieved June 16, 2020, from https://www.uptodate.com/contents/syphilis-epidemiology-pathophysiology-and-clinical-manifestations-in-hiv-uninfected-patients

Hidalgo, J. A. (2019). *Candidiasis*. Retrieved January 17, 2020, from https://emedicine.medscape.com/article/213853-overview

Holland, A. C., Strachan, A. T., Pair, L., Stallworth, K., & Hodges, A. (2018). Highlights from the U.S. selected practice recommendations for contraceptive use. *Nursing for Women's Health, 22*(2), 181–190.

Hughes, B. L., Page, C. M., & Kuller, J. A. (2018). Hepatitis C in pregnancy: Screening, treatment, and management. *Contemporary OB/GYN, 64*(5). Retrieved June 16, 2020, from http://www.contemporaryobgyn.net/obstetrics-gynecology-womens-health/hepatitis-c-pregnancy-screening-treatment-and-management

Jennings, L. K., & Krywko, D. M. (2019). Pelvic inflammatory disease. *StatPearls*. Retrieved February 11, 2019, from https://www.ncbi.nlm.nih.gov/books/NBK499959/

Jordan, R. G., Farley, C. L., & Grace, K. T. (2019). *Prenatal and postnatal care: A woman-centered approach* (2nd ed.). John Wiley & Sons, Inc.

Kaiser Family Foundation. (2019). *The global HIV/AIDS epidemic*. Retrieved June 16, 2020, from https://www.kff.org/global-health-policy/fact-sheet/the-global-hivaids-epidemic/

King, T. L., Brucker, M. C., Osborne, K., & Jevitt, C. M. (2019). *Varney's midwifery* (6th ed.). Jones & Bartlett Learning.

Klatte, J. M. (2019). *What is the prevalence of herpes simplex virus (HSV) in the US?* Retrieved February 27, 2019, from https://www.medscape.com/answers/964866-176616/what-is-the-prevalence-of-herpes-simplex-virus-hsv-in-the-us

Kwansa, T. D., & Stewart-Moore, J. (2019). *Evidence-based sexual and reproductive health care: Policies, clinical procedures, and related research*. Jones & Bartlett Learning.

Leblanc, N. M., Albuja, L., & DeSantis, J. (2018). The uses of self and space: Health provider's approaches to engaging patients into HIV continuum. *AIDS Patient Care and STDs, 32*(8), 321–329.

March of Dimes. (2019). *Sexually transmitted infections*. Retrieved June 16, 2020, from https://www.marchofdimes.org/complications/sexually-transmitted-infections.aspx

Marshall, K. J., Fowler, D. N., Walters, M. L., & Doreson, A. B. (2018). Interventions that address intimate partner violence and HIV among women: A systematic review. *AIDS and Behavior, 22*(10), 3244–3263.

Morris, S. (2019). Gonorrhea infection. *BMJ Best Practice*. Retrieved June 16, 2020, from https://bestpractice.bmj.com/topics/en-us/51

Norwitz, E. R., & Hicks, C. B. (2018). Syphilis in pregnancy. *UpToDate*. Retrieved March 25, 2020, from https://www.uptodate.com/contents/syphilis-in-pregnancy

Norwitz, E. R., Miller, D. A., Zelop, C. M., & Keefe, D. (2019). *Evidence-based obstetrics and gynecology*. John Wiley & Sons, Inc.

Office of Population Affairs. (2019a). *Chlamydia*. Retrieved June 16, 2020, from https://www.hhs.gov/opa/reproductive-health/fact-sheets/sexually-transmitted-diseases/chlamydia/index.html

Office of Population Affairs. (2019b). *Syphilis*. Retrieved June 16, 2020, from https://www.hhs.gov/opa/reproductive-health/fact-sheets/sexually-transmitted-diseases/syphilis/index.html

Office on Women's Health. (2019a). *Genital herpes*. Retrieved January 30, 2020, from https://www.womenshealth.gov/a-z-topics/genital-herpes

Office on Women's Health. (2019b). *Pelvic inflammatory disease*. Retrieved April 1, 2020, from https://www.womenshealth.gov/a-z-topics/pelvic-inflammatory-disease

Office on Women's Health. (2019c). *Barriers to care for HIV*. Retrieved November 21, 2018, from https://www.womenshealth.gov/hiv-and-aids/living-hiv/barriers-care-hiv

Office on Women's Health. (2019d). *Pregnancy and HIV.* Retrieved November 27, 2018, from https://www.womenshealth.gov/hiv-and-aids/living-hiv/pregnancy-and-hiv

Oyelowo, T., & Johnson, J. (2018). *A guide to women's health* (2nd ed.). Jones & Bartlett Learning.

Pan American Health Organization (PAHO). (2018). *Ectoparasitic infections of importance in public health.* Retrieved June 16, 2020, from https://www.paho.org/hq/index.php?option=com_content&view=article&id=14106:more-information-ectoparasitoses&Itemid=72217&lang=en

Pascale, A. (2018). The ABCDs of bacterial vaginosis: Abnormal flora, bothersome symptoms, chronicity, and differential diagnosis. *Women's Healthcare, 6*(4), 10–21.

Pettifor, A., Stoner, M., Pike, C., & Bekker, L. G. (2018). Adolescent lives matter: Preventing HIV in adolescents. *Current Opinion in HIV and AIDS, 13*(3), 265–273.

Planned Parenthood. (2019). *What are the symptoms of herpes?* Retrieved June 16, 2020, from https://www.plannedparenthood.org/learn/stds-hiv-safer-sex/herpes/what-are-the-symptoms-of-herpes

Public Health Agency of Canada. (2019). *Canadian guidelines on sexually transmitted infections.* Retrieved May 6, 2020, from https://www.canada.ca/en/public-health/services/infectious-diseases/sexual-health-sexually-transmitted-infections/canadian-guidelines/sexually-transmitted-infections.html

Riley, L. E., & Wald, A. (2018). Genital herpes simplex virus infection and pregnancy. *UpToDate.* Retrieved June 10, 2020, from https://www.uptodate.com/contents/genital-herpes-simplex-virus-infection-and-pregnancy

Salazar, J. C., Bennett, N., & Cruz, A. R. (2018). Syphilis infection. *British Medical Journal Best Practice.* Retrieved June 16, 2020, from https://bestpractice.bmj.com/topics/en-us/50

Salvadori, M. I. (2018). Human papillomavirus vaccine for children and adolescents. *Pediatrics & Child Health, 23*(4), 262–265.

Schiller, J., & Lowy, D. (2018). Explanations of the high potency of HPV prophylactic vaccines. *Vaccine, 36*(32), 4768–4773.

Shover, C. L., Beymer, M. R., Unger, E. M., Javanbakht, M., & Bolan, R. K. (2018). Accuracy of presumptive gonorrhea treatment for gay, bisexual, and other men who have sex with men: Results from a large sexual health clinic in Los Angeles, California. *LGBT Health, 5*(2), 139–144.

Skidmore-Roth, L. (2019). *Mosby's 2019 nursing drug reference* (32nd ed.). Elsevier.

Swygard, H., Sena, A. C., & Cohen, M. S. (2018). Treatment of uncomplicated Neisseria gonorrhea infections. *UpToDate.* Retrieved December 4, 2019, from https://www.uptodate.com/contents/treatment-of-uncomplicated-neisseria-gonorrhoeae-infections

Teen Source Organization. (2018). *Sexually transmitted diseases.* Retrieved June 16, 2020, from https://www.teensource.org/std

Terrault, N. A., Lok, A. S. F., Mcmahon, B. J., Chang, K. M., Hwang, J. P., Jonas, M. M., Wong, J. B. (2018). Update on prevention, diagnosis, treatment of chronic hepatitis B: AASLD 2018 hepatitis B guidance. *Hepatology, 67*(4), 1560–1599.

USDHHS. (2019a). *HIV and other opportunistic infections, coinfections, and conditions.* Retrieved June 16, 2020, from https://aidsinfo.nih.gov/understanding-hiv-aids/fact-sheets/26/98/hiv-and-sexually-transmitted-diseases–stds-

USDHHS. (2019b). *HIV treatment.* Retrieved June 16, 2020, from https://aidsinfo.nih.gov/understanding-hiv-aids/fact-sheets/21/53/what-to-start–choosing-an-hiv-regimen

USDHHS. (2019c). *Preventing mother-to-child transmission of HIV.* Retrieved June 16, 2020, from https://aidsinfo.nih.gov/understanding-hiv-aids/fact-sheets/20/50/preventing-mother-to-child-transmission-of-hiv

USDHHS. (2019d). *Healthy People 2030 framework.* Retrieved June 16, 2020, from https://www.healthypeople.gov/2020/About-Healthy-People/Development-Healthy-People-2030/Framework

United States Prevention Services Task Force (USPSTF). (2018). *Hepatitis B virus infection in pregnant women: Screening.* Retrieved August 6, 2019, from https://www.uspreventiveservicestaskforce.org/Page/Document/UpdateSummaryDraft/hepatitis-b-virus-infection-in-pregnant-women-screening

United States Prevention Services Task Force (USPSTF). (2019). *Sexually transmitted infections: Behavioral counseling.* Retrieved June 16, 2020, from https://www.uspreventiveservicestaskforce.org/Page/Document/draft-recommendation-statement/sexually-transmitted-infections-behavioral-counseling2

Vega, C. P. (2018). Trends in sexual intercourse among high school students. *Medscape Education and Clinical Briefs.* Retrieved June 16, 2020, from https://www.medscape.org/viewarticle/893390

Weston, E. J., Workowski, K., Torrone, E., Weinstock, H., & Stenger, M. R. (2018). Adherence to CDC recommendations for the treatment of uncomplicated gonorrhea – STD surveillance network, United States. *MMWR, 67*(16), 473–476.

Webster, S., Morris, G., & Kevelighan, E. (2018). *Essential human development.* John Wiley & Sons, Ltd.

Wiesenfeld, H. C. (2019). Pelvic inflammatory disease: Treatment in adults and adolescents. *UpToDate.* Retrieved November 11, 2019, from https://www.uptodate.com/contents/pelvic-inflammatory-disease-treatment-in-adults-and-adolescents

Woodhall, S. C., Gorwitz, R. J., Migchelsen, S. J., Gottlieb, S. L., Horner P. J., Geisler W. M., Bernstein, K. (2018). Advancing the public health applications of Chlamydia trachomatis serology. *Lancet Infectious Dis, 18*(12), e399-e407. https://doi.org/10.1016/S1473-3099(18)30159-2

World Health Organization (WHO). (2019a). *Congenital syphilis.* Retrieved June 16, 2020, from http://www.who.int/reproductivehealth/congenital-syphilis/en/

World Health Organization (WHO). (2019b). *Hepatitis B.* Retrieved June 16, 2020, from http://www.who.int/en/news-room/fact-sheets/detail/hepatitis-b

World Health Organization (WHO). (2019c). *Zika virus.* Retrieved June 16, 2020, from http://www.who.int/en/news-room/fact-sheets/detail/zika-virus

World Health Organization (WHO). (2019d). *HIV/AIDS.* Retrieved June 16, 2020, from http://www.who.int/news-room/fact-sheets/detail/hiv-aids

World Health Organization (WHO). (2019e). *Viral suppression for HIV treatment success and prevention of sexual transmission of HIV.* Retrieved June 16, 2020, from http://www.who.int/hiv/mediacentre/news/viral-supression-hiv-transmission/en/

World Health Organization (WHO). (2019f). *Sexual and reproductive health.* Retrieved June 16, 2020, from http://www.who.int/reproductivehealth/en/

World Health Organization (WHO). (2019g). *Human papillomavirus (HPV).* Retrieved June 16, 2020, from https://www.who.int/news-room/fact-sheets/detail/human-papillomavirus-(hpv)-and-cervical-cancer

Zeglin, R. J., Van Dam, D., & Hergenrather, K. C. (2018). An introduction to proposed human sexuality counseling competencies. *International Journal for the Advancement of Counseling, 40*(2), 105–121.

EXERCÍCIOS SOBRE O CAPÍTULO

QUESTÕES DE MÚLTIPLA ESCOLHA

1. O papel primário do profissional de enfermagem em relação às infecções sexualmente transmissíveis consiste em:

   a. Notificação dos parceiros sexuais
   b. Detecção e orientação
   c. Orientação sexual
   d. Diagnóstico e tratamento

2. Uma adolescente de 16 anos procura o ambulatório para um atendimento de rotina e é diagnosticada com gonorreia. Ela pergunta ao enfermeiro por que necessita de tratamento, já que não apresenta sinais e/ou sintomas. O profissional de enfermagem deve explicar que as possíveis complicações da falta de tratamento podem resultar em:

   a. Esterilidade, defeitos congênitos e abortos espontâneos
   b. A necessidade de realização de cesariana em futuras gestações
   c. Erupções cutâneas e perda auditiva
   d. Infecções sistêmicas disseminadas

3. Qual dos seguintes métodos contraceptivos oferece proteção contra as ISTs?

   a. Contraceptivos orais
   b. Abstinência
   c. Preservativo de látex
   d. DIU

4. Ao orientar em relação à transmissão do HIV, o enfermeiro explica que o vírus não pode ser transmitido por:

   a. Aperto de mãos
   b. Compartilhamento de agulhas
   c. Relação sexual
   d. Aleitamento materno

5. Uma mulher portadora de HPV provavelmente apresentará qual achado na avaliação de enfermagem?

   a. Secreção vaginal profusa e purulenta
   b. Aglomerado de verrugas genitais
   c. Úlcera indolor única
   d. Múltiplas vesículas na genitália

6. O plano do enfermeiro de orientações para a alta da mulher com DIP deve reforçar qual das seguintes complicações potencialmente fatais?

   a. Infertilidade involuntária
   b. Dor pélvica crônica
   c. Depressão
   d. Gravidez ectópica

7. Para confirmar um possível diagnóstico de sífilis primária, o enfermeiro observaria qual dos seguintes achados na genitália externa?

   a. Erupção cutânea bastante variável
   b. Secreção vaginal amarelo-esverdeada
   c. Úlcera endurecida e indolor
   d. Formação localizada de goma

EXERCÍCIOS DE RACIOCÍNIO CRÍTICO

1. Sally, de 17 anos, chega ao ambulatório relatando que sente dor e tem uma "crosta" entre as pernas. O enfermeiro a leva para a sala de exames e faz algumas perguntas sobre seus sintomas. Sally afirma que teve inúmeras vesículas genitais cheias de líquido que se romperam e se transformaram em úlceras com crostas. Além disso, ela sente dor ao urinar e em todo o corpo. Sally informa que teve relações sexuais desprotegidas com vários homens quando estava bêbada em uma festa há algumas semanas, mas achou que eles estavam "limpos".

   a. De qual IST o enfermeiro suspeitaria?
   b. O enfermeiro deve dar atenção imediata a qual das reclamações de Sally?
   c. Qual deve ser o objetivo do enfermeiro ao orientar Sally sobre as ISTs?

ATIVIDADES DE ESTUDO

1. Acesse o *site* do Departamento de Doenças de Condições Crônicas e Infecções Sexualmente Transmissíveis do Ministério da Saúde e selecione uma IST específica. Estude-a minuciosamente e compartilhe seus achados com seu grupo clínico.

2. Entre em contato com o departamento de saúde local e solicite as estatísticas atualizadas sobre três ISTs. Peça-lhes para comparar o número atual de casos notificados com o relatório do ano passado. O número de casos de ISTs aumentou ou diminuiu? Quais podem ser algumas das razões para essa mudança no número de casos notificados?

3. Solicite permissão para estagiar em uma clínica de ISTs a fim de acompanhar um enfermeiro por algumas horas. Descreva o papel do aconselhamento aos pacientes e quais informações específicas são enfatizadas.

4. Duas ISTs comuns que aparecem juntas e são comumente tratadas em conjunto, independentemente da identificação da condição secundária, são _____ e _____.

5. As verrugas genitais podem ser tratadas com quais das seguintes opções? Selecione todas as que se apliquem.

   a. Penicilina
   b. Podofilina
   c. Imiquimode
   d. Crioterapia
   e. Terapia antirretroviral
   f. Aciclovir

ESTUDO DE CASO

Grace, uma universitária de 25 anos, saiu aborrecida de sua consulta ginecológica anual no ambulatório da faculdade. Os resultados do seu exame preventivo (esfregaço de Papanicolaou) foram anormais e ela precisaria fazer outros exames para descartar a possibilidade de câncer de colo de útero. Ela já havia ouvido falar sobre esse tipo de câncer, mas não pensava que pudesse acontecer com alguém da sua idade, então procurou algumas informações na internet. Seus achados a surpreenderam e preocuparam. Ela descobriu que, a cada ano, aproximadamente 13 mil novos casos de câncer de colo de útero são detectados e que mais de 4 mil mulheres morrem por causa dessa doença. Isso é duas vezes mais do que as mortes pelo HIV/AIDS. Ela também constatou que a maioria dos cânceres cervicais é causada pelo HPV.

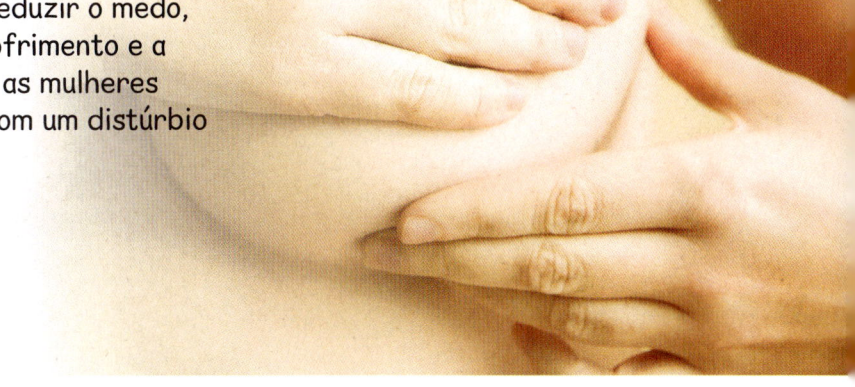

REFLEXÕES

REFLEXÕES
Dedique-se em reduzir o medo, a ansiedade, o sofrimento e a solidão de todas as mulheres diagnosticadas com um distúrbio na mama.

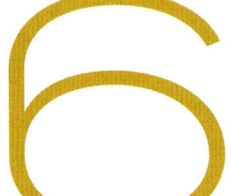

6

Distúrbios das Mamas

OBJETIVOS DE APRENDIZAGEM

Após a conclusão do capítulo, o leitor será capaz de:

1. Identificar a incidência, os fatores de risco, os métodos de rastreamento e os tratamentos das alterações benignas da mama.

2. Analisar a incidência, os fatores de risco, os tratamentos e os cuidados de enfermagem relacionados com o câncer de mama.

3. Avaliar os motivos pelos quais ocorre o aumento das mamas, inclusive os potenciais riscos e benefícios.

4. Traçar estratégias de prevenção do câncer de mama por meio de mudanças no estilo de vida e realização de exames de rastreamento.

5. Desenvolver um programa educativo para ensinar o autoexame da mama (AEM) específico para as mulheres de alto risco.

PALAVRAS-CHAVE

AEM

alteração benigna da mama

alterações fibrocísticas da mama

aumento da mama

câncer de mama

carcinoma

ectasia ductal

endocrinoterapia

fibroadenomas

implantes mamários

mamografia

mastectomia radical modificada

mastectomia segmentar

mastectomia simples

mastite

quimioterapia

Nancy não consegue dormir direito desde que sentiu um nódulo em sua mama esquerda há mais de 1 mês, logo após seu aniversário de 60 anos. Ela sabe que seu risco é alto porque perdeu a mãe por câncer de mama, mas não se sente capaz de procurar um médico para fazer uma avaliação.

INTRODUÇÃO

As mamas, ou glândulas mamárias, são glândulas sudoríparas modificadas, localizadas sobre os músculos peitorais maiores, na parede anterior do tórax. Do ponto de vista fisiológico, a mama é um órgão especializado na produção de leite para a nutrição da prole. Cada mama estende-se, aproximadamente, da segunda à sétima costela. Na cultura norte-americana, as mamas estão intimamente ligadas à feminilidade. Elas servem como marcadores físicos de transição entre as fases da vida e, embora sua principal função seja a lactação, são vistas como símbolos de beleza e sexualidade.[1]

Este capítulo discute a avaliação, os procedimentos de rastreamento e a abordagem às alterações benignas e malignas da mama. Os enfermeiros têm um papel fundamental no auxílio às mulheres para a manutenção da saúde da mama por meio de orientação e rastreamento. Um bom conhecimento prático das técnicas de detecção precoce, dos recursos diagnósticos e das opções de tratamento é essencial.

ALTERAÇÕES BENIGNAS DA MAMA

As alterações benignas da mama são uma queixa comum entre mulheres da puberdade à menopausa. **Alteração benigna da mama** é qualquer anormalidade não cancerígena da mama. Embora não representem ameaça à vida, essas alterações podem causar dor e desconforto, sendo responsáveis por um número elevado de consultas nos serviços de atenção primária à saúde. Como as mamas sofrem modificações constantes devido a influências hormonais, há muita dificuldade para diferenciar os achados normais dos patológicos. Uma profunda compreensão das alterações benignas da mama capacita o enfermeiro para avaliar de modo apropriado sinais e sintomas, determinar quais achados requerem tratamento e identificar as mulheres com alto risco de desenvolver câncer de mama.

Dependendo do tipo de alteração benigna, o tratamento pode ser ou não necessário. Embora as alterações sejam benignas, ocorre o trauma emocional nas mulheres que se deparam com o problema. Medo, ansiedade, desconfiança, desamparo e depressão são apenas alguns dos sentimentos que a mulher pode experimentar quando descobre um nódulo na mama. Muitas delas acreditam que todos os nódulos são cancerígenos, mas, na realidade, mais de 80% deles são benignos e não necessitam de tratamento (Santen, 2018). Tranquilidade, apoio e orientação são componentes essenciais dos cuidados de enfermagem.

Entre as condições benignas mais comuns estão as alterações fibrocísticas da mama, os fibroadenomas e a mastite. Apesar de serem consideradas benignas, as alterações fibrocísticas da mama podem representar risco de câncer,

dependendo do tipo de células atípicas encontrado, com a ocorrência de nódulos férteis e alterações hiperplásicas no interior da mama. Em geral, os fibroadenomas e a mastite implicam baixo risco de câncer (Sabel, 2019). A Tabela 6.1 traz um resumo das condições benignas da mama.

Alterações fibrocísticas da mama

As **alterações fibrocísticas da mama**, também classificadas como lesões não proliferativas, compreendem uma série de alterações nos tecidos glandulares e estruturais da mama. Uma vez que essa condição afeta 50% das mulheres em algum momento da vida, ela é mais precisamente definida como uma "alteração", não como uma "doença". As alterações fibrocísticas são causadas pelo crescimento excessivo de tecido fibroso no tecido conjuntivo que sustenta as mamas. Com frequência, isso é acompanhado da presença de cistos com líquido em seu interior, o que contribui para a consistência nodular percebida pelas mulheres. Ao contrário do que ocorre nas lesões malignas da mama, os cistos movem-se livremente quando palpados, e os sintomas regridem após a menopausa com a queda dos níveis de estrogênio e progesterona (Sabel, 2019). As alterações fibrocísticas não aumentam o risco de câncer de mama na maioria das mulheres, exceto quando a biópsia da mama mostra "atipia" ou células mamárias anormais. Para muitas mulheres com alterações fibrocísticas, o motivo de preocupação é que o exame das mamas e a mamografia tornam-se mais difíceis de interpretar devido à presença dos cistos, e lesões cancerígenas iniciais podem passar despercebidas (American Cancer Society [ACS], 2020a).

As alterações fibrocísticas da mama são mais comuns em mulheres entre os 30 e os 50 anos, sendo raras naquelas na pós-menopausa que não estejam fazendo terapia de reposição hormonal (TRH). De acordo com a ACS (2020a), as alterações fibrocísticas da mama afetam pelo menos metade das mulheres em algum momento da vida.

Conduta terapêutica

A abordagem dos sinais e sintomas das alterações fibrocísticas da mama começa com o autocuidado. Para algumas mulheres, mudanças na dieta e no estilo de vida ajudam a reduzir o desconforto. As outras opções incluem a escolha de sutiãs com boa sustentação; o uso de analgésicos isentos de prescrição; e a restrição do consumo de sal, que pode causar retenção de líquidos (Knaus et al., 2018). Nos casos graves, podem ser empregados medicamentos, tais como a bromocriptina, o tamoxifeno ou o danazol, para diminuir a influência do estrogênio no tecido mamário. Foram relatados, porém, diversos efeitos colaterais indesejáveis, incluindo masculinização. A aspiração ou a remoção cirúrgica dos nódulos reduz a dor e o inchaço ao retirar aqueles que estavam ocupando espaço.

Avaliação de enfermagem

A avaliação de enfermagem consiste em uma anamnese, que deve incluir questões relativas ao início e à frequência

---

[1]N.R.T.: Entre as brasileiras, há uma grande valorização das mamas como símbolo sexual. Em 2018, a cirurgia plástica estética mais realizada por mulheres foi a mamoplastia de aumento, totalizando 1.841.098 procedimentos. (Fonte: Sociedade Brasileira de Cirurgia Plástica. *Censo 2018: análise comparativa das pesquisas 2014, 2016 e 2018.*)

TABELA 6.1	Resumo das alterações benignas da mama.				
Condição da mama	**Secreção mamilar**	**Local**	**Características/idade da paciente**	**Dor**	**Diagnóstico e tratamento**
Alterações fibrocísticas da mama	+ ou −	Bilaterais, quadrante superior externo	Redondas, lisas Várias lesões Cíclicas, palpáveis 30 a 50 anos	+	Aspiração e biópsia Limitar cafeína Ibuprofeno Sutiã com boa sustentação
Fibroadenomas	−	Unilaterais; região do mamilo ou quadrante superior externo	Redondos, firmes, móveis Palpáveis, consistência elástica Bem delineados Lesão única 15 a 30 anos	−	Mamografia "Conduta expectante" Aspiração e biópsia Excisão cirúrgica
Mastite	−	Unilateral; quadrante externo	Cuneiforme Calor, vermelhidão Tumefação Fissuras no mamilo Mama ingurgitada	+	Antibióticos Banho quente Sutiã com boa sustentação Amamentar Aumentar ingesta hídrica

American Cancer Society (ACS). (2020). *Non-cancerous breast conditions*. Disponível em: https://www.cancer.org/cancer/breast-cancer/non-cancerous-breast-conditions.html. Acesso em: 16 jun. 2020; Amersi, F., & Calhoun, K. (2018). *Atypical breast proliferation lesions and benign breast disease*. Springer International Publishers; e Kirby, I., Bland, M. D., Copeland, E. M., Klimberg, S., & Gradishar, W. J. (2018). *The breast: Comprehensive management of benign and malignant diseases* (5th ed.). Elsevier.

dos sintomas; características e volume de qualquer dor, secreção ou nódulo; medicamentos utilizados; nível de atividade física; histórico familiar; histórico reprodutivo; quaisquer manifestações associadas; exame físico das mamas; e exames laboratoriais e diagnósticos.

ANAMNESE

Deve-se questionar a mulher sobre as manifestações clínicas comuns, tais como mamas com nódulos, doloridas à palpação e com uma sensação de inchaço, em particular na semana anterior à menstruação. As alterações no tecido mamário provocam dor devido à irritação dos nervos causada por edemas no tecido conjuntivo e devido à fibrose por compressão dos nervos. A dor, que é cíclica e comumente desaparece com o início da menstruação, costuma ser descrita como uma sensação difusa e incômoda, com sensação de mamas inchadas. Em geral, as massas ou nódulos aparecem em ambas as mamas e são, com frequência, encontrados nos quadrantes superiores externos. Algumas mulheres também apresentam uma secreção mamilar espontânea, de transparente a amarelada, quando a mama é comprimida ou manipulada.

EXAME FÍSICO

O melhor momento para o exame das mamas é 1 semana após o ciclo menstrual, quando o inchaço já diminuiu. O exame é realizado com o emprego do "método do triplo toque", em que o profissional da saúde, com a polpa dos dedos indicador, médio e anular, faz círculos sobrepostos do tamanho de uma moeda de 10 centavos para palpar o tecido mamário, exercendo três níveis de pressão: leve, médio e intenso (Jarvis, 2019). Deve-se observar se há fibrose ou espessamento dos tecidos mamários, o que pode ocorrer nos estágios iniciais. Nos estágios posteriores, formam-se cistos que, à palpação, são sentidos como múltiplos cristais lisos, pequenos e bem delineados ou como aveia triturada sob a pele (Figura 6.1). No exame físico, algumas características podem ser úteis para diferenciar um cisto de uma lesão cancerígena. As lesões cancerígenas são normalmente fixas e indolores, e podem causar retração da pele. Já os cistos tendem a ser móveis e dolorosos, não provocam retração da pele nos tecidos circunjacentes.

EXAMES LABORATORIAIS E DIAGNÓSTICOS

A mamografia pode auxiliar na distinção entre alterações fibrocísticas e câncer de mama. A ultrassonografia é um complemento útil à mamografia porque ajuda na diferenciação de cistos e nódulos sólidos (Miller, 2019). As imagens da ultrassonografia são produzidas com o envio de ondas sonoras por meio de um gel aplicado nas mamas. Também se pode realizar uma biópsia por agulha fina para fazer a distinção entre tumores sólidos, cistos e neoplasias. Na biópsia por agulha fina, a agulha é guiada por ultrassom até o nódulo. Em um método chamado biópsia estereotáxica, um computador mapeia a localização exata do tecido mamário que apresenta alguma suspeita de anormalidade por meio de mamografias feitas em dois ângulos, e o mapa é utilizado para guiar a agulha.

Conduta de enfermagem

No atendimento a mulheres com alterações fibrocísticas da mama, o enfermeiro pode orientar a paciente sobre sua condição, fornecer dicas de autocuidado (Diretrizes de ensino 6.1), sugerir mudanças no estilo de vida e demonstrar como realizar o AEM mensal, após a menstruação, para monitoramento das alterações. O Plano de cuidados de enfermagem 6.1 apresenta um esquema de cuidados para as mulheres com alterações fibrocísticas da mama.

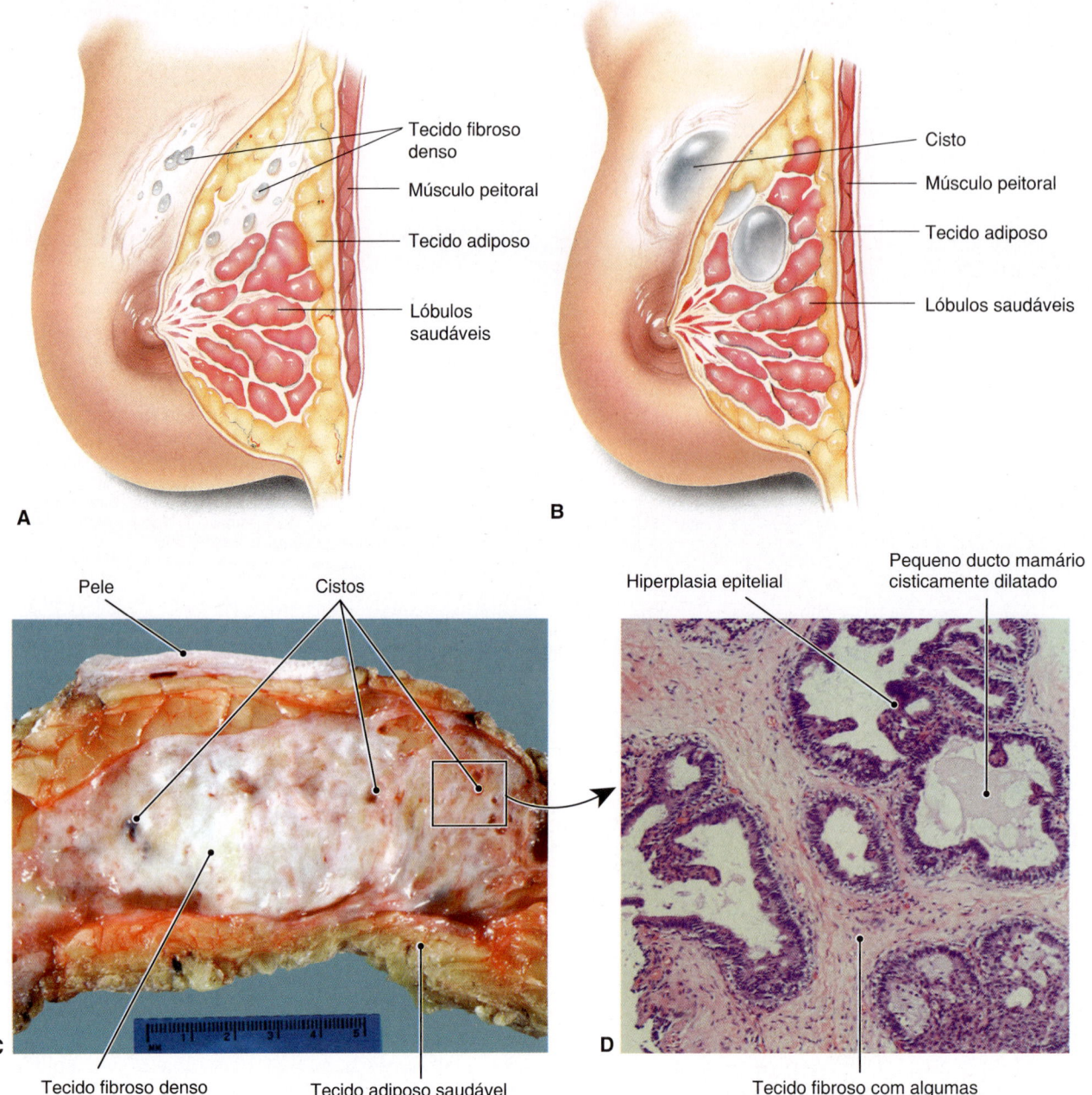

FIGURA 6.1 A. Alterações fibrocísticas da mama. **B.** Cistos mamários. **C.** Estudo macroscópico mostrando que a maior parte do tecido anormal está fibroso. Os cistos são relativamente pouco perceptíveis nesse exemplo. **D.** Estudo microscópico mostrando tecido fibroso denso com ductos dilatados revestidos por epitélio hiperplásico. (As imagens **A** e **B** foram retiradas de The Anatomical Chart Company. [2006]. *Atlas of pathophysiology*. Springhouse Corporation. As imagens **C** e **D** são cortesia de McConnell, Thomas H. [2014]. *The nature of disease pathology for the health professions* (2nd ed.). Lippincott Williams & Wilkins.)

DIRETRIZES DE ENSINO **6.1**

Como aliviar os sintomas das alterações fibrocísticas da mama

- Utilizar um sutiã que ofereça sustentação extra e seja de boa fabricação para evitar tensão excessiva nos ligamentos das mamas e reduzir o desconforto
- Fazer uso de anticoncepcionais orais, conforme prescrição médica, para estabilizar os níveis hormonais ao longo do mês
- Ter uma dieta com pouca gordura e rica em frutas, vegetais e grãos para manter um estilo de vida nutricional saudável e o peso ideal
- Aplicar compressas quentes ou frias nas mamas para aliviar a dor
- Fazer uso de diuréticos, conforme recomendação médica, para prevenir a retenção de líquidos e o inchaço das mamas
- Diminuir a ingestão de sal para reduzir a retenção de líquidos e o inchaço das mamas

PLANO DE CUIDADOS DE ENFERMAGEM 6.1 Aspectos gerais da mulher com alterações fibrocísticas da mama.

Sheree Rollins é uma mulher de 37 anos que chega à clínica para uma consulta de rotina. Durante o exame, ela diz: "Às vezes, minhas mamas parecem muito pesadas e doem muito. Eu notei duas áreas nodulares na mama na semana passada, pouco antes de menstruar. Isso é normal? Agora parece que elas praticamente desapareceram. Isso é preocupante?". O exame clínico das mamas revela dois nódulos pequenos (do tamanho de uma ervilha), móveis e levemente dolorosos em cada mama bilateralmente. Não há retração da pele. A mamografia anterior revelou alterações fibrocísticas da mama.

DIAGNÓSTICO DE ENFERMAGEM: dor relacionada com alterações no tecido mamário

IDENTIFICAÇÃO E AVALIAÇÃO DOS RESULTADOS

A paciente apresentará redução da dor na mama, evidenciada pela classificação do nível da dor como 1 ou 2 (em uma escala de 0 a 10) e pelo relato de que a dor diminuiu.

INTERVENÇÕES: *aliviar a dor*

- Solicitar à paciente que classifique a dor usando uma escala numérica *para determinar uma linha de base*
- Discutir com a paciente todas as medidas utilizadas para aliviar a dor *a fim de determinar a efetividade delas*
- Incentivar o uso de sutiãs com boa sustentação *para ajudar a reduzir o desconforto*
- Instruir a paciente a tomar analgésicos que não necessitem de prescrição *para aliviar a dor*

- Aconselhar a paciente a aplicar compressas quentes ou deixar que a água quente do chuveiro escorra sobre suas mamas *para estimular a vasodilatação e, consequentemente, aliviar a dor*
- Orientar a paciente a reduzir a ingestão de sal *para diminuir o risco de retenção de líquido e inchaço, que exacerbam a dor.*

DIAGNÓSTICO DE ENFERMAGEM: falta de conhecimento sobre as alterações fibrocísticas da mama e os cuidados apropriados

IDENTIFICAÇÃO E AVALIAÇÃO DOS RESULTADOS

A paciente verbalizará a compreensão da sua condição, evidenciada por declarações sobre as causas das alterações da mama e sobre escolhas apropriadas para mudanças de estilo de vida, e demonstrará medidas de autocuidado.

INTERVENÇÕES: *orientar a paciente*

- Avaliar o conhecimento da paciente sobre as alterações fibrocísticas da mama *a fim de estabelecer uma linha de base para as orientações*
- Explicar o papel das alterações mensais dos níveis hormonais e descrever os sinais e sintomas *para promover a compreensão dessa condição*
- Ensinar à paciente como realizar o autoexame após o período menstrual *para monitorar as alterações*
- Incentivar a paciente a relatar imediatamente quaisquer alterações *para garantir a detecção precoce de problemas*

- Sugerir que a paciente converse com seu médico sobre o uso de contraceptivos orais *para ajudar a estabilizar os níveis hormonais ao longo do mês*
- Abordar as escolhas de estilo de vida, tais como a adoção de uma dieta pobre em gordura e rica em frutas, vegetais e grãos, e a adesão às recomendações de rastreamento para promoção da saúde
- Discutir as medidas para alívio da dor a fim de minimizar o desconforto associado às alterações da mama.

- Fazer uso de medicamentos isentos de prescrição, como o ácido acetilsalicílico e o ibuprofeno, para reduzir a inflamação e o desconforto
- Fazer uso terapêutico da tiamina e da vitamina E. Essas substâncias mostraram-se úteis para algumas mulheres, embora as pesquisas não tenham conseguido demonstrar seus benefícios diretos
- Utilizar medicamentos conforme prescritos (p. ex., bromocriptina, tamoxifeno ou danazol)
- Discutir com o médico a possibilidade de aspiração ou retirada cirúrgica dos nódulos mamários
- Restringir o consumo de álcool
- Evitar bebidas cafeinadas (café, chá, refrigerantes), que tendem a desencadear um desconforto mamário.

Fibroadenomas

Os **fibroadenomas**, também classificados como lesões proliferativas sem atipia (anormalidades celulares), são normalmente tumores de mama sólidos, benignos e de crescimento lento. Eles ocorrem em aproximadamente 25% das mulheres e respondem por até metade de todas as biópsias de mama. São distúrbios mais comuns entre mulheres de 15 a 30 anos (Oyelowo & Johnson, 2018). Os fibroadenomas são considerados lesões hiperplásicas associadas a anormalidades no desenvolvimento e na involução, não neoplasias. Eles podem ser estimulados por estrogênio e progesterona exógenos, lactação e gestação (Amersi & Calhoun, 2018). São compostos tanto de tecido fibroso quanto glandular, aparentam forma redonda ou oval, têm consistência de borracha firme e lisa, são móveis e podem ser dolorosos. Em geral, são unilaterais, mas podem estar presentes nas duas mamas (Jarvis, 2019). Aproximadamente 4% dos casos são de fibroadenomas gigantes, que costumam ser maiores que 5 cm e ocorrem, na maioria das vezes, em gestantes ou lactantes. Essas lesões grandes podem regredir de tamanho quando o estímulo hormonal diminui (Kirby et al., 2018). Os fibroadenomas raramente estão associados ao câncer.

Conduta terapêutica

O tratamento pode incluir um período de "conduta expectante" porque muitos fibroadenomas param de crescer ou diminuem de forma espontânea sem nenhum tratamento. Outros podem necessitar de remoção cirúrgica se não regredirem ou se permanecerem inalterados. A crioablação (crioterapia), uma alternativa à cirurgia, também pode ser utilizada para a retirada do tumor. Nesse procedimento, guiado por ultrassom, um gás em baixíssima temperatura é introduzido no tumor por meio de uma cânula. O tumor congela e morre. A tendência atual é uma abordagem terapêutica mais conservadora após avaliação criteriosa e monitoramento contínuo.

Avaliação de enfermagem

Deve-se inquirir a mulher sobre as manifestações clínicas dos fibroadenomas. Trata-se de nódulos firmes, com consistência de borracha, arredondados, bem delimitados e móveis, que podem ou não ser dolorosos à palpação.

Em geral, os fibroadenomas são detectados por acaso durante exames clínicos ou autoexames, estando normalmente localizados no quadrante superior externo da mama. Pode haver a presença de mais de um nódulo (Figura 6.2). Diversas outras lesões mamárias apresentam características semelhantes, de modo que toda mulher com um nódulo na mama deve ser avaliada para que se descarte a possibilidade de câncer. O exame clínico das mamas por um profissional da saúde é essencial. Além disso, a investigação diagnóstica inclui exames de imagem (mamografia, ultrassonografia ou ambas) e algum tipo de biópsia, geralmente com agulha fina, agulha de grande calibre ou estereotáxica. A biópsia com agulha de grande calibre retira uma pequena porção (maior que na biópsia por agulha fina) de tecido do nódulo presente na mama. Se houver necessidade de analisar maior quantidade de tecido, utiliza-se o instrumento avançado de biópsia de mama (ABBI), que retira um cilindro maior de tecido por meio de uma lâmina circular rotativa. Com o ABBI, é retirado mais tecido do que com qualquer outro método, exceto a biópsia cirúrgica (ACS, 2020a).

Conduta de enfermagem

O enfermeiro deve orientar a paciente a voltar em 6 meses para uma reavaliação, a realizar AEMs mensais e a retornar anualmente para exames clínicos das mamas. Estudos recentes sugerem que as mulheres com alta densidade mamária e doença proliferativa benigna da mama apresentam risco elevado de desenvolver câncer de mama no futuro. As mulheres com baixa densidade mamária têm

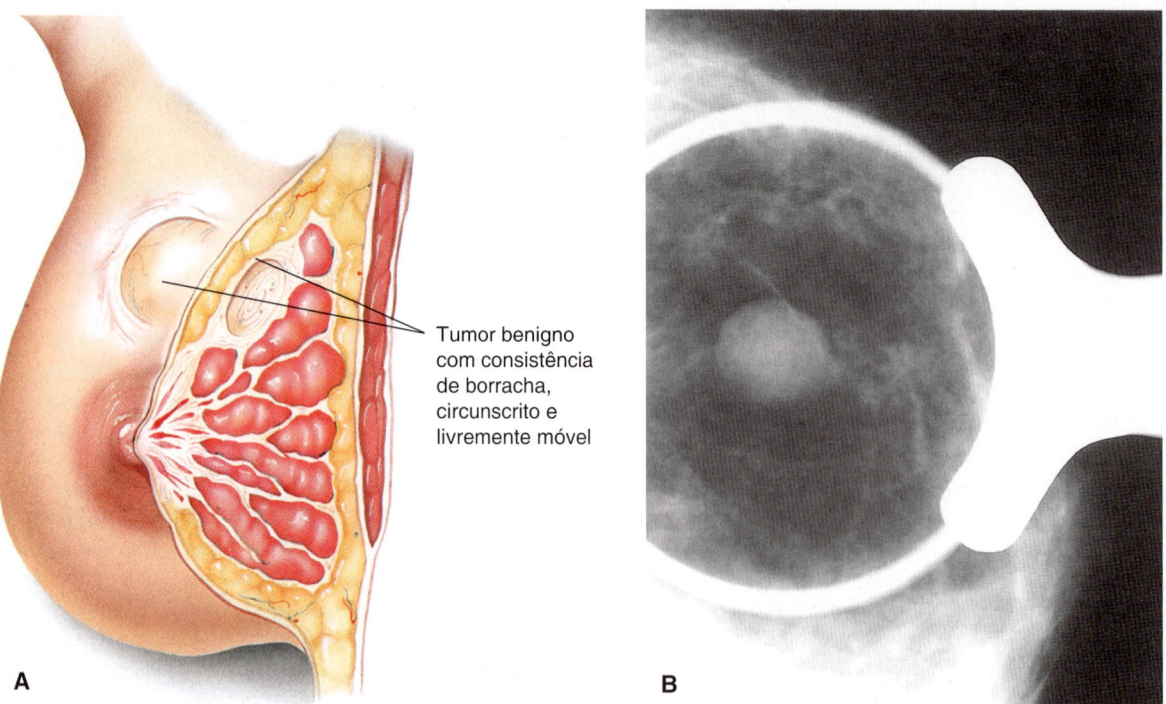

Tumor benigno com consistência de borracha, circunscrito e livremente móvel

A

B

FIGURA 6.2 A. Fibroadenoma. (Ilustração fornecida por Anatomical Chart Co.) **B.** Vista em compressão local de nódulo liso marinado que se comprovou ser um fibroadenoma. A ultrassonografia mostrou um nódulo sólido.

risco pequeno independentemente de algum diagnóstico de patologia benigna (Miller, 2019). Esses dados representam mais um motivo para que as mulheres sejam monitoradas atentamente ao longo da vida.

Mastite

A **mastite**, que é a infecção ou inflamação do tecido conjuntivo da mama, ocorre principalmente em mulheres lactantes ou com ingurgitamento mamário. Sua prevalência pode ser de até 33% entre mulheres que estão amamentando (Jordan et al., 2019). A mastite divide-se em puerperal (ou da lactação) e não puerperal. Os principais microrganismos causadores da mastite puerperal são *Staphylococcus aureus*, *Haemophilus influenzae* e espécies de *Haemophilus* e *Streptococcus*, cuja fonte é a flora do lactente. A mastite em lactantes ocorre tipicamente nas 2 ou 3 primeiras semanas de amamentação, mas pode surgir em qualquer estágio da lactação. A dificuldade na saída de leite por um ou mais ductos pode levar à obstrução deles, o que causa estase láctea (o único fator predisponente da mastite baseado em evidências) e crescimento bacteriano no leite retido (Angelopoulous et al., 2018). No entanto, outros fatores associados incluem: lesões ou fissuras nos mamilos, em especial quando colonizados por *Staphylococcus aureus*; amamentação irregular ou com intervalos grandes; não permitir que o lactente esvazie completamente uma das mamas antes de deixá-lo passar para a outra; pega ruim e deficiência na transferência do leite; doença da mãe ou do lactente; excesso de leite; uso de sutiãs apertados; obstrução dos ductos ou dos poros do mamilo; primiparidade; estresse e fadiga maternos (Miller, 2019).

A mastite não puerperal pode ser causada por **ectasia ductal**, que ocorre quando os ductos lactíferos se congestionam com secreções e resíduos, causando então uma inflamação periductal. Elas podem ser divididas em centrais (periareolares) e periféricas. As infecções periareolares consistem em uma inflamação ativa em torno de ductos mamários subareolares não dilatados – uma condição denominada mastite periductal. Os abscessos periféricos da mama fora do período de lactação são menos comuns do que os abscessos periareolares, estando, muitas vezes, associados a condições subjacentes como diabetes, artrite reumatoide, tratamento com esteroides, mastite lobular granulomatosa e traumatismo (Amersi & Calhoun, 2018). As mulheres com esse tipo de abscesso apresentam uma secreção mamilar esverdeada, retração do mamilo e dor não associada ao ciclo menstrual.

Conduta terapêutica

A retirada efetiva do leite, o uso de analgésicos e a antibioticoterapia têm sido os pilares terapêuticos. O tratamento dos dois tipos de mastite é feito com antibióticos orais (em geral, uma penicilina resistente às penicilinases ou uma cefalosporina), compressas quentes sobre as áreas inflamadas da mama, amamentação continuada e paracetamol para a dor e a febre (Jordan et al., 2019).

Avaliação de enfermagem

Deve-se realizar a anamnese da paciente para buscar os fatores de risco para mastite, como má higienização das mãos, anormalidades ductais, rachaduras e fissuras nos mamilos, queda da imunidade materna por fadiga, roupas apertadas, falta de suporte adequado para as mamas, esvaziamento incorreto das mamas durante a amamentação ou saltos na amamentação.

O diagnóstico de mastite é feito clinicamente com base na presença de um eritema localizado e unilateral acompanhado de febre. Deve-se avaliar se a paciente apresenta as manifestações clínicas da mastite, que incluem sintomas semelhantes aos da gripe, tais como mal-estar, náusea, cefaleia, leucocitose, febre, fadiga e calafrios. O exame físico revela aumento da temperatura da mama, tumefação em uma das mamas, vermelhidão, sensibilidade e edema. O mamilo costuma ter fissuras ou abrasões, e a mama encontra-se distendida pelo leite (Figura 6.3). Em lactantes, é possível fazer a distinção entre mastite e ingurgitamento grave pelo fato de esse último ser bilateral e com envolvimento generalizado de toda a mama. Embora se possa realizar uma ultrassonografia para diferenciar os tipos de mastite e abscesso, o diagnóstico é tipicamente feito com base no histórico e no exame clínico.

Conduta de enfermagem

Deve-se esclarecer a mulher quanto à etiologia da mastite e encorajá-la a continuar com a amamentação, enfatizando que esta é segura para a criança. Deve-se também reforçar a toda lactante a necessidade de verificar a segurança de um medicamento antes de fazer uso dele. Os medicamentos administrados às mães podem se acumular no corpo dos filhos e alterar a flora intestinal deles, causando então diarreia. As mães devem ser alertadas sobre isso, para reduzir a ansiedade. A partir do momento em que a segurança tiver sido atestada, o enfermeiro deve orientar a mãe a tomar o medicamento conforme prescrito e pelo tempo determinado. O esvaziamento manual constante da mama ou

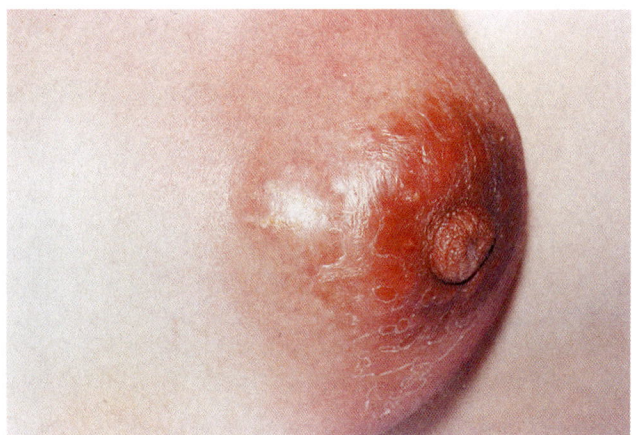

FIGURA 6.3 Mastite (De Sweet, R. L., & Gibbs, R. S. [2009]. *Infectious diseases of the female genital tract*. Philadelphia, PA: Lippincott Williams & Wilkins.)

o uso de bomba extratora de leite melhoram o desfecho, diminuem a duração dos sintomas e reduzem a incidência de abscessos. Sendo assim, a amamentação continuada é recomendada nos casos de mastite (Hale, 2019).

Apesar de 80% dos resultados das biópsias de mama apontarem benignidade, é necessário aumentar a vigilância devido ao risco de desenvolvimento de câncer. O cronograma de acompanhamento recomendado é a realização de exame de imagem (mamografia ou ultrassonografia) e exame clínico das mamas por um cirurgião 6, 12 e 24 meses após o resultado benigno da biópsia (Kirby et al., 2018). As orientações para as mulheres com mastite aparecem detalhadas nas Diretrizes de ensino 6.2.

DIRETRIZES DE ENSINO **6.2**
Cuidados relativos à mastite

- Fazer uso de medicamentos, conforme prescrição, para reduzir a inflamação e a infecção
- Continuar amamentando, conforme a tolerância, para manter o fluxo de leite
- Iniciar o aleitamento pela mama mais afetada para permitir que ela se esvazie primeiro
- Massagear as mamas antes e durante a amamentação para estimular a extração do leite
- Usar sutiãs com boa sustentação 24 horas por dia para proporcionar suporte às mamas com conforto
- Aumentar a ingestão de líquidos para manter a hidratação
- Massagear suavemente a mama em direção ao mamilo imediatamente antes e durante a amamentação, como também depois usar compressas frias diversas vezes ao dia
- Variar a posição do recém-nascido/lactente durante o aleitamento: dispor o neonato em decúbito lateral, como se segurasse uma bola de futebol americano, e encostar o abdome do recém-nascido/lactente no da mãe
- Certificar-se de que o lactente esteja posicionado de forma correta em relação ao mamilo para evitar desconforto
- Fazer uma boa higiene das mãos para reduzir o risco de contaminação bacteriana
- Aplicar calor úmido na mama afetada ou tomar um banho quente antes de amamentar
- Mudar de posição com frequência durante o aleitamento para melhorar o fluxo de leite
- Repousar e se alimentar de forma adequada para sustentar ou melhorar o sistema imunológico
- Orientar a paciente a procurar o médico se apresentar febre, calafrios ou agravamento dos sintomas.

Jordan, R. G., Farley, C. L., & Grace, K. T. (2019). *Prenatal and postnatal care: a woman-centered approach* (2nd ed.). John Wiley & Sons, Inc.; Oyelowo, T., & Johnson, J. (2018). *A guide to women's health* (2nd ed.). Jones & Bartlett Learning; e Kirby, I., Bland, M. D., Copeland, E. M., Klimberg, S., & Gradishar, W. J. (2018). *The breast: Comprehensive management of benign and malignant diseases* (5th ed.). Elsevier.

DOENÇA MALIGNA DA MAMA

O **câncer de mama** é uma doença neoplásica na qual células normais do corpo tornam-se malignas (National Cancer Institute [NCI], 2019a). É o câncer mais comum entre mulheres e a segunda maior causa de morte por essa doença (o de pulmão é a primeira) entre as norte-americanas. O câncer de mama responde por um em cada três cânceres diagnosticados nos EUA (ACS, 2020b). A cada dois minutos, um novo caso é descoberto. Estima-se que uma em cada oito mulheres desenvolverá a doença em algum momento da vida, com uma taxa de mortalidade de 1:36 (NCI, 2019a).[2]

Nos EUA, mais de 200 mil casos de câncer de mama invasivo são diagnosticados todos os anos (Centers for Disease Control and Prevention [CDC], 2019a). O câncer de mama também pode afetar os homens, mas eles respondem por apenas 1% dos diagnósticos anuais desse tipo de câncer. Cerca de 2.550 homens são diagnosticados com câncer de mama nos EUA a cada ano, com taxa de mortalidade aproximada de 1:4 (ACS, 2020c). Como os homens não se submetem a exames de rotina para detectar o câncer de mama, o diagnóstico é muitas vezes tardio. A manifestação clínica mais comum de câncer de mama entre homens é um nódulo mamário indolor, firme e subareolar. Qualquer nódulo mamário suspeito em homens deve ser submetido a uma biópsia diagnóstica. Se houver malignidade, o tratamento típico é a mastectomia com avaliação dos linfonodos axilares.

Embora as causas do câncer de mama ainda não estejam bem compreendidas, acredita-se que ele seja resultado de uma complexa interação de fatores ambientais, genéticos e hormonais. O câncer de mama é uma doença progressiva, não sistêmica, o que significa que a maioria deles evolui de um tamanho pequeno com baixo potencial de metástase para um tamanho maior com potencial de metástase mais elevado. O estádio e as dimensões do tumor, assim como o envolvimento de linfonodos, são os principais preditores do potencial metastático (Oyelowo & Johnson, 2018).

CONSIDERAÇÕES

Chovia muito e eu estava dirigindo sozinha por ruas escuras e molhadas a caminho de uma ultrassonografia de mama marcada para as 8 horas. Pouco tempo antes, eu havia feito minha mamografia anual, e o radiologista pensara ter visto

---

[2]N.R.T.: No Brasil, conforme dados do Ministério da Saúde (2019), nas mulheres, exceto o câncer de pele não melanoma, os cânceres de mama (29,7%), cólon e reto (9,2%), colo do útero (7,4%), pulmão (5,6%) e tireoide (5,4%) figuram entre os principais. Há estimativa para cada ano do triênio 2020-2022 de 625 mil casos novos de câncer (450 mil, excluindo os casos de câncer de pele não melanoma). Na população geral, o câncer de pele não melanoma será o mais incidente (177 mil), seguido pelos cânceres de mama e próstata (66 mil cada), cólon e reto (41 mil), pulmão (30 mil) e estômago (21 mil). (Fonte: Instituto Nacional de Câncer José Alencar Gomes da Silva. (2019). *Estimativa 2020: incidência de câncer no Brasil.* Rio de Janeiro: INCA.)

algo suspeito em minha mama direita. Como estava para descobrir se a suspeita era correta, não conseguia manter o foco na estrada. Eu tinha estado muito ansiosa nos dias anteriores, temendo o pior. Ficava pensando: "O que eu faria se...? Que mudanças realizaria na minha vida e como reagiria quando recebesse a notícia?" Eu vinha passando por um turbilhão emocional desde que o médico havia dito que queria "mais exames".

Reflexões: essa mulher está preocupada e emocionalmente devastada antes mesmo de ter um diagnóstico conclusivo. Trata-se de uma típica reação à possibilidade de uma doença da mama? Por que as mulheres temem o pior? Muitas delas valem-se da negação para mascarar seus sentimentos e têm esperança de que o médico tenha se enganado ou interpretado mal a mamografia. Como você reagiria se você, sua irmã, sua mãe ou sua parceira se vissem diante de uma doença mamária?

Fisiopatologia

O câncer não é somente uma doença, mas um conjunto de doenças resultante do crescimento celular desregulado. Sem regulação, as células dividem-se e crescem descontroladamente até que, por fim, formam um tumor. Extensas pesquisas determinaram que todos os cânceres são resultado de alterações na estrutura do DNA ou cromossômica, as quais provocam mutações em genes específicos. A maioria das mutações genéticas que causam câncer é adquirida de forma esporádica, o que significa que ocorre por acaso, não sendo necessariamente fruto de mutações herdadas (Banasik & Copstead, 2019). Acredita-se que o desenvolvimento do câncer seja de natureza clonal, ou seja, cada célula é derivada de outra. Se uma célula sofre mutação, todas as suas células-filhas apresentarão a mesma mutação, e esse processo continua até que se forme um tumor maligno.

O câncer de mama tem início nas células epiteliais que revestem os ductos mamários. A taxa de crescimento depende de influências hormonais, principalmente do estrogênio e da progesterona. As duas grandes categorias de câncer de mama são "invasiva" e "não invasiva". Os cânceres de mama não invasivos (*in situ*) são aqueles que não se estenderam do ducto, lóbulo ou outro ponto de origem para o tecido mamário circunjacente. Os cânceres de mama invasivos (infiltrantes), por outro lado, são aqueles que se estenderam para o tecido mamário circunjacente, e há potencial de metástase. Muitos pesquisadores acreditam que a maioria dos cânceres invasivos teve origem, provavelmente, como um câncer não invasivo (McCance & Huether, 2019).

O câncer de mama dissemina-se amplamente em metástase para quase todos os órgãos do corpo, mas sobretudo para ossos, pulmões, linfonodos, fígado e cérebro. Em geral, os primeiros sítios de metástase são locais ou regionais, envolvendo a parede torácica ou os linfonodos supraclaviculares axilares ou os ossos (Breast Cancer Organization, 2020a).

Carcinoma ductal invasivo

O câncer de mama mais comum é, de longe, o carcinoma ductal invasivo, que responde por 80% dos casos (ACS, 2020b). O **carcinoma** é um tumor maligno que ocorre no tecido epitelial, com tendência a se infiltrar e dar origem a metástases. Esse câncer, que atinge seu pico de incidência na sexta década de vida, espalha-se rapidamente para os linfonodos das axilas e de outras regiões, mesmo quando ainda pequeno. Ele pode assumir diversas formas histológicas: bem diferenciada e de crescimento lento; pouco diferenciada e infiltrante; e altamente maligna e indiferenciada com inúmeras metástases. O carcinoma ductal invasivo tem início nos ductos, atravessa a parede ductal e invade o tecido adiposo da mama (Aydiner et al., 2019).

Carcinoma lobular invasivo

Os carcinomas lobulares invasivos ou infiltrantes, que têm origem nas unidades lobulares terminais dos ductos mamários, respondem por 10% dos casos de câncer de mama. O pico de incidência ocorre entre mulheres com pouco mais de 60 anos. Esse tipo de câncer manifesta-se como uma área de espessamento mal definida, não como um nódulo palpável. O tumor está frequentemente localizado no quadrante superior externo da mama, e, em geral, no momento em que é descoberto, o prognóstico é ruim (Breast Cancer Organization, 2020b).

Outros carcinomas invasivos

Outro tipo de câncer de mama invasivo é o carcinoma tubular (29%), que atinge, tipicamente, mulheres com 55 anos ou mais. O carcinoma coloide (2 a 4%) ocorre em mulheres entre 60 e 70 anos e se caracteriza por grandes coleções de muco entremeadas com pequenas ilhas de células tumorais. O carcinoma medular, que responde por 5 a 7% dos tumores malignos da mama, ocorre frequentemente em mulheres mais jovens (< 50 anos) e cresce até formar grandes nódulos tumorais. O câncer de mama inflamatório (> 4%) costuma se manifestar com edema, vermelhidão e aumento da temperatura da pele, estando associado a um prognóstico ruim. A doença de Paget (2 a 4%) tem origem no mamilo e ocorre, tipicamente, com o carcinoma ductal invasivo (Aydiner et al., 2019).

Estadiamento do câncer de mama

O American Joint Committee on Cancer (AJCC) atualizou recentemente as classificações para estadiamento dos tumores de mama, agora levando em conta a biologia e o comportamento. O novo estadiamento incorpora o grau, o *status* dos receptores de estrogênio (REs), o *status* dos receptores de progesterona (RPs) e o *status* do *HER-2* (receptor do fator de crescimento epidérmico 2, um gene que pode ser um dos fatores para o desenvolvimento de câncer de mama), com as dimensões do tumor, o envolvimento de linfonodos e as evidências de metástase (AJCC, 2019).

O estadiamento ajuda a determinar a probabilidade de que o tumor tenha sofrido metástase para que se decida sobre o curso adequado de tratamento e se avalie o prognóstico da paciente. A Tabela 6.2 fornece os detalhes e as características de cada estádio (ver também Figura 6.4). A taxa global de sobrevida após 10 anos é de 80 a 90% para as mulheres com câncer de mama em estádio I e de cerca de 50% para aquelas em estádio II. As perspectivas caem significativamente para as mulheres com doença em estádios III e IV (National Cancer Institute, 2019b).

Não há meios para saber com absoluta precisão se o câncer se disseminou por micrometástases para órgãos distantes, mas determinados testes podem ajudar a definir se a doença se espalhou. Pode-se realizar uma cintilografia óssea para avaliar os ossos, e a imagem por ressonância magnética (RM) pode ser utilizada para identificar metástases no fígado, na cavidade abdominal, nos pulmões e no cérebro.

Fatores de risco

Acredita-se que o câncer de mama se desenvolva em resposta a uma série de fatores correlacionados: envelhecimento; sexo (99% dos casos ocorrem em mulheres);

maternidade tardia ou nuliparidade; influências genéticas; mutações nos genes *BRCA1* e *BRCA2*; histórico de exposição à radiação ionizante; alta densidade mamária observada em mamografia; obesidade pós-menopausa; histórico familiar de câncer; fatores hormonais como menarca precoce (< 12 anos); menopausa tardia (> 50 anos); primeira gestação a termo com mais de 30 a 35 anos; TRH com estrogênio e progestina; obesidade; inatividade física ao longo da vida; etnia caucasiana; consumo de duas ou mais doses diárias de bebida alcoólica (NCI, 2019c). Outros fatores podem contribuir para o desenvolvimento do câncer de mama, mas ainda não foram cientificamente comprovados.

Em 1970, o risco de desenvolver câncer de mama ao longo da vida era de 1:10 e, desde então, ele tem se elevado gradativamente (NCI, 2019b). O ligeiro aumento na incidência pode ser explicado de diversas maneiras: as melhores ferramentas de varredura e detecção estão disponíveis, o que permite a identificação de mais casos; o fato de as mulheres estarem vivendo até uma idade mais avançada, quando o risco aumenta; e as mudanças no estilo de vida das mulheres norte-americanas (como ter sua primeira gestação mais velhas, ter menos filhos e fazer uso de TRH para tratar os sintomas da menopausa) podem haver produzido os números mais elevados. O envelhecimento é um fator de risco significativo. Como as taxas de câncer de mama aumentam com a idade, as estimativas de risco para faixas etárias específicas são mais importantes do que as estimativas de risco para toda a vida. As chances de uma mulher ser diagnosticada com câncer de mama entre os 30 e os 70 anos aparecem detalhadas na Tabela 6.3.

Os fatores de risco para o desenvolvimento de câncer da mama podem ser divididos entre aqueles que não podem ser alterados (fatores de risco não modificáveis) e aqueles que podem ser alterados (fatores de risco modificáveis). Os fatores de risco não modificáveis (NCI, 2019c) incluem:

- Sexo (feminino)
- Envelhecimento (> 50 anos)
- Mutações genéticas (genes *BRCA1* e *BRCA2*)
- Histórico pessoal de câncer de ovário ou de cólon

TABELA 6.2 Estadiamento do câncer de mama.	
Estádio	**Características**
0	*In situ*, tipo inicial de câncer de mama
I	Tumor localizado, < 2,5 cm de diâmetro
II	Tumor de 2,5 a 5 cm de diâmetro; disseminação para os linfonodos axilares
III	Tumor ≥ 5 cm de diâmetro; disseminação para outros linfonodos e tecidos
IV	Câncer com metástase para outros órgãos do corpo

American Joint Committee on Cancer (AJCC). (2019). *Cancer staging manual*. Disponível em: https://cancerstaging.org/references-tools/deskreferences/Pages/Breast-Cancer-Staging.aspx. Acesso em: 13 mar. 2018.

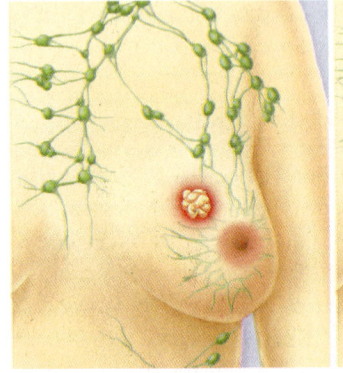 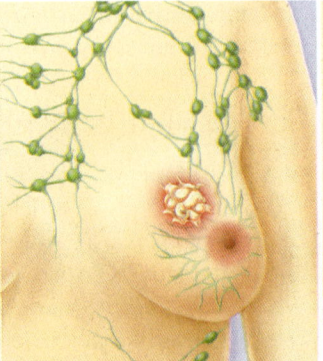 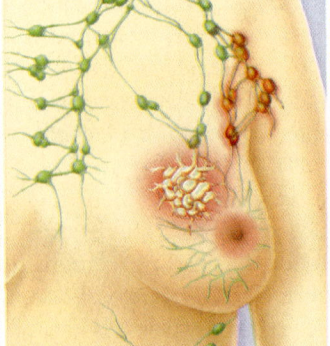 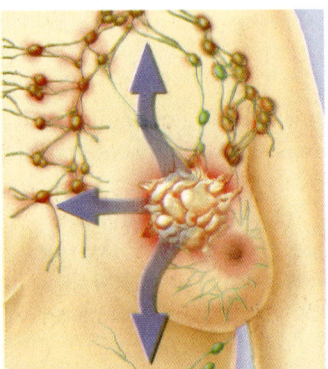

FIGURA 6.4 Estádios I a IV do câncer de mama.

TABELA 6.3 Risco estimado de câncer de mama em faixas etárias específicas.	
30 a 39 anos	1 em 228
40 a 49 anos	1 em 69
50 a 59 anos	1 em 43
60 a 69 anos	1 em 29

Breast Cancer Organization. (2020g). *Risk of developing breast cancer*. Disponível em: https://www.breastcancer.org/symptoms/understand_bc/risk/understanding. Acesso em: 20 dez. 2018.

- Densidade mamária elevada (aumenta o risco em 3 a 5 vezes)
- Histórico familiar de câncer de mama
- Histórico pessoal de câncer de mama (aumento de 3 a 4 vezes no risco de recorrência)
- Raça/etnia (risco maior entre mulheres brancas, embora as afro-americanas tenham maior probabilidade de morrer de câncer de mama)
- Anormalidade em biópsia anterior de mama (hiperplasia atípica)
- Exposição torácica à radiação (a radiação causa danos ao DNA)
- Irradiação prévia da mama (12 vezes o risco normal)
- Menarca precoce (< 12 anos) ou menopausa tardia (> 55 anos), o que implica aumento da exposição ao estrogênio ao longo da vida.

Os fatores de risco modificáveis (ACS, 2020d), relacionados com o estilo de vida, incluem:

- Não ter filhos ou tê-los somente após os 30 anos (aumenta o risco de câncer de mama ao não reduzir o número de ciclos menstruais)
- Uso de estrogênios e progestinas na menopausa (o estudo Women's Health Initiative relatou aumento dos riscos com as TRHs a longo prazo [> 5 anos])
- Não amamentar por até 1 ano após a gestação (aumenta o risco de câncer de mama ao não reduzir o número total de ciclos menstruais ao longo da vida)
- Consumo de álcool (eleva os níveis de estrogênio no sangue)
- Tabagismo (pela exposição a agentes carcinogênicos encontrados nos cigarros)
- Obesidade e dieta com alto teor de gordura (as células adiposas produzem e armazenam estrogênio; portanto, mais células adiposas significam maiores níveis de estrogênio)
- Sedentarismo (aumenta a gordura corporal, que abriga estrogênio).

Na maioria das faixas etárias, a incidência de câncer de mama é mais elevada entre mulheres brancas de origem não hispânica do que entre mulheres afro-americanas. Contudo, as afro-americanas apresentam maior taxa de incidência antes dos 40 anos e têm maior probabilidade de morrer em qualquer faixa etária de câncer de mama (ACS, 2020d). Essa diferença deve-se, em parte, a fatores sociais, tais como pobreza e acesso restrito aos serviços de saúde. Alguns estudos observaram também diferenças genéticas entre os tipos de câncer de mama que se desenvolvem nas mulheres afro-americanas e nas mulheres brancas. Pouco se sabe, no entanto, quanto a outros fatores de risco terem ou não impactos distintos entre mulheres de diferentes etnias. Os achados de um estudo recente sugerem que os fatores de risco são semelhantes nas duas etnias (ACS, 2020d).

A presença de fatores de risco, principalmente diversos deles combinados, requer monitoramento e avaliação contínuos e rigorosos para que se promova a detecção precoce. Embora seja importante levar em consideração os fatores de risco, muitas mulheres com câncer de mama recém-diagnosticado não apresentam nenhum fator de risco conhecido. Apesar de autoexames e mamografias de rotina serem prudentes para as mulheres de alto risco, essas medidas podem se tornar precauções que salvam vidas por permitir a detecção precoce de lesões cancerígenas.

Dietas com baixo teor de gordura e ricas em frutas, vegetais, leguminosas e grãos integrais podem fornecer todas as vitaminas e nutrientes de que o corpo precisa, tendo demonstrado diminuir significativamente o risco de desenvolver muitos tipos de câncer. Dietas vegetarianas podem também reduzir a recorrência de câncer. Essas dietas ricas em fibras e com baixo teor de gordura incluem muitas frutas e vegetais, e requerem que se evitem bebidas açucaradas, alimentos altamente calóricos e carnes processadas (ACS, 2020e). Pesquisadores estudaram a eficácia de uma dieta rica em vegetais e com baixo teor de gordura – direcionada a aumentar de forma significativa as concentrações circulantes de carotenoides presentes nos alimentos – na redução de eventos adicionais relativos ao câncer de mama e morte precoce em mulheres com câncer de mama invasivo em estádio inicial. Essa dieta mostrou-se uma prescrição para a prevenção do câncer que tem apenas efeitos colaterais positivos, tais como taxas mais baixas de colesterol, perda de peso e menor risco de doenças cardíacas. A adoção de uma dieta vegetariana que restrinja o consumo de carne vermelha pode estar associada a um risco reduzido de câncer de mama, particularmente entre mulheres na menopausa (ACS, 2020e).

O rastreamento do câncer de mama começa com anamnese e exame físico de rotina. Os enfermeiros devem aproveitar todas as oportunidades para explicar e enfatizar o objetivo do rastreamento do câncer de mama: a detecção precoce reduz a mortalidade. O rastreamento também inclui AEM, exame clínico das mamas e mamografia.

Diagnóstico

Muitos exames podem ser realizados para que se obtenha o diagnóstico preciso de um nódulo maligno da mama. Os testes diagnósticos incluem:

- Mamografia diagnóstica ou mamografia digital
- Mamografia por ressonância magnética (MRM)

- Biópsia por agulha fina
- Biópsia estereotáxica
- Biópsia de linfonodo sentinela
- *Status* dos receptores hormonais
- Termografia
- *Status* de ploidia do DNA
- Índice de proliferação celular
- Marcador genético *HER-2/neu* (Oyelowo & Johnson, 2018).

Mamografia

A **mamografia** tornou-se um exame de rastreamento aceito e aprovado pela maioria das organizações de oncologia. Nos EUA, sua realização anual é coberta pela maioria dos seguros de saúde. Ao fazer o rastreamento da doença pré-clínica, a mamografia pode fornecer um diagnóstico que previne desfechos adversos, melhora a sobrevida e evita tratamentos intensivos. Na mamografia, são feitas radiografias da mama nua enquanto comprimida entre duas placas de plástico. O exame pode identificar e caracterizar nódulos mamários e detectar neoplasias em seu início. A mamografia segue sendo o padrão-ouro como método de rastreamento para as mulheres com risco médio de desenvolver câncer de mama. É um procedimento relativamente barato que requer baixas doses de radiação e que identifica tumores malignos de modo confiável, inclusive aqueles pequenos demais para serem palpados. O exame também pode ser utilizado para investigar nódulos mamários e outros sintomas. Normalmente, a mamografia de rastreamento consiste em quatro incidências, duas para cada mama (Figura 6.5). Ela pode detectar lesões de apenas 0,5 cm, enquanto o tamanho médio dos tumores detectados em AEMs é de aproximadamente 2,5 cm (CDC, 2019b).

Quando há achados clínicos suspeitos no exame de mama ou quando é encontrada alguma anormalidade na mamografia de rastreamento, realiza-se a mamografia diagnóstica. Ela colhe imagens adicionais da mama afetada, e também imagens ampliadas. A mamografia diagnóstica fornece detalhes extras ao radiologista para um diagnóstico mais específico. Atualmente, a mamografia digital é utilizada para diagnosticar lesões mamárias.

Para a maioria das mulheres, a mamografia, que dura 10 minutos, causa desconforto, mas não dor. As Diretrizes de ensino 6.3 oferecem dicas para as pacientes que vão se submeter ao procedimento.

DIRETRIZES DE ENSINO **6.3**
Preparação para a mamografia de rastreamento

- Agendar o procedimento para logo depois da menstruação, quando as mamas estão menos sensíveis
- Não usar desodorante ou talco no dia do procedimento porque eles podem aparecer como manchas de cálcio no filme radiográfico

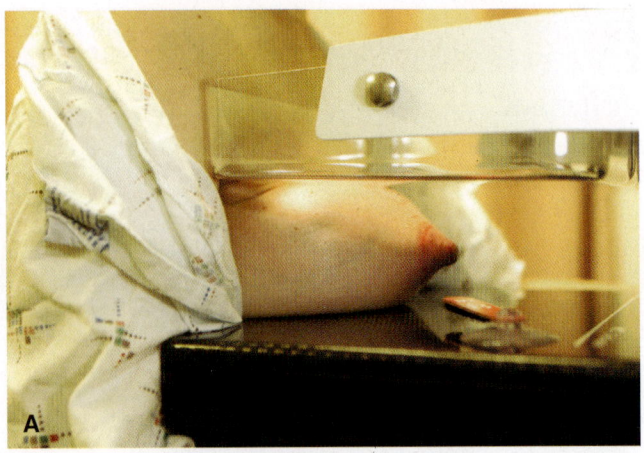
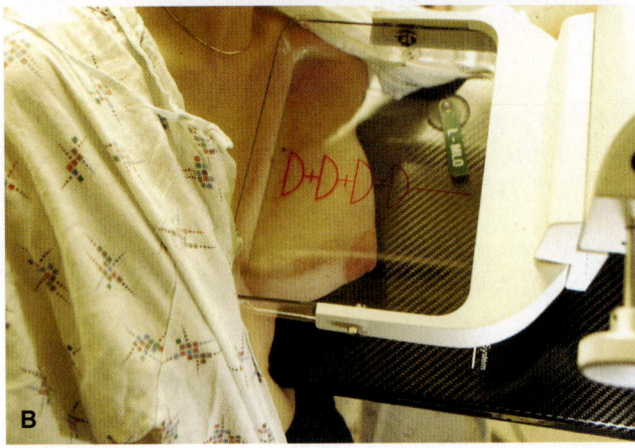

FIGURA 6.5 Mamografia. **A.** Vista superior da mama. **B.** Vista lateral da mama.

- Fazer uso de paracetamol ou ácido acetilsalicílico para aliviar algum desconforto pós-procedimento
- Retirar joias e bijuterias do pescoço porque o metal pode causar distorções no filme
- Escolher uma instituição que seja credenciada pelo American College of Radiology para se assegurar de que seus funcionários sejam apropriadamente certificados.[3]

A U.S. Preventive Services Task Force (USPSTF) modificou suas recomendações para o rastreamento do câncer de mama em 2018, o que provocou considerável controvérsia: agora mamografias de rastreamento devem ser realizadas a cada 2 anos para as mulheres entre 50 e 74 anos. Antes, as mulheres a partir dos 40 anos já eram aconselhadas a iniciar as mamografias. A organização afirma que a decisão de iniciar mamografias de rastreamento regulares a cada 2 anos antes dos 50 anos deve ser individual e levar em conta o contexto em que

[3]N.R.T.: Conforme Portaria nº 2.898, de 28 de novembro de 2013, do Ministério da Saúde, que atualiza o Programa Nacional de Qualidade em Mamografia (PNQM), o PNQM será executado pelo Sistema Nacional de Vigilância Sanitária (SNVS), pela Secretaria de Atenção à Saúde (SAS/MS), pelo Instituto Nacional de Câncer José Alencar Gomes da Silva (INCA/SAS/MS) e por todos os serviços de diagnósticos por imagem que realizam mamografia com abrangência nacional.

a paciente está inserida, incluindo os valores da paciente no que diz respeito a benefícios e prejuízos específicos. Além disso, a USPSTF concluiu que as evidências atuais são insuficientes para avaliar os benefícios e prejuízos adicionais da mamografia de rastreamento em mulheres de 75 anos ou mais. Por fim, a instituição recomenda que não se ensine a fazer o AEM porque as evidências científicas não dão sustentação a essa prática como um método válido de rastreamento, já que sua sensibilidade varia de 12 a 41%, menor que a do exame clínico das mamas realizado por um profissional da saúde e que a da mamografia, a depender também da idade.

A American Cancer Society tem diretrizes diferentes daquelas da USPSTF para as mulheres sem sintomas ou histórico familiar de câncer de mama. A ACS ainda recomenda exames clínicos das mamas e mamografias anuais a partir dos 40 anos até os 54 e, dos 55 em diante, os mesmos exames a cada 2 anos. A ACS também recomenda exames clínicos das mamas a intervalos aproximados de 3 anos para mulheres entre 20 e 30 anos e a cada ano para mulheres com 40 anos ou mais. De acordo com a ACS, o AEM é uma opção para as mulheres a partir dos 20 anos (AFP, 2018).

O American College of Obstetricians and Gynecologists (ACOG) recomenda que a mamografia de rastreamento seja oferecida a cada 1 ou 2 anos a mulheres entre 40 e 75 anos. O ACOG continua a recomendar exames clínicos anuais das mamas para as mulheres com 40 anos ou mais, e a cada 1 a 3 anos para aquelas entre 20 e 39 anos. Além disso, a entidade incentiva a autoavaliação das mamas para as mulheres a partir dos 20 anos (ACOG, 2018).[4]

Essas informações conflitantes podem confundir as mulheres que estão tentando tomar decisões sobre o rastreamento do câncer de mama. Os enfermeiros podem apresentar às pacientes os mais recentes estudos apoiados em evidências para ajudá-las a tomar decisões informadas com base em sua idade, estado geral de saúde e histórico familiar de câncer. (Ver uma síntese útil na Tabela 6.4.) Como as entidades diretivas contradizem umas às outras, não há uma orientação clara da parte delas. Cada mulher, com seu médico, deve fazer a melhor escolha para si. O risco inerente é o atraso na detecção de lesões mamárias iniciais, que poderiam ser tratadas precocemente.

Mamografia por ressonância magnética

A MRM utiliza um poderoso campo magnético, ondas de rádio e um computador para produzir imagens detalhadas das estruturas da mama. O exame permite a detecção precoce porque é capaz de identificar lesões menores e proporciona maior apuro de detalhes. A MRM é uma

TABELA 6.4	Recomendações de rastreamento da USPSTF, da ACS e do ACOG.
U.S. Preventive Services Task Force (USPSTF)	As recomendações atualizadas incluem mamografias de rastreamento a cada 2 anos para mulheres entre 50 e 74 anos e não incluem o AEM porque as evidências científicas não dão sustentação a essa prática como um método válido de rastreamento, já que sua sensibilidade varia de 12 a 41%, menor que a do exame clínico das mamas realizado por profissional da saúde e da mamografia, sendo também dependente da idade (2018). A USPSTF afirma que a decisão de iniciar mamografias de rastreamento regulares a cada 2 anos antes dos 50 anos deve ser individual e levar em conta o contexto em que a paciente está inserida, incluindo os valores da paciente no que diz respeito a benefícios e prejuízos específicos. A USPSTF também relata que as evidências atuais são insuficientes para avaliar os benefícios e prejuízos adicionais da mamografia de rastreamento em mulheres de 75 anos ou mais (2018)
American Cancer Society (ACS)	A ACS ainda recomenda exames clínicos das mamas e mamografias anuais para mulheres a partir dos 45 até os 54 anos. Dos 55 anos em diante, as mulheres devem fazer esses mesmos exames a cada 2 anos ou continuar a fazê-los anualmente. A ACS sugere que o AEM pode ser opcional para mulheres a partir dos 20 anos (2020i)
American College of Obstetricians and Gynecologists (ACOG)	O ACOG recomenda que a mamografia de rastreamento seja oferecida anualmente a mulheres a partir dos 40 anos. As diretrizes anteriores recomendavam mamografias a cada 1 ou 2 anos a partir dos 40 e anuais a partir dos 50. Ainda é recomendada a realização anual do exame clínico das mamas, mas o AEM é opcional e não é fortemente recomendado (2018)

ferramenta de alta precisão (> 90% de sensibilidade para carcinomas invasivos), porém de alto custo. Utiliza-se infusão de contraste para avaliar a velocidade com que o corante penetra inicialmente no tecido mamário. A base para a alta sensibilidade da MRM é a angiogênese (proliferação de vasos sanguíneos) do tumor que acompanha a maioria dos cânceres de mama, mesmo aqueles em estádios iniciais. Atualmente, a MRM é usada como complemento à mamografia e ao exame clínico das mamas porque, embora seja cara, pesquisas recentes relatam sua maior acurácia em comparação com a mamografia para avaliação das dimensões de lesões mamárias (Radiology Information Organization, 2018).

---

[4]N.R.T.: Para mais informações, consultar a tabela de recomendações quanto às intervenções avaliadas para a detecção precoce do câncer de mama nas *Diretrizes para a detecção precoce do câncer de mama no Brasil: sumário executivo* do Ministério da Saúde, disponível em: https://www.inca.gov.br/sites/ufu.sti.inca.local/files//media/document//sumario-diretrizes-deteccao-precoce-mama-2017.pdf. Acesso em: 16 out. 2021.

Biópsias por agulha fina e com agulha de grande calibre

A biópsia aspirativa por agulha fina é realizada para identificar tumores sólidos, cistos ou neoplasias. É um procedimento simples, realizável em consultório, e que pode ser feito com ou sem anestesia. Uma agulha fina (de calibre 23 a 27), conectada a uma seringa de 10 mℓ ou mais, é introduzida no tecido detectado na mama. Em seguida, aplica-se sucção para a retirada do conteúdo. O aspirado é, então, enviado ao laboratório de citologia para ser analisado quanto à presença de células anormais.

A biópsia com agulha de grande calibre é muito semelhante àquela com agulha fina, só que utiliza agulhas maiores para retirar pequenos cilindros ou amostras de tecido da área anormal da mama. É um procedimento mais demorado, mas maior quantidade de tecido é coletada para teste.

Biópsia estereotáxica

A biópsia estereotáxica é utilizada para buscar e identificar lesões de mama não palpáveis detectadas por mamografia. Trata-se de um método menos caro do que a biópsia excisional. O procedimento é realizado em uma sala especialmente equipada e, em geral, dura cerca de 1 hora. A paciente deve ser posicionada em decúbito ventral e precisa ficar imóvel por aproximadamente 20 minutos enquanto a biópsia é feita. Quando a localização correta do nódulo na mama é confirmada por mamografia digital, aplica-se anestesia local na mama e utiliza-se uma pistola de biópsia com mola para obter duas ou três amostras de tecido. Depois de terminado o procedimento, a área da biópsia é limpa e um curativo estéril é aplicado.

Biópsia de linfonodo sentinela

O envolvimento dos linfonodos axilares é um importante fator prognóstico nos cânceres de mama em estádio inicial. A presença ou ausência de células malignas nos linfonodos é altamente significativa; quanto maior o envolvimento dos linfonodos e mais agressivo o câncer, mais potente precisará ser a quimioterapia, tanto em termos de toxicidade dos fármacos quanto em termos de duração do tratamento (Breast Cancer Organization, 2020c). Com a biópsia de linfonodo sentinela, o médico é capaz de determinar se o câncer de mama alcançou os linfonodos axilares sem a necessidade de realizar o procedimento tradicional de dissecção desses linfonodos. A experiência demonstrou que, normalmente, os ductos linfáticos da mama escoam primeiro para um linfonodo antes de escoarem para o restante dos linfonodos sob o braço. O primeiro linfonodo é chamado de linfonodo sentinela.

O procedimento pode ser feito com anestesia local. Duas horas antes da biópsia, um corante azul radioativo é injetado para identificar o linfonodo sentinela aferente. Em geral, o cirurgião retira entre um e três nodos e os envia ao patologista para determinar se há presença de células cancerígenas. O procedimento costuma ser realizado antes da nodulectomia para que se tenha certeza de que o câncer não se espalhou. A retirada apenas do linfonodo sentinela permite que as mulheres com câncer de mama evitem muitos dos efeitos colaterais (linfedema) relacionados com a tradicional dissecção dos linfonodos axilares. A morbidade associada à biópsia de linfonodo sentinela é menor que a associada à dissecção de linfonodos axilares, o que tem como resultado estadiamento mais preciso, melhor controle dos tumores axilares e melhora da sobrevida.

Status dos receptores hormonais

O epitélio normal das mamas tem receptores hormonais (RHs) e responde especificamente aos efeitos estimulantes do estrogênio e da progesterona. A maioria dos cânceres conserva receptores de estrogênio; assim, no caso desses tumores, o estrogênio mantém o controle proliferativo das células malignas. Portanto, é útil conhecer o *status* dos RHs do câncer para prever quais mulheres responderão à manipulação hormonal. O *status* dos RHs revela se o crescimento do tumor é estimulado pelo estrogênio e pela progesterona. As mulheres na pós-menopausa tendem a ser RE-positivas (as células cancerígenas proliferam em resposta ao estrogênio), enquanto as mulheres na pré-menopausa tendem a ser RE-negativas (por ter menos RHs, não respondem aos hormônios) (Breast Cancer Organization, 2020d). Para determinar o *status* dos RHs, o citologista examina uma amostra de tecido do câncer de mama coletada durante biópsia ou um tumor retirado cirurgicamente durante a nodulectomia ou a mastectomia.

Conduta terapêutica

Muitos tratamentos estão disponíveis para as mulheres diagnosticadas com câncer de mama. De modo geral, os tratamentos dividem-se em duas categorias: local e sistêmico. Os tratamentos locais são cirurgia e radioterapia. Entre os tratamentos sistêmicos eficazes estão a quimioterapia, a hormonoterapia e a imunoterapia.

O plano terapêutico baseia-se em diversos fatores. Os principais são: o caráter invasivo ou não invasivo do câncer; as dimensões e o estadiamento do tumor; o número de linfonodos axilares afetados; o *status* dos RHs; o estado geral de saúde da paciente; e a condição de obter margens cirúrgicas claras (ACS, 2020f). A combinação de opções cirúrgicas e terapia adjuvante é frequentemente recomendada.

Outro ponto a ser levado em consideração na tomada de decisões terapêuticas é a testagem genética para detecção de mutações nos genes *BRCA1* e *BRCA2*. Esse teste, disponível desde 1995, é capaz de identificar as mulheres com risco significativamente maior de desenvolver cânceres de mama, de ovário e da mama contralateral. As mulheres com mutações nos genes *BRCA1* e

BRCA2 apresentam 75% de risco de ter câncer de mama ao longo da vida e 30% de ter câncer de ovário. A maioria dos cânceres de mama e de ovário é de natureza esporádica, mas se acredita que cerca de 10% desses cânceres sejam resultado de herança genética (Morgan et al., 2018). Para a testagem genética, é necessário obter o DNA (em uma amostra de sangue ou de saliva). A amostra é enviada ao laboratório para análise. Um teste positivo para mutações nos genes *BRCA1* e *BRCA2* pode alterar de forma significativa as decisões de saúde. Em alguns casos, antes de a testagem genética estar disponível, os tratamentos mais frequentemente recomendados eram nodulectomia com radioterapia e mastectomia. O risco deflagrado pelas mutações nos genes *BRCA* pode auxiliar pacientes e profissionais de saúde a determinar o prognóstico da doença e, em última análise, seu tratamento (Fasching, 2018). Algumas mulheres podem fazer a opção pela mastectomia profilática (Prática baseada em evidências 6.1). Com base na genética mendeliana, as mulheres com mutações nos genes *BRCA1* e *BRCA2* têm probabilidade 5 a 20 vezes maior de desenvolver cânceres de mama e de ovário (Caruso et al., 2018).

O resultado do teste genético, entretanto, pode trazer grave sofrimento psicológico. A angústia está relacionada com o histórico familiar de câncer, os relacionamentos, as estratégias de enfrentamento, os padrões de comunicação e o *status* da mutação (Bredart et al., 2018). Os enfermeiros podem considerar útil explorar essas questões para preparar a paciente antes do teste de *BRCA* e

para apoiá-la durante as mudanças na dinâmica familiar após o conhecimento dos resultados do exame. Muitas mulheres percebem suas mamas como intrínsecas à sua feminilidade, autoestima e sexualidade, e a possibilidade de perdê-las pode provocar extrema ansiedade (O'Neill et al., 2018). É preciso que os profissionais de enfermagem atendam às necessidades físicas, emocionais e espirituais das mulheres sob seus cuidados, assim como às das suas famílias. Os enfermeiros devem identificar o perfil de enfrentamento da mulher porque esse traço tem impacto em como a paciente convive e lida com a angústia após o diagnóstico. Em geral, as mulheres que expressam suas emoções e/ou têm "espírito de luta" apresentam níveis mais baixos de sofrimento emocional.

Opções cirúrgicas

O objetivo primário da cirurgia é retirar o câncer de mama da paciente de forma bem-sucedida. Um segundo e importante objetivo é reconstruir o tecido remanescente, de modo a permitir que a mulher se sinta "inteira" sob uma perspectiva psicológica. Os dois objetivos são centrais na tomada de decisão quanto ao tratamento cirúrgico do câncer de mama (Chatterjee, 2018). As mulheres com tumores maiores que 5 cm ou com câncer de mama inflamatório podem ser submetidas a quimioterapia ou radioterapia neoadjuvantes a fim de reduzir o tumor antes da tentativa de retirada cirúrgica (Warburton et al., 2018). As opções cirúrgicas dependem do tipo e da extensão do câncer.

PRÁTICA BASEADA EM EVIDÊNCIAS 6.1   Mastectomia profilática para prevenção do câncer de mama primário

CONTEXTUALIZAÇÃO

Os recentes progressos na compreensão da base genética do câncer de mama e a ampla divulgação de casos de celebridades submetidas à mastectomia profilática aumentaram o interesse nesse procedimento como método de prevenção do câncer de mama.

ESTUDO

O objetivo deste estudo era determinar se a mastectomia profilática reduz as taxas de morte por qualquer causa entre mulheres que nunca tiveram câncer e entre mulheres com histórico de câncer em uma das mamas. Os dados provinham de 61 estudos observacionais com 15.077 mulheres que apresentavam uma grande variedade de fatores de risco para câncer de mama e que foram submetidas à mastectomia profilática. As mastectomias profiláticas incluíam tanto a retirada cirúrgica das duas mamas para prevenir o câncer de mama quanto a retirada da mama saudável de mulheres que haviam tido câncer de mama para reduzir a incidência de câncer em outra mama.

Achados

Os estudos relataram que a mastectomia profilática bilateral havia reduzido a incidência de câncer de mama, ou o número de mortes, ou ambas as coisas, mas muitos dos ensaios tinham limitações metodológicas. Após optar pela mastectomia profilática bilateral, a maioria das mulheres mostrava-se satisfeita com a decisão. Uma das complicações da mastectomia profilática foi a necessidade de cirurgias adicionais não programadas em mulheres sendo submetidas à reconstrução da área da

cirurgia. No entanto, a maioria delas manifestou preocupação reduzida de desenvolver câncer de mama e morrer por causa da doença. Embora estudos observacionais publicados tenham demonstrado a eficácia da mastectomia profilática na redução tanto da incidência de câncer de mama quanto das mortes causadas pela doença, é recomendada a realização de estudos prospectivos mais rigorosos.

Implicações de enfermagem

Os enfermeiros precisam esclarecer às mulheres que a mastectomia profilática bilateral é um procedimento cirúrgico a ser considerado apenas por aquelas com alto risco de desenvolver câncer de mama, não sendo um procedimento que deva ser rotineiramente recomendado para as mulheres com risco médio. A mastectomia profilática bilateral claramente reduz a incidência de câncer de mama, mas as mulheres também necessitam ser alertadas e compreender os riscos psicológicos e os danos físicos envolvidos. Os enfermeiros devem recomendar o aconselhamento genético para as mulheres traçarem seu verdadeiro perfil de risco. Os profissionais de enfermagem devem também oferecer um conjunto completo e compreensível de informações sobre todas as opções disponíveis para as mulheres em fase de decisão quanto a se submeter ou não à mastectomia profilática. Os enfermeiros devem garantir apoio psicossocial a todas as mulheres ao longo de todo o processo. Essa é sempre uma decisão extremamente pessoal.

Carbine, N. E., Lostumbo, L., Wallace, J., & Ko, H. (2018). Risk-reducing mastectomy for the prevention of primary breast cancer. *Cochrane Database of Systematic Reviews*. Issue 4. https://doi.org/10.1002/14651858.CD002748.pub4

As alternativas típicas são mastectomia segmentar (nodulectomia com radioterapia) e mastectomia com ou sem reconstrução. A taxa global de sobrevida com nodulectomia e radioterapia é aproximadamente a mesma que aquela com mastectomia radical modificada (Kirby et al., 2018). As pesquisas demonstraram que a taxa de sobrevida das mulheres submetidas a mastectomias, quando em comparação com aquelas submetidas a nodulectomia seguida de radioterapia, é a mesma; no entanto, a nodulectomia pode não ser uma opção para algumas mulheres, incluindo:

- Aquelas que têm dois ou mais sítios de neoplasia sem possibilidade de remoção por meio de uma única incisão
- Aquelas cuja cirurgia não resultará em margens limpas de tecido
- Aquelas com doenças do tecido conjuntivo (lúpus ou esclerodema) ativas, que tornam os tecidos corporais especialmente sensíveis aos efeitos colaterais da radiação
- Aquelas já submetidas a radioterapia na mama afetada
- Aquelas cujo tumor é maior que 5 cm (National Comprehensive Cancer Network [NCCN], 2019).

Essas decisões são tomadas pela mulher e pelo cirurgião, em conjunto. Se a opção for pela mastectomia, seja pelas características do tumor, seja por preferência da paciente, a discussão precisa incluir reconstrução e biópsia de linfonodos regionais *versus* biópsia de linfonodo sentinela. As técnicas cirúrgicas são a mastectomia simples com biópsia de linfonodo sentinela ou a mastectomia radical com biópsia de linfonodos regionais. A retirada de um número grande de linfonodos coloca a paciente em alto risco de desenvolver linfedema.

MASTECTOMIA SEGMENTAR

A **mastectomia segmentar**, que se resume na cirurgia com preservação da mama, é o procedimento menos invasivo e consiste na ampla excisão local (ou nodulectomia) do tumor mais uma margem de 1 cm de tecido saudável. A nodulectomia costuma ser utilizada para tumores localizados e em estádio inicial. O objetivo da mastectomia segmentar é retirar o nódulo suspeito, assim como uma margem de tecido sem células malignas, para evitar recidivas. Do ponto de vista emocional, os resultados são menos dramáticos e menos traumatizantes do que os das mastectomias simples ou radicais. As mulheres submetidas à terapia conservadora da mama podem receber radioterapia após a nodulectomia com o objetivo de erradicar células cancerígenas residuais e, assim, limitar a possibilidade de recidiva local. Nas mulheres que não necessitam de quimioterapia adjuvante, a radioterapia normalmente tem início 2 a 4 semanas depois da cirurgia para permitir a cicatrização do local de incisão da nodulectomia. A radioterapia, aplicada diariamente em toda a mama durante várias semanas, demonstrou aumentar a taxa de sobrevida quando comparada com a mastectomia sem radioterapia (de Boniface et al., 2018).

A biópsia de linfonodo sentinela também pode ser realizada, uma vez que os linfonodos que drenam a mama estão localizados principalmente na axila. Em teoria, se o câncer de mama vier a sofrer metástase para outras partes do corpo, ele provavelmente o fará via sistema linfático. Se forem encontradas células malignas nos linfonodos, pode ser necessário um tratamento sistêmico mais agressivo.

MASTECTOMIA

A **mastectomia simples** consiste na retirada de todo o tecido da mama e do mamilo. Os linfonodos axilares e os músculos peitorais são poupados. O procedimento é utilizado para tumores grandes ou múltiplos que não tenham sofrido metástase para estruturas adjacentes ou para o sistema linfático.

Outra opção cirúrgica é a **mastectomia radical modificada**, que propicia a reconstrução da mama e resulta em maior mobilidade e menos linfedemas (Kirby et al., 2018). Nesse procedimento, são retirados o tecido mamário e alguns linfonodos axilares positivos. As mastectomias segmentares não aumentam o risco futuro de morte por recidiva da doença quando comparadas com a mastectomia (Lagendijk et al., 2018).

Com a mastectomia, pode ser necessária a cirurgia de linfonodos (retirada de nodos localizados sob o braço) a fim de reduzir o risco de metástases distantes e aumentar as chances de sobrevida a longo prazo. Nas mulheres com biópsia de linfonodo sentinela positiva, pode ser necessária a remoção de 10 a 20 linfonodos sob o braço. As complicações associadas à retirada de linfonodos axilares incluem: lesões aos nervos durante a cirurgia, causando então hipestesia temporária ao longo da face superior do braço; formação de seroma (acúmulo de líquidos), seguida de infecção da ferida; limitações à mobilidade do braço (algumas mulheres precisam de fisioterapia); e linfedema (inchaço relacionado com os gânglios linfáticos). Em muitas mulheres, os linfedemas podem ser evitados por meio das seguintes medidas:

- Não coletar sangue, introduzir cateteres intravenosos nem aferir a pressão arterial no braço afetado (pode causar traumatismo e infecção)
- Procurar atendimento médico imediatamente se o braço afetado inchar
- Usar luvas durante atividades, como jardinagem, que possam provocar lesões
- Usar uma manga de compressão bem ajustada para estimular o retorno venoso.

As mulheres submetidas à mastectomia precisam decidir se desejam fazer a cirurgia de reconstrução da mama. Se a opção for pela cirurgia reconstrutiva, o ideal é que ela seja realizada imediatamente após a mastectomia. A paciente também precisa definir se prefere que o cirurgião utilize implantes salinos ou utilize tecidos naturais do abdome (TRAM *flap*, ou retalho miocutâneo dos músculos reto e transverso do abdome) ou do dorso (LAT *flap*, ou retalho do músculo latíssimo do dorso).

A decisão final quanto ao método da cirurgia reconstrutiva, no entanto, é determinada pela anatomia da mulher (p. ex., presença de gordura e músculos suficientes para permitir a reconstrução natural) e por seu estado geral de saúde. Ambos os procedimentos exigem um período prolongado de recuperação.

Algumas mulheres optam por não se submeter à reconstrução, e muitas delas escolhem utilizar próteses mamárias. Algumas próteses são usadas no sutiã e outras ajustam-se à pele ou se encaixam em bolsos especiais criados nas roupas.

Submeter-se ou não à cirurgia reconstrutiva é uma decisão individual e complexa. É necessário apresentar todas as opções à mulher e, então, deixá-la decidir. Nesse ponto, o enfermeiro pode ter um papel importante ao apresentar os fatos à paciente, de modo a permitir que ela tome uma decisão inteligente e que atenda à sua situação específica. A cirurgia de reconstrução pode ajudar a restaurar a aparência e a sensibilidade da mama após o procedimento. Executada por um cirurgião plástico, a reconstrução da mama pode ser realizada imediatamente após a mastectomia ou em uma data posterior. A reconstrução pode ser feita com **implantes mamários** (preenchidos com solução salina ou silicone); retalhos de tecido corporal (gordura subcutânea e músculo da própria mulher); ou uma combinação das duas coisas. Os efeitos colaterais e as complicações incluem risco de ruptura, endurecimento dos tecidos em torno do implante, infecção e dor. Os enfermeiros precisam informar a paciente desses possíveis problemas e se certificar de que ela os tenha compreendido antes de dar seu consentimento para a reconstrução da mama. A Figura 6.6 mostra um exemplo de pós-mastectomia e reconstrução.

AUMENTO DA MAMA

O **aumento da mama**, como o próprio nome diz, é um procedimento cirúrgico por meio do qual se aumenta o tamanho do seio. É uma cirurgia comum, tendo as mulheres diversos motivos para se submeter à colocação de implantes: desde questões estéticas até a reconstrução da mama pós-mastectomia. Tanto os implantes de solução salina quanto os de silicone, utilizados em cirurgias estéticas e reconstrutivas, têm uma camada externa de silicone. O exato posicionamento anatômico dos implantes mamários pode variar, mas as localizações típicas são a subglandular (sobre o músculo peitoral) e a subpeitoral (sob o músculo). Os implantes mamários não são para a vida toda, mas a maioria deles é garantida por cerca de 10 anos contra rupturas. O aumento da mama com implantes não é isento de riscos. As possíveis complicações incluem contratura capsular, ondulações (*rippling*), ruptura do implante, assimetria, dor na mama, infecção e hematomas. A contratura capsular ocorre quando tecido cicatricial se forma, sofre contração e endurece ao redor do implante. As ondulações ocorrem, na maioria das vezes, como resultado da formação de dobras no implante ou como uma complicação da contratura (Fardo & Pensler, 2019).

O exame das mamas submetidas à reconstrução é feito exatamente da mesma forma que o das naturais. Em geral, as mamas com implantes são mais firmes que o normal à palpação devido à formação de uma cápsula ou faixa fibrótica ao redor do implante. Se houver implantes nas mamas, deve-se pressioná-los firmemente para dentro nas bordas de modo a sentir as costelas abaixo deles.

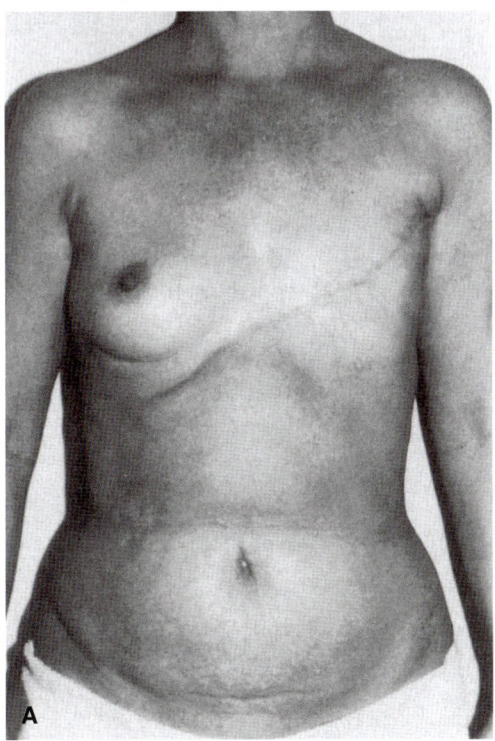
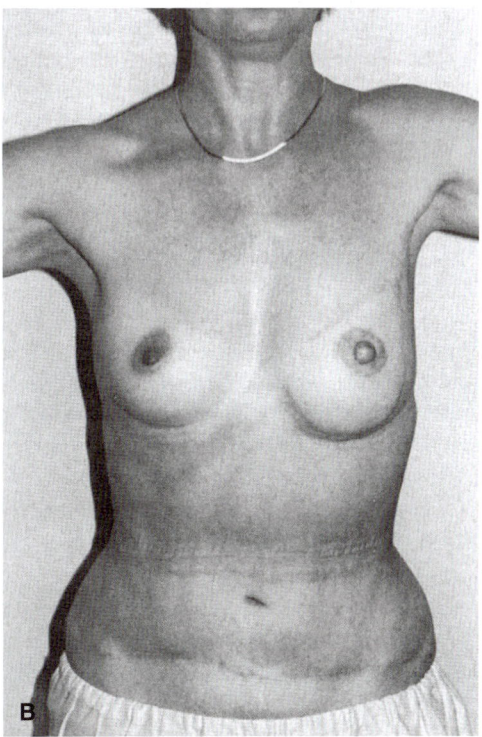

FIGURA 6.6 Fotografias que mostram o antes e o depois da mastectomia e reconstrução da mama.

Terapias adjuvantes

Terapias adjuvantes são as terapias adicionais ou de suporte adotadas após a cirurgia. Elas incluem procedimentos locais, como a radioterapia; e sistêmicos, como a quimioterapia, a hormonoterapia e a imunoterapia.

RADIOTERAPIA

A radioterapia utiliza radiação de alta energia para destruir as células cancerígenas que possam ter restado na mama, na parede torácica ou na região sob o braço após a retirada cirúrgica de um tumor. Normalmente, administram-se doses seriadas de radiação 5 dias por semana no local do tumor, durante 6 a 8 semanas após a cirurgia. Cada sessão dura apenas alguns minutos, mas a dose é cumulativa. As mulheres submetidas à mastectomia segmentar recebem radiação em toda a mama depois da nodulectomia com o objetivo de erradicar células cancerígenas residuais e, assim, limitar a possibilidade de recidiva (Oyelowo & Johnson, 2018).

Os efeitos colaterais da radioterapia tradicional incluem inflamação, edema local, inchaço, sensação de peso na mama, anorexia e fadiga, além de queimaduras semelhantes às solares na área tratada. Na maioria das mulheres, as alterações no tecido mamário e na pele geralmente desaparecem em cerca de 1 ano. A radiação induz alterações sistêmicas em uma série de células dos sistemas imunes inato e adaptativo (Lewin, 2018). A radioterapia pode ser administrada por radiação de feixe externo, que aplica uma dose de radiação cuidadosamente focada a partir de uma máquina externa ao corpo, ou por radiação interna, em que pequenos implantes de medicamento com material radioativo são colocados no tumor.

Houve diversos avanços na área da oncologia radioterápica que auxiliam na redução dos efeitos colaterais durante o tratamento de mulheres com câncer de mama em estádio inicial. A posição da paciente durante a aplicação da radiação externa mudou de decúbito dorsal para ventral com o braço do lado afetado elevado acima da cabeça e a mama tratada pendendo por uma abertura da mesa de tratamento. O tratamento em decúbito ventral melhora a distribuição da dose de radiação na mama afetada e reduz a dose que chega ao coração, aos pulmões, à parede torácica e à outra mama (NCCN, 2019).

A braquiterapia de alta dose é outro avanço que representa uma alternativa ao tratamento radioterápico convencional. Um cateter com balão é utilizado para introduzir sementes radioativas na mama após a retirada cirúrgica do tumor. As sementes aplicam uma dose concentrada diretamente no sítio da cirurgia, o que é importante porque a maioria das recidivas do câncer na mama ocorre no local da nodulectomia ou próximo a ele (Kauer-Dorner & Berger, 2018). Esse método permite que uma alta dose de radiação seja aplicada em um pequeno volume-alvo e que haja apenas um escape mínimo para o tecido saudável circunjacente. O procedimento dura 4 ou 5 dias, em vez das 4 a 6 semanas da radioterapia tradicional, e elimina a necessidade de adiar a radioterapia para depois da cicatrização da ferida. Hoje, a braquiterapia é frequentemente utilizada após a mastectomia segmentar em mulheres selecionadas como alternativa à irradiação de toda a mama (NCI, 2019d). Os efeitos colaterais da braquiterapia incluem vermelhidão ou secreção em torno do cateter, febre e infecção. O risco de infecção pode ser minimizado com a limpeza diária do local de inserção do cateter com um sabonete neutro e a aplicação de uma pomada antibiótica.

A radioterapia de intensidade modulada (IMRT) é outra abordagem de tratamento que procura limitar a dose à área-alvo e poupar as estruturas saudáveis circunjacentes. Utiliza-se a tomografia computadorizada para criar um modelo tridimensional da mama e, com base nesse modelo, é gerada uma série de feixes de intensidade modulada para a distribuição desejada da dose a fim de reduzir a exposição das estruturas subjacentes à radiação. Minimiza-se, assim, a toxicidade aguda (Cho, 2018). Estão em andamento pesquisas para avaliar o impacto de todos esses avanços na radioterapia.

QUIMIOTERAPIA

A **quimioterapia** utiliza medicamentos que são tóxicos para todas as células e interferem na capacidade de reprodução delas. Esses medicamentos são particularmente eficazes contra as células malignas, mas afetam todas as células de reprodução rápida, em especial as da pele, dos folículos pilosos, da boca, do trato gastrintestinal e da medula óssea. O câncer de mama é uma doença sistêmica em que já há micrometástases em outros órgãos no momento do diagnóstico. Os agentes quimioterápicos promovem uma "varredura" sistêmica do corpo a fim de reduzir as chances de que tumores distantes comecem a se desenvolver.

A quimioterapia pode ser indicada para mulheres com tumores maiores que 1 cm, linfonodos positivos ou cânceres agressivos. A administração é feita em ciclos, com cada período de tratamento sendo seguido de um período de descanso. Normalmente, a duração do tratamento varia de 3 a 6 meses, dependendo da dose usada e do estado de saúde da paciente. Pesquisas recentes indicam que muitas mulheres com câncer de mama em estádio inicial não necessitam de quimioterapia adjuvante para evitar a recidiva da doença. A quimioterapia pode ser evitada em cerca de 70% das pacientes com câncer de mama RH-positivo, *HER-2*-negativo e linfonodos negativos (Sparano et al., 2018).

Diferentes classes de medicamentos afetam distintos aspectos da divisão celular, sendo utilizadas em combinações ou "coquetéis". Os agentes quimioterápicos mais ativos e mais comumente empregados no câncer de mama incluem os alquilantes, as antraciclinas, os antimetabólitos e os alcaloides de vinca. Existem mais de 50 agentes quimioterápicos que podem ser usados no tratamento do câncer de mama, mas a combinação de medicamentos parece ser mais eficaz do que os tratamentos com medicamento único (ACS, 2020g).

Os efeitos colaterais da quimioterapia dependem dos agentes utilizados, da intensidade da dose, do cronograma de administração, do tipo e da extensão do câncer e do estado físico e emocional da paciente. Os enfermeiros precisam se manter atualizados para se adaptar aos novos tratamentos e seus efeitos colaterais. É um conhecimento vital para oferecer cuidados baseados em evidências às mulheres submetidas a esses tratamentos (Breast Cancer Organization, 2020e). Os efeitos colaterais típicos incluem náuseas, vômitos, diarreia ou constipação intestinal, perda de cabelo, perda de peso, estomatite, fadiga e imunossupressão. O efeito mais grave é a mielossupressão (supressão da medula óssea), que aumenta o risco de infecção e hemorragia e diminui a contagem de eritrócitos, o que pode provocar anemia. Em geral, os efeitos colaterais podem ser tratados com medicamentos de apoio adequados, como os fármacos antináusea. Além disso, fatores estimulantes de crescimento, como a epoetina alfa e o filgrastim, ajudam a impedir que as contagens de células sanguíneas caiam demais. Contagens muito baixas podem interromper ou retardar a quimioterapia.

Uma opção sistêmica agressiva, quando da falha de outros tratamentos ou da forte possibilidade de recidiva ou doença metastática, é a quimioterapia em altas doses com transplante de medula óssea e/ou células-tronco. Essa terapia requer a coleta de medula óssea antes da administração dos níveis tóxicos de agentes quimioterápicos. A medula é congelada e, após o término da quimioterapia em altas doses, retorna à paciente. Devido à eficácia limitada da quimioterapia isolada contra o câncer de mama metastático, o transplante autólogo de células-tronco hematopoéticas tem sido usado para evitar os efeitos mielotóxicos da quimioterapia em altas doses (Karadurmus et al., 2018).

HORMONOTERAPIA

Uma das funções normais do estrogênio é estimular o crescimento e a divisão de células saudáveis nas mamas. No entanto, em algumas mulheres com câncer de mama, essa função normal contribui para o crescimento e a divisão das células cancerígenas.

O objetivo da **endocrinoterapia** é bloquear ou combater o efeito do estrogênio. O estrogênio desempenha um papel central na patogênese do câncer, e o tratamento com privação desse hormônio provou-se eficaz. Cerca de dois terços das mulheres diagnosticadas com câncer de mama em estádio inicial têm doença sensível a hormônios (RE-positiva e/ou RP-positiva), e a hormonoterapia adjuvante exerce um papel fundamental na redução do risco de recidiva e na melhora da sobrevida. A hormonoterapia age de uma das três seguintes maneiras: bloqueia o estrogênio, impede que o corpo produza estrogênio ou elimina os receptores do hormônio nas células, tornando então impossível que o estrogênio se ligue adequadamente para que o tecido celular da mama cresça (Vachani, 2020). Diversas classes diferentes de medicamentos são utilizadas para interferir nos receptores do estrogênio ou bloqueá-los. Elas incluem os moduladores seletivos dos receptores de estrogênio (SERMs), os infrarreguladores dos

receptores de estrogênio, os inibidores da aromatase, o hormônio liberador de hormônio luteinizante, a progestina e os modificadores da resposta biológica (Skidmore-Roth, 2021). A recomendação atual para a maioria das mulheres com câncer de mama RE-positivo consiste em tomar diariamente um medicamento do tipo hormônio – conhecido como agente antiestrogênico SERM – por até 5 anos após o tratamento inicial. Determinadas áreas do corpo feminino (mamas, útero, ovários, pele, vagina e cérebro) contêm receptores hormonais especializados que permitem ao estrogênio entrar nas células e estimular sua divisão. Os SERMs entram nesses mesmos receptores e agem como chaves desligando o sinal de crescimento no interior da célula (Skidmore-Roth, 2021). O SERM mais conhecido é o tamoxifeno (20 mg/dia por 5 anos). Embora funcione bem na prevenção da propagação do câncer, o tamoxifeno também está associado ao aumento da incidência de câncer endometrial, embolia pulmonar, trombose venosa profunda, fogacho, corrimento e sangramento vaginais, acidente vascular encefálico e formação de catarata (Breast Cancer Organization, 2020f).

Outra classe de agentes endócrinos, os inibidores da aromatase, atua inibindo a conversão de androgênios em estrogênios. Os inibidores da aromatase incluem o letrozol (2,5 mg/dia), o exemestano (25 mg/dia) e o anastrozol (1 mg/dia por 5 anos), todos administrados por via oral. Esses medicamentos costumam ser prescritos para mulheres com câncer de mama avançado. Em estudos clínicos recentes com mulheres pós-menopáusicas com câncer da mama, os inibidores da aromatase de terceira geração demonstraram ser superiores ao tamoxifeno no tratamento da doença metastática (Vachani, 2018).

Entre os efeitos colaterais associados a essas endocrinoterapias estão fogachos, dor óssea, redução da densidade óssea, insônia, ganho de peso, depressão, fadiga, mudanças de humor, constipação intestinal, náuseas, tosse, dispneia e cefaleia (Breast Cancer Organization, 2020f). As mulheres com câncer sensível a hormônios são capazes de viver por longos períodos sem outras intervenções além da manipulação hormonal, mas a questão da qualidade de vida precisa ser equacionada entre o tratamento e os efeitos colaterais.

IMUNOTERAPIA

A imunoterapia, utilizada como complemento à cirurgia, é uma tentativa de estimular as defesas naturais do corpo a reconhecer e atacar as células cancerígenas. Ela usa o próprio sistema imune para identificar e combater as células malignas. O trastuzumabe entansina, o trastuzumabe e o pertuzumabe são opções imunoterápicas que têm como alvo a via do *HER-2* (Cancer Research Institute, 2019). A imunoterapia tem o potencial de melhorar os desfechos de pacientes com câncer de mama e apresenta diversas vantagens em relação aos tratamentos quimioterápicos mais convencionais, cujo alvo é o tumor em si. Os benefícios da imunoterapia incluem: reforçar outros tratamentos, como a quimioterapia; ser eficaz quando outras terapias falham; ter como alvo apenas o sistema imune, minimizando os efeitos colaterais; e reduzir a probabilidade de retorno do câncer após as células do sistema imune terem "aprendido" a combater quaisquer futuras células cancerígenas (NCI, 2019f).

 **Conceito fundamental**

Tamoxifeno *versus* trastuzumabe no tratamento do câncer de mama

O tamoxifeno é um SERM utilizado para evitar a propagação do câncer de mama em mulheres com doença RE-positiva. O trastuzumabe é um anticorpo monoclonal empregado no tratamento do câncer de mama e é considerado um agente imunoterápico.

Os efeitos adversos do trastuzumabe incluem toxicidade cardíaca, trombose vascular, insuficiência hepática, febre, calafrios, náuseas, vômitos e dor na primeira infusão (Skidmore-Roth, 2021).

PROCESSO DE ENFERMAGEM
para pacientes com câncer de mama

Quando uma mulher é diagnosticada com câncer de mama, passa a enfrentar um tratamento que modifica o seu corpo, pode fazê-la se sentir mal e não garante a cura. Os enfermeiros podem apoiar a paciente a partir do momento do diagnóstico, durante os tratamentos e no período de acompanhamento após a conclusão das terapias cirúrgica e adjuvante. É essencial disponibilizar um tempo para que a paciente faça perguntas e discutir com ela todos os preparativos necessários para o tratamento. À medida que o conhecimento sobre as alterações da mama avança, os tratamentos seguem mudando.

Embora o objetivo do tratamento continue a ser a melhora da sobrevida, o foco na prevenção vem aumentando. As medidas de prevenção do câncer de mama concentram-se na avaliação e na redução dos fatores de risco. As abordagens para a redução dos riscos incluem mudanças no estilo de vida (dieta e exercícios), quimioprevenção (SERMs e inibidores da aromatase) e cirurgia profilática (salpingo-ooforectomia bilateral e mastectomia profilática bilateral) (National Cancer Institute, 2019e). As ações do enfermeiro podem impactar na detecção precoce dos distúrbios das mamas, no seu tratamento e na abordagem dos sintomas. As mulheres com diagnóstico de câncer costumam experimentar emoções negativas, e uma resposta empática por parte da enfermagem pode ajudar a aliviar esse sofrimento (Mahon, 2019). Os enfermeiros envolvidos desde o início no plano de tratamento da paciente são capazes de oferecer um apoio efetivo ao longo de toda a experiência.

O trabalho em equipe é importante para o rastreamento e o cuidado de mulheres com alterações da mama. Muitas vezes, o tratamento divide-se entre o hospital e centros comunitários de cuidados, e isso pode ser emocionalmente traumático para a mulher e sua família. Os avanços no diagnóstico e no tratamento dos distúrbios das mamas têm como resultado a constante mudança de diretrizes, o que exige que todos os profissionais da saúde mantenham-se atualizados. Enfermeiros bem informados são capazes de oferecer apoio, informação e, mais importante, a continuidade de cuidados às mulheres em tratamento de distúrbios mamários.

O enfermeiro exerce um papel especialmente importante na prestação de apoio psicológico e no ensino do autocuidado às pacientes com câncer de mama. Os profissionais de enfermagem podem influenciar tanto a recuperação física quanto a emocional, sendo esses aspectos importantes dos cuidados que ajudam na melhora da qualidade de vida e das condições de sobrevivência da mulher. O papel do enfermeiro deve ir além do auxílio às pacientes, pois informar a comunidade sobre o rastreamento e a prevenção é uma parte extremamente importante da luta contínua contra o câncer. A comunidade deve ver os enfermeiros como educadores e como uma fonte valiosa de informações qualificadas e seguras. Esse papel ajuda a melhorar os resultados clínicos e a obter altos níveis de satisfação por parte das pacientes.

Apesar de diversas agências governamentais dos EUA terem publicado novas diretrizes relativas ao AEM, o exame clínico das mamas realizado regularmente por profissionais da saúde é essencial para a boa saúde das mamas de todas as mulheres. Para mais informações, ver Boxe 6.1.[5]

Lembre-se de Nancy, do início do capítulo. A resposta dela à descoberta de um nódulo na mama foi uma resposta comum a muitas mulheres? Nancy lhe confidencia a descoberta do nódulo e suas preocupações. Que conselhos você daria a ela?

Avaliação

No câncer de mama em fase inicial, não aparecem sintomas. Muitas vezes, o primeiro sinal de câncer é uma anormalidade observada na mamografia de rastreamento, antes de a mulher ou o médico terem percebido. É comum que a paciente pareça saudável e assintomática. No entanto, ela pode apresentar um nódulo na mama, que geralmente é indolor, fixo e endurecido, e com bordas irregulares. Nas mulheres com anormalidades da mama, deve-se proceder a uma anamnese completa com foco no problema apresentado e investigar os fatores de risco para câncer de mama. Deve-se, ainda, verificar se a mulher apresenta as manifestações clínicas do câncer de mama, como alterações no aspecto e no contorno das mamas, que se tornam aparentes com o avanço da doença (ACS, 2020h). Essas alterações incluem:

- Mudanças contínuas e persistentes na mama
- Nódulo ou espessamento em uma das mamas

---

[5]N.R.T.: No Brasil, as recomendações atuais foram elaboradas a partir da sistematização de evidências na literatura científica, em coerência com a Lei nº 12.401, de 2011, o Decreto nº 7.508, de 2011, e a Política Nacional de Gestão de Tecnologias em Saúde Ministério da Saúde.

BOXE **6.1**   Exame clínico das mamas realizado pelo profissional da saúde.

Se a paciente for considerada de alto risco, o enfermeiro irá ensiná-la a realizar o AEM para aumentar sua conscientização em relação às mamas

Finalidade: inspecionar as mamas à procura de achados anormais

- Verificar o tamanho, a simetria, a textura e a cor da pele das mamas. É comum que a mama esquerda seja ligeiramente maior que a direita. Inspecionar os mamilos. Solicitar à paciente que se sente na borda da mesa de exame com os braços repousando nas laterais

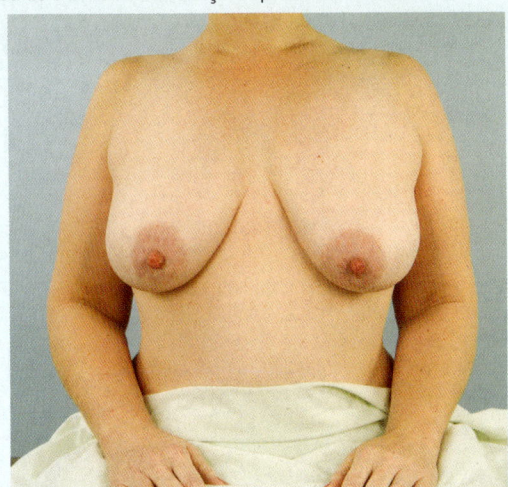

- Inspecionar as mamas à procura de nódulos, retrações, ondulações ou equimoses
- A paciente coloca as mãos nos quadris

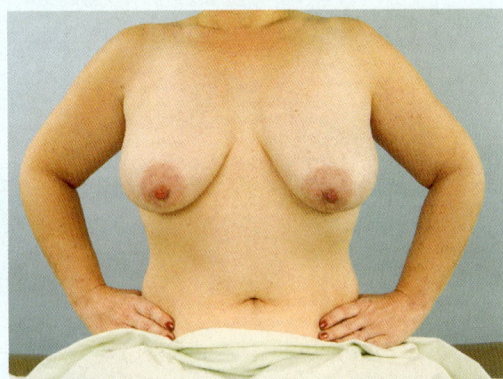

- Em seguida, ela ergue os braços acima da cabeça, de modo que as axilas também possam ser examinadas

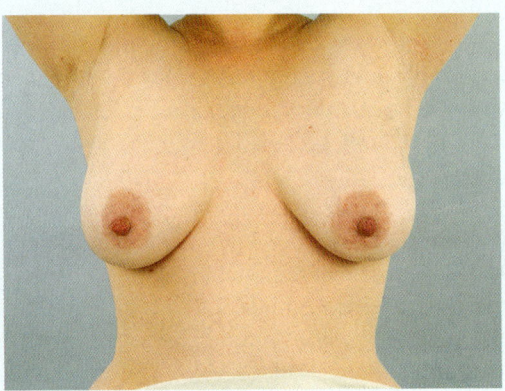

- Depois, a paciente fica de pé, coloca as mãos nos quadris e inclina-se para a frente

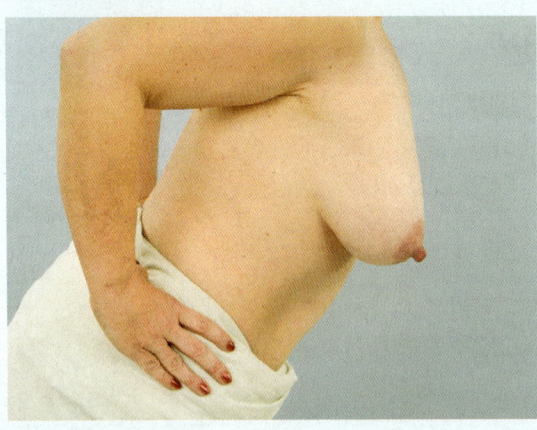

- Fazer a palpação usando as polpas dos três primeiros dedos e realizar um movimento de rotação sobre a mama. Auxiliar a paciente a ficar em decúbito dorsal, com os braços acima da cabeça. Colocar um travesseiro ou uma toalha sob a cabeça da paciente para ajudar a esparramar as mamas. Três padrões podem ser utilizados para a palpação:

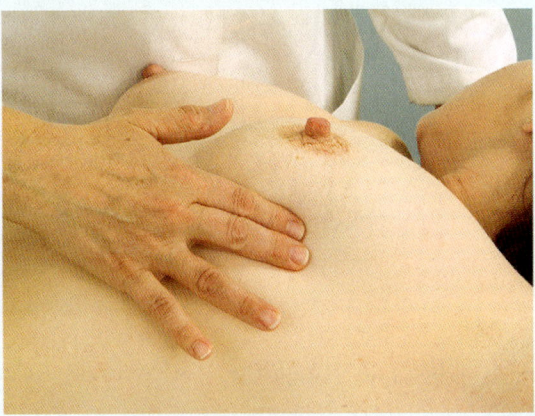

1. Espiral

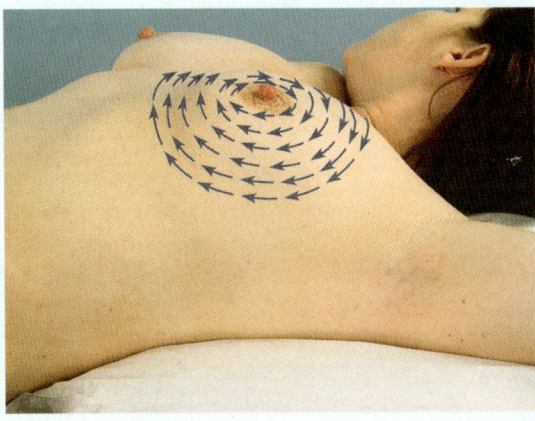

(Continua)

BOXE **6.1** Exame clínico das mamas realizado pelo profissional da saúde (*continuação*).

2. Divisão das mamas como fatias de uma torta

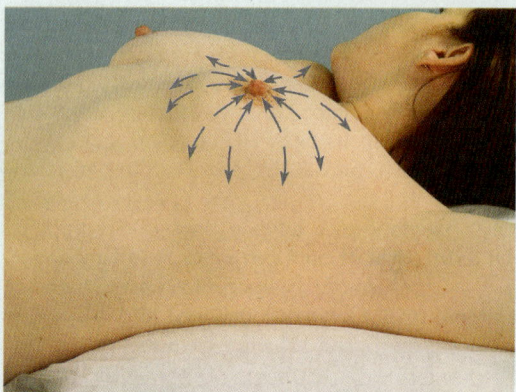

3. Faixas verticais

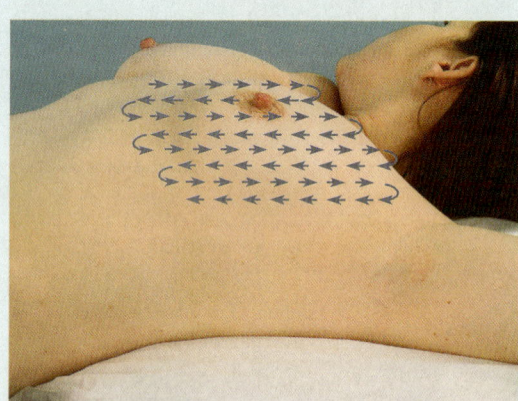

• Comprimir suavemente o mamilo entre o polegar e o indicador para averiguar se há nódulos e espremê-lo para verificar se há secreções

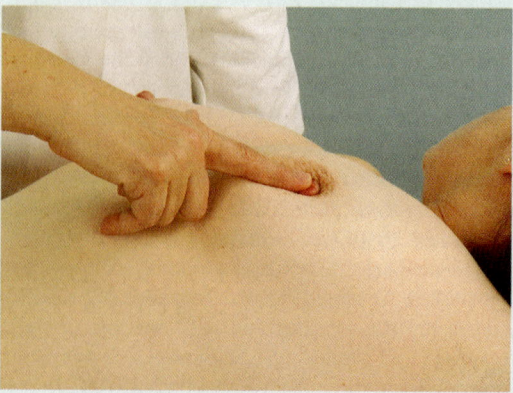

• Palpar a região axilar para avaliar se há dor ou linfonodos aumentados. Solicitar à paciente que se sente e chegue até a borda da mesa de exame. Segurando o braço da paciente, palpar, a partir da axila, em direção às costelas logo abaixo da mama

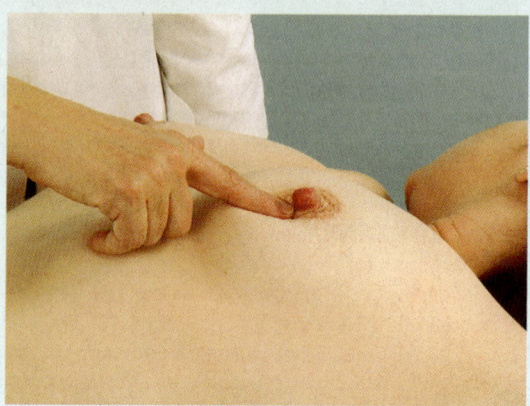

Jarvis, C. (2019). *Physical examination and health assessment* (8th ed.). St. Louis, MO: Saunders Elsevier.

• Irritação persistente do mamilo
• Inchaço ou assimetria incomum das mamas
• Nódulo ou inchaço na axila
• Mudanças na cor ou na textura da pele
• Mamilo retraído, dolorido ou com secreção.

Deve-se examinar a mama para confirmar as manifestações clínicas e os achados da anamnese e da análise de fatores de risco. O exame clínico das mamas envolve tanto a inspeção quanto a palpação (Boxe 6.1). Na Tabela 6.5, são descritas as características úteis para a avaliação dos nódulos palpáveis na mama. Se o nódulo puder ser palpado, o câncer já existe há algum tempo.

É importante estar ciente do impacto que o câncer de mama tem no estado emocional, na capacidade de enfrentamento e na qualidade de vida da mulher. Ela pode apresentar tristeza, vulnerabilidade, perda de controle, alterações na integridade e na imagem corporais, raiva, impacto nos relacionamentos, medo da morte, necessidade de reavaliar sua vida e ainda manifestar sentimentos de culpa. Entretanto, apesar dos possíveis desfechos negativos, muitas mulheres têm perspectivas positivas para o futuro e se adaptam às terapias, mantendo então uma boa qualidade de vida (Mahon, 2019). É preciso monitorar atentamente as pacientes quanto à sua adaptação psicossocial ao diagnóstico e ao tratamento, e se deve ser capaz de identificar aquelas que necessitam de intervenção psicológica. Por meio de conselhos práticos, o enfermeiro pode ajudar a mulher a se adaptar à sua imagem corporal modificada e a aceitar as mudanças na vida.

Como os membros da família têm um papel significativo no apoio à mulher após o diagnóstico de câncer de mama e durante o tratamento, deve-se avaliar o sofrimento emocional da família ao longo do tratamento e, se necessário, fazer o encaminhamento para um serviço de acompanhamento psicológico. Os efeitos colaterais psicossociais negativos do tratamento do câncer podem ser minimizados quando se identificam possíveis tensões interpessoais.

TABELA 6.5	Características dos nódulos de mama benignos e malignos.

Nódulos benignos	Nódulos malignos
• Frequentemente dolorosos	• Duros à palpação
• Firmes, com consistência de borracha	• Indolores
• Bilaterais	• Irregulares (mal delineados)
• Com secreção mamilar induzida	• Imóveis, fixados à parede torácica
• Com margens regulares (bem delineados)	• Com ondulações na pele
• Sem ondulações na pele	• Com retração do mamilo
• Sem retração do mamilo	• Unilaterais
• Móveis, não fixados à parede torácica	• Com secreção mamilar sanguinolenta, serossanguinolenta ou serosa
• Sem secreção sanguinolenta	• Com secreção mamilar espontânea

Diagnóstico de enfermagem

A correta avaliação de enfermagem das mulheres com diagnóstico de câncer de mama pode incluir:

- Distúrbios da imagem corporal relacionados com:
  › Perda de uma parte do corpo (mama)
  › Perda da feminilidade
  › Perda de cabelo devido à quimioterapia
- Medo relativo ao:
  › Diagnóstico de câncer
  › Prognóstico da doença
- Falta de conhecimento em relação a:
  › Opções de tratamento do câncer
  › Decisões sobre a cirurgia reconstrutiva
  › AEM.

Condutas de enfermagem

Devem ser oferecidos informação, apoio e cuidados perioperatórios às mulheres em tratamento de câncer de mama. Estratégias de promoção da saúde e prevenção de doenças devem ser implementadas para minimizar o risco de desenvolvimento de câncer de mama e para que os desfechos sejam os melhores possíveis.

Lembra-se de Nancy, que descobriu um nódulo na mama? Você se oferece para acompanhá-la ao médico. Após um exame completo e diversos testes diagnósticos, os resultados são positivos para câncer de mama. Quais são as opções de tratamento para Nancy? E que fatores precisam ser levados em consideração na escolha entre essas opções?

Orientações à paciente

Deve-se ajudar a mulher e seu(sua) companheiro(a) e/ou familiares a filtrar o grande volume de informação que recebem para que eles possam tomar decisões seguras. É importante detalhar todos os possíveis tratamentos com vistas à compreensão da paciente e de sua família.

Ao preparar um pacote de informações individualizado e revisá-lo com a mulher e seus familiares, o enfermeiro pode colaborar para o entendimento da paciente sobre o seu tipo específico de câncer, os exames diagnósticos e as opções e os objetivos de tratamento à sua disposição. Por exemplo, os enfermeiros têm um importante papel na orientação sobre as endocrinoterapias na observação da experiência da mulher com o tratamento e na comunicação dessas observações ao médico responsável para eventuais ajustes de dose, além de contribuírem, dessa forma, para a base de conhecimentos relativa ao uso da endocrinoterapia no tratamento do câncer de mama.

Oferecer informação qualificada é um dos papéis fundamentais do enfermeiro no que tange aos cuidados de mulheres com diagnóstico de câncer de mama. Essa informação pode ser fornecida via aconselhamento telefônico, contato pessoal ou panfletos. O aconselhamento telefônico das mulheres e de seus parceiros e familiares pode ser um método eficaz para a melhora da abordagem aos sintomas e da qualidade de vida. Deve-se orientar a mulher sobre como conviver com o risco mantendo a qualidade de vida e participando de grupos de apoio (Oyelowo & Johnson, 2018).

Apoio emocional

O diagnóstico de câncer afeta todos os aspectos da vida da mulher e de seus familiares. A natureza ameaçadora da doença e os sentimentos de incerteza quanto ao futuro podem provocar ansiedade e estresse. É preciso atender às necessidades da mulher em relação a:

- Informações sobre diagnóstico e tratamento
- Cuidados físicos durante o tratamento
- Contato com pessoas que lhe deem apoio
- Orientações sobre a doença, as opções e as medidas de prevenção
- Discussão e apoio por parte de um enfermeiro atencioso e competente.

Deve-se tranquilizar a paciente e sua família explicando-lhes que o diagnóstico de câncer de mama não é necessariamente sinônimo de morte iminente, perda da atratividade e declínio da sexualidade. É preciso encorajar a mulher a expressar seus medos e preocupações. O enfermeiro deve estar disponível para ouvir e discutir as preocupações da paciente de modo franco a fim de ajudá-la em sua recuperação. Cada aspecto dos cuidados precisa incorporar a sensibilidade em relação aos esforços pessoais da paciente para enfrentar a doença e se curar. Algumas mulheres se envolvem em organizações ou instituições de caridade que dão apoio a pesquisas sobre o câncer. Elas podem participar de passeatas para o aumento da conscientização sobre o câncer de mama ou podem se tornar voluntárias para ajudar outras mulheres. Cada paciente enfrenta a doença da sua própria maneira, e todos esses esforços podem servir como fatores positivos de motivação para a sua cura.

Para ajudar as mulheres a lidar com o diagnóstico de câncer de mama, a ACS lançou, há mais de 30 anos, o programa *Reach to Recovery*, em que sobreviventes do câncer de mama especialmente treinadas oferecem às mulheres e suas famílias a oportunidade de expressar seus sentimentos, verbalizar seus medos e obter respostas. As voluntárias também podem, quando apropriado, fornecer modelos de próteses temporárias e dar informações sobre os tipos de próteses permanentes, bem como apresentar listas dos locais onde esses itens podem ser encontrados. E, mais importante, as voluntárias do *Reach to Recovery* oferecem compreensão, apoio e esperança por meio de contato pessoal ou telefônico. Elas são a prova de que é possível sobreviver ao câncer de mama e ter uma vida produtiva.[6]

Cuidados pós-operatórios

Para as mulheres submetidas a cirurgia para a retirada de um nódulo maligno ou de toda a mama, é essencial que os cuidados pós-operatórios de enfermagem sejam de excelência. Deve-se dizer à paciente o que esperar em termos de sintomas e informá-la sobre o momento em que eles costumam ocorrer após a cirurgia e durante o tratamento. Isso permite que a mulher se prepare para os sintomas e se utilize de estratégias proativas para melhorar sua experiência. Os cuidados pós-operatórios incluem: assistência no pós-operatório imediato; controle da dor; cuidados com o braço afetado; cuidados com a ferida; cuidados relativos à mobilidade; cuidados respiratórios; cuidado emocional; e encaminhamentos e orientações.

---

[6]N.R.T.: No Brasil, a Fundação do Câncer é uma instituição sem fins lucrativos, criada em 1991, que capta recursos e investe em prevenção, diagnóstico precoce, assistência, programas e projetos relacionados a transplante de medula óssea e sangue de cordão umbilical, cuidados paliativos e pesquisa. Apoia o Instituto Nacional de Câncer (INCA) e todas as atividades do Programa Nacional de Controle do Câncer, bem como presta consultoria para estados e municípios do país para melhoria de processos no tratamento de câncer (Plano de Atenção Oncológica).

CUIDADOS NO PÓS-OPERATÓRIO IMEDIATO

É preciso avaliar a condição respiratória da paciente por meio da ausculta pulmonar e da observação do padrão respiratório. Devem-se avaliar a circulação e os sinais vitais, além de verificar a cor e a temperatura da pele. O enfermeiro deve acompanhar a condição neurológica da paciente por meio da avaliação dos níveis de alerta e de orientação. É necessário monitorar a cor e o volume da secreção da ferida. Também é preciso monitorar a rede venosa para identificar possíveis obstruções, taxa de infusão e se a indução está correta. Deve-se observar o tubo de drenagem para a verificação do volume, da cor e da consistência da secreção.

CONTROLE DA DOR

Os analgésicos devem ser administrados conforme a necessidade. Deve-se tranquilizar a mulher, informando que a dor será controlada, e ensinar a ela como comunicar a intensidade da dor em uma escala visual numérica de 0 a 10 – na qual 10 significa a pior dor imaginável. O enfermeiro deve avaliar com frequência o nível de dor da paciente e antecipar sua ocorrência antes de ajudá-la a deambular.

CUIDADOS COM O BRAÇO AFETADO

Deve-se elevar o braço afetado, apoiando-o sobre um travesseiro, para estimular a drenagem linfática. É preciso garantir que nenhum procedimento seja realizado nele, o que inclui coleta de sangue, introdução de cateteres intravenosos, aferição da pressão arterial etc. Deve-se colocar um aviso acima do leito para alertar outras pessoas a não tocar no braço afetado.

CUIDADOS COM A FERIDA

Deve-se observar a ferida com frequência e esvaziar os reservatórios de drenagem conforme necessário. O enfermeiro deve pedir à paciente que comunique qualquer evidência de início de infecção, como febre, calafrios e áreas de vermelhidão ou inflamação ao longo da linha de incisão. Também se deve solicitar à paciente que relate qualquer aumento no volume drenado, odor fétido ou abertura na ferida.

CUIDADOS RELATIVOS À MOBILIDADE

Devem ser realizados exercícios ativos de amplitude de movimento do braço conforme prescritos. O enfermeiro deve incentivar a prática de atividades de autocuidado para o sucesso da reabilitação. Durante a troca dos curativos e os cuidados com a drenagem, devem ser explicados os procedimentos à paciente.

CUIDADOS RESPIRATÓRIOS

O enfermeiro deve auxiliar a paciente a mudar de posição no leito, tossir e respirar profundamente a cada 2 horas. Deve-se explicar que esses procedimentos ajudam a expandir os alvéolos colapsados nos pulmões, promove a eliminação mais rápida dos agentes inalatórios e evita a ocorrência de pneumonia e atelectasia pós-operatórias.

CUIDADO EMOCIONAL E ENCAMINHAMENTOS

Deve-se incentivar a mulher a participar dos próprios cuidados. Antes da cirurgia, o enfermeiro deve avaliar as estratégias de enfrentamento da paciente. Ele também deve explicar as preocupações com a imagem corporal que podem surgir após a alta. É importante indicar *sites* de instituições de referência que trazem as notícias mais recentes sobre o tratamento do câncer. Deve-se encorajar a mulher a frequentar grupos de apoio para sobreviventes do câncer de mama.

ORIENTAÇÃO

O enfermeiro deve fornecer informações de acompanhamento a respeito das terapias adjuvantes. Deve-se explicar que a radioterapia pode ter início poucas semanas após a cirurgia. A quimioterapia deve ser discutida: seus efeitos colaterais e ciclos, a assistência domiciliar durante o tratamento, as futuras estratégias de monitoramento. Devem-se fornecer informações sobre a hormonoterapia, inclusive sobre os antiestrogênios e os inibidores da aromatase. Para minimizar o surgimento de linfedemas, é importante ensinar à paciente exercícios progressivos para o braço. Deve-se explicar à mulher que, para detectar recidivas do câncer ou um novo foco primário, é necessária uma vigilância contínua e que as consultas de acompanhamento com o médico sejam feitas normalmente a cada 6 meses.

Nancy foi submetida a uma mastectomia seguida de rádio e quimioterapia. Quais são os cuidados de acompanhamento necessários? Como o enfermeiro pode auxiliar Nancy a lidar com as incertezas do seu futuro? Quais recursos comunitários podem ajudá-la?

IMPLEMENTAÇÃO DE ESTRATÉGIAS DE PROMOÇÃO DA SAÚDE E DE PREVENÇÃO DA DOENÇA

Ao combinar amplo conhecimento clínico sobre o câncer de mama com a compreensão das necessidades de apoio às pacientes, os enfermeiros desempenham um papel essencial na obtenção de impactos positivos na vida das mulheres. Houve muitos avanços no tratamento do câncer de mama, e os profissionais de enfermagem podem atuar na linha de frente por meio da comunicação das questões surgidas ao longo de toda a jornada, do diagnóstico ao tratamento.

Antes de qualquer diagnóstico de câncer de mama, os enfermeiros podem ajudar a orientar as mulheres sobre prevenção do câncer de mama por meio de rastreamento, mudanças no estilo de vida e cuidados de saúde

para a redução dos riscos. Muitas vezes, na luta contra o câncer, os profissionais de enfermagem assumem diversos papéis, como os de educador, conselheiro, defensor e modelo de comportamento. Os enfermeiros também podem oferecer orientações sobre:

- Prevenção
- Detecção precoce
- Rastreamento
- Dissipação de mitos e medos
- Técnicas de autoexame
- Riscos individuais e estratégias para a redução desses riscos.

É importante estar bem informado sobre as práticas baseadas em evidências mais atuais e entender como a mídia apresenta essas informações. Devem-se propor estratégias de prevenção dentro do contexto de vida da mulher. Ao aconselhar a paciente, é necessário levar em consideração fatores como escolhas de estilo de vida, situação financeira e desempenho de múltiplos papéis. Devem-se defender estilos de vida saudáveis e escolhas acertadas para evitar o câncer. Como todos os profissionais da saúde, os enfermeiros devem oferecer orientações a partir de uma perspectiva abrangente, que reconheça as necessidades únicas de cada paciente. O enfermeiro deve fornecer à mulher informações sobre detecção e fatores de risco, novas diretrizes de rastreamento, realização dos AEMs e mudanças na dieta que possam reduzir o risco de desenvolver câncer de mama.

A conscientização é o primeiro passo em direção à mudança de hábitos. Aumentar os níveis de conscientização em relação ao câncer de mama é de fundamental importância, e os enfermeiros podem ter um papel relevante na promoção da saúde e na prevenção da doença.

Rastreamento do câncer de mama

Os três componentes da detecção precoce são AEM, exame clínico das mamas e mamografia. A ACS (2020e) publicou diretrizes para o rastreamento do câncer de mama que oferecem orientações específicas para as mulheres e esclarecem melhor o papel dos exames de mama (ver Tabela 6.4). As diretrizes de rastreamento da ACS são revisadas a cada 5 anos aproximadamente para incluir os novos achados e os avanços científicos.

As mulheres estão expostas a múltiplas fontes de informação sobre a prevenção do câncer, e muitas dessas fontes podem não ser seguras. O enfermeiro deve discutir com a paciente os benefícios, os riscos e as possíveis limitações do AEM, do exame clínico das mamas e da mamografia ajustando as informações aos fatores de risco específicos de cada mulher (ACS, 2020e). Com base nas novas diretrizes, deve-se avaliar clinicamente a conveniência de recomendar o AEM e reconsiderar a necessidade de ensinar o procedimento a todas as mulheres. Em lugar disso, o foco pode estar no incentivo à realização de mamografias regulares (dependendo, é claro, dos fatores de risco da mulher).

Autoexame da mama

O **AEM** é uma técnica que prepara a mulher para identificar alterações nas mamas. Antes visto como essencial para a detecção precoce do câncer de mama, o AEM é hoje considerado opcional. Por outro lado, a conscientização em relação às mamas é enfatizada, a qual diz respeito à familiaridade da mulher com a consistência normal das mamas e dos tecidos subjacentes. A ênfase agora é na consciência quanto às alterações nas mamas, não apenas na descoberta de um câncer. As pesquisas demonstraram que, em comparação com a autoconscientização, o AEM tem um papel menor na detecção do câncer de mama. Contudo, o procedimento é uma maneira de a mulher conhecer a consistência normal de suas mamas, de modo que ela possa perceber quaisquer alterações que venham a surgir (CDC, 2019c).

Se for o caso, o AEM é feito em duas etapas: inspeção visual e palpação. A parte visual deve ser realizada em três posições diferentes: com os braços erguidos e atrás da cabeça; com os braços para baixo nas laterais; e inclinando-se para a frente. Deve-se orientar a mulher a buscar:

- Alterações de forma, tamanho, contorno ou simetria
- Saliências/nódulos, despigmentação ou ondulações na pele
- Feridas ou descamações na pele
- Secreção ou enrugamento dos mamilos.

Na segunda parte, a tátil, a mulher deve palpar as mamas em um de três padrões específicos: espiral, em "fatias de torta" ou em faixas verticais (para cima e para baixo). Ao seguir qualquer dos três padrões, a mulher deve fazer movimentos circulares de massagem (em círculos do tamanho de uma moeda de 10 centavos) sem levantar os dedos. Ela deve verificar não somente as mamas, mas o espaço entre elas e as axilas, as próprias axilas, e a região acima das mamas até as clavículas e por sobre os ombros. As polpas dos dedos indicador, médio e anular da mão direita são usadas para avaliar a mama esquerda, e as polpas dos dedos indicador, médio e anular da mão esquerda são usadas para avaliar a mama direita. Instrua a mulher a empregar três diferentes graus de pressão:

- Leve (mover a pele sem mover o tecido subjacente)
- Médio (palpar até o tecido subjacente)
- Forte (palpar até as costelas).

Nutrição

Como mencionado anteriormente, a nutrição tem um papel fundamental na promoção da saúde e na prevenção de doenças. O câncer é considerado uma doença crônica que pode ser influenciada em muitos estádios pela nutrição. Esses fatores podem afetar a prevenção, a evolução e o tratamento da doença. As pesquisas sugerem que cerca de um terço dos diagnósticos de câncer de mama poderia ser evitado com a redução do consumo de álcool, o aumento das frutas e vegetais na dieta e o aumento dos níveis de atividade física (Taha & Eltom, 2018). Nas mulheres na pós-menopausa, o sobrepeso e a obesidade são fatores de risco para o câncer de mama. O excesso de peso corporal foi relacionado com maior risco de câncer de mama na pós-menopausa, e um volume crescente de evidências também sugere que a obesidade esteja associada a um pior prognóstico em mulheres diagnosticadas com câncer de mama em estádio inicial. Dezenas de estudos demonstram que as mulheres obesas ou com sobrepeso no momento do diagnóstico de câncer de mama têm maior risco de recidiva do câncer e de morte em comparação com as mais magras, e algumas evidências sugerem que as mulheres que ganham peso após o diagnóstico também têm maior risco de apresentar piores desfechos (Bandera & John, 2018). A iniciativa *Healthy People 2030* identifica obesidade/sobrepeso como um dos 10 principais indicadores de saúde e como uma grande preocupação (U.S. Department of Health and Human Services [USDHHS], 2020). Uma dieta mediterrânea com muitas frutas, vegetais e carboidratos ricos em fibras e com pouca gordura de origem animal parece oferecer proteção contra o câncer de mama, ao mesmo tempo que facilita o controle do peso. As mulheres que seguem essas diretrizes alimentares reduzem o risco de desenvolver câncer de mama. Além disso, evidências consistentes demonstraram que a obesidade, conforme medida pelo índice de massa corporal (IMC), tem relação com os desfechos do câncer de mama e com um maior risco de morte devido à atividade elevada dos sítios receptores, que aumenta a síntese de estrogênio e, consequentemente, estimula a carcinogênese (Chen & Hsieh, 2018).

O American Institute for Cancer Research (2018) fez as seguintes recomendações para que as mulheres reduzam seu risco de desenvolver câncer de mama:

- Praticar exercícios físicos de intensidade moderada diariamente e atividades físicas vigorosas semanalmente
- Consumir pelo menos cinco porções diárias de frutas e vegetais
- Não fumar nem consumir produtos que contenham tabaco
- Manter um IMC máximo de 25 e limitar o ganho de peso a não mais do que 5 kg a partir dos 18 anos
- Consumir sete ou mais porções diárias de carboidratos complexos, como grãos integrais e cereais
- Restringir o consumo de alimentos processados e açúcar refinado
- Limitar o consumo de bebidas açucaradas e alimentos calóricos
- Evitar o uso de suplementos alimentares, que provavelmente não melhorarão o prognóstico
- Limitar o consumo de carne vermelha a cerca de 85 g/dia
- Restringir o consumo de alimentos gordurosos, em especial os de origem animal
- Restringir o consumo de alimentos salgados e o uso de sal para cozinhar.

A comunidade médica também está começando a estudar o papel dos compostos fitoquímicos na saúde. A variabilidade geográfica única do câncer de mama em todo o mundo e as baixas taxas de câncer de mama em países asiáticos, quando comparadas com as dos países ocidentais, motivaram esse interesse. Essa área de pesquisa dá esperança às mulheres que buscam a prevenção do câncer de mama, bem como àquelas que se recuperam da doença. Embora o mecanismo não esteja claro, determinados alimentos apresentam propriedades anticancerígenas e estimulam o sistema imunológico. Os alimentos ricos em compostos fitoquímicos incluem:

- Chá-verde e chás de ervas
- Alho
- Grãos integrais e legumes
- Cebola e alho-poró
- Soja em grãos e produtos à base de soja
- Produtos com tomate (tomates cozidos)
- Frutas (cítricas, damasco, frutas silvestres)
- Verduras (espinafre, couve, alface)
- Vegetais coloridos (cenoura, abóbora, tomate)
- Vegetais crucíferos (brócolis, repolho, couve-flor)
- Semente de linhaça (Forman, 2020).

O enfermeiro deve adotar uma abordagem holística ao discutir as necessidades nutricionais das mulheres com câncer de mama. Deve-se incorporar a análise nutricional à avaliação geral de todas as mulheres. Para o aprimoramento desse processo, é necessário desenvolver e utilizar ferramentas de avaliação nutricional culturalmente sensíveis. Algumas das abordagens que aumentam o desejo da mulher de incorporar as mudanças necessárias ao seu comportamento nutricional consistem em orientar sobre alimentos adequados associados aos hábitos alimentares usuais da mulher, relacionar o estado de saúde atual com a ingestão nutricional e inserir as modificações propostas em um quadro pessoal realista. O enfermeiro deve ser capaz de interpretar os resultados das pesquisas e de se manter atualizado em relação às influências nutricionais para que possa transmitir essas informações fundamentais ao público.

CONCEITOS FUNDAMENTAIS

- Muitas mulheres acreditam que todos os nódulos são cancerígenos; mas, na verdade, mais de 80% deles são benignos e não necessitam de tratamento
- Entre as doenças benignas da mama mais comuns estão as mamas fibrocísticas, os fibroadenomas e a mastite
- As pesquisas recentes sugerem que as mulheres com doença fibrocística ou outras condições benignas da mama só têm maior probabilidade de vir a desenvolver câncer de mama se a biópsia revelar "atipia" ou células mamárias anormais
- Os fibroadenomas, que são tumores benignos sólidos comuns da mama, podem ser estimulados por estrogênio e progesterona exógenos, lactação e gestação

- A mastite, uma infecção do tecido conjuntivo da mama que ocorre principalmente em mulheres lactantes ou com ingurgitamento mamário, divide-se em dois tipos: puerperal (ou da lactação) e não puerperal
- O tratamento dos dois tipos de mastite requer o uso de antibióticos orais (em geral, uma penicilina resistente às penicilinases ou uma cefalosporina) e paracetamol para a dor e a febre
- O câncer de mama é o mais comum entre as mulheres e a segunda maior causa de morte por câncer (o câncer de pulmão é a primeira) entre as norte-americanas e brasileiras
- O câncer de mama dissemina-se amplamente em metástase para quase todos os órgãos do corpo, sobretudo para ossos, pulmões, linfonodos, fígado e cérebro
- A etiologia do câncer de mama é desconhecida, mas se acredita que a doença se desenvolva em resposta a uma série de fatores correlacionados: envelhecimento, maternidade tardia ou nuliparidade, alta densidade mamária, histórico familiar de câncer; menopausa tardia, obesidade e fatores hormonais
- Os tratamentos dividem-se em duas categorias: local e sistêmica. Os tratamentos locais são cirurgia e radioterapia. Entre os tratamentos sistêmicos eficazes estão a quimioterapia, a hormonoterapia e a imunoterapia
- As mulheres costumam perceber suas mamas como intrínsecas à sua feminilidade, autoestima e sexualidade, e a possibilidade de perdê-las pode provocar extrema ansiedade
- Os enfermeiros podem ter influência tanto na recuperação física quanto na emocional, que são importantes aspectos dos cuidados e ajudam na melhora da qualidade de vida e na capacidade de sobrevivência da mulher
- As medidas de promoção da saúde que reduzem o risco de câncer de mama incluem amamentar, praticar exercícios diariamente, evitar o consumo de álcool e manter uma faixa de peso normal
- Os meios comuns de rastreamento do câncer de mama são mamografia, exame clínico das mamas por um profissional da saúde e autoexames mensais (para conhecer as próprias mamas e, desse modo, ser capaz de identificar melhor quaisquer lesões anormais)
- Fornecer informações atualizadas e prestar apoio emocional são papéis centrais do enfermeiro nos cuidados à mulher com câncer de mama.

REFERÊNCIAS BIBLIOGRÁFICAS E LEITURA SUGERIDA

American Cancer Society (ACS). (2020a). *Non-cancerous breast conditions*. Retrieved June 16, 2020, from https://www.cancer.org/cancer/breast-cancer/non-cancerous-breast-conditions.html

American Cancer Society (ACS). (2020b). *About breast cancer*. Retrieved June 16, 2020, from https://www.cancer.org/cancer/breast-cancer/about.html

American Cancer Society (ACS). (2020c). *Key statistics for breast cancer in men*. Retrieved January 8, 2020, from https://

www.cancer.org/cancer/breast-cancer-in-men/about/key-statistics.html

American Cancer Society (ACS). (2020d). *Breast cancer risk you cannot change*. Retrieved September 10, 2019, from https://www.cancer.org/cancer/breast-cancer/risk-and-prevention/breast-cancer-risk-factors-you-cannot-change.html

American Cancer Society (ACS). (2020e). *Can I lower my risk of breast cancer?* Retrieved June 9, 2020, from https://www.cancer.org/cancer/breast-cancer/risk-and-prevention/can-i-lower-my-risk.html

American Cancer Society (ACS). (2020f). *Treating breast cancer*. Retrieved June 16, 2020, from https://www.cancer.org/cancer/breast-cancer/treatment.html

American Cancer Society (ACS). (2020g). *Chemotherapy for breast cancer*. Retrieved September 18, 2019, from https://www.cancer.org/cancer/breast-cancer/treatment/chemotherapy-for-breast-cancer.html

American Cancer Society (ACS). (2020h). *Breast cancer symptoms: what you need to know*. Retrieved June 16, 2020, from https://www.cancer.org/latest-news/breast-cancer-symptoms-what-you-need-to-know.html

American Cancer Society (ACS). (2020i). *American Cancer Society guidelines for early detection of breast cancer*. Retrieved June 9, 2020, from https://www.cancer.org/healthy/find-cancer-early/cancer-screening-guidelines/american-cancer-society-guidelines-for-the-early-detection-of-cancer.html

American College of Obstetricians and Gynecologists (ACOG). (2018). *Breast cancer risk assessment and screening in average-risk women*. Retrieved June 16, 2020, from https://www.acog.org/Clinical-Guidance-and-Publications/Practice-Bulletins/Committee-on-Practice-Bulletins-Gynecology/Breast-Cancer-Risk-Assessment-and-Screening-in-Average-Risk-Women

American Family Physician (AFP). (2018). *Cancer screening recommendations from the ACS: a summary of the 2017 guidelines*. Retrieved June 16, 2020, from https://www.aafp.org/afp/2018/0201/p208.html

American Institute for Cancer Research. (2019). *Lifestyle and breast cancer risk*. Retrieved December 18, 2019, from https://www.aicr.org/cancer-survival/cancer/breast-cancer/

American Joint Committee on Cancer (AJCC). (2019). *Cancer staging manual*. Retrieved March 13, 2018, from https://cancerstaging.org/references-tools/deskreferences/Pages/Breast-Cancer-Staging.aspx

Amersi, F., & Calhoun, K. (2018). *Atypical breast proliferation lesions and benign breast disease*. Springer International Publishers.

Angelopoulous, A., Field, D., Ryan, C. A., Stanton, C., Hill, C., & Ross, P. (2018). The microbiology and treatment of human mastitis. *Medical Microbiology and Immunology, 207*(2), 83–94.

Aydiner, A., Igci, A., & Soran, A. (2019). *Breast cancer: A guide to clinical practice*. Switzerland: Springer International Publishing.

Banasik, J. L., & Copstead, L. E. C. (2019). *Pathophysiology* (6th ed.). Elsevier.

Bandera, E. V., & John, E. M. (2018). Obesity, body composition, and breast cancer. *JAMA Oncology, 4*(6), 804–805.

Breast Cancer Organization. (2020a). *Metastatic breast cancer symptoms and diagnosis*. Retrieved October 16, 2018, from https://www.breastcancer.org/symptoms/types/recur_metast/metastic

Breast Cancer Organization. (2020b). *Invasive lobular carcinoma*. Retrieved March 9, 2019, from https://www.breastcancer.org/symptoms/types/ilc

Breast Cancer Organization. (2020c). *Benefits and drawbacks of sentinel lymph node dissection*. Retrieved September 19, 2018, from https://www.breastcancer.org/treatment/surgery/lymph_node_removal/sentinel_dissection/benefits

Breast Cancer Organization. (2020d). *Hormone receptor status*. Retrieved February 23, 2018, from https://www.breastcancer.org/symptoms/diagnosis/hormone_status

Breast Cancer Organization. (2020e). *Managing chemotherapy side effects comparison chart*. Retrieved March 25, 2020, from https://www.breastcancer.org/treatment/chemotherapy/side_effects

Breast Cancer Organization. (2020f). *Hormonal therapy side effects*. Retrieved June 20, 2018, from https://www.breastcancer.org/treatment/hormonal/comp_chart

Breast Cancer Organization. (2020g). *Risk of developing breast cancer*. Retrieved December 20, 2018, from https://www.breastcancer.org/symptoms/understand_bc/risk/understanding

Bredart, A., Anota, A., Dick, J., Kuboth, V., Lareyre O., De Pauw A., Kop, J. L. (2018). Patient-centered care in breast cancer clinics. *International Journal Environmental Research and Public Health, 15*(2), pii: E319. https://doi.org/10.3390/ijerph15020319

Cancer Research Institute. (2019). *Immunotherapy for breast cancer*. Retrieved June 16, 2020, from https://www.cancerresearch.org/immunotherapy/cancer-types/breast-cancer

Carbine, N. E., Lostumbo, L., Wallace, J., & Ko, H. (2018). Risk-reducing mastectomy for the prevention of primary breast cancer. *Cochrane Database of Systematic Reviews 2018*, Issue 4 https://doi.org/10.1002/14651858.CD002748.pub4

Caruso, A., Vigna, C., & Gremigni, P. (2018). The cancer worry scale revisited for breast cancer genetic counseling. *Cancer Nursing, 41*(4), 311–319.

Centers for Disease Control and Prevention (CDC). (2019a). *United States breast cancer statistics*. Retrieved June 16, 2020, from https://gis.cdc.gov/Cancer/USCS/DataViz.html

Centers for Disease Control and Prevention (CDC). (2019b). *What is a mammogram?* Retrieved June 16, 2020, from https://www.cdc.gov/cancer/breast/basic_info/mammograms.htm

Centers for Disease Control and Prevention (CDC). (2019c). *Breast cancer awareness*. Retrieved June 16, 2020, from https://www.cdc.gov/cancer/dcpc/resources/features/breastcancerawareness/index.htm

Chatterjee, A. (2018). Long term effects of modern breast cancer surgery. *Gland Surgery, 7*(4), 366–370.

Chen, S. I., & Hsieh, C. C. (2018). Why are women with obesity more likely to develop breast cancer. *Future Medicine, 14*(16), 1523–1526.

Cho, B. (2018). Intensity-modulated radiation therapy: A review with a physics perspective. *Radiation Oncology Journal. 36*(2). https://doi.org/10.3857/roj.2018.00122

de Boniface, J., Frisell, J., Bergkvist, L., & Andersson, Y. (2018). Breast-conserving surgery followed by whole breast irradiation offers survival benefits over mastectomy without irradiation. *British Journal of Surgery, 105*(12), 1607–1614.

Fardo, D., & Pensler, J. M. (2019). Breast augmentation. *StatPearls*. Retrieved December 16, 2019, from https://www.ncbi.nlm.nih.gov/books/NBK482206/

Fasching, P. A. (2018). Breast cancer in young women: Do BRCA1 or BRCA2 mutations matter? *The Lancet Oncology, 19*(2), 150–151.

Forman, M. R. (2020). Breast cancer and nutrition: A paradigm for prevention in 3D across the life course. Frontiers in Oncology, https://doi.org/10.3389/fonc.2020.00129

Hale, T. W. (2019). *Hale's medications and mother's milk*. Springer Publishing Company.

Jarvis, C. (2019). *Physical examination and health assessment* (8th ed.). Saunders Elsevier.

Jordan, R. G., Farley, C. L., & Grace, K. T. (2019). *Prenatal and postnatal care: A woman-centered approach* (2nd ed.). John Wiley & Sons, Inc.

Karadurmus, N., Sahin, U., Basgoz, B. B., Arpaci, F., & Demirer, T. (2018). A review of allogeneic hematopoietic stem cell transplantation in metastatic breast cancer. *International Journal of Hematology-Oncology and Stem Cell Research, 12*(2), 111–116.

Kauer-Dorner, D., & Berger, D. (2018). The role of brachytherapy in the treatment of breast cancer. *Breast Care, 13*, 157–161. https://doi.org/10.1159/000489638

Kirby, I., Bland, M. D., Copeland, E. M., Klimberg, S., & Gradishar, W. J. (2018). *The breast: Comprehensive management of benign and malignant diseases* (5th ed.). Elsevier.

Knaus, J. V., Jachtorowycz, M. J., Adajar, A. A., & Tam, T. (2018). *Ambulatory gynecology*. Springer Science +Business Media.

Lagendijk, M., van Maaren, M. C., Saadatmand, S., Strobbe, L. J. A., Poortmans, P. M. P., Koppert, L. B., Siesling, S. (2018). Breast conserving therapy and mastectomy revisited: Breast cancer-specific survival and the influence of prognostic factors in 129,692 patients. *International Journal of Cancer, 142*(1), 165–175.

Lewin, N. (2018). Adjuvant radiation therapy effects systemic immune response cells in female breast cancer patients. *Annals of Oncology, 29*(3). https://doi.org/10.1093/annonc/mdy047.066

Mahon, S.M. (2019). *Guide to breast care for oncology nurses*. Oncology Nursing Society. Retrieved June 16, 2020, from https://www.ons.org/

McCance, K. L., & Huether, S. E. (2019). *Pathophysiology: The biological basis for disease in adults and children* (8th ed.). Mosby Elsevier

Miller, A. C. (2019). Breast abscesses and masses. *eMedicine*. Retrieved March 8, 2019, from https://emedicine.medscape.com/article/781116-overview

Morgan, R., Brown, A., Hamman, K. J., Sampson, J., Naik, A., & Massiminio, K. (2018). Risk management decisions in women with BRCA1 and BRCA2 mutations. *American Journal of Surgery, 215*(5), 899–903.

National Cancer Institute (NCI). (2019a). *Understanding cancer*. Retrieved February 9, 2015, from https://www.cancer.gov/about-cancer/understanding/what-is-cancer

National Cancer Institute (NCI). (2019b). *Cancer stat facts: Female breast cancer*. Retrieved June 16, 2020, from https://seer.cancer.gov/statfacts/html/breast.html

National Cancer Institute (NCI). (2019c). *Breast cancer risk in American women*. Retrieved June 16, 2020, from https://www.cancer.gov/types/breast/risk-fact-sheet

National Cancer Institute (NCI). (2019d). *Internal radiation therapy for cancer*. Retrieved January 29, 2019, from https://www.cancer.gov/about-cancer/treatment/types/radiation-therapy/internal

National Cancer Institute (NCI). (2019e). *Breast cancer prevention*. Retrieved April 29, 2020, from https://www.cancer.gov/types/breast/hp/breast-prevention-pdq#section/_1

National Cancer Institute (NCI). (2019f). *Immunotherapy to treat cancer*. Retrieved September 24, 2019, from https://www.cancer.gov/about-cancer/treatment/types/immunotherapy

National Comprehensive Cancer Network (NCCN). (2019). *NCCN guidelines for treatment of breast cancer*. Retrieved June 16, 2020, from https://www.nccn.org/professionals/physician_gls/default.aspx#site

O'Neill, S. C., Evans, C., Hamilton, R. J., Peshkin, B. N., Isaacs C., Friedman, S., & Tercyak, K. P. (2018). Information and support needs of young women regarding breast cancer risk and genetic testing: Adapting effective interventions for a novel population. *Familial Cancer, 17*(3), 351–360.

Oyelowo, T., & Johnson, J. (2018). *A guide to women's health* (2nd ed.). Jones & Bartlett Learning.

Radiology Information Organization. (2018). *Magnetic resonance imaging (MRI)—Breast*. Retrieved June 16, 2020, from https://www.radiologyinfo.org/en/info.cfm?pg=breastmr

Sabel, M. S. (2019). Overview of benign breast disease. *UpToDate*. Retrieved October 16, 2018, from https://www.uptodate.com/contents/overview-of-benign-breast-disease?search=breast-disorders-&source=search_result&selectedTitle=2~150&usage_type=default&display_rank=2

Santen, R. J. (2018). Benign breast disease in women. *Endotext*. Retrieved May 25, 2018, from https://www.ncbi.nlm.nih.gov/books/NBK278994/

Skidmore-Roth, L. (2021). *Mosby's 2019 nursing drug reference* (34th ed.). Mosby.

Sparano, J. A., Gray, R. J., Makower, D. F., Pitchard, K. I., Albain, K. S., Hayes, D. F., Badve, M. B. (2018). Adjuvant Chemotherapy Guided by a 21-Gene Expression Assay in Breast Cancer. *New England Journal of Medicine, 379*, 111–121.

Taha, Z., & Eltom, S. E. (2018). The role of diet and lifestyle in women with breast cancer: An update review of related research. *BioResearch, 7*(1), 73–80.

United States Department of Health and Human services (USDHHS). (2020). *Healthy People 2030: Nutrition, physical activity, and obesity*. https://www.healthypeople.gov/2020/leading-health-indicators/2020-lhi-topics/Nutrition-Physical-Activity-and-Obesity/data#NWS-9

United States Preventive Services Task Force (USPSTF). (2018). *Breast cancer: screening*. Retrieved June 16, 2020, from https://www.uspreventiveservicestaskforce.org/uspstf/recommendation/breast-cancer-screening

Vachani, C. (2020). Hormone therapy: The basics. *Oncolink*. Retrieved June 16, 2020, from https://www.oncolink.org/cancer-treatment/hormone-therapy/hormone-therapy-the-basics

Warburton, R., Chiu, C. G., Roberts, A., Wijayanayagam, A., Cader, S., Baliski, C., McKevitt, E. (2018). Current surgical management of breast cancer. *British Columbia Medical Journal, 60*(2), 92–98.

EXERCÍCIOS SOBRE O CAPÍTULO

QUESTÕES DE MÚLTIPLA ESCOLHA

1. O autoexame compreende tanto a palpação do tecido mamário quanto:

   a. A palpação dos linfonodos cervicais
   b. A compressão firme dos mamilos
   c. A inspeção visual das mamas à procura de alterações
   d. Uma mamografia para avaliar o tecido mamário

2. Qual dos seguintes fatores implica maior risco de desenvolver câncer de mama?

   a. Idade avançada e sexo feminino
   b. Grande número de filhos
   c. Mutações nos genes *BRCA1* e *BRCA2*
   d. Histórico familiar de câncer de cólon

3. O procedimento de biópsia com corante azul que rastreia radioisótopos desde o sítio do tumor através do sistema linfático até os linfonodos axilares é a:

   a. Biópsia estereotáxica
   b. Biópsia de linfonodo sentinela
   c. Dissecção axilar com biópsia
   d. Biópsia avançada de mama

4. A reação adversa potencial mais grave da quimioterapia é a:

   a. Trombocitopenia
   b. Trombose venosa profunda
   c. Alopecia
   d. Mielossupressão

5. Qual sugestão seria útil para as pacientes com alterações fibrocísticas dolorosas da mama?

   a. Aumentar a ingestão de cafeína
   b. Fazer uso de analgésicos leves quando necessário
   c. Reduzir o consumo de verduras
   d. Usar sutiãs folgados e sem sustentação

6. Após a alta hospitalar, uma paciente em pós-operatório de mastectomia deve ser encaminhada a que instituição para assistência?[7]

   a. National Organization for Women (NOW)
   b. Food and Drug Administration (FDA)
   c. March of Dimes Foundation (MDF)
   d. Reach to Recovery (RTR)

---

[7]N.R.T.: No Brasil, a Política Nacional de Prevenção e Controle do Câncer (Portaria nº 868, de 16 de maio de 2013) determina o cuidado integral ao usuário de forma regionalizada e descentralizada e que o tratamento do câncer será feito em estabelecimentos de saúde habilitados como Unidade de Assistência de Alta Complexidade em Oncologia (Unacon) ou Centro de Assistência de Alta Complexidade em Oncologia (Cacon). Unacons e Cacons devem oferecer assistência especializada e integral ao paciente com câncer, atuando no diagnóstico, estadiamento e tratamento. Esses estabelecimentos deverão observar as exigências da Portaria SAES/MS nº 1.399, de 17 de dezembro de 2019, para garantir a qualidade dos serviços de assistência oncológica e a segurança do paciente. Ver mais informações em: https://www.inca.gov.br/onde-tratar-pelo-sus.

7. O câncer de mama localizado é denominado:

   a. Primário
   b. *In situ*
   c. Metastático
   d. Localizado

8. Uma mulher de 25 anos tem um nódulo assintomático na mama. Qual das afirmações a seguir é verdadeira em relação ao diagnóstico e ao tratamento da paciente?

   a. Todos os nódulos mamários devem ser considerados pré-malignos
   b. O nódulo deve ser retirado cirurgicamente de imediato
   c. Normalmente, é feita uma ultrassonografia para determinar o diagnóstico
   d. Por ora, como não há sintomas, basta tranquilizar a paciente

EXERCÍCIOS DE RACIOCÍNIO CRÍTICO

1. A sra. Gordon, de 48 anos, chega à clínica comunitária de mulheres onde você trabalha como enfermeiro. Ela está triste, chorando e lhe diz que encontrou nódulos na mama: "Eu sei que é câncer e que vou morrer". Quando você lhe pergunta sobre o problema, ela conta que não examina as mamas mensalmente e que não fez mamografias nos últimos anos porque "são muito caras". Ela também descreve a dor intermitente que sente.

   a. Quais perguntas específicas você faria à paciente para chegar a um entendimento mais claro do problema?
   b. Que orientações são necessárias para essa paciente em relação à saúde das mamas?
   c. Que encaminhamentos precisam ser feitos para atender às necessidades futuras da paciente?

2. A sra. Davis, de 51 anos, chega ao atendimento de emergência com um olhar ansioso. Ela diz ao enfermeiro que vem sentindo um desconforto intermitente em sua mama direita, que apresenta uma secreção esverdeada. A sra. Davis não consegue entender como isso pode estar acontecendo, já que nunca havia tido secreção mamilar nem dor.

   a. De qual alteração benigna da mama o enfermeiro pode suspeitar com base no relato da paciente?
   b. Que informações específicas o enfermeiro deve fornecer à sra. Davis sobre ectasia ductal?
   c. Qual é o tratamento típico dessa alteração benigna da mama?

ATIVIDADES DE ESTUDO

1. Discuta com um grupo de mulheres sobre o que as mamas simbolizam para elas e para a sociedade. Será que simbolizam algo diferente para cada mulher?

2. Quando uma mulher apresenta uma alteração na mama, quais sentimentos ela pode ter e como o enfermeiro pode ajudar a resolvê-los?

3. Entreviste uma mulher com alterações fibrocísticas da mama e descubra como ela lida com essa condição. Quais intervenções funcionam e quais não parecem ajudar?

4. A infecção do tecido conjuntivo da mama que ocorre com frequência nas lactantes é a _____.

ESTUDO DE CASO

Uma mulher obesa de 67 anos procura seu médico após vários anos sem realizar exames de rotina. Um nódulo na mama direita que ela havia palpado 4 semanas antes parece estar aumentando de tamanho. A paciente também observou perda involuntária de 4,5 kg nos 6 meses anteriores e desconforto ocasional no quadrante superior direito do abdome. Ela informa que vem se sentindo cansada nos últimos meses, mas dizia para si mesma que era porque "estava ficando velha".

AVALIAÇÃO

A paciente tem histórico familiar de câncer de mama e de câncer de cólon entre os ascendentes diretos, e os pais morreram de câncer (a mãe, de câncer de mama; e o pai, de câncer de cólon). A tia também teve câncer de mama, mas está em remissão após o tratamento. A paciente não consegue se lembrar de quando fez um teste de Papanicolaou ou uma mamografia pela última vez. Ela admite que não está em dia com suas consultas médicas de rotina porque toma conta dos netos e tem dificuldade de marcá-las. A paciente confessa que sua alimentação não é boa, pois os netos preferem *fast-food* e refrigerantes a comida caseira, e ela acaba comendo o mesmo que eles.

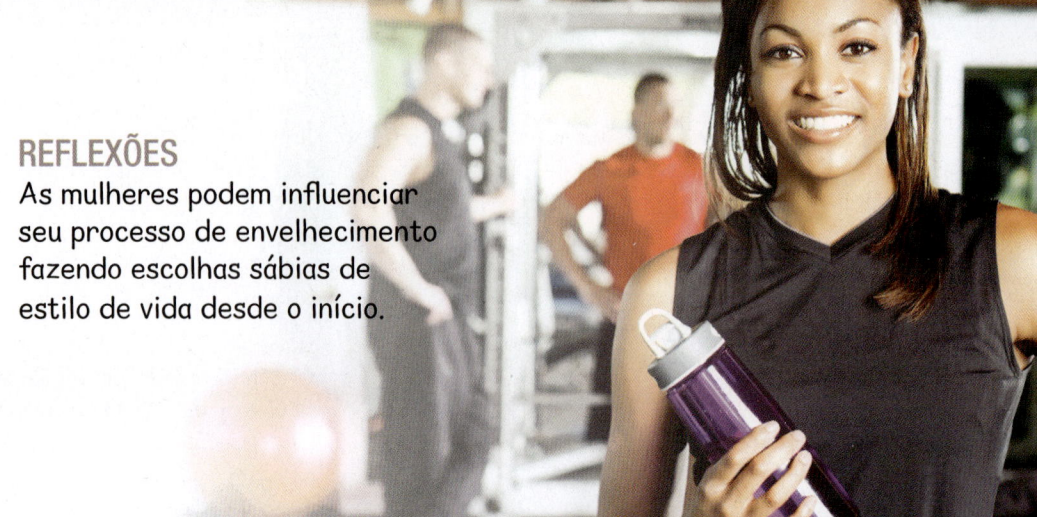

REFLEXÕES

As mulheres podem influenciar
seu processo de envelhecimento
fazendo escolhas sábias de
estilo de vida desde o início.

7

Doenças Benignas do Sistema Genital Feminino

OBJETIVOS DE APRENDIZAGEM

Após a conclusão do capítulo, o leitor será capaz de:

1. Caracterizar os principais distúrbios do relaxamento pélvico em termos de etiologia, tratamento e intervenções de enfermagem.

2. Avaliar a incontinência urinária em termos de patologia, manifestações clínicas, opções de tratamento e efeitos na qualidade de vida.

3. Comparar os vários tumores benignos quanto a seus sinais, sintomas e tratamento.

4. Analisar o impacto emocional da síndrome dos ovários policísticos e a função do enfermeiro como conselheiro, orientador e apoiador.

PALAVRAS-CHAVE

cisto ovariano

cistocele

cistos de Bartholin

enterocele

exercícios para os músculos do assoalho pélvico (exercícios de Kegel)

fístulas genitais

incontinência urinária (IU)

miomas uterinos

pessários

pólipos

prolapso de órgãos pélvicos (POP)

prolapso uterino

retocele

síndrome dos ovários policísticos (SOP)

Liz, uma mulher de 26 anos com sobrepeso, chegou à clínica com hirsutismo e acne facial, e relatou ao enfermeiro que estava preocupada com seus ciclos menstruais irregulares. Ela também disse que recentemente o cabelo do topo de sua cabeça parecia estar caindo. Quais exames complementares o enfermeiro pode antecipar para essa paciente? Como o profissional de enfermagem pode preparar Liz para eles?

INTRODUÇÃO

A incidência de várias doenças pélvicas benignas aumenta à medida que as mulheres envelhecem. Por exemplo, as mulheres podem apresentar distúrbios do assoalho pélvico relacionados com o relaxamento das estruturas pélvicas ou incontinência urinária. Esses distúrbios geralmente se desenvolvem após anos de desgaste dos músculos e dos tecidos que sustentam o assoalho pélvico, o que pode ser resultado de gravidez, tosse crônica, esforços físicos, cirurgia ou, simplesmente, envelhecimento. Além dos distúrbios do assoalho pélvico, a mulher também pode apresentar várias neoplasias benignas do sistema genital, tais como pólipos cervicais, leiomiomas uterinos (miomas), cistos ovarianos, fístulas genitais e cistos de Bartholin. Este capítulo fornece uma visão geral das várias condições do assoalho pélvico e das neoplasias benignas, discutindo as estratégias de avaliação, tratamento e prevenção para cada uma delas. Também aborda a mutilação genital feminina como uma prática prejudicial que afeta a saúde de meninas e mulheres.

DISTÚRBIOS DO ASSOALHO PÉLVICO

Os distúrbios do assoalho pélvico incluem incontinência urinária, prolapso de órgãos pélvicos, incontinência fecal e outras anormalidades sensoriais e de esvaziamento, os quais são muito prevalentes e pouco tratados.

Os pesquisadores relatam que mais de um terço das mulheres nos EUA apresenta um distúrbio do assoalho pélvico e quase 25% delas têm um ou mais distúrbios sintomáticos do assoalho pélvico. De acordo com um estudo, a frequência de distúrbios do assoalho pélvico aumenta com a idade, afetando mais de 40% das mulheres de 60 a 79 anos e cerca de 50% daquelas com 80 anos ou mais (Hartigan & Smith, 2018).

Os distúrbios do assoalho pélvico causam significativas morbidades física e psicológica, e podem comprometer as interações sociais, o bem-estar emocional e a qualidade de vida geral das mulheres. Como esses distúrbios aumentam com a idade, o problema piora à medida que a população envelhece.

O termo "assoalho pélvico" descreve o grupo de músculos que formam uma alça ou rede na pelve. Esses músculos, em conjunto com os tecidos circundantes, mantêm os órgãos pélvicos (útero, bexiga e alças intestinais) no lugar para que consigam funcionar corretamente. Os distúrbios ocorrem como resultado do enfraquecimento do tecido conjuntivo e do suporte muscular dos órgãos pélvicos devido a fatores como gravidez, parto vaginal, obesidade, levantamentos de peso, tosse crônica consequente a tabagismo, esforço aumentado durante a defecação secundário a constipação intestinal, radiação da pelve devido ao câncer e deficiência de estrogênio (American College of Obstetricians and Gynecologists [ACOG], 2019). A anatomia feminina é suscetível ao desenvolvimento de distúrbios do assoalho pélvico por causa da disposição vertical de suas estruturas. A pelve óssea tem uma curva lombar exagerada e inclinada para baixo em relação a ela. A bexiga apoia-se sobre a sínfise e os órgãos posteriores repousam sobre o sacro e o cóccix. A pelve envolve os órgãos, mas a postura ortostática da mulher causa um efeito de afunilamento e uma pressão constante para baixo.

Prolapso de órgão pélvicos

O **prolapso de órgãos pélvicos (POP)** (do latim *prolapsus*, "deslizar para fora") refere-se à descida anormal ou à herniação dos órgãos pélvicos de seus locais de inserção originais ou de sua posição normal na pelve. O POP ocorre quando as estruturas da pelve se deslocam e se projetam para o canal vaginal ou para o exterior. Esse distúrbio compromete a micção, a defecação e a atividade sexual das mulheres. Os egípcios foram os primeiros a descrever o prolapso de órgãos genitais. Em 400 a.C., Hipócrates fez referência à colocação de metade de uma romã na vagina para tratar o prolapso. Um distúrbio exclusivo das mulheres, o POP raramente resulta em morbidade grave ou mortalidade, mas pode afetar as atividades diárias e a qualidade de vida da mulher (Rogers & Fashokun, 2019). É difícil determinar a incidência do POP porque o distúrbio costuma ser assintomático e muitas mulheres não procuram tratamento. Estima-se, entretanto, que até 75% de todas as mulheres que tiveram parto vaginal apresentem POP (ACOG, 2019). A cada ano, mais de 250 mil mulheres são submetidas a cirurgias para reparar o prolapso, o que gera um custo de mais de US$ 1,5 bilhão apenas com hospitalizações e honorários médicos (Milsom & Gyhagen, 2018). Como a população idosa deve dobrar de número até 2030, o POP e suas manifestações clínicas vão se tornar ainda mais prevalentes (Bradley, 2018).

A obesidade está associada a uma prevalência elevada de doenças do assoalho pélvico e pode agravar seus sinais e sintomas, a incontinência fecal, a disfunção sexual e a incontinência urinária de esforço, assim como aumentar o risco de pólipos endometriais e miomas sintomáticos. A redução de peso corporal melhora os desfechos reprodutivos e a disfunção sexual, diminui as manifestações de incontinência urinária e reduz a taxa de morbidade após a cirurgia ginecológica. Para muitas mulheres com estilo de vida e escolhas alimentares comuns, no entanto, uma perda de peso sustentada e substancial é difícil de ser alcançada (Young et al., 2018).

O tratamento e o diagnóstico do POP são desafiadores e problemáticos.

Tipos de prolapso de órgãos pélvicos

Os quatro tipos mais comuns de prolapso pélvico ou genital são cistocele, retocele, enterocele e prolapso uterino (Figura 7.1):

- **Cistocele:** ocorre quando a parede posterior da bexiga se projeta para baixo através da parede vaginal anterior
- **Retocele:** ocorre quando o reto se "afunda" e empurra a parede vaginal posterior

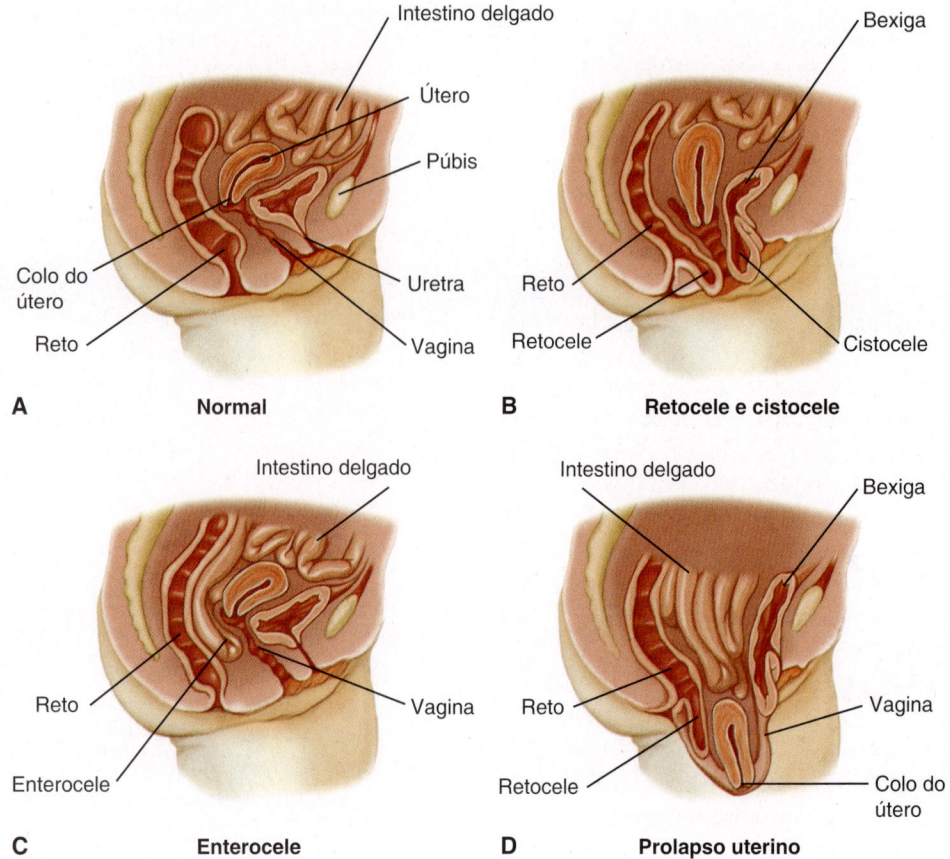

FIGURA 7.1 Tipos de prolapsos pélvicos. **A.** Normal. **B.** Retocele e cistocele. **C.** Enterocele. **D.** Prolapso uterino.

- **Enterocele:** ocorre quando o intestino delgado se projeta contra a parede vaginal posterior (especialmente comum durante o esforço para defecar)
- **Prolapso uterino:** ocorre quando o útero desce através do assoalho pélvico até dentro do canal vaginal. Mulheres multíparas estão particularmente sob maior risco de prolapso uterino. A extensão do prolapso uterino é classificada nos seguintes estágios:
  - *Estágio 0*: não há descida da estrutura pélvica durante o esforço para defecar
  - *Estágio I*: o órgão prolapsado descendente está mais de 1 cm acima do anel himenal
  - *Estágio II*: o órgão prolapsado estende-se por aproximadamente 1 cm abaixo do anel himenal
  - *Estágio III*: o órgão prolapsado estende-se por 2 a 3 cm abaixo do anel himenal
  - *Estágio IV*: a vagina está completamente evertida ou o órgão prolapsado está mais de 3 cm abaixo do anel himenal (ACOG, 2019).

Etiologia

O suporte anatômico dos órgãos pélvicos é fornecido principalmente pelo complexo do músculo levantador do ânus e pelos anexos do tecido conjuntivo da fáscia dos órgãos pélvicos. A disfunção de um ou de ambos os componentes pode levar à perda de suporte e, eventualmente, ao POP. Os músculos do assoalho pélvico enfraquecidos também impedem o fechamento completo da uretra, resultando em perda de urina durante o esforço físico. Esse problema não se restringe às mulheres mais velhas; a incontinência urinária foi documentada em mulheres de várias idades, incluindo em jovens com menos de 25 anos (Lazarou, 2019).

Muitos fatores de risco para o POP foram aventados, mas a verdadeira causa provavelmente é multifatorial. As causas poderiam incluir:

- Efeito constante da gravidade devido à postura humana ortostática
- Atrofia dos tecidos de suporte com o envelhecimento e com o declínio dos níveis de estrogênio
- Enfraquecimento do assoalho pélvico relacionado com um traumatismo durante o parto
- Intervenções cirúrgicas no sistema genital, incluindo histerectomia
- Parto instrumentalizado
- Multiparidade
- Parto rápido e sem controle
- Histórico familiar de POP
- Primiparidade precoce
- Doenças do tecido conjuntivo
- Recém-nascido pesando mais de 4.500 g
- Irradiação pélvica
- Aumento da pressão abdominal secundário a:
  - Levantamento de crianças ou objetos pesados

- Esforço devido à constipação intestinal crônica
- Problemas respiratórios ou tosse crônica
- Obesidade (Jelovsek, 2020).

Conduta terapêutica

As opções de tratamento para o POP dependem dos sinais, dos sintomas e de seu efeito na qualidade de vida da mulher. As considerações importantes ao decidir sobre opções não cirúrgicas ou cirúrgicas incluem a intensidade dos sinais e dos sintomas, as preferências da mulher, seu estado de saúde, a idade e a adequação para cirurgia, bem como a presença de outras condições pélvicas (incontinência urinária ou fecal). Medidas conservadoras, como os exercícios para os músculos do assoalho pélvico, também conhecidos como exercícios de Kegel, complementados por intervenções no estilo de vida, como perda de peso corporal, evitar esforços (redução do levantamento de pesos, tratamento de tosse crônica e de constipação intestinal), são recomendadas como opções terapêuticas de primeira linha.

Quando a cirurgia está sendo considerada, a natureza do procedimento e o resultado provável devem ser minuciosamente explicados e discutidos com a mulher e seu(sua) parceiro(a). Além dos exercícios para os músculos do assoalho pélvico e da cirurgia, as opções de tratamento para o POP podem incluir terapia de reposição de estrogênio, modificações dietéticas e de estilo de vida, uso de um pessário (dispositivo intravaginal removível que dá sustentação aos órgãos pélvicos) e cirurgia.

EXERCÍCIOS PARA OS MÚSCULOS DO ASSOALHO PÉLVICO

Os **exercícios para os músculos do assoalho pélvico (exercícios de Kegel)** fortalecem os músculos do assoalho pélvico que dão sustentação aos órgãos internos e evitam prolapsos futuros. Eles são geralmente aceitos como tratamento de primeira linha para incontinência urinária de esforço e urgência e são amplamente usados para a incontinência anal. Nos últimos 30 anos, uma grande quantidade de pesquisas comprovou os benefícios dos exercícios para os músculos do assoalho pélvico no tratamento da incontinência urinária e do POP (Radziminska et al., 2018). O objetivo desses exercícios é aumentar o volume muscular, o que resultará em uma contração muscular mais forte. Além disso, eles podem limitar a progressão e aliviar os sintomas de um prolapso leve, incluindo lombalgia e pressão pélvica (Prática baseada em evidências 7.1); entretanto, não são úteis no caso de prolapso uterino grave.

PRÁTICA BASEADA EM EVIDÊNCIAS 7.1 Treinamento dos músculos do assoalho pélvico *versus* nenhum tratamento ou tratamentos de controle inativos para a incontinência urinária em mulheres

ESTUDO

O extravasamento involuntário de urina (incontinência urinária) ocorre em mulheres de todas as idades, sobretudo nas mais velhas que vivem em casas de repouso. Algumas delas apresentam extravasamento de urina durante a prática de exercícios ou quando tossem ou espirram (incontinência urinária de esforço), o que pode ocorrer como resultado do enfraquecimento dos músculos do assoalho pélvico como sequela de um parto vaginal. Outras mulheres apresentam extravasamento de urina antes de chegarem ao banheiro, quando surge uma necessidade urgente e irresistível de urinar (incontinência urinária de urgência). Isso pode ser causado pela contração involuntária da musculatura da bexiga urinária. A incontinência urinária mista é a combinação de incontinência urinária de esforço e de urgência. O treinamento da musculatura do assoalho pélvico é uma abordagem fisioterapêutica supervisionada que envolve exercícios de contração muscular para fortalecer o assoalho pélvico. É um tratamento comumente prescrito para mulheres a fim de interromper o extravasamento de urina. Outras terapias também estão disponíveis, as quais podem ser usadas isoladamente ou em combinação com os exercícios de fortalecimento do assoalho pélvico.

Os exercícios são uma abordagem conservadora para as mulheres com incontinência urinária. Essa revisão sistemática avaliou os efeitos deles em comparação com nenhum tratamento, placebo ou outros tratamentos de controle inativos para a incontinência urinária nas mulheres.

Esse estudo foi realizado para comparar os efeitos dos exercícios para fortalecer o assoalho pélvico com nenhum tratamento, placebo ou outros tratamentos de controle inativos no manejo de mulheres com incontinência urinária.

Achados

Foram utilizados ensaios clínicos randomizados ou quase randomizados: 31 estudos envolvendo 1.817 mulheres que atenderam aos critérios de elegibilidade para inclusão, incluindo aquelas com incontinência urinária de esforço, incontinência urinária de urgência ou incontinência urinária mista, comparando os exercícios para fortalecer o assoalho pélvico combinados com nenhum tratamento, placebo ou outros tratamentos de controle inativos.

Essa revisão sistemática encontrou suporte para a recomendação generalizada de que os exercícios para fortalecer o assoalho pélvico devem ser incluídos em programas de tratamento conservador de primeira linha para mulheres com incontinência urinária de esforço e de qualquer outro tipo. Existem evidências de alta qualidade de que, nas mulheres com incontinência de esforço, o treinamento da musculatura do assoalho pélvico está associado à melhora ou à cura.

Implicações para a enfermagem

No geral, de acordo com esse estudo, há evidências suficientes para apoiar a recomendação de que os exercícios de fortalecimento da musculatura pélvica devem ser incluídos em um programa de tratamento conservador de primeira linha para mulheres com incontinência urinária de esforço, de urgência ou mista. Estudos anteriores validaram que esses exercícios ajudam a aumentar o tônus dos músculos que controlam a micção. Os enfermeiros podem continuar a instruir as mulheres com incontinência urinária a realizá-los diariamente para melhorar seu controle urinário e sua qualidade de vida.

Adaptado de Dumoulin, C., Cacciari, L. P., & Hay-Smith, E. J. C. (2018). Pelvic floor muscle training verses no treatment, or inactive control treatments, for urinary incontinence in women. *Cochrane Database of Systematic Reviews 2018*, Issue 10. Art No: CD005654. https://doi.org/10.1002/14651858.CD005654.pub4

TERAPIA DE REPOSIÇÃO HORMONAL

A terapia de reposição hormonal (TRH) (por via oral, transdérmica, anel vaginal ou creme vaginal em baixas doses) pode melhorar o tônus, a espessura natural e a vascularização dos tecidos de suporte em mulheres na perimenopausa e na menopausa, aumentando a perfusão sanguínea e a elasticidade da parede vaginal. A TRH tem muitos efeitos benéficos, assim como riscos. É essencial que os benefícios sejam analisados em relação aos riscos antes de essa abordagem ser iniciada.

> ### ATENÇÃO!
>
> Antes de considerar a terapia hormonal, é necessário fazer uma anamnese meticulosa para avaliar o risco de complicações para a mulher (p. ex., câncer endometrial, infarto do miocárdio, acidente vascular encefálico, câncer de mama, embolia pulmonar, trombose venosa profunda). Por causa desses riscos, os estrogênios, com ou sem progestinas, devem ser administrados na menor dose efetiva e pelo menor tempo possível em compatibilidade com os objetivos do tratamento e os riscos de cada mulher (ACOG, 2018).

MODIFICAÇÕES DIETÉTICAS E DE ESTILO DE VIDA

Modificações na dieta e no estilo de vida ajudam a evitar o relaxamento pélvico e os problemas crônicos na idade mais avançada. Mudanças específicas no estilo de vida incluiriam evitar constipação intestinal, irritantes vesicais, levantamentos de peso, exercícios de alto impacto, além de buscar a perda ponderal e abolir o tabagismo. Os hábitos alimentares podem exacerbar o prolapso, causando constipação intestinal e, consequentemente, um esforço crônico para defecar. As fezes da mulher constipada são duras e ressecadas e, normalmente, ela precisa fazer força para defecar. Esse esforço para eliminar fezes de consistência dura aumenta a pressão intra-abdominal, o que, com o tempo, leva ao prolapso dos órgãos pélvicos. As modificações na dieta podem ajudar a estabelecer um ritmo intestinal regular sem desconforto e a eliminar a flatulência e a distensão abdominal. Um esquema de perda de peso também poderá ser instituído caso a mulher esteja com sobrepeso.

PESSÁRIOS

Pessários vaginais são dispositivos sintéticos inseridos na vagina para dar suporte à bexiga e a outros órgãos pélvicos como medida corretiva para incontinência urinária e/ou POP (Figura 7.2). Atualmente, quase todos os pessários são feitos de silicone atóxico, o que oferece muitas vantagens. Os pessários de silicone são flexíveis e têm uma longa vida útil; não têm odor nem absorvem secreções; são biologicamente inertes, não são alergênicos nem cancerígenos; podem ser fervidos ou autoclavados para esterilização. Como a maioria deles é feita de silicone, o estilo e o tamanho, em vez do material, são as principais considerações ao selecionar um modelo

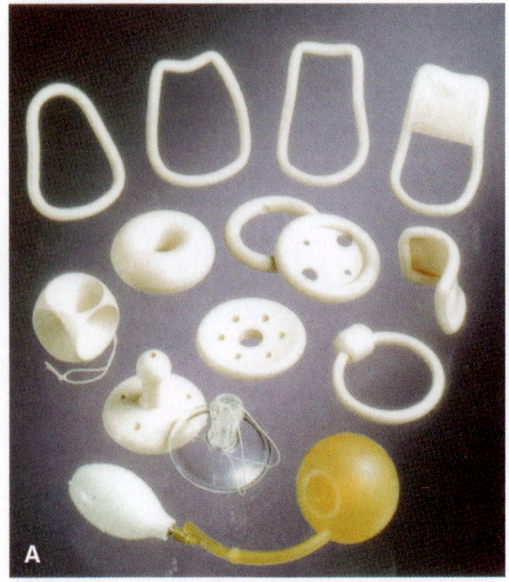

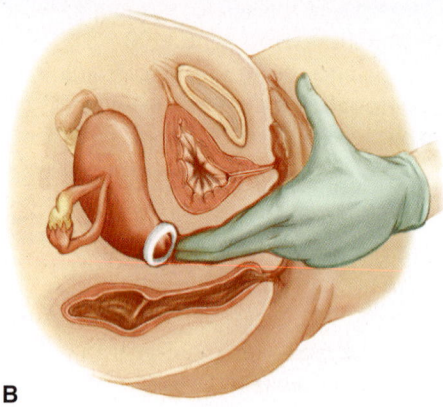

FIGURA 7.2 Exemplos de pessários. **A.** Várias formas e tamanhos de pessários estão disponíveis. **B.** Inserção de um tipo de pessário.

(Clements, 2019). Embora muitos tipos e formatos estejam disponíveis, o pessário mais comumente usado é um anel firme que exerce pressão contra a parede da vagina e da uretra para ajudar a diminuir o extravasamento de urina e dar suporte ao prolapso de vagina ou de útero. Os pessários são uma opção de tratamento de baixo risco e têm as vantagens de apresentarem uma boa relação custo/benefício e de serem minimamente invasivos, além de fornecerem alívio imediato dos sinais e dos sintomas.

As indicações de utilização do pessário incluem prolapso uterino ou cistocele, especialmente em mulheres idosas, para as quais a cirurgia é contraindicada, mulheres mais jovens com prolapso que planejam ter mais filhos e aquelas com prolapso acentuado que preferem usar um pessário em vez de se submeterem a uma cirurgia (Bodner-Adler et al., 2019). Muitas mulheres usam pessários por pouco tempo e ficam assintomáticas. A utilização prolongada pode levar à necrose por pressão e ao desenvolvimento de fístulas em algumas mulheres; nesta situação, outros métodos de apoio devem ser explorados. Os pessários são ajustados por tentativa e erro; a mulher muitas vezes precisa experimentar vários tamanhos ou estilos. O maior pessário que a mulher consegue usar confortavelmente é geralmente o mais efetivo. A mulher deve ser orientada a relatar qualquer desconforto ou dificuldade em urinar ou defecar durante o uso do pessário e também a comparecer às consultas de acompanhamento para verificar o posicionamento do dispositivo.

Os enfermeiros precisam estar cientes do isolamento pessoal, do constrangimento e das implicações sociais e culturais que a incontinência urinária pode causar, bem como das experiências subjetivas de usar um pessário. Com o apoio adequado, os pessários vaginais podem proporcionar às mulheres a liberdade de levar uma vida social ativa e engajada.

INTERVENÇÕES CIRÚRGICAS

As intervenções cirúrgicas para o prolapso de órgãos pélvicos ou genitais são planejadas para corrigir defeitos específicos, com o objetivo de restaurar a anatomia normal e preservar a função. Aproximadamente 200 mil procedimentos cirúrgicos para a incontinência de esforço são realizados anualmente nos EUA (Nager & Tan-Kim, 2019); no entanto, a cirurgia não é uma opção para todas as mulheres. Aquelas que apresentam alto risco de prolapso recorrente após o reparo cirúrgico ou que têm obesidade mórbida, doença pulmonar obstrutiva crônica ou condições clínicas para as quais a anestesia geral seria arriscada não são boas candidatas à correção cirúrgica (Aube & Tu, 2018), devendo-se então discutir com elas estratégias de tratamento não invasivas.

As intervenções cirúrgicas podem incluir colporrafia anterior ou posterior (para reparar uma cistocele ou uma retocele) e histerectomia vaginal (para prolapso uterino). Isso pode ser realizado por via laparoscópica, removendo-se o útero pela vagina. A colporrafia anterior e posterior pode ser efetiva para o prolapso de primeiro grau. Esse procedimento cirúrgico comprime a parede vaginal anterior e posterior, reparando, assim, uma cistocele ou uma retocele. A fáscia pubocervical (tecido de suporte entre a vagina e a bexiga) é dobrada e suturada para trazer a bexiga e a uretra à posição apropriada (ACOG, 2018).

A histerectomia vaginal é o tratamento de escolha para o prolapso uterino porque remove o órgão prolapsado (útero) que está trazendo a bexiga para baixo e o reto com ela. Pode ser combinada com um reparo anterior e posterior se houver uma cistocele ou uma retocele.

Avaliação de enfermagem

A avaliação de enfermagem para mulheres com POP inclui anamnese completa, exame físico e vários exames laboratoriais e complementares.

HISTÓRICO PATOLÓGICO E MANIFESTAÇÕES CLÍNICAS

O histórico patológico e a avaliação geral da paciente são importantes para descartar patologias e investigar outros fatores que poderiam influenciar a escolha e o sucesso do tratamento. É importante a avaliação de sistemas orgânicos, tais como o intestinal, o urinário e o sexual, de morbidades coexistentes, dos históricos patológico, clínico e cirúrgico, de qualquer comprometimento físico ou mental e do estilo de vida, especialmente em mulheres mais velhas. As circunstâncias sociais e os sistemas de apoio, o desejo de tratamento e as expectativas da paciente terão implicações nas opções de tratamento.

A causa do prolapso é multifatorial, sendo o parto vaginal, a idade avançada, o trabalho manual pesado, a nutrição deficiente, os grandes miomas ou tumores, a cirurgia vaginal, a menopausa, a tosse crônica, a constipação intestinal e o aumento do índice de massa corporal os fatores de risco mais comuns (Rogers & Fashokun, 2019). A avaliação dos fatores de risco no histórico da mulher ajudará o médico no diagnóstico e tratamento do POP. A anamnese deve incluir perguntas sobre:

- Histórico obstétrico da mulher (número de gestações, peso dos recém-nascidos, intervalo entre as gestações)
- Doença respiratória crônica (tosse crônica)
- Menopausa
- Antecedentes de peso (perda ou ganho)
- Constipação intestinal (frequência e cronicidade)
- Idade
- Histórico ocupacional (p. ex., trabalho braçal pesado ou trabalho leve em escritório)
- Avaliação nutricional
- Histórico familiar (membro da família com POP)
- Incontinência urinária
- Cirurgias pélvicas anteriores.

Avalie as manifestações clínicas do POP, que costuma ser assintomático; no entanto, quando os sinais e os sintomas ocorrem, frequentemente estão relacionados com o local e o tipo de prolapso. Os sinais e os sintomas comuns a todos os tipos de prolapso são sensação de peso, nódulo na vagina ou algo "descendo". As mulheres com POP podem apresentar um único sintoma, como abaulamento vaginal ou sensação de pressão pélvica; ou múltiplas queixas, tais como sintomas relacionados com bexiga, intestino e pelve. Os sinais e os sintomas associados ao POP estão resumidos no Boxe 7.1.

As mulheres apresentam vários graus de descenso uterino. O prolapso uterino é o tipo mais preocupante de relaxamento pélvico, pois costuma estar associado a defeitos concomitantes nos compartimentos anterior, posterior e lateral da vagina (Schillo, 2019).

EXAME FÍSICO

O exame ginecológico realizado pelo médico inclui uma inspeção genital externa para visualizar qualquer

---

BOXE 7.1 Sintomas associados ao prolapso de órgãos pélvicos.

- Sinais e sintomas urinários
  - Incontinência de esforço
  - Polaciúria (diurna e noturna)
  - Incontinência de urgência e por impulso
  - Hesitação
  - Sensação de pressão pélvica
  - Fluxo fraco ou prolongado
  - Sensação de esvaziamento incompleto
- Sinais e sintomas intestinais
  - Dificuldade para defecar
  - Incontinência de flatos ou de fezes líquidas ou sólidas
  - Urgência de defecação
  - Sensação de defecação incompleta
  - Protrusão ou prolapso retal após a defecação
- Sinais e sintomas sexuais
  - Incapacidade de ter relações sexuais frequentes
  - Dispareunia
  - Ausência de satisfação sexual ou orgasmo
  - Incontinência durante a atividade sexual
- Outros sinais e sintomas locais
  - Sensação de pressão ou peso na vagina
  - Dor na vagina ou no períneo
  - Lombalgia após longos períodos em posição ortostática
  - Protuberância palpável na cúpula vaginal
  - Dificuldade de andar devido a uma protrusão na vagina
  - Dificuldade de inserir ou manter um absorvente (íntimo interno posicionado)
  - Hipertrofia, escoriação, ulceração e sangramento da mucosa cervicovaginal
  - Sensação de pressão ou dor abdominal.

Adaptado de American College of Obstetricians and Gynecologists (ACOG). (2018). *Surgery for pelvic organ prolapse.* Disponível em: https://www.acog.org/Patients/FAQs/Surgery-for-Pelvic-Organ-Prolapse#are. Acesso em: 16 jun. 2020.

---

protrusão óbvia do útero, da bexiga, da uretra ou da parede vaginal que ocorra na abertura vaginal. Normalmente, a mulher é solicitada a realizar a manobra de Valsalva (fazer força para baixo) enquanto o examinador observa qual órgão prolapsa primeiro e o grau em que isso ocorre. É importante observar qualquer vazamento de urina durante o exame. A mulher é solicitada a contrair os músculos pubococcígeos (exercícios para os músculos do assoalho pélvico); o médico insere dois dedos na vagina para avaliar a força e a simetria da contração. Uma vez que o prolapso de órgãos pélvicos ou genitais pode causar sinais e sintomas urinários, como incontinência, a função da bexiga deve ser avaliada pela determinação do volume residual pós-micção com um cateter. Se houver mais de 100 mℓ de urina retidos, a paciente deverá ser encaminhada para avaliação e exames urodinâmicos.

EXAMES LABORATORIAIS E DIAGNÓSTICOS

Os exames laboratoriais comuns que podem ser solicitados para determinar a causa do POP incluem urinálise, para descartar infecção bacteriana; cultura de urina, para

identificar um microrganismo específico, se existente; visualização da perda de urina durante o exame pélvico; e medição do volume de urina pós-micção.

Conduta de enfermagem

Ajude a mulher a compreender a natureza da condição, as opções de tratamento e os prováveis desfechos. As considerações de enfermagem podem incluir:

- Descrever a anatomia normal e as causas do prolapso pélvico
- Avaliar como essa condição afetou a vida da mulher
- Descrever as opções, citando as vantagens e desvantagens de cada uma
- Permitir que a paciente tome a decisão que considere correta para si
- Fornecer orientações
- Agendar as atividades pré-operatórias necessárias
- Tranquilizar a paciente quanto à solução para seus sinais e sintomas
- Fornecer orientação à comunidade em relação ao prolapso genital.

O Plano de cuidados de enfermagem 7.1 fornece uma visão geral dos cuidados para a mulher com POP.

ESTRATÉGIAS DE PREVENÇÃO

Muitos pesquisadores estão estudando maneiras de evitar o POP, mas o profissional de enfermagem precisa, em primeiro lugar, compreender sua incidência, seus fatores de risco, sua prevalência, suas implicações clínicas e suas opções terapêuticas para se tornar um cuidador efetivo da mulher. A compreensão do enfermeiro não só melhora sua capacidade de tratar essa crescente população de pacientes, como também ajuda no desenvolvimento de estratégias preventivas para lidar com o sofrimento das mulheres com essa condição.

As abordagens incluem mudanças no estilo de vida que reduzem os fatores de risco modificáveis, tais como perder peso, evitar levantar peso, parar de fumar para evitar a tosse crônica e escolher alimentos com alto teor de fibras para evitar a constipação intestinal. Investigue com a paciente quais fatores em seu estilo de vida podem ser modificados para reduzir seu risco de desenvolver POP (prevenção primária) ou melhorar sua qualidade de vida depois de receber o tratamento (prevenção secundária).

INCENTIVO AO TREINAMENTO DOS MÚSCULOS DO ASSOALHO PÉLVICO

Incentive a mulher a exercitar os músculos do assoalho pélvico diariamente (Diretrizes de ensino 7.1). Converse sobre os resultados das pesquisas atuais e oriente-a sobre a terapia com estrogênio, possibilitando, assim, que ela tome sua própria decisão sobre a utilização de hormônios. Ainda existem controvérsias em relação aos benefícios e aos riscos de tomar hormônios, de modo que a mulher precisa considerar essa opção com cuidado (ACOG, 2019).

PLANO DE CUIDADOS DE ENFERMAGEM 7.1 Aspectos gerais da mulher com POP

Katherine, uma multípara de 62 anos, procurou seu ginecologista com queixas de sensação de peso crônico e dor intensa na pelve, além lombalgia, constipação intestinal e perda de urina. Há piora dos sinais e sintomas quando ela fica em pé por longos períodos. Ela não menstrua há pelo menos uma década. Ela lhe diz: "Não estou tomando esses hormônios da menopausa". Ela também afirma que tem vergonha e se sente constrangida por causa do extravasamento de urina e restringe suas atividades fora de casa.

DIAGNÓSTICO DE ENFERMAGEM: mudanças da imagem corporal relacionadas com o relaxamento do assoalho pélvico e dificuldades de eliminação

IDENTIFICAÇÃO E AVALIAÇÃO DOS RESULTADOS

A paciente informará melhora da imagem corporal após manejo do prolapso de órgão pélvico e melhora do controle miccional.

INTERVENÇÕES: *fornecer controle da dor*

- Realizar uma anamnese minuciosa, incluindo experiências embaraçosas contínuas, métodos de controle de urina utilizados, o que funcionou, o que não funcionou, quaisquer mudanças na prática sexual relacionadas com isso e os efeitos dessa condição em suas atividades da vida diária, *para fornecer uma linha de base e possibilitar uma abordagem sistêmica para lidar com elas*
- Avaliar a frequência, a intensidade, os fatores precipitantes e os fatores agravantes/atenuantes *para identificar as características dos padrões de eliminação urinária anormais da paciente a fim de planejar as intervenções apropriadas*
- Orientar a mulher quanto a todos os medicamentos prescritos (dosagem correta, via de administração, efeitos colaterais e precauções)

para melhorar a compreensão da paciente acerca do tratamento e promover sua adesão
- Avaliar os padrões de eliminação problemáticos *para identificar os fatores subjacentes e a partir dos quais planejar estratégias de prevenção adequadas*
- Estimular a paciente a aumentar a ingestão de líquidos e fibras, como também incrementar a atividade física diária, *para promover o peristaltismo*
- Auxiliar a paciente a estabelecer padrões intestinais regulares reservando um tempo diário para a defecação *para promover a função intestinal regular e a defecação*
- Incentivar a paciente a evitar o uso rotineiro de laxantes *para reduzir o risco de agravar a constipação intestinal.*

DIAGNÓSTICO DE ENFERMAGEM: déficit de conhecimento em relação às causas dos distúrbios estruturais e opções de tratamento

IDENTIFICAÇÃO E AVALIAÇÃO DOS RESULTADOS

A paciente demonstrará compreensão da condição atual e dos tratamentos, conforme evidenciado pela identificação das opções de tratamento, fazendo escolhas de estilo de vida que promovam a saúde, verbalizando as práticas de cuidado de saúde adequadas e aderindo ao plano de tratamento.

INTERVENÇÕES: *fornecer orientações à paciente*

- Avaliar a compreensão da paciente sobre o prolapso do órgão pélvico e suas opções de tratamento *para fornecer uma base para as orientações*
- Revisar as informações fornecidas sobre os procedimentos cirúrgicos e as recomendações para um estilo de vida saudável, obtendo *feedback* com frequência, *para confirmar que a paciente compreendeu as orientações*
- Discutir a associação entre o prolapso do útero, da bexiga e do reto e sinais e sintomas *para ajudar a paciente a compreender a etiologia de seus sinais e sintomas e da dor*
- Pedir à paciente que verbalize e discuta as informações relacionadas com o diagnóstico, o procedimento cirúrgico, a rotina pré-operatória e o regime pós-operatório *para garantir a compreensão adequada e dar tempo para corrigir ou esclarecer quaisquer informações errôneas ou equívocos*

- Fornecer material informativo com fotos *para promover a aprendizagem e ajudar a paciente a visualizar o que ocorreu com o seu corpo em decorrência do envelhecimento, do ganho de peso, do parto e da gravidade*
- Discutir os prós e os contras da terapia de reposição hormonal e da prevenção da osteoporose, como também a ocorrência de eventos cardiovasculares comuns após a menopausa, *para promover uma tomada de decisão informada pela paciente quanto às terapias disponíveis para a menopausa*
- Informar a paciente sobre os recursos disponíveis na comunidade e fazer encaminhamentos adequados, conforme necessário, *para fornecer orientações e apoio adicionais*
- Registrar os detalhes das orientações e do aprendizado *para possibilitar a continuidade dos cuidados e das orientações adicionais se necessário.*

DIRETRIZES DE ENSINO **7.1**

Exercícios para fortalecer o assoalho pélvico

- Contrair os músculos do reto como se estivesse tentando evitar a emissão de flatos
- Interromper e iniciar o fluxo urinário para ajudar a identificar o músculo pubococcígeo

- Contrair o músculo pubococcígeo durante uma contagem de três e, em seguida, relaxá-lo
- Contrair e relaxar o músculo pubococcígeo rapidamente 10 vezes
- Tentar contrair todo o assoalho pélvico e fazer força para baixo 10 vezes
- Repetir os exercícios para os músculos do assoalho pélvico pelo menos 5 vezes/dia.

INCENTIVO ÀS MODIFICAÇÕES DIETÉTICAS E DE ESTILO DE VIDA

Oriente as pacientes a aumentarem a ingestão de fibras dietéticas e líquidos para evitar a constipação intestinal. Uma dieta rica em fibras, associada à incrementação da ingestão de líquidos, alivia a constipação intestinal, aumentando o volume das fezes e estimulando o peristaltismo. Essa dieta é realizada pela substituição de alimentos refinados e com baixo teor de fibras por alimentos ricos em fibras. A ingestão diária recomendada de fibras para mulheres é de 25 g (Office on Women's Health, 2019). Além de aumentar a quantidade de fibras da dieta, incentive a mulher a beber oito copos de 240 mℓ líquido por dia e a praticar exercícios aeróbicos regulares de baixo impacto, que promovem o tônus muscular e estimulam o peristaltismo.

Oriente a paciente em relação a outras mudanças no estilo de vida que ajudarão com o prolapso, tais como:

- Alcançar um peso ideal para reduzir a pressão intra-abdominal e a tensão sobre os órgãos pélvicos, incluindo a pressão na bexiga
- Usar uma cinta ou um suporte abdominal para apoiar os músculos que circundam os órgãos pélvicos
- Evitar levantar objetos pesados para reduzir o risco de aumentar a pressão intra-abdominal, o que pode empurrar os órgãos pélvicos para baixo
- Evitar exercícios aeróbicos de alto impacto, corrida ou saltos repetidos a fim de minimizar o risco de aumento da pressão intra-abdominal, o que exerce uma força para baixo sobre os órgãos
- Abolir o tabagismo para minimizar o risco da "tosse crônica de fumante", que aumenta a pressão intra-abdominal e empurra os órgãos pélvicos para baixo.

ORIENTAÇÕES PARA O USO DO PESSÁRIO

Oriente a mulher quanto à utilização do pessário. Discuta as complicações como parte das instruções. Embora o pessário seja um dispositivo seguro, ainda é um corpo estranho na vagina, por isso seus efeitos colaterais mais comuns são aumento da secreção vaginal, infecções do sistema urinário, vaginite e odor desagradável. O odor pode ser reduzido por meio de uma ducha higiênica com vinagre diluído ou peróxido de hidrogênio. Após a menopausa, as mulheres apresentam mucosa vaginal fina e são suscetíveis à ulceração vaginal pelo uso do pessário. Aconselhe a paciente a utilizar um creme de estrogênio para tornar a mucosa vaginal mais resistente à erosão e fortalecer as paredes da vagina.

A mulher deve ser capaz de administrar o uso do pessário sozinha ou com a ajuda de um cuidador. As recomendações mais comuns para os cuidados com o pessário incluem removê-lo 2 vezes/semana e limpá-lo com água e sabão, usar um lubrificante para inseri-lo e realizar exames de acompanhamento regulares a cada 6 a 12 meses após um período inicial de adaptação.

Além da limpeza, a paciente precisa reinserir adequadamente o dispositivo em sua cavidade vaginal e também estar disposta a participar de todos os aspectos dos cuidados com o pessário para que essa opção de tratamento seja bem-sucedida. Todas as mulheres que escolherem essa opção devem ser orientadas em relação aos cuidados com seu pessário para que se sintam confortáveis em todos os aspectos antes de deixarem a unidade de saúde. As consultas devem possibilitar um tempo adequado para que as pacientes compartilhem suas preocupações, ansiedades e receios em relação à transição para a vida com um pessário.

CUIDADOS PEROPERATÓRIOS

Prepare a mulher para a cirurgia, reforçando os riscos e os benefícios do procedimento, e também descrevendo a evolução pós-operatória. Informe que ela utilizará um cateter de Foley por até 1 semana e que poderá não conseguir urinar devido à tumefação após a remoção do cateter. Forneça instruções para os cuidados domiciliares com o cateter de Foley. Ela deve limpar a área perineal diariamente com água e sabão neutro, especialmente ao redor do local onde o cateter penetra no meato urinário. Se a mulher for utilizar uma bolsa de perna durante as horas de vigília, oriente-a a esvaziá-la com frequência e mantê-la abaixo do nível da bexiga para evitar refluxo. Os mesmos princípios são aplicados à bolsa do cateter de Foley quando do seu esvaziamento.

Durante o período de recuperação de várias semanas, instrua a paciente a evitar atividades que causem aumento da pressão abdominal, como fazer esforço para defecar, espirrar e tossir. Além disso, aconselhe-a a evitar levantar objetos pesados ou se esforçar para empurrar qualquer coisa. Informe que emolientes fecais e laxantes suaves podem ser prescritos para evitar constipação intestinal e esforço durante a evacuação. Será recomendado evitar relações sexuais vaginais por 6 semanas até que a área operada esteja curada.

Incontinência urinária

A **incontinência urinária (IU)** é definida pela International Continence Society (2020) como a perda involuntária de urina que representa um problema higiênico ou social para o indivíduo. Essa condição acomete mais de 15 milhões de mulheres nos EUA (Tso & Lee, 2018), mas é subnotificada. Estima-se que 50% de todas as mulheres sofram de IU em algum momento de sua vida, com a intensidade variando de leve a significativa (Office on Women's Health, 2019). Os custos psicossociais e a morbidade são ainda mais difíceis de quantificar. O constrangimento e a depressão são comuns. A mulher afetada pode reduzir suas interações sociais, seus recursos financeiros, suas saídas de casa e sua atividade sexual, além de ter sua qualidade de vida prejudicada (Hu & Pierre, 2019). É uma condição mais comum do que o diabetes melito e a doença de Alzheimer, que recebem muita atenção da mídia. Apesar do considerável impacto da incontinência na qualidade de vida, é improvável que as mulheres verbalizem a falta de controle vesical e poucas procuram ajuda ou tratamento para os problemas de incontinência. Existem várias explicações possíveis para que as pacientes não falem sobre seus problemas de controle vesical, incluindo:

- Acreditar que a IU é inevitável e que não há tratamento
- Acreditar que a IU é uma parte "normal" do envelhecimento
- Acreditar que a IU faz parte de ser "mulher". As mulheres tendem a aceitar os sinais e os sintomas urinários, como a IU, mais do que os homens
- Sentir-se constrangida e tentar negar que se trata de um problema real
- Considerar que a única opção de tratamento é cirúrgica
- Considerar a IU um problema de higiene, e não uma condição clínica.

ATENÇÃO!

A incontinência pode ser evitada, tratada e, frequentemente, curada; no entanto, muitas mulheres acreditam que a perda da função vesical é uma parte normal e esperada do envelhecimento.

A incontinência pode ter efeitos de longo alcance. Algumas mulheres apresentam ansiedade, depressão, isolamento social, constrangimento, insônia, medo, sensação de impureza, preocupação, vulnerabilidade, vergonha, limitação na capacidade de viajar para locais distantes de casa ou de ter compromissos sociais e comprometimento da autoestima e da dignidade. A IU pode fazer com que a mulher pare de trabalhar, viajar, socializar-se e desfrutar das relações sexuais. Além disso, a incontinência pode criar uma enorme sobrecarga para os cuidadores, sendo um motivo comum para a admissão em uma instituição de longa permanência. Depressão, ansiedade e altos níveis de estresse são típicos em mulheres que sofrem de IU (Siddiqui et al., 2018).

Muitas vezes, as mulheres tentam lidar com a IU por meio de modificações no estilo de vida, tais como usar absorventes de proteção, evitar determinadas atividades, esvaziar a bexiga com frequência e modificar a dieta e a ingestão de líquidos. As mulheres que sofrem de IU geralmente ficam mais angustiadas com as implicações sociais e muitas fazem grandes esforços para esconder seus sintomas. Em algumas culturas, a IU é abominada até o ponto de as mulheres serem rejeitadas por suas comunidades. As sensações de controle e de normalidade, assim como a autoestima, são questões centrais para conviver com a IU. Em geral, com o tempo e o agravamento dos sinais e dos sintomas, as mulheres buscam avaliação e tratamento médico (Lukacz, 2019).

Os tipos de incontinência urinária são definidos com base em seus sinais e sintomas iniciais. Os três tipos mais comuns são a incontinência urinária de urgência (bexiga hiperativa causada por contrações do músculo detrusor), incontinência de esforço (função inadequada do esfíncter urinário) e incontinência mista (envolve tanto a incontinência de esforço quanto a de urgência) (Hu & Pierre, 2019). O Quadro comparativo 7.1 detalha esses tipos de incontinência urinária.

Fisiopatologia e etiologia

A continência urinária envolve vários fatores, tais como o funcionamento efetivo da bexiga, músculos do assoalho pélvico adequados, controle neural pelo encéfalo e integridade das conexões neurais que promovem o controle voluntário. O colo da bexiga e a parte proximal da uretra atuam como um esfíncter. Durante a micção, o esfíncter relaxa e a bexiga se esvazia. A capacidade de controlar a micção requer a atuação integrada de vários componentes do trato urinário inferior, que precisa estar estruturalmente íntegro e funcionando normalmente.

A incontinência pode se desenvolver caso os músculos da bexiga se tornem hiperativos devido ao enfraquecimento dos músculos esfincterianos, se os músculos da bexiga se tornarem demasiadamente fracos para se contrair adequadamente ou se os sinais do sistema nervoso para as estruturas urinárias forem interrompidos. Um importante fator feminino que contribui para a continência urinária é o nível de estrogênio porque esse hormônio ajuda a manter o tônus do esfíncter da bexiga. Em mulheres na perimenopausa ou na menopausa, a incontinência pode ser um problema, pois os níveis de

QUADRO COMPARATIVO **7.1** Incontinência urinária de urgência *versus* de esforço		
	Incontinência urinária de urgência	**Incontinência urinária de esforço**
Descrição	Perda abrupta de urina precedida por forte desejo de urinar, com aumento da pressão da bexiga e contração do detrusor	Perda acidental de urina que ocorre com o aumento da pressão sobre a bexiga ao tossir, espirrar, rir ou fazer esforço físico
Etiologia	As causas podem ser neurológicas, idiopáticas ou infecciosas	Desenvolve-se comumente em mulheres na faixa dos 40 a 50 anos, geralmente como resultado de enfraquecimento de músculos e ligamentos pélvicos após o parto
Sinais e sintomas	Urgência, polaciúria, noctúria e grande perda de urina	Perda involuntária de pequeno volume de urina em resposta à atividade física que aumenta a pressão intra-abdominal

estrogênio começam a diminuir e ocorrem alterações geniturinárias. Em termos simples, a bexiga é o reservatório, a uretra é a vedação e o músculo levantador do ânus é a porta que mantém a pressão contra o fluxo de urina, ao sustentar a uretra e a bexiga para que elas não desçam. Quando qualquer uma dessas três estruturas não está funcionando normalmente, ocorre a incontinência.

Os fatores que contribuem para a incontinência urinária incluem:

- Ingestão de líquidos, especialmente bebidas alcoólicas e aqueles com cafeína, e refrigerantes
- Constipação intestinal: altera a posição dos órgãos pélvicos e pressiona a bexiga
- Esvaziamento habitual "preventivo": pode condicionar a bexiga a reter apenas pequenos volumes de urina
- Menopausa e depleção de estrogênio
- Doença crônica, como acidente vascular encefálico, esclerose múltipla ou diabetes melito
- Tabagismo: a nicotina aumenta as contrações do músculo detrusor
- Avanço da idade: as alterações anatômicas relacionadas com o envelhecimento resultam em menos suporte ao assoalho pélvico
- Gravidez e parto: danos às estruturas pélvicas durante o parto
- Obesidade: aumenta a pressão abdominal (International Urogynecological Association [IUGA], 2019).

Conduta terapêutica

As opções de tratamento dependem do tipo de incontinência urinária. Em geral, o procedimento menos invasivo com o menor risco é a primeira escolha terapêutica. A cirurgia é realizada apenas se outros métodos falharem. Há uma crença generalizada de que a IU é um problema inevitável do envelhecimento e que pouco ou nada pode ser feito para aliviar seus sinais e seus sintomas ou revertê-los; no entanto, nada está mais longe da verdade, e as atitudes devem mudar para que as mulheres se sintam confortáveis em buscar ajuda para o que pode ser uma situação constrangedora.

Para muitas mulheres com incontinência urinária de urgência, o simples incentivo e as intervenções no estilo de vida podem ajudar. A promoção de um peso corporal saudável auxilia a reduzir a incontinência relacionada com a obesidade. Se forem necessárias, no entanto, mais do que simples medidas de estilo de vida, os tratamentos efetivos podem incluir:

- Treinamento vesical para estabelecer intervalos normais de micção (a cada 3 a 5 horas)
- Exercícios para os músculos do assoalho pélvico a fim de fortalecer a musculatura dessa região
- Um pessário para dar suporte às estruturas pélvicas que enfraqueceram
- Farmacoterapia para reduzir o desejo de urinar. Agentes anticolinérgicos, como a oxibutinina, a tolterodina

ou a oxibutinina, podem ser prescritos. Os efeitos colaterais mais comuns desses agentes são boca seca, visão turva, constipação intestinal, náuseas, tontura e cefaleia (Skidmore-Roth, 2021).

Para as mulheres com incontinência urinária de esforço, o tratamento nem sempre é curativo, mas pode minimizar o impacto dessa condição na sua qualidade de vida. Algumas opções de tratamento para a incontinência de esforço podem incluir:

- Perder peso, se necessário
- Evitar a constipação intestinal
- Abandonar o tabagismo
- Fazer exercícios para os músculos do assoalho pélvico a fim de fortalecê-los
- Utilizar pessários
- Utilizar cones vaginais com peso para melhorar o tônus dos músculos do assoalho pélvico
- Aplicar injeção periuretral (injeção de colágeno para formar uma protuberância que aproxime as paredes uretrais para alcançar melhor vedação)
- Fazer uso de medicamentos como a duloxetina para aumentar as contrações do esfíncter uretral durante a fase de retenção do ciclo de micção
- Recorrer à terapia de reposição de estrogênio para melhorar o tônus do esfíncter da bexiga
- Submeter-se à cirurgia para corrigir o prolapso genital e melhorar o tônus da uretra e da bexiga.

CONSIDERAÇÕES

Às vezes, quando menos esperamos, a vida pode ser complicada e embaraçosa. Conheci um homem na igreja que parecia interessado em mim e me convidou para tomar um café depois do culto de domingo. Passei os últimos 10 anos sozinha e essa perspectiva me pareceu animadora. Conversamos por horas durante o café e parecíamos ter muito em comum, especialmente porque ambos tínhamos perdido nossos cônjuges devido ao câncer. Ele me convidou para fazer aulas de dança com ele, já que essa era uma atividade que tínhamos feito no passado com nossos cônjuges. Como não saía de casa há muito tempo e era fisicamente inativa, não percebi como meu corpo havia mudado com a idade.

Foi durante a primeira dança que percebi uma sensação de umidade entre as pernas que não era capaz de controlar. Consegui continuar e fingir que estava tudo bem, mas então percebi que poderia ser o que muitas das minhas amigas haviam falado – incontinência de esforço. Não ser capaz de controlar a urina é muito constrangedor e complica a vida, mas decidi que a incontinência não iria me controlar.

Reflexões: a gravidade e o parto afetam os órgãos reprodutivos das mulheres, empurrando-os para baixo. Essa mulher não vai permitir que a incontinência de esforço atrapalhe suas atividades externas, o que demonstra uma boa atitude. O que pode ser feito para reduzir seu constrangimento e a falta de controle? Há alguma estratégia preventiva que ela poderia ter usado quando era mais jovem?

Avaliação de enfermagem

A avaliação da mulher com incontinência urinária inclui anamnese, exame físico, exames laboratoriais e, possivelmente, testes urodinâmicos. O início, a frequência, a intensidade e o padrão da incontinência devem ser determinados, bem como quaisquer sinais e sintomas associados, como polaciúria, disúria, urgência e noctúria. A incontinência pode ser quantificada perguntando-se à mulher se ela usa absorvente e com que frequência ele é trocado. Deve fazer parte da anamnese uma revisão dos medicamentos que ela está usando, incluindo os de venda livre.

O médico deve realizar um exame físico completo e incluir uma avaliação neurológico e exames pélvico e retal. A presença de POP associada deve ser observada porque pode contribuir para os problemas miccionais da mulher e ter um impacto no diagnóstico e no tratamento. Um exame retal é feito para avaliar o tônus do esfíncter e a sensibilidade perineal. Um "teste de esforço com tosse" pode ser realizado pedindo-se à mulher para tossir com a bexiga urinária cheia e, subsequentemente, observando se há extravasamento de urina. Esse teste também pode ajudar a avaliar a capacidade da paciente de controlar a micção.

Um exame de urina é realizado para procurar hematúria, piúria, glicosúria ou proteinúria, como também uma cultura se houver piúria ou bacteriúria. O resíduo pós-micção deve ser medido com ultrassonografia pélvica ou diretamente com cateter. Se ele exceder o limite estabelecido, utilizam-se testes urodinâmicos para diagnosticar a incontinência.

Conduta de enfermagem

A incontinência pode ser devastadora e causar problemas psicossociais e de isolamento. Os profissionais de enfermagem podem incentivar as mulheres com sinais e sintomas incômodos a procurar ajuda. Discuta as opções de tratamento com a paciente, incluindo os benefícios e os potenciais resultados, e incentive-a a escolher o tratamento que melhor se adapte ao seu estilo de vida. Forneça orientação sobre bons hábitos vesicais e estratégias para reduzir a incidência ou a gravidade da incontinência (Diretrizes de ensino 7.2) e também dê suporte e incentive para assegurar a adesão às diretrizes. Lembre-se de que o envelhecimento aumenta o risco de incontinência, mas a incontinência não é uma parte inevitável do envelhecimento. Revise a anatomia e a fisiologia do sistema urinário e ofereça explicações simples para ajudar a mulher a lidar com as alterações urinárias. A escuta terapêutica é importante. Esteja ciente de que é necessário coragem para mulher revelar uma condição constrangedora.

DIRETRIZES DE ENSINO **7.2**
Manejo da incontinência urinária

- Evitar beber líquidos em excesso (i. e., limitar o total diário a 1,5 ℓ), mas não diminuir a ingestão de líquidos
- Reduzir a ingestão de líquidos e alimentos irritantes vesicais e que precipitem a urgência, como chocolate, cafeína, refrigerantes, bebidas alcoólicas, adoçante artificial, alimentos condimentados, suco de laranja, tomate e melancia
- Aumentar a quantidade de fibras e líquidos na dieta para reduzir a constipação intestinal
- Controlar os níveis glicêmicos no sangue para evitar a poliúria
- Tratar a tosse crônica
- Remover todas as barreiras que atrasem a chegada ao banheiro
- Praticar boa higiene perineal utilizando água e sabão neutro. Limpar o períneo da frente para trás para evitar infecções urinárias
- Conscientizar-se dos efeitos adversos dos medicamentos
- Ingerir os medicamentos conforme prescrito
- Continuar a fazer os exercícios para os músculos do assoalho pélvico.

Dumoulin, C., Cacciari, L. P., & Hay-Smith, E. J. C. (2018). Pelvic floor muscle training *versus* no treatment, or inactive control treatments, for urinary incontinence in women. *Cochrane Database of Systematic Reviews 2018*, Issue 10. Art No: CD005654. https://doi.org/10.1002/14651858.CD005654.pub4; Lukacz, E. S. (2019). Treatment of urinary incontinence in women. *UpToDate*. Disponível em: https://www.uptodate.com/contents/treatment-of-urinary-incontinence-in-women. Acesso em: 4 jun. 2020; e International Urogynecological Association (IUGA). (2019). *Female incontinence*. Disponível em: https://www.womens-health-concern.org/help-and-advice/factsheets/female-incontinence/. Acesso em: 16 jun. 2020.

ATENÇÃO!
Mudanças simples na dieta e no estilo de vida, combinadas com um programa adequado de fortalecimento dos músculos do assoalho pélvico, frequentemente produzem melhoras significativas para mulheres de todas as idades.

TUMORES BENIGNOS

Os tumores benignos mais comuns do sistema genital incluem os pólipos cervicais, endocervicais e endometriais, os miomas uterinos (leiomiomas), as fístulas genitais, os cistos de Bartholin e os cistos ovarianos.

Pólipos

Os **pólipos** são pequenos tumores geralmente benignos. A incidência de malignidade em pólipos cervicais é de uma em mil, sendo a malignidade mais comum em mulheres na peri ou na pós-menopausa (Kinkel et al., 2018). A causa do crescimento dos pólipos não está bem compreendida, mas frequentemente é decorrente de infecção, inflamação crônica, resposta local anormal a níveis elevados de estrogênio ou congestão local da vasculatura cervical (Oyelowo & Johnson, 2018). Podem ocorrer pólipos únicos ou múltiplos. Eles são mais frequentes em mulheres multíparas e podem aparecer em qualquer parte, porém são mais comuns no

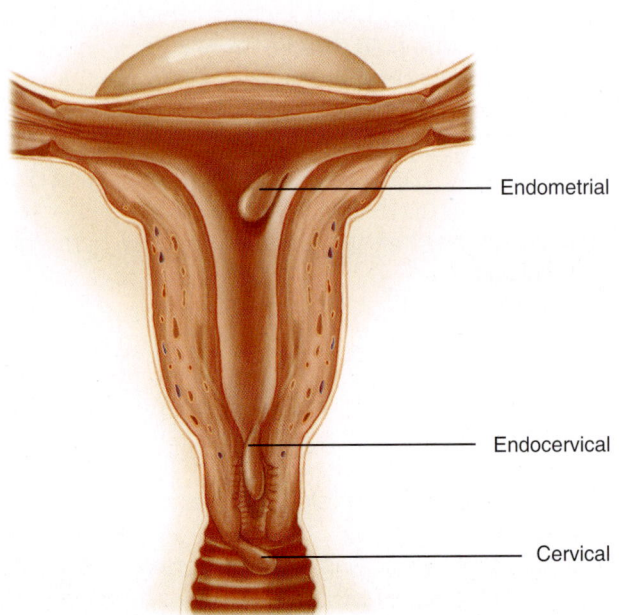

FIGURA 7.3 Pólipos cervical, endocervical e endometrial.

colo do útero ou próximo a ele e no corpo do útero (Figura 7.3).

Os pólipos endocervicais são habitualmente encontrados em mulheres multíparas com idades entre 40 e 60 anos, sendo mais frequentes do que os pólipos cervicais com pedúnculo de larguras e comprimentos variados. Os pólipos endometriais são tumores benignos ou de crescimento excessivo localizados no endométrio. A maioria é dos pólipos é solitária e raramente ocorre em mulheres com menos de 20 anos. A incidência deles aumenta progressivamente com a idade, atinge seu máximo na quinta década de vida e diminui gradualmente após a menopausa. Eles estão presentes em até 25% das mulheres com sangramento anormal (Steegers et al., 2019).

Conduta terapêutica

O tratamento dos pólipos em geral consiste em remoção ambulatorial simples com uma pequena pinça, remoção durante a histeroscopia ou dilatação e curetagem. A base do pólipo pode ser removida por vaporização a *laser*. Como muitos pólipos estão infectados, um antibiótico pode ser prescrito após a remoção como medida preventiva ou para tratar os primeiros sinais de infecção.

Embora os pólipos raramente sejam cancerosos, uma amostra deve ser enviada depois da cirurgia para um laboratório de patologia para descartar a ocorrência de malignidade. A biópsia do colo do útero geralmente revela células levemente atípicas e sinais de infecção. Os pólipos raramente reaparecem depois de removidos. Sugere-se a realização do esfregaço de Papanicolaou regularmente para mulheres com pólipos cervicais a fim de detectar crescimentos anormais malignos.

Avaliação de enfermagem

A avaliação de enfermagem para mulher com pólipos inclui ajudar no exame físico e preparar a amostra coletada para ser enviada ao patologista.

MANIFESTAÇÕES CLÍNICAS

Avalie as manifestações clínicas dos pólipos. A maioria dos pólipos endocervicais é vermelho-cereja, enquanto a maioria dos pólipos cervicais é branco-acinzentada (Magowan et al., 2018). Os pólipos cervicais e endocervicais costumam ser assintomáticos, mas podem provocar sinais e sintomas leves, como sangramento (após a relação sexual, entre as menstruações) ou secreção vaginal anormal. A manifestação clínica mais comum dos pólipos endometriais é o sangramento uterino irregular, acíclico (metrorragia).

EXAME FÍSICO E EXAMES LABORATORIAIS E DIAGNÓSTICOS

Tipicamente, os pólipos cervicais são diagnosticados quando o colo do útero é visualizado por meio de um espéculo durante o exame ginecológico anual da mulher (Jarvis, 2019). Os pólipos endometriais não são detectados no exame físico, mas, sim, com ultrassonografia ou histeroscopia (introdução de uma pequena câmera no colo do útero para visualizar a cavidade uterina).

Conduta de enfermagem

A conduta de enfermagem para as mulheres com pólipos envolve explicar a condição e os motivos para sua remoção e fornecer instruções de cuidados de acompanhamento. O enfermeiro também auxilia o médico no procedimento de remoção.

Miomas uterinos

Miomas uterinos, também conhecidos como fibromas ou leiomiomas, são tumores benignos de tamanho variável compostos de músculo liso e tecido conjuntivo fibroso no útero. Eles podem variar do tamanho de uma semente de maçã até a dimensão de uma toranja. Ao contrário dos tumores cancerosos, os miomas geralmente crescem mais lentamente, dependendo dos níveis correntes de estrogênio, e suas células não se rompem nem invadem outras partes do corpo. Os miomas são classificados de acordo com sua posição no útero e na camada uterina mais envolvida (Figura 7.4):

- *Subserosos:* situam-se sob a camada peritoneal mais externa do útero e crescem fora dele. Eles estão conectados ao útero por uma haste ou pedúnculo
- *Intramurais:* crescem na parede do útero e são o tipo mais comum
- *Submucosos:* crescem imediatamente abaixo da superfície interna do útero (endométrio) para a cavidade uterina (Magowan et al., 2018).

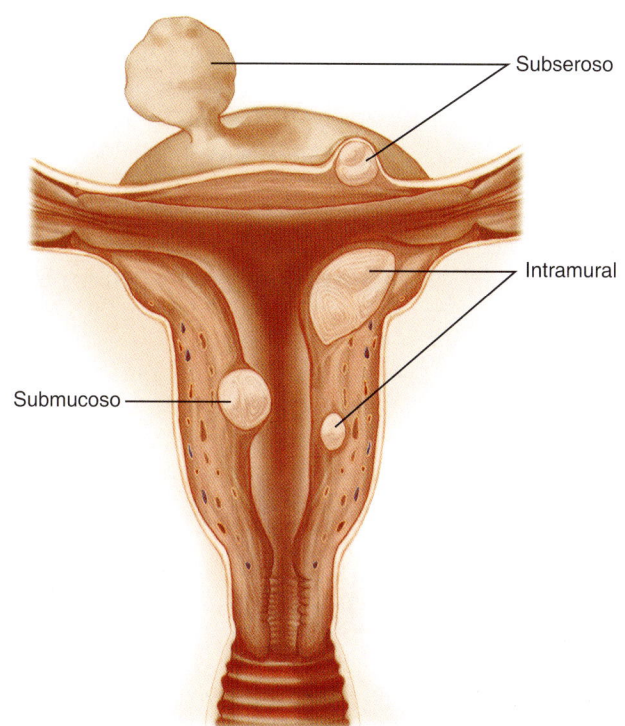

FIGURA 7.4 Miomas submucoso, intramural e subseroso.

Os miomas são dependentes de estrogênio; portanto, crescem rapidamente durante os anos férteis, quando os níveis de estrogênio estão elevados, mas diminuem durante a menopausa, quando os níveis de estrogênio declinam. Acredita-se que esses tumores benignos se desenvolvam em até 80 a 90% de todas as mulheres com mais de 30 anos, mas até 50% delas são assintomáticas (Oyelowo & Johnson, 2018). É difícil precisar por que os miomas podem não provocar sintomas; portanto, muitas mulheres não sabem que os têm.

Os miomas são a indicação mais comum para a histerectomia nos EUA. O pico de incidência ocorre por volta dos 45 anos, sendo três vezes mais prevalentes em mulheres afro-americanas do que em brancas (Steegers et al., 2019).

Etiologia

Embora a causa dos miomas seja desconhecida, vários fatores predisponentes já foram identificados, incluindo:

- Idade (últimos anos férteis)
- Predisposição genética
- Etnia afro-americana
- Hipertensão arterial
- Nuliparidade
- Síndrome dos ovários policísticos
- Diabetes melito
- Obesidade (Oyelowo & Johnson, 2018).

Conduta terapêutica

O tratamento depende do tamanho dos miomas e dos sinais e sintomas da mulher, que podem incluir sangramento menstrual volumoso ou doloroso, sensação de "plenitude" na parte inferior da pelve, poliúria, dor durante as relações sexuais (dispareunia), lombalgia e infertilidade (NIH, 2018). Existem várias opções de tratamento, que vão de o acompanhamento até a cirurgia.

TRATAMENTO CONSERVADOR

Os objetivos do tratamento conservador são reduzir os sinais e os sintomas e/ou o tamanho do tumor. Isso pode ser alcançado com medicamentos para tratar dores leves ou ocasionais causadas pelos miomas; com anticoncepcionais para controlar menstruações intensas; com agonistas do hormônio liberador de gonadotrofina (GnRH), como leuprolida, nafarrelina ou gosserrelina, que interrompem a ovulação e a produção de estrogênio; ou com baixas doses de mifepristona, um antagonista da progestina. Todos provocam regressão e reduzem o tamanho dos tumores sem necessidade de cirurgia, mas o tratamento prolongado é caro e não é tolerado pela maioria das mulheres. Os efeitos colaterais dos agonistas do GnRH incluem fogacho, cefaleia, alterações de humor, ressecamento vaginal, mal-estar musculoesquelético, perda óssea e depressão. O acetato de ulipristal pode ser usado para diminuir a proliferação de células fibroides uterinas, o que reduz o tamanho dos miomas (Skidmore-Roth, 2021). O tratamento prolongado com mifepristona pode resultar em hiperplasia endometrial, o que aumenta o risco de malignidade do endométrio. Quando a terapia é interrompida, os miomas geralmente reaparecem.

A embolização da artéria uterina (EAU) é uma opção na qual esferas de álcool polivinílico são injetadas em vasos sanguíneos específicos por meio de um cateter para bloquear a circulação para o mioma, fazendo-o encolher e promovendo a resolução dos sinais e dos sintomas. O procedimento é realizado por um radiologista intervencionista, que faz uma pequena incisão na virilha, introduz um cateter fino na artéria principal que conduz ao útero e injeta pequenas partículas de plástico ou esponja de gelatina na artéria que irriga o mioma. Essas partículas interrompem o fluxo sanguíneo, fazendo que o mioma diminua de tamanho ou desapareça completamente com o tempo. A EAU é mais vantajosa a curto prazo em relação à cirurgia. Em médio e longo prazos, os benefícios foram semelhantes, exceto pela maior taxa de reintervenção após EAU (Kohi & Spies, 2018). A decisão de oferecer EAU deve ser baseada no desejo da paciente e no seu conhecimento das alternativas de tratamento e suas taxas de sucesso, limitações e efeitos colaterais (Kroncke & David, 2019).

O ultrassom focalizado guiado por ressonância magnética cria uma necrose coagulativa que destrói os miomas usando ultrassom de alta intensidade que direciona as ondas ultrassonográficas focalizadas através da pele. Esse procedimento, normalmente recomendado para mulheres com miomas grandes, é realizado em ambulatório com sedação e sem incisões. Geralmente, essa opção demonstrou ser efetiva para reduzir o tamanho e/ou o volume do mioma. Estudos de caso documentaram desfechos de gravidez bem-sucedidos após esse procedimento (Stewart & Purdy, 2019).

TRATAMENTO CIRÚRGICO

Para as mulheres com miomas grandes ou um sangramento uterino grave, a cirurgia é preferível ao tratamento médico. O tratamento cirúrgico pode envolver miomectomia, cirurgia a *laser* ou histerectomia.

Miomectomia. A miomectomia envolve a remoção apenas do mioma e deixa as áreas saudáveis do útero intactas para preservar a fertilidade. É realizada por via laparoscópica, por meio de uma incisão abdominal ou por via vaginal. A vantagem é que apenas o mioma é removido; a fertilidade não é prejudicada porque esse procedimento deixa as paredes dos músculos uterinos intactas. A miomectomia alivia os sintomas, mas não afeta o processo subjacente; portanto, os miomas voltam a crescer, sendo necessários tratamentos adicionais futuros.

Cirurgia a *laser*. A cirurgia a *laser* (ou eletrocauterização) envolve a destruição de miomas pequenos com *laser*. A terapia a *laser* pode ser feita por via vaginal ou laparoscópica e preserva o útero, mas o processo pode causar cicatrizes e aderências, o que prejudica a fertilidade (Chodankar & Allison, 2018). Além disso, os miomas podem retornar após o procedimento. Ainda há controvérsias em relação a se o tratamento com *laser* enfraquece a parede uterina e, portanto, se poderia contribuir para uma ruptura uterina no futuro.

Histerectomia. A histerectomia, que consiste na remoção cirúrgica do útero, é o tratamento mais efetivo para miomas sintomáticos sem recorrência. Depois da cesariana, é o segundo procedimento cirúrgico mais realizado em mulheres nos EUA. Aproximadamente 500 mil histerectomias são realizadas anualmente nos EUA (Centers for Disease Control and Prevention [CDC], 2019). As três principais condições associadas às histerectomias são os miomas, a endometriose e o prolapso uterino (CDC, 2019). A histerectomia para remover miomas elimina os sinais e os sintomas, assim como o risco de recorrência, mas também elimina a capacidade da mulher de ter filhos. Três tipos de cirurgia de histerectomia estão disponíveis: histerectomia vaginal, histerectomia vaginal assistida por laparoscopia e histerectomia abdominal.

Na histerectomia vaginal, o útero é removido por meio de uma incisão na região posterior da vagina. As vantagens incluem menor tempo de internação hospitalar e de recuperação e ausência de cicatrizes abdominais. As desvantagens incluem espaço cirúrgico limitado e má visualização de outros órgãos pélvicos.

Na histerectomia vaginal assistida por laparoscopia, o útero é removido com o auxílio de um laparoscópio, por meio do qual as estruturas do abdome e da pelve são visualizadas. Pequenas incisões são feitas na parede abdominal para possibilitar que o laparoscópio adentre o local cirúrgico. As vantagens incluem melhor campo operatório, menos dor, menor custo e tempo de recuperação mais curto. As desvantagens incluem a possibilidade de lesão à bexiga e a incapacidade de remover úteros dilatados e tecido cicatricial.

Na histerectomia abdominal, o útero e outros órgãos pélvicos são removidos por meio de uma incisão no abdome. Esse procedimento possibilita que o cirurgião visualize todos os órgãos pélvicos, sendo normalmente utilizado quando há suspeita de malignidade ou quando o útero é muito grande. As desvantagens incluem necessidade de anestesia geral, períodos de hospitalização e de recuperação mais longos, mais dor, custo mais elevado e cicatriz visível no abdome.

As complicações da histerectomia variam de acordo com a técnica e a via cirúrgica. Os problemas mais frequentes incluem infecção, tromboembolismo venoso, lesões geniturinárias e gastrintestinais e hemorragia (Steegers et al., 2019). Essas complicações podem ser reduzidas ou minimizadas com avaliações e observações de enfermagem perspicazes. Um resumo das opções de tratamento para os miomas uterinos é apresentado na Tabela 7.1.

Avaliação de enfermagem

A avaliação de enfermagem para a mulher com miomas uterinos inclui um histórico completo de saúde, exame físico e exames laboratoriais e diagnósticos.

ANAMNESE E MANIFESTAÇÕES CLÍNICAS

A anamnese deve conter perguntas sobre o ciclo menstrual da mulher, incluindo alterações no padrão menstrual (p. ex., dor ou sensação de pressão, fatores agravantes e de alívio), e sobre antecedentes de infertilidade e qualquer histórico de aborto espontâneo, o que pode indicar uma lesão uterina expansiva. Indague se algum parente do sexo feminino já teve miomas porque existe a predisposição familiar. Avalie as manifestações clínicas dos miomas uterinos. Os sinais e os sintomas dos miomas dependem do seu tamanho e localização, podendo incluir:

- Dor pélvica crônica
- Lombalgia
- Anemia ferropriva secundária a sangramento
- Distensão abdominal
- Constipação intestinal
- Infertilidade (no caso de tumores grandes)
- Dismenorreia
- Aborto espontâneo
- Ciatalgia
- Dispareunia
- Polaciúria, urgência urinária, incontinência urinária
- Sangramento vaginal irregular (menorragia)
- Sensação de peso na região pélvica.

TABELA 7.1 Resumo das opções de tratamento para os miomas uterinos.		
Método	**Vantagens**	**Desvantagens**
Hormônios	Não invasivo Reduz o tamanho dos miomas Melhora os sinais e os sintomas	Efeitos colaterais graves com o uso prolongado Os miomas crescem novamente quando os medicamentos são interrompidos
Embolização da artéria uterina	Minimamente invasiva Diminuição significativa dos sinais e dos sintomas Possível fertilidade futura	Procedimento frequentemente doloroso Demanda radiação e contraste Material implantado permanentemente Possível impacto negativo na fertilidade
Miomectomia	Realizada por meio de uma pequena cirurgia O útero é preservado	Requer anestesia geral Ocorre novo crescimento dos miomas
Histerectomia	Remoção completa dos miomas Alívio imediato dos sintomas	Requer anestesia geral Grande cirurgia com riscos associados A fertilidade não é preservada
Cirurgia a *laser*	Pode ser feita como um procedimento ambulatorial para destruir miomas pequenos	O processo de vaporização pode causar cicatrizes e aderências, afetando a fertilidade futura
Ultrassom focalizado guiado por ressonância magnética	Tratamento não invasivo com curto tempo de recuperação; resolução rápida dos sinais e dos sintomas	Tipicamente utilizado para miomas grandes e pode ter um alto custo

EXAME FÍSICO E EXAMES LABORATORIAIS E COMPLEMENTARES

O exame bimanual realizado pelo médico tipicamente detecta um útero dilatado e de contornos irregulares. O útero pode ser palpável se o mioma for muito grande. A ultrassonografia pode ser solicitada para confirmar o diagnóstico.

Conduta de enfermagem

O nível de apoio que os enfermeiros podem fornecer às mulheres com mioma depende do tipo de tratamento oferecido e da escolha feita por elas. Os profissionais de enfermagem devem conseguir explicar todas as atuais opções de tratamento e as implicações de um diagnóstico de mioma. Muitas mulheres jamais ouviram falar de miomas e precisam ser informadas de que são comuns e benignos. Se for prescrita medicação, é essencial explicar os possíveis efeitos colaterais e por que ela só pode ser tomada por um período limitado. Se a paciente optar pela cirurgia, devem ser fornecidas informações verbais e escritas sobre o procedimento e os cuidados subsequentes (Boxe 7.2).

A mulher submetida a histerectomia para o tratamento de mioma geralmente precisa de cuidados especiais e pode se beneficiar dos suportes pré e pós-operatório prestados pelos profissionais de enfermagem. Cuidados de enfermagem personalizados, adaptados às necessidades individuais da paciente, melhoram as suas estratégias de enfrentamento e aliviam as diferentes sequelas psicológicas adversas após a cirurgia ginecológica. As mulheres precisam lidar com várias dificuldades de ajuste psicológico relacionadas com mudanças na autoimagem, autoestima, perda da feminilidade ou identidade e disfunção sexual. A incidência de complicações pós-operatórias pode ser bastante reduzida pela prestação de cuidados de enfermagem peroperatórios apropriados centrados na paciente.

Fístulas genitais

As fístulas genitais são uma condição subestimada em todo o mundo e têm consequências devastadoras para as mulheres. Todos os anos, centenas de milhares de mulheres e meninas em todo o planeta são afetadas por essa condição (WHO, 2020a). As **fístulas genitais** são aberturas anormais entre um órgão genital e outro órgão, como o sistema urinário ou o digestório. A fístula pode resultar de anomalia congênita, complicações cirúrgicas, abscessos das glândulas de Bartholin, irradiação ou processo maligno, mas a maioria está relacionada a traumatismo obstétrico e mutilação genital feminina (WHO, 2020). Durante o trabalho de parto normal, a bexiga é deslocada para cima em direção ao abdome e a parede anterior da vagina, a base da bexiga e a uretra são comprimidas entre a cabeça do feto e o púbis posteriormente. Quando o trabalho de parto é obstruído ou prolongado, essa compressão sem alívio causa isquemia, o que provoca necrose por pressão e subsequente formação de fístula.

Os tipos mais comuns de fístula são:

- *Vesicovaginais:* comunicação entre a bexiga e o sistema genital
- *Uretrovaginais:* comunicação entre a uretra e a vagina
- *Retovaginais:* comunicação entre o reto ou cólon sigmoide e a vagina.

BOXE **7.2** Intervenções de enfermagem para a mulher submetida a histerectomia.

Cuidados pré-operatórios
- Orientar a paciente e sua família sobre o procedimento e os cuidados pós-operatórios
- Fornecer intervenções para reduzir a ansiedade (devido às ameaças percebidas ao autoconceito e ao aspecto funcional da mulher) e o medo de alteração na imagem corporal, complicações e dor. Preparar a mulher de modo que ela saiba o que esperar durante a experiência peroperatória. Explicar os procedimentos de controle da dor pós-operatória que serão utilizados. Identificar precocemente a mulher de alto risco a fim de reduzir seu estresse
- Ensinar como a mudar de decúbito, respirar profundamente e tossir antes da cirurgia para evitar atelectasia no período pós-operatório e complicações respiratórias, como pneumonia
- Incentivar a mulher a verbalizar seus sentimentos. Algumas mulheres equiparam sua feminilidade à sua capacidade reprodutiva, e a perda do útero poderia evocar luto
- Completar todas as prescrições pré-operatórias em tempo hábil para possibilitar o repouso.

Cuidados pós-operatórios
- Fornecer medidas de conforto
- Administrar analgésicos imediatamente ou usar uma bomba com analgesia controlada pela paciente
- Administrar antieméticos para controlar as náuseas e os vômitos de acordo com a prescrição médica
- Trocar a roupa de cama e as vestes da paciente com frequência para promover a higiene
- Mudar a paciente de decúbito com frequência e usar travesseiros como apoio para promover o conforto e o controle da dor
- Avaliar a incisão, os curativos e o sangramento vaginal, e relatar caso o sangramento seja excessivo (encharcar um absorvente íntimo em 1 hora)

- Monitorar a eliminação e proporcionar aumento da ingestão de líquidos e fibras para evitar a constipação intestinal e o esforço para defecar
- Incentivar a deambulação ativa e os exercícios de amplitude de movimento enquanto estiver no leito a fim de evitar tromboflebite e estase venosa
- Monitorar os sinais vitais para detectar complicações precoces
- Ficar à vontade para discutir com a paciente as questões relacionadas com a sexualidade.

Planejamento da alta
- Aconselhar a paciente a reduzir seu nível de atividades para evitar a fadiga, que pode inibir a cicatrização
- Aconselhar a paciente a repousar quando estiver cansada e aumentar seu nível de atividades lentamente
- Orientar a paciente quanto à necessidade de repouso pélvico (não fazer sexo vaginal) por 6 semanas
- Instruir a paciente a evitar trabalhos pesados ou esforço físico por cerca de 6 semanas para evitar um aumento na pressão intra-abdominal, o que poderia enfraquecer as suturas
- Orientar a paciente em relação aos sinais e sintomas de infecção
- Aconselhar a mulher a tomar banho de chuveiro em vez de banheira para reduzir o risco de infecção
- Incentivar a paciente a ingerir uma dieta saudável, com aumento da ingestão de líquidos, para evitar a desidratação e o desequilíbrio hidreletrolítico
- Orientar a paciente a trocar o absorvente íntimo com frequência para evitar infecção
- Explicar e agendar consultas de acompanhamento conforme necessário
- Fornecer informações sobre os recursos comunitários de apoio/ajuda.

As consequências diretas desses danos incluem as incontinências urinária e fecal se o reto estiver envolvido. Essa condição tem atormentado as mulheres desde o início dos tempos. Estima-se que 2 milhões de mulheres em todo o mundo convivam com fístulas não tratadas (United Nations Population Fund [UNPF], 2019). Outra causa importante de traumatismo genital que leva ao desenvolvimento de fístulas genitais é a mutilação genital feminina, que inclui todos os procedimentos que envolvem a remoção parcial ou total da genitália externa feminina, especificamente do clitóris. Essa prática cultural, realizada principalmente na África e na Ásia, está recebendo atenção mundial como parte da agenda internacional de saúde pública no sentido reduzir e deter a sua incidência. As razões para a persistência dessa prática incluem rito de passagem, preservação da castidade, garantia da capacidade de casamento, religião, higiene, aumento da fertilidade e do prazer sexual para os homens (WHO, 2020b). Apesar de ser reconhecida internacionalmente como uma violação dos direitos humanos, 200 milhões de meninas e mulheres vivas na atualidade foram submetidas à mutilação genital e, se as taxas atuais persistirem, estima-se que mais 68 milhões serão mutiladas até 2030 (UNPF, 2020). Por causa da migração, os profissionais da saúde cada vez mais se confrontam com a gama de efeitos uroginecológicos negativos que resultam dessa prática. Os enfermeiros precisam ter uma compreensão mais profunda da história, das crenças culturais, das complicações clínicas e dos métodos de reconstrução cirúrgica para prestar cuidados culturalmente competentes a esse grupo especial de mulheres. Essas práticas culturais serão abordadas em detalhes no Capítulo 9.

Conduta terapêutica

Muitas fístulas pequenas cicatrizam sem tratamento, mas as fístulas grandes geralmente exigem reparo cirúrgico. A cirurgia pode ser adiada até que o edema ou a inflamação nos tecidos circundantes tenham se dissipado. A correção cirúrgica de fístulas está associada a elevada taxa de sucesso se for realizada em tempo hábil; entretanto, fístulas maiores e de longa duração têm pior prognóstico (Wall, 2019).

Avaliação de enfermagem

A anamnese deve incluir perguntas sobre quaisquer mudanças nos padrões vesicais e intestinais da mulher. Avalie os sinais e os sintomas comuns de fístulas, que estão relacionados com o tipo. Se a abertura envolver o reto, as fezes e os flatos sairão pela vagina. Se envolver a bexiga, a urina verterá pela vagina. Dependendo da localização e do tamanho da fístula, a mulher pode ou não sentir desconforto. O médico pode detectar essas aberturas anormais por meio de inspeção e palpação durante o exame pélvico. Os exames laboratoriais ou diagnósticos geralmente não são solicitados quando essa condição é encontrada.

Conduta de enfermagem

Forneça orientação e suporte. Ofereça informações que auxiliem a mulher a conhecer sua condição e, com intervenções adequadas, melhorem sua qualidade de vida. Comece certificando-se de que a mulher compreenda sua anatomia e por que apresenta esses sintomas. Forneça uma explicação completa das opções de tratamento para que ela possa tomar uma decisão informada. Seja sensível aos sentimentos de vergonha e de medo da mulher em relação à sua incontinência, os quais podem ser o motivo pelo qual ela demorou a procurar tratamento. Aborde todas as necessidades da paciente, tanto as físicas quanto as emocionais.

Cistos de Bartholin

Os **cistos de Bartholin** são estruturas saculares, tumefeitas e preenchidas por líquido resultantes da obstrução de um dos canais da glândula de Bartholin. O cisto pode ser infectado e um abscesso desenvolver-se na glândula. As glândulas de Bartholin são duas estruturas do tamanho de ervilhas secretoras de muco, com ductos de abertura localizados bilateralmente na base dos pequenos lábios, perto da abertura da vagina, que fornecem lubrificação durante a excitação sexual. Normalmente, essas glândulas não podem ser sentidas ou vistas, a menos que estejam infectadas. Os cistos de Bartholin são os tumores císticos mais comuns na vulva, ocorrendo em aproximadamente 2% das mulheres em algum momento de suas vidas (Chen, 2019).

Conduta terapêutica

O tratamento pode ser conservador ou cirúrgico, dependendo dos sinais e dos sintomas, do tamanho do cisto e se está ou não infectado. Cistos pequenos assintomáticos não requerem tratamento. Banhos de assento mais analgésicos são utilizados para reduzir o desconforto. Antibióticos são prescritos se as glândulas estiverem infectadas. O objetivo do tratamento dos cistos ou abscessos é criar um trajeto fistuloso do ducto dilatado até o exterior da vulva por meio de incisão e drenagem; no entanto, eles tendem a recidivar se essa opção for utilizada.

As opções de tratamento além da incisão e drenagem são a colocação de um cateter Word® ou um tubo plástico com pequenos laços fixado no local para evitar o fechamento e permitir a drenagem. O uso de um *laser* de dióxido de carbono para remover o cisto também é possível. Depois que o cateter Word® é inserido, a ponta do balão é insuflada e mantida no local durante 4 a 6 semanas. O tubo plástico é removido em aproximadamente 3 semanas. Ambos os procedimentos são alternativas seguras e efetivas à cirurgia (Magowan et al., 2018). O tratamento da gestante com um cisto de Bartholin depende da intensidade dos sinais e dos sintomas, assim como da presença ou não de infecção. A cirurgia pode ser adiada até depois do parto, caso não haja sinais e sintomas.

Avaliação de enfermagem

A avaliação de enfermagem para a mulher com um cisto de Bartholin inclui anamnese detalhada, exame físico e exames laboratoriais e diagnósticos.

ANAMNESE

A anamnese deve incluir perguntas sobre as práticas sexuais da mulher e as medidas de proteção utilizadas. Avalie os sinais e os sintomas comuns dos cistos de Bartholin. A mulher pode ser assintomática se o cisto for pequeno (menos de 5 cm) e não infectado. Se houver infecção, os sinais e os sintomas incluem vários graus de dor, especialmente ao caminhar ou se sentar, edema unilateral, vermelhidão ao redor da glândula e dispareunia. Uma inflamação extensa pode causar sinais e sintomas sistêmicos. Ocorre formação de abscessos quando o líquido cístico se torna infectado. Em geral, o abscesso se desenvolve rapidamente em um período de 2 a 3 dias, podendo se romper de maneira espontânea. Um relato de alívio súbito da dor após secreção profusa é altamente sugestivo de ruptura espontânea (Oyelowo & Johnson, 2018).

EXAME FÍSICO E EXAMES LABORATORIAIS E DIAGNÓSTICOS

O diagnóstico de cistos ou abscessos de Bartholin é feito principalmente durante o exame físico, quando é encontrada uma massa protrusa dolorosa nos lábios do pudendo. Em mulheres com mais de 40 anos, o risco de malignidade é aumentado, tipicamente sob a forma de sarcomas, que representam 2% de todas as neoplasias malignas vulvares invasivas. Eles são caracterizados por rápido crescimento, alto potencial metastático, recorrências frequentes, comportamento agressivo e alta taxa de mortalidade (Dey, 2019). Devem ser coletadas amostras do líquido purulento do abscesso e do colo do útero para pesquisa de *Neisseria gonorrhoeae* e *Chlamydia trachomatis* a fim de descartar a ocorrência de uma infecção sexualmente transmissível.

Conduta de enfermagem

Os enfermeiros devem estar cientes e bem-informados em relação aos cistos vulvares e às opções de tratamento. A mulher pode estar ciente de um cisto vulvar devido à dor ou não o perceber se for assintomático. O cisto de Bartholin pode ser um achado incidental durante um exame ginecológico de rotina. Explique a causa do cisto e auxilie na coleta de material para as culturas se necessário. Incentive e dê apoio.

Cistos ovarianos

O **cisto ovariano** é uma bolsa cheia de líquido que se forma no ovário (Figura 7.5). Esses crescimentos comuns são benignos em 90% das vezes e são assintomáticos em muitas mulheres. Os cistos são descobertos incidentalmente durante uma ultrassonografia ou exame ginecológico de

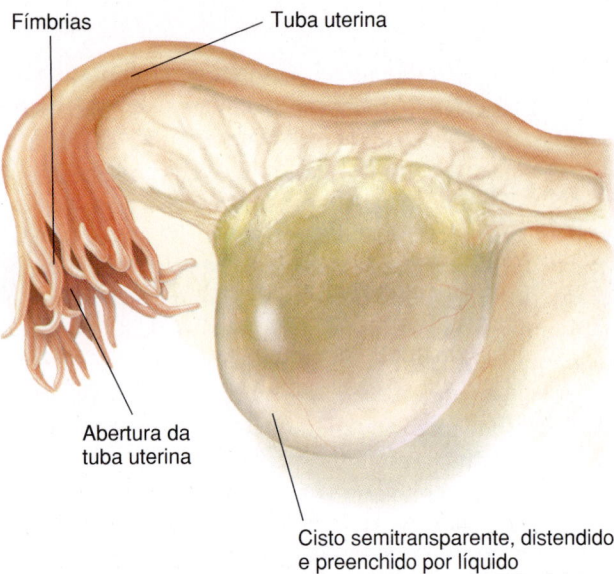

Fímbrias

Tuba uterina

Abertura da tuba uterina

Cisto semitransparente, distendido e preenchido por líquido

FIGURA 7.5 Cisto ovariano. (Fonte: Anatomical Chart Co.)

rotina. Os cistos ovarianos ocorrem em 30% das mulheres com menstruações regulares, em 50% daquelas com menstruações irregulares e em 7% das mulheres na pósmenopausa (Hopkins, 2019). Quando os cistos aumentam de tamanho e comprimem as estruturas vizinhas, as mulheres costumam procurar ajuda médica.

Tipos de cistos ovarianos

Os cistos ovarianos benignos mais comuns são os cistos foliculares, os cistos de corpo-lúteo (luteínicos) e os cistos tecaluteínicos. Embora a síndrome dos ovários policísticos (SOP) inclua o termo "cisto", os "cistos" que se formam são, na verdade, folículos. Essa condição, no entanto, será discutida aqui.

CISTOS FOLICULARES

Pequenos cistos foliculares são com frequência encontrados nos ovários de meninas pré-púberes e mulheres em idade fértil e, na maioria dos casos, não têm significado clínico. Em geral, são autolimitantes e se resolvem de maneira espontânea. Os cistos foliculares são causados pela incapacidade do folículo ovariano em se romper no momento da ovulação. Eles raramente crescem mais de 5 cm de diâmetro, e a maioria regride e não requer tratamento. Podendo ocorrer em qualquer idade e sendo raros após a menopausa, eles são detectados por ultrassonografia transvaginal.

CISTOS DE CORPO-LÚTEO (LUTEÍNICOS)

Os cistos de corpo-lúteo formam-se quando o corpolúteo se torna cístico ou hemorrágico e não se degenera após 14 dias. Esses cistos podem causar dor e atrasar o próximo ciclo menstrual. A ultrassonografia pélvica ajuda a fazer o diagnóstico. Tipicamente, esses cistos aparecem após a ovulação e desaparecem sem intervenção.

CISTOS TECALUTEÍNICOS

Níveis anormalmente elevados e prolongados de gonadotrofina coriônica humana (hCG) estimulam o desenvolvimento de cistos tecaluteínicos. Embora raros, esses cistos estão associados a mola hidatiforme, coriocarcinoma, síndrome dos ovários policísticos e tratamento com clomifeno.

SÍNDROME DOS OVÁRIOS POLICÍSTICOS

A **síndrome dos ovários policísticos (SOP)** é a condição endócrina mais comum em mulheres em idade fértil, acometendo 5 a 20% delas. Trata-se de uma condição heterogênea que envolve a presença de múltiplos folículos inativos dentro do ovário que interferem na função ovariana. Na SOP, os folículos têm uma aparência semelhante a um cisto. Com o funcionamento normal, o óvulo amadurece e o folículo o libera, mas na SOP os óvulos nunca amadurecem e a ovulação não ocorre. É uma doença multifacetada e os pontos centrais de sua patogênese são a hiperandrogenemia e a hiperinsulinemia, que são os alvos de tratamento (Lucidi, 2019). A condição está associada a obesidade, hiperinsulinemia, níveis elevados de hormônio luteinizante (ligado à ovulação), níveis elevados de andrógenos (virilização), hirsutismo (crescimento de pelos com padrão masculino), apneia obstrutiva do sono, atresia folicular (falha do crescimento ovariano), crescimento ovariano e formação de cistos, anovulação (incapacidade de ovular), infertilidade, diabetes melito tipo 2, apneia do sono, amenorreia (períodos menstruais ausentes ou irregulares), síndrome metabólica, caracterizada por obesidade abdominal (circunferência da cintura > 89 cm), dislipidemia (triglicerídeos > 150 mg/dℓ, colesterol da lipoproteína de alta densidade < 50 mg/dℓ), pressão arterial elevada, estado pró-inflamatório caracterizado por nível elevado de proteína C reativa e estado pró-trombótico caracterizado por níveis elevados de PAI-1 e fibrinogênio. Estudos recentes também indicam que a SOP está associada a aumento no risco de miomas uterinos, depressão, desfechos adversos da gravidez e complicações neonatais. Uma recente metanálise constatou que as mulheres com SOP têm um risco significativamente mais elevado de desenvolver diabetes gestacional, hipertensão arterial gestacional, pré-eclâmpsia, parto prematuro e taxa mais elevada de cesariana quando em comparação aos controles (Gilbert et al., 2018). Com uma prevalência estimada de 5 a 10% de todas as mulheres, a SOP é a causa mais comum de infertilidade medicamente passível de tratamento, sendo responsável por 70% dos casos de subfertilidade anovulatória e por até 20% dos casos de infertilidade (Pasquali, 2018).

ATENÇÃO!

Atenção especial deve ser dada a essa condição porque as mulheres afetadas correm risco aumentado de problemas de saúde a longo prazo, tais como doenças cardiovasculares, hipertensão arterial, dislipidemia, diabetes melito tipo 2 (metade de todas as mulheres), infertilidade e câncer (de endométrio, mama e ovário) (Gilbert et al., 2018).

Inicialmente, a SOP era chamada de síndrome de Stein-Leventhal em homenagem a seus pesquisadores, mas agora é reconhecida como uma síndrome anabólica. Infelizmente, menos de dois terços das mulheres estão conscientes de seu diagnóstico ou do alto risco concomitante para o desenvolvimento de diabetes melito tipo 2 e de doença cardiovascular relacionado com a síndrome metabólica. Sua etiologia não está claramente compreendida, mas os estudos sugerem um componente genético (autossômico dominante). As mulheres com SOP apresentam anormalidades tanto no metabolismo de androgênios e estrogênios como também no controle da produção de androgênios. Além disso, elas têm resistência periférica à insulina, hiperinsulinemia e obesidade (Oyelowo & Johnson, 2018). Todas essas manifestações clínicas devem ser abordadas durante toda a vida, com ênfase na prevenção dos riscos cardiometabólicos no plano de tratamento.

Conduta terapêutica

O diagnóstico é baseado na presença de pelo menos dois dos seguintes critérios: hiperandrogenismo (evidenciado por excesso de testosterona ou por hirsutismo), disfunção ovariana (anovulação) e detecção da morfologia específica do ovário policístico. O tratamento é centrado nas manifestações clínicas e deve ser iniciado precocemente para evitar ou limitar as complicações a longo prazo, como a síndrome metabólica, o diabetes melito, o carcinoma de endométrio e a infertilidade (Pasquali, 2018). Contraceptivos orais, agentes hipoglicemiantes e estatinas são algumas das terapias comumente prescritas para tratar os sinais/sintomas dessa condição hormonal complexa. A perda de peso corporal e a cirurgia também podem ser opções não farmacológicas benéficas.

O tratamento dos cistos ovarianos é voltado para a diferenciação de um cisto benigno de um tumor ovariano maligno sólido. A ultrassonografia transvaginal é útil para distinguir cistos preenchidos por líquido de massas sólidas. A laparoscopia pode ser necessária para remover o cisto se ele for grande e estiver pressionando as estruturas circunjacentes. No caso de cistos menores, pode ser indicado o monitoramento com ultrassonografias repetidas a cada 3 a 6 meses (Mitchell-Levy e Marsh, 2018). Os contraceptivos orais são frequentemente prescritos para suprimir os níveis de gonadotrofina, o que pode ajudar a resolver os cistos. Medicação para dor também é prescrita, se necessário.

O tratamento clínico da SOP visa corrigir os distúrbios metabólicos, a anovulação, o hirsutismo e as irregularidades menstruais. Isso inclui terapias farmacológica e não farmacológica em conjunto com modificações no estilo de vida. Os objetivos do tratamento são reduzir a produção e os níveis de androgênios circulantes, proteger o endométrio contra os efeitos dos estrogênios sem oposição, apoiar as mudanças no estilo de vida para alcançar o peso corporal ideal, diminuir o risco de doenças cardiovasculares, evitar os efeitos da hiperinsulinemia sobre o risco de doenças cardiovasculares e de diabetes melito e induzir a ovulação para conseguir a gravidez, se desejada. As modalidades de tratamento para a SOP estão destacadas no Boxe 7.3.

Avaliação de enfermagem

A avaliação de enfermagem para a mulher com SOP inclui anamnese completa, exame físico e exames laboratoriais e diagnósticos.

ANAMNESE

A anamnese deve incluir perguntas sobre os sinais e os sintomas da mulher, tais como o início, a localização, a frequência, a qualidade, a intensidade e os fatores que agravam e aliviam seu desconforto. Pergunte sobre o último ciclo menstrual e se seus ciclos são regulares ou não, assim como sobre seu estado de saúde geral e quaisquer alterações observadas recentemente, como mudança na circunferência abdominal sem ganho de peso concomitante. Avalie se há os sinais e os sintomas comuns dos cistos ovarianos. Os achados podem incluir:

- Hirsutismo (face e queixo, lábio superior, aréola, abdome inferior e períneo)
- Alopecia (região frontal e coroa da cabeça)
- Virilização (hipertrofia do clitóris, engrossamento da voz, aumento da massa muscular, atrofia da mama, calvície de padrão masculino)
- Irregularidade menstrual e infertilidade (menorragia, anovulação
- Ovários policísticos (12 ou mais folículos nos ovários)
- Obesidade (acomete mais de 50% das mulheres com SOP; ocorre na região abdominal, com aumento na razão cintura-quadril)

BOXE 7.3 Modalidades de tratamento para a SOP.

- Anovulatórios orais para tratar irregularidades menstruais e acne
- Depilação mecânica (depilar-se com lâmina, cera, pinça ou eletrólise) para tratar o hirsutismo
- Uso de metformina, que melhora a absorção de insulina pelas células adiposas e musculares, para tratar a hiperinsulinemia; tiazolidinedionas para diminuir a resistência à insulina
- Agentes de indução de ovulação para tratar a infertilidade
- Mudanças no estilo de vida (p. ex., perda de peso corporal, exercícios, dieta balanceada com baixo teor de gordura)
- Encaminhamento para grupos de apoio para ajudar a melhorar o estado emocional e reforçar a autoestima.

Steegers, E. A. P., Fauser, B. C. J. M., Hilders, C. G. J. M., Jaddoe, V. W. V., Massuger, L. F. A. G., van der Post, J. A. M., & Schoenmakers, S (Eds.). (2019). *Textbook of obstetrics and gynecology: A life course approach.* Springer Publishers; Pasquali, R. (2018). Contemporary approaches to the management of polycystic ovarian syndrome. *Therapeutic Advances in Endocrinology and Metabolism, 9*(4), 123–134; e Lucidi, R. S. (2019). Polycystic ovarian syndrome. *eMedicine.* Disponível em: https://emedicine.medscape.com/article/256806-overview. Acesso em: 19 set. 2019.medscape.com/article/256806-overview.

- Resistência à insulina (a hiperinsulinemia crônica leva ao diabetes melito tipo 2)
- Síndrome metabólica (elevação dos níveis sanguíneos de colesterol, de triglicerídeos e da lipoproteína de baixa densidade; risco de doença cardiovascular)
- Aumento do risco de câncer de endométrio, de ovário e de mama
- Impacto psicológico (depressão, frustração, ansiedade, transtornos alimentares) (ver Prática baseada em evidências 7.2)
- Acne (face e ombros) (Lucidi, 2019).

EXAME FÍSICO E EXAMES LABORATORIAIS E DIAGNÓSTICOS

O exame físico inclui inspeção, ausculta e palpação do abdome, pois grandes massas ovarianas podem causar alterações visíveis no abdome. Um exame ginecológico completo é realizado para avaliar a localização, o tamanho, a forma, a textura, a mobilidade e a sensibilidade de qualquer massa palpável.

Os exames diagnósticos incluem um teste de gravidez para descartar a possibilidade de gravidez ectópica. Os testes para gonorreia e clamídia são necessários se houver suspeita de abscesso ovariano. Uma ultrassonografia pode ser solicitada para diferenciar entre cistos ovarianos simples ou funcionais de um tumor sólido. Exames adicionais podem ser realizados, dependendo dos achados.

Lembra-se de Liz, a paciente com irregularidades menstruais, pelos faciais e acne? Seu nível sanguíneo de glicose está elevado, foram palpados múltiplos cistos em seus ovários durante o exame ginecológico, e os exames laboratoriais encontraram níveis sanguíneos elevados de lipídios e lipoproteínas. Quais orientações o enfermeiro deve fornecer a Liz em relação ao seu diagnóstico de SOP? Que medicamentos podem ser prescritos para corrigir seus valores laboratoriais anormais?

Conduta de enfermagem

Os cuidados de enfermagem devem incluir orientações sobre a doença, opções de tratamento, preparação para exames diagnósticos e encaminhamento para a cirurgia, se necessário. Ofereça apoio e segurança durante o período de diagnóstico para aliviar a ansiedade da paciente e de sua família. Tranquilize a mulher informando que a maioria dos cistos ovarianos é benigna, mas enfatize a importância dos cuidados de acompanhamento. Ouça as preocupações da mulher sobre sua aparência, infertilidade e crescimento de pelos faciais. Ofereça sugestões para ajudá-la a se sentir melhor consigo mesma e com a sua saúde.

Os enfermeiros podem exercer um impacto positivo nas mulheres com SOP por meio de aconselhamento e orientação. Forneça apoio às mulheres que lidam com uma autoimagem negativa em decorrência das manifestações físicas da síndrome. Por meio de orientações, ajude-as a compreender a síndrome e seus fatores de risco associados a fim de evitar problemas de saúde a longo prazo. Incentive a mulher a fazer mudanças positivas em seu estilo de vida. Faça encaminhamentos para grupos de apoio locais da comunidade para ajudá-la a desenvolver suas habilidades de enfrentamento.

Liz retorna à clínica 1 mês depois para reavaliação de sua SOP. Ela tomou metformina para reduzir sua resistência à insulina, seguiu um programa de exercícios físicos e reduziu o consumo calórico para perder peso, mas ainda se queixa dos pelos faciais e da acne. Que intervenções podem ser úteis para resolver esses problemas? Há medicamentos que podem ser prescritos para regular sua menstruação e aliviar o hirsutismo?

PRÁTICA BASEADA EM EVIDÊNCIAS 7.2   Transtornos psiquiátricos em mulheres com síndrome dos ovários policísticos: revisão sistemática e metanálise

ESTUDO

A síndrome dos ovários policísticos (SOP) é um distúrbio endócrino comum que afeta até 15% das mulheres em idade reprodutiva. Pesquisas anteriores sugeriram que a SOP pode estar associada a transtornos de humor e psiquiátricos. O objetivo deste estudo é avaliar a prevalência de qualquer transtorno psiquiátrico em mulheres com SOP.

Achados

A revisão incluiu 57 estudos envolvendo 172.040 mulheres. A maioria dos estudos abordou depressão e ansiedade, mas alguns se concentraram em transtornos bipolares e obsessivo-compulsivos. Utilizando várias escalas, a gravidade dos sintomas de depressão, ansiedade, transtorno bipolar, transtorno obsessivo-compulsivo e transtornos de somatização foi maior entre as mulheres com SOP em comparação com aquelas sem a síndrome.

Implicações para a enfermagem

Com base neste estudo, é importante que os enfermeiros compreendam que a SOP está associada a risco aumentado de diagnósticos de depressão, ansiedade e transtornos bipolares e obsessivo-compulsivos e, também, a agravamento dos sintomas de depressão, ansiedade, transtorno obsessivo-compulsivo e queixas de somatização. A alta prevalência desses transtornos psicológicos nessa população sugere que o exame inicial de todas as mulheres com SOP também deve incluir uma avaliação de sua saúde mental. O apoio psicológico do enfermeiro assume um importante papel no manejo das mulheres portadoras de SOP. Isso não sugere que a terapia médica da SOP não seja necessária, mas a total cooperação entre o tratamento médico e o apoio psicológico melhoraria a situação das mulheres afetadas por essa síndrome. Os aspectos físicos e psicossociais da conduta na SOP caminham juntos. Atingir as metas de controle físico (p. ex., perda de peso e redução das manifestações de hiperandrogenismo) pode reduzir alguns dos efeitos psicossociais desconfortáveis e aumentar a autoestima.

Adaptado de Brutocao, C., Zaiem, F., Alsawas, M., Morrow, A. S., Murad, M. H., & Javed, A. (2018). Psychiatric disorders in women with polycystic ovary syndrome: A systematic review and meta-analysis. *Endocrine*, 62(2), 318-325.

CONCEITOS FUNDAMENTAIS

- ⦿ Os distúrbios do assoalho pélvico, como o prolapso de órgãos pélvicos e as incontinências urinária e fecal, são condições prevalentes em mulheres idosas. Eles causam morbidades física e psicológica significativas, afetando negativamente as interações sociais, o bem-estar emocional e a qualidade de vida geral das mulheres

- ⦿ Os quatro tipos mais comuns de prolapso genital são a cistocele, a retocele, a enterocele e o prolapso uterino

- ⦿ O propósito dos exercícios para os músculos do assoalho pélvico é aumentar o volume muscular, o que resultará em uma contração muscular mais forte. Esses exercícios podem limitar a progressão do prolapso leve e aliviar seus sinais e seus sintomas, tais como a lombalgia e a sensação de pressão pélvica

- ⦿ A incontinência urinária consiste no extravasamento involuntário de urina suficiente para ser um problema social ou de higiene. Ocorre em aproximadamente 15 milhões de mulheres nos EUA

- ⦿ Os três tipos mais comuns de incontinência urinária são a incontinência de urgência (bexiga hiperativa causada por contrações do músculo detrusor), a incontinência de esforço (função inadequada do esfíncter urinário) e a incontinência mista (envolve tanto a incontinência de esforço quanto a de urgência)

- ⦿ Os tumores benignos mais comuns do sistema genital são os pólipos cervicais, endocervicais e endometriais, os miomas uterinos (leiomiomas), as fístulas genitais, os cistos de Bartholin e os cistos ovarianos

- ⦿ A SOP consiste na presença de múltiplos folículos inativos dentro do ovário que interferem na função ovariana. O hiperandrogenismo, a resistência à insulina e a anovulação crônica caracterizam a síndrome. Atenção especial deve ser dada a essa condição porque as mulheres afetadas apresentam risco aumentado de problemas de saúde a longo prazo, tais como doenças cardiovasculares, hipertensão arterial, dislipidemia, infertilidade, diabetes melito tipo 2 e câncer (endometrial, de mama e de ovário).

REFERÊNCIAS BIBLIOGRÁFICAS E LEITURA SUGERIDA

American College of Obstetricians and Gynecologists (ACOG). (2018). *Surgery for pelvic organ prolapse.* Retrieved June 16, 2020, from https://www.acog.org/Patients/FAQs/Surgery-for-Pelvic-Organ-Prolapse#ar

American College of Obstetricians and Gynecologists (ACOG). (2019). Pelvic organ prolapse. ACOG Practice Bulletin, Number 214. *Obstetrics & Gynecology, 134*(5), 126–142.

Aube, M., & Tu, L. M. (2018). Current trends and future perspectives in pelvic reconstructive surgery. *Women's health.* https://doi.org/10.1177/1745506518776498

Bodner-Adler, B., Bodner, K., Stinglmeier, A., Kimberger, O., Halpern, K., Koelbl, H., & Umek, W. (2019). Prolapse surgery verses vaginal pessary in women with symptomatic pelvic organ prolapse: Which factors influence the choice of treatment? *Archives of Gynecology and Obstetrics, 299*(3), 773–777. https://doi.org/10.1007/s00404-019-05046-7

Bradley, C. S. (2018). Progress toward understanding pelvic organ prolapse. *American Journal of Obstetrics and Gynecology, 218*(3), 267–268.

Brutocao, C., Zaiem, F., Alsawas, M., Morrow, A. S., Murad, M. H., & Javed, A. (2018). Psychiatric disorders in women with polycystic ovary syndrome: A systematic review and meta-analysis. *Endocrine, 62*(2), 318–325.

Centers for Disease Control and Prevention (CDC). (2019). *Data and statistics: Hysterectomy.* Retrieved June 16, 2020, from https://www.cdc.gov/reproductivehealth/data_stats/index.htm

Chen, K. T. (2019). Bartholin gland masses: Diagnosis and management. UpToDate. Retrieved June 15, 2020, from https://www.uptodate.com/contents/bartholin-gland-masses-diagnosis-and-management

Chodankar, R., & Allison, J. (2018). New horizons in fibroid management. *Current Obstetrics and Gynecology Reports, 7*(2), 106–115.

Clements, J. L. (2019). Vaginal pessaries: Indications, devices, and approach to selection. UpToDate. Retrieved January 27, 2020, from https://www.uptodate.com/contents/vaginal-pessary-treatment-of-prolapse-and-incontinence

Dey, P. (2019). *Color atlas of female genital tract pathology.* Springer Publishers.

Dumoulin, C., Cacciari, L. P., & Hay-Smith, E. J. C. (2018). Pelvic floor muscle training verses no treatment, or inactive control treatments, for urinary incontinence in women. *Cochrane Database of Systematic Reviews 2018*, Issue 10. Art No: CD005654. https://doi.org/10.1002/14651858.CD005654.pub4.

Gilbert, E. W., Tay, C. T., Hiam, D. S., Teede, H. J., & Moran, L. J. (2018). Comorbidities and complications of polycystic ovarian syndrome: An overview of systematic reviews. Clinical Endocrinology. https://doi.org/10.1111/cen.13828

Hartigan, S. M., & Smith, A. L. (2018). Disparities in female pelvic floor disorders. *Current Urology Reports, 19*: 16. https://doi.org/10.1007/s11934-018-0766-3

Hopkins, M. P. (2019). *Ovarian cysts.* BMJ Best Practice. Retrieved June 16, 2020, from https://bestpractice.bmj.com/topics/en-us/660

Hu, J. S., & Pierre, E. F. (2019). Urinary incontinence in women: Evaluation and management. *American Family Physician. 100*(6), 339–348.

International Continence Society. (2020). *ICS: Terminology.* Retrieved June 16, 2020, from https://www.ics.org/terminology/113

International Urogynecological Association (IUGA). (2019). *Female incontinence.* Retrieved June 16, 2020, from https://www.womens-health-concern.org/help-and-advice/factsheets/female-incontinence/

Jarvis, C. (2019). *Physical examination and health assessment.* (8th ed.). Saunders Elsevier.

Jelovsek, J. E. (2020). Pelvic organ prolapse in women: Choosing a primary surgical procedure. *UpToDate.* Retrieved May 12, 2020, from https://www.uptodate.com/contents/pelvic-organ-prolapse-in-women-choosing-a-primary-surgical-procedure

Kinkel, K., Ascher, S. M., & Reinhold, C. (2018). Benign disease of the uterus. In: Hodler, J., Kubik-Huch, R., & vob Schulthess, G. (Eds.), *Diseases of the abdomen and pelvis 2018–2021. IDKD Springer Series.* Springer Publishers.

Kohi, M. P., & Spies, J. B. (2018). Updates on uterine artery embolization. *Seminars in Interventional Radiology, 35*(1), 48–55.

Kroncke, T., & David, M. (2019). *Uterine artery embolization (UAE) for fibroid treatment—Results of the* 7th *Radiological*

Gynecological Expert Meeting. https://www.ncbi.nlm.nih.gov/pubmed/31137043

Lazarou, G. (2019). Pelvic organ prolapse. *eMedicine.* Retrieved October 15, 2019, from https://emedicine.medscape.com/article/276259-overview#a5

Lucidi, R. S. (2019). Polycystic ovarian syndrome. *eMedicine.* Retrieved September 19, 2019, from https://emedicine.medscape.com/article/256806-overview

Lukacz, E. S. (2019). Treatment of urinary incontinence in women. *UpToDate.* Retrieved June 4, 2020, from https://www.uptodate.com/contents/treatment-of-urinary-incontinence-in-women

Magowan, B., Owen, P., & Thomson, A. (2018). *Clinical obstetrics & gynecology* (4th ed.). Elsevier.

Milsom, I., & Gyhagen, M. (2018). Breaking news in the prediction of pelvic floor disorders. *Best practice & research clinical obstetrics & gynecology.* https://doi.org/10.1016/j.bpobgyn.2018.05.004

Mitchell-Levy, J., & Marsh, F. (2018). *Polycystic ovary syndrome.* Retrieved June 16, 2020, from http://nursing.advanceweb.com/polycystic-ovary-syndrome/

Nager, C. W., & Tan-Kim, J. (2019). Pelvic organ prolapse and stress urinary incontinence in women: Surgical treatment. *UpToDate.* Retrieved February 27, 2019, from https://www.uptodate.com/contents/pelvic-organ-prolapse-and-stress-urinary-incontinence-in-women-surgical-treatment

National Institutions of Health (NIH). (2018). *Other treatments for fibroids.* Retrieved June 16, 2020, from https://www.nichd.nih.gov/health/topics/uterine/conditioninfo/treatments/other-treatments

Office on Women's Health. (2019). *Pelvic organ prolapse.* Retrieved May 14, 2020, from https://www.womenshealth.gov/a-z-topics/pelvic-organ-prolapse

Oyelowo, T., & Johnson, J. (2018). *A guide to women's health* (2nd ed.). Jones & Bartlett Learning.

Pasquali, R. (2018). Contemporary approaches to the management of polycystic ovarian syndrome. *Therapeutic Advances in Endocrinology and Metabolism, 9*(4), 123–134.

Radziminska, A., Straqczyriska, A., Weber-Rajek, M., Styczyriska, H., Strojek, K., & Piekorz, Z. (2018). The impact of pelvic floor muscle training on the quality of life of women with urinary incontinence: A systematic literature review. *Clinical Interventions in Aging, 13*: 957–965. https://doi.org/10.2147/CIA.S160057

Rogers, R. G., & Fashokun, T. B. (2019). Pelvic organ prolapse in women: Epidemiology, risk factors, clinical manifestations, and management. *UpToDate.* Retrieved February 11, 2020, from https://www.uptodate.com/contents/pelvic-organ-prolapse-in-women-epidemiology-risk-factors-clinical-manifestations-and-management

Schillo, K. (2019). *Anatomy and physiology: Form, function, and homeostasis.* Cognella Publishing.

Siddiqui, N. Y., Wiseman, J. B., Cella, D., Bradley, C. S., Lai, H. H., Helmuth, M. E., & LURN. (2018). Mental health, sleep and physical function in treatment seeking women with urinary incontinence. *Journal of Urology, 200*(4), 848–855.

Skidmore-Roth, L. (2021). *Mosby's 2019 nursing drug reference* (34th ed.). Mosby Elsevier.

Steegers, E. A. P., Fauser, B. C. J. M., Hilders, C. G. J. M., Jaddoe, V. W. V., Massuger, L. F. A. G., van der Post, J. A. M., & Schoenmakers, S. (Eds.). (2019). *Textbook of obstetrics and gynecology: A life course approach.* Springer Publishers.

Stewart, E. (2018). Assessment and management of urinary incontinence in women. *Nursing Standard.* https://doi.org/10.7748/ns.2018.e11148

Stewart, E. A., & Purdy, M. P. (2019). Alternatives to traditional surgery for fibroids. *Contemporary OB/GYN, 64*(9). Retrieved June 16, 2020, from https://www.contemporaryobgyn.net/fibroids/alternatives-traditional-surgery-fibroids

Tso, C., & Lee, W. (2018). Postmenopausal women and urinary incontinence. *American Nurse Today, 13*(1). Retrieved June 16, 2020, from https://www.americannursetoday.com/postmenopausal-women-urinary-incontinence/

United Nations Population Fund (UNPF). (2019). Obstetric fistula. Retrieved June 16, 2020, from https://www.unfpa.org/obstetric-fistula

United Nations Population Fund (UNPF). (2020). Top 5 things you didn't know about female genital mutilation. Retrieved June 16, 2020, from https://www.unfpa.org/news/top-5-things-you-didnt-know-about-female-genital-mutilation

Wall, L. L. (2019). Obstetric fistulas in resource-limited settings. *UpToDate.* Retrieved April 10, 2020, from https://www.uptodate.com/contents/obstetric-fistulas-in-resource-limited-settings

World Health Organization (WHO). (2018). Obstetric fistula. Retrieved June 16, 2020, from https://www.who.int/features/factfiles/obstetric_fistula/en/

World Health Organization (WHO). (2020a). Female genital mutilation. Retrieved June 16, 2020, from http://www.who.int/news-room/fact-sheets/detail/female-genital-mutilation

World Health Organization (WHO). (2020b). Improving access to high quality care for obstetric fistula. Retrieved June 16, 2020, from https://www.who.int/reproductivehealth/topics/maternal_perinatal/fistula-study/en/

Young, N., Atan, I. K., Rohjas, R. G., & Dietz, H. P. (2018). Obesity: How much does it matter for female pelvic organ prolapse? *International Urogynecology Journal, 29*(8), 1129–1134.

EXERCÍCIOS SOBRE O CAPÍTULO

QUESTÕES DE MÚLTIPLA ESCOLHA

1. Ao avaliar uma paciente com mioma uterino, que dados subjetivos você esperaria encontrar na anamnese?

   a. Enxaqueca cíclica
   b. Infecções urinárias
   c. Dor pélvica crônica
   d. Constipação intestinal crônica

2. As opções de tratamento conservador disponíveis para as mulheres com prolapso de órgãos pélvicos são:

   a. Pessários e exercícios para os músculos do assoalho pélvico
   b. Dispositivos externos de fixação pélvica
   c. Ganho de peso corporal e ioga
   d. Roupas íntimas reforçadas e cintas.

3. Qual das seguintes modificações alimentares e de estilo de vida o enfermeiro pode recomendar para ajudar a evitar o relaxamento pélvico conforme as mulheres envelhecem?

   a. Ingerir uma dieta rica em fibras para evitar a constipação intestinal e o esforço à defecação
   b. Evitar permanecer sentada por períodos prolongados; levantar-se e caminhar com frequência
   c. Limitar os exercícios físicos para evitar o desenvolvimento excessivo dos músculos
   d. Dar um intervalo de em 1 ano entre os partos para poupar o útero

4. As mulheres com SOP apresentam maior risco de desenvolver qual dos seguintes problemas de saúde a longo prazo?

   a. Osteoporose
   b. Lúpus
   c. Diabetes melito tipo 2
   d. Enxaqueca

5. Os efeitos colaterais apresentados pelas mulheres que fazem uso de agonistas do GnRH para o tratamento de miomas se assemelham muito aos da:

   a. Anorexia nervosa
   b. Osteoartrite
   c. Depressão
   d. Menopausa

6. Ao fazer a anamnese de uma mulher de 65 anos, qual manifestação clínica descrita pela paciente levaria o enfermeiro a suspeitar de prolapso de órgãos pélvicos?

   a. Dor abdominal crônica
   b. Sensação de peso ou tração na vagina
   c. Cólica uterina e dorsalgia
   d. Ganho de peso corporal e edema maleolar

EXERCÍCIOS DE RACIOCÍNIO CRÍTICO

1. Faith, uma multípara de 42 anos, chega à clínica de atendimento com queixa de dor pélvica, menorragia e secreção vaginal. Ela diz que está com esses problemas há vários meses. No exame, seu útero está aumentado de tamanho e tem um formato irregular. Seus exames de sangue revelam anemia.

   a. Qual condição pode estar afetando Faith com base em seus sinais e sintomas?
   b. Quais opções de tratamento estão disponíveis para lidar com essa condição?
   c. Que orientações o enfermeiro deve discutir com Faith?

ATIVIDADES DE ESTUDO

1. Prepare uma sessão de orientações para ensinar as mulheres a fazer os exercícios para os músculos do assoalho pélvico para evitar a incontinência de esforço e o relaxamento do assoalho pélvico.
2. Em um pequeno grupo, discuta as questões pessoais, sociais e sexuais que podem afetar a mulher com prolapso genital. Como esses problemas podem afetar sua socialização? Como um grupo de apoio pode ajudar?
3. Liste os sinais e os sintomas que a mulher com miomas uterinos pode apresentar. Discuta como esses sinais e sintomas podem simular uma condição mais assustadora e por que a mulher pode tardar em procurar tratamento.
4. Uma bexiga que se projeta para a vagina é um(a) _____.
5. Um reto que se projeta para a vagina é um(a) _____.

ESTUDO DE CASO

Elizabeth, uma mulher de 52 anos, procura o ambulatório ginecológico para falar sobre um "terrível problema pessoal" que está arruinando sua vida. Ela parece muito angustiada e deseja falar com o enfermeiro em particular. Há alguns meses, quando estava passeando com seu cão, ela sentiu uma súbita urgência retal que pensou ser flatos, mas, em vez disso, expeliu fezes. Nos últimos meses, sua incontinência fecal agravou-se em intensidade e frequência, provocando extrema tensão. Para evitar constrangimento, ela tem faltado ao trabalho e declinado convites sociais. Atualmente, usa absorventes e fraldas descartáveis.

AVALIAÇÃO

Elizabeth é saudável e não está tomando medicamentos prescritos. Ela teve cinco partos vaginais, com três episiotomias. Seu índice de massa corporal é 27, tem incontinência urinária de esforço leve e uma retocele de baixo grau, com discreta diminuição do tônus do esfíncter anal. O exame ginecológico revelou prolapso de órgão pélvico. O toque retal descartou a possibilidade de impactação fecal e massa no reto. Também foi obtido um histórico detalhado de seus episódios de incontinência.

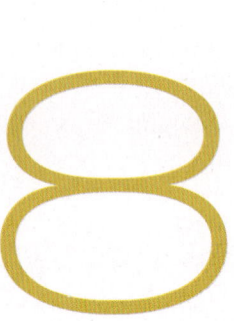

8

REFLEXÕES
A palavra "câncer" pode causar medo em quem a ouve; todavia, quando se trata de um órgão genital, esse temor muitas vezes é amplificado.

Cânceres do Sistema Genital Feminino

OBJETIVOS DE APRENDIZAGEM

Após a conclusão do capítulo, o leitor será capaz de:

1. Analisar as estatísticas nacionais e globais relacionadas com as taxas de câncer do sistema genital em mulheres.

2. Planejar, implementar e avaliar mulheres com câncer do sistema genital utilizando o processo de enfermagem.

3. Descrever a avaliação, o cuidado colaborativo e a conduta de enfermagem para mulheres com diagnóstico de câncer de ovário.

4. Identificar as manifestações clínicas, os procedimentos diagnósticos e as opções de tratamento para mulheres com câncer de endométrio.

5. Examinar as mudanças de estilo de vida e o rastreamento em saúde que possa reduzir o risco ou evitar o câncer do colo do útero.

6. Descrever os cuidados de enfermagem e a gestão colaborativa necessária para uma mulher com diagnóstico de câncer vaginal.

7. Avaliar o sofrimento psicológico sentido por mulheres que recebem o diagnóstico de câncer do sistema genital e os recursos disponíveis para ela.

PALAVRAS-CHAVE

câncer de colo do útero
câncer de endométrio
câncer de ovário
câncer de vagina
câncer de vulva
câncer gestacional
colposcopia
displasia do colo do útero
exame de Papanicolaou (Pap)
papilomavírus humano (HPV)

Carmella é uma mulher obesa de 55 anos que procurou o médico por causa de um sangramento vaginal. Ela está na menopausa e se pergunta por que está menstruando novamente. Seu histórico patológico inclui infertilidade e hipertensão arterial. Há 3 anos, ela foi submetida a uma mastectomia devido a um câncer de mama e está tomando tamoxifeno para evitar uma recorrência desde a cirurgia. Quais fatores de risco no histórico de Carmella a predispõem a um câncer do sistema genital? Que informações adicionais são necessárias para fazer um diagnóstico?

INTRODUÇÃO

O câncer é a segunda principal causa de morte de mulheres nos EUA, superado apenas pelas doenças cardiovasculares (Centers for Disease Control and Prevention [CDC], 2019a).[1] A doença cardiovascular é e deve continuar sendo um foco importante dos esforços em saúde da mulher. Isso, no entanto, não deve ofuscar o fato de que muitas mulheres entre os 35 e 74 anos estão desenvolvendo câncer e morrendo em decorrência dele (National Cancer Institute [NCI], 2019a). Uma em cada três mulheres corre risco de desenvolver câncer ao longo da vida, e uma em cada quatro mortes é causada por câncer (NCI, 2019a). As mulheres afro-americanas apresentam as maiores taxas de mortalidade por doenças cardíacas e câncer (CDC, 2019a). A American Cancer Society (ACS, 2020a) estimou que, em 2020, houve cerca de 1,8 milhão de novos casos de câncer diagnosticados e cerca de 606.520 mortes por câncer nos EUA.

As evidências científicas sugerem que cerca de um terço de todas as mortes por câncer está relacionado com obesidade, sedentarismo e má nutrição, o que, portanto, poderia ter sido evitado. Determinados cânceres estão associados a agentes infecciosos, tais como o vírus da hepatite B (HBV), o papilomavírus humano (HPV), o vírus da imunodeficiência humana (HIV) e o *Helicobacter pylori* (*H. pylori*), e podem ser evitados por meio de alterações comportamentais, vacinas e/ou antibióticos (NCI, 2019b). Além disso, muitos dos mais de 2 milhões de cânceres de pele diagnosticados anualmente podem ser evitados pela proteção da pele contra os raios solares e pela não realização de bronzeamento artificial. As queimaduras solares, especialmente se ocorrerem repetidamente na infância, podem resultar em melanoma. A maioria dos melanomas é tratada com sucesso se diagnosticada precocemente, mas não há um tratamento efetivo para o melanoma metastático (American Academy of Dermatology, 2020; Hanlon, 2018).

Nos EUA, estima-se que aproximadamente metade de todas as mortes prematuras, um terço das incapacidades agudas e metade das incapacidades crônicas sejam evitáveis, incluindo alguns tipos de câncer (NCI, 2019b). Os profissionais de enfermagem precisam concentrar suas energias no rastreamento, na orientação e na detecção precoce para reduzir esses números. Como o risco de câncer está fortemente associado ao estilo de vida e ao comportamento, os programas de rastreamento são de particular importância para a detecção precoce. Há evidências de que a prevenção e a detecção precoce reduziram as taxas de mortalidade por câncer e evitaram os cânceres do sistema genital (CDC, 2019a).

Este capítulo começa com uma visão geral do processo de enfermagem no cuidado de mulheres com câncer do sistema genital. Em seguida, descreve os cânceres específicos do sistema genital: de ovário, de endométrio, de colo do útero, de vagina e de vulva. O capítulo também discute a função dos profissionais de enfermagem ao longo do diagnóstico, da intervenção e dos cuidados de acompanhamento. O tratamento do câncer exige uma abordagem multidisciplinar, que inclui especialistas em cirurgia, clínica e radioterapia oncológica. Os enfermeiros podem fornecer orientação e apoio à paciente enquanto ela encontra seu caminho no labirinto da assistência médica.

VISÃO GERAL DO PROCESSO DE ENFERMAGEM para mulheres com câncer do sistema genital

A palavra "câncer" está associada a medo e pavor. Esses sentimentos podem ser agravados quando o câncer envolve o sistema genital da mulher. O diagnóstico de câncer do sistema genital pode ter um impacto profundo sobre a sexualidade da mulher porque afeta as partes do corpo associadas a essa função. A perda da parte genital do corpo, bem como a possível perda da fertilidade, pode ter um efeito significativo sobre a mulher e seu(sua) parceiro(a). Os enfermeiros precisam se lembrar disso ao aconselhar as mulheres sobre o tratamento do câncer e seus efeitos colaterais, bem como sobre as possíveis mudanças nos papéis de gênero e sexualidade.

Logo que a mulher é diagnosticada com um câncer do sistema genital, surgem duas necessidades básicas: informação e apoio emocional. Quando o diagnóstico é feito, a mulher normalmente tem muitas perguntas, tais como "O que vai acontecer comigo?", "Como isso mudará minha vida?" e "Será que vou sobreviver?". Os enfermeiros podem desempenhar um papel importante em ajudar as mulheres a encontrar as respostas para suas perguntas e direcioná-las aos recursos de que necessitam. Duas fontes confiáveis de informações gerais sobre o câncer são o National Cancer Institute e a American Cancer Society. Essas organizações podem ser contatadas pela internet ou por telefone.

O enfermeiro também desempenha uma função fundamental em oferecer suporte emocional, determinando fontes adequadas de apoio e ajudando a mulher a utilizar estratégias efetivas de enfrentamento. Uma pesquisa recente descobriu que o apoio social de familiares, amigos e colegas de trabalho da mulher é um dos indicadores mais fortes de como ela lidará com a doença (Bradley et al., 2018). As implicações para os enfermeiros que trabalham com mulheres após um diagnóstico de câncer incluem avaliar os conceitos das pacientes e sua disponibilidade de apoio, respeitar as necessidades variadas de suporte informacional, fornecer um ambiente clínico de apoio, orientar os médicos, familiares e amigos sobre as respostas não apoiadoras dentro do contexto cultural e confirmar o controle e o equilíbrio das necessidades de apoio da mulher. Os profissionais de enfermagem estão em excelente posição para oferecer às mulheres orientação antecipatória, desde o diagnóstico até o fim do tratamento (Mitchell et al., 2018).

---

[1] N.R.T.: No Brasil, no *site* do INCA (https://www.inca.gov.br/numeros-de-cancer) é possível obter informações sobre os diferentes tipos de câncer, bem como conhecer as possíveis mudanças de cenário ao longo do tempo em nosso país.

As mulheres sem uma rede de apoio social podem precisar de encaminhamento para um serviço social ou para grupos de apoio para receber o suporte emocional de que necessitam. Os cuidados prestados pelos enfermeiros às mulheres em tratamento e recuperação são inestimáveis para manter a qualidade de vida e controlar os efeitos colaterais desagradáveis que muitas delas experimentam.

Além disso, as pacientes com câncer têm forte necessidade de ter esperança. As estratégias que inspiram esperança podem incluir a escuta ativa, o toque, a presença e a ajuda às pacientes para que elas superem as barreiras de comunicação. O diagnóstico de câncer não determina o quão forte uma pessoa é, mas, sim, se ela tem a coragem e a tenacidade de enfrentar a doença e a força para combatê-la. Muitas vezes, não é o que os enfermeiros dizem ou fazem, mas apenas a sua presença é que importa. Ter um profissional de enfermagem de confiança durante esse período difícil da vida é algo que pode ter um efeito profundo no estado emocional e nos níveis de energia da mulher durante seu processo de recuperação.

Avaliação

A avaliação da mulher com câncer do sistema genital envolve anamnese completa e exame físico. Além disso, vários exames laboratoriais e diagnósticos são realizados para investigar uma neoplasia maligna.

Anamnese e exame físico

Entreviste a mulher cuidadosamente para determinar quaisquer fatores recentes ou pregressos que possam aumentar o risco de câncer, tais como menarca precoce, menopausa tardia, infecções sexualmente transmissíveis (ISTs), uso de agentes hormonais ou infertilidade. Descubra se a mulher tem um histórico familiar de câncer. Seja meticuloso na obtenção do histórico patológico, especialmente o ginecológico-obstétrico. Pergunte sobre o estilo de vida e comportamentos, incluindo os de risco, como se envolver em relações sexuais desprotegidas ou com múltiplos parceiros. Descubra se ela realizou os exames de rotina ou os procedimentos recomendados.

Pergunte se a mulher apresentou quaisquer sinais e/ou sintomas, tais como sangramento vaginal anormal, secreção ou desconforto vaginal. Frequentemente, os sinais e os sintomas do câncer são vagos e inespecíficos, e a mulher pode atribuí-los a outros problemas, tais como envelhecimento, estresse ou dieta inadequada.

Realize um exame físico completo, incluindo uma revisão dos sistemas orgânicos e um exame ginecológico. Observe se há lesões ou massas na área perineal. Observe se há massas ao palpar o abdome ou ao realizar o exame pélvico.

Exames laboratoriais e diagnósticos

Alguns dos exames laboratoriais e diagnósticos utilizados para ajudar a diagnosticar o câncer do sistema genital são discutidos no boxe Exames laboratoriais e complementares comuns 8.1.

Diagnósticos de enfermagem e intervenções relacionadas

Após a conclusão de uma anamnese completa, o enfermeiro pode identificar vários diagnósticos de enfermagem, incluindo:

- Conhecimento deficiente
- Distúrbio da imagem corporal
- Ansiedade
- Medo
- Dor.

Os objetivos, as intervenções e a avaliação de enfermagem para as mulheres com câncer do sistema genital são baseados nos diagnósticos de enfermagem. O Plano de cuidados de enfermagem 8.1 pode ser usado como um guia para o planejamento dos cuidados de enfermagem para as mulheres com câncer do sistema genital. Ele deve ser individualizado com base nos sinais, nos sintomas e nas necessidades da paciente.

Os enfermeiros têm tradicionalmente atuado como apoiadores na área de cuidados da saúde e devem continuar na vanguarda das orientações em saúde e diagnóstico, atuando como líderes na luta contra o câncer. Mais de meio milhão de mulheres nos EUA serão diagnosticadas com câncer somente no ano corrente e mais da metade morrerá por isso (CDC, 2019b). A população precisa saber não apenas que essas mortes são evitáveis, mas muitos dos cânceres em si também o são. Os profissionais de enfermagem precisam trabalhar para melhorar a disponibilidade e a qualidade dos serviços de rastreamento do câncer, tornando-os acessíveis às pacientes carentes e em situação socioeconômica desfavorável. Os enfermeiro, por meio do esforço unificado dos profissionais da saúde, especialistas em políticas de saúde, agências governamentais, companhias de seguro de saúde, meios de comunicação, instituições educacionais e as próprias mulheres, com consistência e continuidade, podem oferecer atendimento de qualidade a todas as mulheres com câncer.

Orientações para evitar o câncer

Globalmente, há quase 13 milhões de novos casos de câncer e 10 milhões de mortes por essa condição a cada ano. Em todo o mundo, cerca de uma em cada seis mortes é devida ao câncer. A causa mais comum de câncer é o tabaco, que causa mais de 30% das mortes por câncer. Estima-se que fatores dietéticos, incluindo obesidade, sejam responsáveis por volta de 25% das mortes por câncer, e o álcool, por aproximadamente 6% (World Health Organization [WHO], 2019). Todos esses fatores associados ao câncer são evitáveis. Entre 30 e 50% de todos os cânceres são preveníveis, evitando-se os fatores de risco e implementando-se as estratégias baseadas em evidências (WHO, 2019). Os enfermeiros precisam fornecer à paciente informações para ajudar a evitar doenças e melhorar a qualidade de vida. Oriente as mulheres

EXAMES LABORATORIAIS E COMPLEMENTARES COMUNS 8.1

Exame	Justificativa	Indicações	Implicações para a enfermagem
Exame clínico das mamas	Avaliação da mama à procura de anormalidades; a paciente pode descobrir sozinha o nódulo; antecedentes de alto risco para câncer de mama	Identifica massa palpável, alteração da pele, mamilo invertido ou erupção cutânea que não melhora	• Oriente a paciente a realizar o autoexame da mama e a relatar quaisquer anomalias em caso de alto risco • Reforce a importância de realizar um exame clínico da mama frequentemente quando existirem fatores de risco
Mamografia	Modalidade de rastreamento para o câncer de mama ou qualquer distorção na arquitetura do tecido mamário	Detecta calcificações, densidades e lesões de câncer impalpáveis	• Reforce a importância da mamografia anual para todas as mulheres após os 40 ou 50 anos, dependendo do seu histórico de risco
Exame de Papanicolaou	Rastreamento da citologia do colo do útero para diagnosticar cânceres locais	Auxilia na detecção de células anormais do colo do útero (a partir da junção escamocolunar do colo do útero; a maioria dos cânceres de colo do útero surge nesse local)	• Incentive todas as mulheres sexualmente ativas a fazerem um exame ginecológico, incluindo um exame de Papanicolaou, se tiverem um perfil de alto risco, para promover a detecção precoce do câncer de colo do útero
Ultrassonografia transvaginal	Rastreamento de patologias pélvicas para auxiliar no diagnóstico de câncer de endométrio	Possibilita a mensuração da espessura endometrial para determinar se a biópsia endometrial é necessária para o sangramento após a menopausa	• Revise os fatores de risco para o desenvolvimento de câncer de endométrio e a justificativa para esse teste de rastreamento • Auxilie na preparação da paciente para esse exame
CA-125	Exame de sangue não específico utilizado como marcador tumoral	A elevação do marcador sugere malignidade, mas não é específica para câncer de ovário	• Revise os fatores de risco para câncer de ovário e explique que uma série de exames diagnósticos pode ser realizada (ultrassonografia transvaginal, tomografia computadorizada, CA-125) para auxiliar no diagnóstico e no plano de tratamento • Níveis elevados de marcadores não são específicos para câncer de ovário, pois eles podem ser elevados em outros tipos de câncer

American Cancer Society (ACS). (2020r). *American Cancer Society guidelines for the early detection of cancer.* Disponível em: https://www.cancer.org/healthy/find-cancer-early/cancer-screening-guidelines/american-cancer-society-guidelines-for-the-early-detection-of-cancer.html. Acesso em: 9 jun. 2020; Centers for Disease Control and Prevention (CDC). (2019g). *Cancer prevention and control.* Disponível em: https://www.cdc.gov/cancer/dcpc/prevention/index.htm, acesso em: 16 jun. 2020; e National Cancer Institute (NCI). (2019m). *Cancer prevention overview.* Disponível em: https://www.cancer.gov/about cancer/causes-prevention/hp-prevention-overview-pdq. Acesso em: 8 abr. 2020.

quanto à importância de realizar rastreamentos consistentes e oportunos para detectar o câncer precocemente. Enfatize a importância de realizar o exame ginecológico anual e também a necessidade de exames de acompanhamento conforme prescrito. Forneça informações à paciente caso sejam necessários novos exames diagnósticos. Os enfermeiros desempenham uma função fundamental na promoção da conscientização, da prevenção e do controle do câncer. Defenda a melhora na disponibilidade de serviços de rastreamento do câncer e trabalhe para prover educação pública sobre os fatores de risco para o câncer.

Os profissionais de enfermagem podem ser fundamentais para ajudar as mulheres a identificar e mudar comportamentos que as colocam em risco de vários tipos de câncer do sistema genital (Diretrizes de ensino 8.1). Não limite suas intervenções a fornecer apenas uma orientação preventiva: informe a mulher sobre as consequências de não fazer nada a respeito de sua condição e quais seriam os desfechos a longo prazo caso não haja tratamento. Por exemplo, enfatize a importância de consultar um médico se determinados sinais e sintomas surgirem:

• Sangue na defecação
• Secreção vaginal anormal ou prurido vulvar crônico
• Distensão abdominal ou constipação intestinal persistentes
• Sangramento vaginal irregular
• Lombalgia persistente não relacionada com a posição ortostática
• Lesões vulvares elevadas ou alteração da coloração
• Sangramento após a menopausa
• Dor ou sangramento após a relação sexual.

PLANO DE CUIDADOS DE ENFERMAGEM **8.1** Aspectos gerais da mulher com câncer do sistema genital

Molly, uma mulher magra de 28 anos, chega à unidade pública de saúde queixando-se de uma secreção vaginal aquosa e fina e um sangramento de escape após o sexo. Molly diz que vem tendo múltiplos parceiros sexuais desde os 15 anos. Ela teve resultados anormais no exame de Papanicolaou "um tempo atrás", mas não retornou à clínica para acompanhamento. Suspeita-se de câncer de colo do útero.

DIAGNÓSTICO DE ENFERMAGEM: ansiedade relacionada com incerteza do diagnóstico, possível diagnóstico de câncer e eventual desfecho, conforme evidenciado pelo relato da paciente de sinais e sintomas e as declarações de estar preocupada e sem saber o que fazer

IDENTIFICAÇÃO E AVALIAÇÃO DOS RESULTADOS

A paciente demonstrará medidas para lidar com a ansiedade, conforme evidenciado por declarações reconhecendo a ansiedade, o uso de estratégias positivas de enfrentamento e a verbalização de que a ansiedade diminuiu.

INTERVENÇÕES: *reduzir a ansiedade*

- Incentivar a paciente a expressar seus sentimentos e preocupações *a fim de reduzir sua ansiedade e para determinar as intervenções apropriadas*
- Avaliar o significado do diagnóstico para a paciente esclarecendo os conceitos equivocados e fornecendo informações realistas confiáveis *para melhorar a compreensão de sua condição, reduzindo, subsequentemente, a sua ansiedade*
- Avaliar o estado psicológico da paciente *para determinar o grau de estresse emocional relacionado com o diagnóstico e as opções de tratamento*

- Identificar e abordar as preocupações verbalizadas, fornecendo informações sobre o que esperar *para diminuir a incerteza sobre o desconhecido*
- Avaliar os mecanismos de enfrentamento utilizados pela paciente no passado e sua efetividade *para promover a utilização de estratégias positivas*
- Informar à paciente os primeiros sinais de ansiedade e ajudá-la a reconhecê-los (p. ex., taquicardia, sudorese ou se sentir ruborizada) *para minimizar o aumento da ansiedade*
- Fornecer reforço positivo a fim de que a condição da paciente possa ser controlada *para aliviar sua ansiedade.*

DIAGNÓSTICO DE ENFERMAGEM: conhecimento insuficiente relacionado com o diagnóstico, estratégias de prevenção, evolução da doença e tratamento, conforme evidenciado pelas declarações da paciente de que está esperando que nada de ruim esteja ocorrendo, falta de acompanhamento do exame de Papanicolaou anormal anterior e comportamentos de alto risco

IDENTIFICAÇÃO E AVALIAÇÃO DOS RESULTADOS

A paciente demonstrará compreensão do diagnóstico conforme evidenciado ao fazer escolhas de estilo de vida que promovam a saúde, verbalizar as práticas de cuidados de saúde adequadas, descrever a condição uma vez diagnosticada e aderir às medidas que obedeçam ao tratamento.

INTERVENÇÕES: *fornecer orientações à paciente*

- Avaliar o conhecimento atual da paciente sobre seu diagnóstico e o esquema terapêutico proposto *para estabelecer uma base a partir da qual será desenvolvido um plano de orientação*
- Revisar os fatores associados que contribuem para o desenvolvimento do câncer do sistema genital, tais como os comportamentos relacionados com o estilo de vida, *para promover a compreensão da etiologia do câncer do colo do útero*
- Revisar as informações sobre tratamentos, procedimentos e recomendações para um estilo de vida saudável obtendo *feedback* frequente *para confirmar a compreensão adequada das orientações*
- Discutir estratégias, incluindo o uso de preservativos e a limitação do número de parceiros sexuais, *para reduzir o risco de transmissão de ISTs*, principalmente o HPV, que está associado ao câncer do colo do útero

- Incentivar a paciente a iniciar o tratamento imediato das infecções vaginais ou do colo do útero *para minimizar o risco de câncer do colo do útero*
- Incentivar a paciente a fazer o exame de Papanicolaou e/ou o teste de HPV anualmente *para possibilitar o rastreamento e a detecção precoce*
- Descrever as medidas de tratamento utilizadas *para fornecer à paciente os conhecimentos que podem ser necessários*
- Fornecer material escrito com ilustrações *para possibilitar que a paciente rememore o que está acontecendo e a ajude a visualizar o que está ocorrendo em seu corpo*
- Informar à paciente os recursos necessários disponíveis e fazer os encaminhamentos adequados, conforme necessário, *para fornecer orientações e apoio adicionais*
- Registrar os detalhes das orientações e do aprendizado *para possibilitar a continuidade dos cuidados e das orientações adicionais se necessário.*

DIAGNÓSTICO DE ENFERMAGEM: imagem corporal alterada relacionada com a suspeita de câncer do sistema genital e impacto sobre a sexualidade e a identidade da paciente, conforme evidenciado pela declaração de estar preocupada em não ser a mesma

IDENTIFICAÇÃO E AVALIAÇÃO DOS RESULTADOS

A paciente verbalizará ou demonstrará autoestima positiva em relação à imagem corporal, conforme evidenciado por declarações positivas sobre si mesma, sua sexualidade e participação em atividades com outras pessoas.

INTERVENÇÕES: *promover uma imagem corporal saudável*

- Avaliar a prática da autocrítica pela paciente *para determinar seu estado atual de enfrentamento e adaptação*
- Determinar se a mudança na imagem corporal da paciente contribuiu para o isolamento social *para fornecer orientação sobre os cuidados*
- Oferecer oportunidades para a paciente explorar seus sentimentos em relação à questões de sexualidade, incluindo os comportamentos anteriores que podem tê-la colocado em risco, *para minimizar os sentimentos de culpa sobre sua condição*

- Reconhecer os sentimentos da paciente sobre as possíveis mudanças em seu corpo e na sua sexualidade, como também sobre a sua doença, *para promover a confiança e possibilitar que ela expresse sentimentos e preocupações*
- Facilitar o contato com outras pacientes com o mesmo tipo de câncer *para promover o compartilhamento de sentimentos e diminuir a sensação de isolamento*
- Fazer encaminhamentos para grupos de apoio e de aconselhamento comunitários, conforme necessário, *para ajudar a paciente a obter uma imagem positiva de si mesma.*

- Não fumar; o tabagismo está relacionado com o desenvolvimento de câncer de pulmão
- Consumir bebidas alcoólicas com moderação (não mais do que uma dose por dia)
- Manter-se fisicamente ativa todos os dias
- Vacinar-se contra o HPV
- Ingerir uma dieta saudável
- Manter-se atualizada com as imunizações
- Usar preservativo em todas as relações sexuais
- Alcançar e manter um peso corporal saudável
- Ingerir medicamentos preventivos, se necessário
- Realizar os testes de rastreamento recomendados:
  - Índice de massa corporal (IMC) para identificar obesidade
  - Mamografia a cada 1 a 2 anos a partir dos 40 anos
  - Exame de Papanicolaou a cada 1 a 3 anos se sexualmente ativa, iniciando aos 21 anos
  - Níveis sanguíneos de colesterol anualmente a partir dos 45 anos
  - Pressão arterial pelo menos a cada 2 anos
  - Diabetes melito em caso de hipertensão arterial ou hipercolesterolemia
  - Investigação de ISTs, se sexualmente ativa.

Centers for Disease Control and Prevention (CDC, 2019g). Cancer prevention and control. Disponível em: https://www.cdc.gov/cancer/dcpc/prevention/screening.htm. Acesso em: 16 jun. 2020; National Cancer Institute (NCI). (2019b). *PDQ cancer prevention overview.* Disponível em: https://www.ncbi.nlm.nih.gov/books/NBK66016/. Acesso em: 8 abr. 2020.

Orientações à paciente a respeito do diagnóstico

Forneça informações sobre os exames que podem ser necessários para confirmar ou descartar o diagnóstico. Reveja com a mulher o que ela sabe sobre seu diagnóstico e sua compreensão a respeito de sua condição. Não é incomum que a paciente ouça o diagnóstico e depois se sinta oprimida pela ideia de ter câncer, bloqueando então tudo que seja dito depois disso. Responda a todas as perguntas que ela fizer. Vá devagar e repita as informações conforme necessário. Utilize materiais escritos para explicar e reforçar as orientações. Forneça informações sobre sua condição e as terapias recomendadas. Por exemplo, se estiver sendo planejada uma cirurgia, discuta as questões pós-operatórias, como os cuidados com a incisão, a dor e o nível de atividade. Instrua a paciente quanto às atividades de manutenção da saúde após o tratamento e informe-a, assim como a seus familiares, sobre os recursos de apoio disponíveis.

Apoio emocional

Uma vez estabelecido o diagnóstico, ofereça apoio emocional à mulher e à família. Reconheça os sentimentos da paciente e forneça uma esperança realista utilizando uma abordagem imparcial e habilidades de comunicação terapêutica durante todas as interações. Os enfermeiros podem ser inestimáveis ao ajudar as mulheres que estão lidando com a incerteza de seu futuro ao proporcionar apoio e uma comunicação positiva. Os profissionais de enfermagem precisam se concentrar nas questões físicas, psicossociais e econômicas desde o diagnóstico até o tratamento e, se aplicável, até o fim da vida de todas as mulheres que atendem. Individualize o cuidado com base nas tradições e nas crenças culturais da paciente, conforme explicado na seção a seguir.

Asseguramento da competência cultural

A diversidade cultural nos EUA está crescendo e, à medida que as diversas culturas interagem, conflitos inevitavelmente acontecem. Esses conflitos podem afetar os resultados dos cuidados de saúde. Demonstrar competência cultural no tratamento do câncer pode melhorar os resultados e diminuir as disparidades no cuidado. Para que os profissionais de enfermagem atendam às necessidades de populações etnicamente diversas, eles precisam ser culturalmente sensíveis, valorizar as diferentes crenças e práticas de saúde e ser flexíveis na forma como abordam os cuidados de saúde. É o enfermeiro que deve se adaptar, expandir-se e aprender. A competência cultural incentiva a mudança de uma atitude de *não conhecimento* da cultura da paciente para uma de aprender sobre ela.

Os enfermeiros têm a oportunidade de aprender sobre diversas culturas, religiões e tradições religiosas que apoiam as pacientes e suas famílias durante sua jornada contra o câncer e enquanto enfrentam uma doença que limita sua vida. As práticas de cuidados de enfermagem devem abranger todas as pacientes com as quais os enfermeiros entram em contato e, ao ter melhor compreensão dos diversos grupos étnicos, eles podem ganhar a confiança das pacientes que procuram assistência oncológica, que varia desde a detecção até o diagnóstico e o tratamento, e possivelmente abrangendo também os cuidados paliativos e de fim da vida.

Esteja ciente dos aspectos culturais e religiosos, dos antecedentes de migração, do grau de aculturação, das condições de vida, da escolaridade e do estado legal da paciente porque cada um desses fatores pode afetar a compreensão da mulher em relação ao seu diagnóstico e ao desfecho final. A reação da paciente a um diagnóstico de câncer e suas decisões sobre o tratamento são influenciadas por seus valores culturais e como a comunidade enxerga o câncer. O diagnóstico de câncer tem profundas implicações físicas, psicossociais e culturais. Uma comunicação transcultural sensível e a competência cultural são fundamentais para que todos os profissionais de enfermagem prestem cuidados iguais a todas as pacientes com câncer. Os enfermeiros precisam entender as disparidades e a influência dessas disparidades nos resultados de saúde. As mulheres com câncer refletem as mudanças demográficas que estão ocorrendo nos EUA e representam as diferenças crescentes de cultura, religião, situação socioeconômica, raça e estilo de vida. Os enfermeiros precisam renunciar ao papel de especialistas para a paciente e, em vez disso, se tornar alunos, expressando explicitamente que a paciente é uma parceira capaz e plena na aliança terapêutica. Os profissionais de enfermagem precisam perceber a importância de reconhecer a diversidade e aplicar a competência cultural para terem sucesso nos resultados (Foronda, 2020).

Em algumas culturas, compartilhar a notícia de uma doença grave como o câncer é considerado desrespeitoso e indelicado. Por exemplo, alguns europeus consideram esse compartilhamento desumano; algumas culturas asiáticas consideram o diagnóstico de câncer desnecessariamente cruel. Por respeito aos familiares idosos, alguns chineses se abstêm de discussões sobre doenças graves para evitar ansiedades desnecessárias (Liu et al., 2018). Integre esse conhecimento aos seus cuidados para garantir uma abordagem culturalmente competente.

> ### ATENÇÃO!
> Quando for feito um diagnóstico de câncer, a avaliação dos pontos fortes e fracos individuais a partir de uma perspectiva cultural ajudará o enfermeiro a prestar cuidados culturalmente competentes.

À medida que a vida se torna cada vez mais multilíngue, multicultural e multirreligiosa, aprender os valores das pacientes e suas crenças culturais torna-se um desafio. Esteja disposto a se informar sobre as preferências da paciente; ao fazer isso, promove-se um cuidado culturalmente competente.

Câncer gestacional

O **câncer gestacional** é definido como um novo diagnóstico de câncer durante a gravidez ou no primeiro ano pós-parto. O câncer durante a gravidez é um evento raro, ocorrendo aproximadamente uma vez a cada mil gestações por ano (Hepner et al., 2019). Sua incidência está aumentando, uma vez que as mulheres das sociedades ocidentais estão cada vez mais adiando a gravidez para a terceira e quarta décadas de vida; portanto, o câncer gestacional será encontrado com mais frequência no futuro pelos enfermeiros. As neoplasias malignas mais frequentemente diagnosticadas durante a gravidez são o câncer de mama, o câncer de colo do útero, o câncer de tireoide, as neoplasias hematológicas (linfomas e leucemia aguda) e o melanoma. O câncer de mama é o mais comumente diagnosticado em gestantes, afetando aproximadamente uma em cada 3 mil (McCormick & Peterson, 2018).

Teoricamente, as alterações no sistema imunológico da mãe durante a gravidez podem aumentar o risco de malignidade porque a imunidade mediada por células, que está suprimida em mulheres grávidas, normalmente protege o corpo contra neoplasias malignas. Com a cooperação de equipes multiprofissionais, o tratamento do câncer durante a gravidez com desfechos fetais normais é viável (Litton, 2019). A incidência do câncer de endométrio em mulheres com menos de 40 anos é muito baixa e raramente diagnosticada antes do parto. Se diagnosticada, como o próprio útero está envolvido, o tratamento definitivo durante a gravidez é impossível. Geralmente, adota-se uma abordagem observacional até que a mulher tenha dado à luz (Eriksson et al., 2019). O adenocarcinoma associado à gravidez é tipicamente endometriótico, focal, bem diferenciado e minimamente invasivo. O tratamento ativo do câncer de endométrio é incompatível com a continuação da gravidez. Uma vez que o rastreamento de rotina para câncer de endométrio não é recomendado atualmente para a população em geral, poucos casos seriam detectados na população relativamente jovem de gestantes (King et al., 2019).

O câncer de colo do útero é mais comum na população de gestantes do que outras doenças malignas do sistema genital, o que pode afetar o estado de saúde da mulher e a gravidez. Aproximadamente 30% das mulheres com diagnóstico de câncer de colo do útero estão em seus anos férteis, enquanto 3% dos cânceres de colo do útero são diagnosticados durante a gravidez (Karam, 2019). O tratamento do câncer de colo do útero durante a gravidez depende dos seguintes fatores:

- Estádio da doença (e tamanho do tumor)
- Estado dos linfonodos
- Subtipo histológico do tumor
- Tempo de gestação
- Desejo da paciente de continuar a gravidez
- Desejo da paciente de engravidar futuramente.

Nas mulheres com doença em estádio inicial e ausência de envolvimento dos linfonodos que são diagnosticadas durante os dois primeiros trimestres da gravidez, há uma tendência crescente em preservar a gravidez enquanto se aguarda a maturidade fetal. O parto (quando a maturidade fetal é alcançada) deve ser realizado por cesariana (ACS, 2020b). As decisões de tratamento são influenciadas pelo estádio do câncer, pelo tipo histológico, pelo estágio da gravidez e pelos desejos da paciente. A segurança e o bem-estar materno e fetal devem ser levados em consideração. A interrupção da gravidez não é indicada para todos os casos. A preservação da gravidez em tumores diagnosticados no início da gestação é viável em casos cuidadosamente selecionados. A discussão com a paciente e sua família é essencial e o tratamento deve ser individualizado (ACS, 2020b).

Os enfermeiros que cuidam de pacientes jovens com câncer de colo do útero precisam conhecer as opções cirúrgicas que preservam a fertilidade, quais pacientes são candidatas a essas cirurgias e as opções futuras de tecnologia de reprodução assistida. Os profissionais de enfermagem devem ser capazes de coordenar o atendimento a essas pacientes com oncologistas ginecológicos e endocrinologistas especializados em reprodução para promover os desfechos ideais.

As mulheres com diagnóstico de doença maligna durante a gravidez precisam enfrentar essa realidade, o impacto sobre a fertilidade futura e conviver com o risco de recorrência. O prognóstico de uma gestante com câncer é frequentemente o mesmo de outras mulheres da mesma idade com o mesmo tipo de câncer (Cancer. Net, 2018). Os desejos da gestante e de sua família são de extrema importância na tomada de decisões sobre a continuidade da gravidez e a realização do tratamento oncológico. Algumas mulheres decidem interromper a gravidez para o bem de sua própria saúde; outras são submetidas ao tratamento durante a gravidez para preservar a vida do feto. Independentemente da decisão da mulher, os profissionais de enfermagem devem oferecer apoio, esperança e orientação durante o tratamento, o parto e depois.

CÂNCER DE OVÁRIO

O **câncer de ovário** é uma neoplasia maligna do ovário (Figura 8.1). Trata-se do quinto câncer mais comum entre as mulheres e a causa mais comum de mortes por câncer em mulheres nos EUA. É responsável por mais mortes do que qualquer outro câncer do sistema genital (ACS, 2020c). O risco de uma mulher ter câncer de ovário invasivo ao longo de sua vida é de cerca de 1 em 78, e sua chance de morrer em decorrência desse câncer é de cerca de 1 em 108 (ACS, 2020c). Esse câncer desenvolve-se principalmente em mulheres mais velhas. Cerca de metade das mulheres diagnosticadas com câncer de ovário têm 63 anos ou mais. É mais comum entre mulheres brancas do que entre afro-americanas (ACS, 2020c).

A variável mais importante que influencia o prognóstico é a extensão da doença. Por volta de 75% das mulheres com câncer de ovário recebem o diagnóstico quando a doença está em estádio III ou IV, e aproximadamente 70% enfrentarão uma recorrência (National Ovarian Cancer Coalition [NOCC], 2020). A sobrevida depende do estádio do tumor, do grau de diferenciação, dos achados macroscópicos na cirurgia, da quantidade de tumor residual após a cirurgia e da efetividade de qualquer tratamento adjuvante no pós-operatório. Muitas mulheres com câncer de ovário sofrerão recorrência, apesar dos melhores esforços para erradicar a doença por meio de cirurgia, radioterapia ou quimioterapia para eliminar as células tumorais residuais. A probabilidade de sobrevida a longo prazo em caso de recidiva é mínima (Nitecki et al., 2020). As taxas de sobrevida de 5 anos (a porcentagem de mulheres que vivem pelo menos 5 anos após o diagnóstico) são apresentadas na Tabela 8.1 de acordo com o estádio.

Fisiopatologia

O câncer de ovário, cuja causa é desconhecida, pode se originar de diferentes tipos de células. Acredita-se que a maioria dos cânceres de ovário origine-se no epitélio ovariano. Atualmente, novos fatos sugerem que a tuba uterina tenha uma participação fundamental na patogênese do câncer de ovário. Evidências crescentes indicam que o câncer de ovário seroso se origine da extremidade distal (fímbrias) da tuba uterina, enquanto o ovário é envolvido em um estádio posterior. Esse tipo representa 50 a 60% de todos os cânceres epiteliais de ovário. Com base nesse achado, a salpingectomia pós-reprodutiva merece consideração como uma intervenção profilática que pode conferir proteção contra uma doença frequentemente letal (Green, 2019).

Os tumores geralmente se apresentam como massas sólidas que se espalharam além do ovário e semearam o peritônio antes do diagnóstico. A compreensão completa da verdadeira patogênese da origem desse câncer poderia resultar no desenvolvimento de novas e mais efetivas terapias, bem como de novos biomarcadores na detecção precoce.

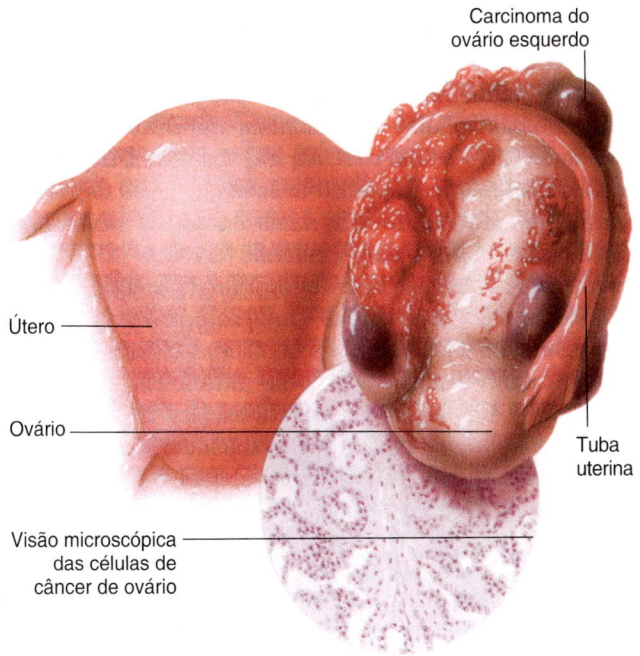

Carcinoma do ovário esquerdo

Útero

Ovário

Tuba uterina

Visão microscópica das células de câncer de ovário

FIGURA 8.1 Câncer de ovário. (Fonte: Anatomical Chart Co.)

TABELA 8.1	Taxas de sobrevida em 5 anos do câncer de ovário.
Estádio	**Taxa de sobrevida relativa em 5 anos**
Localizado	92%
Metástase regional	76%
Metástase à distância	30%
Todos os estádios combinados	47%

Adaptada de American Cancer Society (ACS). (2020q). *Survival rates for ovarian cancer, by stage.* Disponível em: https://www.cancer.org/cancer/ovarian-cancer/detection-diagnosis-staging/survival-rates.html. Acesso em: 9 jan. 2020.

Rastreamento e diagnóstico

Em geral, as mulheres com câncer de ovário são diagnosticadas em um estádio avançado, quando o câncer se disseminou para a cavidade peritoneal, dificultando a remoção cirúrgica completa. A descoberta tardia do câncer de ovário é comum especialmente porque ainda não há um exame de rastreamento adequado. O tempo de sobrevida em 5 anos para as mulheres diagnosticadas nesse estádio é de 30%, em contraste com uma sobrevida em 5 anos de 90% para as mulheres diagnosticadas em estádio inicial (Green, 2019). A U.S. Preventive Services Task Force (USPSTF, 2018), o American College of Obstetricians and Gynecologists (ACOG) e a American Medical Association (AMA) revisaram recentemente as evidências para o rastreamento do câncer de ovário e não recomendaram o rastreamento de mulheres com risco médio. Aquelas com risco aumentado relacionado com a mutação *BRCA1* ou *2* ou histórico familiar de câncer de ovário devem, no entanto, ser consideradas para aconselhamento genético e uma avaliação mais aprofundada de seu risco (USPSTF, 2018).

Dois genes, *BRCA1* e *BRCA2*, estão ligados aos cânceres hereditários de mama e de ovário. Podem ser realizados exames de sangue para avaliar o DNA nos leucócitos a fim de detectar mutações nos genes *BRCA*. Esses marcadores genéticos não predizem se a pessoa desenvolverá câncer. Em vez disso, informam sobre o risco de desenvolver câncer: uma mulher *BRCA*-positiva tem até 80% de chance de desenvolver câncer de mama e 40% de chance de desenvolver câncer de ovário (Moore & Markham, 2020).

Para auxiliar no rastreamento, os pesquisadores desenvolveram um índice de sinais e sintomas de câncer de ovário, que inclui dor pélvica e abdominal, polaciúria e urgência urinária, aumento do volume abdominal (distensão) e dificuldade para comer (sensação de plenitude), mas esse índice não ajuda muito na detecção precoce da doença, pois esses sintomas tendem a não ser reconhecidos ou são atribuídos a outros problemas, o que resulta em demora no diagnóstico. Quando a manifestação desses sintomas leva a uma avaliação médica à procura de câncer de ovário, a doença é diagnosticada em apenas uma em cada 100 mulheres. O NCI relata que o índice de sintomas atual tem "baixo valor preditivo positivo", especialmente para a doença em estádio inicial (2019c).

Ainda não foram desenvolvidas diretrizes clínicas específicas para o rastreamento do câncer de ovário; portanto, em geral, a doença não é diagnosticada até que tenha produzido metástase. A USPSTF não recomenda o rastreamento de rotina para o câncer de ovário com CA-125 sérico, a ultrassonografia transvaginal ou o exame ginecológico bimanual porque a detecção precoce teria, na melhor das hipóteses, um pequeno efeito na mortalidade. O CA-125 é um marcador tumoral biológico associado ao câncer de ovário. Embora seus níveis sejam elevados em muitas mulheres com câncer de ovário, o CA-125 não é específico para esse tipo de câncer e seus níveis também podem estar elevados em outras neoplasias malignas

(câncer de pâncreas, de fígado, de cólon, de mama e de pulmão). Apesar do achado de que o CA-125 e outros marcadores séricos aumentam antes do início clínico do câncer de ovário, o desenvolvimento de um programa de rastreamento bem-sucedido para mulheres assintomáticas com câncer de ovário tem se mostrado surpreendentemente difícil. Atualmente, ele não é sensível o suficiente para servir como uma ferramenta de rastreamento isolada (Patni, 2019).

Conduta terapêutica

As opções de tratamento para o câncer de ovário variam de acordo com o estádio e a gravidade da doença. Normalmente, uma laparoscopia (exploração abdominal com um endoscópio) é realizada para fins de diagnóstico e estadiamento, bem como para avaliação do tratamento. No estádio I, o câncer está limitado aos ovários. No estádio II, o crescimento envolve um ou ambos os ovários e uma extensão pélvica. O câncer em estádio III já se espalhou para os linfonodos e outros órgãos ou estruturas na cavidade abdominal. No estádio IV, o câncer produziu metástases para locais distantes (ACS, 2020d). A Figura 8.2 mostra os prováveis locais metastáticos para o câncer de ovário.

A intervenção cirúrgica continua sendo a base do tratamento do câncer de ovário. A cirurgia geralmente inclui histerectomia abdominal total, salpingo-ooforectomia bilateral, biópsias peritoneais, omentectomia (excisão de todo ou parte do omento, que é uma lâmina de gordura coberta pelo peritônio que protege as estruturas abdominais) e coleta de amostras de linfonodos para-aórticos pélvicos para avaliar a extensão do câncer (Green, 2019). Como a maioria das mulheres é diagnosticada com câncer de ovário em estádio avançado, comumente é realizado o tratamento agressivo envolvendo

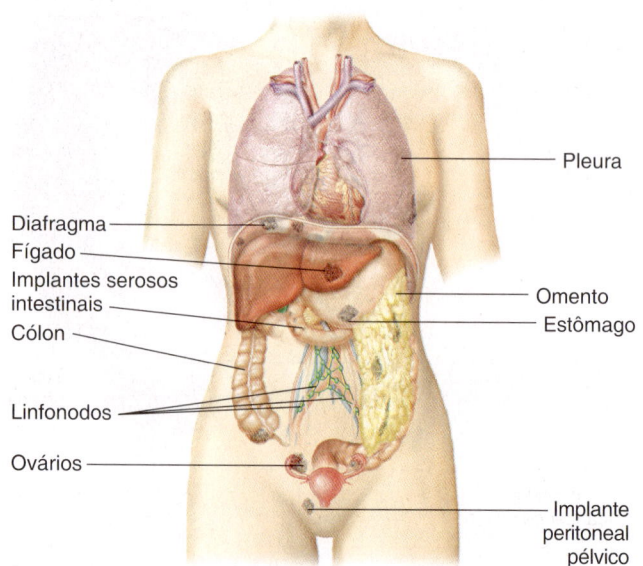

FIGURA 8.2 Metástases comuns do câncer de ovário. (Fonte: Anatomical Chart Co.)

cirurgia citorredutora, intervenção que consiste na ressecção de todos os tumores visíveis do peritônio, na realização de biópsia peritoneal, na coleta de linfonodos e na ressecção de todos os órgãos genitais e do omento. Essa cirurgia agressiva demonstrou melhorar as taxas de sobrevida a longo prazo.

A radioterapia adjuvante pode ser necessária. A quimioterapia é recomendada para todos os estádios do câncer de ovário. A quimioterapia intraperitoneal combinada com cirurgia tem produzido resultados encorajadores em termos de sobrevida global, com níveis aceitáveis de morbidade e mortalidade. O panorama da terapia medicamentosa de manutenção para evitar a recidiva está evoluindo com a aprovação de algumas medicações pela FDA com resultados promissores. Apesar de todas essas terapias, praticamente os únicos consensos em relação ao tratamento para a doença avançada são que a cirurgia e a quimioterapia são válidas e que o tratamento atual não é efetivo para muitas mulheres (Walsh, 2020).

Avaliação de enfermagem

O câncer de ovário é considerado a pior de todas as neoplasias ginecológicas, principalmente porque se desenvolve lentamente e permanece oculto e sem sintomas até que esteja muito avançado. Ele já foi descrito como a "doença negligenciada" ou o "assassino silencioso" porque as mulheres e os profissionais da saúde muitas vezes ignoram ou subestimam os primeiros sintomas. Por exemplo, as mulheres podem atribuir os problemas gastrintestinais ao estresse e às mudanças da meia-idade; no entanto, essas queixas vagas podem preceder os sintomas mais evidentes em alguns meses. Os primeiros sinais e sintomas mais comuns incluem distensão abdominal, saciedade precoce, fadiga, dor abdominal vaga, polaciúria, diarreia ou constipação intestinal, mal-estar e perda ou ganho de peso inexplicável. Os sinais e sintomas posteriores incluem anorexia, dispepsia, ascite, massa abdominal palpável, dor pélvica e dorsalgia (ACS, 2020e).

Obtenha um relato completo dos sinais e sintomas da mulher incluindo início, duração e frequência. Revise a anamnese da mulher à procura de fatores de risco, como:

- Nuliparidade
- Menarca precoce (antes dos 12 anos)
- Menopausa tardia (após os 55 anos)
- Idade mais avançada após a menopausa
- Dieta rica em gordura
- Obesidade
- Ovulação persistente ao longo do tempo
- Parente de primeiro grau com câncer de ovário
- Genética – mulheres de ascendência judaica asquenaze
- Utilização de talco ou aerossóis de higiene perineais
- Mais de 30 anos na primeira gravidez
- Mutações de *BRCA1* e *BRCA2* positivas

- Histórico pessoal de câncer de mama, de bexiga ou de cólon
- Terapia de reposição hormonal (TRH) por mais de 10 anos
- Infertilidade (CDC, 2019c).

Realize um exame físico completo. Inspecione e palpe o abdome, observando se há distensão. Esteja alerta para massa ou dor à palpação. Antecipe mais testes para confirmar o diagnóstico.

Conduta de enfermagem

As complexidades do câncer de ovário tornam necessária uma abordagem multidisciplinar para o controle ideal. Pela natureza sutil e pelo alto risco de recidiva e mortalidade dessa condição, a maioria das mulheres a considera uma experiência emocionalmente exaustiva e devastadora. Um sentimento de esperança é essencial para as mulheres no momento do diagnóstico; elas querem acreditar que podem ser curadas e que serão capazes de continuar sua vida normalmente com seus entes queridos, amigos e familiares. Ainda assim, o diagnóstico de câncer recém-recebido faz as mulheres oscilarem entre a esperança e o desespero, entre as expectativas positivas de cura e os sentimentos assustadores de a doença assumir o controle. Os enfermeiros são recursos inestimáveis para inspirar as pacientes a encontrar esperança na vida quando diagnosticadas com câncer. A conduta de enfermagem precisa se concentrar em medidas para promover a detecção precoce, orientar a mulher sobre a doença e seus tratamentos e fornecer apoio emocional. Os enfermeiros devem mostrar uma atitude positiva que transmita compreensão e confiança.

Detecção precoce

Os enfermeiros precisam garantir que as mulheres estejam cientes dos fatores de risco para o câncer de ovário. Incentive-as a não ignorar sinais e sintomas aparentemente inofensivos como "apenas parte do envelhecimento". Encoraje-as a descrever essas queixas inespecíficas nas consultas com o médico.

Avalie o histórico patológico pessoal e familiar da mulher para fatores de risco e incentive o teste genético para aquelas com membros da família acometidos. Descreva as diretrizes de rastreamento para as mulheres com síndrome de câncer hereditário e informe àquelas de alto risco sobre as estratégias de rastreamento adequadas.

Incentive as mulheres a realizar exames ginecológicos bimanuais anuais e uma ultrassonografia transvaginal para possibilitar a identificação de tumores ovarianos em seus estádios iniciais. Após a menopausa, massa no ovário não é um cisto; os cistos fisiológicos podem surgir a partir de um folículo que não se rompeu ou da degeneração cística do corpo-lúteo. O câncer de ovário nem sempre é silencioso e pode se manifestar com vários sintomas gastrintestinais vagos. Embora o rastreamento da população em geral não seja preconizado, os profissionais de enfermagem precisam saber quais fatores colocam as mulheres em alto risco e ouvir atentamente as suas queixas para detectar esse tipo de câncer antes que ele atinja um estádio avançado.

> ### ATENÇÃO!
>
> Um pequeno "cisto" no ovário encontrado na ultrassonografia de uma mulher assintomática após a menopausa deve levantar suspeitas. Qualquer massa ou ovário palpado em uma mulher na pós-menopausa deve ser considerado maligno até que se prove o contrário. Aproximadamente 90% dos cânceres de ovário têm origem nas células epiteliais. Esses tumores ocorrem em mulheres mais velhas, são diagnosticados em estádios avançados e apresentam alta taxa de mortalidade (Office on Women's Health, 2019).

Orientações à paciente

A orientação é o principal foco dos cuidados de enfermagem e envolve a redução dos riscos e a promoção da saúde. Oriente a mulher quanto às estratégias de redução do risco; por exemplo, a gravidez, o uso de contraceptivos orais e a amamentação reduzem o risco de câncer de ovário. Instrua as mulheres a evitar o uso de talco e aerossóis de higiene em seus órgãos genitais. Analise os riscos ao longo da vida relacionados com os genes *BRCA1* e *BRCA2* e as opções disponíveis caso o teste da mulher seja positivo para esses genes. Ajude a promover a conscientização da comunidade sobre o câncer de ovário, orientando a população sobre os comportamentos de redução de risco. Informe-se sobre as pesquisas voltadas para a prevenção primária do câncer ginecológico.

Instrua a mulher quanto à importância de estilos de vida saudáveis. Enfatize a importância de manter o peso corporal saudável para reduzir o risco. Incentive as mulheres a seguir uma dieta com baixo teor de gordura. Os fatores associados a risco reduzido de câncer de ovário incluem o uso de contraceptivos orais durante 3 anos ou mais, manutenção de uma faixa de peso corporal saudável, gravidez e aleitamento materno antes dos 30 anos, laqueadura tubária bilateral e ooforectomia (Ovarian Cancer Research Alliance, 2020).

Para a mulher com diagnóstico de câncer de ovário, descreva em termos simples os exames, as modalidades de tratamento e o acompanhamento necessário. Por exemplo, se a mulher vier a ser submetida a uma cirurgia, o enfermeiro precisa fornecer orientações abrangentes sobre o que esperar antes, durante e após a cirurgia. Descreva as opções de tratamento e as implicações das escolhas feitas. Auxilie a mulher e sua família a decifrar a infinidade de informações relacionadas com estadiamento, exames e tratamentos. Oriente a mulher sobre as medidas adicionais de tratamento, como radioterapia ou quimioterapia, incluindo como lidar com os efeitos adversos comuns da terapia.

Apoio à paciente e à família

O diagnóstico de câncer de ovário, como de qualquer tipo de câncer, pode ser devastador. Além disso, os tratamentos e seus efeitos podem ser muito estressantes tanto física quanto emocionalmente. Forneça apoio individual para as mulheres que enfrentam o tratamento para o câncer de ovário. Como essa doença envolve o sistema genital, ela gera um impacto direto na visão da mulher sobre si mesma. Incentive uma discussão aberta acerca da sexualidade e do impacto do câncer. Ouça e apoie a mulher e sua família enquanto tentam lidar com a doença. Estando cientes das necessidades individuais das mulheres e suas diferentes estratégias de enfrentamento, os enfermeiros podem melhorar o apoio às pacientes em situação vulnerável. Incentive o uso de estratégias de enfrentamento adequadas para possibilitar a melhora na qualidade de vida. Tente restaurar a esperança da mulher com câncer de ovário e aborde a adesão ao tratamento. Os enfermeiros não devem se esquecer dos cuidadores familiares que precisam de ajuda com o manejo das emoções relacionadas com o prognóstico, equilibrando as próprias necessidades e as da paciente, o trabalho e a tomada de decisão quando houver incertezas. Se apropriado, incentive a participação em ensaios clínicos para oferecer esperança a todas as mulheres. Continue a oferecer apoio à mulher e a seus familiares enquanto vivenciam a tristeza e o luto.

CONSIDERAÇÕES

Eu me sentia uma mulher de sorte, pois estava em remissão do câncer de mama havia 12 anos e tinha recebido o dom da vida para compartilhar com minha amada família. Recentemente, adoeci com problemas de estômago, como dor, indigestão, distensão abdominal e náuseas. Meu médico me tratou como se fosse refluxo gástrico, mas os sintomas persistiram. Fui então encaminhada para um gastroenterologista, um urologista e, depois, um ginecologista, que solicitou uma ultrassonografia, cujo resultado foi negativo. Recebi a garantia dos três de que nada havia de errado comigo. Conforme o tempo passava, eu sentia mais dor, mais sintomas e mais frustração. Seis meses depois de consultar os três especialistas, uma nova ultrassonografia revelou que eu tinha câncer de ovário e precisava de cirurgia o mais rápido possível. Fiz uma histerectomia completa e meu cirurgião descobriu que eu estava no estádio III. Desde então, fui submetida a quimioterapia e participei de um ensaio clínico sobre câncer que não foi bem-sucedido para mim. Agora estou enfrentando o fato de que vou morrer em breve.

Reflexões: essa mulher tentou de tudo para salvar sua vida, mas o tempo se esgotou para ela e seu câncer de ovário avançado. As mulheres diagnosticadas com câncer de mama correm significativo risco de desenvolver câncer de ovário posteriormente. Dos médicos que ela consultou, por que nenhum deles solicitou exames mais meticulosos, dado seu histórico de câncer de mama? Muitas vezes somos assombrados pela pergunta: se os profissionais da saúde tivessem feito escolhas diferentes, as pacientes seriam confrontadas com diagnósticos avançados? Nunca saberemos.

CÂNCER DE ENDOMÉTRIO

O **câncer de endométrio** (também conhecido como câncer de útero) é uma neoplasia maligna da mucosa uterina. É a quarta malignidade ginecológica mais comum nos EUA e o sexto câncer mais comum em todo o mundo, sendo responsável por 7% de todos os cânceres em mulheres nos EUA (uma em 40 mulheres). O NCI (2019d) estimou que cerca de 65.620 novos casos seriam diagnosticados em mulheres em 2020 e que aproximadamente 12.590 deles seriam fatais. O câncer de endométrio é diagnosticado em mais de 382.069 mulheres anualmente em todo o mundo (World Cancer Research Fund, 2019). É incomum antes dos 63 anos; mas, à medida que as mulheres envelhecem, o risco aumenta. Aproximadamente 80% dessas neoplasias são carcinomas do endométrio. Como o câncer de endométrio geralmente é diagnosticado nos estádios iniciais, ele tem um prognóstico melhor do que o câncer de colo do útero ou de ovário (ACS, 2020f).

A incidência e a prevalência crescentes do câncer de endométrio podem ser explicadas pelos seguintes fatores: elevação da expectativa de vida, aumento da ingestão calórica, síndrome metabólica, aumento das taxas de obesidade, infertilidade, nuliparidade (nunca ter tido filhos), diabetes tipo 2, idade mais avançada da primeira gravidez, síndrome dos ovários policísticos (SOP) e uso prolongado de estrogênios sem progestina na TRH. A proteção contra o câncer de endométrio inclui aumento da paridade, atividade física diária, uso de contraceptivos orais combinados e idade aumentada das mulheres na última gestação (ACS, 2020g).

Fisiopatologia

Acredita-se que dois mecanismos estejam envolvidos no desenvolvimento do câncer de endométrio: exposição hormonal e obesidade. Um histórico de exposição a estrogênio sem progestina é a causa da maioria dos casos de mulheres no passado. Um aumento nas taxas de obesidade (a gordura adiposa converte a androstenediona em estrona, aumentando, assim, os níveis de estrogênio circulante) contribui para elevar os índices de câncer de endométrio. Obesidade, diabetes e hipertensão arterial (síndrome tripla do câncer de endométrio) são fatores de alto risco para esse tipo de câncer (McCance & Huether, 2019).

O câncer de endométrio pode se originar em um pólipo ou em um padrão multifocal difuso. O padrão de propagação depende, em parte, do grau de diferenciação celular. Os tumores bem diferenciados tendem a limitar sua disseminação para a superfície do endométrio. A propagação metastática ocorre em um padrão característico e mais comumente envolve os pulmões, os linfonodos inguinais e supraclaviculares, o fígado, os ossos, o encéfalo e a vagina (NCI, 2019e). O crescimento tumoral inicial é caracterizado por uma hemorragia espontânea e friável e, posteriormente, pela invasão do miométrio e crescimento para o colo do útero (Figura 8.3).

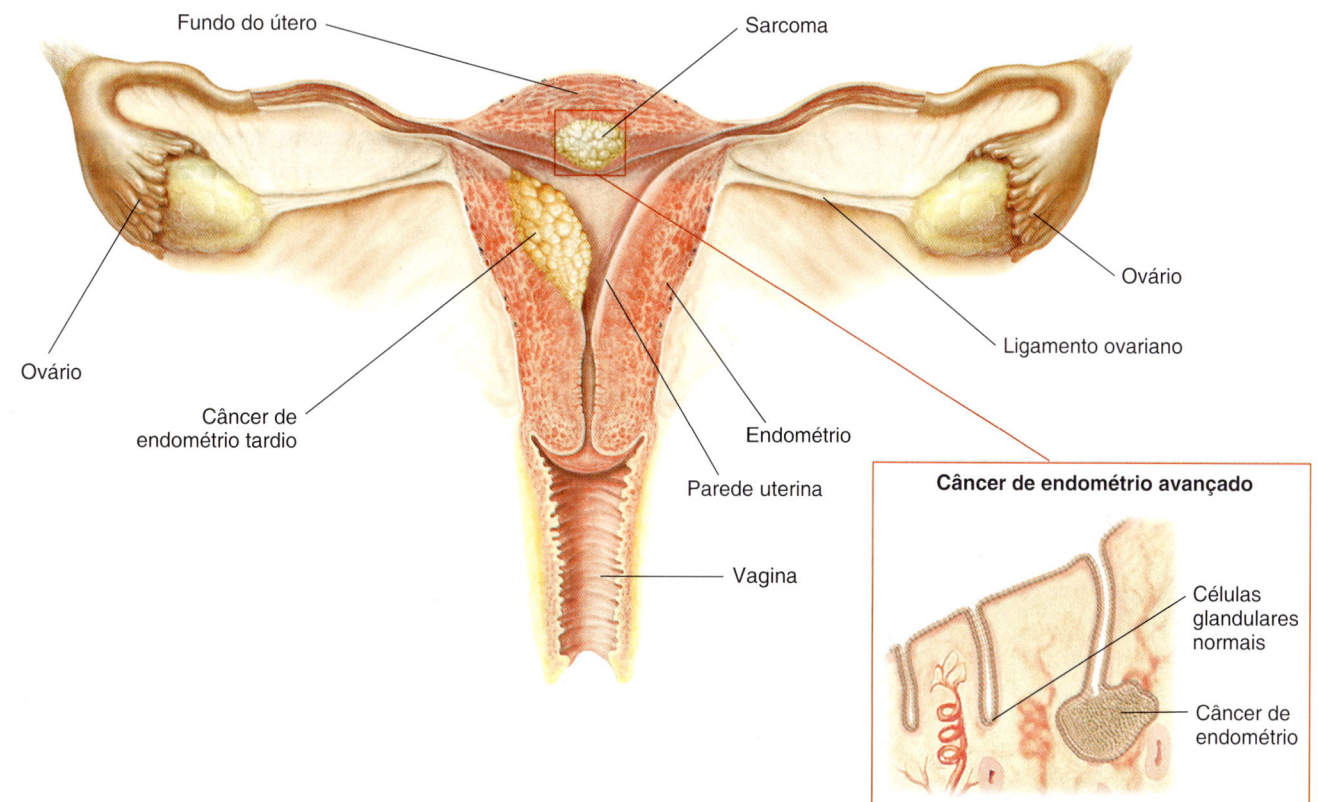

FIGURA 8.3 Progressão do câncer de endométrio. (Fonte da imagem 1: Anatomical Chart Co.)

O adenocarcinoma do endométrio é geralmente precedido por hiperplasia. O carcinoma *in situ* é encontrado apenas na superfície do endométrio. O carcinoma do tipo I, o mais comum, começa como hiperplasia endometrial e evolui para carcinoma. A administração de preparações de estrogênio sem progestina para a TRH leva ao aumento do risco de câncer de endométrio. O tipo I é geralmente encontrado em estádio inicial e os resultados do tratamento são mais favoráveis.

Ao contrário do carcinoma de endométrio do tipo I, o carcinoma do tipo II aparece espontaneamente, está associado a um tipo de célula pouco diferenciado e tem prognóstico ruim. Representa menos de 10% de todos os cânceres de endométrio, mas é responsável pela maioria das mortes por essa condição. Esse tipo não está relacionado com estrogênio nem com hiperplasia endometrial (ACS, 2020h).

Lembra-se de Carmella, a mulher com sangramento pós-menopausa? Nas mulheres nessa fase, qualquer sangramento é anormal e requer uma avaliação mais aprofundada. Que exame complementar o enfermeiro anteciparia para confirmar o diagnóstico? Qual seria o papel do profissional de enfermagem durante esse exame?

Rastreamento e diagnóstico

Atualmente, não existe um teste de rastreamento específico para detectar o câncer de endométrio. Assim, o acompanhamento não é feito de modo rotineiro, uma vez que não é prático nem tem uma boa relação custo-benefício. A ACS (2020i) recomenda que as mulheres sejam informadas sobre os riscos, os sinais e os sintomas do câncer de endométrio no início da menopausa e que sejam fortemente encorajadas a relatar ao médico qualquer sangramento inesperado ou manchas vermelho-vivo ou em borra de café. O exame ginecológico costuma ser normal nos estádios iniciais da doença. Mudanças no tamanho, no formato ou na consistência do útero ou de suas estruturas de suporte adjacentes podem ocorrer quando a doença está mais avançada.

Durante as últimas duas décadas, o papel da ultrassonografia na avaliação da hemorragia pós-menopausa mudou significativamente de pouca ou nenhuma função para o papel importante de hoje. Nos anos seguintes, vários estudos mostraram que a ultrassonografia é pelo menos tão sensível quanto a biópsia do endométrio para detectar o câncer de endométrio e que é capaz de descartar com segurança sua ocorrência sem a necessidade de biópsia em algumas mulheres com sangramento pós-menopausa. A profundidade do miométrio também é um importante fator de diagnóstico. Em particular, vários estudos já mostraram que as mulheres com espessura endometrial de 4 mm ou menos têm probabilidade extremamente baixa de câncer de endométrio; portanto, elas não precisam se submeter a biópsia endometrial. A ultrassonografia também pode ajudar na seleção de uma técnica de biópsia apropriada. Em uma mulher com sangramento pós-menopausa e endométrio espesso, a realização de uma ultrassonografia-histerografia pode determinar se o endométrio está difusamente espesso ou se existem áreas focais de espessamento. No caso de espessamento difuso, uma biópsia endometrial é apropriada. Havendo uma ou mais áreas focais de espessamento, a biópsia histeroscópica provavelmente é a melhor escolha. Tipicamente, a ultrassonografia transvaginal não invasiva é realizada antes que se tente uma biópsia endometrial invasiva (ACOG, 2018a).

A ultrassonografia transvaginal pode ser realizada para avaliar a cavidade endometrial e medir a espessura do revestimento endometrial, como também para detectar hiperplasia endometrial. Se o endométrio medir menos de 4 mm, a paciente apresenta baixo risco de malignidade. Grandes estudos prospectivos demonstraram que a espessura endometrial de 4 mm ou menos na ultrassonografia transvaginal em mulheres na pós-menopausa com sangramento implica baixo risco de malignidade. Assim, para as pacientes na pós-menopausa com sangramento, a biópsia não é indicada quando a espessura endometrial for de 4 mm ou menos, evitando, assim, diagnósticos invasivos (ACOG, 2018a).

A biópsia de endométrio é um procedimento ambulatorial utilizado após a realização de uma ultrassonografia transvaginal suspeita para o diagnóstico de câncer de endométrio na mulher com sangramento pós-menopausa. A biópsia é realizada por meio de um cateter de aspiração endometrial, que é introduzido pelo colo do útero até a cavidade uterina, e amostras de tecido são coletadas. A sensibilidade e a especificidade do procedimento de biópsia tendem a estar na faixa de 95% para a detecção de câncer de endométrio ou outras patologias (NCI, 2019f).

Conforme indicado anteriormente, o estadiamento é o processo de observar todas as informações que os médicos têm sobre o tumor para determinar o quanto o câncer pode ter se espalhado. O estádio de um câncer de endométrio é o fator mais importante na escolha de um plano de tratamento. Esse câncer pode se espalhar localmente para outras partes do útero ou regionalmente para os linfonodos próximos, os quais são encontrados na pelve, e para os mais distantes, que se encontram ao longo da aorta. Finalmente, o câncer pode se espalhar (metastatizar) para linfonodos ou órgãos mais distantes, como pulmão, fígado, ossos, encéfalo e outros.

No estádio I, o tumor está confinado ao corpo do útero. No estádio II, ele se espalhou para o colo do útero, mas não para fora do útero. No estádio III, já se espalhou local e regionalmente. No estádio IV, invadiu as mucosas da bexiga e do intestino, com metástases a distância para os pulmões, fígado e ossos (NCI, 2019e).

Conduta terapêutica

Normalmente, o estádio da doença orienta o tratamento, que, em geral, envolve cirurgia com terapia adjuvante com base nos achados histopatológicos. Mais frequentemente, a cirurgia envolve a remoção do útero (histerectomia), das tubas uterinas e dos ovários (salpingo-ooforectomia). A remoção das tubas uterinas e dos ovários é recomendada porque as células tumorais se espalham precocemente para os ovários e as células cancerosas quiescentes poderiam ser estimuladas a crescer pelo estrogênio ovariano. Em cânceres mais avançados, a radioterapia e a quimioterapia são utilizadas como coadjuvantes da cirurgia. Os intervalos de vigilância de rotina para os cuidados de acompanhamento normalmente são de 3 a 4 meses durante os primeiros 2 anos, uma vez que 85% das recorrências acontecem nos primeiros 3 anos após o diagnóstico (Mirza, 2020).

Avaliação de enfermagem

Faça uma anamnese completa da mulher, verificando sua queixa principal. Mais comumente, o principal sintoma inicial do câncer de endométrio é um sangramento vaginal anormal e indolor. Obtenha o histórico menstrual e pergunte se a paciente está fazendo uso de hormônios. Verifique também se há histórico pessoal ou familiar de câncer de mama, de ovário ou de cólon. Essas informações essenciais ajudarão a identificar as mulheres com alto risco de câncer de endométrio.

> ### ATENÇÃO!
> Qualquer episódio de sangramento vermelho-vivo que ocorra após a menopausa deve ser investigado. O sangramento uterino anormal raramente é decorrente de malignidade uterina na mulher jovem, mas na pós-menopausa deve ser considerado suspeito.

Revise também o histórico patológico da mulher à procura de fatores de risco, incluindo:

- Nuliparidade
- Obesidade (mais de 25 kg acima do peso ideal)
- Doença hepática
- Infertilidade
- Diabetes melito
- Hipertensão arterial
- Histórico de irradiação pélvica
- SOP
- Menarca precoce (antes dos 12 anos)
- Dieta hiperlipídica
- Uso prolongado de estrogênio exógeno sem progestina associado com útero intacto
- Hiperplasia endometrial
- Histórico familiar de câncer de endométrio
- Histórico pessoal de câncer de cólon hereditário sem polipose
- Histórico pessoal de câncer de mama, de cólon ou de ovário
- Histórico de miomas uterinos
- Início tardio da menopausa (após os 55 anos)
- Uso de tamoxifeno
- Anovulação crônica (Oyelowo & Johnson, 2018).

Avalie se a mulher apresenta manifestações adicionais, tais como dispareunia, dorsalgia, secreção genital purulenta, disúria, dor pélvica, perda de peso corporal, e alteração dos ritmos vesical e intestinal. Essas manifestações sugerem doença avançada.

Realize um exame físico ou, conforme o caso, auxilie no exame ginecológico. Observe se há secreção vaginal ou qualquer mudança no tamanho, na forma ou na consistência do útero ou das estruturas vizinhas, ou se há relato de dor da paciente durante o exame. Antecipe a necessidade de ultrassonografia transvaginal para identificar hiperplasia endometrial (geralmente superior a 4 mm) e de uma biópsia do endométrio, se necessário, para identificar células malignas.

Conduta de enfermagem

Certifique-se de que a mulher tenha compreendido todas as opções de tratamento. Solucione todas as dúvidas que a mulher expressar, inclusive as questões sobre a sexualidade. Assegure-se de que as consultas de acompanhamento sejam agendadas de forma adequada. Encaminhe a paciente para um grupo de apoio. Ofereça à mulher e aos familiares explicações e apoio emocional ao longo de todo o processo.

Oriente a paciente sobre as medidas preventivas ou os cuidados de acompanhamento caso ela tenha sido tratada para o câncer. A orientação pode ser a ferramenta mais importante atualmente disponível para a detecção precoce do câncer de endométrio. Muitos fatores de risco para essa doença são modificáveis ou tratáveis, tais como obesidade, hipertensão arterial e diabetes melito. É essencial aconselhar as mulheres em relação aos fatores de risco e aos modos de diminuir os riscos, para que elas possam conhecer o próprio perfil de risco e, assim, se tornar parceiras na luta contra o câncer ginecológico (Diretrizes de ensino 8.2).

DIRETRIZES DE ENSINO **8.2**
Medidas de prevenção e acompanhamento do câncer de endométrio

- Agendar exames ginecológicos regulares após os 21 anos
- Consultar-se com um médico para avaliação precoce de qualquer sangramento anormal após a menopausa
- Manter uma dieta hipolipídica ao longo da vida
- Exercitar-se diariamente
- Controlar o peso corporal para desencorajar estados hiperestrogênicos, que predispõem à hiperplasia endometrial
- A gravidez atua como um fator de proteção, ao reduzir o estrogênio
- Perguntar ao seu médico sobre o uso de contraceptivos que combinem estrogênio e progestina

- Quando forem usados contraceptivos orais combinados para facilitar a eliminação regular do revestimento uterino, tomar medidas de redução de riscos
- Conhecer os fatores de risco para o câncer de endométrio e fazer as modificações necessárias
- Comunicar qualquer um dos seguintes sintomas imediatamente:
  - Sangramento vivo ou manchas em borra de café após a relação sexual
  - Sangramento que dure mais de 1 semana
  - Reaparecimento de sangramento depois de 6 meses ou mais sem menstruar
- Após o tratamento contra o câncer, agendar consultas de acompanhamento para os anos seguintes
- Após o tratamento contra o câncer, comunicar-se frequentemente com seu médico a respeito de sua condição
- Após a cirurgia, manter um peso corporal saudável.

A biópsia endometrial de Carmella revela um adenocarcinoma endometrial. Seu médico recomenda cirurgia e radioterapia adjuvante. Carmella precisará de quanto tempo de acompanhamento depois da cirurgia? Que mudanças no estilo de vida o enfermeiro precisa abordar com Carmella?

CÂNCER DE COLO DO ÚTERO

O **câncer de colo do útero** é uma malignidade localizada no colo uterino, sendo a maioria deles causada pelo papilomavírus humano (HPV). Outros cânceres relacionados com o HPV incluem o câncer orofaríngeo, anal, peniano, vaginal e vulvar. O HPV é transmitido por meio da relação sexual vaginal, anal e oral, como também por outros contatos íntimos pele a pele (NCI, 2020). É a terceira neoplasia maligna genital mais comum em mulheres nos EUA depois dos cânceres de endométrio e de ovário. A ACS (2020j) estimou que 13.800 casos de câncer de colo do útero invasivo seriam diagnosticados nos EUA em 2020 e aproximadamente 4.290 dessas mulheres morreriam em decorrência desse câncer. Em todo o mundo, o câncer de colo do útero é o terceiro tipo de câncer mais frequentemente diagnosticado em mulheres, com mais de 500 mil novos casos identificados anualmente; entretanto, é um tipo de câncer que se desenvolve com o tempo e é evitável (WHO, 2020). Alguns pesquisadores estimam que o câncer não invasivo de colo do útero (carcinoma *in situ*) é cerca de quatro vezes mais comum do que o invasivo. A taxa de sobrevida em 5 anos para todos os estádios do câncer de colo do útero é de cerca de 70% (ACS, 2020k). A doença é cinco a oito vezes mais comum nas mulheres com infecção pelo HIV ou AIDS do que naquelas que não são portadoras desse vírus. As mulheres hispânicas têm maior probabilidade de desenvolver câncer de colo do útero, seguidas das afro-americanas, asiáticas, oriundas das ilhas do Pacífico e brancas.

O câncer de colo do útero continua sendo uma doença associada à disparidade socioeconômica. As elevadas taxas de mortalidade das minorias são indicativas das barreiras ao acesso à assistência de saúde entre aqueles que vivem em condições de pobreza. As mulheres hispânicas também apresentam as taxas mais altas de pobreza, acesso precário a cuidados de saúde e barreiras culturais e de idioma. As barreiras ao rastreamento e à prevenção do câncer de colo do útero incluem a procrastinação, o medo de descobrir que têm câncer e o constrangimento de fazer um exame de Papanicolaou (Pap). Além disso, muitas mulheres têm pouco ou nenhum conhecimento sobre o HPV e sua relação com o câncer (CDC, 2020).

A incidência e as taxas de mortalidade do câncer de colo do útero têm diminuído visivelmente nas últimas décadas, com a maior parte da redução atribuída aos exames de Papanicolau e de rastreamento do HPV, que detectam o câncer de colo do útero e algumas lesões pré-cancerosas. O **exame de Papanicolaou (Pap)**, também conhecido como esfregaço de Papanicolaou, é um procedimento utilizado para a obtenção de células do colo do útero para uma investigação citológica. O câncer de colo do útero é um dos cânceres mais tratáveis quando detectado em um estádio inicial (ACS, 2020j). O *Healthy People 2030* identifica vários objetivos que abordam o câncer de colo do útero (U.S. Department of Health & Human Services [USDHHS], 2019) (boxe *Healthy People 2030 – 8.1*). O câncer de colo do útero tende a ocorrer na meia-idade. A maioria dos casos é encontrada em mulheres com menos de 50 anos. Raramente ocorre em mulheres com menos de 20 anos. Muitas mulheres mais velhas não percebem que o risco de desenvolver câncer de colo do útero ainda existe conforme envelhecem. Nos EUA, a probabilidade de uma mulher desenvolver essa condição é de aproximadamente uma em 120, mas essa estatística depende da idade; a maior incidência é entre mulheres de 35 a 44 anos (National Cervical Cancer Coalition [NCCC], 2020).

Fisiopatologia

O câncer de colo do útero começa com mudanças anormais no revestimento celular ou na superfície dessa região. Tipicamente, essas alterações ocorrem na junção escamocolunar do colo do útero. Aqui, as células epiteliais secretoras cilíndricas (colunares) encontram as células epiteliais planas protetoras (escamosas) da parte exterior do colo do útero e da vagina, o que é denominado zona de transformação. A substituição contínua de células epiteliais colunares por células epiteliais escamosas nessa área torna essas células vulneráveis à absorção de material genético estranho ou anormal (ACS, 2020b). A Figura 8.4 mostra a fisiopatologia do câncer de colo do útero.

Deve haver infecção pelo **papilomavírus humano (HPV)** para que o câncer de colo do útero ocorra. As infecções pelo HPV acontecem em uma elevada porcentagem de mulheres sexualmente ativas, mas uma resposta imune bem-sucedida resulta em controle viral ou eliminação do vírus. A maioria das pessoas com HPV é assintomática; portanto, não percebe que tem o vírus. Mais de 90% dos cânceres de colo do útero espinocelulares contêm DNA

HEALTHY PEOPLE 2030 • 8.1

Objetivos	Importância para a enfermagem
C-2030-01 Reduzir a taxa geral de mortalidade por câncer.	• Ajudará a melhorar as taxas de mortalidade e a qualidade de vida das mulheres, além de reduzir os custos de saúde relacionados com o tratamento de doenças malignas.
C-2030-04 Reduzir a taxa de mortalidade por câncer de mama entre as mulheres.	
C-2030-05 Aumentar a proporção de mulheres que são rastreadas para câncer de mama com base nas diretrizes mais recentes.	
C-2030-09 Aumentar a proporção de mulheres que são rastreadas para câncer de colo do útero com base nas diretrizes mais recentes.	• Ajudará a promover o rastreamento e a detecção precoce. O exame de Papanicolaou regular diminui bastante a incidência de câncer de colo do útero e a mortalidade. Muitas mulheres com diagnóstico de câncer invasivo de colo do útero nunca fizeram um exame de Papanicolaou ou não o fizeram recentemente.
C-2030-10 Reduzir a proporção de adolescentes do 9º ao 12º ano que relatam queimaduras solares.	• Aumentará a conscientização sobre o rastreamento e a prevenção do câncer em níveis local e nacional para melhorar e promover a saúde de todas as mulheres. • Reduzirá o número de novos casos de câncer, bem como a doença, a incapacidade e a morte causada pelo câncer.
C-2030-11 Aumentar a proporção de sobreviventes do câncer que vivem 5 anos ou mais após o diagnóstico.	• Refletirá a importância de promover o rastreamento com base em evidências do câncer de colo do útero e de mama nas taxas de mortalidade mais baixas.

Adaptado de USDHHS. (2020). *Proposed objectives for inclusion in Healthy People 2030*. Disponível em: https://www.healthypeople.gov/sites/default/files/ObjectivesPublicComment508.pdf. Acesso em: 16 jun. 2020.

Carcinoma *in situ* **Carcinoma de células escamosas**

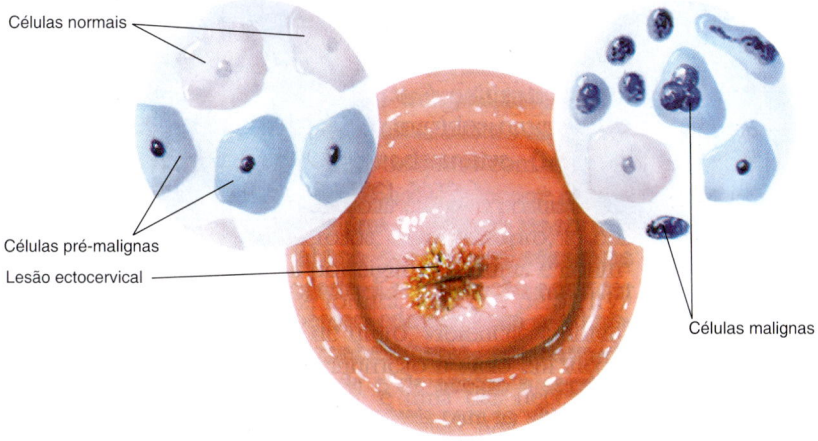
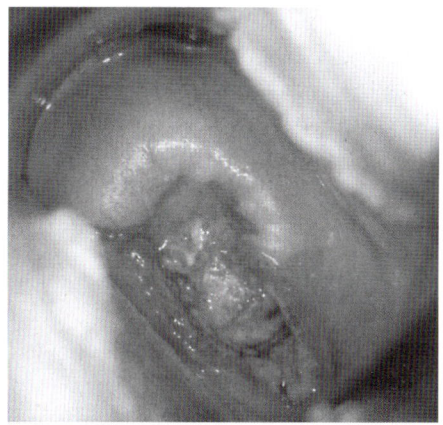

FIGURA 8.4 Câncer de colo do útero. (Fonte: The Anatomical Chart Company. [2009]. *Atlas of pathophysiology* [3rd ed.]. Lippincott Williams & Wilkins.)

de HPV, e o vírus agora é reconhecido como o principal fator causal do desenvolvimento do câncer de colo do útero e seu precursor, a **displasia do colo do útero** (crescimento desordenado de células anormais). Uma vez que apenas uma pequena proporção das infecções por HPV progride para câncer, outros fatores devem estar envolvidos no processo de carcinogênese (CDC, 2019d).

Rastreamento e diagnóstico

O rastreamento do câncer do colo de útero é efetivo porque o achado de uma lesão precursora, a neoplasia intraepitelial do colo do útero, ajuda a determinar se são necessários exames adicionais. As lesões começam como displasia e progridem de forma previsível por um longo período, possibilitando então uma ampla oportunidade para a intervenção em um estádio pré-canceroso. A progressão da displasia de baixo grau para a de alto grau demora, em média, 9 anos, e a progressão da displasia de alto grau para o câncer invasivo leva até 2 anos. Considera-se que três fatores principais influenciem a progressão da displasia de baixo grau para a de alto grau: o tipo e a duração da infecção viral, com o tipo de HPV de alto risco e a infecção persistente prevendo um risco maior de progressão; as condições do hospedeiro que comprometem a imunidade, tais como multiparidade ou mau estado nutricional; e os fatores ambientais, tais como tabagismo, uso de contraceptivos orais ou deficiência de vitaminas. Além disso, vários fatores ginecológicos, incluindo a idade da menarca, a idade da primeira relação sexual e o número de parceiros sexuais, aumentam significativamente o risco de câncer de colo do útero (Boardman, 2019).

Acredita-se que o uso generalizado do exame de Papanicolaou tenha salvado a vida de milhares de mulheres e diminuído o número de mortes por câncer de colo do útero. A realização do exame citopatológico de rotina de todas as mulheres sexualmente ativas tem sido um dos principais métodos de rastreamento para a detecção precoce de irregularidades cervicais relacionadas com o HPV e é essencial para a prevenção do câncer de colo do útero.

Apesar de seu excelente histórico de sucesso como ferramenta de rastreamento do câncer de colo do útero (detecta aproximadamente 90% das alterações cancerígenas precocemente), o exame de Papanicolaou convencional tem uma taxa de falso-negativos de 20%. As anormalidades de alto grau não detectadas pelo rastreamento humano são frequentemente constatadas por instrumentos computadorizados (NCI, 2019g). Assim, muitas tecnologias foram desenvolvidas para melhorar a sensibilidade e a especificidade do exame vaginal:

- *Thin-Prep*: nessa técnica em meio líquido, a amostra do colo do útero é colocada em um frasco de solução conservante em vez de em uma lâmina de vidro
- *Repetição do rastreamento de amostras cervicais automatizado assistido por computador (Autopap)*: essa tecnologia de tomada de decisão com base em algoritmo identifica as lâminas que devem ser reavaliadas por citopatologistas pela seleção de amostras que excedem determinado limite para a probabilidade de células anormais
- *Tipagem do DNA do HPV (captura híbrida)*: esse sistema usa a associação entre determinados tipos de HPV (16, 18, 31, 33, 35, 45, 51, 52 e 56) e o desenvolvimento de câncer do colo do útero. Ele é capaz de identificar os tipos de HPV de alto risco, como também melhora a detecção e o tratamento
- *Tecnologia assistida por computador (Cytyc CDS-1000, Auto-Cyte, AcCell)*: esses instrumentos computadorizados conseguem detectar células anormais que, às vezes, passam despercebidas pelos tecnólogos (CDC, 2019e).

A alta taxa de resultados falso-negativos também pode ser devida a outros fatores, tais como erros na coleta de amostras do colo do útero e na preparação tanto da lâmina quanto da paciente. Embora, em termos nacionais, o rastreamento do colo do útero com base no exame citológico tenha sido útil na identificação de células cervicais anormais, a sensibilidade desse exame para a detecção de lesões precursoras de alto grau é limitada. Além disso, o adenocarcinoma e seus precursores muitas vezes não são detectados no exame citológico. A percepção atual de que a infecção pelo HPV é o agente causal do câncer de colo do útero e seus precursores levou ao desenvolvimento de testes moleculares para a detecção do HPV. Fortes evidências atualmente apoiam a pesquisa de HPV na prevenção do câncer de colo do útero. É evidente que o HPV pode ser detectado no exame de urina, o que pode eventualmente se tornar uma ferramenta útil no rastreamento do câncer de colo do útero e nos esforços de monitoramento do HPV. Os enfermeiros precisam se manter atualizados quanto aos avanços mais recentes de pesquisa, bem como aos pontos fortes e fracos dos vários métodos de rastreamento (Ford, 2019).

Embora as organizações médicas profissionais discordem quanto à frequência recomendada de rastreamento do câncer de colo do útero, o ACOG (2018b) recomenda que deva começar aos 21 anos (independentemente do histórico sexual), uma vez que o risco da doença nas mulheres abaixo dessa idade é muito baixo. Além disso, o ACOG aconselha a realização de exames de Papanicolaou a cada 3 anos para as mulheres entre 21 e 29 anos e também a cada 3 anos para aquelas entre 30 e 65 anos, para as quais o exame de Papanicolaou deve estar associado à pesquisa de HPV a cada 5 anos. O rastreamento do câncer de colo do útero pode ser interrompido após os 65 anos, desde que as mulheres tenham histórico adequado de rastreamento. Aquelas que fizeram histerectomia não precisam ser rastreadas, e as que receberam a vacina contra o HPV devem sê-lo de acordo com as mesmas diretrizes das mulheres que não foram vacinadas. Além disso, as mulheres devem ter uma compreensão clara dos resultados do exame de Papanicolaou e das diretrizes de acompanhamento. Aquelas de alto risco devem continuar a fazer o exame vaginal anualmente durante toda a vida (Tabela 8.2).

Os resultados do exame de Papanicolaou são classificados conforme o sistema de Bethesda (Boxe 8.1), que fornece uma terminologia de diagnóstico uniforme que possibilita a comunicação clara entre o laboratório e o médico. As informações fornecidas pelo laboratório são divididas em três categorias: adequação da amostra, categorização geral dos achados citológicos e interpretação ou resultado (Crum & Huh, 2019).

Conduta terapêutica

O tratamento da paciente com o exame de Papanicolaou anormal depende da gravidade dos resultados e do histórico patológico da mulher. As escolhas terapêuticas envolvem destruir o maior número possível de células afetadas. Com a introdução da terapia multimodal para o câncer de colo do útero, muitas mulheres se tornarão sobreviventes a longo prazo, necessitando então de cuidados abrangentes de monitoramento. Obesidade e tabagismo são comorbidades significativas que podem complicar a prestação de cuidados às sobreviventes do câncer de colo do útero. Os enfermeiros podem

TABELA 8.2 Diretrizes para o exame de Papanicolaou.	
Primeiro teste	O rastreamento do câncer cervical deve começar aos 21 anos. Mulheres com menos de 21 anos não devem ser testadas
21 a 30 anos	Devem fazer o exame de Papanicolaou a cada 3 anos. A pesquisa de HPV não deve ser realizada nessa faixa etária, a menos que seja necessária após um resultado anormal do exame de Papanicolaou
30 a 65 anos	Devem fazer o exame de Papanicolaou e a pesquisa de HPV a cada 5 anos. Essa é a abordagem preferida, mas fazer apenas um exame de Papanicolaou a cada 3 anos também é uma conduta aceitável
Idade > 65 anos	Mulheres com resultados normais dos exames regulares não devem ser testadas para câncer de colo do útero. Aquelas com histórico de graves lesões pré-cancerosas no colo do útero devem continuar os testes por pelo menos 20 anos após o diagnóstico, mesmo depois dos 65 anos
Vacinação contra HPV	Mulheres que foram vacinadas contra o HPV devem seguir as recomendações de rastreamento para a faixa etária

Adaptada de American Cancer Society (ACS). (2020r). *American Cancer Society guidelines for the early detection of cancer.* Disponível em: https://www. cancer.org/healthy/find-cancer-early/cancer-screening-guidelines/american-cancer-society-guidelines-for-the-early-detection-of-cancer.html. Acesso em: 9 jun. 2020.

BOXE 8.1 Sistema de Bethesda para classificação dos exames de Papanicolaou.

Tipo de amostra: exame vaginal convencional *versus* em base líquida
Adequação da amostra: satisfatória ou insatisfatória para avaliação
Categorização geral: (opcional)
- Negativa para lesão intraepitelial ou malignidade
- Anormalidade em células epiteliais. Veja interpretação/resultado
Análise automática: se a lâmina foi examinada por dispositivo automatizado ou não
Exames diagnósticos: fornecem uma breve descrição dos métodos de ensaio e relatam os resultados de modo que o médico compreenda
Interpretação/Resultado:
- Negativo para lesão intraepitelial ou malignidade
- Microrganismos: *Trichomonas vaginalis*, fungos, vaginose bacteriana, herpes-vírus simples
- Outros achados não neoplásicos: alterações celulares reativas associadas a inflamação, radiação, dispositivos intrauterinos, atrofia
- Outros: células endometriais na mulher com mais de 40 anos
- Anormalidades nas células epiteliais:
  - *Células escamosas*
    - Células escamosas atípicas
      - De significado indeterminado (ASC-US)
      - Não é possível descartar a possibilidade de HSIL (ASC-H)
    - Lesão intraepitelial escamosa de baixo grau (LSIL): abrange HPV/displasia leve/NIC-1
    - Lesão intraepitelial escamosa de alto grau (HSIL)
    - Abrange displasia moderada e grave CIS/NIC-2 e NIC-3
    - Com características que levam à suspeita de invasão
    - Carcinoma espinocelular
  - *Células glandulares:* atípicas
    - Células endocervicais, endometriais ou glandulares
      - Células endocervicais – favorecem a existência de neoplasia
      - Células glandulares – favorecem a existência de neoplasia
      - Adenocarcinoma endocervical *in situ*
      - Adenocarcinoma: endocervical, endometrial, extrauterino
  - Outras neoplasias malignas (especificar)
Notas de instrução e sugestões: (opcional)

Crum, C. P., & Huh, W. K. (2019). Cervical and vaginal cytology: Interpretation of results (Pap test report). *UpToDate.* Disponível em: https://www.uptodate.com/contents/cervical-and-vaginal-cytology-interpretation-of-results-pap-test-report. Acesso em: 26 mai. 2020; American Cancer Society (ACS). (2020t). *Screening tests for cervical cancer.* Disponível em: https://www.cancer.org/cancer/cervical-cancer/detection-diagnosis-staging/screening-tests/pap-test.html. Acesso em: 3 jan. 2020.

---

concentrar suas intervenções na modificação desses fatores de risco para melhorar a qualidade de vida das sobreviventes do câncer de colo do útero. O Boxe 8.2 descreve as opções de tratamento.

Usando-se o sistema de Bethesda, as seguintes diretrizes de tratamento para resultados anormais do exame

---

BOXE 8.2 Opções de tratamento para o câncer de colo do útero.

- Crioterapia – destrói o tecido anormal do colo do útero por congelamento com nitrogênio líquido, Freon® ou óxido nitroso. Os estudos mostram uma taxa de cura de 90% (NCI, 2018i). A cura leva até 6 semanas, e a paciente pode apresentar secreção vaginal aquosa e profusa durante 3 a 4 semanas
- Biópsia em cone ou conização – remove uma secção em forma de cone de tecido do colo do útero. A base do cone é formada pela ectocérvix (parte externa do colo do útero) e a ponta ou ápice do cone é proveniente do canal endocervical. A zona de transformação está contida na amostra de cone. A conização também é um tratamento e pode ser usada para remover completamente qualquer pré-câncer e cânceres em fase muito inicial. Dois métodos são comumente utilizados para as conizações:
- LEEP (excisão eletrocirúrgica por alça) ou LLETZ (exérese da zona de transformação por grande alça) – o tecido anormal do colo do útero é removido com um fio aquecido por uma corrente elétrica. Para esse procedimento, que é realizado no consultório médico em aproximadamente 10 minutos, um anestésico local é usado. Cólicas leves e sangramento podem persistir por várias semanas após o procedimento
- Conização a frio – um bisturi cirúrgico ou um *laser*, em vez de um fio aquecido, é usado para remover o tecido. Após esse procedimento, que exige anestesia geral e é realizado em centro cirúrgico, cólicas e sangramento podem persistir por algumas semanas
- Tratamento com *laser* – destrói o tecido do colo do útero lesionado usando um feixe de luz de alta energia para vaporizá-lo (queimá-lo). Após o procedimento, a mulher pode apresentar uma secreção marrom aquosa por algumas semanas. Muito efetivo na destruição de pré-cânceres e na prevenção da evolução para câncer
- Histerectomia – remoção cirúrgica do útero e do colo do útero
- Radioterapia – aplicações internas de radiação no colo do útero ou radioterapia externa, que inclui os vasos linfáticos da pelve
- Quimiorradiação – sessão semanal com cisplatina concomitante à radioterapia (ACS, 2020s)

vaginal foram desenvolvidas pelo NCI para fornecer orientação aos médicos e pacientes:

- *ASC-US:* repetir o exame vaginal em 4 a 6 meses ou encaminhar para colposcopia
- *ASC-H:* encaminhar para colposcopia com solicitação de teste para HPV
- *Células glandulares atípicas (AGCs) e adenocarcinoma* in situ *(AIS):* colposcopia imediata; o acompanhamento é baseado nos achados.

A **colposcopia** é um exame microscópico do sistema genital inferior que utiliza um instrumento de ampliação chamado colposcópio. Podem ser visualizados padrões específicos de células que se correlacionam bem com determinados achados histológicos.

Avaliação de enfermagem

Realize uma anamnese detalhada e o exame físico da mulher. Investigue seu histórico patológico à procura dos seguintes fatores de risco:

- Idade precoce na primeira relação sexual (nos primeiros 12 meses após a menarca)
- Nível socioeconômico mais baixo
- Parceiros masculinos promíscuos
- Relações sexuais desprotegidas
- Histórico familiar de câncer de colo do útero (mãe ou irmãs)
- Relações sexuais com homens não circuncidados
- A mãe fez uso de dietilestilbestrol (DES)
- Infecções por herpes genital ou clamídia crônica
- Múltiplos parceiros sexuais
- Tabagismo
- Estado imunodeprimido
- Infecção pelo HIV
- Uso de contraceptivos orais
- Displasia moderada no exame de Papanicolaou nos últimos 5 anos
- Infecção pelo HPV (CDC, 2019f).

Questione a mulher a respeito de quaisquer sinais e sintomas. Clinicamente, o primeiro sinal é um sangramento vaginal anormal, geralmente após a relação sexual. Também esteja alerta quanto a relatos de desconforto vaginal, secreção fétida e disúria. Em alguns casos, a mulher encontra-se assintomática, com a ocorrência da detecção no exame ginecológico anual e no Pap.

Realize um exame físico. Inspecione a área perineal à procura de secreção vaginal ou verrugas genitais. Execute ou auxilie no exame ginecológico, incluindo a coleta de um exame vaginal, conforme indicado (Procedimento de enfermagem 8.1).

ATENÇÃO!

Suspeite de câncer de colo do útero avançado em mulheres com dor pélvica, nas costas ou nas pernas, perda de peso, anorexia, fraqueza e fadiga, e fraturas.

Prepare a mulher para outros exames diagnósticos, se indicado, como uma colposcopia. Nesse exame, a mulher é colocada na posição de litotomia e o colo do útero é lavado com solução de ácido acético. O ácido acético faz as células anormais se tornarem brancas, o que é referido como "acetobranco". Essas áreas brancas são então submetidas a biópsia e enviadas ao patologista para avaliação. Embora esse teste não seja doloroso, ele tem pequenos efeitos colaterais (sangramento leve, cólicas e risco de desenvolvimento de infecção após a biópsia) e pode ser realizado com segurança no ambulatório ou no consultório. As mulheres podem ficar apreensivas ou ansiosas porque esse exame é feito para identificar e confirmar o potencial de crescimento celular anormal. Alguns médicos solicitam que a mulher seja pré-medicada com um analgésico leve, como o ibuprofeno, antes de ser submetida ao procedimento.

Conduta de enfermagem

A função do enfermeiro envolve a prevenção primária, ao orientar as mulheres sobre os fatores de risco e as formas de evitar a displasia de colo do útero. As taxas de câncer de colo do útero diminuíram nos EUA devido ao uso generalizado do exame de Papanicolaou, que consegue detectar lesões pré-cancerosas do colo do útero antes que se transformem em câncer.

Conceito fundamental

Prevenção do câncer de colo do útero

Os pontos principais a serem lembrados na prevenção do câncer de colo do útero são abandono do tabagismo, limitação do consumo de bebidas alcoólicas e incentivo dos adolescentes a postergar o início da atividade sexual e evitar ter múltiplos parceiros.

Gardasil® 9 é a vacina atualmente aprovada pela Food and Drug Administration (FDA) para proteger meninas, meninos e mulheres contra o HPV, evitando, assim, o câncer de colo do útero ou peniano na faixa dos 9 aos 45 anos. As vacinas evitam a infecção por nove cepas de HPV, as quais são responsáveis pela maioria dos cânceres penianos e de colo do útero. Os ensaios clínicos indicam que a vacina tem alta eficácia na prevenção da infecção persistente por HPV, das lesões precursoras do câncer de colo do útero, das lesões precursoras dos cânceres vaginal e vulvar e das verrugas genitais. A vacina, que protege contra a infecção por esses tipos de HPV por cerca de 10 anos, é administrada por via intramuscular, e o cronograma recomendado é uma série de duas doses ao longo de 6 meses. Não se sabe se a proteção dura mais tempo. As vacinas não protegem as mulheres já infectadas pelo HPV (Kaiser Family Foundation [KFF], 2020). Essa vacina não substitui o rastreamento de rotina do câncer de colo do útero, e as mulheres vacinadas devem fazer o exame de Papanicolaou conforme recomendado. Ver Prática baseada em evidências 8.1.

PROCEDIMENTO DE ENFERMAGEM 8.1 **Como auxiliar na coleta de exame vaginal**

Objetivo: obter células do colo do útero para rastreamento citológico cervical

1. Explique o procedimento à paciente (Figura A).

2. Oriente a paciente a esvaziar a bexiga.

3. Lave bem as mãos.

4. Reúna o material necessário, mantendo a esterilização (Figura B).

5. Posicione a paciente nos estribos ou pedais, de modo que os joelhos estejam apontados para fora.

6. Cubra a paciente com um lençol para garantir sua privacidade, recobrindo o abdome, mas deixando a área perineal exposta.

7. Abra as embalagens conforme necessário.

8. Incentive a paciente a relaxar.

9. Enquanto o médico coleta a amostra, forneça apoio à paciente abrindo os lábios do pudendo; introduzindo o espéculo e a escova citológica e esfregando a endocérvice; e inserindo a espátula plástica e raspando o colo do útero (Figuras C a H).

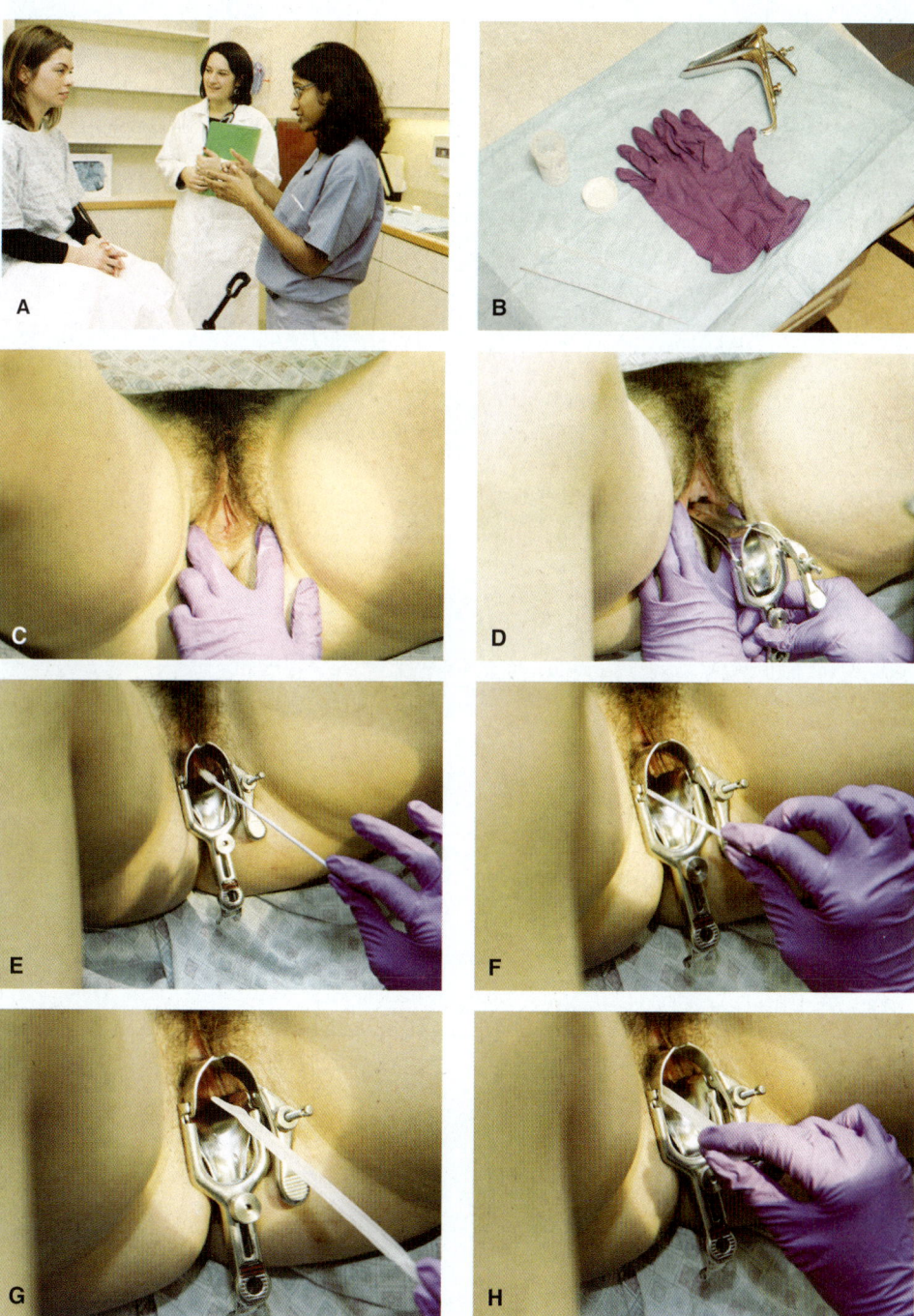

(continua)

10. Transfira a amostra para um recipiente (Figura I) ou uma lâmina. Se essa última for utilizada, borrife o fixador segurando a lâmina a aproximadamente 30 cm de distância.

11. Coloque o lubrificante estéril na ponta do dedo do médico, quando indicado, para o exame bimanual.

12. Lave bem as mãos.

13. Rotule a amostra de acordo com a política da instituição.

14. Lave o material reutilizável e descarte os resíduos de maneira adequada (Figura J).

15. Lave bem as mãos.

16. Auxilie a paciente a se levantar após o término do exame.

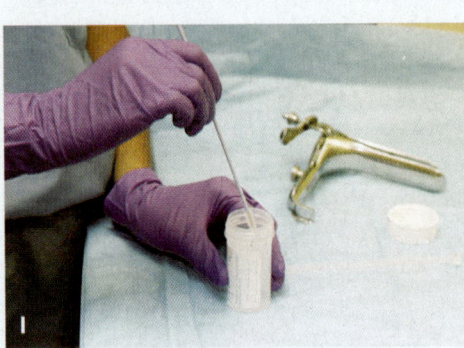

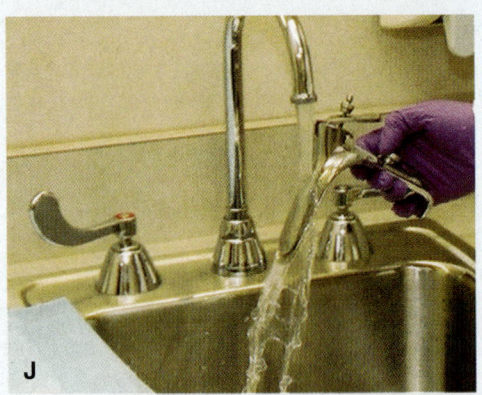

Adaptado de Weber, J. R., & Kelley, J. H. (2018). *Health assessment in nursing* (6th ed.). Wolters Kluwer Health; Martin, P. (2019). Pap smear (Papanicolaou smear). *Nurse's Labs*. Disponível em: https://nurseslabs.com/pap-smear-papanicolaou-smear/. Acesso em: 11 fev. 2019.

ESTUDO

Os adolescentes representam 25% da população mundial, mas a cobertura vacinal é baixa. A World Health Association recomenda várias vacinas para adolescentes (de 10 a 19 anos), inclusive a contra o papilomavírus humano (HPV). Muitos jovens, entretanto, não recebem essa vacina, que é efetiva contra vários tipos de câncer, incluindo o peniano, o de colo do útero, o oral e o anal. Governos e organizações profissionais tentaram diferentes abordagens para mudar isso. O estudo Cochrane Review teve como objetivo avaliar os efeitos de inúmeras abordagens para aumentar o número de adolescentes que recebem as vacinas contra o HPV. A cobertura vacinal contra o HPV entre os adolescentes está atualmente abaixo do ideal; portanto, várias intervenções precisam ser avaliadas para melhorar os índices de vacinação desta população.

Achados

Dezesseis estudos relevantes com intervenções direcionadas a meninos e meninas adolescentes, pais e cuidadores foram incluídos nessa revisão. Quatro abordagens foram encontradas para melhorar a cobertura vacinal:

1. Ter como alvo adolescentes, seus pais e comunidades, fornecendo-lhes informações sobre a vacina contra o HPV, lembrando-lhes da época de se vacinar ou oferecendo-lhes incentivos caso sigam corretamente o cronograma de imunização.

2. Orientar os médicos com informações, lembretes ou *feedback* sobre sua prática.

3. Fazer o possível para que a vacinação seja mais acessível às pessoas tornando-a gratuita ou reduzindo seu custo, ou oferecendo-a no local onde residem, inclusive nas escolas.

4. Aprovar leis sobre imunização nas quais os estudantes devem comprovar que foram vacinados antes de se matricularem nas escolas.

Verificou-se que a orientação dos adolescentes e de seus pais quanto à importância de se vacinar contra o HPV, a aprovação de leis determinando que os jovens devem estar vacinados para frequentar a escola e a utilização de múltiplas intervenções por parte profissionais da saúde melhoraram a cobertura vacinal de adolescentes.

Implicações para a enfermagem

Os enfermeiros estão na linha de frente no fornecimento de vacinas e no incentivo dos adolescentes e de seus pais a recebê-las para sua própria proteção contra diversos tipos de câncer. Os profissionais de enfermagem precisam compreender os fatores que influenciam a hesitação, a aceitação e a demanda de vacinação por parte dos adolescentes em diferentes ambientes. A utilização dessas abordagens direcionadas para melhorar os índices de vacinação entre esta população ajudará a promover o cumprimento do calendário vacinal e a saúde geral.

Abdullahi, L. H., Kagina, B. M., Ndze, V. N., Hussey, G. D., & Wiysonge, C. S. (2020). Improving vaccination uptake among adolescents. *Cochrane Database of Systematic Reviews 2020*, Issue 1, Art. No.: CD011895. https://doi.org/10.1002/14651858.CD011895.pub2.

Concentre as orientações de prevenção primária nas seguintes questões:

- Identificar comportamentos de alto risco nas pacientes e orientá-las a reduzi-los
- Tomar medidas para evitar as ISTs
- Praticar a abstinência sexual

- Evitar a atividade sexual precoce
- Evitar o uso de contraceptivos orais por longo período
- Usar rigorosamente métodos de contracepção de barreira
- Evitar as exposições ativa e passiva ao tabagismo
- Vacinar-se contra o HPV

- Instruir as mulheres sobre a importância do rastreamento do câncer de colo do útero por meio da realização do exame de Papanicolaou. Descrever a preparação adequada antes de realizar esse exame (Diretrizes de ensino 8.3). Reforçar as diretrizes específicas para o rastreamento:
  - Evitar relações sexuais, duchas higiênicas, uso de tampões ou cremes vaginais, espumas e géis 48 h antes do exame, pois interfeririam na avaliação da amostra
  - Agendar o rastreamento para, pelo menos, 5 dias após o fim do ciclo menstrual, não quando a paciente estiver menstruada
  - Solicitar à paciente que esvazie a bexiga antes do início do exame (NCI, 2019h).

DIRETRIZES DE ENSINO **8.3**
Estratégias para otimizar o exame vaginal

- Agendar a consulta para a realização do exame de Papanicolaou para pelo menos 1 semana após o término da menstruação, a fim de aumentar a chance de obter a melhor amostra de células do colo do útero sem menstruação
- Abster-se de relações sexuais nas 48 horas anteriores ao exame porque materiais adicionais, como espermatozoides, podem obscurecer a amostra
- Não usar duchas nas 48 horas anteriores ao exame para não eliminar as células do colo do útero que podem ser anormais
- Não usar tampões, espumas anticoncepcionais, geleias, cremes ou medicamentos vaginais nas 72 horas anteriores ao exame, pois eles poderiam encobrir ou obscurecer a amostra de células do colo do útero
- Cancelar o exame se ocorrer sangramento vaginal, pois a presença de células sanguíneas interfere na avaliação visual da amostra.

Os enfermeiros também podem ajudar suas pacientes certificando-se de que o exame de Papanicolaou seja enviado a um laboratório credenciado para interpretação, o que reduz o risco de resultados falso-negativos. A identificação e o tratamento das lesões pré-cancerosas iniciais são essenciais para a prevenção do câncer de colo do útero. As medidas de prevenção devem incluir a orientação das mulheres no sentido de que o risco de infecção pode ser reduzido pela postergação do início da atividade sexual, pela diminuição do número de parceiros sexuais, pela utilização constante de preservativos, pela vacinação contra o HPV e pela abstinência de tabagismo.

A prevenção secundária concentra-se na redução ou na limitação da área de displasia do colo do útero. A prevenção terciária tem seu foco em minimizar a incapacidade ou a propagação do câncer do colo do útero. Explique em detalhes todos os procedimentos que possam ser necessários. Incentive a paciente que tenha sido submetida a qualquer tratamento do colo do útero a permitir que a região pélvica fique em repouso por aproximadamente 1 mês. Discuta esse período de repouso com a paciente e seu parceiro para obter sua cooperação. Descreva as alternativas ao coito vaginal, como fazer carícias, dar as mãos e beijar-se. Relembre à mulher sobre quaisquer procedimentos de acompanhamento que sejam necessários e ajude-a a agendá-los se for o caso.

A prevenção terciária do câncer de colo do útero envolve o diagnóstico e o tratamento dos casos confirmados. Tipicamente, o tratamento é realizado por meio de cirurgia, radioterapia e, frequentemente, quimioterapia. Os cuidados paliativos são prestados às pacientes que já atingiram um estádio incurável da doença. Ao saber que a mulher e sua família foram informadas sobre seu prognóstico, o enfermeiro estará em condições de apoiá-las quando o impacto do diagnóstico for absorvido.

Ao longo do processo, forneça apoio emocional à mulher e à sua família. Durante o processo de tomada de decisão, a paciente pode se sentir aturdida com o diagnóstico e com todas as informações apresentadas. Encaminhe a mulher e a família para os recursos comunitários e grupos de apoio apropriados, conforme indicado. É fundamental que todas as mulheres recebam as informações corretas sobre práticas sexuais seguras, sejam informadas sobre o papel preventivo da vacinação contra o HPV e orientadas sobre a função do exame de Papanicolaou como medida de rastreamento secundária do câncer de colo do útero. As necessidades emocionais da mulher que recebe o diagnóstico de câncer podem ser mais bem atendidas por alguém afetuoso, amigável, empático em vez de simpático, e com boa capacidade de comunicação. Os enfermeiros de todas as instituições estão em uma posição poderosa para atuarem como defensores das práticas de cuidados de saúde seguras para as mulheres por meio de orientações em níveis individual, comunitário e nacional.

CÂNCER DE VAGINA

O **câncer de vagina** é um tumor raro de tecido maligno que surge na vagina. Apenas uma em cada 1.100 mulheres desenvolverá câncer de vagina ao longo de sua vida. Em 2020, a ACS (2020l) estimou que mais de 6 mil novos casos seriam diagnosticados e mais de 1.500 dessas mulheres morreriam em decorrência desse câncer. A incidência máxima do câncer de vagina ocorre após os 60 anos. Seu prognóstico depende muito do estádio da doença e do tipo de tumor. A taxa de sobrevida geral em 5 anos para qualquer tipo de câncer de vagina em todos os estádios é de 47% (Cancer.Net, 2019a). O câncer de vagina pode ser efetivamente tratado e, quando detectado precocemente, é curável.

Fisiopatologia

A etiologia do câncer vaginal ainda não foi identificada. As doenças malignas da vagina são cânceres vaginais primários ou formas metastáticas de órgãos adjacentes ou distantes. Cerca de 80% dos cânceres de vagina são metastáticos, principalmente do colo do útero e do endométrio. Esses cânceres invadem a vagina diretamente. Os cânceres de locais distantes que metastatizam para a vagina por meio do sistema sanguíneo ou linfático são comumente provenientes do cólon, dos rins, da pele (melanoma) ou da mama. Os tumores da vagina em geral ocorrem na parede posterior e se espalham para o colo do útero ou para a vulva (NCI, 2019j).

Os carcinomas de células escamosas (CCEs) que começam no revestimento epitelial da vagina são responsáveis por aproximadamente 85% dos cânceres vaginais. Esse tipo de câncer geralmente ocorre em mulheres com mais de 60 anos. Os CCEs evoluem lentamente ao longo dos anos, comumente no terço superior da vagina, e tendem a se espalhar precocemente, invadindo diretamente a bexiga e as paredes do reto. Eles também metastatizam por meio dos sistemas sanguíneo e linfático. Os 15% restantes são adenocarcinomas, que diferem dos CCEs por aumento nas metástases pulmonares e envolvimento dos linfonodos supraclaviculares e pélvicos (NCI, 2019k).

Conduta terapêutica

O tratamento do câncer de vagina depende do tipo de células envolvidas e do estádio da doença. Se o câncer for localizado, podem ser utilizadas radiação, cirurgia a *laser* ou ambas. Caso tenha se espalhado, pode ser necessária uma cirurgia radical, como histerectomia ou remoção da parte superior da vagina com dissecção dos linfonodos pélvicos, além de radioterapia.

Avaliação de enfermagem

Comece a anamnese e o exame físico analisando os fatores de risco. Embora aqueles diretos para o desenvolvimento inicial de câncer vaginal ainda não tenham sido identificados, alguns aspectos associados são idade avançada (mais de 60 anos), irradiação pélvica anterior, exposição uterina ao dietilestilbestrol (DES), traumatismo vaginal, histórico de verrugas genitais (infecção por HPV), infecção pelo HIV, câncer de colo do útero, secreção vaginal crônica, adenose vaginal, alcoolismo, uso prolongado de pessários vaginais, causando irritação crônica, tabagismo e baixo nível socioeconômico (ACS, 2020m).

Questione a mulher sobre quaisquer sintomas. A maioria das mulheres com câncer de vagina é assintomática. Aquelas com sinais e sintomas apresentam sangramento vaginal indolor (geralmente após a relação sexual), secreção vaginal anormal, dispareunia, disúria, constipação intestinal, massa na parede da vagina que pode ser palpada e dor pélvica (NCI, 2019k). Durante o exame físico, observe se há secreção vaginal ou verrugas genitais, ou alterações na aparência da mucosa vaginal. Antecipe a colposcopia com biópsia das lesões suspeitas para confirmar o diagnóstico.

Conduta de enfermagem

A conduta de enfermagem para esse tipo de câncer é semelhante à de outros cânceres do sistema genital, com ênfase no aconselhamento sobre sexualidade e no encaminhamento para grupos de apoio locais. As mulheres submetidas a cirurgia radical precisam de um aconselhamento intensivo sobre a natureza da cirurgia, os riscos, as potenciais complicações, as mudanças na aparência física e na função fisiológica e as alterações na sexualidade. Os enfermeiros devem concentrar seus cuidados na orientação da paciente, no controle da dor e dos sintomas, na comunicação com a paciente e sua família e na coordenação dos cuidados em todo o espectro de atendimento.

CÂNCER DE VULVA

O **câncer de vulva** é uma neoplasia maligna ginecológica rara, mas agressiva. Trata-se de um crescimento neoplásico anormal na genitália feminina externa, incluindo o clitóris, os lábios e o introito vaginais (Figura 8.5). O câncer de vulva é responsável por aproximadamente 4% de todas as neoplasias malignas genitais femininas. Nos EUA, as mulheres têm uma possibilidade em 333 de desenvolver câncer de vulva em algum momento de suas vidas (NCI, 2019l). A ACS (2020n) estimou que, em 2020, mais de 6 mil cânceres de vulva seriam diagnosticados nos EUA e que mais de 1.300 mulheres morreriam em decorrência desse tipo de câncer. Quando detectado

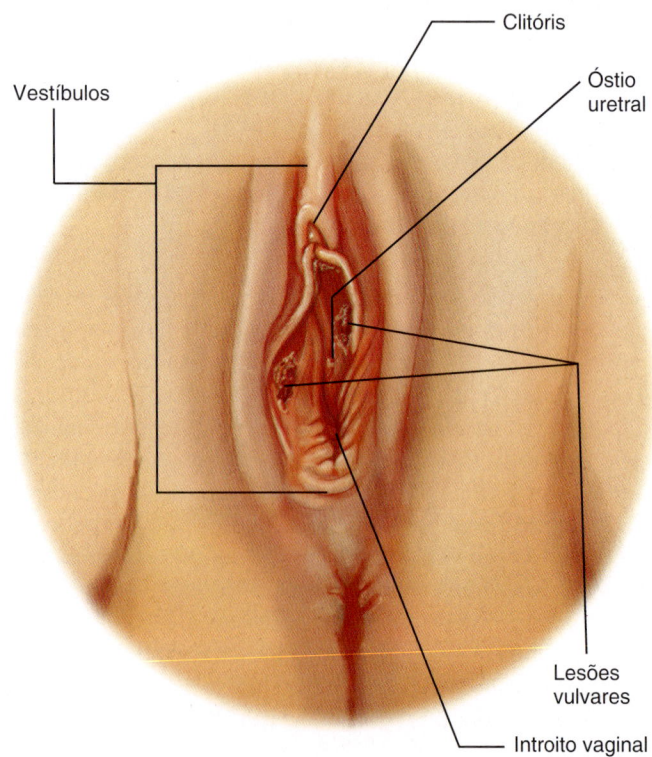

FIGURA 8.5 Câncer de vulva. (The Anatomical Chart Company. [2009]. *Atlas of pathophysiology* [3rd ed.]. Lippincott Williams & Wilkins.)

precocemente, é altamente curável. Tipicamente, o câncer de vulva pode estar avançado por ocasião do diagnóstico, embora seja uma condição que pode ser observada pela paciente como uma lesão/tumoração anormal na região genital.

O câncer de vulva é encontrado mais comumente em mulheres entre 60 e 70 anos, mas a incidência naquelas com menos de 35 anos tem aumentado nas últimas décadas. A taxa de sobrevida geral em 5 anos, no caso de não envolvimento dos linfonodos, é de 86%, mas cai para 53% quando da ocorrência da invasão. A taxa de sobrevida para todos os estádios combinados é de 71% (ACS, 2020n).

Fisiopatologia

O câncer de vulva pode ser classificado em dois grupos de acordo com os fatores predisponentes. O primeiro tipo correlaciona-se com a infecção por HPV e ocorre principalmente em mulheres mais jovens. O segundo grupo não está associado ao HPV e ocorre em mulheres idosas sem doenças cancerígenas. Aproximadamente 85% dos tumores de vulva são CCEs. Esse tipo de câncer forma-se lentamente ao longo de vários anos e geralmente é precedido por alterações pré-cancerosas, denominadas neoplasias intraepiteliais vulvares (NIVs). Os dois principais tipos de NIV são o clássico (indiferenciado) e o simples (diferenciado). A NIV clássica, a mais comum, está associada à infecção por HPV (verrugas genitais causadas pelos tipos 16, 18, 31, 33, 35, 45 e 54) e ao tabagismo (McCance & Huether, 2019). Tipicamente ocorre em mulheres entre 30 e 40 anos. Em contraste com a NIV clássica, a NIV simples geralmente ocorre em mulheres na pós-menopausa e não está associada ao HPV, mas à irritação crônica ao longo do tempo (Cancer.Net, 2019b).

Rastreamento e diagnóstico

O exame anual da vulva é a maneira mais eficaz de evitar o câncer vulvar. A inspeção cuidadosa da vulva durante o exame ginecológico anual de rotina continua sendo a técnica diagnóstica mais produtiva. O uso frequente de biópsias de qualquer lesão vulvar suspeita geralmente é necessário para fazer o diagnóstico e orientar o tratamento; no entanto, muitas mulheres não procuram avaliação médica por meses ou anos após perceberem um nódulo ou lesão anormal. As principais queixas apresentadas pelas mulheres com câncer de vulva incluem dispareunia, longo histórico de prurido, úlceras na genitália "externa", edema vulvar, mudança na aparência de uma verruga vulvar, sangramento vulvar e problemas urinários (Cancer.Net, 2019c). O diagnóstico de câncer de vulva é feito por biópsia da lesão suspeita, que geralmente é encontrada no lábio maior do pudendo.

ATENÇÃO!

A maioria das mulheres com câncer de vulva se queixa de prurido vulvar ou apresenta um nódulo. Os nódulos devem ser submetidos a biópsia, mesmo que a mulher esteja assintomática.

Conduta terapêutica

O tratamento varia dependendo da extensão da doença. Cirurgia, radioterapia e quimioterapia são as opções de tratamento típicas, dependendo do estádio do câncer. Cirurgia a *laser*, criocirurgia ou incisão eletrocirúrgica também podem ser utilizadas. Lesões maiores podem precisar de uma cirurgia mais extensa e enxerto de pele. O tratamento tradicional para o câncer de vulva tem sido a vulvectomia radical, porém técnicas mais conservadoras estão sendo usadas para melhorar os resultados psicossexuais e reduzir a morbidade sem comprometer a sobrevida (Cancer.Net, 2019d).

Avaliação de enfermagem

Tipicamente, nenhum sinal ou sintoma clínico específico prenuncia essa doença, de modo que o diagnóstico muitas vezes é significativamente tardio. É importante, portanto, rever o histórico patológico da mulher à procura de fatores de risco, tais como:

- Exposição ao HPV tipo 16
- Idade acima de 50 anos
- Infecção pelo HIV
- NIV
- Líquen escleroso (dermatose inflamatória crônica)
- Melanoma ou nevos atípicos
- Exposição ao HSV tipo 2
- Múltiplos parceiros sexuais
- Tabagismo
- Herpes simples
- Histórico de câncer de mama
- Imunossupressão
- Hipertensão arterial
- Diabetes melito
- Obesidade (ACS, 2020o).

Na maioria dos casos, a mulher relata prurido, ardor e edema vulvares persistentes que não melhoram com o uso de cremes ou pomadas. Histórico de condiloma, gonorreia e infecção por herpes simples são alguns dos fatores de maior risco para NIV. O diagnóstico de carcinoma de vulva costuma ser tardio. As mulheres deixam de buscar tratamento por uma média de 6 meses a partir do início dos sintomas. Além disso, muitas vezes ocorre atraso no diagnóstico depois que a paciente se consulta com um médico. Em muitos casos, uma biópsia da lesão não é realizada até que o problema não responda a diversos tratamentos tópicos. Durante o exame físico, observe se há massas ou espessamento da região vulvar.

Na maioria das vezes, observa-se um nódulo ou massa vulvar. A lesão vulvar geralmente é elevada e pode ser carnuda, ulcerada, leucoplásica (parecida com placas brancas) ou verrucosa. O câncer pode aparecer em qualquer lugar da vulva, embora cerca de três quartos surjam principalmente nos lábios (Berek & Karam, 2020). Menos comumente, a mulher pode apresentar sangramento, secreção, disúria e dor vulvar.

Conduta de enfermagem

As mulheres com câncer de vulva devem compreender claramente a doença, as opções de tratamento e o prognóstico. Para isso, forneça informações e estabeleça uma comunicação eficaz com a paciente e sua família. Atue como educador e apoiador.

Oriente a mulher sobre os estilos de vida saudáveis, como parar de fumar, e sobre as medidas para reduzir os fatores de risco. Por exemplo, instrua-a como examinar a região genital e incentive-a a fazer isso mensalmente entre os períodos menstruais. Diga-lhe para procurar quaisquer mudanças na aparência (p. ex., manchas esbranquiçadas ou avermelhadas na pele); alterações na sensibilidade (p. ex., áreas da vulva que se tornam pruriginosas ou doloridas); ou o desenvolvimento de nódulos, nevos (p. ex., mudanças no tamanho, formato ou coloração), sardas, cortes ou feridas na vulva. Incentive a mulher a relatar essas mudanças ao médico (ACS, 2020p).

Oriente a mulher quanto às medidas preventivas, como não usar roupas íntimas apertadas nem perfumes e corantes na região vulvar. Também a aconselhe sobre o uso dos métodos de barreira de controle de natalidade (p. ex., preservativos) para reduzir o risco de contrair HIV, herpes-vírus simples e HPV. Outras medidas de prevenção incluem postergar a primeira relação sexual, evitar manter relações sexuais com múltiplos parceiros, não fumar ou abandonar o tabagismo, caso já seja fumante, e vacinar-se contra o HPV, uma vacina que está disponível para todos os meninos, meninas e mulheres entre 9 e 26 anos.

Para a mulher diagnosticada com câncer de vulva, forneça informações e apoio. Discuta as possíveis mudanças na sexualidade se uma cirurgia radical for realizada. Incentive-a a se comunicar abertamente com seu parceiro e a encaminhe para os recursos comunitários e grupos de apoio apropriados. Todos os enfermeiros devem entrar em contato com mulheres com o potencial de terem câncer, mulheres que apresentam sinais ou sintomas suspeitos de câncer, mulheres que já estejam em tratamento oncológico ou pacientes com câncer em estádio terminal. O enfermeiro deve participar de todos os aspectos do cuidado em oncologia, desde o diagnóstico até os cuidados paliativos. Cada profissional de enfermagem tem como obrigação manter-se informado sobre os avanços recentes no campo da oncologia para atuar de maneira efetiva e ser capaz de orientar as pacientes e seus familiares.

CONCEITOS FUNDAMENTAIS

- Uma em cada três mulheres corre o risco desenvolver câncer ao longo da vida, e uma em cada quatro mortes é causada pelo câncer; portanto, os enfermeiros devem se concentrar em rastrear e orientar todas as mulheres, independentemente dos fatores de risco

- O enfermeiro desempenha um papel fundamental em oferecer suporte emocional, determinar fontes apropriadas de apoio emocional e auxiliar a mulher a utilizar estratégias eficazes de enfrentamento diante de um diagnóstico de câncer do sistema genital. Embora o câncer do sistema genital seja raro durante a gravidez, a vigilância da mulher e os exames de rotina devem continuar sendo realizados nesse período

- A sexualidade e a cultura da mulher estão intrinsecamente entrelaçadas, sendo essencial que os enfermeiros que trabalham com mulheres de culturas diferentes reconheçam isso e permaneçam sensíveis às grandes mudanças que ocorrerão quando o diagnóstico de câncer for anunciado

- O câncer de ovário é comum entre as mulheres e é a quinta causa mais comum de mortes por câncer entre mulheres nos EUA, sendo responsável por mais mortes do que qualquer outro câncer do sistema genital

- O câncer de ovário tem sido descrito como a "doença negligenciada" ou o "assassino silencioso" porque as mulheres e os médicos muitas vezes ignoram ou subestimam os primeiros sinais e sintomas. Tipicamente é diagnosticado em estádios avançados

- Obesidade, estrogênios endógenos e exógenos sem progestina associada, nuliparidade, menopausa após os 55 anos e diabetes melito são os principais fatores de risco etiológicos associados ao desenvolvimento de câncer de endométrio

- A American Cancer Society recomenda que as mulheres sejam informadas sobre os riscos, sinais e sintomas do câncer de endométrio no início da menopausa e fortemente encorajadas a relatar a seu médico qualquer sangramento inesperado ou manchas

- As doenças malignas da vagina são cânceres vaginais primários ou formas metastáticas de órgãos adjacentes ou distantes. Os cânceres de vagina podem ser efetivamente tratados e, quando detectados precocemente, são curáveis

- A incidência do câncer de colo do útero e suas taxas de mortalidade diminuíram visivelmente nas últimas décadas, com a maior parte da redução atribuída ao exame de Papanicolaou, que detecta o câncer de colo do útero e lesões pré-cancerosas

- A função do enfermeiro envolve a prevenção primária do câncer de colo do útero por meio da orientação das mulheres quanto aos fatores de risco e às vacinas preventivas para evitar a displasia do colo do útero

- A maioria dos cânceres de vagina diagnosticados é metastática, principalmente do colo do útero e do endométrio. Esses cânceres invadem diretamente a vagina

○ O câncer de vulva muitas vezes é significativamente tardio porque não há um sinal ou sintoma clínico único característico que o prenuncie. A manifestação mais comum é um prurido vulvar persistente que não melhora com a aplicação de cremes ou pomadas.

REFERÊNCIAS BIBLIOGRÁFICAS E LEITURA SUGERIDA

Abdullahi, L. H., Kagina, B. M., Ndze, V. N., Hussey, G. D., & Wiysonge, C. S. (2020). Improving vaccination uptake among adolescents. *Cochrane Database of Systematic Reviews 2020*, Issue 1, Art. No.: CD011895s. https://doi.org/10.1002/14651858.CD011895.pub2.

American Academy of Dermatology (AAD). (2020). *Melanoma*. Retrieved June 16, 2020, from https://www.aad.org/public/diseases/skin-cancer/types/common/melanoma

American Cancer Society (ACS). (2020a). *Cancer facts and figures 2020*. Retrieved June 16, 2020, from https://www.cancer.org/research/cancer-facts-statistics/all-cancer-facts-figures/cancer-facts-figures-2020.html

American Cancer Society (ACS). (2020b). *Cervical cancer*. Retrieved June 16, 2020, from https://www.cancer.org/content/dam/CRC/PDF/Public/8599.00.pdf

American Cancer Society (ACS). (2020c). *Key statistics for ovarian cancer*. Retrieved June 16, 2020, from https://www.cancer.org/cancer/ovarian-cancer/about/key-statistics.html

American Cancer Society (ACS). (2020d). *Ovarian cancer stages*. Retrieved June 16, 2020, from https://www.cancer.org/cancer/ovarian-cancer/detection-diagnosis-staging/staging.html

American Cancer Society (ACS). (2020e). *Signs and symptoms of ovarian cancer*. Retrieved April 11, 2018, from https://www.cancer.org/cancer/ovarian-cancer/detection-diagnosis-staging/signs-and-symptoms.html

American Cancer Society (ACS). (2020f). *About endometrial cancer*. Retrieved March 27, 2019, from https://www.cancer.org/cancer/endometrial-cancer/about.html

American Cancer Society (ACS). (2020g). *Endometrial cancer risk factors*. Retrieved March 27, 2019, from https://www.cancer.org/cancer/endometrial-cancer/causes-risks-prevention/risk-factors.html

AmericanCancerSociety(ACS).(2020h).*Gradingendometrialcancers*. https://www.cancer.org/content/dam/cancer-org/cancer-control/en/cancer-types/endometrial-cancer-complete.pdf

American Cancer Society (ACS). (2020i). *Early detection, diagnosis, and staging*. Retrieved June 16, 2020, from https://www.cancer.org/cancer/endometrial-cancer/detection-diagnosis-staging.html

American Cancer Society (ACS). (2020j). *Key statistics for cervical cancer*. Retrieved January 8, 2020, from https://www.cancer.org/cancer/cervical-cancer/about/key-statistics.html

American Cancer Society (ACS). (2020k). *Survival rates for cervical cancer*. Retrieved January 3, 2020, from https://www.cancer.org/cancer/cervical-cancer/detection-diagnosis-staging/survival.html

American Cancer Society (ACS). (2020l). *Vaginal cancer*. Retrieved June 16, 2020, from https://www.cancer.org/cancer/vaginal-cancer.html

American Cancer Society (ACS). (2020m). *Risk factors for vaginal cancer*. Retrieved March 19, 2018, from https://www.cancer.org/cancer/vaginal-cancer/causes-risks-prevention/risk-factors.html

American Cancer Society (ACS). (2020n). *Vulvar cancer survival rates*. Retrieved February 4, 2019, from https://www.cancer.org/content/dam/CRC/PDF/Public/8870.00.pdf

American Cancer Society (ACS). (2020o). *Risk factors for vulvar cancer*. Retrieved January 16, 2018, from https://www.cancer.org/cancer/vulvar-cancer/causes-risks-prevention/risk-factors.html

American Cancer Society (ACS). (2020p). *Can vulvar cancer be prevented?* Retrieved January 16, 2018, from https://www.cancer.org/cancer/vulvar-cancer/causes-risks-prevention/prevention.html

American Cancer Society (ACS). (2020q). *Survival rates for ovarian cancer, by stage*. Retrieved January 9, 2020, from https://www.cancer.org/cancer/ovarian-cancer/detection-diagnosis-staging/survival-rates.html

American Cancer Society (ACS). (2020r). *American Cancer Society guidelines for the early detection of cancer*. Retrieved June 9, 2020, from https://www.cancer.org/healthy/find-cancer-early/cancer-screening-guidelines/american-cancer-society-guidelines-for-the-early-detection-of-cancer.html

American Cancer Society (ACS). (2020s). *Chemotherapy for cervical cancer*. Retrieved January 3, 2020, from https://www.cancer.org/cancer/cervical-cancer/treating/chemotherapy.html

American Cancer Society (ACS). 2020t). *Screening tests for cervical cancer*. Retrieved January 3, 2020, from https://www.cancer.org/cancer/cervical-cancer/detection-diagnosis-staging/screening-tests/pap-test.html

American College of Obstetricians and Gynecologists (ACOG). (2018a). ACOG Committee Opinion # 734: The role of transvaginal ultrasound in evaluating the endometrium of women with post-menopausal bleeding. *Obstetrics & Gynecology*, *13195*, 124–129.

American College of Obstetricians and Gynecologists (ACOG). (2018b). *Cervical cancer screening* (Update). Retrieved June 16, 2020, from https://www.acog.org/Clinical-Guidance-and-Publications/Practice-Advisories/Practice-Advisory-Cervical-Cancer-Screening-Update

Berek, J. S., & Karam, A. (2020). Vulvar cancer: Epidemiology, diagnosis, histopathology, and treatment of rare histologies. UpToDate. Retrieved January 29, 2020, from https://www.uptodate.com/contents/vulvar-cancer-epidemiology-diagnosis-histopathology-and-treatment-of-rare-histologies

Boardman, C. H. (2019). Cervical cancer. eMedicine. Retrieved February 12, 2019, from https://emedicine.medscape.com/article/253513-overview

Bradley, N., Lloyd-Williams, M., & Dowrick, C. (2018). Effectiveness of palliative care interventions offering social support to people with life-limiting illness–A systematic review. *European Journal of Cancer Care. 27*(3). https://onlinelibrary.wiley.com/doi/epdf/10.1111/ecc.12837

Cancer.Net. (2018). *Cancer during pregnancy*. Retrieved June 16, 2020, from https://www.cancer.net/navigating-cancer-care/dating-sex-and-reproduction/cancer-during-pregnancy

Cancer.Net. (2019a). *Vaginal cancer: Statistics*. Retrieved June 16, 2020, from https://www.cancer.net/cancer-types/vaginal-cancer/statistics

Cancer.Net. (2019b). *Vulvar cancer*. Retrieved June 16, 2020, from https://www.cancer.net/cancer-types/vulvar-cancer/introduction

Cancer.Net. (2019c). *Vulvar cancer: Diagnosis*. Retrieved June 16, 2020, from https://www.cancer.net/cancer-types/vulvar-cancer/diagnosis

Cancer.Net. (2019d). *Vulvar cancer: Types of treatment.* Retrieved June 16, 2020, from https://www.cancer.net/cancer-types/vulvar-cancer/types-treatment

Centers for Disease Control and Prevention (CDC). (2019a). *United States cancer statistics: Data brief.* Retrieved June 16, 2020, from https://www.cdc.gov/cancer/uscs/

Centers for Disease Control and Prevention (CDC). (2019b). *Cancer and women.* Retrieved June 16, 2020, from https://www.cdc.gov/cancer/dcpc/resources/features/womenandcancer/index.htm

Centers for Disease Control and Prevention (CDC). (2019c). *What are the risk factors for ovarian cancer?* Retrieved June 16, 2020, from https://www.cdc.gov/cancer/ovarian/basic_info/risk_factors.htm

Centers for Disease Control and Prevention (CDC). (2019d). *Gynecologic cancers: What should I know about screening?* Retrieved June 16, 2020, from https://www.cdc.gov/cancer/cervical/basic_info/screening.htm

Centers for Disease Control and Prevention (CDC). (2019e). *Screening recommendations and considerations.* https://www.cdc.gov/cancer/knowledge/provider-education/cervical/recommendations.htm

Centers for Disease Control and Prevention (CDC). (2019f). *What are the risk factors for cervical cancer?* Retrieved June 16, 2020, from https://www.cdc.gov/cancer/cervical/basic_info/risk_factors.htm

Centers for Disease Control and Prevention (CDC). (2019g). *Cancer prevention and control.* Retrieved June 16, 2020, from https://www.cdc.gov/cancer/dcpc/prevention/index.htm

Centers for Disease Control and Prevention (CDC). (2020). *Cervical cancer.* Retrieved June 16, 2020, from https://www.cdc.gov/cancer/cervical/index.htm

Cohn, D. E. (2018). Endometrial carcinoma: Staging and surgical treatment. *UpToDate.* Retrieved May 7, 2020, from https://www.uptodate.com/contents/endometrial-carcinoma-staging-and-surgical-treatment

Crum, C. P., & Huh, W. K. (2019). Cervical and vaginal cytology: Interpretation of results (Pap test report). *UpToDate.* Retrieved May 26, 2020, from https://www.uptodate.com/contents/cervical-and-vaginal-cytology-interpretation-of-results-pap-test-report/

Eriksson, A. G., Dahl, G. F., Nesbakken, A. J., Lund, K. V., & Amant, F. (2019). Endometrial cancer during pregnancy: Management strategies. *International Journal of Gynecologic Cancer, 29*(7), 1221–1224.

Ford, S. (2019). Nurses urged to support campaign to boost cervical screening. *Nursing Times.* Retrieved March 5, 2019, from https://www.nursingtimes.net/news/primary-care/nurses-urged-to-support-campaign-to-boost-cervical-screening-05-03-2019/

Foronda, C. (2020). A theory of cultural humility. *Journal of Transcultural Nursing, 31*(1), 7–12.

Green, A. E. (2019). Ovarian cancer. *eMedicine.* Retrieved June 7, 2020, from https://emedicine.medscape.com/article/255771-overview

Hanlon, A. (2018). *A practical guide to skin cancer.* Springer International Publishing.

Hepner, A., Negrini, D., Hase, E. A., Exman, P., Testa, L., Trinconi, A. F., & Martin, M. G. (2019). Cancer during pregnancy: The oncologist overview. *World Journal of Oncology, 10*(1), 28–34.

Kaiser Family Foundation (KFF). (2020). *The HPV vaccine: Access and use in the United States.* Retrieved October 9, 2018, from https://www.kff.org/womens-health-policy/fact-sheet/the-hpv-vaccine-access-and-use-in-the-u-s/

Karam, A. (2019). Cervical cancer in pregnancy. *UpToDate.* Retrieved September 24, 2019, from https://www.uptodate.com/contents/cervical-cancer-in-pregnancy

King, T. L., Brucker, M. C., Osborne, K., & Jevitt, C. M. (2019). *Varney's midwifery* (6th ed.). Jones & Bartlett Learning.

Litton, J. K. (2019). Gestational breast cancer: Treatment. *UpToDate.* Retrieved September 24, 2019, from https://www.uptodate.com/contents/gestational-breast-cancer-treatment

Liu, Y., Yang, J., Huo, D., Fan, H., & Gao, Y. (2018). Disclosure of cancer diagnosis in China: The incidence, patient's situation, and different preferences between patients and their family members and related influence factors. *Cancer Management and Research, 10*: 2173–2181. https://www.ncbi.nlm.nih.gov/pmc/articles/PMC6061405/

Martin, P. (2019). Pap smear (Papanicolaou smear). *Nurse's Labs.* Retrieved February 11, 2019, from https://nurseslabs.com/pap-smear-papanicolaou-smear/

McCance, K. L., & Huether, S. E. (2019). *Pathophysiology: The biologic basics for disease in adults and children* (8th ed). Mosby Elsevier.

McCormick, A., & Peterson, E. (2018). Cancer in pregnancy. *Obstetrics and Gynecology Clinics of North America, 45*(2), 187–200.

Mirza, M. R. (2020). *Management of endometrial cancer.* Springer International Publishers.

Mitchell, K. S. J., Delfont, S., Bracey, M. L., & Endacott, R. (2018). Top ten concerns burdening people with cancer: Perceptions of patients with cancer and nurses caring for them. *European Journal of Oncology Cancer, 33*; 102–106. https://doi.org/10.1016/j.ejon.2018.02.004

Moore, K. M., & Markham, J. (2020). Management of ovarian cancer associated with BRCA and other genetic mutations. *UpToDate.* Retrieved May 15, 2020, from https://www.uptodate.com/contents/management-of-ovarian-cancer-associated-with-brca-and-other-genetic-mutations

National Cancer Institute (NCI). (2019a). *Cancer statistics.* Retrieved April 27, 2018, from https://www.cancer.gov/about-cancer/understanding/statistics

National Cancer Institute (NCI). (2019b). *PDQ cancer prevention overview.* Retrieved April 8, 2020, from https://www.ncbi.nlm.nih.gov/books/NBK66016/

National Cancer Institute (NCI). (2019c). *Ovarian, fallopian tube, and primary peritoneal cancer screening.* Retrieved April 20, 2020, from https://www.cancer.gov/types/ovarian/hp/ovarian-screening-pdq

National Cancer Institute (NCI). (2019d). *Cancer Stat Facts: Uterine cancer.* Retrieved June 16, 2020, from https://seer.cancer.gov/statfacts/html/corp.html

National Cancer Institute (NCI). (2019e). *Endometrial cancer.* Retrieved December 17, 2019, from https://www.cancer.gov/types/uterine/hp/endometrial-treatment-pdq#link/_430_toc

National Cancer Institute (NCI). (2019f). *Endometrial cancer screening.* Retrieved February 27, 2020, from https://www.cancer.gov/types/uterine/hp/endometrial-screening-pdq

National Cancer Institute (NCI). (2019g). *Cervical cancer screening.* Retrieved May 13, 2020, from https://www.cancer.gov/types/cervical/hp/cervical-screening-pdq

National Cancer Institute (NCI). (2019h). *Cervical cancer prevention.* Retrieved February 20, 2020, from https://www.cancer.gov/types/cervical/hp/cervical-prevention-pdq

National Cancer Institute (NCI). (2019i). *Cervical cancer treatment.* Retrieved May 13, 2020, from https://www.cancer.gov/types/cervical/hp/cervical-treatment-pdq

National Cancer Institute (NCI). (2019j). *Vaginal cancer: Incidence and mortality*. Retrieved May 14, 2020, from https://www.cancer.gov/types/vaginal/hp/vaginal-treatment-pdq#link/_156_toc

National Cancer Institute (NCI). (2019k). *General information about vaginal cancer*. Retrieved May 14, 2020, from https://www.cancer.gov/types/vaginal/hp/vaginal-treatment-pdq

National Cancer Institute (NCI). (2019l). *Cancer stat facts: Vulvar cancer*. Retrieved June 16, 2020, from https://seer.cancer.gov/statfacts/html/vulva.html

National Cancer Institute (NCI). (2019m). Cancer prevention overview. Retrieved April 8, 2020, from https://www.cancer.gov/about-cancer/causes-prevention/hp-prevention-overview-pdq

National Cancer Institute (NCI). (2020). *HPV and cancer.* Retrieved January 10, 2020, from https://www.cancer.gov/about-cancer/causes-prevention/risk/infectious-agents/hpv-and-cancer

National Cervical Cancer Coalition (NCCC). (2020). *Cervical cancer overview*. Retrieved June 16, 2020, from http://www.nccc-online.org/hpvcervical-cancer/cervical-cancer-overview/

National Ovarian Cancer Coalition (NOCC). (2020). *Ovarian cancer's new identify: A chronic disease*. Retrieved April 1, 2019, from http://ovarian.org/about-ovarian-cancer/treatment/545-ovarian-cancers-new-identity-a-chronic-disease

Nitecki, R., Bercow, A. S., Gockley, A. A., Lee, H., Penson, R. T., & Growdon, W. B. (2020). Clinical trial participation and aggressive care at the end of life in patients with ovarian cancer. *International Journal of Gynecologic Cancers, 30*(2), 201–206. http://dx.doi.org/10.1136/ijgc-2019-000851

Office on Women's Health. (2019). *Can ovarian cysts lead to cancer?* Retrieved April 01, 2019, from https://www.womenshealth.gov/a-z-topics/ovarian-cysts

Ovarian Cancer Research Alliance (OCRA). (2020). *Reducing risk*. Retrieved June 16, 2020, from https://ocrahope.org/patients/about-ovarian-cancer/risk-factors/

Oyelowo, T., & Johnson, J. (2018). *A guide to women's health* (2nd ed.). Jones & Bartlett Learning.

Patni, R. (2019). Screening for ovarian cancer: An update. *Journal of Mid-life Health, 10*(1), 3–5. https://doi.org/10.4103/jmh.JMH_46_19

United States Department of Health and Human Services (USDHHS). (2019). *Development of Healthy People 2030*. Retrieved June 16, 2020, from https://www.healthypeople.gov/2020/About-Healthy-People/Development-Healthy-People-2030

U.S. Preventive Services Task Force (USPSTF). (2018). *Final recommendation statement for ovarian cancer: Screening*. Retrieved February 13, 2018, from https://www.uspreventiveservicestaskforce.org/Page/Document/RecommendationStatementFinal/ovarian-cancer-screening1

Walsh, C. S. (2020). Latest clinical evidence of maintenance therapy in ovarian cancer. *Current Opinion in Obstetrics and Gynecology, 32*(1), 15–21.

Weber, J. R., & Kelley, J. H. (2018). *Health assessment in nursing* (6th ed.). Wolters Kluwer Health.

World Cancer Research Fund. (2019). *Endometrial cancer statistics*. Retrieved June 16, 2020, from https://www.wcrf.org/dietandcancer/cancer-trends/endometrial-cancer-statistics

World Health Organization (WHO). (2019). *Cancer: Key facts.* Retrieved September 12, 2018, from http://www.who.int/news-room/fact-sheets/detail/cancer

World Health Organization (WHO). (2020). *Human papillomavirus (HPV) and cervical cancer*. Retrieved January 24, 2019, from http://www.who.int/news-room/fact-sheets/detail/human-papillomavirus-(hpv)-and-cervical-cancer

EXERCÍCIOS SOBRE O CAPÍTULO

QUESTÕES DE MÚLTIPLA ESCOLHA

1. Ao descrever o câncer de ovário para um grupo local de mulheres, o enfermeiro afirma que o câncer de ovário muitas vezes não é diagnosticado precocemente porque:

   a. A doença evolui muito lentamente

   b. Os estádios iniciais provocam sinais e sintomas vagos

   c. A doença geralmente é diagnosticada apenas na necropsia

   d. As pacientes não buscam tratamento para a dor pélvica aguda

2. Uma mulher na pós-menopausa relata que começou a menstruar novamente. Que atitude o enfermeiro tomaria?

   a. Instruir a paciente a manter um diário menstrual pelos próximos meses

   b. Dizer a ela para não se preocupar, pois esse é um evento comum e sem gravidade

   c. Solicitar que ela comece a realizar duchas com água morna para promover a cura

   d. Antecipar que o médico avaliará a espessura de seu endométrio

3. Qual das alternativas a seguir o enfermeiro identificaria como a necessidade psicossocial prioritária para uma mulher com diagnóstico de câncer do sistema genital?

   a. Resultados de pesquisas

   b. Segurar as mãos

   c. Alegria

   d. Oferecer esperança

4. Ao orientar um grupo de mulheres sobre rastreamento e detecção precoce do câncer de colo do útero, o enfermeiro incluiria qual dos seguintes procedimentos como sendo o mais efetivo?

   a. Pesquisa de sangue oculto nas fezes

   b. Exame de sangue para dosagem de CA-125

   c. Exame de Papanicolaou e teste de HPV

   d. Sigmoidoscopia

5. Depois de ensinar a um grupo de alunos sobre câncer do sistema genital, o instrutor de enfermagem determina que o ensino foi bem-sucedido quando os alunos identificam qual das seguintes opções como sendo o tipo mais letal de câncer do sistema genital feminino?

   a. Da vulva

   b. Do ovário

   c. Do endométrio

   d. Do colo do útero

6. O enfermeiro está tentando tranquilizar sua paciente obesa sobre a descoberta de um cisto ovariano após seu exame ginecológico. Qual das afirmações a seguir é correta?

   a. É frequentemente observado na doença renal policística

   b. Sempre é doloroso e precisa ser removido cirurgicamente

   c. É precursor do carcinoma de ovário

   d. Pode ser uma síndrome que inclui hipertensão arterial e diabetes melito

7. Qual das seguintes opções é considerada um fator de risco para o câncer de vulva?

   a. Deficiência de vitamina B_{12}

   b. Vírus Epstein-Barr

   c. Papilomavírus humano (HPV)

   d. Adenovírus

EXERCÍCIOS DE RACIOCÍNIO CRÍTICO

1. Uma mulher branca de 27 anos, sexualmente ativa, procura o ambulatório de planejamento familiar e solicita informações sobre os vários métodos de contracepção disponíveis. Ao fazer sua anamnese, o enfermeiro descobre que ela começou a ter relações sexuais aos 15 anos e vem tendo vários parceiros sexuais desde então. Ela fuma dois maços de cigarros por dia. Por estar desempregada há alguns meses, seu plano de saúde expirou. Ela nunca havia realizado qualquer atendimento ginecológico.

   a. Com base em seus antecedentes, quais fatores de risco para câncer de colo do útero estão presentes?

   b. Que recomendações você faria para ela e por quê?

   c. Quais são as necessidades de orientação dessa paciente em relação à manutenção da saúde?

2. Uma mulher nulípara de 60 anos chega ao ambulatório de oncologia ginecológica depois de seu médico palpar massa anexial em seu ovário direito. Ao fazer sua anamnese, o enfermeiro descobre que ela apresenta uma leve distensão abdominal e perda de peso nos últimos meses, mas que, fora isso, sentia-se bem. Ela foi diagnosticada com câncer de mama há 15 anos e submetida a mastectomia e radioterapia. Ela ocasionalmente tem usado talco em sua área perineal nos últimos 20 anos.

   A ultrassonografia transvaginal revela massa complexa no anexo direito. A paciente é submetida a histerectomia abdominal total, salpingo-ooforectomia bilateral e biópsia de linfonodo. O exame histopatológico confirma o diagnóstico de câncer de ovário em estádio III com metástase abdominal e linfonodos positivos.

a. O perfil dessa paciente é típico de uma mulher com esse diagnóstico?

b. O que em sua anamnese poderia ter aumentado seu risco de câncer de ovário?

c. O que o enfermeiro pode fazer para aumentar a conscientização de todas as mulheres em relação a esse tipo de câncer?

ATIVIDADES DE ESTUDO

1. Durante seu estágio no setor de cirurgia, entreviste uma paciente submetida a uma cirurgia por câncer genital. Peça-lhe que se recorde dos sinais e dos sintomas que a levaram a procurar o médico. Pergunte-lhe quais pensamentos, sentimentos e emoções passaram por sua mente antes e depois do diagnóstico. Por fim, indague como essa experiência mudará sua vida no futuro.

2. Visite um centro de tratamento de oncologia e radiologia para saber mais sobre as diversas modalidades de tratamento disponíveis para os cânceres do sistema genital. Compare os vários métodos de tratamento e relate seus achados à sua classe.

3. Na internet, acesse o *site* de algum órgão da área e pesquise um assunto de interesse relacionado com o câncer do sistema genital. Quão correto e atual é o conteúdo? Qual é o nível do conteúdo? Compartilhe sua avaliação com seus colegas.

4. O uso de contraceptivos orais oferece proteção contra o câncer de _____.

5. Dois genes, *BRCA1* e *BRCA2*, são ligados aos cânceres hereditários _____ e _____.

ESTUDO DE CASO

Jill, uma mulher obesa de 38 anos com histórico de infertilidade e sangramento vaginal irregular, retorna ao ginecologista para uma consulta de acompanhamento. Ela se submeteu a uma curetagem na semana anterior para interromper um episódio de sangramento vaginal profuso. O médico lhe informou que o laudo patológico do material coletado mostrava adenocarcinoma de endométrio. Ela ficou em choque com o diagnóstico por ser jovem.

AVALIAÇÃO

O enfermeiro registra o histórico de Jill, que inclui ciclos menstruais irregulares desde sua menarca. Seu IMC é de 32. Ela faz uso de medicação para controlar o diabetes melito e a hipertensão arterial. Quando adolescente, havia sido diagnosticada com SOP. Seu exame ginecológico revela aumento das dimensões do útero. Ela procurou assistência médica por várias vezes em decorrência do sangramento vaginal irregular, mas foi tratada com medicamentos até que uma curetagem fosse realizada após meses de tratamento farmacológico malsucedido.

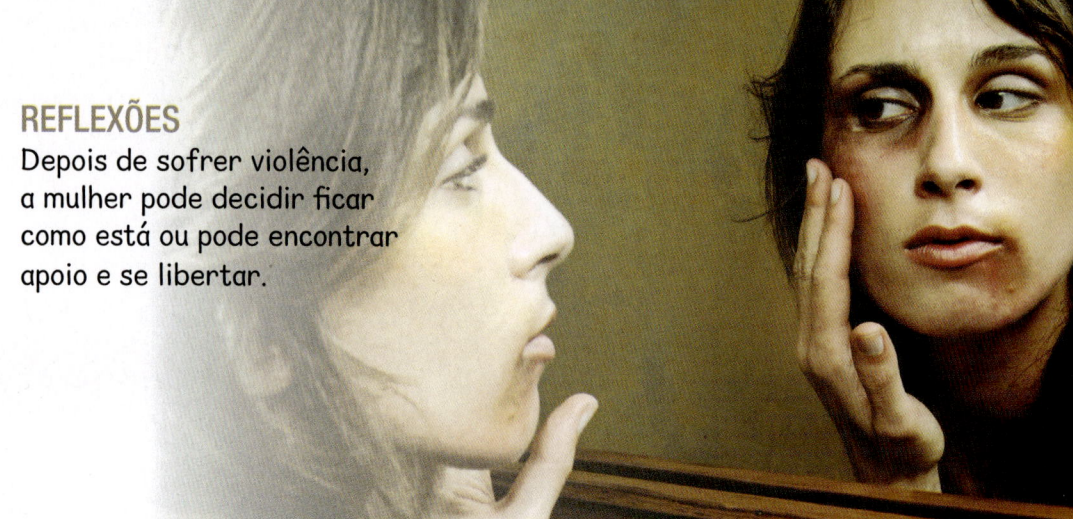

REFLEXÕES

Depois de sofrer violência, a mulher pode decidir ficar como está ou pode encontrar apoio e se libertar.

9

Violência e Maus-Tratos

OBJETIVOS DE APRENDIZAGEM

Após a conclusão do capítulo, o leitor será capaz de:

1. Averiguar a incidência da violência contra as mulheres.
2. Delinear o papel do profissional de enfermagem que cuida de mulheres vítimas de maus-tratos.
3. Caracterizar o ciclo da violência e as intervenções adequadas.
4. Avaliar os diversos mitos e fatos relacionados com a violência.
5. Identificar os recursos disponíveis para as mulheres vítimas de maus-tratos.
6. Analisar a dinâmica do estupro e do abuso sexual.

PALAVRAS-CHAVE

abuso de menor

abuso sexual

ciclo da violência

estupro

estupro por parceiro

estupro por pessoa conhecida

incesto

mutilação genital feminina (MGF)

síndrome da mulher agredida

tráfico de pessoas

transtorno de estresse pós-traumático (TEPT)

violência por parceiro íntimo (VPI)

Dorothy chegou à clínica de pré-natal com queixa de cefaleia recorrente. Ela já havia passado pelo local duas vezes naquela semana, mas insistiu que precisava ser atendida naquele dia e começou a chorar. Quando o enfermeiro a chamou para a sala de exame, o celular de Dorothy tocou. Ela se apressou em atender e respondeu à pessoa do outro lado da linha que estava fazendo compras. Quando o enfermeiro perguntou se ela passava por situações de medo em casa, Dorothy respondeu "às vezes". Que dicas levaram o enfermeiro a fazer a pergunta? Qual é a frequência desse problema entre as mulheres?

INTRODUÇÃO

A violência contra a mulher é uma epidemia global de preocupação internacional. As mulheres não estão seguras contra os maus-tratos em nenhum país do mundo. Nos EUA, a violência contra a mulher atinge a impressionante parcela de uma a cada três norte-americanas, e é devastadora para as famílias, as comunidades e o país (United Nations News, 2019).[1] Em todo o mundo, a Organização das Nações Unidas (ONU) estima que 18 mulheres morrem a cada dia devido à violência de gênero (WHO, 2020a). Imagine se você fosse vítima de agressão, estupro, escravidão sexual, tortura, abuso verbal, mutilação e até homicídio por causa do seu gênero. Esses maus-tratos são atualmente a violação de direitos humanos mais disseminada no mundo. Apesar disso, muitos permanecem indiferentes para o problema ao redor do planeta. A ONU (2019a) define "violência contra a mulher" como qualquer ato de violência com base no gênero que resulte ou tenha probabilidade de resultar em sofrimento ou danos físicos, sexuais ou mentais, incluindo a ameaça desses atos, a coerção e a privação arbitrária de liberdade tanto na vida privada quanto na pública.

A violência de gênero é um importante problema global de saúde pública e de direitos humanos, que muitas vezes passa despercebido e não é denunciado. Trata-se de uma causa comum de morbidades física, psicológica e emocional. Ocorre em todos os países independentemente de condições sociais, econômicas, religiosas ou culturais. Nenhum segmento da sociedade está imune ao problema. Devido ao desequilíbrio nas relações de poder entre mulheres e homens, as mulheres podem estar sujeitas a violações em suas famílias, comunidades e países. As causas são multidimensionais e têm bases sociais, econômicas, culturais, políticas e religiosas. Infelizmente, cada forma de abuso gera tipos de violência que se inter-relacionam, e o "ciclo de abusos" frequentemente se perpetua da menina exposta até a mulher adulta em seus relacionamentos e, por fim, nos cuidados à mulher idosa.

A gravidez é um momento de vulnerabilidade única em relação à violência por parceiro íntimo (VPI) devido às mudanças nas necessidades físicas, sociais, emocionais e econômicas da mulher nesse período. Embora a real prevalência da violência durante a gravidez não esteja clara, as pesquisas sugerem que ela seja significativa e, muitas vezes, persista no pós-parto. O rastreamento da violência deve ser feito em todas as consultas com mulheres grávidas, e, se necessário, devem ser realizados encaminhamentos e intervenções (Bermele et al., 2018).

A violência cometida por mulheres contra parceiros do sexo masculino também recebe pouca atenção. Embora as mulheres sejam vítimas de violência com maior frequência que os homens, a prevalência de violência contra homens representa, ainda assim, uma preocupação significativa de saúde pública. Um em cada quatro homens já sofreu estupro, violência física e/ou perseguição por parte de uma parceira íntima (National Coalition Against Domestic Violence [NCADV], 2020a).

Apesar de as mulheres poderem ser violentas tanto com parceiros homens como com parceiras mulheres, a carga da violência praticada por parceiros recai de forma esmagadora sobre mulheres vítimas de homens. Nos EUA, cerca de uma em cada cinco mulheres e um em cada nove homens já sofreu estupro, violência física e/ou perseguição por parte de um parceiro com impacto relacionado à VPI (National Sexual Violence Resource Center [NSVRC], 2019).

Com tantos avanços alcançados pelos norte-americanos nos últimos 100 anos, a erradicação da violência contra a mulher não está entre eles. A violência contra a mulher é um problema crescente e, em muitos países, ainda é aceita como parte do comportamento normal. De acordo com o Federal Bureau of Investigation (FBI, 2018), até metade das mulheres nos EUA sofrerá algum tipo de violência ao longo da vida. Na América do Norte, 40 a 60% dos assassinatos de mulheres são cometidos por parceiros íntimos (FBI, 2018). Recentemente, o FBI ampliou sua definição de estupro. A nova definição, conforme consta no *site* da instituição, é "penetração, não importando quão superficial, da vagina ou do ânus com qualquer parte do corpo ou objeto, ou penetração oral pelo órgão sexual de outra pessoa, sem consentimento da vítima". Essa definição ampliada terá enorme impacto na forma como o estupro é rastreado e notificado em todos os EUA (FBI, 2018).

O financiamento federal destinado ao problema está chegando aos programas locais, mas não rápido o suficiente para as vítimas. Por exemplo, os EUA têm três vezes mais abrigos para animais do que para mulheres que sofreram abuso (Miller-Perrin, Perrin & Renzetti, 2018). Em muitos casos, a vítima escapa do seu abusador e é recusada pelo abrigo local porque este está lotado. O número de mulheres abusadas impressiona: nos EUA, a cada 12 segundos, uma mulher é vítima de maus-tratos físicos (CDC, 2019a).[2]

Os enfermeiros desempenham um importante papel na identificação de mulheres que sofreram algum tipo de violência, tendo uma ética no cuidado e no compromisso

---

[1]N.R.T.: No Brasil, também há um expressivo número de mulheres que sofrem de violência. Conforme o Sistema de Informação sobre Mortalidade do Ministério da Saúde (SIM/MS), em 2019 houve 45.503 homicídios no país, o que corresponde a uma taxa de 21,7 mortes por 100 mil habitantes. (Fonte: Instituto de Pesquisa Econômica Aplicada (Ipea). *Atlas da Violência 2021.*)

[2]N.R.T.: No Brasil, mais de 500 mulheres foram agredidas fisicamente a cada hora em 2018, na maioria dos casos por pessoas conhecidas. No mesmo ano, segundo levantamento do Datafolha encomendado pelo Fórum Brasileiro de Segurança Pública, 16 milhões de mulheres com mais de 16 anos sofreram algum tipo de violência. O número de agredidas fisicamente alcança quase 5 milhões de mulheres, uma média de 536 mulheres por hora em 2018, e 177 foram espancadas durante a pandemia da Covid-19 vivida em 2020 e 2021. Em termos gerais, uma em cada quatro (24,4%) das mulheres brasileiras com mais de 16 anos afirmou ter sofrido algum tipo de violência ou agressão nos últimos 12 meses durante a pandemia de Covid-19. Isso significa afirmar que, em média, 17 milhões de mulheres sofreram violência de gênero em 2020. Ver relatório *Visível e invisível: a vitimização de mulheres no Brasil.* 3ª edição – 2021.

com a intervenção precoce e a promoção da saúde de seus pacientes, para a melhora das condições de saúde e bem-estar. Muitas vezes, depois de agredida, a mulher queixa-se de danos físicos que lhe darão a oportunidade de procurar um serviço de saúde. Esse é o momento ideal para que elas sejam avaliadas em busca de sinais de violência. Como os enfermeiros são considerados confiáveis e sensíveis em relação aos assuntos de caráter pessoal, as mulheres frequentemente se sentem à vontade para discutir com eles essas questões. No exercício da profissão de enfermeiro, o ato de rastrear mulheres atendidas em serviços de saúde representa, muitas vezes, o primeiro passo para que a vítima comece a pensar em um futuro melhor. O profissional de enfermagem deve se lembrar de que suas palavras têm um peso para a paciente que procura ajuda, apoio e encorajamento.

> ### *ATENÇÃO!*
>
> O enfermeiro terá contato com um caso de violência e abuso sexual em algum momento, não importa em qual instituição de saúde trabalhe. Ele precisa estar pronto para fazer as perguntas certas e agir de acordo com as respostas e necessidades, já que esse tipo de ação pode salvar vidas.

Este capítulo aborda os diversos tipos de violência de gênero: VPI, abuso sexual, mutilação genital feminina (MGF) e tráfico de pessoas. Todos eles têm consequências devastadoras e dispendiosas para a sociedade inteira.

VIOLÊNCIA POR PARCEIRO ÍNTIMO

A **violência por parceiro íntimo (VPI)** é a ameaça ou o real cometimento de violência física ou sexual ou de maus-tratos psicológicos/emocionais. As pesquisas sugerem que a violência física em relacionamentos íntimos é muitas vezes acompanhada de violência psicológica, além de estar associada a abuso sexual, em um terço a mais da metade dos casos (CDC, 2019b). Os parceiros íntimos incluem indivíduos que estão namorando, coabitando ou em um relacionamento conjugal, ou aqueles que estiveram em tais relações no passado. Alguns dos termos comuns usados para descrever a VPI são agressão doméstica, abuso de cônjuge, violência doméstica, violência de gênero e estupro. A VPI afeta uma parcela significativamente elevada da população e tem repercussões físicas, psicológicas, sociais e econômicas.

Como o enfermeiro pode ser o primeiro profissional da saúde a avaliar e identificar os sinais de VPI, ele pode influenciar profundamente a decisão da mulher de procurar ajuda. Assim, é importante que o profissional de enfermagem consiga identificar os maus-tratos e ajudar a vítima. A VPI pode deixar cicatrizes psicológicas significativas, e um enfermeiro bem capacitado pode contribuir de modo positivo para a saúde mental e emocional da vítima.

Incidência

As estimativas de violência sexual, perseguição e VPI em geral ao longo da vida e em 1 ano são alarmantes para norte-americanos adultos, com a VPI isoladamente afetando mais de 44 milhões de pessoas a cada ano. Na média, 20 pessoas por minuto são vítimas de estupro, violência física ou perseguição por um parceiro íntimo nos EUA, o que equivale a mais de 10 milhões de mulheres e homens. As mulheres são desproporcionalmente afetadas. O custo estimado da violência nos EUA ultrapassa US$ 3,6 trilhões ao ano. Estima-se que, a cada ano, a VPI resulte em 2.500 mulheres mortas e 3 milhões de feridas (CDC, 2019c).[3]

As mulheres correm o risco de sofrer violência em quase todas as fases da vida. Nenhuma mulher, em momento algum, está totalmente segura contra a VPI. Maridos, ex-maridos, amantes e ex-amantes são responsáveis por mais da metade dos assassinatos de mulheres nos EUA.[4]

A VPI contra as mulheres causa mais ferimentos graves e mortes do que os causados por acidentes automobilísticos, estupros e assaltos somados, além de ser dispendiosa. Seus custos incluem cuidados médicos e cirúrgicos, aconselhamento, assistência à criança, ônus sobre o sistema judiciário, encarceramento, honorários advocatícios e perda de produtividade no trabalho (CDC, 2019c).

A VPI é generalizada e não respeita os limites de orientação sexual, etnia e classe social. A violência nesses relacionamentos pode não ser denunciada por medo de perseguição ou vergonha. Os esforços da comunidade médica para combater a VPI muitas vezes negligenciam a população LGBTQIA+ (lésbicas, *gays*, bissexuais, transgêneros, *queer*, indivíduos intersexuais, assexuais e outras identidades de gênero e orientações sexuais). As mulheres heterossexuais são o alvo primário do rastreamento e da intervenção, apesar da prevalência semelhante de VPI em indivíduos LGBTQIA+ e de seus efeitos prejudiciais à saúde (Gosselin, 2019). Talvez devido às múltiplas barreiras que as vítimas LGBTQIA+ de maus-tratos enfrentam e à invisibilidade do problema nos serviços de atendimento aos casos de VPI, o papel do enfermeiro como seu apoiador é ainda mais essencial.[5]

---

[3]N.R.T.: No Brasil, segundo o Sistema de Informação sobre Mortalidade do Ministério da Saúde (SIM/MS), em 2019 houve 45.503 homicídios, o que corresponde a uma taxa de 21,7 mortes por 100 mil habitantes, situando esse valor em um quadro de crescimento dos homicídios de 1979 a 2017. (Fonte: Instituto de Pesquisa Econômica Aplicada (Ipea). *Atlas da Violência 2021*.)

[4]N.R.T.: Um estudo realizado no Brasil estimou que, em média, 73,9% das mortes por causas indeterminadas registradas no país entre 1996 e 2010 eram, na verdade, homicídios ocultos. (Fonte: Cerqueira, D. (2013). *1848 texto para discussão: mapa dos homicídios ocultos no Brasil*. Instituto de Pesquisa Econômica Aplicada. Brasília; Rio de Janeiro: Ipea.)

[5]N.R.T.: No ano de 1990, foram assassinados no Brasil 164 indivíduos LGBTI+; 20 anos depois, em 2010, 260 LGBTI+, um aumento de aproximadamente 60% no número de mortes. Entretanto, o maior número registrado foi no ano de 2017, quando foram documentadas 445 mortes de LGBTI+, conforme relatório produzido pelo Grupo *Gay* da Bahia, com base no relatório *Observatório de Mortes Violentas de LGBTI+ no Brasil – 2020*, da Acontece Arte e Política LGBTI+ e Grupo *Gay* da Bahia.

Nos EUA, pouco se sabe sobre a prevalência de VPI, violência sexual e perseguição à comunidade LGBTQIA+. As pesquisas indicam que as taxas de VPI entre indivíduos LGBTQIA+ são iguais ou maiores que as taxas observadas entre indivíduos heterossexuais. Os fatores de risco também são semelhantes aos dos indivíduos heterossexuais, assim como as necessidades relacionadas com a ajuda para se afastar do agressor e com o processo de recuperação (NCADV, 2020b). Os achados atuais também parecem indicar algumas disparidades na percepção do que constitui abuso entre casais heterossexuais e homossexuais (Rape, Abuse & Incest National Network [RAINN], 2020a). O *Violence against Women Act* foi revalidado pela última vez em abril de 2019 por um período de 5 anos pela Câmara dos Representantes dos EUA, mas não pelo Senado até a impressão deste livro, tendo sido atualizado para incluir a violência entre parceiros do mesmo sexo.[6]

Contexto histórico

Até meados da década de 1970, a sociedade tendia a legitimar o poder e o controle do homem sobre a mulher. O sistema legal dos EUA considerava que intervir em conflitos familiares era errado e violava o direito da família à privacidade. A VPI era frequentemente tolerada e, às vezes, até considerada socialmente aceitável. No entanto, as atitudes e as leis mudaram para proteger as mulheres e punir os agressores. O boxe *Healthy People 2030* 9.1 mostra que, além dos objetivos de prevenção da violência, há duas metas desenvolvimentais, que se concentram na prevenção da violência sexual ao longo da vida e na prevenção de diferentes formas de VPI, incluindo violências física e sexual, abuso emocional e perseguição por parceiros ou ex-parceiros.

Características da violência por parceiro íntimo

Embora sejam necessárias mais pesquisas na área, os estudos identificaram determinados fatores de risco para que homens cometam VPI. Esses fatores podem ser divididos em quatro categorias: individuais, relativos ao relacionamento, relativos à comunidade e sociais. Os fatores de risco específicos de cada categoria estão listados na Tabela 9.1.

Continuidade da violência de uma geração para outra

A violência é um comportamento aprendido e que, sem intervenção, pode se autoperpetuar. É um problema de saúde cíclico. Os efeitos a longo prazo da violência

---

[6]N.R.T.: Vale ressaltar que, no Brasil, os dados que envolvem a violência e os processos de violação que a população LGBTQIA+ sofre cotidianamente são atualizados e disponibilizados pelo *Observatório de Mortes Violentas de LGBTI+ no Brasil – 2020*. Para mais informações, verificar nota de rodapé anterior.

HEALTHY PEOPLE 2030 • 9.1

Objetivos de prevenção de violência e ferimentos	Relevância para a enfermagem
IVP-2030-01 Reduzir os ferimentos fatais.	Aumentará a qualidade de vida e o tempo de vida saudável de homens e mulheres.
IVP-2030-08 Reduzir os homicídios.	
IVP-2030-09 Reduzir os ferimentos não fatais por agressão física.	Eliminará os déficits de saúde das vítimas de violência.
IVP-2030-10 Reduzir as brigas entre adolescentes.	O objetivo é aumentar a adesão dos profissionais da saúde ao rastreamento da violência por parceiro íntimo.
IVP-2030-11 Reduzir o porte de armas por adolescentes.	
IVP-2030-12 Reduzir as mortes causadas por armas de fogo.	Refletirá a importância da avaliação, da detecção e da intervenção precoces para a prevenção da morbidade e da mortalidade.
IVP-2030-13 Reduzir os ferimentos não fatais causados por armas de fogo.	
IVP-2030-14 Reduzir as mortes por abuso e negligências infantis.	
IVP-2030-15 Reduzir o abuso e as negligências infantis não fatais.	
IVP-2030-16 Reduzir a violência sexual contra adolescentes.	
IVP-2030-17 Reduzir a violência contra adolescentes (sexual ou física) cometida por parceiros.	
IVP-2030-18 Reduzir os ferimentos intencionais não fatais autoinfligidos.	

Adaptado de USDHHS (2020). *Proposed objectives for inclusion in Healthy People 2030*. Disponível em: https://www.healthypeople.gov/sites/default/files/ObjectivesPublicComment508.pdf. Acesso em: 16 jun. 2020.

---

sobre as vítimas e as crianças podem ser profundos. Crianças que testemunham o pai agredindo a mãe ou vice-versa têm maior probabilidade de se tornar, elas próprias, agressoras porque veem os maus-tratos como parte integrante de uma relação íntima. Assim, um relacionamento abusivo entre pai e mãe pode perpetuar relacionamentos abusivos futuros. A violência na infância e na adolescência está ligada à percepção, por parte da criança, da família como um ambiente hostil

TABELA 9.1 Fatores de risco para o cometimento de violência por parceiro íntimo.

Individuais	Relativos ao relacionamento	Relativos à comunidade	Sociais
Pouca idade	Conflitos conjugais	Punições brandas contra a VPI	Normas tradicionais de gênero
Consumo excessivo de bebida alcoólica	Dificuldades financeiras	Pobreza	Normas sociais que dão suporte à violência
Transtornos de personalidade	Família disfuncional	Baixo capital social	
Depressão	Instabilidade conjugal		
Baixo desempenho acadêmico	Domínio do homem na família		
Ter testemunhado violência quando criança	Coabitação		
Baixa renda e/ou desemprego	Ter parceiros sexuais extraconjugais		
Ter sofrido violência quando criança	Descontar a agressão nos outros à medida que cresce		
Desejo de poder e controle em todos os relacionamentos			
Raiva e hostilidade			

Centers for Disease Control and Prevention (CDC) (2019f). *Intimate partner violence: Risk and protective factors for perpetration.* Disponível em: https://www.cdc.gov/violence-prevention/intimatepartnerviolence/riskprotectivefactors.html. Acesso em: 16 jun. 2020; Gosselin, D. K. (2019). *Family & intimate partner violence: heavy hands* (6th ed.). Pearson Education; e Weil, A. (2019). Intimate partner violence: epidemiology and health consequences. *UpToDate.* Disponível em: https://www.uptodate.com/contents/intimate-partner-violence-epidemiology-and-health-consequences. Acesso em: 3 mar. 2020.

e da violência contra as mulheres como uma medida corretiva aceitável, bem como insultos, xingamentos e humilhação pelo parceiro (Kimmel & Gardiner, 2019). As consequências psicológicas são enormes e provenientes do paradoxo de a vítima ser maltratada por um membro da família com quem ela esperaria ter um relacionamento baseado em apoio, amor e respeito. As pesquisas constataram que crianças que testemunham VPI correm risco de desenvolver transtornos psiquiátricos, medo de violência ou abandono, baixa tolerância a frustrações, tristeza, transtorno de estresse pós-traumático (TEPT), problemas de desenvolvimento, insucesso escolar, violência contra outros e baixa autoestima (Edwards, 2019).

Os maus-tratos na infância são um grave problema de saúde, estão associados a uma ampla gama de condições físicas e levam a altas taxas de morbidade psiquiátrica e problemas sociais na idade adulta. As consequências da violência vão bem além do sofrimento físico e mental das vítimas e de suas famílias, tendo impacto negativo na escola, na comunidade, nos negócios e nos sistemas judiciário e de saúde. Crianças que não receberam amor, cuidado, apoio e orientação carregam as cicatrizes disso na vida adulta. As mulheres física ou sexualmente abusadas quando crianças têm maior risco de se tornar vítimas, medo de sofrer crimes, saúde geral ruim e taxas mais elevadas de problemas de saúde mental, como depressão, ansiedade e baixa autoestima, quando adultas (Jaffee et al., 2018).[7]

Em muitos casos, quando um dos genitores é agredido, as crianças também são maltratadas. Nos EUA, aproximadamente uma em cada oito crianças sofre maus-tratos a cada ano. Estima-se que, para a sociedade, o custo econômico dos maus-tratos infantis ao longo da vida seja de US$ 130 bilhões (Shaffer et al., 2018). Crianças pequenas que convivem com a violência familiar compõem um grupo vulnerável (sem empoderamento). Em termos de desenvolvimento, as crianças pequenas têm habilidades verbais e formação emocional relativamente limitadas. Além disso, o ambiente torna-se um local de segredos e intimidação, bem como de disponibilidade emocional reduzida por parte do principal responsável pela criança. Esses fatores restringem muito a

[7]N.R.T.: Um levantamento da Sociedade Brasileira de Pediatria divulgado em abril de 2019 mostra que 71% dos registros (62.537) são decorrentes de violência física, 27% (23.693) de violência psicológica e 3% (2.342) são episódios de tortura. Cerca de 60% das situações se passaram no ambiente doméstico e grande parte delas tem como autores pessoas do círculo familiar e de convivência das vítimas. De acordo com o Sistema de Informação de Agravos de Notificação (Sinan), foram 243 casos de agressões a crianças por dia registrados pelo Sistema Nacional de Agravos até 2019. (Fontes: Dejtiar Waksman, R., Hirschheimer, M. R., & Pfeiffer, L. (2018). Sociedade de Pediatria de São Paulo. Sociedade Brasileira de Pediatria. *Manual de atendimento às crianças e adolescentes vítimas de violência.* 2. ed. Brasília, DF: Conselho Federal de Medicina.)

capacidade e a oportunidade de as crianças pequenas se fazerem ouvir (Gosselin, 2019). A exposição à violência tem impacto negativo sobre o bem-estar físico, emocional e cognitivo das crianças. O ciclo continua na geração seguinte por meio das respostas aprendidas e do modo de agir violento. Embora sempre haja exceções, a maioria das crianças privadas de suas necessidades físicas, psicológicas e espirituais básicas não desenvolve personalidades saudáveis. Elas crescem com problemas comportamentais, medo, uso abusivo de substâncias psicoativas, dificuldades de relacionamento, inadequação, ansiedade, raiva, hostilidade e culpa. Muitas vezes elas não têm habilidades de enfrentamento, culpam os outros, demonstram controle precário de seus impulsos, apresentam comportamento delinquente precoce e, em geral, têm problemas para lidar com a autoridade (Heim, 2018). A não ser que esse ciclo seja rompido, mais da metade torna-se agressora (CDC, 2019d).

Ciclo da violência

Em um relacionamento abusivo, o **ciclo da violência** (Figura 9.1) compõe-se de três fases distintas: a de acúmulo de tensão, a de maus-tratos físicos e a de lua de mel ou reconciliação (Alvarez & Bachman, 2020). O comportamento cíclico começa por um período de discussões com acúmulo de tensão, evolui para a violência e, depois, instala-se um período de reconciliação ou calmaria, chamado de fase de lua de mel. Esse ciclo da violência aumenta em frequência e intensidade à medida que se repete inúmeras vezes. O ciclo pode compreender períodos longos ou curtos. A fase de lua de mel vai diminuindo de forma gradual e, por fim, desaparece por completo. Tipicamente, os maus-tratos aceleram-se e se tornam mais perigosos ao longo do tempo. À medida que a mulher se torna cada vez mais impotente no relacionamento, o agressor já não sente necessidade de se desculpar e cumprir uma fase de lua de mel.

FASE 1: ACÚMULO DE TENSÃO

Durante a primeira e habitualmente mais longa fase do ciclo, a tensão entre o casal aumenta. O consumo excessivo de álcool, o ciúme ou outros fatores podem levar a xingamentos, hostilidade e atritos. A mulher

pode sentir que seu parceiro está reagindo de forma mais negativa em relação a ela, que ele está no limite e que responde de forma exacerbada a qualquer frustração cotidiana. Muitas vezes, a mulher aceita a intensificação da raiva de seu parceiro como legitimamente direcionada para ela, internalizando o que percebe como sua responsabilidade para evitar que a situação "exploda". Em sua mente, se ela fizer tudo direito, ele permanecerá calmo; mas, se ela falhar, a violência resultante será culpa dela.

FASE 2: MAUS-TRATOS FÍSICOS

A segunda fase do ciclo é a explosão da violência. O agressor perde o controle tanto física quanto emocionalmente. Esse é o momento em que a vítima pode ser espancada ou morta. Após um episódio de violência física, a maioria das vítimas considera ter tido sorte de os maus-tratos não haverem sido piores, não importando quão graves sejam seus ferimentos. A vítima costuma negar a gravidade das lesões e se recusa a procurar tratamento médico.

FASE 3: RECONCILIAÇÃO/CALMARIA (LUA DE MEL)

A terceira fase do ciclo é um período de comportamento calmo, amoroso e contrito por parte do agressor. Ele pode se sentir verdadeiramente arrependido pela dor que impôs à parceira. Tenta compensar seu comportamento brutal e acredita que pode controlar sua violência e que jamais voltará a machucar a mulher. A vítima quer acreditar que seu parceiro é realmente capaz de mudar. Ela se sente responsável, ao menos em parte, pelo incidente e também se sente responsável pelo bem-estar do parceiro (Boxe 9.1).

> **BOXE 9.1** Ciclo da violência.
>
> - *Fase 1 | Acúmulo de tensão:* ocorrem agressões verbais ou físicas leves. Quase qualquer assunto, como limpeza ou dinheiro, pode desencadear o acúmulo de tensão. Existe uma ruptura na comunicação. A vítima tenta acalmar o agressor. Ela se sente "pisando em ovos" no trato com o agressor
> - *Fase 2 | Maus-tratos físicos:* fase caracterizada pela descarga incontrolável de tensão. A violência raramente é desencadeada por um comportamento da vítima; ela sofre maus-tratos físicos, não importando qual seja sua resposta. O início do episódio de violência é imprevisível e está além do controle da vítima
> - *Fase 3 | Lua de mel (reconciliação)/calmaria:* inicialmente, o agressor está envergonhado por seu comportamento. Ele tenta minimizar o abuso e culpar a vítima. O agressor mostra-se amoroso, gentil e arrependido, e expressa culpa. Em seguida, ele trabalha para fazer a vítima sentir-se responsável. O comportamento amoroso fortalece o vínculo entre os parceiros e, provavelmente, convencerá a vítima, mais uma vez, de que não é necessário pôr um fim ao relacionamento.
>
> ---
>
> Gosselin, D. K. (2019). *Family & intimate partner violence: heavy hands* (6th ed.). Pearson Education; National Coalition Against Domestic Violence (NCADV) (2020c). *Dynamics of abuse.* Disponível em: https://ncadv.org/dynamics-of-abuse. Acesso em: 16 jun. 2020.

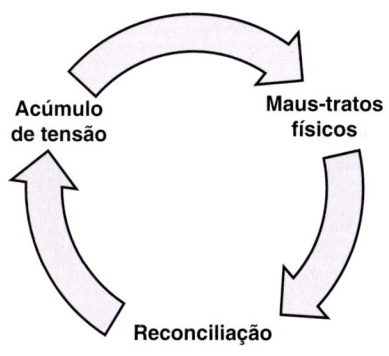

FIGURA 9.1 Ciclo da violência.

Tipos de maus-tratos

Os agressores podem usar o que for preciso para controlar uma situação: de violência emocional e humilhação a agressão física. Com frequência, as vítimas toleram abusos emocionais, físicos, financeiros e sexuais. Muitas permanecem em relacionamentos abusivos porque acreditam merecer os maus-tratos. Outras acham que não têm condições de escapar – e muitas vezes uma tentativa de fuga pode ser fatal para a mulher.

Violência emocional

A violência emocional inclui:

- Prometer, jurar ou ameaçar machucar a vítima
- Forçar a vítima a praticar atos degradantes ou humilhantes
- Ameaçar machucar crianças, animais de estimação ou amigos próximos
- Humilhar a mulher com xingamentos e insultos
- Ameaçar deixar a mulher e os filhos
- Isolar-se de familiares e amigos
- Destruir bens valiosos
- Controlar cada movimento da vítima.

Violência física

A violência física inclui:

- Bater ou agarrar a vítima com força suficiente para deixar marcas
- Jogar objetos na vítima
- Esbofetear, cuspir, morder, queimar, empurrar ou asfixiar a vítima
- Chutar ou socar a vítima, ou batê-la contra objetos
- Atacar a vítima com faca, arma de fogo, corda ou fio elétrico
- Controlar a ida da vítima ferida à unidade de saúde.

Abusos financeiros

Os abusos financeiros incluem:

- Impedir que a mulher consiga um emprego
- Sabotar o trabalho atual da mulher
- Controlar o modo como todo o dinheiro é gasto
- Deixar de contribuir financeiramente.

Abusos sexuais

Os abusos sexuais incluem:

- Forçar a mulher a ter relação sexual vaginal, oral ou anal contra a vontade dela
- Morder os seios ou os órgãos sexuais da vítima
- Introduzir objetos na vagina ou no ânus da vítima
- Forçar a mulher a práticas sexuais que ela considera degradantes ou humilhantes
- Forçar a vítima a praticar atos sexuais com outras pessoas ou com animais.

Mitos e fatos relacionados com a violência por parceiro íntimo

A Tabela 9.2 lista muitos dos mitos relacionados com a VPI. Os profissionais da saúde devem tomar medidas para dissipá-los.

Perfil dos maus-tratos

Vítimas

Muitas vezes, as vítimas não se descrevem como agredidas. Na **síndrome da mulher agredida**, a mulher sofre agressão física ou sexual deliberada e repetida por um parceiro íntimo durante longo período de tempo. Ela está apavorada e se sente presa, indefesa e sozinha. Reage a qualquer expressão de raiva ou ameaça com comportamento evasivo e de fuga. Algumas mulheres acreditam que os maus-tratos sejam causados por uma falha de personalidade ou inadequação delas (p. ex., a incapacidade de manter o parceiro feliz). Esses sentimentos de fracasso são reforçados e explorados pelos parceiros. Após ouvirem repetidamente que são "ruins", algumas mulheres começam a acreditar nisso. Muitas vítimas sofreram abusos quando crianças e podem ter baixa autoestima, saúde precária, TEPT, depressão, insônia, baixa escolaridade ou um histórico de tentativas de suicídio, lesões ou uso abusivo de drogas e álcool (Valles et al., 2019).

Agressores

Os agressores provêm de todas as esferas da vida e muitas vezes se sentem inseguros, impotentes e desamparados, sentimentos que não estão alinhados com a imagem de força que gostariam de projetar. O abusador expressa seus sentimentos de inadequação por meio de violência e agressão (Miller-Perrin, Perrin & Renzetti, 2018).

Tipicamente, a violência ocorre em casa e se direciona contra a parceira íntima ou contra as crianças que vivem com o casal. Os agressores recusam-se a compartilhar o poder e optam pela violência para controlar suas vítimas. Eles frequentemente exibem uma agressividade de tipo infantil e comportamentos antissociais. Podem deixar de assumir responsabilidades ou culpar os outros por seus próprios problemas. Também podem ter histórico de uso abusivo de substâncias psicoativas, problemas com o sistema de justiça, judiciário poucos relacionamentos íntimos, suscetibilidade a críticas, tendência a guardar rancor, envolvimento em lutas por poder, desequilíbrio emocional, falta de discernimento, tendência a se sentir incompreendidos, maltratados ou vitimizados, doença mental, relacionamentos conturbados, ciúme obsessivo, comportamento controlador, comportamento normalmente violento, histórico laboral errático e problemas financeiros (Gosselin, 2019).

TABELA 9.2 Mitos comuns e fatos relacionados com a violência por parceiro íntimo.

Mitos	Fatos
As agressões físicas às mulheres ocorrem apenas nas classes socioeconômicas mais baixas	A violência ocorre em todas as classes socioeconômicas
O uso abusivo de substâncias psicoativas provoca a violência	A violência é um comportamento aprendido e pode ser modificado. O consumo de substâncias psicoativas e álcool pode agravar algo que já é ruim
Os homens têm o direito de disciplinar suas parceiras. Agressão física não é crime	Antigamente, o sistema legal patriarcal garantia aos homens o direito de castigar fisicamente as esposas e os filhos. Nós não vivemos mais sob esse sistema. Esposas e filhos não são mais considerados propriedades dos homens, e a violência contra eles é crime
Apenas uma pequena parcela das mulheres é vítima de violência	Uma em cada quatro mulheres será vítima de violência em algum momento da vida
A violência por parceiro íntimo (VPI) é, tipicamente, uma ocorrência única e isolada	A VPI é um padrão de coerção e controle que uma pessoa exerce sobre a outra. Ela reproduz-se com o emprego de inúmeras táticas, como intimidação, ameaças, agressão física, privação econômica, isolamento e abuso sexual. As diversas formas de abuso praticadas pelos agressores ajudam a manter o poder e o controle sobre as vítimas
As mulheres podem facilmente optar por deixar um relacionamento abusivo	As mulheres permanecem no relacionamento abusivo porque sentem que não têm opções. Com frequência, deixar o relacionamento representa o maior dos riscos para a vida da mulher
Apenas homens com problemas de saúde mental cometem violência contra as mulheres	Muitas vezes os agressores parecem normais, não parecendo sofrer de transtornos de personalidade ou outras formas de doença mental
As gestantes estão a salvo de maus-tratos infligidos por seus parceiros	Uma em cada cinco mulheres é fisicamente agredida durante a gravidez. Os efeitos da violência sobre os desfechos do feto podem incluir parto prematuro, sofrimento fetal, baixo peso ao nascer e maus-tratos infantis
As mulheres provocam a agressão de seus parceiros	A mulher pode estar disposta a se culpar pelo mau comportamento de alguém, mas ninguém merece sofrer maus-tratos
As tendências violentas ocorrem há gerações e são aceitas	A polícia, o sistema judiciário e a sociedade estão tornando a VPI socialmente inaceitável, e ela é agora considerada crime
A VPI é um problema apenas heterossexual	Há tanta VPI na população LGBTQIA+ quanto na população heterossexual, e há também a violência psicológica adicional da exposição (quando um dos parceiros ameaça tornar pública a orientação sexual do outro em um esforço para manter o poder e o controle)

To Shine Organization (2019). *Myths and facts about domestic abuse*. Disponível em: http://www.2 shine.org.nz/resource-room/myths-and-facts. Acesso em: 16 jun. 2020; A Women's Place Organization (2019). *Abuser myths and facts*. Disponível em: http://awomansplace.org/advocacy/myths-vs-facts.html. Acesso em: 16 jun. 2020; e Domestic Violence Action Center (DVAC) (2020). *Common myths about domestic violence*. Disponível em: https://domesticviolenceactioncenter.org/common-myths/. Acesso em: 16 jun. 2020.

Violência contra gestantes

Muitos acreditam que a gravidez seja um momento de celebração e planejamento do futuro da criança por nascer, mas em um relacionamento conturbado a gestação pode ser um momento de escalada da violência. O preditor mais forte de maus-tratos durante a gravidez é a sua ocorrência prévia. A violência contra gestantes parece ser mais prevalente do que as doenças rotineiramente investigadas no período de cuidados pré-natais, como pré-eclâmpsia e diabetes (Jordan et al., 2019). Para as mulheres que já foram agredidas, espancamentos e violência durante a gravidez são como "parte da rotina".

As mulheres correm maior risco de sofrer violência durante a gestação. Pesquisas recentes indicam que ter filhos não as protege da VPI. Ao contrário, a VPI parece durar mais tempo se a mulher tem filhos, e isso também parece ocorrer mesmo após o término do relacionamento (Morgan et al., 2018). As mulheres são vulneráveis durante a gestação, e os agressores podem tirar proveito disso. A taxa de prevalência da VPI durante a gravidez chega a 10%, mas essa é provavelmente uma estimativa baixa devido à subnotificação (CDC, 2019a). Os maus-tratos durante a gestação apresentam riscos e dinâmicas especiais. Vários fatores podem levar à agressão durante a gravidez, tais como:

- Incapacidade do casal de lidar com os estressores da gravidez
- Ter pouca idade no momento da gravidez
- Ambos os parceiros com escolaridade inferior ao ensino médio
- Um ou ambos os parceiros desempregados

- Violência na família de origem
- Coabitação e estado civil "solteiro"
- O agressor considera a mulher sua propriedade sexual
- Uso abusivo de álcool pelo agressor
- Ressentimento em relação à interferência do feto em desenvolvimento e às mudanças na forma física da mulher
- Dúvidas sobre a paternidade ou a fidelidade da gestante durante a gravidez
- Percepção de que a criança será um concorrente
- Atenção de fora que a gravidez traz para a mulher
- Gravidez indesejada
- Novo interesse da mulher em si mesma e em seu filho
- Insegurança e ciúme em relação à gravidez e às responsabilidades que ela traz
- Encargos financeiros relativos às despesas com a gravidez e perda de rendimentos
- Estresse pela transição para o papel de pai de uma criança
- Alterações físicas e emocionais da gravidez que tornam a mulher vulnerável
- Afastamento prévio de familiares e amigos, o que limita o sistema de apoio ao casal.

Os maus-tratos durante a gravidez ameaçam o bem-estar da mãe e do feto. A violência física pode causar ferimentos na cabeça, na face, no pescoço, no tórax, nas mamas e no abdome. As consequências para a saúde mental também são significativas. Diversos estudos confirmaram a relação entre maus-tratos e problemas de saúde mental, especialmente depressão e TEPT; baixa autoestima, autoimagem negativa e má qualidade de vida; aumento da angústia, do medo, da ansiedade e do estresse; e aumento do consumo de tabaco, álcool e/ou drogas ilícitas (Hrelic, 2019). Na gestante, muitas dessas condições manifestam-se mais frequentemente no período pós-parto.

ATENÇÃO!

Com frequência, o medo de prejuízos ao feto motiva a mulher a tentar sair de um relacionamento abusivo.

Mulheres agredidas durante a gravidez estão submetidas ao risco de:

- Lesões nelas e nos fetos
- Depressão
- Transtorno de pânico
- Mortes fetal e materna
- Ansiedade crônica
- Aborto
- Natimortalidade
- Má nutrição
- Insônia
- Descolamento prematuro da placenta
- Ruptura uterina
- Ganho ou perda excessiva de peso

- Tabagismo e uso abusivo de substâncias psicoativas
- Ausência ou atraso de cuidados pré-natais
- Trabalho de parto prematuro
- Maior taxa de partos cirúrgicos
- Corioamnionite
- Vaginite
- Infecções sexualmente transmissíveis (ISTs)
- Infecções urinárias
- Recém-nascidos prematuros e de baixo peso (Jordan et al., 2019).

Dorothy, que conhecemos no início do capítulo, tem comparecido ao ambulatório com queixas somáticas vagas nas últimas semanas. Ela admite que, às vezes, sente medo em casa. Dorothy diz ao enfermeiro que o parceiro não quer que ela trabalhe, embora ele consiga apenas trabalhos esporádicos e de baixa remuneração. Que indícios em sua avaliação podem indicar maus-tratos? Quais sinais físicos o enfermeiro pode observar?

Os sinais de maus-tratos podem surgir durante a gravidez e incluir falta de assiduidade às consultas pré-natais, medos irrealistas, flutuações de peso, dificuldade com o exame ginecológico e não adesão a tratamentos. O boxe Prática baseada em evidências 9.1 trata do rastreamento pré-natal utilizado nos casos de gestantes que sofrem VPI.

Descobrir maus-tratos em gestantes requer uma abordagem consistente e direta de cada paciente pelo enfermeiro. Avaliações repetidas podem melhorar as notificações, ao permitir que o profissional de enfermagem estabeleça uma relação de confiança e harmonia com a mulher e identifique mudanças em seu comportamento. Após a descoberta de que a gestante sofre maus-tratos, as intervenções devem incluir uma avaliação de segurança, apoio emocional, aconselhamento, encaminhamento para serviços comunitários e cuidados pré-natais contínuos para evitar efeitos adversos à saúde (Kaiser Family Foundation, 2020).[8]

Violência contra idosas

O termo "abuso de idosas" é abrangente e pode incluir maus-tratos físicos, sexuais ou emocionais, exploração financeira e abandono ou negligência de cuidadores para com idosas vulneráveis. As mulheres mais velhas podem

---

[8]N.R.T.: No Brasil, o art. 66 do Decreto-Lei nº 3.688, de 3 de outubro de 1941, reconhece como contravenção penal a omissão do profissional da saúde em não comunicar crime do qual tenha tomado conhecimento por meio do seu trabalho. O não cumprimento acarreta pena pecuniária. A interpretação desse artigo remete à ideia de que o profissional da saúde deverá comunicar crime cometido contra qualquer pessoa, independentemente de idade ou gênero da vítima. Duas outras leis, entre outras, também são de grande importância para os avanços na notificação de violência contra a mulher: a Lei nº 13.984, de 3 de abril de 2020, que altera o art. 22 da Lei nº 11.340, de 7 de agosto de 2006 (Lei Maria da Penha), para estabelecer como medidas protetivas de urgência a frequência do agressor a centro de educação e de reabilitação e acompanhamento psicossocial; e a Lei nº 13.931, de 10 de dezembro de 2019, que altera a Lei nº 10.778, de 24 de novembro de 2003, para dispor sobre a notificação compulsória dos casos de suspeita de violência contra a mulher.

PRÁTICA BASEADA EM EVIDÊNCIAS 9.1 Redução da violência por parceiro íntimo durante a gravidez por meio de rastreamento de rotina

ESTUDO

A violência por parceiro íntimo durante a gravidez é um problema de saúde pública significativo, porém evitável, que afeta milhões de mulheres ao redor do mundo todos os anos. As mulheres são especialmente vulneráveis à VPI durante a gravidez, pois esse é um período em que aumenta a probabilidade de que a violência se inicie ou se intensifique. Durante a gestação, as mulheres são atendidas em consultas pré-natais. O rastreamento da VPI é um padrão de cuidado recomendado pela U.S. Preventive Services Task Force (USPSTF) e por outras entidades. No entanto, há deficiências na preparação, na consistência e no grau de conforto que os profissionais da saúde devem ter para realizar o rastreamento. As complicações diretas da VPI incluem parto prematuro, lesões no feto, uso abusivo de substâncias psicoativas, depressão e morte. Os enfermeiros estão em uma posição privilegiada para fazer o rastreamento da VPI nessas mulheres, uma vez que têm a oportunidade de estabelecer um vínculo com elas.

A proposta desse estudo foi determinar se os profissionais da saúde fazem o rastreamento de rotina da VPI durante a gravidez e se isso reduz as taxas desse transtorno. Doze estudos atenderam aos critérios de inclusão e foram utilizados, totalizando 15.767 gestantes rastreadas. Cada um dos 12 estudos tinha diversos pontos fortes.

Achados

Os resultados desse estudo revelaram que médicos e enfermeiros devem realizar o rastreamento de rotina da VPI em todas as consultas pré-natais de suas pacientes a fim de reduzir a incidência desse tipo de violência.

Os enfermeiros e outros profissionais da saúde estão em uma situação única para identificar a VPI e as famílias em que ocorre, podendo, assim, interromper a violência. Os 12 estudos estavam de acordo em que os profissionais de enfermagem se encontram na posição ideal para fazer o rastreamento de mulheres durante suas consultas pré-natais. Também se observou que o rastreamento da VPI deve ser realizado diversas vezes ao longo da gestação porque inicialmente a paciente pode não se sentir confortável para revelar sua situação e/ou pode estar acompanhada do parceiro agressor. De acordo com esse estudo, o rastreamento realmente reduz as taxas de VPI e aumenta a conscientização.

Implicações para a enfermagem

A gravidez oferece uma grande oportunidade para que os profissionais de enfermagem façam o rastreamento da VPI nas gestantes, pois o cuidado com essas pacientes requer consultas frequentes. Ao longo da gestação, os enfermeiros podem estabelecer um vínculo terapêutico com suas pacientes grávidas, o que resulta em uma relação de confiança. Com base nos achados do estudo, a realização do rastreamento em todas as consultas pré-natais reduz de fato as taxas de VPI e conscientiza as mulheres e suas famílias quanto ao problema. É fundamental que os profissionais de enfermagem atuem como defensores das mulheres que sofrem VPI apoiando-as em suas decisões e fazendo os encaminhamentos necessários.

Adaptado de Gonzalez, B. (2018). Decreasing intimate partner violence during pregnancy through routine screening. *Journal of Women's Health Care, 7*(1), 413. https://doi.org/10.4172/2167-0420.1000413.

sofrer as mesmas formas de violência que as mais jovens, mas a concomitância de etarismo e sexismo, além de fatores como doenças, deficiências, isolamento e viuvez, aumenta o risco de violência (United Nations, 2019a). A VPI afeta mulheres de todas as faixas etárias, mas muitas vezes a literatura concentra-se naquelas em idade fértil, ignorando os problemas das idosas vítimas de maus-tratos. Todos os 50 estados dos EUA têm leis que exigem que os profissionais da saúde notifiquem os maus-tratos à pessoa idosa ou vulnerável. Estima-se que um em cada seis norte-americanos mais velhos sofra maus-tratos, mas apenas um em cada 14 casos é notificado (Carney, 2020). As pesquisas sugerem que mulheres mais velhas sofrem maus-tratos com maior frequência que homens mais velhos e que, quanto mais velho for o indivíduo, maior a probabilidade de sofrê-los. A expectativa é a de que os maus-tratos contra idosos aumentem à medida que a população envelhece (WHO, 2020b). Embora as lesões possam levar a mulher idosa a procurar o sistema de saúde, as sequelas físicas e emocionais da VPI podem ser mais sutis e incluir depressão, insônia, dor crônica, dificuldade de confiar nas pessoas, baixa autoestima, pensamentos suicidas, uso abusivo de substâncias psicoativas, problemas para controlar a raiva, dor torácica atípica e outros sintomas somáticos. As pesquisas sugerem que a idosa costuma sofrer maus-tratos a longo prazo, desenvolve estratégias de enfrentamento prejudiciais à saúde (uso abusivo de substâncias psicoativas, tentativa de manter a família unida a qualquer custo e consequências para a saúde física e mental) e arca com a culpa dos filhos adultos, mas, ainda assim, busca forças dentro de si para se empoderar e ser capaz de lidar com os abusos (U.S. Preventive Services Task Force [USPSTF], 2019).

A avaliação e a detecção acuradas dos maus-tratos em mulheres idosas são deveres essenciais de todo enfermeiro. Os hematomas, assim como as marcas de compressão e os cortes, são apenas alguns dos possíveis indícios de abuso em idosas. Os profissionais de enfermagem mantêm contato frequente com vítimas idosas de maus-tratos, e isso propicia a oportunidade de ter uma participação significativa na detecção, na notificação e na intervenção nesses casos. Como parte de um rastreamento minucioso, o enfermeiro deve determinar o que a paciente tem feito para tentar resolver os maus-tratos e qual a eficácia da sua estratégia. Antes de revelar os maus-tratos sofridos ao profissional de enfermagem, as medidas adotadas pela paciente podem incluir aceitá-los passivamente, chamar a polícia, buscar aconselhamento ou outras ações. Além disso, reservar um tempo para estabelecer uma conexão com a mulher idosa constrói um sentimento de confiança, segurança e transparência. Os enfermeiros precisam ouvir atentamente e de modo imparcial. Julgar ou criticar a vítima por suas decisões pode levar à impressão de que ela merece os maus-tratos ou é a culpada. Por fim, para auxiliar a mulher idosa que sofre maus-tratos, os profissionais de enfermagem devem tentar se manter atualizados em seus conhecimentos sobre os recursos de encaminhamento. Alguns desses recursos podem ser abrigos, transporte, serviços médicos, emprego, serviços sociais e grupos de apoio locais. Uma resposta coordenada e abrangente à VPI é essencial para reduzir suas sequelas.

Conduta de enfermagem para as vítimas de violência por parceiro íntimo

Os enfermeiros deparam-se com milhares de vítimas de maus-tratos a cada ano nas instituições em que atuam, mas muitas delas não são identificadas. Visto que a avaliação global da violência aumentou nos últimos anos, os profissionais de enfermagem precisam saber não só como identificar a ocorrência de violência, mas também como reagir de uma maneira que seja útil, sincera, imparcial e adequada do ponto de vista jurídico. Isso requer que os profissionais de enfermagem vão além da mera descrição da violência e tenham uma resposta orientada para a ação e baseada em evidências, o que inclui planejamento de segurança e encaminhamentos. Há diversas medidas que os enfermeiros podem tomar para ajudar as vítimas. O reconhecimento e a intervenção precoces podem reduzir significativamente a morbidade e a mortalidade associadas à VPI. Para interromper o ciclo da violência, os profissionais de enfermagem precisam saber como avaliar e identificar a VPI e como implementar ações apropriadas.

Avaliação

O rastreamento de rotina da VPI é a primeira ferramenta de detecção de maus-tratos. O enfermeiro deve construir uma relação de confiança ouvindo, mostrando interesse em relação às preocupações da mulher e criando uma atmosfera de abertura. Os primeiros passos para estabelecer uma relação de confiança e uma conexão são demonstrar apoio à mulher por meio de uma atitude imparcial e dizer a ela que ninguém merece ser maltratado. Em vez de encarar as vítimas de maus-tratos como "queixosas crônicas", enfermeiros perspicazes precisam estar atentos a indícios sutis de abuso. É essencial aprender como investigar a ocorrência de maus-tratos. Algumas diretrizes básicas de avaliação são apresentadas a seguir.

RASTREAR MAUS-TRATOS EM TODAS AS CONSULTAS A INSTITUIÇÕES DE SAÚDE

O rastreamento da violência leva apenas alguns minutos e pode ter um efeito extremamente positivo sobre o desfecho dos casos de abuso. Qualquer mulher pode ser uma vítima. Nenhum sinal a marca como vítima de maus-tratos, mas os seguintes indícios podem ser úteis:

- *Lesões:* hematomas no tórax e no abdome, pequenos cortes, cicatrizes por traumatismo não penetrante e ferimentos por arma na face, na cabeça ou no pescoço
- *Sequelas de lesões:* cefaleia, perda auditiva por ruptura da membrana timpânica, artralgia, sinusite, marcas de mordida, perda de tufos de cabelo, traumatismo dentário, dor pélvica e lesões nas mamas ou nos órgãos genitais
- O relato de como ocorreu a lesão não é compatível com o problema apresentado
- *Problemas de saúde mental:* depressão, ansiedade, uso abusivo de substâncias psicoativas, transtornos alimentares, ideação suicida ou tentativas de suicídio, raiva do profissional de saúde e TEPT
- Uso frequente de ansiolíticos ou sedativos
- Demora em procurar assistência médica e padrões de lesões repetidos
- Hematomas no braço, no pescoço, na face, no abdome ou nas mamas
- Comentários sobre violência emocional ou física sofrida por "uma amiga"
- ISTs ou doença inflamatória pélvica
- Parecer nervosa, envergonhada ou evasiva quando questionada
- Consultas frequentes à instituição de saúde por doenças crônicas relacionadas com o estresse, tais como dor torácica, cefaleia, dor nas costas ou dor pélvica, insônia, lesões, ansiedade e distúrbios gastrintestinais
- Comportamento do parceiro na consulta à instituição de saúde: parece excessivamente solícito ou superprotetor, reluta em deixar a mulher sozinha com o profissional da saúde, responde às perguntas por ela e tenta controlar a situação (Cavner, 2019).

ISOLAR A PACIENTE DA FAMÍLIA IMEDIATAMENTE

Se forem detectados maus-tratos, deve-se isolar imediatamente a mulher a fim de proporcionar privacidade e evitar possíveis retaliações por parte do agressor. Perguntas sobre maus-tratos feitas na frente do agressor podem desencadear um episódio de violência durante a entrevista ou em casa. Uma forma de garantir a segurança da mulher seria afastá-la do agressor para fazer as perguntas. A avaliação pode ocorrer em qualquer local – sala de radiografia, sala de ultrassonografia, elevador, banheiro feminino, laboratório – em que haja privacidade e em que o agressor não esteja presente.

Se forem detectados maus-tratos, o profissional de enfermagem pode fazer o seguinte para melhorar a relação enfermeiro-paciente:

- Orientar a mulher sobre a conexão entre a violência e seus sintomas
- Ajudar a mulher a reconhecer o que acontece com ela e a começar a lidar com a situação
- Oferecer referências/encaminhamentos para que a mulher possa receber ajuda, o que lhe permitirá iniciar o processo de recuperação.[9]

---

[9]N.R.T.: No Brasil, existem canais específicos para denunciar casos de violência contra mulheres e meninas e evitar casos de feminicídio. Algumas cidades têm contato direto por WhatsApp ou telefone com a Patrulha Maria da Penha (ou Ronda Maria da Penha) para fiscalizar o cumprimento das medidas protetivas. As mulheres que não podem ligar têm a opção de usar aplicativos com um "botão do pânico" silencioso, que avisa a polícia ou um contato amigo. Muitos estados brasileiros permitem registrar boletim de ocorrência *online* para os crimes de violência doméstica e familiar. O serviço de telefone do Disque Denúncia funciona 24 horas por dia, todos os dias da semana, em qualquer local do Brasil e em mais de 16 países. No caso de violência contra mulheres, existe o Ligue 180 – Central de Atendimento à Mulher – e, no caso de abusos contra crianças e adolescentes, o Disque 100 – Direitos Humanos. Em uma situação de perigo imediato, ligue 190 – Polícia Militar.

Dorothy retorna à clínica pré-natal 1 mês depois com anemia, ganho de peso inadequado, hematomas no rosto e no pescoço, e sangramento no segundo trimestre. Dessa vez, ela está acompanhada do companheiro, que permanece junto dela. Que perguntas o enfermeiro deve fazer para avaliar a situação? Qual é o local apropriado para a realização dessas perguntas? Que responsabilidades legais o enfermeiro tem em relação às observações feitas?

FAZER PERGUNTAS DIRETAS OU INDIRETAS SOBRE OS MAUS-TRATOS

A violência contra a mulher é muitas vezes invisível, desconhecida e omitida pelas famílias. As perguntas para rastrear maus-tratos devem ser rotineiras e tratadas como quaisquer outras perguntas. Muitos profissionais de enfermagem sentem-se desconfortáveis ao fazer perguntas dessa natureza, mas abordar o assunto é importante, mesmo que a resposta venha depois. Abrir a possibilidade de que as mulheres se expressem sobre os maus-tratos sofridos envia uma mensagem clara de que a violência nunca deve ser tolerada nem escondida, e transmite também a mensagem de que o enfermeiro se preocupa com o que a mulher está passando e quer oferecer a melhor resposta inicial. O simples fato de saber que alguém está ciente dos maus-tratos proporciona à vítima algum alívio e pode ajudá-la a revelá-los.

Devem-se fazer as perguntas difíceis de modo empático, não ameaçador. É necessário manter-se imparcial em todas as respostas e interações. O enfermeiro deve escolher o tipo de pergunta que o deixa mais confortável. Perguntas diretas e indiretas produzem os mesmos resultados. "O seu companheiro bateu em você?" ou "Você já esteve ou está agora em um relacionamento abusivo?" são perguntas diretas. Se essa abordagem fizer com que o enfermeiro se sinta desconfortável, ele deve tentar perguntas indiretas: "Nós atendemos muitas mulheres com lesões ou queixas como a sua, e muitas vezes elas estão sendo abusadas. É isso que está acontecendo com você?" ou "Muitas mulheres em nossa comunidade sofrem maus-tratos de seus parceiros. Algo assim está acontecendo com você?" Em qualquer uma dessas abordagens, os enfermeiros precisam manter uma atitude de aceitação imparcial de quaisquer respostas que a mulher der. O modelo RFVA (rastrear, fazer perguntas, validar, avaliar) é um protocolo de rastreamento que os profissionais de enfermagem podem usar para investigar maus-tratos.

AVALIAR A SEGURANÇA IMEDIATA

É essencial ajudar a mulher por meio da avaliação da segurança dela e de seus filhos. Para tanto, o enfermeiro deve falar com a mulher em particular e lhe fazer as seguintes perguntas:

- Você se sente segura para voltar para casa depois desse atendimento?
- Há necessidade imediata de um lugar seguro para você ou para seus filhos?
- Você tem um plano de fuga se houver risco para sua segurança?

- Você precisa conhecer uma saída alternativa do prédio onde está sendo atendida?
- Quem são as pessoas com as quais você poderia entrar em contato se precisasse de ajuda ou apoio?

A Ferramenta de avaliação do perigo (Boxe 9.2) auxilia mulheres e profissionais da saúde a avaliar potenciais comportamentos homicidas em relacionamentos abusivos em curso. Ela se baseia em uma pesquisa que mostrou diversos fatores de risco para homicídios relacionados com maus-tratos:

- Aumento da frequência ou da intensidade das agressões
- Presença de armas de fogo
- Abuso sexual
- Uso abusivo de substâncias psicoativas
- Agressões precipitadas por discussões ou brigas
- Comportamento habitualmente violento fora de casa
- Comportamento controlador (p. ex., tarefas diárias, amigos, trabalho, dinheiro)
- Violência física durante a gravidez
- Ameaças ou tentativas de suicídio (vítima ou agressor)
- Maus-tratos infantis (Gosselin, 2019).

DOCUMENTAR E RELATAR SEUS ACHADOS

Se a entrevista revelar um histórico de maus-tratos, um registro minucioso é fundamental porque constitui evidência perante a Justiça. A documentação precisa incluir detalhes sobre frequência e intensidade dos maus-tratos, localização, extensão e desfecho das lesões e quaisquer tratamentos ou intervenções. Ao documentar, o enfermeiro deve ser específico e utilizar citações diretas: "Ele me sufocou". Deve-se descrever qualquer ferimento visível e usar um mapa do corpo (esboço do corpo da mulher) para mostrar onde as lesões estão localizadas. O profissional de enfermagem deve tirar fotografias (após consentimento informado) ou documentar a recusa se a mulher não quiser ser fotografada. Fotos e diagramas podem ser úteis. A Figura 9.2 traz um exemplo de formulário de documentação de VPI.

Nos EUA, em muitos estados a lei exige que os profissionais da saúde alertem a polícia de quaisquer lesões que envolvam facas, armas de fogo e outras armas letais, ou que representem emergências potencialmente fatais. Se a avaliação revelar uma suspeita ou uma indicação real de maus-tratos, os enfermeiros podem explicar à mulher que precisam por lei notificar a ocorrência.[10]

Diagnóstico de enfermagem

Quando houver suspeita ou confirmação de violência, o enfermeiro precisará formular diagnósticos de enfermagem com base na avaliação concluída. Os possíveis diagnósticos de enfermagem relacionados com a violência contra a mulher poderiam incluir:

---

[10]N.R.T.: No Brasil, fora do âmbito penal, existem normas que obrigam a notificação compulsória dos casos de agressão, a saber: Estatuto da Criança e do Adolescente, Estatuto do Idoso e a Lei nº 10.778, que estabelece a notificação de violência contra a mulher que for atendida em serviços de saúde públicos ou privados.

BOXE **9.2** Ferramenta de avaliação do perigo.

Diversos fatores têm estado associados ao aumento do risco de homicídio de homens e mulheres em relacionamentos violentos. Ninguém pode prever o que vai acontecer no seu caso, mas gostaríamos que você estivesse ciente do perigo de homicídio em situações de maus-tratos e que você percebesse como muitos dos fatores de risco se aplicam à sua situação. ("Ele" refere-se ao marido, parceiro, ex-marido, ex-parceiro ou quem a esteja agredindo fisicamente no momento atual.)*

_____1. A violência física aumentou em intensidade ou frequência ao longo do último ano?

_____2. Ele tem uma arma de fogo?

_____3. Você o deixou depois de viverem juntos durante o último ano?

_____4. Ele está desempregado?

_____5. Ele já usou uma arma contra você ou a ameaçou com uma arma letal?

_____6. Ele ameaça matá-la?

_____7. Ele escapou de ser preso por violência doméstica?

_____8. Você tem filhos que não são dele?

_____9. Ele já forçou você a ter relações sexuais contra a sua vontade?

_____10. Ele já tentou asfixiá-la?

_____11. Ele usa drogas ilegais? Por drogas ilegais, entendem-se substâncias como estimulantes, anfetaminas, metanfetamina, fenciclidina, cocaína, *crack*, drogas de rua ou coquetéis.

_____12. Ele é alcoólico ou tem problemas com o consumo de bebidas alcoólicas?

_____13. Ele controla a totalidade ou a maioria das suas atividades diárias? Por exemplo: ele diz de quem você pode ser amiga, quando você pode ver sua família, quanto dinheiro você pode gastar ou quando você pode pegar o carro?

_____14. Ele tem ciúmes de você de modo violento e constante? Por exemplo: ele diz "Se eu não posso ter você, ninguém pode"?

_____15. Você foi agredida por ele durante a gestação?

_____16. Ele já ameaçou ou tentou cometer suicídio?

_____17. Ele ameaça machucar seus filhos?

_____18. Você acredita que ele seja capaz de matá-la?

_____19. Ele segue ou espiona você, deixa mensagens ameaçadoras na sua caixa postal ou no seu *e-mail*, destrói sua propriedade ou liga para você quando você não quer falar com ele?

_____20. Você já ameaçou ou tentou cometer suicídio?

_____ Total de respostas "sim"

Obrigado. Por favor, fale com seu enfermeiro, advogado ou psicólogo sobre o que a Ferramenta de Avaliação do Perigo significa em relação à sua situação.

*Os homens não são os únicos a cometer violência. Deve-se adaptar a linguagem às identidades de gênero da vítima e do agressor.
March of Dimes Danger Assessment questionnaire. De Campbell, J. (1986). Nursing assessment for risk of homicide with battered women. *Advances in Nursing Science, 8*(4), 36-51.

- Conhecimento e compreensão deficientes do ciclo da violência e da disponibilidade de recursos
- Ansiedade relacionada com a ameaça ao autoconceito e com a crise situacional de maus-tratos
- Baixa autoestima situacional relacionada com interações familiares negativas
- Impotência relacionada com o estilo de vida de desamparo
- Enfrentamentos pessoal e familiar comprometidos pelos padrões de maus-tratos.

Intervenções ou cuidados de enfermagem

A resposta dos profissionais de enfermagem à mulher abusada pode ter um efeito profundo na disposição dela de se abrir ou de buscar ajuda. Algumas respostas ajudam a se alcançar uma comunicação bem-sucedida nessas circunstâncias, tais como:

- *Escutar com atenção* – "Estou ouvindo e compreendo o que você diz." A experiência de ser ouvida pode ser empoderadora para a mulher que sofre maus-tratos

- *Comunicar sua crença na vítima* – "Deve ter sido assustador para você"
- *Validar a decisão de se abrir* – "Deve ser muito difícil para você falar sobre isso hoje"
- *Enfatizar que a violência é inaceitável* – "Você não merece ser tratada dessa maneira".

Se forem identificados maus-tratos, os enfermeiros poderão realizar intervenções que aumentarão a segurança da mulher e melhorarão sua saúde. O objetivo da intervenção é que a vítima possa ter controle sobre sua vida. Preste cuidados sensíveis e previsíveis em um ambiente acolhedor. Ofereça explicações dos procedimentos passo a passo. Forneça materiais educativos sobre violência. Permita que a vítima participe ativamente de seus cuidados e tenha controle sobre todas as decisões em relação à sua saúde. Regule o ritmo de suas intervenções de enfermagem e permita que a mulher assuma o controle. Transmita apoio por meio de uma atitude imparcial. Documente cuidadosamente todos os achados da avaliação e todas as intervenções de enfermagem.

Rastreamento da violência doméstica (VD)/Formulário da documentação

Rastreamento da VD
- [ ] VD+ (positiva)
- [ ] VD? (suspeitada)

Data _____ Nº do doc. de identificação da paciente _____

Nome da paciente _____

Nome do avaliador _____

Paciente gestante? [ ] Sim [ ] Não

Avaliação da segurança da paciente

[ ] Sim [ ] Não O agressor está aqui agora?

[ ] Sim [ ] Não A paciente tem medo de seu parceiro?

[ ] Sim [ ] Não A paciente tem medo de ir para casa?

[ ] Sim [ ] Não A intensidade da violência física aumentou?

[ ] Sim [ ] Não O parceiro maltrata fisicamente as crianças?

[ ] Sim [ ] Não As crianças já testemunharam episódios de violência doméstica?

[ ] Sim [ ] Não Há ameaças de homicídio?

Por parte de quem? _____

[ ] Sim [ ] Não Há ameaças de suicídio?

Por parte de quem? _____

[ ] Sim [ ] Não Existe arma de fogo em casa?

[ ] Sim [ ] Não Há uso abusivo de álcool ou substâncias psicoativas?

[ ] Sim [ ] Não Foi discutido um plano de segurança?

Encaminhamentos

- [ ] Fornecido número telefônico de linha direta
- [ ] Feito encaminhamento legal
- [ ] Fornecido número telefônico de abrigo
- [ ] Feito encaminhamento interno

Descreva: _____

- [ ] Outro encaminhamento

Descreva: _____

Relatórios

- [ ] Feito relatório para a polícia
- [ ] Feito relatório para serviço de proteção da criança
- [ ] Feito relatório para serviço de proteção do adulto

Fotografias

[ ] Sim [ ] Não Consentimento para ser fotografada?

[ ] Sim [ ] Não Foram tiradas fotografias?

Anexe fotografias e o termo de consentimento.

FIGURA 9.2 Formulário da documentação de violência por parceiro íntimo. (Reproduzida de Home Healthcare Nurse, 17, Cassidy K, How to assess and intervene in domestic violence situations, 644-672, Copyright 1999, com permissão de Lippincott Williams & Wilkins.)

Conceito fundamental

Prioridades das intervenções nos casos de violência por parceiro íntimo

Embora seja importante que a mulher, em uma situação de violência, seja colocada em segurança, é ainda mais importante que ela recupere o controle da própria vida. A falta desse controle pode impedir que ela escape de uma situação de maus-tratos.

A abordagem de saúde pública para prevenção de violência demanda aporte e coordenação de diferentes setores, tais como saúde, educação, serviço social, justiça e política. A meta da saúde pública é melhorar a saúde de toda a comunidade ou de toda a sociedade. Dependendo do momento do ciclo da violência em que o enfermeiro encontra a mulher agredida, os objetivos podem se dividir em três grupos:

- *Prevenção primária:* visa romper o ciclo de maus-tratos por meio de iniciativas educacionais comunitárias empreendidas por enfermeiros, médicos, policiais, professores e clérigos
- *Prevenção secundária:* concentra-se em rastrear indivíduos de alto risco e em lidar com as vítimas e os agressores em estágios iniciais com o objetivo de impedir a progressão dos maus-tratos
- *Prevenção terciária:* direcionada a ajudar mulheres e crianças submetidas a maus-tratos graves a se recuperar e se tornar membros produtivos da sociedade e a reabilitar os agressores para interromper o ciclo da violência; normalmente requer ações dispendiosas e a longo prazo.

Desenvolvida por Holtz & Furniss (1993), a ferramenta modificada ABCDES fornece uma estrutura para que se proporcionem intervenções de enfermagem sensíveis a mulheres maltratadas (Boxe 9.3). As intervenções de enfermagem específicas para mulheres agredidas incluem orientá-las sobre os serviços da comunidade e oferecer-lhes apoio emocional e um plano de segurança.

BOXE **9.3** ABCDES dos cuidados prestados às vítimas de maus-tratos.

- **A:** assegurar à mulher que ela não está sozinha (do inglês *alone*). O isolamento imposto pelo agressor a impede de saber que outras pessoas estão na mesma situação e que os profissionais da saúde podem ajudá-la
- **B:** expressar a crença (do inglês *belief*) de que a violência contra a mulher não é aceitável em nenhuma situação e que não é culpa dela. Demonstre, por meio de ações e palavras, que você acredita no que ela está relatando
- **C:** confidencialidade, porque a mulher pode acreditar que, se os maus-tratos forem denunciados, o agressor vai retaliar. Entreviste-a em particular, sem a presença de seu parceiro ou de familiares. Assegure à mulher que você não vai divulgar as informações sem a permissão dela
- **D:** documentação, que inclui:
  - Declaração clara sobre os maus-tratos nas palavras da própria mulher
  - Descrições precisas das lesões e do histórico delas
  - Informações sobre o primeiro, o pior e o mais recente episódio de maus-tratos
  - Fotografias das lesões (com o consentimento da mulher)
- **E:** esclarecimentos sobre o ciclo da violência e sobre a tendência de aumento de sua intensidade
  - Oriente a mulher sobre os maus-tratos e seus efeitos para a saúde
  - Ajude-a a entender que ela não está sozinha
  - Ofereça apoio e encaminhamento aos serviços da comunidade
  - Mostre cartazes e folhetos para promover a conscientização em relação a esse problema de saúde pública
- **S:** segurança, o aspecto mais importante da intervenção, para certificar que a mulher tenha recursos e um plano de ação a seguir se e quando decidir ir embora.

Centers for Disease Control and Prevention (CDC) (2019a). *Intimate partner violence*. https://www.cdc.gov/violenceprevention/intimatepartnerviolence/datasources.html; The National Domestic Hotline (2019). *Get help*. Disponível em: https://www.thehotline.org/. Acesso em: 16 jun. 2020; e Morgan, I. A., Robbins, C. L., & Basile, K. C. (2018). Addressing intimate partner violence to improve women's preconception health. *Journal of Women's Health, 27*(10), 1189-1194.

ORIENTAR A MULHER EM RELAÇÃO AOS SERVIÇOS DA COMUNIDADE

Há uma ampla gama de serviços de apoio disponíveis para o atendimento das vítimas de violência. Os enfermeiros devem estar preparados para ajudar a mulher a tirar proveito dessas oportunidades. Os serviços variam de uma comunidade para outra, mas podem incluir, entre outros, aconselhamento psicológico, orientação legal, serviços sociais, grupos de apoio, linhas diretas, abrigos e treinamento vocacional.

Mesmo que a mulher inicialmente se recuse a aceitar, o profissional de enfermagem deve fornecer informações sobre abrigos e serviços.[11] A Joint Commission International (JCI), a American Medical Association (AMA), o American College of Obstetricians and Gynecologists (ACOG) e a USPSTF recomendam rastreamento de rotina da VPI, aconselhamento e encaminhamentos em todas as unidades de saúde (USDHHS, 2019b).

FORNECER APOIO EMOCIONAL

Oferecer garantias e apoio à vítima de maus-tratos é essencial para que a violência acabe. Os efeitos físicos, psicológicos e emocionais da VPI sobre as mulheres e seus filhos podem ser graves e duradouros. Em todas as instituições de saúde, os enfermeiros podem ajudar as vítimas a ter uma sensação de poder pessoal e proporcionar a elas um ambiente seguro e solidário. Uma ação apropriada pode auxiliar a vítima a expressar seus pensamentos e sentimentos de modo construtivo, a gerenciar o estresse e a seguir em frente com sua vida. As intervenções adequadas incluem:

- Fortalecer o controle da mulher sobre sua vida ao:
  - Ensinar estratégias de enfrentamento para gerenciar o estresse
  - Ajudar com as atividades cotidianas para melhorar seu estilo de vida
  - Permitir que ela tome todas as decisões de que for capaz
  - Orientá-la sobre os sintomas do TEPT e suas causas
- Incentivar a mulher a estabelecer metas realistas para si ao:
  - Ensinar habilidades de resolução de problemas
  - Estimular atividades sociais para se conectar com outras pessoas
- Fornecer apoio e possibilitar que a mulher lamente suas perdas ao:
  - Ouvir e esclarecer suas reações ao evento traumático
  - Discutir o choque, a descrença, a raiva, a depressão e a aceitação

---

[11]N.R.T.: No Brasil, Ligue 180 e Disque 100 são serviços de utilidade pública essenciais para o enfrentamento à violência contra a mulher. Além de receberem denúncias de violações contra as mulheres, a central encaminha o conteúdo dos relatos aos órgãos competentes e monitora o andamento dos processos. Ademais, a Lei nº 12.845, de 1º de agosto de 2013, obriga os hospitais do SUS a prestar atendimento emergencial às vítimas de violência sexual, incluindo diagnóstico e tratamento das lesões e realização de exames para detectar gravidez e ISTs.

- Explicar à mulher que:
  - Maus-tratos nunca são aceitáveis. Ela não os pediu e não os merece
  - Ela não está sozinha e há ajuda disponível
  - Maus-tratos são crime, e ela é a vítima
  - Álcool, substâncias psicoativas, problemas financeiros, depressão e ciúme não causam violência, mas podem dar ao agressor uma justificativa para a perda de controle e a agressão
  - As ações do agressor não são culpa dela
  - Você acredita no relato de maus-tratos
  - A decisão de deixar um relacionamento abusivo pode ser muito difícil, perigosa e demorada.

OFERECER UM PLANO DE SEGURANÇA

A opção por sair do relacionamento precisa ser da vítima. Os enfermeiros não podem escolher uma vida para a mulher, mas somente apresentar opções. Sair é um processo, não um evento. As vítimas podem tentar deixar seus agressores até sete ou oito vezes antes de serem bem-sucedidas. Muitas vezes, a tentativa final de sair resulta na morte da vítima. As mulheres que planejam sair de um relacionamento abusivo devem ter um plano de segurança (Diretrizes de ensino 9.1).

DIRETRIZES DE ENSINO **9.1**
Plano de segurança para sair de um relacionamento abusivo

- Ao sair de um relacionamento abusivo, a mulher deve levar consigo os seguintes itens:
  - Habilitação ou identidade com foto
  - Carteira de trabalho
  - Certidão de nascimento dela e a dos filhos
  - Número do telefone do serviço social ou do abrigo para mulheres
  - Escritura ou contrato de aluguel de sua casa ou apartamento
  - Quaisquer documentos ou ordens judiciais
  - Medicamentos prescritos
  - Uma muda de roupa para ela e seus filhos
  - Contracheques, cheques, cartões de crédito e dinheiro
  - Cartões do plano de saúde
- Se precisar sair de uma situação de violência doméstica repentinamente, recorrer às autoridades para obter ajuda para reunir esses itens
- Elaborar um plano de fuga e o ensaiar
- Não usar cartões telefônicos, pois eles deixam um "rastro" que pode ser seguido.

The National Domestic Hotline (2019). *Get help*. Disponível em: https://www.thehotline.org/. Acesso em: 16 jun. 2020; Gosselin, D. K. (2019). *Family & intimate partner violence: heavy hands* (6th ed.). Pearson Education; U.S. Department of Health & Human Services (USDHHS) (2019b). Leaving an abusive relationship. *Office on women's health*. Disponível em: https://www.womenshealth.gov/relationships-and-safety/domestic-violence/leaving-abusive-relationship. Acesso em: 16 jun. 2020.

Os profissionais de enfermagem precisam lembrar que o papel deles é o de conselheiros, não o de "salvadores". A mulher tomará a melhor decisão que considerar adequada no momento. Um enfermeiro pode ser o recurso mais efetivo no ambiente estressante da vítima. O simples fato de permitir que a vítima fale pode ser a intervenção mais valiosa. O impacto da presença e do apoio do profissional de enfermagem permanecerá com a mulher, seja qual for a decisão que ela tome.

VIOLÊNCIA SEXUAL

A violência sexual exacerba desigualdades de gênero, raça ou etnia, classe social, idade, orientação sexual, capacidade, cidadania e nacionalidade. É tanto um problema de saúde pública quanto uma violação dos direitos humanos. A violência sexual inclui a VPI, o tráfico de pessoas, o incesto, a mutilação genital feminina, a prostituição forçada, a escravidão, a exploração, a negligência, o infanticídio e a agressão sexual. Ela ocorre em todo o mundo e afeta até um terço das mulheres ao longo da vida (Thompson, 2020). A cada 73 segundos, uma agressão sexual ocorre nos EUA. Uma vez a cada 2 minutos, 30 vezes por hora, 1.871 vezes ao dia, meninas e mulheres norte-americanas são estupradas. Uma em cada seis mulheres e um em cada 33 homens sofrerão agressão sexual durante a vida (RAINN, 2020b). Embora haja notificações de estupros sofridos por mulheres de 6 meses de vida até 93 anos, esse ainda é um dos crimes violentos mais subnotificados nos EUA. Nove em cada 10 vítimas de estupro são mulheres (RAINN, 2020b). O National Center for Prevention and Control of Sexual Assault (2019) estima que dois terços das agressões sexuais não são notificados. Ao longo da vida, as mulheres podem sofrer mais de um tipo de violência.

A violência sexual pode ter inúmeros efeitos devastadores em curto e longo prazos. As mulheres podem apresentar sintomas psicológicos, físicos e cognitivos que afetam seu dia a dia. Esses sintomas podem incluir dor pélvica crônica, cefaleia, dor nas costas, ISTs, gravidez, ansiedade, negação, medo, retraimento, transtornos do sono, culpa, nervosismo, fobias, uso abusivo de substâncias psicoativas, depressão, disfunção sexual e TEPT. Muitas contemplam a possibilidade de suicídio (CDC, 2019e). A experiência traumática não só prejudica a sensação de segurança da mulher no mundo, como também pode diminuir sua autoestima e sua capacidade de estudar, ganhar dinheiro e ser produtiva, ter filhos e, se os tiver, de criá-los e protegê-los. No geral, as mulheres sexualmente agredidas podem ser menos funcionais quando adultas devido a alterações estruturais em regiões do cérebro (Berman et al., 2020).

ATENÇÃO!

Em todo o mundo, até 1 bilhão de crianças e adolescentes menores de 18 anos já sofreram negligência ou violência física, sexual ou emocional (WHO, 2019), o que pode impactar a saúde e o bem-estar por toda a vida.

Características dos agressores

Os agressores, assim como suas vítimas, originam-se de todas as esferas da sociedade. Não há um perfil típico. Mais da metade tem menos de 25 anos, e a maioria é casada e tem vida sexual "normal". Por que os homens estupram? Nenhuma teoria fornece uma explicação satisfatória. Os agressores presos e condenados são tão poucos que ainda não foi possível definir um perfil claro. O que se sabe é que muitos têm dificuldade de lidar com as tensões cotidianas. Esses homens acumulam raiva e vivenciam sentimentos de impotência. Eles sentem ciúmes com facilidade, não veem as mulheres como iguais, têm frequentemente temperamento explosivo, sentem necessidade de reafirmar sua masculinidade e não lidam bem com o estresse. Eles cometem a agressão sexual como uma demonstração de poder e controle (Gosselin, 2019).

Abuso sexual

O **abuso sexual** ocorre quando a mulher é forçada a ter contato sexual de qualquer tipo (vaginal, oral ou anal) sem o seu consentimento. As estimativas atuais indicam que uma em cada cinco meninas é abusada sexualmente, e o pico de incidência desses abusos ocorre entre os 8 e os 12 anos. O abuso sexual infantil é uma epidemia silenciosa. Ao longo da vida, em todas as faixas etárias, as mulheres têm maior probabilidade de serem abusadas sexualmente por pai, irmãos, familiares, vizinhos, namorados, marido, parceiro ou ex-parceiros do que por desconhecidos. O abuso sexual não respeita barreiras econômicas nem culturais. Após sofrerem abusos, muitas crianças mantêm o silêncio por décadas, e algumas nunca falam (Lauren's Kids Foundation, 2020). O casamento não é um acordo velado que permita a um dos cônjuges impor suas demandas ao outro sem permissão.

O abuso sexual infantil caracteriza-se por qualquer tipo de exploração sexual que envolva crianças ou adolescentes com menos de 18 anos. Pode incluir nudez, masturbação, carícias, penetração com os dedos e prática forçada de atos sexuais ou relações sexuais. Nos EUA, as estimativas são impressionantes e devastadoras. Acredita-se que cerca de 42 milhões de pessoas convivam com histórias de abuso sexual na infância. As pesquisas indicam que as probabilidades são de que uma em cada quatro meninas e um em cada seis meninos sofram esse tipo de abuso (Melmer & Gutovitz, 2019).[12] O abuso sexual na infância tem impacto ao longo da vida dos sobreviventes. Existem fortes evidências de que a agressão sexual na infância ou na adolescência é um sério fator de risco para o desenvolvimento de doença mental (Gosselin, 2019). As mulheres sexualmente abusadas durante a

infância correm maior risco de sofrer novos abusos. Isso ocorre porque o abuso precoce diminui a autoestima e a capacidade de se proteger e de estabelecer limites seguros. O abuso sexual infantil é um trauma que influencia o modo como as vítimas estabelecem relações, enfrentam as adversidades, lidam com os problemas do dia a dia, relacionam-se com os filhos e os colegas, preservam sua saúde e vivem. O boxe Prática baseada em evidências 9.2 descreve um estudo sobre os maus-tratos na infância. As pesquisas mostram que, quanto mais abusos a pessoa sofre, maior é a probabilidade de que ela se torne novamente vítima no futuro (Engel, 2019).

Para as crianças ou mulheres vítimas de abuso sexual, as intervenções devem incluir o encaminhamento para um serviço de aconselhamento de saúde mental. Um acompanhamento de quaisquer problemas de saúde (p. ex., queixas urogenitais) deve ser providenciado com o médico de atenção primária da vítima. Se houver um centro de referência para maus-tratos na comunidade, deve-se encaminhar a vítima para lá para os cuidados de acompanhamento de acordo com o protocolo local.

As consequências clínicas do abuso sexual exigem profilaxia e tratamento das ISTs, contracepção de emergência e tratamento de eventuais lesões resultantes dos abusos. As vítimas com hemorragia pós-agressão necessitam de avaliação imediata e, se for o caso, tratamento de emergência por um ginecologista para correção de lesões genitais. Os aspectos psicossociais do abuso sexual também precisam ser abordados porque um acompanhamento terapêutico adequado é essencial para o bem-estar emocional futuro da vítima.

Incesto

O **incesto** é definido como a atividade sexual entre pessoas com grau de parentesco tão próximo que o casamento entre elas é legal ou culturalmente proibido (Gosselin, 2019). A exata incidência de incesto na infância não é conhecida. Esse tipo de abuso sexual é não apenas crime, mas também sintoma de disfunção familiar grave e irreversível. O incesto na infância envolve qualquer tipo de exploração sexual da criança que viole os tabus sociais relativos aos papéis familiares. As crianças ainda não conseguem entender essas atividades e não são capazes de dar um consentimento informado. As mulheres adultas com histórico de incesto apresentam uma síndrome clínica que inclui baixa autoestima, dificuldade em manter relacionamentos íntimos, disfunção sexual, *flashbacks* e pesadelos, vitimação repetida, impulsos suicidas, sintomatologia depressiva, transtornos alimentares e uso abusivo de substâncias psicoativas (Garner, 2019). Os sobreviventes do incesto são frequentemente enganados, coagidos ou manipulados. Para as crianças, todos os adultos parecem poderosos. Os agressores podem ameaçar as vítimas para que elas tenham medo de revelar os abusos ou podem lhes dizer que os abusos são culpa delas. Muitas vezes, essas ameaças silenciam as vítimas.

---

[12]N.R.T.: No Brasil, segundo dados recentes publicados em 2021 pelo Ministério da Mulher, Saúde e Família e dos Direitos Humanos, de 2011 ao primeiro semestre de 2019, foram registradas mais de 200 mil denúncias de violência sexual contra crianças e adolescentes no Disque 100. Considerando o fato de que as pesquisas afirmam que apenas 10% dos casos são notificados às autoridades, somos impactados com a impressionante cifra de mais de 2 milhões de casos nesse período em nosso país.

PRÁTICA BASEADA EM EVIDÊNCIAS 9.2 Repetição da violência ao longo da vida: histórias de vítimas de maus-tratos na infância e de abusos na velhice

Esse estudo aborda as associações entre histórias de maus-tratos infantis (*i. e.*, negligência e abusos psicológicos, físicos e sexuais) e de abusos de idosos, e investiga se essas associações são afetadas pelo gênero do indivíduo.

ESTUDO

A pesquisa foi uma análise de dados secundários de 5.968 idosos (média de 71 anos). Utilizando autorrelatos retrospectivos da infância e relatórios recentes do ano anterior das experiências de vitimação, foram conduzidas análises de regressão logística para estimar os efeitos dos maus-tratos sofridos no início da vida sobre a probabilidade de sofrer abusos na velhice.

Achados

Após ajustes nos fatores circunstanciais na infância e na idade adulta, os resultados indicaram que abusos psicológicos e sexuais na infância estão associados a maior risco de sofrer abusos na velhice. Também se observou que a relação entre abuso sexual na infância e abuso na velhice é menor em mulheres que em homens.

Implicações para a enfermagem

O conhecimento dos achados desse estudo poderá auxiliar o enfermeiro na identificação dos pacientes adultos que sofreram maus-tratos na infância e que têm maior risco de se tornar novamente vítimas na idade adulta. Os resultados sugerem que o fenômeno da revitimação pode ocorrer não apenas no início da idade adulta e na meia-idade, mas também em idades mais avançadas. Os enfermeiros devem levantar o histórico detalhado da infância de cada paciente para determinar se ocorreram maus-tratos. Com os adultos que sofreram abusos sexuais, os profissionais de enfermagem têm a oportunidade de ajudar os sobreviventes adultos. O mais importante recurso do trabalho com os sobreviventes é um enfermeiro atencioso e confiável que crie um ambiente terapêutico. Muitas estratégias de empoderamento podem ser utilizadas para ajudar o sobrevivente. Os enfermeiros devem ter conhecimento das possíveis vulnerabilidades dos adultos que sofreram maus-tratos quando crianças e protegê-los.

Adaptado de King, J., & Easton, S. D. (2018). Re-experiencing violence across the life course: Histories of childhood maltreatment and elder abuse victimization. *Journals of Gerontology*, Series B, gby035. https://doi.org/10.1093/geronb/gby035.

Relações incestuosas colocam em perigo não só o desenvolvimento intelectual e moral da criança, mas também sua saúde. Muitas crianças não pedem ajuda porque não querem expor seu "segredo". Por esse motivo, apenas a ponta do *iceberg* é estatisticamente visível: ferimentos graves, lesões internas, ISTs e gravidez. As vítimas de incesto podem sofrer efeitos graves a longo prazo, como transtornos alimentares, problemas sexuais na vida adulta, dificuldades nas relações interpessoais, ansiedade, TEPT, culpa e vergonha intensas, baixa autoestima, depressão e comportamento autodestrutivo (National Center for Victims of Crime [NCVC], 2019a).

Independentemente de a vítima de incesto ter sofrido um episódio isolado de abuso ou ataques contínuos durante um período prolongado, a recuperação pode ser dolorosa e difícil, cujo processo começa com a admissão dos abusos e com o reconhecimento, por parte da vítima, de que precisa de ajuda e de acesso a serviços de atendimento. Os recursos disponíveis para as vítimas de incesto incluem livros, grupos de apoio, *workshops*, programas de terapia e, possivelmente, ações judiciais. Além de ouvir as vítimas de incesto e acreditar nelas, os enfermeiros precisam buscar maneiras de evitar que as futuras gerações sofram os mesmos abusos e venham a perpetuar o ciclo de abusos na própria família e nos seus relacionamentos. Os profissionais de enfermagem têm a capacidade e a responsabilidade de atuar em um sistema interdisciplinar responsável pela avaliação e pelo tratamento continuado de famílias incestuosas. Eles podem desempenhar sua função de proteção das crianças e, ao mesmo tempo, promover os encaminhamentos necessários para o serviço social e para as autoridades legais. A formação dessa parceria com os serviços social e legal ajuda a proteger a criança de futuros abusos e a garantir um ambiente seguro para que ela cresça e se desenvolva.

ATENÇÃO!

O abuso sexual infantil é um trauma que pode afetar todos os aspectos da vida da vítima.

CONSIDERAÇÕES

Aos 53 anos, parei e olhei para mim mesma no espelho. A imagem me encarando de volta era a de uma mulher de meia-idade assustada e covarde escondendo seu passado. Quando criança, eu sofri abuso sexual por parte do meu pai durante muitos anos, e nunca contei a ninguém. Minha mãe sabia, mas se sentia impotente para interromper os abusos. Para escapar, eu me casei assim que saí da escola, e sentia que vivia uma "vida normal e feliz" com meu marido e meus três filhos. Meus filhos saíram de casa e foram morar longe, e meu marido morreu recentemente, vítima de um infarto repentino. Agora estou tendo sonhos e pensamentos sobre o abuso sexual do passado e sinto medo novamente.

Reflexões: essa mulher reprimiu seu passado de abuso durante a maior parte de sua vida, e agora sua dolorosa experiência veio à tona. O que pode ser feito para ajudá-la nesse momento? Será que, ao longo de todos esses anos, nenhum profissional da saúde percebeu os "sinais de alerta" que são comuns em mulheres com histórico de abuso sexual na infância?

Estupro

O **estupro** é uma expressão de violência, não um ato sexual, considerando que distorce uma das formas mais íntimas de interação humana. Não é um ato de luxúria nem uma liberação exagerada de paixão: é um ataque agressivo e violento ao corpo e à integridade da vítima. Os estupradores têm diversas motivações, geralmente relacionadas com questões de raiva, poder, crueldade erotizada, dominação e relação sexual oportunista (Shpancer, 2019). "Estupro" é um termo jurídico, não médico. Denota a penetração peniana da vagina, da boca ou do reto de um homem ou de uma mulher sem consentimento. Pode ou não envolver o uso de arma. O **abuso de menor** é a atividade sexual entre um adulto e um menor de 18 anos. Considera-se que esse abuso ocorra ainda que o ato seja consensual porque os indivíduos menores de idade não são considerados legalmente capazes de dar seu consentimento (RAINN, 2020c).[13] Nove em cada 10 vítimas de estupro são do sexo feminino (The Rape Crisis Center, 2019). É necessário aplicar as leis, oferecer orientação e empoderar a comunidade para evitar o estupro.

Muitas pessoas acreditam que o estupro ocorre geralmente em uma noite escura, quando um desconhecido ataca uma mulher promíscua que está usando uma roupa provocante. Acreditam que os estupradores são pessoas sedentas por sexo que buscam gratificação sexual. Esses mitos são crenças destrutivas sobre a agressão sexual (*i. e.*, escopo, causas, contexto e consequências), que negam, minimizam ou justificam comportamentos sexualmente agressivos de homens em relação a mulheres. A recuperação das vítimas de estupro é, com frequência, complicada quando o público não acredita nelas e há dificuldade para que se faça justiça (Rape Recovery Center, 2020). Os mitos sobre o estupro servem para culpar as vítimas e inocentar os criminosos. Esses mitos e os fatos são apresentados na Tabela 9.3.

Estupro por pessoa conhecida

No **estupro por pessoa conhecida**, a vítima é forçada a ter relações sexuais com alguém que conhece. O estupro por colegas de trabalho, professores, amigos do marido ou chefes é considerado estupro por pessoa conhecida. O **estupro por parceiro** (*date rape*), uma agressão que ocorre dentro de um relacionamento de namoro ou casamento sem o consentimento de um dos participantes, é uma forma de estupro por pessoa conhecida. Os estudos demonstraram que o estupro por pessoa conhecida é o tipo mais comum, estimando-se que represente 60 a 80% de todos os casos (Wiemann & Miller, 2020). O estupro

por pessoa conhecida e o estupro por parceiro ocorrem com frequência nos *campi* universitários. Uma em cada quatro universitárias já foi estuprada, e estima-se que mais de 90% delas não denunciem a agressão (Wiemann & Miller, 2020).

O estupro por pessoa conhecida e o estupro por parceiro são física e emocionalmente devastadores para as vítimas. As pesquisas indicam que os níveis de depressão, de ansiedade, de complicações nos relacionamentos posteriores e de dificuldade de alcançar o padrão de satisfação sexual pré-estupro relatados pelas sobreviventes de estupros por pessoa conhecida são semelhantes aos relatados pelas sobreviventes de estupros por desconhecidos. O estupro por pessoa conhecida ainda é um tema controverso porque não há consenso sobre a definição de consentimento. Apesar da violação e da realidade dos traumas físico e emocional, as vítimas de estupro por pessoa conhecida muitas vezes não identificam sua experiência como uma agressão sexual. Em vez de focar na violação da agressão sexual, elas frequentemente se culpam pelo ataque (RAINN, 2020d).

Embora o estupro por pessoa conhecida e o estupro por parceiro nem sempre envolvam drogas, o estuprador pode usar bebidas alcoólicas ou outras drogas para sedar a vítima. Em 1996, o governo dos EUA aprovou uma lei que tornou crime dar "drogas de estupro" a outra pessoa, sem que ela saiba, com a intenção de violentá-la. Mesmo com as pesadas multas instituídas e as penas de até 20 anos de prisão, o uso dessas drogas está aumentando (USDHHS, 2019a). As drogas de estupro também são conhecidas como "drogas recreativas" porque muitas vezes são consumidas em boates, festas universitárias e *raves* que duram a noite toda. A mais comum dessas drogas é o flunitrazepam (também conhecido como "boa noite, Cinderela" e "pílula do esquecimento"), encontrado na forma líquida ou em comprimidos que se dissolvem rapidamente em líquido sem deixar cheiro, gosto ou cor. Esse benzodiazepínico é 10 vezes mais potente que o diazepam (Valium®). Os efeitos podem ser sentidos em 30 minutos, e incluem perda de memória por até 8 horas. O gama-hidroxibutirato (GHB), chamado de "*ecstasy* líquido", provoca euforia, sensação de estar fora do corpo, sonolência, aumento da libido e perda de memória. Os efeitos do GHB surgem em aproximadamente 15 minutos e podem durar de 3 a 4 horas. Encontrado na forma de líquido ou pó branco, o GHB pode causar perda de consciência, depressão e coma. A terceira droga de estupro, a cetamina ou quetamina (também conhecida como "k" [diz-se "quei"]) age no sistema nervoso central, separando rapidamente a percepção da sensação. A combinação da cetamina com outras drogas pode ser fatal (USDHHS, 2019a). As drogas de estupro são perigosas, e a sociedade precisa ser conscientizada de que seu uso é inaceitável. Enquanto esse objetivo não se cumpre, as mulheres podem se proteger contra elas de diversas formas (Diretrizes de ensino 9.2).

---

[13]N.R.T.: No Brasil, a idade de consentimento para o sexo é de 14 anos, conforme o novo art. 217-A do Código Penal, acrescido pela Lei nº 12.015/2009, no art. 3º, o qual define como "estupro de vulnerável" o ato de ter conjunção carnal ou praticar outro ato libidinoso com menor de 14 anos, com pena de reclusão de 8 a 15 anos, independentemente de ter havido violência real. Ou seja, se um menor de 14 anos praticar algum ato sexual, presume-se legalmente a violência sexual, ainda que tenha realizado o ato por livre e espontânea vontade. No contexto brasileiro, o "abuso sexual" é descrito como a forma de violência que acontece dentro do ambiente doméstico ou fora dele, mas sem a conotação da compra de sexo, podendo o agressor ser pessoa conhecida ou desconhecida da vítima. O fenômeno consiste em uma relação adultocêntrica, sendo marcado pela relação desigual de poder; o agressor domina a criança e/ou adolescente, apropriando-se dele(a) e anulando suas vontades, tratando-os não como sujeitos de direitos, mas como objetos que dão prazer e alívio.

TABELA 9.3   Mitos comuns e fatos sobre o estupro.

Mitos	Fatos
As mulheres que são estupradas superam isso rapidamente	Pode levar vários anos para que uma mulher se recupere emocional e fisicamente do estupro
A maioria das vítimas de estupro conta a alguém sobre isso	A maioria das mulheres nunca conta a ninguém. Na verdade, quase dois terços das vítimas nunca relatam a agressão à polícia
Depois do estupro, a sobrevivente pode voltar a se sentir segura	A vítima se sente vulnerável, traída e insegura depois do estupro
Se a mulher realmente não quer ser estuprada, a agressão não acontece	Uma mulher pode ser fisicamente dominada e forçada pela maioria dos homens
As mulheres que se sentem culpadas depois de fazer sexo mentem que foram estupradas	Poucas mulheres mentem sobre o estupro. É muito traumatizante ser uma vítima e, com frequência, apresentar uma denúncia de estupro é um novo trauma e traz prejuízos à vida da vítima
As vítimas devem denunciar a violência à polícia e ao Judiciário	Menos de 20% das agressões sexuais terminam em prisão, e dois terços dos acusados, quando presos, não são condenados (Statista Research Department, 2019). Além disso, os processos são demorados e, muitas vezes, traumáticos para as vítimas
As mulheres se culpam pelo estupro acreditando que fizeram algo para provocá-lo	A mulher nunca deve se culpar por ser vítima da violência praticada por outra pessoa
Quando se trata de sexo, os homens podem ser provocados até "um ponto de não retorno"	Os homens são fisicamente capazes de interromper a atividade sexual a qualquer tempo. O estupro não é um ato impulsivo e descontrolado de paixão, e sim um ato premeditado de violência. A mulher tem o direito de encerrar um encontro sexual a qualquer momento
Mulheres que usam determinadas roupas, bebem ou são profissionais do sexo "estão pedindo"	Independentemente das roupas, do estilo de vida ou da decisão de ser uma profissional do sexo, nenhuma vítima convida à agressão sexual
As mulheres têm fantasias de estupro e querem ser estupradas	Realidade e fantasia são diferentes. O estupro é sempre um ato de violência por parte do agressor, não uma forma de expressão sexual
Apenas mulheres atraentes são estupradas	Qualquer pessoa pode ser estuprada e, visto que o estupro é um ato de violência, a atratividade não é um fator relevante
Medicamentos podem ajudar as mulheres a esquecer o estupro	Inicialmente, a medicação pode ajudar, mas é necessário fazer psicoterapia. Além disso, o objetivo de quem sobrevive deve ser aprender a lidar com o que passou e viver uma vida plena, não necessariamente esquecer a agressão

Rape, Abuse & Incest National Network (RAINN) (2020b). *Scope of the problem: statistics*. Disponível em: https://www.rainn.org/statistics/scope-problem. Acesso em: 16 jun. 2020; Centers for Disease Control and Prevention (CDC) (2019e). *Sexual violence: consequences*. Disponível em: https://www.cdc.gov/violenceprevention/sexualviolence/consequences.html. Acesso em: 16 jun. 2020; National Center for Victims of Crime (NCVC) (2019a). *About sexual assault*. Disponível em: http://victimsofcrime.org/our-programs/dna-resource-center/untested-sexual-assault-kits/about-sexual-assault. Acesso em: 16 jun. 2020; e Statista Research Department (2019). *Crime clearance rate in the United States by type*. Disponível em: https://www.statista.com/statistics/194213/crime-clearance-rate-by-type-in-the-us/. Acesso em: 16 jun. 2020.

DIRETRIZES DE ENSINO **9.2**

Como se proteger das drogas de estupro

A sociedade precisa trabalhar para ensinar as pessoas a não fazerem mal umas às outras; mas, enquanto não se atinge esse objetivo, é preciso continuar a ensinar aquelas que podem se tornar vítimas a se proteger. Algumas dicas para evitar ser drogado são:

- Evitar festas em que serão servidas bebidas alcoólicas
- Jamais deixar o copo de bebida sem supervisão
- Não aceitar bebidas de outras pessoas
- Aceitar bebidas apenas do *barman* ou em garrafas fechadas

- Se o copo de bebida tiver sido deixado sem supervisão, jogá-lo fora sem beber o conteúdo
- Não beber nada com gosto ou cheiro estranhos
- Não ingerir bebidas de tigelas de ponche ou de barris
- Se achar que foi drogado, ligar para a emergência.

Recuperação do estupro

As sobreviventes de estupro levam muito tempo para se recuperar da experiência traumática. Algumas mulheres jamais se recuperam, tampouco procuram aconselhamento profissional, mas a maioria desenvolve estratégias para lidar com a situação. O estupro é visto como uma crise situacional com a qual a sobrevivente não está preparada para lidar por se tratar de um evento imprevisto. Após o estupro, as sobreviventes passam tipicamente por quatro fases de recuperação (Tabela 9.4).

Uma parcela significativa das mulheres estupradas apresenta sintomas de **transtorno de estresse pós-traumático (TEPT)**, que se desenvolve quando ocorre algo fora do alcance da experiência humana normal e que provoca uma angústia significativa no indivíduo. Os sintomas do TEPT dividem-se em quatro grupos:

1. Intrusão (revivescência do trauma, incluindo pesadelos, *flashbacks* e pensamentos recorrentes).
2. Evitação (retraimento social, entorpecimento emocional, evitação de estímulos relacionados com o trauma).
3. Hiperativação (aumento da excitação emocional, reflexo de sobressalto exacerbado, irritabilidade).
4. Sintomas cognitivos e relativos ao humor (pensamentos negativos, culpa excessiva, autorrecriminação).

Nem toda vítima de estupro desenvolve um quadro completo, ou mesmo uma forma leve, de TEPT. Os sintomas geralmente aparecem nos 3 meses seguintes ao incidente, mas, em alguns casos, podem surgir apenas anos mais tarde. Para caracterizar TEPT, os sintomas precisam se prolongar por mais de 1 mês. A condição varia de pessoa para pessoa. Algumas mulheres recuperam-se em alguns meses, enquanto outras têm sintomas por muito mais tempo. Em alguns indivíduos, a condição torna-se crônica (National Center for PTSD, 2019a).

Conduta de enfermagem para vítimas de estupro

Os profissionais da saúde podem fazer diferença na vida das sobreviventes de estupro ao terem o conhecimento dos fatos, dos possíveis efeitos da violência sofrida para a saúde física e mental, dos locais onde encontrar informações para si e para as pacientes e de como cuidar de modo adequado das sobreviventes. Nos EUA, os SANEs (*sexual assault nurse examiners*) são enfermeiros registrados e especialmente treinados para conduzir os exames destinados à coleta de evidências em vítimas de agressão sexual. Além da coleta de evidências para fins forenses, esses enfermeiros também providenciam acesso à intervenção de crise, testes de IST e contracepção de emergência (International Association of Forensic Nurses, 2019).[14]

As pesquisas demonstraram que as sobreviventes de estupro passam por um trauma profundo e complexo. A terapia pós-exposição tem sido usada para ajudar as vítimas a confrontar suas memórias relacionadas ao trauma, seus sentimentos e os estímulos que evocam medo e ansiedade (National Center for PTSD, 2019b). Para a realização de um exame forense, deve-se proporcionar um ambiente seguro e confortável à sobrevivente. Os cuidados de enfermagem oferecidos à vítima de estupro devem se concentrar em fornecer suporte, coletar e documentar provas, pesquisar ISTs, evitar a gravidez e investigar TEPT. Uma vez concluídos o tratamento inicial e a coleta de provas, os cuidados de acompanhamento devem abranger aconselhamento, tratamento médico e intervenção de crise. Há evidências crescentes de que a intervenção precoce e o aconselhamento imediato podem acelerar a recuperação das sobreviventes de estupro. Intervenção precoce significa intervenção implementada nas primeiras horas, dias ou semanas após o evento traumático (Thompson, 2020). O Plano de cuidados de enfermagem 9.1 destaca um exemplo de plano de cuidados para vítimas de estupro.

TABELA 9.4 As quatro fases da recuperação do estupro.	
Fase	**Resposta da sobrevivente**
Fase aguda (desorganização)	Choque, medo, descrença, raiva, vergonha, culpa, sentimentos de impureza, insônia, pesadelos e choro
Fase de ajuste externo (negação)	Externamente, a vítima parece recomposta; retorna ao trabalho ou à escola; recusa-se a discutir o estupro e nega a necessidade de acompanhamento
Reorganização	A negação e a supressão não funcionam; a sobrevivente tenta fazer ajustes na vida mudando de casa ou de emprego; ela usa o distanciamento emocional para lidar com a situação
Integração e recuperação	A sobrevivente começa a se sentir segura e a confiar nos outros; pode se tornar uma defensora de outras vítimas de estupro

Help Guide Organization (2019). *Recovering from rape and sexual trauma*. Disponível em: https://www.helpguide.org/articles/ptsd-trauma/recovering-from-rape-and-sexual-trauma.htm/. Acesso em: out. 2019; International Association of Forensic Nurses (2019). *SANE 365*. Disponível em: https://www.forensicnurses.org/page/SANE365. Acesso em: 16 jun. 2020.

---

[14]N.R.T.: No Brasil o Conselho Federal de Enfermagem (Cofen), por meio da Resolução nº 556/2017, Anexo 1, Item III, "Competências Gerais", estabelece as competências dos enfermeiros no atendimento às vítimas de violência sexual.

> ### ATENÇÃO!
>
> Muitas sobreviventes de estupro procuram tratamento no pronto-socorro do hospital caso não haja nenhum centro de atendimento a estupro. Infelizmente, muitos médicos e enfermeiros do departamento de emergência têm pouco treinamento em como tratar sobreviventes de estupro ou em coletar evidências. Para piorar a situação, se as sobreviventes tiverem que esperar horas em salas de espera públicas, elas podem deixar o hospital sem receber tratamento ou fornecer as provas necessárias para prender e condenar seus agressores caso decidam entrar com uma ação judicial.

PRESTAÇÃO DE CUIDADOS DE SUPORTE

Estabelecer uma relação terapêutica e de confiança ajuda a sobrevivente a descrever sua experiência. Leve a mulher a uma área segura e isolada, longe da família, de amigos e de outros pacientes e funcionários, para que ela possa se abrir e ser honesta quando questionada sobre a agressão. Providencie uma muda de roupa, acesso a um chuveiro e produtos de higiene pessoal, e um local de espera privado para família e amigos.

COLETA E DOCUMENTAÇÃO DAS EVIDÊNCIAS

A vítima deve ser instruída a trazer toda a roupa, em particular as peças íntimas, usada no momento da agressão para a unidade de saúde. Ela não deve tomar banho ou se lavar antes de receber os primeiros cuidados. Tipicamente, as evidências são coletadas por um enfermeiro especialmente treinado.

PESQUISA DE DOENÇAS/INFECÇÕES SEXUALMENTE TRANSMISSÍVEIS

Como parte da avaliação, é feito um exame ginecológico para coleta de secreções vaginais com o objetivo de descartar a possibilidade de ISTs. Para muitas mulheres, esse exame é emocionalmente estressante, devendo ser realizado com muito cuidado e sensibilidade. Cada etapa do procedimento deve ser explicada a fim de minimizar novos traumas emocionais.

PREVENÇÃO DE GRAVIDEZ

Um elemento essencial nos cuidados dispensados às sobreviventes de estupro é oferecer-lhes a possibilidade de evitar a gravidez. Após uma relação sexual desprotegida, incluindo o estupro, a gravidez pode ser evitada por meio de um anticoncepcional de emergência, às vezes chamado de contraceptivo pós-coito ou "pílula do dia seguinte". Os contraceptivos de emergência contêm altas doses dos mesmos anticoncepcionais orais que milhões de mulheres tomam todos os dias. O esquema de emergência consiste em uma dose nas 72 a 120 horas seguintes à relação sexual desprotegida. A contracepção de emergência impede a ovulação, a fertilização ou a implantação. Ela não interrompe uma gravidez estabelecida e não deve ser confundida com a mifepristona (RU-486), fármaco aprovado nos EUA pela Food and Drug Administration (FDA) para indução do aborto nos primeiros 49 dias

---

PLANO DE CUIDADOS DE ENFERMAGEM 9.1 Aspectos gerais da mulher vítima de estupro

Lucy, uma universitária de 20 anos, deu entrada no serviço de emergência trazida pela polícia, que a encontrou após um transeunte ligar para a emergência e relatar uma agressão. Ela disse: "Fui estuprada há algumas horas por um desconhecido enquanto estava voltando para casa pelo parque". A avaliação revela o seguinte: inúmeros cortes e hematomas de diversos tamanhos no rosto, nos braços e nas pernas; lábio inchado e cortado; olho direito inchado e machucado; jaqueta e camisa rasgadas e ensanguentadas; cabelo emaranhado com grama e sujeira; sinais vitais dentro de parâmetros aceitáveis; paciente chorosa, agarrando-se à roupa e tremendo; hematomas e lacerações perineais.

ANÁLISE DE ENFERMAGEM: trauma psicológico agudo relacionado com a recente agressão sexual

IDENTIFICAÇÃO E AVALIAÇÃO DOS RESULTADOS

A paciente demonstrará habilidades de enfrentamento adequadas em relação aos efeitos do estupro, conforme evidenciado por sua capacidade de discutir o evento, verbalizar seus sentimentos e medos, e exibir ações apropriadas para retornar ao seu nível funcional pré-crise.

INTERVENÇÕES: *promover habilidades de enfrentamento adequadas*

- Ficar com a paciente *para promover sensação de segurança*
- Explicar os procedimentos a serem seguidos de acordo com a política da instituição *para ajudar a aliviar o medo da paciente em relação ao desconhecido*
- Auxiliar no exame físico direcionado à coleta de amostras *para obter provas para processos judiciais*
- Administrar medicação profilática, conforme prescrito, *para evitar gravidez e ISTs*
- Cuidar das feridas, conforme prescrito, *para evitar infecções*
- Auxiliar a paciente com as medidas de higiene necessárias *para promover a autoestima*
- Possibilitar que a paciente descreva os eventos tanto quanto possível *para incentivar o desabafo dos sentimentos em relação ao incidente; escutar ativamente e oferecer apoio imparcial para facilitar o enfrentamento e demonstrar compreensão da situação e dos sentimentos da paciente*
- Ajudar a paciente a identificar habilidades de enfrentamento positivas e forças pessoais usadas no passado *para auxiliar na tomada de uma decisão efetiva*

- Auxiliar a paciente no desenvolvimento de estratégias de enfrentamento adicionais e ensinar a ela técnicas de relaxamento *para ajudá-la a lidar com a crise atual e a ansiedade*
- Contatar o psicólogo que atende os casos de estupro na instituição *para ajudar a paciente a lidar com a crise*
- Agendar consulta de acompanhamento com o psicólogo *para oferecer cuidados contínuos e promover a continuidade deles*
- Incentivar a paciente a entrar em contato com um amigo, parceiro ou familiar *para que essa pessoa a acompanhe até em casa e lhe dê apoio*
- Fornecer à paciente o número do telefone de um serviço de aconselhamento ou de grupos de apoio na comunidade *para ajudá-la a lidar com a situação e obter apoio contínuo*
- Fornecer orientações por escrito sobre as consultas de acompanhamento, os cuidados e os exames *para garantir uma compreensão adequada.*

de gestação. Os contraceptivos de emergência são mais eficazes se forem tomados nas primeiras 12 horas após o estupro, tornando-se menos eficazes a cada 12 horas depois disso.

PESQUISA DE TRANSTORNO DE ESTRESSE PÓS-TRAUMÁTICO

Os enfermeiros podem começar a avaliar a extensão do quadro de TEPT fazendo as seguintes perguntas:

- Para avaliar se existem pensamentos intrusivos:
  - Pensamentos perturbadores e pesadelos com o trauma a incomodam?
  - Você se sente como se estivesse realmente revivendo o trauma?
  - Você se aborrece ao ser exposta a qualquer coisa que relembre o evento?
- Para avaliar se existe comportamento de evitação:
  - Você se pega tentando evitar pensar no trauma?
  - Você se afasta de situações que relembram o evento?
  - Você tem dificuldades em lembrar exatamente o que aconteceu?
  - Você se sente emocionalmente paralisada?
- Para avaliar se existem sintomas físicos:
  - Você tem problemas para dormir?
  - Você vivencia momentos de tensão e ansiedade extremas?
  - Você tem problemas de memória?
  - Você já se sentiu irritada ou explodiu de raiva?
  - Você tem palpitações e sudorese?
  - Você sente dor muscular e dores por todo o corpo? (NCVC, 2019b).

Graças aos conhecimentos acumulados sobre o TEPT relacionado com estupro, há ajuda disponível na maioria dos centros de crise especializados no atendimento de vítimas de estupro e de trauma. Foram criados grupos de apoio nos quais as sobreviventes podem se reunir regularmente para compartilhar experiências que ajudam a aliviar os sintomas do TEPT. Para algumas delas, a melhor estratégia para aliviar a dor é a combinação de prescrição de medicamentos e psicoterapia. Assim como no tratamento de qualquer outra doença, na primeira oportunidade a mulher deve ser encorajada a falar sobre a experiência traumática. Isso proporciona a ela uma oportunidade de receber o apoio e o conforto necessários, bem como lhe oferece a oportunidade de começar a processar a experiência. Para diminuir os sintomas do TEPT, as sobreviventes precisam trabalhar para aceitar o passado e aliviar o estresse do presente (Gore, 2019).

A fim de obter uma compreensão melhor das consequências de atos criminosos como a agressão sexual, os enfermeiros precisam começar a aceitar a realidade de que o crime é uma ação aleatória, desprovida de sentido e passível de acontecer com qualquer pessoa independentemente das precauções tomadas. Os profissionais de enfermagem também precisam compreender que o indivíduo tem a vida virada de cabeça para

baixo quando se torna vítima de um crime. Para ajudar as vítimas a confiar novamente na sociedade e recuperar o equilíbrio e o sentido de valor próprio, os enfermeiros devem orientar todos que entrarão em contato com as vítimas e os sobreviventes a serem sensíveis às necessidades deles.

Mutilação genital feminina

A violência atinge mulheres e meninas em todo o mundo, e cruza fronteiras culturais e econômicas. Um importante indicador da desigualdade de gêneros é a **mutilação genital feminina (MGF)**, também conhecida como circuncisão feminina. A prática está frequentemente relacionada com o casamento infantil, relações sexuais forçadas e complicações de saúde ao longo da vida. Define-se a MGF como qualquer procedimento que envolva lesão da genitália externa feminina por motivos culturais ou não terapêuticos. Ela traz graves consequências para a saúde de meninas e mulheres. A comunidade internacional considera esse procedimento uma violação dos direitos humanos e uma forma extrema de discriminação contra as mulheres (ACOG, 2019). A classificação da MGF é feita de acordo com a parte ou partes extirpadas da genitália da lactente do sexo feminino, menina ou mulher: clitóris (tipo I); clitóris e pequenos lábios (tipo II); e clitóris, pequenos lábios, grandes lábios e, depois, sutura do tecido remanescente, conhecida como infibulação, para deixar apenas uma pequena abertura para urinar, menstruar, ter relações sexuais e parir (tipo III). Há, ainda, o tipo IV, que compreende todas as outras mutilações da região genital feminina, como perfurar, cortar, cauterizar ou raspar o tecido vaginal, realizar incisões no clitóris ou na vagina, bem como queimar tecidos ou promover sua cicatrização com o objetivo de apertar ou estreitar a vagina (Orchid Project Organization, 2020).

A MGF é uma prática global que afeta milhões de mulheres e meninas. Segundo a Organização Mundial da Saúde (OMS) (WHO, 2020c) e o Unicef (2020), 200 milhões de mulheres são vítimas da MGF todos os anos, com cerca de 130 milhões de meninas entre o primeiro ano de vida e os 15 anos sendo submetidas à prática. Entre os locais em que a MGF é realizada, estão 30 nações africanas e partes do Oriente Médio e da Ásia. Estima-se que, em países como o Sudão e o Egito, a prevalência seja de até 99% (Atkinson et al., 2019). As origens exatas da MGF não são conhecidas. Embora possa estar impregnada em algumas culturas, ela não é obrigatória em nenhuma religião. A prática é anterior ao islamismo e ao cristianismo (The World Bank, 2019). Em determinadas culturas, está associada à beleza feminina e representa, muitas vezes, um rito de passagem da infância para a idade adulta. A MGF é realizada para diminuir o desejo sexual da mulher e garantir sua castidade até que ela se case e sua família receba o dote do noivo (Clark, 2018). A realidade de ser condenada à exclusão social pela comunidade e a possibilidade de não ser considerada apta a se casar criam uma enorme pressão social para que a menina ou a mulher seja submetida à MGF, pressão que supera os danos físicos e emocionais dessa prática (NSPCC, 2020).

As complicações da MGF, que incluem danos físicos, psicológicos, sociais e sexuais, variam de acordo com o tipo de mutilação e o modo como ela foi praticada. Com frequência, a MGF é realizada sem anestesia e sob condições não estéreis. Os instrumentos usados na mutilação variam de lâminas de barbear e facas a pedaços de vidro e tampas de latas. As complicações podem incluir infertilidade, dismenorreia, dispareunia, disfunção sexual, infecção, hemorragia pós-procedimento, estenose vaginal, vaginite crônica, doença inflamatória pélvica, infecções urinárias crônicas, incontinência, fístulas genitais, abscessos recorrentes, contaminação pelo HIV e vírus da hepatite durante o procedimento, dor e choque intensos após o procedimento, dificuldade para caminhar ou subir escadas em decorrência da formação significativa de tecido fibrótico, retenção urinária, incapacidade de ter orgasmos e dificuldades no parto. As complicações da MGF a longo prazo incluem dor crônica, dispareunia e dificuldades para dar à luz. As complicações mais comuns a longo prazo são a formação de cistos dermoides de inclusão no clitóris e a fusão dos lábios. Eles podem crescer até o tamanho de uma laranja grande e dificultar os atos de caminhar e se sentar, provocando, algumas vezes, angústia psicológica por causa da deformidade física. Os efeitos psicológicos da MGF incluem transtornos alimentares, transtornos neuróticos, insônia, ansiedade, *flashbacks*, depressão, TEPT e impacto negativo sobre a autoestima e a identidade das mulheres (Ziegler & Reeves, 2020).

Com a migração para outros países de pessoas oriundas das regiões onde a MGF é culturalmente praticada, torna-se cada vez mais provável que os profissionais de enfermagem venham a atender mulheres afetadas pela MGF e por suas complicações. A pressão psicológica e o trauma de se verem divididas entre duas culturas e de se sentirem diferentes podem pesar fortemente sobre as mulheres em novos cenários nos quais a prática da MGF seja estranha e proibida. Os enfermeiros precisam ter acesso a informações atualizadas sobre as mulheres com MGF para que possam oferecer a elas os cuidados adequados a esse problema tão sensível de saúde. Profissionais de enfermagem bem informados são o melhor recurso para a prestação de cuidados culturalmente sensíveis a essa população.

> ### ATENÇÃO!
>
> A partir de uma perspectiva ocidental, a MGF é difícil de compreender. Como não é discutida abertamente nas comunidades que a praticam, as mulheres submetidas à mutilação a aceitam sem questionar e pressupõem que ela seja realizada em todas as meninas (Griffin & Jordal, 2019).

Contexto histórico

As justificativas para realizar o ritual refletem os valores ideológicos e culturais de cada comunidade que o pratica. Algumas o consideram um rito de passagem para a idade adulta, outras o usam como um meio de preservar a virgindade até o casamento. Nas sociedades em que é praticado, constitui uma parte importante da identidade de gênero culturalmente definida. Em todos os casos, os motivos são culturais e tradicionais e não têm raízes em nenhum texto religioso (WHO, 2020c). Visto que a MGF não traz benefícios para a saúde e, com frequência, provoca traumas emocionais e físicos que acompanham a mulher por toda a vida, existe justificativa para interromper essa prática com base nos direitos humanos. A pressão internacional contra a MGF vem aumentando desde 1997, quando a OMS, o Unicef e o Fundo de População das Nações Unidas (UNFPA) divulgaram uma declaração conjunta orientando os governos a banir essa prática (USAID, 2020). O Boxe 9.4 lista os tipos de MGF.

Conduta de enfermagem em casos de mutilação genital feminina

Devido à crescente migração, enfermeiros de todo o mundo têm cada vez mais contato com mulheres submetidas à MGF e, portanto, precisam conhecer seu impacto sobre a saúde reprodutiva. Ajudar mulheres submetidas a um procedimento de MGF exige boa capacidade de comunicação e, frequentemente, um intérprete, já que muitas delas podem não falar o idioma do país em que se encontram. Os profissionais de enfermagem são treinados para prestar um cuidado integral e culturalmente sensível independentemente das circunstâncias em que as pacientes estejam envolvidas. Os enfermeiros precisam ter em

> **BOXE 9.4** Quatro tipos principais de mutilação genital feminina.
>
> - *Tipo I:* excisão do prepúcio com excisão total ou parcial do clitóris
> - *Tipo II:* excisão do clitóris e excisão total ou parcial dos pequenos lábios
> - *Tipo III (infibulação):* excisão total ou parcial de toda a genitália externa e sutura/estreitamento da abertura vaginal
> - *Tipo IV:* perfuração ou incisão no clitóris ou nos lábios
>   - Estiramento do clitóris e/ou dos lábios
>   - Cauterização por queimadura do clitóris e dos tecidos circunjacentes
>   - Raspagem ou secção do orifício vaginal
>   - Introdução de substância corrosiva na vagina
>   - Colocação de ervas na vagina para estreitá-la.
>
> World Health Organization (WHO) (2020 c). *Female genital mutilation.* Disponível em: https://www.who.int/news-room/fact-sheets/detail/female-genital-mutilation. Acesso em: 3 fev. 2020; United Nations Children's Fund (Unicef) (2019). *Female genital mutilation.* Disponível em: https://data.unicef.org/topic/child-protection/female-genital-mutilation/. Acesso em: fev. 2020; e Alvarez, A., & Bachman, R. D. (2020). *Violence: the enduring problem* (4th ed.). SAGE Publications.

mente que a MGF é considerada normal em muitas culturas, nas quais não realizá-la seria considerado impensável. Os profissionais de enfermagem têm a oportunidade de orientar as pacientes, fornecendo-lhes informações corretas e propiciando experiências de saúde positivas. É essencial que eles conheçam e aceitem seus sentimentos em relação à MGF antes de atender a paciente. Algumas orientações são:

- Deixar a paciente saber que você está preocupado e interessado e que deseja ajudar
- Falar claramente e devagar, empregando termos simples e precisos
- Usar o termo ou o nome para essa prática que a paciente usa, não "mutilação genital feminina"
- Utilizar imagens e diagramas para ajudar a mulher a entender o que você está dizendo
- Ser paciente enquanto a mulher responde às perguntas
- Incluir os homens da família nas sessões de orientação porque eles têm influência na prática da MGF
- Repetir o que você compreendeu das declarações da paciente
- Sempre olhar para a paciente e falar diretamente com ela, não com o intérprete
- Não fazer julgamentos sobre os hábitos culturais
- Ter respeito pelas mulheres mais velhas que foram submetidas à MGF
- Encorajar a paciente a se expressar livremente
- Manter sigilo absoluto
- Prestar cuidados condizentes com a cultura de cada mulher.

Em resumo, a MGF é uma forma de violência contra as mulheres, e somente por meio da educação e do empoderamento delas é possível abolir de fato essa prática. Visto que muitas vezes a MGF define a mulher e se torna parte de sua identidade, os profissionais de enfermagem precisam ter a compreensão disso para auxiliar as mulheres mutiladas. Os enfermeiros encontram-se em uma posição única para contatar e orientar mulheres que foram mutiladas ou que correm risco de sofrer mutilação. Para proteger essas mulheres, é necessária uma compreensão profunda da prática de MGF, seu significado cultural, suas implicações religiosas e seus efeitos psicossociais. Apenas por meio de uma educação intensiva será possível salvar a próxima geração de mulheres dessa prática.

Tráfico de pessoas

A ONU define o **tráfico de pessoas** como o recrutamento, o transporte, a transferência, o cativeiro ou a recepção de pessoas por meio de ameaças, uso de força, rapto, fraude ou artifícios para a obtenção de consentimento que permita o controle por outra pessoa para fins de exploração (United Nations Office on Drugs and Crime [UNODC], 2020). O tráfico de pessoas é um fenômeno global ao qual nenhum país está imune. A escravidão moderna é

um abuso dos direitos humanos de nossa própria criação. Pôr fim a essa forma de exploração é uma escolha que o mundo precisa fazer.[15]

Nos EUA, o trabalho forçado é observado principalmente nos seguintes setores:[16]

- Prostituição e indústria do sexo (46%)
- Serviços domésticos (27%)
- Agricultura (10%)
- Confecções e fábricas (5%)
- Hotéis e restaurantes (4%) (Global Slavery Index, 2019).

Uma menina de apenas 14 anos foi mantida em cativeiro em um pequeno *trailer*, onde era forçada a ter relações sexuais com até 30 homens por dia. Em sua mesa de cabeceira, havia um urso de pelúcia, que a fazia lembrar de sua infância no México, de onde fora raptada para ser forçada à escravidão sexual. O tráfico de pessoas atende a uma demanda e é impulsionado por ela, persistindo à custa de muitas mulheres e meninas vulneráveis.

Esse cenário descreve o tráfico de pessoas, a escravização de seres humanos em busca de lucro. Nos EUA, a cada ano, milhares de estrangeiros e cidadãos norte-americanos, muitos deles crianças, são coagidos ou forçados à prostituição ou a diversas modalidades de trabalho (Polaris Project Organization, 2020a). O tráfico de pessoas é tanto um problema global quanto doméstico. Os EUA são um grande receptor de pessoas traficadas. Isso só se tornou ilegal no país no ano 2000. O tráfico de pessoas é uma forma moderna de escravidão que afeta cerca de 40,3 milhões de pessoas em todo o mundo e cerca de 50 mil pessoas nos EUA anualmente (U.S. Department of State, 2019). Mulheres e crianças são as principais vítimas, muitas para exploração sexual e outras para trabalhos forçados em serviços domésticos. A pobreza e a falta de oportunidades econômicas tornam

---

[15]N.R.T.: No Brasil, o trabalho em condições semelhantes à de escravidão é crime e uma grave violação dos direitos humanos. Segundo o Ministério Público do Trabalho, milhares de pessoas ainda são exploradas no país por meio do trabalho forçado, da servidão por dívida, de condições degradantes de trabalho e de jornadas exaustivas. O Observatório da Erradicação do Trabalho Escravo e do Tráfico de Pessoas reuniu dados das ações de órgãos públicos entre 1995 e 2020, com registro de 55.712 pessoas encontradas em condição semelhante à de escravidão, sendo 80% das vítimas trabalhadores no setor agropecuário. Os casos de trabalho semelhante à escravidão podem ser denunciados por meio do Disque 100 ou Ligue 180, do *site* do Ministério Público do Trabalho ou da Secretaria de Trabalho do Ministério da Economia. O Observatório Digital de Trabalho Escravo e do Tráfico de Pessoas (https://smartlabbr. org/trabalhoescravo) busca fomentar uma gestão eficiente e transparente de políticas públicas, de programas e de projetos de prevenção e de erradicação do trabalho escravo, de modo que essas ações sejam cada vez mais orientadas por resultados e baseadas em evidências. Busca-se, além disso, fomentar o aprimoramento dos sistemas de coleta de informações e a padronização (com integração) dos bancos de dados existentes, de diferentes fontes, relevantes para a causa.
[16]N.R.T.: No Brasil, das vítimas resgatadas de trabalho escravo, em 2020, 17% estavam em atividades de produção florestal, 15%, no cultivo do café e 10%, na criação de bovinos. Entre as atividades urbanas, destaque para o comércio varejista, com 10% dos casos, seguido da montagem industrial e de estruturas metálicas e do setor de construção e imobiliário. (Fonte: Passo, G. (2021). *Quase mil pessoas são resgatadas de trabalho escravo no Brasil em 2020*.)

mulheres e crianças vítimas em potencial de traficantes ligados a organizações criminosas internacionais. Elas são vulneráveis às falsas promessas de emprego em outros países. Muitas das vítimas que aceitam essas ofertas de fontes que parecem legítimas se veem em situações em que seus documentos são destruídos, em que suas famílias e elas próprias são ameaçadas fisicamente ou em que ficam reféns de dívidas que não têm como pagar.

O tráfico de pessoas é altamente rentável: uma estimativa coloca os lucros globais em cerca de US$ 150 bilhões ao ano. Entre as atividades ilegais, o tráfico de pessoas só perde para o tráfico de drogas, estando empatado com o comércio ilegal de armas em sua capacidade de gerar dinheiro (Polaris Project Organization, 2020b).

Os EUA são um destino lucrativo para os traficantes, e esse lucro contribui para o desenvolvimento de atividades do crime organizado em todo o mundo. De acordo com os dados do *Victims of Trafficking and Violence Protection Act of 2000* (NCSL, 2020):

- As vítimas são primariamente mulheres e crianças que não têm educação, emprego e oportunidades econômicas em seus próprios países
- Os traficantes prometem às vítimas empregos como babás, empregadas domésticas, dançarinas, operárias, balconistas e modelos
- Os traficantes transportam as vítimas de seus países de origem para destinos desconhecidos, longe dos sistemas de apoio delas
- Após chegarem ao seu destino, os traficantes obrigam as vítimas, por meio de estupro, tortura, fome, cárcere privado, ameaças ou força física, à prática de prostituição, pornografia, trabalhos forçados ou servidão involuntária.

As vítimas de tráfico de pessoas estão expostas a riscos de saúde sérios e numerosos, como estupro, lesões físicas (p. ex., queimaduras por cigarro, fraturas e contusões), tuberculose, gravidez, tortura, infecção pelo HIV/AIDS, ISTs, câncer de colo de útero, violência, ambientes de trabalho perigosos, desnutrição e vício em álcool e drogas (Even, 2019). A saúde é uma das necessidades mais prementes dessas vítimas, mas nos EUA não há assistência integral para imigrantes sem documentos. Muitas vezes, enfermeiros e outros profissionais da saúde que se deparam com vítimas do tráfico não se dão conta da situação, e oportunidades de intervenção são perdidas. Apesar de não haver um sinal específico que possa demonstrar com certeza quando alguém é vítima de tráfico, os médicos devem ter conhecimento de certos indicadores. É importante estar alerta para as vítimas de tráfico em qualquer ambiente e reconhecer os indícios (Boxe 9.5).

As intervenções de enfermagem no caso de vítimas de tráfico incluem:

- Conquistar a confiança da paciente (essa é a prioridade)
- Conhecer os grupos submetidos ao risco de tráfico de pessoas na comunidade

---

BOXE 9.5 Identificação de vítimas do tráfico de pessoas.

Olhar além do óbvio e perguntar se aquela pessoa:
- É uma mulher ou criança com problemas de saúde
- É uma cidadã estrangeira que não fala inglês
- Tem documentos de imigração
- Demonstra medo, ansiedade, depressão, submissão e/ou tensão
- Evita contato visual
- Recusa-se a vestir a camisola hospitalar e/ou a cooperar com o exame físico
- Dá explicações inconsistentes para uma lesão
- Não se comporta de acordo com as lesões ou queixas
- Recusa tratamento que requeira consultas de acompanhamento
- Reluta em dar qualquer informação sobre si, suas lesões, sua casa e seu trabalho
- Tem medo da figura de autoridade ou "responsável", se presente (o "responsável" pode não deixar a vítima sozinha com o profissional da saúde)
- Mora com o empregador.

Exemplos de perguntas a serem feitas à possível vítima de tráfico de pessoas:
- Você pode deixar seu emprego ou sua situação atual se quiser?
- Você tem liberdade de ir e vir?
- Você já foi ameaçada ao tentar sair?
- Alguém já ameaçou ferir sua família caso você saia?
- Quais são suas condições de trabalho e de vida?
- Você tem que pedir permissão para ir ao banheiro, comer ou dormir?
- Sua porta é trancada para que você não possa sair?
- O que a trouxe aos EUA? Sua situação atual está de acordo com os planos que você tinha?
- Você é livre para deixar seu trabalho ou sua residência atual?
- Quem está com seus documentos de imigração? Por que você não está com eles?
- Você é paga pelo trabalho que realiza?
- Há momentos em que você sente medo?
- Como sua situação pode ser mudada?

United Nations Office on Drugs and Crime (UNODC) (2019). *Human trafficking*. Disponível em: https://www.unodc.org/unodc/en/human-trafficking/what-is-human-trafficking.html?ref=menuside. Acesso em: 16 jun. 2020; Even, E. (2019). Identifying human trafficking victims among your patients. *Joint Commission Organization*. Disponível em: https://www.jointcommission.org/dateline_tjc/identifying_human_trafficking_victims_among_your_patients/. Acesso em: 16 jun. 2020.

- Observar a relação entre a paciente e seu acompanhante
- Reservar um tempo para ouvir e criar uma conexão
- Fazer o rastreamento em um local com privacidade para garantir o sigilo e a segurança
- Tranquilizar a possível vítima
- Buscar interações individualizadas
- Examinar minuciosamente todas as lesões, mesmo que elas não pareçam intencionais
- Avaliar as condições de hidratação, nutrição e higiene
- Não confiar no intérprete da paciente, se houver um
- Perguntar especificamente sobre a segurança da paciente
- Utilizar-se de paráfrases para esclarecer e refletir terapeuticamente as declarações da paciente
- Manter-se calmo e equilibrado
- Compreender o risco que essas vítimas estão correndo ao revelar sua situação

- Documentar suas suspeitas em suas observações
- Telefonar para os órgãos competentes para obter orientações.

O tráfico de pessoas é uma violação dos direitos humanos. Poucos crimes são mais repugnantes do que o tráfico sexual de pessoas vulneráveis. Os enfermeiros são um dos poucos grupos de profissionais com chances de interagir com as vítimas de tráfico enquanto elas ainda estão em cativeiro. Eles têm a oportunidade de rastrear e identificar essas vítimas, intervir em conjunto com elas e resgatá-las. Os profissionais de enfermagem estão capacitados para identificar e auxiliar tanto os indivíduos que já se tornaram vítimas do tráfico quanto aqueles que correm o risco de vir a se tornar uma. Se suspeitar de tráfico, o enfermeiro deve notificar a polícia local e uma organização regional de serviço social que tenha experiência em lidar com vítimas desse tipo de crime. É imperioso seguir suas suspeitas e chegar às vítimas, de modo a interromper o ciclo de maus-tratos. Os profissionais de enfermagem também podem, por meio da educação nas comunidades onde trabalham, atuar para aumentar a conscientização sobre o tráfico de pessoas revelando essa realidade cruel e ignorada.

Ao redor do mundo, em comunidades grandes ou pequenas, histórias de sofrimento individual e injustiça constituem o sombrio mosaico do tráfico de pessoas. Não importando o estímulo, os enfermeiros não estão indefesos na luta contra esse tipo de crime. Ao contrário, eles são uma parte potente da solução.

RESUMO

As causas da violência contra as mulheres são complexas. Antes, essa violência era praticamente invisível, considerada natural e comum. Muitos riam quando ouviam que a VPI e a violência contra as mulheres nas comunidades deveriam ser consideradas violações dos direitos humanos. O aumento da conscientização e o desenvolvimento de programas, práticas e políticas baseados em evidências para combater a VPI e a agressão sexual são essenciais para impedir o comportamento violento antes que ele tenha início. Muitas mulheres vão sofrer algum tipo de violência ao longo da vida, e isso pode ter um efeito debilitante sobre sua saúde e seus relacionamentos futuros. Os profissionais de enfermagem têm as habilidades, a experiência profissional e o conhecimento com perspectiva para serem parte importante dos abrangentes esforços de prevenção da violência nas comunidades. A violência é um problema de saúde pública que pode ser evitado se os diversos setores compreenderem seus padrões e implementarem estratégias de prevenção para reduzi-la (WHO, 2020a).

A violência frequentemente deixa um legado de dor para as gerações futuras. Os enfermeiros podem empoderar as mulheres e incentivá-las a seguir adiante e, assim, assumir o controle de sua vida. Quando as mulheres vivem em paz e segurança, livres da violência, têm enorme potencial para contribuir em suas comunidades e sociedades de seu país e do mundo. Os profissionais de enfermagem podem ter um papel importante na construção de uma comunidade sem violência, mas precisam primeiro estar bem informados. Eles precisam insistir para que as instituições de saúde que os empregam aceitem essa responsabilidade e trabalhem em conjunto para atender as vítimas de abuso. É o momento de os enfermeiros atuarem para garantir avanços significativos na direção da melhora da saúde e do bem-estar de todas as mulheres ao redor do planeta.

A violência contra a mulher não é normal, legal ou aceitável e nunca deve ser tolerada ou justificada. Ela pode e deve ser impedida por toda a comunidade mundial. A educação e a prevenção precoces representam as melhores esperanças para a criação de um futuro saudável e o fomento de uma sociedade global sem violência. Como uma categoria global, os enfermeiros têm a oportunidade e a responsabilidade de enfrentar a violência e efetivamente intervir nas famílias, nas escolas e nas comunidades a fim de instilar nelas a resiliência, o amparo e a cura.

CONCEITOS FUNDAMENTAIS

- A violência contra a mulher é um grande problema social e de saúde pública porque viola os direitos humanos das mulheres e deixa inúmeras sequelas no âmbito das saúdes física e mental
- Toda mulher é uma vítima em potencial da violência
- A iniciativa *Healthy People 2030* tem objetivos que se concentram em reduzir os casos de agressão física e o número de estupros e tentativas de estupro[17]
- Os abusos podem ser psicológicos, físicos ou sexuais, ou uma combinação de todos eles
- O ciclo da violência compõe-se de três fases: acúmulo de tensão, maus-tratos físicos e lua de mel
- A gravidez pode precipitar ou exacerbar a violência contra a mulher
- Muitas mulheres sofrem de TEPT após a agressão sexual, que pode impedir que as sobreviventes se adaptem à sua situação ou lidem com ela de modo saudável
- A MGF é praticada em todo o mundo, e os profissionais de enfermagem precisam estar bem informados sobre ela sem julgá-la enquanto prática cultural
- O tráfico de pessoas é uma violação dos direitos humanos. O enfermeiro que suspeitar de tráfico deve denunciá-lo a fim de interromper o ciclo de maus-tratos contra crianças e mulheres

---

[17]N.R.T.: É importante salientar também a Agenda 2030 para o Desenvolvimento Sustentável, que trata especificamente sobre o enfrentamento da violência contra crianças e adolescentes nos itens: ODS 5.2 – eliminar todas as formas de violência contra todas as mulheres e meninas nas esferas públicas e privadas, incluindo o tráfico e a exploração sexual e de outros tipos; e ODS 16.2 – acabar com o abuso, a exploração, o tráfico e todas as formas de violência e tortura contra crianças. (Fonte: Organização das Nações Unidas. *Os objetivos de desenvolvimento sustentável no Brasil.*)

○ O papel do profissional de enfermagem no atendimento das vítimas de violência é estabelecer um vínculo, abrir canais de comunicação, aplicar o processo de enfermagem na avaliação e no rastreamento de todas as pacientes em todos os contextos, e intervir quando for apropriado.

História de pacientes: Brenda Patton • Parte 1

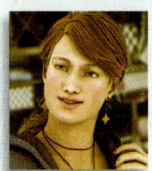

Brenda Patton tem 18 anos e está grávida do primeiro filho. Quando o namorado, com quem ela vive, a acompanha na consulta pré-natal, o enfermeiro nota que Brenda parece nervosa ao lado dele. Ela também tem alguns hematomas no braço. Explique o que o enfermeiro deve fazer se suspeitar de violência por parceiro íntimo. Que informações sobre aconselhamento e recursos o enfermeiro deve fornecer a Brenda nessa situação? (A história de Brenda Patton continua no Capítulo 10.)

REFERÊNCIAS BIBLIOGRÁFICAS E LEITURA SUGERIDA

Alvarez, A., & Bachman, R. D. (2020). *Violence: The enduring problem* (4th ed.). SAGE Publications.

American Academy of Family Physicians (AAFP). (2018). *Screen all women of reproductive age for domestic violence*. Retrieved June 16, 2020, from https://www.aafp.org/news/health-of-the-public/20180504violence.html

American College of Obstetricians and Gynecologists (ACOG). (2019). *Female genital mutilation*. Retrieved June 16, 2020, from https://www.acog.org/clinical-information/policy-and-position-statements/statements-of-policy/2019/female-genital-mutilation

Atkinson, H. G., Ottenheimer, D., & Mishori, R. (2019). Public health research priorities to address female genital mutilation or cutting in the United States. *AJPH Perspectives, 109*(11), 1523–1527.

A Women's Place Organization. (2019). *Abuser myths and facts*. Retrieved June 16, 2020, from http://awomansplace.org/advocacy/myths-vs-facts.html

Berman, Z., Assaf, Y., Tarrasch, R., & Joel, D. (2020). Macro-and microstructural gray matter alterations in sexually assaulted women. *Journal of Affected Disorders, 262*, 196–204;

Bermele, C., Andresen, P. A., & Urbanski, S. (2018). Educating nurses to screen and intervene for intimate partner violence during pregnancy. *Nursing for Women's Health, 22*(1), 79–86.

Carney, A. (2020). *Elder abuse: Forensic, legal and medical aspects*. Academic Press.

Cavner, J. (2019). Recommendations for intimate partner violence screening and interventions. *Women's healthcare*. Retrieved April 4, 2019, from https://www.npwomenshealthcare.com/recommendations-for-intimate-partner-violence-screening-and-interventions/

Centers for Disease Control and Prevention (CDC). (2019a). *Intimate partner violence*. https://www.cdc.gov/violenceprevention/intimatepartnerviolence/datasources.html

Centers for Disease Control and Prevention (CDC). (2019b). *Intimate partner violence: Definitions*. https://www.cdc.gov/violenceprevention/intimatepartnerviolence/definitions.html

Centers for Disease Control and Prevention (CDC). (2019c). *Intimate partner violence: Consequences*. https://www.cdc.gov/violenceprevention/intimatepartnerviolence/consequences.html

Centers for Disease Control and Prevention (CDC). (2019d). *Child abuse and neglect: Consequences*. Retrieved June 16, 2020, from https://www.cdc.gov/violenceprevention/childabuseandneglect/consequences.html

Centers for Disease Control and Prevention (CDC). (2019e). *Sexual violence: Consequences*. Retrieved June 16, 2020, from https://www.cdc.gov/violenceprevention/sexualviolence/consequences.html

Centers for Disease Control and Prevention (CDC). (2019f). *Intimate partner violence: Risk and protective factors for perpetration*. Retrieved June 16, 2020, from https://www.cdc.gov/violenceprevention/intimatepartnerviolence/riskprotectivefactors.html

Clark, G. (2018). Changing the culture to end FGM. *The Lancet, 391*, 401.

Domestic Violence Action Center (DVAC). (2020). *Common myths about domestic violence*. Retrieved June 16, 2020, from https://domesticviolenceactioncenter.org/common-myths/

Edwards, B. G. (2019). Alarming effects of children's exposure to domestic violence. *Psychology Today*. Retrieved February 26, 2019, from https://www.psychologytoday.com/us/blog/progress-notes/201902/alarming-effects-childrens-exposure-domestic-violence

Engel, B. (2019). Why survivors of child sexual abuse are often re-victimized. *Psychology Today*. Retrieved May 30, 2019, from https://www.psychologytoday.com/us/blog/the-compassion-chronicles/201905/why-survivors-child-sexual-abuse-are-often-re-victimized

Even, E. (2019). Identifying human trafficking victims among your patients. *Joint Commission Organization*. Retrieved June 16, 2020, from https://www.jointcommission.org/dateline_tjc/identifying_human_trafficking_victims_among_your_patients/

Federal Bureau of Investigation (FBI). (2018). *Criminal justice information services*. Retrieved June 16, 2020, from https://www.fbi.gov/services/cjis

Feltner, C., Wallace, I., Berkman, N., Kistler, C., Middleton, J. C., Barclay, C., et al. (2018). Screening for intimate partner violence, elder abuse, and abuse of vulnerable adults: An evidence review for the U.S. Preventive Services Task Force. *Europe PMC*. Retrieved June 16, 2020, from https://europepmc.org/abstract/med/30457773

Garner, M. A. (2019). *Inside incest*. Balboa Press.

Global Slavery Index. (2019). *2018 United States findings*. Retrieved June 16, 2020, from https://www.globalslaveryindex.org/2018/findings/country-studies/united-states/

Gonzalez, B. (2018). Decreasing intimate partner violence during pregnancy through routine screening. *Journal of Women's Health Care, 7*(1), 413. https://doi.org/10.4172/2167-0420.1000413

Gore, A. (2019). Posttraumatic stress disorder. *eMedicine*. Retrieved November 14, 2018, from https://emedicine.medscape.com/article/288154-overview

Gosselin, D. K. (2019). *Family & intimate partner violence: Heavy hands* (6th ed.). Pearson Education.

Griffin, G., & Jordal, M. (2019). *Body, migration, re/constructive surgeries: Making the gendered body in a globalized world*. Routledge.

Heim, C. (2018). Psychobiological consequences of child maltreatment. In: Noll & Shalev (Eds.), *The biology of early life stress*. Springer Nature.

Help Guide Organization. (2019). *Recovering from rape and sexual trauma.* Retrieved October 2019, from https://www.helpguide.org/articles/ptsd-trauma/recovering-from-rape-and-sexual-trauma.htm/

Holtz, H., & Furniss, K. K. (1993). The health care provider's role in domestic violence. *Trends in Healthcare Law and Ethics*, 15, 519–522.

Hrelic, D. A. (2019). Intimate partner violence in pregnancy. *American Nurse, 14*(8), 6–9.

International Association of Forensic Nurses. (2019). *SANE 365.* Retrieved June 16, 2020, from https://www.forensicnurses.org/page/SANE365

Jaffee, S. R., Ambler, A., Merrick, M., Goldman-Mellor, Odgers, C. L., Fisher, H. L., et al. (2018). Childhood maltreatment predicts poor economic and educational outcomes in the transition to adulthood. *American Journal of Public Health*, *108*(9), 1142–1147.

Johansen, R. E. B., Ziyada, M. M., Shell-Duncan, B., Kaplan, A. M., & Leye, E. (2018). Health sector involvement in the management of female genital mutilation/cutting in 30 countries. *BMC Health Services Research, 18*(1), 240. https://doi.org/10.1186/s12913-018-3033 x

Jordan, R. G., Farley, C. L., & Grace, K. T. (2019). *Prenatal and postnatal care: A woman-centered approach* (2nd ed.). Wiley Blackwell.

Kaiser Family Foundation. (2020). *Intimate partner violence screenings and counseling services in clinical settings.* Retrieved December 2, 2019, from https://www.kff.org/womens-health-policy/issue-brief/intimate-partner-violence-ipv-screening-and-counseling-services-in-clinical-settings/

Kimmel, M., & Gardiner, J. K. (2019). *Global masculinities.* Palgrave Macmillan.

King, J., & Easton, S. D. (2018). Re-experiencing violence across the life course: Histories of childhood maltreatment and elder abuse victimization. *Journals of Gerontology*, Series B, gby035. https://doi.org/10.1093/geronb/gby035

Lauren's Kids Foundation. (2020). *The issue of child sexual abuse.* Retrieved June 16, 2020, from https://laurenskids.org/about/the-issue-of-child-sexual-abuse/

March of Dimes Danger Assessment Questionnaire. From Campbell, J. (1986). Nursing assessment for risk of homicide with battered women. *Advances in Nursing Science, 8*(4), 36–51.

Melmer, M. N., & Gutovitz, S. (2019). Child sexual abuse and neglect. *StatPearls.* Retrieved May 23, 2020, from https://www.ncbi.nlm.nih.gov/books/NBK470563/

Miller-Perrin, C. L., Perrin, R. D., & Renzetti, C. M. (2018). *Violence and maltreatment in intimate relationships.* Sage Publishing.

Morgan, I. A., Robbins, C. L., & Basile, K. C. (2018). Addressing intimate partner violence to improve women's preconception health. *Journal of Women's Health, 27*(10), 1189–1194.

National Center for Prevention and Control of Sexual Assault (NSVRC). (2019). *Sexual assault in the United States.* Retrieved June 16, 2020, from https://www.nsvrc.org/statistics

National Center for PTSD. (2019a). *Sexual assault against females.* Retrieved October 14, 2019, from https://www.ptsd.va.gov/professional/treat/type/sexual_assault_female.asp

National Center for PTSD. (2019b). *Treatment essentials.* Retrieved March 23, 2020, from https://www.ptsd.va.gov/professional/treat/txessentials/index.asp

National Center for Victims of Crime (NCVC). (2019a). *About sexual assault.* Retrieved June 16, 2020, from http://victimsofcrime.org/our-programs/dna-resource-center/untested-sexual-assault-kits/about-sexual-assault

National Center for Victims of Crime (NCVC). (2019b). The trauma of victimization. Retrieved June 16, 2020, from http://victimsofcrime.org/help-for-crime-victims/get-help-bulletins-for-crime-victims/trauma-of-victimization#ptsd

National Coalition Against Domestic Violence (NCADV). (2020a). *National statistics.* Retrieved June 16, 2020, from https://ncadv.org/statistics

National Coalition Against Domestic Violence (NCADV). (2020b). *Domestic violence and the LGBTQ community.* Retrieved June 16, 2020, from https://ncadv.org/blog/posts/domestic-violence-and-the-lgbtq-community

National Coalition Against Domestic Violence (NCADV). (2020c). Dynamics of abuse. Retrieved June 16, 2020, from https://ncadv.org/dynamics-of-abuse

National Conference of State Legislators (NCSL). (2020). *Human trafficking: An overview of services and funding for survivors.* Retrieved May 31, 2018, from http://www.ncsl.org/research/civil-and-criminal-justice/human-trafficking-an-overview-of-services-and-funding-for-survivors.aspx

National Sexual Violence Resource Center (NSVRC). (2019). *Sexual assault in the United States.* Retrieved June 16, 2020, from https://www.nsvrc.org/statistics

National Society for the Prevention of Cruelty to Children (NSPCC). (2020). *Female genital mutilation (FGM).* Retrieved June 16, 2020, from https://www.nspcc.org.uk/what-is-child-abuse/types-of-abuse/female-genital-mutilation-fgm/

Orchid Project Organization. (2020). *What is FGC?* Retrieved June 16, 2020, from https://www.orchidproject.org/about-fgc/what-is-fgc/

Polaris Project Organization. (2020a). *Human trafficking myths and facts.* Retrieved June 16, 2020, from https://polarisproject.org/human-trafficking-myths-and-facts

Polaris Project Organization. (2020b). *Human trafficking: The facts.* Retrieved June 16, 2020, from https://polarisproject.org/human-trafficking/facts

Rape, Abuse, & Incest National Network (RAINN). (2020a). *LGBTQ survivors of sexual violence.* Retrieved June 16, 2020, from https://www.rainn.org/articles/lgbtq-survivors-sexual-violence

Rape, Abuse, & Incest National Network (RAINN). (2020b). *Scope of the problem: Statistics.* Retrieved June 16, 2020, from https://www.rainn.org/statistics/scope-problem

Rape, Abuse, & Incest National Network (RAINN). (2020c). *Child sexual abuse.* Retrieved June 16, 2020, from https://www.rainn.org/articles/child-sexual-abuse

Rape, Abuse, & Incest National Network (RAINN). (2020d). *Effects of sexual violence.* Retrieved June 16, 2020, from https://www.rainn.org/effects-sexual-violence

Rape Recovery Center. (2020). *Prevention and education.* Retrieved June 16, 2020, from https://www.raperecoverycenter.org/

Shaffer, C. L., Smith, T. D., & Ornstein, A. E. (2018). Child and youth advocacy centers: A change in practice that can change a lifetime. *Pediatrics & Child Health, 23*(2), 116–118.

Sharples, L., Nguyen, C., Singh, B., & Lin, S. (2018). Identifying opportunities to improve intimate partner violence screening in a primary care system. *Family Medicine, 50*(9), 702–705.

Shpancer, N. (2019). When men attack: Why (and which) men sexually assault women. *Psychology Today.* Retrieved February 20, 2019, from https://www.psychologytoday.com/us/blog/insight-therapy/201902/when-men-attack-why-and-which-men-sexually-assault-women

Spencer, C. M., & Smith, S. M. (2018). Risk factors for male perpetration and female victimization of intimate partner homicide: A meta-analysis. *Trauma, Violence, & Abuse.* Retrieved June 10, 2018, from https://journals.sagepub.com/doi/abs/10.1177/1524838018781101

Statista Research Department. (2019). *Crime clearance rate in the United States by type.* Retrieved June 16, 2020, from https://www.statista.com/statistics/194213/crime-clearance-rate-by-type-in-the-us/

The National Domestic Hotline. (2019). *Get help.* Retrieved June 16, 2020, from https://www.thehotline.org/

The Rape Crisis Center. (2019). *Statistics.* Retrieved June 16, 2020, from https://rapecrisis.com/statistics/

The World Bank. (2019). *Female genital mutilation is still practiced around the world.* Retrieved September 16, 2019, from http://datatopics.worldbank.org/world-development-indicators/stories/fgm-still-practiced-around-the-world.html

Thompson, K. M. (2020). Helping survivors of sexual assault. *Journal of the American Academy of Physician Assistants, 33*(1), 39–44.

To Shine Organization. (2019). *Myths and facts about domestic abuse.* Retrieved June 16, 2020, from http://www.2shine.org.nz/resource-room/myths-and-facts

United Nations. (2019a). *Ending violence against women and girls.* Retrieved June 16, 2020, from https://www.un.org/sustainabledevelopment/ending-violence-against-women-and-girls/

United Nations. (2019b). *Abuse, neglect and violence against older persons.* Retrieved May 2019, from https://www.un.org/development/desa/dspd/wp-content/uploads/sites/22/2019/05/Silvia-Perel-Levin-Abuse-Neglect-and-Violence-against-Older-Persons-in-situations-of-emergencies.pdf

United Nations Children's Fund (UNICEF). (2020). *Female genital mutilation.* Retrieved February 2020, from https://data.unicef.org/topic/child-protection/female-genital-mutilation/

United Nations News. (2019). A staggering one-in-three women experience physical, sexual abuse. Retrieved November 24, 2019, from https://news.un.org/en/story/2019/11/1052041

United Nations Office on Drugs and Crime (UNODC). (2020). *Human trafficking.* Retrieved June 16, 2020, from https://www.unodc.org/unodc/en/human-trafficking/what-is-human-trafficking.html?ref=menuside

U.S. Agency for International Development (USAID). (2020). *International day of zero tolerance for female genital mutilation/cutting.* Retrieved February 5, 2019, from https://www.usaid.gov/what-we-do/gender-equality-and-womens-empowerment/international-day-zero-tolerance-fgmc

U.S. Department of Health and Human Services (USDHHS). (2019a). *Date rape drugs. Office on Women's Health.* Retrieved June 16, 2020, from https://www.womenshealth.gov/a-z-topics/date-rape-drugs

U.S. Department of Health & Human Services (USDHHS). (2019b). *Leaving an abusive relationship. Office on Women's Health.* Retrieved June 16, 2020, from https://www.womenshealth.gov/relationships-and-safety/domestic-violence/leaving-abusive-relationship

U.S. Department of Health and Human Services (USDHHS). (2020). *Proposed objectives for inclusion in Healthy People 2030.* Retrieved June 16, 2020, from https://www.healthypeople.gov/sites/default/files/ObjectivesPublicComment508.pdf

U.S. Department of State. (2019). *Trafficking in persons report 2018.* Retrieved June 3, 2019, from https://www.state.gov/documents/organization/282798.pdf

U.S. Preventive Task Force (USPSTF). (2019). Screening for intimate partner violence, elder abuse, and abuse of vulnerable adults: Recommendation statement. *American Family Physician.* Retrieved May 15, 2019, from https://www.aafp.org/afp/2019/0515/od1.html

Valles, H. L., Harris, T. B., & Sargent, J. (2019). Mental health issues: Child physical abuse, neglect, and emotional abuse. In: Giardino, A. P., Lyn, M. & Giardino, E. R. (Eds.), *A practical guide to the evaluation of child physical abuse and neglect.* Springer Nature.

Weil, A. (2019). Intimate partner violence: Epidemiology and health consequences. *UpToDate.* Retrieved June 16, 2020, from https://www.uptodate.com/contents/intimate-partner-violence-epidemiology-and-health-consequences

Wiemann, C. M., & Miller, E. (2020). Date rape: Identification and management. *UpToDate.* Retrieved June 16, 2020, from https://www.uptodate.com/contents/date-rape-identification-and-management

Williams-Breault, B. D. (2018). Eradicating female genital mutilation/cutting: Human rights-based approaches of legislation, education, and community empowerment. *Health and Human Rights Journal, 20*(2), 223–233.

World Health Organization (WHO). (2019). *Violence against children.* Retrieved June 8, 2020, from https://www.who.int/news-room/fact-sheets/detail/violence-against-children

World Health Organization (WHO). (2020a). *Violence against women.* Retrieved June 16, 2020, from https://www.who.int/reproductivehealth/topics/violence/en/

World Health Organization (WHO). (2020b). *Elder abuse.* Retrieved June 15, 2020, from https://www.who.int/news-room/fact-sheets/detail/elder-abuse

World Health Organization (WHO). (2020c). *Female genital mutilation.* Retrieved February 3, 2020, from https://www.who.int/news-room/fact-sheets/detail/female-genital-mutilation

Yakubovich, A. R., Stockl, H., Murray, J., Melendez-Torres, G. J., Steinert, J. L., Glavin, C. E. Y., et al. (2018). Risk and protective factors for intimate partner violence against women: Systematic review and meta-analysis of prospective-longitudinal studies. *American Journal of Public Health, 108*(7), 1–11. https://doi.org/10.2105/AJPH.2018.304428

Ziegler, C. C., & Reeves, G. C. (2020). Caring for women with circumcision: A primary care perspective. *Advances in Family Practice Nursing.* https://doi.org/10.1016/j.yfpn.2020.01.005

EXERCÍCIOS SOBRE O CAPÍTULO

QUESTÕES DE MÚLTIPLA ESCOLHA

1. O objetivo primário da intervenção, ao se atender uma mulher vítima de violência, é:

   a. Marcar para ela uma consulta com um profissional da saúde mental

   b. Convencê-la a elaborar planos de segurança para o momento em que decidir sair de casa

   c. Ajudá-la a encontrar coragem e apoio financeiro para deixar o agressor

   d. Empoderá-la e melhorar sua autoestima para que ela reassuma o controle de sua vida

2. A primeira fase do ciclo de maus-tratos é caracterizada por:

   a. Provocações da mulher ao agressor, o que ocasiona a agressão

   b. Acúmulo de tensão c agressões verbais ou físicas leves

   c. Um período de lua de mel que tranquiliza a vítima, fazendo-a se esquecer das agressões

   d. Um episódio agudo de agressão física

3. As mulheres que estão se recuperando de relacionamentos abusivos precisam aprender maneiras de melhorar:

   a. Seu nível de escolaridade, obtendo um diploma universitário

   b. Seu poder aquisitivo, para que possam se mudar para um bairro melhor

   c. Sua autoestima e sua capacidade de comunicação, para melhorar a assertividade

   d. Suas habilidades de relacionamento, para que estejam mais bem preparadas para lidar com seus parceiros

4. Qual das seguintes afirmativas empoderaria as vítimas de maus-tratos, levando-as a agir?

   a. "Você não merece ser tratada dessa forma"

   b. "Seus filhos merecem crescer em uma família com pai e mãe"

   c. "Tente descobrir o que você faz para provocar os maus-tratos e pare de fazê-lo"

   d. "Dê mais tempo ao seu parceiro para que ele caia em si"

5. Se uma mulher acredita que está sendo perseguida enquanto dirige, uma boa medida de segurança é:

   a. Dirigir até uma delegacia ou um quartel dos bombeiros

   b. Pegar atalhos e entrar em ruas secundárias para despistar o perseguidor

   c. Exibir uma arma de fogo para intimidar o perseguidor

   d. Abaixar a janela do carro e confrontar o perseguidor

6. Os profissionais de enfermagem têm um importante papel no rastreamento e na avaliação de pacientes vítimas de abuso ou violência. Qual das seguintes afirmativas é correta?

   a. A maioria das pacientes oferece grande resistência em abordar assuntos pessoais

   b. Qualquer pergunta sobre VPI deve ser feita na presença do parceiro

   c. Para incentivar a revelação de informações, deve-se garantir à paciente que suas declarações não serão registradas

   d. A melhor coisa a ser dita à vítima de violência é: "Você não merece isso"

7. O que o enfermeiro deve fazer se, durante a consulta, uma vítima de VPI optar por não fornecer informações sobre seu relacionamento abusivo?

   a. Confrontar a vítima com as evidências físicas e os sinais reveladores de abuso

   b. Entrar em contato com os familiares para conversar sobre o relacionamento abusivo

   c. Telefonar para a delegacia de polícia local e perguntar se houve chamadas por distúrbios domésticos

   d. Respeitar o direito da paciente à autodeterminação e disponibilizar recursos para ela

8. Que comportamento o enfermeiro poderia entender como um "sinal de alerta" de que a paciente seria uma possível vítima do tráfico de pessoas?

   a. Olhar o enfermeiro diretamente nos olhos ao responder às perguntas

   b. Parecer calma e colaborativa durante o exame

   c. Agir como se não fosse "nada demais", mesmo em relação a lesões suspeitas

   d. Vestir a camisola hospitalar rapidamente e sem hesitação

EXERCÍCIOS DE RACIOCÍNIO CRÍTICO

1. A Sra. Bennett é mãe de três crianças menores de 5 anos e está grávida de 6 meses de seu quarto filho. Ela fez repetidas consultas não agendadas com queixas somáticas vagas a respeito das crianças, bem como a respeito de si, mas perdeu várias consultas pré-natais regulares. Às vezes, ela usava óculos escuros para encobrir lesões ao redor dos olhos. Como enfermeiro, você sente que há algo errado, mas a paciente parece não querer discutir isso com você. A Sra. Bennett demonstra tristeza, e as crianças ficam o tempo todo agarradas a ela.

   a. Trace um esboço da conversa em que você aborda o tema dos abusos com a paciente.

   b. Qual é seu papel como enfermeiro na assistência a uma família em que há suspeita de abusos?

   c. Que considerações éticas/legais são importantes para o planejamento da assistência a essa família?

ATIVIDADES DE ESTUDO

1. Visite o *site* https://www.institutomariadapenha.org.br/ para vítimas de violência. Discuta o que descobriu nesse *site* e suas reações a isso.

2. Pesquise as estatísticas sobre a violência contra as mulheres no país e em seu estado. Os esforços de aplicação das leis e as intervenções feitas em cada comunidade estão reduzindo os casos de agressão sexual e de violência por parceiro íntimo?

3. Assista a uma palestra de orientação para estudantes em uma universidade local a fim de conhecer as medidas para garantir a segurança das mulheres no *campus*. Descubra o número de agressões sexuais relatadas e quais estratégias a universidade adota para reduzir esses casos.

4. Ofereça-se para passar uma noite de fim de semana na central local da linha direta de emergência a fim de acompanhar o número e a natureza das denúncias de violência doméstica recebidas. Entreviste um atendente para saber a frequência e as tendências dessas chamadas.

5. Identifique três serviços comunitários que podem ser úteis para as vítimas de violência. Informe-se sobre o trabalho que realizam e sobre suas fontes de financiamento.

ESTUDO DE CASO

Uma gestante de 23 anos procura o ambulatório de pré-natal pela terceira vez no mês com muitas queixas vagas, tais como insônia, dores difusas pelo corpo, falta de apetite, fadiga e constipação intestinal. Essa é sua primeira gravidez, e não foi planejada. Os achados do exame ginecológico e dos exames laboratoriais mais recentes estão dentro da normalidade. Em seu histórico, destacam-se ansiedade e depressão. De acordo com a paciente, ela não bebe nem fuma. Não trabalha fora de casa.

AVALIAÇÃO

Na chegada para o exame físico, o enfermeiro observa uma mulher jovem, bem-vestida e agradável, mas ansiosa. O marido (estão casados há 1 ano) normalmente a acompanha nas consultas ambulatoriais, porém hoje não está presente. A paciente tende a evitar o contato visual com o enfermeiro quando são feitas perguntas sobre seus sintomas. Os sinais vitais da paciente e a frequência cardíaca fetal estão dentro da normalidade. Em um exame mais atento, o enfermeiro nota diversos hematomas nos braços e nas coxas da paciente. Quando questionada sobre as marcas, ela desvia o olhar.

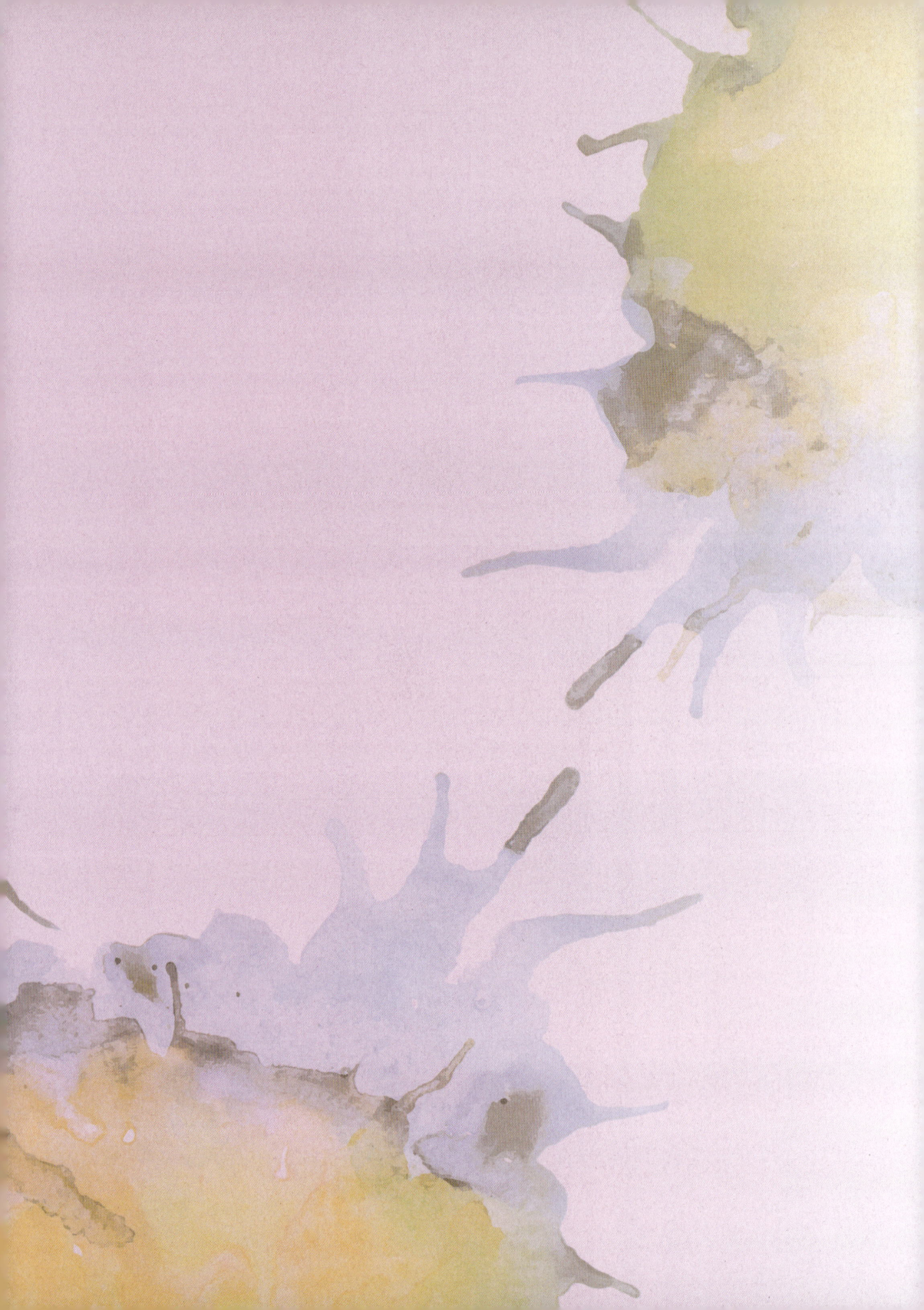

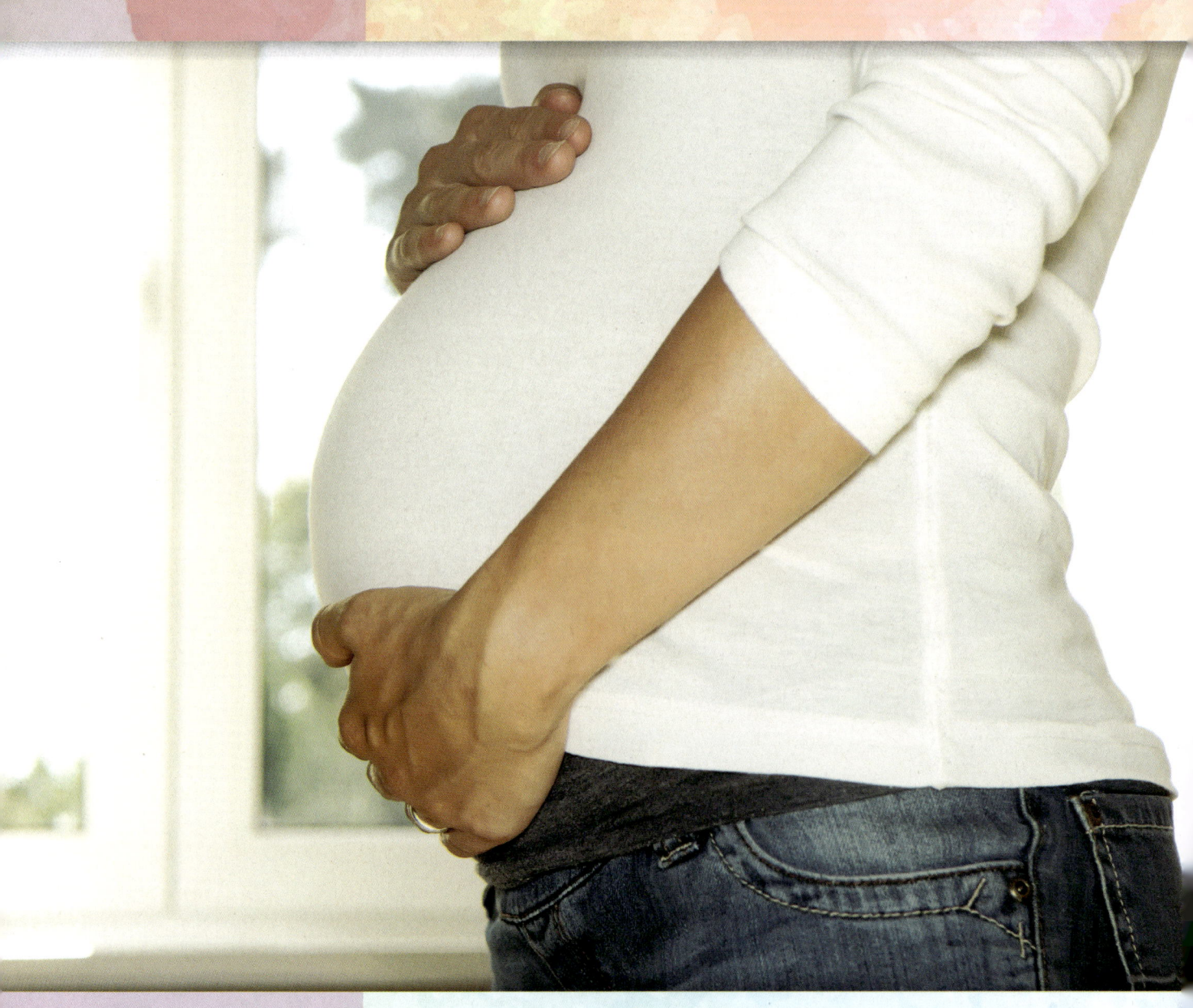

Gestação

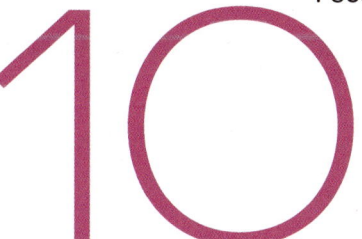

REFLEXÕES
É impossível ser enfermeiro
sem sentir admiração pela vida.
Os enfermeiros precisam apenas
testemunhar o milagre da vida para
recuperar seu deslumbramento.

10

Desenvolvimento Fetal e Genética

OBJETIVOS DE APRENDIZAGEM

Após a conclusão do capítulo, o leitor será capaz de:

1. Caracterizar o processo de fertilização, implantação e diferenciação celular.

2. Descrever o desenvolvimento fetal normal desde a concepção até o nascimento.

3. Explicar as funções da placenta, do cordão umbilical e do líquido amniótico.

4. Analisar os exemplos de questões éticas e legais em torno dos testes genéticos.

5. Comparar os diversos padrões de herança, incluindo aqueles não tradicionais.

6. Pesquisar a função do enfermeiro no aconselhamento genético e nas atividades relacionadas com a genética.

PALAVRAS-CHAVE

aconselhamento genético
alelo
blastocisto
cariótipo
cordão umbilical
estágio embrionário
estágio fetal
estágio pré-embrionário
fenótipo
fertilização
gene
genética
genoma
genômica
genótipo
heterozigoto
homozigoto
implantação
monossomias
mórula
mutação
placenta
poliploidia
teratógeno
trissomias
trofoblasto
zigoto
zona pelúcida

Robert e Kate Shafer acabam de receber a notícia de que o teste de gravidez de Kate deu positivo. Foram 3 anos longos e ansiosos tentando começar uma família. Embora ambos estejam entusiasmados com a perspectiva de se tornarem pais, também estão preocupados com a possibilidade de um problema genético, visto que Kate tem 41 anos. Qual poderia ser o primeiro passo para avaliar suas preocupações? Como enfermeiro, quais indícios poderiam suscitar-lhe uma preocupação?

INTRODUÇÃO

A gestação é um processo dinâmico e precisamente coordenado que envolve alterações sistêmicas e locais no corpo da mulher que sustentam o fornecimento de nutrientes e oxigênio para o crescimento fetal e a subsequente lactação. A reprodução humana é uma das áreas mais íntimas da vida de um indivíduo. A concepção ocorre quando um óvulo saudável da mulher é liberado do ovário, passa pela tuba uterina aberta e começa sua jornada em sentido descendente. Os espermatozoides são depositados na vagina e nadam cerca de 18 cm para encontrar o óvulo na parte mais externa da tuba uterina, a área onde ocorre a fertilização. Esse processo leva cerca de 24 horas para ser concluído. O zigoto forma-se como resultado da combinação do espermatozoide com o óvulo durante a fertilização (Webster et al., 2018). Quando um espermatozoide penetra na espessa membrana externa do óvulo, uma nova célula viva é formada, que é diferente das células de qualquer um dos pais. Logo, os dois núcleos se fundirão, reunindo então cerca de 25 mil genes para orientar o desenvolvimento humano.

Os profissionais de enfermagem que atendem gestantes e suas famílias precisam ter conhecimentos básicos sobre concepção e desenvolvimento pré-natal para que possam identificar problemas ou variações e iniciar intervenções apropriadas caso ocorra algum problema. Este capítulo apresenta uma visão geral do desenvolvimento fetal, começando pela concepção. Ele também discute as influências hereditárias sobre o desenvolvimento fetal e o papel do enfermeiro no aconselhamento genético.

DESENVOLVIMENTO FETAL

O desenvolvimento do feto durante a gestação é medido em número de semanas após a fertilização. Uma gestação humana média dura cerca de 280 dias, ou 40 semanas, a partir da data da última menstruação (DUM). Tradicionalmente, é calculada como 10 meses lunares ou 9 meses pelo calendário moderno. A fecundação do óvulo pelo espermatozoide, entretanto, geralmente ocorre (considerando um ciclo menstrual médio de 28 dias) 14 dias após a última menstruação. Assim, a duração média real de uma gravidez humana (período de gestação) é de 280 dias menos 14 dias, ou seja, 266 dias.

Os três estágios do desenvolvimento fetal durante a gestação são:

1. *Estágio pré-embrionário:* da fecundação até a segunda semana.
2. *Estágio embrionário:* do fim da segunda semana até a oitava semana.
3. *Estágio fetal:* do fim da oitava semana até o nascimento.

A circulação fetal é um aspecto significativo do desenvolvimento do feto que abrange os três estágios.

Estágio pré-embrionário

O **estágio pré-embrionário** começa com a fertilização, também chamada de *concepção*. A **fertilização** é a união do óvulo e do espermatozoide, sendo o ponto de partida da gestação. O desenvolvimento durante este estágio ocorre organizadamente de modo cefalocaudal, de proximal para distal e geral para específico. A fertilização exige uma interação oportuna entre a liberação do óvulo maduro na ovulação e a ejaculação de espermatozoides móveis e saudáveis o suficiente para sobreviverem ao hostil ambiente vaginal por meio do qual devem deslocar-se até encontrar o óvulo. Tudo considerado, na melhor das hipóteses, o ato da concepção é difícil. Apenas dizer que ela ocorre quando o espermatozoide se une ao óvulo é simplificar demais porque essa união requer uma complexa interação entre a preparação hormonal e a superação de um grande número de barreiras naturais. Um ser humano é realmente um incrível desfecho desse elaborado processo.

Antes da fertilização, o óvulo e o espermatozoide passam pelo processo de meiose. O oócito primário completa sua primeira divisão meiótica antes da ovulação. O oócito secundário começa a segunda divisão meiótica pouco antes da ovulação. Os espermatócitos primários e secundários sofrem divisão meiótica ainda nos testículos. A gametogênese é o processo pelo qual os gametas (óvulos ou células espermáticas) são produzidos para iniciar o desenvolvimento de um novo indivíduo. Os gametas devem ter um número haploide de cromossomos (um conjunto único, ou seja, 23), de modo que, quando eles se juntarem para formar o **zigoto**, seja estabelecido o número diploide humano normal de cromossomos (combinação de dois conjuntos, ou seja, 46) (Figura 10.1). Esse número menor de cromossomos encontrado em óvulos e espermatozoides é vital porque esses gametas combinam-se para formar um novo indivíduo com 46 cromossomos.

Embora cada mililitro de sêmen ejaculado contenha mais de 200 milhões de espermatozoides, apenas um é capaz de entrar no óvulo e fertilizá-lo. Todos os outros são bloqueados pela clara camada de proteína chamada **zona pelúcida**, a qual desaparece em cerca de 5 dias. Assim que o espermatozoide atinge a membrana plasmática, o óvulo retoma a meiose e forma um núcleo com metade do número de cromossomos (23). Quando o núcleo do óvulo e o núcleo do espermatozoide fazem contato, eles perdem suas respectivas membranas nucleares e combinam seus cromossomos materno e paterno. Como cada núcleo contém um número haploide de cromossomos (23), essa união restaura o número diploide (46). O zigoto resultante inicia o processo de uma nova vida.

A informação genética do óvulo e do espermatozoide estabelece as características físicas únicas do indivíduo. O sexo também é determinado na fertilização e depende se o óvulo é fertilizado por um espermatozoide

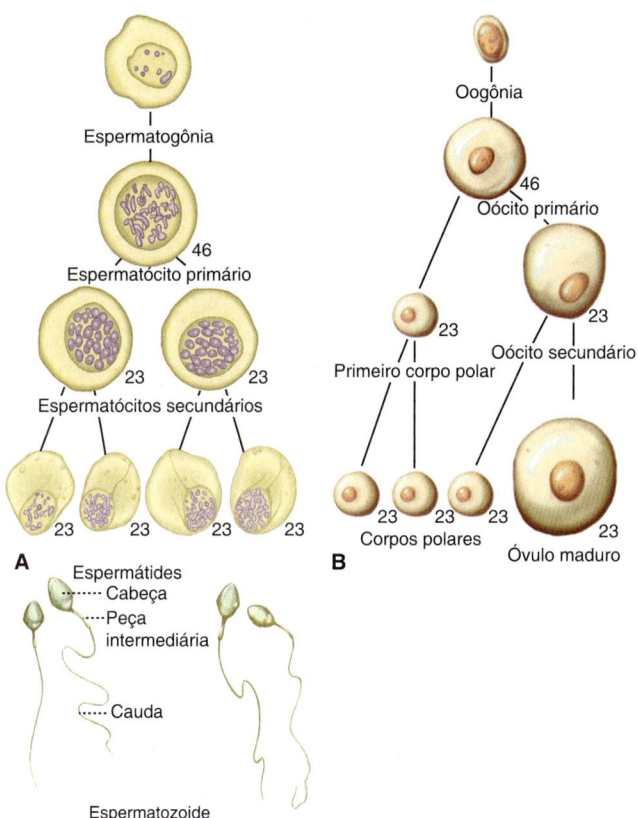

FIGURA 10.1 A formação de gametas pelo processo de meiose é conhecida como gametogênese. **A.** Espermatogênese. Uma espermatogônia dá origem a quatro espermatozoides. **B.** Oogênese. De cada oogônia, um óvulo maduro e três células abortivas são produzidos. Os cromossomos são reduzidos à metade do número característico das células gerais do corpo da espécie em questão. Nos seres humanos, o número nas células do corpo é 46, e no espermatozoide maduro e no oócito secundário, 23.

carregando um cromossomo Y ou X. Aproximadamente 50% dos espermatozoides carreiam o cromossomo X, enquanto os outros 50% o Y. Um zigoto XX se tornará uma mulher e um zigoto XY um homem (Figura 10.2). Por isso, é cientificamente correto dizer que o sexo da criança é determinado pelo pai, não pela mãe.

A fertilização ocorre no terço externo da ampola da tuba uterina. Quando o óvulo é fecundado pelo espermatozoide, muitos processos ocorrem imediatamente. A mitose, ou *clivagem*, ocorre quando o zigoto é lentamente transportado para a cavidade uterina pelos movimentos musculares das tubas (Figura 10.3). Após uma série de quatro clivagens, as 16 células aparecem como uma bola sólida, ou uma **mórula**, que significa "pequena amora". A mórula continua a se dividir e se transformar em um blastocisto à medida que se desloca em direção ao útero. A mórula alcança a cavidade uterina cerca de 72 horas após a fertilização (Blackburn, 2018).

Também podem ocorrer múltiplos fetos no momento da fertilização, quando mais de um óvulo é fertilizado. Gêmeos idênticos (também chamados de gêmeos monozigóticos) formam-se quando um óvulo fertilizado se divide e se desenvolve em dois (ou eventualmente mais de dois) fetos. Os fetos geralmente compartilham uma placenta. Gêmeos idênticos têm os mesmos genes, então geralmente são iguais na aparência e são do mesmo sexo. Gêmeos fraternos (também chamados de gêmeos dizigóticos) desenvolvem-se quando dois óvulos separados são fertilizados por dois espermatozoides diferentes. Cada gêmeo geralmente tem sua própria placenta.

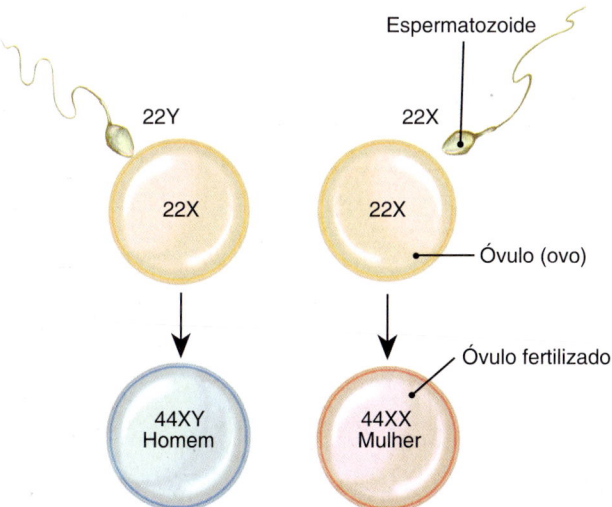

FIGURA 10.2 Herança de gênero. Cada óvulo contém 22 cromossomos autossômicos e um cromossomo X. Cada espermatozoide contém 22 cromossomos autossômicos e um cromossomo X ou um cromossomo Y. O sexo do zigoto é determinado no momento da fertilização pela combinação dos cromossomos sexuais do espermatozoide (X ou Y) e do óvulo (X).

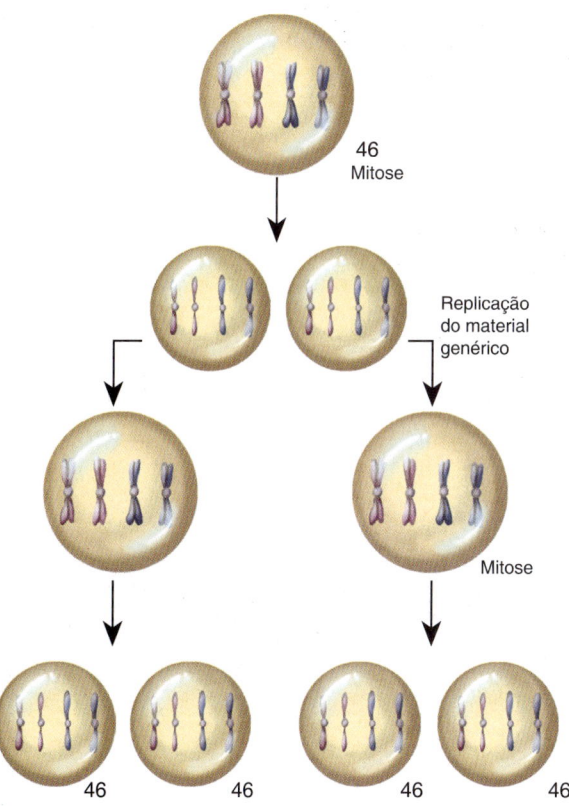

FIGURA 10.3 Mitose das células do estoma.

Gêmeos fraternos (como outros irmãos) compartilham cerca de 50% de seus genes; portanto, podem ser de sexos diferentes. Geralmente não se parecem mais do que irmãos ou irmãs nascidos de gestações diferentes. Os gêmeos fraternos são mais comuns do que os gêmeos idênticos (ver Capítulo 19 para obter mais detalhes).

Com a divisão celular adicional, a mórula divide-se em células especializadas que mais tarde formarão as estruturas fetais. No interior da mórula, surge um espaço não centralizado e preenchido por líquido, que a transforma em uma bola oca de células chamada **blastocisto** (Figura 10.4). A superfície interna do blastocisto formará o embrião e o âmnio. A camada externa de células ao redor da cavidade do blastocisto é chamada de **trofoblasto**. Eventualmente, o trofoblasto transforma-se em uma das membranas embrionárias, o cório, e ajuda a formar a placenta.

Nesse momento, o blastocisto em desenvolvimento precisa de mais alimento e oxigênio para manter o crescimento. O trofoblasto adere à superfície do endométrio para a nutrição adicional. Normalmente, a implantação ocorre na parte superior do útero (fundo), local que apresenta abundante irrigação sanguínea. Essa área também contém fibras musculares fortes, que comprimem os vasos sanguíneos depois que a placenta se desprende da parede interna do útero. Além disso, o revestimento é mais espesso nesse local, de modo que a placenta não consegue aderir tão fortemente a ponto de permanecer no lugar após o nascimento. O processo de fixação e formação da placenta é denominado **implantação**. Do ponto de vista médico, a gravidez só ocorre após uma implantação bem-sucedida (Jordan et al., 2019). A Figura 10.5 mostra os processos de fertilização e implantação.

Simultaneamente ao desenvolvimento do trofoblasto e à implantação, ocorre uma diferenciação adicional da massa celular interna. Algumas das células tornam-se o próprio embrião e outras dão origem às membranas que o envolvem e o protegem. As três camadas de células embrionárias formadas são:

1. *Ectoderma:* forma o sistema nervoso central, os sentidos especiais, a pele e as glândulas.
2. *Mesoderma:* forma o esqueleto e os sistemas urinário, circulatório e genital.
3. *Endoderma:* forma o sistema respiratório, o fígado, o pâncreas e o sistema digestório.

Essas três camadas são formadas ao mesmo tempo que as membranas embrionárias, e todos os tecidos, órgãos e sistemas orgânicos desenvolvem-se a partir dessas três camadas de células germinativas primárias (Blackburn, 2018). O Boxe 10.1 resume o desenvolvimento pré-embrionário.

Apesar das atividades intensas e drásticas que ocorrem internamente para criar uma vida humana, muitas mulheres não sabem que a gestação começou. Várias semanas se passarão antes que ocorra um dos sinais presuntivos de gravidez: a não ocorrência da menstruação.

Estágio embrionário

O **estágio embrionário** de desenvolvimento começa no 15º dia após a concepção e continua até a oitava semana. As estruturas básicas de todos os principais órgãos do corpo e as principais características externas são concluídas durante esse período, incluindo os órgãos internos. A Tabela 10.1 e a Figura 10.6 resumem o desenvolvimento embrionário.

As membranas embrionárias (Figura 10.7) começam a se formar no momento da implantação. O cório é formado por células trofoblásticas e um revestimento mesodérmico, e tem projeções digitiformes, chamadas de *vilosidades coriônicas*, em sua superfície. O âmnio origina-se a partir da camada germinativa do ectoderma durante os estágios iniciais do desenvolvimento

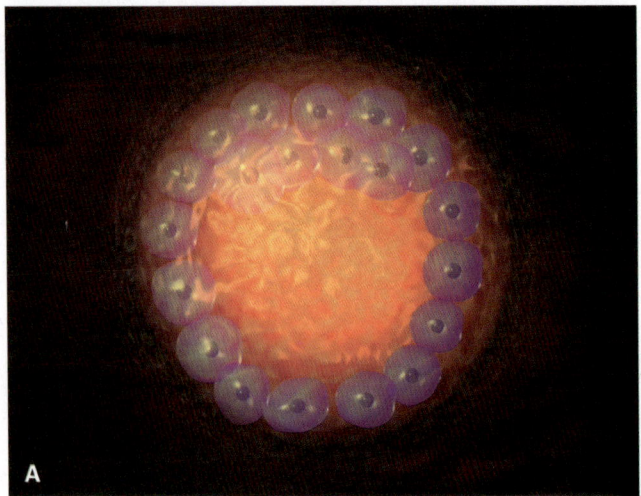
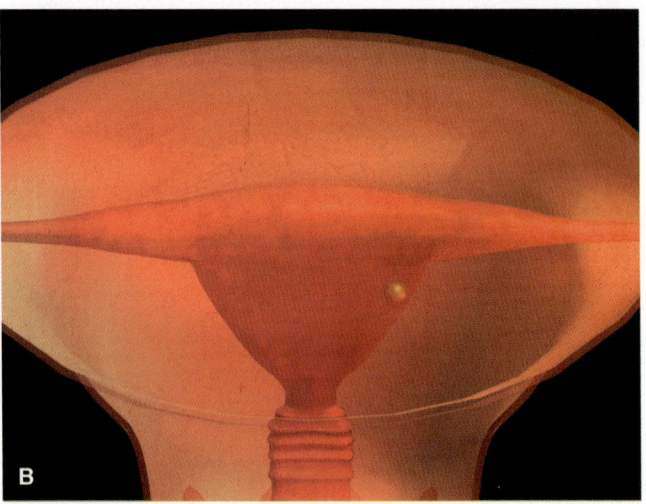

FIGURA 10.4 A. O óvulo humano fertilizado (zigoto) alcança o estágio de blastocisto. O zigoto contém 20 a 30 células. Uma blastocele preenchida por líquido começa a se formar. **B.** Implantação. Imagem estilizada mostrando uma vista frontal do útero com um blastocisto prestes a se implantar no endométrio. (De LifeART image © 2011 Lippincott Williams & Wilkins. Todos os direitos reservados.)

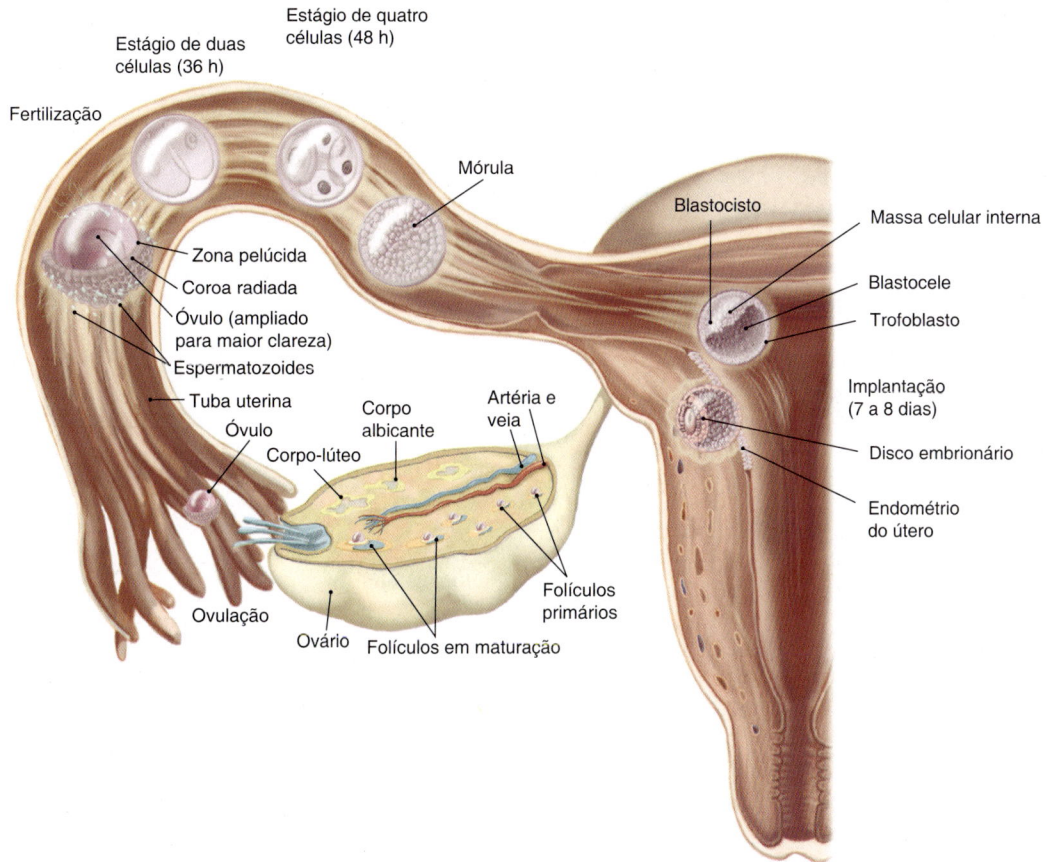

FIGURA 10.5 Fertilização e transporte tubário do zigoto. Desde a fertilização até a implantação, o zigoto percorre a tuba uterina passando por rápida divisão mitótica (clivagem). Durante a jornada em direção ao útero, o zigoto passa por vários estágios, incluindo a mórula e o blastocisto.

BOXE 10.1 Resumo do desenvolvimento pré-embrionário.

- A fertilização ocorre na ampola da tuba uterina
- A união do espermatozoide com o óvulo forma um *zigoto* (46 cromossomos)
- A divisão celular por clivagem continua até formar uma *mórula* (massa de 16 células)
- A massa celular interna é chamada de *blastocisto*, que forma o embrião e o âmnio
- A massa celular externa é chamada de *trofoblasto*, que forma a placenta e o cório
- A implantação ocorre 7 a 10 dias após a concepção no endométrio.

embrionário. Trata-se de uma fina membrana protetora que contém líquido amniótico. Ao lado do âmnio, um saco gestacional desenvolve-se como uma segunda cavidade por volta do oitavo ou nono dia após a concepção. O saco gestacional auxilia na transferência de nutrientes maternos e de oxigênio para o embrião durante a segunda e a terceira semanas de gestação, quando o desenvolvimento da circulação uteroplacentária está em curso. À medida que a gestação avança, o saco gestacional atrofia-se e é incorporado ao cordão umbilical. Conforme o embrião cresce, o âmnio expande-se até tocar o cório. Essas duas membranas fetais formam uma bolsa cheia de líquido amniótico, ou bolsa de águas, que protege o embrião flutuante (Martorell, 2018).

O líquido amniótico envolve o embrião e aumenta de volume à medida que a gestação avança, chegando a aproximadamente 1 ℓ no termo. O líquido amniótico é derivado de duas fontes: dos líquidos transportados do sangue materno pelo âmnio e da urina fetal. Seu volume muda constantemente à medida que o feto deglute líquido e excreta urina. Volumes suficientes de líquido amniótico ajudam a manter uma temperatura corporal constante para o feto, permitem o crescimento e o desenvolvimento simétricos, amortecem impactos ao feto, possibilitam que o cordão umbilical se mantenha relativamente livre de compressão e promovem a movimentação fetal para melhorar o desenvolvimento musculoesquelético. O líquido amniótico é composto de 98% de água e 2% de matéria orgânica. É ligeiramente alcalino e contém albumina, ureia, ácido úrico, creatinina, bilirrubina, lecitina, esfingomielina, células epiteliais, vérnix e pelos finos chamados lanugem, que flutuam nele. O líquido amniótico é essencial para o crescimento e o desenvolvimento do feto, especialmente para o desenvolvimento dos pulmões fetais. Ele é dinâmico e está em constante mutação conforme se move através da membrana placentária (Kail & Cavanaugh, 2018).

TABELA 10.1   Desenvolvimentos embrionário e fetal.

Semana 3
Início do desenvolvimento do encéfalo, da medula espinal e do coração
Início do desenvolvimento do sistema digestório
Formação do tubo neural, que mais tarde se torna a medula espinal
Brotos de pernas e braços surgem e crescem para fora do corpo

Semana 4
O encéfalo diferencia-se
Os brotos dos membros crescem e se desenvolvem mais

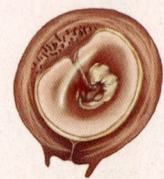

4 semanas

Semana 5
O coração agora se contrai em ritmo regular
Início das estruturas dos olhos e das orelhas
Alguns nervos cranianos são visíveis
Os músculos são inervados

Semana 6
Início da formação dos pulmões
Circulação fetal estabelecida
O fígado produz eritrócitos
Desenvolvimento do encéfalo
Forma-se o esqueleto primitivo
Forma-se o sistema nervoso central
Ondas cerebrais detectáveis

Semana 7
Retificação do tronco
Formação dos mamilos e dos folículos capilares
Cotovelos e dedos dos pés são visíveis
As pernas se movem
Forma-se o diafragma
Boca com lábios e primeiros brotos dentários

Semana 8
Rotação dos intestinos
As características faciais continuam a se desenvolver
Desenvolvimento cardíaco completo
Assemelha-se a um ser humano
A placenta já se mostra funcional
As pálpebras estão formadas e crescendo, mas ainda não separadas

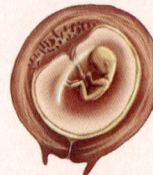

8 semanas

Semanas 9 a 12
A diferenciação sexual continua
Brotamento de todos os 20 dentes temporários
Sistema digestório mostra atividade
A cabeça representa quase a metade do tamanho do feto

A face e o pescoço estão bem formados
O sistema urogenital completa seu desenvolvimento
Os eritrócitos são produzidos no fígado
A urina começa a ser produzida e excretada
O sexo fetal pode ser determinado até a 12ª semana
Os membros são longos e finos
Os dedos estão bem formados
O feto se move, chuta e deglute

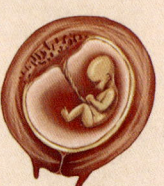

12 semanas

Semanas 13 a 16
Pelos finos chamados *lanugem* desenvolvem-se na cabeça
A pele do feto é quase transparente
Ossos tornam-se mais rígidos
O feto faz movimentos ativos
A boca faz movimentos de sucção
O líquido amniótico é deglutido
A genitália externa é reconhecível
Surgem as unhas das mãos e dos pés
O peso quadruplica
O movimento fetal (também conhecido como *chutes*)
    é detectado pela mãe

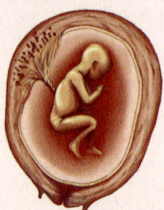

16 semanas

Semanas 17 a 20
Ocorre crescimento rápido do encéfalo
Os batimentos cardíacos fetais podem ser ouvidos com o estetoscópio
Os rins continuam excretando urina no líquido amniótico
O vérnix caseoso, uma película branca gordurosa, recobre o feto
Surgem sobrancelhas e cabelos
Deposita-se gordura marrom para ajudar a manter a temperatura
Os dedos das mãos e dos pés têm unhas
Os músculos estão bem desenvolvidos

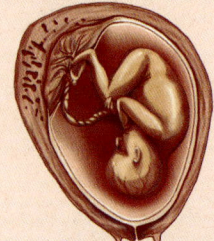

20 semanas

(continua)

TABELA 10.1 Desenvolvimentos embrionário e fetal *(continuação)*.

Semanas 21 a 24
Sobrancelhas e cílios estão bem formados
O feto apresenta os reflexos de preensão palmar e de Moro
Os alvéolos estão se formando nos pulmões
A pele é translúcida e avermelhada
As pálpebras permanecem fechadas
Os pulmões começam a produzir *surfactante*

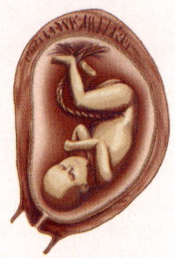

25 semanas

Semanas 29 a 32
Aumento rápido no teor de gordura corporal
Maior controle do sistema nervoso central sobre as funções do corpo
Ocorrem movimentos respiratórios rítmicos
Os pulmões não estão totalmente maduros
Já existe reflexo pupilar à luz
O feto armazena ferro, cálcio e fósforo

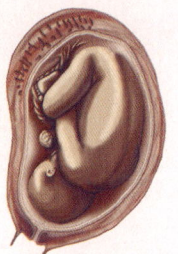

32 semanas

Semanas 25 a 28
O feto alcança o comprimento de cerca de 38 cm
O encéfalo se desenvolve rapidamente
As pálpebras se abrem e se fecham
O sistema nervoso controla algumas funções
As impressões digitais estão definidas
A gordura subcutânea é visível sob a pele
A formação do sangue desloca-se do baço para a medula óssea
O feto geralmente assume a posição de cabeça para baixo
O feto responde à luz e ao som
O feto consegue abrir e fechar os olhos e chupar o polegar

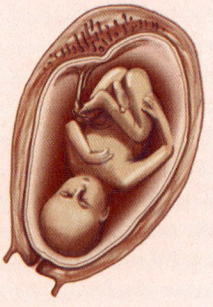

28 semanas

Semanas 33 a 38
Os testículos estão no escroto do feto masculino
A lanugem começa a desaparecer
Existência de forte reflexo de preensão palmar
Aumento da gordura corporal
Lóbulos das orelhas formados e firmes
As unhas alcançam a ponta dos dedos
Pequenos brotos mamários estão presentes em ambos os sexos
A mãe fornece ao feto anticorpos contra doenças
O feto é considerado a termo em 38 semanas
O feto preenche o útero e se move para a posição de cabeça para baixo

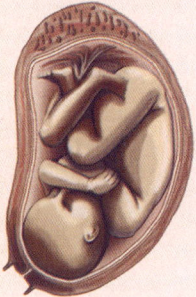

37 semanas

Blackburn, S. T. (2018). *Maternal, fetal, neonatal physiology: a clinical perspective.* Elsevier; Jordan, R. G., Farley, C. L., & Grace, K. T. (2019). *Prenatal and postnatal care: a woman-centered approach.* (2nd ed.). Wiley Blackwell; e Webster, S., Morris, G., & Kevelighan, E. (2018). *Essential human development.* Wiley Blackwell.

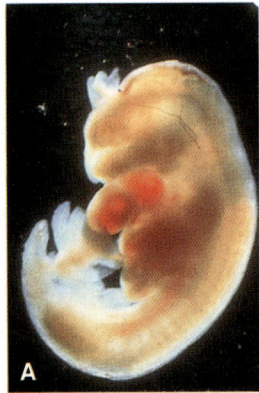

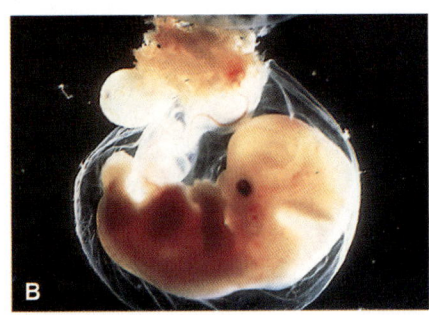

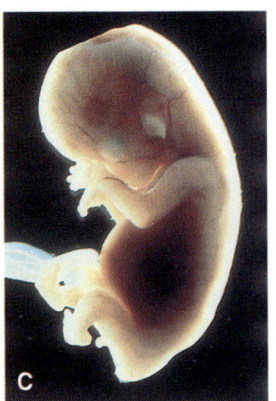

FIGURA 10.6 Desenvolvimento embrionário. **A.** Embrião de 4 semanas. **B.** Embrião de 5 semanas. **C.** Embrião de 6 semanas.

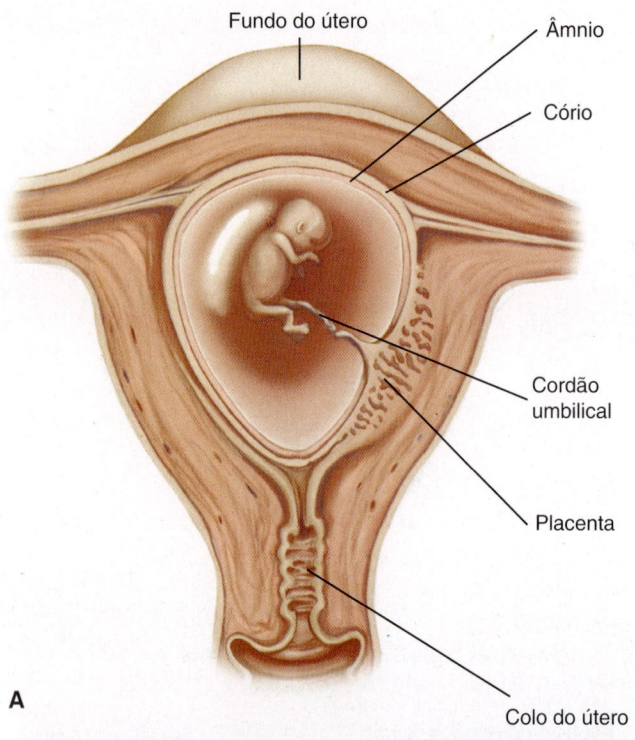

Fundo do útero

Âmnio

Cório

Cordão umbilical

Placenta

A

Colo do útero

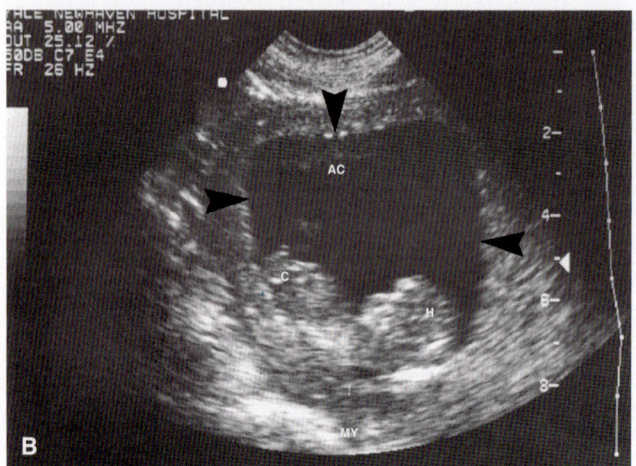

B

FIGURA 10.7 A. O embrião está flutuando no líquido amniótico, cercado pelas membranas fetais de proteção (âmnio e cório). **B.** Ultrassonografia longitudinal de um útero gravídico na 11ª semana mostrando o saco gestacional intrauterino (*pontas de seta pretas*) e a cavidade amniótica (AC) preenchida por líquido amniótico; o feto é visto em corte longitudinal com a cabeça (H) e o cóccix (C) bem evidenciados. O miométrio (MY) do útero pode ser identificado. (A Figura B é cortesia de L. Scoutt.)

O volume de líquido amniótico é importante para determinar o bem-estar fetal. Ele varia gradualmente ao longo da gestação. A taxa de variação do volume do líquido amniótico depende da idade gestacional. Durante o estágio fetal, o aumento é de 10 mℓ/semana e aumenta para 50 a 60 mℓ/semana entre a 19ª e a 25ª semana de gestação. O volume atinge o máximo na 34ª semana de gestação, quando começa a sofrer uma redução gradual até o termo. As alterações no volume do líquido amniótico podem estar associadas a problemas com o feto. Muito pouco

líquido amniótico (menos de 500 mℓ por ocasião do termo), denominado *oligoidrâmnio*, está associado a insuficiência uteroplacentária, anormalidades renais fetais e maior risco de parto cirúrgico e recém-nascidos com baixo peso ao nascer. Líquido amniótico em excesso (mais de 2.000 mℓ no termo), denominado *polidrâmnio*, está associado a diabetes melito materno, defeitos do tubo neural, desvios cromossômicos e malformações do sistema nervoso central e/ou do sistema digestório que impedem a deglutição normal de líquido amniótico pelo feto (Magann & Ross, 2020).

Durante o desenvolvimento da placenta (fim da segunda semana), o **cordão umbilical** também se forma a partir do âmnio. É a linha vital da mãe para o embrião em desenvolvimento. Ele contém uma veia grande e duas artérias pequenas. A geleia de Wharton (um tecido conjuntivo especializado) envolve esses três vasos sanguíneos no cordão umbilical para evitar uma compressão, o que cortaria o suprimento fetal de sangue e nutrientes. No termo, o cordão umbilical médio tem 56 cm de comprimento e cerca de 2,5 cm de largura (Webster et al., 2018).

As células precursoras da placenta – os trofoblastos – aparecem pela primeira vez 4 dias após a fertilização como a camada externa de células do blastocisto. Esses trofoblastos primitivos do blastocisto diferenciam-se em todas as células que formam a placenta. Quando totalmente desenvolvida, a placenta funciona como interface entre a mãe e o feto em desenvolvimento. Mais comumente, a placenta desenvolve-se no fundo do útero. Em 3 dias após a concepção, os trofoblastos produzem gonadotrofina coriônica humana (hCG), um hormônio que garante que o endométrio será receptivo à implantação do embrião. Durante as semanas seguintes, a placenta começa a produzir hormônios que controlam a fisiologia básica da mãe de forma que o feto receba os nutrientes e o oxigênio necessários para o crescimento.

A **placenta** é o órgão humano menos compreendido e, indiscutivelmente, um dos mais importantes. Ela protege o feto de ataques do sistema imunológico da mãe, remove as escórias do feto, induz a mãe a trazer mais alimento e, próximo ao parto, produz os hormônios que preparam os órgãos fetais para a vida fora do útero. A placenta possibilita que a circulação materna atenda às demandas bioenergéticas do feto em desenvolvimento enquanto ele cresce no ambiente protegido do útero (Roberts & Myatt, 2019).

Teoricamente, em nenhum momento da gestação o sangue da mãe se mistura com o sangue fetal porque não há contato direto; camadas de tecido fetal sempre separam o sangue materno do sangue fetal. Esses tecidos fetais são chamados de *barreira placentária*. Os materiais podem ser trocados apenas por meio de difusão. As artérias uterinas maternas levam os nutrientes para a placenta, que, por sua vez, os fornece para o feto em desenvolvimento; as veias uterinas da mãe retiram as escórias fetais. A estrutura da placenta geralmente está concluída até a 12ª semana. A placenta forma a interface funcional que separa as circulações materna e fetal e é importante para mediar as adaptações na fisiologia materna. Ela faz isso ao secretar uma infinidade de hormônios na circulação materna. Durante sua existência transitória, ela desempenha funções que, mais tarde, serão realizadas por diversos órgãos separadamente, tais como os pulmões, o fígado, o intestino, os rins e as glândulas endócrinas.

A placenta não é apenas um órgão de transferência, mas também produtora de hormônios. Os hormônios placentários exercem efeitos profundos no metabolismo materno, inicialmente acumulando reservas de energia e, em seguida, liberando-as para apoiar o crescimento fetal no fim da gravidez e na lactação pós-natal. Vários dos hormônios produzidos são necessários para uma gravidez normal:

- *hCG:* preserva o corpo-lúteo e sua produção de progesterona para que o revestimento endometrial do útero seja mantido, o que constitui a base para os testes de gravidez
- *Lactogênio placentário humano (hPL) ou somatomamotropina coriônica humana (hCS):* modula os metabolismos fetal e materno, participa do desenvolvimento das mamas maternas para a lactação e diminui a utilização de glicose materna, o que aumenta a disponibilidade de glicose para o feto
- *Estrogênio (estriol):* causa o aumento das mamas, do útero e da genitália externa da mulher; estimula a contratilidade do miométrio
- *Progesterona (progestina):* mantém o endométrio, diminui a contratilidade do útero, estimula o metabolismo materno e o desenvolvimento das mamas, fornece nutrientes para o concepto (o produto da concepção após a fertilização nos estágios iniciais de crescimento e diferenciação)
- *Relaxina:* atua sinergicamente com a progesterona para manter a gestação, causa relaxamento dos ligamentos pélvicos e amolece o colo do útero em preparação para o parto (Napso et al., 2018).

A placenta funciona como uma ligação entre a mãe e o feto, não uma barreira. Quase tudo o que a mãe ingere (alimentos, bebidas alcoólicas e medicamentos/drogas ilícitas) passa para o concepto em desenvolvimento, por isso é tão importante aconselhar as gestantes a não usarem fármacos não prescritos, não ingerir bebidas alcoólicas nem fumar, pois pode ser prejudicial ao feto. Embora o uso de medicamentos prescritos seja comum durante a gravidez, os riscos teratogênicos para os seres humanos não foram determinados em mais de 90% dos medicamentos aprovados para uso nos EUA durante as últimas décadas (Andrade et al., 2018). As mulheres devem verificar com seus médicos se os fármacos prescritos são seguros para utilização durante a gravidez.

Durante o estágio embrionário, o feto cresce rapidamente à medida que todos os órgãos e estruturas estão se formando. Ao longo desse período crítico de diferenciação, o embrião em crescimento é mais suscetível a danos de origem externa, o que inclui teratógenos (substâncias que causam defeitos congênitos, como álcool etílico e medicamentos/drogas ilícitas), infecções (como rubéola ou citomegalovírus), radiação e deficiências nutricionais.

Teratógenos

Teratógeno é qualquer substância, organismo, agente físico ou estado de deficiência presente durante a gestação capaz de induzir estrutura ou função pós-natal anormal pela interferência nos desenvolvimentos embrionário e fetal normais (Jordan et al., 2019). Os teratógenos são substâncias que podem provocar defeitos físicos ou funcionais no embrião ou feto humano após a exposição da gestante a eles. As substâncias teratogênicas afetam o feto ou o embrião de várias maneiras, ou seja, provocando deformidades físicas, distúrbios no desenvolvimento comportamental ou emocional e diminuição do quociente intelectual (QI) na criança. Além disso, também podem afetar a gravidez e causar complicações, como partos prematuros e abortos espontâneos. A suscetibilidade a agentes teratogênicos depende do momento da exposição e do estágio de desenvolvimento do embrião ou do feto. Os teratógenos são classificados em quatro tipos: agentes físicos, condições metabólicas, infecções e fármacos ou agentes químicos.

Alguns teratógenos prejudiciais aos recém-nascidos são:

- *Radiação ionizante:* resulta em desenvolvimento anormal do encéfalo, déficit mental e leucemia
- *Mercúrio orgânico:* causa danos ao sistema neural, déficit mental, problemas comportamentais e cognitivos e cegueira
- *Exposição ao chumbo:* pode provocar abortos espontâneos, retardo no desenvolvimento fetal, aumento do risco de morte fetal ou desenvolvimento físico ou mental anormal
- *Toxoplasma:* provoca aborto espontâneo ou natimortalidade, subdesenvolvimento do encéfalo fetal, cegueira e convulsões
- *Treponema pallidum* (bactéria causadora da sífilis): provoca morte fetal, aborto espontâneo, hepatoesplenomegalia e sífilis congênita
- *Vírus da rubéola:* provoca desenvolvimento anormal do encéfalo
- *Citomegalovírus:* provoca desenvolvimento insatisfatório do encéfalo, cegueira, surdez, icterícia e disfunções hepática e esplênica
- *Varicela-zóster:* provoca subdesenvolvimento dos membros e malformações do encéfalo ou dos olhos
- *Herpes-vírus:* provoca morte fetal, microcefalia, pneumonia herpética e meningoencefalite
- *Condições maternas:* obesidade, diabetes melito, hipo e hipertireoidismo e fenilcetonúria (PKU)
- *Fármacos e drogas:* talidomida (malformações dos membros); álcool etílico (síndrome alcoólica fetal); inibidores da enzima conversora da angiotensina (IECAs) (agentes anti-hipertensivos) (prematuridade, restrição do crescimento intrauterino [RCIU]); cocaína

(descolamento prematuro da placenta, prematuridade, microcefalia); e tetraciclina (coloração marrom-amarelada dos dentes) (Norwitz et al., 2019).

Estágio fetal

A gestação dura, em média, 280 dias a partir do primeiro dia da DUM. O **estágio fetal** é o tempo que compreende o fim da oitava semana até o nascimento. É o período mais longo de desenvolvimento pré-natal. Durante esse estágio, o embrião está maduro o suficiente para ser chamado de feto. Embora todos os principais sistemas já existam em sua forma básica, ocorrem significativos crescimento e refinamento de todos os sistemas orgânicos durante o período fetal (ver Tabela 10.1). A Figura 10.8 mostra um feto entre 12 e 15 semanas.

Circulação fetal

Em contraste com o adulto, que é cercado por ar, o feto em desenvolvimento é cercado por líquido amniótico. Ele depende da circulação materna para obter nutrientes e respirar, incluindo o suprimento de oxigênio e a remoção de dióxido de carbono. No feto, a troca gasosa ocorre na placenta com uma saturação de oxigênio de aproximadamente 80% (Barron, 2018). A circulação fetal difere da circulação do adulto pela presença de determinados vasos e derivações (*shunts*). Essas derivações se fecham após o nascimento e a maioria desses vasos será observada como remanescente na circulação do adulto. A função dessas derivações é direcionar o sangue venoso rico em oxigênio para a circulação sistêmica e garantir que o sangue venoso depletado de oxigênio não passe pela circulação pulmonar subdesenvolvida. O desenvolvimento dos pulmões só se completa após o nascimento. Antes disso, a função pulmonar é assumida pela placenta, que, portanto, é o órgão de transferência de oxigênio durante a vida fetal (Webster et al., 2018).

A circulação fetal durante a vida uterina difere da circulação de uma criança ou de um adulto. No ambiente extrauterino, a oxigenação ocorre nos pulmões e o sangue oxigenado retorna dos pulmões pelas veias pulmonares para o lado esquerdo do coração para ser ejetado pelo ventrículo esquerdo para a circulação sistêmica. Em contrapartida, a oxigenação da circulação fetal ocorre na placenta e os pulmões fetais não são funcionais no que diz respeito à transferência de oxigênio e dióxido de carbono. Para que o sangue oxigenado proveniente da placenta alcance a circulação sistêmica do feto, ele precisa passar por uma série de derivações.

Assim, a circulação fetal envolve a circulação do sangue da placenta para o feto e deste para a placenta. Um sistema de circulação fetal funcionando corretamente é essencial para sustentar o feto. Antes que esse sistema se desenvolva, os nutrientes e o oxigênio difundem-se da placenta através do celoma extraembrionário e do saco vitelino. À medida que o embrião cresce, suas necessidades de nutrientes se elevam e a quantidade de tecido facilmente alcançada pela difusão aumenta. Assim, a circulação precisa se desenvolver de forma rápida e acurada (Volsko & Barnhart, 2020).

Três derivações estão presentes durante a vida fetal:

1. *Ducto venoso:* conecta a veia umbilical à veia cava inferior.
2. *Canal arterial:* conecta o tronco da artéria pulmonar à aorta.
3. *Forame oval:* abertura anatômica entre os átrios direito e esquerdo.

> ### ATENÇÃO!
>
> A circulação fetal leva o sangue oxigenado para áreas vitais (p. ex., coração, encéfalo) e, ao mesmo tempo, não passa por áreas menos importantes (p. ex., pulmões, fígado). A placenta desempenha essencialmente as funções dos pulmões e do fígado durante a vida fetal. Como resultado, não são necessários grandes volumes de sangue oxigenado.

O sangue com o maior teor de oxigênio é fornecido ao coração, à cabeça, ao pescoço e aos membros superiores do feto, ao passo que aquele com o teor mais baixo de oxigênio é desviado para a placenta.

O sangue oxigenado é transportado da placenta ao feto pela veia umbilical. Cerca de metade desse sangue passa pelos capilares hepáticos e o restante flui pelo ducto venoso para a veia cava inferior. O sangue da veia cava é desviado principalmente do forame oval para o átrio esquerdo e, depois, para o ventrículo esquerdo, para a aorta ascendente e para a cabeça e a parte superior do corpo. Isso permite que a circulação coronariana fetal e o encéfalo recebam o sangue com maior nível de oxigenação.

O sangue desoxigenado da veia cava superior flui para o átrio direito, o ventrículo direito e, em seguida, para a artéria pulmonar. Devido à elevada resistência vascular pulmonar, apenas uma pequena porcentagem (5 a 10%) do sangue da artéria pulmonar flui para os pulmões; a maior parte é desviada pelo canal arterial pérvio, e depois, para a aorta descendente (Webster et al., 2018).

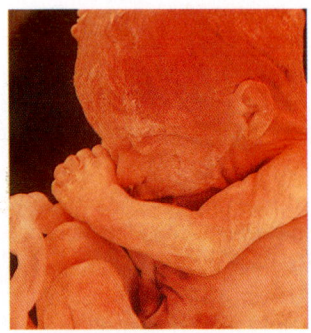

FIGURA 10.8 Desenvolvimento fetal: feto de 12 a 15 semanas.

Os pulmões fetais são essencialmente não funcionais porque estão preenchidos por líquido, o que os torna resistentes ao influxo sanguíneo. Eles recebem apenas sangue suficiente para uma nutrição adequada. Por fim, duas artérias umbilicais transportam o sangue não oxigenado da aorta descendente de volta para a placenta.

No nascimento, ocorre uma mudança drástica no padrão circulatório fetal. O forame oval, o canal arterial, o ducto venoso e os vasos umbilicais não são mais necessários. Com a primeira respiração do recém-nascido, os pulmões se insuflam, o que resulta em aumento do fluxo sanguíneo para os pulmões a partir do ventrículo direito. Esse aumento eleva a pressão no átrio esquerdo, causando então um retalho unidirecional do lado esquerdo do forame oval, denominado *septum primum*, que pressiona a abertura para criar uma separação funcional entre os dois átrios. O fluxo sanguíneo para os pulmões aumenta, pois o sangue que entra no átrio direito não é mais capaz de se desviar do ventrículo direito. Como resultado, o ventrículo direito bombeia sangue para a artéria pulmonar e para os pulmões. Tipicamente, o forame oval se fecha funcionalmente entre 1 e 2 horas após o nascimento e fisiologicamente em 1 mês por depósitos de fibrina que vedam a derivação. O fechamento definitivo ocorre por volta do sexto mês de vida.

O ducto venoso, que liga a veia cava inferior à veia umbilical, geralmente se fecha com o clampeamento do cordão umbilical e a inibição do fluxo sanguíneo pela veia umbilical. Essa estrutura fetal se fecha até o fim da primeira semana. O canal arterial contrai-se parcialmente em resposta aos níveis mais elevados de oxigênio arterial que ocorrem após as primeiras respirações. Esse fechamento impede que o sangue da aorta entre na artéria pulmonar. O fechamento funcional do canal arterial em um recém-nascido a termo geralmente ocorre nas primeiras 72 horas após o nascimento. O fechamento permanente ocorre na terceira à quarta semana de vida (Cote & Lerman, 2019). Frequentemente, um sopro funcional ou inocente é auscultado pelo enfermeiro do berçário quando há atraso no fechamento da derivação fetal, mas este geralmente não está associado a lesão cardíaca. A transição bem-sucedida da circulação fetal para a circulação pós-natal exige aumento do fluxo sanguíneo pulmonar, fechamento da derivação intracardíaca (forame oval) e das derivações extracardíacas (ducto venoso e canal arterial). Todas essas alterações por ocasião do nascimento deixam o recém-nascido com o padrão típico de circulação do adulto e o débito do ventrículo direito igual ao do ventrículo esquerdo. A Figura 10.9 mostra a circulação fetal.

GENÉTICA

Cada espécie tem uma série particular de características herdadas que determina um plano de desenvolvimento e distingue uma espécie da outra. As variações das diferenças entre indivíduos da mesma espécie são o resultado de fatores genéticos, epigenéticos e/ou ambientais. **Genética** é o

estudo de cada gene e seu papel na hereditariedade (Jordan et al., 2019). **Genômica**, uma ciência relativamente nova, é o estudo de todos os genes, incluindo as interações entre eles, bem como as interações entre os genes e o meio ambiente. A genômica atua em condições complexas, tais como as doenças cardíacas e o diabetes melito. Outra área de pesquisa emergente é a farmacogenômica, o estudo das influências genéticas e genômicas na farmacodinâmica e na farmacoterapia. Enquanto a farmacogenética descreve as variações genéticas interindividuais e sua influência na eficácia e nos efeitos colaterais dos medicamentos, a farmacogenômica examina as interações dos medicamentos com todo o genoma. O objetivo principal de ambas é a previsão individualizada dos efeitos medicamentosos desejáveis e indesejáveis. A genética de um indivíduo influencia as questões relacionadas ao bem-estar e à saúde durante todo o ciclo de sua vida. O desafio para os profissionais da saúde é encontrar a ligação entre a constituição genética do indivíduo e as doenças (Clarke, 2019).

De acordo com o Centers for Disease Control and Prevention (CDC, 2019a), defeitos congênitos e distúrbios genéticos ocorrem em um em cada 33 recém-nascidos nascidos nos EUA e causam uma em cada cinco mortes de lactentes.[1] A cada 5 minutos nasce uma criança com defeito congênito nos EUA, com quase 125 mil recém-nascidos afetados anualmente. Tradicionalmente, a genética tem estado associada à tomada de decisões relacionadas com a gestação e o cuidado de crianças portadoras de doenças genéticas. Atualmente, os avanços genéticos e tecnológicos estão expandindo nossa compreensão de como as mudanças genéticas afetam doenças humanas como o diabetes melito, o câncer, a doença de Alzheimer e outros males multifatoriais predominantes em adultos. As tecnologias genéticas atuais ainda não possibilitam uma percepção inequívoca do futuro de uma criança, mas os cientistas estão mais próximos de determinar as características genéticas de um feto meses após o espermatozoide encontrar o óvulo. A reconstrução genômica pode revelar o risco de doença futura e os traços genéticos no primeiro trimestre da gravidez. Recentes pesquisas relatam que a pré-implantação com conhecimento de todo o genoma pode possibilitar um diagnóstico abrangente de doenças com uma base genética conhecida nos embriões (Beery et al., 2018). O rastreamento neonatal talvez seja a aplicação mais amplamente utilizada da genética na assistência perinatal e neonatal. A nossa capacidade de diagnosticar doenças genéticas está mais avançada do que a de curá-las ou tratá-las; no entanto, o diagnóstico acurado levou à melhora no tratamento e nos desfechos das pessoas acometidas por esses distúrbios.

---

[1] N.R.T.: No Brasil, segundo dados do Sistema de Informações sobre Nascidos Vivos (Sinasc), estima-se que, a cada ano, cerca de 24 mil recém-nascidos sejam registrados no país com algum tipo de anomalia congênita diagnosticada ao nascimento. Disponível em: https://www.gov.br/saude/pt-br/assuntos/saude-de-a-a-z/a/anomalias-congenitas. Acesso em: 28 nov. 2021.

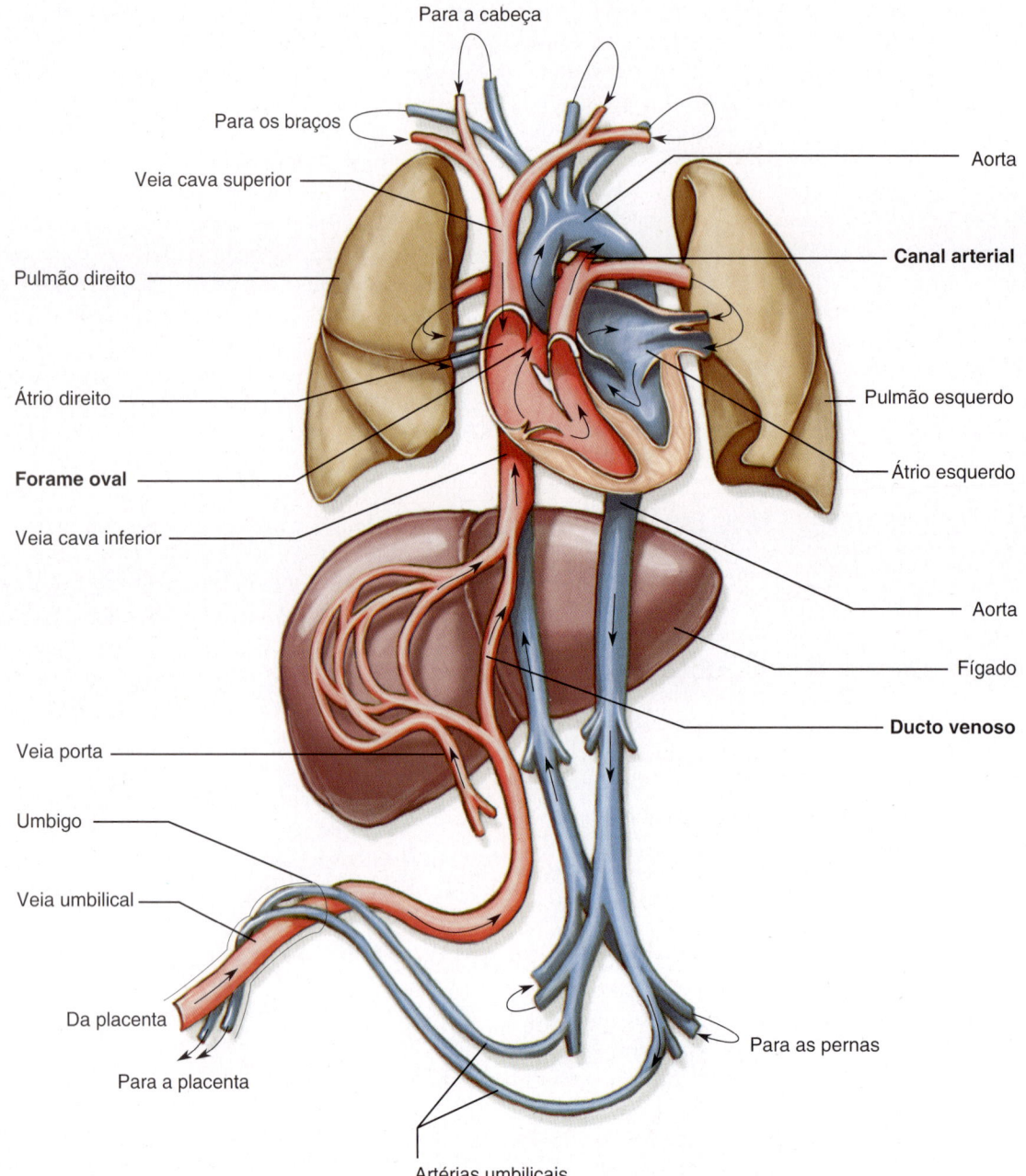

Para a cabeça

Para os braços

Veia cava superior

Pulmão direito

Átrio direito

Forame oval

Veia cava inferior

Veia porta

Umbigo

Veia umbilical

Da placenta

Para a placenta

Artérias umbilicais

Aorta

Canal arterial

Pulmão esquerdo

Átrio esquerdo

Aorta

Fígado

Ducto venoso

Para as pernas

FIGURA 10.9 Circulação fetal. As *setas* indicam o sentido do fluxo do sangue. Pela veia umbilical circula o sangue rico em oxigênio da placenta para o fígado e pelo ducto venoso. Daí, o fluxo sanguíneo segue para a veia cava inferior e para o átrio direito do coração. Um pouco desse sangue é desviado pelo forame oval para o lado esquerdo do coração, de onde é encaminhado para o encéfalo e os membros superiores. O restante do sangue flui para o ventrículo direito e para a artéria pulmonar. Uma pequena porção do sangue vai para os pulmões não funcionais, enquanto o sangue remanescente é desviado pelo canal arterial para a aorta a fim de irrigar o restante do corpo.

ATENÇÃO!

A genética tem o potencial de revolucionar os cuidados de saúde no que diz respeito aos programas nacionais de rastreamento, aos testes de predisposição, à detecção de doenças genéticas e à farmacogenética.

A genética faz parte da assistência perinatal há décadas. O rápido desenvolvimento e a implementação de tecnologia genética avançada em ambientes pré-natais incluem a capacidade de rastrear e diagnosticar uma gama mais ampla de doenças e condições do feto em idades gestacionais mais precoces. A ultrassonografia e o rastreamento do soro materno tornaram-se elementos da rotina pré-natal. O rastreamento preconceptivo de portadores de condições como a doença de Tay-Sachs está em prática entre populações de alto risco, como os judeus asquenaze. A amniocentese é usada como um exame complementar capaz de confirmar uma anomalia genética em um feto em desenvolvimento, mas é uma técnica invasiva. A pesquisa de translucência nucal, que é determinada por ultrassonografia, pode sugerir a existência de trissomia do cromossomo 21 ou síndrome de Down se for observado aumento da espessura da nuca (Jordan et al., 2019).

A pesquisa de doenças genéticas antes que surjam sinais e sintomas, a confirmação de um diagnóstico no indivíduo que apresenta sinais e sintomas e a prescrição de um tratamento o mais precocemente possível podem ajudar os pacientes a tomarem decisões informadas sobre como administrar seus cuidados de saúde. Em muitos casos, os planos de saúde cobrem os custos dos testes genéticos quando recomendados pelo médico; no entanto, os pacientes devem verificar seus planos individuais porque as operadoras têm políticas diferentes quanto à cobertura desses exames.

Atualmente, os enfermeiros precisam ter habilidades e conhecimentos básicos em genética e em testes e aconselhamento genéticos para que possam assumir novos papéis e fornecer informações e apoio às mulheres e seus familiares. As funções dos enfermeiros obstetras nos cuidados de saúde genética expandiram-se significativamente à medida que a educação e o aconselhamento em genética se tornaram um padrão de cuidado. Hoje, os enfermeiros podem fornecer um aconselhamento preconceptivo para as mulheres em situação de risco de transmissão de uma doença genética. Além disso, eles podem prestar assistência pré-natal a mulheres com distúrbios ligados à genética que necessitam de atendimento especializado ou podem participar do rastreamento de crianças para defeitos congênitos e doenças genéticas. Os profissionais de enfermagem que atuam em unidades de cuidados pré-natais precisam fornecer informações precisas às pacientes para que elas compreendam os benefícios e as limitações do rastreamento. A apresentação oportuna de informações e a identificação dos recursos disponíveis ajudarão os enfermeiros a minimizar a confusão do casal e fornecerão apoio às pacientes durante o rastreamento pré-natal. Os enfermeiros em todos os níveis devem participar das avaliações de risco para doenças e distúrbios genéticos, explicando o risco e os testes genéticos, como também apoiando as decisões informadas em relação à saúde e as oportunidades para intervenção precoce (Beery et al., 2018). Além disso, eles têm a responsabilidade social e profissional de garantir o fornecimento de informações precisas e atualizadas às pacientes e a seus familiares sobre a tecnologia em rápida evolução. Isso é especialmente verdadeiro para os enfermeiros que valorizam e apoiam a tomada de decisão bem-informada, centrada na mulher e na família. Para obter mais informações adequadas para a orientação das pacientes, os profissionais de enfermagem podem acessar o *website* do CDC sobre genômica.[2]

Genômica é o estudo dos genes e de suas funções. A diferença entre genômica e genética é que esta examina o funcionamento e a composição de um único gene, enquanto a primeira aborda todos os genes e suas inter-relações a fim de identificar sua influência combinada no crescimento e desenvolvimento do indivíduo (WHO, 2019). É evidente que a genômica exerce e continuará exercendo um efeito profundo na saúde e na doença em todos os níveis.

A tecnologia moderna possibilita rastrear e diagnosticar condições antes do nascimento, tais como defeitos do tubo neural, aneuploidias cromossômicas (*i. e.*, trissomias do 13, do 18 e do 21), defeitos congênitos, bem como doenças hereditárias monogênicas (*i. e.*, doença de Tay-Sachs, fibrose cística, doença de Huntington, distrofia muscular de Duchenne, hemofilia). A genômica é relevante para todos os prestadores de cuidados de saúde em todo o *continuum* da assistência à saúde. No futuro, à medida que avança a era dos cuidados de saúde personalizados, os enfermeiros serão responsáveis por garantir que os princípios científicos, os padrões éticos e a responsabilidade profissional nas práticas da genética e da genômica sejam integrados à atividade de enfermagem. Os enfermeiros estão cada vez mais assumindo essa função conforme adquirem os conhecimentos e as habilidades necessários. A participação da enfermagem na pesquisa em genética e em genômica será realizar a conexão entre a prática assistencial e o compromisso de assegurar que os novos conhecimentos sejam convertidos em cuidados competentes, seguros, eficazes e baseados em evidências. Os enfermeiros têm uma função fundamental em trazer os benefícios da genômica para os cuidados de saúde diários (Calzone et al., 2018).

Avanços na genética e na tecnologia genética

Projeto genoma humano

A publicação da primeira sequência do genoma humano foi considerada uma das mais ambiciosas e bem-sucedidas colaborações de pesquisa internacional na biologia moderna. O Projeto Genoma Humano (PGH) foi um esforço internacional de 15 anos e ainda continua produzindo um sequenciamento completo do genoma humano. Foi iniciado em 1990 pelo Department of Energy and the National Institutes of Health (NIH) e foi concluído em maio de 2005. Os objetivos do PGH foram mapear, sequenciar e determinar a função dos estimados 20 mil a 25 mil genes humanos, o que levou a avanços no campo da genética e dos testes genéticos (Genetic Home Reference, 2020a). O **genoma** de um indivíduo representa seu código genético, que determina o **genótipo** (os pares de genes herdados dos pais; a constituição genética específica) e o **fenótipo** (características externas observadas em um indivíduo). O perfil genético de um indivíduo pode ajudar a orientar a tomada de decisão em relação a prevenção, diagnóstico e tratamento de doenças. Trata-se de uma mudança significativa na forma de encarar a genética, que tratava apenas

---

[2]N.R.T.: No Brasil, temos alguns serviços de saúde que oferecem aconselhamento genético, como o Instituto da Criança do Hospital das Clínicas, Centro de Estudos do Genoma Humano e Células-Tronco da USP.

de distúrbios raros, para o uso de informações genéticas em todos os aspectos dos cuidados de saúde. A genética atualmente é uma fonte poderosa para uso em muitas áreas, o que inclui as decisões médicas, a segurança alimentar, a ancestralidade e muito mais (National Human Genome Research Institute, 2020).

O objetivo primário do PGH foi converter os resultados em novas estratégias de prevenção, diagnóstico e tratamento de doenças e distúrbios genéticos. Duas descobertas importantes do projeto foram que todos os seres humanos são 99,9% idênticos no nível do ácido desoxirribonucleico (DNA) e que aproximadamente 20 mil a 25 mil genes compõem o genoma humano. As variações no genoma individual influenciam o risco de uma pessoa desenvolver doenças e, também, sua resposta aos medicamentos (National Human Genome Research Institute, 2020).

Terapia, diagnóstico e teste genéticos

Quase 50 anos depois de o conceito ter sido proposto pela primeira vez, a terapia genética é agora considerada uma opção de tratamento promissora para várias doenças humanas. Os recentes avanços na tecnologia e no conhecimento genéticos influenciaram todas as áreas da saúde. Aproximadamente 80% das doenças raras têm origem genética, tornando-as passíveis de terapia genética. Esses avanços aumentaram o número de intervenções de saúde que podem ser realizadas com relação às doenças genéticas. Por exemplo, já está disponível o teste genético pré-natal que determina o risco de determinados distúrbios (Prática baseada em evidências 10.1). Os testes genéticos conseguem identificar condições pré-sintomáticas em crianças e adultos. A terapia genética pode

ser usada para substituir ou reparar genes defeituosos ou inexistentes por genes normais. Ela tem sido utilizada para uma variedade de distúrbios, tais como fibrose cística, cegueira, doenças neuromusculares, hemofilia, distúrbios de imunodeficiência, melanoma, diabetes melito, vírus da imunodeficiência humana (HIV) e hepatite. A terapia genética oferece a possibilidade de atacar, de forma precisa e específica, determinadas anormalidades genéticas por meio de correção, acréscimo ou reposição de genes. Essa capacidade adiciona uma nova dimensão de escolhas terapêuticas viáveis (Daley, 2020). Existe o potencial para a criação de maior inteligência e estatura por meio de intervenção genética. As pesquisas que usam terapia genética mostram-se promissoras para a geração de células produtoras de insulina para curar o diabetes melito; talvez já se possa imaginar o controle da doença a longo prazo. Uma pesquisa recente está investigando a reposição de células beta para diabéticos de forma a manter, de modo confiável e automático, os níveis sanguíneos de glicose em uma faixa limitada, como faz o pâncreas normal (Tan et al., 2019). No futuro, os agentes genéticos poderão substituir os fármacos, a cirurgia geral poderá ser substituída pela cirurgia genética e a intervenção genética poderá substituir a radioterapia. Os estudos recentes bem-sucedidos no tratamento de doenças oculares e deficiências imunológicas hereditárias são particularmente encorajadores e aumentaram as esperanças de que a terapia genética humana como uma opção de tratamento padrão se tornará uma realidade. O progresso contínuo sugere que uma ampla gama de doenças será atendida pela terapia genética no futuro (National Human Genome Research Institute, 2020).

PRÁTICA BASEADA EM EVIDÊNCIAS 10.1 — Como os níveis de angústia influenciam a tomada de decisão das mulheres para o teste pré-natal invasivo?

O teste genético pré-natal geralmente se concentra na identificação de mulheres em risco de dar à luz recém-nascidos com anomalias cromossômicas. A tomada de decisão é um processo complexo com vários fatores influentes, incluindo o estado emocional da mulher. O objetivo desse estudo foi determinar os níveis de sofrimento relacionados com a tomada de decisão materna, a clareza em relação aos prós e contras e a certeza ao considerar o exame complementar genético pré-natal invasivo e avaliar a relação entre essas restrições.

ESTUDO

Foi usada uma configuração transversal empregando-se um questionário voluntário anônimo avaliando o processo de tomada de decisão da paciente em relação à amostragem de vilo corial ou amniocentese. As características maternas de base foram coletadas quando os questionários foram preenchidos e as médias, as variâncias e os intervalos foram tabulados. Um total de 44 pacientes respondeu ao questionário.

Achados

No geral, as pacientes expressaram baixos níveis de angústia e elevadas certeza e clareza nas decisões. A certeza e a clareza de decisão estiveram positivamente correlacionadas ($r = 0,49$, $p = 0,007$). Pontuações de resumo de sofrimento materno mais altas estiveram associadas a menores certeza e clareza de decisão.

Implicações para a enfermagem

Com base nos achados deste estudo, as mulheres que consideram o teste de diagnóstico genético pré-natal podem se beneficiar do apoio decisório, incluindo as estratégias para reduzir o estresse emocional e melhorar sua experiência para a tomada de decisão. Os enfermeiros devem assumir a função de líderes ao oferecer esse tipo de apoio às mulheres para ajudá-las nesse momento desafiador de suas vidas fornecendo informações atualizadas, abrangentes e precisas para auxiliá-las na decisão de realizar ou não o teste genético pré-natal. Com base em seu perfil de risco genético, pode ser necessário o encaminhamento a um aconselhamento genético. Os enfermeiros têm a responsabilidade de estar informados sobre os testes genéticos disponíveis para que possam ajudar suas pacientes a se tornarem usuárias informadas dos cuidados de saúde baseados na genética.

Adaptado de Heiselman, C., Pastore, L. M., Milone, G., Davis, J., Dinglas, C., Persad, M. D., & Garretto, D. (2020). How do distress levels affect women's decision-making for invasive prenatal genetic testing? *American Journal of Obstetrics & Gynecology, 222*(1), S709-S710.

As aplicações atuais e potenciais dos avanços da tecnologia genética na área da saúde incluem diagnóstico rápido e mais específico de doenças, com centenas de testes genéticos disponíveis em pesquisas ou na prática clínica; detecção precoce de predisposição genética para doenças; menor ênfase no tratamento dos sintomas de uma doença e mais ênfase nas causas fundamentais; novas classes de fármacos; prevenção de condições ambientais que possam desencadear doenças; e aumento ou substituição de genes defeituosos por meio de terapia genética. O conhecimento e a tecnologia genéticos, com a comercialização desse conhecimento, estão mudando tanto a compreensão profissional quanto familiar das doenças genéticas. As aplicações reprodutivas atuais, no entanto, permanecem restritas principalmente à prevenção da transmissão de um gene ou genes de risco, e não incluem tratamento ou cura. Prevê-se que essa restrição possa persistir por anos. Como tal, as questões científicas e éticas associadas às aplicações reprodutivas continuarão a influenciar a tomada de decisão por parte dos indivíduos que estão correndo risco.

Questões éticas, jurídicas e sociais da tecnologia genética

Os potenciais benefícios desses achados são vastos, bem como o potencial para o uso indevido. Esses avanços desafiam todos os profissionais da saúde a considerar as muitas ramificações éticas, legais e sociais da genética nas vidas humanas. Em um futuro próximo, o perfil de risco individual com base na composição genética única de um indivíduo será usado para adaptar a prevenção, o tratamento e o manejo contínuo das condições de saúde. Esse perfil levantará questões associadas à privacidade e à confidencialidade relacionadas com a discriminação no local de trabalho e com o acesso ao plano de saúde do paciente. As questões de autonomia são igualmente problemáticas quando a sociedade considera como lidar com as injustiças que inevitavelmente surgirão quando o risco de dada doença puder ser determinado anos antes que ela efetivamente ocorra. Os enfermeiros desempenharão uma função importante no desenvolvimento de políticas e no fornecimento de orientação e apoio nessa área, e, para isso, precisarão de um conhecimento básico de genética, o que inclui a herança e seus padrões.

Herança

DNA e informação genética

O núcleo no interior da célula é o fator que controla todas as atividades celulares, pois contém cromossomos – filamentos longos contínuos de DNA – que transportam informações genéticas. Cada cromossomo é composto de genes. Os genes são unidades individuais de hereditariedade de todos os traços e são organizados em longos

segmentos de DNA que ocupam um local específico em um cromossomo e determinam uma característica particular de um organismo.

O DNA armazena as informações genéticas e codifica as instruções para sintetizar proteínas específicas necessárias para manter a vida. O DNA é de dupla fita e assume a forma de uma dupla-hélice. As partes laterais da dupla-hélice são constituídas por um açúcar, a desoxirribose, e um fosfato ocorrendo em grupos alternados. As conexões cruzadas, ou degraus da escada, são fixadas nas laterais e constituídas por quatro bases nitrogenadas: adenina, citosina, timina e guanina. A sequência de pares de bases que formam cada degrau da escada é chamada de código genético (Figura 10.10) (Blackburn, 2018).

Cada **gene** tem um segmento de DNA com um conjunto específico de instruções para a produção das proteínas necessárias às células do corpo para o funcionamento adequado. Os genes controlam os tipos de proteínas geradas e a taxa em que são produzidas (Webster et al., 2018). Qualquer alteração na estrutura ou na localização do gene leva a uma mutação, o que pode alterar o tipo e a quantidade de proteínas produzidas (Figura 10.11). Os genes nunca atuam

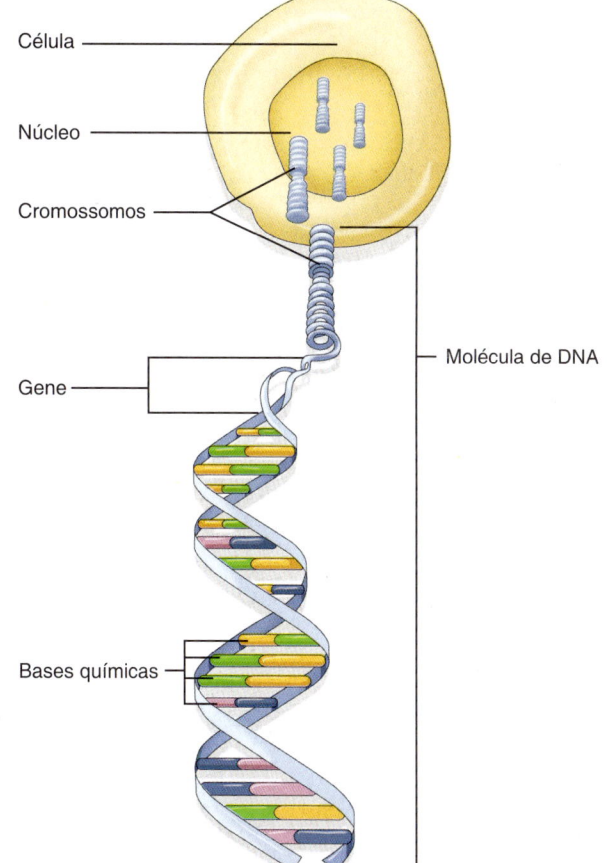

Célula

Núcleo

Cromossomos

Gene

Molécula de DNA

Bases químicas

FIGURA 10.10 O DNA é composto de quatro bases químicas. Fitas de DNA fortemente enroladas são embaladas em unidades chamadas cromossomos, situadas no núcleo da célula. As subunidades de trabalho do DNA são conhecidas como genes. (National Institutes of Health and National Cancer Institute. [1995]. Understanding gene test [NIH Pub. No. 96-3905]. U.S. Department of Human Services.)

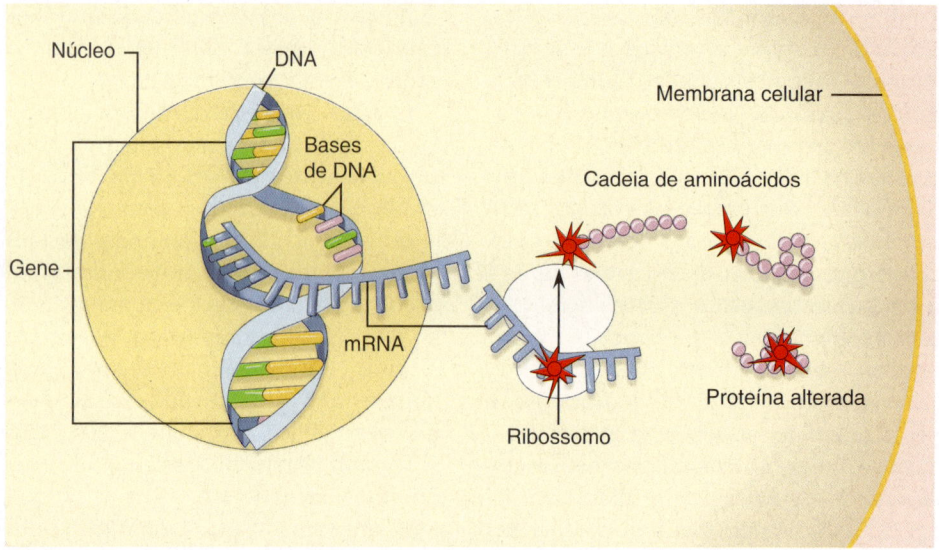

FIGURA 10.11 Quando um gene contém uma mutação, a proteína codificada por esse gene será anormal. Algumas alterações de proteínas são insignificantes, enquanto outras são incapacitantes. (De National Institutes of Health and National Cancer Institute. [1995]. Understanding gene test [NIH Pub. No. 96-3905]. U.S. Department of Human Services.)

isoladamente; sempre interagem com outros genes e com o meio. Eles são organizados e alinhados em uma formação linear específica ao longo de um cromossomo.

Genótipos e alelos

O genótipo – a composição genética específica de um indivíduo, geralmente sob a forma de DNA – é a informação hereditária codificada internamente. Refere-se ao **alelo** específico, que é uma de duas ou mais versões alternativas de um gene em determinada posição ou *locus* em um cromossomo que transmite a mesma característica desse gene. Por exemplo, cada ser humano tem um gene que controla a altura, mas as variações desses genes, ou alelos, codificam para uma altura específica. Outro exemplo: um gene que controla a cor dos olhos pode ter um alelo que produz olhos azuis ou um alelo que produz olhos castanhos. O genótipo e a variação ambiental que influencia o indivíduo determinam o fenótipo, ou as características externas observadas em um indivíduo. Um ser humano herda dois genes, um de cada progenitor. Esses alelos podem ser iguais para a característica (**homozigoto**) ou diferentes (**heterozigoto**). Por exemplo, WW significa homozigoto dominante; ww significa homozigoto recessivo. Heterozigoto seria indicado como Ww. Se os dois alelos forem diferentes, como Ww, o dominante geralmente será expresso no fenótipo do indivíduo.

Cromossomos

Os seres humanos normalmente têm 46 cromossomos. Isso inclui 22 pares de cromossomos não sexuais, ou autossômicos, e um par de cromossomos sexuais (dois cromossomos X nas mulheres e um cromossomo X e um Y nos homens). O descendente recebe um cromossomo de cada um dos 23 pares de cada progenitor.

A análise pictórica do número, da forma e do tamanho dos cromossomos de um indivíduo é chamada de **cariótipo**. Essa análise normalmente usa leucócitos e células fetais do líquido amniótico. Os cromossomos são numerados do maior para o menor, de 1 a 22, e os cromossomos sexuais são designados pela letra X ou Y. Um cariótipo feminino é designado como 46,XX, e um cariótipo masculino é designado como 46,XY. A Figura 10.12 ilustra um exemplo de padrão de cariótipo.

Mutações genéticas

Mutação genética é uma mudança permanente em uma sequência de DNA que altera a função do gene. A regulação e a expressão de milhares de genes humanos são processos complexos e constituem o resultado de muitas interações complicadas dentro de cada célula. Alterações na estrutura, na função, na transcrição e na translação genéticas, assim como na síntese de proteínas, podem influenciar a saúde do indivíduo (Genetics Home Reference, 2020b). Mutações genéticas representam mudança permanente na sequência de DNA.

As mutações genéticas podem ser herdadas, espontâneas ou adquiridas. As mutações genéticas herdadas são passadas de pai para filho no óvulo e no espermatozoide, sendo transmitidas para todas as células do corpo da criança quando elas se reproduzem. A fibrose cística é um exemplo de mutação herdada. Uma mutação espontânea pode ocorrer em óvulos ou espermatozoides individuais no momento da concepção. Uma pessoa que tem uma nova mutação espontânea corre o risco de transmiti-la aos seus descendentes. Um exemplo de mutação espontânea é a síndrome de Marfan. As mutações adquiridas ocorrem em células do corpo que não sejam óvulos ou espermatozoides. Elas envolvem mudanças no DNA que ocorrem após a concepção, durante a vida da pessoa. As mutações

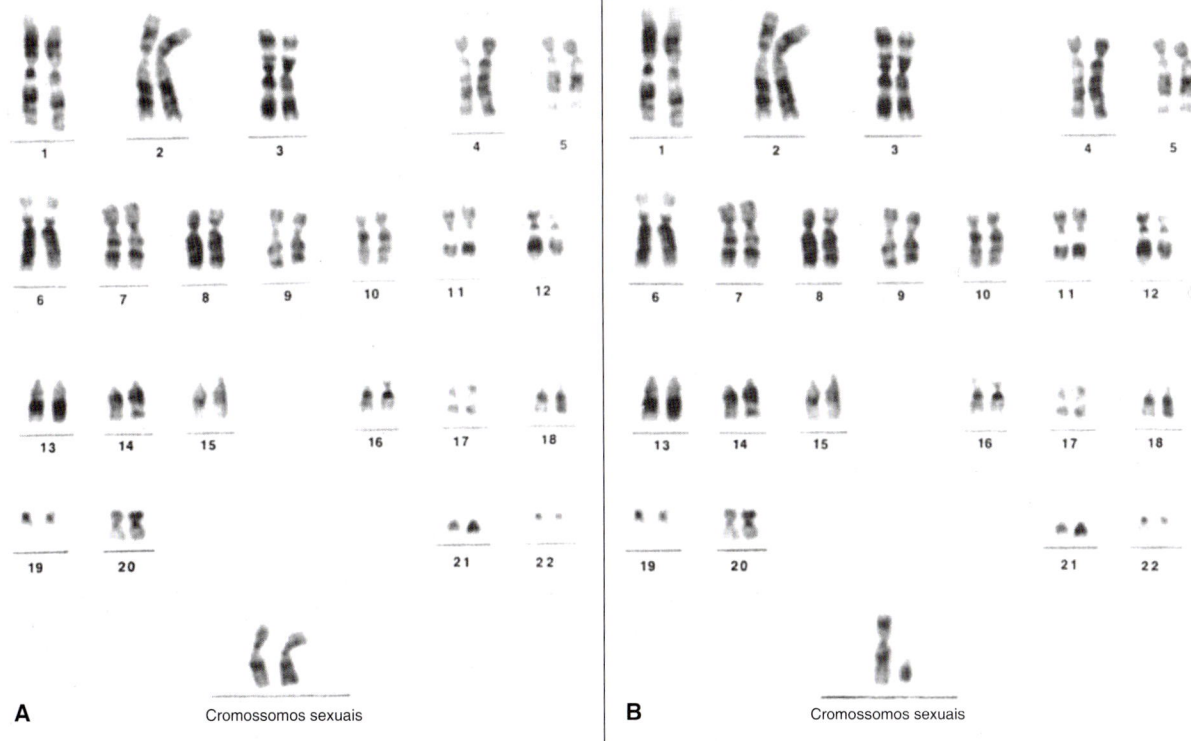

FIGURA 10.12 Padrão de cariótipo. **A.** Cariótipo feminino normal. **B.** Cariótipo masculino normal.

adquiridas são transmitidas às células-filhas quando elas se reproduzem. Essas alterações podem ser causadas por fatores ambientais, como a radiação ultravioleta do sol, ou podem ser subsequentes a um erro nas cópias do DNA durante a divisão celular (NIH, 2019a). Algumas mutações não têm efeito significativo, enquanto outras podem ter um impacto tremendo na saúde do indivíduo. Várias doenças genéticas, como câncer, doença falciforme, PKU e hemofilia, podem resultar dessas mutações.

Padrões de herança de doenças genéticas

Os padrões de herança demonstram como uma doença genética pode ser transmitida aos descendentes. A doença genética é aquela causada por uma anomalia no material genético ou genoma do indivíduo. O diagnóstico de um distúrbio genético geralmente é baseado em sinais e sintomas clínicos ou na confirmação laboratorial da existência de um gene alterado associado ao distúrbio. O diagnóstico preciso pode ser auxiliado pelo reconhecimento do padrão de herança dentro de uma família. O padrão de herança também é fundamental para entender quando orientar e aconselhar as famílias quanto aos riscos em futuras gestações.

Algumas doenças genéticas são causadas por mutações em um único gene. Dependendo do gene envolvido, essas doenças são tipicamente herdadas de forma simples. Algumas doenças genéticas ocorrem em vários membros da família, enquanto outras podem acometer apenas um familiar. Um distúrbio genético é causado por material genético total ou parcialmente alterado, enquanto

um distúrbio familiar é mais comum em parentes do indivíduo afetado, mas podendo ser causado por influências ambientais, não por alterações genéticas.

Distúrbios monogênicos

Os princípios da doença genética hereditária monogênica são os mesmos que regem a herança de outros traços, como a cor dos olhos e do cabelo. São conhecidos como leis da hereditariedade de Mendel em homenagem ao trabalho genético de Gregor Mendel, um naturalista austríaco. Esses padrões, que ocorrem devido a um único gene ser defeituoso, são chamados de distúrbios monogênicos ou, às vezes, de mendelianos. Se o defeito ocorre no cromossomo autossômico, o distúrbio genético é denominado *autossômico*; se o defeito está no cromossomo X, a doença genética é dita *ligada ao X*. O defeito também pode ser classificado como dominante ou recessivo. Os distúrbios monogênicos incluem os padrões autossômico dominante, autossômico recessivo, dominante ligado ao X e recessivo ligado ao X.

DISTÚRBIOS DE HERANÇA AUTOSSÔMICA DOMINANTE

Os distúrbios de herança autossômica dominante ocorrem quando um único gene no estado heterozigoto é capaz de produzir o fenótipo. Em outras palavras, o gene anormal ou mutante obscurece o gene normal e o indivíduo demonstrará sinais e sintomas da doença. A pessoa acometida geralmente tem um dos pais afetado e 50% de probabilidade de transmitir o gene anormal para cada

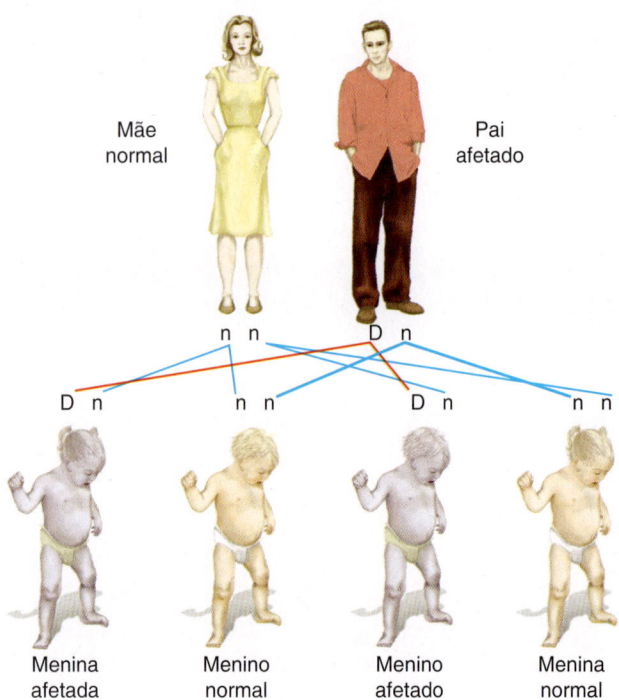

FIGURA 10.13 Herança autossômica dominante.

um de seus filhos (Figura 10.13). Os indivíduos afetados estão em todas as gerações. Homens e membros da família que são fenotipicamente normais (não apresentam sinais ou sintomas da doença) não transmitem a doença aos seus descendentes. Mulheres e homens são igualmente afetados, e o homem pode passar a doença para o filho. Essa transmissão de homem para homem é importante para distinguir a herança autossômica dominante da herança ligada ao X. Existem vários graus de manifestação entre os indivíduos de uma família; portanto, um pai com a forma leve pode ter um filho com a forma mais grave. Os tipos comuns de distúrbios genéticos que seguem o padrão autossômico dominante de hereditariedade incluem a neurofibromatose (distúrbios genéticos que afetam o desenvolvimento e o crescimento de células e tecidos neurais), a doença de Huntington (doença genética que afeta o sistema nervoso e é caracterizada por movimentos involuntários anormais e demência progressiva), a acondroplasia (distúrbio genético que resulta em crescimento desordenado e proporção corporal anormal), e a doença renal policística (doença genética que envolve o crescimento bilateral nos rins de múltiplos grupos de cistos semelhantes a cachos de uva e cheios de líquido que eventualmente comprimem e substituem o tecido renal funcional).

DISTÚRBIOS DE HERANÇA AUTOSSÔMICA RECESSIVA

Os *distúrbios de herança autossômica recessiva* ocorrem quando duas cópias do gene mutante ou anormal no estado homozigótico são necessárias para produzir o fenótipo. Em outras palavras, são necessários dois genes anormais para que o indivíduo demonstre sinais e sintomas do distúrbio. Esses distúrbios são geralmente menos comuns

do que os autossômicos dominantes (NIH, 2019b). Ambos os pais da pessoa afetada devem ser portadores heterozigotos do gene (são clinicamente normais, mas carregam o gene), tendo seus descendentes a probabilidade de 25% de serem homozigotos (50% de probabilidade de receber o gene mutante de cada um dos pais; portanto, 25% de herdar dois genes mutantes). Se a criança for clinicamente normal, há 50% de possibilidade de que seja portadora (Figura 10.14). Os indivíduos afetados geralmente estão em apenas uma geração da família. Mulheres e homens são igualmente afetados, e um homem pode transmitir a doença para o filho. A probabilidade de que ambos os pais sejam portadores do gene mutante aumenta se o casal for consanguíneo (tiver um ancestral comum). Os tipos comuns de distúrbios genéticos que seguem o padrão de herança autossômica recessiva incluem a fibrose cística (distúrbio genético que envolve disfunção generalizada das glândulas exócrinas), a PKU (distúrbio que envolve a deficiência de uma enzima hepática que leva à incapacidade de processar o aminoácido essencial fenilalanina), a doença de Tay-Sachs (distúrbio devido à atividade insuficiente da enzima hexosaminidase A, necessária para a degradação de certas substâncias gordurosas nas células encefálicas e nervosas) e a doença falciforme (distúrbio genético em que as hemácias carregam um tipo ineficaz de hemoglobina, em vez da hemoglobina normal do adulto).

DISTÚRBIOS DE HERANÇA LIGADA AO X

Os *distúrbios de herança ligada ao X* são aqueles associados a genes alterados presentes no cromossomo X. Eles diferem das doenças autossômicas. Se um homem herda um gene alterado ligado ao X, ele expressará a condição. Como um homem tem apenas um cromossomo X, todos os genes em seu cromossomo X serão expressos

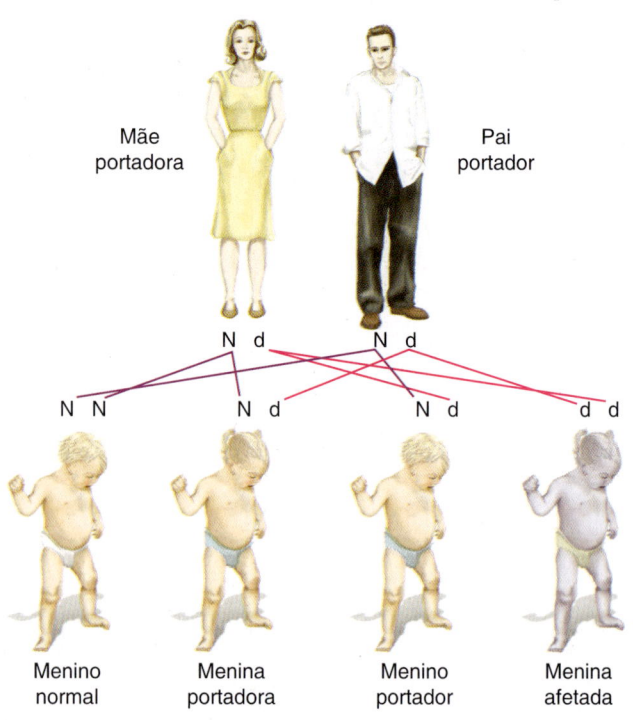

FIGURA 10.14 Herança autossômica recessiva.

(o cromossomo Y não carrega alelos normais para compensar o gene alterado). Como as mulheres herdam dois cromossomos X, elas podem ser heterozigotas ou homozigotas para qualquer alelo; portanto, os distúrbios ligados ao X em mulheres são expressos de forma semelhante aos distúrbios autossômicos.

 Conceito fundamental

Crianças do sexo masculino no padrão de herança da distrofia muscular de Duchenne

O gene da distrofia muscular de Duchenne está ligado ao X, o que significa que uma criança do sexo masculino que herde esse gene será afetada, não uma portadora. Uma criança do sexo feminino não será afetada pela doença.

A maioria das doenças ligadas ao X demonstra um padrão recessivo de herança. Os homens são mais afetados do que as mulheres. Um homem tem apenas um cromossomo X e todos os genes em seu cromossomo X serão expressos, enquanto uma mulher geralmente precisará de ambos os cromossomos X para transmitir a doença. Não há transmissão de homem para homem (uma vez que nenhum cromossomo X do homem é transmitido para a prole masculina), mas qualquer homem afetado terá filhas portadoras. Se a mulher for portadora, há 50% de chance de que seus filhos sejam afetados e 50% de que suas filhas sejam portadoras (Figura 10.15). Os tipos comuns de doenças genéticas que seguem os padrões de herança recessiva ligada ao X incluem a hemofilia (distúrbio genético que envolve a deficiência de um dos fatores de coagulação no sangue), o daltonismo e a distrofia muscular de Duchenne (distúrbio que envolve fraqueza muscular progressiva e emaciação).

A herança dominante ligada ao X está presente se as portadoras heterozigotas manifestarem sinais e sintomas da doença. Todas as filhas e nenhum dos filhos de um homem afetado têm a doença, enquanto os descendentes dos sexos masculino e feminino de uma mulher afetada têm 50% de chance de herdar e manifestar a doença (Figura 10.16). Os distúrbios dominantes ligados ao X são raros. O mais comum é o raquitismo hipofosfatêmico resistente à vitamina D (distúrbio que envolve o amolecimento ou o enfraquecimento dos ossos). A síndrome do X frágil é outra condição dominante ligada ao X que provoca uma série de problemas de desenvolvimento, tais como dificuldades de aprendizado e comprometimento cognitivo. Uma característica das condições dominantes ligadas ao X é que os pais não transmitem os traços ligados ao X para os filhos (não há transmissão de homem para homem).

Distúrbios de herança multifatorial

Acredita-se que os *distúrbios de herança multifatorial* sejam causados por múltiplos fatores genéticos (poligênicos) e ambientais. Muitas malformações congênitas comuns, tais como lábio leporino, fenda palatina, espinha bífida, estenose pilórica, pé torto, displasia do desenvolvimento do quadril e defeitos cardíacos, são atribuídas à herança multifatorial. Uma combinação de genes de ambos os progenitores e fatores ambientais desconhecidos produz a característica ou condição. Um indivíduo pode herdar uma predisposição a determinada anomalia ou doença. As anomalias ou doenças variam em gravidade, costumando haver um viés sexual. Por exemplo, a estenose pilórica é vista com mais frequência em homens, ao passo que a displasia do desenvolvimento do quadril é muito mais

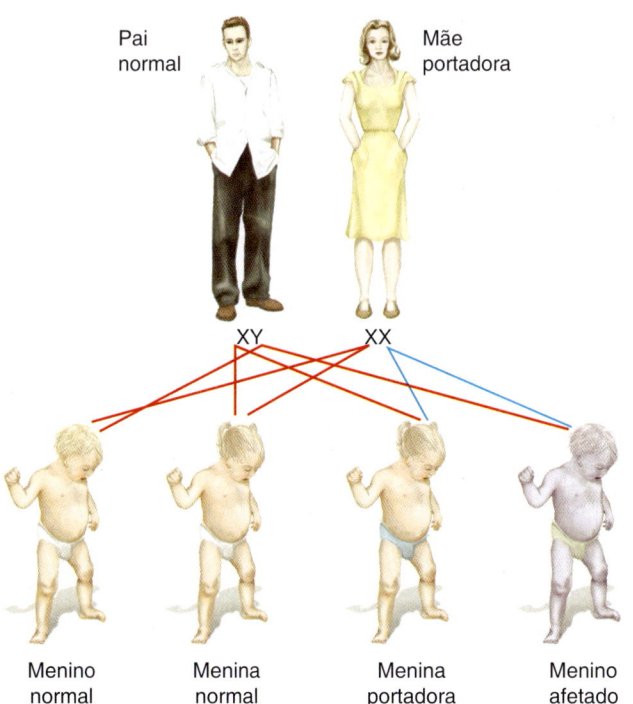

FIGURA 10.15 Herança recessiva ligada ao X.

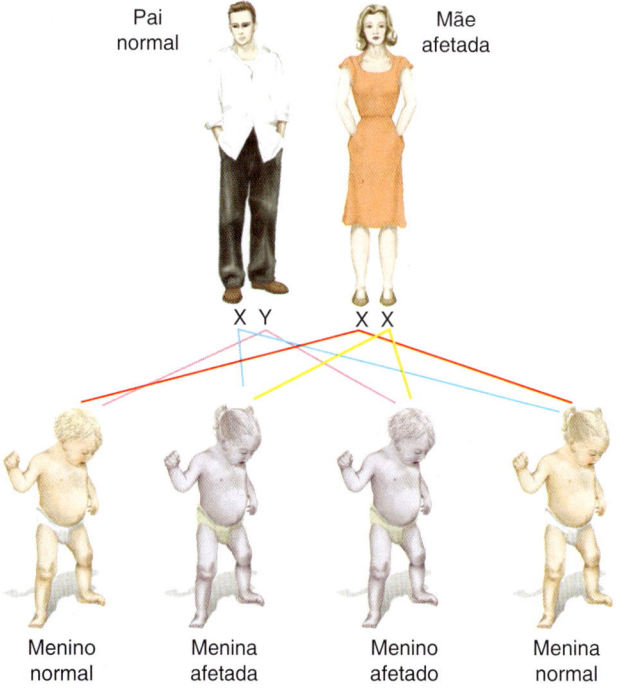

FIGURA 10.16 Herança dominante ligada ao X.

provável de ocorrer em mulheres. As condições multifatoriais tendem a ocorrer nas famílias, mas o padrão de herança não é tão previsível quanto o dos distúrbios de um único gene. A probabilidade de recorrência também é inferior à dos distúrbios de um único gene, mas o grau de risco está relacionado com o número de genes em comum com o indivíduo afetado. Quanto mais próximo o grau de parentesco, mais genes um indivíduo tem em comum com o membro da família afetado, o que resulta em maior chance de que a descendência desse indivíduo tenha um defeito semelhante. Na herança multifatorial, a probabilidade de que os gêmeos idênticos sejam afetados não é de 100%, o que indica que há fatores não genéticos envolvidos.

Padrões de herança não tradicionais

Os estudos moleculares revelaram que algumas doenças genéticas são herdadas de formas que não seguem os padrões típicos das heranças dominante, recessiva, ligada ao X ou multifatorial. Os exemplos de padrões de herança não tradicionais incluem a herança mitocondrial e o *imprinting* genômico. À medida que a ciência da genética molecular avança e se aprende mais sobre os padrões de herança, outros padrões não tradicionais de herança podem ser descobertos ou considerados relativamente comuns.

Anormalidades cromossômicas

Em alguns casos de doenças genéticas, a anormalidade ocorre devido a problemas com os cromossomos. As anormalidades cromossômicas surgem quando há alteração do complemento normal de 46 cromossomos que produz o cariótipo. Geralmente, isso acontece durante a divisão celular, seja por aumento, seja por diminuição no número de cromossomos.

Mais de 120 mil recém-nascidos apresentam uma anomalia cromossômica nos EUA anualmente (March of Dimes, 2020a), a qual costuma provocar defeitos importantes porque envolve acréscimo ou falta de genes. As anomalias congênitas e o déficit intelectual estão frequentemente associados a anormalidades cromossômicas. Essas irregularidades ocorrem nos cromossomos autossômicos e também nos cromossomos sexuais, e podem resultar de alterações no número de cromossomos ou de mudanças em sua estrutura.

Anormalidades numéricas

As anormalidades cromossômicas numéricas muitas vezes resultam da não disjunção ou da falha do par de cromossomos em se separar durante a divisão celular, a meiose ou a mitose. Poucas anormalidades cromossômicas numéricas são compatíveis com o desenvolvimento a termo e a maioria resulta em aborto espontâneo. Um tipo de anormalidade cromossômica numérica é a **poliploidia**, que provoca aumento no número de conjuntos de cromossomos haploides (23) de uma célula. A triploidia refere-se a três conjuntos completos de cromossomos em uma única célula (em humanos, um total de 69 cromossomos por célula); a tetraploidia refere-se a quatro conjuntos inteiros de cromossomos em uma única célula (em seres humanos, um total de 92 cromossomos por célula). A poliploidia geralmente resulta em aborto espontâneo no início da gestação, sendo incompatível com a vida.

Algumas alterações numéricas permitem o desenvolvimento até o termo porque o cromossomo no qual a anormalidade está presente contém relativamente poucos genes (como os cromossomos 13, 18, 21 ou X). Duas anormalidades comuns do número de cromossomos são as monossomias e as trissomias. Nas **monossomias**, há apenas uma cópia de um cromossomo específico, em vez do par usual (um cromossomo inteiro específico está ausente). Nesses casos, todos os fetos abortam espontaneamente no início da gestação. A sobrevivência é observada apenas nas formas mosaicas desses distúrbios. Nas **trissomias**, há três cromossomos específicos, em vez dos dois habituais (um cromossomo específico inteiro é adicionado). As trissomias podem estar presentes em todas as células ou se manifestar sob a forma de mosaicismo. As trissomias mais comuns são a trissomia do 21 (síndrome de Down), a do 18 e a do 13.

TRISSOMIA DO 21

A síndrome de Down é um exemplo de trissomia, cuja causa é um dos três tipos de divisão celular anormal envolvendo o cromossomo 21. As três anormalidades resultam em material genético extra do cromossomo 21, que é responsável pelas características e pelos problemas de desenvolvimento da síndrome de Down. As três variações genéticas que podem causar a síndrome de Down incluem a trissomia do cromossomo 21, na qual a criança tem três cópias desse 21 em vez das duas habituais em todas as células; o mosaico, em que a criança tem algumas células com uma cópia extra do cromossomo 21; e a translocação, na qual parte do cromossomo 21 torna-se anexa (transloca) a outro cromossomo antes ou no momento da concepção. Mais de 90% dos casos de síndrome de Down são causados pela trissomia do cromossomo 21 (Figura 10.17) (March of Dimes, 2020b).

A síndrome de Down é a condição cromossômica mais comum nos EUA, afetando 1 em cada 700 recém-nascidos vivos. Cerca de 6 mil neonatos com síndrome de Down nascem a cada ano nos EUA.[3] O risco dessa e de outras trissomias aumenta com a idade materna. O risco de ter um recém-nascido com síndrome de Down é de cerca de 1 em 1.340 para mulher de 25 anos; 1 em 940 aos 30 anos; 1 em 353 aos 35 anos; 1 em 85 aos 40 anos; e 1 em 35 aos 45 anos (March of Dimes, 2020b).

---

[3]N.R.T.: No Brasil, segundo o IBGE, cerca de 300 mil crianças nascem a cada ano com a síndrome de Down.

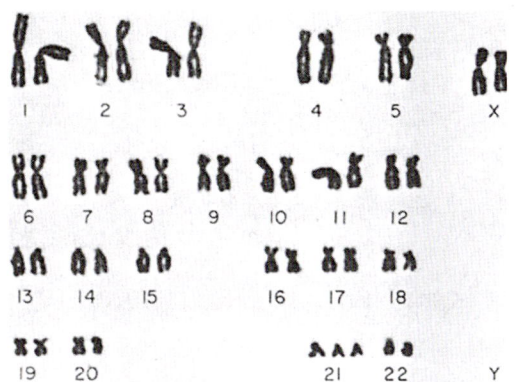

FIGURA 10.17 Cariótipo de uma criança com síndrome de Down.

As crianças com síndrome de Down têm características que geralmente são identificadas no momento do nascimento (Figura 10.18). Essas características comuns incluem:

- Orelhas pequenas e de implantação baixa cujo pavilhão auditivo pode apresentar uma discreta dobra
- Hiperflexibilidade

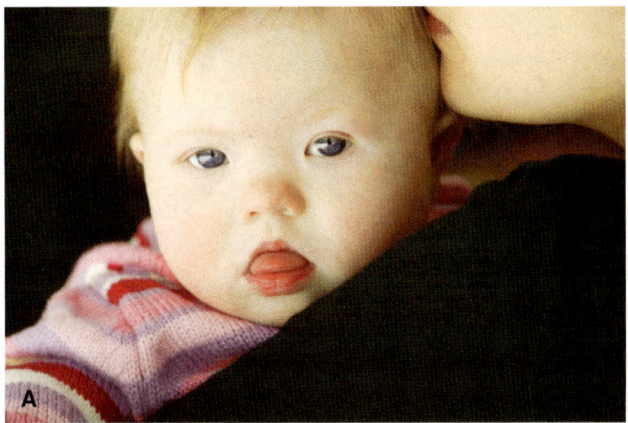

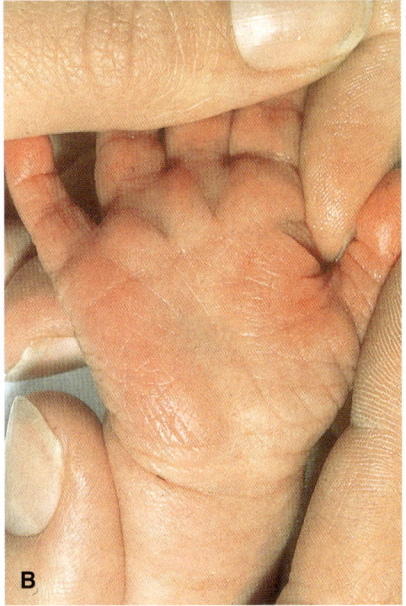

FIGURA 10.18 A. Características faciais típicas de uma criança com síndrome de Down. **B.** Linha simiesca, uma prega horizontal na palma da mão de crianças com síndrome de Down.

- Hipotonia muscular
- Mãos e pés pequenos
- Pescoço curto
- Olhos em forma de amêndoa com inclinação para cima
- Presilha interna (alça ulnar) no segundo dígito
- Prega palmar profunda (denominada *prega simiesca*)
- Perfil facial plano
- Baixa estatura na infância e na idade adulta
- Pequenas manchas brancas em forma de meia-lua nas íris
- Boca pequena com protrusão da língua
- Dedos das mãos largos e curtos (National Down Syndrome Society [NDSS], 2020).

As perspectivas para as crianças com síndrome de Down são muito mais promissoras do que eram anos atrás. Os indivíduos com a síndrome estão cada vez mais integrados à sociedade. A maioria das crianças com essa condição tem déficit intelectual que varia de leve a moderado. Com intervenção precoce e educação especial, muitas aprendem a ler e escrever, como também participam de diversas atividades da infância (NADS, 2020). A expectativa de vida dos indivíduos com síndrome de Down aumentou significativamente nos últimos anos, com duração média de 60 anos, o que se aproxima das pessoas sem a síndrome (NDSS, 2020).

TRISSOMIAS DO 18 E DO 13

Duas outras trissomias comuns, a do 18 e a do 13, são, respectivamente, a segunda e a terceira trissomias autossômicas mais comumente diagnosticadas em recém-nascidos vivos. Essas condições estão associadas a um elevado índice de mortalidade infantil, com ocorrência da maioria das mortes antes do primeiro ano de vida (Trisomy 18 Foundation, 2019).

A trissomia do 18, ou síndrome de Edward, ocorre em uma em cada 2.500 gestações nos EUA, aproximadamente um em 6 mil recém-nascidos vivos (Trisomy 18 Foundation, 2019). No pré-natal, vários achados são visíveis na ultrassonografia: RCIU, polidrâmnio ou oligoidrâmnio, malformações cardíacas, artéria umbilical única e diminuição da movimentação fetal. Além disso, a trissomia do 18 esteve associada à diminuição nos níveis séricos de alfafetoproteína materna (MSAFP) e hCG. A maioria dos recém-nascidos afetados é do sexo feminino, com uma proporção de 4:1 para o sexo masculino. Os recém-nascidos afetados têm 47 cromossomos (três cromossomos 18) e são caracterizados por grave déficit intelectual, deficiência de crescimento do crânio (microcefalia), baixa implantação das orelhas, malformações faciais, tamanho pequeno para a idade gestacional, convulsões, cabeça em formato de morango, atrasos graves de desenvolvimento, pálpebras caídas, membranas interdigitais, defeitos cardíacos e renais congênitos, pés em mata-borrão e hipotonia grave (National Organization for Rare Disorders [NORD], 2019a). As crianças com trissomia do cromossomo 18 apresentam múltiplas anomalias graves e expectativa de vida muito reduzida, indo pouco além de alguns meses.

A trissomia do 13, ou síndrome de Patau, afeta 1 em cada 10 mil nascidos vivos (Support Organization for Trisomies [SOFT], 2019), com a presença de 47 cromossomos (3 cromossomos 13). A idade materna também é considerada um fator de risco para esse distúrbio genético. As anomalias mais comumente associadas à trissomia do 13 são microcefalia, defeitos cardíacos, microftalmia, malformações renais, anomalias do sistema nervoso central, pés em mata-borrão, defeitos do tubo neural, onfalocele, lábio leporino e fenda palatina, criptorquidia, polidactilia (Figura 10.19), déficit intelectual grave, hipotonia grave e convulsões. A expectativa de vida é de apenas alguns dias para a maioria dos recém-nascidos com trissomia do cromossomo 13 (NORD, 2019b). Os cuidados a essas crianças são os de suporte.

Anomalias de estrutura

As anomalias cromossômicas de estrutura geralmente ocorrem quando uma parte de um ou mais cromossomos é quebrada ou perdida e, durante o processo de reparação, as extremidades quebradas são religadas de maneira incorreta. As anormalidades estruturais geralmente levam a muito ou pouco material genético. A estrutura cromossômica alterada pode assumir várias formas. As deleções ocorrem quando uma parte do cromossomo está faltando, o que resulta na perda desse material cromossômico. As duplicações ocorrem quando uma porção do cromossomo é duplicada e um segmento cromossômico extra está presente. Os achados clínicos variam dependendo da quantidade de material cromossômico envolvida. As inversões ocorrem quando uma porção do cromossomo se quebra em dois pontos e é virada de cabeça para baixo e recolocada, invertendo o material genético, portanto.

A anormalidade estrutural mais clinicamente significativa é a translocação, que ocorre quando parte de um cromossomo é transferida para outro cromossomo e há um rearranjo anormal.

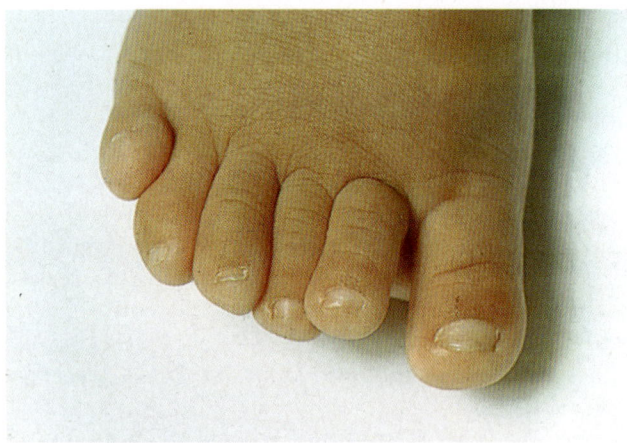

FIGURA 10.19 Uma criança com trissomia do cromossomo 13 tem dígitos supranumerários (polidactilia).

As anormalidades de estrutura podem ser balanceadas ou desbalanceadas. As anormalidades balanceadas envolvem o rearranjo do material genético sem ganho ou perda global. Os indivíduos que herdam uma anormalidade estrutural balanceada são geralmente fenotipicamente normais, mas apresentam um risco maior de abortos espontâneos e filhos cromossomicamente anormais. Os exemplos de rearranjos estruturais que podem ser balanceados incluem inversões, translocações e cromossomos em anel. As anormalidades estruturais desbalanceadas são semelhantes às anormalidades numéricas porque há ganho ou perda de material genético. Esse tipo de anormalidade estrutural pode abranger vários genes e resultar em graves consequências clínicas.

SÍNDROME DO MIADO DE GATO

A síndrome do miado de gato (*cri du chat*) é uma doença genética rara em que uma porção variável do braço curto do cromossomo 5 está ausente ou foi excluída. Recebeu esse nome devido ao choro característico dos recém-nascidos, que lembra o miado de um gato devido a um defeito laríngeo. A incidência da doença é estimada em aproximadamente 1 em 50 mil nascidos vivos (NORD, 2019c). Além do som agudo emitido no primeiro ano de vida semelhante ao de um gato, também são encontrados déficits intelectual e psicomotor, microcefalia, escoliose, atraso na fala, baixo peso ao nascer e crescimento lento, epiglote pequena e flácida, hipotonia, defeitos cardíacos, deficiência de crescimento, afastamento excessivo dos olhos, mandíbula pequena, implantação baixa das orelhas e várias malformações de órgãos. Dependendo das dimensões e da localização exatas do material genético deletado, as manifestações clínicas variam muito de um caso para outro.

Não há um tratamento específico para essa síndrome. Graças às intervenções modernas, a criança consegue sobreviver até a idade adulta: 75% das mortes ocorrem durante os primeiros meses de vida e quase 90%, no primeiro ano; 6 a 8% da população geral afetada pela síndrome vai a óbito, comumente, por pneumonia por aspiração, defeitos cardíacos congênitos e dificuldade respiratória (Ajitkumar et al., 2019). Os pais devem ser encaminhados para aconselhamento genético.

SÍNDROME DO X FRÁGIL

A síndrome do X frágil, também conhecida como síndrome de Martin-Bell, é uma anormalidade estrutural que envolve o cromossomo X, o qual apresenta problemas de continuidade e hiatos. Trata-se de uma forma comum de déficit intelectual e transtorno do espectro autista. A síndrome é geralmente diagnosticada aos 3 anos por estudos moleculares de DNA. Estimativas conservadoras relatam que a síndrome do X frágil afeta aproximadamente 1 em 3.600 homens e 1 em cada 6 mil mulheres (National Fragile X Foundation, 2020). Tipicamente, a mulher torna-se a portadora e será levemente afetada. O homem que recebe o cromossomo X que tem um local frágil apresenta todos os efeitos da síndrome. A síndrome do X frágil é caracterizada por déficit intelectual, hiperatividade, macrocefalia, face alongada, déficit de atenção, movimento involuntário das mãos, estrabismo, hipotonia, atraso na fala, comportamento inflexível, comportamento semelhante ao do autista, dificuldade em manter contato visual, defensividade tátil, dedos hiperflexíveis e ecolalia (repetição contínua de palavras ou frases). É a modalidade mais comum de incapacidade intelectual masculina (NORD, 2019d).

Apesar da morbidade associada à deficiência intelectual, do atraso no desenvolvimento motor e dos problemas cognitivos/comportamentais/neuropsicológicos, a expectativa de vida de um indivíduo com a síndrome do X frágil não é afetada. Atualmente, essa síndrome não está incluída nos painéis de rastreamento neonatal nos EUA, pois não atende aos padrões de recomendação. Não há cura para essa síndrome. Geralmente são necessários serviços de fonoaudiologia, terapia ocupacional e fisioterapia, bem como educação especial e aconselhamento.

Anormalidades nos cromossomos sexuais

As anormalidades cromossômicas também podem envolver os cromossomos sexuais. Esses casos são geralmente menos graves em seus efeitos clínicos do que as anomalias cromossômicas autossômicas. As anormalidades cromossômicas sexuais são específicas ao gênero e envolvem um cromossomo sexual ausente ou extra. Afetam o desenvolvimento sexual e podem causar infertilidade, anormalidades de crescimento e, possivelmente, problemas comportamentais e de aprendizagem. Muitos indivíduos afetados levam uma vida essencialmente normal. Os exemplos são a síndrome de Turner (em mulheres) e a síndrome de Klinefelter (em homens).

SÍNDROME DE TURNER

A síndrome de Turner é uma anormalidade comum do cromossomo sexual em que não existe uma parte ou todo o cromossomo X. Afeta cerca de 1 em 2.500 crianças nascidas vivas em todo o mundo (Turner Syndrome Society, 2019). É altamente variável e pode diferir significativamente de uma pessoa para outra. A maioria dos casos de síndrome de Turner não é hereditária. As manifestações clínicas incluem linha de implantação posterior do cabelo baixa e pescoço alado, baixa estatura, anormalidades esqueléticas e renais, osteoporose, defeitos cardíacos, tórax em forma de escudo com mamilos muito espaçados, linfedema, catarata, escoliose, edema podálico, características sexuais secundárias subdesenvolvidas e infertilidade (NORD, 2019e). Apenas cerca de um terço dos casos é diagnosticado no período neonatal; os dois terços restantes o são no início da adolescência, quando ocorre amenorreia primária. Não existe cura para essa síndrome. Normalmente administra-se o hormônio do crescimento; a terapia de reposição hormonal também pode ser utilizada para induzir a puberdade e estimular o crescimento. A maioria das mulheres com síndrome de Turner tem inteligência normal e costuma ter uma vida essencialmente normal (NIH, 2019c).

SÍNDROME DE KLINEFELTER

A síndrome de Klinefelter é uma anormalidade cromossômica sexual que ocorre apenas em homens. Cerca de 1 em cada 500 a 1.000 homens nasce com essa síndrome (Defendi, 2019). Nela, há um cromossomo X extra (XXY). O material genético extra causa desenvolvimento anormal dos testículos, resultando então na diminuição da produção de espermatozoides e hormônios sexuais masculinos. As manifestações clínicas podem incluir:

- Déficit intelectual leve
- Testículos pequenos que não produzem concentrações adequadas de testosterona
- Infertilidade
- Dificuldades de aprendizagem
- Atraso no desenvolvimento da fala e da linguagem
- Braços e pernas longos
- Hipertrofia do tecido mamário (ginecomastia)
- Escassez de pelos faciais e corporais
- Diminuição do desejo sexual (libido) (NORD, 2019f).

Nenhum tratamento é capaz corrigir essa anormalidade genética, mas a terapia de reposição de testosterona pode melhorar os sintomas decorrentes da deficiência hormonal. Pode-se fazer uma cirurgia para reduzir a ginecomastia. A maioria dos homens com síndrome de Klinefelter (XXY) é diagnosticada no fim da puberdade. A infertilidade é comum e a expectativa de vida é normal (NIH, 2019d).

Avaliação e aconselhamento genéticos

Aconselhamento genético é o processo pelo qual pacientes ou familiares em risco de uma doença hereditária são informados sobre as consequências e a natureza da doença, a probabilidade de desenvolvê-la ou transmiti-la e as opções de manejo e planejamento familiar para evitá-la, impedi-la ou amenizá-la.

Há muito tempo os enfermeiros estão na vanguarda do aconselhamento genético de seus pacientes. Os conhecimentos obtidos a partir do PGH estão transformando o modelo de cuidados de saúde com implicações para a enfermagem em aconselhamento, prática e pesquisa em genética (Beery et al., 2018). A pessoa deve ser encaminhada para aconselhamento genético por uma série de razões. O Boxe 10.2 lista aquelas que podem se beneficiar do aconselhamento genético. Em muitos casos, os geneticistas e os conselheiros genéticos fornecem informações às famílias sobre doenças genéticas; no entanto, um médico de família, um pediatra ou um enfermeiro experientes que receberam treinamento especial em genética também podem fazê-lo.

A consulta genética envolve a avaliação de um indivíduo ou de uma família. Seus objetivos são confirmar, diagnosticar ou descartar doenças genéticas; identificar

BOXE **10.2** Pacientes que podem se beneficiar do aconselhamento genético.

- Gestantes ou mulheres que planejam engravidar após os 35 anos
- Idade paterna de 50 anos ou mais
- Filho anterior, pais ou parentes próximos com uma doença hereditária, anomalias congênitas, distúrbios metabólicos, distúrbios do desenvolvimento ou anomalias cromossômicas
- Consanguinidade ou incesto
- Anormalidade encontrada no rastreamento da gestante, incluindo alfa-fetoproteína, rastreamento triplo, amniocentese ou ultrassonografia
- Natimorto com anomalias congênitas
- Dois ou mais abortos
- Exposição a drogas ilícitas, medicamentos, radiação, substâncias químicas ou infecções
- Preocupações com defeitos genéticos que ocorrem com frequência em seu grupo étnico ou racial (p. ex., os afrodescendentes estão em maior risco de ter uma criança com anemia falciforme)
- Rastreamento neonatal anormal
- Casais com antecedentes familiares de doenças ligadas ao X
- Portadores de doenças autossômicas recessivas ou dominantes
- Criança nascida com uma ou mais malformações graves em um sistema orgânico vital
- Criança com anomalidades de crescimento
- Criança com atraso de desenvolvimento, déficit intelectual, cegueira ou surdez.

March of Dimes. (2020c). *Genetic counseling.* Disponível em: https://www.marchofdimes.org/pregnancy/genetic counseling.aspx. Acesso em: 16 jun. 2020; Centers for Disease Control and Prevention (CDC). (2019b). *What is genetic counseling?* Disponível em: https://www.cdc.gov/genomics/gtesting/genetic_counseling.htm. Acesso em: 16 jun. 2020; e Beery, T. A., Workman, M. L., & Eggert, J. A. (2018). *Genetics and genomics in nursing and health care* (2nd ed.). F.A. Davis Company.

questões de conduta clínica; calcular e comunicar os riscos genéticos a uma família; discutir questões éticas e legais; e fornecer e providenciar apoio psicossocial. Os conselheiros genéticos atuam como educadores e fontes de consulta para outros profissionais da saúde e para o público em geral.

O momento ideal para o aconselhamento genético é antes da concepção. O aconselhamento preconceptivo dá aos casais a oportunidade de identificar e reduzir os potenciais riscos da gravidez, lidar com os riscos conhecidos e estabelecer cuidados pré-natais precoces. Infelizmente, muitas mulheres demoram a procurar atendimento pré-natal até o segundo ou terceiro trimestre após o período crucial da organogênese. É importante que o aconselhamento preconceptivo seja oferecido a todas as mulheres que buscam atendimento à saúde ao longo de seus anos férteis, principalmente se estiverem pensando em ter filhos. Isso exige que os profissionais da saúde assumam um papel proativo.

CONSIDERAÇÕES

Enquanto eu esperava o conselheiro genético entrar na sala, minha mente encheu-se de inúmeros medos e dúvidas. O que realmente significa uma amniocentese inconclusiva? E se eu estiver grávida de um filho com problemas? Como eu lidaria com uma criança especial em minha vida? Se ao menos eu tivesse ido ao posto de saúde mais cedo, quando achei que estava grávida mas ainda estava em negação. Por que não parei de beber e fumar quando descobri que estava grávida? Se ao menos eu tivesse começado a tomar os comprimidos de ácido fólico quando foram prescritos. Por que não pesquisei o histórico da minha família para saber de todas as doenças genéticas ocultas? E quanto à minha irmã, que tem um filho com síndrome de Down? O que eu estava pensando? Acho que poderia jogar o jogo do "e se" para sempre e nunca encontrar respostas. É muito tarde para fazer alguma coisa em relação a isso? Tenho 37 anos e estou sozinha. Comecei a orar em silêncio quando o conselheiro abriu a porta.

Reflexões: essa mulher está revendo suas últimas semanas procurando por respostas para seus maiores medos. Exames inconclusivos podem induzir um tormento emocional em muitas mulheres enquanto elas aguardam a confirmação dos resultados. Esses pensamentos e medos são comuns a muitas mulheres que enfrentam possíveis distúrbios genéticos? Que intervenções de apoio o enfermeiro pode oferecer?

O rastreamento e o aconselhamento genéticos podem levantar sérias questões éticas e morais para um casal. Os resultados dos testes genéticos pré-natais podem levar à decisão de interromper a gestação, mesmo que os resultados não sejam conclusivos, mas indiquem uma forte possibilidade de que a criança tenha uma anomalia. A gravidade da anomalia pode não ser conhecida e algumas pessoas podem considerar antiética a decisão de abortar. Outra situação difícil que representa um exemplo das questões éticas e morais que cercam o rastreamento e o aconselhamento genéticos envolve os distúrbios que afetam apenas um gênero da prole. A mãe pode descobrir que é portadora de um gene para um distúrbio para o qual não há teste de rastreamento pré-natal. Nesses casos, o casal pode optar pela interrupção da gestação quando o feto é do sexo afetado, embora haja 50% de chance de a criança não herdar a doença. Nessas situações, a escolha é do casal, e as informações e o apoio devem ser fornecidos de modo não tendencioso e imparcial.

O aconselhamento genético é particularmente importante se uma anomalia congênita ou doença genética tiver sido diagnosticada no período pré-natal ou se uma criança nascer com uma anomalia congênita ou doença genética potencialmente fatal. Nesses casos, as famílias precisam urgentemente de informações para que possam tomar decisões imediatas. Se o diagnóstico com implicações genéticas for feito posteriormente na vida, se um casal com histórico familiar de um distúrbio genético ou um filho anterior com doença genética estiver planejando uma família, ou se houver suspeita de exposição a teratógenos, a urgência da informação não é tão grande. Nessas situações, a família precisa de tempo para refletir sobre todas as suas opções, e isso pode envolver várias reuniões durante um longo período.

O aconselhamento genético envolve a coleta de informações sobre o histórico de nascimentos, sobre o histórico patológico e o estado de saúde atual, bem como sobre os antecedentes familiares de anomalias congênitas, déficit intelectual, doenças genéticas, reprodutivos, saúde geral e causas de morte. Um histórico familiar detalhado é imprescindível e, na maioria dos casos, inclui a elaboração de um heredograma, que é semelhante a uma árvore genealógica (Figura 10.20). O ideal é que as informações sejam coletadas de três gerações; mas, se o histórico da família for complicado, podem ser necessárias informações de parentes mais distantes. As famílias que recebem aconselhamento genético podem se beneficiar de saber com antecedência que essas informações serão necessárias; elas podem precisar discutir essas questões confidenciais e particulares com seus familiares para obter os dados necessários. Quando necessário, os familiares podem solicitar os prontuários médicos, especialmente daqueles que têm um distúrbio genético, para ajudar a garantir a precisão das informações. Às vezes, um heredograma pode revelar informações confidenciais não conhecidas por todos os membros da família, como uma adoção, uma criança concebida por fertilização *in vitro* ou um parceiro que não seja o pai biológico de uma criança. Manter a confidencialidade, portanto, é extremamente importante. Após análise cuidadosa dos dados obtidos, o encaminhamento a um conselheiro genético, quando indicado, é apropriado.

Os conhecimentos em genética médica aumentaram significativamente nas últimas décadas. Não só é possível detectar doenças específicas com mutações genéticas, como também pode-se testar uma predisposição genética para várias doenças ou condições e determinadas características físicas. Isso leva a questões éticas, morais e sociais complexas. Manter a privacidade e a confidencialidade da

paciente e prestar cuidados de maneira não discriminatória são essenciais ao mesmo tempo que se mantém a sensibilidade às diferenças culturais. É fundamental respeitar a autonomia da paciente e apresentar as informações de modo não tendencioso e imparcial.

PAPÉIS E RESPONSABILIDADES DA ENFERMAGEM

Os profissionais de enfermagem estão na vanguarda do atendimento aos pacientes e participarão plenamente das atividades baseadas na genética e na genômica; portanto, terão um papel essencial na defesa, na orientação, no aconselhamento e no apoio aos pacientes e seus familiares que estão tomando decisões sobre a assistência à saúde baseadas em dados gênicos (Association of Genetic Nurses and Counselors [AGNC], 2019). O enfermeiro interage com os pacientes de várias maneiras relacionadas com a genética: levantando o histórico familiar, agendando exames genéticos, explicando os objetivos de todos os testes de triagem e diagnósticos, respondendo a perguntas, fornecendo informações e apoio psicossocial para indivíduos e famílias e abordando as preocupações levantadas pelos familiares. Os enfermeiros são frequentemente os primeiros profissionais da saúde a atender mulheres com problemas preconceptivos e pré-natais. O aconselhamento genético é mais do que fornecer informações à mulher. É uma forma de comunicação que facilita as decisões tomadas exclusivamente pela paciente. Os enfermeiros desempenham uma função importante no início do processo de aconselhamento preconceptivo e no encaminhamento das mulheres e seus parceiros para novos exames genéticos quando indicado.

Os profissionais de enfermagem que trabalham com famílias envolvidas com aconselhamento genético geralmente têm responsabilidades, que incluem:

- Usar habilidades de entrevista e de escuta ativa para identificar problemas genéticos
- Conhecer a terminologia genética básica e os padrões de herança
- Explicar os conceitos básicos de probabilidade e suscetibilidade ao distúrbio
- Proteger a privacidade e a confidencialidade da informação genética do paciente
- Fornecer o formulário de consentimento informado para facilitar as decisões relacionadas aos testes genéticos
- Discutir os custos dos serviços de genética e os benefícios e riscos do uso do plano de saúde para pagar por serviços de genética, incluindo os potenciais riscos de discriminação
- Reconhecer e definir as questões éticas, legais e sociais
- Fornecer informações precisas sobre os riscos e benefícios dos testes genéticos
- Utilizar métodos culturalmente apropriados para transmitir a informação sobre genética

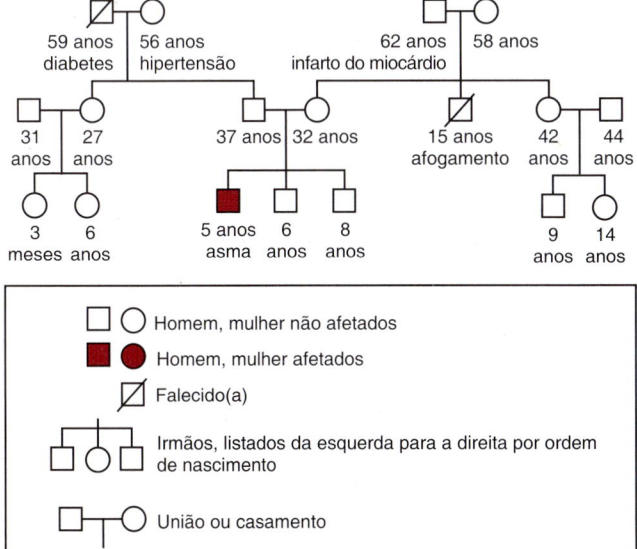

FIGURA 10.20 O heredograma é um diagrama elaborado com símbolos que demonstram as ligações entre os membros da família e se concentra nas informações clínicas e de saúde de cada parente.

- Monitorar as reações emocionais dos pacientes após o recebimento da análise genética
- Fornecer informações sobre grupos de apoio locais apropriados
- Conhecer suas próprias limitações e fazer encaminhamentos adequados (ISONG, 2019).

Um histórico familiar preciso e completo é parte essencial do aconselhamento preconceptivo. Enfermeiros de qualquer especialidade podem coletar a anamnese de um paciente durante o atendimento inicial. O objetivo é reunir informações sobre ele e a família que possam fornecer pistas a respeito de um traço genético ou uma doença ou predisposição hereditária (International Society of Nurses in Genetics [ISONG], 2019). Em um nível básico, todos os enfermeiros devem ser capazes de coletar um histórico médico da família para ajudar a identificar as pessoas em risco de doenças genéticas e, em seguida, solicitar o encaminhamento quando apropriado. O Boxe 10.3 apresenta exemplos de questões de avaliação focadas que podem ser utilizadas. Com base nas informações coletadas durante a anamnese, o enfermeiro deve decidir se é necessário um encaminhamento para um especialista em genética ou se precisa de uma avaliação adicional. As famílias com problemas genéticos identificados necessitam de cuidados clínicos exclusivos, que incluem: tratamento de doenças agudas; rastreamento de complicações a longo prazo; discussões sobre a etiologia da doença; conexões com redes de suporte social; e esclarecimento sobre os riscos de recorrência, sobre os testes pré-natais e sobre as opções de tratamento. Podem ser solicitados testes pré-natais para avaliar os riscos e os defeitos genéticos, assim como para identificar doenças genéticas. Esses testes são descritos no boxe Exames laboratoriais e complementares comuns 10.1.

Lembra-se de Robert e Kate Shafer? Com base nas informações coletadas no histórico genético, eles foram encaminhados a um especialista em genética. Quais testes pré-natais podem ser solicitados para avaliar o risco de doenças genéticas? Qual seria a função do enfermeiro em relação ao aconselhamento genético?

Conversar com os membros da família que tenham sido recentemente diagnosticados com doenças genéticas ou que tenham um filho com anomalias congênitas pode ser difícil. Muitas vezes, o enfermeiro é o primeiro da equipe de saúde a ter contato com esses pais e será quem prestará os cuidados de acompanhamento. Os distúrbios genéticos são condições significativas, transformadoras e possivelmente fatais. A informação genética é muito técnica e o campo está passando por grandes avanços tecnológicos. Os enfermeiros precisam saber quem se beneficiará com o aconselhamento genético e devem ser capazes de discutir a função do conselheiro genético com as famílias. O objetivo é garantir que as famílias em risco estejam cientes de que o aconselhamento genético está disponível antes de tentarem ter outro filho.

Com base nos resultados de seus testes genéticos, Robert e Kate correm um risco moderado de ter um recém-nascido com uma doença genética autossômica recessiva. O casal pergunta ao enfermeiro o que tudo isso significa. Que informações o enfermeiro deve fornecer sobre os conceitos de probabilidade e suscetibilidade a doenças para esse casal? Como o enfermeiro pode ajudar esse casal a tomar decisões conscientes sobre seu futuro reprodutivo?

Os enfermeiros desempenham uma função essencial no fornecimento de suporte emocional à família que passa por esse momento difícil. A genética permeia todos os aspectos dos cuidados de saúde. Hoje, todos estão adotando cuidados de qualidade e baseados em evidências. Os profissionais de enfermagem com conhecimento de genética e genômica têm a fundamentação para fornecer cuidados de qualidade baseados em evidências, especialmente com aconselhamento de acompanhamento após o casal ou a família ter consultado o especialista em genética.

BOXE 10.3 Avaliação de saúde focada: histórico genético.

- Qual foi a causa e a idade da morte dos membros falecidos da família?
- Há alguma consanguinidade entre os parentes?
- Existem doenças graves ou condições crônicas? Em caso afirmativo, qual foi a idade de início?
- Algum familiar do sexo feminino tem histórico de aborto espontâneo, natimortos ou diabetes melito?
- Algum familiar do sexo feminino tem histórico de etilismo ou de uso de drogas ilícitas durante a gestação?
- Quais eram as idades dos familiares durante a gestação, especialmente se maiores de 35 anos?
- Algum familiar tem déficit intelectual ou retardo no desenvolvimento?
- Algum familiar apresenta distúrbios metabólicos conhecidos ou suspeitados, como a PKU?
- Qual é a idade de ambos os pais nesta gravidez?
- Algum membro da família tem um transtorno afetivo, como o transtorno bipolar?
- Algum parente próximo foi diagnosticado com algum tipo de câncer?
- Qual é a sua origem étnica (investigue a relação com doenças específicas)?
- Algum membro da família tem algum distúrbio cromossômico conhecido ou suspeitado?
- Algum familiar apresenta um distúrbio neurológico progressivo?

Edelman, C. L., & Kudzma, E. C. (2018). *Health promotion throughout the life span* (9th ed.). Elsevier; Hoskovec, J. M., & Stevens, B. K. (2018). Genetic counseling overview of the obstetrician-gynecologist. *Obstetrics and Gynecology Clinics of North America, 45*(1), 1-12. https://doi.org/10.1016/j.ogc.2017.10.008; e Clarke, A. (2019). *Harper's practical genetic counseling* (8th ed.). Taylor & Francis.

ATENÇÃO!

Os enfermeiros precisam estar ativamente envolvidos com a paciente e seus familiares e ajudá-los a considerar os fatos, valores e contexto em que estão tomando suas decisões. Precisam estar abertos e ser honestos com as famílias ao discutirem essas escolhas sensíveis e emocionais.

EXAMES LABORATORIAIS E COMPLEMENTARES COMUNS 10.1 Exames pré-natais para avaliar o risco de distúrbios genéticos

Exame	Descrição	Indicação	Cronologia
Alfafetoproteína	Uma amostra do sangue da mulher é coletada para avaliar a proteína plasmática produzida pelo fígado, pelo saco vitelino e pelo sistema digestório fetais e que passa do líquido amniótico para o sangue materno	Níveis aumentados podem indicar defeito do tubo neural, síndrome de Turner, tetralogia de Fallot, gestação múltipla, onfalocele, gastrósquise ou hidrocefalia. Níveis reduzidos podem indicar síndrome de Down ou trissomia do cromossomo 18	Tipicamente realizada entre 15 e 18 semanas de gestação
Amniocentese	Aspiração de líquido amniótico da bolsa amniótica; as preocupações de segurança incluem infecção, aborto e lesões do feto pela agulha	Para realizar análise cromossômica, de alfafetoproteína, de marcadores de DNA, estudos virais e cariótipo são feitos testes para identificar fibrose cística, traço ou doença falciforme	Geralmente realizada entre 15 e 20 semanas de gestação para permitir que um volume adequado de líquido amniótico se acumule; os resultados demoram 2 a 4 semanas
Biópsia de vilosidades coriônicas	Remoção de uma pequena amostra de tecido da porção fetal da placenta, que reflete a composição genética do feto; as principais complicações incluem defeitos transversais graves nos membros e aborto espontâneo	Para detectar cariótipo fetal, anemia falciforme, fenilcetonúria, síndrome de Down, traço ou doença falciforme, distrofia muscular de Duchenne, fibrose cística e vários outros distúrbios genéticos	Tipicamente realizada entre 10 e 12 semanas de gestação, com resultados disponíveis em menos de 1 semana
Coleta percutânea de sangue umbilical	Inserção de uma agulha diretamente em um vaso umbilical do feto sob orientação ultrassonográfica; duas potenciais complicações: hemorragia fetal e risco de infecção	Usada para diagnóstico pré-natal de doenças sanguíneas hereditárias, tais como hemofilia A, cariotipagem, detecção de infecção fetal, determinação do estado ácido-básico, e avaliação e tratamento de isoimunização	Geralmente realizada após 16 semanas de gestação
Translucência nucal (TNF)	Ultrassonografia intravaginal que mede o líquido acumulado no espaço subcutâneo entre a pele e a coluna cervical do feto	Identificar anomalias fetais; o acúmulo anormal de líquido pode estar associado a distúrbios genéticos (trissomias do 13, do 18 e do 21), à síndrome de Turner, a deformidades cardíacas e/ou anomalias físicas; quando a TNF é maior do que 3 mm, a medida é considerada anormal	Realizada entre 10 e 14 semanas de gestação
Ultrassonografia fetal nível III	Utilização de ondas de som de alta frequência para visualizar o feto	Possibilita a avaliação precoce de alterações estruturais	Tipicamente realizada após 18 semanas de gestação
Rastreamentos triplo e quádruplo	O rastreamento triplo inclui alfafetoproteína, estriol e beta-hCG; o rastreamento quádruplo inclui alfafetoproteína, estriol, beta-hCG e inibina A	Identificam o risco de síndrome de Down, de defeitos do tubo neural e de outros distúrbios cromossômicos; níveis elevados de hCG combinados com níveis de estriol e MSAFP abaixo do normal indicam risco aumentado de síndrome de Down ou outras trissomias	Realizados entre 16 e 18 semanas de gestação
Diagnóstico genético pré-implantação	Teste genético de embriões produzidos por fertilização *in vitro* (FIV)	Identifica embriões portadores de alterações genéticas específicas que possam causar doenças; somente aqueles sem alterações genéticas são posteriormente transferidos para o útero da mulher para iniciar uma gestação; evita doenças genéticas hereditárias antes da implantação	Normalmente, no 3º dia após a coleta do ovo e 2 dias depois da fertilização, um único blastômero é removido do embrião em desenvolvimento para ser avaliado
DNA fetal acelular (cffDNA)	Um exame pré-natal não invasivo usando plasma materno que contém uma mistura de DNA materno e DNA fetal após 4 semanas de gestação	Determina o sexo fetal em gestações e o risco de condições ligadas ao sexo; genotipagem RhD em gestações com risco de doença hemolítica do recém-nascido e de anomalias cromossômicas fetais, como a síndrome de Down	Uma amostra de sangue materno é coletada e o sequenciamento de nova geração é usado para analisar o cffDNA em aproximadamente 10 semanas de gestação

National Institutes of Health (NIH). (2019e). *What is noninvasive prenatal testing and what disorders can it screen for?* Disponível em: https://ghr.nlm.nih.gov/primer/testing/nipt. Acesso em: 16 jun. 2020; Springer, S. C. (2019). *Prenatal diagnosis and fetal therapy. eMedicine.* Disponível em: https://emedicine.medscape.com/article/936318-overview#a1. Acesso em: 7 set. 2018; e ACOG. (2018). *Prenatal screening and diagnosis for chromosomal abnormalities and neural tube defects.* Disponível em: https://arupconsult.com/content/prenatal-screening-and-diagnosis. Acesso em: 16 jun. 2020.

Os enfermeiros devem fornecer suporte e orientação contínuos para os pacientes e seus familiares, o que inclui lidar com o ônus da doença, ajudá-los a se adaptarem a uma condição na família e assegurar uma compreensão adequada dos riscos genéticos e das opções diagnósticas pré-natais e reprodutivas disponíveis. O enfermeiro está em uma posição ideal para ajudar as famílias a rever o que foi discutido durante as sessões de aconselhamento genético e para solucionar quaisquer dúvidas adicionais que possam ter. O encaminhamento para órgãos competentes, grupos de apoio e recursos, como um assistente social, um capelão ou um especialista em bioética, é outra função importante ao atender famílias com suspeita ou diagnóstico de doenças genéticas.

CONCEITOS FUNDAMENTAIS

- A fertilização, que ocorre no terço externo da ampola da tuba uterina, leva à formação de um zigoto. Este sofre clivagem, eventualmente implantando-se no endométrio cerca de 7 a 10 dias após a concepção
- Três camadas de células embrionárias são formadas: o ectoderma, que forma o sistema nervoso central, os sentidos especiais, a pele e as glândulas; o mesoderma, que forma os sistemas esquelético, urinário, circulatório e genital; e o endoderma, que forma o sistema respiratório, o fígado, o pâncreas e o sistema digestório
- O líquido amniótico envolve o embrião e aumenta de volume à medida que a gestação avança, atingindo aproximadamente 1 ℓ no termo
- Em nenhum momento durante a gestação há qualquer conexão direta entre o sangue do feto e o sangue da mãe; portanto, não há mistura de sangue
- A placenta protege o feto dos ataques imunológicos da mãe, remove as escórias do feto, induz a mãe a trazer mais alimento e, próximo ao momento do parto, produz hormônios que amadurecem os órgãos fetais em preparação para a vida fora do útero
- O objetivo da circulação fetal é levar sangue oxigenado para áreas vitais (coração e encéfalo), enquanto o desvia de áreas menos vitais (pulmões e fígado)
- Os seres humanos têm 46 pares de cromossomos, que são encontrados em todas as células do corpo, exceto no óvulo e nos espermatozoides, que têm apenas 23. Cada pessoa tem uma constituição genética única ou genótipo
- A pesquisa do PGH proporcionou melhor compreensão da contribuição genética para as doenças
- As doenças genéticas podem resultar de anormalidades nos padrões de herança ou de anormalidades cromossômicas envolvendo o número ou a estrutura cromossômica
- A herança autossômica dominante ocorre quando um único gene no estado heterozigoto é capaz de produzir o fenótipo. A herança autossômica recessiva ocorre quando duas cópias do gene mutante ou anormal

no estado homozigoto são necessárias para produzir o fenótipo. As doenças de herança ligadas ao X são aquelas associadas a genes alterados existentes no cromossomo X. Elas podem ser dominantes ou recessivas
- Em alguns casos de doença genética, ocorre uma anomalia cromossômica. As anomalias cromossômicas não seguem padrões de herança simples. Elas ocorrem nos cromossomos autossômicos e sexuais, e podem resultar de alterações no número de cromossomos ou alterações em sua estrutura
- O aconselhamento genético envolve a avaliação de um indivíduo ou de uma família. Seu objetivo é confirmar, diagnosticar ou descartar a possibilidade de doenças genéticas, identificar problemas de manejo clínico, calcular e comunicar riscos genéticos a uma família, discutir questões éticas e legais, e auxiliar no fornecimento e na obtenção de apoio psicossocial
- As questões legais, éticas e sociais que podem surgir em relação aos testes genéticos incluem a privacidade e a confidencialidade das informações genéticas, quem deve ter acesso às informações genéticas pessoais, o impacto psicológico e a estigmatização devido a diferenças genéticas individuais, o uso de informações genéticas na tomada de decisões relacionadas com reprodução e direitos reprodutivos, e se o teste deve ser realizado se não houver cura disponível
- O rastreamento e o aconselhamento preconceptivos podem levantar sérias questões éticas e morais para um casal. Os resultados dos testes genéticos pré-natais podem levar à decisão de interromper a gestação[4]
- Os profissionais de enfermagem desempenham um papel importante no início do processo de aconselhamento preconceptivo e no encaminhamento das mulheres e seus parceiros para obter mais informações genéticas, quando indicado. Muitas vezes, o enfermeiro é quem tem o primeiro contato com essas mulheres e será quem prestará os cuidados de acompanhamento
- Os enfermeiros precisam ter uma sólida compreensão de quem se beneficiará com o aconselhamento genético e devem ser capazes de discutir o papel do conselheiro genético com as famílias, garantindo que aquelas em risco saibam que o aconselhamento genético está disponível antes de tentarem ter outro filho
- Os enfermeiros desempenham um papel essencial no fornecimento de suporte emocional e no encaminhamento para órgãos competentes, grupos de apoio e recursos ao cuidar de famílias com suspeita ou diagnóstico de doenças genéticas. Eles podem auxiliar as pacientes em sua tomada de decisão, encaminhando-as a um assistente social, um capelão ou um especialista em bioética.

---

[4]N.R.T.: No Brasil, conforme decisão do Supremo Tribunal Federal, em 2012, o aborto é permitido apenas em três casos: gravidez de risco à vida da gestante, gravidez resultante de violência sexual e anencefalia fetal.

História de pacientes: Brenda Patton • Parte 2

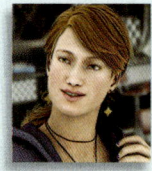

Lembre-se de Brenda Patton, do Capítulo 9. Ela tem 18 anos e está na 24ª semana de gestação de seu primeiro filho. Durante cada consulta pré-natal, que perguntas o enfermeiro faria para avaliar o bem-estar fetal? Que fatores podem interferir no crescimento e no desenvolvimento normais do feto? Descreva as avaliações que o enfermeiro realiza para monitorar o crescimento e o desenvolvimento fetais.

REFERÊNCIAS BIBLIOGRÁFICAS E LEITURA SUGERIDA

Ajitkumar, A., Jamil, R. T., & Mathai, J. K. (2019). Cri du chat syndrome. *Stat pearls.* Retrieved December 31, 2019, from https://www.ncbi.nlm.nih.gov/books/NBK482460

American College of Obstetricians and Gynecologists (ACOG). (2018). *Prenatal screening and diagnosis for chromosomal abnormalities and neural tube defects.* Retrieved June 16, 2020, from https://arupconsult.com/content/prenatal-screening-and-diagnosis

Andrade, S. E., Gurwitz, J. H., Davis, R. L., Chan, K. A., Finkelstein, J. A., Fortman, K., … Platt, R. (2018). Prescription drug use in pregnancy. *American Journal of Obstetrics and Gynecology, 191*(2), 398–407.

Association of Genetic Nurses and Counselors (AGNC). (2019). About the AGNC. Retrieved June 16, 2020, from http://www.agnc.org.uk/about-us/

Barron, D. J. (2018). *Core topics in congenital cardiac surgery.* Cambridge University Press.

Beery, T. A., Workman, M. L., & Eggert, J. A. (2018). *Genetics and genomics in nursing and health care.* (2nd ed.). F.A. Davis Company

Blackburn, S. T. (2018). *Maternal, fetal, neonatal physiology: A clinical perspective.* Elsevier.

Calzone, K. A., Kirk, M., Tonkin, E., Badzek, L., Benjamin, C., & Middleton, A. (2018). The global landscape of nursing and genomics. *Journal of Nursing Scholarship, 50*(3), 249–256.

Centers for Disease Control and Prevention (CDC). (2019a). Birth defects. Retrieved June 16, 2020, from https://www.cdc.gov/ncbddd/birthdefects/prevention-month.html

Centers for Disease Control and Prevention (CDC). (2019b). What is genetic counseling? Retrieved June 16, 2020, from https://www.cdc.gov/genomics/gtesting/genetic_counseling.htm

Clarke, A. (2019). *Harper's practical genetic counseling.* (8th ed.). Taylor & Francis.

Cote, C. J., & Lerman, J. (2019). *Cote and Lerman's a practice of anesthesia for infants and children* (6th ed.). Elsevier.

Daley, J. (2020). *Gene therapy arrives.* Scientific American. Retrieved June 16, 2020, from https://www.scientificamerican.com/article/gene-therapy-arrives/

Defendi, G. (2019). *Klinefelter syndrome.* eMedicine. Retrieved March 23, 2020, from https://emedicine.medscape.com/article/945649-overview

Edelman, C. L., & Kudzma, E. C. (2018). *Health promotion throughout the life span* (9th ed.). Elsevier.

Genetics Home Reference. (2020a). *What were the goals of the human genome project?* Retrieved June 16, 2020, from https://ghr.nlm.nih.gov/primer/hgp/goals

Genetics Home Reference. (2020b). *What is a gene mutation and how do mutations occur?* Retrieved June 16, 2020, from https://ghr.nlm.nih.gov/primer/mutationsanddisorders/genemutation

Heiselman, C., Pastore, L. M., Milone, G., Davis, J., Dinglas, C., Persad, M. D., & Garretto, D. (2020). How do distress levels affect women's decision-making for invasive prenatal genetic testing? *American Journal of Obstetrics & Gynecology, 222*(1), S709–S710.

Hoskovec, J. M., & Stevens, B. K. (2018). Genetic counseling overview of the obstetrician-gynecologist. *Obstetrics and Gynecology Clinics of North America, 45*(1), 1–12. https://doi.org/10.1016/j.ogc.2017.10.008

International Society of Nurses in Genetics (ISONG). (2019). Goals of society. Retrieved June 16, 2020, from https://genomicseducation.net/society/International-Society-of-Nurses-in-Genetics

Jordan, R. G., Farley, C. L., & Grace, K. T. (2019). *Prenatal and postnatal care: A woman-centered approach.* (2nd ed.). Wiley Blackwell.

Kail, R. V., & Cavanaugh, J. C. (2018). *Human development: A life-span review.* (8th ed.). Cengage Learning.

Magann, E., & Ross, M. G. (2020). *Assessment of amniotic fluid volume.* UpToDate. Retrieved January 30, 2020, from https://www.uptodate.com/contents/assessment-of-amniotic-fluid-volume

March of Dimes. (2020a). *Birth defects research.* Retrieved June 16, 2020, from https://www.marchofdimes.org/research/birth-defects-research.aspx

March of Dimes. (2020b). *Down syndrome.* Retrieved June 16, 2020, from https://www.marchofdimes.org/complications/down-syndrome.aspx

March of Dimes. (2020c). *Genetic counseling.* Retrieved June 16, 2020, from https://www.marchofdimes.org/pregnancy/genetic-counseling.aspx

Martorell, G. (2018). *The essentials of human development.* McGraw-Hill Professional Publishing.

Napso, T., Yong, H. E. J., Lopez-Tello, J., & Sferruzzi-Perri, A. N. (2018). *The role of placental hormones in medicating maternal adaptations to support pregnancy and lactation.* Frontiers in Physiology, 9. https://www.ncbi.nlm.nih.gov/pmc/articles/PMC6108594/

National Association for Down Syndrome (NADS). (2020). *Education for health professionals.* Retrieved June 16, 2020, from https://www.nads.org/programs/education-for-healthcare-professionals/

National Down Syndrome Society (NDSS). (2020). *Down syndrome.* Retrieved June 16, 2020, from https://www.ndss.org/about-down-syndrome/down-syndrome/

National Fragile X Foundation. (2020). *Prevalence of Fragile X syndrome.* Retrieved June 16, 2020, from https://fragilex.org/understanding-fragile-x/fragile-x-101/prevalence/

National Human Genome Research Institute. (2020). *Introduction to genomics.* Retrieved October 11, 2019, from https://www.genome.gov/About-Genomics/Introduction-to-Genomics#five

National Institutes of Health (NIH). (2019a). *Mutations and health.* Retrieved June 16, 2020, from https://ghr.nlm.nih.gov/primer/mutationsanddisorders/mutationscausedisease

National Institutes of Health (NIH). (2019b). *Help me understand genetics.* Retrieved June 16, 2020, from https://ghr.nlm.nih.gov/primer#inheritance

National Institutes of Health (NIH). (2019c). *Turner syndrome: For researchers and health care providers.* Retrieved June 16,

2020, from https://www.nichd.nih.gov/health/topics/turner/resources/providers

National Institutes of Health (NIH). (2019d). *Klinefelter syndrome.* Retrieved February 14, 2018, from https://rarediseases.info.nih.gov/diseases/8705/klinefelter-syndrome

National Institutes of Health (NIH). (2019e). *What is noninvasive prenatal testing and what disorders can it screen for?* Retrieved June 16, 2020, from https://ghr.nlm.nih.gov/primer/testing/nipt

National Organization for Rare Disorders (NORD). (2019a). *Trisomy 18 syndrome.* Retrieved June 16, 2020, from https://rarediseases.org/rare-diseases/trisomy-18-syndrome/

National Organization for Rare Disorders (NORD). (2019b). *Trisomy 13 syndrome.* Retrieved June 16, 2020, from https://rarediseases.org/rare-diseases/trisomy-13-syndrome/

National Organization for Rare Disorders (NORD). (2019c). *Cri du Chat syndrome.* Retrieved June 16, 2020, from https://rarediseases.org/rare-diseases/cri-du-chat-syndrome/

National Organization for Rare Disorders (NORD). (2019d). *Fragile X syndrome.* Retrieved June 16, 2020, from https://rarediseases.org/rare-diseases/fragile-x-syndrome/

National Organization for Rare Disorders (NORD). (2019e). *Turner syndrome.* Retrieved June 16, 2020, from https://rarediseases.org/rare-diseases/turner-syndrome/

National Organization for Rare Disorders (NORD). (2019f). *Klinefelter syndrome.* Retrieved June 16, 2020, from https://rarediseases.org/rare-diseases/klinefelter-syndrome/

Norwitz, E. R., Zelop, C. M., Miller, D. A., & Keefe, D. L. (2019). *Evidence-based obstetrics and gynecology.* Wiley Blackwell.

Roberts, V., & Myatt, L. (2019). *Placental development and physiology.* UpToDate. Retrieved March 18, 2020, from https://www.uptodate.com/contents/placental-development-and-physiology

Sadlecki, P., Grabiec, M., Walentowicz, P., & Walentowicz-Sadlecka, M. (2018). Why do patients decline amniocentesis? Analysis of factors influencing the decision to refuse invasive prenatal testing. *BMC Pregnancy and Childbirth, 18*(1), 174. https://doi.org/10.1186/s12884-018-1812-3

Springer, S. C. (2019). Prenatal diagnosis and fetal therapy. eMedicine. Retrieved September 7, 2018, from https://emedicine.medscape.com/article/936318-overview#a1

Support Organization for Trisomies (SOFT). (2019). *What do we know about trisomy 13?* Retrieved September 7, 2018, from https://trisomy.org/

Tan, S. Y., Wong, J. L. M., Sim, Y. J., Wong, S. S., Elhassan, S. A. M., Tan, S. H., . . . Candasamy M. (2019). Type I and 2 diabetes mellitus: A review on current treatment approach and gene therapy as potential intervention. *Diabetes & Metabolic Syndrome: Clinical Research & Reviews, 13*(1), 364–372.

Trisomy 18 Foundation. (2019). *What is trisomy 18?* Retrieved September 7, 2018, from https://www.trisomy18.org/what-is-trisomy-18/

Turner Syndrome Society. (2019). *About Turner syndrome.* Retrieved September 7, 2018, from https://www.turnersyndrome.org/about-turnersyndrome

Volsko, T. A., & Barnhart, S. (2020). *Foundations in neonatal and pediatric respiratory care.* Jones & Bartlett Learning.

Webster, S., Morris, G., & Kevelighan, E. (2018). *Essential human development.* Wiley Blackwell.

World Health Organization (WHO). (2019). *Human genomics in global health.* Retrieved September 7, 2018, from https://www.who.int/genomics/geneticsVSgenomics/en/

EXERCÍCIOS SOBRE O CAPÍTULO

QUESTÕES DE MÚLTIPLA ESCOLHA

1. Depois de ensinar a um grupo de alunos como ocorre a fertilização, o instrutor determina que o ensino foi bem-sucedido quando o grupo identifica o local habitual de fertilização como sendo:

  a. O fundo do útero

  b. O endométrio do útero

  c. A porção superior da tuba uterina

  d. O tecido folicular do ovário

2. Ao trabalhar em uma clínica de saúde reprodutiva, o enfermeiro está ciente de que o objetivo do Projeto Genoma Humano era:

  a. Ligar genes anormais específicos a doenças específicas para um melhor tratamento

  b. Mapear, sequenciar e determinar a função de todos os genes humanos

  c. Compreender as causas subjacentes das doenças para aperfeiçoar os cuidados de saúde

  d. Medir o impacto de certos cromossomos na prevenção de doenças

3. O enfermeiro está aconselhando um casal, e um dos cônjuges é afetado por um distúrbio autossômico dominante. Eles expressam preocupação quanto ao risco de transmissão da doença. Qual a melhor resposta do enfermeiro em relação ao risco de a criança ter a doença?

  a. "A probabilidade de ter a doença é de uma em quatro (25%)"

  b. "O risco é de 12,5%, ou uma possibilidade em oito"

  c. "A probabilidade é de 100%"

  d. "O risco é de 50%, ou uma possibilidade em duas"

4. Qual é o primeiro passo para determinar o risco de um casal para uma doença genética?

  a. Observar a paciente e a família ao longo do tempo

  b. Realizar testes psicológicos meticulosos

  c. Obter um histórico familiar detalhado

  d. Completar uma extensa lista de exclusão

5. O enfermeiro está trabalhando em uma clínica de saúde da mulher. O aconselhamento genético seria mais apropriado para a mulher que:

  a. Teve seu primeiro aborto espontâneo com 10 semanas de gestação

  b. Tem 30 anos e está planejando engravidar

  c. Tem um parente próximo com síndrome de Down

  d. Está com 18 semanas de gestação e um resultado normal no rastreamento triplo

6. A síndrome de Klinefelter é causada por uma não disjunção, que resulta em um genótipo de:

  a. YYY

  b. XYY

  c. XXX

  d. XXY

7. A síndrome de Down resulta:

  a. Da ausência de um cromossomo na posição 21

  b. Da presença de um cromossomo extra na posição 21

  c. Da ausência de ambos os cromossomos na posição 21

  d. De *crossing over* dos cromossomos na posição 21

EXERCÍCIOS DE RACIOCÍNIO CRÍTICO

1. O sr. e a sra. Martin desejam começar uma família, mas não conseguem chegar a um acordo sobre algo importante: o sr. Martin quer que sua esposa faça um teste para determinar se ela é portadora do traço de fibrose cística (FC). Ele tinha um irmão com FC e viu seus pais lutarem com as dificuldades e as despesas de cuidar dele e não quer passar por isso em sua própria vida. O sr. Martin descobriu que é portador do gene da FC. A sra. Martin não quer fazer o teste porque ela considera que, uma vez que a criança esteja em seus braços, eles ficarão felizes, não importando o que aconteça.

  a. Que informações e orientações esse casal deve considerar antes de decidir se fará o teste?

  b. Como você pode ajudar esse casal em seu processo de tomada de decisão?

  c. Qual é o seu papel nessa situação se você não concordar com a decisão deles?

ATIVIDADES DE ESTUDO

1. Assista ao vídeo *Miracle of Life* (Milagre da Vida), que mostra a concepção e o desenvolvimento fetal. Quais são as suas impressões? O título desse vídeo é apropriado?

2. Escolha um *site* da internet e conheça o tópico sobre genética. Comente as informações apresentadas. São compreensíveis para um leigo? O que você aprendeu especificamente? Compartilhe suas descobertas com seus colegas de classe durante um grupo de discussão.

3. Desenhe seu próprio heredograma, identificando padrões de herança. Compartilhe com sua família para validar sua exatidão. O que você descobriu sobre seu histórico familiar?

4. Selecione um dos vários testes de rastreamento pré-natal (alfafetoproteína, amniocentese ou translucência nucal fetal) e pesquise-o profundamente.

Faça uma dramatização com outro estudante de enfermagem sobre como você explicaria seu propósito, o procedimento e as potenciais descobertas para um casal em risco de uma anomalia fetal.

ESTUDO DE CASO

Uma mulher afro-americana de 27 anos procura o ambulatório de assistência pré-natal com o marido. Casados há 2 anos e planejando engravidar, eles querem saber sobre anemia falciforme e outras anormalidades da hemoglobina. Eles perguntam se existem testes pré-natais para essa condição e se podem ser testados para determinar se são portadores da doença. Eles também querem entender os riscos relacionados aos seus filhos futuros,

caso sejam portadores. Eles conheceram várias pessoas com anemia falciforme no templo religioso que frequentam e se perguntam se todas as pessoas com esse distúrbio são afetadas da mesma forma.

AVALIAÇÃO

O histórico familiar é coletado pelo enfermeiro para determinar se algum parente do casal tem essa doença ou manifestações clínicas dela. Eles podem não estar cientes das várias manifestações da doença, mas podem descrever comportamentos e observações de vários membros da família. Em seguida, é oferecida uma explicação do procedimento de rastreamento para determinar se são portadores do traço da doença falciforme.

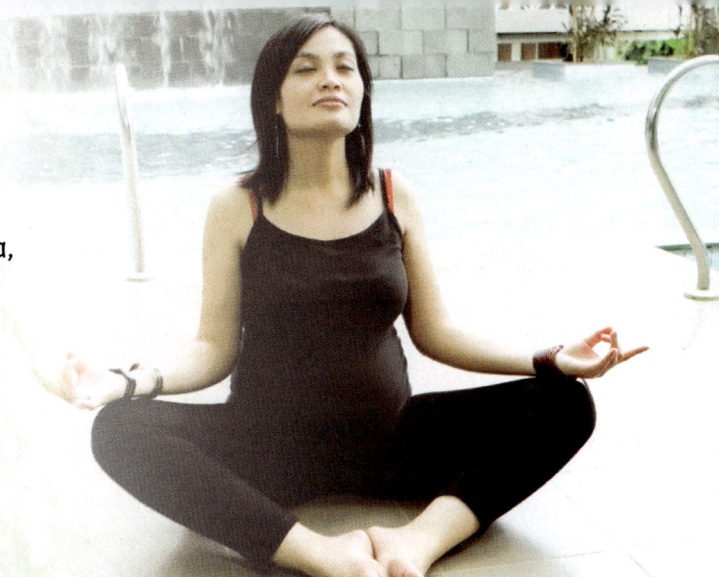

11

REFLEXÕES

Quando uma mulher descobre que está grávida, ela precisa se lembrar de proteger e nutrir o feto fazendo escolhas sábias.

Adaptação Materna Durante a Gestação

OBJETIVOS DE APRENDIZAGEM

Após a conclusão do capítulo, o leitor será capaz de:

1. Diferenciar os sinais subjetivos (presuntivos), objetivos (prováveis) e diagnósticos (positivos) de gravidez.

2. Descrever as alterações fisiológicas maternas que ocorrem durante a gestação.

3. Resumir as necessidades nutricionais da gestante e do feto.

4. Caracterizar as alterações emocionais e psicológicas que ocorrem durante a gravidez.

PALAVRAS-CHAVE

anemia fisiológica da gravidez

contrações de Braxton Hicks

ingestões dietéticas de referência (IDRs)

linha *nigra*

percepção dos primeiros movimentos fetais

pica

sinal de Chadwick

sinal de Goodell

sinal de Hegar

sinal de Puzos

trimestre gestacional

Marva, de 17 anos, procurou o ambulatório queixando-se de intoxicação alimentar e dizendo que precisava de uma consulta médica de urgência. Quando o enfermeiro lhe fez perguntas adicionais sobre sua condição, Marva relatou que há dias estava enjoada e sentia-se "muito cansada". Ela havia parado de comer para evitar mais náuseas e vômitos.

INTRODUÇÃO

A gestação é um processo dinâmico e precisamente coordenado que envolve alterações sistêmicas e locais na mãe que dão suporte ao fornecimento de nutrientes e oxigênio ao feto em crescimento no útero e na lactação subsequente. O sucesso da gravidez depende de (1) fertilização e implantação bem-sucedidas do embrião em desenvolvimento no endométrio; (2) desenvolvimento e funcionamento da placenta; (3) adaptação da fisiologia materna para aceitar o aloenxerto fetal e satisfazer suas demandas nutricionais, metabólicas e físicas; (4) crescimento adequado e desenvolvimento funcional de órgãos e sistemas homeostáticos no feto; e (5) momento adequado do nascimento para que o feto esteja maduro o suficiente para sobreviver fora do útero (Strauss & Barbieri, 2019).

A gestação é dividida em três trimestres de 13 semanas cada uma. Em cada **trimestre gestacional**, ocorrem inúmeras adaptações que facilitam o crescimento do feto. As mais óbvias são as mudanças físicas para acomodar o feto em crescimento, mas as gestantes também passam por alterações psicológicas conforme se preparam para a maternidade. Uma compreensão completa dessas inúmeras mudanças e adaptações é essencial a todos os profissionais de enfermagem que atendem mulheres durante a gravidez.

SINAIS E SINTOMAS DE GRAVIDEZ

Tradicionalmente, os sinais e sintomas de gravidez são agrupados nas seguintes categorias: presuntivos, prováveis e positivos (Boxe 11.1). Os únicos sinais que determinam uma gravidez com 100% de precisão são os positivos.

Que informações adicionais são necessárias para completar a avaliação de Marva, a jovem de 17 anos com náuseas e vômitos? Que exames complementares podem ser feitos para confirmar a suspeita do enfermeiro de que Marva está grávida?

Sinais subjetivos (presuntivos)

Os sinais subjetivos ou presuntivos são aqueles que a mãe consegue perceber. O sinal presuntivo mais óbvio de gravidez é a ausência de menstruação. Por si só, a ausência de um ciclo menstrual não é um sinal confiável de gravidez; mas, se for acompanhada de náuseas consistentes, fadiga, sensibilidade mamária e polaciúria, a gravidez é muito provável.

Mudanças presuntivas são os indicadores menos confiáveis de gravidez porque todas podem ser causadas por outras condições além da gravidez (Napso et al., 2018). Por exemplo, a amenorreia pode ser causada por menopausa precoce, disfunção endócrina, desnutrição, anemia, diabetes melito, corrida de longa distância, câncer ou estresse. Náuseas e vômitos podem ser causados por distúrbios gastrintestinais, intoxicações alimentares, infecções agudas ou transtornos alimentares. A fadiga pode ser causada por anemia, estresse ou infecções virais. Sensibilidade mamária pode resultar de mastite cística crônica, alterações pré-menstruais ou uso de contraceptivos orais. A polaciúria pode ter uma variedade de causas além da gravidez, como infecção, cistocele, distúrbios estruturais, tumores pélvicos ou tensão emocional (Edmonds et al., 2019).

CONSIDERAÇÕES

Jim e eu decidimos começar nossa família, então parei de tomar o anticoncepcional há 3 meses. Certa manhã, quando saí da cama para levar o cachorro para passear, senti-me enjoada e tonta. Eu esperava não estar com gripe. No fim da semana, estava me sentindo muito cansada e comecei a tirar sonecas à tarde. Além disso, parecia estar indo ao banheiro com frequência, apesar de não beber muito líquido. Quando meus seios começaram a formigar e doer, decidi marcar uma consulta com meu médico para ver que doença eu havia contraído.

Depois de ouvir minha lista de queixas físicas, o enfermeiro do consultório me perguntou se eu poderia estar grávida. Meus olhos se arregalaram: de alguma forma, eu havia feito uma relação entre meus sintomas e gravidez. Comecei

---

BOXE **11.1** Sinais e sintomas de gravidez.

Presuntivos (época de ocorrência)	Prováveis (época de ocorrência)	Positivos (época de ocorrência)
Fadiga (12 semanas)	Contrações de Braxton Hicks (16 a 28 semanas)	Verificação ultrassonográfica do embrião ou feto (4 a 6 semanas)
Sensibilidade mamária (3 a 4 semanas)	Teste de gravidez positivo (4 a 12 semanas)	Movimento fetal sentido por um médico experiente (20 semanas)
Náuseas e vômitos (4 a 14 semanas)	Aumento do abdome (14 semanas)	Ausculta dos batimentos cardíacos fetais por meio do Doppler (10 a 20 semanas)
Amenorreia (4 semanas)	Sinal de Puzos (16 a 28 semanas)	
Polaciúria (6 a 12 semanas)	Sinal de Goodell (5 semanas)	
Hiperpigmentação cutânea (16 semanas)	Sinal de Chadwick (6 a 8 semanas)	
Percepção dos primeiros movimentos fetais (16 a 20 semanas)	Sinal de Hegar (6 a 12 semanas)	
Aumento do útero (7 a 12 semanas)		
Hipertrofia das mamas (6 semanas)		

Norwitz, E., Miller, D., Zelop, C., & Keefe, D. (2019). *Evidence-based obstetrics and gynecology*, Wiley Blackwell; King, T. L., Brucker, M. C., Jevitt, C., & Osborne, K. (2019). *Varney's midwifery* (6th ed.). Jones & Bartlett Learning; e Jordan, R. G., Farley, C. L., & Grace, T. (2019). *Prenatal and postnatal care: a woman-centered approach* (2nd ed.). Wiley Blackwell.

TABELA 11.1 Testes de gravidez específicos.			
Tipo	**Amostra**	**Exemplos**	**Observações**
Testes de inibição da aglutinação (qualitativos)	Urina	Pregnosticon®, Gavindex® (nos EUA)	Se houver hCG na urina, não ocorrerá aglutinação, o que é considerado um resultado positivo para gravidez; confiável 14 a 21 dias após a concepção; 95% de acurácia no diagnóstico de gravidez
Ensaio imunorradiométrico	Soro sanguíneo	Neocept®, Pregnosis® (nos EUA)	Mede a capacidade da amostra de sangue de inibir a ligação da hCG radiomarcada aos receptores; confiável 6 a 8 dias após a concepção; acurácia de 99% no diagnóstico de gravidez
Ensaio imunossorvente ligado à enzima (ELISA)	Soro sanguíneo ou urina	Testes de gravidez caseiros ou no consultório; preciso	Usa uma enzima que se liga à hCG da urina, se existente; confiável 4 dias após a implantação; acurácia de 99% se específico para a hCG

Office on Women's Health. (2019). *Pregnancy tests.* Disponível em: https://www.womenshealth.gov/a-z-topics/pregnancy-tests. Acesso em: 31 jan. 2019; Luppa, P. B., & Junker, R. (2018). *Point-of-care-testing: principles and clinical applications.* Springer Nature; e Edmonds, D. K., Lees, C., & Bourne, T. (2019). *Dewhurst's textbook of obstetrics & gynecology* (9th ed.). Wiley Blackwell.

a tentar lembrar quando havia sido minha última menstruação, e foi há 2 meses. Foi feito um teste de gravidez que, para minha surpresa, deu positivo!

Reflexões: muitas mulheres param de tomar o contraceptivo na tentativa de engravidar, mas não percebem os primeiros sinais de gravidez. Essa mulher apresentava vários sinais precoces de gravidez – polaciúria, fadiga, náuseas matinais e sensibilidade mamária. Que conselho o enfermeiro pode dar a ela para aliviar esses sintomas? Qual orientação adicional relacionada com a gravidez seria apropriada nesse momento?

Sinais objetivos (prováveis)

Sinais físicos

Os sinais prováveis de gravidez são aqueles que podem ser detectados no exame físico por um profissional da saúde, sendo comuns amolecimento do segmento inferior do útero ou istmo (**sinal de Hegar**), amolecimento do colo do útero (**sinal de Goodell**) e coloração roxo-azulada da mucosa vaginal e do colo do útero (**sinal de Chadwick**). Outros sinais prováveis incluem alterações no formato e no tamanho do útero, aumento do abdome, contrações de Braxton Hicks e **sinal de Puzos** (o examinador empurra o colo do útero durante o exame pélvico e sente um rebote do feto flutuante).

Testes de gravidez

Aliados a esses sinais físicos, os resultados dos testes de gravidez também são considerados um provável sinal de gravidez. O teste de gravidez caseiro tornou-se disponível nos EUA no fim de 1977, tendo atraído o público em geral por causa de sua conveniência, custo e confidencialidade. Vários testes de gravidez estão disponíveis (Tabela 11.1). Eles variam em sensibilidade, especificidade e acurácia, e são influenciados pela duração da gestação, concentração da amostra, existência de sangue e presença de alguns medicamentos. A gonadotrofina coriônica humana (hCG) é detectável no soro em aproximadamente 5% das pacientes 8 dias após a concepção e em mais de 98% após 11 dias (Luppa & Junker, 2018). Atualmente, pelo menos 25 diferentes testes de gravidez caseiros são comercializados nos EUA.[1] A maioria deles informa uma "precisão de 99%" e declara estar de acordo com as diretrizes da Food and Drug Administration (FDA) ou faz outras declarações semelhantes na embalagem ou bula do produto. A declaração de acurácia de 99% em referência às diretrizes da FDA é enganosa, pois não tem relação com a capacidade do teste de gravidez caseiro de detectar o início da gestação (Luppa & Junker, 2018). As limitações desses testes devem ser compreendidas para que a detecção da gravidez não seja significativamente retardada. A detecção precoce da gravidez possibilita o início dos cuidados pré-natais, possíveis mudanças de medicação e alterações no estilo de vida para promover uma gestação saudável.

A hCG, uma glicoproteína, é o marcador bioquímico mais precoce da gravidez. Muitos testes de gravidez são baseados no reconhecimento da hCG ou de sua subunidade beta. Um nível de hCG inferior a 5 mUI/mℓ é considerado negativo para gravidez e acima de 25 mUI/mℓ, positivo. Os níveis normais de hCG na gestação geralmente dobram a cada 48 a 72 horas até atingirem seu máximo aproximadamente 60 a 70 dias após a fertilização. Neste momento, diminuem para um platô em 100 a 130 dias de gestação. O tempo de duplicação da hCG tem sido utilizado como um marcador pelos médicos para diferenciar gestações normais de anormais. Os baixos níveis estão associados a gravidez ectópica, e níveis mais elevados sugerem gravidez molar ou gestações múltiplas (Bastian & Brown, 2019).

---

[1]N.R.T.: No Brasil, desde 2011 foi inserido o teste rápido de gravidez (TRG) em todas as Unidades Básicas de Saúde (UBS), indicado para mulheres em idade fértil que apresentem atraso menstrual. (Fonte: Brasil. (2013). Ministério da Saúde. Secretaria de Atenção à Saúde. Departamento de Ações Programáticas Estratégicas. *Teste rápido de gravidez na Atenção Básica: guia técnico.* Brasília: Ministério da Saúde, 2013. 16 p. (Série direitos sexuais e direitos reprodutivos; Caderno nº 8.)

Embora os sinais prováveis sugiram uma gravidez e sejam mais confiáveis do que os sinais presumidos, eles ainda não são 100% confiáveis para confirmar a gestação. Por exemplo, tumores uterinos, pólipos, infecção e congestão pélvica podem causar alterações no formato, no tamanho e na consistência do útero. Apesar de os testes serem usados para confirmar o diagnóstico de gravidez quando os sinais físicos ainda são inconclusivos, eles não são completamente conclusivos porque outras condições além da gravidez (p. ex., câncer de ovário, coriocarcinoma, mola hidatiforme) também podem elevar os níveis de hCG.

Sinais positivos

Geralmente, nas 2 semanas seguintes à ausência da menstruação, há sintomas subjetivos suficientes para que a mulher possa estar razoavelmente certa de que está grávida. Um profissional da saúde experiente, no entanto, pode confirmar suas suspeitas ao identificar sinais positivos de gravidez que podem ser atribuídos diretamente ao feto, confirmando que o feto está crescendo no útero. A visualização do feto na ultrassonografia, a palpação dos movimentos fetais e a ausculta dos batimentos cardíacos fetais são os sinais de certeza de uma gravidez.

Se o teste de gravidez for positivo, a consulta deve incluir uma estimativa da idade gestacional para que um aconselhamento apropriado possa ser fornecido. Além disso, as gestantes devem receber informações sobre os sinais e os sintomas normais do início da gravidez e ser instruídas a relatar quaisquer preocupações ao obstetra para uma avaliação adicional. Tão logo a gravidez seja confirmada, o profissional da saúde agendará consultas pré-natais para avaliar a mulher e seu feto durante toda a gravidez. A avaliação e as orientações começam nas primeiras consultas e continuam durante a gestação (ver Capítulo 12).

Lembra-se de Marva, que acreditava estar com intoxicação alimentar? Seu teste de gravidez deu positivo. Durante a avaliação, ela reconheceu que estava há 2 meses sem menstruar e que teve relações sexuais sem proteção com seu namorado. Qual é o papel do enfermeiro no cuidado com Marva nesse momento? Quais orientações lhe podem ser dadas enquanto ela aguarda sua primeira consulta pré-natal?

ADAPTAÇÕES FISIOLÓGICAS DURANTE A GESTAÇÃO

Todos os sistemas orgânicos da mulher mudam durante a gravidez para atender às necessidades do feto em crescimento, e essas mudanças ocorrem com uma velocidade surpreendente. As alterações físicas da gestação podem ser desconfortáveis, embora cada mulher reaja de maneira única.

Adaptações do sistema genital

Mudanças significativas ocorrem em todo o corpo da mulher durante a gravidez para acomodar o ser humano em crescimento dentro dela. Várias dessas alterações têm um papel protetor para a homeostase materna e são essenciais para atender às demandas da mãe e do feto. Muitas dessas adaptações são reversíveis após o parto, mas algumas persistem por toda a vida.

Útero

Na gestação, ocorre não só a diminuição do tônus vascular e muscular uterino, como também o aumento do fluxo sanguíneo. As dimensões do útero aumentam de modo constante e previsível durante toda a gravidez. Normalmente piriforme, o útero expande-se mais em comprimento do que em largura na 12ª semana de gestação. Durante os primeiros meses de gravidez, o estrogênio estimula o crescimento do útero, o qual sofre um significativo crescimento de tamanho, peso, comprimento, largura, profundidade, volume e capacidade total. O peso do útero aumenta de 70 g para cerca de 1.100 a 1.200 g no termo; sua capacidade se eleva de 10 para 5.000 mℓ ou mais no termo (Steegers et al., 2019). A espessura das paredes uterinas é de 1,5 cm ou menos e o formato do útero passa de piriforme para um globo sólido no primeiro trimestre gestacional e, então, expande-se até se tornar um receptáculo oco.

O crescimento uterino ocorre como resultado tanto da hiperplasia quanto da hipertrofia das células miometriais, que não aumentam em número, mas em tamanho. No início da gestação, o crescimento uterino é devido à hiperplasia das células do músculo liso uterino no interior do miométrio; no entanto, o principal componente do crescimento do miométrio ocorre após a metade da gestação devido à hipertrofia das células musculares lisas causada pelo estiramento mecânico do tecido uterino pelo feto em crescimento (Cunningham et al., 2018). Os vasos sanguíneos alongam-se, aumentam, dilatam e germinam novos ramos para apoiar e nutrir o crescimento do tecido muscular. O aumento do peso uterino é acompanhado por significativo incremento no fluxo sanguíneo uterino, necessário para perfundir o músculo uterino e acomodar o feto em crescimento. Conforme a gestação avança, 80 a 90% do fluxo sanguíneo uterino vai para a placenta, sendo o restante distribuído entre o endométrio e o miométrio. Durante a gestação, o diâmetro da principal artéria uterina aproximadamente dobra de tamanho. Esse alargamento de um vaso de pequeno calibre para um de grande calibre aumenta a capacidade dos vasos uteroplacentários de acomodar o incremento do volume sanguíneo necessário para o suprimento da placenta (Kail & Cavanaugh, 2018).

A contratilidade uterina também aumenta. Contrações espontâneas, irregulares e indolores, chamadas **contrações de Braxton Hicks**, começam durante o primeiro trimestre gestacional. Essas contrações continuam durante toda a gestação, tornando-se especialmente perceptíveis durante o último mês, quando adelgaçam o colo do útero antes do nascimento (ver Capítulo 12 para mais informações).

A parte inferior do útero (o istmo) não sofre hipertrofia e se torna cada vez mais fina à medida que a gestação avança, formando, assim, o segmento inferior do útero. As alterações na parte inferior do útero ocorridas durante as primeiras 6 a 8 semanas de gestação produzem alguns achados típicos, o que inclui um sinal de Hegar positivo. Esse amolecimento e a compressibilidade do segmento inferior do útero resultam em uma anteflexão uterina exagerada durante os primeiros meses da gestação, o que aumenta a frequência miccional ao pressionar a bexiga (Jordan et al., 2019).

O útero permanece na cavidade pélvica durante os primeiros 3 meses da gestação e, depois, ascende progressivamente para o abdome (Figura 11.1). À medida que o útero cresce, ele pressiona a bexiga urinária e provoca o aumento da frequência de micção durante o início da gestação. Além disso, no último trimestre gestacional, o útero pode inclinar-se para trás, comprimindo então a veia cava inferior quando a gestante está em decúbito dorsal, o que reduz o retorno venoso e diminui o débito cardíaco e a pressão arterial, aumentando assim o estresse ortostático.

Isso ocorre quando a mulher passa de uma posição reclinada para sentada e em pé. Essa alteração hemodinâmica aguda, denominada síndrome da hipotensão em decúbito dorsal, faz que a gestante apresente fraqueza, tontura, náuseas, vertigem ou síncope (Figura 11.2). Essas alterações são revertidas quando a mulher está em decúbito lateral porque há o deslocamento do útero para a esquerda e para longe da veia cava.

O útero torna-se ovoide à medida que seu comprimento aumenta mais que sua largura. Na 20ª semana de gestação, o fundo do útero, ou sua parte superior, encontra-se na altura da cicatriz umbilical e mede 20 cm. A medição mensal da altura da parte superior do útero em centímetros, que corresponde ao número de semanas de gestação, é comumente usada para estimar a data da gestação.

> ### ATENÇÃO!
> A altura do fundo do útero geralmente pode ser correlacionada com as semanas de gestação, mais precisamente entre 18 e 32 semanas. Obesidade, polidrâmnio e miomas uterinos interferem na acurácia dessa correlação.

O fundo do útero atinge seu nível mais alto, no apêndice xifoide, por volta da 36ª semana. Entre a 38ª e a 40ª semana, a altura do fundo do útero diminui à medida que o feto começa a descer e se encaixar na pelve. Conforme ele empurra o diafragma, muitas mulheres sentem dispneia. Na 40ª semana, a cabeça do feto começa a descer e se encaixar na pelve, o que é denominado *descida*. No caso da mulher que está grávida pela primeira vez, a descida geralmente ocorre cerca de 2 semanas antes do início do trabalho de parto; na mulher que está passando por sua segunda gravidez ou outra gestação subsequente, geralmente ocorre no início do trabalho de parto. Embora a respiração se torne mais fácil por causa dessa descida, a compressão da bexiga urinária aumenta e a mulher volta a apresentar polaciúria, como no primeiro trimestre gestacional.

Colo do útero

Entre a 6ª e a 8ª semana de gestação, o colo do útero começa a amolecer (sinal de Goodell) devido à vasocongestão e à influência do estrogênio, fazendo com que as glândulas

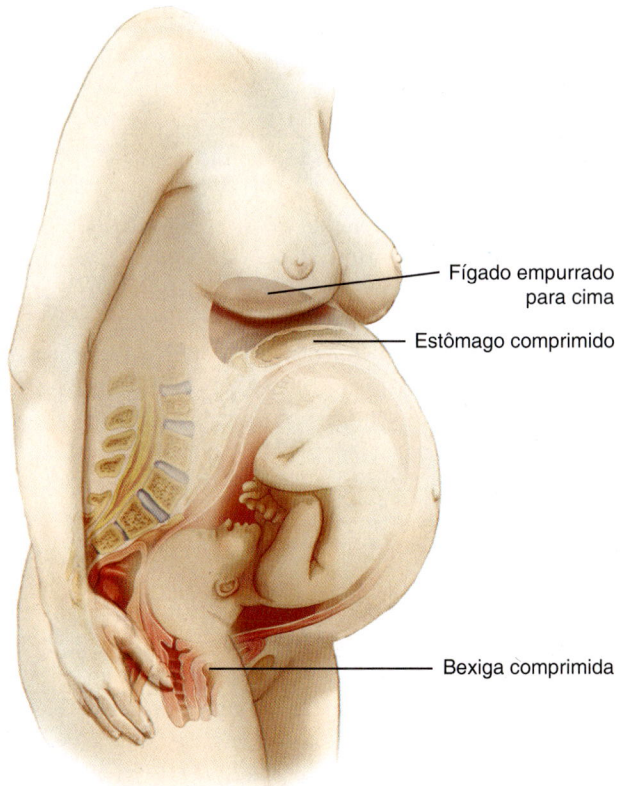

Fígado empurrado para cima

Estômago comprimido

Bexiga comprimida

FIGURA 11.1 Útero em crescimento no abdome.

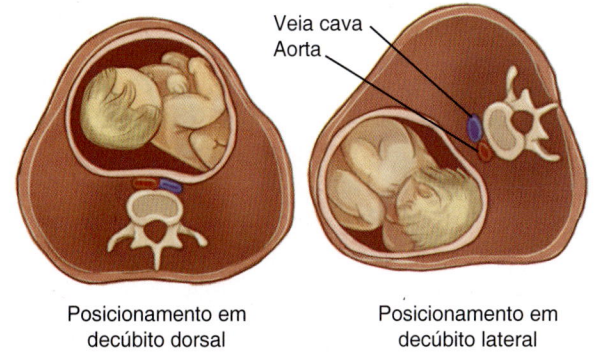

Veia cava
Aorta

Posicionamento em decúbito dorsal

Posicionamento em decúbito lateral

FIGURA 11.2 Síndrome da hipotensão em decúbito dorsal.

endocervicais aumentem em tamanho e em número e passem a produzir mais muco cervical. Sob a influência da progesterona, forma-se um tampão mucoso espesso que bloqueia o canal cervical e protege o óstio de invasão bacteriana. Quase ao mesmo tempo, o aumento da vascularização do colo do útero causa o sinal de Chadwick, uma cianose ou uma coloração roxo-azulada. O amadurecimento do colo do útero (amolecimento, apagamento e aumento da distensibilidade) começa cerca de 4 semanas antes do parto. Os tecidos conjuntivos do colo do útero sofrem modificações bioquímicas em preparação para o trabalho de parto que resultam em alterações em sua elasticidade e resistência. Essas mudanças são mediadas por vários fatores, tais como inflamação, estiramento do colo do útero, compressão pela apresentação fetal e liberação de hormônios como ocitocina, relaxina, óxido nítrico e prostaglandinas (Norwitz et al., 2019).

Vagina

Durante a gestação, a vascularidade aumenta devido à influência do estrogênio, resultando então em congestão pélvica e hipertrofia da vagina em preparação para a distensão necessária ao parto. A mucosa vaginal fica mais espessa, o tecido conjuntivo começa a se soltar, o músculo liso começa a hipertrofiar e a cúpula vaginal começa a se alongar (Leung & Qiao, 2019). As secreções vaginais tornam-se mais ácidas, brancas e espessas. A maioria das mulheres apresenta aumento de uma secreção vaginal esbranquiçada, chamada de leucorreia, durante a gestação. Isso é normal, exceto quando acompanhada de prurido e irritação, possivelmente sugerindo uma vaginite monilial por *Candida albicans*, que é uma ocorrência comum nesse ambiente rico em glicogênio (Norwitz et al., 2019). A candidíase vulvovaginal sintomática acomete 15% das gestantes (King et al., 2019). É uma condição fúngica benigna, embora desconfortável para a gestante, que pode ser transmitida para o recém-nascido durante o parto. Os neonatos desenvolvem candidíase oral (comumente conhecida como "sapinho"), que se manifesta como placas brancas nas mucosas da boca. Trata-se de uma condição autolimitante e tratada com agentes antifúngicos locais.

Ovários

O aumento da irrigação sanguínea para os ovários faz com que eles se hipertrofiem, aproximadamente, da 12ª à 14ª semana de gestação. Os ovários não são palpáveis depois desse período porque o útero preenche a cavidade pélvica. A ovulação cessa durante a gestação por causa dos níveis elevados de estrogênio e de progesterona, que bloqueiam a secreção do hormônio foliculoestimulante (FSH) e do hormônio luteinizante (LH) pela adeno-hipófise. Os ovários estão ativos na produção de hormônios para sustentar a gestação até aproximadamente a 6ª ou 7ª semana, quando então o corpo-lúteo regride e a placenta assume a maior produção de progesterona.

Mamas

As mamas aumentam de tamanho, tornam-se mais sensíveis e crescem ao longo da gestação sob a influência do estrogênio e da progesterona. Elas se tornam muito vascularizadas e as veias tornam-se visíveis sob a pele. Os mamilos ficam maiores e mais rijos. Ambos os mamilos e a aréola tornam-se profundamente pigmentados e os tubérculos de Montgomery (glândulas sebáceas areolares) ficam proeminentes. Essas glândulas sebáceas mantêm os mamilos lubrificados para a amamentação.

As mudanças que ocorrem no tecido conjuntivo das mamas, com o enorme crescimento, resultam em estrias em aproximadamente metade de todas as gestantes (Jordan et al., 2019). Inicialmente, elas são linhas que variam do rosa ao roxo na pele, mas eventualmente se tornam prateadas. Embora fiquem menos visíveis com o tempo, jamais desaparecem completamente.

Um líquido cremoso e amarelado, denominado colostro, pode ser liberado da mama, quando comprimida, no terceiro trimestre gestacional. Esse líquido nutre o recém-nascido durante os primeiros dias de vida (ver Capítulos 15 e 16 para mais informações). A Tabela 11.2 resume as adaptações do sistema genital.

Adaptações dos sistemas orgânicos gerais

Além das alterações no sistema genital, a gestante também as apresenta em praticamente todos os outros sistemas orgânicos em resposta ao feto em desenvolvimento.

Sistema digestório

O sistema digestório começa na cavidade oral e termina no reto. As funções secretora e absortiva do sistema digestório não são muito afetadas durante a gestação, mas a motilidade, sim. Ocorre o deslocamento da porção intra-abdominal do esôfago para o tórax, além do relaxamento do esfíncter esofágico inferior, causando então diminuição do seu tônus, o que leva à doença do refluxo gastrosofágico da gravidez (Cunningham et al., 2018). Durante a gestação, as gengivas tornam-se hiperêmicas, tumefeitas e friáveis, e tendem a sangrar com facilidade. Essa mudança é influenciada pelo estrogênio e pelo aumento da proliferação de vasos sanguíneos e da circulação para a boca. Além disso, a saliva produzida na boca torna-se mais ácida. Algumas mulheres se queixam de salivação excessiva, denominada *ptialismo*, que pode ser causada pela diminuição da deglutição inconsciente pela mulher quando está com náuseas. Tipicamente, o ptialismo resolve-se de maneira espontânea, embora, em algumas mulheres, persista durante toda a gestação. Algumas delas obtêm alívio temporário quando mascam chicletes ou chupam balas duras (Bianco, 2020). A placa dental, o tártaro (cálculo dental) e os depósitos de restos celulares aumentam durante a gestação e estão associados à gengivite. A produção aumentada de hormônios femininos durante a gestação contribui para o

TABELA 11.2	Resumo das adaptações do sistema genital.
Órgão reprodutivo	**Adaptações**
Útero	Aumenta até 20 vezes em comparação com não gestantes Capacidade aumenta 2 mil vezes para acomodar o feto em desenvolvimento O peso aumenta de 60 para aproximadamente 900 g no termo O crescimento uterino ocorre como resultado tanto da hiperplasia quanto da hipertrofia das células do miométrio O aumento da força e da elasticidade possibilita que o útero se contraia e expulse o feto durante o parto
Colo do útero	Aumento de massa, teor de água e vascularização Passa de uma estrutura relativamente rígida para uma estrutura flexível e distensível que permite que o feto seja expelido Sob a influência da progesterona, um tampão de muco espesso é formado, o que bloqueia o óstio cervical e protege o feto em desenvolvimento de invasão bacteriana
Vagina	Aumento da vascularidade devido à influência do estrogênio, resultando em congestão e hipertrofia pélvicas Aumento da espessura da mucosa em conjunto com o aumento da secreção vaginal para evitar infecções bacterianas
Ovários	O aumento da irrigação sanguínea para os ovários faz com que eles se hipertrofiem aproximadamente da 12ª à 14ª semana de gestação. Eles ativamente produzem hormônios para suportar a gestação até a 6ª ou 7ª semana, quando a placenta assume a produção de progesterona
Mamas	As alterações das mamas começam logo após a concepção; elas aumentam de tamanho e pigmentação areolar Os tubérculos de Montgomery aumentam e se tornam mais proeminentes, e os mamilos ficam mais rijos Os vasos sanguíneos tornam-se mais proeminentes e o fluxo sanguíneo para as mamas dobra

desenvolvimento de gengivite e periodontite porque a permeabilidade vascular e o possível edema nos tecidos estão aumentados. Já foi relatado que até 50 a 70% das gestantes têm algum grau de gengivite durante a gravidez como resultado de alterações hormonais que provocam inflamação (Levine & Stillman-Lowe, 2019). Estudos anteriores correlacionaram a doença periodontal com parto prematuro, pré-eclâmpsia, risco de baixo peso ao nascer, natimortalidade e sepse neonatal de início precoce; no entanto, resultados de pesquisas mais recentes não indicaram redução de partos prematuros com o tratamento da doença periodontal durante a gestação (Merchant et al., 2018).

 Conceito fundamental

Friabilidade gengival na gravidez

O sangramento gengival durante a gravidez resulta do aumento dos níveis de estrogênio, o que causa a proliferação dos vasos sanguíneos. Isso leva aumento dos vasos sanguíneos nas gengivas e a maior chance de sangramento.

O relaxamento da musculatura lisa e a diminuição do peristaltismo estão relacionados com a influência da progesterona. Níveis elevados de progesterona causam relaxamento da musculatura lisa, o que resulta em retardo do esvaziamento gástrico e diminuição do peristaltismo. O tempo de trânsito dos alimentos pelo sistema digestório pode ser mais lento, de modo que mais água do que o normal é reabsorvida, causando então distensão e constipação intestinais. A constipação intestinal também pode resultar de consumo de alimentos com baixo teor de fibras, ingestão reduzida de líquidos, uso de suplementos de ferro, diminuição do nível de atividade física e deslocamento intestinal secundário ao útero em crescimento. A constipação intestinal, o aumento da pressão venosa e a pressão do útero grávido contribuem para a formação de hemorroidas.

O esvaziamento gástrico mais lento, combinado com o relaxamento da cárdia, permite o refluxo, o que provoca pirose. Esse desconforto, que parece ser um problema universal das gestantes, é causado pela regurgitação do conteúdo do estômago para a parte superior do esôfago e pode estar associado ao relaxamento generalizado de todo o sistema digestório. Os antiácidos de venda livre geralmente aliviam os sintomas, mas devem ser tomados apenas com o conhecimento do médico e conforme a sua orientação.

O tempo de esvaziamento da vesícula biliar é prolongado devido ao relaxamento da musculatura lisa induzido pela progesterona. Pode ocorrer hipercolesterolemia, o que aumenta o risco de formação de cálculos biliares. Outros fatores de risco para doença da vesícula biliar incluem obesidade, etnia hispânica e maior idade materna. A colecistectomia laparoscópica é um procedimento seguro em todos os trimestres gestacionais se a remoção da vesícula biliar for justificada (Brooks, 2019).

Náuseas e vômitos, mais conhecidos como enjoos matinais, podem afetar até 90% das gestantes. Essa condição geralmente é autolimitante; contudo, os sintomas podem ser angustiantes e interferir nas atividades laborais, sociais e no sono. Para algumas mulheres, o gengibre é eficaz na redução de náuseas e vômitos da gestação leves a moderados. A FDA aprovou a associação de succinato de doxilamina (10 mg) e cloridrato de piridoxina (10 mg) (Diclegis®) para tratar especificamente os enjoos matinais, devendo ser ingeridos dois comprimidos na hora de dormir, o que é considerado seguro durante a gravidez (Norwitz et al., 2019). Embora ocorra com mais frequência pela manhã, a sensação de náuseas pode durar o dia todo em algumas mulheres. A maior incidência dos enjoos matinais ocorre entre a 6ª e a 12ª semana, cuja base fisiológica ainda é discutível e têm estado associados a altos níveis de hCG, níveis elevados de estrogênios circulantes, prostaglandinas, redução da acidez gástrica, avanço da idade materna, desaceleração do peristaltismo, fatores genéticos e diminuição do tônus e da motilidade do sistema digestório (Jordan et al., 2019).

Sistema cardiovascular

As alterações cardiovasculares ocorrem no início da gravidez para atender às demandas do útero e da placenta por mais sangue e mais oxigênio. As mudanças incluem aumento da frequência cardíaca (25%); elevação do débito cardíaco em 30 a 50%, atingindo seu máximo na 25ª à 30ª semana de gestação; redução da resistência periférica total; aumento do volume sanguíneo; e aumento do volume plasmático, o que leva à anemia fisiológica. A alteração cardíaca mais marcante que ocorre durante a gravidez talvez seja o aumento do volume sanguíneo.

VOLUME DE SANGUE

O volume sanguíneo aumenta em aproximadamente 1.500 mℓ, ou até 50% acima dos níveis em não gestantes, até a 32ª semana de gestação, e permanece mais ou menos constante depois disso (Webster et al., 2018). O aumento é constituído por 1.000 mℓ de plasma mais 450 mℓ de eritrócitos. Não está claro como isso ocorre, mas a retenção de sódio parece estar envolvida. Começa na 10ª à 12ª semana, atingindo o máximo nas semanas 32 a 34 e diminuindo ligeiramente na 40ª semana.

> **ATENÇÃO!**
>
> O aumento do volume sanguíneo correlaciona-se diretamente com o peso fetal, apoiando o conceito da placenta como *shunt* arteriovenoso no compartimento vascular materno.

Esse aumento do volume sanguíneo é necessário para fornecer hidratação adequada aos tecidos fetais e maternos, suprir o fluxo sanguíneo para perfundir o útero hipertrofiado e obter uma reserva para compensar a perda de sangue durante o parto e o pós-parto. A expansão do volume sanguíneo materno ocorre em maior proporção do que o aumento da massa eritrocitária, o que resulta em anemia fisiológica e hemodiluição. Essa diluição eritrocitária é denominada **anemia fisiológica da gravidez** e se reflete em hematócrito e hemoglobina reduzidos. Essas alterações não podem ser evitadas com suplementação de ferro e são consideradas uma adaptação normal da gravidez (Blackburn, 2018). Esse aumento também é necessário para atender à elevação das demandas metabólicas maternas e à necessidade de aumentar a perfusão de outros órgãos, especialmente os rins da gestante, uma vez que ela está excretando seus resíduos metabólicos e os do feto.

DÉBITO E FREQUÊNCIA CARDÍACOS

O débito cardíaco, o produto do volume sistólico pela frequência cardíaca, é uma medida da capacidade funcional do coração. Ele aumenta de 30 para 50% em relação à frequência de não grávidas por volta da 32ª semana de gestação e diminui para um aumento de cerca de 20% na 40ª semana. O aumento do débito cardíaco está associado a elevação do retorno venoso e a maior débito do ventrículo direito, principalmente na posição de decúbito lateral esquerdo (Ikeda & Aoki-Kamiya, 2019). A frequência cardíaca aumenta em 10 a 15 bpm entre a 14ª e a 20ª semana de gestação e persiste até o termo. Há uma ligeira hipertrofia ou dilatação do coração durante a gestação, o que provavelmente ocorre para acomodar o aumento do volume sanguíneo e do débito cardíaco. O coração trabalha mais e bombeia mais sangue para suprir as necessidades de oxigênio do feto e da mãe. Tanto a frequência cardíaca quanto o retorno venoso elevam-se na gravidez, contribuindo então para o aumento do débito cardíaco observado ao longo da gestação. Uma gestante com doença cardíaca preexistente pode se tornar sintomática e começar a descompensar quando o volume sanguíneo alcançar seu máximo. É necessário um monitoramento rigoroso da 28ª à 35ª semana de gestação.

PRESSÃO ARTERIAL

A pressão arterial, especialmente a pressão diastólica, diminui discretamente durante a gravidez como resultado da vasodilatação periférica causada pela progesterona. Geralmente, ela atinge seu nível mais baixo na metade da gestação e, posteriormente, eleva-se até os níveis pré-gestacionais por ocasião do termo. Durante o primeiro trimestre gestacional, a pressão arterial tipicamente permanece no nível pré-gestacional. No segundo trimestre gestacional, cai 5 a 10 mmHg e, depois, retorna aos níveis do primeiro trimestre. Essa diminuição da pressão arterial começa por volta da 7ª semana de gestação e persiste até a 32ª semana, quando começa a se elevar para os níveis pré-gestacionais (Jordan et al., 2019). Qualquer aumento significativo da pressão arterial durante a gravidez deve ser investigado para descartar hipertensão arterial gestacional. A hipertensão arterial gestacional é um diagnóstico clínico definido pelo aparecimento recente de hipertensão arterial (PA sistólica ≥ 140 mmHg e/ou PA diastólica ≥ 90 mmHg) após a 20ª semana de gestação.

COMPONENTES DO SANGUE

O número de eritrócitos também aumenta durante a gestação até um nível 20 a 30% maior do que os valores de não gestantes, dependendo da quantidade de ferro disponível. Esse aumento é fundamental para transportar o oxigênio adicional necessário durante a gravidez. Embora haja um aumento no número de eritrócitos, há maior elevação do volume plasmático em decorrência de fatores hormonais e da retenção de sódio e água. Como o aumento plasmático excede o aumento da produção de eritrócitos, os valores normais de hemoglobina e hematócrito diminuem, o que resulta em anemia fisiológica da gravidez. As alterações no volume eritrocitário são devidas ao aumento da eritropoetina circulante e à produção acelerada de eritrócitos. O aumento da eritropoetina nos últimos dois trimestres gestacionais é estimulado pela progesterona, pela prolactina e pelo lactogênio placentário (Blackburn, 2018).

As exigências de ferro durante a gestação aumentam devido às demandas do feto em crescimento e ao aumento do volume de sangue materno. Os tecidos fetais prevalecem sobre os tecidos da mãe no que diz respeito ao uso das reservas de ferro. Com a produção acelerada de eritrócitos, o ferro é necessário para a formação de hemoglobina, o componente carreador de oxigênio dos eritrócitos.

ATENÇÃO!

Muitas mulheres engravidam com reservas de ferro insuficientes; portanto, necessitam de suplementação para atender às demandas extras da gestação.

Os níveis de fibrina e de fibrinogênio plasmático aumentam com vários fatores de coagulação do sangue, os quais tornam a gestação um estado de hipercoagulabilidade. Essas alterações, em conjunto com a estase venosa secundária ao acúmulo venoso que ocorre no fim da gestação após longos períodos na posição ortostática com a pressão exercida pelo útero sobre as grandes veias pélvicas, contribuem para retorno venoso diminuído, acúmulo venoso e edema postural. Esses fatores também aumentam o risco de trombose venosa da gestante (Ikeda & Aoki-Kamiya, 2019).

Sistema respiratório

A gestação impõe menos estresse ao sistema respiratório do que ao sistema cardiovascular, mas ocorrem adaptações nesse sistema durante esse período. As alterações primárias acontecem no volume pulmonar e na ventilação. O consumo de oxigênio reflete o incremento do metabolismo materno, aumentando entre 20 e 30% por ocasião do termo da gravidez. Durante a gestação, o espaço disponível para alojar os pulmões diminui à medida que o útero exerce pressão sobre o diafragma e faz com que ele se mova 4 cm acima de sua posição normal. O útero em crescimento muda o tamanho e o formato da cavidade torácica, mas o movimento diafragmático se intensifica, a circunferência do tórax aumenta em 5 a 7,5 cm e o diâmetro transversal expande-se 2,5 cm, o que possibilita maior volume corrente, conforme evidenciado pela respiração mais profunda. O volume corrente, ou o volume de ar inspirado, aumenta em 30 a 40% (de 500 a 700 mℓ) à medida que a gravidez progride. Esse incremento resulta em hiperventilação materna e hipocapnia. Como resultado dessas mudanças, a respiração da gestante torna-se mais diafragmática do que abdominal. Concomitantemente ao aumento do volume corrente, ocorre uma elevação de 30 a 40% no consumo de oxigênio materno devido às crescentes exigências de oxigênio do feto em desenvolvimento, da placenta e dos órgãos maternos.

As alterações anatômicas e fisiológicas da gravidez predispõem a mãe a um aumento das taxas de morbidade e mortalidade, como também aumentam os riscos de um desfecho abaixo do ideal para o feto. A frequência e a importância das condições respiratórias agudas e crônicas em gestantes aumentaram nos últimos anos. Por causa dessas alterações, as gestantes com asma, pneumonia ou outras doenças respiratórias são mais suscetíveis à descompensação precoce (Namazy & Schatz, 2019).

A gestante respira mais rápida e profundamente porque ela e o feto precisam de mais oxigênio. O consumo de oxigênio aumenta durante a gestação, mesmo que a resistência das vias respiratórias e a complacência pulmonar permaneçam inalteradas. As alterações nas estruturas do sistema respiratório ocorrem para preparar o corpo para o útero hipertrofiado e para o volume pulmonar aumentado (Jarvis & Eckhardt, 2020). À medida que os músculos e a cartilagem da região torácica relaxam, o tórax alarga-se com a conversão da respiração abdominal para a torácica. Isso leva a um aumento de 50% no volume de ar por minuto. Todas essas alterações estruturais são temporárias e voltam ao estado pré-gestacional no fim da gestação.

O aumento da vascularidade do sistema respiratório é influenciado pelo aumento dos níveis de estrogênio, levando então à congestão. Os níveis crescentes de hormônios sexuais e a sensibilidade elevada aos alergênios influenciam a mucosa nasal, o que causa epistaxe (sangramento nasal) e rinite. Esse acúmulo resulta em congestão nasal e dos seios paranasais, assim como muda o tom e a qualidade da voz da mulher (Jordan et al., 2019).

Sistemas renal e urinário

Os sistemas renal e urinário sofrem mudanças significativas em resposta à gestação. Os rins precisam se adaptar a um aumento do volume sanguíneo e dos resíduos maternos e fetais. As alterações hormonais durante a gestação possibilitam o aumento do fluxo sanguíneo para os rins. O sistema renal precisa lidar com os efeitos do aumento dos volumes intravascular e extracelular maternos e com os resíduos metabólicos, como também com a excreção dos resíduos fetais. A alteração estrutural predominante no sistema renal durante a gravidez é a dilatação da pelve renal e do útero. As mudanças na estrutura renal ocorrem como resultado das influências hormonais do estrogênio e da progesterona, da compressão pelo útero hipertrofiado e do aumento no volume sanguíneo materno. A dilatação dos rins e ureteres aumenta o potencial de estase urinária e infecção. Assim como o coração, os rins trabalham mais durante a gestação. As alterações na função renal ocorrem para acomodar a sobrecarga de trabalho enquanto mantêm estáveis o equilíbrio eletrolítico e a pressão arterial. À medida que mais sangue flui para os rins, a taxa de filtração glomerular (TFG) aumenta, resultando então em elevação do fluxo e do volume de urina, do aporte de substâncias aos rins, e na filtração e excreção de ureia, ácido úrico, creatinina, água e solutos (Webster et al., 2018).

Anatomicamente, os rins hipertrofiam-se durante a gestação, cada qual aumentando de tamanho (aproximadamente 1 a 1,5 cm) e de peso em decorrência dos efeitos hormonais que provocam aumento da tonicidade e diminuição da motilidade da musculatura lisa. A pelve renal torna-se dilatada. Os ureteres (especialmente o direito) alongam-se, alargam-se e se tornam mais curvos acima da borda pélvica já na 10ª semana de gestação (Edmonds et al., 2019). Acredita-se que a progesterona seja responsável por ambas as alterações devido à sua influência relaxante na musculatura lisa.

Em decorrência da elevação do débito cardíaco e dos níveis de relaxina, o fluxo sanguíneo para os rins aumenta em 50 a 80%, o que provoca diminuição das resistências eferente e aferente. Isso, por sua vez, leva a um aumento da TFG em até 40 a 60% a partir do segundo trimestre gestacional, resultando então em hiperfiltração. Essa elevação continua até o parto. Essa mudança tem implicações clínicas importantes para o uso de medicamentos porque aqueles excretados pelos rins podem exigir doses mais altas e administração mais frequente para que sejam alcançados níveis sanguíneos terapêuticos durante a gestação (Norwitz et al., 2019).

A atividade dos rins normalmente aumenta quando a pessoa se deita e diminui quando em posição ortostática. Essa diferença é amplificada durante a gestação, o que é uma das razões pelas quais uma gestante sente necessidade de urinar com frequência enquanto tenta dormir. Na fase mais avançada da gestação, o aumento da atividade renal é ainda maior no decúbito lateral do que no decúbito dorsal. O decúbito lateral alivia a compressão que o útero hipertrofiado exerce sobre a veia cava, que transporta o sangue proveniente das pernas. Posteriormente, o retorno venoso para o coração aumenta, provocando então a elevação do débito cardíaco, o que resulta no aumento da perfusão renal e da filtração glomerular. Geralmente, as mudanças fisiológicas são maximizadas no fim do segundo trimestre gestacional e, a seguir, começam a retornar ao nível pré-gestacional. As alterações anatômicas, no entanto, demoram até 3 meses após o parto para desaparecerem (Jordan et al., 2019).

Sistema musculoesquelético

O sistema musculoesquelético sofre mudanças significativas durante a gestação e o parto. A gestação representa uma oportunidade para adotar um estilo de vida ativo e saudável, mas também expõe a gestante ao risco de distúrbios e deficiências musculoesqueléticos, entre outros desconfortos. As alterações no sistema musculoesquelético são progressivas e decorrentes da influência dos hormônios, do crescimento fetal e do ganho ponderal materno. A gestação é caracterizada por mudanças na postura e na marcha. Da 10ª à 12ª semana de gestação, os ligamentos que estabilizam as articulações sacroilíacas e a sínfise púbica começam a amolecer e a se distender, e as junções entre as articulações se ampliam e se tornam mais móveis (Santos-Rocha, 2019). O relaxamento das articulações atinge seu máximo no início do terceiro trimestre gestacional. O objetivo dessas alterações é aumentar o tamanho da cavidade pélvica e facilitar o parto.

As alterações posturais da gravidez – hiperlordose lombar e extensão da parte superior da coluna vertebral para compensar o abdome em expansão –, associadas ao afrouxamento das articulações sacroilíacas, podem resultar em lombalgia. O centro de gravidade da gestante desloca-se para a frente, o que exige realinhamento das curvaturas da coluna vertebral. Os fatores que podem contribuir para essas mudanças posturais incluem a alteração do centro de gravidade que acompanha a gravidez, a influência do hormônio gestacional relaxina nas articulações pélvicas, o aumento do peso corporal e a posição do feto em crescimento.

Ocorrem uma acentuação na curva lombossacral normal (hiperlordose) e o desenvolvimento de uma curvatura compensatória na área cervicodorsal para ajudar a gestante a manter o equilíbrio (Figura 11.3). Além disso, o relaxamento e o aumento da mobilidade das articulações ocorrem por causa dos hormônios progesterona e relaxina, que levam à característica "marcha anserina" que as gestantes apresentam ao termo. O ganho ponderal pode agravar esse desconforto ao acentuar as curvaturas lombar e dorsal (Santos-Rocha, 2019).

Sistema tegumentar

O sistema tegumentar inclui pele, cabelo, unhas e glândulas sebáceas e sudoríparas. Há uma variedade de alterações tegumentares associadas à gravidez, tais como mudanças no pigmento, no suprimento vascular, no tecido conjuntivo da pele, no crescimento de pelos, na estrutura ungueal e nas funções glandulares. O aumento da atividade das glândulas hipófise e suprarrenais maternas, em conjunto com a contribuição das glândulas endócrinas fetais em desenvolvimento, o aumento dos níveis de cortisona, o metabolismo acelerado e a produção aumentada de progesterona e estrogênios, é responsável pela maioria das alterações cutâneas na gravidez (Keltz, 2019; Zaidi et al., 2019). Até 90% das gestantes apresentam sinais de hiperpigmentação durante a gravidez, os quais são tipicamente generalizados e leves. A pele das gestantes sofre hiperpigmentação em decorrência principalmente dos níveis aumentados de estrogênio, de progesterona e do hormônio estimulador de

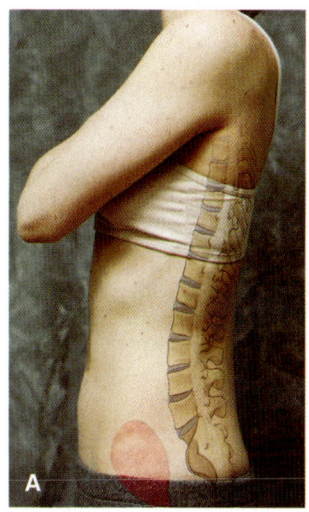 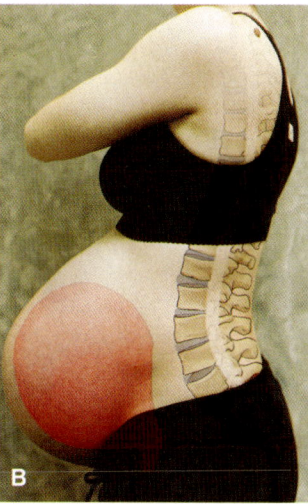

FIGURA 11.3 Alterações posturais durante (**A**) o primeiro trimestre e (**B**) o terceiro trimestre.

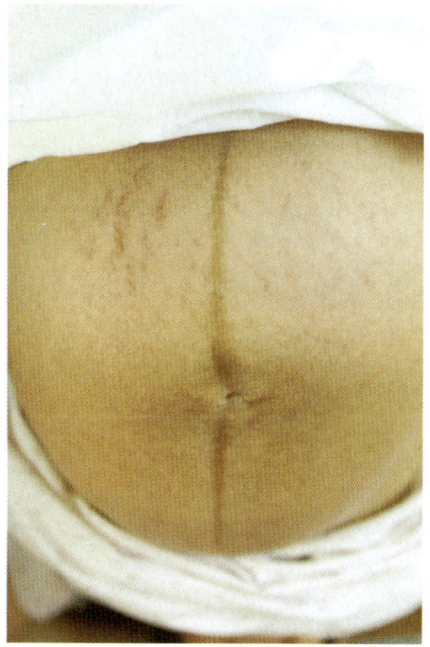

FIGURA 11.4 Linha *nigra*.

melanócitos. Essas alterações são observadas principalmente nos mamilos, nas aréolas, no umbigo, no períneo e nas axilas. Embora muitas alterações tegumentares desapareçam após o parto, algumas apenas se tornam menos acentuadas. Muitas gestantes expressam preocupação com estrias, alterações na cor da pele e queda de cabelo. Infelizmente, pouco se sabe sobre como evitar essas mudanças.

As alterações na coloração da pele não são incomuns. O aumento da pigmentação que ocorre nas mamas e nos órgãos genitais também se desenvolve na face, formando então a "máscara gravídica", também chamada de melasma facial, que ocorre em até 70% das gestantes. Existe uma predisposição genética para essa condição de pele, que é agravada pelo sol e tende a reaparecer em gestações subsequentes. Essa pigmentação marrom e irregular é observada na testa e nas regiões malares das gestantes de cabelos escuros. A maior parte da pigmentação facial esmaece à medida que os hormônios diminuem no fim da gestação, mas parte pode permanecer. A pele no meio do abdome pode desenvolver uma linha pigmentada chamada **linha *nigra***, que se estende do umbigo até a região púbica (Figura 11.4).

As estrias gravídicas são faixas avermelhadas irregulares que aparecem no abdome, nas mamas e nas nádegas em até 90% das gestantes. Estrogênio, relaxina e adrenocorticoides contribuem para essas alterações. As estrias são mais proeminentes por volta do 6º ao 7º mês da gestação, sendo decorrentes da genética e da redução da resistência do tecido conjuntivo, que ocorre por causa dos níveis elevados de esteroides suprarrenais e do estiramento das estruturas secundário ao crescimento (Strauss & Barbieri, 2019). Elas são mais comuns em mulheres mais jovens, gestantes com fetos macrossômicos e naquelas com índice de massa corporal (IMC) mais elevado. Mulheres não brancas e aquelas com histórico de estrias nas mamas ou nas coxas ou com histórico familiar de estrias gravídicas também estão em maior

risco. Alguns cremes e loções, como a manteiga de cacau e o azeite de oliva, têm sido apontados como capazes de evitar as estrias na gravidez, mas atualmente as pesquisas não confirmam essas afirmações. Com o tempo, muitas estrias melhoram. Os tratamentos com *laser* e radiofrequência são promissores, pois modificam a vascularidade, o colágeno e talvez a elastina, mas o efeito dessas terapias é de difícil avaliação (Oakley & Patel, 2019).

ALTERAÇÕES CUTÂNEAS DE ORIGEM VASCULAR

As alterações vasculares durante a gravidez que se manifestam no sistema tegumentar incluem as varicosidades nos membros inferiores, na vulva e no períneo. Veias varicosas são comumente o resultado de distensão, instabilidade e má circulação secundárias a permanecer em pé ou sentada por tempo prolongado e à compressão das veias pélvicas pelo útero gravídico, impedindo o retorno venoso completo. As intervenções para reduzir o risco de desenvolver varicosidades incluem:

- Elevar ambas as pernas ao se sentar ou deitar
- Evitar ficar em pé ou sentada por muito tempo, mudando de posição com frequência
- Deitar-se em decúbito lateral esquerdo
- Deambular diariamente para se exercitar
- Não usar roupas apertadas ou meias na altura do joelho
- Usar meias elásticas se as varicosidades forem uma condição preexistente à gravidez.

Outra manifestação cutânea que se acredita ser secundária a alterações vasculares e a altos níveis de estrogênio é o aparecimento de pequenos vasos sanguíneos chamados de aranhas vasculares. Eles podem aparecer no pescoço, no tórax, na face e nos braços, e são especialmente óbvios em mulheres brancas, geralmente desaparecendo após o parto. O eritema palmar consiste em uma área rosada bem delimitada na superfície palmar das mãos, estando essa alteração tegumentar também relacionada com níveis elevados de estrogênio (Norwitz et al., 2019).

CABELO E UNHAS

Algumas mulheres também percebem uma diminuição no crescimento do cabelo durante a gestação. Os folículos pilosos normalmente passam por uma fase de crescimento e uma de repouso, que é seguida por queda de cabelo e os fios são posteriormente substituídos por novos. Durante a gestação, menos folículos pilosos entram na fase de repouso. Após o parto, o corpo compensa com uma queda de cabelo subsequente por vários meses. As unhas geralmente crescem mais rápido durante a gravidez. As gestantes apresentam aumento da fragilidade, separação distal do leito ungueal, coloração esbranquiçada e sulcos transversais nas unhas, mas a maioria dessas condições desaparece no período pós-parto (Blackburn, 2018).

Sistema endócrino

O sistema endócrino sofre muitas mudanças durante a gestação porque as alterações hormonais são essenciais para atender às necessidades do feto em crescimento. As alterações hormonais são importantes no controle do fornecimento de glicose, aminoácidos e lipídios maternos ao feto. Embora o estrogênio e a progesterona sejam os principais hormônios envolvidos nas alterações da gravidez, outras glândulas e hormônios endócrinos também são alterados durante esse período.

TIREOIDE

Vários órgãos sofrem alterações fisiológicas durante a gravidez, e a tireoide não é exceção. A glândula tireoide aumenta discretamente e se torna mais ativa durante a gravidez em decorrência do aumento da vascularidade e da hiperplasia. Esse incremento da atividade da glândula resulta em elevação na secreção de hormônios tireoidianos, que começa durante o primeiro trimestre gestacional; os níveis diminuem poucas semanas após o parto e retornam aos limites normais. O hormônio tireoidiano materno é transferido para o feto logo após a concepção, e é fundamental para o desenvolvimento do encéfalo fetal, para a neurogênese e para os processos organizacionais do feto antes da 20ª semana, quando a produção da tireoide fetal é baixa. No entanto, mesmo depois que a tireoide fetal está produzindo quantidades crescentes de hormônio, grande parte da tiroxina (T_4) necessária para o desenvolvimento continua a ser fornecida pela mãe. Níveis baixos de hormônios tireoidianos maternos, como nos casos de insuficiência da tireoide, hipotireoidismo ou ingestão baixa ou inadequada de iodo, podem comprometer o desenvolvimento neurológico fetal (Eaton, 2019). Com o aumento na secreção de hormônios da tireoide, a taxa metabólica basal (o oxigênio consumido pelo corpo durante uma unidade de tempo em mililitros por minuto) aumenta progressivamente até 25%, acompanhada pela frequência e pelo débito cardíacos (Jordan et al., 2019).

HIPÓFISE

Durante a gravidez, ocorrem alterações endócrinas e metabólicas importantes devido à secreção hormonal fisiológica pela placenta. A glândula hipófise adapta-se a essas mudanças e todos os eixos secretores são influenciados. Na gestação, a hipófise aumenta em 135% do seu tamanho original, retornando ao tamanho normal após o parto.

O lobo anterior da hipófise é constituído por tecido glandular e produz vários hormônios. A liberação desses hormônios é regulada pela liberação e pela inibição dos hormônios produzidos pelo hipotálamo. Alguns desses hormônios da adeno-hipófise induzem outras glândulas a secretar seus hormônios. O aumento dos níveis sanguíneos dos hormônios produzidos pelas glândulas-alvo finais (p. ex., o ovário ou a tireoide) inibe a liberação dos hormônios da adeno-hipófise.

A secreção de FSH e de LH é inibida durante a gravidez, provavelmente como resultado da hCG produzida pela placenta e pelo corpo-lúteo e do aumento da secreção de prolactina pela glândula adeno-hipófise. Os níveis permanecem diminuídos até depois do parto.

O hormônio tireoestimulante (TSH) é reduzido durante o primeiro trimestre gestacional, mas geralmente retorna ao normal no restante da gravidez. Acredita-se que a redução do TSH seja um dos fatores, com os níveis elevados de hCG, associados a enjoos matinais, náuseas e vômitos durante o primeiro trimestre gestacional.

O hormônio do crescimento (GH), que é anabólico e promove a síntese de proteínas, estimula a maioria das células do corpo a crescer em tamanho e se dividir, facilitando então o uso das gorduras como fonte de energia e a conservação da glicose. Durante a gestação, ocorre uma diminuição das células produtoras de GH e dos níveis sanguíneos desse hormônio. Acredita-se que a ação do lactogênio placentário humano (hPL) diminua a necessidade e o uso de GH. Durante a gestação, a prolactina é secretada em pulsos e aumenta em 10 vezes para promover o desenvolvimento das mamas e o processo de lactação. Os altos níveis de progesterona secretados pela placenta inibem a influência direta da prolactina nas mamas durante a gestação, suprimindo, assim, a lactação. No parto, assim que a placenta é expelida e há queda dos níveis de progesterona, a lactogênese pode começar. A prolactina, liberada pela adeno-hipófise em resposta à sucção do recém-nascido, é o principal sinal hormonal responsável pela estimulação das mamas (Strauss & Barbieri, 2019).

Os níveis do hormônio estimulador dos melanócitos (MSH), que também é produzido pela adeno-hipófise, aumentam durante a gestação. Durante muitos anos, acreditou-se que seu aumento fosse responsável por muitas das alterações cutâneas da gestação, particularmente pela pigmentação da pele (p. ex., escurecimento das aréolas, melasma e linha *nigra*). Atualmente, no entanto, acredita-se que as alterações cutâneas sejam decorrentes do estrogênio (e, possivelmente, da progesterona), bem como do aumento do MSH.

Os hormônios ocitocina e antidiurético (ADH), secretados pela adeno-hipófise, são, na verdade, sintetizados no hipotálamo. Eles migram ao longo das fibras nervosas para a neuro-hipófise e são armazenados até que sejam estimulados a serem liberados para a circulação geral. A ocitocina é liberada pela neuro-hipófise e sua produção aumenta gradualmente à medida que o feto amadurece (King et al., 2019). A ocitocina é responsável pelas contrações uterinas antes e depois do parto. Em pouco tempo, as camadas musculares do útero (miométrio) tornam-se mais sensíveis à ocitocina. Próximo ao termo, os níveis de progesterona diminuem e as contrações, que antes eram suprimidas pela progesterona, começam a ocorrer com mais frequência e maior intensidade. Acredita-se que essa alteração nos níveis hormonais seja um dos desencadeadores do trabalho de parto.

A ocitocina é responsável por estimular as contrações uterinas que desencadeiam o parto, resultando em adelgaçamento e dilatação do colo do útero. As contrações também exercem uma pressão, ajudando assim o feto a descer para a pelve. Após o parto, a secreção de ocitocina persiste, promovendo a contração do miométrio e ajudando os vasos sanguíneos uterinos a se contraírem, diminuindo então o sangramento vaginal. A ocitocina também é responsável pela ejeção do leite durante a amamentação. A estimulação das mamas pela sucção ou pelo contato físico induz a secreção de ocitocina pela neuro-hipófise, provocando a contração das células mioepiteliais na glândula mamária da lactante.

As mulheres sentem cólicas e desconforto abdominal após o parto porque o útero se contrai e retorna às suas dimensões pré-gestacionais. Essas cólicas pós-parto são causadas por contrações involuntárias e geralmente duram alguns dias após o parto. Elas são mais evidentes em mulheres que já tiveram outros filhos. O aleitamento materno sinaliza a liberação de ocitocina, que estimula a contração do útero e aumenta a intensidade da cólica e do desconforto pós-parto.

A vasopressina, também conhecida como ADH, inibe ou impede a formação de urina por meio de vasoconstrição, o que resulta em aumento da pressão arterial. Ela também apresenta um efeito antidiurético e é importante na regulação do equilíbrio hídrico (Woodmansee, 2019).

PÂNCREAS

O pâncreas é um órgão exócrino que fornece enzimas digestivas e tampões, e é também um órgão endócrino. O pâncreas endócrino é composto de ilhotas de Langerhans, grupos de células espalhadas pelo órgão que contêm quatro tipos celulares, sendo um deles a célula beta, que produz a insulina. Esta reduz os níveis sanguíneos de glicose, ao aumentar a taxa de captação e a utilização de glicose pela maioria das células do corpo. O feto em crescimento precisa de quantidades significativas de glicose, aminoácidos e lipídios e, mesmo durante o início da gestação, necessita das reservas maternas de glicose. De um modo ideal, as alterações hormonais da gravidez ajudam a atender às necessidades fetais sem desequilibrar o metabolismo da mãe.

A secreção de insulina da gestante atua no modo "oferta *versus* demanda". À medida que aumenta a demanda para atender às necessidades da gestação, mais insulina é secretada. A insulina materna não atravessa a placenta; portanto, o feto precisa produzir seu próprio suprimento para manter o controle da glicose (Boxe 11.2).

Para possibilitar o atendimento das demandas energéticas da gestante e do feto em crescimento, o metabolismo materno da glicose durante a gravidez é diferente do metabolismo pré-gestacional. Durante a primeira metade da gravidez, grande parte da glicose materna é desviada para o feto em crescimento; portanto, os níveis glicêmicos da mãe ficam baixos. O hPL e outros antagonistas hormonais aumentam durante a segunda metade da gravidez, por isso a mãe precisa produzir mais insulina para superar a resistência conferida por esses hormônios. A resistência à insulina (a incapacidade da insulina de aumentar a captação e a utilização de glicose) durante a gravidez é consequente à adaptação fisiológica necessária para fornecer glicose ao feto em desenvolvimento. Distúrbios no metabolismo materno podem induzir adaptações estruturais e funcionais durante o desenvolvimento fetal (Strauss & Barbieri, 2019).

Se a mãe tiver células beta normais nas ilhotas de Langerhans, habitualmente ela não encontrará problema em atender às demandas extras de insulina. No entanto,

---

BOXE 11.2 Gravidez, insulina e glicose.

- Durante o início da gravidez, os níveis glicêmicos da gestante diminuem devido à grande demanda fetal por glicose. O feto também está captando aminoácidos e lipídios da mãe, diminuindo então a capacidade dela de sintetizar glicose. A glicose materna é desviada pela placenta para ajudar no crescimento do embrião/feto durante o início da gestação; portanto, os níveis maternos declinam. Como resultado, as concentrações maternas de glicose diminuem para um nível que poderia ser considerado "hipoglicêmico" na mulher que não estivesse grávida
- No início da gravidez, também ocorre um decréscimo na produção e nos níveis de insulina da mãe. O pâncreas é responsável pela produção de insulina, o que facilita a entrada de glicose nas células. Embora a glicose e outros nutrientes atravessem facilmente a placenta, a insulina não o faz. O feto precisa, portanto, produzir insulina para facilitar a entrada de glicose em suas células
- Após o primeiro trimestre gestacional, o hPL oriundo da placenta e os esteroides (cortisol) originários do córtex suprarrenal antagonizam a insulina. O hPL atua como antagonista da insulina materna; portanto, mais insulina precisa ser secretada para neutralizar os níveis crescentes de hPL e cortisol durante a última metade da gravidez
- A prolactina, o estrogênio e a progesterona também se opõem à insulina. Como resultado, é menos provável que a glicose entre nas células da mãe e mais provável que atravesse a placenta para chegar até o feto

Cunningham, F. G., Leveno, K. J., Bloom, S. L., Dashe, J. S., Hoffman, B. L., Casey, B. M., & Spong, C. Y. (2018). *Williams obstetrics* (25th ed.). McGraw-Hill Professional Publishing; Blackburn, S. T. (2018). *Maternal, fetal, neonatal physiology: a clinical perspective*. Elsevier.

se ela não tiver um número suficiente de células beta, não será capaz de produzir insulina suficiente e desenvolverá intolerância à glicose. Se a gestante apresentar intolerância à glicose, não conseguirá atender às crescentes demandas e seu nível sanguíneo de glicose aumentará.

GLÂNDULAS SUPRARRENAIS

A gravidez não provoca muitas alterações no tamanho das glândulas suprarrenais, mas há algumas mudanças em sua secreção e atividade. Uma das principais alterações é o aumento significativo na secreção de cortisol, que regula o metabolismo de carboidratos e proteínas e é útil em momentos de estresse. Embora a gravidez seja considerada uma condição normal, é um período de estresse para o corpo feminino. A taxa de secreção de cortisol pelas suprarrenais maternas não aumenta durante a gravidez, mas a taxa de depuração diminui. Os níveis de cortisol elevam-se em resposta ao aumento dos níveis de estrogênio durante a gestação e retornam ao normal nas 6 semanas seguintes ao parto (Blackburn, 2018). Durante o estresse da gestação, o cortisol:

- Ajuda a manter o nível plasmático de glicose mediante a clivagem de fontes de energia que não carboidratos, como aminoácidos e ácidos graxos, para produzir glicogênio. O glicogênio, armazenado no fígado, é facilmente clivado em glicose quando necessário, de modo que a glicose esteja disponível em momentos de estresse
- Degrada proteínas para reparar tecidos e produzir enzimas
- Tem ações anti-insulínica, anti-inflamatória e antialérgica
- É necessário para produzir os precursores da epinefrina, que a medula suprarrenal produz e secreta (Cunningham et al., 2018).

Os níveis de aldosterona, esta também secretada pelas glândulas suprarrenais, aumentam durante a gestação. Normalmente, a aldosterona regula a absorção de sódio pelos túbulos renais distais. Durante a gravidez, a progesterona permite que o sal seja eliminado (ou perdido) pela urina. A aldosterona é um regulador-chave da homeostase hidreletrolítica e desempenha um papel central na regulação da pressão arterial. As alterações hormonais durante a gestação, entre elas o aumento da produção de progesterona e de aldosterona, levam à necessária expansão do volume plasmático da gestante como um mecanismo de acomodação para o crescimento do feto. A produção de aldosterona pelas glândulas suprarrenais já se mostra elevada na 15ª semana de gestação (Edmonds et al., 2019).

SECREÇÃO DE PROSTAGLANDINAS DURANTE A GESTAÇÃO

As prostaglandinas não são proteínas nem hormônios esteroides; são mediadores químicos ou hormônios locais. Embora os hormônios circulem no sangue e influenciem tecidos distantes, as prostaglandinas atuam localmente nas células adjacentes. Acredita-se que as membranas fetais do saco amniótico – o âmnio e o córion – estejam envolvidas na produção de prostaglandinas. Vários tecidos maternos e fetais, bem como o próprio líquido amniótico, são considerados fontes de prostaglandinas, mas os detalhes sobre sua composição e fontes são limitados. É amplamente aceito que as prostaglandinas têm uma função no amolecimento do colo do útero e no início e/ou na manutenção do trabalho de parto, mas o mecanismo exato não foi definido. Existe a teoria de que, quando os níveis de progesterona caem no termo, ocorre um aumento na produção de prostaglandinas, o que facilita as contrações uterinas e aumenta a sensibilidade miometrial à ocitocina necessária para o processo de trabalho de parto (Steegers et al., 2019). Com a ocitocina, a influência das prostaglandinas no miométrio uterino predomina para promover a atividade contrátil do útero.

SECREÇÃO PLACENTÁRIA

A placenta é um órgão que evita a troca direta tanto entre o sangue do feto quanto o da mãe. Ela não é apenas um órgão de transmissão, mas também de produção. É capaz de sintetizar enzimas e proteínas, assim como produzir gorduras e carboidratos que servem como fonte de energia armazenada. Além de funcionar como uma glândula endócrina, produzindo e secretando hormônios, a placenta tem uma característica que nenhum outro órgão endócrino apresenta: a capacidade de sintetizar proteínas e hormônios esteroides. Bem no início da gestação, a placenta começa a produzir os seguintes hormônios:

- hCG
- hPL
- Relaxina
- Progesterona
- Estrogênio.

A Tabela 11.3 resume a função desses hormônios.

Sistema imunológico

O sistema imunológico é composto de células e órgãos especializados cujo principal objetivo é defender o corpo contra substâncias estranhas (antígenos) que possam causar lesão tecidual ou doenças. Os mecanismos das imunidades inata e adaptativa interagem para evitar, controlar e erradicar antígenos estranhos do corpo.

Durante a gestação, ocorrem uma elevação geral da imunidade inata (resposta inflamatória e fagocitose) e a supressão da imunidade adaptativa (resposta protetora a um antígeno estranho específico). Essas alterações ajudam a evitar que o sistema imunológico da mãe rejeite o feto (corpo estranho), aumentam o risco de a gestante desenvolver determinadas infecções, como as urinárias, e influenciam a evolução de doenças crônicas, como as autoimunes. Algumas condições crônicas pioram (diabetes melito), enquanto outras parecem se estabilizar (asma) durante a gestação, mas isso é individualizado e imprevisível. Em geral, a função imunológica em

TABELA 11.3 Hormônios placentários.

Hormônio	Descrição
Gonadotrofina coriônica humana (hCG)	• Responsável por manter o corpo-lúteo materno, que secreta progesterona e estrogênio com a síntese ocorrendo antes da implantação • Produção de células trofoblásticas fetais até que a placenta esteja suficientemente desenvolvida para assumir essa função • Base para os testes de gravidez porque aparece na corrente sanguínea materna logo após a implantação • A produção de hCG atinge seu máximo em 8 semanas e, em seguida, diminui gradualmente
hPL (também conhecido como somatomamotropina coriônica humana [hCS])	• Preparação das glândulas mamárias para a lactação e participação no processo de disponibilização de glicose para o crescimento fetal mediante a alteração do metabolismo materno de carboidratos, gordura e proteínas • Antagonista da insulina porque diminui a sensibilidade dos tecidos ou altera a capacidade de utilização da insulina • Aumento da concentração de ácidos graxos livres circulantes para atender às necessidades metabólicas maternas e diminuição do metabolismo de glicose materno a fim de facilitar o crescimento fetal
Relaxina	• Secreção pela placenta e pelo corpo-lúteo durante a gestação • Acredita-se que atue sinergicamente com a progesterona para manter a gestação • Aumento da flexibilidade da sínfise púbica, possibilitando então que a pelve se expanda durante o parto • Dilatação do colo do útero, o que facilita a entrada do feto no canal vaginal; acredita-se que suprima a liberação de ocitocina pelo hipotálamo, retardando, assim, o início das contrações do trabalho de parto
Progesterona	• Muitas vezes chamada de "hormônio da gravidez" devido ao papel fundamental que desempenha na manutenção do endométrio do útero • Apoia o endométrio para proporcionar um ambiente propício à sobrevida fetal • Produzida pelo corpo-lúteo durante as primeiras semanas de gestação e, depois, pela placenta até o termo • Inicialmente, provoca espessamento do revestimento uterino na antecipação da implantação do oócito fertilizado; a partir daí, mantém o endométrio, inibe a contratilidade uterina e auxilia no desenvolvimento das mamas para a lactação
Estrogênio	• Promove o aumento dos órgãos genitais, do útero e das mamas, assim como incrementa a vascularidade, causando vasodilatação • Relaxamento dos ligamentos pélvicos e das articulações • Associado a hiperpigmentação, alterações vasculares na pele, aumento da atividade das glândulas salivares e hiperemia das gengivas e mucosas nasais • Auxilia no desenvolvimento do sistema ductal das mamas em preparação para a lactação

Cunningham, F. G., Leveno, K. J., Bloom, S. L., Dashe, J. S., Hoffman, B. L., Casey, B. M., & Spong, C. Y. (2018). *Williams obstetrics* (25th ed.). McGraw-Hill Professional Publishing; Norwitz, E., Miller, D., Zelop, C., & Keefe, D. (2019). *Evidence-based obstetrics and gynecology.* Wiley Blackwell; e Blackburn, S. T. (2018). *Maternal, fetal, neonatal physiology: a clinical perspective.* Elsevier.

gestantes é semelhante à das mulheres não gestantes. A Tabela 11.4 resume as adaptações dos sistemas orgânicos gerais à gestação.

Marva retorna para sua primeira consulta pré-natal e diz ao enfermeiro que todo o seu corpo está "fora dos eixos". Ela está se sentindo mal e sobrecarregada. Descreva as mudanças corporais que Marva pode esperar a cada trimestre gestacional para ajudá-la a compreender as adaptações que estão ocorrendo. Que orientações o enfermeiro pode dar a Marva para ajudá-la a compreender as alterações da gestação?

EVOLUÇÃO DAS NECESSIDADES NUTRICIONAIS DA GESTAÇÃO

O peso corporal e a qualidade da dieta da mãe, mesmo antes da gravidez, influenciam o ambiente uterino, o peso ao nascimento e a saúde subsequente do recém-nascido até a idade adulta. Uma alimentação saudável durante a gestação permite um ganho ponderal gestacional ideal e reduz as complicações, ambos associados a desfechos positivos de nascimento. Durante a gestação, as necessidades nutricionais maternas mudam para atender às demandas da gravidez. A alimentação saudável ajuda a garantir que os nutrientes adequados estejam disponíveis para a mãe e para o feto.

A ingestão nutricional durante a gravidez exerce efeitos diretos sobre o bem-estar fetal e o desfecho do nascimento. Uma ingestão inadequada está associada, por exemplo, a parto prematuro, baixo peso ao nascer e anomalias congênitas. O aporte nutricional excessivo está ligado à macrossomia fetal (mais de 4.000 g), resultando então em um parto difícil, hipoglicemia neonatal, obesidade continuada na mãe, potencial de obesidade infantil e componentes da síndrome metabólica (Kane & Prelack, 2019).

Como as necessidades de diversos nutrientes aumentam durante a gestação, as gestantes devem ingerir um suplemento vitamínico e mineral diariamente. Vitaminas pré-natais são prescritas rotineiramente como proteção contra dietas insuficientes. Com exceção do ácido fólico, há poucas evidências científicas que apoiem a administração de suplementos vitamínicos a gestantes saudáveis, mas esse parece ser o padrão de cuidado atual. Suplementos vitamínicos pré-natais são prescritos quase universalmente nos EUA (Kane & Prelack, 2019). Especialmente o

TABELA 11.4 Resumo das adaptações gerais dos sistemas orgânicos.

Sistema	Adaptação
Digestório	*Boca e faringe:* as gengivas tornam-se hiperemiadas, tumefeitas e friáveis, e tendem a sangrar facilmente. A produção de saliva aumenta *Esôfago:* diminuição da pressão e do tônus do esfíncter esofágico inferior, o que aumenta o risco de desenvolver pirose *Estômago:* redução do tônus e da mobilidade com retardo do tempo de esvaziamento gástrico, o que aumenta o risco de refluxo gastresofágico e vômitos. Diminuição da acidez gástrica e da produção de histamina, o que melhora os sinais/sintomas da úlcera péptica *Intestinos:* diminuição da motilidade do tônus intestinal com aumento do tempo de trânsito, o que eleva o risco de constipação intestinal e flatulência *Vesícula biliar:* diminuição do tônus e da motilidade, o que aumenta o risco de formação de cálculos biliares
Cardiovascular	*Volume de sangue:* aumento significativo do plasma (50%) e do número de eritrócitos (25 a 33%) em comparação com os valores de não gestantes. Causa hemodiluição, que se reflete em baixo nível de hematócrito e de hemoglobina *Débito e frequência cardíacos:* o débito cardíaco aumenta 30 a 50% em relação ao valor em não gestantes até 32ª semana de gestação. A elevação do débito cardíaco está associada a aumento do retorno venoso e a maior débito do ventrículo direito, principalmente na posição de decúbito lateral esquerdo. A frequência cardíaca aumenta em 10 a 15 bpm entre a 14ª e a 20ª semana de gestação, e esse aumento persistirá até o termo *Pressão arterial:* tipicamente, a pressão diastólica diminui 10 a 15 mmHg para atingir seu nível mais baixo na metade da gestação; em seguida, retorna gradualmente aos valores basais pré-gestacionais até o termo *Componentes do sangue:* o número de eritrócitos aumenta durante a gestação até um nível 25 a 33% maior do que os valores em não gestantes Tanto os níveis de fibrina quanto de fibrinogênio plasmático aumentam, acompanhados por vários fatores de coagulação do sangue, que tornam a gestação um estado de hipercoagulabilidade
Respiratório	O aumento das dimensões do útero desloca o diafragma 4 cm acima de sua posição habitual. À medida que os músculos e a cartilagem da região torácica relaxam, o tórax alarga-se com a conversão da respiração abdominal para a torácica, o que leva a um aumento de 50% no volume de ar por minuto. O volume corrente, ou volume de ar inspirado, aumenta gradualmente até 30 a 40% (de 500 para 700 mℓ) conforme a gestação avança
Renal/urinário	A pelve renal torna-se dilatada. Os ureteres (especialmente o direito) alongam-se, alargam-se e tornam-se mais curvos acima da borda pélvica O tônus vesical diminui e a capacidade vesical duplica até o termo A taxa de filtração glomerular aumenta 40 a 60% durante a gestação O fluxo sanguíneo para os rins aumenta em 50 a 80% como resultado do aumento do débito cardíaco
Musculoesquelético	Com o crescimento do feto, a distensão do abdome inclina a pelve para a frente, deslocando então o centro de gravidade. A gestante compensa isso com a acentuação da curvatura da coluna (hiperlordose) O relaxamento e o aumento da mobilidade das articulações ocorrem por causa dos hormônios progesterona e relaxina, que levam à característica "marcha anserina" apresentada pelas gestantes até o termo
Tegumentar	A hiperpigmentação da pele é a alteração mais comum durante a gestação. As áreas mais comuns incluem as aréolas, a pele genital, as axilas, a face interna das coxas e a linha *nigra* As estrias gravídicas são faixas avermelhadas irregulares que aparecem no abdome, nas mamas e nas nádegas em cerca de metade das gestantes A pele no meio do abdome pode apresentar uma linha pigmentada chamada linha *nigra*, que se estende do umbigo até a região púbica O melasma ("máscara gravídica") ocorre em até 70% das gestantes e é caracterizado por áreas irregulares de pigmentação na face, mais comumente nas regiões malares, no queixo e no nariz
Endócrino	Controla a integridade e a duração da gestação, mantendo o corpo-lúteo por meio da secreção de hCG; da produção de estrogênio, progesterona, hPL e outros hormônios e fatores de crescimento pela placenta; e da liberação de ocitocina (pela neuro-hipófise), prolactina (pela adeno-hipófise) e relaxina (pelos ovários, pelo útero e pela placenta)
Imunológico	Durante a gestação, ocorrem aumento geral da imunidade inata (resposta inflamatória e fagocitose) e supressão da imunidade adaptativa (resposta protetora a um antígeno estranho específico). Essas alterações ajudam a evitar que o sistema imunológico da mãe rejeite o feto (corpo estranho), aumentam o risco de a gestante desenvolver determinadas infecções e influenciam a evolução de doenças crônicas, como as doenças autoimunes

ferro e o ácido fólico precisam ser suplementados porque as demandas aumentadas dessas vitaminas durante a gestação são geralmente muito significativas para serem atendidas apenas com a dieta, os quais são necessários para formar novas células sanguíneas para o volume aumentado de sangue materno e evitar a anemia. O ferro é essencial para o crescimento fetal e o desenvolvimento do encéfalo do feto, assim como para evitar a anemia materna. O aumento do aporte de ácido fólico é essencial antes das primeiras semanas de gravidez e durante a gestação para evitar defeitos do tubo neural no feto. Para a maioria das gestantes, as **ingestões dietéticas de referência (IDRs)** são de 27 mg de sulfato ferroso e 400 a 800 µg de ácido fólico por dia (American College of Obstetricians and Gynecologists [ACOG], 2018; Norwitz et al., 2019; U.S. Preventive Services Task Force [USPSTF], 2018). Para as mulheres com histórico de feto com defeito do tubo neural, comumente são prescritas doses mais altas de ácido fólico.

Há inúmeras recomendações nutricionais conflitantes para a gestante sobre o que é bom ou ruim comer. No geral, as seguintes diretrizes são úteis:

- Aumentar o consumo de frutas e legumes, os quais devem representar metade do prato
- Substituir as gorduras saturadas por insaturadas
- Tomar café da manhã todos os dias
- Escolher grãos integrais em vez de refinados
- Escolher alimentos ricos em fibra para evitar constipação intestinal
- Evitar o consumo de gorduras hidrogenadas ou parcialmente hidrogenadas
- Não ingerir bebidas alcoólicas
- Limitar as calorias de açúcares adicionados e gorduras saturadas
- Consumir laticínios com baixo teor de gordura, em vez daqueles com alto teor
- Comer pelo menos duas porções de peixe por semana, sendo uma delas de um peixe oleoso
- Consumir pelo menos 2 ℓ de água diariamente (USDA, 2019).

Nos meses anteriores à concepção, as escolhas alimentares são fundamentais. Os alimentos e as vitaminas consumidos podem garantir que a mulher e o feto tenham os nutrientes essenciais para o início da gestação.

Embora a maioria das mulheres reconheça a importância de uma alimentação saudável durante a gestação, algumas têm dificuldade em segui-la. Muitas delas afirmam que têm pouco tempo e energia para se dedicar ao planejamento e à preparação das refeições. As mensagens conflitantes das várias fontes representam outras barreiras a uma alimentação saudável, resultando então em falta de informações claras, confiáveis e relevantes. Além disso, muitas mulheres estão comendo menos em um esforço para controlar seu peso, o que as coloca em maior risco de ingestão inadequada de nutrientes.

Exigências nutricionais durante a gestação

A gestação é um período de intenso crescimento e desenvolvimento fetal, assim como de alterações fisiológicas maternas. Uma boa nutrição durante a gravidez promove esses processos, enquanto a sub ou a supernutrição estão associadas a desfechos ruins. A saúde materna ideal por meio de boas práticas nutricionais durante a gestação reduz o risco de um desenvolvimento fetal subótimo.

O Food and Nutrition Board do National Research Council fez recomendações para a ingestão de nutrientes pelas pessoas que vivem nos EUA. As IDRs são mais abrangentes do que as recomendações nutricionais anteriores emitidas pelo Food and Nutrition Board. Elas substituíram as recomendações anteriores porque não se limitam à prevenção de doenças por deficiência. Em vez disso, as IDRs incorporam os conceitos atuais sobre o papel dos nutrientes e dos componentes alimentares na redução do risco de doenças crônicas, distúrbios de desenvolvimento e outros problemas correlatos. As IDRs podem ser usadas para planejar e avaliar dietas para pessoas saudáveis (National Academies of Sciences, Engineering & Medicine, 2019).

Essas recomendações dietéticas também incluem informações para as gestantes e lactantes porque o crescimento dos tecidos fetais e maternos requer quantidades maiores de componentes alimentares essenciais. Por exemplo, as IDRs atuais sugerem um aumento na ingestão de proteínas de 60 para 80 g/dia; de ferro, de 18 para 27 g/dia; e de ácido fólico, de 400 para 800 µg/dia, com um aumento de 300 calorias/dia em relação à ingestão recomendada de 1.800 a 2.200 calorias/dia para não gestantes (Tabela 11.5) (Garner, 2019; Kane & Prelack, 2019).

Dieta sem glúten durante a gravidez

Nos últimos anos, os alimentos sem glúten tornaram-se populares, fomentando então um mercado crescente da indústria de alimentos. As gestantes, no entanto, podem perder nutrientes importantes ao adotarem dietas sem glúten. As pessoas que não têm intolerância a essa proteína optam por não a consumir porque é frequentemente encontrada em alimentos processados e não saudáveis, porém alguns daqueles sem glúten contêm mais gordura, inclusive saturada, e sódio, mas têm menos minerais e vitaminas do que seus equivalentes com glúten (Patel & Lacy, 2018). Evitar alimentos processados e dar ênfase a frutas, vegetais, proteína magra e grãos integrais constituem uma dieta saudável e bem equilibrada.

O consumo de uma dieta sem glúten dificulta a obtenção da quantidade recomendada de ácido fólico, vitamina B, ferro, cálcio, fibras e grãos de que todas as gestantes precisam. É por isso que, a menos que haja motivos clínicos para a eliminação do glúten (p. ex., doença celíaca ou alergia ao glúten), não há razão científica para excluir grãos integrais e ricos em nutrientes da dieta (Kane & Prelack, 2019).

TABELA 11.5	Recomendações dietéticas para a gestante e a lactante.		
Nutriente	**Não gestante**	**Gestante**	**Lactante**
Calorias	2.200	2.500	2.700
Proteínas	60 g	80 g	80 g
Água/líquidos	6 a 8 copos/dia	8 copos/dia	8 copos/dia
Vitamina A	700 µg	770 µg	1.300 µg
Vitamina C	75 mg	85 mg	120 mg
Vitamina D	5 µg	5 µg	5 µg
Folato	400 µg	600 µg	500 µg
Cálcio	1.000 mg	1.000 mg	1.000 mg
Iodo			
Ferro	18 mg	27 mg	9 mg

U.S. Department of Agriculture (USDA). (2019). *Nutritional needs during pregnancy*. Disponível em: https://www.choosemyplate.gov/nutritional-needs-during-pregnancy. Acesso em: 16 jun. 2020; National Academies of Sciences, Engineering & Medicine. (2019). Dietary reference intakes tables and application. Disponível em: http://nationalacademies.org/hmd/Activities/Nutrition/SummaryDRIs/DRI-Tables.aspx. Acesso em: 16 jun. 2020; e Kane, K., & Prelack, K. (2019). *Advanced medical nutrition therapy*. Jones & Bartlett Learning.

USDA e *MyPlate*

Para que a gestante atenda às IDRs recomendadas, ela deve comer de acordo com o guia alimentar *MyPlate* do U.S. Department of Agriculture (USDA) (Figura 11.5), que substituiu a *Food Guide Pyramid* em 2011 como a principal referência da alimentação saudável do governo norte-americano. O *MyPlate* é um apelo visual de fácil compreensão que ajuda os consumidores a adotar hábitos alimentares saudáveis, incentivando-os a elaborar um prato saudável em cada refeição de acordo com as *Dietary Guidelines for Americans* (USDA, 2019), que são a base da política federal de nutrição nos EUA (USDA,

2019). O *MyPlate* serve como base para as orientações dietéticas e pode ser adaptado para atender às necessidades individuais de cada mulher.

O *MyPlate* fornece orientações para ajudar a implementar essas diretrizes alimentares. O USDA criou um programa interativo de planejamento alimentar *online* chamado *MyPlate Plan for Moms* que ajuda as gestantes a personalizar sua ingestão de nutrientes. A seguir, um resumo das novas diretrizes:

- Ingerir alimentos de todos os grupos alimentares utilizando o controle das porções
- Aumentar a ingestão de vitaminas, minerais e fibras alimentares
- Reduzir o consumo de gorduras saturadas, gorduras *trans* e colesterol
- Consumir níveis adequados de ácido fólico sintético por meio de suplementos ou alimentos enriquecidos
- Aumentar a ingestão de frutas, verduras e grãos integrais
- Equilibrar a ingestão de calorias com a prática de exercícios físicos para manter o peso saudável ideal (USDA, 2019).

Um plano alimentar que siga o *MyPlate* deve fornecer nutrientes suficientes para uma gravidez saudável. Exceto pelo ferro, ácido fólico e cálcio, a maioria dos nutrientes de que a gestante necessita pode ser obtida por meio de escolhas alimentares saudáveis; no entanto, geralmente é prescrito um suplemento de vitaminas e minerais.

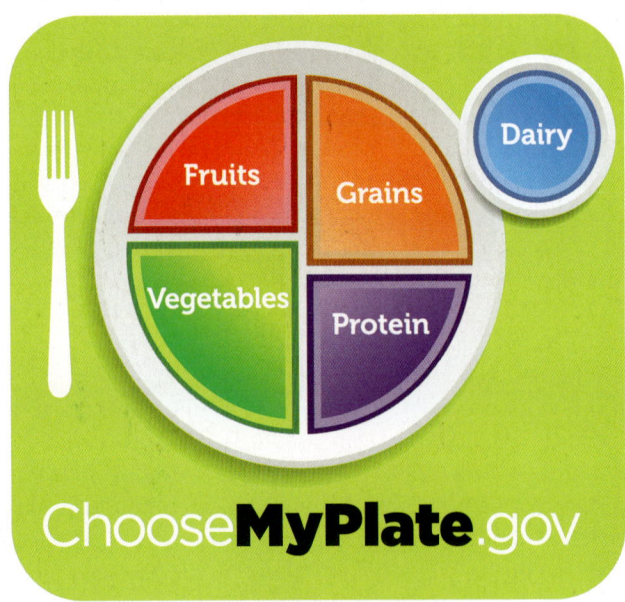

FIGURA 11.5 *MyPlate*.

ATENÇÃO!

As boas fontes de ácido fólico incluem vegetais verde-escuros, como brócolis, alface-romana e espinafre; feijão; feijão-fradinho; frutas cítricas; amendoim; e fígado.

Preocupações com os alimentos durante a gravidez

ADOÇANTES ARTIFICIAIS

Poucos estudos investigaram se os alimentos que contêm adoçantes artificiais são seguros durante a gravidez, os quais são usados como alternativa ao açúcar de mesa. Muitas vezes eles são mais doces do que o açúcar natural e não contêm calorias. Extensas pesquisas científicas demonstraram a segurança dos seis adoçantes de baixa caloria atualmente aprovados para uso em alimentos nos EUA e na Europa (estévia, acessulfame-K, aspartame, neotame, sacarina e sucralose) se ingeridos em quantidades aceitáveis diariamente. Evidências recentes relacionam adoçantes não nutritivos com peso maior ao nascimento e maior taxa de obesidade infantil (Toews et al., 2019).

A segurança dos adoçantes artificiais consumidos durante a gestação permanece controversa. Alguns médicos aconselham que as gestantes evitem consumir todos os adoçantes não nutritivos, enquanto outros sugerem que eles podem ser usados com moderação (Jordan et al., 2019). O debate sobre o tema continuará até que mais pesquisas possam ser concluídas.

PEIXES, FRUTOS DO MAR E NÍVEIS DE MERCÚRIO

Peixes e frutos do mar são uma parte importante de uma dieta saudável, pois contêm proteínas de alta qualidade, são pobres em gordura saturada e contêm ácidos graxos ômega-3. Quase todos os peixes e crustáceos, no entanto, contêm traços de mercúrio e alguns apresentam níveis mais elevados desse elemento químico, o que pode prejudicar o desenvolvimento do feto se ingeridos em grandes quantidades por gestantes. A exposição humana a ele ocorre principalmente pelo consumo de peixes contaminados pelo mercúrio liberado na atmosfera. A U.S. Environmental Protection Agency (EPA) e o United Nations Environment Program identificaram as usinas termelétricas movidas a carvão como as fontes de 50 a 75% da poluição atmosférica de mercúrio nos EUA e em todo o mundo. Uma vez no ar, a chuva transfere as partículas de mercúrio para os cursos de água, onde são convertidas para a forma neurotóxica de metilmercúrio por meio de um processo microbiano. Os plânctons absorvem o metilmercúrio e, como os peixes menores comem os plânctons e os peixes predadores maiores consomem os peixes menores, o metilmercúrio bioacumula-se na cadeia alimentar até chegar aos humanos. A exposição da gestante ao mercúrio tem estado associada a complicações na gravidez e a problemas de desenvolvimento no lactente. Além da exposição ambiental, é provável que o mercúrio seja decorrente do consumo de peixes predatórios. Todas as mulheres grávidas devem evitar esses problemas potenciais para minimizar qualquer risco.

Todos os peixes contêm metilmercúrio, independentemente do tamanho ou da localização geográfica das águas em que foram capturados, embora esses fatores possam influenciar as quantidades de metilmercúrio. Além disso, como esse composto orgânico persiste nos tecidos dos peixes, nenhum método de limpeza ou cozimento reduz o seu teor em uma refeição com peixes contaminados (Budnik & Casteleyn, 2019). Com isso em mente, a FDA e a EPA aconselham as mulheres que podem engravidar, as gestantes e as lactantes a fazerem o seguinte:

- Evitar o consumo de peixes com níveis moderados a elevados de mercúrio (p. ex., por 6 a 12 meses antes da concepção e durante a gestação)
- Evitar comer tubarão, peixe-espada, cavala, olho-de-vidro laranja, atum ahi e peixe-batata, pois são ricos em mercúrio
- Ingerir até 340 g (duas refeições médias) semanais de peixes com baixos níveis de mercúrio, tais como camarão, atum *light* enlatado, salmão, lagosta, linguado, tilápia, bacalhau, hadoque, badejo e bagre
- Verificar os alertas locais sobre a segurança dos peixes pescados por familiares e amigos em lagos, rios e zonas costeiras locais (USFDA, 2019a)

Ver Prática baseada em evidências 11.1.

LISTERIOSE E GRAVIDEZ

Outra preocupação relacionada com a alimentação da gestante é o consumo de alimentos contaminados com o bacilo gram-positivo *Listeria monocytogenes*. *Listeria* é um gênero de bactéria encontrado no solo, nos lençóis freáticos, nos animais e, às vezes, nas plantas. Esse bacilo está comumente presente em alimentos processados e preparados, assim como no leite cru ou não pasteurizado, causando listeriose.

A listeriose está associada a uma alta morbimortalidade. Embora ela exista em todo o nosso meio, a maioria das infecções por *Listeria* nos seres humanos resulta da ingestão de alimentos contaminados. Durante a gestação, a listeriose geralmente se manifesta como uma doença febril comum na mãe, mas pode ser fatal para o feto e o recém-nascido. Não existem exames laboratoriais fidedignos para o diagnóstico precoce. Ainda que que a mãe não apresente sinais da doença, a listeriose pode ser transmitida para o feto pela placenta, levando então a parto prematuro, aborto espontâneo, natimortalidade e altas taxas de mortalidade neonatal (Norwitz et al., 2019). As gestantes com listeriose conhecida ou suspeitada devem ser tratadas com uma dose mínima de 6 g de ampicilina por pelo menos 14 dias (Presterl et al., 2019). O Food Safety and Inspection Service e a FDA (2019b) dão os seguintes conselhos às gestantes a fim de evitar a listeriose:

- Lavar as mãos com frequência durante o preparo dos alimentos
- Refrigerar todos os alimentos perecíveis rapidamente para evitar a proliferação de bactérias prejudiciais
- Não utilizar o líquido das embalagens de salsichas para cachorro-quente em outros alimentos, utensílios e superfícies de preparação de alimentos, e lavar as mãos após manusear salsichas, carnes enlatadas e frios
- Não comer queijos frescos, como feta, *brie*, *camembert* e gorgonzola

- É seguro comer queijos duros, queijos semifrescos, como muçarela, queijo pasteurizado processado fatiado e patês, *cream cheese* e queijo *cottage*
- Não ingerir alimentos com carnes e patês refrigerados
- É seguro ingerir patês e alimentos com carne enlatados ou de embalagens longa vida
- Não comer frutos do mar defumados refrigerados, a menos que sejam ingredientes de um prato cozido, como uma caçarola. Os exemplos de frutos do mar defumados refrigerados incluem salmão, truta, peixe branco, bacalhau, atum e cavala, sendo mais frequentemente conhecidos como "salmão defumado", "arenque", "defumado" ou "charque". Esses peixes defumados refrigerados são encontrados no setor de congelados ou vendidos em seções de supermercados ou mercearias que fatiam frios
- É seguro comer peixes em conserva, como salmão e atum, ou frutos do mar defumados em embalagens longa vida
- Não beber leite cru (não pasteurizado) nem ingerir alimentos que o contenham
- Utilizar quanto antes os artigos refrigerados perecíveis que são pré-cozidos ou prontos para comer
- Utilizar um termômetro para frigorífico para garantir que o refrigerador permaneça sempre a cerca de 5°C ou abaixo disso
- Não comer saladas pré-prontas, como salada de presunto, de frango, de ovos, de atum ou de frutos do mar
- Limpar a geladeira regularmente.

Ganho ponderal materno

O ganho ponderal durante a gestação não é tão importante quanto o que a gestante ingere. Uma mulher pode perder o peso extra após a gravidez, mas nunca será capaz de compensar um estado nutricional insatisfatório durante a gestação. As diretrizes anteriores recomendavam o ganho ponderal que seria ideal para uma criança, mas as novas orientações levam em conta também o bem-estar materno (Tabela 11.6).

O ganho ponderal durante a gravidez reflete o aumento das reservas maternas, bem como do feto em desenvolvimento e da placenta. O Centers for Disease Control and Prevention (CDC, 2019a) e o Institute of Medicine (IOM) revisaram as recomendações anteriores sobre o ganho ponderal. As revisões levaram em consideração que, atualmente, as mulheres norte-americanas (1) têm mais gestações múltiplas; (2) estão engravidando em idades mais avançadas; (3) estão excedendo o ganho ponderal ideal durante a gravidez; e (4) tendem a apresentar mais sobrepeso e obesidade quando engravidam. As novas recomendações são baseadas no IMC da gestante da seguinte maneira (Boxe 11.3):

TABELA 11.6 Distribuição normal do ganho ponderal durante a gestação.

Componente	Peso (g ou mℓ)
Peso do recém-nascido	3.400
Aumento do volume sanguíneo	1.800
Útero	900
Tecido mamário hipertrofiado	900
Placenta	680
Volume de líquido materno	1.800
Tecido adiposo materno	3.200
Líquido amniótico	900
Ganho ponderal total aproximado	13.600

Blackburn, S. T. (2018). *Maternal, fetal, neonatal physiology: A clinical perspective.* Elsevier; Jordan, R. G., Farley, C. L., & Grace, T. (2019). *Prenatal and postnatal care: A woman-centered approach* (2nd ed.). Wiley Blackwell.

BOXE **11.3** Índice de massa corporal (IMC).

O IMC é uma estimativa precisa da gordura corporal total, sendo considerado um bom método para avaliar o sobrepeso e a obesidade nas pessoas. O IMC é o cálculo da relação entre o peso e a altura e pode ser determinado dividindo-se o peso de um indivíduo em quilogramas pela sua altura em metros ao quadrado. Esse índice também pode ser calculado pelo peso em libras dividido pela altura em polegadas ao quadrado e multiplicado por 704,5.

O Centers for Disease Control and Prevention (CDC, 2019a) classifica o IMC da seguinte forma:
- Baixo peso: < 18,5
- Peso saudável: 18,5 a 24,9
- Sobrepeso: 25 a 29,9
- Obesidade: 30 ou mais.

Use este exemplo para calcular o IMC:
Mary mede 1,65 m de altura e pesa 68,18 kg.
1. Calcular o quadrado da altura em metros: 1,65 × 1,65 = 2,72
2. Calcular o IMC: 68,18 kg ÷ 2,72 = 25.

Centers for Disease Control and Prevention (CDC). (2019a). *Weight gain during pregnancy*. Disponível em: https://www.cdc.gov/reproductivehealth/maternalinfanthealth/pregancy-weight-gain.htm. Acesso em: 16 jun. 2020; Centers for Disease Control and Prevention (CDC). (2019 c). *Body mass index (BMI) for adults*. Disponível em: https://www.cdc.gov/healthyweight/assessing/bmi/adult_bmi/index.html. Acesso em: 16 jun. 2020.

- Baixo peso (IMC < 18,5): variação do ganho ponderal = 13 a 18 kg
- Peso normal (IMC = 18,5 a 24,9): variação do ganho ponderal = 11 a 16 kg
- Sobrepeso (IMC = 25 a 29,9): variação do ganho ponderal = 7 a 11 kg
- Obesidade (IMC = 30 ou mais) = 5 a 9 kg.

A mulher que está abaixo do peso ideal antes da gestação ou que apresenta um baixo padrão de ganho ponderal deve ser monitorada cuidadosamente porque corre o risco de dar à luz um recém-nascido com baixo peso ao nascer (< 2.500 g). Frequentemente, essas mulheres simplesmente precisam de conselhos sobre o que comer para ganhar peso. Incentive-as a comer lanches hipercalóricos, como nozes, manteiga de amendoim, *milk-shakes*, queijo, frutas, iogurte e sorvete. Qualquer mulher com IMC pré-gestacional inferior a 18,5 é considerada de alto risco e deve ser encaminhada para o nutricionista (CDC, 2019b).

As mulheres que engravidam com sobrepeso (IMC > 25 a 29) correm risco de ter um recém-nascido com sobrepeso ao nascer, o que resulta em desproporção cefalopélvica e, potencialmente, em parto cirúrgico. Mais da metade das mulheres em idade fértil nos EUA apresenta sobrepeso ou obesidade e corre o risco de numerosos desfechos adversos da gravidez, além do parto cirúrgico. Alguns pesquisadores sugeriram que o ambiente uterino pode influenciar o desenvolvimento potencial de obesidade subsequente na prole (Siega-Riz et al., 2020). A restrição alimentar durante a gravidez não é recomendada, mesmo para as mulheres obesas. A restrição rígida da ingestão calórica está associada à diminuição do peso do recém-nascido.

Devido à expansão do volume sanguíneo materno e ao desenvolvimento dos tecidos fetais e placentários, algum ganho ponderal é essencial para uma gestação saudável. As mulheres que ganham mais peso do que o recomendado durante a gravidez e que não conseguem perdê-lo 6 meses após o parto correm risco muito maior de serem obesas quase uma década mais tarde (Stafford et al., 2019). As mulheres com sobrepeso quando engravidam não devem ganhar mais do que 7 a 11 kg durante a gestação, dependendo de seu estado nutricional e do grau de obesidade (Riley *et al.*, 2018).

A melhor maneira de avaliar se a gestante está consumindo calorias suficientes é acompanhar o padrão de ganho ponderal. Todas as gestantes devem visar ao ganho ponderal constante durante a gravidez. Se estiverem ganhando peso de maneira constante e gradual, significa que estão ingerindo calorias suficientes. Consumir uma quantidade adequada de calorias não garante, no entanto, que os nutrientes sejam suficientes. É fundamental avaliar a quantidade e a qualidade dos alimentos ingeridos.

Durante o primeiro trimestre gestacional, para as mulheres com peso pré-gestacional dentro da faixa normal, o ganho ponderal deve ser de aproximadamente de 1,5 a 2,5 kg. Para as mulheres com peso abaixo do ideal, o ganho ponderal deve ser de pelo menos 2 kg. Para aquelas com sobrepeso, o ganho ponderal deve ser de cerca de 900 g. Grande parte do peso corporal ganho durante o primeiro trimestre gestacional se deve ao crescimento do útero e à expansão do volume sanguíneo.

Durante o segundo e o terceiro trimestres, o seguinte padrão é recomendado: para as mulheres cujo peso pré-gestacional estava dentro da faixa de peso normal, o ganho ponderal deve ser de aproximadamente de 450 g por semana. Para aquelas com baixo peso, o ganho ponderal deve ser ligeiramente superior a 450 g por semana. Para as mulheres com sobrepeso, o ganho ponderal deve ser de aproximadamente 300 g por semana (Kane & Prelack, 2019).

Promoção da nutrição

Por meio de orientações, o enfermeiro pode desempenhar um importante papel na garantia de nutrição adequada às gestantes. Durante a consulta pré-natal inicial, o médico realiza uma avaliação completa das práticas alimentares típicas da mulher e aborda quaisquer condições que possam levar a uma alimentação inadequada, tais como náuseas e vômitos ou falta de acesso à alimentação adequada. A fim de promover uma boa nutrição, o profissional de enfermagem deve avaliar e reforçar as informações nutricionais em todas as consultas pré-natais. Uma gestação normal e uma dieta bem equilibrada geralmente fornecem a maioria dos nutrientes recomendados, com exceção do ferro e do folato, que devem ser suplementados por meio de polivitamínicos (Diretrizes de ensino 11.1).

DIRETRIZES DE ENSINO **11.1**
Orientações para promover a nutrição ideal durante a gestação

- Seguir o guia alimentar *MyPlate* do USDA e selecionar vários alimentos de cada grupo
- Ganhar entre 7 e 18 kg de forma gradual e constante, dependendo do peso pré-gestacional, da seguinte forma:
  - Baixo peso (IMC < 18,5): variação do ganho ponderal = 13 a 18 kg
  - Peso normal (IMC = 18,5 a 24,9): variação do ganho ponderal = 11 a 16 kg
  - Sobrepeso (IMC = 25 a 29,9): variação do ganho ponderal = 7 a 11 kg
  - Obesidade (IMC = 30 ou mais): variação do ganho ponderal = 5 a 9 kg
- Ingerir polivitamínicos/suplementação mineral pré-natal diariamente
- Evitar dietas para redução de peso durante a gestação
- Não pular refeições; fazer três refeições, com um ou dois lanches por dia
- Limitar o consumo de refrigerantes e bebidas ricas em cafeína
- Evitar o uso de diuréticos durante a gestação
- Não restringir o consumo de sal, a menos que seja instruída a fazê-lo por seu médico
- Praticar atividades físicas razoáveis diariamente.

Considerações nutricionais especiais

Muitos fatores têm uma importante função na formação dos hábitos alimentares de uma pessoa, e eles devem ser levados em consideração para que o aconselhamento nutricional seja realista e apropriado. Os enfermeiros precisam estar cientes desses fatores para garantir orientações e atendimento individualizados.

Variações e restrições culturais

O alimento é importante para todos os grupos culturais. Muitas vezes faz parte de celebrações e rituais. Ao atender mulheres de várias culturas, o enfermeiro precisa adaptar as diretrizes nutricionais norte-americanas para atender às necessidades nutricionais de suas pacientes dentro da estrutura cultural delas. As opções e variações alimentares nas diferentes culturas podem incluir:

- Grupo dos pães, cereais, arroz e massas:
  - Pão francês
  - Cuscuz
  - Linhaça
  - *Hau juan*
- Grupo dos legumes:
  - Agave
  - Repolho-chinês

- *Jicama*
- Quiabo
- Castanhas-de-água
- Grupo das proteínas:
  - Pasta de feijão
  - Morcela
  - Legumes
  - Frutos do mar
- Grupo das frutas:
  - Catalpa
  - Laranja *kinkan*
  - Banana-da-terra
  - Mandioca
  - Sapoti
- Leite e laticínios
  - Leite de búfala
  - Soro de leite coalhado (leitelho)
  - Leite de soja (Academy of Nutrition and Dietetics [AND], 2019).

Intolerância à lactose

Os alimentos desempenham um papel essencial nos processos celulares normais e são necessários para a sobrevivência de todos os organismos vivos. Em alguns indivíduos com alergias e intolerâncias alimentares, podem desencadear ou agravar determinadas doenças. As melhores fontes de cálcio são o leite e os seus derivados; mas, para as mulheres com intolerância à lactose, são necessárias adaptações. As mulheres com intolerância à lactose não têm a enzima (lactase) necessária para a degradação da lactose em seus componentes de açúcares simples: a glicose e a galactose. Sem lactase suficiente, a lactose não é digerida pelo intestino delgado e provoca desconforto abdominal, gases e diarreia. A intolerância à lactose é especialmente comum entre mulheres de ascendência africana, asiática e do Oriente Médio (Kane & Prelack, 2019).

Podem ser necessárias fontes adicionais de cálcio ou alimentos que o substituam, tais como amendoim, amêndoas, sementes de girassol, brócolis, salmão, couve e melaço (Pearlman & Akpotaire, 2019). Além disso, deve-se incentivar a mulher a ingerir produtos sem lactose, suco de laranja enriquecido com cálcio ou leite de soja.

Vegetarianismo

As dietas vegetarianas estão se tornando cada vez mais comuns nos EUA. Dietas veganas bem planejadas, quando baseadas em uma ampla variedade de alimentos vegetais e excluindo todas as fontes animais, podem fornecer nutrição adequada em todas as fases da vida. As pessoas escolhem uma dieta vegetariana por várias razões, incluindo questões ambientais, direitos dos animais, crenças filosóficas, religiosas e de saúde. Uma dieta totalmente vegetal é adequada durante a gravidez e a lactação, desde que bem planejada (Baroni et al., 2019).

Os vegetarianos optam por não comer carne, aves e peixes, cuja dieta consiste principalmente em alimentos de origem vegetal, tais como legumes, verduras, grãos integrais, nozes e sementes, e são classificados em grupos definidos pelos tipos de alimentos que ingerem. Os ovolactovegetarianos não ingerem carne vermelha, peixe e aves, mas comem ovos, leite e laticínios, além de alimentos de origem vegetal. Os lactovegetarianos consomem leite e laticínios, além de alimentos de base vegetal, e não ingerem ovos, carne, peixe nem aves. Os veganos eliminam todos os alimentos derivados de animais, incluindo leite, ovos e queijo, e ingerem apenas alimentos de origem vegetal (Means, 2019).

A preocupação com qualquer forma de vegetarianismo, especialmente durante a gestação, é que a dieta pode ser inadequada quanto aos nutrientes. Outros riscos dos padrões alimentares vegetarianos durante a gestação podem incluir baixo ganho ponderal gestacional, anemia ferropriva, comprometimento da utilização de proteínas e diminuição da absorção de minerais. Gestantes e lactantes veganas devem se certificar de consumir fontes confiáveis de vitamina B_{12} e vitamina D, que podem estar insuficientes (Baroni et al., 2019). A dieta pode se tornar tão restritiva, que a gestante não ganha peso nem ingere o suficiente de um ou mais dos grupos alimentares. Em geral, quanto mais restritiva for a dieta, maior será a chance de deficiência de nutrientes.

Dietas vegetarianas bem equilibradas que incluem laticínios fornecem ingestões calórica e nutricional adequadas e não requerem suplementação especial; no entanto, as dietas veganas não incluem carne, ovos ou laticínios. As gestantes vegetarianas devem prestar atenção especial à sua ingestão de proteínas, ferro, cálcio e vitamina B_{12}. As sugestões incluem:

- *Proteínas:* soja, feijão, lentilha, nozes, grãos e sementes
- *Ferro:* várias alternativas para a carne, com alimentos ricos em vitamina C
- *Cálcio:* soja, suco de laranja enriquecido com cálcio e tofu
- *Vitamina B_{12}:* alimentos enriquecidos com soja e um suplemento de vitamina B_{12}.

Uma pesquisa da Academy of Nutrition and Dietetics (2019) mostrou que dietas vegetarianas bem planejadas podem ser apropriadas para pessoas em todas as fases do ciclo de vida, incluindo gestação, lactação, início da infância, infância e adolescência, e também para atletas.

Pica

Pica é um termo usado para descrever o transtorno alimentar no qual a pessoa deseja intensamente comer substâncias não alimentares por um período de pelo menos 1 mês. Muitas mulheres experimentam desejos incomuns por determinados alimentos durante a gravidez, o que é perfeitamente normal. Às vezes, porém, algumas mulheres anseiam por substâncias que não têm valor nutricional e podem até ser perigosas para si e para o feto. A pica, ingestão compulsiva de substâncias não alimentares, é derivada do termo latino para *pega*, um pássaro conhecido por consumir grande variedade de substâncias não alimentares. Diferentemente do pássaro, no entanto, as gestantes que desenvolvem pica geralmente apresentam um ou dois desejos específicos.

Muitos fatores foram implicados na etiologia da pica, mas a causa exata desse transtorno alimentar não é conhecida. Muitas teorias foram propostas para explicá-la, mas nenhuma foi comprovada cientificamente. A incidência de pica é difícil de determinar, pois é subnotificada. Nos EUA, é mais comum entre as mulheres afro-americanas em comparação com as de outras etnias, mas esse transtorno não se limita a área geográfica, raça, credo ou cultura. Nos EUA, a pica também é comum em mulheres de áreas rurais e com histórico familiar dessa condição. As substâncias comumente ingeridas incluem terra, argila e amido. Outros desejos de pica incluem palitos de fósforo queimados, pedras, carvão, naftalina, gelo, cascalho, papel, giz, cascas de ovo, esmalte de unha, amido de milho, pasta de dente, sabão, areia, gesso, pó de café, lascas de tinta, bicarbonato de sódio e cinzas de cigarro (Jordan et al., 2019).

As três principais substâncias consumidas por mulheres com esse transtorno são terra ou argila (geofagia), gelo (pagofagia) e amido de milho (amilofagia). As implicações nutricionais incluem:

- *Terra:* substitui fontes nutricionais e provoca anemia ferropriva
- *Argila:* provoca constipação intestinal; pode conter substâncias tóxicas e causar parasitose
- *Gelo:* pode causar anemia ferropriva, fraturas dentais, queimaduras por resfriamento
- *Amido:* substitui alimentos ricos em ferro, leva à deficiência de ferro e substitui o metabolismo de proteínas, privando então o feto dos aminoácidos necessários para o desenvolvimento (American Pregnancy Association [APA], 2019).

As manifestações clínicas da anemia frequentemente precedem a identificação da pica porque o médico raramente aborda esse transtorno do comportamento e a mulher geralmente não fornece essas informações voluntariamente (Treasure et al., 2020). O secretismo que envolve esse hábito dificulta a pesquisa e o diagnóstico, pois algumas mulheres não consideram seu comportamento algo incomum, prejudicial ou que mereça ser relatado. Devido às implicações clínicas, a pica deve ser discutida com todas as gestantes como medida preventiva. O tema pode fazer parte de uma discussão geral sobre desejos, e o enfermeiro deve enfatizar os efeitos nocivos do consumo de itens não alimentares.

Um ambiente imparcial, empático e culturalmente favorável pode facilitar o relato de pica pela paciente. Suspeita-se de pica quando a gestante apresenta anemia apesar de uma ingestão dietética adequada. Questione sua ingestão alimentar habitual e inclua perguntas sobre a ingestão de substâncias não alimentares. Considere as potenciais consequências negativas para a gestante e seu feto e tome as medidas adequadas. O foco do enfermeiro deve ser mudar hábitos alimentares potencialmente prejudiciais e apoiar a mulher ao fazer essa mudança.

ADAPTAÇÕES PSICOSSOCIAIS DURANTE A GESTAÇÃO

A gravidez é um momento único na vida da mulher. A transição para a maternidade é caracterizada por alterações fisiológicas, psicológicas e sociais. É um momento de significativas mudanças no corpo da mulher e em sua aparência, bem como em sua condição social. Todas essas alterações ocorrem ao mesmo tempo. Simultaneamente às alterações fisiológicas nos sistemas orgânicos, ocorrem transformações psicossociais na gestante e nos membros da família, posto que enfrentam importantes mudanças em seus papéis e estilo de vida. Em cada consulta pré-natal, os enfermeiros devem questionar sobre o bem-estar emocional da gestante para avaliar seus ajustes psicossociais durante a gestação.

Respostas emocionais maternas

A maternidade, talvez mais do que qualquer papel na sociedade, adquiriu um significado especial para as mulheres, que são ensinadas a encontrar realização e satisfação no papel de "mãe sempre generosa, sempre doadora e abnegada". A gravidez e a transição para a maternidade são experiências críticas na vida de uma mulher, ao despertar toda uma gama de emoções intensas. Muitas mulheres descrevem a gravidez como um período de mau humor em suas vidas (National Perinatal Association, 2020). Com expectativas tão altas, muitas gestantes experimentam várias emoções ao longo da gestação. A abordagem dessas emoções pela mulher é influenciada por sua estrutura emocional, suas bases sociológica e cultural, pela aceitação ou rejeição da gravidez, se foi planejada, se o pai é conhecido, e por sua rede de suporte (March of Dimes, 2019).

Apesar das múltiplas emoções associadas à gravidez, muitas mulheres apresentam respostas semelhantes, que comumente incluem ambivalência, introversão, aceitação, alterações de humor e mudanças na imagem corporal.

Ambivalência

A percepção da gravidez pode levar a respostas flutuantes, possivelmente nas extremidades opostas do espectro. Por exemplo, independentemente de a gravidez ter sido planejada, a mulher pode se sentir orgulhosa e animada com a notícia e, ao mesmo tempo, temerosa e ansiosa com as implicações. As reações são influenciadas por vários fatores, tais como a forma como a mulher foi criada, sua situação familiar atual, as características

do relacionamento com o pai biológico da criança e suas esperanças para o futuro. Algumas mulheres expressam preocupação em relação com a cronologia da gravidez, desejando então que as metas e os objetivos de vida tenham sido alcançados antes de engravidar. Outras podem questionar como o recém-nascido ou o lactente afetará a carreira ou o relacionamento com amigos e familiares, sentimentos esses que podem causar conflito e confusão quanto à gravidez.

A ambivalência, ou ter sentimentos conflitantes ao mesmo tempo, é uma comoção universal considerada normal na preparação para uma mudança de estilo de vida e uma nova função. As gestantes geralmente a sentem durante o primeiro trimestre gestacional. Normalmente, a ambivalência evolui para aceitação no segundo trimestre, quando a movimentação fetal é sentida. A personalidade da mulher, sua capacidade de se adaptar às novas circunstâncias e as reações de seu parceiro afetarão sua adaptação à gravidez e sua aceitação da maternidade iminente.

Introversão

A introversão, ou concentrar-se em si mesma, é comum durante o início da gestação. A mulher pode se retrair e se tornar cada vez mais preocupada consigo e com o feto. Como resultado, pode participar menos do mundo exterior e parecer uma pessoa passiva para a família e os amigos.

Esse comportamento introspectivo é uma adaptação psicológica normal à maternidade para a maioria das mulheres. A introversão parece aumentar durante o primeiro e o terceiro trimestres gestacionais, quando o foco da mulher está nas atitudes que vão garantir um desfecho seguro e saudável para a gravidez. O companheiro precisa estar ciente desse comportamento e deve ser informado sobre as medidas para manter o foco na família e apoiá-la.

Aceitação

Durante o segundo trimestre gestacional, as alterações físicas do feto em crescimento, incluindo o aumento da circunferência abdominal e a movimentação fetal, conferem realidade e veracidade à gestação. Existem muitos sinais tangíveis de que existe alguém além da gestante. A mulher sente os movimentos fetais e ouve os batimentos cardíacos do feto, além de poder ver a imagem do feto em uma tela de ultrassonografia e sentir partes distintas, reconhecendo padrões independentes de sono e vigília. Ela consegue identificar sua criança como um indivíduo separado e aceita isso.

Muitas mulheres verbalizam sentimentos positivos sobre a gravidez e conceituam o feto. A mulher aceita sua nova imagem corporal e fala sobre a nova vida dentro de si. Durante as consultas pré-natais, é importante incentivar conversas sobre os sentimentos da mulher e oferecer apoio e encorajamento.

Mudanças de humor

A labilidade emocional é característica na maioria das gestantes. Em um momento, a mulher pode sentir grande alegria e, em pouco tempo, sentir choque e descrença. Frequentemente, as gestantes começam a chorar sem motivo aparente. Algumas sentem como se estivessem em uma "montanha-russa emocional". Esses extremos de emoção podem dificultar que parceiros e membros da família se comuniquem com a gestante sem colocar a culpa em si mesmos pelas mudanças de humor da grávida. São essenciais explicações claras sobre como ocorrem as oscilações de humor comuns durante a gestação.

Mudança na imagem corporal

A maneira como a gestação afeta a imagem corporal de uma mulher varia muito de pessoa para pessoa. Algumas mulheres se sentem mais bonitas do que nunca, enquanto outras passam a gravidez sentindo-se acima do peso e desconfortáveis. Para algumas mulheres, a gestação é um alívio da preocupação com o peso, enquanto para outras, agrava seus temores de engordar. As alterações na imagem corporal são normais, mas podem ser estressantes para a gestante. Oferecer explicações completas e conversar sobre as mudanças corporais esperadas podem ajudar a família a lidar com elas.

Processo de se tornar mãe

Reva Rubin (1984) identificou as tarefas maternas que uma mulher precisa realizar para incorporar o papel de mãe em sua personalidade. A realização dessas tarefas ajuda a gestante a desenvolver seu autoconceito de mãe e a formar um relacionamento mutuamente gratificante com o filho.

Gravidez e sexualidade

A sexualidade é uma parte importante da saúde e do bem-estar. Influenciado por fatores biológicos, psicológicos e sociais, o comportamento sexual modifica-se conforme a gestação avança. A maneira como a gestante se sente e experimenta seu corpo durante a gestação pode afetar sua sexualidade. Mudanças na forma da mulher, no seu estado emocional, na atividade fetal, no tamanho das mamas, compressão da bexiga e outros desconfortos da gestação resultam em aumento das demandas físicas e emocionais. Isso pode provocar um estresse no relacionamento sexual entre a gestante e o companheiro, muitos dos quais, à medida que ocorrem as mudanças da gravidez, tornam-se confusos, ansiosos e temerosos de como o relacionamento pode ser afetado.

O desejo sexual da gestante pode mudar durante a gravidez. Durante o primeiro trimestre, a mulher pode estar menos interessada em sexo por causa da fadiga, das náuseas e do medo de perturbar o desenvolvimento embrionário precoce. No segundo trimestre, seu interesse pode aumentar devido à estabilidade da gravidez. Durante o terceiro trimestre, o tamanho aumentado da mulher pode provocar desconforto durante a atividade sexual (Edmonds et al., 2019).

As potenciais complicações do sexo durante a gestação incluem trabalho de parto prematuro, doença inflamatória pélvica, hemorragia pré-parto na placenta prévia e embolia gasosa venosa. Geralmente, as relações sexuais são consideradas seguras durante a gestação. Habitualmente, a abstinência é recomendada apenas para as mulheres que correm risco de trabalho de parto prematuro ou de hemorragia pré-parto por causa da placenta prévia (King et al., 2019).

A saúde sexual da mulher está intimamente ligada à autoimagem. Devem ser discutidas as posições sexuais que aumentam o conforto à medida que a gestação avança, bem como os modos alternativos de expressão sexual sem coito, tais como abraçar, acariciar e manusear. Dar permissão para falar sobre o assunto e, em seguida, tratar a sexualidade como um tema normal pode ajudar a melhorar a experiência sexual durante a gestação e, por fim, o relacionamento do casal. Se as vias de comunicação sobre sexualidade durante a gravidez estiverem abertas, quaisquer medos e mitos que o casal possa ter poderão ser dissipados.

Gravidez e o companheiro

Os cuidados de enfermagem relacionados com o parto expandiram-se de uma ênfase estritamente nas necessidades de saúde física da mãe e da criança para um foco mais amplo nas necessidades sociais e emocionais da família. Uma característica importante dessa abordagem centrada na família é o movimento recente no sentido de promover a formação do vínculo mãe-filho. Para alcançar uma prática verdadeiramente centrada na família, a enfermagem precisa assumir um compromisso comparável a compreender e atender às necessidades do companheiro na família que surge. Estudos recentes sugerem que a potencial contribuição do companheiro para o desenvolvimento geral da criança foi mal interpretada ou desvalorizada, e que a capacidade e a vontade do parceiro de assumir um papel mais ativo no cuidado da criança podem ter sido subestimadas.

As reações à gravidez e as mudanças físicas e psicológicas do companheiro da gestante variam muito. Alguns gostam do papel de educador, enquanto outros se sentem alienados e buscam conforto ou companhia em outro lugar. Alguns companheiros podem ver a gestação como uma prova de sua masculinidade e assumir o papel dominante, enquanto outros podem ver seu papel como mínimo, deixando então a gravidez completamente a cargo da mulher. Cada companheiro expectante reage de forma única.

Emocional e psicologicamente, os companheiros das gestantes podem sofrer menos alterações visíveis do que as mulheres, mas a maioria dessas alterações permanece não expressada e desvalorizada. Esses companheiros desempenham um papel fundamental na preparação para a gravidez e o parto em termos de suporte econômico e emocional (Cheptum et al., 2019); além disso, eles têm uma infinidade de ajustes e preocupações. Fisicamente, podem ganhar gordura no abdome e sentir náuseas e outros distúrbios gastrintestinais – reação denominada *síndrome de couvade*, que é uma resposta simpática à gravidez da parceira. Também podem experimentar ambivalência durante o início da gravidez, com extremos de emoções (p. ex., orgulho e alegria *versus* uma sensação de responsabilidade iminente).

Durante o segundo trimestre gestacional, os companheiros passam pela etapa de aceitação do papel de chefes de família, cuidadores e auxiliadores. Eles aceitam a realidade do feto quando o movimento é sentido e ficam confusos ao lidar com as mudanças de humor e a introspecção da mulher. Durante o terceiro trimestre gestacional, o companheiro prepara-se para a realidade desse novo papel e negocia qual será sua função durante o processo de trabalho de parto e o parto. Muitos expressam preocupação por ser a principal pessoa de apoio durante o trabalho de parto e se preocupam como vão reagir quando confrontados com sua parceira em dor. Os companheiros de gestantes compartilham muitas das ansiedades de suas parceiras. É incomum, no entanto, revelarem essas ansiedades à companheira gestante ou ao médico. Muitas vezes, a maneira como o companheiro expectante responde durante o terceiro trimestre gestacional depende do estado do casamento ou do relacionamento. Quando o casamento ou o relacionamento está em crise, o aumento iminente na responsabilidade até o fim da gestação leva a um afastamento do companheiro expectante. Muitas vezes, isso se manifesta com as seguintes atitudes: trabalhar até tarde, ficar fora até tarde com os amigos, ou iniciar relacionamentos novos ou superficiais. No casamento estável ou sólido, o companheiro expectante que pode ter lutado para encontrar seu lugar na gravidez agora encontra tarefas concretas para fazer, por exemplo, pintar o berço, montar o assento do carro ou assistir a aulas sobre o método Lamaze.

Gravidez e os irmãos

A reação de um irmão à gravidez depende da idade. Algumas crianças podem expressar entusiasmo e expectativa, enquanto outras podem ter reações negativas. Uma criança pequena pode regredir no treinamento para ir ao banheiro ou pedir para usar a mamadeira novamente. A criança mais velha, em idade escolar, pode ignorar a nova adição à família e se envolver em atividades externas para evitar o novo membro. A introdução de uma criança na família pode ser o início da rivalidade entre irmãos, o que resulta do medo de mudanças na segurança da relação com seus pais. Estima-se que 80% das crianças crescem com irmãos, portanto os primeiros filhos reagindo à gravidez é um ajuste familiar comum (Jordan et al., 2019). A preparação dos irmãos para o nascimento

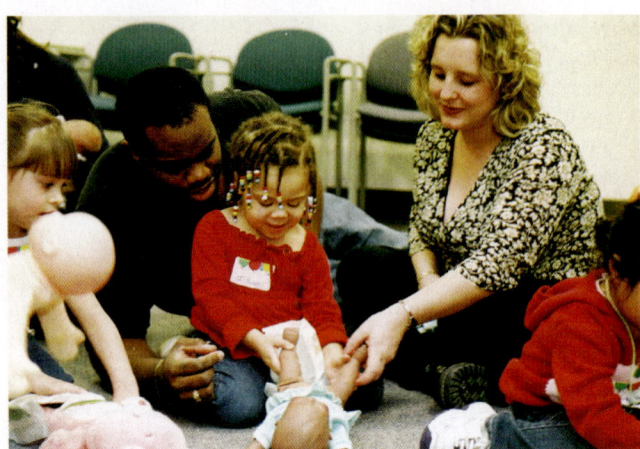

FIGURA 11.6 Pais preparando a irmã para o nascimento de uma nova criança.

previsto é imprescindível e deve ser planejada de acordo com a idade e as experiências de vida dos irmãos em casa. O reforço constante de amor e carinho ajudará a reduzir o medo da criança mais velha das mudanças e a preocupação em ser substituída pelo novo membro da família.

Se possível, os pais devem incluir os irmãos na preparação para o nascimento do novo membro da família para ajudá-los a sentir que têm um papel importante a desempenhar (Figura 11.6). Os pais também devem continuar a dar atenção ao irmão mais velho após o nascimento para reduzir o comportamento regressivo ou agressivo para com o recém-nascido.

A gravidez é um período extremamente dinâmico, não apenas em relação às alterações corporais que ocorrem, mas também quanto às tarefas que precisam ser realizadas, como escolher médicos, preparar-se para a chegada em poucos meses do novo membro da família e fazer modificações no estilo de vida para promover o melhor desfecho possível da gravidez, o que será abordado com mais detalhes no Capítulo 12.

CONCEITOS FUNDAMENTAIS

- A gravidez é um evento de vida normal que envolve consideráveis adaptações físicas, psicossociais, emocionais e de relacionamento
- Os sinais e os sintomas da gravidez foram agrupados em subjetivos (presuntivos), que são experimentados pela própria mulher; objetivos (prováveis), que são observados pelo médico; e positivos, que não deixam dúvidas
- Fisiologicamente, quase todos os sistemas orgânicos da mulher mudam durante a gestação com uma rapidez surpreendente a fim de acomodar as necessidades do feto em crescimento. A maioria dessas alterações é influenciada por alterações hormonais
- A placenta é um tipo único de glândula endócrina, com uma característica que não é apresentada por nenhum outro órgão endócrino: a de sintetizar proteínas e hormônios esteroides

- Em conjunto com as alterações fisiológicas nos sistemas orgânicos da mulher, ocorrem alterações psicossociais entre a mãe e os membros da família conforme eles enfrentam mudanças significativas nos papéis e no estilo de vida

- As respostas emocionais à gestação comumente experimentadas pela mulher incluem ambivalência, introversão, aceitação, mudanças de humor e mudança na imagem corporal

- As reações do companheiro expectante à gestação e às mudanças físicas e psicológicas na mulher variam muito

- A reação de um irmão ou irmã à gestação depende da idade. A introdução de uma nova criança na família muitas vezes é o início da rivalidade entre irmãos, o que resulta do medo estabelecido da criança de mudanças na segurança de sua relação com os pais. Por isso, a preparação dos irmãos para o nascimento previsto é imperativa.

REFERÊNCIAS BIBLIOGRÁFICAS E LEITURA SUGERIDA

Academy of Nutrition and Dietetics (AND). (2019). *Eating right during pregnancy*. Retrieved June 16, 2020, from https://www.eatright.org/health/pregnancy/what-to-eat-when-expecting/eating-right-during-pregnancy

American College of Obstetricians and Gynecologists (ACOG). (2018). *Neural tube defects*. Retrieved June 16, 2020, from https://www.acog.org/clinical/clinical-guidance/practice-bulletin/articles/2017/12/neural-tube-defects

American Pregnancy Association (APA). (2019). *Pregnancy and pica*. Retrieved June 16, 2020, from http://americanpregnancy.org/pregnancy-health/unusual-cravings-pica/

Baroni, L., Goggi, S., Battaglino, R., Berveglieri, M., Fasan, I., Filippin, D., … Battino, M. A. (2019). Vegan nutrition for mothers and children: Practical tools for healthcare providers. *Nutrients, 11*(1), 5. https://doi.org/10.3390/nu11010005

Bastian, L.A., & Brown, H. L. (2019). Clinical manifestations and diagnosis of early pregnancy. *UpToDate*. Retrieved November 15, 2019, from https://www.uptodate.com/contents/clinical-manifestations-and-diagnosis-of-early-pregnancy#H20692235

Bianco, A. (2020). Maternal adaptations to pregnancy: Gastrointestinal tract. *UpToDate*. Retrieved August 13, 2019, from https://www.uptodate.com/contents/maternal-adaptations-to-pregnancy-gastrointestinal-tract

Blackburn, S. T. (2018). *Maternal, fetal, neonatal physiology: A clinical perspective*. Elsevier.

Brooks, D. C. (2019). Gallstones in pregnancy. *UpToDate*. Retrieved April 22, 2020, from https://www.uptodate.com/contents/gallstones-in-pregnancy

Budnik, L. T., & Casteleyn, L. (2019). Mercury pollution in modern times and its scio-medical consequences. *Science of the Total Environment, 654*, 720–734.

Centers for Disease Control and Prevention (CDC). (2019a). *Weight gain during pregnancy*. Retrieved June 16, 2020, from https://www.cdc.gov/reproductivehealth/maternalinfanthealth/pregnancy-weight-gain.htm

Centers for Disease Control and Prevention (CDC). (2019b). *Tracking your weight: For women who begin pregnancy underweight*. Retrieved June 16, 2020, from https://www.cdc.gov/reproductivehealth/pdfs/maternal-infant-health/pregnancy-weight-gain/tracker/single/Underweight_Tracker_508Tagged.pdf

Centers for Disease Control and Prevention (CDC). (2019c). *Body mass index (BMI) for adults*. Retrieved June 16, 2020, from https://www.cdc.gov/healthyweight/assessing/bmi/adult_bmi/index.html

Cheptum, J., Omoni, G., & Mirie, W. (2019). Role of men in birth preparedness: A qualitative study of women attending antenatal clinics in Migori County, Kenya. *Journal of Midwifery and Reproductive Health, 7*(1), 1506–1513.

Cunningham, F. G., Leveno, K. J., Bloom, S. L., Dashe, J. S., Hoffman, B. L., Casey, B. M., & Spong, C. Y. (2018). *Williams obstetrics* (25th ed.). McGraw-Hill Professional Publishing

Eaton, J. L. (2019). *Thyroid disease and reproduction: A clinical guide to diagnosis and management*. Springer Nature.

Edmonds, D. K., Lees, C., & Bourne, T. (2019). *Dewhurst's textbook of obstetrics & gynecology* (9th ed.). Wiley Blackwell.

Garner, C. D. (2019). *Nutrition in pregnancy*. Retrieved March 9, 2020, from https://www.uptodate.com/contents/nutrition-in-pregnancy

Ikeda, T., & Aoki-Kamiya, C. (2019). *Maternal and fetal cardiovascular disease*. Springer Publishers.

Jarvis, C., & Eckhardt, A. (2020). *Pocket companion for physical examination and health assessment* (8th ed.). Elsevier.

Jordan, R. G., Farley, C. L., & Grace, T. (2019). *Prenatal and postnatal care: A woman-centered approach* (2nd ed.). Wiley Blackwell.

Kail, R. V., & Cavanaugh, J. C. (2018). *Human development: A life-span view* (8th ed.). Cengage Learning.

Kane, K., & Prelack, K. (2019). *Advanced medical nutrition therapy*. Jones & Bartlett Learning.

Keats, E. C., Haider, B. A., Tam, E., & Bhutta, Z. A. (2019). Multiple-micronutrient supplementation for women during pregnancy. *Cochrane Database of Systematic Reviews*. Issue 3. Art. No.: CD004905. https://doi.org/10.1002/14651858.CD004905.pub6.

Keltz, M. (2019). Maternal adaptations to pregnancy: Skin, hair, nails, and mucus membranes. *UpToDate*. Retrieved September 17, 2019, from https://www.uptodate.com/contents/maternal-adaptations-to-pregnancy-skin-hair-nails-and-mucous-membranes

King, T. L., Brucker, M. C., Jevitt, C., & Osborne, K. (2019). *Varney's midwifery* (6th ed.). Jones & Bartlett Learning.

Leung, P. C. K., & Qiao, J. (2019). *Human reproduction and prenatal genetics*. Academic Press, Elsevier.

Levine, R., & Stillman-Lowe, C. (2019). *The scientific basis of oral health education* (8th ed.). Springer Nature.

Luppa, P. B., & Junker, R. (2018). *Point-of-care-testing: Principles and clinical applications*. Springer Nature.

March of Dimes. (2019). *Stress and pregnancy*. Retrieved June 16, 2020, from https://www.marchofdimes.org/complications/stress-and-pregnancy.aspx

Means, R. T. (2019). *Nutritional anemia: Scientific principles, clinical practice, and public health*. Cambridge University Press.

Merchant, A. T., Sutherland, M. W., Liu, J., Pitiphat, W., & Dasanayake, A. (2018). Periodontal treatment among mothers with mild to moderate periodontal disease and preterm birth: Reanalysis of OPT trial data accounting for selective survival. *International Journal of Epidemiology, 47*(5), 1670–1678.

Middleton, P., Gomersall, J. C., Gould, J. F., Sheperd, E., Olsen, S., & Makrides, M. (2018). Omega-3 fatty acid addition during pregnancy. *Cochrane Database of Systematic Reviews.* https://doi.org/10.1002/14651858.CD003402.pub3

Namazy, J. A., & Schatz, M. (2019). *Asthma, allergic and immunologic diseases during pregnancy: A guide to management.* Springer Nature.

Napso, T., Yong, H. E., Lopez-Tello, J., & Sferruzzi-Perri, A. N. (2018). The role of placental hormones in mediating maternal adaptations to support pregnancy and lactation. *Frontiers in Physiology, 9,* 1091. https://doi.org/10.3389/fphys.2018.01091

National Academies of Sciences, Engineering & Medicine. (2019). *Dietary reference intakes tables and application.* Retrieved June 16, 2020, from http://nationalacademies.org/hmd/Activities/Nutrition/SummaryDRIs/DRI-Tables.aspx

National Perinatal Association. (2020). *Perinatal mood and anxiety disorders.* http://www.nationalperinatal.org/resources/Documents/Position%20Papers/2018%20Position%20Statement%20PMADs_NPA.pdf

Norwitz, E., Miller, D., Zelop, C., & Keefe, D. (2019). *Evidence-based obstetrics and gynecology.* Wiley Blackwell.

Oakley, A. M., & Patel, B. C. (2019). Stretch marks (Striae). *StatPearls.* Retrieved May 23, 2020, from https://www.ncbi.nlm.nih.gov/books/NBK436005/

Office on Women's Health. (2019). *Pregnancy tests.* Retrieved January 31, 2019, from https://www.womenshealth.gov/a-z-topics/pregnancy-tests

Patel, N. K., & Lacy, B. E. (2018). Another reason to avoid the gluten-free fad? *Clinical Gastroenterology and Hepatology, 16*(2), 184–185.

Pearlman, M., & Akpotaire, O. (2019). Diet and the role of food in common gastrointestinal diseases. *Medical Clinics, 103*(1), 101–110.

Presterl, E., Schahawi, M., Lusignani, L. S., Paula, H., & Reilly, J. S. (2019). Infections and infectious doctrine. In E. Presterl, M. Diab-ESchahawi, & J. Reilly (Eds.), *Basic microbiology and infection control for midwives.* Springer Publishers.

Riley, L., Wertz, M., & McDowell, I. (2018). Obesity in pregnancy: Risks and management. *American Family Physician, 97*(9), 559–561.

Rubin, R. (1984). *Maternal identify and maternal experience.* Springer Publishers.

Santos-Rocha, R. (2019). *Exercise and sporting activity during pregnancy: Evidence-based guidelines.* Springer International Publishing.

Siega-Riz, A. M., Bodnar, L. M., Stotland, N. E., & Stang, J. (2020). The current understanding of gestational gain among women with obesity and the need for future research. NAM Perspectives. National Academy of Medicine. https://doi.org/10.31478/202001a

Stafford, S. M., Demsky, A., Oster, R., & Steed, H. (2019). Managing women with obesity in pregnancy: Scope of practice in the wake of the obesity epidemic. *Obstetrics & Gynecology, 133,* 156S–157S. https://doi.org/10.1097/01.AOG.0000559329.03521.1e

Steegers, E. A. P., Fauser, B. C. J. M., Hilders, C. G. J. M., Jaddoe, V. W. V., Massuger, L. F. A. G., van der Post, J. A. M., & Schoenmakers, S. (2019). *Textbook of obstetrics and gynecology: A life course approach.* Bohn Stafleu Van Loghum.

Strauss, J. F., & Barbieri, R. L. (2019). *Yen and Jaffe's reproductive endocrinology: Physiology, pathophysiology, and clinical management* (8th ed.). Elsevier.

Toews, I., Lohner, S., de Gaudry, D. K., Sommer, H., & Meerpohl, J. (2019). Association between intake of non-sugar sweeteners and health outcomes: Systematic review and meta-analysis or randomized and non-randomized controlled trials and observational studies. *British Medical Journal, 364.* https://doi.org/10.1136/bmj.k4718

Treasure, J., Duarte, T. A., & Schmidt, U. (2020). Eating disorders. *The Lancet, 395*(10227), 899–911. https://doi.org/10.1016/S0140-6736(20)30059-3

U.S. Department of Agriculture (USDA). (2019). *Nutritional needs during pregnancy.* Retrieved June 16, 2020, from https://www.choosemyplate.gov/nutritional-needs-during-pregnancy

U.S. Food and Drug Administration (FDA). (2019a). *Eating fish: What pregnant women and parents should know.* Retrieved July 2, 2019, from https://www.fda.gov/food/resourcesforyou/consumers/ucm393070.htm

U.S. Food and Drug Administration (FDA). (2019b). *Foodborne illnesses and contaminants.* Retrieved June 16, 2020, from https://www.fda.gov/Food/FoodborneIllnessContaminants/default.htm

U.S. Preventive Services Task Force (USPSTF). (2018). *Folic acid for the prevention of neural tube defects: Preventive medication.* Retrieved June 16, 2020, from https://www.uspreventiveservicestaskforce.org/Page/Document/UpdateSummaryFinal/folic-acid-for-the-prevention-of-neural-tube-defects-preventive-medication

Webster, S., Morris, G., & Kevelighan, E. (2018). *Essential human development.* Wiley Blackwell.

Woodmansee, W. W. (2019). Pituitary disorders in pregnancy. *Neurologic Clinics, 37*(1), 63–83.

Zaidi, Z., Hussain, K., & Sudhakaran, S. (2019). *Treatment of skin diseases: A practical guide.* Springer International Publishing.

EXERCÍCIOS SOBRE O CAPÍTULO

QUESTÕES DE MÚLTIPLA ESCOLHA

1. Que fatores se modificariam durante a gestação se o hormônio progesterona fosse reduzido ou suspenso?

    a. A gengiva da mulher se tornaria edemaciada e tumefeita e sangraria com facilidade
    b. O útero se contrairia mais e o peristaltismo aumentaria
    c. Os enjoos matinais aumentariam e seriam prolongados
    d. A secreção de prolactina pela hipófise seria inibida

2. Qual dos seguintes é um sinal ou sintoma presuntivo de gravidez?

    a. Inquietação
    b. Humor alterado
    c. Polaciúria
    d. Lombalgia

3. Ao solicitar um exame de sangue para gravidez, qual hormônio o enfermeiro esperaria que o teste mensurasse?

    a. Gonadotrofina coriônica humana (hCG)
    b. Lactogênio placentário humano (hPL)
    c. Hormônio foliculoestimulante (FSH)
    d. Hormônio luteinizante (LH)

4. Durante a gestação, qual dos seguintes alimentos a gestante deve reduzir ou evitar o consumo?

    a. Carne ou frutos do mar crus
    b. Frutas e legumes frescos lavados
    c. Grãos integrais e cereais
    d. Proteínas e ferro de fontes de carne

5. Um sentimento expressado pela maioria das mulheres ao saber que está grávida é:

    a. Aceitação
    b. Depressão
    c. Ciúme
    d. Ambivalência

6. Reva Rubin identificou quatro grandes tarefas que a gestante se compromete a fazer ao formar um relacionamento mutuamente gratificante com o filho. O que é "a formação de vínculo"?

    a. Garantir gestação, trabalho de parto e parto seguros
    b. Buscar aceitação dessa criança pelos outros
    c. Buscar aceitação de si mesma como mãe para a criança
    d. Aprender a se doar para a criança

7. Uma gestante próxima do termo comparece ao ambulatório para ser examinada queixando-se de episódios de dispneia. O enfermeiro sabe que essa queixa pode ser explicada da seguinte maneira:

    a. O feto precisa de mais oxigênio devido às suas dimensões maiores
    b. O fundo de útero está alto e está empurrando o diafragma para cima
    c. A gestante está apresentando uma reação alérgica por causa de níveis elevados de histamina
    d. A concentração da pressão parcial do oxigênio é mais baixa no terceiro trimestre gestacional

8. Qual das seguintes opções de peixe/frutos do mar deve ser limitada na dieta das gestantes por causa dos elevados teores de mercúrio?

    a. Salmão
    b. Bacalhau
    c. Camarão
    d. Peixe-espada

EXERCÍCIOS DE RACIOCÍNIO CRÍTICO

1. Ao entrevistar uma mulher em sua primeira consulta pré-natal, o enfermeiro pergunta sobre seus sentimentos. A mulher responde: "Estou assustada e confusa. Não sei se quero estar grávida ou não. Estar grávida significa mudar toda a nossa vida, e agora ter alguém para cuidar o tempo todo. Não tenho certeza se seria uma boa mãe. Além disso, estou com um pouco de medo de todas as mudanças que acontecem com meu corpo. Isso é normal? Estou certa?"

    a. Como o enfermeiro deve responder a essa pergunta?
    b. Quais informações específicas são necessárias para apoiar a paciente durante a gestação?

2. Sally, de 23 anos, está na 9ª semana gestacional. Na consulta, ela diz: "Estou tão cansada que mal consigo ir para casa depois do trabalho. Então, quando chego ao meu lar, não tenho energia nem para fazer o jantar". Ela diz que sente enjoos matinais, frequentemente se atrasa para o trabalho e passa a maior parte do dia no banheiro. Os exames laboratoriais atuais de Sally estão normais.

    a. Que explicação o enfermeiro pode dar a Sally sobre seus desconfortos?
    b. Que intervenções o enfermeiro pode oferecer a Sally?

3. A chegada de uma nova criança na família afeta os irmãos. Quais estratégias o enfermeiro pode discutir quando a mãe pergunta como lidar com isso?

ATIVIDADES DE ESTUDO

1. Vá à maternidade local e entreviste várias mulheres em relação com os seus sentimentos e as mudanças corporais que ocorreram desde que engravidaram. Com base em seus achados, classifique-os apropriadamente de acordo com os trimestres gestacionais.
2. Pesquise na internet informações sobre as mudanças psicológicas que ocorrem durante a gestação. Compartilhe as informações dos *sites* que você encontrou com seu grupo de discussão clínica.
3. Durante a gestação, o volume plasmático aumenta em 50%, mas o aumento do volume eritrocitário é de apenas 25 a 33%. Essa desproporção manifesta-se como _____.
4. Quando a gestante, no terceiro trimestre, deita-se em decúbito dorsal e sente tontura e sensação de desmaio, a causa subjacente é o(a) _____.

ESTUDO DE CASO

Uma gestante de 22 anos procura o ambulatório de obstetrícia com um relato de inapetência, constipação intestinal e dor abdominal há 4 dias. Ela se encontra no primeiro trimestre de sua primeira gravidez e chegou aos EUA recentemente proveniente da Índia. Sua mãe a acompanha e responde por ela na maioria das vezes. Após muito questionamento, a mãe revela que a gestante come terra frequentemente e que isso é uma prática comum na Índia.

AVALIAÇÃO

O exame físico revela uma jovem de aparência cansada, com sinais vitais normais, mucosas úmidas e pálidas, e abdome moderadamente distendido. Os ruídos intestinais são lentos e fracos. A frequência cardíaca fetal está dentro da normalidade.

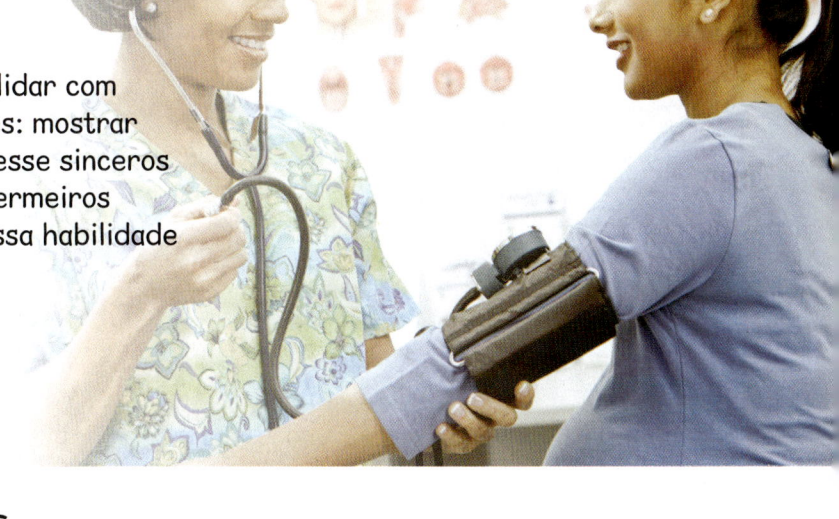

12

Conduta de Enfermagem Durante a Gestação

OBJETIVOS DE APRENDIZAGEM

Após a conclusão do capítulo, o leitor será capaz de:

1. Relatar as informações comumente coletadas na consulta pré-natal inicial.

2. Determinar um plano de saúde reprodutiva adequado ao perfil de risco do casal.

3. Selecionar as avaliações realizadas em consultas de acompanhamento pré-natal.

4. Avaliar os exames solicitados para determinar o bem-estar da mãe e do feto, incluindo a conduta de enfermagem para cada um deles.

5. Delinear a conduta de enfermagem adequada para promover o autocuidado materno e minimizar os desconfortos comuns da gestação.

6. Examinar os principais componentes das orientações perinatais.

PALAVRAS-CHAVE

alfafetoproteína

amniocentese

biópsia de vilosidades coriônicas (BVC)

cuidados preconceptivos

gesta

gestações de alto risco

linha *nigra*

orientação perinatal

para

parto natural

perfil biofísico (PBF)

Linda e seu marido, Rob, estão ansiosos para começar uma família no próximo ano. Eles estão profissionalmente estáveis e seguros financeiramente. Decidiram consultar um enfermeiro obstetra que trabalha em um hospital local e foram à consulta preconceptiva. Eles saíram da consulta apreensivos com todas as informações que receberam sobre como ter uma gestação saudável.

INTRODUÇÃO

A gravidez é um período de muitas mudanças fisiológicas e psicológicas que podem afetar positiva ou negativamente a mulher, o feto e sua família. Durante os aproximadamente 9 meses que a mulher carrega o feto no útero, tanto ela quanto o feto em desenvolvimento podem enfrentar vários riscos à saúde. São comuns os equívocos, as informações inadequadas e as perguntas não respondidas sobre a gestação, o parto e a maternidade. O objetivo final de qualquer gravidez é o nascimento de uma criança saudável, mantendo-se a saúde da mãe, e os enfermeiros desempenham um papel importante em ajudar a gestante e seu parceiro a alcançar esse objetivo. Avaliação e orientação contínuas são essenciais.

Este capítulo descreve as condutas de enfermagem necessárias durante a gestação, começando com uma breve discussão sobre os cuidados preconceptivos e, em seguida, descrevendo a avaliação da mulher na primeira consulta pré-natal e nas consultas de acompanhamento. O capítulo discute os exames comumente solicitados para avaliar os bem-estares materno e fetal, incluindo as condutas de enfermagem específicas relacionadas com cada exame. Também são identificadas as estratégias importantes para minimizar os desconfortos comuns da gravidez e promover o autocuidado. Por fim, o capítulo discute as orientações perinatais, tais como aquelas para o parto, as opções de parto e de cuidados médicos, a preparação para o aleitamento materno ou leite substituto,[1] e a preparação final para o trabalho de parto e o parto.

CUIDADOS PRECONCEPTIVOS E ENTRE GESTAÇÕES

O ideal é que os casais que estão planejando ter filhos agendem uma consulta com o médico para aconselhamento preconceptivo, a fim de assegurar-se de que estejam no melhor estado de saúde possível antes da gravidez. Os **cuidados preconceptivos** envolvem a promoção da saúde e do bem-estar da mulher e de seu companheiro antes da gravidez. Os objetivos dos cuidados preconceptivos são identificar e modificar os riscos biomédicos, comportamentais e sociais à saúde da mulher ou ao desfecho da gravidez por meio de intervenções de prevenção e controle. O período entre concepções é o tempo entre as gestações em que mulher pode melhorar seu estado de saúde, especialmente se a experiência gestacional anterior tiver alcançado um desfecho ruim ou tiverem ocorrido eventos adversos. Essas intervenções

enfocam os fatores de risco que podem ser modificados e/ou eliminados antes da concepção para otimizar o desfecho do parto (Centers for Disease Control and Prevention [CDC], 2019a).

Os cuidados preconceptivos e entre gestações são preconizados em todo o mundo como uma ferramenta para melhorar os desfechos perinatais. Esses cuidados devem ocorrer sempre que um profissional da saúde atende a uma mulher em idade fértil. Os cuidados primários de enfermagem para todas as mulheres em idade fértil devem incluir uma avaliação rotineira dos objetivos e do planejamento reprodutivos da mulher. As mulheres com potencial de engravidar devem ser avaliadas quanto aos riscos preconceptivos ou entre gestações e orientadas sobre a importância da saúde materna para garantir uma gestação saudável. Elas podem ser motivadas a abordar os riscos à saúde modificáveis ao aprenderem sobre como sua saúde atual afetará uma futura gravidez. Quando a mulher não planeja engravidar a curto prazo, os cuidados preconceptivos devem se concentrar no aconselhamento anticoncepcional e na otimização da saúde geral, que pode ser afetada caso ocorra uma gravidez (Kwansa & Stewart-Moore, 2019). Os históricos pessoal e familiar, o exame físico, os exames laboratoriais, o planejamento reprodutivo, a nutrição, os suplementos, o peso corporal, a prática de exercícios físicos, a vacinação e a prevenção de lesões devem ser revisados em todas as mulheres. É necessário incentivar o consumo de 400 a 800 µg de ácido fólico por dia, dependendo do perfil de risco, bem como uma dieta adequada e a prática atividades físicas. As mulheres devem ser vacinadas contra a *influenza* se estiverem planejando engravidar durante a temporada de gripe; também devem receber as vacinas contra a rubéola e a varicela, se não houver evidência de imunidade a esses vírus; e contra tétano/difteria/coqueluche, caso não tenham se vacinado depois de adultas. O profissional de enfermagem deve oferecer intervenções específicas para reduzir as taxas de morbidade e de mortalidade tanto para o recém-nascido quanto para a mulher que foi identificada com doenças crônicas ou exposta a teratógenos ou substâncias ilícitas. Já se comprovou que várias intervenções melhoram efetivamente o desfecho da gravidez quando fornecidas como cuidados preconceptivos. Pesquisas recentes sugerem que os eventos que ocorrem na decídua uterina antes mesmo que a mulher saiba que está grávida podem ter um impacto significativo sobre o crescimento fetal e o desfecho da gravidez. Além disso, um sistema imunológico íntegro otimiza o desenvolvimento e a função da placenta, e é essencial para a sobrevivência fetal (Buddolla, 2019). Os novos achados revelam que o embrião é extremamente sensível aos sinais provenientes dos gametas, do tecido trofoblástico e do estilo de vida periconcepcional maternos. Além disso, os fatores ambientais anteriores e posteriores à concepção têm enorme impacto no desenvolvimento do embrião e provocam problemas de saúde a longo prazo. Há cada vez

---

[1]N.R.T.: Conforme Sociedade Brasileira de Pediatria, a legislação brasileira protege a amamentação. Já estão consolidadas algumas medidas como: promoção do alojamento conjunto (após o parto, mãe e filho juntos no mesmo quarto ou enfermaria 24 horas por dia); licença-gestante (120 dias); licença-paternidade (5 dias); mais a Norma Brasileira para Comercialização de Alimentos para Lactentes e Crianças de Primeira Infância, Bicos, Chupetas e Mamadeiras. (Fonte: Sociedade Brasileira de Pediatria. *Guia Prático de Aleitamento Materno*. Disponível em: https://www.sbp.com.br/fileadmin/user_upload/22800f-GUIAPRATICO-GuiaPratico_de_AM.pdf.)

mais evidências de que fatores ambientais, tais como a exposição a metais pesados durante o desenvolvimento embrionário, podem causar alterações irreversíveis nos marcadores epigenéticos e induzir várias doenças na vida adulta, o que inclui distúrbios cardiovasculares, neurológicos e metabólicos (Soomro et al., 2019). Com isso em mente, mudar o foco para os períodos preconceptivo e entre gestações e para os estágios iniciais da gravidez pode ter benefícios significativos para a saúde da mãe e de seu filho. O objetivo geral deve ser usar efetivamente cada gestação como uma oportunidade para prestar cuidados de saúde às duas vidas (Wilczynska et al., 2019).

O CDC (2019i) formulou 10 diretrizes para os cuidados preconceptivos (Boxe 12.1).

Fatores de risco para desfechos gestacionais adversos

Os cuidados preconceptivos e entre gestações são tão importantes quanto os cuidados pré-natais na redução de desfechos adversos da gravidez, tais como mortalidades materna e infantil, parto prematuro e baixo peso ao nascimento. Os desfechos adversos da gravidez constituem um grande desafio de saúde pública: 10,2% dos recém-nascidos são prematuros; 8,28% apresentam baixo peso ao nascimento; 3% dos nascidos vivos têm defeitos congênitos graves; e 32% das mulheres sofrem complicações na gravidez (CDC, 2019b). Os fatores de risco para esses desfechos adversos da gestação são prevalentes entre as mulheres em idade fértil, conforme demonstrado pelas seguintes estatísticas:

- Dez por cento das mulheres fumam durante a gestação, contribuindo para a dependência do feto à nicotina
- Dez por cento delas consomem bebidas alcoólicas durante a gestação, levando ao espectro alcoólico fetal
- Sessenta por cento das mulheres não consomem suplementos de ácido fólico, aumentando o risco de defeitos do tubo neural no recém-nascido. O consumo dessa vitamina reduz a incidência de defeitos do tubo neural em dois terços
- Quarenta por cento das mulheres são obesas quando engravidam, o que pode aumentar o risco de desenvolver hipertensão, diabetes melito e doença tromboembólica, além de aumentar a necessidade de cesariana
- Três por cento delas tomam medicamentos prescritos ou de venda livre que são teratógenos conhecidos (substâncias nocivas ao feto em desenvolvimento)
- Sete por cento das mulheres têm condições clínicas preexistentes que podem afetar negativamente a gestação se não forem controladas (CDC, 2019c).

Todos esses fatores representam riscos à gestação e podem ser tratados com intervenções precoces se a mulher procurar por cuidados de saúde antes da concepção. Os fatores de risco específicos para desfechos adversos da gravidez que se enquadram em uma ou mais dessas categorias estão listados no Boxe 12.2.

BOXE 12.1 Diretrizes para os cuidados preconceptivos e entre gestações.

- **Recomendação 1.** Responsabilidade individual ao longo da vida: toda mulher, todo homem e todo casal devem ser incentivados a ter um planejamento durante sua idade fértil
- **Recomendação 2.** Conscientização do público: aumentar a conscientização pública sobre a importância dos comportamentos de saúde e dos serviços de cuidados preconceptivos mediante informações e ferramentas adequadas às várias idades; orientações, incluindo conhecimentos em saúde; e contextos culturais/linguísticos
- **Recomendação 3.** Consultas preventivas: como parte das consultas de cuidados primários, realizar a avaliação de risco e o aconselhamento educacional e de promoção da saúde a todas as mulheres em idade fértil para reduzir os riscos à reprodução e melhorar os desfechos da gestação
- **Recomendação 4.** Intervenções para os riscos identificados: aumentar a proporção de mulheres que recebem intervenções como acompanhamento ao rastreamento de risco preconceptivo com foco em intervenções de alta prioridade (*i. e.*, aquelas com evidências de efetividade e de potencial maior impacto)
- **Recomendação 5.** Cuidados entre gestações: use o período de entre gestações para fornecer intervenções intensivas adicionais às mulheres que tiveram uma gestação prévia que teve um desfecho adverso (*i. e.*, morte infantil, perda fetal, defeitos congênitos, baixo peso ao nascer ou parto pré-termo)
- **Recomendação 6.** Exame pré-gestacional: oferecer, como componente da assistência à maternidade, uma consulta pré-gestacional para casais e pessoas que planejam engravidar
- **Recomendação 7.** Cobertura de seguro de saúde para mulheres de baixa renda: aumentar a cobertura dos seguros de saúde público e privado para mulheres com baixa renda para melhorar o acesso aos cuidados preventivos preconceptivos e entre gestações[2]
- **Recomendação 8.** Programas e estratégias de saúde pública: integrar os componentes da saúde preconceptiva aos programas de saúde pública locais e relacionados, incluindo a ênfase em intervenções entre gestações para mulheres com desfechos adversos anteriores
- **Recomendação 9.** Pesquisa: aumentar a base de evidências e promover o uso das evidências para melhorar a saúde preconceptiva
- **Recomendação 10.** Melhorar o monitoramento: maximizar a vigilância em saúde pública e os mecanismos de pesquisa correlatos para monitorar a saúde preconceptiva.

Adaptado de Centers for Disease Control and Prevention (CDC). (2019i). *Before pregnancy.* Disponível em: https://www.cdc.gov/preconception/women.html. Acesso em: 16 jun. 2020.

O período de maior sensibilidade ambiental e consequente risco para o embrião em desenvolvimento é entre o 17º e o 56º dia após a concepção. A primeira consulta pré-natal, geralmente após 1 mês ou mais de amenorreia, pode ocorrer tarde demais para influenciar os desfechos reprodutivos associados à organogênese anormal secundária a estilos de vida insatisfatórios. Em alguns casos, como em gestações não planejadas, as

---

[2] N.R.T.: No Brasil, o Sistema Único de Saúde (SUS) oferece cuidados a toda a população e reconhece os direitos sexuais e reprodutivos entre os direitos fundamentais da população jovem. A atenção em saúdes sexual e reprodutiva é uma das áreas de atuação prioritárias da Atenção Básica à Saúde. (Fonte: Brasil. (2013). Ministério da Saúde. Secretaria de Atenção à Saúde. Departamento de Atenção Básica. *Saúde sexual e saúde reprodutiva.* 1. ed., 1. reimp. Brasília: Ministério da Saúde. 300 p.: il. Cadernos de Atenção Básica, nº 26.)

BOXE **12.2** Fatores de risco para desfechos gestacionais adversos.

- **Isotretinoínas:** o uso de isotretinoínas (p. ex., Accutane®) durante a gestação para tratar a acne pode resultar em defeitos congênitos graves, tais como fenda palatina, defeitos cardíacos congênitos, perda auditiva e microcefalia
- **Consumo abusivo de álcool:** em nenhum momento da gestação a ingestão de álcool é segura, e podem ocorrer danos precocemente, antes que a mulher perceba que está ou pode estar grávida. A síndrome alcoólica fetal e outros defeitos congênitos relacionados com o consumo de bebidas alcoólicas podem ser evitados se a mulher parar de consumir álcool antes da concepção
- **Fármacos anticonvulsivantes:** determinados fármacos anticonvulsivantes são teratógenos conhecidos (p. ex., ácido valproico). As recomendações sugerem que, antes da concepção, as mulheres que usam esses medicamentos e que estão pensando em engravidar devem receber uma dose mais baixa deles
- **Diabetes melito (preconceptivo):** o aumento de três vezes na prevalência de defeitos congênitos entre recém-nascidos de mulheres com diabetes tipos 1 e 2 é substancialmente reduzido por meio do controle adequado dessa condição
- **Deficiência de ácido fólico:** o uso diário de suplementos vitamínicos que contenham ácido fólico (400 µg) demonstrou reduzir em dois terços a ocorrência de defeitos do tubo neural
- **Hepatite B:** a vacinação é recomendada para homens e mulheres que correm o risco de contrair o vírus da hepatite B (VHB). A prevenção da infecção pelo VHB em mulheres em idade fértil evita a sua transmissão para a criança e elimina o risco de VHB para a mulher, de sequelas, como insuficiência e carcinoma hepáticos, e de morte

- **HIV/AIDS:** se a infecção pelo HIV for identificada antes da concepção, a terapia antirretroviral oportuna pode ser administrada e as mulheres (ou casais) podem receber informações adicionais que ajudem a evitar a transmissão vertical (de mãe para filho)
- **Soronegatividade para rubéola:** a vacinação contra a rubéola promove soropositividade protetora e impede a síndrome da rubéola congênita
- **Obesidade:** os desfechos perinatais adversos associados à obesidade materna incluem defeitos do tubo neural, parto prematuro, diabetes melito, cesariana e doença hipertensiva e tromboembólica. A perda de peso e a ingestão nutricional adequadas antes da gestação reduzem esses riscos
- **Infecções sexualmente transmissíveis (ISTs):** *Chlamydia trachomatis* e *Neisseria gonorrhoeae* estiveram fortemente associadas a gravidez ectópica, infertilidade e dor pélvica crônica. As ISTs durante a gestação podem resultar em morte fetal ou em substanciais deficiências físicas e de desenvolvimento, incluindo déficit intelectual e cegueira. O rastreamento e o tratamento precoces evitam esses desfechos adversos
- **Tabagismo:** prematuridade, baixo peso ao nascer e outros desfechos perinatais adversos associados ao tabagismo materno durante a gravidez podem ser evitados se as mulheres pararem de fumar antes ou no início da gravidez. Como apenas 20% das mulheres conseguem controlar com sucesso a dependência do tabaco durante a gestação, a cessação do tabagismo é recomendada antes de engravidar.

Centers for Disease Control and Prevention (CDC). (2019i). *Before pregnancy*. Disponível em: https://www.cdc.gov/preconception/women.html. Acesso em: 16 jun. 2020; March of Dimes. (2020a). *Pregnancy complications*. Disponível em: https://www.marchofdimes.org/complications/pregnancy complications.aspx. Acesso em: 16 jun. 2020; e Jordan, R. G., Farley, C. L., & Grace, K. T. (2019). *Prenatal and postnatal care: a woman-centered approach*. (2nd ed.). Wiley Blackwell.

mulheres podem retardar a procura por cuidados de saúde porque negam que estão grávidas. Assim, as práticas de prevenção comumente usadas podem começar tarde demais para evitar a morbidade e a mortalidade associadas a anomalias congênitas e baixo peso ao nascimento. Uma estratégia preventiva mais global é necessária para reduzir as altas taxas de complicações da gravidez em todas as populações. Estabelecer a prioridade política em nível internacional para os cuidados maternos e neonatais continua sendo fundamental para o cumprimento da meta de melhor saúde para todas as famílias. Todos os casais devem assumir a responsabilidade de desenvolver seu plano de vida reprodutiva e compartilhá-lo com seus médicos nas consultas. Um plano de vida reprodutiva é um esquema individualizado de reprodução com metas baseadas em crenças e valores pessoais. Seu objetivo é refletir as futuras intenções em relação à gravidez e tomar as medidas adequadas para otimizar o estado de saúde com antecedência (Jordan et al., 2019).

Qual o propósito de casais como Linda e Rob buscarem aconselhamento preconceptivo? Quais são os objetivos dos cuidados preconceptivos para esse casal? Qual suporte psicológico pode ser oferecido pelos profissionais de enfermagem a esse casal nesse estágio?

Conduta de enfermagem

Nos EUA, as taxas de mortalidade materna, de gravidez indesejada, de baixo peso ao nascimento e de recém-nascidos prematuros continuam a aumentar, tornando a necessidade de cuidados preconceptivos uma prioridade para todos os profissionais de enfermagem. Tradicionalmente, as mulheres pensavam que o cuidado preconceptivo consistia em uma única consulta feita antes de engravidar; no entanto, os benefícios máximos são obtidos quando a mulher e seu parceiro recebem cuidados preconceptivos e entre gestações ao longo de sua vida fértil.[3] A atuação do enfermeiro é essencial na identificação dos fatores de risco e no incentivo a comportamentos mais saudáveis que podem melhorar os desfechos maternos e perinatais. O cuidado

---

[3]N.R.T.: No Brasil, embora se tenha atingido uma elevada cobertura na assistência pré-natal e a taxa de parto institucional tenha sido de quase 98% em 2010, ainda persistem elevadas as ocorrências de mortalidade materna (68,2/100 mil nascidos vivos) e de mortalidade perinatal, o que denota problemas na qualidade das atenções materna e perinatal. (Fonte: Leal, M. D. C., Pereira, A. P. E., Domingues, R. M. S. M.,... & Gama, S. G. N. D. (2014). Intervenções obstétricas durante o trabalho de parto e parto em mulheres brasileiras de risco habitual. *Cadernos de Saúde Pública*, 30, S17-S32.)

preconceptivo envolve uma anamnese meticulosa e o exame físico da mulher e de seu parceiro. Os principais pontos incluem:

- Situação vacinal da mulher
- Condições clínicas subjacentes, tais como problemas cardiovasculares, metabólicos e respiratórios ou doenças genéticas
- Dados de saúde reprodutiva, tais como exames ginecológicos, uso de anticoncepcionais e ISTs
- Sexualidade e práticas sexuais, tais como práticas de sexo seguro e problemas de imagem corporal
- Histórico nutricional e condições atuais de nutrição
- Práticas de estilo de vida, incluindo atividades ocupacionais e recreativas
- Problemas psicossociais, tais como níveis de estresse e exposição a maus-tratos e violência
- Uso de fármacos e substâncias psicoativas, incluindo tabaco, álcool, medicamentos prescritos e de venda livre e drogas ilícitas
- Sistema de apoio, incluindo familiares, amigos e comunidade.

Essas informações fornecem uma base para o planejamento de atividades de promoção da saúde e para as orientações. Por exemplo, para ter um impacto positivo sobre a gestação:

- Certifique-se de que as imunizações da mulher estejam atualizadas
- Crie um plano de vida reprodutiva para abordar e delinear as necessidades reprodutivas
- Colete um histórico completo de ambos os parceiros para identificar quaisquer condições clínicas ou genéticas que necessitem de tratamento ou encaminhamento a especialistas
- Identifique histórico de ISTs e de práticas sexuais de alto risco para que possam ser modificadas
- Levante o histórico alimentar combinando com aconselhamento nutricional
- Reúna informações sobre práticas de exercícios físicos e de estilo de vida para incentivar o hábito diário de atividades para a manutenção do bem-estar e do peso
- Enfatize a importância de consumir ácido fólico para evitar defeitos do tubo neural
- Incentive a mulher a atingir o peso ideal antes de engravidar
- Avalie o ambiente de trabalho e identifique quaisquer mudanças necessárias para promover a saúde
- Aborde as questões relacionadas ao uso de substâncias, incluindo tabaco e drogas ilícitas
- Identifique as vítimas de violência e ajude-as a buscar auxílio
- Monitore condições crônicas como diabetes melito e asma
- Oriente o casal sobre os perigos ambientais, incluindo metais e fitoterápicos
- Ofereça aconselhamento genético para identificar portadores
- Sugira a disponibilidade de sistemas de apoio, se necessário (King et al., 2019; Norwitz et al., 2019).

Os enfermeiros podem atuar como apoiadores e orientadores, criando comunidades saudáveis e de apoio às mulheres e a seus parceiros nas fases reprodutivas da vida deles. É importante estabelecer uma parceria colaborativa com a mulher e seu parceiro, permitindo-lhes então examinar a própria saúde e a influência na saúde de sua futura criança. Forneça orientações para permitir que a mulher e seu parceiro tomem uma decisão informada sobre ter um filho, mas lembre-se de que essa decisão cabe exclusivamente ao casal.

> **ATENÇÃO!**
>
> Uma vez que todas as mulheres em idade fértil, da menarca à menopausa, se beneficiam de cuidados preventivos, os cuidados preconceptivos e entre gestações devem ser parte integrante desse *continuum* (American College of Obstetricians and Gynecologists [ACOG], 2019a; Society for Maternal-Fetal Medicine, 2019).

Com base no conselho do enfermeiro obstétrico, Linda e Rob decidem mudar vários aspectos de seu estilo de vida e hábitos nutricionais antes de conceberem um filho. Ambos querem perder peso, parar de fumar e aumentar a ingestão de frutas e vegetais. Como essas mudanças no estilo de vida e na dieta vão beneficiar a futura gravidez de Linda? Que outras áreas podem precisar ser revistas para se preparar para uma futura gestação?

PRIMEIRA CONSULTA PRÉ-NATAL

O foco do cuidado pré-natal é reduzir o risco de efeitos adversos para a saúde da mulher, do feto e do recém-nascido, abordando os fatores de risco modificáveis e fornecendo orientações sobre como ter uma gestação saudável. Em caso de suspeita de gravidez e, em alguns casos, de gravidez provisoriamente confirmada por um teste caseiro, a mulher deve procurar atendimento pré-natal para promover um desfecho saudável. Embora a janela mais oportuna (preconceptiva) para otimizar os desfechos da gestação possa ser perdida, uma conduta adequada de enfermagem, começando na concepção e continuando durante a gravidez, pode ter um impacto positivo na saúde da gestante e de seu feto.

O processo de avaliação começa nessa consulta pré-natal inicial e continua durante a gestação. A primeira consulta é o momento ideal para o rastreamento de fatores que podem colocar a mulher e o feto em risco de problemas, como um parto prematuro. A consulta inicial também é o momento ideal para começar a orientar a gestante quanto às mudanças que afetarão sua vida. Pesquisas recentes descobriram que o início tardio do pré-natal está associado ao aumento das taxas de internações em unidades de terapia intensiva neonatal (UTIN). A oportunidade de melhorar a saúde materna e reduzir os desfechos adversos do recém-nascido é perdida quando a gestante não busca o cuidado pré-natal (Sarker et al., 2019).

A assistência pré-natal pode ser realizada de duas formas: individualmente ou em grupo. O primeiro método é o modelo tradicional pelo qual uma gestante se consulta com seu médico em intervalos específicos durante a gestação e todas as consultas ocorrem individualmente. O modelo de atenção pré-natal em grupo envolve a reunião de até uma dúzia de mulheres em idades gestacionais semelhantes que se consultam com o médico durante 10 sessões de aproximadamente 1,5 a 2 horas cada uma. Os pesquisadores estão investigando se o método em grupo produz melhores resultados perinatais do que o tradicional cuidado pré-natal oferecido individualmente devido ao aumento da interação médico-gestante, ao maior apoio social e à maior percepção de empoderamento (Cunningham et al., 2019). Ver Prática baseada em evidências 12.1.

A incidência de diabetes melito na gravidez tem aumentado, assim como as taxas de obesidade nos EUA e no mundo. Existem 425 milhões de pessoas com diabetes melito no mundo, número que deve chegar a mais de 600 milhões até 2045 (Toniolo et al., 2019). O diabetes melito não controlado na gestação aumenta os riscos de aborto espontâneo, anomalias fetais, pré-eclâmpsia, morte fetal, macrossomia, hipoglicemia neonatal e hiperbilirrubinemia. A American Diabetes Association (ADA, 2020) publicou as seguintes recomendações para o controle do diabetes melito antes e durante a gestação:

- Os aconselhamentos preconceptivos e entre gestações devem abordar a importância do controle glicêmico idealmente a um nível de HbA1c inferior a 6,5% a fim de reduzir o risco de anomalias congênitas, pré-eclâmpsia, macrossomia e outras complicações. Trata-se um exame de sangue que mede o nível sanguíneo médio de glicose durante os 3 meses anteriores para determinar o controle e o monitoramento da glicose

- Recomendam-se os automonitoramentos em jejum e pós-prandial da glicemia para atingir o controle glicêmico. Devido ao aumento da renovação eritrocitária, a HbA1c fica discretamente mais baixa durante a gestação, cuja meta deve ser inferior a 6 a 7% para evitar a hipoglicemia

- A ADA recomenda metas para mulheres com diabetes melito tipos 1 ou 2 da seguinte forma:
  - Jejum: < 95 mg/dℓ
  - 1 hora pós-prandial: < 140 mg/dℓ
  - 2 horas pós-prandiais: < 120 mg/dℓ

- A insulina é o medicamento preferido para o tratamento da hiperglicemia no diabetes gestacional, pois não atravessa a placenta em uma extensão mensurável. Se agentes hipoglicêmicos orais forem usados, eles não devem ser a terapia de primeira linha, uma vez que ainda não há dados de segurança de estudos a longo prazo.

Dadas as más escolhas alimentares de nossa sociedade, as tendências sedentárias, a obesidade, o aumento do estresse da vida e a crescente imigração de populações de alto risco, a incidência de diabetes gestacional está aumentando. O ACOG, a ADA e a Organização Mundial da Saúde (OMS) recomendaram, para as mulheres com mais de 25 anos, o rastreamento, na primeira consulta pré-natal, de sobrepeso, síndrome dos ovários policísticos, histórico de diabetes gestacional e antecedentes

---

PRÁTICA BASEADA EM EVIDÊNCIAS 12.1 — Modelo de atendimento pré-natal interprofissional em grupo para abordar disparidades nos desfechos da gestação em uma população de alto risco em uma clínica de residência em medicina de família

ESTUDO

As taxas de mortalidade e de morbidade maternas têm aumentado constantemente nos EUA. Além disso, os índices de natalidade pré-termo permanecem altos e caros ao longo da vida da criança, especialmente para as mulheres afro-americanas. Pesquisas anteriores com mães de alto risco usando modelos de atendimento pré-natal em grupo mostraram sucesso ao melhorar os resultados dos cuidados de saúde, incluindo a redução do risco de prematuridade e baixo peso ao nascer, ao diminuir as admissões em unidades de terapia intensiva neonatal e as taxas de morte fetal e ao aumentar as taxas de aleitamento materno, a probabilidade de parto vaginal *versus* cirúrgico e o uso do planejamento familiar pós-parto quando em comparação com o pré-natal individual. O objetivo desse estudo foi determinar se o modelo pré-natal de grupo interprofissional é melhor do que o atendimento individual tradicional à gestante para minimizar as disparidades relacionadas com a gestação. Foi estudado um grupo quase experimental de 64 mulheres com idades entre 18 e 30 anos e de famílias de baixa renda.

Achados

O estudo encontrou relações significativas entre o comparecimento a consultas pré-natais interprofissionais em grupo e desfechos benéficos relacionados com a gravidez (p. ex., maior frequência em consultas pré-natais e pós-parto; maior conhecimento/confiança na gestação, menos sintomas depressivos e de ansiedade, maior satisfação com os profissionais da saúde e menor prevalência de tabagismo). Além disso, as mulheres relataram que o grupo pré-natal as fez se sentirem apoiadas, compreendidas, ouvidas e as ajudou a experimentar novos comportamentos de saúde (p. ex., amamentação, técnicas de redução do estresse).

Implicações para a enfermagem

Esse estudo apoia o modelo de pré-natal em grupo para modificar comportamentos de saúde e tornar as mulheres mais confiantes em suas decisões durante a gestação e o pós-parto. As orientações adicionais ministradas por dois enfermeiros e dois residentes produziram desfechos positivos na gestação e no pós-parto. Os enfermeiros podem estimular a participação no pré-natal grupal, se oferecido, relatando os aspectos positivos com ele relacionados.

Adaptado de Berge, J., Smith, C., Trudeau, S., Trump, L., Walsh, C., Gilbertson, B., Westby, A. (2020). Using an interprofessional prenatal group care model to address disparities in pregnancy-related outcomes in a high-risk population in a family medicine residency clinic. *Journal of Interprofessional Education and Practice*. https://doi.org/10.1016/j.xjep.2019.100300

familiares de diabetes melito (Kwansa et al., 2019). Foram estabelecidas diretrizes globais para rastreamento, diagnóstico e classificação, e elas oferecem o potencial de interromper o ciclo de diabetes melito e de obesidade causado pela hiperglicemia na gestação. A normoglicemia é o objetivo em todos os aspectos da gestação, e ela oferece os benefícios da redução das complicações do diabetes melito em curto e longo prazos. Ver Prática baseada em evidências 12.2.

O aconselhamento e a orientação da gestante e de seu parceiro são essenciais para garantir desfechos saudáveis para a mãe e o recém-nascido. As gestantes e seus parceiros frequentemente têm dúvidas, são desinformados ou adotam conceitos errôneos sobre o que comer, ganho de peso, desconfortos físicos, uso de drogas ilícitas e álcool, sexualidade e trabalho de parto. O enfermeiro precisa reservar um tempo para responder às perguntas e fornecer orientação antecipatória durante a gestação, assim como para fazer os encaminhamentos adequados a entidades comunitárias a fim de atender às necessidades dessas gestantes. Para abordar essas questões e promover o bem-estar geral das gestantes e dos fetos, foram estabelecidas metas nacionais de saúde específicas (*Healthy People 2030* 12.1).

Anamnese abrangente

Durante a consulta inicial, a mulher deve sentir que tem o apoio de um profissional de enfermagem qualificado, experiente e bem preparado. Uma anamnese abrangente inclui idade, histórico menstrual, histórico obstétrico, históricos patológico e cirúrgico, rastreamento psicológico, antecedentes familiares, rastreamento genético, hábitos alimentares, estilo de vida e práticas de saúde, uso de medicamentos ou drogas ilícitas e histórico de exposição a ISTs (Lindsay et al., 2018). Frequentemente, o uso de um

HEALTHY PEOPLE 2030 · 12.1

Objetivo	Importância para a enfermagem
MICH-2030-08 10 Aumentar a proporção de gestantes que recebem cuidado pré-natal precoce e adequado.	Contribuirá para reduzir as taxas de doença perinatal, incapacidade e morte, ajudando a identificar possíveis fatores de risco e implementando medidas para diminuir os fatores que contribuem para desfechos ruins.
MICH-2030-12 Aumentar a proporção de mulheres em idade fértil com concentrações ideais de folato nos eritrócitos.	Os riscos de mortalidades materna e infantil e de complicações relacionadas com a gestação podem ser reduzidos orientando as mulheres a ingerirem ácido fólico durante a gestação para diminuir a possibilidade de defeitos congênitos do tubo neural; melhorará os desfechos de partos saudáveis e a identificação e o tratamento precoces.
MICH-2030-13 Aumentar a proporção de mulheres que tinham um peso corporal saudável antes da gravidez.	Reduzirá os riscos associados ao sobrepeso e/ou à obesidade para melhores desfechos perinatais para a mãe e a criança.

Adaptado de USDHHS. (2020). *Proposed objectives for inclusion in Healthy People 2030*. https://www.healthypeople.gov/sites/default/files/ObjectivesPublicComment508.pdf.

formulário de histórico pré-natal é a melhor maneira de documentar os dados coletados.

A anamnese inicial geralmente inclui perguntas sobre três áreas principais: o motivo da procura por atendimento; os passados clínico, cirúrgico e pessoal da gestante, incluindo os históricos familiar e de seu companheiro; e o histórico reprodutivo da gestante.

PRÁTICA BASEADA EM EVIDÊNCIAS 12.2 Desfechos neonatais no diabetes gestacional tratado com insulina *versus* gliburida: uma análise da relação custo/benefício

ESTUDO

O objetivo desse estudo foi comparar os desfechos neonatais e avaliar a relação custo/benefício da terapia com insulina em comparação com a terapia com gliburida em mulheres com diabetes gestacional no contexto dos estudos randomizados controlados mais recentes. Foi projetado um modelo de avaliação da relação custo/benefício usando o *software* TreeAge para comparar os resultados neonatais após o manejo da insulina e da gliburida no diabetes gestacional. Uma coorte de 195 mil mulheres foi estudada. Os resultados incluíram método de tratamento, tipo de parto, distocia de ombro, plexo braquial permanente, síndrome do desconforto respiratório, hipoglicemia neonatal, macrossomia (superior a 4.000 g) e hiperbilirrubinemia neonatal. A relação custo/benefício foi avaliada comparando o custo dos resultados avaliados com a qualidade de vida materna e neonatal.

Achados

A insulina demonstrou melhor relação custo/benefício no tratamento de mulheres com diabetes gestacional em comparação com a gliburida.

A terapia com insulina resultou em 2.295 menos casos de macrossomia, 386 menos casos de partos cirúrgicos, 12 menos casos de distocia de ombro e 7.235 menos casos de hipoglicemia neonatal.

Implicações para a enfermagem

Os enfermeiros podem utilizar os resultados do estudo para orientar as gestantes sobre o uso de insulina em comparação com medicamentos hipoglicêmicos orais para melhor controle da glicose, o que equivale a menos complicações neonatais. Fornecer instruções sobre como injetar insulina é essencial para aumentar a aceitação das injeções em comparação com a ingestão de medicamentos por via oral. Enfatizar os melhores desfechos neonatais com as injeções de insulina será o papel do enfermeiro para fornecer melhores resultados gerais para a díade mãe-feto.

Adaptado de Munn, A. J., Hersh, A. R., Vinson, A. R., Brennan, T. D., Valent, A. M., Caughey, A. B. (2019). Neonatal outcomes in gestational diabetes managed with insulin vs. glyburide therapy: A cost-effectiveness analysis. *American Journal of Obstetrics & Gynecology*, 220(1), S330. https://doi.org/10.1016/j.ajog.2018.11.514.

Durante a anamnese, o enfermeiro e a gestante estabelecem a base para uma relação de confiança e, em conjunto, desenvolvem um plano de cuidados para a gestação. Eles adaptam esse plano ao estilo de vida da gestante tanto quanto possível e se concentram principalmente na orientação para o bem-estar geral durante a gestação. O objetivo final da primeira consulta pré-natal é coletar dados básicos sobre a mulher e seu parceiro, e também detectar quaisquer fatores de risco que necessitem ser tratados para facilitar uma gestação saudável (King et al., 2019).

Motivo da procura por cuidados

A mulher costuma fazer uma consulta pré-natal com base na suspeita de que está grávida. Ela pode relatar que não menstruou ou teve um resultado positivo no teste de gravidez caseiro. Pergunte a ela qual foi a data de sua última menstruação (DUM). Pergunte também sobre quaisquer sinais presuntivos ou prováveis de gravidez que ela possa estar apresentando. Tipicamente, um exame de urina ou sangue é feito para verificar se há indícios de gonadotrofina coriônica humana (hCG) que confirmem a gravidez.

Histórico patológico

Pergunte sobre os históricos clínico e cirúrgico da mulher. Essa informação é importante porque algumas condições prévias (p. ex., infecções do trato urinário) podem ser recorrentes ou agravadas durante a gravidez. Além disso, doenças crônicas, como diabetes melito ou cardiopatias, podem aumentar o risco de complicações durante a gravidez para a mulher e o feto. Questione sobre qualquer histórico de alergia a medicamentos, alimentos ou substâncias do ambiente. Pergunte sobre quaisquer problemas de saúde mental, como depressão ou ansiedade, e reúna informações semelhantes sobre a família da mulher e seu companheiro.

O histórico atual da mulher também é importante. Pergunte sobre sua ocupação, possível exposição a teratógenos, nível de exercício e atividade física, padrões recreativos (incluindo o uso de substâncias como álcool, tabaco e drogas ilícitas), uso de terapias alternativas e complementares, padrões de sono, hábitos nutricionais e estilo de vida em geral. Cada um desses elementos pode ter um impacto no desfecho da gestação. Por exemplo, se a mulher fuma durante a gestação, a nicotina do cigarro causa vasoconstrição na mãe, levando então à redução da perfusão placentária. Como resultado, o recém-nascido pode ser pequeno para a idade gestacional e passará por abstinência de nicotina no período pós-parto imediato. Além disso, nenhum nível seguro de ingestão de álcool foi determinado. Muitos fetos expostos a altos níveis de álcool etílico durante a gestação desenvolvem síndrome alcoólica fetal, um conjunto de deformidades e incapacidades.

Histórico reprodutivo

O histórico reprodutivo da mulher inclui as anamneses menstrual, obstétrica e ginecológica. Tipicamente, esse levantamento começa com uma descrição do ciclo menstrual da mulher, incluindo sua idade na menarca, número de dias do seu ciclo, características típicas do fluxo menstrual e qualquer desconforto experimentado. O uso de contraceptivos também é importante, inclusive quando a mulher utilizou qualquer contraceptivo pela última vez.

Estabelecer com precisão uma idade gestacional é uma das avaliações mais importantes para a gestante, uma vez que tem valores social e clínico. Para as mulheres e suas famílias, a data provável de parto (DPP) representa o momento tão esperado da chegada do filho e é um período em torno do qual muitas atividades econômicas e sociais são planejadas. Essa data orienta a cronologia da realização de exames maternos e fetais específicos durante a gestação, mede os parâmetros de crescimento fetal e fornece cronogramas bem estabelecidos para intervenções específicas no tratamento de complicações pré-natais. Na verdade, as decisões essenciais, como conduta no trabalho de parto prematuro, tempo de indução do trabalho de parto e identificação de restrição do crescimento intrauterino, são baseadas na idade gestacional presumida do feto, que é calculada retroativamente a partir da DPP (Jordan et al., 2019).

Pergunte à mulher a data de sua última menstruação para determinar a DPP. Vários métodos podem ser usados para isso. Pode-se usar a regra de Nagele para estabelecer a DPP (Boxe 12.3). Usando essa regra, 3 meses são subtraídos do mês da DUM e, depois, são adicionados 7 dias ao primeiro dia da DUM. Em seguida, adiciona-se um ao ano quando necessário. Uma alternativa é adicionar 7 dias e, em seguida, adicionar 9 meses = ano, quando necessário. Essa data tem margem de erro de mais ou menos 2 semanas. Por exemplo, se a mulher relatar que sua DUM foi em 14 de outubro de 2020, devem-se subtrair 3 meses (julho), adicionar 7 dias (21) e, em seguida, adicionar 1 ano (2021). A DPP da mulher é 21 de julho de 2021.

Devido às variações normais nos ciclos menstruais das mulheres, às diferenças na duração normal da gestação entre grupos étnicos e aos erros nos métodos de datação, não existe uma data exata. Em geral, um nascimento 2 semanas antes ou 2 semanas depois da DPP é

BOXE 12.3 Regra de Nagele para calcular a DPP.

1. Utilize o primeiro dia do último período menstrual normal — 14/10/20
2. Subtraia 3 do número de meses — 14/7/20
3. Adicione 7 ao número de dias — 21/7/20
4. Corrija o ano adicionando 1 a ele — 21/7/21
5. DPP (+ ou − 2 semanas) = 21 de julho de 2020

considerado normal. A regra de Nagele é menos precisa se os ciclos menstruais da mulher forem irregulares, se a mulher conceber durante a amamentação ou antes de seu ciclo menstrual regular se estabelecer após o parto e se estiver ovulando embora apresente amenorreia. A medição do perímetro cefálico fetal no segundo trimestre por meio de ultrassonografia também pode ser usada para prever a DPP (Kessler et al., 2019).

Também pode ser usada uma calculadora ou disco gestacional ou de nascimento para calcular a data de nascimento. Alguns obstetras usam a ultrassonografia para determinar com mais acurácia a idade gestacional e a data da gestação, que normalmente é o método mais preciso para datar uma gestação.

Tipicamente, o histórico obstétrico fornece informações sobre as gestações anteriores da mulher, incluindo quaisquer problemas encontrados durante a gestação, o trabalho de parto, o parto e o pós-parto. Essas informações fornecem indícios dos problemas que podem se desenvolver na gestação atual. Alguns termos comuns usados para descrever e documentar um histórico obstétrico incluem **gesta**, gesta I (primigesta), gesta II (secundigesta), multigesta e **para** (Tabela 12.1).

Outros sistemas podem ser utilizados para documentar o histórico obstétrico de uma mulher. Esses esquemas comumente dividem a categoria para em mais detalhes (Boxe 12.4).

As informações sobre o histórico ginecológico da mulher são importantes. Questione sobre quaisquer cirurgias do sistema genital que ela tenha feito. Por exemplo, uma cirurgia no útero pode afetar a capacidade de se contrair de modo efetivo durante o trabalho de parto. Um

---

> **BOXE 12.4** Termos relacionados com o histórico obstétrico: GTPAV ou TPAV.
>
> G = gestações, T = partos a termo, P = partos prematuros, A = abortos, V = vivos
> - G: a gestação atual é incluída na contagem
> - T: número de gestações a termo com partos entre a 38ª e a 42ª semana
> - P: o número de gestações pré-termo que terminaram com mais de 20 semanas ou com viabilidade, mas antes de completar 37 semanas
> - A: o número de gestações que terminaram antes de 20 semanas ou da viabilidade
> - V: o número de crianças vivas atualmente.
>
> Veja este exemplo:
> Mary Johnson está grávida pela quarta vez. Ela teve um aborto em uma gestação de 8 semanas, tem uma filha que nasceu de uma gestação de 40 semanas e um filho nascido com 34 semanas. O histórico obstétrico de Mary seria documentado conforme segue:
> - Usando-se o método gesta/para: gesta IV, para II
> - Usando-se o método TPAV: 1112 (T = 1 [filha nasceu com 40 semanas], P = 1 [filho nasceu com 34 semanas], A = 1 [aborto com 8 semanas], V = 2 [dois filhos vivos]).

episódio de gravidez tubária aumenta o risco de outra gravidez tubária. Pergunte também sobre práticas de sexo seguro e qualquer ocorrência de ISTs.

Exame físico

A próxima etapa do processo de avaliação é o exame físico, que detecta quaisquer problemas físicos que possam afetar o desfecho da gestação. O exame físico inicial fornece a base para avaliar as mudanças durante as consultas futuras.

TABELA 12.1 Termos relacionados com a gestação.

Termo	Definição
Gravidez	O estado de estar grávida
Gesta	O número total de vezes que uma mulher engravidou, independentemente de a gestação ter sido interrompida ou terem nascido fetos múltiplos
Nuligesta	A mulher que nunca engravidou
Primigesta	A mulher grávida pela primeira vez
Secundigesta	A mulher grávida pela segunda vez
Multigesta	A mulher grávida pelo menos pela terceira vez
Para	O número de vezes em que uma mulher deu à luz um feto com pelo menos 20 semanas de idade gestacional (viável ou não), contando nascimentos múltiplos como um evento único
Paridade	Refere-se ao número de gestações, não ao número de fetos, que foram até o ponto de viabilidade, independentemente do desfecho
Nulípara (para 0)	É a mulher que não pariu feto viável
Primípara	É a mulher que deu à luz uma vez após uma gestação de pelo menos 20 semanas, comumente referida como "primip" na prática clínica
Multípara	A mulher que completou duas ou mais gestações de pelo menos 20 semanas que resultaram em uma prole viável, comumente referida como "multip"

Preparo da gestante

Instrua a gestante a se despir e vestir um roupão. Peça também que ela esvazie a bexiga e, ao fazer isso, colete uma amostra de urina. Tipicamente, essa é uma amostra de jato médio de urina, que é enviada ao laboratório para detectar uma possível infecção urinária.

Comece o exame físico avaliando os sinais vitais, incluindo pressão arterial, frequência respiratória, temperatura e pulso. Mensure também a altura e o peso corporal da gestante.

Anormalidades como pressão arterial elevada sugerem hipertensão pré-gestacional, o que exige avaliação adicional. Já aquelas nas frequências de pulso e respiratória requerem investigação adicional para possível doença cardíaca ou respiratória. Se a mulher pesar menos de 45,5 kg ou mais de 91 kg, ou se houver um ganho repentino de peso, relate ao médico; pode ser necessário tratamento médico ou aconselhamento nutricional.

Avaliação física detalhada

Em geral, uma avaliação física detalhada é realizada pelo médico. Todos os sistemas orgânicos são avaliados. Algumas das principais áreas serão discutidas aqui. Ao longo da avaliação, certifique-se de cobrir a gestante de maneira adequada para garantir sua privacidade e evitar que ela sinta frio.

CABEÇA E PESCOÇO

A cabeça e o pescoço são examinados para verificar lesões prévias e sequelas. É necessário verificar se há limitações na amplitude de movimento. Durante a palpação, verifica-se se há hipertrofia ou tumefação dos linfonodos. Observa-se também se há edema da mucosa nasal ou hipertrofia do tecido gengival na boca, que são respostas típicas ao aumento dos níveis de estrogênio durante a gestação. Verificar se a glândula tireoide está aumentada à palpação. Um aumento discreto é normal, mas um acentuado pode indicar hipertireoidismo, exigindo então investigação adicional.

TÓRAX

Os sons cardíacos devem ser auscultados observando-se quaisquer anormalidades, como um sopro sistólico suave causado pelo aumento da volemia. Antecipe um aumento da frequência cardíaca em 10 a 15 bpm (começando entre a 14ª e a 20ª semana de gestação) secundário ao aumento do débito cardíaco e do volume sanguíneo. O corpo se adapta ao aumento da volemia por meio da dilatação periférica para manter a pressão arterial. A progesterona causa dilatação periférica.

Ausculte no tórax os sons respiratórios, que devem ser claros. Observe também a simetria do movimento do tórax e os padrões de respiração torácica. O estrogênio promove o relaxamento dos ligamentos e das articulações das costelas, resultando então no aumento do diâmetro anteroposterior do tórax. É de se esperar um discreto aumento na frequência respiratória para acomodar o aumento do volume corrente e do consumo de oxigênio.

Inspecione e palpe as mamas e os mamilos para avaliar coloração e simetria. A elevação dos níveis de estrogênio e de progesterona, assim como da irrigação sanguínea, faz com que as mamas pareçam mais cheias e nodulares, com aumento da sensibilidade ao toque. Os vasos sanguíneos tornam-se mais visíveis e as mamas aumentam de tamanho. Em mulheres com mamas grandes, podem ser visíveis estrias gestacionais. Os mamilos e as aréolas tornam-se mais escuros e ocorre a hipertrofia das glândulas de Montgomery. O colostro (secreção amarelada que precede o leite materno maduro) é tipicamente excretado no terceiro trimestre gestacional.

> **ATENÇÃO!**
>
> Use essa oportunidade para reforçar e orientar o autoexame se a mulher tiver um histórico de alto risco.

ABDOME

A aparência do abdome depende do número de semanas de gestação. Ele aumenta progressivamente à medida que o feto cresce. Inspecione o abdome à procura de estrias e cicatrizes e avalie seu formato e suas dimensões. A inspeção pode revelar estrias gestacionais e a **linha *nigra***, uma fina linha pigmentada preto-acastanhada que, dependendo da idade gestacional, vai da cicatriz umbilical à sínfise púbica. Palpe o abdome, que deve ser arredondado e indolor. Uma diminuição no tônus muscular pode ser observada devido à influência da progesterona.

Tipicamente, para avaliar o crescimento fetal, a altura do fundo do útero é medida quando o útero deixa a pelve. Na 12ª semana de gestação, o fundo pode ser palpado na sínfise púbica. Na 16ª semana, está no ponto médio entre a sínfise e o umbigo. Com 20 semanas, o fundo do útero pode ser palpado na altura da cicatriz umbilical e mede aproximadamente 20 cm a partir da sínfise púbica. Na 36ª semana, o fundo está logo abaixo do apêndice xifoide e mede aproximadamente 36 cm. O útero mantém um formato globular/ovoide durante toda a gestação (Jarvis, 2020).

MEMBROS

Inspecione e palpe ambas as pernas em busca de edema postural, e verifique os pulsos arteriais e se há veias varicosas. Se houver edema no início da gestação, será necessária uma avaliação adicional para descartar hipertensão gestacional. Durante o terceiro trimestre, o edema postural é um achado normal. Pergunte à mulher se ela sente uma dor na panturrilha que piora quando ela deambula. Isso pode indicar trombose venosa profunda (TVP). Altos níveis de estrogênio durante a gestação aumentam o risco de TVP.

Exame ginecológico

O exame ginecológico fornece informações sobre os órgãos genitais internos e externos. Além disso, auxilia na avaliação de alguns dos sinais presumíveis e prováveis de gestação e possibilita a determinação da adequação da pelve. Durante o exame ginecológico, o profissional de enfermagem deve permanecer na sala de exame para auxiliar o médico com a coleta, fixação e rotulagem das amostras coletadas. Ele também deve proporcionar conforto e apoio emocional à mulher, que pode estar ansiosa. Ao longo do exame, explique o que está acontecendo e o motivo, e responda às perguntas conforme necessário.

GENITÁLIA EXTERNA

Depois que a gestante é colocada na posição de litotomia e adequadamente coberta, a genitália externa é inspecionada visualmente. À inspeção não devem ser encontrados lesões, secreção, hematomas, varicosidades e inflamação. Pode-se coletar material para cultura de modo a descartar ISTs nesse momento.

GENITÁLIA INTERNA

Em seguida, examina-se a genitália interna com o auxílio de um espéculo. O colo do útero deve estar liso, longo, espesso e fechado. Devido ao aumento da congestão pélvica, o colo do útero estará amolecido (sinal de Goodell), o istmo uterino também estará amolecido (sinal de Hegar) e o colo do útero e a mucosa vaginal terão uma coloração azulada (sinal de Chadwick).

O útero é tipicamente piriforme e móvel, com uma superfície lisa. Ele sofrerá hipertrofia e hiperplasia celulares, de modo que crescerá durante a gestação a fim de acomodar o feto em crescimento.

Durante o exame ginecológico, pode-se coletar uma amostra para um esfregaço de Papanicolaou (Pap). Também pode ser coletado material para outros tipos de cultura, como para o rastreamento de gonorreia e clamídia. Certifique-se de que todas as amostras obtidas sejam rotuladas corretamente e enviadas ao laboratório para avaliação. Por último, faz-se um exame retal à procura de lesões, massas, prolapso ou hemorroidas.

Uma vez completado o exame da genitália interna, o espéculo é removido e um exame bimanual é realizado para estimar o tamanho do útero e confirmar a idade gestacional, como também para palpar os ovários, que devem ser pequenos e indolores e sem massas.

TAMANHO, FORMATO E MEDIDAS DA PELVE

O tamanho e o formato da pelve da mulher podem afetar a capacidade de ter um parto vaginal. O formato da pelve é normalmente classificado como um dos quatro tipos: ginecoide, androide, antropoide e platipeloide. Ver Capítulo 13 para conhecer uma discussão aprofundada sobre o tamanho e o formato da pelve.

A determinação das medidas pélvicas internas possibilita a definição dos diâmetros reais das aberturas superior e inferior por onde o feto passará. Isso é extremamente importante se a mulher nunca deu à luz por via vaginal. É desnecessário fazer as medições pélvicas para a mulher que já passou por um parto vaginal (a menos que ela tenha sofrido algum tipo de traumatismo no local) porque o parto vaginal demonstra que a pelve é adequada para a passagem do feto.

Três medidas são avaliadas: conjugada diagonal, conjugada verdadeira e tuberosidade isquiática (Figura 12.1). A conjugada diagonal é a distância entre a superfície anterior da proeminência do sacro e a superfície anterior da margem inferior da sínfise púbica (Jarvis, 2020). Essa medida, que geralmente é de 12,5 cm ou mais, representa o diâmetro anteroposterior da abertura pélvica através da qual a cabeça do feto passa em primeiro lugar. A conjugada diagonal é a medição mais útil para estimar o tamanho da pelve porque ocorre um desajuste com a cabeça fetal se a pelve for muito pequena.

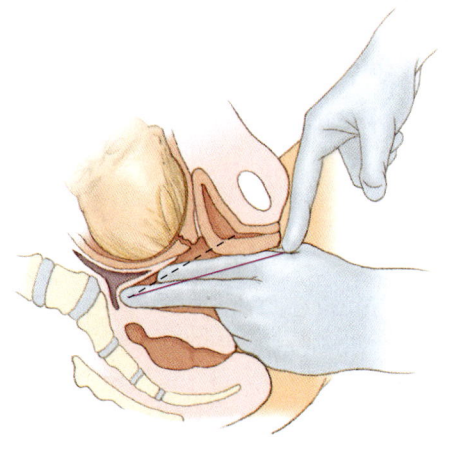

A

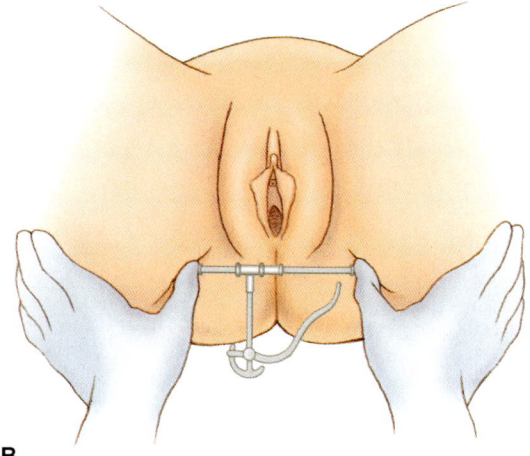

B

FIGURA 12.1 Medições pélvicas. **A.** Conjugada diagonal (*linha contínua*) e conjugada verdadeira (*linha pontilhada*). **B.** Diâmetro da tuberosidade isquiática.

A conjugada verdadeira, também chamada de conjugada obstétrica, é a medição da superfície anterior da proeminência do sacro até a superfície posterior da margem inferior da sínfise púbica. Esse diâmetro não pode ser medido diretamente, mas é estimado subtraindo-se 1 a 2 cm da conjugada diagonal. O diâmetro conjugado verdadeiro médio é de pelo menos 11,5 cm (Cunningham et al., 2018). Essa medição é importante porque é o menor diâmetro anteroposterior por meio do qual a cabeça do feto precisa passar ao se mover pela abertura da pelve.

O diâmetro da tuberosidade isquiática é o diâmetro transversal da abertura pélvica. Essa medição é feita fora da pelve, no aspecto mais inferior das tuberosidades isquiáticas. Um diâmetro de 10,5 cm ou mais é considerado adequado para a passagem da cabeça fetal (Jordan et al., 2019).

Exames laboratoriais

Em geral, vários exames são solicitados durante a consulta inicial para obter dados básicos, o que possibilita a detecção precoce e a intervenção imediata caso ocorra algum problema. Os exames geralmente solicitados a todas as gestantes incluem os de urina e de sangue. A urina é analisada à procura de albumina, glicose, cetonas e cilindros bacterianos. Os exames de sangue geralmente incluem hemograma completo (hemoglobina, hematócrito, contagens de eritrócitos, leucócitos e plaquetas), tipagem sanguínea e fator Rh, glicemia de jejum para as mulheres de alto risco, pesquisa de anticorpos contra rubéola, sorologia para hepatite B, HIV, pesquisa laboratorial de doenças venéreas (VDRL) ou reagina plasmática rápida (RPR) e esfregaços cervicais para detectar ISTs (Exames laboratoriais e complementares 12.1).[4] Além disso, a maioria dos consultórios e clínicas tem equipamento de ultrassonografia disponível para confirmar uma gestação intrauterina e avaliar o crescimento fetal inicial.

A necessidade de exames laboratoriais adicionais é determinada pela anamnese da gestante, pelos achados do exame físico, pelo estado de saúde atual e pelos fatores de risco identificados na entrevista inicial. Podem ser oferecidos exames adicionais (p. ex., rastreio de doenças genéticas, níveis sanguíneos de chumbo, rubéola, e assim por diante); entretanto, em última análise, a decisão final de fazer ou não esses exames é da gestante e de seu companheiro. Oriente a gestante e seu companheiro em relação aos exames, incluindo sua justificativa. Além disso, apoie-os no processo de tomada de decisão, independentemente de você concordar com a decisão do casal. As escolhas do casal sobre seus cuidados de saúde são baseadas no princípio ético da autonomia, que garante ao indivíduo o direito de tomar decisões em relação ao seu próprio corpo.

Lembra-se de Linda e Rob, o casal que deseja começar uma família? Dez meses após a consulta preconceptiva, Linda liga para marcar a primeira consulta pré-natal. Quais são as principais áreas a serem abordadas nessa primeira consulta pré-natal? Que intervenções podem ser sugeridas para Linda a fim de assegurar um recém-nascido saudável? Que apoio emocional poderia ser necessário para Linda em seu primeiro trimestre gestacional?

CONSULTAS DE ACOMPANHAMENTO

O cuidado pré-natal contínuo é importante para o desfecho bem-sucedido da gestação. A programação recomendada de consultas de acompanhamento para a gestante saudável é:

- A cada 4 semanas até a 28ª semana (7 meses)
- A cada 2 semanas entre a 29ª e a 36ª semana
- Todas as semanas a partir da 37ª semana até o nascimento.[5]

Em cada consulta pré-natal subsequente:

- Verifique o peso corporal e a pressão arterial, que são comparados com os valores basais
- Solicite exame de urina à procura de proteína, glicose, cetonas e nitritos
- Meça a altura do fundo do útero para avaliar o crescimento fetal
- Avalie os movimentos fetais para determinar o bem-estar do feto
- Verifique a frequência cardíaca fetal (deve estar entre 110 e 160 bpm).

Em cada consulta de acompanhamento, responda às perguntas, forneça instruções e orientações preventivas, reveja as diretrizes nutricionais e avalie a adesão da

---

[4]N.R.T.: No Brasil, no primeiro trimestre gestacional, fazem parte também coleta de hemograma, tipagem sanguínea e fator Rh, Coombs indireto (se for Rh-negativa), glicemia em jejum, teste rápido de triagem para sífilis e/ou VDRL/RPR, teste rápido diagnóstico anti-HIV, toxoplasmose IgM e IgG, sorologia para hepatite B (HbsAg), urocultura + urina tipo I (sumário de urina – SU, EQU), ultrassonografia obstétrica, citopatológico de colo de útero (se for necessário), exame da secreção vaginal (se indicação clínica), parasitológico de fezes (se indicação clínica). No segundo trimestre: teste de tolerância à glicose com 75 g (se a glicemia estiver acima de 85 mg/dℓ ou se houver fator de risco – realizar esse exame preferencialmente entre a 24ª e a 28ª semana), Coombs indireto (se for Rh-negativa). No terceiro trimestre: hemograma, glicemia em jejum, Coombs indireto (se for Rh-negativa), VDRL, anti-HIV, sorologia para hepatite B (HbsAg). Repete-se o exame de toxoplasmose se a IgG não for reagente, urocultura + urina tipo I (sumário de urina – SU), bacterioscopia de secreção vaginal (a partir de 37 semanas de gestação). (Fonte: Brasil. (2012). Ministério da Saúde. Secretaria de Atenção à Saúde. Departamento de Atenção Básica. *Atenção ao pré-natal de baixo risco*. Brasília: Editora do Ministério da Saúde, 318 p.: il. (Série A. Normas e Manuais Técnicos) (Cadernos de Atenção Básica, nº 32).

[5]N.R.T.: Em documentos brasileiros, refere-se a partir de 37 semanas semanalmente até 41 semanas, quando deve ocorrer não só uma avaliação do bem-estar fetal e do índice de líquido amniótico, como também o monitoramento cardíaco fetal. (Fonte: Brasil. (2012). Ministério da Saúde. Secretaria de Atenção à Saúde. Departamento de Atenção Básica. *Atenção ao pré-natal de baixo risco*. Brasília: Editora do Ministério da Saúde, 318 p.: il.)

EXAMES LABORATORIAIS E COMPLEMENTARES COMUNS 12.1

Exame	Justificativa
Hemograma completo	Avalia os níveis de hemoglobina (12 a 14 g) e de hematócrito (42% ± 5%) e a contagem de hemácias (4,2 a 5,4 milhões/mm³) para detectar anemia; identifica o nível de leucócitos no sangue (5.000 a 10.000/mm³), que, se estiver elevado, pode indicar uma infecção; determina a contagem de plaquetas (150.000 a 450.000/mℓ³) para avaliar a capacidade de coagulação
Tipagem sanguínea	Determina o tipo de sangue e o fator Rh da mulher para descartar precocemente problemas de incompatibilidade de sangue; a mãe Rh-negativa provavelmente receberá RhoGAM® na 28ª semana de gestação e novamente 72 h após o parto, se ela for Rh-sensível
Sorologia para rubéola	Detecta anticorpos para o vírus da rubéola. Se a titulação for de 1:8 ou menos, a mulher não está imune; é necessária uma imunização após o nascimento e a mãe é aconselhada a evitar contato com pessoas com erupções cutâneas não diagnosticadas
Sorologia para hepatite B	Determina se a mãe tem hepatite B, detectando anticorpos (anti-HBs) contra o antígeno de superfície da hepatite B (HBsAg) no sangue
Sorologia para HIV	Detecta anticorpos anti-HIV; se positivo, exige a realização de exames mais específicos, aconselhamento e tratamento durante a gestação com fármacos antirretrovirais para evitar a transmissão para o feto
Rastreamento de ISTs: pesquisa laboratorial de doenças venéreas (VDRL) ou teste rápido para reagina plasmática (RPR), ou por esfregaços cervicais, culturas ou identificação visual de lesões suspeitas	Detecta ISTs (como sífilis, herpes, gonorreia, HPV), para que o tratamento possa ser iniciado precocemente a fim de evitar a transmissão para o feto
Esfregaços cervicais	Detectam anomalias como câncer ou infecções de colo uterino (Papanicolaou), como gonorreia, clamídia ou estreptococo do grupo B, para que, se positivo, o tratamento possa ser iniciado

Crum, C. P., Nucci, M. R., Howitt, B. E., Granter, S. R., Parast, M. M., & Boyd, T. K., (2019). *Diagnostic gynecologic and obstetric pathology* (3rd ed.). Elsevier; Lee, A., Inch, S., & Finegan, D. (2019). *Therapeutics in pregnancy and lactation.* Routledge; e Norwitz, E., Zelop, C., Miller, D., & Keefe, D. (2019). *Evidence-based obstetrics and gynecology.* Wiley Blackwell.

gestante à terapia vitamínica pré-natal. Durante a gestação, incentive o companheiro da mulher a participar, se possível.

Intervalos entre as consultas de acompanhamento e as avaliações

Até a 28ª semana de gestação, as consultas de acompanhamento envolvem a avaliação da pressão arterial e do peso da gestante. São realizados exames de urina à procura de proteína e glicose, e são avaliadas em cada consulta a altura do fundo do útero e a frequência cardíaca fetal.

O melhor procedimento para rastrear e diagnosticar diabetes gestacional permanece controverso. Todas as estratégias envolvem um teste oral de glicose, mas ainda há a discordância sobre quantos gramas de glicose (50, 75 ou 100) a mulher deve ingerir e quanto tempo depois a coleta de sangue deve ser realizada. A recente publicação dos *Standards of Medical Care in Diabetes – 2020* pela ADA (2020) concluiu que não há evidências suficientes que determinem o melhor exame para identificar as mulheres com diabetes gestacional. O melhor período para rastreamento do diabetes gestacional é entre a 24ª e a 28ª semana de gestação, a menos que o rastreamento seja necessário no primeiro trimestre gestacional por motivos de alto risco

(obesidade, idade materna alta, histórico familiar de diabetes melito, histórico de diabetes gestacional ou mulher pertencente aos seguintes grupos étnicos: hispânico, indígena norte-americano, asiático ou afro-americano) (ADA, 2020). Entre a 24ª e a 28ª semana, determina-se o nível sanguíneo de glicose após uma sobrecarga de 50 g de glicose por via oral seguida, 1 hora depois, pela determinação da glicose plasmática. Se o resultado for superior a 140 mg/dℓ, serão necessários exames adicionais, como um teste de tolerância à glicose de 3 horas com sobrecarga de 100 g para determinar se há diabetes gestacional (ADA, 2020). Como a resistência à insulina aumenta à medida que a gestação avança, testar nesse momento da gestação resulta em uma taxa mais elevada de resultados anormais.

Durante esse período, analise os desconfortos comuns da gestação, avalie as queixas da gestante e responda às suas perguntas. Reforce a importância de manter uma boa nutrição e tomar vitaminas pré-natais, além de se exercitar diariamente.

Entre a 29ª e a 36ª semana de gestação, realizam-se todas as avaliações das consultas anteriores mais a avaliação de edema. Atenção especial deve ser dada à presença e à localização do edema durante o último trimestre gestacional. As gestantes comumente apresentam edema postural nos membros inferiores devido à constrição dos vasos sanguíneos secundária ao útero gravídico pesado. Edemas periorbital, das mãos e pré-tibial (edema na parte anterior da perna) são anormais e podem ser sinais de hipertensão gestacional. É importante inspecionar e palpar ambas os membros, ouvir os relatos de anéis que estão ficando muito apertados e observar se há edema periorbital. Os achados anormais em qualquer uma dessas áreas precisam ser relatados.

Se a mãe for Rh-negativa, avalia-se sua titulação de anticorpos e, se indicado, administra-se RhoGAM®, que é usada para evitar o desenvolvimento de anticorpos contra eritrócitos Rh-positivos sempre que se souber ou se suspeitar de que células fetais entraram na circulação materna, como depois de um aborto espontâneo ou amniocentese. Se o feto for Rh-positivo, também é recomendada a profilaxia na 28ª semana de gestação e após o nascimento (King et al., 2019). A gestante também é avaliada quanto ao risco de parto prematuro. Em cada consulta, pergunte-lhe se está experimentando algum sinal ou sintoma comum de trabalho de parto prematuro (p. ex., contrações uterinas, dorsalgia difusa, sensação de pressão na região pélvica ou nas coxas, aumento da secreção vaginal, cólicas menstruais, sangramento vaginal). Se a mulher já teve um parto prematuro anterior, ela corre o risco de ter outro, sendo necessário um monitoramento cuidadoso. Caso a mulher relate sinais e sintomas de trabalho de parto prematuro, a avaliação inicial inclui: revisão do prontuário pré-natal para fatores de risco; avaliação dos sintomas relatados (contrações uterinas, sinais vitais, frequência cardíaca fetal, exame ginecológico para verificar se há dilatação cervical e apagamento do colo do útero e a condição das membranas fetais); e cultura de urina para diagnosticar bacteriúria assintomática (Jordan et al., 2019). Se for positiva para trabalho de parto prematuro, solicita-se que a gestante repouse e prescrevem-se medicamentos para interromper as contrações uterinas.

Aconselhe a mulher quanto à escolha de um pediatra para o recém-nascido, caso ela ainda não o tenha feito. Ao avaliar as mamas, o enfermeiro deve conversar e orientar a gestante sobre aleitamento materno e alimentação com mamadeira. A American Academy of Pediatrics (AAP) incentiva o aleitamento materno, mas a decisão de fazê-lo é, em última instância, da mãe. O enfermeiro pode orientar a gestante a procurar *sites* como Nursing Mothers e La Leche League para obter mais informações e ajudá-la a tomar essa decisão.[6] Reforce a importância do monitoramento diário dos movimentos fetais como um indicador de bem-estar do feto. Reavalie os níveis de hemoglobina e de hematócrito à procura de anemia.

Entre a 37ª e a 40ª semana de gestação, realizam-se as mesmas avaliações das semanas anteriores. Além disso, é feito o rastreamento para verificar se há infecção por estreptococos do grupo B, gonorreia e clamídia.

Avaliam-se a apresentação e a posição fetais (por meio das manobras de Leopold). Reveja os sinais e os sintomas de trabalho de parto e encaminhe uma cópia do prontuário pré-natal ao setor de trabalho de parto do hospital para consulta futura, o desejo da gestante de um planejamento familiar após o nascimento, bem como sua decisão de amamentar ou usar mamadeira. Relembre a gestante que um assento de carro infantil é exigido por lei e deve ser usado para levar o recém-nascido do hospital ou da casa de parto para casa.

Altura do fundo do útero

A altura do fundo do útero é a distância (em centímetros), medida com uma fita métrica, da parte superior do osso púbico até o fundo do útero com a gestante deitada em decúbito dorsal com os joelhos ligeiramente flexionados (Figura 12.2). A medição feita dessa forma é chamada de método McDonald. A altura do fundo do útero aumenta tipicamente à medida que a gestação avança, reflete o crescimento fetal e fornece uma estimativa aproximada da idade gestacional.

Entre a 12ª e a 14ª semana de gestação, o fundo do útero pode ser palpado acima da sínfise púbica. O fundo do útero atinge o nível da cicatriz umbilical aproximadamente na 20ª semana de gestação e mede 20 cm. Até a 36ª semana, a medida do fundo do útero deve ser aproximadamente igual ao número de semanas de gestação. Por exemplo, uma altura de 24 cm sugere um feto com 24 semanas de gestação. Após a 36ª semana, a altura do fundo do útero diminui devido ao encaixe da cabeça do feto na pelve e não corresponde mais à semana de gestação.

Espera-se que a altura do fundo do útero aumente progressivamente ao longo da gestação refletindo o crescimento fetal. Se, no entanto, a curva de crescimento se achatar ou permanecer estável, isso indica restrição do crescimento intrauterino. Se a medida da altura do útero estiver 4 cm acima da idade gestacional estimada, é necessária uma avaliação adicional caso tenha não sido diagnosticada uma gestação multifetal ou se não tiver sido descartada a possibilidade de polidrâmnio (Jarvis, 2020).

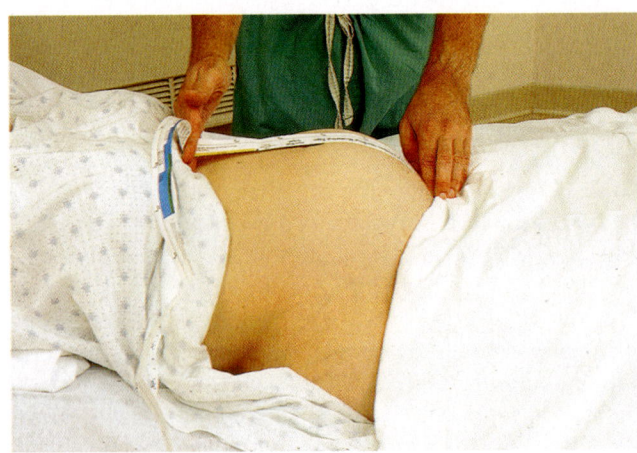

FIGURA 12.2 Medição da altura do fundo do útero.

---

[6]N.R.T.: No Brasil, é viável consultar *sites* como o da Unicef (https://www.unicef.org/brazil/aleitamento-materno) e o manual intitulado *Amamentação* (Fonte: São Paulo: Federação Brasileira das Associações de Ginecologia e Obstetrícia (FEBRASGO), 2018. (Série Orientações e Recomendações FEBRASGO, nº 6, Comissão Nacional Especializada em Aleitamento Materno.)

Determinação dos movimentos fetais

A percepção dos movimentos fetais geralmente começa no segundo trimestre gestacional e ocorre mais cedo em mulheres multíparas do que em nulíparas. A primeira percepção do movimento fetal pela mãe, denominada "chutes", é comumente descrita como uma vibração delicada. Esses movimentos fetais percebidos mais frequentemente relacionam-se com o movimento do tronco e dos membros ou com a virada do feto (Norwitz et al., 2019). A percepção materna do movimento fetal é um importante método de rastreamento para o bem-estar do feto porque a diminuição do movimento fetal está associada a uma variedade de patologias e desfechos negativos da gravidez. A diminuição do movimento fetal pode indicar asfixia e restrição do crescimento intrauterino. Se comprometido, o feto reduz suas necessidades de oxigênio, diminuindo então sua atividade. Acredita-se que a redução do movimento fetal represente a compensação fetal em um ambiente hipóxico crônico devido a inadequações do suprimento placentário de oxigênio e nutrientes (Fretts, 2019). A diminuição no movimento fetal também pode estar relacionada com outros fatores, tais como o uso materno de depressores do sistema nervoso central, ciclos de sono fetal, hidrocefalia, agenesia renal bilateral, natimortalidade, disfunção placentária e luxação bilateral do quadril (Fretts, 2019).

A contagem dos movimentos fetais é um método usado pela mãe para quantificar os movimentos do filho; no entanto, permanecem controversos o número ideal de movimentos e a duração ideal da sua contagem. Muitas variações para determinar o movimento fetal, também chamadas de contagens de movimento fetal, foram desenvolvidas, mas o método mais comum é o descrito a seguir. A determinação dos movimentos fetais é um método não invasivo de rastreamento e pode ser facilmente ensinado a todas as gestantes. Qualquer técnica usada requer a participação e a cooperação da gestante.

Instrua a gestante a contar os movimentos fetais, as razões para fazê-lo e o significado da diminuição dos movimentos fetais. Incentive-a a realizar a contagem em um ambiente descontraído e em uma posição confortável, como semi-Fowler ou decúbito lateral. Forneça à gestante informações detalhadas sobre a contagem dos movimentos fetais e enfatize a necessidade de consistência no monitoramento (aproximadamente no mesmo horário todos os dias) e a importância de informar o médico imediatamente sobre qualquer redução dos movimentos. Fornecer à gestante gráficos para a contagem de movimentos fetais ajuda a promover a adesão às suas orientações. Ainda não foram estabelecidos valores para o movimento fetal que indiquem o bem-estar do feto, então a gestante precisa estar ciente da redução do número de movimentos quando avaliada pela última vez. O método mais comumente usado é "contar até 10", no qual a mulher concentra sua atenção no movimento de seu feto e registra quanto tempo leva para registrar 10 movimentos. Se demorar mais de 2 horas, a gestante deve entrar em contato com seu médico para uma avaliação mais detalhada. A contagem de movimentos fetais na assistência pré-natal atual parece estar sendo subutilizada e os enfermeiros precisam orientar as mulheres sobre essa avaliação em seus cuidados com a gestação.

Medição da frequência cardíaca fetal

A medição da frequência cardíaca fetal é essencial para o acompanhamento do feto durante a gestação. A ausculta da frequência cardíaca fetal com um Doppler portátil em cada consulta pré-natal ajuda a confirmar se o ambiente intrauterino ainda está favorável ao crescimento do feto. O objetivo da avaliação da frequência cardíaca fetal é determinar a frequência e o ritmo. A faixa normal de frequência cardíaca fetal é de 110 a 160 bpm. O boxe Procedimento de enfermagem 12.1 lista as etapas para determinar a frequência cardíaca fetal.

Orientações em relação aos sinais de perigo da gestação

É importante orientar a gestante em relação aos sinais de perigo durante a gestação que exigem uma avaliação mais aprofundada. Explique que ela deve entrar em

---

PROCEDIMENTO DE ENFERMAGEM **12.1**
Determinação da frequência cardíaca fetal

Objetivo: avaliar o bem-estar do feto

1. Ajude a mulher a subir na mesa de exame e coloque-a deitada.

2. Cubra-a com um lençol para garantir a privacidade e, em seguida, exponha seu abdome.

3. Palpe o abdome para determinar a situação, a posição e a apresentação fetais.

4. Localize a parte posterior do feto (a posição ideal para ouvir o ritmo cardíaco).

5. Aplique gel lubrificante no abdome na área onde a parte posterior estiver localizada.

6. Ligue o aparelho Doppler portátil e coloque-o no ponto em que está o dorso do feto.

7. Ouça o som dos batimentos cardíacos amplificados, movendo o aparelho discretamente de um lado para outro conforme necessário para obter o som mais nítido. Avalie a frequência de pulso da mulher e compare-a com o som amplificado. Se as frequências parecerem idênticas, reposicione o aparelho Doppler.

8. Após identificar a frequência cardíaca fetal, conte o número de batimentos durante 1 minuto e anote os resultados.

9. Limpe o gel excedente do abdome da gestante e do aparelho.

10. Registre a frequência cardíaca no prontuário da gestante; a variação normal é de 110 a 160 bpm.

11. Forneça informações à mulher quanto ao bem-estar fetal com base nos achados.

contato o obstetra imediatamente se tiver algum dos seguintes sintomas:

- *Durante o primeiro trimestre:* escapes ou sangramento (aborto espontâneo), dor à micção (infecção), vômitos persistentes graves (hiperêmese gravídica), febre superior a 37,7°C (infecção) e dor abdominal inferior associada a tontura e acompanhada por dor no ombro (gestação ectópica rota)
- *Durante o segundo trimestre:* contrações uterinas regulares (trabalho de parto prematuro), dor na panturrilha, geralmente acentuada pela dorsiflexão do tornozelo (TVP), escoamento ou extravasamento súbito de líquido da vagina (ruptura prematura das membranas amnióticas) e ausência de movimentos fetais por mais de 12 horas (possível sofrimento ou morte fetal)
- *Durante o terceiro trimestre:* ganho de peso repentino; edema periorbital ou facial, intensa dor abdominal ou cefaleia com alterações visuais (hipertensão gestacional e/ou pré-eclâmpsia) e diminuição dos movimentos fetais diários durante mais de 24 horas (possível morte).

Qualquer um dos sinais e sintomas de alerta no primeiro e no segundo trimestres também pode estar presente no último trimestre (March of Dimes, 2019a).

Contrações precoces

Um dos sinais de alerta que devem ser enfatizados é a contração precoce, que pode evoluir para parto prematuro. A mulher não deve confundir essas contrações prematuras precoces com as contrações de Braxton Hicks, que não são verdadeiras dores de parto porque desaparecem ao deambular ou repousar. Muitas vezes desaparecem quando a gestante dorme. As contrações de Braxton Hicks geralmente são sentidas no abdome, não na região lombar, como ocorre nas contrações prematuras verdadeiras. Os sinais de trabalho de parto prematuro que a gestante pode apresentar incluem contrações a cada 10 minutos ou mais frequentemente, alteração da secreção vaginal, sensação de pressão pélvica, lombalgia súbita, cólicas pélvicas e diarreia (Cunningham et al., 2018).

Todas as gestantes precisam ser capazes de reconhecer os primeiros sinais de contração para evitar o trabalho de parto prematuro, que é um grande problema de saúde pública nos EUA e também no Brasil. Aproximadamente 12% de todos os nascidos vivos – ou um em cada nove recém-nascidos – nascem prematuramente. A taxa de nascimentos prematuros nos EUA aumentou 38% nos últimos 25 anos. Em todo o mundo, 15 milhões de crianças nascem prematuramente a cada ano (CDC, 2019d).[7] Esses recém-nascidos pré-termo (nascidos antes da 37ª semana de gestação) podem ter sua saúde

comprometida ao longo da vida, apresentando então déficit intelectual, doença pulmonar crônica, paralisia cerebral, convulsões e cegueira (March of Dimes, 2020b). O trabalho de parto prematuro pode acontecer com qualquer gestante e a qualquer momento. Em muitos casos, pode ser interrompido com medicamentos se for reconhecido precocemente, antes de ocorrer significativa dilatação cervical. Se a gestante sentir cólicas parecidas com as menstruais a cada 10 minutos acompanhadas de dorsalgia difusa, ela deve parar o que estiver fazendo se deitar em decúbito lateral esquerdo por 1 hora e beber dois ou três copos de água. Se os sintomas piorarem ou não desaparecerem após 1 hora, ela deve entrar em contato com o obstetra.

AVALIAÇÃO DO BEM-ESTAR FETAL

Durante o período pré-parto, vários exames são realizados de rotina para monitorar o bem-estar fetal e detectar possíveis problemas. Quando uma gestação de alto risco é identificada, podem ser realizados exames pré-parto adicionais para promover desfechos maternos, fetais e neonatais positivos. As **gestações de alto risco** incluem aquelas complicadas por condições maternas ou fetais (coincidentes ou exclusivas da gravidez) que põem em risco a saúde da mãe e colocam o feto em risco de insuficiência uteroplacentária, hipoxia e morte (CDC, 2019e). Apesar disso, os exames fetais pré-parto adicionais devem ser realizados apenas quando os resultados obtidos guiarem condutas futuras, seja para tranquilização, realização de exames mais frequentes ou internação hospitalar, seja para a necessidade de parto imediato (Marcondes et al., 2019).

Ultrassonografia

Desde sua introdução, no fim da década de 1950, a ultrassonografia tornou-se uma ferramenta diagnóstica útil em obstetrícia. A ultrassonografia diagnóstica é empregada em uma variedade de circunstâncias durante a gestação, tais como preocupações com o crescimento fetal e após complicações maternas. Escâneres em tempo real produzem uma imagem contínua do feto na tela de um monitor. Um transdutor que emite ondas sonoras de alta frequência é colocado no abdome da mãe e movido para visualizar o feto (Figura 12.3). Os batimentos cardíacos e quaisquer malformações do feto podem ser avaliados, e as medições podem ser feitas com precisão a partir da imagem na tela do monitor.

A ultrassonografia obstétrica é um componente-padrão dos cuidados preconceptivos utilizado para identificar complicações durante a gestação e determinar a idade gestacional com precisão a fim de melhorar os desfechos da gravidez. Como se trata de um procedimento não invasivo, a ultrassonografia é uma prática segura para gestantes de baixo risco e uma ferramenta acurada e com boa relação custo/benefício. Ela fornece

---

[7]N.R.T.: No Brasil, a taxa chega a 12%, o que faz do país o 10º no *ranking* de nascimentos de prematuros. (Fonte: *Relatório Anual 2020 Nações Unidas Brasil*. Disponível em: https://brasil.un.org/sites/default/files/2021-10/RelatorioAnual_2020_ONUBrasil_WEB_0.pdf. Acesso em: 17 mar. 2022.)

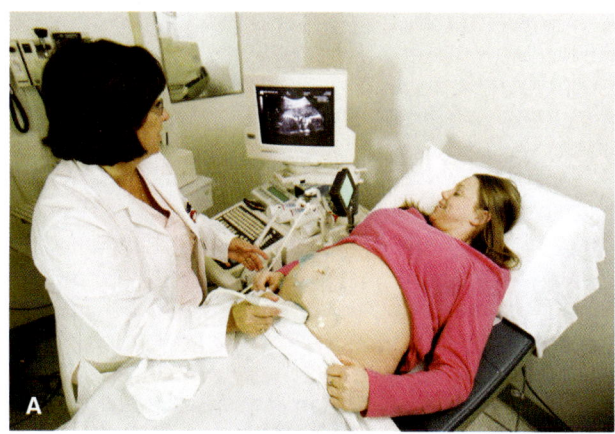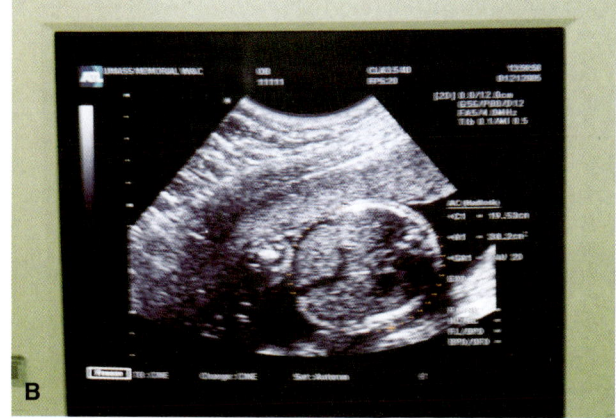

FIGURA 12.3 Ultrassonografia. **A.** Aparelho de ultrassonografia sendo utilizado no abdome da gestante. **B.** Imagem do monitor.

informações importantes sobre a atividade fetal, o crescimento e a idade gestacional, avalia o bem-estar do feto e determina a necessidade de exames intrauterinos invasivos (WHO, 2019).

Não existem regras bem definidas quanto ao número de ultrassonografias que devem ser feitas durante a gestação. Uma gestante de baixo risco não precisa, necessariamente, de uma ultrassonografia, mas a maioria dos consultórios a realiza como parte da rotina pré-natal. Uma ultrassonografia transvaginal pode ser realizada no primeiro trimestre gestacional para confirmar a gravidez, para excluir gravidez ectópica (implantação de um oócito secundário fertilizado em outro lugar que não a cavidade uterina) ou gravidez molar (a mola hidatiforme é um tumor benigno que se desenvolve no útero) e para confirmar a pulsação cardíaca do embrião. Uma segunda ultrassonografia abdominal pode ser realizada por volta da 18ª à 20ª semana à procura de malformações congênitas, para excluir gestações multifetais e verificar a idade gestacional e o crescimento do feto. Uma terceira ultrassonografia abdominal pode ser realizada por volta da 34ª semana para avaliar tanto o tamanho e o crescimento fetais como para verificar a posição da placenta (Crum et al., 2019). A ultrassonografia é usada para confirmar a localização da placenta durante a amniocentese e possibilitar a visualização durante a biópsia de vilosidades coriônicas (BVC). Além disso, a ultrassonografia é solicitada sempre que houver suspeita de anormalidades.

Nos últimos anos, a tecnologia da ultrassonografia avançou significativamente. Agora está disponível para os pais expectantes a ultrassonografia 3D/4D. Diferentemente das imagens bidimensionais tradicionais, que observam o feto em desenvolvimento a partir de um ângulo (criando, assim, imagens "planas"), as tridimensionais têm uma visão do feto a partir de três ângulos diferentes. O *software* captura essas três imagens e as mescla para produzir uma imagem 3D. Como a quarta dimensão é o tempo e o movimento, na ultrassonografia 4D os pais conseguem observar os movimentos de seu feto em três dimensões.

A conduta de enfermagem durante a ultrassonografia concentra-se em orientar a gestante em relação ao procedimento e assegurar-lhe que ela não sentirá as ondas sonoras durante o exame. Não é necessário preparação especial da gestante antes da realização da ultrassonografia, embora, no início da gestação, a mulher precise estar com a bexiga cheia. Informe-a que ela pode sentir algum desconforto devido à pressão sobre a bexiga cheia durante o exame, mas isso durará pouco tempo. Diga-lhe que o gel condutor usado no abdome durante o exame é inicialmente frio.

Estudos de fluxo com Doppler

A ultrassonografia com Doppler é a utilização de ondas sonoras para examinar o fluxo de sangue nos vasos sanguíneos. Uma avaliação abrangente do bem-estar do feto envolve o monitoramento do crescimento fetal, da função placentária, da pressão venosa central e da função cardíaca. A avaliação ultrassonográfica do feto usando técnicas 2D, Doppler colorido e Doppler pulsado constitui a base do diagnóstico pré-natal de anomalias estruturais, de anormalidades do ritmo cardíaco e de alteração da circulação fetal (Cunningham et al., 2018). Os estudos de fluxo com Doppler podem ser usados para medir a velocidade do fluxo sanguíneo por meio da ultrassonografia. Esses estudos conseguem detectar comprometimento fetal em gestações de alto risco. O exame não é invasivo nem tem contraindicações. As imagens coloridas produzidas ajudam a identificar anormalidades no fluxo diastólico nos vasos umbilicais. A velocidade dos eritrócitos fetais pode ser determinada medindo-se a variação na frequência da onda sonora refletida nas células. Assim, os estudos de fluxo com Doppler conseguem detectar o movimento eritrocitário nos vasos para investigar a hemodinâmica fetal e usar esses achados para o monitoramento do feto (Maulik, 2020). Em gestações complicadas por hipertensão ou restrição do crescimento intrauterino, o fluxo sanguíneo diastólico pode estar ausente ou mesmo revertido (King et al., 2019). Os estudos de fluxo com Doppler também podem ser usados para avaliar o fluxo sanguíneo por meio de outros vasos sanguíneos fetais, tais como a aorta e os vasos do encéfalo. Continuam sendo feitas pesquisas para determinar as indicações de estudos de fluxo com Doppler a fim de melhorar os desfechos da gestação. A conduta de enfermagem da gestante submetida a estudos de fluxo Doppler é semelhante à descrita para a ultrassonografia.

Análise da alfafetoproteína

A **alfafetoproteína** (AFP) é uma glicoproteína produzida inicialmente pelo saco vitelino e o intestino fetal e, posteriormente, predominantemente pelo fígado fetal. Em um feto, o nível sérico de AFP aumenta até aproximadamente a 14ª ou a 15ª semana e, em seguida, cai progressivamente. Em gestações normais, a AFP do soro fetal entra no líquido amniótico (em quantidades de microgramas) por meio da micção fetal, de secreções gastrintestinais fetais e da transudação pelas membranas fetais (âmnio e placenta). Cerca de 30 anos atrás, níveis elevados de AFP no soro materno ou no líquido amniótico foram inicialmente vinculados à ocorrência de defeitos do tubo neural fetal. Dependendo do perfil de risco, esse exame de rastreamento de biomarcadores agora é recomendado para todas as gestantes, em conjunto com outros exames de rastreamento pré-natal (ACOG, 2019b; Crum et al., 2019).

A AFP é encontrada no líquido amniótico em baixas concentrações entre a 10ª e a 14ª semana de gestação e pode ser detectada no soro materno por volta da 12ª à 14ª semana (Jordan et al., 2019). Se houver um defeito de desenvolvimento, como uma falha no fechamento do tubo neural, mais AFP escapa do feto para o líquido amniótico e, então, entra na circulação materna, atravessando a placenta, e o nível no soro materno pode ser medido. O momento ideal para o rastreamento de AFP é entre a 16ª e a 18ª semana de gestação. Atualmente, o ACOG recomenda o oferecimento de testes de rastreamento e diagnóstico a todas as gestantes, independentemente da idade ou dos fatores de risco presentes (2019b). Informações corretas sobre a idade gestacional, o peso materno, a raça, o número de fetos e a dependência de insulina são necessárias para garantir a precisão desse exame de rastreamento. Se forem fornecidas informações maternas incorretas ou a amostra de sangue não for coletada durante o período apropriado, podem ocorrer resultados falso-positivos, o que faz aumentar a ansiedade da mulher. Posteriormente, exames adicionais podem ser solicitados com base em uma interpretação errônea, resultando então em custos financeiros e emocionais adicionais para a gestante.

Inúmeras situações podem levar à elevação da AFP sérica materna, tais como defeitos do tubo neural, subestimação da idade gestacional, múltiplos fetos, defeitos gastrintestinais, baixo peso ao nascer, oligoidrâmnio, idade materna, diabetes melito e diminuição do peso materno (King et al., 2019). Níveis séricos de AFP maternos abaixo do esperado são observados quando a idade gestacional fetal é superestimada ou em casos de morte fetal, mola hidatiforme, aumento do peso materno, diabetes melito tipo 1 materno e trissomia do 21 fetal (síndrome de Down) ou trissomia do 18 (síndrome de Edward) (Adigun & Bhimji, 2019).

A determinação da AFP sérica materna é minimamente invasiva, exigindo apenas uma punção venosa para uma amostra de sangue. Atualmente, a AFP é combinada com outros exames de rastreamento de biomarcadores (rastreamento triplo, quádruplo ou quíntuplo) para determinar o risco de defeitos do tubo neural e síndrome de Down.

A conduta de enfermagem para a determinação dos níveis de AFP consiste em preparar a mulher para o exame, reunindo informações precisas sobre a DUM, o peso corporal, a raça e a idade gestacional. A determinação acurada da janela de idade gestacional entre 16 e 18 semanas ajuda a garantir que os resultados do exame estejam corretos. Explique também que o procedimento envolve a coleta de uma amostra de sangue.

Exames de rastreamento de marcadores

A utilização do soro materno é um método eficaz e não invasivo para identificar o risco fetal de aneuploidia (trissomias do 13, do 18 e do 21) e de defeitos do tubo neural. O rastreamento pré-natal para a síndrome de Down no início do segundo trimestre gestacional com múltiplos marcadores séricos maternos está disponível há mais de 15 anos. Anormalidades nos níveis de marcadores séricos maternos e medidas fetais obtidas durante o rastreamento do primeiro trimestre gestacional podem ser marcadores não apenas de determinados distúrbios cromossômicos e anomalias fetais, mas também de complicações específicas da gestação. A proteína plasmática A associada à gravidez (PAPP-A) é um regulador-chave do fator de crescimento semelhante à insulina, essencial para o desenvolvimento fetal normal. No sangue materno, essa proteína aumenta com a idade gestacional, sendo rotineiramente utilizada para o rastreamento da síndrome de Down no primeiro trimestre gestacional. Uma PAPP-A sérica materna baixa na 11ª até a 13ª semana de gestação está associada a natimortalidade, morte infantil, parto prematuro, pré-eclâmpsia e anormalidades cromossômicas (Hill, 2019; Fetal Medicine Foundation, 2020).

Vários exames de sangue de rastreamento podem ser solicitados para determinar o risco de defeitos do tubo neural aberto e síndrome de Down: o teste triplo (AFP, hCG e estriol não conjugado) ou o teste quádruplo, que inclui os marcadores do teste triplo com a adição de um quarto marcador, a inibina A (glicoproteína secretada pela placenta). O teste quádruplo é usado para aumentar a acurácia do rastreamento da síndrome de Down em mulheres com menos de 35 anos. Níveis baixos de inibina A indicam a possibilidade de síndrome de Down (Norwitz et al., 2019). O teste quíntuplo, que inclui AFP, hCG, estrogênio não conjugado, inibina dimérica A (DIA) e hCG hiperglicosilada (h-hCG), ainda não está amplamente disponível. Esses biomarcadores são meramente exames de rastreamento e identificam mulheres que precisam de procedimentos definitivos adicionais (*i. e.*, ultrassonografia, amniocentese e aconselhamento genético) para fazer um diagnóstico de defeitos do tubo neural (anencefalia, espinha bífida e encefalocele) ou de síndrome de Down no feto. A maioria dos exames de rastreamento é realizada entre a 15ª e a 22ª semana de gestação (idealmente entre a 16ª e a 18ª semana), exceto o DNA fetal livre de células (cffDNA), que pode ser realizado em torno da 9ª à 10ª semana de gestação. O cffDNA oferece benefícios clínicos sobre os exames de rastreamento pré-natal existentes, pois detecta precocemente a presença de trissomia do cromossomo 21 com altas sensibilidade (99,9%) e especificidade (98%) (Palomaki et al., 2019).

Um nível sérico materno baixo de AFP, níveis de estriol não conjugado e um nível alto de hCG sugerem a possibilidade de síndrome de Down. Níveis elevados de AFP no soro materno estão associados a defeitos do tubo neural aberto, defeitos da parede ventral, algumas anomalias renais, gestação múltipla, determinadas doenças de pele, morte fetal e anomalia placentária. A combinação de múltiplos marcadores com o melhor desempenho de rastreamento atualmente disponível é AFP, estriol não conjugado, hCG e inibina A, em conjunto com a idade materna (o chamado teste de marcador quádruplo). Com essa combinação, a taxa de detecção é de 81%, com uma taxa de falso-positivo de 5% (Jordan et al., 2019).

Vários fatores influenciam a interpretação do resultado do nível sérico materno de alfafetoproteína. O mais importante é a acurácia da determinação da idade gestacional. Uma variação de 2 semanas pode ser enganadora e levar a uma interpretação errônea. O peso materno (> 114 kg), a etnia, o tabagismo materno, o sexo do feto, o número de gestações e de partos e o diabetes melito insulinodependente também podem alterar os níveis séricos maternos de AFP e precisam ser levados em consideração na interpretação dos resultados (Palomaki et al., 2019). As pesquisas recentes indicam que o teste pré-natal com o uso de cffDNA apresenta resultados falso-positivos significativamente menores e valores preditivos positivos altos para a detecção de trissomias do que os testes-padrão (di Renzo et al., 2019).

A interpretação acurada do exame e a determinação do risco dependem da idade gestacional e do relato de características maternas relevantes. Por isso é tão importante, se um resultado anormal for relatado, que os profissionais de enfermagem confirmem a idade gestacional e relatem quaisquer fatores maternos significativos relevantes para a acurácia do exame. Além disso, os enfermeiros têm papel de destaque na orientação dos casais em relação aos exames. O rastreamento pré-natal tornou-se um padrão na assistência pré-natal; no entanto, para muitos casais, permanece confuso, emocionalmente tenso e cheio de riscos incertos. Ofereça uma explicação completa sobre o exame, reforçando as informações fornecidas pelo médico. Forneça aos casais uma descrição dos riscos e dos benefícios da realização dos exames, enfatizando que são apenas para fins de rastreamento. Relembre ao casal que um diagnóstico definitivo não é feito sem exames adicionais, como a amniocentese. Responda a quaisquer perguntas sobre esses exames de rastreamento pré-natal e respeite a decisão do casal caso optem por não os fazer. Muitos casais podem optar por não fazer por não considerarem a realização de um aborto, independentemente dos resultados do exame. Os exames pré-natais estão se expandindo rapidamente e continuarão a fornecer às famílias mais opções reprodutivas, mas, ao mesmo tempo, criarão desafios éticos para elas.

Triagem de translucência nucal

A triagem da translucência nucal (ultrassonografia) também é feita no primeiro trimestre gestacional, entre a 11ª e a 14ª semana, possibilitando então a detecção precoce e o diagnóstico de algumas anormalidades cromossômicas e estruturais fetais. Ao longo dos anos, tornou-se claro que o aumento da translucência nucal é um marcador de anormalidades cromossômicas e está associado a um amplo espectro de anomalias estruturais, síndromes genéticas e alto risco de aborto e morte fetal (Levy, 2019). A ultrassonografia é usada para identificar um aumento na translucência nucal devido ao acúmulo subcutâneo de líquido atrás do pescoço do feto. O aumento da translucência nucal está associado a anormalidades cromossômicas, tais como as trissomias do 21, do 18 e do 13. As crianças com trissomias tendem a ter mais colágeno e tecido conjuntivo elástico, o que possibilita o acúmulo. Além disso, hérnias diafragmáticas, defeitos cardíacos e anormalidades esqueléticas e neurológicas fetais estiveram associadas ao aumento das medidas de translucência nucal (Leung & Qiao, 2019). Ver Capítulo 10 para obter mais informações.

Amniocentese

A **amniocentese** envolve uma punção transabdominal do saco amniótico para coletar uma amostra de líquido amniótico para análise. Esse líquido contém células fetais que são examinadas para detectar anormalidades cromossômicas e vários defeitos metabólicos hereditários no feto antes do nascimento. Além disso, a amniocentese é solicitada para confirmar uma anormalidade fetal quando outros exames de rastreamento identificarem um possível problema.

O procedimento é realizado no segundo trimestre gestacional, geralmente entre a 15ª e a 20ª semana. Nesse período, a quantidade de líquido está adequada (aproximadamente 150 mℓ) e a proporção entre células viáveis e não viáveis é maior. Cerca de 20 mℓ são coletados para uma amostra a ser testada (March of Dimes, 2020c). Mais de 40 anormalidades cromossômicas diferentes, erros inatos do metabolismo e defeitos do tubo neural podem ser diagnosticados com esse exame. A amniocentese pode substituir uma probabilidade genética por uma certeza diagnóstica, o que permite que a mulher e seu companheiro tomem uma decisão informada sobre a opção do aborto terapêutico.

O exame pode ser solicitado em qualquer trimestre gestacional. Uma amniocentese precoce (realizada entre a 11ª e a 14ª semana) é realizada para detectar anomalias genéticas; no entanto, esteve associada a alto risco de aborto espontâneo e extravasamento de líquido amniótico pós-procedimento em comparação com a triagem de vilosidade coriônica transabdominal (King et al., 2019).

No segundo trimestre gestacional, o procedimento é realizado entre a 15ª e a 20ª semana para detectar anormalidades cromossômicas, avaliar a condição fetal quando a mulher foi sensibilizada por sangue Rh-positivo, diagnosticar infecções intrauterinas e investigar AFP no líquido amniótico quando o nível sérico materno de AFP estiver elevado (March of Dimes, 2020c).

No terceiro trimestre gestacional, a amniocentese é mais comumente indicada para determinar a maturidade pulmonar fetal após a 35ª semana por meio da análise das relações lecitina-esfingomielina e para avaliar a condição fetal com isoimunização Rh. A Tabela 12.2 mostra os achados da análise do líquido amniótico e suas implicações.

Procedimento

A amniocentese é realizada após uma ultrassonografia identificar uma bolsa adequada de líquido amniótico sem partes fetais, cordão umbilical ou placenta (Figura 12.4). O médico insere uma agulha pudenda ou espinal longa de calibre 22 e 12,5 cm de comprimento na cavidade amniótica e aspira o líquido amniótico, que é colocado em um tubo de ensaio âmbar ou revestido com papel-alumínio para protegê-lo da luz. Quando o volume desejado de líquido for aspirado (cerca de 20 mℓ), a agulha é removida e uma leve pressão é aplicada ao local. Se não houver evidência de sangramento, aplica-se uma gaze

---

TABELA 12.2 Análise do líquido amniótico e suas implicações.

Componente do exame	Achados normais	Implicações fetais dos achados anormais
Cor	Clara, com manchas brancas de vérnix caseoso no feto maduro	O sangue de origem materna geralmente é inofensivo. O líquido amniótico com coloração de "vinho do Porto" pode indicar descolamento prematuro da placenta. O sangue fetal pode indicar danos aos vasos do feto, do cordão umbilical ou da placenta
Bilirrubina	Ausente a termo	Altos níveis indicam doença hemolítica do recém-nascido na gestação com isoimunização
Mecônio	Ausente (exceto na apresentação pélvica)	Seu achado indica hipotensão ou sofrimento fetal
Creatinina	Acima de 2 mg/dℓ no feto maduro	Diminuição pode indicar feto imaturo (menos de 37 semanas)
Razão lecitina-esfingomielina (razão L/E)	Acima de 2 geralmente indica maturidade pulmonar do feto	Razão inferior a 2 indica imaturidade pulmonar e subsequente síndrome da angústia respiratória do recém-nascido
Fosfatidilglicerol	Presente	Ausência indica imaturidade pulmonar
Glicose	Inferior a 45 mg/dℓ	Aumento excessivo a termo ou próximo do termo indica pâncreas fetal hipertrofiado e subsequente hipoglicemia neonatal
Alfafetoproteína	Variável dependendo da idade gestacional e da técnica laboratorial; a concentração mais elevada (aproximadamente 18,5 ng/mℓ) ocorre em 13 a 14 semanas	Um aumento inadequado indica defeitos do tubo neural, como espinha bífida ou anencefalia, morte fetal iminente, nefrose congênita ou contaminação do sangue fetal
Bactérias	Ausentes	O achado indica corioamnionite
Cromossomos	Cariótipo normal	Cariótipo anormal pode indicar distúrbios cromossômicos e sexuais fetais
Acetilcolinesterase	Ausente	O achado indica defeitos do tubo neural, onfalocele ou outras malformações graves

Cunningham, F. G., Leveno, K. J., Bloom, S. L., Dashe, J. S., Hoffman, B. L., Casey, B. M., & Spong, C. Y. (2018). *William's obstetrics*. (25th ed.). McGraw-Hill Education; King, T. L., Brucker, M. C., Jevitt, C., & Osborne, K. (2019). *Varney's midwifery* (6th ed.). Jones & Bartlett Learning; e March of Dimes. (2020c). *Amniocentesis*. Disponível em: https://www.marchofdimes. org/pregnancy/amniocentesis.aspx. Acesso em: 16 jun. 2020.

de 15 por 15 em um intervalo de tempo de 20 minutos. Um exame não reativo tem sido correlacionado com incidência mais elevada de sofrimento fetal durante o trabalho de parto, morte fetal e restrição do crescimento intrauterino. Deve-se considerar a realização de exames adicionais, como um perfil biofísico (King et al., 2019).

Após a cardiotocografia basal, ajude a gestante a sair da mesa, ofereça líquidos e deixe-a usar o banheiro. Tipicamente, o médico conversa sobre os resultados do exame com a gestante nesse momento. Forneça orientações a respeito dos sinais e dos sintomas que ela deve relatar. Se estiverem sendo realizadas cardiotocografias seriadas, agende o próximo exame.

Perfil biofísico

O **perfil biofísico (PBF)** usa a ultrassonografia em tempo real e a cardiotocografia basal para possibilitar a avaliação de vários parâmetros de bem-estar fetal que são sensíveis à hipoxia. O PBF inclui o monitoramento ultrassonográfico dos movimentos, do tônus e da respiração fetais, bem como a avaliação ultrassonográfica do volume do líquido amniótico com ou sem aferição da frequência cardíaca fetal. Um PBF é realizado em um esforço para identificar fetos que correm risco de um desfecho ruim, de modo que possam ser realizadas avaliações adicionais de bem-estar ou o trabalho de parto possa ser induzido ou uma cesariana realizada para acelerar o nascimento. Os objetivos primários do PBF são reduzir a taxa de natimortalidade e detectar hipoxia suficientemente cedo para possibilitar o parto a tempo de evitar um permanente dano ao feto resultante de asfixia fetal. Esses parâmetros mais a cardiotocografia constituem o perfil biofísico. Cada parâmetro é controlado por uma estrutura diferente no encéfalo fetal: o tônus fetal é controlado pelo córtex; os movimentos fetais, pelo córtex e pelos núcleos motores; os movimentos respiratórios fetais, pelas áreas próximas do quarto ventrículo; e a cardiotocografia, pela parte posterior do hipotálamo e pelo bulbo. O líquido amniótico é decorrente do volume de urina fetal. Algumas instituições não realizam a cardiotocografia, a menos que outros parâmetros do perfil estejam anormais (King et al., 2015). O PBF baseia-se no conceito de que um feto que sofre hipoxia perde alguns parâmetros comportamentais na ordem inversa a que foram adquiridos durante seu desenvolvimento (ordem normal de desenvolvimento: tônus com 8 semanas; movimento com 9 semanas; respiração com 20 semanas; e reatividade da frequência cardíaca fetal com 24 semanas).

Pontuação e interpretação

O PBF é um teste pontuado integrado por cinco componentes, cada um valendo 2 pontos, se presente. Se for usada a cardiotocografia, é possível uma pontuação total de 10. Reservam-se 30 minutos para o exame, embora habitualmente sejam necessários menos de 10 minutos. Os critérios a seguir têm de ser atingidos para obter uma pontuação de 2; abaixo disso, é pontuado como 0 (Blackburn, 2018):

- *Movimentos corporais:* três ou mais movimentos bem definidos dos membros ou do tronco
- *Tônus fetal:* um ou mais exemplos de extensão e flexão total de um membro ou do tronco
- *Respiração fetal:* um ou mais movimentos respiratórios fetais de mais de 30 segundos
- *Volume de líquido amniótico:* um ou mais bolsões de líquido com 2 cm
- *Cardiotocografia basal:* cardiotocografia basal normal = 2 pontos; cardiotocografia basal anormal = 0 ponto.

A interpretação da pontuação do PBF pode ser complicada, pois depende de diversas variáveis fetais e maternas. Como a indicação do PBF se dá em decorrência de um achado não tranquilizador em exames prévios de monitoramento fetal, ele pode ser utilizado para quantificar a interpretação e para que as intervenções possam ser iniciadas, se apropriado. Pode-se alcançar uma pontuação máxima de 10, com a finalização do teste depois de todas as variáveis terem sido observadas. Para o teste ser considerado anormal e receber uma pontuação de 0 pela ausência de movimentos fetais, tônus fetal ou movimentos respiratórios fetais, deverá ter decorrido um período não inferior a 30 minutos. Devido à excelente sensibilidade da cardiotocografia basal para a acidemia fetal, foi proposto que esse marcador agudo isolado pode ser utilizado para uma avaliação fetal em combinação com uma avaliação do volume de líquido amniótico, um marcador crônico. Essa combinação, também conhecida como PBF modificado, tem demonstrado excelentes taxas de falso-negativo quando comparada com o PBF completo. Além disso, um estudo recente relatou que os escores do PBF correlacionam-se de modo razoavelmente satisfatório com os escores de Apgar realizados após o parto (Manning, 2019).

Um dos fatores importantes é o volume de líquido amniótico, que é analisado em conjunto com os resultados da cardiotocografia basal. O líquido amniótico é composto principalmente de urina fetal. Conforme a função placentária diminui, se dá o mesmo com a perfusão de órgãos fetais, como os rins. Isso pode levar à redução do líquido amniótico. Em caso de oligoidrâmnio (diminuição do líquido amniótico), existe a possibilidade de comprometimento fetal pré ou intraparto (Crum et al., 2019).

Em geral, uma pontuação de 8 a 10 é considerada normal se o volume de líquido amniótico estiver adequado. Uma pontuação de 6 ou abaixo disso gera suspeita e possivelmente indica um feto comprometido; é necessária uma investigação mais aprofundada do bem-estar fetal.

Como o PBF é uma avaliação ultrassonográfica do comportamento fetal, exige mais equipamentos e pessoal mais bem treinado do que as outras modalidades de testagem. Seu custo é muito maior do que o de exames menos sofisticados. No entanto, possibilita o tratamento conservador e impede uma intervenção prematura ou desnecessária. Há menos resultados falso-positivos do que com a cardiotocografia basal isolada (Norwitz et al., 2019).

Conduta de enfermagem

A conduta de enfermagem concentra-se basicamente em fornecer apoio à gestante e responder às suas perguntas. Aguarde a conclusão da cardiotocografia basal antes de agendar o PBF, e explique por que mais exames são necessários. Informe à mulher que a ultrassonografia será feita no setor de diagnóstico por imagem.

CONDUTA DE ENFERMAGEM PARA OS DESCONFORTOS COMUNS DA GESTAÇÃO

A maioria das mulheres experimenta desconfortos comuns durante a gestação e pede conselhos ao enfermeiro sobre como minimizá-los. Outras, no entanto, não relatarão suas preocupações, a menos que sejam solicitadas a fazê-lo. Portanto, o enfermeiro precisa abordar em toda consulta pré-natal os desconfortos comuns que ocorrem em cada trimestre gestacional e fornecer medidas realistas para ajudar a gestante a lidar com eles (Diretrizes de ensino 12.1). O boxe Plano de cuidados de enfermagem 12.1 aplica o processo de enfermagem no atendimento à mulher que sente algum dos desconfortos da gestação.

DIRETRIZES DE ENSINO **12.1**
Orientação sobre como lidar com os desconfortos da gestação

Polaciúria ou incontinência urinária
- Tentar fazer exercícios do assoalho pélvico para melhorar o controle sobre a perda de urina
- Urinar quando sentir que a bexiga está cheia
- Evitar o consumo de bebidas com cafeína, que estimulam a micção
- Reduzir a ingestão de líquidos após o jantar para reduzir a micção noturna.

Fadiga
- Tentar dormir uma noite inteira sem interrupções
  - Ingerir uma dieta saudável e equilibrada
  - Programar um cochilo no início da tarde diariamente
  - Quando se sentir cansada, fazer uma pausa e descansar.

Náuseas e vômitos
- Evitar ficar com o estômago vazio por muito tempo
  - Comer biscoitos de água e sal/torradas na cama antes de levantar
  - Fazer várias pequenas refeições ao longo do dia
  - Evitar escovar os dentes imediatamente após comer para evitar reflexo faríngeo
  - Pulseiras de acupressão podem ser usadas diariamente
  - Ingerir líquidos entre as refeições, não durante as mesmas
  - Evitar alimentos gordurosos, fritos ou aqueles com odor forte, como repolho ou couve-de-bruxelas.

Dorsalgia
- Evitar ficar em pé ou sentada na mesma posição durante períodos prolongados
  - Colocar uma bolsa térmica (regulagem baixa) na região lombar
  - Apoiar a região lombar com travesseiros quando estiver sentada
  - Usar mecânica corporal adequada para levantar qualquer objeto
  - Evitar flexão excessiva, levantamento de peso ou caminhar sem períodos de repouso
  - Usar sapatos de salto baixo com suporte para os arcos dos pés; evitar saltos altos
  - Ficar de pé com os ombros para trás para manter a postura correta.

Cãibras nas pernas
- Elevar as pernas acima do nível do coração com frequência ao longo do dia
- Se sentir cãibra, esticar as duas pernas e flexionar os pés em direção ao corpo
- Perguntar ao seu médico se pode tomar suplementos de cálcio adicionais, que podem reduzir os espasmos nas pernas.

Veias varicosas
- Caminhar diariamente para melhorar a circulação para os membros
- Elevar as pernas acima do nível do coração em repouso
- Não ficar na mesma posição por longos períodos
- Não usar meias apertadas
- Não cruzar as pernas por longos períodos quando sentada
- Usar meias elásticas para promover melhor circulação.

Hemorroidas
- Estabelecer um horário regular diariamente para defecar
- Evitar constipação intestinal e esforço durante a defecação
- Evitar o esforço excessivo para defecar bebendo bastante líquido, ingerindo alimentos ricos em fibras e se exercitando diariamente
- Fazer banhos de assento mornos e compressas frias com hamamélis para promover alívio.

Constipação intestinal
- Aumentar a ingestão de alimentos ricos em fibras e beber pelo menos oito copos de 240 mℓ de líquidos por dia
- Ingerir ameixas ou suco de ameixa, que são laxantes naturais
- Consumir líquidos mornos (p. ex., chá) pela manhã para estimular a peristalse intestinal
- Exercitar-se diariamente (caminhada rápida) para também promover a peristalse intestinal
- Reduzir o consumo de queijos.

Pirose/indigestão

- Evitar alimentos condimentados ou gordurosos e fazer pequenas refeições frequentes
- Dormir com vários travesseiros, de modo que a cabeça fique elevada em 30°
- Parar de fumar e evitar bebidas com cafeína para reduzir a estimulação
- Não deitar durante pelo menos 3 horas após as refeições
- Tentar beber pequenos goles de água para reduzir a sensação de queimação

- Evitar alimentos que funcionam como gatilhos – alimentos gordurosos, frutas cítricas, refrigerantes e chocolate
- Ingerir antiácidos com moderação se a sensação de queimação for intensa.

Contrações de Braxton Hicks

- Lembrar que essas contrações são normais. Tentar mudar de posição ou praticar exercícios leves para ajudar a reduzir essa sensação
- Beber mais líquidos, se possível.

PLANO DE CUIDADOS DE ENFERMAGEM 12.1   Aspectos gerais da mulher que sente os desconfortos comuns da gestação

Alicia, 32 anos, G1 P0, está na 10ª semana gestacional e chegou à clínica para uma consulta. Durante a entrevista, ela diz: "Estou sempre correndo para ir ao banheiro urinar e estou tão enjoada que eu estou tendo dificuldades para comer". Ela nega sensação de queimação ou dor ao urinar. Os sinais vitais estão dentro dos limites aceitáveis.

DIAGNÓSTICO DE ENFERMAGEM: eliminação urinária prejudicada relacionada com o aumento da frequência urinária secundária às alterações fisiológicas da gestação

IDENTIFICAÇÃO E AVALIAÇÃO DOS RESULTADOS

A gestante irá relatar diminuição das queixas urinárias, como evidenciado por diminuição no número de vezes que vai ao banheiro urinar, e também que sente que a bexiga está vazia após a micção e que fez os exercícios de Kegel.

INTERVENÇÕES: *promover padrões normais de eliminação urinária*

- Avaliar os padrões habituais de eliminação urinária da gestante *para estabelecer uma linha de base para comparação*
- Obter uma amostra de urina para análise *para descartar infecções ou glicosúria*
- Revisar com a gestante a base fisiológica para o aumento da frequência urinária durante a gestação, informá-la de que a frequência deve diminuir durante o segundo trimestre gestacional e que o aumento provavelmente retornará durante o terceiro trimestre. *Isso promoverá a compreensão do problema*
- Incentivar a gestante a urinar logo que sentir a sensação de plenitude *para minimizar o risco de retenção urinária*
- Sugerir à gestante evitar bebidas com cafeína *para não estimular a necessidade de urinar*

- Encorajar a gestante a beber um volume adequado de líquidos durante o dia todo; no entanto, pedir a ela que reduza a ingestão de líquidos antes de deitar *para reduzir a micção noturna*
- Incentivar a gestante a manter a área perineal limpa e seca *para evitar irritações e escoriações decorrentes de qualquer extravasamento de urina*
- Instruir a gestante a fazer os exercícios de Kegel *para aumentar o tônus muscular perineal e controlar o extravasamento de urina*
- Orientar a gestante em relação aos sinais e aos sintomas de infecção urinária e incentivá-la a relatá-los caso eles ocorram *para garantir a detecção precoce e uma intervenção rápida.*

DIAGNÓSTICO DE ENFERMAGEM: nutrição desequilibrada, menos do que as necessidades corporais, relacionada com náuseas e vômitos

IDENTIFICAÇÃO E AVALIAÇÃO DOS RESULTADOS

A gestante ingerirá quantidades adequadas de nutrientes para o bem-estar materno-fetal, como evidenciado pelo padrão de ganho de peso aceitável, e fará declarações que indicam aumento da ingestão de alimentos com diminuição no número de episódios de náuseas e vômitos.

INTERVENÇÕES: *promover nutrição adequada*

- Avaliar o peso e comparar com o basal *para determinar os efeitos das náuseas e vômitos na ingestão nutricional*
- Revisar a ingestão típica da gestante ao longo de 24 horas com o objetivo de determinar os padrões de ingestão e nutricionais *para que as sugestões possam ser individualizadas*
- Encorajar a gestante a fazer cinco ou seis pequenas refeições frequentes ao longo do dia *para evitar que o estômago fique vazio*
- Sugerir que ela mastigue bolachas secas, torradas, cereais ou queijo, ou beba um pouco de limonada antes de se levantar *para minimizar as náuseas*
- Encorajar a gestante a se levantar lentamente da cama pela manhã e a evitar movimentos bruscos *para reduzir a estimulação do centro do vômito*
- Aconselhar a gestante a beber líquido entre as refeições, em vez de às refeições, *para evitar a hiperdistensão do abdome e o consequente aumento da pressão abdominal*

- Incentivar a gestante a aumentar a sua ingestão de alimentos ricos em vitamina B6, tais como carnes, aves, banana, peixe, vegetais de folhas verdes, amendoim, passas, nozes e grãos integrais, conforme tolerado, *para garantir a ingestão adequada de nutrientes*
- Aconselhar a gestante a evitar alimentos gordurosos, fritos ou muito condimentados, bem como odores fortes, incluindo alimentos como couve, *para minimizar o desconforto gastrintestinal*
- Encorajar a gestante a evitar o uso de roupas apertadas ou restritivas *para minimizar a pressão sobre o abdome em expansão*
- Programar uma consulta com o nutricionista, se necessário, *para auxiliar no planejamento da dieta.*

Desconfortos do primeiro trimestre

Durante os primeiros 3 meses de gestação, o corpo da mulher passa por inúmeras mudanças. Algumas mulheres sentem muitos desconfortos, enquanto outras têm poucos. Esses desconfortos são causados pelas mudanças que ocorrem dentro do corpo e desaparecem à medida que a gestação avança.

Polaciúria ou incontinência urinária

A polaciúria e/ou a incontinência são comuns no primeiro trimestre gestacional porque o útero em expansão comprime a bexiga. Essa também é uma queixa comum durante o terceiro trimestre, especialmente quando a cabeça do feto se encaixa na pelve. O desconforto, porém, tende a melhorar no segundo trimestre, quando o útero se torna um órgão abdominal e se afasta da região da bexiga.

Depois de a infecção e o diabetes gestacional terem sido descartados como fatores causadores do aumento da frequência urinária, sugira que a mulher diminua a ingestão de líquidos 2 a 3 horas antes de se deitar e limite a ingestão de bebidas cafeinadas. O aumento da micção é normal, mas incentive a gestante a relatar qualquer dor ou sensação de queimação ao urinar. Explique também que esse aumento da frequência urinária melhora quando ela entrar no segundo trimestre, reaparecendo apenas no terceiro trimestre. Ensine a gestante a realizar exercícios de treinamento da musculatura do assoalho pélvico, denominados exercícios de Kegel, para aumentar a sustentação do útero, da bexiga urinária, do intestino delgado e do reto ao longo do dia para ajudar a fortalecer o tônus muscular perineal, melhorando, assim, o controle urinário e diminuindo a possibilidade de incontinência.

Fadiga

A fadiga acomete todas as gestantes, principalmente no primeiro e no terceiro trimestre (os níveis mais elevados de energia ocorrem normalmente durante o segundo trimestre), mesmo que elas durmam a quantidade habitual de horas à noite. A fadiga no primeiro trimestre está mais frequentemente relacionada com as diversas mudanças físicas (p. ex., aumento do consumo de oxigênio, dos níveis de progesterona e relaxina e das demandas metabólicas) e com as alterações psicossociais (p. ex., mudanças de humor, múltiplas funções) da gestação. A fadiga no terceiro trimestre pode ser causada pelos transtornos do sono causados por aumento do peso (muitas mulheres não conseguem encontrar posições confortáveis para dormir devido ao abdome aumentado), desconfortos físicos, como pirose, e pela insônia decorrente de alterações de humor, ansiedade pelas múltiplas funções e diminuição dos exercícios físicos (Blackburn, 2018).

Uma vez descartadas anemia, infecção e discrasias sanguíneas como fatores que contribuem para a fadiga da gestante, aconselhe-a a organizar o trabalho, o cuidado com as crianças e outras demandas de sua vida para possibilitar períodos de descanso adicionais. Trabalhe com a gestante para elaborar um cronograma realista de descanso. Usar travesseiros para apoiar a gestante em decúbito lateral alivia a pressão sobre os grandes vasos sanguíneos que fornecem oxigênio e nutrientes ao feto durante o repouso (Figura 12.5). Recomende também o uso de técnicas de relaxamento, forneça orientações se necessário e sugira aumentar o nível de exercício diário.

Náuseas e vômitos

Estima-se que entre 70 e 90% das gestantes apresentem náuseas e vômitos. Nos EUA, isso se traduz em aproximadamente 4 milhões de mulheres. Ocorrem com mais frequência em países ocidentais e populações urbanas e são raros entre povos africanos, indígenas norte-americanos, esquimós e a maioria das populações asiáticas (Jordan et al., 2019). O problema é geralmente limitado no tempo, com início por volta da 5ª semana após a última menstruação, atingindo seu máximo entre a 8ª e a 12ª semana e desaparecendo na 16ª à 18ª semana. Apesar do uso popular do termo *enjoo matinal*, as náuseas e os vômitos durante a gestação podem persistir ao longo do dia na maioria das mulheres afetadas. Observou-se que são limitados à parte da manhã em menos de 2% das mulheres (Smith et al., 2020). As alterações fisiológicas que causam náuseas e vômitos são desconhecidas, mas as pesquisas sugerem que níveis de estrogênio, de progesterona e de hCG incomumente elevados, além da deficiência de vitamina B6, podem ser fatores que contribuem para tal. Em geral, os sintomas duram até o segundo trimestre gestacional e estão associados a desfechos positivos da gestação em termos de menores taxas de abortos espontâneos, malformações congênitas e nascimentos prematuros (Cunningham et al., 2018). Em resumo, a etiologia das náuseas e dos vômitos na gestação é fisiológica; portanto, a avaliação da condição concentra-se na gravidade e o tratamento é, sobretudo, de suporte.

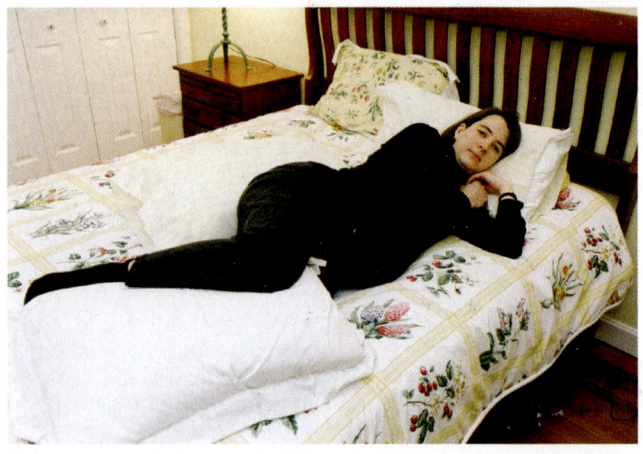

FIGURA 12.5 Uso de travesseiros para apoiar a gestante na posição em decúbito lateral.

Náuseas e vômitos durante a gravidez podem ter efeitos físicos e psicológicos importantes, inclusive no cônjuge, nos familiares e até mesmo nos colegas de trabalho da gestante. De modo geral, o ônus imposto à mulher é minimizado porque isso é considerado parte normal da gravidez e, portanto, não justifica investigação, diagnóstico, manejo e suporte emocional. Consequentemente, não é levado a sério porque é tão comum e de duração limitada, o que faz com que algumas mulheres se sintam frustradas e culpadas por estarem se queixando. Os profissionais de enfermagem precisam reconhecer, abordar e dar suporte às gestantes.

O objetivo do tratamento é melhorar os sinais e os sintomas, minimizando então os riscos para a mãe e para o feto. O manejo do tratamento varia das modificações dietéticas simples à terapia medicamentosa. Para ajudar a aliviar as náuseas e os vômitos, aconselhe a gestante a fazer refeições pequenas e frequentes, de consistência branda e com pouca gordura (5 ou 6 vezes/dia) para evitar que o estômago fique completamente vazio. Outras sugestões incluem comer *cream-crackers*, cereais matinais ou queijos; beber limonada antes de sair da cama pela manhã; aumentar a ingestão de alimentos ricos em vitamina B6, como carnes, aves, banana, peixe, vegetais de folhas verdes, amendoim, passas, nozes e grãos integrais; ou garantir que a gestante esteja recebendo quantidade suficiente de vitamina B6 ao tomar as vitaminas pré-natais prescritas.

O tratamento farmacológico para náuseas e vômitos na gestação é limitado. A Food and Drug Administration (FDA) aprovou a vitamina B6 (piridoxina) isolada ou em combinação com a terapia com doxilamina-piridoxina (Diclegis®) para uso durante a gestação, o que parece funcionar muito bem com base nas revisões atuais (ACOG, 2018). Outras farmacoterapias que podem ser consideradas incluem difenidramina (p. ex., Benadryl®), dimenidrinato (p. ex., Dramamine®), meclinina (p. ex., Antivert®), proclorperazina (p. ex., Compazine®), prometazina (p. ex., Phenergan®) ou ondasetrona (p. ex., Zofran®).

Outras sugestões úteis para lidar com as náuseas e os vômitos incluem:

- Sair da cama muito lentamente pela manhã
- Evitar movimentos bruscos
- Evitar deflagradores que estimulem ou exacerbem as náuseas – odores fortes de alimentos
- Ingerir uma refeição rica em proteínas antes de se deitar à noite para evitar que o estômago fique vazio
- Comer gengibre (até 1 g por dia em doses divididas; cápsulas de 250 mg 4 vezes/dia), o que aumenta o tônus e o peristaltismo do sistema digestório
- Abrir a janela para remover os odores dos alimentos que estão sendo preparados
- Ingerir mais proteínas do que carboidratos e mais líquidos do que sólidos
- Limitar a ingestão de líquidos ou sopas durante as refeições (consumi-los entre as refeições)
- Evitar o consumo de frituras e alimentos cozidos com gordura, óleos ou carnes gordas porque tendem a irritar o estômago
- Aumentar os períodos de descanso
- Consumir picolés ao longo do dia
- Evitar o consumo de alimentos muito condimentados, como os cozidos com alho, cebola, pimentão e pimenta
- Beber um pouco de bebida gaseificada sem cafeína (*ginger ale*), se nauseada
- Tentar usar pulseiras de acupressão aprovadas pela FDA para as náuseas
- Evitar usar roupas apertadas ou restritivas, que podem comprimir o abdome em expansão
- Evitar o estresse (Jordan et al., 2019; Kellerman & Rakel, 2019; King et al., 2019).

Aumento da sensibilidade mamária

Como resultado do aumento dos níveis de estrogênio e de progesterona, que faz com que a camada de gordura das mamas fique mais espessa e o número de ductos e glândulas aumente durante o primeiro trimestre, muitas mulheres relatam sensibilidade mamária. É importante dar uma explicação completa à mulher sobre os motivos do desconforto mamário. O uso de um sutiã com numeração maior e com um bom suporte pode ajudar a aliviar esse desconforto. Aconselhe-a a usar um sutiã firme, mesmo durante o sono. Conforme as mamas aumentam de tamanho, aconselhe-a a mudar o tamanho do sutiã para garantir um suporte adequado.

Constipação intestinal

A constipação intestinal está presente em até 38% das gestações (Yikar & Nazik, 2019). O aumento dos níveis de progesterona durante a gestação leva a redução da contratilidade do sistema digestório, movimento mais lento de substâncias pelo cólon e resultante aumento da absorção de água e, consequentemente, a constipação intestinal. A falta de exercícios físicos ou a pouca quantidade de fibras ou líquidos na dieta também podem causá-la. Além disso, o intestino grosso é mecanicamente comprimido pelo útero dilatado, o que piora o desconforto. O ferro e o cálcio das vitaminas pré-natais também podem contribuir para a constipação intestinal durante o primeiro e o terceiro trimestres gestacionais.

Explique como a gestação agrava os sintomas da constipação intestinal e ofereça as seguintes sugestões:

- Comer frutas frescas ou secas diariamente
- Comer mais frutas e vegetais crus, incluindo as cascas
- Ingerir cereais e pães integrais, como cereais matinais com passas ou feitos com grãos integrais
- Praticar atividade física todos os dias
- Realizar exercícios para fortalecer a musculatura do assoalho pélvico, exercícios de alongamento e ioga diariamente

- Fazer refeições em intervalos regulares
- Estabelecer um momento do dia para defecar e elevar os pés em um banquinho para evitar esforço
- Beber seis a oito copos de água diariamente
- Diminuir o consumo de carboidratos refinados
- Beber líquidos quentes ao se levantar para estimular a motilidade intestinal
- Diminuir o consumo de refrigerantes adoçados
- Evitar ingerir grandes quantidades de queijo.

Se as sugestões citadas não forem efetivas, sugerir que a gestante use um laxante formador de bolo fecal, como o Metamucil®.

Congestão nasal, sangramento gengival, epistaxe (sangramentos nasais)

Níveis elevados de estrogênio causam edema das mucosas das cavidades nasais e orais. Aconselhe a mulher a beber mais água para hidratação das mucosas ou a usar um umidificador de névoa fria no quarto à noite. Se ela precisar assoar o nariz para aliviar a congestão nasal, recomende que o faça suavemente, uma narina de cada vez. Sugira-lhe que evite o uso de descongestionantes nasais e aerossóis.

Se ocorrer hemorragia nasal, aconselhe a gestante a afrouxar a roupa em volta do pescoço, sentar-se com a cabeça inclinada para a frente, apertar as narinas com o polegar e o indicador por 10 a 15 minutos e aplicar uma compressa de gelo na ponte do nariz.

Se a gestante apresentar sangramento nas gengivas, incentive-a a praticar uma boa higiene oral usando uma escova de dentes macia e fio dental diariamente. Bochechos com solução salina morna podem aliviar o desconforto. Se o problema gengival persistir, instrua-a a se consultar com um dentista.

Desejos

O desejo por comida refere-se a uma vontade intensa de consumir um alimento específico. O desejo por certos alimentos e bebidas provavelmente começa durante o primeiro trimestre gestacional, mas não parece refletir uma necessidade fisiológica. Alimentos com alto teor de sódio ou açúcar costumam ser os mais desejados. Às vezes, algumas gestantes anseiam por substâncias não alimentares, tais como argila, amido de milho, sabão em pó, bicarbonato de sódio, sabão, lascas de tinta, poeira, gelo ou cera. Conforme explicado no Capítulo 11, esse desejo por substâncias não alimentares, denominado "pica", pode indicar uma deficiência alimentar grave de minerais ou vitaminas ou ter raízes culturais (Kane & Prelack, 2019).

Leucorreia

O aumento da secreção vaginal começa durante o primeiro trimestre e persiste durante a gestação. As alterações fisiológicas subjacentes à leucorreia originam-se dos altos níveis de estrogênio, que causam aumento da vascularização e hipertrofia das glândulas cervicais, bem como das células vaginais (Cunningham et al., 2018). O resultado é o aumento progressivo das secreções vaginais ao longo da gestação.

Aconselhe a mulher a manter a região perineal limpa e seca, lavando-a com água e sabão neutro durante o banho diário. Recomende também que ela evite usar meia-calça e outras roupas de náilon justas que impeçam a circulação de ar na área genital. Incentive a utilização de roupas íntimas de algodão e sugira o uso de camisola, em vez de pijama, a fim de possibilitar maior fluxo de ar. Instrua também a mulher a evitar duchas higiênicas e o uso de absorventes internos.

Desconfortos do segundo trimestre

Para a maioria das mulheres, uma sensação de bem-estar normalmente caracteriza o segundo trimestre. A essa altura, a fadiga, as náuseas e os vômitos diminuíram, e as alterações desconfortáveis do terceiro trimestre estão a alguns meses de distância. Nem todas as gestantes experimentam os mesmos desconfortos durante esse período; portanto, as avaliações e as intervenções de enfermagem devem ser individualizadas.

Dorsalgia

A dor musculoesquelética é uma ocorrência comum durante a gestação e o período pós-parto. Até 75% das mulheres relatam sentir dores nas costas em algum momento durante a gestação. Isso pode impactar seriamente sua qualidade de vida e ter repercussões socioeconômicas devido às faltas ao trabalho. A dor pode ser lombar ou sacroilíaca e aparecer apenas à noite. Acredita-se que a dorsalgia seja devida a vários fatores, incluindo o deslocamento do centro de gravidade causado pelo útero em ampliação, o aumento da frouxidão articular devido à elevação dos níveis de relaxina, o estiramento dos ligamentos (que são estruturas sensíveis à dor) e as alterações circulatórias relacionadas com a gestação.

O tratamento envolve aplicação de calor e gelo, paracetamol, massagem, postura adequada, sapatos com bom apoio e um programa adequado de exercícios de fortalecimento muscular e condicionamento físico. As gestantes também podem aliviar a dorsalgia colocando um pé sobre um banquinho ao permanecerem em pé por longos períodos e colocando um travesseiro entre as pernas ao se deitar (Jordan et al., 2019). Após descartar outras causas potenciais, como contrações uterinas, infecção do trato urinário, úlceras ou distúrbios musculoesqueléticos nas costas, as seguintes instruções podem ser úteis:

- Manter a postura correta com a cabeça alinhada e os ombros para trás
- Usar sapatos de salto baixo e com um bom apoio para o arco plantar

- Fazes exercícios diários para fortalecer a musculatura das costas
- Praticar natação ou hidroginástica para aliviar as pressões articular e muscular
- Considerar comprar um colchão firme para dar melhor suporte às costas
- Ao ficar em pé por períodos prolongados, colocar um dos pés sobre um banquinho ou uma caixa
- Usar uma boa mecânica corporal ao levantar objetos
- Dormir em decúbito lateral com um travesseiro entre as pernas para fornecer apoio
- Ao se sentar, colocar apoios para os pés e travesseiros nas costas
- Tentar exercícios de báscula ou oscilação pélvica para fortalecer as costas (ACOG, 2019c).

Os movimentos de báscula ou oscilação são utilizados para aliviar a pressão sobre a região lombar durante a gestação por meio do alongamento dos músculos lombares. Os movimentos podem ser feitos com a gestante sentada, em pé ou com quatro apoios. Para fazê-los com quatro apoios, a gestante deve posicionar as mãos diretamente sob os ombros e os joelhos sob os quadris. As costas devem estar em uma posição neutra, com a cabeça e o pescoço alinhados com as costas retas. A mulher pressiona a região lombar e mantém essa posição por alguns segundos e, então, relaxa até a posição neutra. Essa ação de forçar para cima é repetida com frequência ao longo do dia para evitar dores nas costas (Kellerman & Rakel, 2019).

Cãibras nas pernas

Muitas mulheres sentem cãibras nas pernas durante a gestação, especialmente no último trimestre. Elas se tornam mais frequentes à medida que a gestação avança e são especialmente problemáticas à noite. Ocorrem principalmente no segundo e no terceiro trimestre gestacional e podem estar relacionadas com a pressão do útero gravídico sobre os nervos pélvicos e vasos sanguíneos. Durante a gestação, até 50% das mulheres podem ser afetadas por cãibras nas pernas e até 25% pela síndrome das pernas inquietas (King et al., 2019). Além da falta de atividade física, a dieta também pode ser um fator que contribua para tal se a mulher não estiver consumindo uma quantidade suficiente de certos minerais, como cálcio e magnésio. O estiramento repentino dos músculos das pernas também pode causar cãibras nas pernas (Office on Women's Health, 2019).

Incentive a mulher a alongar suavemente o músculo, flexionando dorsalmente o pé em direção ao corpo. Enrolar uma toalha quente e úmida ao redor do músculo da perna também pode ajudá-lo a relaxar. Aconselhe a gestante a evitar esticar as pernas colocando os pés em ponta e a não andar excessivamente. Enfatize a importância de usar sapatos de salto baixo e meias elásticas e se levantar lentamente da posição sentada. Se as cãibras nas pernas forem decorrentes de deficiência de sais minerais, a condição pode ser corrigida pela ingestão de mais alimentos ricos nesses nutrientes. Instrua também a mulher

sobre os exercícios de alongamento da panturrilha: peça que ela fique em pé a 91 cm da parede e se incline em direção a ela, apoiando os antebraços enquanto mantém os calcanhares no chão. Isso pode ajudar a reduzir as cãibras se for feito antes de se deitar.

Elevar as pernas ao longo do dia ajudará a aliviar a pressão e minimizará o estiramento. Usar meias elásticas e evitar fletir os dedos dos pés pode ajudar a aliviar o desconforto nas pernas. Instrua também a gestante a evitar ficar em pé por um período prolongado ou cruzar as pernas. Se ela precisar permanecer em pé por um tempo prolongado, sugira que mude de posição pelo menos a cada 2 horas, deambulando ou sentando-se para reduzir o risco de cãibras nas pernas. Incentive-a a beber oito copos de 240 mℓ de líquido ao longo do dia para garantir uma hidratação adequada. Fazer caminhadas diárias também pode ajudar a reduzir as cãibras nas pernas, pois a deambulação melhora a circulação para os músculos.

Varicosidades na vulva e nas pernas

As varizes são veias superficiais anormalmente aumentadas devido à vasodilatação causada pelos efeitos da progesterona nas paredes e válvulas dos vasos. As varicosidades na vulva e nas pernas estão associadas ao aumento da estase venosa causada pela pressão do útero gravídico sobre os vasos pélvicos. A progesterona relaxa as paredes venosas ao dificultar o retorno do sangue dos membros ao coração, o que pode resultar em acúmulo venoso. Predisposição genética, sedentarismo, obesidade e pouco tônus muscular também são fatores que contribuem para tal.

Fazer atividades físicas no início da gravidez pode evitar as veias varicosas. Incentive a gestante a usar meias elásticas compressivas e ensine-a a colocá-las corretamente. Aconselhe-a a elevar as pernas acima do coração deitada em decúbito dorsal por 10 minutos antes de se levantar da cama pela manhã, promovendo, assim, o retorno venoso antes de colocar as meias. Instrua a gestante a evitar cruzar as pernas e a não usar meias na altura do joelho, o que causa constrição dos vasos e músculos das pernas e contribuem para a estase venosa. Também incentive a gestante a elevar ambas as pernas acima do nível do coração por 5 a 10 minutos pelo menos 2 vezes/dia (Figura 12.6), a usar sapatos de salto baixo e a evitar longos períodos em pé ou sentada, mudando frequentemente de posição. Se ela tiver varicosidades vulvares, sugira que aplique compressas de gelo na área quando estiver deitada.

Hemorroidas

As hemorroidas são varicosidades do reto e podem ser externas (fora do esfíncter anal) ou internas (acima do esfíncter) (Kellerman & Rakel, 2019). Elas ocorrem como resultado da vasodilatação induzida pela progesterona e da pressão do útero aumentado sobre o intestino grosso

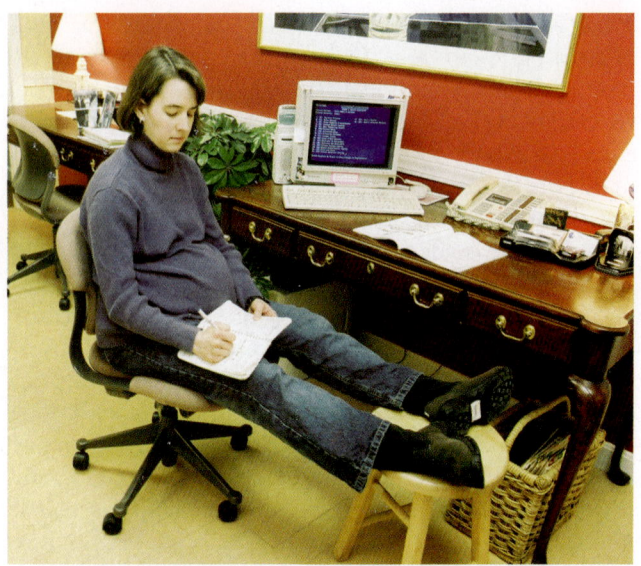

FIGURA 12.6 Mulher com as pernas elevadas enquanto trabalha.

e o reto. As hemorroidas são mais comuns em mulheres com constipação intestinal, ingestão reduzida de líquidos e fibras ou hábitos alimentares inadequados, tabagistas, com estilo de vida sedentário ou naquelas com histórico de hemorroidas (Sandler & Peery, 2019).

Instrua a gestante quanto às medidas para evitar a constipação intestinal, o que inclui aumentar a ingestão de fibras e beber pelo menos 2 ℓ de líquido por dia. Recomende o uso de anestésicos tópicos (p. ex., Preparation H®; Anusol®; compressas de hamamélis, como Tucks®) para reduzir a dor, o prurido e a tumefação, se permitido pelo obstetra. Oriente a gestante em relação às medidas de conforto locais, tais como banhos de assento com água morna, compressas com hamamélis ou compressas frias. Para minimizar o risco de esforço ao defecar, sugira que ela eleve os pés sobre um banquinho. Também a incentive a evitar ficar sentada ou em pé por tempo prolongado (Yikar & Nazik, 2019).

Flatulência associada à distensão abdominal

A flatulência e a dor associadas à não eliminação de flatos são outros resultados da diminuição da motilidade gastrintestinal. As alterações fisiológicas decorrentes da constipação intestinal (redução da motilidade gastrintestinal e dilatação secundária aos efeitos da progesterona) também podem resultar em aumento da flatulência. À medida que o útero aumentado comprime o intestino, há retardo na passagem do alimento por esse órgão, o que possibilita mais tempo para que as bactérias do cólon formem o gás. A mulher geralmente relata aumento da eliminação de gás retal, distensão abdominal ou eructação. Instrua-a a evitar alimentos formadores de gases, tais como feijão, repolho e cebola, bem como aqueles com alto teor de açúcar refinado. Adicionar mais fibras à dieta, aumentar a ingestão de líquidos e praticar mais exercícios físicos também ajuda a reduzir a flatulência.

Além disso, reduzir a quantidade de ar deglutido ao mascar chiclete diminuirá o acúmulo de gases. A posição genupeitoral também pode aliviar o desconforto associado aos flatos não eliminados. Consumir seis pequenas refeições por dia ajudará a evitar a sobrecarga do sistema digestório. Comer devagar pode reduzir a deglutição de ar, e fazer uma caminhada rápida após as refeições ajudará a mobilizar os gases para a eliminação. Reduzir a ingestão de bebidas gaseificadas, queijos e balas também ajuda a diminuir a flatulência durante a gestação. Medicações de venda livre, como Gas-X® ou Beano®, também podem ajudar (Hubbard & Rizzolo, 2019).

Desconfortos do terceiro trimestre

Quando as mulheres entram no terceiro trimestre gestacional, muitas experimentam o retorno dos desconfortos do primeiro trimestre, tais como fadiga, frequência urinária, leucorreia e constipação intestinal, que são secundários ao útero cada vez maior comprimindo as estruturas adjacentes, aumentando então os níveis hormonais e as demandas metabólicas do feto. Além desses desconfortos, muitas mulheres apresentam dispneia, pirose e indigestão, distensão abdominal e contrações de Braxton Hicks.

Dispneia

A dispneia é uma queixa comum entre as gestantes durante o primeiro e o terceiro trimestres. Alterações fisiológicas e hemodinâmicas podem resultar em dispneia significativa nesses casos. Em algumas mulheres, a dispneia nas atividades diárias normais pode ser um sinal de doença cardíaca e pulmonar e estar associada a desfechos perinatais e cardíacos insatisfatórios, nos quais a detecção precoce pode evitar eventos adversos. O aumento crescente do útero impede a expansão completa do pulmão no fim da gestação. À medida que o útero aumenta, no segundo e no terceiro trimestre, a expansão do diafragma é limitada. A dispneia pode ocorrer quando a mulher se encontra em decúbito dorsal e a pressão do útero gravídico contra a veia cava reduz o retorno venoso para o coração (Jordan et al., 2019).

Tranquilize a mulher explicando que a dispneia é normal e melhorará quando o feto se encaixar na pelve (descida). Instrua-a a ajustar a posição do corpo para permitir a expansão máxima do tórax e a evitar grandes refeições, que aumentam a pressão abdominal. Elevar a cabeceira da cama com blocos ou colocar travesseiros atrás das costas também pode ser útil. Em circunstâncias normais, repousar com a cabeça elevada enquanto respira lenta e profundamente alivia a dispneia. Além disso, enfatize que se deitar sobre o lado esquerdo desloca o útero de cima da veia cava e melhora a respiração. Fazer com que a gestante fique em pé periodicamente, estenda os braços acima do nível da cabeça e inspire profundamente ajuda a aliviar a dispneia. Além disso, aconselhe a mulher a evitar esforços físicos que precipitem a dispneia, a descansar após a atividade física e a evitar superaquecimento em climas quentes. Se ela ainda for tabagista, incentive-a a deixar esse hábito.

Pirose e indigestão

A pirose, também chamada de refluxo gastresofágico, é comum durante a gestação. Pirose e indigestão ocorrem quando altos níveis de progesterona causam relaxamento do esfíncter cardíaco, permitindo então que alimentos e sucos digestivos refluam do estômago para o esôfago. Ocorre irritação do revestimento esofágico, o que causa a sensação de queimação conhecida como pirose. Em algum momento da gestação, até 80% das mulheres apresentam pirose, com maior frequência observada no terceiro trimestre (King et al., 2019). A dor pode irradiar para o pescoço e a garganta e piorar quando a mulher se deita, inclina-se após comer ou usa roupas justas. A indigestão (desconforto abdominal após as refeições) resulta de comer demais ou muito rápido; de comer quando se está tensa, cansada ou emocionalmente perturbada; de comer alimentos muito gordurosos ou condimentados; e de comer alimentos hipercalóricos ou que tenham sido malcozidos ou processados (Lee et al., 2019). Além disso, no terceiro trimestre gestacional, o estômago é deslocado para cima e comprimido pelo útero aumentado, limitando, assim, sua capacidade de se esvaziar rapidamente. A comida acumula-se, causando então pirose e indigestão.

Reveja a ingestão alimentar habitual da gestante e sugira que ela limite ou evite alimentos gordurosos ou produtores de gases, assim como grandes refeições. Instrua-a a prestar atenção à cronologia do desconforto. Geralmente, trata-se de pirose quando a dor ocorre 30 a 45 minutos após uma refeição. Incentive a gestante a manter a postura adequada e a permanecer na posição sentada por 1 a 3 horas após comer para evitar o refluxo de ácidos gástricos para o esôfago pela gravidade. Estimule-a a consumir refeições pequenas e frequentes e a comer devagar, mastigando bem os alimentos para evitar a deglutição excessiva de ar, o que pode levar ao aumento da pressão gástrica. Instrua a gestante a evitar alimentos que atuam como gatilhos, tais como bebidas cafeinadas, alimentos gordurosos e formadores de gás, frutas cítricas, alimentos condimentados, chocolate, café, álcool e hortelã ou hortelã-pimenta. Esses itens estimulam a liberação de ácido gástrico, o que pode causar refluxo para o esôfago. Recomende que a gestante não faça refeições tarde da noite ou volumosas, não mastigue gomas de mascar e evite se deitar 3 horas depois da refeição. Por fim, elevar a cabeceira do leito em 10 a 30° pode ajudar.

Edema postural

Os líquidos corporais totais aumentam em 6 a 8 ℓ durante a gestação, sendo a maior parte extracelular. O edema é o resultado do aumento da permeabilidade capilar causado por níveis hormonais elevados e do volume sanguíneo. O sódio e a água são retidos, o que aumenta a sede. O edema ocorre com mais frequência ao longo do dia em áreas do corpo mais baixas, como as pernas e os pés, devido à gravidade, melhorando depois de uma noite de sono. O clima quente ou a permanência em pé ou sentada por muito tempo podem agravar o edema. O edema generalizado que aparece na face, nas mãos e nos pés pode sinalizar pré-eclâmpsia se acompanhado de tontura, visão turva, cefaleia, dor no quadrante superior do abdome ou náuseas (Norwitz et al., 2019). Esse edema deve ser relatado ao médico. As sugestões adequadas para minimizar o edema postural incluem:

- Elevar os pés e as pernas acima do nível do coração periodicamente ao longo do dia
- Usar meias elásticas quando permanecer em pé ou sentada por períodos prolongados
- Mudar de posição com frequência ao longo do dia
- Caminhar em um ritmo razoável para ajudar os músculos das pernas a se contraírem e, assim, promover o retorno venoso
- Ao fazer uma viagem de carro longa, parar para dar uma caminhada a cada 2 horas
- Quando em pé, apoiar-se ora no calcanhar, ora nos dedos dos pés para estimular a circulação
- Deitar-se em decúbito lateral esquerdo, de modo que o útero gravídico não comprima a veia cava, possibilitando então o retorno venoso
- Evitar alimentos ricos em sódio, como frios, batatas fritas e *bacon*
- Evitar usar meias na altura do joelho
- Beber seis a oito copos de água por dia para repor o líquido perdido pela transpiração
- Evitar o consumo elevado de açúcar e gorduras porque eles causam retenção de água

Contrações de Braxton Hicks

As contrações de Braxton Hicks são contrações irregulares e indolores que ocorrem sem dilatação do colo do útero. Tipicamente, elas se intensificam no terceiro trimestre gestacional em preparação para o parto. Na verdade, as contrações de Braxton Hicks estão presentes desde o início da gestação, mas podem ter passado despercebidas. Acredita-se que elas aumentem o tônus do músculo uterino para ajudar no trabalho de parto (Jordan et al., 2019).

CONSIDERAÇÕES

Às vezes devemos nos perguntar por que as mulheres passam por aquilo que passam. Durante minha primeira gestação, passei os primeiros 2 meses enjoada. Eu sentia ondas de náuseas desde o momento em que saía da cama até o meio da manhã. Desnecessário dizer que eu não era a pessoa mais feliz do mundo. Depois do terceiro mês, a minha vida parecia se acalmar e eu estava começando a pensar que estar grávida não era tão ruim, afinal. Mas me enganei. Durante meus últimos 2 meses de gestação, outra onda de desconforto me atingiu – pirose e constipação intestinal – um golpe duplo! Agora eu temia comer qualquer coisa que pudesse desencadear uma indigestão ácida e também permanecer no meu corpo por muito tempo. Eu literalmente tive que me tornar a "rainha das fibras" para combater esses dois desafios. Meu sofrimento, no entanto, valeu a pena; no fim das contas, nossa garotinha de olhos brilhantes chegou.

Reflexões: apesar dos vários desconfortos associados à gestação, a maioria das mulheres não mudaria o resultado final. A maioria delas sente esses desconfortos? Quais sugestões poderiam ser dadas para reduzi-los?

Tranquilize a gestante explicando-lhe que essas contrações são normais. Instrua-a a diferenciar as contrações de Braxton Hicks das contrações do trabalho de parto. Explique que as verdadeiras contrações do trabalho de parto costumam ficar cada vez mais prolongadas e mais fortes, mais próximas umas das outras e ocorrem em intervalos regulares. De modo geral, a deambulação faz com que as verdadeiras contrações do trabalho de parto aumentem, enquanto as contrações de Braxton Hicks tendem a diminuir em intensidade e a desaparecer. Aconselhe a gestante a se manter bem hidratada e a dormir em decúbito lateral esquerdo para ajudar a aliviar o desconforto. Sugira que ela use técnicas respiratórias para aliviar o desconforto.

CONDUTA DE ENFERMAGEM PARA PROMOVER O AUTOCUIDADO

A gestação é um evento natural para muitas mulheres e deve ser considerada um momento de saúde, não de doença. As atividades de promoção e manutenção da saúde são essenciais para um desfecho ideal para a gestante e seu feto. Os estudos têm demonstrado que a melhora da conscientização materna e das atividades de autocuidado durante a gestação incentiva as mulheres a praticar esses cuidados e, posteriormente, reduzir as complicações na gravidez (Solhi et al., 2019). As gestantes costumam ter muitas dúvidas sobre as mudanças que ocorrem durante a gestação: como essas mudanças afetam a sua rotina, como trabalhar, viajar, praticar exercícios ou te relações sexuais; como as mudanças influenciam suas atividades habituais de autocuidado, como banho, cuidados perineais ou odontológicos; e se essas mudanças são sinais de problema.

ATENÇÃO!

As gestantes podem ter ouvido histórias ou terem sido avisadas por outras pessoas sobre o que fazer e o que não fazer durante a gestação, levando a muitos equívocos e muita desinformação.

Os enfermeiros podem desempenhar um papel importante fornecendo um direcionamento e orientações antecipatórias para promover a responsabilidade de autocuidado da gestante, ajudando a esclarecer equívocos e corrigindo qualquer desinformação. É importante instruir a gestante a identificar as ameaças à segurança representadas por seu estilo de vida ou ambiente e propor maneiras de modificá-las para evitar um desfecho negativo. O aconselhamento também deve incluir maneiras saudáveis de preparar alimentos, orientação para evitar medicamentos, a menos que tenham sido prescritos pelo médico, assessoria na identificação de teratógenos em seu ambiente ou no trabalho e como reduzir o seu risco de exposição. A gestante pode cuidar melhor de si mesma e do feto se suas preocupações forem antecipadas e identificadas pelo enfermeiro e incorporadas às sessões de orientação em cada consulta pré-natal.

Higiene pessoal

A higiene é essencial para a manutenção de uma boa saúde. A limpeza da pele remove sujeira, bactérias, suor, células mortas cutâneas e secreções corporais. Aconselhe as gestantes a lavar as mãos e sob as unhas com frequência ao longo do dia para diminuir a contagem bacteriana nesses locais. Durante a gestação, as glândulas sebáceas (sudoríparas) da mulher tornam-se mais ativas sob a influência dos hormônios, e a sudorese é mais abundante. Isso pode tornar necessário o uso de um desodorante mais forte e tomar banho com mais frequência. As glândulas cervicais e vaginais também produzem mais secreções durante a gestação. Os banhos frequentes ajudam a manter a área seca e promovem melhor higiene. Incentive o uso de roupas íntimas de algodão para possibilitar maior circulação de ar. Tomar um banho de banheira no início da gestação é permitido; entretanto, mais perto do termo, quando o centro de gravidade da mulher muda, é mais seguro tomar duchas para evitar o risco de escorregar.

Banheiras e saunas

Alerte as gestantes a evitarem banhos quentes em banheiras, saunas, banheiras de hidromassagem, assim como a se submeterem a bronzeamento artificial. O calor pode provocar taquicardia fetal e elevar a temperatura materna. A exposição a bactérias em banheiras de hidromassagem que não tenham sido adequadamente limpas é outro motivo para evitá-las durante a gestação.

Cuidados perineais

As glândulas nas áreas cervical e vaginal tornam-se mais ativas durante a gestação devido a influências hormonais. Esse aumento na atividade resulta na produção de mais secreções vaginais, especialmente no último trimestre gestacional. Aconselhe as gestantes a tomar banho com frequência e usar roupas íntimas de algodão para minimizar os efeitos dessas secreções. Alerte-as a não fazer uso de duchas vaginais, pois elas aumentam o risco de infecção, e a não usar absorventes de uso diário, que bloqueiam a circulação do ar e promovem a umidade. Explique que também devem evitar sabonetes perfumados, loções, aerossóis perineais e detergentes para a roupa fortes para ajudar a evitar irritação e possíveis infecções.

Cuidados odontológicos

A saúde bucal é parte integrante da saúde sistêmica e tem efeitos profundos durante a gestação. As alterações fisiológicas que ocorrem nas gestantes, no entanto, podem afetar adversamente a saúde bucal. Elevações dos níveis de estrogênio e progesterona aumentam a resposta inflamatória e, consequentemente, modificam o tecido gengival. Durante a gestação, a incidência de gengivite e de periodontite aumenta (Marchi et al., 2019). A gestação é um momento durante o qual as mulheres são receptivas às mensagens sobre saúde. A gravidez não é mais uma contraindicação para o tratamento odontológico, sendo também um momento em que os profissionais de enfermagem podem ajudar as mulheres a compreender que uma boa saúde bucal é importante para uma gestação saudável e pode diminuir o risco de cárie dentária em seus filhos. Quando as mulheres encaram a saúde bucal como uma prioridade para si mesmas, é mais provável que priorizem também a saúde bucal dos filhos.

A doença periodontal é um fator que contribui para condições sistêmicas, tais como doenças cardíacas e respiratórias, diabetes melito, desfechos adversos da gestação (parto prematuro, fetos com baixo peso ao nascer e recém-nascidos pequenos para a idade gestacional), anemia e acidente vascular encefálico (Komine-Aizawa et al., 2019). As pesquisas já comprovaram que os níveis elevados de estrogênio e de progesterona durante a gestação tornam as mulheres mais sensíveis aos efeitos da placa dentária bacteriana, que pode causar gengivite, uma infecção oral caracterizada por tumefação e sangramento gengival (Jordan et al., 2019). Escovar os dentes e passar fio dental 2 vezes/dia ajuda a reduzir as bactérias na boca. Aconselhe a mulher a consultar o dentista no início da gestação para tratar quaisquer cáries e fazer uma limpeza completa para evitar uma possível infecção posteriormente na gravidez. Aconselhe-a a evitar a exposição aos raios X, informando ao dentista que está grávida. Se forem necessárias radiografias, o abdome deve ser protegido com um avental de chumbo.

Os pesquisadores têm relatado associação entre prematuridade e periodontite, infecção oral que se espalha além dos tecidos gengivais, invadindo as estruturas de suporte dos dentes. A periodontite é caracterizada por sangramento gengival, perda da inserção dentária, perda de suporte ósseo e mau hálito devido à formação de pus. Infelizmente, como essa infecção é crônica e frequentemente indolor, as mulheres muitas vezes não percebem que a têm, e isso pode resultar em parto prematuro, restrição do crescimento intrauterino, baixo peso ao nascer, pré-eclâmpsia e/ou diabetes gestacional. Durante a gravidez, a gengivite ocorre em 35 a 100% das mulheres, e a periodontite pode levar à perda dos dentes (Komine-Aizawa et al., 2019). Os enfermeiros devem avaliar o estado de saúde bucal de todas as gestantes obtendo históricos da saúde bucal; verificar a boca à procura de gengivas tumefeitas ou sangrando, cáries dentárias não tratadas, lesões na mucosa e sinais de infecção; e registrar os achados no prontuário pré-natal. Os cuidados com a saúde bucal e as intervenções odontológicas devem ser concluídos antes da concepção para evitar desfechos adversos na gestação.

As diretrizes adicionais que o enfermeiro deve abordar em relação à manutenção da saúde dental incluem:

- Procurar atendimento odontológico profissional durante o primeiro trimestre gestacional para avaliação e cuidados
- Assegurar-se de que os medicamentos tipicamente usados em procedimentos odontológicos sejam seguros para o feto
- Caso sejam necessárias radiografias dentais, certificar-se do uso de aventais de chumbo para proteger o feto
- Garantir à gestante que os cuidados com a saúde bucal são seguros durante a gestação em qualquer trimestre
- Durante a gestação, tratar a dor de dente e as infecções dentárias imediatamente
- Escovar os dentes 2 vezes/dia durante 2 minutos, especialmente antes de dormir, com creme dental fluorado e bochechar bem. Usar escova de dente com cerdas macias e não se esquecer de escovar na linha da gengiva para remover os restos de comida e a placa dentária para manter a gengiva saudável
- Usar fio dental diariamente e depois bochechar bem com água
- Comer alimentos saudáveis, especialmente aqueles ricos em vitaminas A, C e D e cálcio
- Evitar lanches açucarados
- Se não for possível escovar os dentes, mascar chiclete sem açúcar por 10 minutos após uma refeição
- Após o vômito, lavar a boca imediatamente com bicarbonato de sódio (1/4 colher de chá) e água quente (1 xícara) para neutralizar o ácido (Jordan et al., 2019).

Cuidados com as mamas

Como as mamas aumentam significativamente e se tornam mais pesadas durante a gestação, enfatize a necessidade de usar um sutiã firme, com bom apoio e com alças largas para sustentar o peso das mamas. Instrua a mulher a comprar um sutiã de tamanho maior no segundo trimestre gestacional por causa do aumento do tamanho das mamas. Aconselhe-a a evitar o uso de sabonete na região dos mamilos, pois pode ressecá-los. Incentive-a a lavar os mamilos durante o banho somente com água para mantê-los limpos. As glândulas de Montgomery (localizadas na parte areolar do mamilo) secretam uma substância lubrificante que mantém os mamilos úmidos e desestimula o crescimento de bactérias; portanto, não há necessidade de utilizar álcool ou outros antissépticos nessa área.

Caso a mãe tenha optado por amamentar, a preparação dos mamilos é desnecessária, a menos que eles estejam invertidos e não fiquem rijos quando estimulados. Podem ser usadas conchas de mamas durante os últimos 2 meses para resolver esse problema (Lee et al., 2019).

Por volta da 16ª semana gestacional, dá-se a secreção de colostro, que pode ser percebida pela umidade no sutiã. Aconselhe a gestante a colocar absorventes de mama ou um pano de algodão no sutiã e trocá-los com frequência para evitar o acúmulo, que poderia causar escoriações.

Vestuário

Muitas roupas são largas e cheias de camadas, por isso pode ser que a mulher não precise comprar um guarda-roupa inteiramente novo para acomodar sua gestação. Algumas gestantes podem continuar usando roupas justas. Saliente que roupas frouxas podem ser mais confortáveis para a gestante e sua cintura em expansão.

Aconselhe a gestante a evitar o uso de roupas apertadas e cintas que comprimam o abdome em crescimento. Incentive-a a evitar meias na altura do joelho, o que pode impedir a circulação dos membros inferiores e aumentar o risco de desenvolver TVP. Sapatos de salto baixo minimizarão a inclinação pélvica e uma possível dorsalgia. Usar roupas em camadas que possam ser removidas conforme a oscilação da temperatura pode ser mais confortável, especialmente perto do termo, quando a mulher pode se sentir superaquecida.

Exercícios

A prática regular de exercícios físicos melhora a saúde cardiovascular, reduz a obesidade e as comorbidades médicas associadas e aumenta a longevidade. O estilo de vida sedentário está associado a aumento de doenças crônicas, tais como as cardiovasculares, o diabetes melito tipo 2, a osteoporose e o câncer. A proporção de gestantes com sobrepeso ou obesas está aumentando em todo o mundo; portanto, a prática de exercícios é essencial para reduzir esses riscos e promover uma gestação saudável. O exercício, que é bem tolerado pela mulher saudável durante a gestação, promove uma sensação de bem-estar; melhora a circulação; ajuda a reduzir a constipação e a distensão abdominais e o edema; pode ajudar a evitar ou tratar o diabetes gestacional; promove tônus, força e resistência musculares; pode melhorar a capacidade da mulher de lidar com o trabalho de parto; aumenta o nível de energia; melhora a postura; ajuda a dormir, promovendo então relaxamento e descanso; e alivia o desconforto lombar, que muitas vezes surge conforme a gestação avança (Santos-Rocha, 2019). A duração e a dificuldade dos exercícios, no entanto, devem ser modificadas ao longo da gestação devido à diminuição na eficiência do desempenho com a idade gestacional. Recomendam-se pelo menos 30 minutos diários de atividade física moderada a intensa. Algumas mulheres esforçam-se para manter seu nível anterior de exercício, mas a maioria constata que, à medida que o corpo se modifica e a área abdominal aumenta, a rotina de exercícios tem que ser modificada. A modificação também ajuda a reduzir o risco de lesões causadas pela frouxidão das articulações e do tecido conjuntivo devido aos efeitos hormonais (Santos-Rocha, 2019). A prática de exercícios físicos durante a gestação é contraindicada nos casos de trabalho de parto prematuro, ganho de peso inferior à expectativa, anemia, edema facial e das mãos, dor, hipertensão arterial, ameaça de aborto, tontura, dispneia, gestação múltipla, diminuição da atividade fetal, ruptura de membranas, anemia grave, doença pulmonar restritiva, cardiopatias e palpitações (Norwitz et al., 2019).

Nos EUA, as diretrizes federais de atividade física recomendam pelo menos 150 minutos de exercícios físicos de intensidade moderada por semana durante a gestação (Figura 12.7) (King et al., 2019). Acredita-se que a

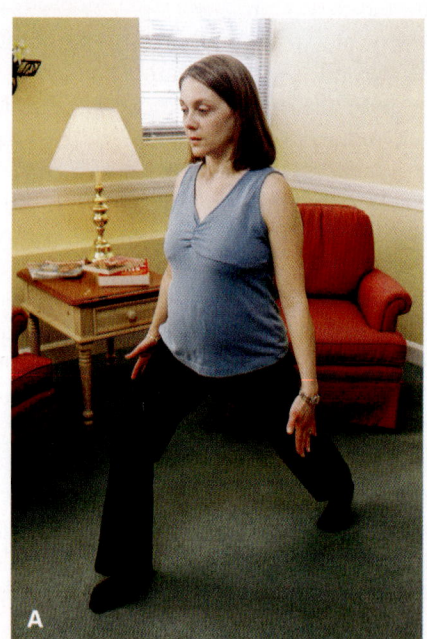

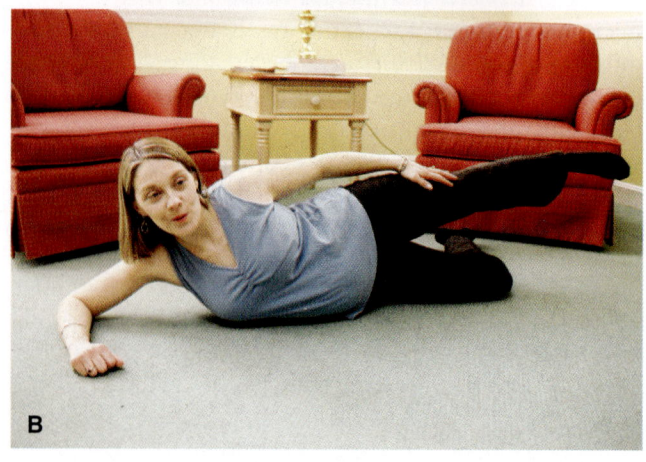

FIGURA 12.7 Exercícios físicos durante a gestação.

gestação seja um momento único para a modificação de comportamentos, e que os hábitos saudáveis mantidos ou adotados durante esse período podem melhorar a saúde da mulher para a vida inteira. O sobrepeso adquirido e jamais perdido por algumas mulheres durante a gestação é um grande problema de saúde pública (Santos-Rocha, 2019). Os exercícios físicos ajudam a mulher a evitar o ganho ponderal durante a gestação.

A prática de exercícios físicos durante a gestação ajuda na recuperação da saúde do corpo da mulher após o nascimento do feto. Os benefícios a longo prazo dos exercícios físicos iniciados no começo da gestação incluem melhora da postura, controle de peso e melhora do tônus muscular. Os exercícios também auxiliam na prevenção da osteoporose após a menopausa, reduzem o risco de hipertensão arterial e diabetes melito e ajudam a manter do peso do feto dentro do intervalo normal (Davies & Artal, 2019). As Diretrizes de ensino 12.2 destacam as recomendações para a prática de exercícios durante a gestação.

DIRETRIZES DE ENSINO **12.2**
Orientações para promover a prática de exercícios durante a gestação

- Consumir líquido antes, durante e após os exercícios
- Consultar seu médico antes de iniciar uma nova rotina de exercícios
- Evitar exercitar-se em climas quentes e úmidos ou quando estiver com febre
- Parar o exercício se apresentar sangramento vaginal, tontura, dor torácica, cefaleia, fraqueza muscular, dor ou edema na panturrilha, contrações uterinas, diminuição da movimentação fetal ou extravasamento de líquido por via vaginal
- Exercitar-se 3 ou 4 vezes/semana, em vez de esporadicamente
- Praticar caminhada rápida, natação, ciclismo ou exercícios aeróbicos de baixo impacto, considerados atividades ideais
- Evitar ficar superaquecida durante o exercício
- Usar tênis confortáveis que proporcionem suporte forte para os tornozelos e os arcos dos pés
- Esportes de contato devem ser evitados durante a gestação
- Incluir relaxamento e alongamento antes e após o programa de exercícios físicos
- Reduzir a intensidade dos treinos no fim da gestação
- Evitar movimentos bruscos, com saltos ou de alto impacto
- Evitar deitar (em decúbito dorsal) após o quarto mês por causa do efeito hipotensivo
- Utilizar a inclinação da pelve e o balanço pélvico para aliviar a dor nas costas
- Começar com 5 a 10 minutos de exercícios de alongamento
- Levantar-se lentamente após uma sessão de exercício para evitar tontura
- Evitar atividades como esqui, surfe, mergulho e hóquei no gelo
- Nunca se exercitar até a exaustão.

Davies, G., & Artal, R. (2019). It's time to treat exercise in pregnancy as therapy. *British Journal of Sports Medicine*, 53(2), 81. http://dx.doi.org/10.1136/bjsports-2018-100360; Santos-Rocha, R. (2019). *Exercise and sporting activity during pregnancy: evidence-based guidelines*. Springer International Publishing; e King, T. L., Brucker, M. C., Jevitt, C., & Osborne, K. (2019). *Varney's midwifery* (6th ed.). Jones & Bartlett Learning.

Sono e repouso

Dormir o suficiente ajuda a pessoa a se sentir melhor e promove níveis ideais de desempenho durante o dia. O corpo libera sua maior concentração de hormônio do crescimento durante o sono, ajudando então o organismo a reparar tecidos danificados e a crescer. Além disso, com o aumento das demandas metabólicas durante a gestação, a fadiga é um desafio constante para muitas gestantes, especialmente durante o primeiro e o terceiro trimestres. As sugestões a seguir ajudam a promover um sono adequado:

- Manter horários regulares para ir para a cama e acordar
- Fazer refeições em horários regulares para manter a consistência dos sinais externos do corpo
- Tirar um tempo para descansar e relaxar antes de dormir
- Evitar álcool e nicotina, pois ambos perturbam o sono
- Estabelecer uma rotina ou padrão no horário de ir para a cama e segui-la
- Evitar o uso de qualquer aparelho eletrônico por pelo menos 1 hora antes de dormir
- Criar um ambiente de sono adequado, reduzindo a luz e a temperatura do quarto
- Ir para a cama quando se sentir cansada; se o sono não vier, ler um livro até que esteja sonolenta
- Reduzir a ingestão de cafeína ao fim do dia
- Limitar a ingestão de líquidos após o jantar para minimizar as idas ao banheiro
- Exercitar-se diariamente para melhorar a circulação e o bem-estar
- Utilizar uma posição de Sims modificada para melhorar a circulação dos membros inferiores
- Evitar o decúbito dorsal após o quarto mês de gestação, o que pode comprometer a circulação para o útero
- Evitar a flexão excessiva dos joelhos, o que promove a estase venosa nas pernas e nos pés
- Manter a ansiedade e as preocupações fora do quarto. Separar uma área específica da casa ou hora do dia para elas.

Atividade sexual e sexualidade

A sexualidade é uma parte importante da saúde e do bem-estar. A gestação é caracterizada por intensas mudanças biológicas, psicológicas e sociais. Essas modificações têm efeitos diretos e indiretos, conscientes e inconscientes sobre a sexualidade da mulher, que experimenta alterações significativas na fisiologia, na aparência e no corpo, bem como nos relacionamentos. As únicas contraindicações para a relação sexual durante a gestação incluem um sangramento vaginal inexplicável, placenta prévia, membranas rompidas e contrações prematuras. As respostas sexuais da mulher durante a gestação variam amplamente. Sintomas comuns como fadiga, náuseas, vômito, dor nas mamas e aumento da frequência urinária podem reduzir o desejo de intimidade sexual. Muitas mulheres, no entanto, relatam maior desejo sexual devido ao aumento dos níveis de estrogênio. Normalmente, a satisfação sexual não muda na gestação em comparação com os padrões pré-gestacionais, apesar do declínio da atividade sexual durante o terceiro trimestre. Devem-se discutir as mudanças esperadas na sexualidade de modo rotineiro a fim de melhorar a percepção do casal sobre possíveis modificações sexuais induzidas pela gestação. É evidente que, apesar de algumas dificuldades relacionadas com a atividade sexual durante a gestação, sua necessidade e sua importância são reconhecidas pelos participantes.

> ### ATENÇÃO!
> As flutuações no desejo sexual são normais e constituem uma reação muito individualizada durante toda a gestação.

Os ajustes físicos e emocionais da gestação podem causar alterações na imagem corporal, fadiga, mudanças de humor e da atividade sexual. Mudanças no corpo da mulher, seu estado emocional, a atividade fetal, as alterações no tamanho das mamas, a compressão da bexiga e outros desconfortos comuns da gestação resultam em aumento das demandas físicas e emocionais. Isso pode causar estresse no relacionamento sexual da gestante com seu parceiro; no entanto, a maioria das mulheres se adapta bem às alterações e vivencia um relacionamento sexual satisfatório. As pesquisas indicam que a relação sexual é segura na ausência de membranas rompidas, sangramento ou placenta prévia; todavia, as gestantes mantêm relações sexuais com menos frequência à medida que a gestação avança (Jordan et al., 2019).

Muitas vezes, as gestantes perguntam se a relação sexual é permitida durante a gestação ou se há momentos específicos em que devem se abster. Essa é uma boa oportunidade para orientá-las quanto ao comportamento sexual durante a gestação e para perguntar sobre suas expectativas e experiências individuais relacionadas com a sexualidade e as possíveis mudanças. É também um bom momento para os enfermeiros abordarem o impacto das mudanças associadas à gestação no desejo e no comportamento sexuais. Os casais podem desfrutar mais da atividade sexual porque não há o medo de engravidar e nem a necessidade de interromper a espontaneidade pela utilização de métodos de controle da natalidade. Um aumento na congestão pélvica e a lubrificação secundária à influência do estrogênio podem exacerbar

o orgasmo de muitas mulheres. Algumas delas têm diminuição do desejo devido à imagem corporal negativa, ao medo de prejudicar o feto ao manter relações sexuais e à ocorrência de fadiga, náuseas e vômitos (Jordan et al., 2019). O uso de preservativo pode ser recomendado para diminuir a liberação de prostaglandinas no sêmen, as quais podem estimular as contrações. Alguns casais podem precisar de ajuda para se ajustar às várias mudanças provocadas pela gestação.

Tranquilize a gestante e seu companheiro quanto à atividade sexual durante a gestação, a menos que haja:

- Sangramento vaginal
- Placenta prévia
- Risco de parto prematuro
- Dilatação prematura do colo do útero
- Ruptura prematura de membranas
- Infecção (Gunasekaran & Kkan, 2019).

Informe ao casal que o feto não sofrerá lesões durante a relação sexual. Sugira posições alternativas que podem ser mais confortáveis (p. ex., mulher por cima, deitada de lado), especialmente durante os estágios finais da gestação. Algumas das mudanças físicas na gestação podem afetar o relacionamento do casal, por exemplo, a halitose, que pode ser decorrente da desidratação mas que pode ser aliviada pela ingestão extra de líquidos e melhora da higiene oral. As gestantes podem ter aumento da sensibilidade mamária e alterações de pele que podem fazer que se sintam pouco atraentes para o parceiro durante a gestação. Além disso, podem estar preocupadas com o aumento da secreção vaginal; portanto, precisam saber o que é normal e o que pode ser um sinal de infecção. Os enfermeiros devem fazer com que as mulheres se sintam à vontade para falar sobre seus medos encorajando-as a ter orgulho do seu corpo em mudança.

As mulheres experimentarão uma imensidão de sintomas, sentimentos e sensações físicas durante a gestação. Ter um relacionamento sexual satisfatório durante a gestação certamente é possível, mas requer uma comunicação aberta entre os parceiros para determinar o que funciona melhor para eles e um bom relacionamento com o obstetra para garantir a segurança (Gunasekaran & Khan, 2019).

Emprego

Quase 75% das gestantes nos EUA continuam a trabalhar fora de casa até o último mês da gestação (Jordan et al., 2019). Na maioria das vezes, trabalham até o parto se não tiverem complicações durante a gestação e se o local de trabalho não apresentar riscos especiais. As ocupações perigosas incluem profissionais da área da saúde, creches, técnicas de laboratório, químicas, pintoras, cabeleireiras, veterinárias e carpinteiras (ACOG, 2019d). Os empregos que exigem trabalho árduo, como levantar peso, escalar, carregar objetos pesados e ficar em pé por períodos prolongados, expõem a gestante a risco se não forem instituídas modificações.

Avalie os fatores ambientais e ocupacionais que colocam a gestante e o feto em risco de lesão. Questione a mulher sobre seu ambiente de trabalho. Pergunte sobre a possível exposição a teratógenos (substâncias com potencial para alterar a forma ou a função do feto de modo permanente) e sobre as condições físicas do trabalho: A gestante é exposta a temperaturas extremas? Ela precisa ficar em pé por períodos prolongados em uma posição fixa? A descrição do ambiente de trabalho é importante para fornecer orientações antecipatórias à mulher. Enfatize a importância de haver períodos de descanso ao longo do dia porque cargas de trabalho físico intensas e constantes aumentam a probabilidade não só de baixo peso ao nascer, como também de trabalho de parto e parto prematuros (Cunningham et al., 2018).

Devido às inúmeras alterações fisiológicas e psicossociais experimentadas pelas mulheres durante a gestação, o empregador precisa fazer acomodações especiais para reduzir o risco de exposições perigosas e cargas de trabalho pesadas, bem como fornecer uma cobertura adequada para que a mulher possa fazer pausas de descanso, retirá-la de todas as áreas em que possa ser exposta a substâncias tóxicas e evitar atribuições que exijam levantamento de peso, trabalho físico pesado, ficar em pé continuamente ou mover-se constantemente. Algumas recomendações para o trabalho durante a gestação são fornecidas em Diretrizes de ensino 12.3.[8]

DIRETRIZES DE ENSINO **12.3**
Orientações ocupacionais para a gestante

- Planejar dois períodos de 10 a 15 minutos de descanso em uma jornada diária de 8 horas
- Certificar-se de que haja um lugar disponível para descanso, de preferência em decúbito lateral, com um banheiro prontamente disponível
- Evitar empregos que exijam cargas de trabalho extenuantes; se isso não for possível, solicitar, então, a modificação das funções de trabalho (tarefas mais leves) para reduzir a carga de trabalho
- Passar da posição ortostática para a sentada, ou vice-versa, pelo menos a cada 2 horas
- Certificar-se de que, se necessário, esteja autorizada a descansar sem que seja penalizada por isso para garantir um desfecho saudável

- Certificar-se de que o ambiente de trabalho não tenha substâncias tóxicas
- Verificar se existe, no ambiente de trabalho, fumaça de cigarro para que o tabagismo passivo não seja uma preocupação
- Minimizar os trabalhos pesados, se associados à flexão anterior de tronco.

Viagens

A gestação não restringe a capacidade da mulher de viajar de carro ou avião; no entanto, as gestantes devem seguir algumas orientações de segurança para minimizar o risco para si e para o feto. De acordo com o ACOG (2019d), as gestantes podem viajar com segurança, embora o segundo trimestre gestacional seja, talvez, a melhor época para viajar porque há menos risco de complicações. A gestante que pretende fazer viagens internacionais deve avaliar os problemas que poderiam ocorrer durante o deslocamento, bem como a qualidade dos cuidados médicos disponíveis no destino.

No terceiro trimestre, a gestante deve ser aconselhada a adiar as viagens ao exterior devido a preocupações sobre o acesso a cuidados médicos em caso de problemas como hipertensão arterial, infecção pelo vírus zika e malária por picadas de mosquitos, flebite ou parto prematuro (CDC, 2019f).[9] Ela deve ser aconselhada a consultar o obstetra antes de tomar qualquer decisão sobre viagens.

> ### ATENÇÃO!
> As manifestações clínicas que indicam a necessidade de atenção médica imediata durante a viagem são sangramento vaginal, eliminação de tecidos ou coágulos, dor abdominal ou cãibras, contrações, ruptura das membranas amnióticas, edema ou dor excessiva nas pernas, cefaleia ou problemas visuais (King et al., 2019).

Aconselhe a gestante a considerar o potencial de lesões e traumatismos relacionados com a viagem e lhe ensine a evitar que aconteçam. As Diretrizes de ensino 12.4 oferecem sugestões para uma viagem segura de avião e ao exterior.

---

[8]N.R.T.: Na legislação brasileira, os direitos trabalhistas para a gestante estão previstos na Consolidação das Leis do Trabalho (CLT) e também na Constituição Federal (CF) como uma garantia da proteção e da saúde da mulher, mas, sobretudo, da criança que por ela está sendo gerada. Os principais direitos das gestantes que trabalham são: estabilidade provisória; reintegração ou indenização; realocação de funções; dispensa para consultas médicas; licença-maternidade; ampliação do período de repouso; salário-maternidade; e intervalos para amamentação. (Fonte: Consolidação das Leis do Trabalho – CLT e normas correlatas. Brasília: Senado Federal, Coordenação de Edições Técnicas, 2017. Seção V – Da Proteção à Maternidade. 189 p.)

[9]N.R.T.: Ao longo da pandemia de Covid-19, o mundo entendeu que gestantes e puérperas constituem grupo de risco frente ao coronavírus. Atualmente, sabe-se que gestantes infectadas com o vírus SARS-CoV-2 têm maior chance de ter pior evolução da doença, com maior risco de internação em unidades de terapia intensiva (UTIs), de intubação orotraqueal e de óbito. Desse modo, devem ser seguidas as normas de segurança, conforme recomendações médicas e das empresas aéreas. (Fontes: Brasil. (2021). Ministério da Saúde. Secretaria de Atenção Primária à Saúde. Departamento de Ações Programáticas e Estratégicas. *Manual de recomendações para a assistência à gestante e puérpera frente à pandemia de Covid-19.* 2. ed. Brasília: Ministério da Saúde. 84 p.; e Brasil. (2022). Ministério da Saúde. Secretaria de Atenção Primária à Saúde. Departamento de Ações Programáticas Estratégicas. *Manual de gestação de alto risco.* 1. ed. [versão preliminar]. Brasília: Ministério da Saúde.)

DIRETRIZES DE ENSINO **12.4**
Orientações para promover segurança em viagens de avião e ao exterior

- Carregar uma cópia do prontuário pré-natal se a viagem for prolongada, no caso de haver uma emergência clínica longe de casa
- Quando viajar, levar um dicionário estrangeiro que inclua palavras ou frases para as emergências mais comuns da gestação
- Viajar com pelo menos uma pessoa em todos os momentos para a segurança pessoal
- Verificar com o obstetra antes de receber as vacinas necessárias para viagens ao exterior; algumas podem ser prejudiciais ao feto
- Quando em um país estrangeiro, evitar frutas frescas, vegetais e a água local
- Evitar o consumo de leite que não seja pasteurizado
- Ingerir apenas carne que seja bem cozida para evitar a exposição à toxoplasmose
- Pedir um assento no corredor e andar pelo avião a cada 2 horas
- Ao se sentar em voos longos, fazer exercícios de contração da panturrilha para melhorar a circulação para os membros inferiores
- Estar ciente dos problemas típicos enfrentados pelas viajantes grávidas, tais como fadiga, pirose, indigestão, constipação intestinal, secreção vaginal, cãibras nas pernas, polaciúria e hemorroidas
- Sempre usar meias elásticas durante o voo para evitar o desenvolvimento de coágulos sanguíneos
- Beber muita água para se manter bem hidratada durante todo o voo
- Adiar viagens, se os riscos superarem os benefícios.

Centers for Disease Control and Prevention (CDC). (2020f). *Pregnant travelers*. Disponível em: https://wwwnc.cdc.gov/travel/page/pregnant-travelers. Acesso em: 16 jun. 2020; American College of Obstetricians and Gynecologists (ACOG). (2019f). *ACOG Committee Opinion 443: air travel during pregnancy*. Disponível em: https://www.acog.org/Clinical-Guidance-and-Publications/Committee-Opinions/Committee-on-Obstetric-Practice/Air-Travel-During-Pregnancy?IsMobileSet=false. Acesso em: 16 jun. 2020.

Ao viajar de carro, o maior risco é um acidente automobilístico. Os acidentes de trânsito são responsáveis por mais de 50% de todos os traumatismos durante a gestação e uma grande porcentagem das mortes fetais ocorre durante esses eventos (Norwitz et al., 2019). O impacto e o impulso podem levar à separação traumática da placenta da parede do útero. Podem ocorrer choque e hemorragia massiva. As sugestões que os enfermeiros podem oferecer para promover a segurança durante a viagem terrestre incluem:

- Usar sempre o cinto de segurança de três pontos, não importa o quão curta seja a viagem, para evitar a ejeção ou lesões graves por colisão
- Colocar as alças de ombro não acolchoadas corretamente; elas devem cruzar entre as mamas e sobre a parte superior do abdome abaixo do útero (Figura 12.8)

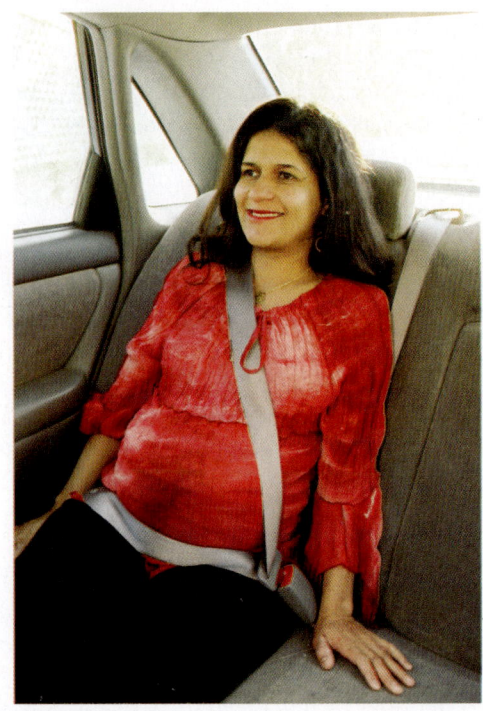

FIGURA 12.8 Colocação correta do cinto de segurança durante a gestação.

- Se não houver disponibilidade de cintos de segurança (ônibus ou *vans*), viajar no banco de trás do veículo
- Usar um cinto de segurança que cruze sobre a pelve abaixo do útero
- Desativar o *airbag*, se possível. Se não for possível, mover o assento para o mais longe possível do painel do carro para minimizar o impacto sobre o abdome
- Não usar telefone celular enquanto estiver dirigindo para evitar distrações
- Não dirigir quando estiver muito cansada no primeiro e no terceiro trimestres gestacionais
- Não dirigir tarde da noite, quando a visibilidade pode estar comprometida
- Direcionar o volante, se inclinável, para longe do abdome (CDC, 2019f).

Vacinas e medicamentos

As vacinas estão entre as maiores conquistas de saúde pública do século XXI, sendo responsáveis pela significativa redução da morbidade e da mortalidade associadas a várias doenças causadas por bactérias e vírus (Sverrisdottir et al., 2019). É ideal que as gestantes recebam todas as imunizações infantis antes da concepção para proteger o feto de qualquer risco de anomalias congênitas. Se a gestante comparecer a uma consulta preconceptiva, discuta as imunizações contra sarampo, caxumba e rubéola (MMR), hepatite B e difteria/tétano (a cada 10 anos); administre-as nesse momento, se necessário.

O risco para o feto em desenvolvimento com a vacinação da mãe durante a gestação é principalmente teórico. As imunizações de rotina geralmente não são indicadas durante a gestação; no entanto, não existem evidências de risco na vacinação de gestantes com vírus inativado, vacinas bacterianas ou toxoides. Várias outras vacinas não foram devidamente estudadas; portanto, seus riscos teóricos devem ser pesados em relação aos riscos da doença para a mãe e o feto (CDC, 2019g).

> ### ATENÇÃO!
> Aconselhe a gestante a evitar vacinas de vírus vivos (tríplice viral e varicela), assim como a mulher que deseja engravidar a não o fazer nos 30 dias seguintes à aplicação de uma dessas vacinas devido ao risco teórico de transmissão para o feto (CDC, 2019g).

As diretrizes do CDC para a administração de vacinas são destacadas no Boxe 12.5.

O uso de medicamentos é comum durante a gestação, com as estimativas de prevalência geralmente excedendo 65% e aumentando ao longo dos anos. As gestantes usam uma grande variedade de medicamentos prescritos e de venda livre para condições relacionadas e não relacionadas à gravidez (van Gelder et al., 2019). Pouco se sabe sobre os efeitos da utilização da maioria dos medicamentos durante a gestação. Apenas menos de 10% dos fármacos aprovados pela FDA desde 1980 têm informações suficientes para determinar o risco de provocarem defeitos congênitos (CDC, 2019h). Com base nessa falta de evidências, é melhor que as gestantes evitem o uso de medicamentos durante a gravidez. Incentive-as a pelo menos discutir com seu médico os medicamentos fitoterápicos em uso para que possam ser informadas sobre quaisquer possíveis riscos caso continuem a tomá-los durante a gestação. Em geral, se a mulher está tomando medicamentos para convulsão, hipertensão arterial, asma ou depressão, os benefícios de continuar com eles durante a gestação superam os riscos para o feto. O perfil de segurança de alguns medicamentos pode mudar de acordo com a idade gestacional do feto. A embriogênese é concluída no fim do primeiro trimestre gestacional, quando todos os órgãos fetais estão completos. Assim, para provocar uma malformação, a exposição fetal à substância precisa ter ocorrido nas primeiras 12 semanas de gestação (March of Dimes, 2020e).

A FDA desenvolveu um sistema de classificação de medicamentos, que aparece em seus rótulos e suas bulas. Essas categorias de risco estão resumidas no Boxe 12.6. Sempre aconselhe as mulheres a confirmá-las com seu obstetra para obter orientações.

Uma preocupação comum de muitas gestantes envolve o uso dos medicamentos de venda livre e agentes fitoterápicos.

Muitas mulheres consideram esses produtos benignos simplesmente porque estão disponíveis para venda sem receita médica (King et al., 2019). Embora os fitoterápicos sejam comumente considerados complementos "naturais" a outros medicamentos, eles podem ser tão potentes quanto alguns medicamentos prescritos. Uma grande preocupação com o fitoterápico é a falta de consistência na potência dos ingredientes ativos entre os diferentes lotes de produto, tornando difícil saber a dosagem exata pela leitura do rótulo. Além disso, muitas ervas contêm substâncias químicas que atravessam a placenta e podem causar danos ao feto.

Os enfermeiros são frequentemente questionados sobre a segurança dos medicamentos de venda livre e dos agentes fitoterápicos. Infelizmente, muitos medicamentos

---

BOXE 12.5 Diretrizes do CDC para a administração de vacinas durante a gestação.

Vacinas que devem ser consideradas, salvo indicação em contrário
- Hepatite B
- Antigripal (inativada) injetável
- Tétano/difteria (Tdap)
- Raiva.

Vacinas contraindicadas durante a gestação
- Antigripal (vacina com vírus vivo atenuado) por aerossol nasal
- Sarampo
- Caxumba
- Rubéola
- Varicela
- BCG (tuberculose)
- Febre tifoide.

Centers for Disease Control and Prevention (CDC). (2019g). *Vaccine recommendations and guidelines of the ACIP: contraindications and precautions.* Disponível em: https://www.cdc.gov/vaccines/hcp/acip-recs/general-recs/contraindications.html. Acesso em: 16 jun. 2020; March of Dimes. (2020g). *Vaccinations in pregnancy.* Disponível em: http://newsmomsneed.marchofdimes.org/?tag=immunizations. Acesso em: 16 jun. 2020.

BOXE 12.6 Classificação da FDA referente ao risco dos fármacos para a gestação.

- A subseção "Gravidez" da bula de cada fármaco fornecerá informações relevantes para seu uso por gestantes, como dosagem e riscos potenciais para o feto em desenvolvimento, e demandará conhecimento sobre a existência ou não de um registro que colete e mantenha dados sobre como as gestantes são afetadas quando usam o medicamento ou produto biológico. Nos EUA, foram anteriormente recomendadas as informações no rótulo do medicamento sobre a existência de qualquer registro de gravidez, mas não estão sendo exigidas até o momento. Essa subseção inclui trabalho de parto e nascimento
- A subseção "Lactação" fornecerá informações sobre o uso do medicamento durante o aleitamento, tais como a concentração do fármaco no leite materno e os possíveis efeitos no lactente
- A subseção "Potencial Reprodutor de Homens e Mulheres" incluirá informações sobre testes de gravidez, contracepção e infertilidade no que se refere ao medicamento. Essas informações foram incluídas no rótulo, mas até o momento não há um posicionamento consistente quanto a elas.

USFDA. (2019). *Pregnancy and lactation labeling (Drugs).* Disponível em: https://www.fda.gov/Drugs/DevelopmentApprovalProcess/DevelopmentResources/Labeling/ucm093307.htm. Acesso em: 2 mar. 2020.

não foram avaliados em estudos controlados e é difícil fazer recomendações gerais para esses produtos. Deve-se, portanto, orientar as gestantes a perguntar a seu médico antes de tomar qualquer medicamento. Dúvidas sobre o uso de medicamentos de venda livre e fitoterápicos fazem parte da entrevista pré-natal inicial.

CONDUTA DE ENFERMAGEM PARA PREPARAR A GESTANTE E SEU COMPANHEIRO PARA O TRABALHO DE PARTO, O PARTO E A MATERNIDADE/PATERNIDADE

A gravidez e o parto são experiências únicas para toda mulher. As mulheres e suas famílias têm expectativas diferentes com base em seus conhecimentos, suas experiências, suas crenças, sua cultura e suas origens sociais e familiares. Essas diferenças têm que ser compreendidas e respeitadas pelos profissionais de enfermagem, devendo-se cuidar para que sejam adaptadas para atender às necessidades individuais da mulher e de seus familiares. Conhecer as necessidades, os valores, a cultura, as preferências e as expectativas da mulher durante o parto ajuda os profissionais de enfermagem a lhe prestarem cuidados de alta qualidade. Atualmente, o parto é uma experiência muito diferente do parto de antigamente. No passado, as mulheres eram literalmente "postas para dormir" com anestésicos e acordavam com um recém-nascido. A maioria das mulheres não se lembrava dos detalhes e tinha um papel passivo no parto enquanto o médico retirava o feto. Na década de 1950, as gestantes começaram a insistir em ter um papel mais ativo em seus cuidados de saúde e os casais a desejar estar juntos durante o extraordinário evento do parto. Em comparação com o passado, há uma pressão maior para que os parceiros desempenhem um papel mais importante na gravidez e no parto. Os parceiros agora querem ser vistos como indivíduos que fazem parte da experiência do parto. Se forem excluídos, tendem a se sentir impotentes, o que pode resultar em um sentimento de pânico e ansiedade, e colocar em risco a sua capacidade de apoiar a mãe (Woolston, 2020).

Nas várias culturas, existem crenças relacionadas com a gravidez e o parto. A percepção da mulher sobre a sua condição é fundamental para o processo de tomada de decisão porque seus comportamentos pessoais podem alterar significativamente os riscos relacionados com a gestação. As gestantes de diversas culturas têm várias crenças associadas à dieta, ao comportamento relacionado com os cuidados pré-natais e ao uso de fitoterápicos durante a gravidez e o puerpério. Os enfermeiros precisam conhecer essas crenças culturais para incorporá-las à sua atuação profissional e, ao mesmo tempo, respeitosamente desestimular aquelas que representem riscos à saúde (Giger & Haddad, 2020).

As orientações para o parto começaram porque as gestantes exigiam maior participação nesse momento, em vez de simplesmente passar o controle para o médico.

A enfermagem desempenhou um papel fundamental na promoção dessa mudança, fornecendo informações e apoiando as gestantes e suas famílias, assim como possibilitando um papel mais ativo na preparação para o parto que se aproxima.

As aulas tradicionais de orientação para o parto focalizavam o desenvolvimento e a prática de técnicas para uso no controle da dor e na facilitação do trabalho de parto. Recentemente, o foco dessas orientações foi ampliado, abrangendo agora não apenas a preparação para o parto, mas também para o aleitamento materno, os cuidados com a criança, a transição para a paternidade, as habilidades de relacionamento, a promoção da saúde familiar e a sexualidade (Brooks & Wilson, 2019). O termo usado para descrever essa ampla gama de temas é **orientação perinatal**. Os assuntos comumente abordados nas orientações perinatais incluem:

- Anatomia e fisiologia da reprodução
- Crescimento e desenvolvimento fetais
- Exercícios físicos maternos pré-natais
- Alterações fisiológicas e emocionais durante a gestação
- Sexo durante a gestação
- Crescimento e desenvolvimento do lactente
- Hábitos nutricionais e alimentares saudáveis durante a gestação
- Teratógenos e seu impacto sobre o feto
- Sinais e sintomas de trabalho de parto
- Preparação para o trabalho de parto e o parto (para os pais, irmãos e outros membros da família)
- Opções para o parto
- Nutrição infantil, incluindo a preparação para a amamentação
- Cuidados com a criança, incluindo segurança, reanimação cardiopulmonar (RCP) e primeiros socorros
- Planejamento familiar (March of Dimes, 2020f).

Aulas de preparação para o parto

As aulas de preparação para o parto orientam a gestante e sua pessoa de apoio quanto à gestação, ao parto e à parentalidade. As aulas são oferecidas em comunidades locais ou *online*, e geralmente são ministradas por instrutores de parto certificados. A maioria das aulas de preparação para o parto apoia o conceito de **parto natural** (um parto sem medicamentos para aliviar a dor) para que a mulher possa estar no controle durante toda a experiência tanto quanto ela desejar. As aulas diferem em sua abordagem de técnicas específicas de conforto e padrões respiratórios. Os três métodos de parto mais comuns são o Lamaze (psicoprofilático), o Bradley (parto orientado pelo parceiro) e o Dick-Read (parto natural).

Método Lamaze

Lamaze é um método psicoprofilático (conjunto de ações físicas e psíquicas) de preparação para o trabalho de parto e o parto que promove o uso de técnicas específicas de respiração e relaxamento. O Dr. Fernand Lamaze, um obstetra francês, popularizou esse método de preparação para o parto na década de 1960. Lamaze acreditava que dominar o medo por meio do conhecimento e do apoio era importante, e que as gestantes precisavam alterar a percepção do sofrimento durante o parto. Essa mudança de percepção ocorreria pelo aprendizado de reflexos condicionados que, em vez de sinalizar dor, sinalizariam o trabalho de produzir um filho e, assim, conduziriam a mulher durante o trabalho de parto acordada, consciente e no controle de seu próprio corpo (Lamaze International, 2020). Lamaze acreditava que todas as mulheres têm o direito de dar à luz com pouca ou nenhuma medicação enquanto mantêm sua dignidade, minimizam sua dor, maximizam sua autoestima e desfrutam do milagre do nascimento.

As aulas sobre o método Lamaze incluem informações sobre exercícios de tonificação, exercícios e técnicas de relaxamento e métodos de respiração para o trabalho de parto. As técnicas respiratórias são usadas no trabalho de parto para aumentar o relaxamento e reduzir a percepção de dor da mulher. O objetivo é que as gestantes tomem consciência de seu ritmo respiratório confortável para manter o relaxamento e a oxigenação adequada do feto. As seguintes técnicas respiratórias são uma estratégia efetiva de focalização na atenção para reduzir a dor:

- A *respiração ritmada* envolve técnicas usadas para diminuir as respostas ao estresse e, por conseguinte, à dor. Esse tipo de respiração implica a autorregulação da gestante, que começa fazendo uma respiração de "purificação" no início e no fim de cada contração. Essa respiração de purificação simboliza a libertação de sua mente de preocupações e inquietações, melhorando então a oxigenação e induzindo a mulher a um estado de relaxamento

- A *respiração em ritmo lento* está associada ao relaxamento e deve ser a metade da frequência respiratória normal (seis a nove incursões respiratórias por minuto). Esse tipo de respiração é o padrão mais relaxado, sendo recomendado durante o trabalho de parto. A respiração abdominal ou torácica pode ser usada. Geralmente, é melhor inspirar pelo nariz e expirar pelo nariz ou pela boca, o que for mais confortável para a gestante

- A *respiração com ritmo modificado* pode ser usada em momentos de maior trabalho ou estresse durante o trabalho de parto para aumentar a vigília ou focar a atenção, ou quando a respiração com ritmo lento não for mais efetiva para manter o relaxamento da gestante. A frequência respiratória da mulher aumenta, mas não pode exceder o dobro de sua taxa normal. A respiração com ritmo modificado é torácica e silenciosa cuja frequência é aumentada ou diminuída de acordo com a intensidade da contração. Os tempos de inspiração e expiração são iguais. Essa técnica respiratória deve ser praticada durante a gestação para uso ideal durante o trabalho de parto

- A *respiração com ritmo padronizado* é semelhante à respiração com ritmo modificado, mas com um padrão rítmico. Ela usa uma variedade de padrões, com ênfase na expiração em intervalos regulares. Diferentes padrões podem ser usados, tais como 4/1, 6/1, 4/1. Um ritmo 4/1 consiste em quatro respirações torácicas seguidas por uma expiração (liberação de ar como ao soprar uma vela). Padrões aleatórios podem ser escolhidos para uso, desde que os princípios básicos de frequência e relaxamento sejam atendidos.

Os casais normalmente praticam esses padrões de respiração durante os últimos meses da gestação até que se sintam confortáveis em usá-los. Pontos focais (fixação visual em determinado objeto), *effleurage* (massagem abdominal leve feita pela mulher ou pelo parceiro visando facilitar a circulação), massagem e imaginação (foco da mente em um local relaxante) também são adicionados para ajudar no relaxamento. O enfermeiro deve incentivar a mulher a respirar em um nível confortável que lhe permita enfrentar a situação. Durante os períodos de imaginação e visualização do ponto focal, o enfermeiro deve permanecer em silêncio para evitar que a gestante perca a concentração.

Método Bradley

O método Bradley utiliza vários exercícios e respiração abdominal lenta e controlada para promover o relaxamento. O Dr. Robert Bradley, um obstetra de Denver (EUA), apregoou uma experiência de trabalho de parto e parto completamente sem medicação. Esse método enfatiza as sensações prazerosas do parto, ensinando a mulher a se concentrar nessas sensações enquanto "se conecta" com seu próprio corpo (Bradley Method, 2019). Em 1965, Bradley escreveu o livro *Husband-Coached Childbirth*, que defendia a participação ativa do parceiro durante o trabalho de parto.

A mulher é condicionada a trabalhar em harmonia com seu corpo usando o controle respiratório e a respiração abdominopélvica profunda para promover o relaxamento geral do corpo durante o trabalho de parto. Esse método enfatiza que o parto é um processo natural e alegre, e ressalta o envolvimento do parceiro durante a gestação, o trabalho de parto, o parto e o período neonatal. Assim, as técnicas de treinamento são direcionadas para o companheiro, não para a gestante. O companheiro é orientado quanto às técnicas de massagem e de confortamento para serem usadas na gestante durante o trabalho de parto e o parto.

Método Dick-Read

Em 1944, Grantly Dick-Read, um obstetra britânico, escreveu *Childbirth Without Fear*. Ele acreditava que a atitude da mulher em relação ao seu processo de parto exercia uma influência considerável sobre a facilidade de seu trabalho de parto. Além disso, considerava que o medo é o principal agente produtor de dor em um parto normal. Ele propunha que o medo fomenta um estado de tensão, criando então um efeito antagônico sobre os músculos do útero, o que resulta em dor. Um ambiente reservado, tranquilo e escuro, onde a gestante se sinta segura, pode promover a liberação de ocitocina, o hormônio responsável pelas contrações uterinas e que, acredita-se, promove a liberação das endorfinas, hormônios que aliviam a dor. Quando isso não ocorre, as mulheres podem apresentar a síndrome medo-tensão-dor, o que inviabiliza o progresso do trabalho de parto e provoca níveis aumentados de dor (Jordan et al., 2019). Dick-Read procurou interromper o padrão circular de medo, tensão e dor durante o trabalho de parto e o parto promovendo a crença de que o grau de medo poderia ser diminuído com o aumento da compreensão da resposta fisiológica normal do trabalho de parto (King et al., 2019).

O obstetra britânico acreditava que as orientações pré-natais são essenciais para o alívio da dor e que fatores emocionais durante o trabalho de parto interferem na progressão normal do trabalho de parto. A mulher alcança o relaxamento e reduz a dor armando-se com o conhecimento sobre o parto normal e utilizando a respiração abdominal durante as contrações.

Conduta de enfermagem e orientações para o parto

As orientações para o parto têm mais a ver com o domínio do que com métodos. O objetivo geral de qualquer método é promover um estado interno de controle que possibilite a cada mulher preparar o corpo para o processo de nascimento. À medida que a mulher obtém sucesso e benefícios tangíveis com os exercícios que lhe são ensinados, ela começa a reformular suas crenças e ganha um conhecimento prático, tendo então o ímpeto para se envolver no uso consciente das técnicas (Figura 12.9). Os profissionais de enfermagem desempenham um papel fundamental no apoio e no incentivo ao uso das técnicas ensinadas nas aulas de preparação para o parto.

O trabalho de parto de cada mulher é único, de modo que é importante que os enfermeiros não generalizem nem estereotipem as mulheres. O incentivo e a presença são o tipo de apoio mais efetivos que um enfermeiro pode oferecer a um casal que usa métodos de preparação para o parto. Essas condutas de enfermagem devem ser adaptadas a cada mulher ao longo do processo de trabalho de parto. Enunciar frases encorajadoras como "muito bom" ou "você consegue" ajuda a realçar seus esforços e, ao mesmo tempo, promove seu empoderamento. É importante usar o contato visual para atrair a atenção total da mulher se ela parecer oprimida ou perder o controle durante a fase de transição do trabalho de parto.

Os profissionais de enfermagem desempenham um papel significativo em melhorar o relacionamento do casal, respeitando a participação do parceiro e demonstrando preocupação com suas necessidades durante o trabalho de parto. Oferecer-se periodicamente para ficar com a mulher para dar pausa ao parceiro permite que se lhe atendam às necessidades e, ao mesmo tempo, continue participando ativamente. Forneça orientações antecipatórias ao casal e ajude durante os momentos críticos do trabalho de parto. Demonstre ao companheiro algumas das técnicas de enfrentamento e elogie seu uso bem-sucedido para aumentar sua autoestima. Concentre-se nos pontos fortes e nos elementos positivos da experiência de trabalho de parto. Parabenizar o casal por um trabalho bem executado é primordial.

Durante o trabalho de parto, demonstre cordialidade pessoal e projete uma atitude amigável. Frequentemente, o toque do enfermeiro pode ajudar a evitar uma crise tranquilizando a mãe de que ela está indo bem.

Opções de ambientes de parto e de prestadores de cuidados

A partir do momento em que a mulher descobre que está grávida, inúmeras decisões a aguardam – onde seu filho nascerá, qual ambiente de parto é o melhor e quem ajudará no parto. A maioria das mulheres está bem e saudável, e pode considerar toda a gama de locais de

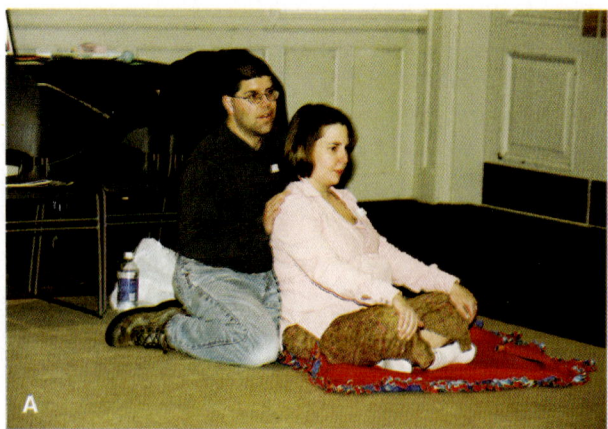
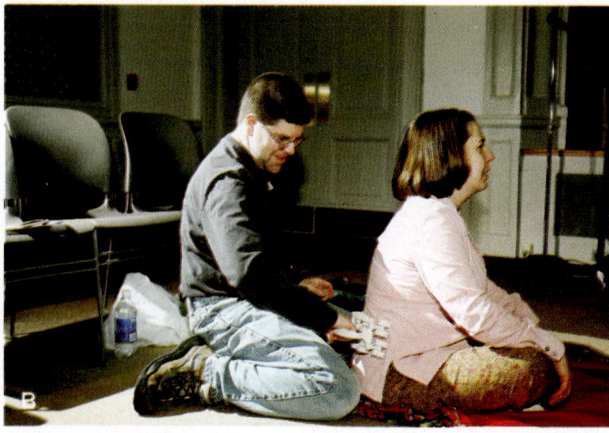

FIGURA 12.9 Casal praticando as técnicas ensinadas em uma aula de preparação para o parto.

parto – hospital, casa de parto ou parto domiciliar – e de prestadores de cuidados. Devem ser dadas informações sobre cada um para garantir a decisão mais informada.

Ambientes de parto

HOSPITAIS

Os hospitais são o local mais comum para o parto nos EUA e também no Brasil. Se a mulher tiver uma condição clínica importante ou estiver sob alto risco de desenvolvê-la, ela provavelmente precisará planejar o parto em um ambiente hospitalar sob os cuidados de um obstetra. Dar à luz em um hospital é vantajoso por várias razões. Os hospitais estão mais bem equipados para diagnosticar e tratar mulheres e recém-nascidos com complicações, há pessoal treinado, se necessário, e não é preciso transporte caso surja uma complicação durante o trabalho de parto ou o parto. As desvantagens incluem o ambiente clínico, as políticas e restrições, que podem limitar quem pode estar com a mulher, e o modelo clínico de atendimento.

No ambiente hospitalar, no entanto, existem opções em relação ao local de parto. A sala de parto convencional assemelha-se a uma sala de cirurgia, na qual o obstetra extrai o feto da mulher, cujas pernas estão apoiadas em estribos. A mãe é, então, transferida para a área de recuperação em uma maca e novamente para a unidade de pós-parto. A suíte de parto é a outra opção dentro do ambiente hospitalar. Nela, a mulher e seu parceiro permanecem no mesmo local para o trabalho de parto, o parto e a recuperação. A suíte de parto é um quarto privativo decorado para parecer o máximo possível com o ambiente familiar. Por exemplo, a cama é adaptada para permitir várias posições de parto e pode haver uma cadeira de balanço ou uma poltrona para o companheiro da gestante. Apesar do ambiente acolhedor, a suíte está provida com equipamentos de emergência obstétrica para reanimação e monitores eletrônicos fetais, caso sejam necessários (Figura 12.10A). Esses ambientes proporcionam uma experiência de parto mais pessoal em uma atmosfera menos formal e intimidadora em comparação com a sala de parto tradicional.

CASAS DE PARTO

Uma casa de parto (Figura 12.10B) oferece às parturientes um ambiente confortável onde podem receber cuidados com níveis adequados de intervenção, o que pode ser uma boa escolha para a mulher que deseja um atendimento mais personalizado do que o de um hospital mas não se sente confortável com um parto em casa. Em contraste com o ambiente institucional dos hospitais, a maioria das casas de parto tem uma atmosfera familiar e muitas estão localizadas em casas adaptadas. Algumas são de propriedade de hospitais ou são a eles afiliadas. As casas de parto são projetadas para atender mulheres consideradas de baixo risco para complicações obstétricas. As mulheres não só podem, como também são encorajadas a dar à luz na posição que lhes for mais confortável. O atendimento nas casas de parto geralmente é prestado por parteiras e é mais descontraído, não havendo cateteres intravenosos de rotina, monitoramento fetal e protocolos restritivos. Uma desvantagem da casa de parto é a necessidade de transportar a gestante para um hospital rapidamente em caso de complicações porque não há equipamentos de emergência prontamente disponíveis. Em um estudo que comparou ambientes domésticos com ambientes institucionais convencionais, o autor concluiu que parecia haver alguns benefícios dos ambientes domésticos para o parto, embora o maior apoio dos cuidadores seja mais importante para a mulher (Phillippi et al., 2018).

PARTO DOMICILIAR

Nos EUA, as taxas de parto domiciliar planejado têm aumentado desde a década de 1970. A maioria das mulheres que optam pelo parto em casa acredita que o parto é um processo natural que demanda pouca intervenção médica (Kline, 2019). As pesquisas mostraram que as mulheres acreditam que os partos domiciliares planejados aumentam a privacidade, o conforto e a conveniência, estão associados a taxas reduzidas de intervenções médicas e facilitam o envolvimento da família em um ambiente tranquilo e pacífico (King et al., 2019).

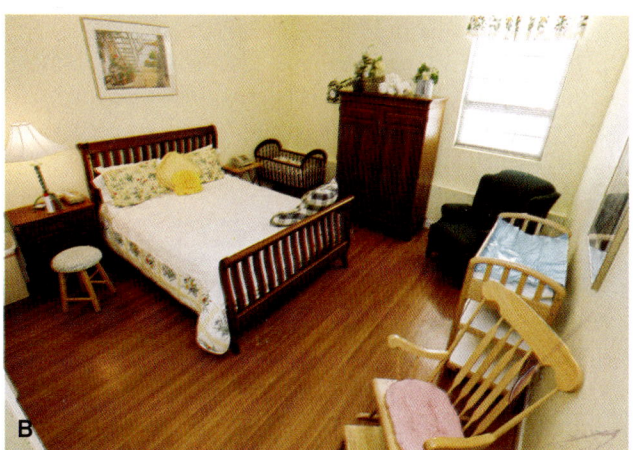

FIGURA 12.10 **A.** Suíte de parto em um hospital. **B.** Sala de parto em uma casa de parto.

A segurança dos partos domiciliares é motivo de debate contínuo nos EUA. O American College of Nurse Midwives (ACNM), a American Public Health Association (APHA) e a OMS afirmam que o parto domiciliar planejado é seguro, desde que a mulher e a gestação atendam a determinados critérios, tais como gravidez de baixo risco, feto único, feto cefálico a termo e ausência de doenças preexistentes (Grunebaum et al., 2019). Os partos domiciliares podem ser seguros se houver atendentes qualificados e experientes e um sistema de transferência de emergência se ocorrerem complicações. Muitas mulheres escolhem o ambiente doméstico por um forte desejo de controlar o nascimento e de dar à luz cercadas por membros da família. A maioria dos cuidadores no parto domiciliar é de parteiras (no Brasil conhecidas como obstetrizes e enfermeiras obstetras), que prestam cuidados contínuos à mulher durante a gestação. As desvantagens incluem a necessidade de transportar a gestante para o hospital durante ou após o parto, caso surja um problema, e o limitado controle da dor no ambiente doméstico.

Prestadores de cuidado

Embora a maioria das gestantes nos EUA ainda seja acompanhada por um obstetra, um número crescente está escolhendo enfermeiros obstetras para seus cuidados. A diferença é uma questão de graduação. Os obstetras devem terminar uma residência de 4 anos em obstetrícia e ginecologia, além da faculdade de medicina. O enfermeiro obstetra participa de um programa de formação em enfermagem obstétrica certificado pela Accreditation Commission for Midwifery Education (ACME) e passa por um exame de certificação nacional para receber a designação profissional de enfermeiro obstetra. Desde 2010 a graduação é exigida para o ingresso na prática de obstetrícia nos EUA. Geralmente, os enfermeiros obstetras atendem gestantes de baixo risco em várias circunstâncias. Eles são capacitados a fazer prescrições; prestar cuidados pré-natais, durante o parto e no pós-parto; e dar assistência ao recém-nascido e à mulher ao longo da vida. O médico de família também presta cuidados de maternidade, à mulher e ao recém-nascido. Muitas mulheres dão à luz em maternidades ou casas de parto. Os obstetras podem lidar com gestações de alto risco e partos de emergências, administrar ou solicitar medicamentos para alívio da dor, e são assistidos por uma equipe de suporte no ambiente hospitalar. Nos EUA, os enfermeiros obstetras prestam cuidados em hospitais, casas de parto e domicílios. Eles acreditam que o parto é um evento natural e aceitam grandes variações do que é considerado normal durante o trabalho de parto, o que leva a menos intervenções no processo. Além disso, eles realizam aproximadamente 9,1% dos partos nos EUA (American College of Nurse Midwives, 2020). Os enfermeiros obstetras lidam com partos de alto risco e de emergência,

mas, como nem sempre esses casos são previsíveis, eles geralmente têm um obstetra para ajudá-los em caso de emergência.[10]

Além do enfermeiro obstetra, algumas mulheres contratam uma doula para estar com elas durante o processo de gestação. *Doula* é uma palavra grega que significa "serva da mulher". A doula é uma leiga treinada para dar incentivo, apoio emocional e físico e informações à mulher e aos seus familiares no fim da gestação, no trabalho de parto, no parto e no pós-parto. Ela proporciona apoio contínuo às mulheres durante o trabalho de parto, mas não realiza nenhum procedimento clínico.

Preparação para aleitamento materno ou uso da mamadeira

As gestantes são confrontadas com uma decisão sobre qual método de alimentação escolher. Oriente-as sobre as vantagens e desvantagens de cada método, permitindo então que ela e seu companheiro tomem uma decisão informada sobre o melhor método para a sua situação. Fornecer essas informações aumentará a probabilidade de uma experiência bem-sucedida, independentemente do método de alimentação escolhido. Como parte das intervenções baseadas em evidências/promoção da saúde, os enfermeiros devem encorajar e orientar todas as mulheres sobre a amamentação de seus filhos, porém respeitando a decisão final dos pais.

Aleitamento materno

Evidências científicas substanciais documentam os benefícios do aleitamento materno para a saúde do recém-nascido. As evidências atuais citadas pela AAP mostraram melhores desfechos para os lactentes que receberam leite materno no que diz respeito a otite média, infecções das vias respiratórias inferiores, gastrenterite, dermatite atópica, asma infantil, obesidade infantil, diabetes tipos 1 e 2, leucemia infantil, síndrome da morte súbita do lactente e desenvolvimento

---

[10]N.R.T.: No Brasil, embora cada vez mais reconhecido o papel do enfermeiro obstetra ou obstetriz, não é rotina, principalmente na rede privada, que o parto, mesmo que de baixo risco, seja atendido pelo enfermeiro obstetra. Vários procedimentos hospitalares têm sido questionados pela carência de evidências científicas que os suportem, a existência de evidências que os contraindiquem e por trazerem desconforto à mulher. Também os ambientes onde o nascimento ocorre têm sofrido modificações, tornando-se mais aconchegantes e com rotinas mais flexíveis, o que permite que a mulher e sua família possam participar e expressar livremente suas expectativas e preferências. Surgem como opção as modalidades de assistência em ambientes não hospitalares – como parto domiciliar e em centros de nascimento dentro ou fora dos hospitais. Deve o profissional informar às multíparas de baixo risco sobre as complicações dessas modalidades. Tendo em vista o contexto brasileiro, o parto domiciliar não está disponível no sistema de saúde, por isso não há como recomendá-lo. No entanto, não se deve desencorajar o planejamento do parto no domicílio. (Fonte: Brasil. (2017). Ministério da Saúde. Secretaria de Ciência, Tecnologia e Insumos Estratégicos. Departamento de Gestão e Incorporação de Tecnologias em Saúde. *Diretrizes nacionais de assistência ao parto normal: versão resumida.* Brasília: Ministério da Saúde, 51 p.)

cognitivo. Já para as mães, no que diz respeito a câncer de mama e de ovário e diabetes tipo 2. A AAP preconiza o aleitamento materno exclusivo até os 6 meses de vida e a sua manutenção durante 1 ano e/ou pelo tempo que for mutuamente desejado (2019). Além disso, a falta do aleitamento materno tem um impacto negativo no sistema de saúde, pois leva a aumento no número de consultas, nas internações hospitalares, na taxa de obesidade e nos custos com cuidados de saúde. A maioria dos pesquisadores concorda que a duração do aleitamento materno guarda uma correlação inversa com o risco de sobrepeso. O aleitamento materno é uma estratégia com boa relação custo/benefício, natural e eficaz na prevenção da obesidade infantil.

O leite humano, além de fornecer o equilíbrio ideal de nutrientes para os recém-nascidos (ACOG, 2019e), é vantajoso pelas seguintes razões:

- O leite materno é de fácil digestão, econômico e não exige preparação
- Promove o vínculo entre mãe e filho
- O custo é menor do que o da fórmula comprada
- A ovulação é suprimida (no entanto, esse não é um método de controle de natalidade confiável)
- O risco de câncer de ovário e a incidência de câncer de mama antes da menopausa são reduzidos
- Gastam-se calorias extras, o que promove a perda de peso de modo gradual sem restrição alimentar
- A ocitocina é liberada para promover involução uterina mais rápido e com menos sangramento
- Mamar ajuda a desenvolver os músculos da mandíbula do lactente
- A absorção de lactose e de sais minerais pelo recém-nascido é melhor
- As propriedades imunológicas do leite materno ajudam a evitar infecções no lactente
- A composição do leite materno adapta-se para atender às necessidades do lactente conforme ele cresce
- Com a ingestão adequada, o recém-nascido não apresenta problemas de constipação intestinal
- É menos provável a ocorrência de alergias alimentares no lactente que recebe leite materno
- A incidência de otite média e de infecções nas vias respiratórias superiores do lactente é reduzida
- É menos provável que lactentes que recebem leite materno sejam superalimentados, reduzindo assim o risco de obesidade na idade adulta
- Os recém-nascidos que recebem aleitamento materno são menos propensos a vômitos (AAP, 2019; ACOG, 2019e; American Academy of Family Physicians, 2019; U.S. Preventive Services Task Force [USPSTF], 2019).

Pode-se dizer que a lactação e o aleitamento materno são tão naturais que deveriam acontecer espontaneamente, mas nem sempre é assim. Aprender a amamentar requer prática, apoio do companheiro e dedicação e paciência por parte da mãe, podendo ser necessário trabalhar em colaboração com um especialista em lactação para ser bem-sucedida e se sentir confortável durante a amamentação. A Figura 12.11 mostra as diferentes posições que podem ser adotadas para o aleitamento materno. Os profissionais de enfermagem podem encorajar o aleitamento materno para todas as mulheres, com exceção das HIV-positivas que não estiverem recebendo tratamento, daquelas com tuberculose ativa, das usuárias de drogas ilícitas ou daquelas em uso de agentes quimioterápicos para câncer. Os enfermeiros também podem orientar as mães que amamentam seus filhos quanto ao fato de que o uso de chupetas não interfere no sucesso da amamentação[11] (La Leche League International, 2020a).

O aleitamento materno, no entanto, apresenta alguns efeitos colaterais desagradáveis para a mãe, por exemplo, desconforto mamário, mamilos doloridos, mastite, ingurgitamento, abscesso mamário, estase de leite, mamilos planos ou invertidos, ressecamento vaginal e diminuição da libido (Jordan et al., 2019). A causa mais comum de dor no mamilo é a pega inadequada; esse desconforto é penetrante, imediato e de curta duração, geralmente ocorrendo assim que o lactente começa a mamar e cedendo gradualmente durante a amamentação. Algumas mães sentem que o aleitamento é inconveniente ou constrangedor, limita outras atividades e o envolvimento do companheiro, aumenta a dependência por estarem presas ao filho o tempo todo e restringe a ingestão de bebidas alcoólicas e o uso de substâncias psicoativas. Os enfermeiros podem ajudar as mães a lidar com o medo da dependência e com os sentimentos de obrigação, enfatizando os aspectos positivos do aleitamento materno e incentivando experiências de criação de vínculo com o filho. Além disso, eles podem ajudar as mulheres a se preparar para o aleitamento e para mantê-lo após retornarem às suas atividades laborais.

PREPARAÇÃO PARA O ALEITAMENTO MATERNO

Não é necessária a preparação dos mamilos durante o período pré-natal, a menos que eles estejam invertidos e não se tornem rijos quando estimulados. Avalie isso colocando o indicador e o polegar acima e abaixo da aréola e comprimindo atrás do mamilo. Se ele se achatar ou se inverter, aconselhe a gestante a usar conchas de mama durante os últimos 2 meses da gestação, as quais exercem pressão contínua ao redor da aréola, empurrando o mamilo por meio de uma abertura central na concha interna (La Leche League International, 2020b). Elas são utilizadas dentro do sutiã. Inicialmente, por 1 hora; em seguida, a mulher aumenta progressivamente o tempo de uso para até 8 horas diárias. A gestante mantém esse esquema até depois do parto e, então, usa a concha 24 horas por dia até que a criança pegue a mama com facilidade (La Leche League International, 2020b). Além disso, sugira que a mulher use um sutiã de amamentação 24 horas por dia.

---

[11]N.R.T.: Nos documentos oficiais do Brasil, não se recomenda a abordagem de chupeta. (Fontes: NBCAL. *Norma Brasileira de Comercialização de Alimentos para Lactentes e Crianças de Primeira Infância, Bicos, Chupetas e Mamadeiras*. IBFAN, 2. ed., 2021; e Lei nº 11.265, de 03 de janeiro de 2006, que regulamenta a comercialização de alimentos para lactentes e crianças de primeira infância e também a de produtos de puericultura correlatos.)

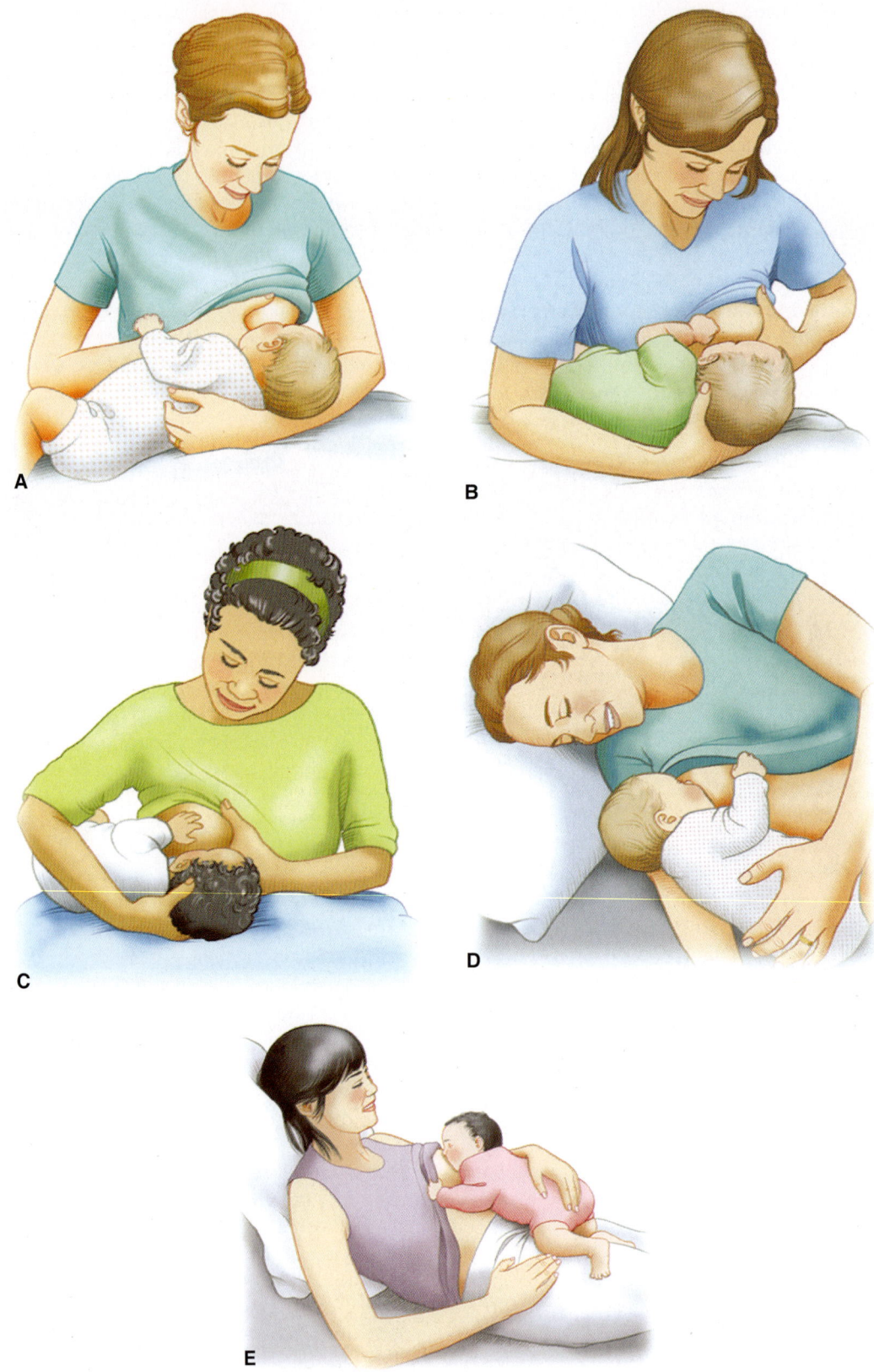

FIGURA 12.11 Posições para o aleitamento materno. **A.** Posição de embalar – a cabeça do recém-nascido/lactente está apoiada no antebraço da mãe para a amamentação. **B.** Posição de embalar cruzada ou transicional – o recém-nascido/lactente é segurado com o braço oposto ao da mama. **C.** Posição da bola de futebol – o recém-nascido/lactente é apoiado na lateral do quadril quase sob o braço da mãe. **D.** Posição deitada de lado – o recém-nascido/lactente é colocado paralelamente à mãe, que está em decúbito lateral para amamentar. **E.** Posição reclinada ou recostada – o recém-nascido/lactente é colocado em decúbito ventral sobre o abdome da mãe para amamentar. (De Office on Women's Health, U.S. Department of Health and Human Services, 2018. Disponível em: https://www.womenshealth.gov/breastfeeding/learning-breastfeed/getting-good-latch/#4. Acesso em: 28 ago. 2018.)

Incentive a parturiente/puérpera a solicitar uma especialista em amamentação no hospital se o parto ocorrer nesse tipo de instituição. As especialistas em amamentação são profissionais da saúde especializadas no manejo clínico do aleitamento materno. Algumas também administram seus próprios grupos de apoio ao aleitamento materno. Além disso, sugira à mulher que ela frequente um grupo de apoio à amamentação (p. ex., La Leche League),[12] forneça-lhe fontes de informação sobre alimentação infantil e aconselhe-a a ler um bom livro de referência sobre lactação. Todas essas atividades ajudarão em seu processo de tomada de decisão e serão inestimáveis caso ela opte por amamentar o recém-nascido. Ao retornarem para suas atividades laborais, as mulheres podem usar bombas de sucção e armazenar o leite no *freezer* para uso futuro.

Mamadeira

Uma vez que a placenta não fornece mais nutrição, a sobrevivência de um recém-nascido depende da capacidade de consumir nutrientes. Pesquisas recentes indicam que lactentes alimentados com fórmula nos primeiros 6 meses apresentam maior incidência de otite média, diabetes, asma, dermatite atópica, refluxo, diarreia, cólica, constipação intestinal e infecções das vias respiratórias inferiores (Wells, 2019). É importante que isso seja informado às mães e aos companheiros.

O uso da mamadeira não consiste apenas em "abrir, encher e alimentar". Os pais precisam de informações sobre os tipos, a preparação e o armazenamento da fórmula, as mamadeiras e as posições para alimentação. Recomenda-se que lactentes normais a termo recebam uma fórmula à base de leite de vaca convencional; o pediatra deve orientar essa escolha. Se o recém-nascido apresentar alguma reação (diarreia, vômito, dor abdominal, excesso de gases) à primeira fórmula, deve-se tentar outra. Às vezes, substitui-se por uma fórmula à base de soja. Em termos de preparação da fórmula e sua utilização, as seguintes diretrizes devem ser destacadas:

- Obter equipamentos adequados (seis mamadeiras de 120 mℓ, oito mamadeiras de 240 mℓ e bicos)
- A consistência é importante. Optar por um bico que seja confortável para o lactente
- Avaliar com frequência os bicos à procura de fragmentos de borracha soltos na abertura
- A preparação correta da fórmula é fundamental para a saúde e o desenvolvimento do lactente, a qual está disponível em três modalidades: pronta para consumo, concentrada e em pó
- Ler as orientações da fórmula cuidadosamente antes de misturar
- A diluição correta da fórmula é importante para evitar desequilíbrio hídrico. No caso de fórmulas prontas para uso, não é necessário diluição. No caso das concentradas, diluir em partes iguais de água. Nas fórmulas em pó, misturar uma colher de pó para cada 60 mℓ de água
- Se o suprimento de água for seguro, não é necessário esterilização
- Se o suprimento de água não for confiável, esta deve ser fervida por 5 minutos antes de usar
- As mamadeiras e os bicos devem ser lavados em água quente com sabão, utilizando-se uma escova de garrafa
- A fórmula deve ser servida à temperatura ambiente
- A fórmula não deve ser aquecida em forno de micro-ondas porque o aquecimento não é regular
- A fórmula pode ser preparada 24 horas antes do uso e guardada na geladeira.

Ensine à mulher e a outros cuidadores a alimentar o lactente em uma posição semiereta e usando uma almofada nos braços. Essa posição possibilita o contato face a face entre o recém-nascido e o cuidador, que deve ser aconselhado a segurar a mamadeira de forma que o bico seja mantido cheio de fórmula para evitar a deglutição excessiva de ar. Instrua-o a alimentar o recém-nascido a cada 3 a 4 horas e adaptar os horários de alimentação às necessidades do lactente. As eructações frequentes da criança (a cada 30 mℓ ingeridos) ajudam a evitar o acúmulo de gases no estômago. Alerte o cuidador a não apoiar a mamadeira na criança porque pode causar asfixia.

A alimentação com mamadeira deve espelhar o aleitamento materno. Embora a nutrição seja importante, também o são os componentes emocionais e interativos da alimentação. Incentive o cuidador a acariciar o lactente e posicioná-lo de forma que a cabeça dele fique em uma posição confortável. Incentive também a comunicação com o recém-nascido durante as mamadas. Os profissionais de enfermagem devem conhecer os diferentes tipos de fórmula infantil disponíveis para orientar as mães que fizeram a opção informada de não amamentar ou que interromperam o aleitamento.

ATENÇÃO!

Avise o cuidador sobre o perigo de colocar a criança na cama com uma mamadeira. Isso pode levar às "cáries de mamadeira" (cáries de amamentação) porque o açúcar da fórmula permanece em contato com os dentes em desenvolvimento do lactente por períodos prolongados.

Preparação final para o trabalho de parto e o parto

O enfermeiro desempenhou um papel de apoio e orientação para o casal durante a gestação e agora precisa ajudar a prepará-los para o "grande evento", certificando-se de que eles tenham tomado decisões informadas e completado a seguinte lista:

---

[12]N.R.T.: No Brasil, intitulado "Amigas do Peito". Nos bancos de leite, também há especialistas para orientar e tratar as dificuldades da nutriz. Outro grupo presente no país é a Rede Global de Bancos de Leite Humano – rBLH Brasil (https://rblh.fiocruz.br/pagina-inicial-rede-blh).

- Frequentaram aulas de preparação para o parto e praticaram técnicas de respiração
- Escolheram o local para o parto e fizeram todos os arranjos necessários
- Sabem o que esperar durante o trabalho de parto e o parto
- Visitaram o local onde será realizado o parto
- Fizeram a mala para levar para o local onde será realizado o parto quando o trabalho de parto começar
- Organizaram o cuidado dos irmãos e/ou animais de estimação durante o trabalho de parto
- Foram instruídos sobre os sinais e os sintomas do trabalho de parto e o que fazer quando eles ocorrerem
- Sabem o que fazer em caso de ruptura das membranas amnióticas antes de entrar em trabalho de parto
- Sabem como contactar o obstetra quando o trabalho de parto começar
- Comunicaram as necessidades e os desejos em relação ao manejo da dor
- Discutiram a possibilidade de uma cesariana se ocorrerem complicações
- Discutiram os possíveis nomes para o recém-nascido
- Selecionaram um método de alimentação (aleitamento materno ou leite substituto) que os deixe confortáveis
- Tomaram a decisão a respeito da circuncisão se tiverem um menino e conforme a cultura dos pais
- Compraram um assento infantil de segurança para o carro em que levarão o recém-nascido para casa
- Escolheram um pediatra
- Têm os itens necessários para a ida do recém-nascido para casa:
  - Roupas infantis em diversos tamanhos
  - Sutiãs de amamentação
  - Berço infantil com espaços entre as ripas de 5 cm ou menos
  - Fraldas (de pano ou descartáveis)
  - Mamadeiras e bicos de mamadeira, se for essa a opção
  - Termômetro infantil
- Escolheram um método de planejamento familiar para seguir após o nascimento.

Em cada consulta pré-natal, o enfermeiro teve a oportunidade de conversar e reforçar aos pais a importância de estarem preparados para o nascimento da criança. Agora cabe a eles usarem a orientação recebida e colocá-la em prática para estarem prontos para o parto que se aproxima.

Uma enquete norte-americana intitulada *Listening to Mothers III: Pregnancy and Birth* revelou preocupações quanto ao uso excessivo de práticas de cuidados com a maternidade e à disposição das gestantes para tomar decisões informadas. Os principais achados indicaram a necessidade de melhora da qualidade, do engajamento dos consumidores e da tomada de decisão compartilhada (Kair et al., 2019). Esses achados representam um desafio para todos os profissionais de enfermagem que cuidam de gestantes para explicar com detalhes todos os procedimentos e seus fundamentos, assim como para realmente escutar o que a gestante deseja a fim de tornar positivo o desfecho do parto.

Todo enfermeiro tem a responsabilidade de transmitir seu conhecimento a todas as mulheres e seus familiares – o que começa, antes de tudo, com aprender sobre o assunto. As evidências são claras de que as mulheres têm melhores desfechos quando os enfermeiros intervêm apenas quando necessário no processo de parto. Os profissionais de enfermagem precisam personalizar seu atendimento para cada mulher com base em suas necessidades, seus desejos e seu estado de saúde. Além disso, devem se concentrar em ensinar as mulheres e seus familiares a compreender o valor do parto e seus efeitos duradouros sobre a família. Os enfermeiros devem fornecer informações sobre locais seguros para o parto, seja no hospital ou na casa de parto, seja no domicílio. Qualquer ambiente de parto deve fornecer um suporte contínuo no trabalho de parto, possibilitando que as mulheres tenham a liberdade de se movimentar e ficar nas posições de sua escolha, oferecendo sustento para o corpo e o espírito da mulher, usando modalidades não farmacológicas de alívio da dor sempre que possível e garantindo um trabalho em equipe colaborativo e ininterrupto. O apoio contínuo ao parto é uma estratégia não farmacológica e baseada em evidências associada a taxas reduzidas de cesariana (King et al., 2019).

CONCEITOS FUNDAMENTAIS

- Os cuidados preconceptivos e entre gestações incluem a promoção da saúde e do bem-estar da mulher e de seu companheiro antes e durante a gestação. O objetivo desses cuidados é identificar quaisquer áreas, tais como problemas de saúde, hábitos de vida ou preocupações sociais, que possam afetar desfavoravelmente a gestação
- A anamnese meticulosa e o exame físico são realizados na consulta pré-natal inicial
- O aspecto primário da conduta de enfermagem durante o período pré-parto é aconselhar e orientar as gestantes e seus companheiros para promover desfechos saudáveis para todos os envolvidos
- A regra de Nagele pode ser utilizada para estabelecer a DPP. Usando-se essa regra, subtraia 3 meses da DUM, adicione 7 dias ao primeiro dia da DUM e, em seguida, corrija o ano adicionando 1 a ele. Essa data tem margem de erro de 2 semanas para mais ou para menos
- O formato da pelve é tipicamente classificado como um de quatro tipos: ginecoide, androide, antropoide e platipeloide. O tipo ginecoide é a pelve feminina típica, sendo o melhor formato para um parto vaginal
- Os cuidados pré-natais contínuos são importantes para um desfecho bem-sucedido. O esquema recomendado é a cada 4 semanas até a 28ª semana (7 meses); a cada 2 semanas da 29ª à 36ª semana; e todas as semanas da 37ª semana até o nascimento
- A fim de avaliar o crescimento fetal, a altura do fundo do útero é medida quando o útero emerge da pelve

- O fundo do útero alcança o nível da cicatriz umbilical aproximadamente na 20ª semana de gestação e mede 20 cm, cuja medida deve ser aproximadamente igual ao número de semanas de gestação até a 36ª semana

- Em cada consulta, pergunta-se à gestante se ela apresenta quaisquer sinais ou sintomas comuns de trabalho de parto prematuro, que podem incluir contrações uterinas, dorsalgia discreta, pressão na região pélvica ou nas coxas, aumento da secreção vaginal, cólicas semelhantes às menstruais e sangramento vaginal

- O rastreamento pré-natal tornou-se padrão nas consultas de pré-natal para detectar defeitos do tubo neural e anomalias genéticas

- O enfermeiro deve abordar os desconfortos comuns que ocorrem em cada trimestre gestacional em todas as consultas pré-natais e fornecer medidas realistas para ajudar a gestante a lidar efetivamente com eles

- A gestante consegue cuidar melhor de si mesma e de seu feto se suas preocupações forem previstas pelo enfermeiro e incorporadas às sessões de orientação em cada consulta pré-natal

- Deve-se suplementar ferro e ácido fólico porque, durante a gestação, a demanda é geralmente grande demais para ser atendida apenas pela dieta

- Durante a gestação, uma dieta equilibrada é fundamental para uma criança saudável

- As orientações perinatais ampliaram seu foco para incluir a preparação para a gestação e a adaptação da família aos novos papéis parentais. As orientações para o parto começaram por causa da crescente pressão das gestantes que queriam participar mais de sua experiência de parto

- Três esquemas comuns de orientações para o parto são os métodos Lamaze (psicoprofilático), Bradley (parto com a ajuda do companheiro) e Dick-Read (parto natural)

- A maioria das mulheres nos EUA e também em outros países está bem e saudável e, por isso mesmo, pode considerar toda a gama de ambientes para o parto: hospital, casa de parto ou ambiente doméstico

- Todas as gestantes precisam ser capazes de reconhecer os primeiros sinais de contrações para evitar o trabalho de parto prematuro.

História de pacientes: Amelia Sung • Parte 1

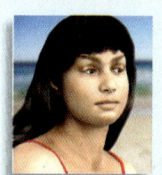

Amelia Sung tem 36 anos e está grávida de 8 semanas do segundo filho. Ela diz ao enfermeiro que está considerando fazer uma amniocentese devido à sua idade. Que informações o enfermeiro incluiria ao fornecer orientações sobre amniocentese? (A história de Amelia Sung continua no Capítulo 20.)

REFERÊNCIAS BIBLIOGRÁFICAS E LEITURA SUGERIDA

Adigun, O. O., & Bhimji, S. S. (2019). *Alpha fetoprotein (AFP, Maternal Serum Alpha Fetoprotein, MSAFP).* https://www.ncbi.nlm.nih.gov/books/NBK430750/

American Academy of Family Physicians (AAFP). (2019). *Breast-feeding.* Retrieved June 16, 2020, from https://www.aafp.org/patient-care/clinical-recommendations/all/breastfeeding.html

American Academy of Pediatrics (AAP). (2019). *Breast-feeding: Support, challenges, benefits.* http://www.aappublications.org/breast-feeding-pc

American College of Nurse Midwives. (2020). *Midwives and birth in the United States.* Retrieved June 16, 2020, from http://www.midwife.org/Essential-Facts-about-Midwives

American College of Obstetricians and Gynecologists (ACOG). (2018). ACOG Practice Bulletin 189: Nausea and vomiting of pregnancy. *Obstetrics & Gynecology, 131*(5): 935. https://doi.org/10.1097/AOG.0000000000002604.

American College of Obstetricians and Gynecologists (ACOG). (2019a). *Interpregnancy care.* http://cdn.smfm.org.s3.amazonaws.com/publications/267/download-80817ee958474b8c4cc857fab01e53de.pdf

American College of Obstetricians and Gynecologists (ACOG). (2019b). *Special tests for monitoring fetal health.* Retrieved June 16, 2020, from https://www.acog.org/Patients/FAQs/Special-Tests-for-Monitoring-Fetal-Health?IsMobileSet=false#pregnancy

American College of Obstetricians and Gynecologists (ACOG). (2019c). *Back pain during pregnancy.* Retrieved June 16, 2020, from https://www.acog.org/Patients/FAQs/Back-Pain-During-Pregnancy#ease

American College of Obstetricians and Gynecologists (ACOG). (2019d). ACOG Committee Opinion No. 762: Prepregnancy counseling. *Obstetrics & Gynecology, 133*(1), 78–89. https://doi.org/10.1097/AOG.0000000000003013

American College of Obstetricians and Gynecologists (ACOG). (2019e). *Optimizing support for breast-feeding as part of obstetric practice.* Retrieved June 16, 2020, from https://www.acog.org/Clinical-Guidance-and-Publications/Committee-Opinions/Committee-on-Obstetric-Practice/Optimizing-Support-for-Breast-feeding-as-Part-of-Obstetric-Practice?IsMobileSet=false

American College of Obstetricians and Gynecologists (ACOG). (2019f). *ACOG Committee Opinion 443: Air travel during pregnancy.* Retrieved June 16, 2020, from https://www.acog.org/Clinical-Guidance-and-Publications/Committee-Opinions/Committee-on-Obstetric-Practice/Air-Travel-During-Pregnancy?IsMobileSet=false

American Diabetes Association (ADA). (2020). Management of diabetes in pregnancy: Standards of medical care in diabetes – 2020. *Diabetes Care, 43* (Supplement 1): S183–S192. https://care.diabetesjournals.org/content/43/Supplement_1/S183

Berge, J., Smith, C., Trudeau, S., Trump, L., Walsh, C., Gilbertson, B., … Westby, A. (2020). Using an interprofessional prenatal group care model to address disparities in pregnancy-related outcomes in a high-risk population in a family medicine residency clinic. *Journal of Interprofessional Education and Practice.* https://doi.org/10.1016/j.xjep.2019.100300

Blackburn, S. T. (2018). *Maternal, fetal, neonatal physiology: A clinical perspective* (5th ed.). Elsevier.

Brooks, E. J., & Wilson, D. R. (2019). Reducing stress and anxiety during pregnancy. *International Journal of Childbirth Education, 34*(1), 23–26.

Buddolla, V. (2019). *Recent developments in applied microbiology and biochemistry.* Academic Press Elsevier.

Centers for Disease Control and Prevention (CDC). (2019a). *Planning for pregnancy.* Retrieved June 16, 2020, from https://www.cdc.gov/preconception/planning.html

Centers for Disease Control and Prevention (CDC). (2019b). *Reproductive health statistics.* Retrieved June 16, 2020, from https://www.cdc.gov/nchs/fastats/reproductive-health.htm

Centers for Disease Control and prevention (CDC). (2019c). *Maternal and infant health.* Retrieved June 16, 2020, from https://www.cdc.gov/reproductivehealth/maternalinfanthealth/index.html

Centers for Disease Control and Prevention (CDC). (2019d). *Premature birth.* Retrieved June 16, 2020, from https://www.cdc.gov/reproductivehealth/features/premature-birth/index.html

Centers for Disease Control and Prevention (CDC). (2019e). *Pregnancy complications.* Retrieved June 16, 2020, from https://www.cdc.gov/reproductivehealth/maternalinfanthealth/pregnancy-complications.html

Centers for Disease Control and Prevention (CDC). (2019f). *Pregnant travelers.* Retrieved June 16, 2020, from https://wwwnc.cdc.gov/travel/page/pregnant-travelers

Centers for Disease Control and Prevention (CDC). (2019g). *Vaccine recommendations and guidelines of the ACIP: Contraindications and precautions.* Retrieved June 16, 2020, from https://www.cdc.gov/vaccines/hcp/acip-recs/general-recs/contraindications.html

Centers for Disease Control and Prevention (CDC). (2019h). *Medicine and pregnancy.* Retrieved June 16, 2020, from https://www.cdc.gov/pregnancy/meds/treatingfortwo/index.html

Centers for Disease Control and Prevention (CDC). (2019i). *Before pregnancy.* Retrieved June 16, 2020, from https://www.cdc.gov/preconception/women.html

Crum, C. P., Nucci, M. R., Howitt, B. E., Granter, S. R., Parast, M. M., & Boyd, T. K.(2019). *Diagnostic gynecologic and obstetric pathology* (3rd ed.). Elsevier.

Cunningham, F. G., Leveno, K. J., Bloom, S. L., Dashe, J. S., Hoffman, B. L., Casey, B. M., & Spong, C. Y. (2018). *William's obstetrics* (25th ed.). McGraw-Hill Education.

Cunningham, S. D., Lewis, J. B., Shebl, F. M., Boyd, L. M., Robinson, M. A., Grilo, S. A., ... Ickovics, J. R. (2019). Group prenatal care reduces risk of preterm birth and low birth weight: A matched cohort study. *Journal of Women's Health, 28*(1). https://doi.org/10.1089/jwh.2017.6817

Davies, G., & Artal, R. (2019). It's time to treat exercise in pregnancy as therapy. *British Journal of Sports Medicine, 53*(2), 81. http://dx.doi.org/10.1136/bjsports-2018-100360

di Renzo, G. C., Bartha, J. L., & Bilardo, C. M. (2019). Expanding the indications for cell-free DNA in the maternal circulation: Clinical considerations and implications. *American Journal of Obstetrics and Gynecology, 220*(1). https://doi.org/10.1016/j.ajog.2019.01.009

Fetal Medicine Foundation. (2020). *Risk assessment for trisomies at 11–13 weeks.* Retrieved June 16, 2020, from https://fetalmedicine.org/research/assess/trisomies

Fretts, R. C. (2019). Decreased fetal movement: Diagnosis, evaluation, and management. *UpToDate.* Retrieved February 28, 2020, from https://www.uptodate.com/contents/decreased-fetal-movement-diagnosis-evaluation-and-management

Ghidini, A. (2019). *Patient education: Amniocentesis (Beyond the basics). UpToDate.* Retrieved May 7, 2020, from https://www.uptodate.com/contents/amniocentesis-beyond-the-basics

Giger, J., & Haddad, L. (2020). *Transcultural nursing: Assessment and intervention* (8th ed.). Elsevier.

Grunebaum, A., McCullough, L. B., Arabin, B., & Chervenak, F. A. (2019). Critical appraisal of the proposed defenses for planned home birth. *American Journal of Obstetrics and Gynecology.* https://doi.org/10.1016/j.ajog.2019.01.205

Gunasekaran, K., & Khan, S. D. (2019). *Sexual Medicine: Principles and practice.* Springer Nature.

Hill, M. A. (2019). *Embryology: Pregnancy-associated plasma protein-A.* Retrieved March 19, 2018, from https://embryology.med.unsw.edu.au/embryology/index.php/Pregnancy-associated_plasma_protein-A

Hubbard, Y., & Rizzolo, D. (2019). What every PA needs to know about anorectal pain. *Journal of the American Academy of PAs. 32*(1), 1–7. https://doi.org/10.1097/01.JAA.0000550292.01522.48

Jarvis, C. (2020). *Physical examination & health assessment* (8th ed.). Saunders Elsevier.

Jordan, R. G., Farley, C. L., & Grace, K. T. (2019). *Prenatal and postnatal care: A woman-centered approach* (2nd ed.). Wiley Blackwell.

Kair, L. R., Nickel, N. C., Jones, K., Kornfeind, K., & Sipsma, H. L. (2019). Hospital breast-feeding support and exclusive breast-feeding by maternal pre-pregnancy BMI. *Maternal & Child Nutrition.* https://doi.org/10.1111/mcn.12783

Kane, K., & Prelack, K. (2019). *Advanced medical nutrition therapy.* Jones & Bartlett Learning.

Kellerman, R. D., & Rakel, D. P. (2019). *Conn's current therapy 2019.* Elsevier.

Kessler, J., Johsen, S. L., Ebbing, C., Karlsen, H. O., Rasmussen, S., & Kiserud, T. (2019). Estimated date of delivery based on second trimester fetal head circumference: A population-based validation of 21,451 deliveries. *Acta Obstetrics & Gynecology Scandinavica, 98*(1), 101–105. https://doi.org/10.1111/aogs.13454

King, T. L., Brucker, M. C., Jevitt, C., & Osborne, K. (2019). *Varney's midwifery* (6th ed.). Jones & Bartlett Learning.

Kline, W. (2019). *Coming home: How midwives changed birth.* Oxford University Press.

Komine-Aizawa, S., Aizawa, S., & Hayakawa, S. (2019). Periodontal diseases and adverse pregnancy outcomes. *Journal of Obstetrics and Gynecology Research, 45*(1), 5–12. https://doi.org/10.1111/jog.13782

Kwansa, T. D., & Stewart-Moore, J. (2019). *Evidence-based sexual and reproductive health care. Policies, clinical procedures, and related research.* Jones & Bartlett Learning.

La Leche League International. (2020a). *Nipple confusion.* Retrieved June 16, 2020, from https://www.llli.org/breast-feeding-info/nipple-confusion/

La Leche League International. (2020b). *Inverted and flat nipples.* Retrieved June 16, 2020, from https://www.llli.org/breast-feeding-info/inverted-flat-nipples/

Lamaze International. (2020). *Childbirth education for professionals.* Retrieved June 16, 2020, from https://www.lamaze.org/continuing-education

Lee, A., Inch, S., & Finegan, D. (2019). *Therapeutics in pregnancy and lactation.* Routledge.

Leung, P. C. K., & Qiao, J. (2019). *Human reproductive and prenatal genetics.* Academic Press Elsevier.

Levy, B. (2019). *Prenatal diagnosis* (2nd ed.). Humana Press.

Lindsay, P. Bagness, C., & Peate, I. (2018). *Midwifery skills at a glance.* Wiley-Blackwell.

Manning, F. A. (2019). The fetal biophysical profile. *UpToDate.* Retrieved December 30, 2019, from https://www.uptodate.com/contents/the-fetal-biophysical-profile/print

March of Dimes. (2020a). *Pregnancy complications.* Retrieved June 16, 2020, from https://www.marchofdimes.org/complications/pregnancy-complications.aspx

March of Dimes. (2020b). *Long-term health effects of premature birth.* Retrieved June 16, 2020, from https://www.marchofdimes.org/complications/long-term-health-effects-of-premature-birth.aspx

March of Dimes. (2020c). *Amniocentesis*. Retrieved June 16, 2020, from https://www.marchofdimes.org/pregnancy/amniocentesis.aspx

March of Dimes. (2020d). *Chorionic villus sampling*. Retrieved June 16, 2020, from https://www.marchofdimes.org/pregnancy/chorionic-villus-sampling.aspx

March of Dimes. (2020e). *Prescription medicine during pregnancy*. Retrieved June 16, 2020, from https://www.marchofdimes.org/pregnancy/prescription-medicine-during-pregnancy.aspx

March of Dimes. (2020f). *Prenatal education and outreach*. Retrieved June 16, 2020, from https://www.marchofdimes.org/mission/prenatal-education-and-outreach.aspx

March of Dimes. (2020g). *Vaccinations in pregnancy*. Retrieved June 16, 2020, from http://newsmomsneed.marchofdimes.org/?tag=immunizations

Marchi, K. S., Rinki, C., Shah, M., Dove, M., Terpak, C., Curtis, M.P., & Braveman, P. (2019). Medical provider promotion of oral health and women's receipt of dental care during pregnancy. *Maternal and Child Health Journal*, 1–13. https://doi.org/10.1007/s10995-018-02714-z

Marcondes, L., Nardozza, M., Junior, E. A., Rizzo, G., & Deter, R. L. (2019). *Fetal growth restriction*. Springer Nature Publishers.

Maulik, D. (2020). Doppler ultrasound of the umbilical artery for fetal surveillance. *UpToDate*. Retrieved September 25, 2019, from https://www.uptodate.com/contents/doppler-ultrasound-of-the-umbilical-artery-for-fetal-surveillance

Munn, A. J., Hersh, A. R., Vinson, A. R., Brennan, T. D., Valent, A. M., Caughey, A. B. (2019). Neonatal outcomes in gestational diabetes managed with insulin vs. glyburide therapy: A cost-effectiveness analysis. *American Journal of Obstetrics & Gynecology*, *220*(1), S330. https://doi.org/10.1016/j.ajog.2018.11.514

Ng, P. C. (2019). Understanding and improving diagnostic tests: The clinician perspective. *Neonatology*, *115*(3), 189–196. https://doi.org/10.1159/000492777

Norwitz, E., Zelop, C., Miller, D., & Keefe, D. (2019). *Evidence-based obstetrics and gynecology* Wiley Blackwell.

Office on Women's Health. (2019). *Body changes and discomforts: Leg cramps*. Retrieved January 30, 2019 from https://www.womenshealth.gov/pregnancy/youre-pregnant-now-what/body-changes-and-discomforts

Palomaki, G. E., Messerlian, G. M., & Halliday, J. V. (2019). Prenatal screening for common aneuploidies using cell-free DNA. *UpToDate*. Retrieved April 1, 2020, from https://www.uptodate.com/contents/prenatal-screening-for-common-aneuploidies-using-cell-free-dna

Phillippi, J. C., Danhausen, K., Alliman, J., & Phillippi, R. D. (2018). Neonatal outcomes in the birth center setting: A systemic review. *Journal of Midwifery & Women's Health*, *63*(1), 68–89.

Sandler, R. S., & Peery, A. F. (2019). Rethinking what we know about hemorrhoids. *Clinical Gastroenterology and Hepatology*, *17*(1), 8–15.

Santos-Rocha, R. (2019). *Exercise and sporting activity during pregnancy: Evidence-based guidelines*. Springer International Publishing.

Sarker, M. R., Skeith, A. E., Bacheller, H., Caughey, A. B., & Valent, A. M. (2019). Impact of delayed initiation of prenatal care on neonatal outcomes. *AJOG*, *220*(1), S240. https://doi.org/10.1016/j.ajog.2018.11.365

Smith, J. A., Fox, K. A., & Clark, S. (2020). Nausea and vomiting of pregnancy: Treatment and outcome. *UpToDate*. Retrieved May 27, 2020, from https://www.uptodate.com/contents/treatment-and-outcome-of-nausea-and-vomiting-of-pregnancy

Society for Maternal-Fetal Medicine (SMFM). (2019). *Interpregnancy care*. http://cdn.smfm.org.s3.amazonaws.com/publications/267/download-80817ee958474b8c4cc857fab01e53de.pdf

Solhi, M., Abbasi, Azar, F. E. F., & Hosseini, A. (2019). Effect of health literacy education on self-care in pregnant women: A randomized controlled clinical trial. *International Journal of Community Based Nurse Midwifery*, *7*(1), 2–12.

Soomro, M. H., Baiz, N., Huel, G., & Yazeck, C. (2019). Exposure to heavy metals during pregnancy related to gestational diabetes in diabetes-free mothers. *Science of the Total Environment*, *656*, 870–876. https://doi.org/10.1016/j.scitotenv.2018.11.422

Sverrisdottir, U., Jonsdottir, F., Gunnarsdottir, A., Hardardottir, H., & Bjarnadottir, R. (2019). Use of medication, supplements and natural products during pregnancy. *Islandic Medical Journal*, *105*(1), 11–16. https://doi.org/10.17992/lbl.2019.01.211

The Bradley Method of Husband-Coached Natural Childbirth. (2019). *Why take classes in the Bradley Method of natural childbirth?* Retrieved June 16, 2020, from http://bradleybirth.com/WhyBradley.aspx

Toniolo, A., Cassani, G., Puggioni, A., Rossi, A., Colombo, A., Onodera, T., & Ferrannini, E. (2019). The diabetes pandemic and associated infections. *Reviews in Medical Microbiology*, *30*(1), 1–17. https://doi.org/10.1097/MRM.0000000000000155

USFDA. (2019). *Pregnancy and lactation labeling (Drugs)*. Retrieved March 2, 2020, from https://www.fda.gov/Drugs/DevelopmentApprovalProcess/DevelopmentResources/Labeling/ucm093307.htm

U.S. Preventive Services Task Force (USPSTF). (2019). *Breast-feeding: Primary care interventions*. Retrieved June 16, 2020, from https://www.uspreventiveservicestaskforce.org/Page/Document/UpdateSummaryFinal/breast-feeding-primary-care-interventions

van Gelder, M. M. H. J., de Jong, L. A. A., Winkel, B., Olyslager, E. J. H., Vorstenbosch, S., Puijenbroek, P., ... Roeleveld, N. (2019). Assessment of medication use during pregnancy by web-based questionnaires, pharmacy records, and serum screening. *Reproductive Toxicology*, *84*(2019), 93–97.

Wells, J. (2019). Breast-feeding versus formula feeding: Debunking myths. *Independent Women's Forum*. Retrieved June 16, 2020, from http://www.iwf.org/news/2808445/Breast-feeding-vs.-Formula-Feeding:-Debunking-Myths

Wilczynska, P., Skarzynska, E., & Lisowska-Myjak, B. (2019). Meconium microbiome as a new source of information about long-term health and disease: Questions and answers. *Journal of Maternal-Fetal & Neonatal Medicine*, *32*(4), 681–686. https://doi.org/10.1080/14767058.2017.1387888

Woolston, C. (2020). Dads: How to share in your partner's pregnancy. *HealthDay*. Retrieved January 1, 2020, from https://consumer.healthday.com/encyclopedia/parenting-31/parenting-health-news-525/dads-how-to-share-in-your-partner-s-pregnancy-643871.html

World Health Organization (WHO) (2019). *WHO recommendation on early ultrasound in pregnancy*. Retrieved June 16, 2020, from https://extranet.who.int/rhl/topics/preconception-pregnancy-childbirth-and-postpartum-care/antenatal-care/who-recommendation-early-ultrasound-pregnancy

Yikar, S. K., & Nazik, E. (2019). Effects of prenatal education on complaints during pregnancy and on quality of life. *Patient Education and Counseling*, *102*(1), 119–125.

EXERCÍCIOS SOBRE O CAPÍTULO

QUESTÕES DE MÚLTIPLA ESCOLHA

1. Qual dos seguintes achados de perfil biofísico indica má oxigenação para o feto?

a. Dois bolsões de líquido amniótico
b. Braços e pernas bem flexionados
c. Frequência cardíaca fetal não reativa
d. Movimentos respiratórios fetais observados

2. O enfermeiro ensina a gestante a realizar os exercícios de Kegel como um meio de:

a. Evitar lacerações perineais
b. Estimular as contrações do trabalho de parto
c. Aumentar o tônus da musculatura pélvica
d. Perder rapidamente o peso ganho com a gestação

3. Durante uma consulta, uma gestante na 30ª semana de gestação diz ao enfermeiro: "Senti algumas cólicas leves e bastante irregulares. O que isso significa?". As cólicas provavelmente:

a. Indicam o início dos primeiros estágios do trabalho de parto
b. São um achado estranho que indica que a gestante está prestes a ter um aborto espontâneo
c. Estão relacionadas com hiper-hidratação da gestante
d. São contrações de Braxton Hicks, que ocorrem durante a gestação

4. O enfermeiro está preparando seu plano de orientações para uma mulher que acabou de ter sua gravidez confirmada. Qual das seguintes prescrições deve ser incluída? Selecione todas as opções que se apliquem.

a. Evitar a constipação intestinal, tomando um laxante diariamente
b. Equilibrar a ingestão calórica, aumentando-a em 300 calorias por dia
c. Continuar a rotina de caminhada diária tal como antes da gestação
d. Administrar vacinas contra tétano, sarampo, caxumba e rubéola
e. Evitar banhos de banheira agora que está grávida para evitar infecções vaginais
f. A atividade sexual é permitida, desde que as membranas amnióticas estejam intactas
g. Aumentar o consumo de leite para atender às necessidades de ferro

5. A DUM de uma gestante foi 10 de agosto. Usando a regra de Nagele, o enfermeiro calcula que a DPP será qual das seguintes opções?

a. 23 de junho
b. 10 de julho
c. 30 de julho
d. 17 de maio

6. Qual das seguintes opções não é verdadeira em relação ao aleitamento materno?

a. Os recém-nascidos/lactentes que recebem leite materno apresentam mais obesidade e alergias
b. O leite materno é perfeitamente adaptado às demandas nutricionais dos recém-nascidos/lactentes
c. O leite materno contém anticorpos que estimulam a imunidade dos recém-nascidos/lactentes
d. O aleitamento materno reforça a criação do vínculo com os recém-nascidos/lactentes

7. A prática de boa higiene oral é importante durante a gravidez. Como um enfermeiro que oferece orientação antecipatória às gestantes, qual condição pode resultar da doença periodontal se não houver bons cuidados dentários?

a. Gravidez pós-termo
b. Recém-nascido grande para a idade gestacional
c. Câncer do sistema genital em estágio avançado
d. Recém-nascido pré-termo ou de baixo peso

8. Que orientação antecipatória sobre a atividade sexual durante a gravidez deve ser incluída? Selecione todas as opções que se apliquem.

a. A atividade sexual é contraindicada durante a gestação
b. A maioria das mulheres não deseja intimidade física após o primeiro trimestre gestacional
c. A atividade sexual pode continuar até o fim do segundo trimestre gestacional
d. A relação sexual é proibida se houver histórico de trabalho de parto prematuro
e. O desejo sexual das mulheres muda durante a gestação
f. Os casais podem tentar várias posições ao longo da gestação

9. Qual das seguintes opções seria considerada fator de risco para o bem-estar psicológico durante a gestação? Selecione todas as opções que se apliquem.

a. Sistema de suporte limitado (amigos e família)
b. Personalidade introvertida em algum período durante a gravidez
c. Ambivalência em algum período durante a gravidez
d. Altos níveis de estresse em decorrência de discórdia familiar
e. Histórico de gravidez de alto risco com complicações
f. Depressão antes da gravidez e uso de medicação

10. Qual é o melhor momento para a avaliação genética com um teste de rastreamento de alfafetoproteína (AFP)?

a. Da 12ª à 14ª semana de gestação
b. Da 16ª à 18ª semana de gestação

c. Da 22ª à 24ª semana de gestação
d. Da 28ª à 30ª semana de gestação

11. Uma mulher de 25 anos queixa-se de náuseas, vômitos e frequência urinária. Com base nessas informações, o enfermeiro sabe que são:

a. Sinais presuntivos de gravidez
b. Sinais positivos de gravidez
c. Prováveis sinais de gravidez
d. Sinais de infecção do trato urinário

EXERCÍCIOS DE RACIOCÍNIO CRÍTICO

1. Mary Jones chega ao Centro de Saúde da Mulher, onde você trabalha como enfermeiro. Ela está em seu primeiro trimestre gestacional e diz que suas principais queixas são náuseas e fadiga, a ponto de ela querer dormir a maior parte do tempo e fazer apenas uma refeição diária. Ela parece pálida e cansada. Suas mucosas estão pálidas. Ela relata que dorme 8 a 9 horas por noite, mas ainda assim não consegue ficar acordada e alerta no trabalho. Diz também que sabe que não está comendo como deveria, mas que não tem fome. Sua hemoglobina e seu hematócrito estão baixos.

a. Quais dados subjetivos e objetivos você tem para fazer a sua avaliação?
b. Qual é a sua impressão sobre essa mulher?
c. Quais intervenções de enfermagem seriam adequadas para essa gestante?
d. Como você avaliará a efetividade de suas intervenções?

2. Mônica, uma estudante do ensino médio afro-americana de 16 anos, comparece à sua primeira consulta pré-natal. Sua DUM foi há 2 meses e ela afirma que está enjoada desde então. Ela mede 1,68 m e pesa 50 kg. Ao completar sua avaliação dietética, o enfermeiro pergunta sobre seu consumo de leite e laticínios. Mônica relata que não gosta e não quer ganhar muito peso "para não deformar o corpo".

a. Além das avaliações obstétricas de rotina, quais investigações adicionais poderiam ser necessárias para essa adolescente?
b. Quais orientações dietéticas devem ser fornecidas a essa adolescente de acordo com a anamnese?
c. O que deve ser monitorado nas consultas pré-natais subsequentes?

3. Maria, uma mulher de 27 anos no último trimestre gestacional (34 semanas), queixa-se com o enfermeiro de constipação intestinal e que se sente péssima na maior parte do tempo. Ela relata que começou a tomar laxantes, mas eles não ajudaram muito. Quando questionada sobre seus hábitos alimentares, ela responde que come feijão e arroz e bebe chá na maioria das refeições. Ela diz que tentou limitar a ingestão de líquidos para não precisar ir ao banheiro com tanta frequência.

a. De quais informações adicionais o enfermeiro precisaria para avaliar a queixa da gestante?
b. Quais intervenções seriam apropriadas para Maria?
c. Quais adaptações Maria precisaria fazer para aliviar sua constipação intestinal?

ATIVIDADES DE ESTUDO

1. Visite uma casa ou centro de parto e compare com um hospital tradicional em termos de restrições, tipo de tratamento para a dor disponível e custos.
2. Organize-se para acompanhar um enfermeiro obstetra durante 1 dia e observar sua atuação no trabalho com a família que está tendo um filho.
3. Veja os recursos disponíveis para estudantes e selecione dois dos *sites* sugeridos que correspondam ao conteúdo deste capítulo. Observe o público-alvo, a validade das informações oferecidas e seu apelo para os casais que estão esperando filhos. Apresente seus achados.
4. Solicite permissão para participar de uma aula de preparação para o parto em sua localidade e ajude uma mulher sem companheiro a praticar exercícios de respiração ritmada. Apresente as informações que você aprendeu e pense sobre como pode aplicá-las ao atender uma mulher em trabalho de parto.
5. Uma mulher leiga com formação especializada e experiência em ajudar as mulheres durante o parto é uma _____.

ESTUDO DE CASO

Uma adolescente de 19 anos chega à unidade básica de saúde. Essa era sua primeira consulta pré-natal, embora ela já estivesse com 8 meses de gravidez. A explicação da gestante para não ter procurado o ambulatório antes foi a seguinte: "Era verão e tudo estava indo bem até minhas costas começarem a doer há 2 dias".

AVALIAÇÃO

Os sinais vitais dela estavam na faixa de normalidade. O peso corporal era de 79 kg. No exame físico, o dorso estava normal e a palpação não provocou dor. A altura do fundo de útero era de 36 cm, a frequência cardíaca fetal era de 150 bpm e o exame de urina deu negativo para sangue, glicose e leucócitos. O exame ginecológico revelou colo de útero longo, espesso e fechado. Como essa era a primeira consulta, não havia os outros exames laboratoriais que costumam ser solicitados no pré-natal. Quando questionada de novo sobre quando a lombalgia parecia ser mais intensa, a gestante informou que trabalhava como atendente e, ao fim do turno de trabalho, ela mal conseguia andar até sua casa.

Trabalho de Parto e Parto

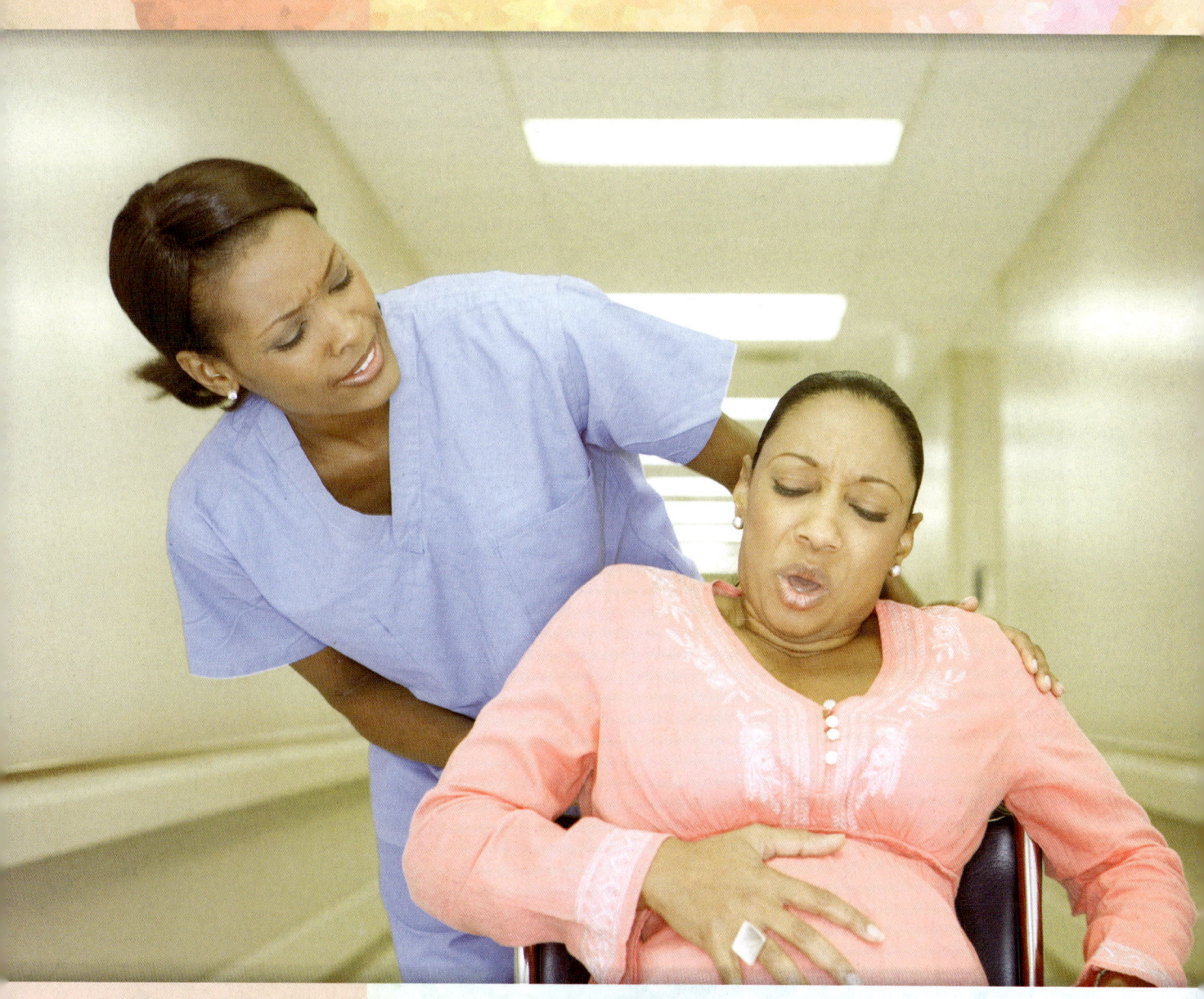

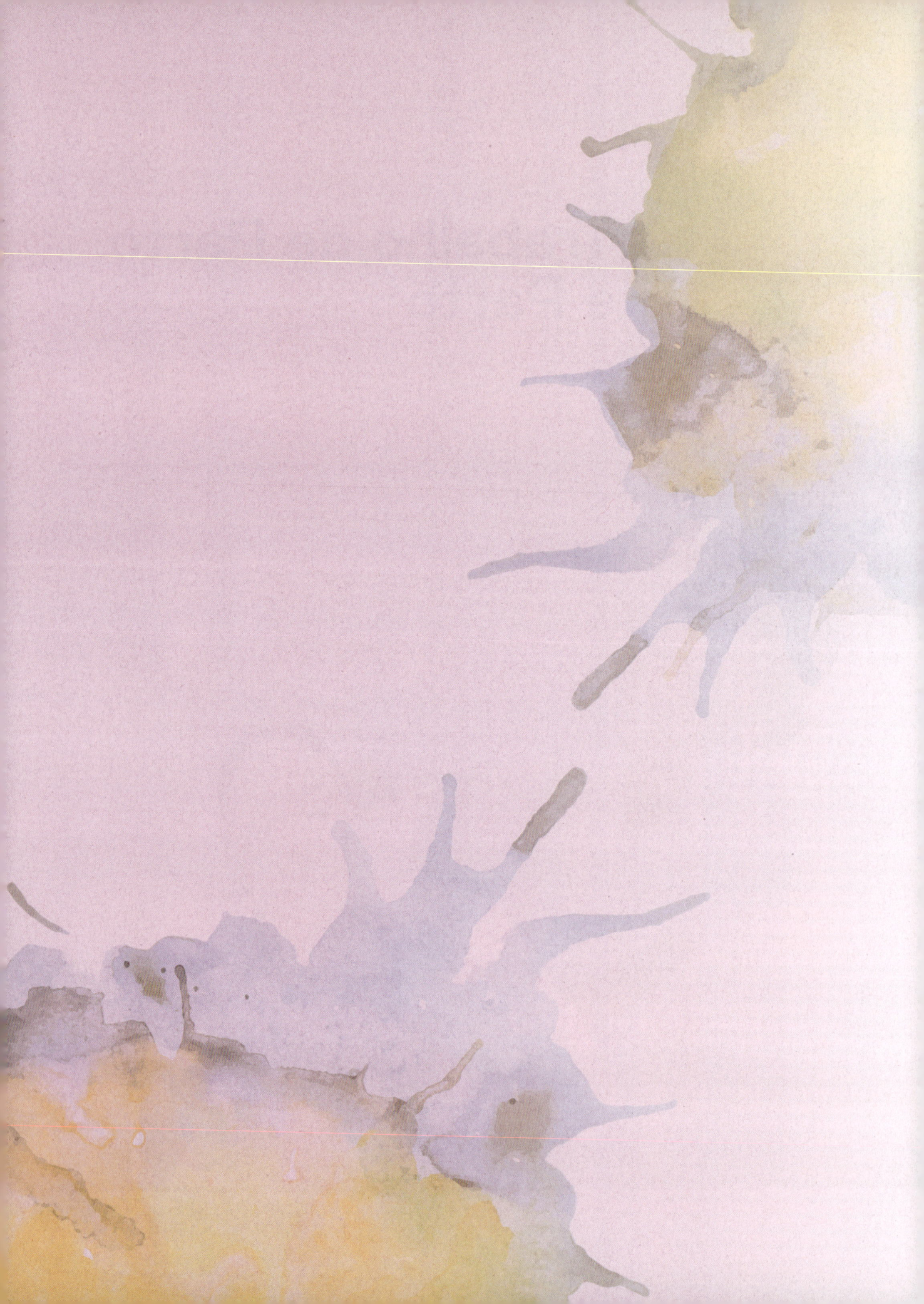

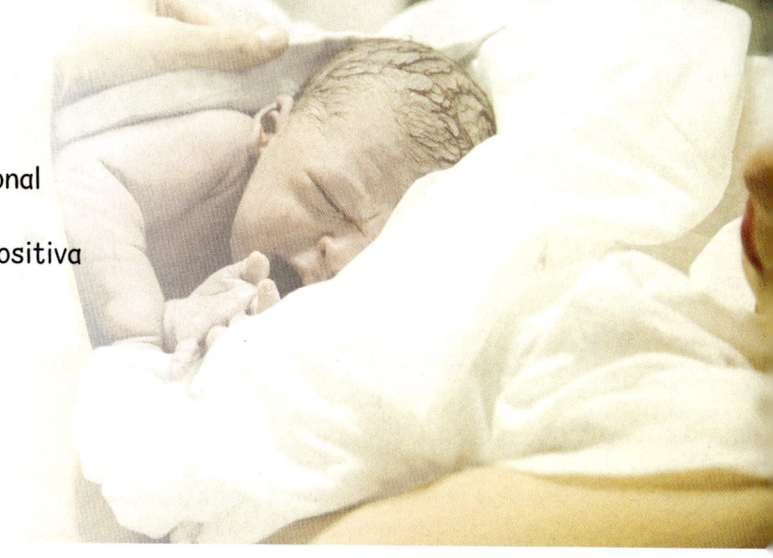

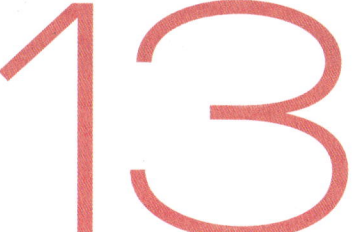

Processo de Trabalho de Parto e Parto

OBJETIVOS DE APRENDIZAGEM

Após a conclusão do capítulo, o leitor será capaz de:

1. Identificar os sinais premonitórios do trabalho de parto.
2. Comparar e estabelecer as diferenças entre o trabalho de parto verdadeiro e o falso.
3. Categorizar os fatores essenciais que influenciam o trabalho de parto e o parto.
4. Examinar os movimentos principais do trabalho de parto.
5. Avaliar as respostas materna e fetal ao trabalho de parto e ao parto.
6. Analisar o conceito de dor, relacionando-o com a mulher em trabalho de parto.
7. Classificar as fases do trabalho de parto e os principais eventos de cada fase.
8. Caracterizar as alterações fisiológicas/psicológicas normais que ocorrem durante as quatro fases do trabalho de parto.

PALAVRAS-CHAVE

altura da apresentação
apagamento
apresentação
atitude
descida
dilatação
doula
duração
frequência
insinuação
intensidade
moldagem
posição
situação

Kathy e Chuck têm aguardado ansiosamente o nascimento do primeiro filho por um tempo que lhes parece uma eternidade. Quando Kathy finalmente sentiu contrações em seu abdome, ela e Chuck correram para a maternidade. Após a anamnese completa e o exame físico, o enfermeiro obstetra informou a Kathy e a seu marido que ela havia vivenciado um "falso trabalho de parto" e que eles deveriam voltar para casa até que ela entrasse em trabalho de parto verdadeiro.

INTRODUÇÃO

O trabalho de parto e o parto são processos fisiológicos que podem, muitas vezes, ser levados adiante com apoio, monitoramento e orientação de enfermeiros e sem intervenção médica extensa. O processo de trabalho de parto e o parto envolvem mais do que dar à luz um feto. Ocorrem diversos eventos fisiológicos e psicológicos que culminam no nascimento de uma criança e na formação ou na expansão de uma família. Este capítulo descreve o trabalho de parto e o parto como um processo abordando o início do trabalho de parto, os sinais premonitórios do trabalho de parto (os verdadeiros e os falsos), os principais fatores que influenciam o trabalho de parto e o parto, as respostas materna e fetal ao processo de trabalho de parto e as quatro fases do trabalho de parto. Neste capítulo, também se identificam os fatores essenciais relacionados a cada fase do trabalho de parto.

INÍCIO DO TRABALHO DE PARTO

O início do trabalho de parto envolve uma complexa interação de fatores maternos, fetais e genéticos, além de sinalização endócrina. O trabalho de parto engloba um conjunto sequencial e integrado de alterações no miométrio, na decídua e no colo do útero que ocorre gradativamente ao longo de um período de dias a semanas com o objetivo de expulsar o feto do útero. É difícil determinar exatamente por que o trabalho de parto começa e o que o desencadeia. Embora várias teorias tenham sido propostas para explicar seu início e sua manutenção, nenhuma delas foi cientificamente comprovada. Acredita-se que o trabalho de parto seja influenciado por uma cascata de eventos que inclui distensão do útero causada pelo feto e pelo volume de líquido amniótico, supressão da progesterona pela predominância de estrogênio, elevação da sensibilidade à ocitocina e aumento da liberação de prostaglandinas.

Uma teoria sugere que o trabalho de parto é iniciado por uma alteração na razão estrogênio:progesterona. Durante o último trimestre gestacional, os níveis de estrogênio elevam-se e os de progesterona diminuem. Essa alteração resulta em aumento do número de junções comunicantes do miométrio. As junções comunicantes são proteínas que conectam as membranas celulares e facilitam a coordenação entre as contrações uterinas e a distensão do miométrio (Norwitz et al., 2019).

Embora as evidências fisiológicas do papel da ocitocina em iniciar o trabalho de parto sejam inconclusivas, o número de receptores de ocitocina no útero aumenta no fim da gestação. Isso promove maior sensibilidade a esse hormônio. O estrogênio, cujos níveis também estão subindo, aumenta a sensibilidade do miométrio à ocitocina. Com os níveis crescentes de ocitocina no sangue materno e os níveis crescentes de cortisol fetal, responsáveis pela síntese de prostaglandinas, iniciam-se as contrações uterinas. A ocitocina também auxilia na estimulação da síntese de prostaglandinas por meio de receptores na decídua. As prostaglandinas promovem contrações adicionais, amolecimento do colo do útero, indução das junções comunicantes e sensibilização do miométrio, levando, dessa forma, à progressiva **dilatação** do colo do útero (abertura ou alargamento do óstio do útero). As contrações uterinas têm duas funções principais: dilatar o colo do útero e "empurrar" o feto através do canal de parto (Blackburn, 2018).

SINAIS PREMONITÓRIOS DO TRABALHO DE PARTO

Antes do início do trabalho de parto, o corpo da gestante passa por diversas mudanças em preparação para o nascimento da criança, as quais muitas vezes fazem surgir sinais e sintomas característicos que sugerem que o trabalho de parto está próximo. Esses sinais e sintomas premonitórios podem variar, e nem todas as mulheres experimentam todos eles.

Alterações do colo do útero

O colo do útero, rígido na gravidez, precisa se distender para o feto passar. Antes do início do trabalho de parto, ocorrem amolecimento/apagamento e possível dilatação do colo do útero com a descida da apresentação fetal para a pelve. Essas alterações podem acontecer de 1 mês a 1 hora antes do real início do trabalho de parto.

À medida que o trabalho de parto se aproxima, o colo do útero passa de uma estrutura alongada para um segmento delgado e curto. As fibras colágenas do colo do útero sofrem um rearranjo enzimático e se tornam fibras menores e mais flexíveis que facilitam a absorção de água, tornando então o colo mais macio e distensível. Essas mudanças são consequência dos efeitos das prostaglandinas e da pressão das contrações de Braxton Hicks. A maturação e o amolecimento do colo uterino são essenciais para seu apagamento e sua dilatação, refletindo o aumento da degradação do colágeno, que antes era inibida pela progesterona (Blackburn, 2018).

Descida

A **descida** ocorre quando a parte de apresentação do feto começa a descer para a pequena bacia. A altura uterina fica mais baixa e se desloca para uma posição mais anterior (anteroversoflexão). O formato do abdome modifica-se como resultado da mudança no útero. Com essa descida, a gestante geralmente observa que sua respiração fica muito mais fácil e que há diminuição do refluxo gastresofágico. No entanto, ela pode se queixar de aumento da pressão pélvica, de cãibras nas pernas, de edema postural abaixo dos joelhos e de desconforto na região lombar. A gestante também pode notar um aumento da secreção vaginal e da frequência miccional. Em primíparas, a descida pode ocorrer 2 semanas ou mais antes do início do trabalho de parto, enquanto nas multíparas pode não ocorrer até que o trabalho de parto comece (King et al., 2019).

Aumento da disposição

Algumas mulheres relatam súbito aumento da disposição antes do trabalho de parto. Isso às vezes é chamado de nidificação porque muitas mulheres concentram essa energia em se preparar para o parto limpando, cozinhando, arrumando o quarto que vai receber o filho e passando mais tempo com as outras crianças da família. O aumento do nível de energia geralmente ocorre 24 a 48 horas antes do início do trabalho de parto. Acredita-se que seja decorrente do aumento na liberação de epinefrina causado pela redução da progesterona (Jordan et al., 2019).

Saída do tampão sanguinolento

No início ou antes do trabalho de parto, o tampão mucoso que preenche o canal cervical durante a gestação é expelido em decorrência do amolecimento do colo do útero e do aumento da pressão exercida pela parte de apresentação do feto. Esses capilares cervicais rompidos liberam uma pequena quantidade de sangue, que se mistura com o muco, dando origem então a uma secreção rósea conhecida como tampão sanguinolento.

Contrações de Braxton Hicks

As contrações de Braxton Hicks, que a gestante pode vir sentindo ao longo da gestação, podem se tornar mais fortes e frequentes. Essas contrações consistem, tipicamente, em uma sensação de endurecimento ou tração na parte superior do útero. Ocorrem principalmente no abdome e nas virilhas e se espalham gradualmente para baixo antes de haver um relaxamento. Em contrapartida, as contrações do trabalho de parto verdadeiro são mais comumente sentidas na região lombar. Essas contrações ajudam a deslocar o colo do útero de uma posição posterior para uma posição anterior. Também ajudam na maturação e no amolecimento do colo do útero. No entanto, as contrações são irregulares e podem diminuir com a deambulação, a micção, a ingestão de alimentos, o aumento da ingestão de líquidos e a mudança de posição.

As contrações de Braxton Hicks costumam durar cerca de 30 segundos, mas podem persistir por até 2 minutos. À medida que o parto se aproxima e o útero se torna mais sensível à ocitocina, a frequência e a intensidade dessas contrações aumentam. No entanto, se as contrações durarem mais de 30 segundos e ocorrerem mais de quatro a seis vezes por hora, a mulher deve ser aconselhada a entrar em contato com seu médico para que possa ser avaliada quanto à possibilidade de trabalho de parto prematuro, especialmente se ela estiver com menos de 38 semanas de gestação.

> **ATENÇÃO!**
>
> Um recém-nascido com 34 a 36 semanas completas de idade gestacional é identificado como "pré-termo tardio" e apresenta muitos dos problemas de saúde que outros recém-nascidos pré-termo (Martin & Rosenfeld, 2019).

Ruptura espontânea das membranas amnióticas

A ruptura das membranas com perda de líquido amniótico antes do início do trabalho de parto é denominada ruptura prematura de membranas ovulares (RPMO). Ocorre em 8 a 10% das mulheres com gestações a termo, e a maioria delas entra em trabalho de parto espontaneamente em 24 horas (King et al., 2019). A ruptura das membranas pode resultar em um jato súbito ou no extravasamento constante de líquido amniótico. Embora muito líquido amniótico seja perdido quando ocorre a ruptura, ele é produzido de modo contínuo para assegurar a proteção do feto até o nascimento.

Após a ruptura do saco amniótico, não há mais barreira de proteção contra infecções, havendo a possibilidade de uma infecção ascendente. Além disso, se a insinuação não tiver ocorrido, existe o perigo de prolapso do cordão umbilical com a súbita liberação de líquido e a pressão com a ruptura das membranas. Devido à possibilidade dessas complicações, a gestante deve ser aconselhada a comunicar seu médico e buscar avaliação.

CONSIDERAÇÕES

Eu sempre me vi como uma mulher digna, e me comportava de modo a demonstrá-lo, pois fui criada assim. Minha mãe e minha avó sempre me ensinaram que é preciso manter uma boa aparência, vestir-se bem e não fazer nada do que se envergonhar em público. Consegui viver de acordo com as expectativas delas até que um incidente ocorreu no fim da minha primeira gestação. Lembro-me de que, de acordo com minha idade gestacional, eu já havia ultrapassado a data provável de parto (DPP). Eu estava sofrendo com o calor daquele verão, e decidi ir até o mercado comprar sorvete. Enquanto andava pelos corredores do supermercado, minha bolsa estourou de repente, e o líquido desceu pelas minhas pernas e se espalhou pelo chão. Como não queria passar vergonha e lembrei que a minha mãe sempre disse que devo manter as aparências em todas as ocasiões, estiquei rapidamente o braço e "acidentalmente" derrubei um vidro grande de picles que estava na prateleira bem em cima da poça de líquido amniótico. Enquanto caminhava apressada para longe daquela bagunça sem meu sorvete, ouvi pelo alto-falante da loja: "Funcionário da limpeza, favor comparecer ao corredor 13".

Reflexões: tendemos a viver de acordo com aquilo que nos é ensinado. Nesse caso, a mulher sentiu necessidade de disfarçar que sua bolsa havia se rompido. Em muitas mulheres, a ruptura das membranas amnióticas ocorre antes do início do trabalho de parto. Assim, não é incomum que isso aconteça em público. Quais são os riscos após a ruptura das membranas? Que medidas a gestante deve tomar para minimizar esses riscos? Como o enfermeiro pode apoiar os sentimentos dessa mulher?

TRABALHO DE PARTO VERDADEIRO *VERSUS* TRABALHO DE PARTO FALSO

Nem todas as contrações são indicativas de trabalho de parto. O trabalho de parto falso é uma condição que ocorre durante as últimas semanas de algumas gestações. São sentidas contrações uterinas irregulares, mas o colo do útero não é afetado. Em contrapartida, o trabalho de parto verdadeiro caracteriza-se por contrações que ocorrem a intervalos regulares e aumentam em frequência, duração e intensidade. As contrações do trabalho de parto verdadeiro provocam uma dilatação progressiva do colo do útero e seu apagamento. A Tabela 13.1 resume as diferenças entre o trabalho de parto verdadeiro e o falso. Trabalho de parto falso, trabalho de parto prodrômico e contrações de Braxton Hicks são termos utilizados para denominar as contrações que não contribuem de modo mensurável para o parto, que é o objetivo final. A diferenciação entre o trabalho de parto verdadeiro e o falso é uma habilidade de avaliação essencial para a enfermagem, sendo aprimorada com a experiência.

Muitas gestantes temem ser enviadas de volta do hospital para casa por causa do trabalho de parto falso. Todas as mulheres ficam ansiosas quando sentem contrações, mas devem ser informadas de que o trabalho de parto pode ser um processo longo, especialmente na primeira gestação. Deve-se incentivar a mulher a pensar no trabalho de parto falso ou nos sinais pré-trabalho de parto como algo positivo porque fazem parte de todo um contínuo que é o trabalho de parto. As contrações precoces devem ser descritas para a mulher como uma fase de preparação do corpo para o trabalho de parto

efetivo. Na primeira gestação, o colo do útero pode levar até 20 horas para se dilatar completamente (Cunningham et al., 2018).

Lembra-se de Kathy e Chuck, o casal ansioso que chegou ao hospital cedo demais? Kathy tinha certeza de que estava em trabalho de parto e agora está confusa. Que explicações e orientações antecipatórias devem ser fornecidas ao casal? Qual termo descreveria as contrações que Kathy apresentou?

FATORES QUE INFLUENCIAM O PROCESSO DE TRABALHO DE PARTO

Tradicionalmente, os fatores críticos que afetam o processo de trabalho de parto e o parto são os seguintes:

1. Via de parto (canal de parto)
2. Feto (passageiro) e placenta
3. Força (contrações)
4. Posição (materna)
5. Resposta psicológica

Esses fatores críticos são comumente aceitos e discutidos pelos profissionais da saúde. No entanto, cinco outros fatores também podem influenciar o processo de trabalho de parto:

1. Filosofia (pouca tecnologia, mais humanização)
2. Parceiros (pessoas que prestam apoio)
3. Paciência (cronologia natural)
4. Preparação da gestante (base de conhecimentos em relação ao parto)
5. Controle da dor (medidas de conforto)

TABELA 13.1 Diferenças entre o trabalho de parto verdadeiro e o falso.

Parâmetros	Trabalho de parto verdadeiro	Trabalho de parto falso
Cronologia das contrações	Regulares, tornando-se progressivamente mais próximas uma da outra, geralmente com intervalos de 4 a 6 min e duração de 30 a 60 s	Irregulares, não ocorrendo muito próximas entre si
Intensidade das contrações	Tornam-se progressivamente mais intensas; em geral, a gestante sente uma pressão vaginal	Frequentemente fracas; não se intensificam progressivamente ou se alternam (uma contração forte seguida por outras mais fracas)
Desconforto com as contrações	Começa nas costas e se irradia circunferencialmente até a parte frontal do abdome	Sentido normalmente na parte frontal do abdome
Alterações com a movimentação	As contrações persistem, não importando quais mudanças de posição sejam feitas	As contrações podem cessar ou abrandar ao caminhar ou mudar de posição
Ficar ou ir?	A gestante deve ficar em casa até que as contrações ocorram a intervalos de 5 min, durem 45 a 60 s e sejam fortes o suficiente para que não seja possível conversar durante uma contração – então ela deve ir para o hospital ou a maternidade	A gestante deve ingerir líquidos e caminhar para verificar se há alguma mudança na intensidade das contrações; se as contrações diminuírem depois disso, ela deve ficar em casa

Cunningham, F. G., Leveno, K. J., Bloom, S. L., Dashe, J. S., Hoffman, B. L., Casey, B. M., & Spong, C.Y. (2018). *William's obstetrics* (25th ed.). McGraw-Hill Education; King, T. L., Brucker, M. C., Jevitt, C., & Osborne, K. (2019). *Varney's midwifery* (6th ed.). Jones & Bartlett Learning; e Jordan, R. G., Farley, C. L., & Grace, K. T. (2019). *Prenatal and postnatal care: a woman-centered approach* (2nd ed.). Wiley Blackwell.

Os cinco fatores adicionais são úteis para o planejamento da assistência à família em trabalho de parto. Esses fatores focados na paciente são uma tentativa de fomentar o trabalho de parto, que pode ser conduzido com maior humanização, paciência, apoio, conhecimento e controle da dor.

Via de parto

A via de parto é o trajeto que o feto precisa percorrer em um parto vaginal. Em comparação com o que se observa em outros primatas, o parto é notadamente difícil nos seres humanos porque a cabeça do feto é grande em relação às dimensões da pelve materna. A via de passagem é composta da pelve e dos tecidos moles maternos. Dos dois componentes, no entanto, a pelve óssea materna é o mais importante porque é relativamente inflexível (com exceção do cóccix). Tipicamente, a pelve é examinada e medida durante o primeiro trimestre da gravidez, muitas vezes na primeira consulta com o obstetra, para identificar quaisquer anormalidades que poderiam dificultar um parto vaginal sem intercorrências. À medida que a gestação avança, os hormônios relaxina e estrogênio fazem com que o tecido conjuntivo se torne mais relaxado e elástico e as articulações fiquem mais flexíveis, a fim de preparar a pelve materna para o parto. Além disso, os tecidos moles geralmente cedem às forças do trabalho de parto.

Pelve óssea

A pelve óssea materna pode ser dividida nas partes verdadeira (menor) e falsa (maior). A pelve falsa é constituída das partes superiores alargadas dos dois ossos ilíacos com suas concavidades e as asas da base do sacro. A pelve falsa é separada da verdadeira por uma linha imaginária traçada a partir do promontório do sacro na parte posterior até o aspecto superior da sínfise púbica na parte anterior da pelve. Essa linha imaginária é chamada de linha inominada. A pelve falsa encontra-se acima da linha inominada, e a pelve verdadeira encontra-se abaixo dela (Figura 13.1). A pelve verdadeira é a passagem óssea pela qual o feto precisa descer. É composta de três planos: a abertura superior da pelve, a cavidade pélvica (pelve média) e a abertura inferior da pelve.

ABERTURA SUPERIOR DA PELVE

A abertura superior da pelve é a entrada para o canal de parto. Ela possibilita a entrada na pelve verdadeira. É delimitada pelo promontório do sacro na parte posterior, pelo ílio nas laterais e pelo aspecto superior da sínfise púbica na parte anterior (Decherney et al., 2019). A abertura superior da pelve é mais larga no aspecto transversal (lateralmente) do que no aspecto anteroposterior.

CAVIDADE PÉLVICA

A cavidade pélvica (pelve média) ocupa o espaço entre as aberturas superior e inferior da pelve. É por esse espaço apertado e curvo que o feto precisa passar para chegar ao ambiente externo. Conforme o feto passa por essa pequena área, seu tórax é comprimido, fazendo com que o líquido e o muco do pulmão sejam expelidos. Isso libera espaço, o que possibilita que o ar entre nos pulmões com a primeira respiração do recém-nascido.

ABERTURA INFERIOR DA PELVE

A abertura inferior da pelve é limitada pelas tuberosidades isquiáticas, pela borda inferior da sínfise púbica e pela extremidade do cóccix. Em comparação com a abertura superior da pelve, a abertura inferior é mais ampla no eixo anteroposterior. A abertura inferior da pelve precisa ser ampla o suficiente para permitir a passagem do feto. Para garantir a adequação da abertura inferior da pelve ao parto vaginal, avaliam-se as seguintes medidas pélvicas:

- Conjugada diagonal da abertura superior da pelve (distância entre a face anterior do promontório do sacro e a face anterior da margem inferior da sínfise púbica)

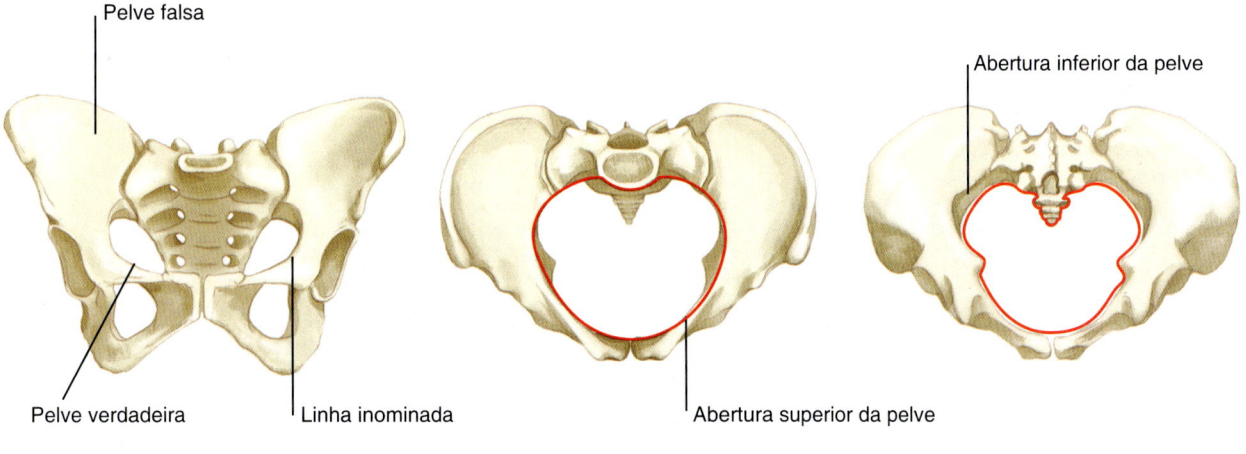

FIGURA 13.1 Pelve óssea.

Vista anterior   Vista superior   Vista inferior

- Diâmetro transverso ou da tuberosidade isquiática da abertura inferior da pelve (distância no aspecto medial e mais inferior das tuberosidades isquiáticas no nível do ânus; geralmente se utiliza a medida de um palmo [22 cm] ou de um punho cerrado para essa medição)
- Conjugada verdadeira ou obstétrica (distância estimada a partir do valor da conjugada diagonal, do qual se subtrai 1,5 cm).

Para obter mais informações sobre as medidas pélvicas, ver Capítulo 12.

Se a medida da conjugada diagonal for de pelo menos 11,5 cm e o conjugada verdadeira for igual ou superior a 10 cm (1,5 cm a menos do que a conjugada diagonal), a pelve é suficientemente grande para possibilitar o parto vaginal de um feto de tamanho normal.

Formato da pelve

Além das dimensões, o formato da pelve da mulher é um fator determinante para o parto vaginal. Cada plano da pelve tem um formato, que é definido pelos diâmetros anteroposterior e transverso. A pelve tem quatro formatos principais: ginecoide, antropoide, androide e platipeloide (Figura 13.2).

PELVE GINECOIDE

A pelve ginecoide é considerada a pelve feminina verdadeira. Cerca de 40% das mulheres apresentam esse

formato, que é menos comum em homens (Webster et al., 2018). Esse tipo de pelve favorece o parto vaginal porque sua abertura superior é arredondada e sua abertura inferior, ampla. O formato ginecoide oferece os diâmetros ideais nos três planos da pelve e permite a rotação interna precoce e completa do feto durante o trabalho de parto.

PELVE ANTROPOIDE

O formato antropoide é comum em homens e mais frequente em mulheres não brancas. Aproximadamente 25% das mulheres têm pelve antropoide (Deering, 2018). A abertura superior da pelve é oval e o sacro é longo, resultando em uma pelve profunda (mais ampla no eixo anteroposterior do que no eixo transverso). O parto vaginal é mais favorecido por esse formato de pelve do que pelos formatos androide e platipeloide (Jordan et al., 2019).

PELVE ANDROIDE

A pelve androide, considerada a pelve de formato masculino, é caracteristicamente afunilada. Cerca de 20% das mulheres têm pelve androide (Cunningham et al., 2018). A abertura superior tem formato de coração, e os segmentos posteriores são reduzidos em todos os planos pélvicos. A descida da cabeça fetal para a pelve é lenta e, com frequência, o feto não consegue girar. O prognóstico para o trabalho de parto é ruim, o que pode levar, em consequência, à realização de cesárea.

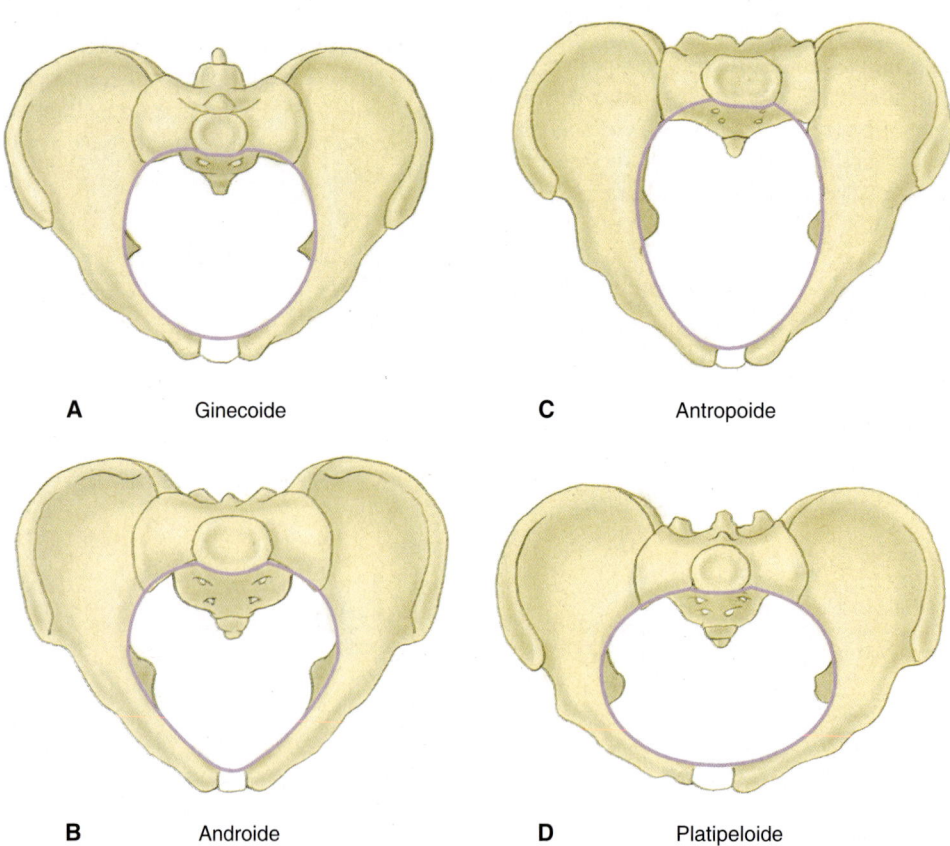

A	Ginecoide	**C**	Antropoide
B	Androide	**D**	Platipeloide

FIGURA 13.2 Formatos da pelve. **A.** Ginecoide. **B.** Androide. **C.** Antropoide. **D.** Platipeloide.

PELVE PLATIPELOIDE

A pelve platipeloide, ou plana, é o tipo menos comum de estrutura pélvica em homens e mulheres, com incidência aproximada de 3% (King et al., 2019). A cavidade pélvica é rasa, mas se alarga na abertura inferior, dificultando a descida do feto pela pelve média. O prognóstico para o trabalho de parto é ruim, e frequentemente ocorre parada da evolução na abertura superior da pelve. O formato não é favorável ao parto vaginal, a menos que a cabeça do feto consiga passar pela abertura superior da pelve. Em geral, as mulheres com esse tipo de pelve precisam de cesárea.

Um dado importante é que a maioria das pelves não pertence claramente a um dos tipos, ocorrendo naturalmente como tipo misto. Muitas mulheres têm uma combinação dos quatro tipos básicos de pelve, e duas pelves nunca são exatamente iguais. Independentemente do formato da pelve, o feto pode nascer por via vaginal se seu tamanho e seu posicionamento forem compatíveis. A parte mais estreita do feto tenta se alinhar à dimensão mais estreita da pelve (p. ex., parte biparietal com os diâmetros interespinhosos, o que significa que, em geral, o feto tende a girar até a porção mais ampla da pelve).

Tecidos moles

Os tecidos moles da via de passagem consistem em colo do útero, músculos do assoalho pélvico e vagina. No **apagamento**, o colo do útero torna-se mais delgado para permitir que a parte de apresentação do feto desça para a vagina.

> *ATENÇÃO!*
>
> O processo de apagamento e dilatação do colo do útero é semelhante ao de fazer uma camisa de gola alta passar pela cabeça.

Os músculos do assoalho pélvico ajudam o feto a girar anteriormente conforme ele avança pelo canal de parto. Os tecidos moles da vagina expandem-se para acomodar o feto durante o parto.

Passageiro

O feto (com a placenta) é o passageiro. A cabeça (tamanho e ocorrência de moldagem), a atitude (grau de flexão do corpo), a situação (relação entre as partes do corpo), a apresentação (primeira parte do corpo), a posição (correlação com a pelve materna), a altura de apresentação e a insinuação fetais são fatores importantes que impactam sobre o desfecho do processo de parto.

Cabeça fetal

A cabeça é a maior estrutura fetal, o que a torna um importante fator para o trabalho de parto e o parto. Há considerável variação no tamanho e no diâmetro do crânio do feto.

Comparada à de um adulto, a cabeça do feto é grande em relação ao restante do corpo, respondendo normalmente por um terço da extensão do corpo em comparação com uma proporção de um sétimo entre adultos (Hill, 2019). Os ossos que compõem a face e a base do crânio são fundidos e essencialmente fixos. No entanto, os cinco ossos que formam o restante do crânio (dois ossos frontais, dois ossos parietais e um osso occipital) não são fundidos, mas moles e flexíveis, com espaços entre as placas ósseas. Essas aberturas, que são espaços membranosos entre os ossos do crânio, são chamadas de suturas. As interseções dessas suturas são denominadas fontanelas. As suturas são importantes porque permitem que os ossos cranianos se sobreponham de modo a ajustar o formato da cabeça (alongando-a) quando as contrações uterinas e a pelve óssea materna exercerem pressão sobre ela. Alguns diâmetros encurtam-se, enquanto outros se alongam, conforme a cabeça é moldada durante o processo de trabalho de parto e o parto. Essa maleabilidade do crânio fetal pode reduzir as dimensões do crânio do feto em 0,5 a 1 cm (King et al., 2019). Após o nascimento, as suturas se fecham à medida que os ossos crescem e o encéfalo alcança seu crescimento pleno.

Em alguns casos, o recém-nascido pode sofrer pequenas lesões físicas que afetam estruturas ou tecidos. A maioria dessas lesões é temporária e se cura espontaneamente, com recuperação completa. A forma alterada (alongada) do crânio fetal ao nascer em decorrência da sobreposição dos ossos cranianos é conhecida como **moldagem**. Com a moldagem, também pode haver acúmulo de líquido no couro cabeludo (bossa serossanguinolenta) ou acúmulo de sangue sob o couro cabeludo (céfalo-hematoma), distorcendo ainda mais a forma e a aparência da cabeça fetal. A bossa serossanguinolenta pode ser descrita como um edema do couro cabeludo na parte de apresentação do feto. Esse inchaço cruza as linhas de sutura e desaparece em 3 ou 4 dias. O céfalo-hematoma consiste em um acúmulo de sangue entre o periósteo e o osso algumas horas após o nascimento, o qual não cruza as linhas de sutura e, em geral, é reabsorvido ao longo das 6 a 8 semanas seguintes (Martin & Rosenfeld, 2019).

> *ATENÇÃO!*
>
> Os pais podem ficar preocupados com a deformação da cabeça do recém-nascido. No entanto, tudo o que costuma ser necessário para reduzir a ansiedade deles é lhes explicar que a forma alongada é apenas temporária.

As suturas também auxiliam na identificação da posição da cabeça do feto durante o exame de toque vaginal. A Figura 13.3 mostra um crânio fetal. Durante o exame ginecológico, a palpação dessas suturas pelo examinador revela a posição da cabeça do feto e o grau de rotação que ocorreu.

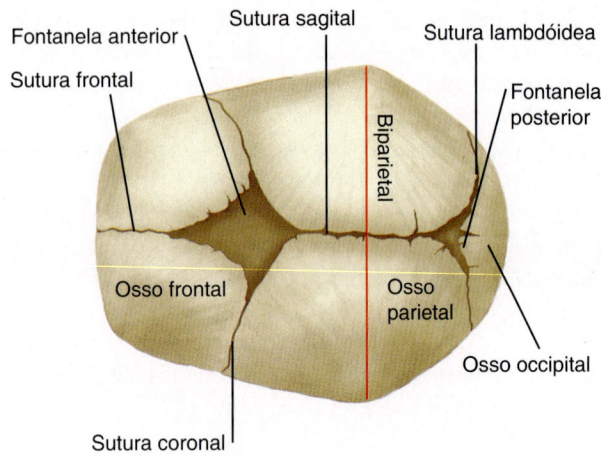

Fontanela anterior
Sutura frontal
Sutura sagital
Sutura lambdóidea
Biparietal
Fontanela posterior
Osso frontal
Osso parietal
Osso occipital
Sutura coronal

FIGURA 13.3 Crânio fetal.

As fontanelas anterior e posterior também são úteis para identificar a posição da cabeça do feto. Elas possibilitam a moldagem do crânio e são importantes quando da avaliação do recém-nascido. A fontanela anterior é a famosa "moleira" do recém-nascido. É um espaço em forma de losango que mede entre 1 e 4 cm e permanece aberto por 12 a 18 meses após o nascimento, de modo a permitir o crescimento do encéfalo (Webster et al., 2018). A fontanela posterior corresponde à anterior, mas está localizada na parte de trás da cabeça do feto e é triangular. Essa fontanela se fecha 8 a 12 semanas após o nascimento e tem, em média, 1 a 2 cm em seu maior diâmetro (Jarvis, 2020).

Os diâmetros do crânio do feto são um dado importante durante o processo de trabalho de parto e o parto. Esses diâmetros, medidos entre os vários marcos do crânio, incluem o occipitofrontal, o occipitomental, o suboccipitobregmático e o biparietal (Figura 13.4). Os dois diâmetros mais importantes capazes de afetar o processo de parto são o suboccipitobregmático (aproximadamente 9,5 cm a termo) e o biparietal (cerca de 9,25 cm a termo). O diâmetro suboccipitobregmático, medido da base do occipital ao centro da fontanela anterior, corresponde ao menor diâmetro anteroposterior do crânio do feto.

O diâmetro biparietal é o maior diâmetro transversal do crânio fetal: a distância entre os dois ossos parietais. Nas apresentações cefálicas (de cabeça), que ocorrem em 95% de todos os partos a termo, se o feto se apresenta em uma posição flexionada com o queixo apoiado no tórax, são observadas as melhores e menores dimensões do crânio para um parto vaginal. Se a cabeça do feto não estiver totalmente flexionada no momento do parto, o diâmetro anteroposterior aumenta. Esse aumento pode impedir a entrada do crânio fetal na pelve materna.

Atitude fetal

A **atitude** fetal é outro dado importante relacionado ao passageiro, já que diz respeito à postura (flexão ou extensão) das articulações e à relação das partes fetais entre si. No início do trabalho de parto, a atitude fetal mais comum é aquela com todas as articulações flexionadas – o dorso do feto mostra-se arredondado, o queixo toca o tórax, as coxas estão flexionadas em direção ao abdome e os joelhos encontram-se flexionados (Figura 13.5). Essa posição fetal normal é a mais favorável ao parto vaginal e apresenta os menores diâmetros do crânio fetal à pelve.

Quando o feto chega à pelve com atitudes anormais (sem flexão ou em extensão), sua posição não fletida pode aumentar o diâmetro da parte de apresentação do feto conforme ela avança através da pelve, aumentando então a dificuldade do parto. Uma atitude em extensão tende a apresentar maiores diâmetros do crânio do feto, o que pode dificultar o parto.

Situação fetal

A **situação** fetal diz respeito à relação entre o eixo longo (coluna vertebral) do feto e o eixo longo (coluna vertebral) da mãe. Existem três situações fetais possíveis: longitudinal (a mais comum), transversal (Figura 13.6) e oblíqua.

A situação longitudinal ocorre quando o eixo longo do feto encontra-se paralelo ao da mãe (coluna fetal lado a lado com a coluna da mãe), e a situação

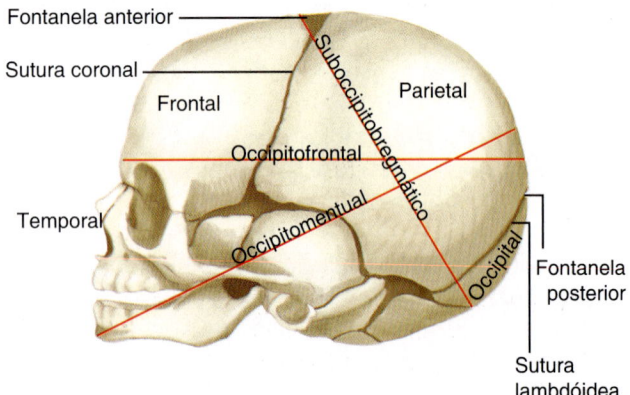

Fontanela anterior
Sutura coronal
Frontal
Parietal
Suboccipitobregmático
Occipitofrontal
Occipitomental
Temporal
Occipital
Fontanela posterior
Sutura lambdóidea

FIGURA 13.4 Diâmetros do crânio fetal.

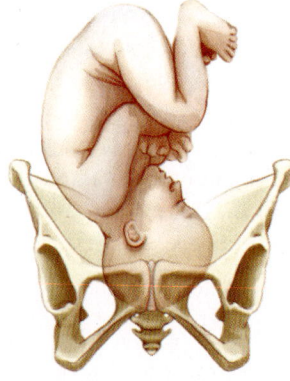

FIGURA 13.5 Atitude fetal: flexão completa. Observe que o menor diâmetro se apresenta à pelve.

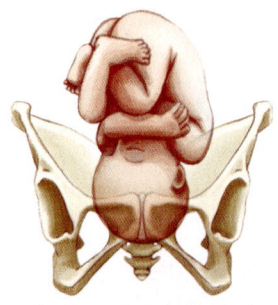 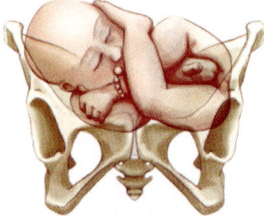

A. Situação longitudinal   **B.** Situação transversal

FIGURA 13.6 Situação fetal. **A.** O eixo longo (coluna vertebral) do feto corre paralelo à coluna vertebral da mãe. **B.** O eixo longo (coluna vertebral) do feto é transversal ou perpendicular ao eixo da coluna vertebral da mãe.

transversal, quando encontra-se perpendicular ao eixo longo da mãe (coluna do feto transversal ao abdome materno e cruzando a coluna dela). Na situação oblíqua, o eixo longo do feto está inclinado em relação à abertura superior da pelve (óssea), e não se consegue palpar nenhuma parte fetal. Geralmente, a situação oblíqua é transitória e ocorre durante a conversão entre as duas outras situações. Um feto em situação transversal ou oblíqua não é capaz de nascer por via vaginal (Cunningham et al., 2018).

Apresentação fetal

A **apresentação** fetal diz respeito à parte do corpo do feto que chega primeiro (a "parte que se apresenta") à abertura superior da pelve. Essa é a parte fetal que se encontra sobre a abertura superior da pelve ou o óstio do útero. Saber qual parte fetal está se apresentando para o parto é fundamental para planejar e iniciar as intervenções apropriadas.

As três principais apresentações fetais são: cefálica (cabeça primeiro), pélvica (pelve primeiro) e de ombro (escápula primeiro). A maioria dos recém-nascidos (95%) vem ao mundo em uma apresentação cefálica; as apresentações pélvicas representam 3% dos nascimentos a termo; e as apresentações de ombro representam cerca de 2% (Norwitz et al., 2019).

Na apresentação cefálica, a parte que aparece geralmente é a porção occipital da cabeça fetal (Figura 13.7). Essa apresentação é também chamada de "apresentação de vértice". As variações da apresentação de vértice incluem as apresentações de bregma, fronte e face.

APRESENTAÇÃO PÉLVICA

No início da gravidez, a posição do feto no útero varia. Conforme as semanas finais se aproximam, a maioria das gestações não gemelares tem uma situação longitudinal, e o feto entra na pelve materna em uma apresentação cefálica. Ao termo, cerca de 97% dos fetos giram ativamente para a apresentação cefálica. Isso pode ser determinado por palpação abdominal (Cunningham et al., 2018). A apresentação pélvica ocorre quando as nádegas ou os pés do feto entram primeiro na pelve materna, e o crânio fetal entra por último. Essa apresentação anormal impõe diversos desafios no momento do parto. Primariamente, a maior parte do feto (crânio) sai por último, podendo ficar presa na pelve. Além disso, o cordão umbilical pode ser comprimido entre o crânio fetal e a pelve materna depois de o tórax fetal ter saído porque a cabeça é a última a sair. Ademais, ao contrário do crânio fetal, que é duro, as nádegas são moles e não tão eficazes como dilatadoras do colo do útero durante o trabalho de parto em comparação com a apresentação cefálica. Por fim, existe a possibilidade de traumatismo na cabeça em consequência da falta de oportunidade para a moldagem.

Os tipos de apresentação pélvica são determinados pelo posicionamento das pernas do feto (Figura 13.8). Na apresentação pélvica franca (50 a 70%), as nádegas apresentam-se primeiro, com ambas as pernas estendidas em direção à face. Na apresentação pélvica total ou completa (5 a 10%), o feto está sentado com as pernas cruzadas sobre o colo do útero. Na apresentação podálica ou incompleta (10 a 30%), uma ou ambas as pernas se apresentam. As apresentações pélvicas estão associadas a prematuridade; placenta prévia; multiparidade; anormalidades uterinas (leiomiomas); e a algumas anomalias congênitas, como hidrocefalia (Martin & Rosenfeld, 2019). A apresentação pélvica franca pode resultar em

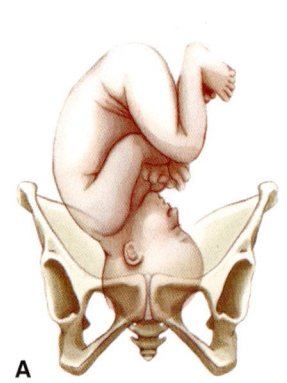 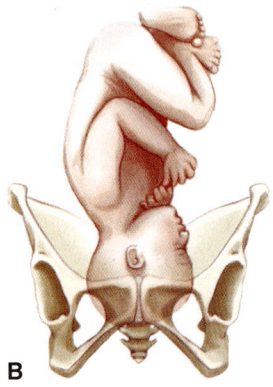 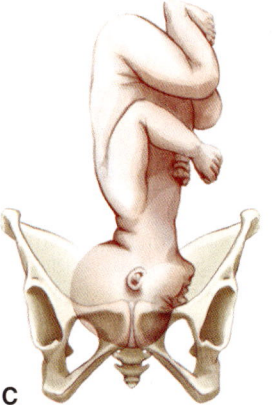 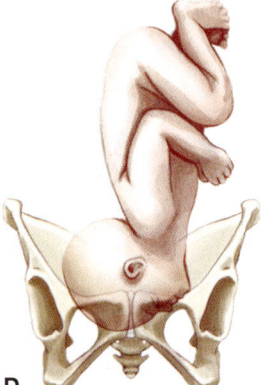

A   B   C   D

FIGURA 13.7 Apresentações cefálicas. **A.** Vértice. **B.** Bregma. **C.** Fronte. **D.** Face.

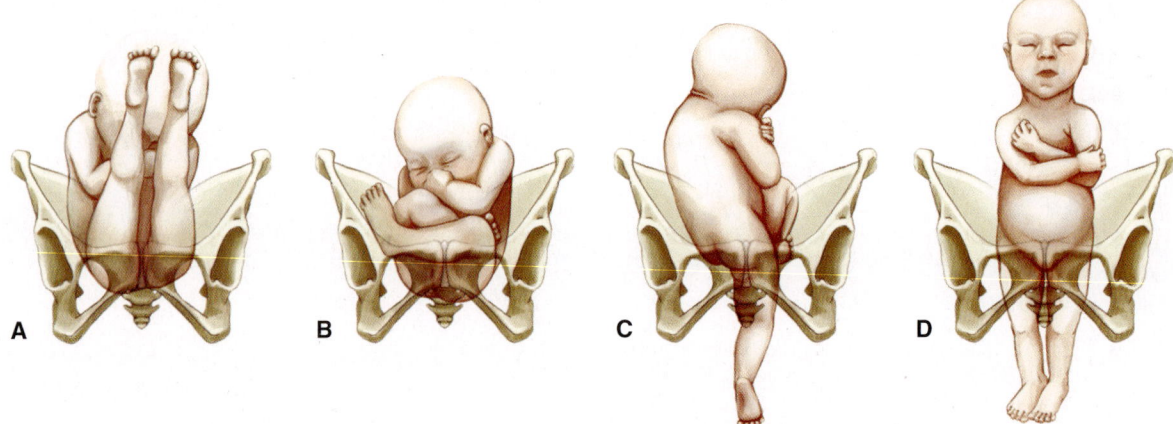

FIGURA 13.8 Apresentações pélvicas. **A.** Pélvica franca. **B.** Pélvica completa. **C.** Pélvica podálica com prolapso de um dos pés. **D.** Pélvica podálica com prolapso dos dois pés.[2]

parto vaginal, mas as apresentações pélvicas completa, podálica e incompleta geralmente exigem a realização de cesárea.[1]

APRESENTAÇÃO DE OMBRO

A apresentação de ombro ou distocia de ombro ocorre quando os ombros do feto se apresentam em primeiro lugar e com a cabeça oculta entre eles. Clinicamente, os sinais de distocia de ombro aparecem quando a parturiente está fazendo força à medida que a cabeça do feto se estende lentamente e emerge no períneo, mas depois retorna à vagina, o que é comumente chamado de "sinal da tartaruga". A probabilidade de uma apresentação de ombro é de 1 em 300 nascimentos (Cunningham et al., 2018). O feto está em situação transversal, com o ombro como a parte que se apresenta. As condições associadas à distocia de ombro incluem placenta prévia, prematuridade, número elevado de partos, ruptura prematura de membranas, gestação múltipla e anomalias fetais. Se a apresentação de ombro for identificada antes do início do trabalho de parto, será geralmente necessária a realização de cesárea, mas a decisão dependerá da idade gestacional, do tamanho do feto, da posição da placenta e da ruptura das membranas (Vlasyuk, 2019).

Posição fetal

A **posição** fetal descreve a relação entre determinado ponto da parte de apresentação do feto e determinado ponto da pelve materna (King et al., 2019). Os marcos anatômicos das partes de apresentação do feto são: o osso occipital (O), que designa a apresentação cefálica; o queixo (mento [M]), que designa a apresentação de face; as nádegas (sacro [S]), que designam a apresentação pélvica; e a escápula (acrômio [A]), que designa a apresentação de ombro.

Além disso, a pelve materna é dividida em quatro quadrantes: anterior direito, anterior esquerdo, posterior direito e posterior esquerdo. Esses quadrantes designam se a parte de apresentação do feto está direcionada para frente, para trás, para a esquerda ou para a direita da pelve. Primeiramente, a posição fetal é determinada por meio da identificação da parte de apresentação do feto e, em seguida, do quadrante materno para o qual a parte de apresentação está voltada (Figura 13.9).

A posição é indicada por uma abreviatura de três letras, como se segue:

- A primeira letra representa a parte específica de apresentação do feto: O para occipício, S para sacro, M para mento, A para acrômio e D para dorso (refere-se às costas do feto) ao denotar a posição fetal em apresentações de ombro (King et al., 2019)
- A segunda letra define a localização da parte de apresentação do feto em relação à porção anterior (A) ou posterior (P) da pelve materna. Se a parte de apresentação estiver voltada para a lateral da pelve materna, a apresentação fetal é dita transversal (T)
- A terceira letra define se a parte de apresentação é inclinada para o lado esquerdo (E) ou direito (D) da pelve materna.

Por exemplo, se o occipício estiver voltado para o quadrante anterior esquerdo da pelve, a posição é denominada "occipitoanterior esquerda" e é registrada como OAE.

---

[1]N.R.T.: No Brasil, conforme as diretrizes nacionais de assistência ao parto cesariano, em situações nas quais a versão cefálica externa estiver contraindicada, não puder ser praticada ou não tiver sucesso, a cesariana é recomendada para gestantes com fetos em apresentação pélvica. (Fonte: Brasil (2015). Ministério da Saúde. Secretaria de Ciência, Tecnologia e Insumos Estratégicos. Departamento de Gestão e Incorporação de Tecnologias em Saúde. *Diretrizes nacionais de assistência ao parto cesariana*. Brasília: Ministério da Saúde, 51 p.: il.)

[2]N.R.T.: No Brasil, utiliza-se a classificação: pélvica completa ou pelvipodálica; e pélvica incompleta (modo de nádegas ou agripina e modo pé). (Fonte: Bussamara, N. (2005). *Obstetrícia básica*. 3. ed. São Paulo: Sarvier.)

> ### *ATENÇÃO!*
>
> A posição OAE é atualmente a mais comum (e mais favorável para o parto), seguida da OAD. O posicionamento fetal permite que a cabeça do feto se molde aos diâmetros da pelve materna. As posições OAE e a OAD são ideais para o parto vaginal.

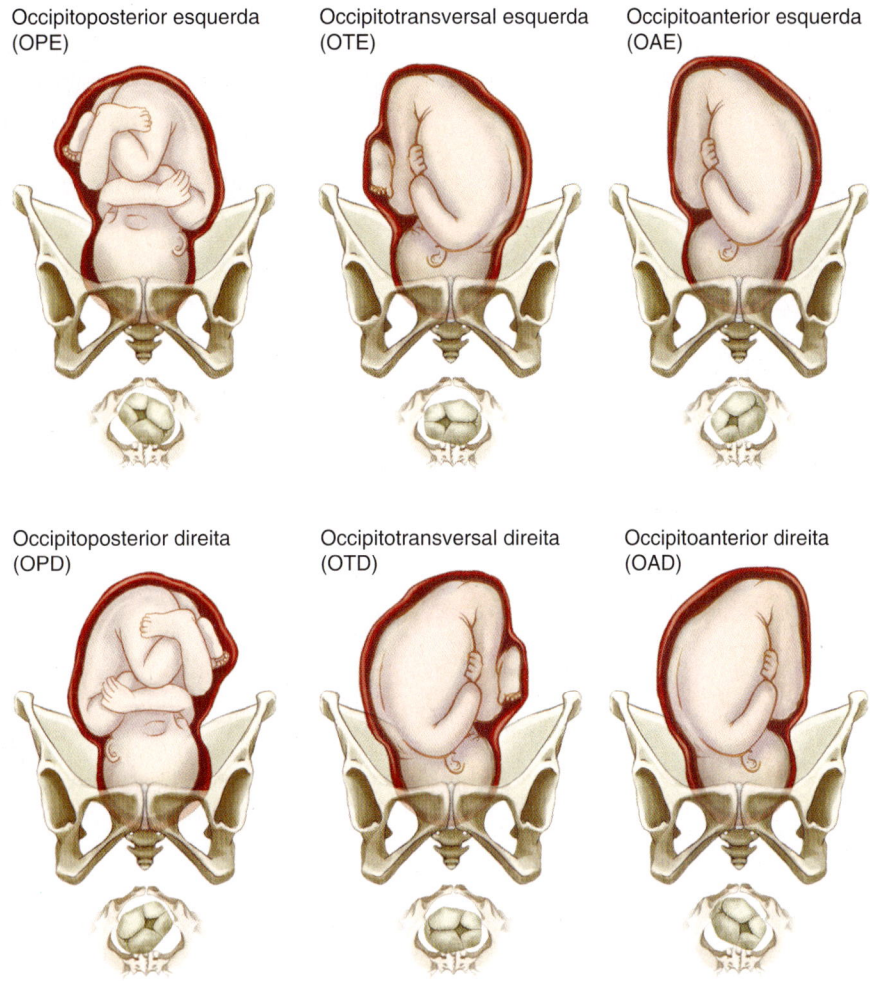

Occipitoposterior esquerda (OPE)

Occipitotransversal esquerda (OTE)

Occipitoanterior esquerda (OAE)

Occipitoposterior direita (OPD)

Occipitotransversal direita (OTD)

Occipitoanterior direita (OAD)

FIGURA 13.9 Exemplos de posições fetais na apresentação de vértice. A situação é longitudinal em todas as ilustrações. A atitude é de flexão. Observe que as ilustrações maiores correspondem à vista anterior da gestante, e as menores, à vista com a mulher em decúbito dorsal reclinado.

A posição occipitoposterior pode levar a um parto longo e difícil, e as outras posições podem ou não ser compatíveis com o parto vaginal.

Altura da apresentação fetal

A **altura da apresentação** fetal diz respeito à relação entre a parte de apresentação e as espinhas isquiáticas pélvicas maternas. Ela é medida em centímetros e, dependendo da sua localização abaixo ou acima das espinhas isquiáticas, pode ser positiva ou negativa. Tipicamente, as espinhas isquiáticas são a parte mais estreita da pelve e o ponto natural de medição do progresso do parto.
A altura zero (0) é atribuída quando a parte de apresentação do feto está na altura das espinhas isquiáticas maternas. Quando a parte de apresentação está acima das espinhas isquiáticas, a distância é registrada com alturas negativas. Quando a apresentação do feto está abaixo das espinhas isquiáticas, a distância é registrada com alturas positivas. Por exemplo, se a parte de apresentação estiver 1 cm acima das espinhas isquiáticas, a altura é registrada como sendo de −1; se a parte de apresentação estiver 1 cm abaixo das espinhas isquiáticas, a altura é registrada como sendo de +1.

Uma maneira simples de entender esse conceito é pensar em termos de cumprimento de uma meta, que nesse caso é o parto. Se o feto estiver se deslocando para baixo (passando pelas espinhas isquiáticas) e se encaminhando para cumprir a meta do parto, a altura é positiva e os números em centímetros aumentam de +1 a +4. Se o feto não tiver passado pelas espinhas isquiáticas, a altura é negativa e os números em centímetros variam de −1 a −4. Quanto mais distante a parte de apresentação do feto estiver do exterior, maior é o número negativo (−4 cm). Quanto mais perto a parte de apresentação estiver do exterior, maior é o número positivo (+4 cm). A Figura 13.10 mostra as alturas das partes de apresentação do feto.

Insinuação fetal

A **insinuação** fetal indica a entrada do maior diâmetro da parte de apresentação do feto (normalmente a cabeça) no menor diâmetro da pelve materna (Deering, 2018).

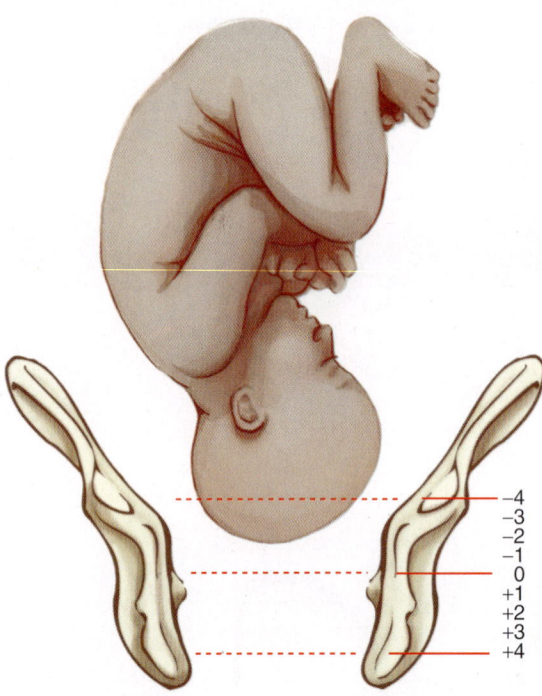

FIGURA 13.10 Alturas da apresentação fetal.

Diz-se que o feto está "encaixado" ou "insinuado" na pelve quando a parte de apresentação chega à altura 0. A insinuação é determinada pelo exame ginecológico.

O maior diâmetro da cabeça fetal é o biparietal, que se estende de uma proeminência parietal à outra. É um importante fator para a passagem pela pelve materna. Em primíparas, a insinuação ocorre tipicamente 2 semanas antes do termo, enquanto nas multíparas a insinuação pode ocorrer várias semanas antes do início do trabalho de parto ou não ocorrer até o trabalho de parto ter início.

> ### ATENÇÃO!
> O termo *flutuante* é usado quando a insinuação não ocorreu porque a parte de apresentação do feto continua se movendo livremente acima da abertura superior da pelve.

Movimentos cardinais do trabalho de parto

O feto passa por muitas mudanças de posição conforme se desloca pela via de passagem. Essas mudanças de posição são conhecidas como movimentos cardinais do trabalho de parto. São movimentos deliberados, específicos e precisos que permitem que o menor diâmetro da cabeça do feto passe pelo diâmetro correspondente da estrutura pélvica materna. Embora sejam classificados como separados e sequenciais, os movimentos cardinais são tipicamente concomitantes (Figura 13.11).

INSINUAÇÃO

A *insinuação* ocorre quando o maior diâmetro transversal da cabeça no vértice (diâmetro biparietal) passa pela abertura superior da pelve (em geral, altura de apresentação 0).

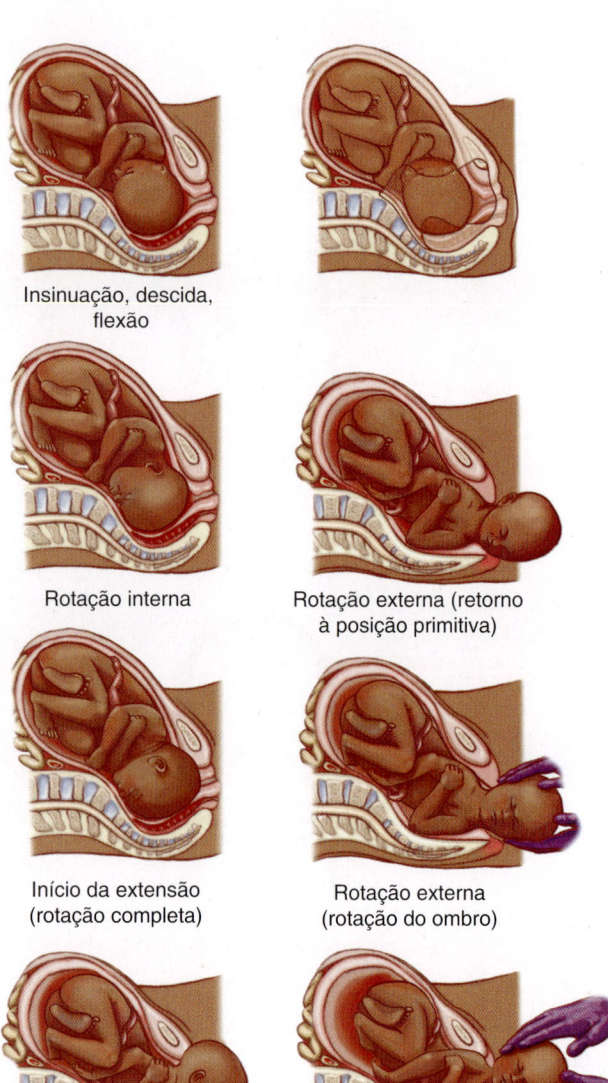

Insinuação, descida, flexão

Rotação interna

Rotação externa (retorno à posição primitiva)

Início da extensão (rotação completa)

Rotação externa (rotação do ombro)

Extensão completa

Expulsão

FIGURA 13.11 Movimentos cardinais do trabalho de parto.

A cabeça normalmente entra na pelve com a sutura sagital alinhada ao diâmetro transversal.

DESCIDA

A *descida* é o movimento descendente da cabeça do feto até chegar à abertura superior da pelve. Ela ocorre intermitentemente com as contrações e é provocada por uma ou mais das seguintes forças:

- Pressão do líquido amniótico
- Pressão direta do fundo do útero sobre as nádegas ou a cabeça do feto (dependendo de qual parte está localizada na porção superior do útero)
- Contração dos músculos abdominais (segundo período)
- Extensão e retificação do corpo fetal.

A descida fetal ocorre durante todo o trabalho de parto e termina com o parto. Durante esse período, a parturiente sente desconforto, mas é incapaz de isolar esse movimento fetal específico de seu desconforto geral.

FLEXÃO

A *flexão* ocorre conforme o vértice encontra a resistência do colo do útero, das paredes da pelve ou do assoalho pélvico. Como resultado, o queixo e o tórax fetais são postos em contato, e o diâmetro de apresentação muda de occipitofrontal para suboccipitobregmático (9,5 cm), o que proporciona a apresentação do menor diâmetro do crânio fetal às dimensões pélvicas maternas.

ROTAÇÃO INTERNA

Após a insinuação, à medida que a cabeça desce, sua parte inferior (geralmente o occipício) encontra resistência do assoalho pélvico por um dos lados. Como resultado, a cabeça gira cerca de 45° anteriormente à linha média sob a sínfise. Esse movimento é conhecido como *rotação interna*, que alinha o diâmetro anteroposterior da cabeça ao diâmetro anteroposterior da abertura inferior da pelve e nivela o eixo longo da cabeça fetal ao eixo longo da pelve materna. A parte mais larga da pelve materna é o diâmetro anteroposterior; portanto, o feto precisa girar para se acomodar à pelve.

EXTENSÃO

Com a continuação da descida e a flexão completa da cabeça, a nuca (base do occipício) fica sob a sínfise. A resistência do assoalho pélvico faz com que a cabeça do feto se estenda, de modo que possa passar por baixo do arco púbico. A *extensão* ocorre após a rotação interna estar completa. Com a extensão, a cabeça e os ombros emergem sob a sínfise púbica. A fontanela anterior, a testa, o nariz, a boca e o queixo saem em sequência.

ROTAÇÃO EXTERNA OU RETORNO À POSIÇÃO PRIMITIVA

Após ter saído e encontrando-se livre de resistência, a cabeça gira de volta, fazendo com que o occipício se mova cerca de 45° e retorne à sua posição original para a esquerda ou para a direita (posição primitiva). A sutura sagital retoma, então, sua relação em ângulo reto com o diâmetro transversal (biacromial) dos ombros (*i. e.*, a cabeça se realinha à posição do dorso no canal de parto). A *rotação externa* da cabeça fetal possibilita que os ombros girem internamente para se ajustar à pelve materna.

EXPULSÃO

A *expulsão* do restante do corpo ocorre de modo mais suave após a saída da cabeça e das partes anterior e posterior dos ombros. O controle manual da expulsão fetal e o suporte perineal pelo profissional da saúde reduzem os riscos de que a parturiente sofra lacerações no períneo (Riethmuller et al., 2018). Ver Figura 13.3, que apresenta a imagem de um crânio fetal.

Forças

O estímulo primário do trabalho de parto é a contração uterina. As contrações causam dilatação e apagamento completos do colo do útero durante o primeiro período do trabalho de parto. O estímulo secundário do trabalho de parto envolve a pressão intra-abdominal (contrações musculares voluntárias) exercida pela parturiente quando empurra e faz força para baixo durante o segundo período do trabalho de parto.

Contrações uterinas

As contrações uterinas são involuntárias e, por conseguinte, não podem ser controladas pela parturiente, independentemente de serem espontâneas ou induzidas. Além disso, são rítmicas e intermitentes, e há um período de relaxamento entre elas. Essa pausa permite que a parturiente e os músculos uterinos descansem. Além disso, a pausa restaura o fluxo sanguíneo para o útero e a placenta, temporariamente reduzido durante cada contração uterina.

As contrações são responsáveis pelo adelgaçamento e pela dilatação do colo do útero, além de impulsionarem a parte de apresentação do feto para o segmento inferior do útero. O canal do colo do útero tem seu comprimento diminuído de 2 cm para algo semelhante a um papel fino. Esse apagamento é descrito em termos percentuais de 0 a 100%. Em primíparas, o apagamento começa tipicamente antes do início do trabalho de parto e antes da dilatação. Em multíparas, no entanto, tanto o apagamento quanto a dilatação podem não começar até que o trabalho de parto tenha início (Figura 13.12). No exame clínico, pode-se encontrar os seguintes:

- Um canal cervical com 2 cm de comprimento seria descrito como sem apagamento

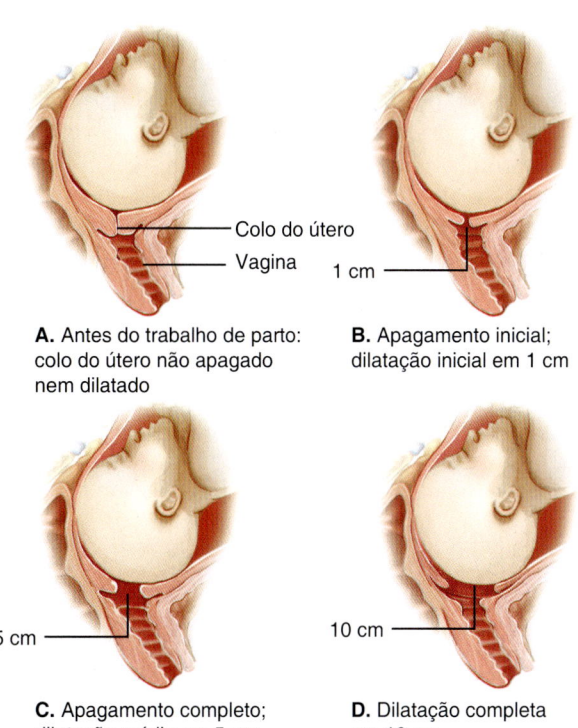

A. Antes do trabalho de parto: colo do útero não apagado nem dilatado

B. Apagamento inicial; dilatação inicial em 1 cm

C. Apagamento completo; dilatação média em 5 cm

D. Dilatação completa em 10 cm

FIGURA 13.12 Apagamento e dilatação do colo do útero. A dilatação do colo do útero é expressa em centímetros. **A.** Colo do útero não apagado nem dilatado. **B.** Cinquenta por cento de apagamento. **C.** Cem por cento de apagamento. **D.** Dilatação completa (10 cm).

- Um canal cervical com 1 cm de comprimento seria descrito como 50% apagado
- Um canal cervical com comprimento nulo seria descrito como 100% apagado.

A dilatação depende da pressão da parte de apresentação do feto e também da contração e da retração do útero. Para permitir o parto, o diâmetro do óstio do útero aumenta de menos de 1 para cerca de 10 cm. Quando o colo do útero está totalmente dilatado, já não é palpável no exame de toque vaginal. As descrições podem incluir:

- Óstio externo do útero fechado: sem dilatação
- Óstio externo do útero entreaberto: dilatação de 5 cm
- Óstio externo do útero totalmente aberto: dilatação de 10 cm.

No início do trabalho de parto, as contrações uterinas são descritas como leves, com duração de cerca de 30 segundos, e ocorrem a cada 5 a 7 minutos aproximadamente. Conforme o trabalho de parto evolui, as contrações duram mais tempo (60 segundos), ocorrem com maior frequência (2 a 3 minutos de intervalo) e são descritas como de intensidade moderada a alta. Cada contração tem três fases: incremento (aumento progressivo da contração), pico (ponto de maior intensidade) e decremento (relaxamento das fibras musculares uterinas) (Figura 13.13).

As contrações uterinas são monitoradas e avaliadas de acordo com três parâmetros:

1. **Frequência:** diz respeito à periodicidade com que as contrações ocorrem, sendo medida do início de uma contração até o início da contração seguinte
2. **Duração:** diz respeito a quanto uma contração dura, correspondendo ao intervalo de tempo entre o início e o fim de uma mesma contração
3. **Intensidade:** diz respeito à potência da contração, determinada pela palpação manual ou medida por um cateter interno de pressão intrauterina. O cateter é posicionado na cavidade uterina, via colo do útero, após as membranas terem se rompido. Ele mede a intensidade por meio da aferição da pressão do líquido amniótico dentro do útero em milímetros de mercúrio. O cateter não é recomendado para uso de rotina em mulheres em trabalho de parto que sejam de baixo risco devido ao risco potencial de infecção e lesões na placenta ou no feto. Em um estudo recente com tecnologia não invasiva, observou-se que a eletromiografia multicanal, que obtém um sinal uterino, e os eletrocardiogramas materno e fetal tiveram maior acurácia que o uso de Doppler *externo* e monitoramento por meio de eletrodos no couro cabeludo do feto (Ashwal et al., 2019).

Pressão intra-abdominal

O aumento da pressão intra-abdominal (contrações musculares voluntárias) comprime o útero e aumenta a potência das forças expulsivas das contrações uterinas (King et al., 2019). A coordenação dessas forças em uníssono promove o nascimento do feto e a expulsão das membranas fetais e da placenta do útero. Uma interferência nessas forças (como quando a parturiente foi muito sedada ou está extremamente ansiosa) pode comprometer sua eficiência.

Posição materna

O posicionamento para o trabalho de parto e o parto normais evoluiu. Até cerca de 250 anos atrás, as mulheres eram representadas em pinturas e descritas em textos como dando à luz sentadas com os quadris flexionados, de cócoras ou, menos comumente, em pé ou de joelhos. Essas posições mantêm a flexão na articulação do quadril e em alguma medida alinham a pelve (Norwitz et al., 2019). Nos últimos 250 anos, por razões pouco claras e atribuídas à medicina ocidental, evoluiu-se para o decúbito dorsal e a posição de litotomia. A medicalização do parto, ao consolidar a predileção pela posição reclinada, reduziu as possibilidades de a parturiente escolher espontaneamente uma posição. Os historiadores da medicina postulam que a evolução se deu para facilitar o uso do fórceps, para promover o poder do homem sobre a mulher e, após a administração de anestesia, por conveniência (Jordan et al., 2019).

Apenas recentemente, o posicionamento materno durante o parto foi objeto de pesquisas bem controladas. As evidências científicas mostraram que posições inertes em

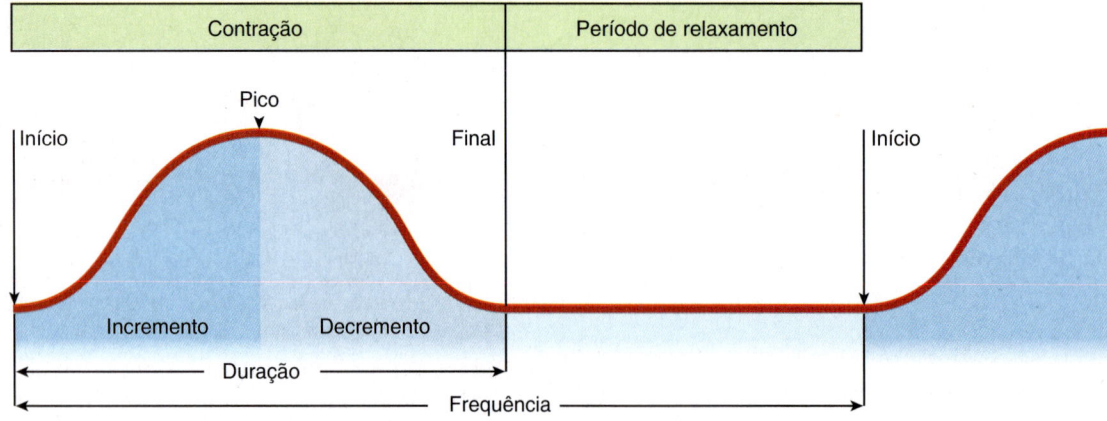

FIGURA 13.13 As três fases de uma contração uterina.

decúbito dorsal durante o trabalho de parto não são saudáveis (Dekker, 2019). Em posições verticais, a gravidade pode auxiliar o feto em seu percurso para baixo, e há menor risco de compressão da aorta materna, que fornece oxigênio ao feto. No entanto, apesar dessas evidências, muitas mulheres ainda ficam imóveis em decúbito dorsal durante o trabalho de parto. Alguns dos motivos para a persistência dessa prática incluem as convicções de que:

- Mulheres em trabalho de parto precisam conservar energia e não se cansar
- Os enfermeiros não podem rastrear a localização de gestantes que deambulam livremente
- É a preferência do profissional da saúde
- O feto pode ser mais bem monitorado nessa posição
- O decúbito dorsal facilita o toque vaginal e o ajuste das restrições externas
- O leito é "onde se deve estar" em um ambiente hospitalar
- A posição é mais conveniente para o profissional da saúde responsável pelo parto
- As parturientes estão conectadas a equipamentos médicos que impedem seu movimento (Blackburn, 2018).

Embora muitas maternidades afirmem permitir que as gestantes adotem qualquer posição de conforto durante o trabalho de parto, muitas mulheres ficam em decúbito dorsal durante esse período. As gestantes devem ser incentivadas a assumir qualquer posição que seja confortável para elas. Em um estudo recente, randomizado e controlado, o uso de uma bola no formato de feijão (bola feijão) posicionada entre as pernas da parturiente durante o trabalho de parto reduziu a duração do processo e aumentou a taxa de partos vaginais. A bola feijão esteve associada a uma incidência significativamente menor de cesáreas. O uso desta bola pode ser uma intervenção de enfermagem potencialmente bem-sucedida no auxílio à progressão do trabalho de parto e no apoio ao parto vaginal, aliada a mudanças de posição, em parturientes sob analgesia epidural (Hickey & Savage, 2019).

> ### ATENÇÃO!
> Se a única mobília disponível for uma cama, é isso o que a mulher vai usar. Quartos equipados com cadeiras confortáveis, pufes e outros acessórios permitem que a parturiente escolha entre diversas posições e se sinta livre para se movimentar durante o trabalho de parto.

Mudar de posição e se movimentar durante o trabalho de parto e o parto oferece diversos benefícios. A posição materna pode influenciar o tamanho e os contornos da pelve. A mudança de posição e a deambulação mexem com as articulações da pelve, o que pode facilitar a descida e a rotação do feto. O agachamento aumenta os diâmetros das aberturas superior e inferior da pelve, e ficar de joelhos remove a pressão sobre a veia cava materna e

ajuda o feto a girar de uma posição posterior para uma posição anterior para facilitar o parto (Blackburn, 2018). Em comparação com o decúbito dorsal e a posição de litotomia, qualquer posição vertical ou lateral pode:

- Reduzir a duração do primeiro período do trabalho de parto
- Reduzir a duração do segundo período do trabalho de parto
- Reduzir o número de partos assistidos (extração a vácuo e uso de fórceps)
- Reduzir o número de episiotomias e lacerações perineais
- Contribuir para uma menor incidência de padrões anormais de frequência cardíaca fetal
- Aumentar o conforto e reduzir os pedidos de medicação para dor
- Aumentar a sensação de controle por parte da parturiente
- Alterar o formato e as dimensões da pelve, o que auxilia na descida do feto
- Auxiliar a gravidade a mover o feto para baixo (Dekker, 2019).

A utilização das pesquisas disponíveis pode resultar em melhores desfechos, maior profissionalismo e práticas baseadas em evidências para os processos relacionados com a gravidez e o parto. As diretrizes do National Institute for Health and Care Excellence (NICE) recomendam que as parturientes sejam desencorajadas a permanecer em decúbito dorsal ou semidorsal durante o trabalho de parto e sejam estimuladas a adotar qualquer posição em que se sintam confortáveis porque o decúbito dorsal está associado a trabalho de parto mais prolongado, aumento dos partos cirúrgicos, aumento da dor e maior incidência de anormalidades da frequência cardíaca fetal.

Resposta psicológica

A gravidez e o parto podem estar entre as experiências mais transformadoras da vida da mulher. A experiência de dar à luz vai além dos aspectos fisiológicos: pode influenciar a autoconfiança, a autoestima, a perspectiva de vida, os relacionamentos e os filhos da mulher. Seu estado de espírito (psique) durante todo o processo é fundamental para proporcionar um desfecho positivo para ela e sua família. Os fatores que promovem uma experiência de parto positiva incluem:

- Informações claras sobre os procedimentos
- Apoio; não estar sozinha
- Sensações de domínio e de autoconfiança
- Confiança na equipe de saúde
- Reação positiva à gestação
- Controle pessoal da respiração
- Preparação para a experiência de parto.

Muitas vezes, uma autoidentidade segura e o apoio significativo das pessoas que a cercam podem ajudar a mulher a lidar bem com o trabalho de parto. Normalmente, o fato de se sentir em segurança e protegida proporciona uma sensação de controle e promove a capacidade de suportar os desafios da experiência de dar à luz um feto. A ansiedade e o medo, por outro lado, diminuem a capacidade da mulher de lidar com os desconfortos do trabalho de parto. As catecolaminas maternas secretadas em resposta à ansiedade e ao medo podem inibir o fluxo sanguíneo uterino e a perfusão placentária. Em contrapartida, o relaxamento pode acelerar o processo natural de trabalho de parto (Brooks & Wilson, 2019). A preparação mental para o parto é importante para que a mulher consiga colaborar com as forças naturais do trabalho de parto, não lutar contra elas.

Filosofia

Nem todo mundo vê o parto do mesmo modo. Existe um contínuo filosófico na maneira de enxergar o trabalho de parto que vai desde o conceito de trabalho de parto como um processo mórbido até o conceito como o de um processo normal. Uma filosofia pressupõe que as gestantes não conseguem lidar com a experiência do parto de forma adequada e, portanto, precisam ser submetidas a monitoramento e intervenções constantes por parte de especialistas. A outra filosofia pressupõe que as mulheres são indivíduos capazes e dotados de razão, podendo participar ativamente de sua experiência de parto.

Atualmente, o sistema de saúde dos EUA parece pender para o primeiro exemplo de filosofia citado, aplicando então intervenções tecnológicas no caso da maioria das gestantes que ingressam no sistema hospitalar. Para muitas mulheres, dar à luz em um hospital no século XXI tornou-se uma "intervenção intensiva", concebida para que o trabalho de parto seja iniciado, conduzido e concluído por meio de manejo médico, em vez de permitir o desenrolar normal do processo. Os avanços nos cuidados médicos aumentaram a segurança para as mulheres com gestações de alto risco. No entanto, o uso rotineiro de terapia intravenosa, monitoramento eletrônico do feto, aceleração do parto e anestesia epidural não necessariamente melhorou o desfecho para todas as mulheres (American Council on Science and Health, 2019). Talvez a maneira de melhorar os desfechos dos partos nos EUA seja apoiar uma abordagem fisiológica com o emprego de menos intervenções médicas desnecessárias.[3]

---

[3]N.R.T.: O Brasil apresenta um modelo de atenção ao trabalho de parto, parto e nascimento caracterizado pelo uso excessivo de intervenções obstétricas e neonatais. Nesse contexto, dois programas de melhoria da qualidade da atenção ao parto e nascimento foram criados e impactaram a qualificação do cuidado obstétrico: a estratégia Rede Cegonha, no setor público; e o projeto Parto Adequado, no setor privado. Após a implantação dos programas, houve redução de intervenções desnecessárias e maior satisfação da mulher com o parto, o que evidenciou que políticas públicas bem conduzidas podem mudar o cenário da atenção ao parto e nascimento ao promover a redução de cesarianas desnecessárias e de desfechos maternos e neonatais negativos (Fonte: Leal, M. D. C. et al. (2019). Avanços na assistência ao parto no Brasil: resultados preliminares de dois estudos avaliativos. *Cadernos de Saúde Pública*. v. 35, n. 7, e00223018.)

Durante a década de 1970, a assistência à maternidade centrada na família desenvolveu-se em resposta à reação das pessoas à despersonalização do parto. A esperança era a de que a filosofia deslocasse seu foco da "medicalização" para o parto fisiológico. Atualmente, o termo "fisiológico" é o mais apropriado para designar as abordagens com baixa tecnologia e alta humanização solicitadas por muitas mulheres em idade fértil que consideram o parto um processo normal. O parto fisiológico é uma conduta que sustenta que o corpo é capaz de realizar processos durante o parto, e leva também em consideração a filosofia, os valores e as preferências da mulher durante esse evento em sua vida.

Os enfermeiros obstetras defendem os partos fisiológicos, e sua participação no processo de parto está associada à redução das intervenções desnecessárias em comparação com os procedimentos conduzidos por obstetras. Os enfermeiros obstetras incentivam um processo normal de parto, no qual a parturiente usa seus próprios instintos e sinais corporais durante o trabalho de parto. Em suma, esses profissionais empoderam as mulheres no ambiente de parto (Thompson et al., 2019).

Não importa qual a filosofia seguida, o ideal é que ela seja compartilhada por todos os envolvidos no processo de parto – do profissional da saúde à mãe.

Parceiros

As mulheres desejam apoio e cuidado durante o trabalho de parto e o parto. Os cuidadores podem transmitir apoio emocional ao oferecer a sua presença contínua e palavras de encorajamento. Em todo o mundo, poucas mulheres são deixadas totalmente sozinhas no trabalho de parto: na maioria das culturas, a norma é fornecer apoio emocional, físico e/ou espiritual durante o parto. Um parceiro atencioso pode massagear, tocar levemente, fazer acupressão, ficar de mãos dadas, acariciar e proporcionar relaxamento. Ele pode também ajudar a parturiente a comunicar suas necessidades aos funcionários e fornecer uma presença reconfortante e constante. Tudo isso traz algum grau de conforto para a parturiente (Salmon & Brunner, 2019). Embora a presença do companheiro no momento do parto forneça um apoio emocional especial, o parceiro pode ser qualquer pessoa que ofereça suporte à parturiente ao longo do evento. Para muitas mulheres, os ingredientes essenciais para um parto seguro e satisfatório incluem uma sensação de empoderamento e sucesso em lidar com a experiência ou transcendê-la, além do encorajamento seguro e positivo por parte de um acompanhante.

No mundo todo, mulheres costumam apoiar outras mulheres no parto. **Doula** é uma palavra grega que significa "serva" ou "cuidadora". Hoje, normalmente descreve a mulher que oferece apoio emocional e prático à gestante ou ao casal antes, durante e após o parto. A doula acredita em "ser mãe da mãe", mas o suporte clínico continua sendo um trabalho do enfermeiro obstetra ou da equipe médica (International Doula Institute, 2020). O apoio contínuo à mulher orientada reduz a necessidade de medicação para alívio da dor, do uso de extração a vácuo ou de fórceps e de realização de cesárea. O apoio contínuo também esteve associado a uma discreta redução na duração do trabalho de parto. A doula, que é uma acompanhante experiente durante o trabalho de parto, oferece apoio emocional e físico, assim como orientações à parturiente e ao seu parceiro ao longo de toda a experiência de trabalho de parto e de parto.

As pesquisas apontam que os cuidados de enfermagem diminuem a probabilidade de avaliações negativas da experiência de parto, de sentimentos de tensão durante o trabalho de parto e de o trabalho de parto ser considerado pior do que o esperado. As evidências também indicam redução dos traumatismos perineais, das dificuldades da maternidade e da probabilidade de interrupção precoce do aleitamento materno. O apoio contínuo por parte dos enfermeiros inclui reconfortar, encorajar, elogiar e orientar (Aparecida Piler et al., 2019).

Durante o trabalho de parto, os cuidados de enfermagem devem incorporar formas de se conectar com a parturiente e de compreender o que ela está vivenciando (conhecer); passar tempo com ela (estar presente); protegê-la e preservar sua dignidade (fazer por ela); fornecer informações e explicações de maneira clara e metódica (capacitar); e garantir uma experiência de parto segura. Tendo em vista os muitos benefícios do apoio intraparto, as parturientes devem ter sempre a opção de receber o apoio de parceiros, seja de enfermeiros ou doulas, seja de companheiros ou familiares. Seja quem for o parceiro a dar apoio, ele deve oferecer à parturiente uma presença constante, além de conforto e encorajamento práticos. O objetivo global do suporte durante o parto é criar uma experiência positiva para a mulher e, ao mesmo tempo, preservar as saúdes física e psicológica dela.

Paciência

O processo de parto é demorado. Se fosse dado mais tempo para que as mulheres passassem pelo trabalho de parto naturalmente, sem intervenção, a taxa de cesáreas provavelmente seria reduzida. Um estudo demonstrou que o apoio contínuo fornecido por enfermeiros obstetras durante o trabalho de parto foi capaz de reduzir a duração do trabalho de parto e o número de cesáreas. Esse modelo de apoio deve estar disponível para todas as mulheres (Kline, 2019). A literatura sugere que adiar as intervenções pode proporcionar à mulher tempo suficiente para que o trabalho de parto evolua e pode reduzir a necessidade de intervenções cirúrgicas (American College of Obstetricians and Gynecologists [ACOG], 2019a).

A iniciativa *Healthy People 2030* registra um objetivo relativo às cesáreas nos EUA: "reduzir as cesáreas entre gestantes de baixo risco sem partos anteriores (MICH-2030-06)".

Estamos muito longe de alcançar esse e outros objetivos – a taxa atual de cesáreas nos EUA, de 32% (cerca de um em cada três nascimentos), é a mais elevada desde que esses dados começaram a ser coletados a partir das certidões de nascimento em 1989. A taxa de natalidade por cesárea está associada ao aumento da morbidade e da mortalidade materno-infantis, bem como ao prolongamento da internação e à elevação dos custos com cuidados de saúde (Centers for Disease Control and Prevention [CDC], 2019a).[4]

É difícil prever como um trabalho de parto evoluirá, sendo igualmente difícil, portanto, determinar quanto tempo vai durar. Não há como antever a intensidade e a frequência das contrações uterinas, o grau de dilatação e amolecimento do colo do útero ou a capacidade de moldagem da cabeça fetal para se ajustar ao canal de parto. Não é possível também saber de antemão se as complexas rotações fetais necessárias para um trabalho de parto eficiente ocorrerão de modo apropriado. Todos esses fatores são incógnitas quando a gestante entra em trabalho de parto.

Indução do trabalho de parto

O momento do nascimento é componente fundamental de uma gravidez saudável. Em ambas as extremidades do espectro da idade gestacional ao nascer, há aumento da morbidade e da mortalidade. Na área da saúde, existe uma tendência a tentar manipular e apressar o processo de trabalho de parto por meios clínicos, tais como a ruptura artificial das membranas (amniotomia) e a aceleração do trabalho de parto com ocitocina (Grobman, 2019). Nos EUA, as taxas de indução do parto sofreram uma discreta redução quando comparadas com as da década de 1990 (CDC, 2019b).

Cerca de uma em cada quatro gestantes (24%) tem seu trabalho de parto induzido ou acelerado com fármacos estimulantes do útero ou são submetidas à ruptura artificial de membranas para acelerar o progresso e a indução precoce (na 37ª e na 38ª semana). Quando as membranas não se romperam espontaneamente, pode-se realizar uma amniotomia para acelerar ou induzir o trabalho de parto. Isso permite que a cabeça do feto entre em contato mais direto com o colo do útero para dilatá-lo. Esse procedimento é realizado com a cabeça do feto em altura – 2 ou inferior e com o colo do útero dilatado em pelo menos 3 cm. Também é utilizada ocitocina sintética (Pitocin®) para induzir ou acelerar o trabalho de parto por meio da estimulação das contrações uterinas. A ocitocina é administrada como uma infusão secundária no acesso intravenoso primário usando-se uma bomba de infusão controlada de acordo com a atividade uterina.

---

[4]N.R.T.: O Brasil vive uma epidemia de operações cesarianas, com aproximadamente 1,6 milhão de cesarianas realizadas a cada ano. Nas últimas décadas, a taxa nacional de operações cesarianas tem aumentado progressivamente e a cesariana tornou-se o modo mais comum de nascimento no país. A taxa de operação cesariana no Brasil está ao redor de 56%, havendo uma diferença importante entre os serviços de saúde públicos (40%) e privados (85%). (Fonte: idem nota 1.)

Nos EUA, a indução eletiva do trabalho de parto ocorre em aproximadamente 20% das gestações, apesar dos conhecidos riscos (Kim et al., 2019).[5] Essas intervenções podem resultar em nascimento muito precoce do feto, trabalho de parto prolongado, exposição a medicamento potencialmente perigoso com seus possíveis efeitos colaterais, realização de cesárea desnecessária e morbidades materna e neonatal. A indução eletiva implica uma cascata de intervenções correlatas, tais como acesso intravenoso, monitoramento eletrônico contínuo do feto, confinamento no leito, amniotomia, agentes farmacológicos estimulantes do trabalho de parto, analgésicos parenterais e anestesia regional, cada uma com seu próprio conjunto de complicações e riscos potenciais. Embora esses riscos se apliquem a todas as gestantes submetidas ao procedimento, para as nulíparas com menos de 41 semanas de gestação e colo de útero inadequado, o principal risco é a realização de cesárea após uma indução de parto malsucedida, com possíveis morbidades materna e neonatal e aumento dos custos dos cuidados de saúde. Após a realização de uma cesárea, torna-se mais provável que os partos subsequentes também sejam cirúrgicos (Kawakita et al., 2019). Evidências consistentes indicam que a indução eletiva do trabalho de parto pode aumentar o risco de cesárea, especialmente em nulíparas (Kellerman & Rakel, 2019). Nas nulíparas, a indução eletiva do trabalho de parto está associada a aumento das taxas de cesáreas, hemorragia pós-parto, reanimação neonatal e internações mais prolongadas sem melhora do desfecho neonatal (Lee et al., 2019). Acredita-se que muitas cesáreas poderiam ser evitadas se fosse permitido que as mulheres ficassem mais tempo em trabalho de parto e que o processo de parto natural concluísse seu ciclo. Tempos de espera mais longos (com paciência) geralmente resultam em menos intervenções.

O ACOG atribui o drástico aumento das induções em parte à pressão das mulheres, à conveniência para os médicos e às questões relacionadas com as responsabilidades legais. Outros motivos para o aumento das induções são a disponibilidade de melhores agentes para a promoção da maturação do colo do útero e uma atitude mais relaxada quanto às indicações secundárias de indução. Até que ensaios clínicos possam corroborar o uso mais liberal das induções do trabalho de parto, o ACOG recomenda uma abordagem cautelosa em relação à indução eletiva (ACOG, 2019b). As indicações clínicas atuais para indução do trabalho de parto incluem:

- Ruptura espontânea das membranas sem início do trabalho de parto
- Feto grande que provavelmente não conseguirá avançar pela pelve materna

- Restrição do crescimento fetal com necessidade de intervenção externa
- Risco para a saúde do feto se ele permanecer no útero
- Gestação de mais de 42 semanas
- Hipertensão arterial, diabetes ou doença pulmonar maternas
- Infecção uterina (March of Dimes, 2019).

Quando a parturiente sente necessidade de fazer força para baixo, começam os esforços expulsivos. A maioria das mulheres responde muito bem às mensagens de seu corpo mesmo sem orientação do enfermeiro. Uma abordagem mais natural e indireta permite que a parturiente espere e faça o esforço expulsivo quando sentir necessidade (puxo espontâneo). Ter paciência e deixar a natureza seguir seu curso reduz o estresse fisiológico da mãe, o que diminui os traumatismos em seu tecido perineal.

Preparação da gestante: orientação pré-natal

As orientações pré-natais básicas podem ajudar a gestante a lidar com o processo de trabalho de parto e a se sentir no controle da experiência de dar à luz um feto. A literatura indica que, se a gestante tiver sido preparada antes da experiência de trabalho de parto e de parto, é mais provável que o trabalho de parto se mantenha normal ou natural e sem a necessidade de intervenção médica (Yikar & Nazik, 2019). Há, também, cada vez mais evidências indicando que gestantes bem preparadas, com suporte adequado para o trabalho de parto, têm menor probabilidade de precisar de analgesia ou anestesia, assim como de necessitar de cesárea (Mamaghani et al., 2019).

As orientações pré-natais informam a gestante sobre a experiência de parto e melhoram a sensação de controle. A gestante torna-se capaz, assim, de ser uma participante ativa da experiência de trabalho de parto e de parto (Jordan et al., 2019). As pesquisas também sugerem que a preparação pré-natal pode influenciar os desfechos psicossociais intraparto e pós-parto (Pan et al., 2019). Por exemplo, as orientações pré-natais comunicadas em aulas para pais e mães tiveram um efeito significativo sobre a ansiedade e os ajustes pós-parto. A cultura em que cada mulher está inserida, sua idade, suas capacidades cognitivas, seu acesso a informações sobre saúde e seu conhecimento sobre o tema, tudo isso influencia a compreensão do conteúdo das orientações oferecidas. Os profissionais de enfermagem têm um papel fundamental no fornecimento de informações baseadas em evidências durante o período pré-natal.

---

[5]N.R.T.: No Brasil, conforme estudo de inquérito nacional sobre a assistência obstétrica, foi identificado o uso de ocitocina em 40% das mulheres assistidas em trabalho de parto, sendo essa a conduta mais frequente no setor público e em mulheres com menor escolaridade. (Fonte: idem nota 3.)

ATENÇÃO!

Aprender sobre o trabalho de parto e o parto possibilita que as gestantes e seus parceiros expressem suas necessidades e preferências com antecedência, aumentem sua confiança e melhorem a comunicação entre eles e a equipe de saúde.

Manejo da dor

A percepção da dor pode ser influenciada por diversos fatores, tais como experiências anteriores de dor, cultura, crenças, tolerância, ansiedade e depressão. Para executar um plano de cuidados, os enfermeiros precisam compreender o que é esse plano e fornecer apoio à parturiente de modo a capacitá-la a lidar com a dor e os desafios do trabalho de parto. Embora sejam processos fisiológicos normais, o trabalho de parto e o parto podem causar muita dor. A dor durante o trabalho de parto é uma experiência quase universal. O foco principal da abordagem da dor no parto é controlar o desconforto uterino sem prejudicar o feto e o trabalho de parto. A dor é uma experiência subjetiva que envolve uma complexa interação de influências fisiológicas, espirituais, psicossociais, culturais e ambientais (Lennon, 2018). Os valores culturais e os comportamentos aprendidos influem na percepção e na resposta à dor, assim como a ansiedade e o medo, que tendem a exacerbar a sensação de dor (Deering, 2018). O desafio para os profissionais da saúde é encontrar a combinação certa de métodos de controle da dor a fim de manter o desconforto em níveis administráveis e, ao mesmo tempo, minimizar seu efeito negativo sobre o feto, a fisiologia normal do trabalho de parto, o vínculo materno-infantil, a amamentação e a percepção da parturiente em relação ao trabalho de parto (King et al., 2019). O Capítulo 14 apresenta uma ampla discussão sobre o controle da dor durante o trabalho de parto e o parto.

RESPOSTAS FISIOLÓGICAS AO TRABALHO DE PARTO

O trabalho de parto é o processo pelo qual o canal de parto é preparado para permitir a passagem do feto da cavidade uterina para o meio exterior. Durante a gestação, a progesterona secretada pela placenta suprime as contrações espontâneas do útero normal, mantendo então o feto no útero. O colo do útero permanece com consistência firme e não complacente. Quando a gestação está a termo, no entanto, ocorrem alterações no colo do útero que o amolecem. Além disso, as contrações uterinas tornam-se mais frequentes e regulares, sinalizando o início do trabalho de parto.

O processo de trabalho de parto envolve uma série de contrações rítmicas, involuntárias e frequentemente desconfortáveis do miométrio. As contrações promovem encurtamento, apagamento e dilatação do colo do útero, além de algumas vezes ruptura das membranas fetais. Contrações uterinas com intensidade de 30 mmHg ou mais provocam a dilatação do colo do útero. Em seguida, acompanhadas por contrações reflexas e voluntárias dos músculos abdominais (movimentos de empurrar), as contrações uterinas levam ao nascimento do feto (Blackburn, 2018). Durante o trabalho de parto, a parturiente e o feto passam por diversas adaptações fisiológicas.

Respostas maternas

À medida que o processo avança, diversas respostas fisiológicas ajudam a parturiente a se adaptar ao trabalho de parto. O processo de trabalho de parto causa estresse em vários sistemas orgânicos da parturiente, os quais reagem por meio de inúmeros mecanismos compensatórios. As respostas fisiológicas maternas incluem:

- A frequência cardíaca eleva-se em 10 a 20 bpm
- O débito cardíaco sofre aumento de 12 a 31% durante o primeiro período do trabalho de parto e de 50% durante o segundo período
- A pressão arterial eleva-se em até 35 mmHg durante as contrações uterinas em todos os períodos do trabalho de parto
- A contagem de leucócitos do sangue sobe para 25.000 a 30.000/mm³, talvez em decorrência das lesões teciduais
- A frequência respiratória eleva-se, com maior consumo de oxigênio devido ao aumento do metabolismo
- A motilidade gástrica e a absorção de alimentos sofrem redução, o que pode aumentar o risco de náuseas e vômito durante o período de transição do trabalho de parto
- O tempo de esvaziamento gástrico e o pH diminuem, elevando então o risco de vômito com aspiração
- A temperatura corporal sobe um pouco, possivelmente em decorrência do aumento da atividade muscular
- Ocorrem dores/cãibras musculares em virtude da sobrecarga do sistema musculoesquelético
- A taxa de metabolismo basal aumenta e a glicemia diminui devido ao estresse do trabalho de parto (Funai & Norwitz, 2019).

A capacidade de adaptação da gestante ao estresse do trabalho de parto é influenciada por seus estados físico e psicológico. Entre os muitos fatores que afetam sua capacidade de enfrentamento, estão:

- Experiências prévias de parto e seus desfechos (complicações e desfechos de partos anteriores)
- Experiência da gestação atual (planejada *versus* não planejada, desconfortos sentidos, idade, risco gestacional, doenças crônicas, ganho de peso)
- Considerações culturais (valores e crenças em relação ao estado de saúde)
- Sistema de suporte (presença e apoio de um parceiro ou ente querido durante o trabalho de parto)
- Preparação para o parto (participação em aulas de preparação para o parto e prática de técnicas de respiração controlada)
- Exercícios durante a gestação (músculos tonificados; capacidade de colaborar com os esforços expulsivos intra-abdominais)
- Expectativas em relação à experiência de parto (considerar o parto um evento importante ou estressante)
- Nível de ansiedade (a ansiedade excessiva pode interferir no progresso do trabalho de parto)

- Medo do trabalho de parto e de perder o controle (o medo pode aumentar a percepção da dor, exacerbando ainda mais o temor)
- Fadiga e desgaste (sentir-se desestimulada para o desafio e o tempo do trabalho de parto) (King et al., 2019).

Respostas fetais

Embora o foco durante o trabalho de parto seja na avaliação das adaptações maternas, também ocorrem diversas adaptações fisiológicas no feto. O feto passa pelo trabalho de parto com a mãe. Se o feto for saudável, o estresse do trabalho de parto geralmente não tem efeitos adversos sobre ele. O enfermeiro precisa estar atento a qualquer anormalidade nas condições fetais. As respostas fetais ao trabalho de parto incluem:

- Acelerações e discretas desacelerações periódicas da frequência cardíaca fetal relacionadas com o movimento fetal, a pressão e as contrações uterinas
- Diminuição da circulação e da perfusão para o feto em consequência das contrações uterinas (um feto saudável é capaz de compensar essa diminuição)
- Aumento da pressão arterial de dióxido de carbono (PCO_2)
- Diminuição dos movimentos respiratórios fetais durante o trabalho de parto
- Redução da pressão de oxigênio fetal com diminuição da pressão parcial de oxigênio (PO_2) (Decherney et al., 2019).

> ### ATENÇÃO!
> As alterações respiratórias durante o trabalho de parto ajudam a preparar o feto para a respiração extrauterina, iniciada imediatamente após o nascimento.

ESTÁGIOS DO TRABALHO DE PARTO

Tipicamente, o trabalho de parto divide-se em quatro períodos: dilatação; expulsão; dequitação; e de Greenberg.[6] A Tabela 13.2 resume os principais acontecimentos de cada período.

O primeiro período é o mais longo: começa com a primeira contração verdadeira e termina com a dilatação completa (abertura) do colo do útero. Por ser tão prolongado, esse período é dividido em duas fases, a latente e a ativa, correspondentes à etapa da dilatação progressiva do colo do útero.

O segundo período do trabalho de parto, ou período expulsivo, começa quando o colo do útero está totalmente dilatado e termina com o nascimento da criança. O período expulsivo pode durar de alguns minutos a

horas. Tipicamente, as contrações ocorrem a cada 2 ou 3 minutos, duram 60 a 90 segundos e são fortes à palpação. Durante essa fase, em geral, a parturiente concentra-se nos esforços expulsivos.

O terceiro período, ou dequitação da placenta, inicia-se após o nascimento da criança e se encerra com a separação e a expulsão da placenta. Normalmente, a placenta é expelida em 5 a 30 minutos graças às contrações uterinas contínuas. Se o recém-nascido estiver estável, o vínculo entre ele e a mãe estabelece-se durante esse período por meio do contato da pele.

O quarto período, ou período de Greenberg, ou pós-parto imediato, dura de 1 a 4 horas após o nascimento. Nesse período, o corpo da puérpera começa a se estabilizar depois do intenso esforço do trabalho de parto e da eliminação dos produtos da concepção. Apesar de muitas vezes o quarto período não ser reconhecido como um período verdadeiro do trabalho de parto, ele é uma fase crítica de transição fisiológica materna, bem como um momento de criação de vínculo entre os membros da nova família. Durante esse período, é realizado um monitoramento rigoroso da mãe e do recém-nascido (King et al., 2019).

Primeiro período

Durante o primeiro período do trabalho de parto, é fundamental observar o processo de dilatação progressiva do colo do útero (dilatação cervical). Essa dilatação é medida subjetivamente por meio do toque vaginal, sendo expressa em centímetros ou em dedos. O primeiro período termina quando o colo do útero se dilatou 10 cm de diâmetro, sendo o suficiente para permitir a passagem do polo cefálico de um feto de tamanho normal. Em geral, as membranas fetais podem se romper durante o primeiro período, ou mesmo antes, assim como podem se manter íntegras até o nascimento. Nas primíparas, o primeiro período do trabalho de parto pode se estender por até 20 horas sem que seja considerado prolongado. No entanto, esse período de tempo pode variar muito. Nas multíparas, ele pode se estender por até 14 horas (ACOG & Society for Maternal-Fetal Medicine [SMFM], 2016).

Durante o primeiro período do trabalho de parto, as gestantes costumam sentir as dores viscerais das cólicas abdominais difusas e das contrações uterinas. Nesse momento, a dor decorre principalmente da dilatação do colo e do segmento inferior do útero, assim como da distensão (estiramento) dessas estruturas durante as contrações. O primeiro período divide-se em duas fases: a latente e a ativa.

Fase latente

A fase latente dá origem aos sinais e aos sintomas mais conhecidos do trabalho de parto. Essa fase começa com o surgimento das contrações regulares e termina com o início da dilatação efetiva do colo do útero. Durante a fase

---

[6]N.R.T.: Os nomes dos quatro períodos foram adaptados à realidade brasileira, segundo a fonte idem nota 2.

TABELA 13.2	Períodos e fases do trabalho de parto.			
	Primeiro período	**Segundo período**	**Terceiro período**	**Quarto período**
Descrição	0 a 10 cm de dilatação; divide-se em duas fases	Da dilatação completa (10 cm) ao nascimento da criança; pode se estender por até 3 h	Dequitação e expulsão da placenta; normalmente, dura 5 a 10 min, mas pode demorar até 30 min	1 a 4 h após o nascimento da criança; período de adaptação fisiológica materna
Fases	**Fase latente**[7] (0 a 6 cm de dilatação) • Dilatação do colo do útero: 0 a 6 cm • Apagamento do colo do útero: 0 a 40% • Nulíparas: duração de até 20 h; multíparas: duração de até 14 h • Frequência das contrações: a cada 5 a 10 min • Duração das contrações: 30 a 45 s • Intensidade das contrações: leves à palpação **Fase ativa**[8] (6 a 10 cm de dilatação) • Dilatação do colo do útero: 6 a 10 cm • Apagamento do colo do útero: 40 a 100% • Nulíparas: duração de até 6 h; multíparas: duração de até 4 h • Frequência das contrações: a cada 2 a 5 min • Duração das contrações: 45 a 60 s • Intensidade das contrações: moderadas à palpação	**Fase pélvica** (período de descida do feto) **Fase perineal** (período de esforços expulsivos ativos) • Nulíparas: duração de até 3 h; multíparas: duração de até 2 h • Frequência das contrações: a cada 2 a 3 min ou menos • Duração das contrações: 60 a 90 s • Intensidade das contrações: fortes à palpação • Forte impulso para empurrar durante o fim da fase	**Dequitação da placenta:** desprendimento da placenta da parede uterina **Expulsão da placenta:** saída da placenta pela abertura vaginal	

Cunningham, F. G., Leveno, K. J., Bloom, S. L., Dashe, J. S., Hoffman, B. L., Casey, B. M., & Spong, C. Y. (2018). *William's obstetrics* (25th ed.). McGraw-Hill Education; King, T. L., Brucker, M. C., Jevitt, C., & Osborne, K. (2019). *Varney's midwifery* (6th ed.). Jones & Bartlett Learning; e Norwitz, E., Zelop, C., Miller, D., & Keefe, D. (2019). *Evidence-based obstetrics and gynecology*. Wiley Blackwell.

latente, o colo do útero dilata-se lentamente até cerca de 5 cm.[9] O uso de analgesia farmacológica pode aumentar a duração dessa fase.

Normalmente, as contrações ocorrem a cada 5 a 10 minutos, duram 30 a 45 segundos e são descritas como leves na avaliação da dinâmica uterina (DU) pelo enfermeiro. A intensidade é avaliada pelo enfermeiro ao posicionar a mão no fundo do útero durante uma contração para verificar se é possível perceber a alteração do tônus com os dedos. A capacidade de endentar o fundo do útero no pico de uma contração indica, tipicamente, que a contração é leve. O apagamento ou esvaecimento do colo do útero varia de nulo a 40%. Muitas gestantes

nesse período consideram as contrações semelhantes às cólicas menstruais. Elas podem permanecer em casa durante essa fase, entrando então em contato com seu médico para informá-lo do início do trabalho de parto.

Durante essa fase, a mulher encontra-se ao mesmo tempo apreensiva e animada com o início do trabalho de parto após o longo período de gestação.

Lembra-se do casal que foi orientado a retornar da maternidade para casa? Três dias depois, Kathy acordou com uma sensação de umidade e um intenso desconforto nas costas que se espalhava pelo abdome. Ela decidiu dar uma caminhada, mas as contrações não diminuíram. Em vez disso, continuaram a ocorrer a intervalos de poucos minutos e aumentaram de intensidade. Ela e Chuck decidiram voltar à maternidade. Houve alguma diferença na localização do desconforto de Kathy dessa vez? Que mudanças o enfermeiro da triagem observará em Kathy caso se trate de um trabalho de parto verdadeiro?

Fase ativa

A fase ativa do trabalho de parto compreende o período de tempo entre o aumento do ritmo de dilatação (fim da fase latente do trabalho de parto) e a dilatação total do

---

[7]N.R.T.: Nos novos documentos da Organização Mundial da Saúde (OMS) e do Ministério da Saúde, considera-se o primeiro estágio latente um período caracterizado por contrações uterinas dolorosas e alterações variáveis do colo do útero, incluindo algum grau de apagamento e progressão mais lenta da dilatação até 5 cm para trabalho de parto de nulíparas ou multíparas. (Fonte: World Health Organization (2018). *WHO recommendations: intrapartum care for a positive childbirth experience*. Geneva: World Health Organization.)

[8]N.R.T.: O primeiro estágio ativo é um período caracterizado por contrações uterinas dolorosas regulares, um grau substancial de apagamento cervical e dilatação mais rápida de 5 cm até a dilatação completa para trabalhos iniciais e subsequentes. (Fonte: idem nota 7.)

[9]N.R.T.: No original estava 6 cm. Contudo, conforme explicações das notas 7 e 8, foi alterado para 5 cm na obra traduzida.

colo do útero. A dilatação começa a ocorrer de forma mais rápida e previsível até que o colo do útero atinja 10 cm e sua dilatação e seu apagamento estejam completos. Em geral, no trabalho de parto ativo, a dilatação mais acelerada do colo do útero progride a uma taxa de 1,2 a 1,5 cm por hora (ACOG & SMFM, 2016).[10] O feto avança em sua descida pela pelve. As contrações tornam-se mais frequentes (a cada 2 a 5 minutos) e prolongadas (45 a 60 segundos). O desconforto da mulher intensifica-se (contrações moderadas a fortes à palpação). A parturiente fica mais focada e se concentra mais em si mesma, envolvida que está no trabalho de parto. Ela limita as interações com as pessoas presentes no quarto. Se a parturiente e seu parceiro tiverem frequentado aulas de preparação para o parto, ela começará a empregar as técnicas de relaxamento e de respiração controlada aprendidas para lidar com as contrações.

> Ao examinar Kathy, o enfermeiro verifica que a gestante está com 4 cm de dilatação e 50% de apagamento do colo do útero, com ruptura das membranas. Esses achados colocam Kathy em que período e fase do trabalho de parto?

Segundo período

O segundo período do trabalho de parto começa com a dilatação completa (10 cm) e o apagamento total do colo do útero e termina com o nascimento. Enquanto o período dilatação consiste basicamente no adelgaçamento e na abertura do colo do útero, esse segundo período consiste no desprendimento fetal e saída do ovoide córmico. Os movimentos do mecanismo de parto ocorrem da fase inicial da descida do feto até o seu desprendimento.

As contrações repetem-se a cada 2 ou 3 minutos, duram 60 a 90 segundos e são descritas como fortes à palpação. Número de partos anteriores, demora dos esforços expulsivos, uso de analgesia epidural, índice de massa corporal materno, peso do feto, formato da pelve, posição occipitoposterior e apresentação fetal alta com dilatação total são fatores que demonstraram afetar a duração do segundo período do trabalho de parto. Um segundo período mais prolongado está associado a desfechos maternos adversos, tais como maior taxa de infecção puerperal, lacerações perineais de terceiro e quarto graus e hemorragia pós-parto (Hutchison et al., 2019). Durante esse período expulsivo, a parturiente costuma se sentir mais no controle e menos irritável e agitada. Ela está concentrada nos esforços expulsivos. Em geral, a parturiente sente a urgência de fazer força para baixo quando há o contato direto do feto com o assoalho pélvico. Os receptores de estiramento na parede vaginal, no reto e no períneo comunicam a pressão do feto evoluindo pelo canal de parto, o que, com o aumento da pressão abdominal, provoca a espontânea urgência de fazer força para baixo descrita pelas parturientes (Deering, 2018).

Esforços expulsivos

Durante o segundo período do trabalho de parto, o momento dos esforços expulsivos ativos é aquele em que a parturiente, ao sentir a pressão retal exercida pela parte de apresentação do feto, sente a urgência fisiológica de fazer força para baixo, denominada puxos. Quando a mulher é submetida a analgesia epidural, essa sensação de urgência se dilui (Funai & Norwitz, 2020).

No segundo período do trabalho de parto, o períneo torna-se abaulado, e há aumento na liberação de tampão sanguinolento. A cabeça fetal torna-se evidente na abertura vaginal, mas desaparece entre as contrações. Quando a parte superior da cabeça já não regride entre as contrações, diz-se que ela está coroada. O feto continua com o mecanismo de rotação para a saída pelo canal de parto. Hoje, as evidências mostram que, na realidade, o trabalho de parto evolui mais lentamente do que se acreditava no passado. Muitas mulheres podem precisar de um pouco mais de tempo em trabalho de parto para dar à luz por via vaginal antes de fazer a opção por um parto cirúrgico (Zipori et al., 2019). O segundo período pode se estender por até 3 horas no primeiro parto e por até 2 horas nos partos subsequentes (Figura 13.14).

ESFORÇOS EXPULSIVOS ESPONTÂNEOS (PUXOS ESPONTÂNEOS) *VERSUS* ESFORÇOS EXPULSIVOS DIRECIONADOS (PUXOS DIRIGIDOS).

Há duas maneiras de conduzir o segundo período do trabalho de parto: com *esforços expulsivos espontâneos* (obedecendo à urgência espontânea da parturiente) e com *esforços expulsivos direcionados* (orientados pelo cuidador). Os esforços expulsivos espontâneos representam o modo natural de condução do segundo período do trabalho de parto. No entanto, em decorrência da analgesia peridural, os profissionais da saúde recorrem com frequência aos esforços expulsivos direcionados sem levar em conta as repercussões negativas para a mulher e o feto. A abordagem fisiológica foca nos esforços expulsivos espontâneos, empreendidos pela parturiente conforme ela sente necessidade, não nos esforços direcionados, que podem reduzir a oxigenação fetal (Blackburn, 2018).

Há cada vez mais evidências de que a condução do segundo período, em particular os esforços expulsivos, é um fator de risco no que diz respeito aos desfechos perinatais a longo prazo (Kadour-Peero et al., 2019). As pesquisas apoiam o uso de abordagens fisiológicas espontâneas durante o segundo período do trabalho de parto. Entretanto, em ambientes hospitalares muitas mulheres ainda são orientadas por profissionais de enfermagem a realizar a manobra de Valsalva (prender a respiração) prolongada enquanto fazem força para baixo tão logo o

---

[10]N.R.T.: Aqui cabe a nova recomendação da OMS: uma taxa mínima de dilatação cervical de 1 cm/hora ao longo do primeiro estágio de trabalho ativo é extremamente rápida para algumas mulheres e, portanto, não é recomendada para a identificação da progressão laboral normal. Uma taxa de dilatação cervical mais lenta que 1 cm/hora, por si só, não deve ser uma indicação para intervenção obstétrica. (Fonte: idem nota 7.)

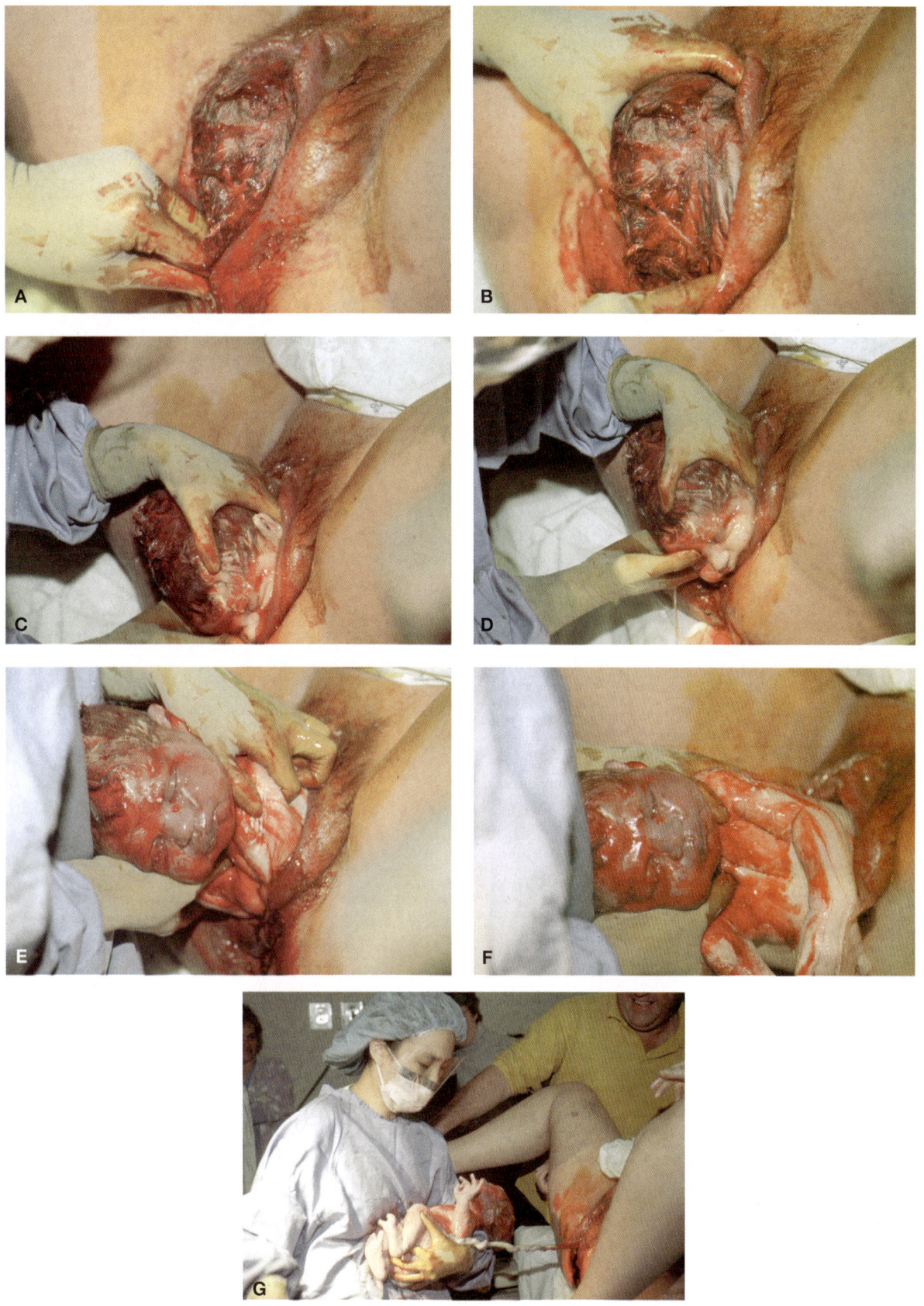

FIGURA 13.14 Sequência do parto do coroamento ao nascimento. **A.** Início do coroamento da cabeça fetal. Observe o abaulamento do períneo. **B.** Fim do coroamento. Observe que a cabeça fetal está aparecendo com a face para baixo. Essa é a posição mais comum. **C.** Conforme a cabeça se estende, pode-se observar que o occipício está voltado para o lado direito da mãe (posição OAD). **D.** Movimento de extensão. **E.** Os ombros saíram. Observe como a cabeça girou para se alinhar aos ombros (movimento de rotação externa). **F.** O corpo segue facilmente os ombros. **G.** O recém-nascido é seguro no colo pela primeira vez. (Fotografia de B. Proud.)

colo do útero atinge a dilatação total. Tradicionalmente, as gestantes eram ensinadas a prender a respiração, contar até 10, inspirar outra vez e fazer força para baixo novamente, repetindo esse processo várias vezes durante uma contração. Esse estilo contínuo e extenuante de esforço expulsivo está relacionado com alterações hemodinâmicas na parturiente e interfere nas trocas de oxigênio entre ela e o feto. Além disso, está associado a danos ao assoalho pélvico: quanto mais intenso o esforço, maiores os danos. Ver Prática baseada em evidências 13.1.

Na prática clínica, às vezes, os profissionais de saúde resistem a adiar o início dos esforços expulsivos depois de o segundo período ter começado, devido à crença de que isso prolonga o trabalho de parto. Adiar os esforços expulsivos durante o segundo período, até que a parturiente sinta a urgência de empreendê-los, permite otimizar o aproveitamento da energia materna, não traz prejuízos para a parturiente e melhora a oxigenação fetal (Norwitz et al., 2019). As pesquisas mostram que adiar os esforços expulsivos para até 90 minutos após a dilatação completa do colo do útero resulta em uma importante redução do tempo que as parturientes passam fazendo força para baixo sem prolongamento significativo do tempo total do segundo período do trabalho de parto (King et al., 2019). Uma vez que as pesquisas são inconclusivas e não dão sustentação à prática de esforços expulsivos direcionados, com algumas evidências sugerindo que ela pode ser prejudicial, essa prática deve ser abandonada (Blackburn, 2018). A Organização Mundial da Saúde (OMS) recomenda que, durante o segundo período do trabalho de parto, os profissionais de enfermagem, em vez de direcionarem os esforços expulsivos, incentivem as parturientes e deem apoio para que elas sigam seu próprio sentido de urgência ao empreender esses esforços (WHO, 2018a). A utilização do método de glote aberta (esforços expulsivos involuntários com gemidos e vocalizações na expiração) ao fazer força para baixo auxilia os esforços expulsivos involuntários da parturiente (Garpiel, 2018). Em relação aos esforços expulsivos, defende-se a adoção de uma abordagem fisiológica e controlada pela mulher (King et al., 2019).

Os comportamentos demonstrados pelas parturientes durante esse período incluem: fazer força quando sentem a urgência de "empurrar para baixo"; utilizar seus próprios padrões e técnicas de esforço expulsivo em resposta às sensações que experimentam; fazer força para baixo com a glote aberta de acordo com as contrações; empreender esforços expulsivos com variações de intensidade e duração; empreender esforços expulsivos com intensidade progressiva; e adotar diversas posições para aumentar o progresso do trabalho de parto e o conforto. Essa abordagem está na contramão das condutas atuais, que utilizam limites de tempo desnecessários e puxos dirigidos. Os profissionais de enfermagem que atuam no parto precisam desenvolver uma abordagem baseada em evidências, a qual reconheça e reforce a capacidade natural das mulheres de dar à luz e evite o direcionamento dos comportamentos maternos relativos aos esforços expulsivos (Dekker, 2019).

Quando a parturiente tiver sido submetida à analgesia epidural, a promoção da descida passiva é uma estratégia alternativa para a condução do segundo período do trabalho de parto. Com o emprego dessa abordagem, o feto desce e nasce sem que os esforços expulsivos sejam direcionados.

Terceiro período

O terceiro período do trabalho de parto começa com o nascimento da criança e termina com a separação e a expulsão

---

PRÁTICA BASEADA EM EVIDÊNCIAS **13.1** Desfechos maternos e neonatais em uma comparação entre esforços expulsivos espontâneos e esforços expulsivos direcionados durante o segundo período do trabalho de parto

ESTUDO

Durante o segundo período do trabalho de parto, uma técnica comum é o incentivo a que a parturiente inspire profundamente no início de uma contração e faça força para baixo durante a contração (prática conhecida como "puxo dirigido"). O puxo espontâneo é a resposta a um impulso natural de fazer força para baixo que surge ao se fazer força três a cinco vezes por contração. As mulheres são livres para seguir seus próprios instintos e impulsos. O objetivo desse estudo foi comparar os efeitos dos esforços expulsivos direcionados com os efeitos dos esforços expulsivos espontâneos no que diz respeito à duração do segundo período do trabalho de parto, à ocorrência de lesões perineais e às condições pós-parto do recém-nascido.

Achados

Um estudo transversal retrospectivo incluiu 19.212 mulheres com gravidez não gemelar e apresentação fetal cefálica. Foi utilizada análise multivariada. As gestantes foram agrupadas de acordo com os esforços expulsivos: espontâneos ou direcionados. Observou-se que os esforços expulsivos direcionados estiveram associados a maior duração do segundo período

do trabalho de parto em multíparas (8 minutos) e nulíparas (14 minutos), bem como a um risco aumentado de prolongamento do segundo período em multíparas. O uso de episiotomia foi significativamente maior no grupo dos esforços expulsivos direcionados que no grupo dos esforços expulsivos espontâneos. Os esforços expulsivos direcionados, quando comparados com os esforços expulsivos espontâneos, também estiveram associados a um risco significativamente mais elevado de reanimação e internação neonatais. Em relação ao índice de Apgar, não houve diferença entre os grupos aos 5 minutos.

Implicações para a enfermagem

Com base nos resultados desse estudo, os profissionais de enfermagem devem desencorajar os puxos dirigidos quando as parturientes não sentirem o impulso natural de fazer força para baixo. Para a obtenção de melhores desfechos perinatais, os enfermeiros devem oferecer apoio para que as mulheres sigam seus próprios impulsos expulsivos.

Adaptado de Lee, N., Gao, Y., Lotz, L., & Kildea, S. (2019). Maternal and neonatal outcomes from a comparison of spontaneous and directed pushing in the second stage. *Women and Birth*, 32(4), e433-e440.

da placenta. Imediatamente após o nascimento, o ideal é posicionar o recém-nascido sobre o abdome da mãe com a pele de ambos entrando em contato, o que promove uma transição positiva entre as vidas intrauterina e extrauterina e aumenta o vínculo entre mãe e filho. O terceiro período divide-se em duas fases: a separação e a expulsão da placenta. Em todo o planeta, cerca de 800 mulheres morrem a cada dia de causas evitáveis relacionadas ao parto. A causa isolada mais comum é a hemorragia grave, que pode levar a puérpera ao óbito em questão de horas se houver demora na instituição dos cuidados necessários. A hemorragia pós-parto ocorre principalmente durante o terceiro período, e uma conduta ativa nesse momento pode evitar o sangramento. A conduta ativa inclui: administração de um agente uterotônico após o nascimento; expulsão da placenta com tração controlada do cordão umbilical; e massagem do fundo do útero após a expulsão da placenta (WHO, 2018b). Uma abordagem imediata e efetiva é crucial para salvar a vida dessas mulheres, e medidas preventivas podem ser iniciadas no terceiro período. Ainda existe controvérsia em relação à adoção de conduta ativa ou conduta expectante durante o terceiro período do trabalho de parto.

Dequitação da placenta

Após o nascimento da criança, o útero continua se contraindo vigorosamente, e agora consegue se retrair, diminuindo então consideravelmente de tamanho. Essas contrações fazem com que a placenta se desprenda da parede uterina. Os sinais de dequitação a seguir indicam que a placenta está pronta para sair:

- Elevação do fundo uterino cerca de 2 a 3 cm e seu desvio para a direita (sinal de Schroeder)[11]
- O cordão umbilical desce
- Súbita saída de sangue pela via vaginal
- O útero muda de formato, tornando-se globular no sentido anteroposterior (sinal de Calkins).

A expulsão espontânea da placenta pode ocorrer de duas formas (ou segundo dois mecanismos): o lado fetal (de tom cinza-brilhante) apresenta-se primeiro (mecanismo de Schultz); ou o lado materno (de coloração vermelho-escura) apresenta-se primeiro (mecanismo de Duncan).

Expulsão da placenta

Após o desprendimento da placenta da parede do útero, contrações uterinas contínuas provocam a expulsão da placenta em 2 a 30 minutos (a menos que haja tração externa leve para auxiliar). Depois da expulsão da placenta, o útero é massageado brevemente pelo médico ou pelo enfermeiro obstetra até que se torne firme e os vasos sanguíneos uterinos se contraiam, minimizando então a possibilidade de hemorragia. A perda considerada normal de sangue é de aproximadamente 500 mℓ em partos vaginais e de 1.000 mℓ em cesáreas. A perda de mais de 1.000 mℓ de sangue é considerada grave (Kellerman & Rakel, 2019).

Se a placenta não for expulsa espontaneamente, o médico auxilia na sua retirada por meio de extração manual. Após a expulsão, o médico e o enfermeiro inspecionam a placenta para verificar a integridade dos cotilédones e membranas e confirmar se todas as suas partes estão presentes. Caso algum resto placentário tenha ficado na cavidade uterina, aumenta o risco da hemorragia pós-parto, pois se torna um corpo estranho no útero interferindo na capacidade plena e efetiva do útero de se contrair.

Quarto período

O quarto período começa com a conclusão da expulsão da placenta e das membranas e termina com o ajuste fisiológico inicial e a estabilização da puérpera (1 a 4 horas após o nascimento). Esse período inicia o período pós-parto. Em geral, a mãe se sente tranquila e animada, encontra-se bem acordada e, inicialmente, fala bastante. O processo de criação de vínculo começa com a inspeção do recém-nascido pela mãe e com o desejo de aninhá-lo e amamentá-lo. O fundo do útero deve estar firme e bem contraído. Tipicamente, ele fica localizado na linha média, entre a cicatriz umbilical e a sínfise púbica, mas aumenta lentamente até a altura da cicatriz umbilical durante a primeira hora após o parto (Jordan et al., 2019). Se a consistência do útero se tornar mais relaxada, é preciso massageá-lo para que se mantenha contraído. Os lóquios[12] são vermelhos, apresentam pequenos coágulos e seu fluxo é moderado. Se a puérpera tiver sido submetida a uma episiotomia ou laceração durante o segundo período do trabalho de parto, a incisão deve estar íntegra, com as bordas aproximadas e limpas, e sem evidências de vermelhidão ou edema.

Durante esse período, o foco é monitorar atentamente a mãe para evitar hemorragias, distensão da bexiga e trombose venosa. Normalmente, a puérpera sente sede e fome durante esse período, e pode pedir comida e bebida. Como sua bexiga está hipotônica, ela tem percepção limitada para reconhecer que está com a bexiga cheia ou urinar. Em geral, monitoram-se os sinais vitais, o fundo do útero e o volume e a consistência dos lóquios a cada 15 minutos por ao menos 1 hora. Devido à contração do útero, durante esse período a mulher sente desconfortos que lembram cãibras.

CONCEITOS FUNDAMENTAIS

- O trabalho de parto é uma interação complexa e multifacetada da gestante com o feto. Sendo assim, é difícil determinar exatamente por que o trabalho de parto começa e o que o desencadeia

---

[11]N.R.T.: Item adicionado segundo a fonte idem nota 2.

[12]N.R.T.: Lóquios são produtos de exsudatos, transudatos, descamação e sangue que procedem da ferida placentária (principalmente), do colo uterino e da vagina. (Fonte: Mello, A. R., & Bussamara, N. (2005). Puerpério: fisiologia e assistência. *In*: Bussamara, N. (2005). *Obstetrícia básica*. 3. ed. São Paulo: Sarvier.)

- Antes do início do trabalho de parto, o corpo da gestante passa por diversas mudanças em preparação para o nascimento da criança. Essas mudanças, que muitas vezes fazem surgir sinais e sintomas que sugerem que o trabalho de parto está próximo, incluem alterações no colo do útero, descida do feto, aumento da disposição, eliminação de tampão sanguinolento, contrações de Braxton Hicks e, às vezes, ruptura espontânea das membranas amnióticas

- O trabalho de parto falso é uma condição observada durante as últimas semanas de algumas gestações. São sentidas contrações uterinas irregulares, mas sem resposta na dilatação do colo uterino

- Os fatores essenciais para o trabalho de parto e o parto são os seguintes: via de passagem (canal de parto), passageiro (feto com a placenta), força (contrações), posição (materna), resposta psicológica, filosofia (baixa tecnologia, alta humanização), parceiros (cuidadores que dão apoio), paciência (cronologia natural), preparo da gestante (base de conhecimentos em relação ao parto) e controle da dor (medidas de conforto)

- O tamanho e o formato da pelve da mulher são determinantes para um parto vaginal. A pelve feminina tem quatro formatos principais: ginecoide, antropoide, androide e platipeloide

- O processo de trabalho de parto compreende uma série de contrações rítmicas, involuntárias e frequentemente bastante desconfortáveis do miométrio. As contrações provocam encurtamento (apagamento) e abertura (dilatação) do colo do útero, além de poder ocorrer ruptura das membranas fetais. Os parâmetros relevantes das contrações uterinas são a frequência, a duração e a intensidade

- Os diâmetros do crânio fetal variam consideravelmente, com alguns deles se encurtando e outros se alongando conforme a cabeça é moldada durante o processo de trabalho de parto e o parto

- A dor durante o trabalho de parto é uma experiência quase universal para as gestantes. Muitas vezes, uma autoidentidade segura e o apoio significativo das pessoas que a cercam podem ajudar a mulher a lidar bem com o trabalho de parto e a reduzir sua sensação de dor

- É importante que as gestantes se preparem mentalmente para o parto a fim de que possam trabalhar a favor das forças naturais do trabalho de parto, não contra elas

- À medida que o trabalho de parto evolui, ocorrem diversas respostas fisiológicas que ajudam a parturiente a se adaptar ao processo de trabalho de parto

- Tipicamente, o trabalho de parto divide-se em quatro períodos com diferentes durações

- Durante o primeiro período, a mudança fundamental implícita ao processo é a dilatação progressiva do colo do útero. Esse período divide-se em duas fases: a latente e a ativa

- O segundo período do trabalho de parto vai da dilatação completa (10 cm) e do apagamento total do colo do útero até o nascimento da criança

- O terceiro período, dividido em duas fases, é aquele em que ocorrem o desprendimento (primeira fase) e a expulsão (segunda fase) da placenta

- O quarto período começa após a expulsão da placenta e das membranas, e termina com o ajuste fisiológico inicial e a estabilização da puérpera (1 a 4 horas).

REFERÊNCIAS BIBLIOGRÁFICAS E LEITURA SUGERIDA

American College of Obstetricians and Gynecologists (ACOG). (2019a). *ACOG Committee Opinion No. 687: Approaches to limit intervention during labor and birth*. Retrieved June 16, 2020, from https://www.acog.org/Clinical-Guidance-and-Publications/Committee-Opinions/Committee-on-Obstetric-Practice/Approaches-to-Limit-Intervention-During-Labor-and-Birth

American College of Obstetricians and Gynecologists (ACOG). (2019b). *Practice Advisory: Clinical guidance for integration of the findings of the ARRIVE Trial: labor induction verses expectant management in low risk nulliparous women*. Retrieved June 16, 2020, from https://opqic.org/acog-practice-advisory-smfm-clinical-statement-clinical-guidance-for-integration-of-the-findings-of-the-arrive-trial-labor-induction-versus-expectant-management-in-low-risk-nulliparous-women/

American College of Obstetricians and Gynecologists (ACOG) and Society for Maternal-Fetal Medicine (SMFM). (2016). *Safe prevention of the primary cesarean section*. Retrieved June 16, 2020, from https://www.acog.org/clinical/clinical-guidance/obstetric-care-consensus/articles/2014/03/safe-prevention-of-the-primary-cesarean-delivery

American Council on Science and Health. (2019). *Are 'free birth' and 'unhindered birth' a thing?* Retrieved June 16, 2020, from https://www.acsh.org/news/2019/01/23/are-free-birth-and-unhindered-birth-thing-13751

Aparecida Piler, A., Loewen Wall, M., Dias Aldrighi, J., Souza, R. K., Regina, S., Herreira Trigueiro, T., & Oloveira Peripolli, L. (2019). Integrative literature review determining factors of nursing care in the parturition process. *Journal of Nursing. 13*(1), 189–205.

Ashwal, E., Shinar, S., Aviram, A., Orbach, S., Yogev, Y., & Hiersch, L. (2019). A novel modality for intrapartial fetal heart rate monitoring. *Journal of Maternal-Fetal & Neonatal Medicine. 32*(6), 889–895. https://doi.org/10.1080/14767058.2017.1395010

Blackburn, S. T. (2018). *Maternal, fetal, neonatal physiology: A clinical perspective* (5th ed.). Elsevier.

Brooks, E. J., & Wilson, D. R. (2019). Reducing stress and anxiety during pregnancy. *International Journal of Childbirth Education, 34*(1), 23–26.

Centers for Disease Control and Prevention (CDC). (2019a). *Cesarean deliver rate for the United States*. Retrieved June 16, 2020, from https://www.cdc.gov/nchs/pressroom/sosmap/cesarean_births/cesareans.htm

Centers for Disease Control and Prevention (CDC). (2019b). *Recent declines in induction of labor by gestational age*. Retrieved June 16, 2020, from https://www.cdc.gov/nchs/products/databriefs/db155.htm

Cunningham, F. G., Leveno, K. J., Bloom, S. L., Dashe, J. S., Hoffman, B. L., Casey, B. M., & Spong, C. Y. (2018). *William's obstetrics* (25th ed.). McGraw-Hill Education.

Decherney, A. H., Nathan, L., Laufer, N., & Roman, A. S. (2019). *Current diagnosis & treatment: Obstetrics & gynecology* (12th ed.). McGraw-Hill Education.

Deering, S. (2018). *A practical manual to labor and delivery* (2nd ed.). Cambridge University Press.

Dekker, R. (2019). *The evidence on: Birthing positions*. Retrieved February 2, 2018, from https://evidencebasedbirth.com/evidence-birthing-positions/

Emam, A. M. M., & Al-Zahrani, A. E. (2018). Upright verses recumbent position during the first stage of labor among primipara women on labor outcomes. *Journal of Nursing Education and Practice. 8*(7), 113–124. https://doi.org/10.5430/jnep.v8n7p113

Funai, E. F., & Norwitz, E. R. (2020). Management of normal labor and delivery. *UpToDate*. Retrieved May 15, 2020, from https://www.uptodate.com/contents/management-of-normal-labor-and-delivery

Garpiel, S. (2018). Effects of an interdisciplinary practice bundle for second-stage labor on clinical outcomes. *American Journal of Maternal/Child Nursing, 43*(4), 184–194.

Grobman, W. (2019). Induction of labor with oxytocin. *UpToDate*. Retrieved May 13, 2020, from https://www.uptodate.com/contents/induction-of-labor-with-oxytocin?search=induction&source=search_result&selectedTitle=1~150&usage_type=default&display_rank=1

Hickey, L., & Savage, J. (2019). Effect of peanut ball and position changes in women laboring with an epidural. *Nursing for Women's Health, 23*(3), 245–252.

Hill, M. A. (2019). *Embryology: Head development*. Retrieved January 31, 2019, from https://embryology.med.unsw.edu.au/embryology/index.php/Head_Development

Hutchison, J., Mahdy, H., & Hutchison, J. (2019). Stages of labor. StatPearls. Retrieved March 27, 2020, from https://www.ncbi.nlm.nih.gov/books/NBK544290/

International Doula Institute. (2020). *What is a doula?* Retrieved June 16, 2020, from https://internationaldoulainstitute.com/what-is-a-doula/

Jarvis, C. (2020). *Physical examination & health assessment* (8th ed.). Saunders Elsevier.

Jordan, R. G., Farley, C. L., & Grace, K. T. (2019). *Prenatal and postnatal care: A woman-centered approach* (2nd ed.). Wiley Blackwell.

Kadour-Peero, E., Shlomi, S., Gonen, R., & Vetnir, D. (2019). Impact of recommended changes in management of prolonged second-stage for prevention of the primary cesarean-delivery. *American Journal of Obstetrics & Gynecology, 220*(1), 116. https://doi.org/10.1016/j.ajog.2018.11.173

Kawakita, T., Bowers, K., & Khoury, J. C. (2019). Nonmedically indicated induction of labor compared with expectant management in nulliparous women aged 35 years or older. *American Journal of Perinatology, 36*(1), 45–52. https://doi.org/10.1055/s-0038-1648228

Kellerman, R. D., & Rakel, D. P. (2019). *Conn's current therapy 2019*. Elsevier.

Kim, H. I., Choo, S. P., Han, S. W., & Kim, E. H. (2019). Benefits and risks of induction of labor at 39 or more weeks in uncomplicated nulliparous women: A retrospective, observational study. *Obstetrics & Gynecology Science, 62*(1), 19–26. https://doi.org/10.5468/ogs.2019.62.1.19

King, T. L., Brucker, M. C., Jevitt, C., & Osborne, K. (2019). *Varney's midwifery* (6th ed.). Jones & Bartlett Learning.

Kline, W. (2019). *Coming home: How midwives changed birth*. Oxford University Press.

Lee, A., Inch, S., & Finegan, D. (2019). *Therapeutics in pregnancy and lactation*. Routledge.

Lee, N., Gao, Y., Lotz, L., & Kildea, S. (2019). Maternal and neonatal outcomes from a comparison of spontaneous and directed pushing in the second stage. *Women and Birth, 32*(4), e433–e440.

Lennon, R. (2018). Pain management in labor and childbirth: Going back to basics. *British Journal of Midwifery, 26*(10), 637–641. https://doi.org/10.12968/bjom.2018.26.10.637

Mamaghani, A. P., Abdekhoda, M., & Alamdari, P. B. (2019). Effectiveness of information counseling on delivery method decisions in primiparous women. *International Journal of Childbirth Education, 34*(1), 39–45.

March of Dimes. (2019). *Inducing labor*. Retrieved June 16, 2020, from https://www.marchofdimes.org/pregnancy/inducing-labor.aspx

Martin, G. I., & Rosenfeld, W. (2019). *Common problems in the newborn nursery: An evidence and case-based guide*. Springer Nature.

Norwitz, E., Zelop, C., Miller, D., & Keefe, D. (2019). *Evidence-based obstetrics and gynecology*. Wiley Blackwell.

Pan, W. L., Gau, M. L., Lee, T. Y., Jou, H. J., Liu, C. Y., & Wen, T. K. (2019). Mindfulness-based program on the psychological health of pregnant women. *Women and Birth, 32*(1), 102–109. https://doi.org/10.1016/j.wombi.2018.04.018

Riethmuller, D., Ramanah, R., & Mottet, N. (2018). Fetal expulsion: Which interventions for perineal prevention? CNGOF Perineal Prevention and Protection in Obstetrics Guidelines. Gynecology, obstetrics, fertility and senology. https://doi.org/10.1016/j.gofs.2018.10.029 https://europepmc.org/abstract/med/30377094

Salmon, B. W., & Brunner, K. (2019). *The birth guy's go-to guide for new dads: How to support your partner through birth, breastfeeding & beyond*. New Harbinger Publications, Inc.

Thompson, S. M., Nieuwenhuijze, M. J., Low, L. K., & De Vries, R. (2019). "A powerful midwifery vision": Dutch student midwives' educational needs as advocates of physiological childbirth. *Women and Birth, 32*(1), https://doi.org/10.1016/j.wombi.2018.12.010

U.S. Department of Health and Human Services (USDHHS). (2019). *Healthy People 2030 framework*. Retrieved June 20, 2020, from https://www.healthypeople.gov/2020/About-Healthy-People/Development-Healthy-People-2030/Framework

Vlasyuk, V. V. (2019). *Birth trauma and perinatal brain damage*. Springer International Publishing.

Webster, S., Morris, G., & Kevelighan, E. (2018). *Essential human development*. Wiley Blackwell.

World Health Organization (WHO). (2018a). *WHO recommendation on method of pushing*. Retrieved 17 February, 2018, from https://extranet.who.int/rhl/topics/preconception-pregnancy-childbirth-and-postpartum-care/care-during-childbirth/care-during-labour-2nd-stage/who-recommendation-method-pushing

World Health Organization (WHO). (2018b). *WHO recommendations for the prevention and treatment of postpartum hemorrhage*. Retrieved June 16, 2020, from https://www.who.int/reproductivehealth/publications/maternal_perinatal_health/9789241548502/en/

Yikar, S. K., & Nazik, E. (2019). Effects of prenatal education on complaints during pregnancy and on quality of life. *Patient Education and Counseling, 102*(1), 119–125.

Zipori, Y., Grunwald, O., Ginsberg, Y., Beloosesky, R., & Weiner, Z. (2019). The impact of extending the second stage of labor to prevent primary cesarean delivery on maternal and neonatal outcomes. *American Journal of Obstetrics & Gynecology, 220*(2), 191–198. https://doi.org/10.1016/j.ajog.2018.10.028

EXERCÍCIOS SOBRE O CAPÍTULO

QUESTÕES DE MÚLTIPLA ESCOLHA

1. Para determinar a frequência das contrações, o enfermeiro deve medir qual dos seguintes períodos de tempo?

 a. Do início de uma contração até o início da contração seguinte
 b. Do início de uma contração até o fim da mesma contração
 c. Do pico de uma contração até o pico da contração seguinte
 d. Do fim de uma contração até o início da contração seguinte

2. Que situação fetal é mais propícia para um parto vaginal espontâneo?

 a. Transversal
 b. Longitudinal
 c. Perpendicular
 d. Oblíqua

3. Qual das observações a seguir sugere que esteja ocorrendo o desprendimento da placenta?

 a. O útero para completamente de se contrair
 b. As pulsações do cordão umbilical param
 c. O útero assume um formato globular
 d. A pressão arterial materna cai

4. Ao explicar a diferença entre os trabalhos de parto verdadeiro e falso em uma aula sobre parto, o enfermeiro afirma que a principal distinção entre eles é:

 a. O nível de desconforto é maior no trabalho de parto falso
 b. Ocorrem alterações progressivas no colo do útero durante o trabalho de parto verdadeiro
 c. Há sensação de náuseas no trabalho de parto falso
 d. Há mais movimento fetal no trabalho de parto verdadeiro

5. O período mais intenso do trabalho de parto é a:

 a. Fase latente
 b. Fase ativa
 c. Ruptura das membranas
 d. Fase de expulsão da placenta

6. Uma gestante em trabalho de parto chega à sala de parto com 4 cm de dilatação. Em que fase do trabalho de parto ela se encontra?

 a. Latente
 b. Ativa
 c. Final
 d. Inicial

7. Que avaliação indicaria que a parturiente se encontra em trabalho de parto verdadeiro?

 a. As membranas se romperam e o líquido é claro
 b. A parte de apresentação do feto está encaixada e não flutuante
 c. O colo do útero está com 4 cm de dilatação e 90% apagado
 d. As contrações duram 30 segundos e ocorrem a cada 5 a 10 min

8. Quais intervenções são subutilizadas na promoção do parto normal? Selecione todas as opções que se apliquem.

 a. Líquidos e nutrição orais no trabalho de parto
 b. Glote aberta durante os esforços expulsivos no segundo período do trabalho de parto
 c. Contato da pele da mãe com a pele do recém-nascido após o parto para a criação de vínculo entre eles
 d. Amniotomia (ruptura artificial das membranas) de rotina
 e. Indução do trabalho de parto com ocitocina sintética por via intravenosa
 f. Episiotomia de rotina para abreviar o trabalho de parto

9. A preparação fisiológica para o trabalho de parto seria demonstrada por:

 a. Redução das contrações de Braxton Hicks sentidas pela gestante
 b. Ganho de peso e aumento de apetite da gestante
 c. Descida do feto para a pelve verdadeira
 d. Acelerações da frequência cardíaca do feto e aumento dos seus movimentos

10. A prática baseada em evidências aplicada ao ambiente clínico melhora:

 a. A comunicação entre os profissionais da saúde
 b. A assistência à paciente e os desfechos em geral
 c. A relação custo-benefício dos tratamentos
 d. A capacidade dos enfermeiros de conduzir um caso

EXERCÍCIOS DE RACIOCÍNIO CRÍTICO

1. Cindy, uma primípara de 20 anos, liga para a maternidade onde você trabalha como enfermeiro e diz acreditar que se encontra em trabalho de parto porque está sentindo as dores do parto. A DPP é nessa semana. Ela recebeu cuidados pré-natais de enfermeiros obstetras durante a gestação.

 a. De que informações adicionais você necessita para responder de modo adequado?
 b. Que sugestões/recomendações você faria a ela?
 c. Que orientações precisam ser dadas a Cindy para guiá-la em sua tomada de decisão?

d. Por quais outros sinais premonitórios do trabalho de parto você poderia perguntar?

e. Que manifestações seriam observadas se Cindy estivesse em trabalho de parto verdadeiro?

2. Você foi designado para dar um curso preparatório para o parto para mulheres no terceiro trimestre gestacional. Faça um esboço dos temas que devem ser abordados.

ATIVIDADES DE ESTUDO

1. Durante uma reunião de discussão de casos clínicos, compartilhe com outros estudantes de enfermagem como as forças essenciais do trabalho de parto impactaram na duração do trabalho de parto e no processo de parto de uma gestante que ficou sob seus cuidados.

2. Os movimentos mecânicos do trabalho de parto incluem quais das seguintes opções? Selecione todas que se apliquem.

a. Extensão e rotação

b. Descida e insinuação

c. Apresentação e posição

d. Atitude e situação

e. Flexão e expulsão

3. Na maternidade, entreviste uma puérpera que deu à luz nas últimas horas. Peça-lhe que descreva sua experiência e analise os fatores emocionais que podem ter influenciado seu processo de trabalho de parto.

4. Na ilustração a seguir, identifique os parâmetros de contração uterina marcando com um "X" os pontos em que o enfermeiro mediria a duração da contração.

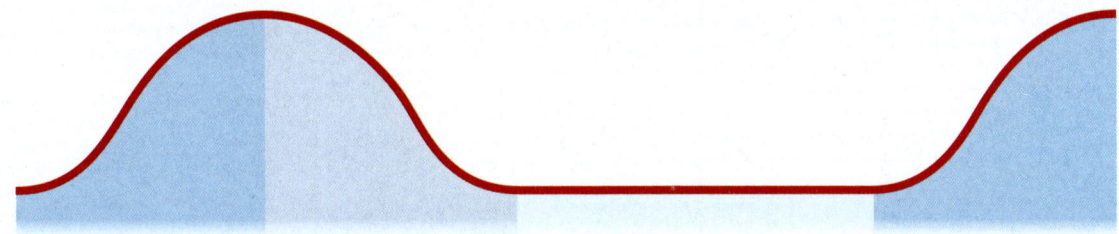

ESTUDO DE CASO

Moritza tem 20 anos e, acompanhada do namorado, procura o ambulatório de pré-natal para uma consulta na 39ª semana de gestação. É sua primeira gravidez, e ela não compareceu a diversas consultas de pré-natal. Até agora, a gravidez cursou sem intercorrências, mas ela está preocupada com o trabalho de parto iminente e em reconhecer o momento certo de ir para a maternidade. Ela se sente despreparada para o trabalho de parto e admite que tem medo da dor porque ouviu "histórias de horror" a respeito. Moritza também admite que tem medo de ser submetida a uma punção venosa na maternidade. Ela deseja um parto normal fisiológico.

AVALIAÇÃO

Moritza foi cuidadosa consigo mesma durante a gravidez e só ganhou 10 kg. Como não compareceu a nenhuma das aulas do curso de preparação para o parto oferecidas gratuitamente pelo serviço público de saúde, ela tem muitas perguntas sobre o trabalho de parto e o parto. A frequência cardíaca fetal é de 140 bpm, o feto está ativo à palpação e a gestante não apresenta edema postural nas extremidades. O exame de urina foi negativo para glicose e proteína. Seu peso atual é de 63 kg.

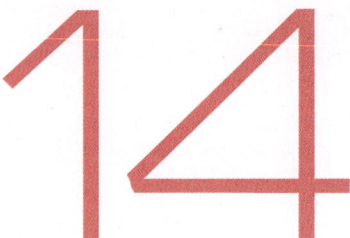

14

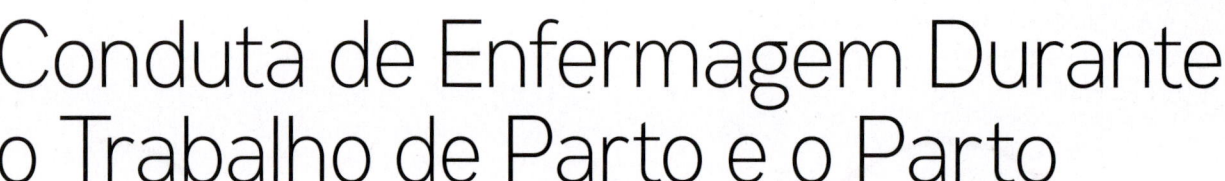

Conduta de Enfermagem Durante o Trabalho de Parto e o Parto

REFLEXÕES
Enfermeiros sábios nem sempre são os que ficam em silêncio, mas os que sabem quando calar durante o milagre do nascimento.

OBJETIVOS DE APRENDIZAGEM

Após a conclusão do capítulo, o leitor será capaz de:

1. Examinar as medidas utilizadas para avaliar o estado da mãe durante o trabalho de parto e o parto.

2. Discutir as vantagens e desvantagens dos monitoramentos fetais interno e externo, incluindo a utilização adequada de cada um.

3. Escolher as intervenções de enfermagem apropriadas para lidar com os padrões de frequência cardíaca fetal.

4. Delinear o papel do profissional de enfermagem na avaliação fetal.

5. Avaliar as várias estratégias de promoção de conforto e de alívio da dor usadas durante o trabalho de parto e o parto.

6. Resumir os dados de avaliação coletados no momento da admissão à unidade perinatal.

7. Relacionar as avaliações contínuas envolvidas em cada período do trabalho de parto e do parto.

8. Analisar o papel do enfermeiro durante o processo de trabalho de parto e o parto.

PALAVRAS-CHAVE

acelerações

alterações basais periódicas

analgesia/anestesia neuroaxial

artefato

coroamento

desaceleração

episiotomia

frequência cardíaca fetal basal

manobras de Leopold

monitoramento eletrônico fetal (MEF)

variabilidade basal

Sheila, em trabalho de parto ativo, foi admitida na unidade de trabalho de parto e parto. Ela progrediu para uma dilatação de 8 cm e está se sentindo cada vez mais desconfortável. Ela começou a usar um padrão respiratório de ritmo padronizado, mas agora está se debatendo no leito do hospital.

INTRODUÇÃO

O trabalho de parto e o parto são eventos que mudam a vida da mulher. O parto é a consumação de uma gestação humana com o nascimento de uma criança gerada no do útero da mulher. Os enfermeiros precisam ser respeitosos, acessíveis, incentivadores, solidários e profissionais ao lidar com todas as parturientes. A conduta de enfermagem para o trabalho de parto e o parto envolve avaliação contínua, medidas de conforto, apoio emocional, informações e orientações qualificadas, defesa dos direitos da mulher e apoio ao acompanhante. Oferecer uma assistência qualificadas à mulher na maternidade depende de o enfermeiro valorizar a experiência do parto e reconhecê-la como uma mudança de vida para as mulheres e suas famílias. A prática de enfermagem engloba habilidades técnicas e sensibilidade; oferta de um cuidado seguro e protetor; promoção e apoio ao parto fisiológico; fornecimento das melhores práticas baseadas em evidências científicas; e reconhecimento das necessidades individuais de saúde e a diversidade cultural em todas as mulheres atendidas para melhorar sua experiência de parto ao longo do tempo nas instituições e nas diversas áreas da saúde. Um dos componentes da assistência baseada em evidências e do cuidado centrado nas necessidades da mulher consiste no respeito às suas preferências para orientar o autocuidado durante o processo de parto. Em um estudo recente, foram avaliadas as necessidades e as expectativas das mulheres durante o trabalho de parto e o parto. Oito temas emergiram: demandas fisiológicas (nutrição, ambiente local, higiene, conforto e privacidade); necessidades psicológicas (empatia e proteção, apoio emocional e incentivo constantes); necessidades de informação (sobre o processo de trabalho de parto e as políticas do hospital); necessidades de comunicação (médico e acompanhante do parto); necessidades de autoestima (sensação de valor, confiança, participação nas decisões); necessidades de segurança (tranquilização de temores); necessidades médicas (alívio da dor e prevenção de intervenções desnecessárias durante o trabalho de parto e o parto); e necessidades de autonomia (Siguroardottir et al., 2019). É importante que o enfermeiro identifique as expectativas e as necessidades da mulher que estão sob seus cuidados de modo a empoderá-la para uma participação ativa na experiência do parto.

A saúde das mães e de seus filhos é fundamental, tanto como um reflexo do estado de saúde atual de um grande segmento da população quanto como um preditor da saúde da próxima geração. O U.S. Department of Health and Human Services (USDHHS, 2019) aborda a saúde materna com dois objetivos: reduzir a taxa de mortalidade materna e diminuir as doenças e complicações maternas devidas à gestação (complicações durante o trabalho de parto e o parto no hospital). Além disso, outros objetivos abordam o aumento da proporção de gestantes que recebem assistência pré-natal precoce e adequada. (Ver Capítulo 12 para obter mais informações sobre esses objetivos.)[1]

Este capítulo fornece informações sobre a conduta de enfermagem durante o trabalho de parto e o parto. Inicialmente, são discutidos os fundamentos para uma avaliação aprofundada dos estados materno e fetal durante o trabalho de parto e o parto. Em seguida, é feita uma descrição completa dos principais métodos de promoção de conforto e de manejo da dor durante o trabalho de parto e o parto. O capítulo termina reunindo todas as informações com uma discussão sobre os cuidados de enfermagem específicos para cada etapa do parto, incluindo os dados necessários a serem obtidos no exame de admissão da mulher para o parto, os métodos para avaliar o progresso do trabalho de parto durante seu primeiro período e as principais medidas de enfermagem que incidem sobre as avaliações materna e fetal e o alívio da dor em todos os períodos do trabalho de parto.

AVALIAÇÃO MATERNA DURANTE O TRABALHO DE PARTO E O PARTO

Durante o trabalho de parto e o parto, alguns procedimentos e técnicas são utilizados para avaliar o estado materno, os quais subsidiam a análise sobre a evolução do trabalho de parto, a saber:

- Avaliar os sinais vitais maternos, incluindo temperatura, pressão arterial, pulso, respiração e dor, que são os principais componentes do exame físico e de uma avaliação contínua
- Revisar o prontuário pré-natal para identificar fatores de risco que podem contribuir para o comprometimento da circulação uteroplacentária durante o trabalho de parto
- Se no momento da admissão não houver sangramento vaginal, realizar um exame vaginal ou um exame ultrassonográfico para avaliar a dilatação do colo do útero, monitorando-se periodicamente conforme necessário para acompanhar o progresso
- Avaliar a dor materna e a efetividade das estratégias de controle da dor em intervalos regulares durante o trabalho de parto e o parto.

---

[1]N.R.T.: No Brasil, há grande empenho para a oferta de cuidado qualificado com foco na redução de intervenções desnecessárias durante o trabalho de parto e o parto, que muitas vezes causam mais danos que benefícios e podem, em alguns casos, levar a eventos adversos graves e morte. Há também a preocupação com a qualificação do atendimento pré-natal com vistas ao preparo adequado da mulher para um processo de nascimento seguro e saudável, o que possibilita a redução das taxas de morbimortalidades materna e perinatal no país. (Fonte: Leal, M. D. C. et al. (2019). Avanços na assistência ao parto no Brasil: resultados preliminares de dois estudos avaliativos. *Cadernos de Saúde Pública*. v. 35, n. 7, e00223018.)

Exame de toque vaginal

O exame de toque vaginal faz parte do atendimento às gestantes em trabalho de parto como um meio de avaliar o progresso do trabalho de parto. Esse exame, no entanto, é altamente invasivo e pode ser angustiante e/ou doloroso para muitas mulheres. Os enfermeiros precisam garantir que haja uma indicação clara para realizá-lo e que o exame fornecerá informações que auxiliarão no plano de cuidados da gestante. Antes de realizar um exame de toque vaginal, deve-se orientar de maneira clara a gestante e seu acompanhante. A privacidade e a dignidade da mulher devem ser mantidas durante o exame. Deve ser informado à mulher e a seu companheiro todos os achados relacionados ao exame realizado, com esclarecimentos sobre o plano de cuidados estabelecido no trabalho de parto (Lindsay et al., 2018).

> **ATENÇÃO!**
>
> O exame de toque vaginal é um procedimento que requer habilidade na avaliação, que demanda tempo e experiência para ser desenvolvida; somente sua execução com frequência na prática clínica fará com que o nível de habilidade do examinador se aperfeiçoe.

O objetivo do exame de toque vaginal é avaliar a medida da dilatação do colo do útero, o percentual de seu apagamento e a condição das membranas fetais, além de coletar informações sobre a apresentação, a posição, a altura da apresentação, o grau de flexão e de descida da cabeça do feto e a presença de bossa ou moldagem do crânio fetal (Figura 14.1). Prepare a gestante informando-a sobre o procedimento, quais informações serão obtidas, como ela pode auxiliar no processo, como será realizado e quem o realizará.

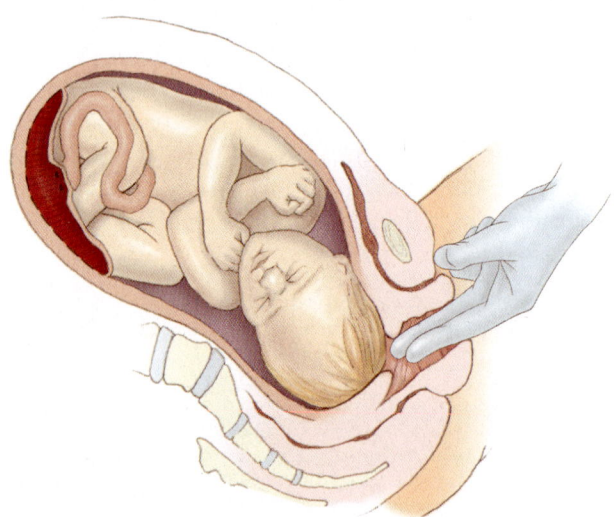

FIGURA 14.1 Exame de toque vaginal para determinar o grau de dilatação e apagamento do colo do útero.

Tipicamente, a mulher fica em decúbito dorsal durante o exame de toque vaginal. Esse procedimento é realizado com cuidado, devendo-se levar em conta o conforto da gestante. Caso seja o exame de toque vaginal inicial para verificar o estado das membranas, utiliza-se água como lubrificante.

Depois de colocar luvas, o examinador insere seus dedos indicador e médio no introito vaginal. Em seguida, palpa o colo do útero para avaliar dilatação, apagamento e posição (p. ex., posterior ou anterior), e, se ele apresentar algum grau de abertura, podem-se avaliar a apresentação e a posição fetais, a altura da apresentação e a existência de bossa. Além disso, o estado das membranas pode ser avaliado, que são descritas como íntegras, protrusas ou rotas.

Na conclusão do exame de toque vaginal, os achados são discutidos com a mulher e seu companheiro para atualizá-los sobre o progresso do trabalho de parto. Além disso, os resultados são documentados eletronicamente ou por escrito e comunicados ao obstetra responsável pelo caso.

Dilatação e apagamento do colo do útero

Durante o primeiro período do trabalho de parto, o colo do útero se abre e se esvaece para permitir a descida do feto pelo canal do parto. A dilatação (abertura) e o grau de apagamento do colo do útero (esvaecimento) são importantes parâmetros avaliados durante o exame de toque vaginal, em que o colo do útero é palpado com o dedo indicador enluvado. Embora esse achado seja um tanto subjetivo, examinadores experientes costumam chegar a resultados semelhantes. A largura da abertura do colo do útero determina a dilatação, e o comprimento do colo avalia o apagamento. O apagamento e a dilatação são utilizados para avaliar as alterações cervicais da seguinte forma:

- Apagamento:
  - 0%: o canal cervical tem 2 cm de comprimento
  - 50%: o canal cervical tem 1 cm de comprimento
  - 100%: o canal cervical está fechado
- Dilatação:
  - 0 cm: o óstio do útero está fechado
  - 5 cm: o óstio do útero está dilatado em 50%
  - 10 cm: o óstio do útero está totalmente dilatado e pronto para a passagem do feto.

As informações obtidas nesse exame servem como base para determinar em qual período do trabalho de parto a mulher se encontra e qual deve ser o cuidado que ela receberá a seguir.

Descida e apresentação fetais

Além dos achados de dilatação e apagamento do colo do útero, o exame de toque vaginal ou a ultrassonografia também podem determinar a descida fetal (altura da apresentação) e qual é a apresentação fetal. Durante o exame, utiliza-se o dedo indicador enluvado para palpar o crânio do feto (no caso de apresentação cefálica) ou as nádegas (no caso de apresentação pélvica). Avalia-se a altura da apresentação em relação às espinhas isquiáticas maternas e a apresentação fetal. Essas espinhas não são protrusões salientes, mas proeminências rombas na cavidade pélvica. As espinhas isquiáticas servem como marco zero de referência para a altura da apresentação fetal, que, se for palpada acima das espinhas isquiáticas maternas, atribui-se um número negativo e, se for palpada abaixo delas, um número positivo, indicando quantos centímetros abaixo da apresentação zero a parte fetal se encontra (ver Capítulo 13 para conhecer uma discussão mais detalhada).

A descida fetal progressiva (−5 a +4) é o que se espera durante o trabalho de parto, ou seja, movimento descendente das alturas de apresentação negativas para a altura de apresentação zero em tempo hábil. Se a descida fetal progressiva não ocorrer, pode haver uma desproporção entre a pelve materna e o feto, o que precisa ser investigado.

Ruptura das membranas

A integridade das membranas pode ser determinada durante o exame de toque vaginal. Tipicamente, se intactas, as membranas serão palpadas como uma protuberância macia que é mais proeminente durante uma contração. Se as membranas tiverem se rompido, a gestante pode ter relatado um jato repentino de líquido. A ruptura das membranas também pode ocorrer como um fluxo lento de líquido. Quando as membranas se rompem, o foco prioritário deve ser a avaliação da frequência cardíaca fetal (FCF) para identificar uma desaceleração, o que pode indicar compressão do cordão umbilical secundária ao seu prolapso. Se as membranas estiverem rompidas quando a gestante chegar ao hospital, o médico deve verificar quando ruptura ocorreu. Uma prolongada ruptura das membranas aumenta o risco de infecção para a gestante e para o feto devido à ascensão de microrganismos patológicos vaginais. Os sinais de infecção intrauterina aos quais se deve estar alerta incluem febre materna, taquicardias fetal e materna, secreção vaginal com odor fétido e aumento do número de leucócitos.

As membranas fetais geralmente se rompem durante o primeiro período do trabalho de parto. Para confirmar sua ruptura, é coletada uma amostra da vagina por meio de um *swab* de nitrazina para determinar o pH do líquido. O líquido vaginal é ácido, enquanto o líquido amniótico é alcalino e tinge o *swab* de azul. Às vezes, porém, podem ocorrer resultados falso-positivos, especialmente em mulheres que apresentam uma grande quantidade de tampão sanguinolento, porque o sangue é alcalino. Provavelmente, as membranas estarão intactas se o *swab* permanecer amarelo a verde-oliva e com pH entre 5 e 6. As membranas provavelmente estarão rompidas se o *swab* se tornar azul-esverdeado a azul-escuro e com pH variando de 6,5 a 7,5 (Jordan et al., 2019). Muitos testes rápidos estão disponíveis para determinar a mudança no pH vaginal ou a existência dos componentes amnióticos proteína de ligação ao fator de crescimento semelhante à insulina 1 (um gene que pode predizer disfunção placentária, diabetes gestacional e trabalho de parto prematuro) ou alfafetoproteína (AFP) no líquido vaginal. Esses testes devem fazer parte de uma avaliação clínica geral (FDA, 2019).

Avaliação das contrações uterinas

Os estímulos primários do trabalho de parto são as contrações uterinas, que são involuntárias. As contrações uterinas aumentam a pressão intrauterina, tensionando então o colo do útero. Essa tensão leva à dilatação e ao adelgaçamento do colo do útero, o que, por sua vez, força o feto a passar pelo canal do parto. As contrações uterinas normais têm uma fase de contração (sístole) e outra de relaxamento (diástole). A contração assemelha-se a uma onda, movendo-se para baixo, em direção ao colo do útero, e para cima, em direção ao fundo do útero. Cada contração começa com um acúmulo (incremento), gradualmente atinge um ápice (intensidade máxima) e, em seguida, relaxa (decréscimo). Cada uma delas é seguida por um intervalo de repouso (relaxamento), que termina quando começa a contração seguinte. No auge da contração (pico), todo o útero se contrai, com maior intensidade na região do fundo do útero e se propagando para o corpo e o colo. Segue-se, então, uma fase de relaxamento, que ocorre simultaneamente em todo o útero.

As contrações uterinas durante o trabalho de parto são monitoradas pela palpação do fundo do útero (dinâmica uterina [DU]) ou por monitoramento eletrônico. A avaliação das contrações inclui a frequência, a duração, a intensidade e o tônus uterino (ver Capítulo 13 para conhecer uma discussão mais detalhada). Contrações uterinas de 30 mmHg ou mais de intensidade incidem na dilatação do colo do útero. Durante o trabalho de parto ativo, sua intensidade geralmente alcança 50 a 80 mmHg. O tônus relaxado está normalmente entre 5 e 10 mmHg no início do trabalho de parto e entre 12 e 18 mmHg no trabalho de parto ativo (Milton, 2019).

Para avaliar a intensidade da contração palpando o fundo do útero, o examinador deve colocar as pontas dos dedos no fundo do útero e descrever a sensação: semelhante à ponta do nariz (leve), semelhante ao queixo (moderada) ou semelhante à fronte (forte). A palpação da intensidade é um julgamento subjetivo da capacidade de compressão da parede uterina, que é denominada conforme sua intensidade em leve, moderada ou forte. (Figura 14.2).

ATENÇÃO!

É necessário prática clínica frequente para alcançar precisão na avaliação da intensidade das contrações uterinas.

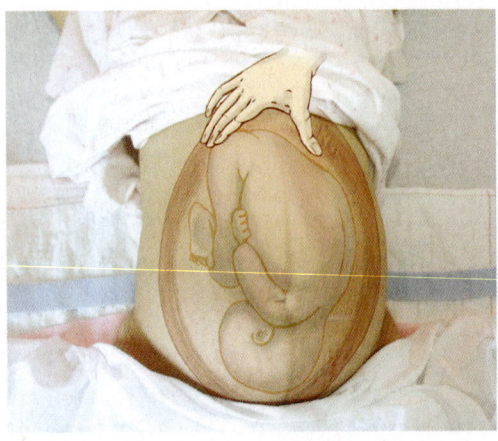

FIGURA 14.2 Enfermeiro palpa o fundo do útero da gestante durante uma contração.

O segundo método utilizado para avaliar a intensidade das contrações uterinas é o monitoramento eletrônico, que pode ser externo ou interno. Ambos os métodos fornecem uma medida razoável da intensidade das contrações uterinas. Embora o monitor fetal externo às vezes seja utilizado para estimar a intensidade das contrações uterinas, ele não é uma ferramenta de avaliação tão precisa.

Realização das manobras de Leopold

As **manobras de Leopold** são um método que permite determinar a apresentação, a posição e a situação fetais por meio de quatro etapas específicas. Esse método envolve a inspeção e a palpação do abdome materno como um modo de rastreamento de má apresentação fetal. O enfermeiro palpa o útero com a superfície palmar e os dedos juntos. Espera-se uma situação longitudinal, e a apresentação pode ser cefálica, pélvica ou córmica (de ombro). Cada manobra responde a uma pergunta:

- *Manobra 1*: Que parte fetal (polo cefálico ou pélvico) está localizada no fundo do útero (parte de cima do útero)?
- *Manobra 2*: Para qual lado da mãe o dorso fetal está voltado? (Os batimentos cardíacos fetais são mais audíveis no dorso fetal)
- *Manobra 3*: Qual é a apresentação fetal?
- *Manobra 4*: A cabeça do feto está flexionada e encaixada na pelve?

As manobras de Leopold são descritas em Procedimento de enfermagem 14.1. Ver também Capítulo 12.

AVALIAÇÃO DA VITALIDADE FETAL DURANTE O TRABALHO DE PARTO E O PARTO

A avaliação fetal identifica o bem-estar do feto ou os sinais que indicam comprometimento. As características do líquido amniótico são avaliadas, mas a avaliação fetal concentra-se principalmente na determinação do padrão da FCF. A análise do sangue do cordão umbilical e a estimulação do couro cabeludo fetal são avaliações adicionais realizadas conforme necessário caso os padrões de FCF sejam questionáveis.

Análise do líquido amniótico

O líquido amniótico visualizado quando as membranas estão rompidas deve ser claro. A ruptura das membranas ovulares pode ser espontânea ou artificial por meio de amniotomia; nesse caso, utiliza-se um instrumento denominado amniótico para perfurar o saco amniótico. Líquido amniótico turvo ou com odor fétido indica infecção. Um líquido esverdeado pode indicar que o feto eliminou mecônio em decorrência de hipoxia transitória,

---

PROCEDIMENTO DE ENFERMAGEM 14.1 **Realização das manobras de Leopold**

Objetivo: determinar a apresentação, a posição e a situação fetais

1. Posicione a gestante em decúbito dorsal e fique de pé ao lado dela.

2. Realize a primeira manobra para determinar a apresentação fetal.
   a. De frente para a cabeça da gestante, coloque as duas mãos sobre o fundo uterino no abdome para determinar a posição fetal.
   b. Palpe o polo pélvico, que é macio e irregular (indica uma apresentação pélvica); palpe a cabeça, que é rígida, lisa e arredondada (indica uma apresentação cefálica).

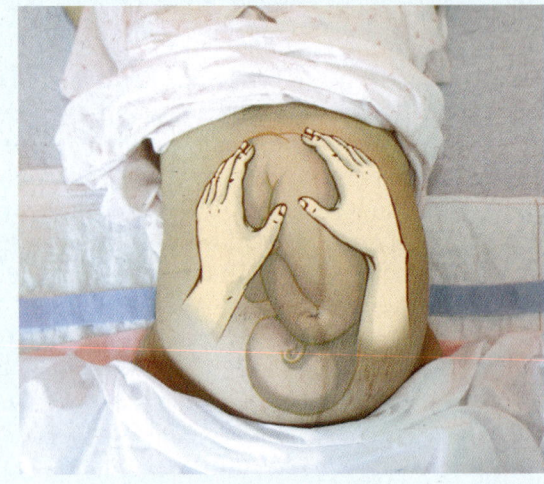

(Continua)

PROCEDIMENTO DE ENFERMAGEM 14.1 **Realização das manobras de Leopold** (*continuação*)

3. Realize a segunda manobra para determinar a posição fetal.
   a. Ainda de frente para a gestante, mova as mãos para baixo pelas laterais do abdome para explorar o dorso fetal em relação ao lado materno (é rígido e liso à palpação).
   b. Continue palpando para determinar em qual dos lados as pequenas partes fetais estão localizadas (porções irregulares com chutes e movimentos fetais).

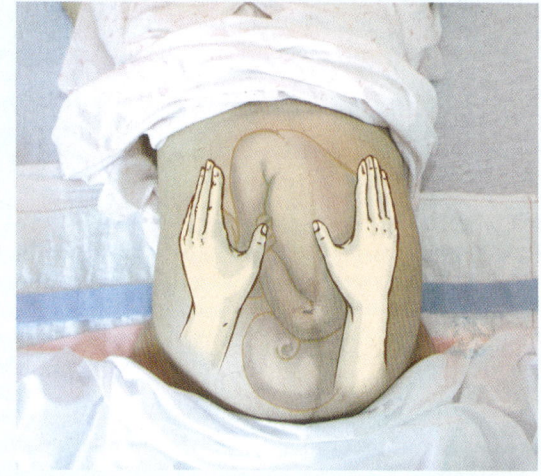

4. Realize a terceira manobra para confirmar a apresentação fetal.
   a. Mova as mãos para baixo pelas laterais do abdome até encontrar o segmento inferior do útero e palpe a área logo acima da sínfise púbica (exploração da escava).
   b. Com a mão semiaberta com o polegar de um lado e o dedo indicador ou médio do lado oposto com um palmo de distância, segure a parte que se apresenta aproximando os dedos.
   c. Palpe a parte que se apresenta. Se for o polo cefálico, será redondo, irredutível e flutuante; se forem as nádegas, serão macias e irregulares.

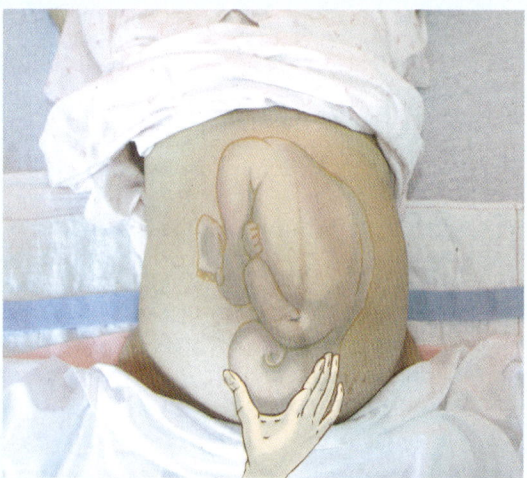

5. Realize a quarta manobra para determinar a atitude fetal.
   a. Vire-se de modo a ficar de frente para os pés da gestante e use as pontas dos três primeiros dedos de cada mão para palpar o abdome.
   b. Mova os dedos um em direção ao outro, aplicando pressão para baixo em direção à sínfise púbica. Se você palpar uma área rígida no lado oposto das costas do feto, este está em flexão porque você está palpando o mento. Se a área rígida estiver no mesmo lado do dorso, o feto está em extensão porque a área palpada é o occipício.
      Além disso, observe como suas mãos se movem. Se elas se aproximam com facilidade, a cabeça do feto não desceu para o estreito superior da pelve da gestante. Se as mãos não se aproximam e param por causa da resistência, a cabeça fetal está encaixada no estreito superior da pelve da gestante (Lindsay et al., 2018).

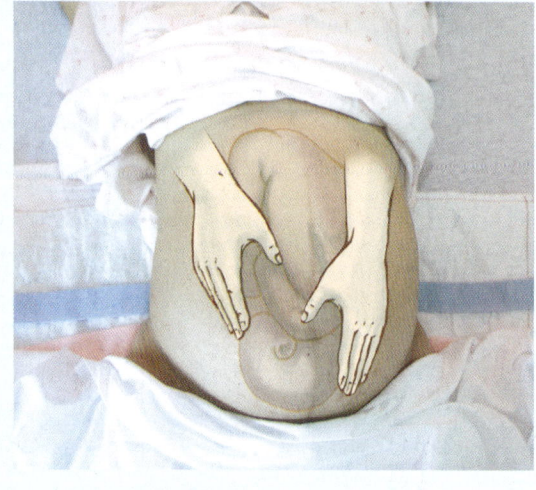

gestação prolongada, compressão do cordão umbilical, restrição de crescimento intrauterino (RCIU), hipertensão arterial materna, diabetes melito ou corioamnionite. No entanto, considera-se uma ocorrência normal se o feto estiver em uma apresentação pélvica. Se for determinado que o líquido amniótico meconial é devido à hipoxia fetal, as equipes obstétrica e pediátrica trabalham juntas para evitar a síndrome da aspiração de mecônio, que pode levar ao desconforto respiratório. Isso exigiria a aspiração após o nascimento da cabeça, antes de a criança respirar, e, talvez, aspiração traqueal direta após o nascimento, se o índice de Apgar for baixo.[2] Em alguns casos, utiliza-se uma amnioinfusão (introdução no útero de soro fisiológico estéril aquecido ou solução de lactato de Ringer) para diluir o mecônio moderado a intenso liberado no útero para auxiliar na prevenção da síndrome da aspiração de mecônio.

Análise da FCF

O monitoramento da FCF durante o trabalho de parto e o parto é essencial para garantir o bem-estar fetal e melhorar os desfechos neonatais. A análise da FCF é uma das principais ferramentas de avaliação utilizadas para determinar as condições de bem-estar fetal e, indiretamente, o estado de oxigenação fetal. A avaliação da FCF pode ser feita por ausculta intermitente com Pinard ou Doppler e por monitoramento eletrônico intermitente ou monitoramento eletrônico contínuo. O objetivo do monitoramento da FCF é reduzir a mortalidade/morbidade mediante a identificação oportuna de agravos hipóxicos fetais para permitir sua remoção ou alteração, ou para assegurar o nascimento seguro do feto antes de ocorrer uma lesão irreversível por asfixia (Murray et al., 2019).

Monitoramento intermitente da FCF

O monitoramento intermitente da FCF, um método primário de acompanhamento do feto durante o trabalho de parto, envolve a ausculta por meio de um Pinard ou um aparelho Doppler portátil, que usa ondas ultrassonográficas que repercutem no coração fetal, produzindo então sons que refletem a sua frequência cardíaca (Figura 14.3). Trata-se de uma opção aceitável para parturientes de baixo risco, muito utilizada em ambientes hospitalar e não hospitalar. Recentemente, várias organizações profissionais têm proposto o uso do monitoramento intermitente como meio de

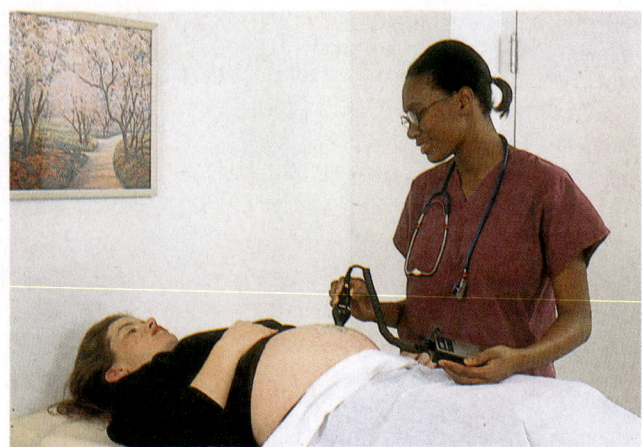

FIGURA 14.3 Enfermeira usando um aparelho Doppler portátil para avaliar a frequência cardíaca fetal.

promoção de partos fisiológicos (AWHONN, 2018); portanto, atualmente, ele é usado em alguns ambientes clínicos. Ver Prática baseada em evidências 14.1 para obter mais informações.[3]

> ### ATENÇÃO!
> O aparelho Doppler para detectar a FCF tem um custo relativamente baixo e é rotineiramente usado em hospitais, em partos domiciliares e em maternidades. Muitos profissionais de enfermagem os utilizam em seus locais de trabalho.

O enfermeiro ausculta a FCF por breves períodos em intervalos regulares, cujo monitoramento intermitente possibilita que a mulher se movimente durante o primeiro período do trabalho de parto. Como ela não está conectada a um monitor fetal eletrônico, fica livre para se mover e mudar de posição. O monitoramento intermitente, no entanto, não fornece um registro contínuo da FCF e não documenta como o feto responde ao estresse do trabalho de parto (a menos que a avaliação seja realizada durante a contração).[4]

---

[2]N.R.T.: No Brasil, a aspiração só é indicada em situações em que o bebê esteja em boas condições. Na última revisão publicada pela Sociedade Brasileira de Pediatria, as evidências revisadas para as recomendações do ILCOR 2020 agruparam quatro estudos randomizados e controlados com 581 recém-nascidos (RNs) e um estudo observacional com 131 RNs. Dois grupos foram analisados: (1) RNs submetidos à aspiração traqueal sob visualização direta; e (2) RNs que receberam ventilação com pressão positiva (VPP) com máscara, sem a aspiração traqueal. Os resultados mostraram não haver diferença entre os grupos quanto a síndrome da aspiração meconial, encefalopatia hipóxico-isquêmica e sobrevida à alta hospitalar. Assim, para o RN não vigoroso com líquido amniótico meconial, a laringoscopia direta imediata e a aspiração traqueal não devem ser realizadas. Vale lembrar que, em raras ocasiões, o RN com líquido amniótico meconial e não vigoroso pode precisar de intubação e aspiração traqueal para desobstruir a traqueia. Assim, no RN com líquido amniótico meconial que apresenta apneia, respiração irregular e/ou frequência cardíaca < 100 bpm, iniciar a VPP com máscara facial e ar ambiente nos primeiros 60 segundos de vida. (Fonte: Sociedade Brasileira de Pediatria. *Reanimação do recém-nascido ≥ 34 semanas em sala de parto: Diretrizes da Sociedade Brasileira de Pediatria*. Versão 2016 com atualizações em maio de 2021. Disponível em: www.sbp.com.br/reanimacao. Acesso em: 20 mar. 2022.)

[3]N.R.T.: Ver também: Brasil (2016). Ministério da Saúde. Comissão Nacional de Incorporação de Tecnologias no SUS. *Diretriz Nacional de Assistência ao Parto Normal*. Disponível em: http://conitec.gov.br/images/Consultas/2016/Relatorio_Diretriz-PartoNormal_CP.pdf. Acesso em: 20 mar. 2022.

[4]N.R.T.: Conforme a Diretriz Nacional de Assistência ao Parto Normal, a avaliação do bem-estar fetal em parturientes de baixo risco deve ser realizada com ausculta intermitente em todos os locais de parto e atentando para: utilizar estetoscópio de Pinard ou sonar Doppler; realizar a ausculta imediatamente após uma contração por pelo menos 1 minuto e a cada 30 minutos, registrando como uma taxa única; registrar acelerações e desacelerações, se ouvidas; e palpar o pulso materno se alguma anormalidade for suspeitada para diferenciar os batimentos fetais e da mãe. (Fonte: Brasil (2016). Ministério da Saúde. Comissão Nacional de Incorporação de Tecnologias no SUS. *Diretriz Nacional de Assistência ao Parto Normal*. Disponível em: http://conitec.gov.br/images/Consultas/2016/Relatorio_Diretriz-PartoNormal_CP.pdf. Acesso em: 20 mar. 2022.)

PRÁTICA BASEADA EM EVIDÊNCIAS **14.1** | **Eficácia de um novo Doppler contínuo (Mayo) *versus* Doppler intermitente na detecção intraparto de FCF anormal: estudo controlado randomizado**

ESTUDO

O monitoramento intraparto da FCF é uma estratégia importante para fornecer um manejo direcionado e apropriado do bem-estar fetal. O monitoramento do bem-estar fetal é essencial para a identificação de fetos hipóxicos, possibilitando então intervenções subsequentes. O objetivo desse estudo foi comparar a eficácia do monitoramento contínuo *versus* o monitoramento intermitente com aparelho Doppler portátil na detecção intraparto de FCF anormal. Um estudo não cego controlado randomizado foi conduzido com um total de 2.973 gestantes de feto único com baixo risco no primeiro período do trabalho de parto. Elas foram divididas em dois grupos: um recebeu monitoramento intermitentemente a cada 30 minutos no primeiro período e a cada 5 a 15 minutos no segundo período; e o outro recebeu monitoramento contínuo.

Achados

O uso do aparelho Mayo contínuo identificou 46% mais FCFs anormais em comparação com as avaliações intermitentes com o aparelho Doppler; no entanto as taxas de cesariana foram 26% mais altas no grupo de monitoramento contínuo com aparelho Mayo em comparação com o grupo de monitoramento intermitente. Não houve diferença nos desfechos perinatais entre os dois grupos. As taxas mais altas de partos cirúrgicos com monitoramento contínuo de FCF em comparação com monitoramento intermitente são compatíveis com os estudos e revisões sistemáticas anteriores.

Implicações para a enfermagem

A FCF anormal foi detectada com mais frequência e mais precocemente ao se utilizar o monitoramento contínuo em comparação com avaliações intermitentes; não houve diferenças nos desfechos perinatais adversos. Apesar da falta de evidências científicas que apoiem o uso rotineiro de monitoramento eletrônico fetal (MEF) externo contínuo na redução dos desfechos perinatais adversos, sua utilização é quase universal no ambiente hospitalar e provavelmente contribuiu para a elevação das taxas de cesarianas. Os enfermeiros têm uma oportunidade única para influenciar o método de monitoramento utilizado no trabalho de parto, oferecendo ausculta intermitente para as gestantes de baixo risco e solicitando ao obstetra que a inclua entre as opções. A natureza pessoal da ausculta intermitente pode ajudar os profissionais de enfermagem a se vincular com suas pacientes e com a essência da prática de enfermagem.

Adaptado de Kamala, B., Kidanto, H., Dalen, I., Ngarina, M., Abeid, M., Perlman, J., & Ersdal, H. (2019). Effectiveness of a novel continuous Doppler (Mayo) *versus* intermittent Doppler in intrapartum detection of abnormal FHR: a randomized controlled study. *International Journal of Environmental Research and Public Health*, 16, 315. https://doi.org/10.3390/ijerph16030315.

A melhor maneira de avaliar o bem-estar fetal seria começando a ouvir a FCF no fim da contração (e não depois de uma) para que pudessem ser detectadas desacelerações tardias. A pressão do dispositivo durante uma contração, no entanto, é desconfortável e pode impedir a mulher de usar seus padrões de respiração ritmada.

A ausculta intermitente da FCF pode ser utilizada para detectar a FCF basal e o ritmo, além das alterações basais; no entanto, não consegue detectar a variabilidade e os tipos de desaceleração, como o monitoramento eletrônico fetal (MEF) o faz. As pesquisas não encontram diferenças entre o monitoramento fetal contínuo e o monitoramento fetal intermitente no que se refere aos índices de Apgar, gasometria do sangue do cordão umbilical, taxas de danos cerebrais com baixo teor de oxigênio, admissão na unidade de terapia intensiva neonatal (UTIN) ou taxas de mortalidade perinatal (Dekker, 2019a). Durante a ausculta intermitente para estabelecer uma linha de base, a FCF é avaliada por 1 minuto após uma contração. A partir de então, a menos que haja um problema, será suficiente auscultar por 30 segundos e multiplicar o valor por dois. Se a gestante apresentar mudança na condição durante o trabalho de parto, as avaliações por ausculta devem ser mais frequentes. As mudanças na condição incluem ruptura de membranas ou início de sangramento. Além disso, as avaliações mais frequentes ocorrem após períodos de deambulação, exame de toque vaginal, administração de analgésicos ou outros eventos clinicamente importantes (King et al., 2019).

A FCF é mais audível no dorso fetal. Em uma apresentação cefálica, a FCF é mais bem auscultada no quadrante inferior do abdome materno. Na apresentação pélvica, é auscultada no nível da cicatriz umbilical materna ou acima dela (Figura 14.4). Com a progressão do trabalho de parto, a localização para ausculta da FCF muda conforme o feto desce para a pelve materna para o nascimento. Para garantir que a frequência cardíaca materna não seja confundida com a FCF, palpe o pulso radial da gestante simultaneamente à ausculta da FCF pelo abdome.

No caso de parturientes de baixo risco, a FCF e as características das contrações devem ser avaliadas a cada 15 a 30 minutos no trabalho de parto ativo e a cada 5 a 15 minutos durante os esforços expulsivos, bem como antes e depois de quaisquer exames vaginais, ruptura das membranas amnióticas, medicação administrada e deambulação (Lindsay et al., 2018).

O boxe Procedimento de enfermagem 12.1 relaciona em detalhes as etapas para a utilização de um aparelho Doppler para avaliar a FCF. Em resumo, uma pequena quantidade de gel solúvel em água é aplicada no abdome da gestante ou na sonda ultrassonográfica antes da ausculta com o aparelho Doppler para promover a transmissão das ondas sonoras. Normalmente, a FCF é mais bem auscultada nos quadrantes abdominais inferiores da gestante; se a FCF não for encontrada rapidamente, pode ser útil localizar o dorso fetal realizando as manobras de Leopold.

Embora o método intermitente de determinação da FCF possibilite que a gestante se movimente durante o trabalho de parto, as informações obtidas não fornecem um panorama completo do bem-estar fetal em todos os momentos. Isso leva a questionar qual é a condição fetal durante os momentos em que ela não está sendo

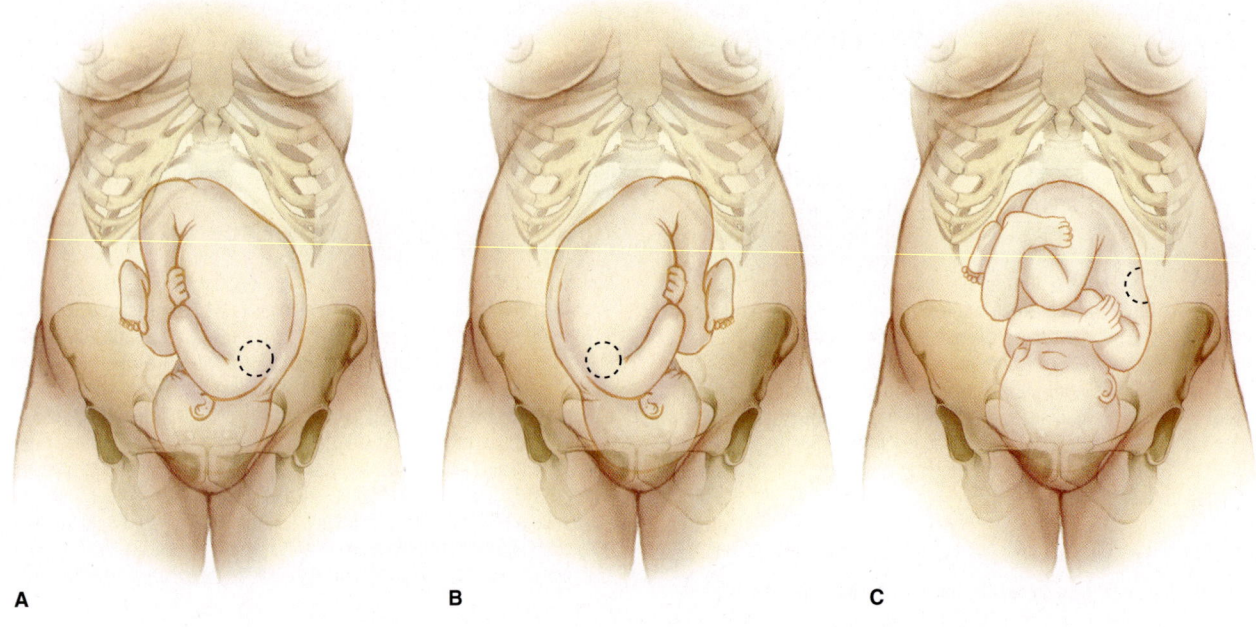

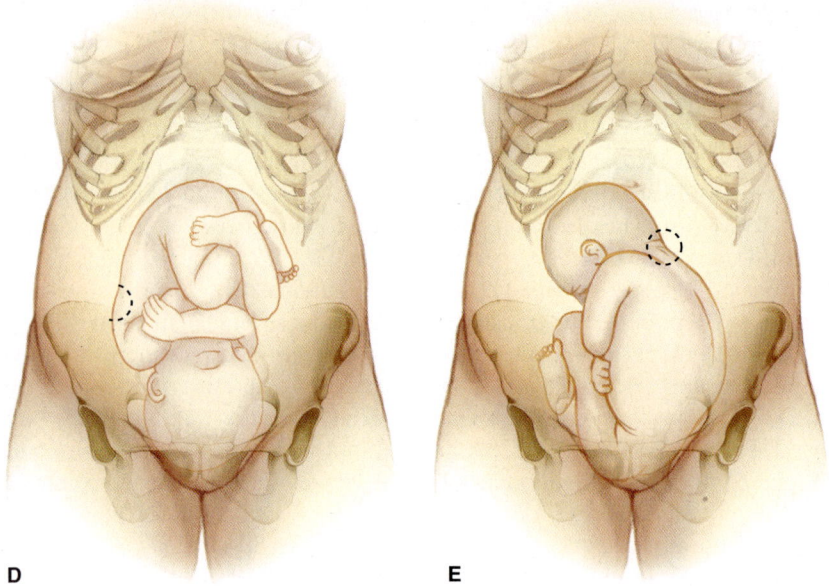

FIGURA 14.4 Locais para ausculta da frequência cardíaca fetal de acordo com a posição do feto. **A.** Occipitoanterior esquerda (OAE). **B.** Occipitoanterior direita (OAD). **C.** Occipitoposterior esquerda (OPE). **D.** Occipitoposterior direita (OPD). **E.** Sacroanterior esquerda (SAE).

avaliada. Para as gestantes consideradas de baixo risco de complicações, esse período sem avaliação não é um problema; no entanto, para aquelas de alto risco não diagnosticadas, pode ser aterrorizante.

DIRETRIZES PARA A AVALIAÇÃO DA FCF

As organizações profissionais dos EUA estabeleceram diretrizes gerais para a avaliação da frequência cardíaca com base nas evidências existentes. O American College of Obstetricians and Gynecologists (ACOG), a Organização Mundial da Saúde (OMS) e a Association of Women's

Health, Obstetric and Neonatal Nurses (AWHONN) publicaram orientações destinadas a auxiliar os médicos no atendimento de pacientes em trabalho de parto. Suas recomendações são apoiadas por grandes estudos controlados. As seguintes diretrizes para avaliar a FCF foram recomendadas:

- Avaliação inicial contínua durante 10 a 20 minutos na admissão na área de trabalho de parto/parto
- Avaliação do risco pré-natal e de trabalho de parto em todas as gestantes

- Realização de ausculta intermitente a cada 30 minutos durante o trabalho de parto ativo na gestante de baixo risco e a cada 15 minutos na gestante de alto risco
- Durante o segundo período do trabalho de parto, a cada 15 minutos no caso de parturientes de baixo risco e a cada 5 minutos no caso de parturientes de alto risco e durante os esforços expulsivos (ACOG, 2019; AWHONN, 2018; WHO, 2018).

RESULTADOS BASEADOS EM EVIDÊNCIAS: MONITORAMENTO ELETRÔNICO FETAL *VERSUS* AUSCULTA INTERMITENTE

Em vários estudos clínicos randomizados controlados que compararam a ausculta intermitente com o monitoramento eletrônico tanto em gestantes de alto quanto de baixo risco, não foi encontrada diferença quanto à morte fetal intraparto; no entanto, ocorreu um aumento dos partos cirúrgicos com o monitoramento eletrônico em comparação como o monitoramento intermitente com Doppler (Bayes & Whitehead, 218). Não há evidências suficientes para indicar as situações específicas em que o monitoramento eletrônico contínuo da FCF possa resultar em melhores desfechos em comparação com a avaliação intermitente. No entanto, em gestações que envolvem risco aumentado de morte perinatal, paralisia cerebral ou encefalopatia neonatal e quando a ocitocina é usada para indução ou aceleração, recomenda-se que seja usado o MEF contínuo em detrimento da ausculta fetal intermitente (Society of Obstetricians and Gynecologists of Canada, 2018).

Monitoramento eletrônico fetal contínuo

O monitoramento fetal contínuo foi adotado nas salas de parto na década de 1970, apesar de não haver evidências de pesquisas que apoiassem sua segurança ou efetividade. Os ensaios clínicos randomizados descobriram que o MEF contribuiu para um aumento nas taxas de parto cesáreo sem melhorar as taxas de ocorrência de paralisia cerebral, de escores de Apgar, de gasometria sanguínea do cordão umbilical, de admissões em UTINs ou de mortalidade perinatal (Dekker, 2019a). O **monitoramento eletrônico fetal (MEF)** detecta o pulso fetal por meio de um dispositivo Doppler que percebe e analisa os movimentos dos tecidos usando ultrassonografia. O dispositivo tem um transdutor capaz de enviar e receber ondas ultrassônicas, as quais atravessam o gel de acoplamento acústico, depois os tecidos corporais e, por fim, são refletidas pelos tecidos. Os rápidos sons refletidos são analisados e o *software* na máquina determina a FCF. O MEF é o método recomendado de acompanhamento do feto durante o parto nas gestações de alto risco. Apesar dos questionamentos quanto à sua eficácia e da controvérsia em relação ao aumento das taxas de partos cirúrgicos associado ao seu uso, a cardiotocografia (CTG) contínua ainda é o método predominante de monitoramento fetal atualmente (Milton, 2019).

O MEF não substitui os cuidados de enfermagem e o apoio às gestantes em trabalho de parto. As indicações para oferecê-lo às gestantes durante o trabalho de parto estão registradas nas diretrizes do National Institute for Health and Care Excellence (NICE). Elas incluem mulheres que estão recebendo infusão de ocitocina; parturientes sob analgesia peridural; e quando há vários problemas associados a um comprometimento da saúde fetal ou materna, tais como ruptura da membranas por tempo prolongado (mais de 24 horas), hipertensão arterial moderada (superior a 150/100 mmHg), retardo confirmado no primeiro ou no segundo período do trabalho de parto e presença de mecônio (NICE, 2019).

No MEF, utiliza-se um aparelho para produzir um traçado contínuo da FCF. Quando o dispositivo de monitoramento está posicionado, um som é produzido a cada batimento cardíaco. Além disso, é produzido um registro gráfico do padrão de FCF. O objetivo primário do MEF é fornecer informações sobre a oxigenação fetal e evitar lesões ao feto que poderiam resultar da oxigenação fetal prejudicada durante o trabalho de parto. Ademais, também é seu objetivo detectar precocemente alterações na FCF antes que se tornem prolongadas e profundas. A hipoxia fetal é demonstrada pela alteração do padrão da frequência cardíaca, sendo incontestavelmente a etiologia mais comum de lesão e morte fetais que podem ser evitadas por uma vigilância ideal durante o trabalho de parto e por intervenções precoces (Murray et al., 2019).

Os métodos atuais de MEF contínuo foram introduzidos nos EUA especificamente para gestantes consideradas de alto risco, no entanto o uso desses métodos vem aumentando e, eventualmente, são utilizados naquelas sem risco elevado. Esse aumento do uso tornou-se controverso porque se suspeita de que esteja associado à constante elevação das taxas de cesarianas sem diminuição da incidência de paralisia cerebral (Ehsanipoor & Satin, 2019). Muitos estudos sugerem que, quando em comparação com a ausculta intermitente padronizada, o MEF contínuo intraparto parece aumentar o número de partos prematuros e cirúrgicos, mas não tem efeito significativo na redução da incidência de morte intraparto ou lesão neurológica a longo prazo. Quando a gestante é admitida na unidade de parto, instala-se um monitor fetal e a FCF é monitorada continuamente. Ao MEF tem sido dada importância excessiva em processos judiciais. Usar o MEF durante o trabalho de parto ajuda a determinar se o feto está bem oxigenado, reduzindo, assim, os riscos de morte fetal e convulsões neonatais. Ele permite que os médicos detectem a acidemia fetal mais precocemente e intervenham para evitar lesões. Antes de considerar supostos erros nos eventos do parto, é necessário ter uma melhor compreensão da neurobiologia desenvolvimental e das limitações dos biomarcadores atuais (Reiter & Thomas, 2018).

Com o MEF, há um registro contínuo da FCF; não existem intervalos sem avaliação, como ocorre com a ausculta intermitente. O conceito de auscultar e avaliar cada batimento cardíaco do feto para possibilitar uma intervenção precoce parece lógico; no entanto, o uso do monitoramento contínuo pode limitar a movimentação da mãe e levá-la a permanecer em decúbito dorsal, o que reduz a perfusão placentária. Apesar das críticas, o MEF continua sendo um método preciso para determinar o estado de saúde fetal, ao fornecer uma impressão momento a momento do estado da FCF.

Vários grupos dentro da comunidade médica criticaram a utilização do monitoramento fetal contínuo em todas as gestantes, especialmente naquelas de baixo risco. As preocupações quanto a eficiência e segurança do MEF de rotina no trabalho de parto levaram a reuniões de especialistas nos EUA para recomendar que esse monitoramento seja limitado às gestações de alto risco. Seu uso em gestações de baixo risco, no entanto, continua no mundo todo. O objetivo clínico do MEF é identificar fetos com risco aumentado de lesão por hipoxia para que a intervenção possa evitar desfechos adversos (Norwitz et al., 2019). Esse continua sendo um importante tema de pesquisa.

O MEF contínuo pode ser realizado externamente (indiretamente), com o equipamento conectado à parede abdominal materna, ou internamente (diretamente), com o equipamento conectado ao feto. Ambos os métodos proporcionam uma impressão contínua da FCF, mas diferem em sua especificidade. A eficácia do MEF depende da interpretação precisa dos traçados, não necessariamente do método (externo ou interno) utilizado.

MONITORAMENTO CONTÍNUO EXTERNO

No monitoramento externo, ou indireto, aplicam-se dois transdutores de ultrassonografia, cada um preso a uma cinta ao redor do abdome da gestante. Eles são semelhantes ao aparelho Doppler portátil. Um transdutor é denominado tocotransdutor, um dispositivo sensível à pressão que é aplicada contra o fundo do útero. Esse transdutor detecta alterações na pressão uterina e converte a pressão registrada em um sinal eletrônico, que é registrado em papel milimetrado (Lindsay et al., 2018). O tocotransdutor é colocado sobre o fundo do útero, na área de maior contratilidade, para monitorar as contrações uterinas. O outro transdutor de ultrassonografia registra a FCF basal, a variabilidade a longo prazo, as acelerações e as desacelerações. Ele é posicionado sobre o abdome materno, na linha média entre a cicatriz umbilical e a sínfise púbica. O diafragma do transdutor de ultrassonografia é movido para um dos lados do abdome até obter um som mais forte e, em seguida, é conectado à segunda cinta elástica. Esse transdutor converte os movimentos cardíacos fetais em bipes e os registra em papel milimetrado (Figura 14.5).

São fornecidos então bons dados contínuos sobre a FCF. O monitoramento externo pode ser utilizado enquanto as membranas ainda estão intactas e o colo do útero ainda não está dilatado, mas também pode ser usado com as membranas rompidas e o colo dilatado. É um exame não invasivo que pode detectar alterações

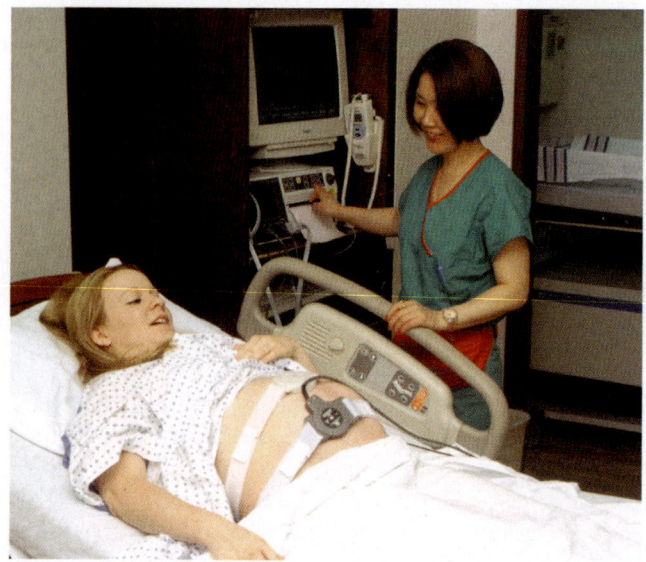

FIGURA 14.5 Aparelho de monitoramento eletrônico fetal externo contínuo aplicado à gestante em trabalho de parto.

relativas na pressão abdominal entre o tônus em repouso e as contrações uterinas. O monitoramento externo também determina a duração e a frequência aproximadas das contrações ao proporcionar um registro permanente da FCF (King et al., 2019).

O monitoramento externo pode, no entanto, restringir os movimentos da gestante, assim como não é capaz de detectar a variabilidade a curto prazo. Podem ocorrer interrupções de sinal devido a obesidade materna, má apresentação e movimentos fetais, bem como pelos artefatos. O termo **artefato** é usado para descrever variações irregulares ou ausência da FCF no registro do monitoramento fetal em decorrência de limitações mecânicas do monitor ou interferência elétrica. Por exemplo, o monitor pode captar transmissões de rádio da faixa aberta usada por motoristas nas estradas próximas, e traduzi-las em um sinal. Além disso, periodicamente podem ocorrer lacunas na faixa do monitor sem qualquer explicação.

MONITORAMENTO CONTÍNUO INTERNO

O monitoramento contínuo interno é geralmente indicado para gestantes ou fetos considerados de alto risco. As possíveis condições incluem gestação múltipla, movimentação fetal diminuída, FCF anormal à ausculta, RCIU, hipertermia materna, pré-eclâmpsia, trabalho de parto disfuncional, parto prematuro ou condições clínicas como diabetes melito ou hipertensão arterial. O procedimento envolve a colocação de um eletrodo em espiral na parte fetal que se apresenta, geralmente o osso parietal na cabeça, para avaliar a FCF, e um transdutor de pressão colocado internamente no útero para registrar as contrações uterinas (Figura 14.6). O eletrodo fetal em espiral é considerado o método mais preciso de detecção das características e dos padrões cardíacos fetais, pois envolve a recepção de um sinal diretamente do feto (Cunningham et al., 2018). Em algumas instituições de saúde, para avaliar a FCF, os

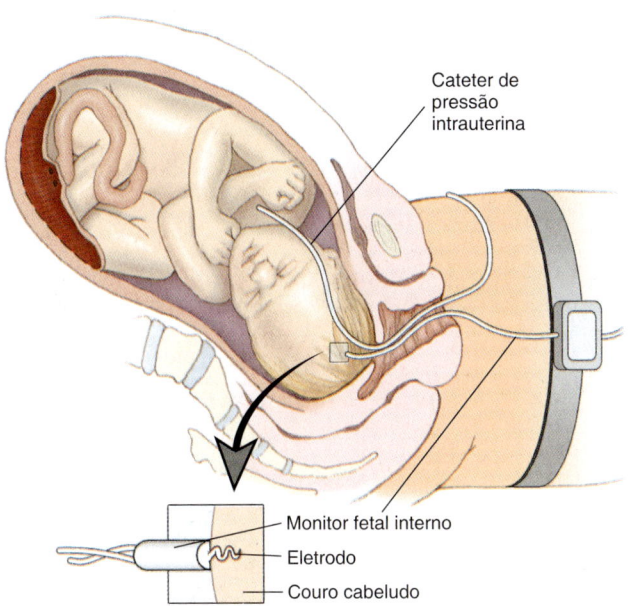

Cateter de pressão intrauterina

Monitor fetal interno
Eletrodo
Couro cabeludo

FIGURA 14.6 Monitoramento eletrônico fetal interno contínuo.

enfermeiros obstetras podem colocar o eletrodo em espiral na cabeça do feto quando as membranas estiverem rompidas, mas não colocam o cateter de pressão intrauterina no útero. O monitoramento interno não precisa incluir um cateter de pressão intrauterina e um eletrodo no couro cabeludo. Um eletrodo no couro cabeludo fetal pode ser usado para monitorar os batimentos cardíacos fetais sem monitoramento da pressão intrauterina materna.

Tanto a FCF quanto a duração e o intervalo das contrações uterinas são registrados em papel milimetrado. Esse método permite a avaliação da frequência cardíaca basal e das alterações no ritmo e no padrão.

Quatro critérios específicos devem ser atendidos para que esse tipo de monitoramento seja utilizado:

• Ruptura de membranas
• Dilatação do colo do útero de pelo menos 2 cm
• Apresentação fetal baixa o suficiente para possibilitar a colocação do eletrodo no couro cabeludo
• Disponibilidade de profissional qualificado para inserir o eletrodo em espiral (Murray et al., 2019).

Em comparação com o monitoramento externo, o monitoramento interno contínuo consegue detectar a curto prazo (momento a momento) e com precisão não só as alterações e a variabilidade (flutuações basais), como também as arritmias fetais. Além disso, as mudanças de posição e os movimentos maternos não interferem na qualidade do traçado.

Determinação dos padrões de FCF

Devido aos custos crescentes com processos judiciais relacionados com a asfixia de recém-nascidos e à crescente complexidade das populações obstétricas, tornou-se obrigatório que todos os enfermeiros responsáveis pelo atendimento de parturientes sejam treinados adequadamente na interpretação e na documentação de traçados eletrônicos, além de conhecerem muito bem as diretrizes das intervenções com base na avaliação do traçado e da situação clínica geral. Os parâmetros de avaliação da FCF incluem a FCF basal e sua variabilidade, a presença de acelerações, as desacelerações periódicas ou episódicas e as mudanças ou tendências dos padrões de FCF ao longo do tempo. O enfermeiro deve ser capaz de interpretar os vários parâmetros para determinar se o padrão de FCF é de *categoria I*, fortemente preditivo de estado ácido-básico fetal normal no momento da observação e, portanto, não necessita de intervenção; de *categoria II*, não preditivo de estado ácido-básico fetal anormal, porém requer avaliação e monitoramento contínuos; ou de *categoria III*, preditivo de estado ácido-básico fetal anormal no momento da observação e necessita de avaliação e intervenções imediatas, como administrar oxigênio à mãe, mudá-la de posição, interromper o trabalho de parto e/ou tratar a hipotensão materna (AWHONN, 2018).[5] A Tabela 14.1 resume essas categorias.

FREQUÊNCIA CARDÍACA FETAL BASAL

A **frequência cardíaca fetal basal** refere-se à FCF média que ocorre durante um segmento de 10 minutos sem alterações periódicas ou episódicas da frequência, como taquicardia ou bradicardia. Ela é avaliada quando a gestante não apresenta contrações e o feto não está passando por alterações episódicas na FCF. A FCF basal normal varia entre 110 e 160 bpm (Deering, 2018) e pode ser obtida por ausculta, ultrassonografia, Doppler ou, ainda, por um eletrodo fetal interno direto contínuo.

A bradicardia fetal ocorre quando a FCF está abaixo de 110 bpm e dura 10 minutos ou mais (Blackburn, 2018). As causas da bradicardia fetal incluem hipoxia fetal, hipoglicemia materna prolongada, acidose fetal, administração de medicamentos analgésicos na mãe, hipotermia, agentes anestésicos (epidurais), hipotensão materna, hipotermia fetal, compressão prolongada do cordão umbilical e bloqueio atrioventricular fetal congênito (Carvalho, 2019). A bradicardia pode ser benigna se for um evento isolado, mas é considerada um mau sinal quando acompanhada por uma diminuição na variabilidade basal e por desacelerações tardias.

A taquicardia fetal consiste em uma FCF basal superior a 160 bpm que dura 10 minutos ou mais (Murray et al., 2019). Ela pode representar uma resposta compensatória inicial à asfixia. Outras causas de taquicardia fetal incluem hipoxia fetal, febre materna, desidratação materna, amnionite, uso de drogas (p. ex., cocaína, anfetaminas, nicotina), hipertireoidismo materno, ansiedade materna, anemia fetal, prematuridade, infecção fetal, hipoxemia crônica,

[5]N.R.T.: No Brasil, cabe aos enfermeiros obstetras ou obstetrizes capacitados formalmente a execução e a leitura da CTG, não podendo o técnico ou o auxiliar de enfermagem assumir tais procedimentos em nenhuma hipótese. Ressalta-se que o laudo do exame cabe somente ao médico. (Fonte: Conselho Federal de Enfermagem. *Realização do exame de cardiotocografia por enfermeiro*. Parecer COREN-SP 013/2012 – CT PRCI nº 99.067/2012 e tíquetes nº 278.619.779, 287.258 e 287.291.)

TABELA 14.1	Interpretação dos padrões de FCF.
Categoria I: normal	Preditiva de estado ácido-básico fetal normal e não requer intervenção: • Frequência cardíaca basal (110 a 160 bpm) • Variabilidade basal moderada • Existência ou não de acelerações • Existência ou não de desacelerações precoces • Ausência de desacelerações tardias ou variáveis • Pode ser monitorada com ausculta intermitente durante o parto
Categoria II: indeterminado	Não preditiva de estado ácido-básico fetal anormal, mas demanda avaliação e monitoramento contínuos: • Taquicardia fetal (> 160 bpm) • Bradicardia (< 110 bpm) não acompanhada de ausência de variabilidade basal • Variabilidade basal ausente não acompanhada por desacelerações recorrentes • Variabilidade mínima ou acentuada • Desacelerações tardias recorrentes com variabilidade basal moderada • Desacelerações recorrentes variáveis acompanhadas de variabilidade da linha basal mínima ou moderada; *overshoots* ou *shoulders* (acelerações variáveis associadas a desacelerações variáveis) • Desacelerações prolongadas > 2 min, porém < 10 min
Categoria III: anormal	Preditiva de estado ácido-básico fetal anormal e requer intervenção: • Bradicardia fetal (< 110 bpm) • Desacelerações tardias recorrentes • Desacelerações variáveis recorrentes – redução de seu número ou desaparecimento das mesmas • Padrão sinusoidal (linha de base plana, ondulada)

Association of Women's Health, Obstetric, and Neonatal Nurses (AWHONN). (2018). *Fetal heart monitoring. Nursing for Women's Health, 22*(6), 506-509; Dekker, R. (2019a). *The evidence on: fetal monitoring.* Disponível em: https://evidencebasedbirth.com/fetal-monitoring/. Acesso em: 21 mai. 2018; e Murray, M. L., Huelsmann, G., & Koperski, N. (2019). *Essentials of fetal and uterine monitoring* (5th ed.). Springer Publishing Company.

anomalias congênitas, insuficiência cardíaca fetal e arritmias fetais. A taquicardia fetal é considerada um mau sinal se estiver acompanhada por diminuição da variabilidade e das desacelerações tardias (Carvalho, 2019).

VARIABILIDADE BASAL

A **variabilidade basal**, definida como flutuações irregulares na FCF basal, é medida como a amplitude do ponto máximo ao ponto mínimo em batimentos por minuto (De Cherney et al., 2019). Ela representa a interação entre os sistemas nervosos simpático e parassimpático. A interação constante (efeito de ação e reação) entre os sistemas simpático e parassimpático na FCF provoca mudança de momento a momento na FCF. Como a variabilidade é, em essência, o resultado combinado da função dos ramos do sistema nervoso autônomo, sua ocorrência implica que ambos os ramos estão trabalhando e recebendo oxigênio suficiente (Blackburn, 2018). Assim, a variabilidade é uma das características mais importantes da FCF. Ela é descrita em quatro categorias:

• Faixa de flutuação indetectável
• Faixa de flutuação observada < 5 bpm
• Faixa de flutuação entre 6 e 25 bpm
• Faixa de flutuação > 25 bpm.

A variabilidade ausente ou mínima é geralmente causada por acidemia fetal secundária a insuficiência uteroplacentária, compressão do cordão umbilical, feto pré-termo, hipotensão materna, hiperestimulação uterina, descolamento da placenta ou disritmia fetal. As intervenções para melhorar o fluxo sanguíneo uteroplacentário e a perfusão pelo cordão umbilical incluem posicionar a gestante em decúbito lateral, aumentar a taxa de líquidos intravenosos (IV) para melhorar a circulação materna, administrar oxigênio (8 a 10 ℓ/min por máscara), considerar o monitoramento fetal interno, documentar os achados e relatá-los ao médico. A preparação para o parto cirúrgico pode ser necessária se nenhuma alteração ocorrer depois de tentadas as intervenções.

Uma variabilidade moderada indica que os sistemas nervosos autônomo e central do feto estão bem desenvolvidos e bem oxigenados. É considerada um bom sinal de bem-estar fetal e se correlaciona com a ausência de acidose metabólica significativa (Figura 14.7).

A variabilidade acentuada ocorre quando há flutuação de mais de 25 batimentos na linha basal da FCF. Suas causas incluem prolapso ou compressão do cordão umbilical, hipotensão materna, hiperestimulação uterina e descolamento prematuro da placenta. As intervenções abrangem determinar a causa, se possível, posicionar em decúbito lateral, aumentar a taxa de líquidos IV, administrar oxigênio (8 a 10 ℓ/min por máscara), descontinuar da infusão de ocitocina, observar mudanças no traçado, considerar o monitoramento fetal interno, comunicar um padrão anormal ao médico e se preparar para um parto cirúrgico caso nenhuma mudança no padrão seja observada (Kellerman & Rakel, 2019).

A variabilidade da FCF é um importante indicador clínico, e é preditiva do equilíbrio ácido-básico fetal e da perfusão tecidual cerebral. Ela é influenciada pelo estado de oxigenação fetal, pelo débito cardíaco e pelos efeitos de fármacos (King et al., 2019). Como o SNC é insensível à hipoxia e à acidose, a FCF diminui até que surja um padrão basal sem flutuação. A perda da variabilidade pode estar associada a um desfecho ruim.

ATENÇÃO!

O MEF externo não consegue avaliar de modo acurado a variabilidade; portanto, se o monitoramento externo mostrar uma linha de base que está se tornando uniforme, deve-se considerar o uso de um eletrodo interno em espiral para obter um panorama mais acurado do estado de saúde fetal.

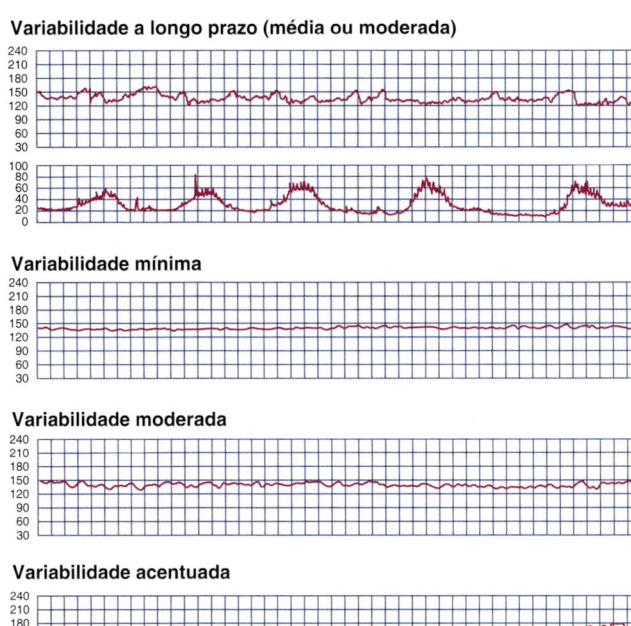

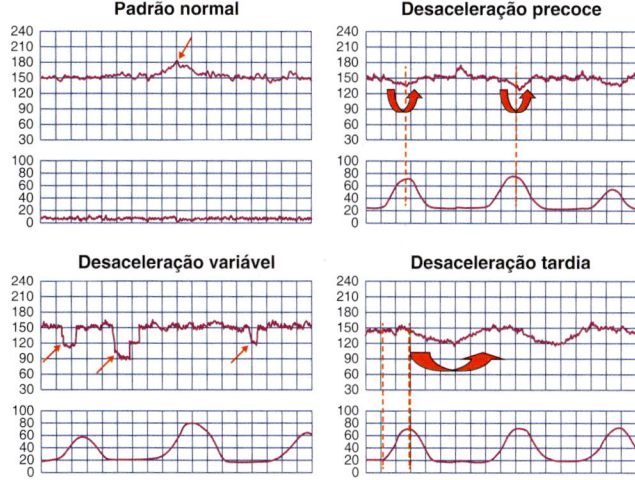

FIGURA 14.7 Exemplos de tiras de monitoramento fetal.

FIGURA 14.8 Desacelerações.

ALTERAÇÕES BASAIS PERIÓDICAS

As **alterações basais periódicas** são mudanças temporárias e recorrentes feitas em resposta a um estímulo, como uma contração. A FCF pode apresentar padrões de aceleração ou desaceleração em resposta à maioria dos estímulos. As **acelerações** fetais são elevações transitórias abruptas na FCF acima da linha de base que perduram por menos de 30 segundos do início ao ponto máximo. Elas estão associadas à estimulação do sistema nervoso simpático. São claramente visíveis, com elevações da FCF de mais de 15 bpm acima da linha de base, e sua duração é superior a 15 segundos, mas inferior a 2 minutos (Funai & Norwitz, 2019). Geralmente são consideradas tranquilizadoras e não requerem intervenções. As acelerações denotam movimentação e bem-estar fetais e são a base para o teste sem estresse.

 *Conceito fundamental*

Reação à alteração da FCF causada por sofrimento fetal durante o trabalho de parto

Durante um possível sofrimento fetal associado a perda da variabilidade, desacelerações tardias e taquicardia fetais, a simples mudança da posição da parturiente não constitui medida adequada. O enfermeiro deve notificar o obstetra imediatamente.

A **desaceleração** é uma queda transitória na FCF provocada pela estimulação do sistema nervoso parassimpático. As desacelerações, que são descritas por sua forma e associação a uma contração uterina, são classificadas como precoces, tardias e variáveis (Figura 14.8).

As *desacelerações precoces* são claramente visíveis, geralmente são simétricas e caracterizadas por uma diminuição gradual da FCF em que o nadir (ponto mais baixo) ocorre no pico da contração. Elas raramente diminuem mais de 30 a 40 bpm abaixo da linha de base. Tipicamente, o aparecimento, o nadir e a recuperação da desaceleração ocorrem ao mesmo tempo que o início, o pico e a recuperação da contração. São mais frequentemente observadas durante o período ativo de qualquer trabalho de parto normal, durante os esforços expulsivos, o coroamento e a extração a vácuo. Acredita-se que sejam decorrentes da compressão da cabeça fetal que resulta em uma resposta vagal reflexa com uma desaceleração resultante na FCF durante as contrações uterinas. As desacelerações precoces não são indicativas de sofrimento fetal e não requerem intervenção.

As *desacelerações tardias* são quedas transitórias claramente visíveis, geralmente simétricas, da FCF que ocorrem após o pico da contração. Elas têm uma forma de onda gradual e podem ser recorrentes, ocorrendo com cada contração ao longo de um período. A FCF não retorna aos níveis basais até bem depois de a contração ter terminado. Ocorre um atraso entre o momento da desaceleração e o nadir da contração uterina. As desacelerações tardias estão associadas à insuficiência uteroplacentária, que ocorre quando o fluxo sanguíneo dentro do espaço interviloso é diminuído a ponto de haver hipoxia fetal ou depressão miocárdica (Blackburn, 2018). As condições que podem diminuir a perfusão uteroplacentária com resultantes desacelerações incluem hipotensão materna, hipertensão gestacional, envelhecimento placentário prematuro secundário ao diabetes e pós-maturidade, hiperestimulação via infusão de ocitocina, tabagismo materno, anemia e doença cardíaca. Essas condições implicam algum grau de hipoxia fetal. As desacelerações tardias recorrentes ou intermitentes são sempre de categoria II (indeterminadas) ou categoria III (anormais), independentemente da grandeza da desaceleração. Os episódios agudos com variabilidade moderada são os mais prováveis de serem corrigidos, ao contrário do que acontece com os crônicos com perda de variabilidade (SOGC, 2018). O Boxe 14.1 destaca as intervenções para as desacelerações da categoria III.

BOXE 14.1 Intervenções para os padrões de categoria III.

- Notificar o médico sobre o padrão e obter prescrições adicionais certificando-se de documentar todas as intervenções e seus efeitos no padrão de FCF
- Interromper a ocitocina ou outros agentes uterotônicos, conforme prescrito pelo protocolo da instituição, se estiverem sendo administrados
- Posicionar a gestante em decúbito lateral esquerdo ou direito, com o joelho no tórax ou em quatro apoios, para aumentar a perfusão placentária ou aliviar a compressão do cordão umbilical
- Administrar oxigênio por meio de máscara facial não reinalante para melhorar a oxigenação fetal
- Aumentar a taxa de infusão de líquidos IV para melhorar o volume intravascular e corrigir a hipotensão arterial materna
- Avaliar a gestante em busca de quaisquer causas contribuintes subjacentes
- Assegurar à gestante que as intervenções são para efetuar a mudança no padrão
- Modificar a força expulsiva no segundo período do trabalho de parto para melhorar a oxigenação fetal
- Documentar todas as intervenções e quaisquer alterações nos padrões de FCF
- Preparar-se para um parto cirúrgico rápido se o padrão não for corrigido em 30 minutos.

King, T. L., Brucker, M. C., Jevitt, C., & Osborne, K. (2019). *Varney's midwifery* (6th ed.). Jones & Bartlett Learning; Murray, M. L., Huelsmann, G., & Koperski, N. (2019). *Essentials of fetal and uterine monitoring* (5th ed.). Springer Publishing Company; e Resnik, R., Lockwood, C. J., Moore, T. R., Greene, M. F., Copel, J. A., & Silver, R. M. (2019). *Creasy & Resnik's Maternal-fetal Medicine: principles and practice* (8th ed.). Elsevier.

As *desacelerações variáveis* manifestam-se como quedas abruptas claramente visíveis abaixo da linha de base na FCF e têm uma forma imprevisível na FCF basal, possivelmente não demonstrando uma relação consistente com as contrações uterinas. A forma das desacelerações variáveis pode ser em U, V ou W ou não se assemelhar a outros padrões (Norwitz et al., 2019). As desacelerações variáveis geralmente ocorrem abruptamente e com rápida desaceleração. É o padrão de desaceleração mais comumente encontrado na gestante em trabalho de parto, sendo geralmente transitório e corrigível (Cunningham et al., 2018). As desacelerações variáveis estão associadas à compressão do cordão umbilical; no entanto, dependendo da alteração na variabilidade basal, são classificadas como sendo de categoria II ou III (Murray et al., 2019). O padrão de desaceleração variável consistentemente relacionado com as contrações e com um retorno lento à linha de base da FCF exige acompanhamento e avaliação adicionais.

As *desacelerações prolongadas* são quedas abruptas na FCF de pelo menos 15 bpm que duram mais de 2 minutos, mas menos de 10 minutos (Carvalho, 2019). Geralmente, a frequência cai para menos de 90 bpm. Muitos fatores estão associados a esse padrão, incluindo compressão prolongada do cordão umbilical, descolamento da placenta, prolapso do cordão umbilical, posição materna em decúbito dorsal, exame de toque vaginal, coleta de sangue fetal, convulsões maternas, anestesia regional ou ruptura uterina (AWHONN, 2018). As desacelerações prolongadas podem ser tratadas pela identificação e correção da causa subjacente.

O *padrão sinusoidal* é descrito como um modelo claramente visível de onda senoidal plana na linha de base da FCH com uma frequência de ciclo de 3 a 5 bpm que persiste por mais de 20 minutos. Um verdadeiro padrão de FCF sinusoidal é raro. É atribuído a uma perturbação no controle da FCF pelo SNC e ocorre quando há um grau extremo de hipoxia secundária a anemia fetal e hipovolemia. É sempre considerado um padrão de categoria III e, para corrigi-lo, seria necessária uma transfusão fetal intrauterina. Isso indica que o feto está em grande risco (Blackburn, 2018).

Não é rara a obtenção de combinações de padrões de FCF pelo MEF durante o trabalho de parto. Os padrões de categoria II e III são mais significativos se forem mistos, persistirem por longos períodos ou tiverem desacelerações tardias prolongadas frequentes, variabilidade ausente ou mínima, bradicardia ou taquicardia, e desacelerações variáveis prolongadas inferiores a 60 bpm. A probabilidade de comprometimento fetal é maior se os padrões de categoria II e III estiverem associados a diminuição da variabilidade basal ou padrões anormais de contração (Murray et al., 2019).

Outros métodos de avaliação fetal

Em situações que sugiram a possibilidade de comprometimento fetal, como os padrões de FCF de categoria II ou III, testes auxiliares adicionais, tais como análise do sangue do cordão umbilical e estimulação do couro cabeludo fetal, podem ser realizados para validar os achados de FCF e auxiliar no planejamento das intervenções.

ATENÇÃO!

Nos últimos anos, o uso da amostragem de couro cabeludo fetal tem diminuído, sendo substituída por técnicas que fornecem informações semelhantes. Já foi demonstrado que tem um valor preditivo positivo baixo para hipoxia intraparto, e revisões sistemáticas recentes não relataram evidências de benefício na redução das taxas de cesariana (Young & Ryce, 2018).

Análise do sangue do cordão umbilical

A mortalidade e a morbidade neonatal e infantil, incluindo a paralisia cerebral, são frequentemente atribuídas à acidose fetal, conforme indicado por um baixo pH do cordão ao nascimento. A análise ácido-básica do sangue do cordão umbilical obtido durante o parto é um método objetivo de avaliar a condição do recém-nascido ao identificar a presença de hipoxia intraparto e acidemia. Esse teste é considerado um bom indicador da oxigenação fetal e da condição ácido-básica ao nascimento

(Saneh et al., 2020). A média da variação normal do pH vai de 7,2 a 7,3. Os valores de pH são úteis para planejar intervenções para recém-nascidos com baixos índices de Apgar de 5 minutos, grave restrição de crescimento fetal, padrões de categoria II e III durante o trabalho de parto, prolapso do cordão umbilical, ruptura uterina, febre materna, descolamento prematuro da placenta, líquido amniótico meconial e parto pós-termo (Jordan et al., 2019). As intervenções necessárias para o recém-nascido comprometido podem incluir o fornecimento de um ambiente extrauterino ideal, líquidos, oxigênio, medicamentos e outros tratamentos.

Estimulação do couro cabeludo fetal

Um método indireto utilizado para avaliar a oxigenação do feto e o equilíbrio ácido-básico a fim de identificar hipoxia fetal é a estimulação do couro cabeludo fetal ou estimulação vibroacústica. Se o feto não tiver reservas adequadas de oxigênio, o dióxido de carbono se acumula, levando então à acidemia e à hipoxemia. Esses estados metabólicos são refletidos em padrões anormais de FCF, bem como em inatividade fetal. A estimulação fetal é realizada para promover o movimento do feto esperando que as acelerações da FCF acompanhem essa movimentação.

O movimento fetal pode ser estimulado com um estimulador vibroacústico (laringe artificial) aplicado no abdome da gestante e ligado por 3 a 5 segundos para produzir som e vibração ou colocando um dedo enluvado no couro cabeludo fetal e aplicando pressão firme.[6] Um feto bem oxigenado responderá movimentando-se quando estimulado (por estímulos táteis ou por ruídos) em conjunto com uma aceleração no ritmo cardíaco de 15 bpm acima da linha de base com duração inferior a 15 segundos. Essa aceleração na FCF reflete um pH superior a 7 e um feto com o SNC intacto. A estimulação do couro cabeludo fetal não é realizada se o feto for prematuro ou se a gestante tiver infecção intrauterina, um diagnóstico de placenta prévia (o que pode levar à hemorragia) ou febre (o que aumenta o risco de infecção ascendente) (King et al., 2019). Se não houver resposta aceleratória do feto com a estimulação do couro cabeludo nem com a estimulação vibroacústica, é necessária uma avaliação fetal adicional.

Os profissionais de enfermagem têm um papel essencial na avaliação das condições maternas e fetais durante o trabalho de parto, na vigilância continuada, na iniciação de medidas corretivas, quando indicadas, e na reavaliação. Um atributo vital da vigilância pela enfermagem é que se trata de um processo sistemático de avaliação, intervenção e reavaliação.

PROMOÇÃO DE CONFORTO E CONTROLE DA DOR DURANTE O TRABALHO DE PARTO

A dor durante o trabalho de parto é uma experiência universal, embora sua intensidade possa variar. A dor do trabalho de parto é diferente para cada mulher devido aos vários fatores que contribuem para tal: fisiológicos, emocionais, sociais e culturais. Embora o trabalho de parto e o parto sejam vistos como processos naturais, ambos podem causar dor e desconforto significativos. As causas físicas da dor durante o trabalho de parto incluem: distensão do colo do útero; hipoxia do músculo uterino devido à diminuição na perfusão durante as contrações; pressão sobre a uretra, a bexiga e o reto; e distensão dos músculos do assoalho pélvico (Milton, 2019).

A dor durante o trabalho de parto é um fenômeno fisiológico. A etiologia da dor durante o primeiro período do trabalho de parto está associada à isquemia do útero durante as contrações. No segundo período, a dor é provocada pelo estiramento da vagina e do períneo e pela compressão das estruturas pélvicas. A percepção de dor da gestante pode ser influenciada por suas experiências anteriores com dor, fadiga, antecipação da dor, genética, sistema de apoio positivo ou negativo, presença e incentivo do médico, ambiente de trabalho de parto e de parto, expectativas culturais, nível de estresse emocional e ansiedade. A percepção da intensidade e da natureza da dor durante o trabalho de parto modifica-se à medida que o trabalho de parto progride, e isso está associado a mudanças comportamentais na parturiente (King et al., 2019).

As técnicas usadas para controlar a dor no trabalho de parto variam de acordo com a área geográfica e a cultura. Por exemplo, algumas mulheres dos Apalaches acreditam que colocar uma machadinha ou faca sob a cama de uma parturiente pode ajudar a "cortar a dor do parto"; assim, a gestante dessa etnia pode desejar fazê-lo no ambiente hospitalar (Andrews & Boyle, 2019). Gestantes asiáticas, latinas e judias ortodoxas podem solicitar que suas próprias mães, não os maridos, fiquem com elas durante o parto; os companheiros não participam ativamente do processo de nascimento. As gestantes de origens cherokee, hmong e japonesa muitas vezes permanecem em silêncio durante o trabalho de parto e o parto e não se queixam de dor porque expressá-la externamente não é apropriado em suas culturas. Nunca interprete o silêncio da gestante como ausência de dor. O conceito de dor e a sua expressão durante o trabalho de parto têm diferentes significados para mulheres de diferentes culturas. Entre os pontos que enfermeiro deve levar em consideração quando atende mulheres de culturas diferentes, estão ter um intérprete qualificado para

---

[6]N.R.T.: No Brasil, a descrição e a utilização da avaliação consistem no registro simultâneo da frequência cardíaca e dos movimentos fetais espontâneos durante pelo menos 20 minutos. Nesse período inicial, se não se constatarem ao menos duas acelerações transitórias ou variabilidade diminuída, ou ainda desacelerações, o exame deve ser prolongado por mais 20 minutos e, se necessário, deve ser realizada estimulação vibroacústica com uma buzina tipo Kobo sobre o polo cefálico fetal por 3 a 5 segundos. (Fonte: Brasil (2012). Ministério da Saúde. Secretaria de Atenção à Saúde. Departamento de Ações Programáticas Estratégicas. *Gestação de alto risco: manual técnico*. 5. ed. Brasília: Ministério da Saúde, 302 p. (Série A. Normas e Manuais Técnicos.)

a comunicação sobre a dor conforme necessário, oferecer e apoiar formas culturalmente aceitáveis de alívio da dor e avaliar a dor com frequência (Giger, 2019).

A imigração para outro país é um processo estressante de reajuste e mudanças. Uma comunicação verbal eficaz e a compreensão de indícios sociais não verbais são fundamentais no atendimento a pessoas de diferentes culturas. Famílias de diferentes costumes chegam às unidades de trabalho de parto e de parto com as mesmas necessidades e desejos de todas as famílias. Dê-lhes o mesmo respeito e acolhimento demonstrados a todas as famílias. Certifique-se de que tenham uma experiência de parto de alta qualidade; defenda seus valores religiosos, étnicos e culturais e integre-os aos cuidados.

Atualmente, as gestantes têm muitas opções não farmacológicas e farmacológicas seguras para o controle da dor durante o trabalho de parto e o parto, e elas podem ser usadas separadamente ou em combinação. As abordagens farmacológicas são direcionadas a eliminar a sensação física de dor durante o trabalho de parto, enquanto as abordagens não farmacológicas são direcionadas principalmente para evitar o sofrimento.

Os enfermeiros estão em uma posição ideal para fornecer às gestantes informações claras, equilibradas e concisas sobre as medidas não farmacológicas e farmacológicas efetivas para o alívio da dor. Os padrões de controle da dor descritos por The Joint Commission determinam que a dor seja avaliada em todas as gestantes admitidas em uma unidade de saúde. A atenção à dor que ocorre durante o trabalho de parto e o parto deve ser uma prioridade para todos os profissionais de enfermagem (King et al., 2019). Uma ferramenta de avaliação da dor denominada *Coping with Labor Algorithm* usa o ciclo localizar-organizar-esclarecer-compreender-selecionar do formato FOCUS (localizar [*find*], organizar [*organize*], esclarecer [*clarify*], compreender [*understand*] e selecionar [*select*]) em parturientes. Essa ferramenta constituiu um meio para a documentação da dor e a correlaciona com as intervenções de enfermagem (Chance et al., 2018). Assim, é importante que os enfermeiros estejam bem informados sobre as pesquisas científicas mais recentes acerca das modalidades de alívio da dor no trabalho de parto a fim de se certificar de que informações precisas e imparciais sobre as medidas efetivas de alívio da dor estejam disponíveis para gestantes em trabalho de parto, para assegurar que a parturiente determine o que consiste em nível aceitável de dor no trabalho de parto, e para possibilitar que ela escolha seu método preferido de alívio da dor.

Medidas não farmacológicas

As medidas não farmacológicas podem incluir apoio contínuo ao trabalho de parto, hidroterapia, hipnose, deambulação e mudanças de posição da parturiente, neuroestimulação elétrica transcutânea (TENS), acupuntura e acupressão, técnicas que envolvem focalização da atenção e visualização mental, toque terapêutico e massagem, técnicas respiratórias e *effleurage*. A maioria desses métodos é baseada na *teoria do controle das comportas da dor*, que propõe que a estimulação física local pode interferir nos estímulos de dor ao fechar um hipotético portão na medula espinal, bloqueando, assim, os sinais de dor e impedindo-os de chegarem ao cérebro (Delgado et al., 2019). Há muito tempo o padrão de cuidados do enfermeiro obstetra tem sido fornecer ou estimular uma variedade de medidas não farmacológicas antes de adotar as intervenções farmacológicas. Informar as mulheres sobre o que esperar da dor do trabalho de parto ajuda a reduzir a ansiedade e a sensação de perda de controle.

As medidas não farmacológicas comumente são simples, seguras e baratas. Muitas delas são ensinadas em aulas de preparação para o parto, e as gestantes devem ser encorajadas a experimentar vários métodos antes do trabalho de parto real. Muitos desses procedimentos precisam ser praticados para que se obtenham melhores resultados e ser coordenados com o parceiro/treinador. O enfermeiro fornece suporte e incentivo para a mulher e seu companheiro usando métodos não farmacológicos. Embora as gestantes não consigam controlar conscientemente as contrações, elas podem dominar a forma como respondem a elas, aumentando, assim, sua sensação de controle. Ver Prática baseada em evidências 14.2 para obter mais informações.

Apoio contínuo ao trabalho de parto

O parto é uma experiência de mudança de vida e pode criar lembranças para toda a vida. Os enfermeiros precisam estar familiarizados com as diversas necessidades das gestantes durante o parto, o que inclui as demandas emocionais, físicas e de informação. O apoio contínuo ao trabalho de parto envolve oferecer presença constante à parturiente prestando apoio emocional, medidas de conforto, defesa, informação e aconselhamento, além de apoio ao companheiro. Trata-se de uma estratégia não farmacológica baseada em evidências e associada a taxas reduzidas de cesariana. Há fortes evidências de que ter um acompanhante presente durante todo o processo de parto reduz a necessidade de medidas de alívio da dor (Webster et al., 2018). A família da parturiente, a parteira, o enfermeiro, a doula ou qualquer outra pessoa próxima pode fornecer essa presença contínua. Um acompanhante pode ajudar a mulher a deambular, a se reposicionar e a usar técnicas respiratórias, além de ajudar com o uso de acupressão, massagem, musicoterapia ou toque terapêutico. Durante o curso natural do parto, a capacidade funcional da parturiente é limitada em função da dor, e ela frequentemente tem dificuldade para tomar decisões. O acompanhante pode ajudar a parturiente a tomá-las com base naquilo que sabe sobre o plano de parto e os desejos pessoais da mulher. Boas relações interpessoais podem reduzir o medo associado ao trabalho de parto e, subsequentemente, contribuir para uma experiência de parto satisfatória.

PRÁTICA BASEADA EM EVIDÊNCIAS 14.2 | **Acupuntura ou acupressão para controle da dor durante o trabalho de parto**

ESTUDO

A dor que as gestantes sentem durante o trabalho de parto pode ser intensa, provocando então crescente tensão corporal, ansiedade e medo. Muitas mulheres preferem evitar os métodos farmacológicos ou invasivos de controle da dor durante o trabalho de parto, o que contribui para a popularidade dos esquemas complementares de controle da dor. A acupuntura e a acupressão têm uma longa história na China, na Coreia e no Japão, e se tornaram populares nos EUA. O objetivo dessa revisão foi examinar os efeitos da acupuntura e da acupressão no controle da dor no trabalho de parto. Vinte e oito ensaios com relatos de dados sobre 3.960 gestantes foram incluídos. A intensidade da dor foi medida em uma escala de 0 a 10 ou de 0 a 100, com os escores baixos indicando menos dor.

Achados

Em comparação com vários outros métodos de controle da dor (placebo, nenhum tratamento ou cuidado habitual), a acupuntura e a acupressão demonstraram elevar a satisfação com o controle da dor e reduziram o uso de analgesia farmacológica. A acupressão pareceu reduzir a intensidade da dor quando usada e, também, a necessidade de cesariana em comparação com outros métodos de controle da dor.

Implicações para a enfermagem

Além de efetivo, o controle satisfatório da dor precisa ser individualizado para cada parturiente, e essa modalidade não farmacológica é mais uma medida a ser oferecida às gestantes que desejam passar pelo trabalho de parto sem o uso de medicamentos. As parturientes em trabalho de parto desejam usar estratégias que quebrem o ciclo medo-tensão-dor e controlem efetivamente a dor. Os enfermeiros que as atendem podem oferecer acupuntura e métodos de acupressão, além de apoio e incentivo, encontrando posições confortáveis, praticando imersão em água e usando técnicas de autoajuda para auxiliar cada mulher no processo de trabalho de parto.

Adaptado de Smith, C. A., Collins, C. T., Levett, K. M., Armour, M., Dahlen, H. G., Tan, A. L., & Mesgarpour, B. (2020). Acupuncture or acupressure for pain management during labor. *Cochrane Database of Systematic Reviews*, 2, CD009232. https://doi.org/10.1002/14651858.CD009232.pub2

As pesquisas confirmaram o valor do apoio contínuo *versus* intermitente no trabalho de parto em termos de menos partos cirúrgicos, partos cesáreos e pedidos de analgésicos. Foi demonstrado que o suporte contínuo ao trabalho de parto tem efeitos benéficos para a mãe e o recém-nascido, principalmente no que diz respeito à redução da ansiedade durante essa experiência. A maioria das mulheres expressou maior satisfação com a sua prática de dar à luz (King et al., 2019).

> **ATENÇÃO!**
> A presença humana é de valor imensurável para fazer com que a parturiente se sinta segura.

Hidroterapia

A hidroterapia é o uso externo da água para a promoção da saúde. Trata-se de uma medida não farmacológica que pode envolver uma ducha ou a imersão em uma banheira comum ou de hidromassagem. Quando a ducha é o método selecionado de hidroterapia, a mulher permanece em pé ou se senta em uma cadeira de banho sob um chuveiro com água morna deixando que a água deslize suavemente sobre seu abdome e suas costas. Se for escolhida uma banheira de hidromassagem, a parturiente submerge na água morna para relaxamento e alívio do desconforto. Quando a mulher entra na água aquecida, o calor e a flutuabilidade ajudam a liberar a tensão muscular e promovem uma sensação de bem-estar (De Cherney et al., 2019). A água morna fornece uma estimulação calmante aos nervos cutâneos, promovendo então vasodilatação, reversão da resposta nervosa simpática e redução das catecolaminas (Norwitz et al., 2019). As contrações geralmente são menos dolorosas na água morna porque o calor e a flutuabilidade da água exercem um efeito relaxante. Recentes pesquisas relataram que as mulheres submetidas à hidroterapia apresentaram redução significativa nas taxas de parto cirúrgico, um segundo período do trabalho de parto mais curto, redução da necessidade de analgésicos e menor incidência de traumatismo perineal. As pesquisas concluíram que a hidroterapia durante o trabalho de parto auxilia significativamente esse processo, minimiza o uso de medicamentos analgésicos, oferece alívio rápido da dor e da ansiedade, e deve ser considerada um auxílio seguro e efetivo ao parto (Yadav et al., 2019).

Diversas opções de hidroterapia estão disponíveis, desde banheiras comuns a banheiras de hidromassagem e duchas combinadas com iluminação suave e música. Muitos hospitais oferecem duchas e banheiras de hidromassagem a parturientes para alívio da dor; no entanto, a hidroterapia é mais comumente praticada em casas de parto administradas por parteiras. A recomendação para iniciar a hidroterapia é que a gestante esteja em trabalho de parto ativo (mais de 6 cm de dilatação) para evitar a desaceleração das contrações do parto em decorrência do relaxamento muscular. As membranas amnióticas podem estar intactas ou rompidas. A parturiente é incentivada a permanecer na banheira ou no chuveiro enquanto se sentir confortável. A temperatura da água não deve exceder a temperatura corporal.

A hidroterapia é uma opção efetiva de controle da dor para muitas parturientes e pode ser oferecida àquelas que estão passando por uma gestação saudável. Os potenciais riscos associados à hidroterapia incluem hipertermia, hipotermia, alterações na frequência cardíaca materna, taquicardia fetal e parto subaquático não planejado. Os benefícios incluem redução da dor, alívio da ansiedade e promoção de uma sensação de controle durante o trabalho de parto (Deering, 2018).

Deambulação e mudanças de posição

O posicionamento durante o trabalho de parto é influenciado por fatores culturais, práticas obstétricas, local do parto, tecnologia e preferências da parturiente e do obstetra. A deambulação e as mudanças de posição durante o trabalho de parto são outras medidas de conforto extremamente úteis. Historicamente, as mulheres têm adotado várias posições durante o trabalho de parto, raramente usando o decúbito dorsal até a primeira metade do século XX. Os médicos preferem o decúbito dorsal durante o trabalho de parto, mas não há evidências que demonstrem sua adequação. Uma recente revisão sistemática do banco de dados Cochrane relatou que há evidências de que a deambulação e as posições ortostáticas no primeiro período do trabalho de parto reduzem sua duração e não parecem estar associadas a aumento da quantidade de intervenções ou efeitos negativos no bem-estar de mães e de fetos. Na posição ortostática, a gravidade direciona o peso do feto e do líquido amniótico para baixo, dilatando então sucessivamente o colo do útero e o canal do parto. As contrações uterinas demonstraram ser mais espaçadas, mais fortes e mais eficientes na dilatação do colo uterino quando a mãe está em posição ortostática do que quando em decúbito dorsal (Huang et al., 2019). No primeiro período do trabalho de parto, as parturientes devem ser encorajadas a assumir qualquer posição que considerem mais confortável (Blackburn, 2018).

Mudar de posição com frequência (a cada 30 minutos ou mais) – sentar-se, deambular, ajoelhar-se, ficar em pé, deitar-se, apoiar-se nas mãos e nos joelhos e usar uma bola suíça – ajuda a aliviar a dor (Figura 14.9). As mudanças de posição também podem ajudar a acelerar o trabalho

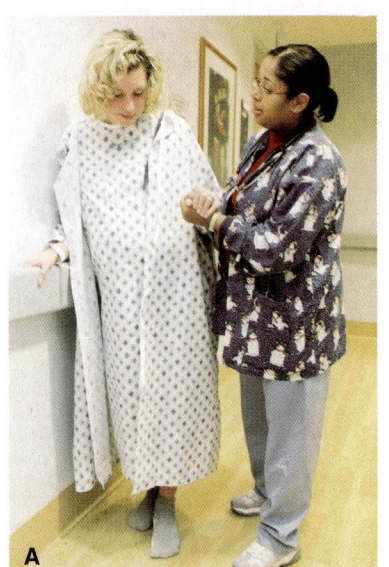

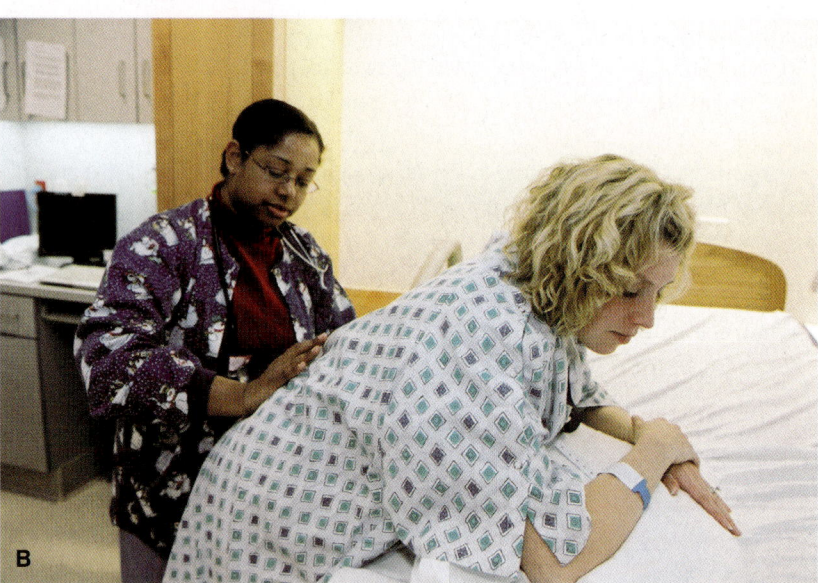

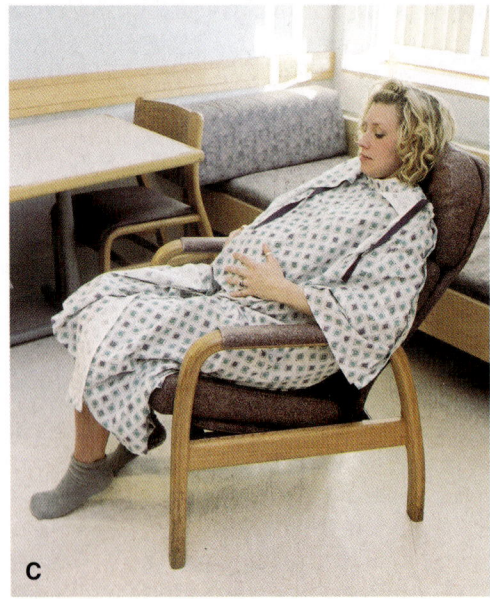

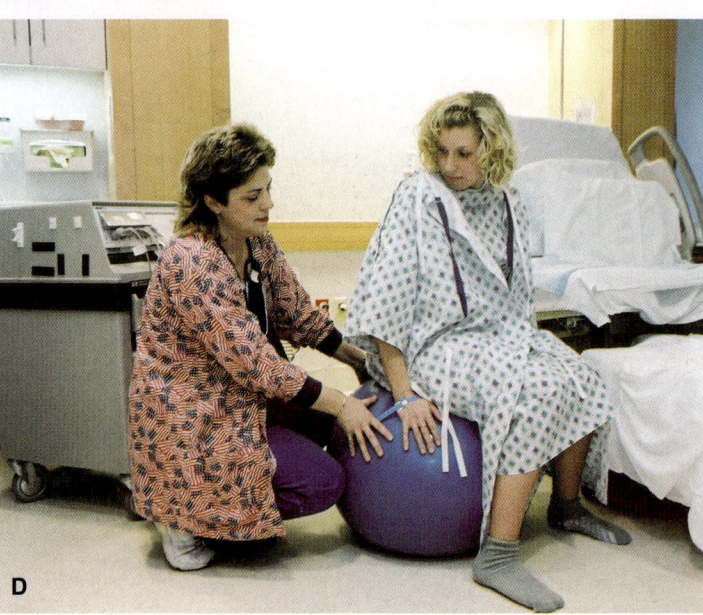

FIGURA 14.9 Várias posições que podem ser adotadas durante o trabalho de parto. **A.** Deambulação. **B.** Inclinação para a frente. **C.** Sentar-se em uma cadeira. **D.** Uso de uma bola suíça.

de parto ao adicionar os benefícios da gravidade e da mudança no formato da pelve. As pesquisas concluíram que a posição que a mulher assume e a frequência das mudanças de posição têm um efeito profundo na atividade e na eficiência uterinas. Possibilitar que a parturiente assuma uma posição confortável frequentemente facilita uma rotação fetal favorável pela alteração no alinhamento da parte que se apresenta e a pelve. Conforme a mãe continua a mudar de posição com base em seu conforto, é proporcionada a apresentação ideal. A posição ortostática durante o segundo período do trabalho de parto esteve associada à diminuição dos partos cirúrgicos e da duração do trabalho de parto (King et al., 2019). O decúbito dorsal deve ser evitado, uma vez que pode interferir no progresso do trabalho de parto, causar compressão da veia cava e diminuir o retorno venoso ao coração.

Oscilar o peso corporal de um lado para outro, balançar ou fazer outros movimentos rítmicos também podem ser reconfortantes. Se o trabalho de parto estiver evoluindo lentamente, deambular pode acelerá-lo de novo. Posições verticais – como caminhar, ajoelhar-se inclinando para a frente ou fazer o movimento de avanço na bola suíça – dão à maioria das parturientes maior sensação de controle e de movimento ativo do que apenas ficar deitada. A Tabela 14.2 destaca algumas das posições mais comuns que podem ser usadas durante o trabalho de parto.

Acupuntura e acupressão

A acupuntura e a acupressão podem ser utilizadas para aliviar a dor durante o trabalho de parto. Embora os estudos controlados desses métodos sejam limitados, há evidências adequadas de que ambos são úteis no alívio da dor associada ao trabalho de parto e ao parto. Ambos os esquemas, no entanto, exigem a presença de um acupunturista treinado, e essa pessoa não está disponível em muitas instituições (Xiao et al., 2019).

A acupuntura envolve a estimulação de pontos-gatilho-chave com agulhas. Essa modalidade de medicina chinesa é praticada há aproximadamente 3 mil anos. O ensino clássico chinês afirma que por todo o corpo existem meridianos ou canais de energia (*qi*) que, quando em equilíbrio, regulam as funções do corpo. A dor reflete um desequilíbrio ou uma obstrução do fluxo de energia. O objetivo da acupuntura é restaurar o equilíbrio, diminuindo, assim, a dor (Betts, 2019). A estimulação dos pontos-gatilho provoca a liberação de endorfinas, o que reduz a percepção da dor.

A acupressão consiste na aplicação de pressão firme com o dedo polegar, os nós dos dedos ou massagem usada em pontos semelhantes aos usados na acupuntura para reduzir a sensação de dor. A intensidade da pressão é importante, e ela é determinada pelas necessidades da mulher. Segurar e apertar a mão da parturiente pode estimular o ponto mais comumente empregado em ambas as técnicas. Alguns pontos de acupressão são encontrados ao longo da coluna vertebral, no pescoço, nos ombros, nos dedos dos pés e nas regiões plantares. A compressão ao longo da coluna vertebral ajuda a aliviar a dorsalgia durante o trabalho de parto (Figura 14.10) (Dekker, 2019b). Uma revisão da Cochrane Collaboration descobriu que a acupuntura e a acupressão podem de fato reduzir a dor do parto, aumentar a satisfação com o controle da dor e diminuir o uso de tratamento farmacológico. Há, no entanto, a necessidade de mais pesquisas (Smith et al., 2020).

Termoterapia e crioterapia

As aplicações superficiais de calor e/ou frio de várias formas são populares entre as mulheres em trabalho de parto. São fáceis de usar, de baixo custo, não requerem prática anterior e têm efeitos colaterais negativos mínimos quando usadas corretamente. O calor é normalmente aplicado nas costas, na região inferior do abdome,

TABELA 14.2 Posições comuns a serem adotadas durante o trabalho de parto e o parto.	
Posição ortostática	• Aproveita a força da gravidade durante e entre as contrações • Faz com que as contrações pareçam menos dolorosas e sejam mais produtivas • Ajuda o feto a se alinhar paralelamente com o ângulo da pelve materna • Ajuda a aumentar o desejo de fazer esforços expulsivos durante o segundo período do trabalho de parto
Deambulação	• Tem as mesmas vantagens da posição ortostática • Causa alterações nas articulações pélvicas, ajudando então o feto a passar pelo canal de parto
Posição ortostática inclinando-se para a frente em direção ao parceiro, à cama ou à bola suíça	• Tem as mesmas vantagens da posição ortostática • É uma boa posição para massagem nas costas • Pode ser mais repousante do que ficar em pé • Pode ser usada com o monitor fetal eletrônico
Dança lenta (gestante em pé com os braços em volta do pescoço do parceiro e com a cabeça apoiada sobre o tórax ou o ombro dele; as mãos do parceiro massageiam a coluna lombar da gestante, que pode balançar o corpo de acordo com a música e respirar no mesmo ritmo se isso ajudar)	• Apresenta as mesmas vantagens da deambulação • A massagem nas costas ajuda a aliviar a dor nesse local • O ritmo e a música ajudam a gestante a relaxar e proporcionam conforto

(Continua)

TABELA 14.2 Posições comuns a serem adotadas durante o trabalho de parto e o parto (*continuação*).

Avanço (ficar em pé diante de uma cadeira de espaldar reto, com um pé no assento e o outro joelho e o outro pé na lateral; oscilar o joelho e o quadril elevados e avançar para os lados repetidamente durante uma contração, segurando cada avanço por 5 s; o parceiro segura a cadeira e auxilia no equilíbrio)	• Alarga um lado da pelve (o lado em direção ao avanço) • Incentiva a rotação do feto • Também pode ser feito em uma posição ajoelhada
Sentada com as costas retas	• Ajuda a promover o repouso • Aproveita melhor as vantagens do efeito da gravidade do que a posição deitada • Pode ser usada com o monitor fetal eletrônico
Semirreclinada (colocar a cabeceira do leito em um ângulo de 45° utilizando travesseiros para apoio)	• Tem as mesmas vantagens que a posição sentada com as costas retas • É uma posição fácil se a gestante estiver no leito
Sentada no vaso sanitário ou na cadeira higiênica	• Tem as mesmas vantagens que a posição sentada com as costas retas • Pode ajudar a relaxar o períneo e possibilitar esforços expulsivos efetivos
Balançar-se em uma cadeira	• Tem as mesmas vantagens que a posição sentada com as costas retas • Pode ajudar a acelerar o trabalho de parto (movimento de balanço)
Sentada e inclinada para a frente com apoio	• Tem as mesmas vantagens que a posição sentada com as costas retas • É uma boa posição para massagem nas costas
Quatro apoios sobre mãos e joelhos	• Ajuda a aliviar a dor nas costas • Ajuda o feto a rodar na posição posterior • Possibilita a oscilação pélvica e o movimento do corpo • Alivia a pressão sobre as hemorroidas • Possibilita exames de toque vaginal • Às vezes, é a posição preferida pela gestante com lombalgia para fazer os esforços expulsivos
Ajoelhada, inclinada para a frente e apoiada no assento de uma cadeira, na cabeceira do leito em posição elevada ou na bola suíça	• Apresenta as mesmas vantagens da posição de quatro apoios • Coloca menos pressão sobre os punhos e as mãos
Decúbito lateral	• É uma posição muito boa para o repouso e conveniente para muitos tipos de intervenções médicas • Ajuda a reduzir a pressão arterial elevada • Pode promover o progresso do trabalho de parto quando alternado com a deambulação • É útil para retardar um segundo período do trabalho de parto muito rápido • Evita a síndrome da hipotensão supina da gravidez (compressão da veia cava) • Pode melhorar o controle sobre os esforços expulsivos • Elimina a pressão sobre as hemorroidas • Facilita o relaxamento entre as contrações
Agachamento	• Pode aliviar a dor nas costas • Aproveita a força da gravidade • Demanda menos esforços expulsivos • Amplia a abertura inferior da pelve em aproximadamente 28% • A pressão é distribuída uniformemente sobre o períneo, reduzindo então a necessidade de realização de episiotomia • Pode ajudar o feto a se virar e descer em um parto difícil • Ajuda se a gestante não sentir vontade de fazer esforço para baixo • Possibilita a liberdade de transferir o peso para promover conforto • Oferece uma vantagem ao empurrar, já que o tronco superior pressiona a parte superior do útero
Agachamento apoiado (a gestante recosta-se no parceiro, que apoia a mulher sob os braços e sustenta todo o seu peso; ficar em pé entre as contrações)	• Demanda que o parceiro faça bastante força • Alonga o tronco, possibilitando então mais espaço para que o feto manobre até chegar à posição • Incrementa a ação da gravidade
Suspensa (parceiro sentado na cabeceira do leito ou encosto da cadeira com os pés apoiados no apoio de braço da cadeira e as coxas afastadas; a gestante recosta-se entre as pernas do parceiro colocando os braços flexionados sobre as coxas dele; o parceiro apoia as laterais da gestante com suas coxas; a gestante abaixa-se e solta todo o seu peso sobre o parceiro; ficar em pé entre as contrações)	• Apresenta as mesmas vantagens do agachamento apoiado • Demanda menos força física do parceiro

Walker, K. F., Kibuka, M., Thornton, J. G., & Jones, N. W. (2018). Maternal position in the second stage of labor of women with epidural anesthesia. *Cochrane Database of Systematic Reviews*, 11, CD008070. https://doi.org//10.1002/14651858.CD008070.pub4; King, T. L., Brucker, M. C., Jevitt, C., & Osborne, K. (2019). *Varney's midwifery* (6th ed.). Jones & Bartlett Learning; e Milton, S. H. (2019). Normal labor and delivery. *eMedicine*. Disponível em: https://emedicine.medscape.com/article/260036-overview#a8. Acesso em: 24 jan. 2019.

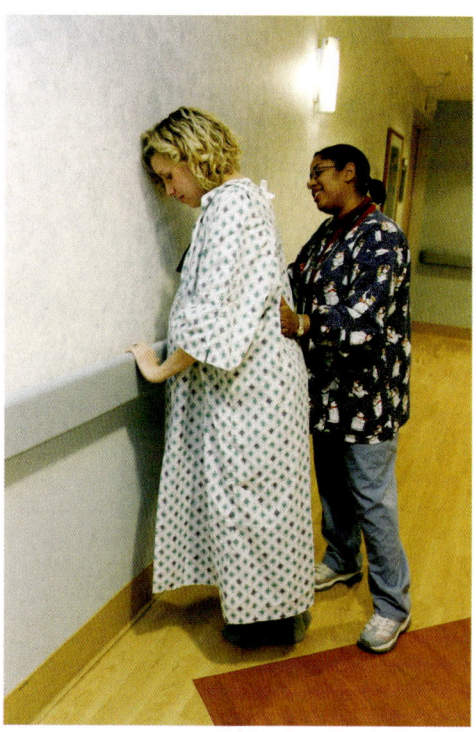

FIGURA 14.10 Enfermeira massageando as costas da parturiente durante uma contração enquanto ela deambula durante o trabalho de parto.

na região inguinal e/ou períneo da parturiente. As fontes de calor incluem bolsa de água quente, meias aquecidas cheias de arroz, compressas mornas (pano embebido em água morna), almofada elétrica, cobertor aquecido e banho ou ducha morna. Além de ser utilizado para o alívio da dor, o calor é usado para aliviar calafrios ou tremores, diminuir a rigidez das articulações, reduzir os espasmos musculares e aumentar a extensibilidade do tecido conjuntivo (Cunningham et al., 2018).

A crioterapia, ou o uso terapêutico do frio, é geralmente aplicada nas costas, no tórax e/ou no rosto da mulher durante o trabalho de parto. As modalidades de crioterapia incluem uma bolsa ou luva cirúrgica cheia de gelo, bolsa de gel congelado, gelo para campismo, garrafa plástica cheia de gelo e toalha embebida em água fria. As bolsas "instantâneas" de crioterapia, muitas vezes disponíveis em hospitais, geralmente não são frias o suficiente para efetivamente aliviar a dor do trabalho de parto. As parturientes que estão com frio geralmente precisam sentir-se aquecidas antes que possam tolerar confortavelmente o uso de uma bolsa de crioterapia. O frio tem os efeitos adicionais de aliviar os espasmos musculares e reduzir a inflamação e o edema (Jordan et al., 2019).

Até o momento, nenhum estudo controlado e randomizado avaliou o uso do calor ou do frio; portanto, mais estudos são necessários para determinar se qualquer uma das abordagens é efetiva. Com as devidas precauções de segurança, o calor e o frio oferecem conforto e alívio, e seu uso deve ser ditado pelos desejos e pelas reações da parturiente.

Focalização da atenção e visualização mental

A focalização da atenção e a visualização mental usam muitos dos sentidos e a mente para focalizar em estímulos. A parturiente pode se concentrar em estímulos táteis, como toque, massagem ou carícia, ou em estímulos auditivos, como música, murmúrios ou incentivos verbais. Os estímulos visuais podem ser qualquer objeto no quarto, ou a parturiente pode imaginar uma praia, o topo de uma montanha, uma lembrança feliz ou mesmo as contrações do músculo uterino forçando o colo do útero a se abrir e o feto pressionando para baixo para abri-lo. Algumas parturientes concentram-se em uma atividade mental específica, como uma canção, uma cantiga, uma contagem regressiva ou um verso religioso. Respiração, relaxamento, pensamento e visualização positivos funcionam bem para as mulheres em trabalho de parto. O uso dessas técnicas impede que as informações sensoriais percebidas durante a contração alcancem a área de dor no córtex cerebral (Hart, 2019).

Effleurage e massagem

A *effleurage* consiste em um toque leve, deslizante e superficial no abdome no ritmo da respiração durante as contrações. É usada como uma técnica de relaxamento e distração em relação ao desconforto. As cintas externas do monitor fetal podem interferir na sua realização.

A *effleurage* e a massagem usam o sentido do tato para promover relaxamento e alívio da dor. A massagem funciona como uma modalidade de alívio da dor ao aumentar a produção de endorfinas no corpo. As endorfinas reduzem a transmissão de sinais entre as células nervosas e, portanto, diminuem a percepção da dor. Como os estímulos dos receptores táteis chegam ao cérebro mais rápido do que os dos receptores de dor, a massagem – em qualquer parte do corpo – é capaz de bloquear a mensagem de dor para o cérebro. Além disso, percebeu-se que o toque leve libera endorfinas e induz um estado de relaxamento. O toque e a massagem distraem a parturiente em relação ao desconforto. A massagem envolve a manipulação dos tecidos moles do corpo. É comumente usada para ajudar a relaxar músculos tensos e acalmar. A massagem pode ajudar a aliviar a dor auxiliando no relaxamento e inibindo a transmissão sensorial nas vias da dor ou melhorando o fluxo sanguíneo e a oxigenação dos tecidos. As pesquisas indicam que a duração do trabalho de parto é mais curta e as pontuações de Apgar foram mais altas quando as técnicas de massagem foram usadas durante o trabalho de parto para promover o relaxamento materno (Field, 2019).

Técnicas respiratórias

O uso consciente da respiração pela parturiente tem o poder de influenciar profundamente seu trabalho de parto e como ela participa dele. A primeira ação em qualquer situação é respirar fundo. A respiração afeta os pulmões, comunicando imediatamente o sistema nervoso, que responde enviando mensagens que impactam todo o sistema psicofisiológico. Essas mensagens nos afetam física, emocional e mentalmente. Se alterarmos a forma como respiramos, modificaremos o conjunto de mensagens e reações em toda a nossa experiência mente-corpo (King et al., 2019).

As técnicas respiratórias efetivamente promovem relaxamento e alívio da dor por meio da distração. Se a parturiente estiver envolvida em uma respiração rítmica e lenta, é improvável que ela se concentre totalmente na dor da contração. As técnicas respiratórias geralmente são ensinadas nas aulas de preparação para o parto (ver Capítulo 12 para obter mais informações).

A respiração controlada ajuda a reduzir a dor experimentada por meio do condicionamento de estímulo-resposta. A parturiente seleciona um ponto focal no ambiente para olhar durante o primeiro sinal de uma contração. Essa focalização cria um estímulo visual que vai diretamente para o cérebro. A parturiente então faz uma respiração profunda de limpeza, que é seguida pela respiração rítmica. Os comandos verbais de seu parceiro fornecem um estímulo auditivo contínuo para seu cérebro. Os benefícios da prática da respiração controlada incluem:

- A respiração torna-se uma resposta automática à dor
- A respiração aumenta o relaxamento e pode ser usada para lidar com as tensões diárias da vida
- A respiração tem efeito calmante durante o trabalho de parto
- Respirar proporciona uma sensação de bem-estar e é uma medida de controle
- A respiração traz propósito a cada contração, tornando-a mais produtiva
- A respiração fornece mais oxigênio para a parturiente e o feto (American Pregnancy Association, 2019).

Muitos casais aprendem a respiração de ritmo padronizado durante as aulas de preparação para o parto. Três padrões podem ser ensinados, cada um começando e terminando com uma respiração de limpeza ou suspiro depois de cada contração. No primeiro padrão, também conhecido como respiração em ritmo lento, a gestante inspira lentamente pelo nariz e expira pela boca. Tipicamente, a frequência respiratória é de seis a nove incursões por minuto. No segundo padrão, a gestante inspira e expira pela boca a uma frequência de quatro incursões a cada 5 segundos. A frequência pode ser acelerada para duas respirações por segundo para ajudá-la a relaxar. O terceiro padrão é semelhante ao segundo, exceto que a respiração é interrompida após algumas incursões por uma expiração forçada pela boca. Todos os ciclos são mantidos iguais e rítmicos, e podem acelerar à medida que as contrações aumentam de intensidade (Deering, 2018).

Muitos treinadores de parto não recomendam técnicas respiratórias específicas nem tentam ensinar os pais a respirar da maneira "correta" durante o trabalho de parto

e o parto. As mulheres são incentivadas a encontrar os estilos respiratórios que aumentem seu relaxamento e a usá-los. Existem inúmeros benefícios da respiração controlada e rítmica no parto (descritos anteriormente), e muitas mulheres escolhem essas técnicas para controlar o desconforto durante o trabalho de parto.

Medidas farmacológicas

A meta para todas as parturientes é fornecer conforto e analgesia adequados durante o trabalho de parto e segurança para ela e seu recém-nascido. Com vários graus de sucesso, gerações de gestantes buscaram maneiras de aliviar a dor do parto. O parto é um fenômeno natural, mas é doloroso. O alívio farmacológico da dor durante o trabalho de parto inclui analgesia sistêmica e anestesia regional ou local. As mulheres têm visto mudanças significativas nas opções de tratamento farmacológico da dor ao longo dos anos. Os métodos evoluíram desde morder um pedaço de madeira para controlar a dor, passando pela indução de "sono crepuscular" durante o trabalho de parto (resultando em amnésia), até uma abordagem farmacológica mais complexa, como a analgesia peridural/intratecal. A analgesia sistêmica e a analgesia/anestesia regional tornaram-se menos comuns, enquanto as novas técnicas de analgesia/anestesia neuroaxial envolvendo um bloqueio motor mínimo tornaram-se mais populares. A **analgesia/anestesia neuroaxial** é a administração contínua ou intermitente de agentes analgésicos (opioides) ou anestésicos (capazes de provocar perda de sensibilidade em uma área do corpo) no espaço epidural ou intratecal para o alívio da dor. A analgesia epidural em doses baixa e ultrabaixa, a analgesia raquidiana e a analgesia raquiepidural combinada substituíram a epidural tradicional para o trabalho de parto. A analgesia neuroaxial não interfere no progresso ou no desfecho do trabalho de parto. Não há necessidade de suspender a analgesia neuroaxial até o período ativo do trabalho de parto (Bateman, 2019). Essa mudança nas técnicas de controle da dor permite que a gestante seja uma participante ativa do trabalho de parto.

> *ATENÇÃO!*
>
> Independentemente da abordagem usada durante o trabalho de parto, a gestante tem o direito de escolher os métodos de controle da dor que melhor se adéquem a ela e atendam às suas necessidades.

Analgesia sistêmica

A analgesia sistêmica envolve o uso de um ou mais fármacos administrados por via oral, intramuscular ou intravenosa; eles se distribuem por todo o corpo por meio do sistema circulatório. Dependendo do método de administração utilizado, o efeito terapêutico do alívio da dor pode ocorrer em minutos e durar várias horas.

A complicação mais importante associada ao uso dessa classe de fármacos é a depressão respiratória, portanto as gestantes que os recebem necessitam de monitoramento cuidadoso. Os opioides administrados próximo ao momento do parto podem causar depressão do SNC no feto, sendo necessária a administração de naloxona para reverter os efeitos depressores dos opioides.

Diversas categorias de fármacos podem ser utilizadas para a analgesia sistêmica:

- *Opioides*, como o butorfanol, a nalbufina, a meperidina, a morfina ou a fentanila
- *Antieméticos*, como a hidroxizina, a prometazina ou a proclorperazina
- *Benzodiazepínicos*, como o diazepam ou o midazolam.

O boxe Orientação sobre medicamentos 14.1 destaca alguns dos principais fármacos usados para a analgesia sistêmica.

Os analgésicos sistêmicos são normalmente administrados por via parenteral, em geral por meio de um acesso IV existente. Quase todos os medicamentos administrados durante o trabalho de parto atravessam a placenta e têm um efeito depressor no feto; portanto, é importante que a gestante receba a menor quantidade possível de medicação sistêmica que alivie seu desconforto para que não haja danos fetais (Hemmings & Egan, 2019). Historicamente, os opioides têm sido administrados por enfermeiros, mas atualmente tem havido um uso crescente da analgesia IV controlada pela paciente. Nesse sistema, a parturiente recebe um dispositivo com um botão ligado a uma bomba computadorizada conectada ao acesso IV. Quando deseja analgesia, ela pressiona o botão e a bomba fornece uma quantidade predefinida do medicamento. Esse sistema dá à parturiente uma sensação de controle sobre seu próprio tratamento da dor e uma participação ativa no processo de parto.

ORIENTAÇÃO SOBRE MEDICAMENTOS 14.1 Agentes comumente utilizados para a analgesia sistêmica

Tipo	Fármaco	Comentários
Opioides	Morfina 2 a 5 mg IV	Pode ser administrada por via IV ou epidural Atravessa rapidamente a placenta, provoca diminuição na variabilidade da FCF Pode causar depressão do SNC materno e neonatal Diminui as contrações uterinas
	Meperidina 25 a 75 mg IV	Pode ser administrada por via IV, intratecal ou epidural, com absorção máxima pelo feto 2 a 3 h após a administração Pode causar depressão do SNC Diminui a variabilidade da FCF
	Butorfanol 1 a 2 mg IV, a cada 2 a 4 h	É administrado por via IV É rapidamente transferido através da placenta para o feto Causa depressão respiratória neonatal
	Nalbufina 10 a 20 mg IV	É administrada por via IV Provoca menos náuseas e vômitos na parturiente Provoca diminuição na variabilidade da FCF, bradicardia fetal e depressão respiratória
	Fentanila 50 a 100 µg IV	É administrada por via IV ou epidural Pode causar hipotensão materna, depressão respiratória materna e fetal Atravessa rapidamente a placenta
Antieméticos	Hidroxizina 50 a 100 mg, IM	Não alivia a dor, mas reduz a ansiedade e potencializa os efeitos dos analgésicos opioides; não pode ser administrada por via IV É usada para diminuir as náuseas e os vômitos
	Prometazina 25 a 50 mg IV ou IM	É usada para efeito antiemético quando combinada com opioides Provoca sedação e reduz a apreensão Pode contribuir para a hipotensão materna e depressão neonatal
	Proclorperazina 5 a 10 mg IV ou IM	Frequentemente administrada com o sulfato de morfina para induzir o sono durante uma fase latente prolongada; neutraliza as náuseas que os opioides podem produzir
Benzodiazepínicos	Diazepam 2 a 5 mg IV	É administrado para potencializar o alívio da dor proporcionado pelos opioides e para causar sedação Pode ser usado para interromper as convulsões da eclâmpsia Diminui náuseas vômitos Pode causar depressão neonatal; portanto, deve ser usado na menor dose possível
	Midazolam 1 a 5 mg IV	Não é utilizado para efeito analgésico, mas amnésico É usado como complemento à anestesia É excretado no leite materno

Deering, S. (2018). *A practical manual to labor and delivery* (2nd ed.). Cambridge University Press; Resnik, R., Lockwood, C. J., Moore, T. R., Greene, M. F., Copel, J. A., & Silver, R. M. (2019). *Creasy & Resnik's Maternal-fetal Medicine: principles and practice* (8th ed.). Elsevier; e Skidmore-Roth, L. (2020). *Mosby's 2020 nursing drug reference* (3nd ed.). Elsevier..

OPIOIDES

Os opioides são fármacos semelhantes à morfina que são mais efetivos para o alívio da dor moderada a intensa. Geralmente eles são administrados IV. Todos os opioides são lipofílicos e atravessam a barreira placentária, mas não afetam o progresso do parto na fase ativa. Esses agentes estão associados a depressão respiratória neonatal, redução do estado de alerta, inibição da sucção e atraso na alimentação efetiva (King et al., 2019).

Os opioides diminuem a transmissão do impulso da dor ao se ligar a um receptor nas vias que transmitem os sinais de dor ao cérebro. O efeito é o aumento da tolerância à dor e a depressão respiratória relacionada com a diminuição da sensibilidade ao dióxido de carbono (Skidmore-Roth, 2021). Todos os opioides são considerados bons analgésicos; no entanto, dependendo da dose administrada, pode ocorrer uma depressão respiratória na parturiente e no feto. Também podem causar diminuição na variabilidade da FCF identificada no monitoramento fetal. Essa alteração no padrão da FCF é geralmente transitória. Outros efeitos colaterais sistêmicos incluem náuseas, vômitos, prurido, retardo no esvaziamento gástrico, sonolência, hipoventilação e depressão do recém-nascido. Para reduzir a incidência de depressão do recém-nascido, o parto deve ocorrer dentro de 1 ou após 4 horas da administração para evitar que o feto receba a concentração máxima (Funai & Norwitz, 2019).

Um estudo recente relatou que os opioides parenterais proporcionam algum alívio da dor do parto, mas estão associados a desconforto respiratório neonatal. A satisfação materna com a analgesia opioide pareceu moderada, na melhor das hipóteses (Hemmings & Egan, 2019).

Os antagonistas de opioides, como a naloxona, são administrados para reverter não só os efeitos da depressão do SNC, incluindo a depressão respiratória provocada pelos opioides, como também os efeitos colaterais dos opioides neuroaxiais, tais como prurido, retenção urinária, náuseas e vômitos, sem diminuir significativamente a analgesia (Skidmore-Roth, 2021). Consulte um guia atualizado de fármacos para obter mais detalhes sobre essas categorias de agentes.

ANTIEMÉTICOS

Os fármacos antieméticos são usados em combinação com um opioide para diminuir as náuseas, os vômitos e a ansiedade. Esses medicamentos adjuntos potencializam a efetividade do opioide de modo que uma dose menor possa ser administrada. Eles também podem ser usados para aumentar a sedação. A prometazina pode ser administrada IV, mas a hidroxizina deve ser ministrada por via oral ou intramuscular em um músculo volumoso. Esses fármacos não afetam o progresso do trabalho de parto, mas podem causar diminuição na variabilidade da FCF e possivelmente depressão neonatal (Skidmore-Roth, 2021). A proclorperazina é tipicamente administrada IV ou IM com o sulfato de morfina para o sono durante uma fase latente prolongada. Ela neutraliza a náuseas associadas aos opioides (King et al., 2019).

BENZODIAZEPÍNICOS

Os benzodiazepínicos são usados para efeitos tranquilizantes e como sedativos leves. O diazepam também é administrado IV para interromper as convulsões resultantes da eclâmpsia. Pode ser administrado para acalmar a parturiente que está fora de controle, possibilitando então que ela relaxe o suficiente para que possa participar efetivamente do processo de trabalho de parto, em vez de lutar contra ele. O lorazepam também pode ser usado devido a seu efeito tranquilizante, mas há aumento da sedação com esse fármaco (Skidmore-Roth, 2021). O midazolam, também administrado IV, promove uma boa amnésia, mas nenhuma analgesia. É mais comumente usado como um complemento à anestesia. O diazepam e o midazolam provocam depressão do SNC tanto na parturiente quanto no neonato.

Analgésicos inalatórios

O óxido nitroso inalado é um meio seguro e efetivo de analgesia para muitas gestantes em trabalho de parto. Ele é conhecido pela maioria das pessoas como o "gás hilariante". Para a dor associada ao trabalho de parto, mistura-se o gás óxido nitroso (50%) com oxigênio (50%), combinação essa inalada por meio de uma máscara facial ou bocal. O óxido nitroso vem ganhando popularidade nos EUA desde que foi aprovado pela FDA em 2012 (Vallejo & Zakowski, 2019), mas tem sido amplamente usado na Europa e no Canadá por muitos anos. As gestantes geralmente relatam satisfação com o uso dele para o alívio da dor no trabalho de parto. Um fator adicional que poderia contribuir para a diminuição da percepção da dor é o controle da administração pela parturiente (autoadministração). A autoadministração não apenas empodera as mulheres, mas também atua como um mecanismo de segurança, pois é quase impossível ocorrer uma superdosagem quando o gás é autoadministrado (Milton, 2019). Os potenciais efeitos colaterais da mistura N_2O/O_2 incluem náuseas e vômitos, tontura e disforia, embora todos sejam raros. Nenhuma anormalidade na FCF foi atribuída ao seu uso (Baysinger, 2019).

Analgesia/anestesia regional

A analgesia/anestesia regional proporciona alívio da dor sem perda de consciência e envolve o uso de agentes anestésicos locais com ou sem opioides adicionados para trazer alívio da dor ou dormência por meio dos seus efeitos na medula espinal e nas raízes nervosas. A analgesia obstétrica regional geralmente refere-se a uma perda parcial ou completa da sensação de dor abaixo do nível de T8 a T10 da medula espinal (Hemmings & Egan, 2019).

As vias para o alívio regional da dor incluem o bloqueio peridural, a combinação raquiepidural, a infiltração local, o bloqueio pudendo e a analgesia/anestesia intratecal (raquianestesia). As vias local e pudenda são usadas durante o parto para as episiotomias (incisões cirúrgicas no períneo para facilitar o parto); as vias epidural e intratecal são usadas para o alívio da dor durante o trabalho de parto ativo e o parto. A principal vantagem das técnicas regionais de controle da dor é que a parturiente pode participar do processo de parto e, ainda assim, ter um bom controle da dor.

ANALGESIA EPIDURAL

As mulheres que solicitam analgesia peridural durante o trabalho de parto o farão quando sentirem que precisam de alívio da dor e, para algumas, pode ser bem no início do trabalho de parto. A analgesia epidural para o trabalho de parto e o parto envolve a injeção de um agente anestésico local (p. ex., lidocaína ou bupivacaína) e um agente analgésico opioide (p. ex., morfina ou fentanila) no espaço epidural lombar. Um pequeno cateter é então passado pela agulha peridural a fim de fornecer acesso contínuo ao espaço peridural para a manutenção da analgesia durante o trabalho de parto e o parto (Figura 14.11). A analgesia epidural aumenta a duração do segundo período do trabalho de parto e pode elevar a taxa de partos vaginais auxiliados por instrumentos, bem como a de administração de ocitocina (Cunningham et al., 2018). Aproximadamente 70% das gestantes em trabalho de parto nos EUA recebem analgesia epidural para alívio da dor durante o trabalho de parto (White, 2018). Em áreas urbanas, muitos hospitais exibem taxas de 90% de realização de analgesia epidural (Kellerman & Rakel, 2019).

A anestesia epidural envolve a injeção de um fármaco no espaço epidural, que está localizado externamente à dura-máter entre essa membrana e o canal medular. Tipicamente, o espaço epidural é adentrado com uma agulha entre a terceira e a quarta vértebra lombar, e é inserido um cateter no local. A anestesia epidural pode ser usada tanto para partos vaginais quanto para as cesarianas. Ela evoluiu de um bloqueio regional provocando perda completa da sensibilidade para uma analgesia com bloqueio mínimo. A efetividade da analgesia peridural depende da técnica e dos fármacos utilizados. Teoricamente, os anestésicos locais peridurais podem bloquear toda a dor do parto se usados em grandes volumes e altas concentrações; no entanto, o alívio da dor é equilibrado com outros objetivos, tais como deambular durante o primeiro período do trabalho de parto, fazer esforços expulsivos de modo efetivo no segundo período e minimizar os efeitos colaterais maternos e fetais.

A anestesia epidural é contraindicada para as gestantes com histórico de cirurgia ou anormalidades na coluna vertebral, defeitos de coagulação, doença cardíaca, obesidade, infecções e hipovolemia. Também é contraindicada para as gestantes que estejam recebendo terapia anticoagulante.

As complicações incluem náuseas e vômitos, hipotensão, febre, prurido, injeção intravascular, febre materna, reação alérgica e depressão respiratória. Os efeitos sobre o feto durante o trabalho de parto incluem um sofrimento fetal secundário à hipotensão materna (Milton, 2019). Garantir que a parturiente evite ficar em decúbito dorsal após a colocação do cateter epidural ajuda a minimizar a hipotensão.

A adição de opioides, como fentanila ou morfina, ao anestésico local ajuda a diminuir a quantidade de bloqueio motor obtido. Podem ser utilizadas bombas de infusão contínua para administrar a analgesia epidural, o que possibilita que a parturiente esteja no controle e administre uma dose em *bolus* conforme necessário (Hemmings & Egan, 2019).

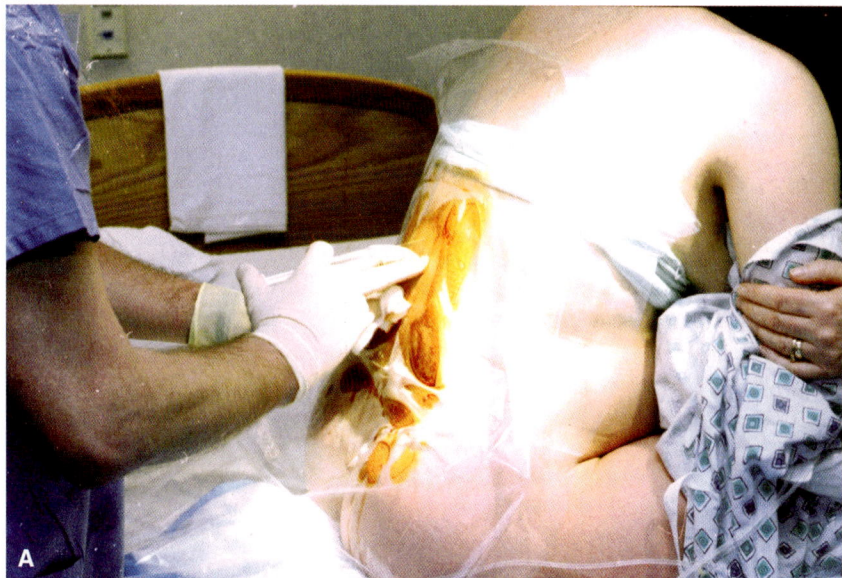
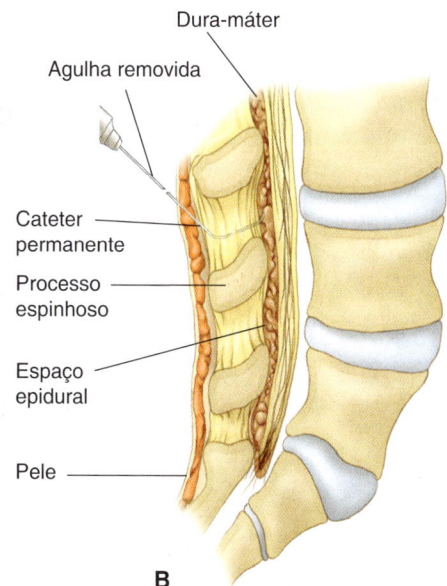

FIGURA 14.11 Inserção de um cateter epidural. **A.** Insere-se uma agulha no espaço epidural. **B.** Introduz-se um cateter no espaço epidural; a agulha é então removida. O cateter possibilita que a medicação seja administrada de modo intermitente ou contínuo para aliviar a dor durante o trabalho de parto e o parto.

ANALGESIA RAQUIEPIDURAL COMBINADA

Outra técnica epidural é a analgesia raquiepidural combinada (REC). Essa técnica envolve a inserção de uma agulha epidural no espaço epidural e, subsequentemente, a inserção de uma agulha espinal de pequeno calibre através da agulha epidural no espaço subaracnóideo. Um opioide sem anestésico local é injetado nesse espaço. A agulha raquidiana é então removida e um cateter epidural inserido para uso posterior.

A REC é vantajosa devido ao seu rápido início de alívio da dor (em 3 a 5 minutos), que pode durar até 3 horas. Também possibilita que a função motora da gestante permaneça ativa. Sua capacidade de fazer força para baixo durante o segundo período do trabalho de parto é preservada porque o reflexo de empurrar não é perdido e sua força motora permanece intacta. A REC proporciona maior flexibilidade e confiabilidade para o trabalho de parto do que a analgesia espinal ou epidural isolada (Hemmings & Egan, 2019). Em comparação com a analgesia epidural ou espinal tradicional, que muitas vezes mantêm a parturiente restrita ao leito, a REC lhe possibilita deambular (*walking epidural*). Um recente estudo comparou a REC com a analgesia epidural tradicional em baixa dose no trabalho de parto e identificou que a analgesia com REC esteve associada a uma incidência maior de prurido, porém a uma incidência menor de retenção urinária e necessidade de analgesia de resgate do que a analgesia epidural isolada. Além disso, a REC promoveu alívio mais rápido da dor e não houve diferenças nos desfechos do trabalho de parto (Xiao et al., 2019). A deambulação durante o trabalho de parto oferece vários benefícios: ajuda a controlar melhor a dor, encurta o primeiro período do trabalho de parto, aumenta a intensidade das contrações e diminui a possibilidade de um parto vaginal instrumentalizado ou uma cesariana.

CONSIDERAÇÕES

Quando estava esperando meu primeiro filho, decidi dar o meu melhor e fazer tudo certo. Eu era uma enfermeira obstétrica experiente e, em minha mente, fazer tudo certo era o comportamento esperado. Já haviam se passado 2 semanas além da data prevista para o parto e eu estava cada vez mais preocupada. Naquele dia em particular, fui trabalhar com dor nas costas, mas não sentia contrações.

Consegui terminar meu turno, mas me senti completamente exausta. Enquanto caminhava para o meu carro no estacionamento do hospital, a bolsa d'água estourou e eu senti um líquido quente escorrer pelas minhas pernas. Voltei para dentro para ser internada para este evento tão aguardado.

Embora eu tivesse auxiliado tantas mulheres em suas experiências de parto, agora eu estava deitada no leito, não em pé ao lado dele. Meu marido e eu tínhamos praticado as técnicas respiratórias para lidar com o desconforto do trabalho de parto, mas esse "desconforto" em minha mente era mais do que eu podia tolerar; portanto, apesar de minhas melhores intenções de fazer tudo "certo", dentro de 1 hora implorei por um analgésico para aliviar a dor.

Embora a medicação aliviasse minha dor, eu ainda sentia cada contração e agora realmente podia entender realmente o significado da expressão "trabalho de parto". Ainda que eu quisesse ter um parto natural sem qualquer medicação, sei que participei plenamente da experiência do parto do meu filho e isso é o que significava "fazer tudo certo" para mim!

Reflexões: a noção do que é "certo" varia para cada indivíduo e, como enfermeiro, é necessário apoiar isso, seja o que for. Ter um desfecho positivo da experiência de parto é o objetivo; os meios necessários para alcançá-lo são menos importantes. Como o enfermeiro pode apoiar a parturiente em suas escolhas pessoais para alcançar um desfecho saudável? A mulher "erra" quando pede medicação para dor a fim de tolerar o trabalho de parto? Como os enfermeiros podem ajudar a parturiente a superar qualquer estigma do uso de analgesia farmacológica?

Embora as gestantes que recebem REC consigam deambular, muitas vezes optam por não o fazer por causa da sedação e da fadiga. Frequentemente, os médicos não incentivam nem ajudam as parturientes a deambular por medo de lesões. Os enfermeiros precisam avaliar se é seguro deambular, o que inclui que a parturiente não apresente hipotensão postural e tenha força normal das pernas ao demonstrar uma curvatura parcial do joelho enquanto em pé; os profissionais de enfermagem também precisam estar com a parturiente o tempo todo durante a deambulação (Jordan et al., 2019). Atualmente, os anestesiologistas estão realizando anestesias epidurais que possibilitam a deambulação usando técnicas de infusão contínua, bem como REC e analgesia epidural controlada pela paciente (Hemmings & Egan, 2019).

As complicações incluem hipotensão materna, injeção intravascular, bloqueio intratecal acidental, cefaleia pós-punção da dura-máter, bloqueio inadequado ou malsucedido, febre materna e prurido. A hipotensão e as alterações associadas da FCF são tratadas com o posicionamento da gestante (posição de semi-Fowler), hidratação IV e suplementação de oxigênio (Daily & Ortiz, 2019).

ANALGESIA EPIDURAL CONTROLADA PELA PACIENTE

A analgesia epidural controlada pela paciente (AECP) envolve a utilização de um cateter epidural permanente ligado a uma bomba de infusão de medicação programada que possibilita que a parturiente controle a dosagem. Esse método dá à mulher uma sensação de controle sobre sua dor e possibilita que ela alcance seu próprio nível de analgesia individualmente aceitável. Em comparação com a analgesia epidural tradicional, a AECP oferece uma analgesia equivalente com menor uso de anestésico, menores taxas de suplementação e maior satisfação da parturiente (Bateman, 2019).

Na AECP, a parturiente usa um dispositivo portátil conectado a um agente analgésico ligado a um cateter epidural. Quando ela pressiona o botão, uma dose em *bolus* do agente é administrada por meio do cateter para reduzir a dor. Esse método possibilita que ela controle sua dor por si própria sem ter que pedir a um membro da equipe que o faça. As evidências apoiam o uso de AECP, que parece resultar em maior satisfação materna e menor uso total de medicação (Sugur et al., 2020).

INFILTRAÇÃO LOCAL

A infiltração local envolve a injeção de um anestésico local, como a lidocaína, nos nervos perineais superficiais para anestesiar a área perineal. Essa técnica é realizada pelo médico ou pela parteira imediatamente antes de uma episiotomia ou antes de suturar uma laceração. A infiltração local não altera a dor das contrações uterinas, mas anestesia a área imediata da episiotomia ou da laceração, e não causa efeitos colaterais para a gestante ou seu recém-nascido.

BLOQUEIO DO NERVO PUDENDO

O bloqueio do nervo pudendo, que fornece uma analgesia perineal de longa duração, refere-se à injeção de um agente anestésico local (p. ex., bupivacaína, ropivacaína) nos nervos pudendos próximos de cada espinha isquiática. Ele fornece alívio da dor na parte inferior da vagina, na vulva e no períneo (Figura 14.12).

O bloqueio pudendo é usado para o segundo período do trabalho de parto, para a episiotomia ou para o parto vaginal cirúrgico com uso de um fórceps ou de um extrator a vácuo. Deve ser administrado aproximadamente 15 minutos antes de quando se prevê que será necessário para garantir seu efeito pleno. Geralmente se

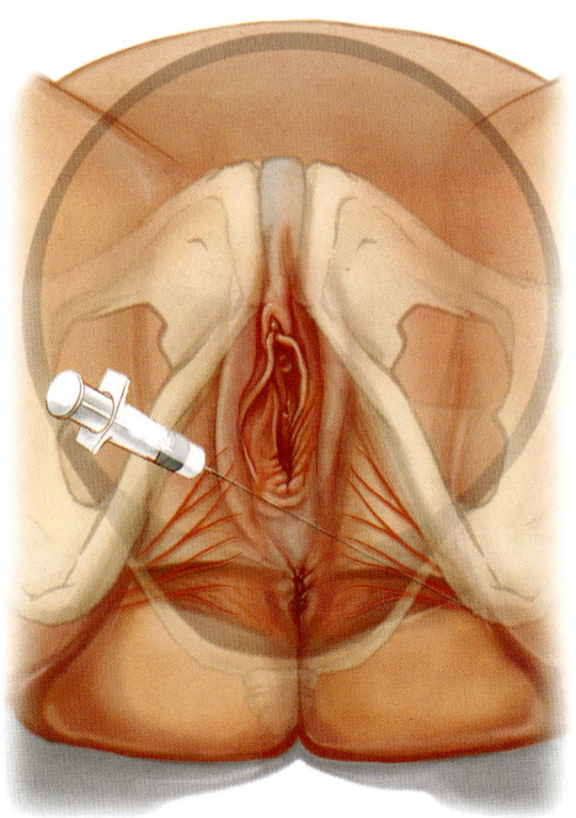

FIGURA 14.12 Bloqueio do nervo pudendo.

usa uma abordagem transvaginal para injetar um agente anestésico no ramo do nervo pudendo ou próximo a ele. As complicações maternas ou fetais são incomuns.

ANALGESIA/ANESTESIA RAQUIDIANA

A técnica raquidiana (intratecal) de controle da dor envolve a injeção de um agente anestésico de sufixo "caína" com ou sem opioides no espaço subaracnóideo para fornecer alívio da dor durante o trabalho de parto ou a cesariana. O espaço subaracnóideo é uma área preenchida por líquido localizada entre a dura-máter e a medula espinal. A anestesia raquidiana é frequentemente usada para cesarianas eletivas e de emergência. As contraindicações são semelhantes às de um bloqueio epidural. As reações adversas da parturiente incluem hipotensão e cefaleia pós-punção acidental da dura-máter.

A injeção subaracnóidea de opioides isoladamente ou em combinação, uma técnica denominada "opioides intratecais", tem sido usada em mulheres em trabalho de parto com sucesso por décadas. Um opioide é injetado no espaço subaracnóideo, proporcionando então rápido alívio da dor enquanto ainda mantém as funções motora e sensitiva (Layera et al., 2019). Um opioide intratecal é administrado durante a fase ativa (mais de 5 cm de dilatação) do trabalho de parto. Em comparação com os bloqueios epidurais, os opioides intratecais são fáceis de administrar, requerem um menor volume de medicação, promovem um excelente relaxamento muscular, fornecem alívio rápido da dor, são menos propensos a causar depressão respiratória no recém-nascido e não causam bloqueio motor (Hemmings & Egan, 2019). Embora o alívio da dor seja rápido com essa técnica, ele é limitado pela duração de ação do opioide, que pode ser de apenas algumas horas e não durar por todo o trabalho de parto. Em um estudo recente, a adição de dexmedetomidina à morfina ou à fentanila prolongou consideravelmente a analgesia durante muitos trabalhos de parto (Khaled & Sabry, 2020).

Anestesia geral

As diretrizes obstétricas recomendam a anestesia neuroaxial para cesarianas na maioria das mulheres. A anestesia geral é tipicamente reservada para as cesarianas de emergência, quando não há tempo suficiente para aplicar anestesia raquidiana ou epidural ou se a gestante tiver contraindicação ao uso de anestesia regional. Pode ser iniciada rapidamente e promove uma rápida perda de consciência. A anestesia geral pode ser administrada por injeção IV, inalação de agentes anestésicos ou ambas. Comumente, o tiopental, um barbitúrico de ação curta, ou o propofol são administrados IV para causar perda de consciência, o que é seguido pela administração de um relaxante muscular. Depois que a parturiente é intubada, são administrados óxido nitroso e oxigênio. Um agente halogenado volátil também pode ser administrado para produzir amnésia (Cobb et al., 2019).

Todos os agentes anestésicos atravessam a placenta e afetam o feto. A principal complicação da anestesia geral é a depressão fetal, mas também podem ocorrer relaxamento uterino, vômito e aspiração materna. As complicações da anestesia geral comumente são devidas à aspiração materna ou à incapacidade de intubar a parturiente. A incidência dessas complicações diminuiu bastante graças ao aprimoramento das técnicas (Cobb et al., 2019).

Embora o anestesiologista administre os vários agentes de anestesia geral, o enfermeiro e sua equipe precisam ter conhecimento sobre os aspectos farmacológicos dos medicamentos usados e estar cientes do manejo das vias respiratórias. Certifique-se de que a parturiente esteja em dieta zero e tenha acesso IV pérvio. Além disso, administre um antiácido oral não particulado (transparente) (p. ex., citrato sódico) ou um inibidor da bomba de prótons, conforme solicitado, para reduzir a acidez gástrica. Auxilie colocando uma cunha sob o quadril direito da gestante para deslocar o útero gravídico e evitar a compressão da veia cava no decúbito dorsal. Assim que o feto for retirado do útero, auxilie a equipe perinatal no fornecimento dos cuidados de suporte.

CUIDADOS DE ENFERMAGEM DURANTE O TRABALHO DE PARTO E O PARTO

O parto, processo fisiológico fundamental para a existência humana, pode ser um dos eventos culturais, psicológicos, espirituais e comportamentais mais significativos na vida de uma mulher. Embora o ato de dar à luz seja um fenômeno universal, é uma experiência única para cada mulher. A avaliação contínua e a intervenção apropriada para as gestantes durante o trabalho de parto são essenciais para promover um desfecho positivo para a família.

Os cuidados variam nos diferentes períodos do trabalho de parto, mas o essencial é que se estabeleça uma parceria efetiva com a mulher com base em uma comunicação bem-sucedida e na confiança mútua. O papel do enfermeiro no parto é garantir um ambiente seguro para a mãe e seu recém-nascido. Os profissionais de enfermagem começam a avaliar a gestante e o feto durante os procedimentos de admissão na unidade de saúde e continua a fazer isso durante o trabalho de parto. É fundamental fornecer uma orientação antecipada e explicar cada procedimento (monitoramento fetal, terapia IV e medicamentos administrados e suas reações esperadas) e o que acontecerá a seguir. Isso preparará a gestante para os desafios físicos e emocionais que se avizinham, ajudando, assim, a reduzir sua ansiedade. Reconhecer os membros de seu sistema de apoio (família ou parceiro) ajuda a dissipar seus medos e preocupações, o que os auxilia no desempenho de seu papel de apoio. Saber como e quando avaliar uma parturiente durante os vários períodos do trabalho de parto é essencial para todos os enfermeiros obstetras para assegurar uma experiência materna positiva e um recém-nascido saudável.

Um dos principais focos do atendimento à parturiente durante o trabalho de parto e o parto é ajudá-la a manter o controle sobre sua dor, emoções e ações, sendo uma participante ativa. Os enfermeiros podem ajudar e apoiar a parturiente a se envolver em sua experiência de parto ao possibilitar que haja um tempo para conversar, oferecendo companheirismo, ouvindo seus problemas e preocupações, prestando atenção às suas necessidades emocionais e oferecendo informações para ajudá-la a entender o que está acontecendo em cada período do trabalho de parto.

Conduta de enfermagem durante o primeiro período do trabalho de parto

Dependendo de em qual período do trabalho de parto a gestante se encontre quando chegar à instituição de saúde, o enfermeiro determinará os parâmetros de avaliação da condição materno-fetal e o plano de assistência. O profissional de enfermagem fornecerá cuidados de suporte de alta e baixa tecnologias durante o primeiro período do trabalho de parto ao internar a mulher e guiá-la à sala de trabalho de parto e parto. O enfermeiro é geralmente o primeiro a realizar observações, intervenções, tratamentos e, muitas vezes, o manejo do trabalho de parto no setor perinatal do hospital. Os cuidados de enfermagem durante essa etapa incluem levantar o histórico de admissões (revisão do registro pré-natal); verificar os resultados dos exames laboratoriais de rotina e quaisquer exames especiais, tais como biópsia de vilosidades coriônicas, amniocentese, estudos genéticos e perfil biofísico, realizados durante a gestação; questionar a mulher sobre sua preparação para o parto (plano de parto, aulas de preparação realizadas, habilidades de enfrentamento); e realizar o exame físico da gestante para estabelecer valores de referência para comparação futura.

As principais intervenções de enfermagem incluem:

- Identificar a data provável do parto e o prontuário ou a carteira do pré-natal
- Confirmar o histórico pré-natal da gestante para determinar a condição de risco fetal
- Determinar a altura do fundo do útero para confirmar a idade gestacional e o crescimento fetal
- Realizar as manobras de Leopold para determinar a posição, a situação e a apresentação fetais
- Verificar a FCF
- Realizar o exame de toque vaginal, conforme o caso, para avaliar o progresso da dilatação e do apagamento do colo do útero
- Instruir a mulher e seu parceiro acerca das técnicas e dos equipamentos de monitoramento
- Avaliar a resposta fetal e a resposta da FCF às contrações e o tempo de recuperação
- Interpretar os traçados do monitoramento fetal
- Verificar a FCF basal à procura de acelerações, variabilidade e desacelerações

- Reposicionar a gestante para obter um padrão de FCF ideal
- Reconhecer os problemas na FCF e iniciar as medidas corretivas
- Verificar se a coloração do líquido amniótico está alterada por mecônio, seu odor e seu volume
- Confortar a gestante durante todo o período de exames e o trabalho de parto
- Documentar o horário em que os membros da equipe foram notificados em caso de problemas
- Conhecer as intervenções apropriadas em caso de anormalidades nos padrões de FCF
- Apoiar as decisões da gestante em relação à realização ou não de intervenções
- Avaliar com frequência o sistema de apoio e a condição de enfrentamento da gestante.

Além dessas intervenções para promover resultados ideais para a mãe e o feto, o enfermeiro deve documentar os cuidados com precisão e em tempo hábil. Um registro preciso e oportuno ajuda a diminuir a exposição a deficiências profissionais, a minimizar o risco de lesões evitáveis em mulheres e fetos durante o trabalho de parto e o parto e a preservar os familiares (King et al., 2019). As diretrizes para registrar os cuidados incluem a documentação:

- De todos os cuidados prestados para comprovar que as normas foram cumpridas
- Das conversas com todos os médicos, incluindo os horários em que eles foram notificados
- Das intervenções de enfermagem antes e após a notificação do médico
- Do uso da cadeia de comando e da resposta em cada nível
- De todas as folhas de evolução e formulários para confirmar os cuidados prestados
- De todas as orientações fornecidas à parturiente e a resposta a elas
- De fatos, não de opiniões pessoais
- De descrições detalhadas de qualquer desfecho adverso
- Da avaliação de enfermagem inicial, de todos os encontros e do plano de alta
- De todas as conversas telefônicas (Jordan et al., 2019).

Esse padrão de documentação é necessário para evitar litígios ou para se defender deles, que são prevalentes nessa área de cuidados.

Avaliação da gestante no momento da admissão

Geralmente o enfermeiro é o primeiro profissional da saúde a entrar em contato com a gestante, seja por telefone, seja pessoalmente. Ele deve verificar se a gestante está em trabalho de parto verdadeiro ou falso e se ela precisa ser internada ou encaminhada para casa. Na admissão à unidade de trabalho de parto e parto, as prioridades incluem avaliar a FCF, verificar dilatação/apagamento do colo do útero e determinar se as membranas estão íntegras ou rotas. Esses dados de avaliação orientarão a reflexão sobre o plano de ação após o exame físico da gestante.

Se o contato inicial for por telefone, é importante que o enfermeiro estabeleça uma relação terapêutica com a mulher. Falar em um tom calmo e atencioso facilita isso. O profissional de enfermagem que realiza rastreamento por telefone precisa ter experiência clínica suficiente e definições claras de suas responsabilidades para possibilitar a tomada de decisões seguras. Ao realizar uma avaliação por telefone, inclua perguntas sobre o seguinte:

- Data provável do parto para determinar se está a termo ou pré-termo
- Movimento fetal (frequência nos últimos dias)
- Outros sinais premonitórios de trabalho de parto percebidos
- Número de partos, gestações e experiências prévias de parto
- Tempo do início do trabalho de parto em gestações anteriores
- Características das contrações, incluindo frequência, duração e intensidade
- Presença de perdas vaginais, como um tampão mucoso raiado de sangue
- Estado das membranas (rotas ou íntegras)
- Se há adultos na retaguarda em casa ou se ela está sozinha.

Ao falar com a gestante ao telefone, revise os sinais e sintomas que denotam trabalho de parto verdadeiro *versus* falso e sugira várias posições que ela pode assumir para proporcionar conforto e aumentar a perfusão placentária. Sugira também caminhadas, massagens e um banho morno para promover o relaxamento. Descreva quais alimentos e líquidos são apropriados para ingestão oral no início do trabalho de parto. Durante o telefonema, ouça as preocupações da gestante e responda a todas as perguntas com clareza.

Reduzir o risco de exposição a deficiências profissionais e impedir lesões evitáveis às gestantes e aos fetos durante o trabalho de parto e o parto podem ser alcançados por meio da adesão a dois princípios básicos da prática clínica: (1) usar as evidências aplicáveis e/ou padrões e diretrizes publicados como base do tratamento; e (2) sempre que uma opção clínica for apresentada, escolher a segurança da paciente (Gams et al., 2019). Com esses dois princípios em mente, aconselhe a gestante ao telefone a entrar em contato com seu médico para obter mais instruções ou comparecer à unidade de saúde para ser avaliada, uma vez que a exclusão do trabalho de parto verdadeiro e das possíveis complicações materno-fetais não pode ser feita com precisão pelo telefone. As responsabilidades adicionais de enfermagem associadas a uma avaliação por telefone incluem:

- Consultar o prontuário pré-natal da gestante para avaliar a paridade, a data provável do parto e os eventos adversos

- Ligar para o médico para lhe informar da situação da gestante
- Preparar-se para a internação na unidade perinatal para garantir a intervenção de uma equipe adequada
- Notificar o setor de internação sobre a possível admissão.

Se o primeiro encontro do enfermeiro com a gestante for pessoalmente, é realizada uma avaliação para determinar se ela deve ser internada na unidade perinatal ou enviada para casa até que seu trabalho de parto evolua. Os achados de pesquisas recentes sugerem que gestantes internadas antes do trabalho de parto ativo têm aproximadamente duas vezes mais probabilidade de receber ocitocina e dar à luz por cesariana do que aquelas admitidas em trabalho de parto ativo (Iobst et al., 2019). Os enfermeiros precisam fazer uma avaliação cuidadosa da evolução do parto antes da internação a fim diminuir as admissões precoces, melhorar a segurança do trabalho de parto e o desfecho do parto.

Entrar em uma instituição de saúde costuma ser um evento intimidante e estressante para as gestantes, pois é um ambiente desconhecido. Dar à luz pela primeira vez é um evento primordial na vida da maioria das mulheres; portanto, demonstre respeito ao abordar a gestante, ouça-a com atenção e expresse interesse e preocupação. Os enfermeiros devem valorizar e respeitar as gestantes e promover sua autoestima e sensação de controle, possibilitando-lhes então participar da tomada de decisões. Dar-lhes autonomia, na medida do possível, em suas decisões de parto, apoiar seus valores, conhecê-las minuciosamente e adotar uma comunicação afetuosa são estratégias que aumentarão a satisfação das mulheres (King et al., 2019).

A avaliação de admissão obstétrica inclui anamnese, exame físico, avaliação fetal, exames laboratoriais e avaliação do estado emocional. Habitualmente, a instituição tem um instrumento que pode ser usado durante todo o trabalho de parto e o parto para documentar os achados da avaliação (Figura 14.13).

ANAMNESE E AVALIAÇÃO CULTURAL DA GESTANTE

O histórico da saúde materna (anamnese) deve incluir os dados biográficos típicos, tais como o nome e a idade da gestante, e também o nome do médico. Outras informações coletadas são o motivo da internação, como trabalho de parto, realização de cesariana ou observação de uma complicação; os dados do registro pré-natal, incluindo a data prevista para o parto, o histórico da gestação atual e os resultados de quaisquer exames laboratoriais e diagnósticos, como tipo sanguíneo, fator Rh e *status* de estreptococos do grupo B; os históricos obstétrico e de gestações anteriores; os históricos patológico e familiar; as orientações pré-natais; a lista de medicamentos; os fatores de risco, como diabetes melito, hipertensão arterial, tabagismo, consumo de bebidas alcoólicas ou de drogas ilícitas; o plano de controle da dor; o histórico de potencial violência doméstica; o histórico de partos prematuros anteriores; as alergias; a hora em que

ingeriu alimentos pela última vez; o método escolhido para a alimentação da criança; e o nome do obstetra (ou parteira) e do pediatra.

É importante averiguar essas informações para que um plano individualizado de cuidados possa ser desenvolvido para a gestante. Se, por exemplo, ainda faltarem 2 meses para a data provável do parto, é importante determinar essa informação para que possam ser iniciadas as intervenções para interromper o trabalho de parto imediatamente ou solicitar a presença de uma equipe perinatal intensiva. Além disso, se a gestante tiver diabetes melito, é fundamental monitorar seus níveis de glicose durante o trabalho de parto, preparar-se para um parto cirúrgico em caso de distocia do trabalho de parto e alertar o berçário sobre potencial hipoglicemia após o nascimento. Ao coletar informações importantes sobre cada gestante que atende, os enfermeiros podem ajudar a melhorar os desfechos para todos os envolvidos.

Não deixe de observar as emoções, o sistema de apoio, a interação verbal, o contexto cultural e o idioma falado, a linguagem corporal e a postura, a acuidade perceptual e o nível de energia da gestante. Essas informações psicossociais fornecem indícios sobre o estado emocional, a cultura e os sistemas de comunicação da gestante. Por exemplo, se a gestante chegar à sala de trabalho de parto e parto extremamente ansiosa, sozinha e incapaz de se comunicar no mesmo idioma que a equipe, como o enfermeiro poderá atender às suas necessidades e planejar seus cuidados de maneira adequada? Somente avaliando cada gestante física e psicossocialmente é que o profissional de enfermagem poderá tomar decisões corretas sobre os cuidados adequados. Nesse caso, seria necessário um intérprete para auxiliar no processo de comunicação entre a equipe e a gestante para iniciar o atendimento adequado.

É importante reconhecer e tentar compreender as diferenças culturais em gestantes com origens diferentes das do enfermeiro. As atitudes em relação ao parto são fortemente influenciadas pela cultura na qual a gestante foi criada. Como resultado, em cada sociedade, atitudes e valores específicos moldam os comportamentos reprodutivos da mulher. É importante conhecer esses comportamentos. Ao realizar uma avaliação cultural durante o processo de admissão, faça perguntas (Boxe 14.2) para ajudar a planejar um cuidado culturalmente eficaz durante o trabalho de parto e o parto.

EXAME FÍSICO

Tipicamente, o exame físico inclui uma avaliação geral dos sistemas orgânicos da gestante, o que inclui estado de hidratação, sinais vitais, ausculta das bulhas cardíacas e sons pulmonares e aferição da altura e do peso. O exame físico também abrange as seguintes avaliações:

1. Nível de dor e comportamentos de enfrentamento demonstrados.
2. Atividade uterina, incluindo frequência, duração e intensidade das contrações.

AVALIAÇÃO OBSTÉTRICA DE ADMISSÃO

▲ IDENTIFICAÇÃO DA PACIENTE ▲

DATA DE ADMISSÃO

Data		Hora		Meio de chegada			
				☐ Deambulando	☐ Cadeira de rodas		☐ Maca
Gesta	Termo	Pré-termo	Aborto	Vivo	Data provável do parto	DUM	Idade gestacional

Data prevista de internação _____ Motivo _____
Obstetra _____ Pediatra _____
Altura _____ Peso _____ Ganho de peso _____
Alergias (fármacos/alimentos) ☐ Nenhuma ____ ☐ Hist. de alergia ao látex
PA_____ T _____ FC _____ FR _____
FCF _____ Exame vaginal _____

Motivo da internação

☐ Trabalho de parto/ruptura espontânea ☐ Indução _____
  das membranas ovulares (REMO)
☐ Cicatriz de cesariana primária _____
☐ Cicatriz cesariana secundária_____
☐ Observação _____
☐ Complicação clínica/obst. _____

Início do trabalho de parto ☐ Fora de trabalho de parto
Data _____ Hora _____
Membranas: ☐ Íntegras
☐ Rotas/data _____ Hora _____
☐ Líquido claro ☐ Mecônio ☐ Sanguinolento ☐ Fétido
Sangramento vaginal: ☐ Ausente
☐ Tampão mucoso normal ☐ _____

Exames gestacionais atuais[7]   ☐ Cortisol livre

☐ Trabalho de parto prematuro (TPP)
☐ Ruptura prematura das membranas ovulares (RPMO) ☐ Cerclagem
☐ HIG ☐ HA crônica ☐ Outro _____
☐ Diabetes melito _____ Dieta _____
☐ Insulina _____
☐ Amniocentese _____ Resultados _____

Tipo sanguíneo/fator Rh ____ Data Rhogam® ____
Rastreamento de anticorpos ☐ Neg. ☐ Pos.
Rubéola ☐ Não imune ☐ Imune
Rastreio de diabetes melito ☐ Normal ☐ Anormal
Exposição recente à varicela ☐
Medicamentos atuais: _____
_____

	Pos.	Neg.	Testado
Hepatite B	☐	☐	☐ Não
HIV	☐	☐	☐ Não
Estreptococo do grupo B	☐	☐	☐ Não
Gonorreia	☐	☐	☐ Não
Clamídia	☐	☐	☐ Não
RPR	☐	☐	☐ Não

Histórico obstétrico

☐ Trabalho de parto prematuro (TPP) ☐ Gestação múltipla
☐ Tipo de incisão de cesariana anterior _____ Motivo _____
☐ HIG ☐ HA crônica ☐ Diabetes melito _____
☐ Natimorto/morte ☐ Neomorto ☐ Anomalias
☐ Trabalho de parto taquitócico (< 3 h) ☐ Macrossomia
☐ Hemorragia pós-parto (HPP)
☐ Hist. de reação transfusional ☐ Sim ☐ Não
☐ Outro _____

Última avaliação de risco ☐ Nenhuma
1. _____ 3. _____
2. _____ 4. _____

Assinatura _____ Data _____
Hora _____

NEUROLÓGICA

☐ Normal
Variação: ☐ HA
☐ Escotoma/alterações visuais
Reflexos ☐ < 2 + ☐ > 2 +
  ☐ Clônus ____ osc
☐ Dormência ☐ Formigamento
☐ Hist. de convulsões

RESPIRATÓRIA

☐ Normal
Variação: ☐ Hist. de asma ☐ IVRS
FR: ☐ < 12 ☐ > 24
Esforço: ☐ Dispneia
☐ Superficial ☐ Difícil
Ausculta:
☐ MV diminuído ☐ Crepitações
☐ Estertores ☐ Roncos   Não Sim
Tosse há mais de 2 semanas? ☐ ☐
A tosse é produtiva? ☐ ☐
Há sangue no escarro? ☐ ☐
Apresenta febre ou sudorese noturna? ☐ ☐
Já teve TB no passado? ☐ ☐
Exposição recente a TB? ☐ ☐
Perda de peso nas últimas 3 semanas? ☐ ☐
Se a gestante responder sim a qualquer uma das três perguntas apresentadas, implemente as políticas e procedimentos # 5725-0704.

GASTRINTESTINAL

☐ Normal
Variação: ☐ Pirose
☐ Dor epigástrica ☐ Náuseas
☐ Vômitos ☐ Diarreia
☐ Constipação intestinal ☐ Dor
☐ Ganho de peso < 900 g/mês**
☐ Mudança recente no apetite, ingestão < 50% da habitual por mais de 5 dias
☐ _____

TEGUMENTAR

☐ Normal
Variação: ☐ Erupção cutânea
☐ Lacerações
☐ Abrasão ☐ Edema
☐ Urticária ☐ Hematomas
☐ Sudorética/quente
☐ Úmida/fria ☐ Cicatrizes

AVALIAÇÃO FETAL

☐ Normal
Variação:
☐ Estado fetal não tranquilizador (EFNT)
FCF ☐ < 110 ☐ > 160
VLP ☐ Ausente ☐ Mínima
  ☐ Aumentada
VCP ausente
Desacelerações: _____
☐ Movimento fetal diminuído
☐ RCIU
☐ _____

Tabagismo	☐ Nega	☐ Sim	Qtde. ____
Consumo de bebidas alcoólicas	☐ Nega	☐ Sim	Qtde. ____
Uso de substâncias psicoativas	☐ Nega	☐ Sim	Qtde. tipo ____
Idioma original	☐ Inglês	☐ Espanhol	

CARDIOVASCULAR

☐ Normal
Variação:
☐ PVT
Frequência cardíaca: ☐ < 60 ☐ > 100
PA: Sistólica: ☐ < 90 ☐ > 140
  Diastólica: ☐ < 50 ☐ > 90
☐ Edema
☐ Dor torácica/palpitações

MUSCULOESQUELÉTICA

☐ Normal
Variação:
☐ Dormência ☐ Formigamento
☐ Paralisia ☐ Deformidade
☐ Escoliose
☐ _____

GENITURINÁRIA

☐ Normal
Variação: ☐ Albumina _____
Produção: ☐ < 30 mℓ/h
☐ Infecção urinária ☐ Tratamento
☐ Polaciúria ☐ Disúria
☐ Hematúria ☐ Dor no ângulo CV
☐ Hist. de IST _____
☐ Secreção vaginal _____
☐ Erupção cutânea ☐ Vesículas
☐ Verrugas ☐ Lesões

OUVIDOS, NARIZ, GARGANTA E OLHOS

☐ Normal
Variação:
☐ Dor de garganta ☐ Óculos
☐ Coriza ☐ Lentes de contato
☐ Congestão nasal

PSICOSSOCIAL

☐ Normal
Variação: ☐ Hist. de depressão
  ☐ Sim ☐ Não
☐ Cuidado emocional
Afetividade: ☐ Desinteressada
  ☐ Ansiosa
☐ Não cooperativa ☐ Agressiva
Faz tratamento ☐ Sim ☐ Não
  ☐ No prontuário
Responsável legal ☐ Sim ☐ Não
  ☐ No prontuário
Você está sendo espancada, agredida ou aterrorizada por alguém que mora com você ou faz parte da sua vida? ☐ Sim ☐ Não
Preferência religiosa _____

AVALIAÇÃO DA DOR

1. Você sentiu dor ultimamente? ☐ Não ☐ Sim
2. Você está com dor agora? ☐ Não ☐ Sim
3. Se foi respondido sim a alguma das perguntas apresentadas, a gestante tem um rastreamento para dor positivo.
4. Forneça materiais educativos de manejo da dor à gestante. Anotar avaliação da dor/sintomas no prontuário
5. Por favor, prossiga realizando a avaliação da dor.

FIGURA 14.13 Exemplo de instrumento de registros utilizado para internação na unidade perinatal. (Usada com permissão. Briggs Corporation, 2001.)

[7]N.R.T.: No Brasil, os exames de rotina que devem ser solicitados para todas as gestantes são: i) teste rápido de gravidez; ii) teste rápido de triagem para sífilis e sorologia para sífilis (VDRL/RPR); iii) teste rápido diagnóstico para HIV e sorologia para HIV I e II; iv) proteinúria (teste rápido); v) dosagem de hemoglobina (Hb) e hematócrito (Ht); vi) grupo sanguíneo e fator Rh; vii) teste de Coombs; viii) glicemia em jejum; ix) teste de tolerância com sobrecarga oral de 75 g de glicose em 2 horas (dextrosol); x) exame sumário de urina (tipo I); xi) urocultura com antibiograma; xii) exame parasitológico de fezes; xiii) colpocitologia oncótica; xiv) bacterioscopia do conteúdo vaginal; xv) eletroforese de hemoglobina. (Fonte: Brasil (2012). Ministério da Saúde. Secretaria de Atenção à Saúde. Departamento de Atenção Básica. *Atenção ao pré-natal de baixo risco.* Brasília: Ministério da Saúde. 318 p.: il.)

> **BOXE 14.2** Perguntas para prestar cuidados culturalmente competentes durante o trabalho de parto e o parto.
>
> - Onde você nasceu? Há quanto tempo vive no país?
> - Que idiomas você fala e lê?
> - Quem são as principais pessoas que você tem como apoio?
> - Quais são suas práticas religiosas?
> - Como você vê a gestação?
> - Existem cuidados especiais ou restrições que sejam importantes?
> - O parto é considerado uma experiência particular ou social?
> - Como você gostaria de lidar com o desconforto de seu trabalho de parto?
> - Quem a acompanhará no trabalho de parto?
>
> Giger, J. N. (2019). *Transcultural nursing: assessment and intervention* (8th ed.). Elsevier; McFarland, M. R., & Wehbe-Alamah, H. B. (2018). *Leininger's transcultural nursing: concepts, theories, research & practice* (4th ed.). McGraw-Hill Professional.

3. Condição fetal, incluindo a frequência cardíaca, a posição e a altura da apresentação.
4. Dilatação e grau de apagamento do colo do útero.
5. Estado das membranas (íntegras ou rotas).
6. Sinais vitais: temperatura, pulso, frequência respiratória e pressão arterial.
7. Realização das manobras de Leopold para determinar a situação fetal.
8. Medição da altura uterina.
9. Risco de queda.

Esses parâmetros de avaliação formam uma base com a qual o enfermeiro pode comparar todas as alterações das condições durante o trabalho de parto. Os resultados devem ser semelhantes nos períodos pré-gestacional e gestacional da mulher, com exceção de sua frequência cardíaca, que pode estar elevada devido ao seu estado de ansiedade com o início do trabalho de parto.

EXAMES LABORATORIAIS

Na admissão, normalmente são realizados exames laboratoriais para se estabelecer uma linha de base. Embora as apurações específicas possam variar entre as instituições, elas geralmente incluem exame de urina e um hemograma completo. A tipagem sanguínea e a análise do fator Rh podem ser necessárias se os resultados forem desconhecidos ou estiveram indisponíveis. Além disso, se os resultados dos exames a seguir não estiverem incluídos no histórico pré-natal materno, pode ser necessário realizá-los. Eles incluem rastreamento de sífilis, hepatite B (HbsAg), estreptococo do grupo B, vírus da imunodeficiência humana (HIV) (se a mulher der seu consentimento) e um possível rastreamento de drogas ilícitas se o histórico for sugestivo.

Os estreptococos do grupo B (EGB) são microrganismos gram-positivos que colonizam o sistema genital feminino e o reto, e são encontrados em 10 a 30% de todas as mulheres saudáveis (King et al., 2019). Essas mulheres são portadoras assintomáticas, mas podem causar a doença

por EGB do recém-nascido por meio da transmissão vertical durante o trabalho de parto e da transmissão horizontal após o nascimento. A taxa de mortalidade de recém-nascidos infectados varia de acordo com o momento de início (precoce ou tardio). Os fatores de risco para EGB incluem febre materna durante o parto, ruptura tardia de membranas (mais de 12 a 18 horas), nascimento anterior de um recém-nascido infectado e bacteriúria por EGB na gestação atual.

O Centers for Disease Control and Prevention (CDC), o ACOG e a American Academy of Pediatrics (AAP) têm diretrizes que aconselham o rastreamento universal de EGB em gestantes na 35ª à 37ª semana de gestação e antibioticoterapia intraparto para as portadoras (2019). Essas diretrizes reafirmam a principal estratégia de prevenção – rastreamento universal pré-natal de EGB e profilaxia antibiótica intraparto para gestantes com cultura positiva e de alto risco. Também foram incluídas novas recomendações para os métodos laboratoriais de identificação de colonização por EGB durante a gestação, resultados para rastreamento e profilaxia intraparto para gestantes em trabalho de parto pré-termo e ruptura prematura de membranas, recomendações atualizadas de profilaxia para as mulheres com alergia à penicilina e um resultado revisado para o tratamento de recém-nascidos (CDC, 2019a). As infecções maternas associadas aos EGB incluem corioamnionite aguda, endometrite e infecção do trato urinário. As manifestações clínicas neonatais incluem pneumonia e sepse. As portadoras de EGB identificadas recebem profilaxia antibiótica IV (penicilina G ou ampicilina) no início do trabalho de parto ou por ocasião da ruptura das membranas.

O ACOG, o CDC, a AWHONN e a U.S. Preventive Services Task Force recomendam que seja oferecido a todas as gestantes um teste de rastreamento para anticorpos anti-HIV em sua primeira consulta pré-natal, novamente durante o terceiro trimestre se tiverem condições de alto risco, e na admissão ao setor de trabalho de parto e de parto. O CDC estima que aproximadamente 50 mil pessoas contraiam o HIV nos EUA a cada ano e que 250 mil tenham infecção pelo HIV não diagnosticada (CDC, 2019b).

Se não for conhecida a sorologia para HIV, a gestante admitida no setor de trabalho de parto e de parto deve passar por um teste rápido de HIV. Para reduzir a transmissão perinatal, as mulheres soropositivas recebem uma combinação de medicamentos antirretrovirais. Para reduzir ainda mais esse risco, o ACOG e o U.S. Public Health Service recomendam que gestantes infectadas com HIV e que tenham carga viral plasmática de mais de 1.000 cópias/mℓ sejam orientadas sobre os benefícios da cesariana eletiva. Na ausência de qualquer intervenção clínica, a taxa de transmissão vertical do HIV ao feto pode variar de 15 a 45%; no entanto, com o uso de regimes antirretrovirais, essa taxa é reduzida para menos de 2% (Jordan et al., 2019).

As intervenções adicionais para reduzir o risco de transmissão incluiriam evitar o uso de um eletrodo no couro cabeludo para monitoramento fetal ou fazer uma coleta de sangue do couro cabeludo fetal para mensurar o pH, retardar a amniotomia, incentivar a alimentação com fórmula após o nascimento e evitar procedimentos invasivos como fórceps ou um extrator a vácuo. O enfermeiro deve salientar a importância de todas as intervenções e o objetivo de reduzir a transmissão do HIV ao recém-nascido.

Avaliação continuada durante o primeiro período do trabalho de parto

Depois de concluída a avaliação de admissão e a gestante e seu acompanhante tiverem sido orientados sobre a sala de pré-parto, o equipamento e os procedimentos, a avaliação continua em relação às alterações que indicariam que o trabalho de parto está progredindo conforme o esperado. Avalie o conhecimento, a experiência e as expectativas da mulher em relação ao parto. Tipicamente, a pressão arterial, o pulso e a respiração são avaliados a cada hora durante a fase latente do trabalho de parto, a menos que a situação clínica exija que os sinais vitais sejam mensurados com mais frequência. Durante a fase ativa do trabalho de parto, os sinais vitais são avaliados a cada 30 minutos. A temperatura é medida a cada 4 horas durante o primeiro período do trabalho de parto e a cada 2 horas após a ruptura das membranas para detectar uma elevação que indicaria uma infecção ascendente.[8]

Os exames de toque vaginal são realizados periodicamente para monitorar o progresso do trabalho de parto.[9] Esses dados de avaliação são compartilhados com a gestante para reforçar que ela está progredindo em direção à sua meta. A frequência, a duração e a intensidade das contrações uterinas são monitoradas a cada 30 a 60 minutos durante a fase latente e a cada 15 a 30 minutos durante a fase ativa. Observe as mudanças nas características das contrações à medida que o trabalho de parto progride e informe a mulher sobre seu progresso. Observe e avalie continuamente o nível de dor da gestante e sua capacidade de enfrentá-la, e utilize técnicas de relaxamento de modo efetivo.

Quando as membranas se romperem espontânea ou artificialmente, avalie a FCF e a coloração, o odor e a quantidade de líquido amniótico. Investigue a FCF de forma intermitente ou contínua por meio de monitoramento eletrônico. Durante a fase latente do trabalho de parto, avalie a FCF a cada 30 a 60 minutos; na fase ativa, pelo menos a cada 15 a 30 minutos. Além disso, certifique-se de verificar a FCF antes da deambulação, antes de qualquer procedimento e antes de administrar analgesia ou anestesia à parturiente. A Tabela 14.3 resume as avaliações para o primeiro período do trabalho de parto.

Lembra-se de Sheila, do caso mencionado no início do capítulo? Qual é o papel do profissional de enfermagem com Sheila no trabalho de parto ativo? Quais medidas de conforto adicionais o enfermeiro do setor de trabalho de parto pode oferecer a ela?

Intervenções de enfermagem

As intervenções de enfermagem durante o processo de admissão devem incluir:

- Interrogar quais são as expectativas da parturiente em relação ao processo de parto
- Informar sobre o trabalho de parto e o parto, as opções de controle da dor e as técnicas de relaxamento
- Informar sobre o equipamento de monitoramento fetal e os procedimentos necessários
- Monitorar a FCF e identificar padrões que necessitem de intervenção
- Monitorar os sinais vitais da parturiente para obter uma linha de base para comparação posterior
- Tranquilizar a parturiente informando que o progresso do seu trabalho de parto será monitorado atentamente e que os cuidados de enfermagem se concentrarão em garantir o bem-estar fetal e materno continuamente.

Conforme a parturiente evolui no decorrer do primeiro período do trabalho de parto, as intervenções de enfermagem passam a incluir:

- Incentivar o parceiro da parturiente a participar

---

[8]N.R.T.: No Brasil, as Diretrizes Nacionais de Assistência ao Parto Normal (2017) para o monitoramento no primeiro período do parto recomendam que devem ser registradas as seguintes observações: frequência das contrações uterinas de 1 em 1 hora; pulso de 1 em 1 hora; temperatura e pressão arterial de 4 em 4 horas; frequência da diurese; exame vaginal de 4 em 4 horas ou se houver alguma preocupação com o progresso do parto ou em resposta aos desejos da mulher (após palpação abdominal e avaliação de perdas vaginais). (Fonte: Brasil (2017). Ministério da Saúde. Secretaria de Ciência, Tecnologia e Insumos Estratégicos. Departamento de Gestão e Incorporação de Tecnologias em Saúde. *Diretrizes Nacionais de Assistência ao Parto Normal: versão resumida*. Brasília: Ministério da Saúde, 2017. 51 p.: il.)

[9]N.R.T.: Já no Brasil, na maioria dos serviços tem sido instituída a recomendação da Organização Mundial da Saúde (WHO, 2018) de que o exame de toque vaginal de rotina seja feito em intervalos de 4 horas para a avaliação da evolução do trabalho de parto em mulheres de baixo risco. Deve ser dada prioridade para restringir a frequência e o número total de exames vaginais, o que é particularmente importante em situações em que há outros fatores de risco para infecção (p. ex., ruptura de membranas amnióticas e trabalho de parto prolongado). Também deve ser evitada a realização de exames vaginais na mesma mulher por múltiplos cuidadores. (Fonte: World Health Organization (2018). *WHO recommendations: intrapartum care for a positive childbirth experience*. Geneva: World Health Organization.)

[10]N.R.T.: No Brasil, as mulheres em trabalho de parto podem ingerir líquidos, de preferência soluções isotônicas em vez de somente água. Aquelas que não estiverem sob efeito de opioides ou não apresentarem fatores de risco iminente para anestesia geral podem ingerir uma dieta leve. (Fonte: idem nota 8.)

TABELA 14.3 Resumo das avaliações durante o primeiro período do trabalho de parto.

Avaliações[a]	Fase latente (0 a 6 cm)	Fase ativa (6 a 10 cm)
Sinais vitais (pressão arterial, frequência cardíaca, frequência respiratória)	A cada 30 a 60 min	A cada 15 a 30 min
Temperatura	A cada 4 h; com maior frequência se as membranas estiverem rompidas	A cada 4 h; com maior frequência se as membranas estiverem rompidas
Contrações (frequência, duração, intensidade)	A cada 30 a 60 min por palpação ou continuamente se por MEF	A cada 15 a 30 min por palpação ou continuamente se por MEF
Frequência cardíaca fetal	A cada hora por Doppler ou continuamente se por MEF	A cada 15 a 30 min por Doppler ou continuamente se por MEF
Exame de toque vaginal	Inicialmente no momento da admissão para determinar a etapa e, conforme necessário, com base nos sinais maternos para documentar a progressão do trabalho de parto	Conforme necessário para monitorar a progressão do trabalho de parto
Comportamento/psicossocial	A cada encontro com a parturiente: falante, animada, ansiosa	A cada encontro com a parturiente: centrada no trabalho de parto; cheia de energia e tranquila nesse momento

[a]A frequência das avaliações é determinada pelo estado de saúde da parturiente e do feto, e pode ser alterada se alguma dessas condições mudar.
King, T. L., Brucker, M. C., Jevitt, C., & Osborne, K. (2019). *Varney' midwifery* (6th ed.). Jones & Bartlett Learning; Hutchison, J., Mahdy, H., & Hutchison, J. (2019). Stages of labor. *StatPearls*. Disponível em: https://www.ncbi.nlm.nih.gov/books/NBK544290/. Acesso em: 27 mar. 2020.

- Atualizar a parturiente e seu parceiro sobre o progresso do trabalho de parto
- Encaminhar a parturiente e seu parceiro à unidade de trabalho de parto e de parto e explicar todos os procedimentos de parto
- Fornecer líquidos sem resíduos (p. ex., pedaços de gelo) quando necessário ou solicitado[10]
- Manter o aporte de líquido por via parenteral da parturiente na velocidade prescrita, se ela tiver um acesso IV
- Instituir ou incentivar medidas de conforto, tais como massagens nas costas, compressas frias na testa, mudanças de posição frequentes, deambulação, duchas, musicoterapia, reclinação sobre uma bola suíça, posicionamento em decúbito lateral ou contrapressão na região lombar (Diretrizes de ensino 14.1)

DIRETRIZES DE ENSINO **14.1**

Posicionamento durante a primeira etapa do trabalho de parto

- Deambulação com o apoio do parceiro (adiciona a força da gravidade às contrações para promover a descida fetal)
- Posição de dança lenta (musicoterapia) com a gestante apoiando-se no parceiro (adiciona a força da gravidade às contrações e promove o apoio e a participação ativa do parceiro)
- Deitada em decúbito lateral, com travesseiros entre os joelhos, para obter conforto (oferece uma posição tranquila e melhora o fluxo de oxigênio para o útero)
- Semissentada no leito ou em um banquinho e recostada no parceiro (reduz a dor nas costas porque o feto desloca-se para a frente, para longe do sacro)
- Sentada em uma cadeira com um pé no chão e outro na cadeira (muda o formato da pelve)
- Inclinada para a frente apoiada no estrado de uma cadeira, mesa ou leito, ou de joelhos com o tronco sobre uma bola suíça (reduz a dor nas costas, aumenta a força da gravidade para promover a descida; possível alívio da dor se o parceiro puder aplicar pressão sacral)
- Incentivar qualquer posição de conforto que a mulher escolha para o trabalho de parto e o parto
- Sentada em uma cadeira de balanço, cavalinho ou em uma bola suíça deslocando o peso para trás e para a frente (proporciona conforto porque o movimento de balanço é suave; utiliza a força da gravidade para ajudar na descida fetal)
- Posição de avanço, deslocando o peso para trás e para a frente com o pé sobre uma cadeira durante a contração (usa a força da gravidade por estar ereta; aumenta a rotação do feto por meio do balanço)
- Qualquer posição que a gestante escolher para o trabalho de parto e para dar à luz deve ser encorajada
- Posição com os joelhos no tórax (ajuda a aliviar o desconforto nas costas) (King et al., 2019; Watkins, 2019).

- Incentivar o envolvimento do parceiro nas técnicas respiratórias
- Auxiliar a parturiente e seu parceiro a se concentrarem nas técnicas respiratórias
- Orientar a parturiente a respeito do desconforto, que vai ser intermitente e de duração limitada, pedindo a

ela para descansar entre as contrações para preservar sua força e incentivando-a a praticar atividades que a distraiam para tirar o foco das contrações

- Trocar as roupas de cama e a camisola da parturiente conforme necessário
- Manter a área perineal limpa e seca
- Apoiar as decisões da parturiente em relação ao controle da dor
- Monitorar os sinais vitais maternos com frequência e relatar quaisquer valores anormais
- Assegurar que a parturiente realize a respiração profunda antes e depois de cada contração para melhorar as trocas gasosas e a oxigenação do feto
- Orientar a parturiente e seu parceiro em relação à necessidade de repouso e ajudá-los a planejar estratégias para conservar as forças
- Monitorar a FCF basal, assim como as acelerações, a variabilidade e as desacelerações
- Verificar a condição da bexiga e incentivar a parturiente a urinar pelo menos a cada 2 horas para facilitar o parto
- Reposicionar a parturiente conforme necessário para obter um padrão ideal de frequência cardíaca
- Comunicar os pedidos da parturiente aos funcionários apropriados
- Respeitar a privacidade da mulher, cobrindo-a quando apropriado
- Permanecer com a parturiente, não a deixando sozinha por longos períodos
- Ser paciente com o padrão fisiológico do trabalho de parto para dar tempo às mudanças
- Incentivar a parturiente a se movimentar ao longo do trabalho de parto para aumentar seu nível de conforto
- Apagar as luzes do quarto durante o período de fazer forças de expulsão e solicitar a todos que falem baixo a fim de manter um ambiente calmo e centrado
- Relatar quaisquer desvios da normalidade ao médico para que as intervenções possam ser iniciadas precocemente para serem efetivas (Escobar et al., 2019; Gams et al., 2019; Jordan et al., 2019).

Ver Plano de cuidados de enfermagem 14.1.

Conduta de enfermagem durante o segundo período do trabalho de parto

Em relação à conduta no segundo período do trabalho de parto, algumas instituições e alguns profissionais ainda seguem rotinas baseadas na tradição, em vez das práticas baseadas em evidências. As evidências atuais para a conduta no segundo período do parto apoiam as práticas de puxos espontâneos pela parturiente e as posições de sua escolha (Polnaszek & Cahill, 2020). Para conseguir ajudar as parturientes durante o segundo período do trabalho de parto, é necessário que o enfermeiro tenha um conhecimento abrangente de fisiologia esteja ciente das pesquisas mais recentes baseadas em evidências e as aplique na prática (Blackburn, 2018).

Os cuidados de enfermagem durante o segundo período do trabalho de parto concentram-se em apoiar a gestante e seu parceiro na tomada de decisões ativas sobre seus cuidados e manejo do trabalho de parto, implementar estratégias para prolongar a fase passiva inicial da descida fetal, apoiar os puxos voluntários e desaconselhar os puxos dirigidos, fornecer orientações e assistência e utilizar posições maternas que possam melhorar a descida e amenizar a dor (King et al., 2019). No passado, as gestantes davam à luz sem ajuda seguindo os sinais de seus corpos, por isso o papel do enfermeiro deve ser de suporte à parturiente no método escolhido por ela para fazer os esforços expulsivos e incentivá-la a confiar em seu instinto materno de quando e como fazer força para baixo.

Na ausência de complicações, os enfermeiros não devem controlar essa fase do parto, mas, sim, proporcionar que as gestantes tenham uma experiência satisfatória. O principal motivo para orientar as mulheres a fazer força para baixo é encurtar o segundo período do trabalho de parto.[11] Uma prática ainda comum em muitas unidades de trabalho de parto é treinar as parturientes a fazer esforços expulsivos com a glote fechada a cada contração a partir de 10 cm de dilatação, uma prática que não é apoiada pelas pesquisas. Estas sugerem que dirigir esforços expulsivos durante o segundo período pode ser acompanhado por um declínio significativo do pH fetal e causar danos aos músculos e nervos maternos se realizado muito precocemente (Norwitz et al., 2019). Pode-se encurtar a fase de esforços expulsivos ativos e alongar a fase inicial da descida passiva incentivando-se a parturiente a não fazer força para baixo até que ela tenha um forte desejo de fazê-lo e até que a descida e a rotação da cabeça do feto estejam bem avançadas. Um efetivo esforço expulsivo pode ser alcançado ajudando-se a parturiente a assumir uma posição mais ereta ou de cócoras. O ato de dar suporte aos esforços expulsivos espontâneos e incentivar as parturientes a escolher o próprio método de fazê-lo deve ser aceito como a melhor prática clínica.

Podem ocorrer lacerações perineais durante o segundo período do trabalho de parto no momento em que a cabeça fetal emerge pelo introito vaginal. A extensão da laceração é definida pela sua profundidade: a laceração de primeiro grau prolonga-se pela pele; a de segundo grau prolonga-se até os músculos do corpo perineal; a de terceiro grau continua até o músculo do esfíncter anal; e a laceração de quarto grau envolve também a parede retal anterior.[12] Atenção especial deve ser dada às lacerações de terceiro e quarto graus para evitar a incontinência fecal, cujos riscos incluem nuliparidade,

---

[11]N.R.T.: No Brasil, após confirmados os 10 cm de dilatação, não se deve solicitar à gestante que promova puxos voluntários, exceto se tardiamente (sugere-se no mínimo após 1 hora de dilatação total) ou quando a cabeça fetal se tornar visível. Do contrário, os puxos constituem ato involuntário, obedecendo à vontade materna. (Fonte: idem nota 8.)

[12]N.R.T.: Existe uma classificação mais detalhada das lacerações de terceiro grau: 3a – laceração de menos de 50% da espessura do esfíncter anal; 3b – laceração de mais de 50% da espessura do esfíncter anal; 3c – laceração do esfíncter anal interno. (Fonte: idem nota 8.)

PLANO DE CUIDADOS DE ENFERMAGEM 14.1 Aspectos gerais da mulher na fase ativa do primeiro período do trabalho de parto

Candice, uma gestante de 23 anos, Gesta I, Para 0 (GI, P0), foi admitida na unidade de trabalho de parto e de parto com 39 semanas de gestação e tendo contrações de intensidade moderada a cada 5 a 6 minutos. Um exame de toque vaginal revelou que o colo do útero está 80% apagado e com dilatação de 5 cm. A apresentação fetal (vértice) está em altura de apresentação 0, e suas membranas romperam-se espontaneamente há 4 horas em casa. Ela foi internada e foi introduzido um cateter IV para hidratação e acesso vascular. Foi colocado um monitor fetal externo. A FCF é de 140 bpm e é regular. Seu parceiro está ao seu lado. Candice está agora na fase ativa do primeiro período do trabalho de parto e seus achados de avaliação são os seguintes: colo do útero com dilatação de 7 cm e 80% apagado; contrações moderadas a fortes ocorrendo regularmente a cada 3 a 5 minutos e com duração de 45 a 60 segundos; altura de apresentação 0 ao exame ginecológico; FCF a 140 bpm mais bem audível abaixo da cicatriz umbilical; tampão mucoso vaginal rosado ou sanguinolento; atualmente apreensiva, focada em si, com aumento da dependência; expressa preocupação em relação à capacidade de lidar com a dor; capacidade limitada de seguir instruções.

DIAGNÓSTICO DE ENFERMAGEM: ansiedade relacionada com o processo de trabalho de parto e o parto, e medo do desconhecido relacionado com a primeira experiência da parturiente

IDENTIFICAÇÃO E AVALIAÇÃO DOS RESULTADOS

A paciente manterá a calma e o controle, conforme evidenciado pela capacidade de tomar decisões e utilizar estratégias de enfrentamento positivas.

INTERVENÇÕES: *promover estratégias positivas de enfrentamento*

- Orientar sobre o processo de trabalho de parto *para aliviar a ansiedade*
- Orientar a parturiente em relação ao ambiente físico e aos equipamentos conforme necessário *para mantê-la informada dos acontecimentos*
- Encorajar a verbalização de sentimentos e de preocupações *para reduzir a ansiedade*
- Ouvir atentamente a parturiente e seu parceiro *para demonstrar interesse e preocupação*
- Informar a parturiente e ao parceiro os procedimentos/processos-padrão *para garantir uma compreensão adequada dos eventos e procedimentos*

- Atualizar a parturiente com frequência sobre o progresso e o *status* do trabalho de parto *para proporcionar um reforço positivo para as ações*
- Reforçar as técnicas de relaxamento e fornecer instruções, se necessário, *para auxiliar no enfrentamento*
- Incentivar a participação do parceiro no papel de acompanhante; adequar o papel *para facilitar a participação do parceiro no processo de trabalho de parto fornecendo apoio e incentivo à paciente*
- Fornecer sua presença e permanecer com a parturiente tanto quanto possível *para proporcionar conforto e apoio.*

DIAGNÓSTICO DE ENFERMAGEM: dor aguda relacionada com as contrações uterinas e alongamento do colo uterino e do canal de parto

IDENTIFICAÇÃO E AVALIAÇÃO DOS RESULTADOS

A parturiente manterá um nível aceitável de dor e desconforto, conforme evidenciado por declarações de alívio da dor, pela classificação da dor em 2 ou menos na escala de classificação da dor e pela ausência de efeitos adversos da analgesia ou anestesia na paciente e no feto.

INTERVENÇÕES: *promover o alívio da dor*

- Monitorar os sinais vitais observando os indícios de dor e pedindo à parturiente que classifique a sua dor em uma escala de 0 a 10 *para proporcionar uma linha de base para comparação*
- Estimular a parturiente a urinar a cada 1 a 2 h *para diminuir a pressão de uma bexiga cheia*
- Auxiliar a parturiente a mudar de posição com frequência *para aumentar o conforto e promover o progresso do trabalho de parto*
- Incentivar o uso da distração *para reduzir o foco sobre a dor das contrações*
- Sugerir o balanço pélvico, a massagem ou a contrapressão nas costas *para reduzir a dor*

- Ajudar com o uso de técnicas de relaxamento e respiração *para promover o relaxamento*
- Usar adequadamente o toque terapêutico (massagem nas costas) quando desejado pela parturiente *para promover o conforto*
- Integrar o uso de medidas não farmacológicas para o alívio da dor, tais como água quente, bola suíça ou outras técnicas *para facilitar o alívio da dor*
- Administrar agentes farmacológicos conforme prescrito e quando solicitado *para controlar a dor*
- Fornecer confiança e encorajamento entre as contrações *para promover a autoestima e a participação contínua no processo de trabalho de parto.*

DIAGNÓSTICO DE ENFERMAGEM: risco de infecção relacionado com múltiplos exames de toque vaginal após a ruptura das membranas e traumatismo tecidual

IDENTIFICAÇÃO E AVALIAÇÃO DOS RESULTADOS

A mulher não apresentará infecção, conforme evidenciado pela ausência de sinais e sintomas de infecção, sinais vitais e FCF dentro de parâmetros aceitáveis, resultados de exames laboratoriais dentro dos limites normais, e líquido amniótico claro e sem odor.

INTERVENÇÕES: *evitar infecções*

- Monitorar os sinais vitais (a cada 2 h após a ruptura das membranas) e a FCF com frequência, conforme protocolo, para possibilitar a detecção precoce de problemas; relatar os episódios de taquicardia fetal (sinal precoce de infecção materna) *para garantir o tratamento imediato*
- Prestar cuidados perineais frequentes e fornecer absorventes íntimos *para manter uma boa higiene perineal*
- Trocar as roupas de cama e o avental da mulher, conforme necessário, *para manter a limpeza*
- Certificar-se de que os exames de toque vaginal sejam realizados somente quando necessário *para evitar a introdução de patógenos na cavidade vaginal*

- Monitorar os resultados dos exames laboratoriais, como a contagem de leucócitos, *para detectar elevações que indiquem infecções*
- Incentivar o esvaziamento da bexiga pelo menos a cada 2 horas *para não impedir a descida do feto*
- Usar uma técnica asséptica em todos os procedimentos invasivos *para evitar a transmissão de infecções*
- Utilizar boas técnicas de lavagem das mãos antes e após os procedimentos e adotar as precauções-padrão conforme apropriado *para minimizar o risco de transmissão de infecções*
- Registrar as características do líquido amniótico – coloração, odor – *para estabelecer uma base para comparação.*

ascendência asiática ou das ilhas do Pacífico, aumento do peso do recém-nascido ao nascer, parto vaginal cirúrgico, episiotomia e segundo período do trabalho de parto prolongado. O aumento do índice de massa corporal esteve associado a menos lacerações (Waldman, 2019). O médico responsável deve reparar quaisquer lacerações durante o terceiro período do trabalho de parto.

Episiotomia é uma incisão feita no períneo para aumentar o canal vaginal e, teoricamente, encurtar a segunda fase do trabalho de parto. Medidas alternativas, tais como compressas quentes e massagem contínua com óleo, têm sido bem-sucedidas no alongamento da região perineal para evitar sua laceração. Os enfermeiros obstetras podem fazer e reparar episiotomias, mas frequentemente usam medidas alternativas, se possível.

> ### ATENÇÃO!
> O uso limitado de episiotomias é preconizado pelo ACOG por causa dos riscos desse procedimento e dos benefícios incertos do seu uso rotineiro (Waldman, 2019).

A episiotomia mediana tem sido a mais comumente usada nos EUA porque pode ser facilmente reparada e causa menos dor. A aplicação de compressas aquecidas e/ou a realização de massagem perineal intraparto estão associadas à diminuição do traumatismo na região perineal e da necessidade de episiotomia (Waldman, 2019). A realização rotineira de episiotomias tem diminuído desde que seu uso irrestrito foi desencorajado pelo ACOG, exceto para evitar lacerações maternas ou para acelerar partos difíceis. As taxas de laceração do esfíncter anal com parto vaginal espontâneo diminuíram, provavelmente refletindo a redução do uso de episiotomia. O declínio no parto vaginal com fórceps corresponde a um aumento acentuado no número de cesarianas, o que pode indicar que os profissionais da saúde estão preferindo realizar cesarianas a partos difíceis (Cunningham et al., 2018). A Figura 14.14 mostra os locais da episiotomia.

Avaliação continuada durante o segundo período do trabalho de parto

A avaliação é contínua durante o segundo período do trabalho de parto. As políticas hospitalares ditam o tipo e o intervalo de tempo específico das avaliações, bem como a maneira como são documentadas. A averiguação envolve identificar os sinais típicos do segundo período do trabalho de parto, que incluem:

- Aumento da apreensão ou irritabilidade
- Ruptura espontânea das membranas
- Aparecimento repentino de suor acima do lábio superior
- Aumento da eliminação de tampão mucoso sanguinolento
- Emissão de grunhidos baixos pela parturiente
- Queixas de pressão retal e perineal
- Início dos esforços expulsivos involuntários.

Outras avaliações contínuas incluem frequência, duração e intensidade das contrações; sinais vitais maternos a cada 5 a 15 minutos; resposta fetal ao trabalho de parto conforme indicado pelas tiras de monitoramento da FCF; coloração, odor e volume de líquido amniótico quando as membranas se romperem; e condição de enfrentamento da mulher e de seu parceiro (Tabela 14.4).

A avaliação também se concentra em determinar o progresso do trabalho de parto. Os sinais associados incluem abaulamento do períneo, separação dos lábios da vulva, avanço e recuo da cabeça do feto durante e entre os esforços expulsivos, e **coroamento** (a cabeça fetal fica visível na abertura vaginal) (Figura 14.15).

Realiza-se um exame de toque vaginal para determinar se é adequado que a mulher faça forças de expulsão. É apropriado se o colo do útero estiver totalmente dilatado (10 cm) e se a parturiente sentir vontade de fazer força.

Intervenções de enfermagem

As intervenções de enfermagem durante essa etapa concentram-se em motivar a parturiente, auxiliando-a no posicionamento, encorajando-a a usar toda a sua força

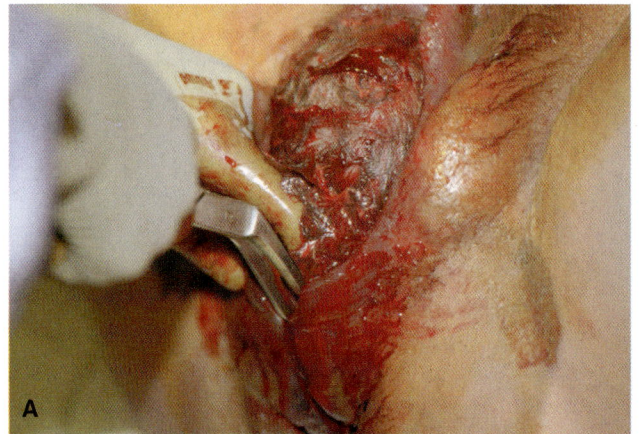
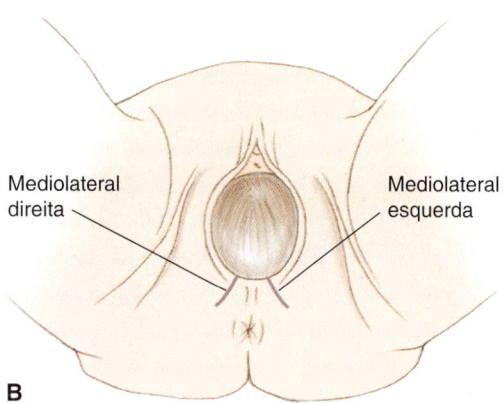

FIGURA 14.14 Locais de episiotomia. **A.** Episiotomia mediana. **B.** Episiotomias mediolaterais esquerda e direita.

TABELA 14.4	Resumo das avaliações durante o segundo, o terceiro e o quarto períodos do trabalho de parto.		
Avaliações[a]	**Segundo período do trabalho de parto (nascimento do neonato)**	**Terceiro período do trabalho de parto (expulsão da placenta)**	**Quarto período do trabalho de parto (recuperação)**
Sinais vitais (pressão arterial, frequência cardíaca, frequência respiratória)	A cada 5 a 15 min	A cada 15 min	A cada 15 min
Frequência cardíaca fetal	A cada 5 a 15 min por Doppler ou continuamente se por MEF	Escore de Apgar de 1 e 5 min	Avaliação cefalocaudal completa do recém-nascido; sinais vitais a cada 15 min até que esteja estável
Contrações/útero	Palpar ambos	Observar se há separação da placenta	Palpar se a consistência é firme e qual sua posição a cada 15 min na primeira hora
Esforços expulsivos/fazer força para baixo	Auxiliar em cada esforço	Nenhum	Nenhum
Secreção vaginal	Observar se há sinais de descida – abaulamento do períneo, coroamento	Avaliar se há sangramento após a expulsão	Avaliar a cada 15 min a firmeza do fundo do útero
Comportamento/ psicossocial	Observar a cada 15 min: cooperativa, focada no trabalho de empurrar o feto para fora	Observar a cada 15 min: muitas vezes sente alívio depois de ouvir o choro do recém-nascido; mais calma	Observar a cada 15 min: geralmente animada, falante, desperta; quer segurar o recém-nascido, ficar perto dele e inspecionar seu corpo

[a]A frequência das avaliações é determinada pelo estado de saúde da parturiente e do feto, e pode ser alterada se alguma dessas condições mudar.
Milton, H. S. (2019). Normal labor and delivery. *eMedicine.* Disponível em: https://emedicine.medscape.com/article/260036-overview#a8. Acesso em: 24 jan. 2019; Resnik, R., Lockwood, C. J., Moore, T. R., Greene, M. F., Copel, J. A., & Silver, R. M. (2019). *Creasy & Resnik's Maternal-fetal Medicine: principles and practice.* (8th ed.). Elsevier; e Swearingen, P. L., & Wright, J. (2019). *All-in-one nursing care planning resource book.* Elsevier.

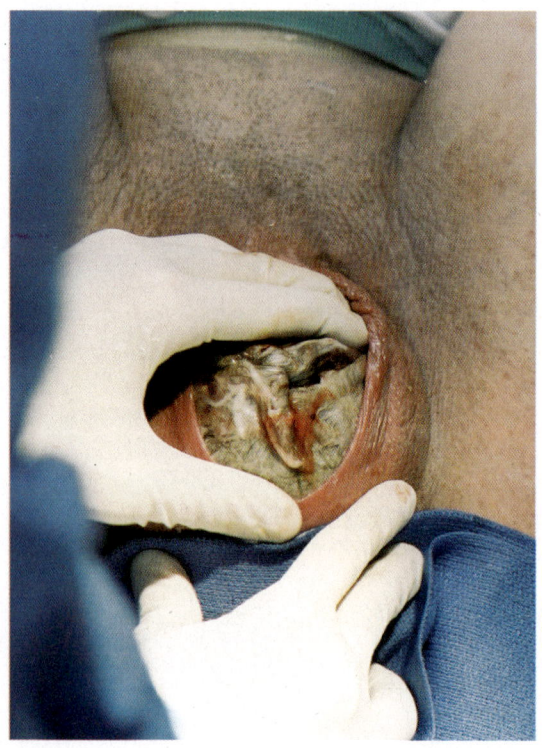

FIGURA 14.15 Coroamento.

para empurrar o feto para o mundo exterior e lhe dando retorno sobre seu progresso. Se a parturiente estiver fazendo força para baixo sem progresso, sugira que ela mantenha os olhos abertos durante as contrações e olhe para onde o feto está saindo. Mudar de posição com frequência também ajudará na evolução do trabalho de parto. Posicionar um espelho para que a mulher visualize o processo de parto e o sucesso de seus esforços expulsivos pode ajudar a motivá-la.

Durante o segundo período do trabalho de parto, uma posição ideal seria aquela que abre a cavidade pélvica o máximo possível, proporciona uma via suave para a descida do feto pelo canal de parto, aproveita a gravidade para ajudar o feto a descer e dá à parturiente a sensação de estar segura e no controle do processo de trabalho de parto (Berta et al., 2019). Algumas sugestões de posições para o segundo período incluem:

- Litotomia com os pés apoiados em escadas: posição mais conveniente para os profissionais da saúde, embora os achados na prática baseada em evidências não apoiem essa posição em termos fisiológicos
- Semissentada com travesseiros debaixo dos joelhos, braços e costas

- Em decúbito lateral ou lateral reclinado com o dorso arqueado e a coxa do membro inferior que está mais alta apoiada pelo parceiro
- Sentada no banquinho de parto: abre a pelve, potencializa a força da gravidade e ajuda a fazer os esforços expulsivos
- Agachamento/agachamento com suporte: dá à parturiente sensação de controle
- Usando uma bola feijão entre as pernas para alargar o diâmetro pélvico
- Ajoelhada no leito com as mãos e os joelhos confortavelmente afastados.

Outras intervenções de enfermagem importantes durante o segundo período incluem:

- Fornecer continuamente medidas de conforto, como higiene oral; incentivar mudanças de posição; trocar a roupa de cama e absorventes; e proporcionar um ambiente tranquilo e focado
- Orientar a parturiente em relação às seguintes posições e técnicas de esforços expulsivos:
  - Fazer força para baixo somente quando sentir vontade de fazê-lo
  - Adiar os esforços para até 90 minutos depois da dilatação completa
  - Usar os músculos abdominais ao empreender os esforços expulsivos
  - Fazer esforços curtos de 6 a 7 segundos
  - Concentrar a atenção na região do períneo para visualizar o feto
  - Relaxar e conservar a energia entre as contrações
  - Fazer vários esforços expulsivos a cada contração
  - Fazer esforços para baixo com a glote aberta e expirar lentamente (Jordan et al., 2019)
- Continuar monitorando as contrações e os padrões de FCF para identificar problemas
- Fornecer alívio com orientações breves e diretas ao longo dessa etapa
- Continuar fornecendo apoio psicossocial tranquilizando e instruindo a parturiente
- Facilitar a posição vertical para incentivar o feto a descer
- Continuar avaliando a pressão arterial, a frequência cardíaca, a frequência respiratória, as contrações uterinas, os esforços de expulsão, a FCF e o estado de enfrentamento da paciente e de seu parceiro
- Fornecer controle da dor, se necessário
- Proporcionar presença contínua
- Elogiar os esforços da parturiente
- Preparar e auxiliar no parto:
  - Notificar o médico sobre o prazo estimado para o nascimento
  - Preparar a mesa de parto e posicionar a parturiente
  - Preparar a região perineal de acordo com o protocolo da instituição
  - Oferecer um espelho e ajustá-lo para que a parturiente possa visualizar o parto

- Explicar todos os procedimentos e apresentar todos os equipamentos à parturiente e a seu parceiro
- Providenciar os instrumentos necessários para o parto e manter sua esterilidade
- Adotar as precauções-padrão durante o processo do parto para evitar jorros de líquidos corporais
- Registrar a hora do nascimento, a hora da expulsão da placenta e o tipo de parto
- Receber e transportar o recém-nascido para um ambiente aquecido ou cobri-lo com uma manta aquecida enquanto ele está sobre o abdome da parturiente
- Prestar os cuidados iniciais e avaliar o recém-nascido (ver adiante a seção *Parto*).

Sheila agora está com uma dilatação completa e sente um forte desejo de fazer força para baixo. Como o enfermeiro pode ajudá-la em seus esforços expulsivos? Que intervenções adicionais o enfermeiro do setor de trabalho de parto pode oferecer a Sheila nesse momento? Além de incentivá-la a descansar entre os esforços expulsivos e elogiá-la pelo desempenho, qual é o papel do enfermeiro durante o processo de nascimento?

PARTO

O segundo período do trabalho de parto termina com a expulsão do feto do útero. Dependendo do local do parto, da preferência da mulher e dos protocolos-padrão, a posição materna para o parto varia desde a posição-padrão de litotomia, decúbito lateral, cócoras, em pé ou ajoelhada. Assim que a parturiente estiver posicionada para o parto, limpe a vulva e as áreas perineais. O obstetra então assume o comando após colocar óculos de proteção, máscara, avental e luvas, e realizar a higiene das mãos.

Quando a cabeça do feto surgir, o obstetra examinará o pescoço fetal para ver se o cordão umbilical está enrolado nele. Se estiver, o cordão será deslizado por sobre a cabeça para facilitar o parto. Assim que a cabeça aparecera, o obstetra aspirará primeiro a boca do recém-nascido com uma seringa (porque o recém-nascido é um respirador nasal obrigatório) e, em seguida, as narinas para evitar a aspiração de muco, líquido amniótico ou mecônio (Figura 14.16).[13] O cordão umbilical é duplamente clampeado e cortado entre as pinças pelo obstetra ou pelo parceiro da parturiente se este assim o desejar. Com o primeiro choro do recém-nascido, termina o segundo período do trabalho de parto. As informações sobre os cuidados da parturiente que passa por um parto cirúrgico encontram-se no Capítulo 21.

---

[13]N.R.T.: Conforme Sociedade Brasileira de Pediatria, a fim de assegurar a permeabilidade das vias respiratórias, manter o pescoço do recém-nascido em leve extensão evita sua hiperextensão ou flexão exagerada. Por vezes, é necessário colocar um coxim sob os ombros para facilitar o posicionamento adequado da cabeça. A aspiração está reservada aos pacientes que apresentem obstrução de vias respiratórias por excesso de secreções. (Fonte: idem nota 2.)

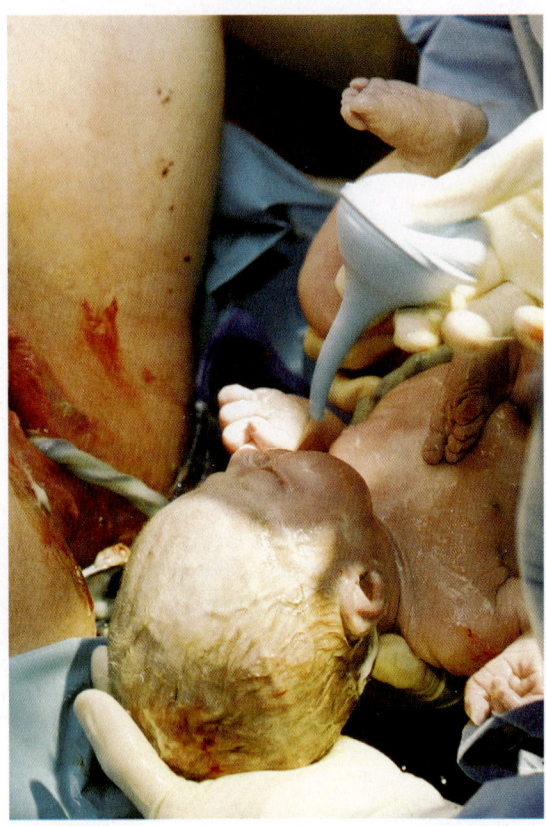

FIGURA 14.16 Aspiração do recém-nascido logo após a expulsão do útero.

Além de incentivar Sheila a descansar entre os esforços expulsivos e elogiá-la pelo desempenho, qual é o papel do enfermeiro durante o processo de nascimento?

CUIDADOS IMEDIATOS AO RECÉM-NASCIDO

Após a expulsão do útero, o recém-nascido é colocado sob calor radiante, secado, examinado, enrolado em cobertores aquecidos e colocado sobre o abdome da parturiente para ganhar calor e proximidade. Em algumas instituições de saúde, o neonato é colocado sobre o abdome da parturiente logo após o nascimento e coberto com uma manta aquecida sem ser seco nem examinado. Em qualquer um dos casos, a estabilidade do recém-nascido dita onde serão prestados os cuidados imediatos. O enfermeiro também pode ajudar a parturiente a amamentar seu recém-nascido pela primeira vez.[14]

A avaliação do recém-nascido começa no momento do nascimento e continua até que ele receba alta. Secar e fornecer calor ao neonato evita a perda de calor por

[14]N.R.T.: No Brasil, conforme Sociedade Brasileira de Pediatria, se ao nascimento o recém-nascido for de termo (idade gestacional 37 a 41 semanas), estiver respirando ou chorando e com tônus muscular em flexão, independentemente do aspecto do líquido amniótico, ele apresenta boa vitalidade e deve continuar junto de sua mãe depois do clampeamento do cordão umbilical. Na sala de parto, enquanto o neonato está com ela (contato pele a pele), deve-se prover calor, manter as vias respiratórias pérvias e avaliar a sua vitalidade de maneira contínua. (Fonte: idem nota 2.)

evaporação, o que é essencial para ajudar a suportar a termorregulação e para fornecer estímulos. O ato de colocar o recém-nascido sob uma fonte de calor radiante e pôr uma touca nele reduzirá ainda mais a perda de calor após a secagem.

Avalie o recém-nascido atribuindo uma pontuação de Apgar de 1º e 5º minutos. O índice de Apgar avalia cinco parâmetros: (1) frequência cardíaca (ausente, lenta ou rápida); (2) esforço respiratório (ausente, choro fraco ou choro bom e forte); (3) tônus muscular (flácido ou vivo e ativo); (4) resposta a estímulos irritantes; e (5) coloração – que mede a adaptação cardiorrespiratória do recém-nascido após a saída do útero. Os parâmetros são organizados do mais importante (frequência cardíaca) ao menos importante (coloração). O neonato recebe uma pontuação de 0 a 2 em cada um dos cinco parâmetros. O objetivo da pontuação de Apgar é avaliar o estado fisiológico do recém-nascido; ver Capítulo 18 para obter mais informações sobre essa pontuação.

Providencie uma identificação dupla com pulseiras, uma no membro superior e outra no membro inferior do recém-nascido, que correspondam à pulseira da parturiente para garantir a identidade do neonato. Esse processo de identificação é concluído na sala de parto e antes que alguém saia dela. Algumas instituições de saúde também tiram uma foto do neonato logo após o nascimento para identificação em caso de rapto (National Center for Missing and Exploited Children [NCMEC], 2020).

Outros tipos de sistemas de segurança de recém-nascidos podem ser usados para evitar raptos. Alguns deles têm sensores ligados à pulseira de identificação ou à pinça do cordão umbilical do recém-nascido. Um alarme é disparado se a pulseira ou a pinça ativar os receptores próximos às saídas da instituição. Outros dispõem de um alarme que é ativado quando o sensor é removido do recém-nascido (Figura 14.17). Mesmo com a utilização de sensores eletrônicos, os pais, a equipe de enfermagem e os funcionários da segurança são responsáveis por

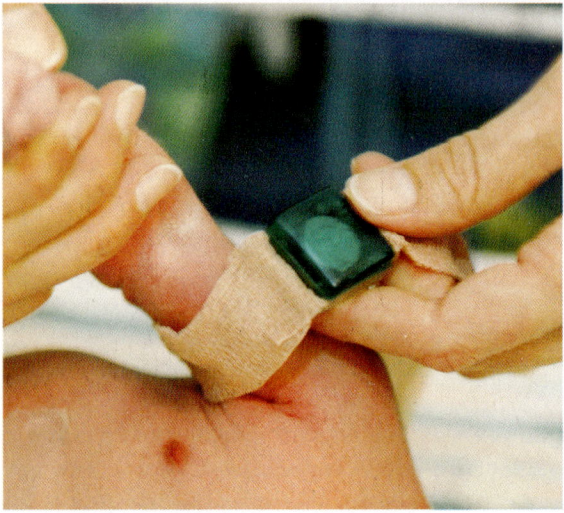

FIGURA 14.17 Um exemplo de sensor de segurança colocado no braço do recém-nascido.

promover estratégias de prevenção e garantir segurança e a proteção de todos os recém-nascidos (NCMEC, 2020). Os enfermeiros podem ajudar na prevenção de raptos de recém-nascidos orientando os pais sobre os riscos, utilizando pulseiras com números iguais no recém-nascido e nos pais, instruindo os casais a manter o neonato em sua linha direta de visão dentro do quarto do hospital durante todo o tempo, tirando fotografias coloridas do neonato, usando crachás de identificação com fotografia colorida, desencorajando pais e familiares a publicar avisos de nascimento em meios de comunicação públicos com o nome e o endereço da mãe, controlando o acesso ao berçário ou à unidade pós-parto com portas trancadas e utilizando etiquetas de segurança infantil ou sistemas de alarme de rapto (NCMEC, 2019).

Sheila deu à luz uma menina saudável de 3.400 g. Ela está ansiosa para segurar e cuidar de sua recém-nascida. Quais são os cuidados iniciais ao neonato? Como o enfermeiro pode atender às necessidades tanto da recém-nascida quanto de Sheila, que está esgotada mas ansiosa para ficar com a filha?

Conduta de enfermagem durante o terceiro período do trabalho de parto

Durante o terceiro período do trabalho de parto, as fortes contrações uterinas continuam em intervalos regulares sob a influência contínua da ocitocina. As fibras da musculatura uterina encurtam-se ou retraem a cada contração, levando então a uma diminuição gradual do tamanho do útero, o que ajuda a separar a placenta de seu local de inserção. O terceiro período é concluído quando a placenta é expulsa. A conduta de enfermagem durante o terceiro período do trabalho de parto concentra-se principalmente nos cuidados e na avaliação imediatos do recém-nascido e na observação de sinais de descolamento da placenta, na disponibilidade para auxiliar na expulsão da placenta e registrar esse momento, bem como na inspeção da placenta para verificar sua integridade. O enfermeiro também deve avaliar a mãe palpando o útero antes e depois da expulsão da placenta.[15]

Três hormônios desempenham importantes funções no terceiro período do trabalho de parto. Durante essa fase, a mulher experimenta níveis máximos de ocitocina

e endorfinas, enquanto decrescem os níveis elevados de epinefrina que ocorreram durante o segundo período do trabalho de parto para ajudar nos esforços expulsivos. A ocitocina provoca contrações uterinas e ajuda a mulher a ter comportamentos maternos instintivos, como segurar o recém-nascido próximo ao corpo e acariciá-lo.

O contato pele com pele imediatamente após o nascimento e a primeira tentativa do recém-nascido de amamentação aumentam ainda mais os níveis de ocitocina materna, fortalecendo então as contrações uterinas que ajudarão a placenta a se separar e o útero a se contrair para evitar hemorragias. As endorfinas, opioides naturais do corpo, promovem um estado alterado de consciência e ajudam a bloquear a dor. Além disso, a queda do nível de epinefrina a partir do segundo período, que manteve a mãe e o recém-nascido alertas no primeiro contato, faz que a maioria das mulheres tenha calafrios e sinta frio logo após o parto.

ATENÇÃO!

Um papel essencial do enfermeiro durante esse período é proteger o processo hormonal natural, garantindo um contato sem pressa e sem interrupção entre a mãe e o recém-nascido (contato pele a pele), fornecendo mantas aquecidas para evitar tremores e possibilitando o contato pele com pele e o aleitamento inicial.

Avaliação continuada durante o terceiro período do trabalho de parto

A avaliação durante o terceiro período do trabalho de parto inclui:

- Monitoramento da separação da placenta, observando-se os seguintes sinais:
  - Contração firme do útero
  - Mudança no formato do útero: de discoide para globular ovoide
  - Saída súbita de jato de sangue escuro pela abertura vaginal
  - Estiramento do cordão umbilical, que se projeta da vagina
  - Exame da integridade da placenta e das membranas fetais (Figura 14.18)
- Avaliação à procura de traumatismo perineal, como os seguintes, antes de permitir que o obstetra deixe a sala:
  - Fundo do útero firme com gotejamento de sangue vermelho-vivo: laceração
  - Fundo do útero de consistência amolecida com fluxo de sangue vermelho: atonia uterina
  - Fundo do útero de consistência amolecida com sangue escuro e coágulos: retenção da placenta
  - Inspeção do períneo para avaliar a condição da episiotomia, caso esta tenha sido realizada
  - Avaliação à procura de lacerações perineais e garantia de seu reparo pelo obstetra e/ou enfermeiro obstetra (no Brasil, obstetriz).

---

[15] N.R.T.: No Brasil, utiliza-se o protocolo de prevenção de hemorragia descrito no *Manual Zero Morte Materna por Hemorragia* (2017), que inclui no terceiro período clínico do parto o uso universal da ocitocina após o parto com uma dose intravenosa de 10 UI logo após o nascimento, além de clampeamento oportuno do cordão umbilical, tração controlada do cordão nascimento (apenas por profissional treinado) e vigilância/massagem uterina após dequitação. (Fonte: Organização Pan-Americana da Saúde (2018). *Manual de orientação para o curso de prevenção de manejo obstétrico da hemorragia: zero morte materna por hemorragia*. Brasília: OPAS. Disponível em: https://iris.paho.org/bitstream/handle/10665.2/34880/9788579671258-por.pdf?sequence=1&isAllowed=y. Acesso em: 20 mar. 2022.)

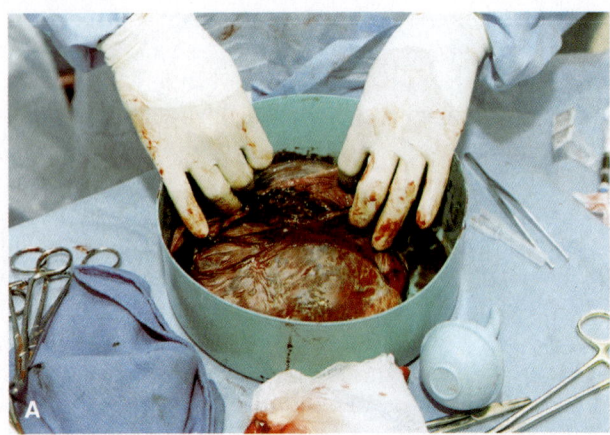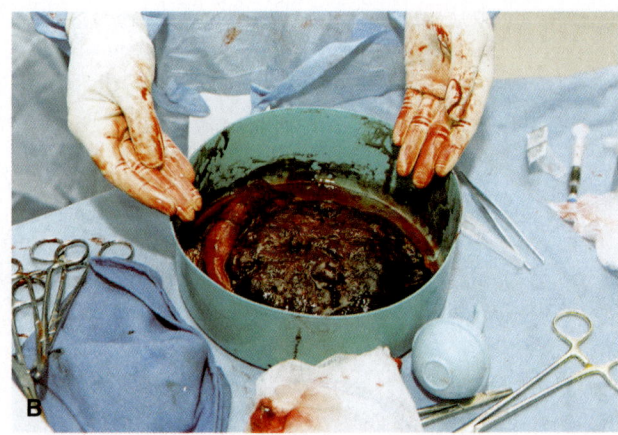

FIGURA 14.18 Placenta. **A.** Lado fetal. **B.** Lado materno.

Intervenções de enfermagem

As intervenções durante o terceiro período do trabalho de parto incluem:

- Descrever o processo de desprendimento da placenta para o casal
- Orientar a parturiente a fazer força para baixo quando os sinais de separação forem aparentes
- Administrar um agente ocitócico, se prescrito e indicado, após a expulsão da placenta
- Fornecer apoio e informações sobre a episiotomia e/ou laceração, se aplicável
- Higienizar e ajudar a puérpera a ficar em uma posição confortável após a saída do feto e da placenta tendo o cuidado de retirar simultaneamente as duas pernas das perneiras (se usadas) para evitar estiramentos
- Avaliar os conhecimentos da puérpera sobre aleitamento materno para determinar as necessidades educacionais
- Instruir a puérpera em relação à boa pega, ao posicionamento, à sucção e à deglutição do recém-nascido
- Reposicionar a maca para servir como um local de recuperação, se for o caso
- Ajudar na transferência para a área de recuperação, se for o caso
- Fornecer aquecimento, reposicionando cobertores aquecidos sobre a mulher
- Aplicar uma bolsa de gelo na área perineal para proporcionar conforto à episiotomia ou à laceração, se indicado
- Explicar quais avaliações serão realizadas durante a próxima hora e oferecer reforço positivo para as ações
- Determinar quaisquer necessidades
- Monitorar o estado físico materno avaliando:
  - Sangramento vaginal: volume, consistência e coloração
  - Sinais vitais: pressão arterial, frequência cardíaca e frequência respiratória avaliadas a cada 15 minutos
  - Fundo do útero, cuja consistência deve estar firme, na linha média e no nível da cicatriz umbilical
- Registrar todos os dados do parto e garantir a assinatura do profissional que assistiu o parto

- Documentar o parto no livro de nascimentos ou no livro de parto (registro oficial da instituição que descreve todos os nascimentos), detalhando quaisquer desvios do habitual.

Conduta de enfermagem durante o quarto período do trabalho de parto

O quarto período do trabalho de parto começa após a expulsão da placenta e dura até 4 horas após o nascimento, tempo durante o qual ocorre a recuperação. Esse período de recuperação pode ocorrer na mesma sala onde a parturiente deu à luz, em uma área de recuperação separada ou na sala de pós-parto. Durante essa fase, o corpo da mulher começa a passar pelas muitas mudanças fisiológicas e psicológicas que ocorrem após o nascimento. O foco da conduta de enfermagem durante o quarto período do trabalho de parto envolve a observação frequente à procura de hemorragia, o fornecimento de medidas de conforto e a promoção do vínculo familiar.

Avaliação

As avaliações durante o quarto período centram-se nos sinais vitais da puérpera, na condição do fundo do útero e da área perineal, no nível de conforto, no volume de lóquios e no estado da bexiga. Durante a primeira hora após o nascimento, os sinais vitais são medidos a cada 15 minutos e, a seguir, a cada 30 minutos durante a próxima hora, se necessário. A pressão arterial da puérpera deve permanecer estável e dentro da faixa normal após o parto. A queda dos níveis tensionais pode indicar hemorragia uterina, enquanto a elevação poderia sugerir pré-eclâmpsia.

Tipicamente, a frequência cardíaca é mais lenta (60 a 70 bpm) do que durante o trabalho de parto. Isso pode estar associado à diminuição do volume sanguíneo após a separação da placenta. Uma frequência cardíaca elevada pode ser um sinal precoce de perda de sangue. A pressão arterial geralmente retorna ao seu nível pré-gestacional e, portanto, não é um indicador precoce confiável de choque. A febre é indicativa de desidratação (abaixo de 38°C) ou infecção (acima de 38°C), que pode envolver o trato geniturinário. A frequência respiratória geralmente está entre 16 e 24 incursões por minuto e em ritmo regular. A respiração não deve ser dificultosa, a menos que haja uma condição respiratória preexistente.

Avalie a altura, a posição e a consistência do fundo do útero a cada 15 minutos durante a primeira hora após o nascimento, cuja consistência deve ser mantida para evitar sangramento excessivo pós-parto. O fundo do útero deve estar firme (ter o tamanho e a consistência de uma toranja), estar localizado na linha média e abaixo da cicatriz umbilical. Se não estiver firme (se estiver amolecido), massageie suavemente até que o esteja (ver Procedimento de enfermagem 22.1 para obter mais informações). Assim que a firmeza for obtida, pare de massagear.

> **ATENÇÃO!**
>
> Se o fundo do útero estiver deslocado para a direita da linha média, suspeite que a causa seja uma bexiga cheia.

As áreas vaginal e perineal tornam-se bastante distendidas e edemaciadas após o parto vaginal. Avalie o períneo, incluindo a laceração e a episiotomia, caso esta tenha sido realizada, à procura de possível formação de hematoma. Suspeite de um hematoma se a puérpera relatar dor excruciante ou não conseguir defecar, ou se for observada uma massa na região perineal. Avalie também a presença de hemorroidas, que podem causar desconforto.

Avalie o nível de conforto da mulher com frequência para determinar a necessidade de analgesia. Peça-lhe para classificar sua dor em uma escala de 1 a 10, e ela deve relatar dor inferior a 3. Se for maior, é necessária uma avaliação adicional para se certificar de que não haja divergências contribuindo para seu desconforto.

Avalie a perda vaginal (lóquios) a cada 15 minutos na primeira hora e a cada 30 minutos na hora seguinte. Ao mesmo tempo, palpe o fundo do útero para verificar sua consistência e para ajudar a estimar o volume de secreção vaginal. Além disso, palpe a bexiga para ver se está cheia, pois muitas mulheres que receberam anestesia epidural têm diminuição da sensibilidade na região vesical. A parturiente deve eliminar um grande volume de urina (diurese) a cada micção. A palpação da bexiga da mulher após cada micção ajuda a avaliá-la e a assegurar um esvaziamento completo. Uma bexiga cheia deslocará o útero para as laterais da linha média e potencializará a hemorragia uterina secundária à consistência amolecida do útero.

Intervenções de enfermagem

As intervenções de enfermagem durante o quarto período poderiam incluir:

- Fornecer apoio e informações à puérpera em relação à episiotomia ou à laceração e correspondentes medidas de alívio da dor e de autocuidado
- Aplicar uma bolsa de gelo no períneo da puérpera para promover o conforto e reduzir o edema
- Ajudar com os cuidados de higiene e perineais; orientar a puérpera a usar o frasco de irrigação perineal após cada troca de absorvente e micção; ajudá-la a vestir uma roupa limpa
- Monitorar o retorno da sensibilidade e da capacidade de urinar (se tiver sido utilizada anestesia regional)
- Incentivar a puérpera a urinar utilizando as estratégias de deambular até o banheiro, ouvir o som de água corrente ou despejar água morna sobre a área perineal com o frasco de irrigação perineal
- Monitorar os sinais vitais, o fundo do útero e os lóquios a cada 15 minutos e documentá-los
- Avaliar se há hemorragia pós-parto e retenção urinária por meio de palpação uterina
- Promover o conforto, oferecendo analgesia para a dor pós-parto e cobertores quentes para reduzir os calafrios
- Oferecer líquidos e alimentação, se desejados
- Incentivar o vínculo materno-infantil, proporcionando privacidade à família
- Estar bem informado e ser sensível às práticas culturais típicas após o parto
- Ajudar e incentivar a puérpera a amamentar, se ela optar por fazê-lo, durante o período de recuperação para promover o aumento da consistência do útero (a liberação de ocitocina pela neuro-hipófise estimula as contrações uterinas)
- Ensinar a puérpera a avaliar a firmeza do fundo de útero periodicamente e a massageá-lo se estiver amolecido
- Descrever o fluxo de lóquios e os parâmetros normais a serem observados no período pós-parto
- Ensinar técnicas de segurança para impedir o rapto do recém-nascido
- Demonstrar o uso do assento de banho portátil como uma medida de conforto para o períneo se ela tiver uma laceração ou uma episiotomia
- Explicar as medidas de conforto/higiene e quando usá-las
- Ajudar na deambulação ao sair do leito pela primeira vez
- Fornecer informações sobre a rotina da unidade materno-infantil ou do berçário para a sua estada
- Observar se existem sinais precoces de criação do vínculo materno-infantil: toque com a ponta dos dedos ou a palma da mão para envolver a criança (Jordan et al., 2019; King et al., 2019).

O papel dos profissionais de enfermagem durante trabalho de parto e o parto é privilegiado, uma vez que consiste em dar suporte às mulheres durante um dos momentos mais vulneráveis de sua vida – o momento de dar à luz. O foco dos profissionais de enfermagem durante esse período deve ser apoiar, proteger, defender e empoderar as parturientes. O enfermeiro também deve fornecer informações que permitam que a mulher realize suas aspirações e objetivos ao tomar decisões com base em uma escolha informada. Os profissionais de enfermagem fazem uma grande diferença na vida das parturientes com pequenos gestos.

CONCEITOS FUNDAMENTAIS

- O enfermeiro presta apoio físico e emocional durante o processo de trabalho de parto e o parto para ajudar a gestante a alcançar seus objetivos
- Quando a gestante é internada na unidade de trabalho de parto e de parto, o enfermeiro que a recebe deve analisar e avaliar a situação de risco da gestação e iniciar as intervenções necessárias para prestar o melhor cuidado a ela
- Realizar uma avaliação de admissão inclui levantar o histórico de saúde materna; realizar um exame físico da gestante e do feto, incluindo o seu estado emocional e psicossocial; e obter os exames laboratoriais necessários
- A atuação do enfermeiro na avaliação fetal durante o trabalho de parto e o parto inclui a determinação e a interpretação dos sinais e dos sintomas de um possível comprometimento do bem-estar fetal. É essencial determinar o padrão de FCF e avaliar as características do líquido amniótico
- A FCF pode ser avaliada de modo intermitente ou contínuo. Embora o método intermitente possibilite que a gestante se movimente durante o trabalho de parto, as informações obtidas desse modo não fornecem um panorama completo do bem-estar fetal momento a momento
- Os parâmetros de avaliação da FCF são classificados como linha de base da frequência cardíaca, variabilidade da linha de base e mudanças periódicas na frequência cardíaca (acelerações e desacelerações)
- O enfermeiro que monitora a gestante precisa saber em qual categoria está o padrão de FCF de modo que possam ser instituídas as intervenções apropriadas
- Se o padrão de FCF for de categoria III, o enfermeiro deve notificar o médico e obter prescrições adicionais certificando-se de documentar todas as intervenções e seus efeitos sobre o padrão de FCF
- Além de interpretar os achados da avaliação e iniciar as intervenções adequadas à paciente em trabalho de parto, deve-se realizar uma documentação precisa e imediata de modo contínuo
- Atualmente, existem muitas opções farmacológicas e não farmacológicas seguras para o controle da dor durante o parto. Elas podem ser utilizadas individualmente ou em combinação, uma complementando a outra
- A conduta de enfermagem para a gestante em trabalho de parto inclui medidas de conforto, apoio emocional, informações e instrução, defesa e apoio ao parceiro
- A assistência de enfermagem durante o primeiro período do trabalho de parto inclui a coleta de um histórico de admissão (revisão do prontuário ou da caderneta do pré-natal), a verificação dos resultados dos exames laboratoriais de rotina e dos exames especiais realizados durante a gestação, questionar a mulher sobre sua preparação para o parto (plano de parto, aulas de preparação para o parto, habilidades de enfrentamento), e realizar um exame físico da gestante para determinar valores de base para uma comparação futura

- A assistência de enfermagem durante o segundo período do trabalho de parto centra-se em apoiar a parturiente e seu parceiro na tomada de decisões ativas sobre seus cuidados e manejo do trabalho de parto, implementar estratégias para prolongar o início da fase passiva de descida fetal, apoiar os esforços involuntários de fazer força para baixo, prestar apoio e assistência, e incentivar o uso de posições maternas que possam acelerar a descida e reduzir a dor
- A assistência de enfermagem durante o terceiro período do trabalho de parto concentra-se principalmente nos cuidados e na avaliação imediatos do recém-nascido e em estar disponível para ajudar na saída da placenta e na verificação de sua integridade
- O foco da conduta de enfermagem durante o quarto período do trabalho de parto frequentemente envolve observar se a puérpera apresenta hemorragia, promover medidas de conforto e promover o vínculo da família.

História de pacientes: Fatime Sanago • Parte 2

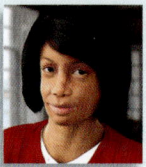

Lembre-se de Fatime Sanogo, a primípara de 23 anos que você conheceu no Capítulo 2. Fatime, agora com 41 semanas de gestação, está internada para indução do parto. Quais achados físicos devem estar presentes antes de o parto ser induzido? Quais avaliações e intervenções de enfermagem são implementadas para realizar com segurança a indução do parto com uma infusão de ocitocina? Que dados de avaliação devem ser documentados quando a ruptura artificial das membranas for realizada?

História de pacientes: Carla Hernandez • Parte 2

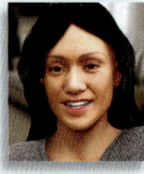

Lembre-se de Carla Hernandez do Capítulo 4. Ela estava com 39 semanas de gestação quando seu marido a trouxe ao hospital. Como o enfermeiro determina que ela está em trabalho de parto ativo? Se ela estiver em trabalho de parto ativo, como o profissional de enfermagem monitorará o andamento do trabalho de parto? Quais avaliações de enfermagem são feitas para identificar os sinais de potenciais complicações durante o parto? Que perguntas o enfermeiro faria a Carla para identificar sintomas de potenciais complicações do parto? Quais intervenções de enfermagem podem ajudar o casal a lidar com a dor e o estresse experimentados durante o trabalho de parto?

REFERÊNCIAS BIBLIOGRÁFICAS E LEITURA SUGERIDA

American Academy of Pediatrics (AAP). (2019). *Neonatal care: A compendium of AAP practice guidelines and policies.* AAP.

American College of Obstetricians and Gynecologists (ACOG). (2019). *ACOG Committee Opinion No. 766: Approaches to limit intervention during labor and delivery.* Retrieved June 16, 2020, from https://www.acog.org/Clinical-Guidance-and-Publi-cations/Committee-Opinions/Committee-on-Obstetric-Practice/Approaches-to-Limit-Intervention-During-Labor-and-Birth

American Pregnancy Association. (2019). *Patterned breathing during labor: Techniques and benefits.* Retrieved June 16, 2020, from http://americanpregnancy.org/labor-and-birth/patterned-breathing/

Andrews, M. M., & Boyle, J. S. (2019). *Transcultural concepts in nursing care* (7th ed.). Wolters Kluwer.

Association of Women's Health, Obstetric, and Neonatal Nurses (AWHONN).(2018).Fetalheartmonitoring.*NursingforWomen's Health, 22*(6), 506–509. https://doi.org/10.1016/S1751-4851(18)30227-7

Bateman, B. T. (2019). What is new in obstetric anesthesia. *Anesthesia and Analgesia, 128*(1), 123–127.

Bayes, S., & Whitehead, L. (2018). Cardiotocography vs. inter-mittent auscultation in assessing fetal well-being. *American Journal of Nursing, 118*(6), 23. https://doi.org/10.1097/01.NAJ.0000534845.27761.cc

Baysinger, C. L. (2019). Inhaled nitrous oxide analgesia for labor. Current anesthesiology reports. https://doi.org/10.1007/s40140-019-00313-4

Berta, M., Lindgren, H., Christensson, K., Mekonnen, S., & Ade-fris, M. (2019). Effect of maternal birth positions on duration of second stage of labor: Systematic review and meta-analy-sis. *BMC Pregnancy Childbirth, 19*(1), 466. https://doi.org/10.1186/s12884-019-2620-0

Betts, D. (2019). Acupuncture and acupressure for pregnancy and childbirth. Retrieved June 16, 2020, from https://acupuncture.rhizome.net.nz/about-debra/

Blackburn, S. T. (2018). *Maternal, fetal, neonatal physiology: A clinical perspective* (5th ed.). Elsevier.

Carvalho, J. S. (2019). Fetal dysrhythmias. *Best Practice & Research Clinical Obstetrics & Gynecology, 58*, 28–41. https://doi.org/10.1016/j.bpobgyn.2019.01.002

Centers for Disease Control and Prevention (CDC). (2019a). *About group B strep.* Retrieved June 16, 2020, from https://www.cdc.gov/groupbstrep/about/index.html

Centers for Disease Control and Prevention (CDC). (2019b). *Pregnancy and HIV, viral hepatitis, STD, and TB prevention.* Retrieved June 16, 2020, from https://www.cdc.gov/nchhstp/pregnancy/screening/index.html

Chance, K. D., Jones, S. J., & Gardner, C. L. (2018). Intrapartum nurse perception of labor support after implementation of the Coping with Labor Algorithm. *Journal of Perinatal Edu-cation, 27*(3), 152–162. https://doi.org/10.1891/1058-1243.27.3.152.

Cobb, B. T., Lane-Fall, M. B., Month, R. C., Onuoha, O. C., Srini-vas, S. K., & Neuman, M. D. (2019). Anesthesiologist specia-lization and use of general anesthesia for cesarean delivery. *Anesthesiology: Trusted evidence: Discovery to practice, 130*, 237–246.

Cunningham, F. G., Leveno, K. J., Bloom, S. L., Dashe, J. S., Hoffman, B. L., Casey, B. M., & Spong, C. Y. (2018). *William's obstetrics* (25th ed.). McGraw-Hill Education.

Daily, J. L., & Ortiz, V. E. (2019). Anesthetic considerations in the care of the parturient with obesity. Current anesthesio-logy reports. https://doi.org/10.1007/s40140-019-00312-5

De Cherney, A. H., Nathan, L., Laufer, N., & Roman, A. S. (2019). *Current diagnosis & treatment: Obstetrics & gynecology* (12th ed.). McGraw-Hill Education.

Deering, S. (2018). *A practical manual to labor and delivery* (2nd ed.). Cambridge University Press.

Dekker, R. (2019a). The evidence on: Fetal monitoring. Retrieved May 21, 2018, from https://evidencebasedbirth.com/fetal-monitoring/

Dekker, R. (2019b). Acupuncture or acupressure for pain relief during labor. Retrieved June 16, 2020, from https://eviden-cebasedbirth.com/acupuncture-and-acupressure-for-pain-relief-during-labor/

Delgado, A., Maia, T., Melo, R. S., & Lemos, A. (2019). Birth ball use for women in labor: A systematic review and meta-analysis. Complementary therapies in clinical practice. https://doi.org/10.1016/j.ctcp.2019.01.015

Ehsanipoor, R. M., & Satin, A. J. (2019). Normal and abnormal labor progression. *UpToDate.* Retrieved May 26, 2020, from https://www.uptodate.com/contents/normal-and-abnormal-labor-progression#H102401252

Escobar, G. J., Gupta, N. R., Walsh, E. M., Soltesz, L., Terry, S. M., & Kipnis, P. (2019). Automated early detection of obstetric complications: Theoretical and methodological considera-tions. *American Journal of Obstetrics and Gynecology, 220*(4): 297–307. https://doi.org/10.1016/j.ajog.2019.01.208

FDA. (2019). FDA alerts health care providers, women about risks associated with improper use of rupture of membranes tests. Retrieved August 9, 2018, from https://www.fda.gov/NewsE-vents/Newsroom/PressAnnouncements/ucm616137.htm

Field, T. (2019). Social touch, CT touch and message therapy: A narrative review. *Developmental Review, 51*, 123–145. https://doi.org/10.1016/j.dr.2019.01.002

Funai, E. F., & Norwitz, E. R. (2019). Management of nor-mal labor and delivery. *UpToDate.* Retrieved May 15, 2020, from https://www.uptodate.com/contents/management-of-normal-labor-and-delivery/print

Gams, B., Neerland, C., & Kennedy, S. (2019). Reducing primary cesareans: An innovative multipronged approach to suppor-ting physiologic labor and vaginal birth. *Journal of Perinatal and Neonatal Nursing, 33*(1), 52–60.

Giger, J. N. (2019). *Transcultural nursing: Assessment and intervention* (8th ed.). Elsevier.

Hart, J. (2019). The expanding field of holistic nursing—A gro-wing trend. *Alternative and Complementary Therapies, 25*(1). https://doi.org/10.1089/act.2018.29199.jha

Hemmings, H. C., & Egan, T. D. (2019). *Pharmacology and phy-siology for anesthesia: Foundations and clinical application* (2nd ed.). Elsevier.

Huang, J., Zang, Y., Ren, L. H., Li, F. J., & Lu, H. (2019). A review and comparison of common maternal positions during the second-stage of labor. *International Journal of Nursing Sciences, 6*(4), 460–467.

Hutchison, J., Mahdy, H., & Hutchison, J. (2019). Stages of labor. StatPearls. Retrieved March 27, 2020, from https://www.ncbi.nlm.nih.gov/books/NBK544290/

Iobst, S. E., Breman, R. B., Bingham, D., Storr, C. L., Zhu, S., & Johantgen, M. (2019). Associations among cervical dilatation at admission, intrapartum care, and birth mode in low-risk, nulli-parous women. *Birth, 46*(2), 253–261. https://doi.org/10.1111/birt.12417

Jordan, R. G., Farley, C. L., & Grace, K. T. (2019). *Prenatal and postnatal care: A woman-centered approach* (2nd ed.). Wiley Blackwell.

Kamala, B., Kidanto, H., Dalen, I., Ngarina, M., Abeid, M., Perl-man, J., & Ersdal, H. (2019). Effectiveness of a novel continuous Doppler (Mayo) verses intermittent Doppler in intrapartum detection of abnormal FHR: A randomized controlled study. *International Journal of Environmental Research and Public Health, 16*, 315. https://doi.org/10.3390/ijerph16030315

Kellerman, R. D., & Rakel, D. P. (2019). *Conn's current therapy 2019*. Elsevier.

Khaled, G. M., & Sabry, A. I. (2020). Outcomes of intrathecal analgesia in multiparous women undergoing a normal vaginal delivery: A randomized controlled study. *Indian Journal of Anesthesia, 64*(2), 109–117.

King, T. L., Brucker, M. C., Jevitt, C., & Osborne, K. (2019). *Varney's midwifery* (6th ed.). Jones & Bartlett Learning.

Layera, S., Bravo, D., Aliste, J., & Tran, D. Q. (2019). A systematic review of Dural puncture epidural analgesia for labor. *Journal of Clinical Anesthesia, 53*, 5–10. https://doi.org/10.1016/j.jclinane.2018.09.030

Lindsay, P., Bagness, C., & Peate, I. (2018). *Midwifery skills at a glance*. Wiley Blackwell.

McFarland, M. R., & Wehbe-Alamah, H. B. (2018). *Leininger's transcultural nursing: Concepts, theories, research & practice* (4th ed.). McGraw-Hill Professional.

Milton, S. H. (2019). Normal labor and delivery. *eMedicine*. Retrieved January 24, 2020. from https://emedicine.medscape.com/article/260036-overview

Murray, M. L., Huelsmann, G., & Koperski, N. (2019). *Essentials of fetal and uterine monitoring* (5th ed.). Springer Publishing Company.

National Center for Missing and Exploited Children (NCMEC). (2020). Infant abductions. Retrieved June 16, 2020, from http://www.missingkids.org/theissues/infantabductions

National Institute for Health and Care Excellence (NICE). (2020). Intrapartum care. Retrieved June 16, 2020, from https://pathways.nice.org.uk/pathways/intrapartum-care

Norwitz, E., Zelop, C., Miller, D., & Keefe, D. (2019). *Evidence-based obstetrics and gynecology*. Wiley Blackwell.

Polnaszek, B. E., & Cahill, A. G. (2020). Evidence-based management of the second stage of labor. *Seminars in Perinatology, 44*(2), 151213. https://doi.org/10.1016/j.semperi.2019.151213

Reiter, J. M., & Thomas, E. G. (2018). Understanding fetal monitoring evidence. *Trial, 26*–30. https://1q3nfm4evj5z1sgm624e93ka-wpengine.netdna-ssl.com/wp-content/uploads/2018/05/Trial_2018_May_Reiter_Thomas-1.pdf

Resnik, R., Lockwood, C. J., Moore, T. R., Greene, M. F., Copel, J. A., & Silver, R. M. (2019). *Creasy & Resnik's Maternal-fetal Medicine: Principles and practice* (8th ed.). Elsevier.

Saneh, H., Mendez, M. D., & Srinivasan, V. N. (2020). Cord blood gas. StatPearls. Retrieved January 20, 2020, from https://www.ncbi.nlm.nih.gov/books/NBK545290/

Siguroardottir, V. L., Gamble, J., Guomundsdottir, B., Sveinsdottir, H., & Gottfreodottir, H. (2019). Processing birth experiences: A content analysis of women's preferences. *Midwifery, 69.* 29–38. https://doi.org/10.1016/j.midw.2018.10.016

Skidmore-Roth, L. (2021). *Mosby's 2021 nursing drug reference* (34th ed.). Elsevier.

Smith, C. A., Collins, C. T., Levett, K. M., Armour, M., Dahlen, H. G., Tan, A. L., & Mesgarpour, B. (2020). Acupuncture or acupressure for pain management during labor. *Cochrane Database of Systematic Reviews, 2*, CD009232. https://doi.org/10.1002/14651858.CD009232.pub2

Society of Obstetricians and Gynecologists of Canada (SOGC). (2018). Fetal health surveillance: Intrapartum consensus guidelines. *Journal of Obstetrics and Gynecologists Canada, 40*(4), 298–322. https://doi.org/10.1016/j.jogc.2018.02.011

Sugur, T., Kizilates, E., Kizilates, A., Inanoglu, K., & Karsli, B. (2020). Labor analgesia: Comparison of epidural patient-controlled analgesia and intravenous patient-controlled analgesia. *Journal of the Turkish Society of Algology, 32*(1), 8–18. https://doi.org/10.14744/agri.2019.35403.

Swearingen, P. L., & Wright, J. (2019). *All-in-one nursing care planning resource book*. Elsevier.

U.S. Department of Health and Human Services (USDHHS). (2019). Healthy people 2030 framework. Retrieved June 16, 2020, from https://www.healthypeople.gov/2020/About-Healthy-People/Development-Healthy-People-2030/Framework

Vallejo, M. C., & Zakowski, M. I. (2019). Pro-con debate: Nitrous oxide for labor analgesia. *BioMed Research International, 2019*, 4618798. https://doi.org/10.1155/2019/4618798

Waldman, R. (2019). ACOG Practice Bulletin No. 198: Prevention and management of obstetric lacerations at vaginal delivery. *Obstetrics and Gynecology, 133*(1), 185.

Watkins, A. (2019). Birthing positions: Supporting a woman's choice in labor. Ausmed. Retrieved December 1, 2019, from https://www.ausmed.com/cpd/articles/birthing-positions

Webster, S., Morris, G., & Kevelighan, E. (2018). *Essential human development*. Wiley Blackwell.

White, T. (2018). *Epidural increase in popularity, Stanford study finds*. Stanford medicine. Retrieved June 16, 2020, from https://scopeblog.stanford.edu/2018/06/26/epidurals-increase-in-popularity-stanford-study-finds/

World Health Organization (WHO). (2018). WHO recommendation of intermittent fetal heartrate auscultation during labor. Retrieved February 17, 2018, from https://extranet.who.int/rhl/topics/preconception-pregnancy-childbirth-and-postpartum-care/care-during-childbirth/care-during-labour-1st-stage/who-recommendation-intermittent-fetal-heart-rate-auscultation-during-labour

Xiao, J., Yi, W., & Wu, L. (2019). Effects of electroacupuncture on reducing labor pain and complications in the labor analgesia process of combined spinal-epidural analgesia with patient-controlled epidural analgesia. *Archives of Gynecology and Obstetrics, 299*(1), 123–128.

Yadav, R., Karmaker, N., Satapathy, T., & Roy, A. (2019). An evidence-based new insight into treatment of diseases by hydrotherapy. *International Journal of Pharmaceutical Sciences and Research, 10*(1), 57–69.

Young, C., & Ryce, A. (2018). Fetal scalp lactate testing during intrapartum pregnancy with abnormal fetal heart rate: A review of clinical effectiveness, cost and guidelines. Canadian Agency for Drugs and Technologies in Health. https://www.ncbi.nlm.nih.gov/books/NBK532205/

EXERCÍCIOS SOBRE O CAPÍTULO

QUESTÕES DE MÚLTIPLA ESCOLHA

1. Quando uma parturiente apresenta dilatação total, que instrução seria mais efetiva para ajudá-la no sentido de incentivar esforços expulsivos efetivos?

   a. Prender a respiração e fazer força para baixo durante todas as contrações
   b. Usar respiração torácica no momento de uma contração
   c. Arfar e soprar durante cada contração
   d. Esperar até que sinta vontade de fazer força para baixo

2. Durante o quarto período de trabalho de parto, o enfermeiro avalia a mulher em intervalos frequentes após o nascimento. Que dados da avaliação poderiam causar maior preocupação ao profissional de enfermagem?

   a. Volume moderado de lóquios vermelho-escuros no absorvente íntimo
   b. Fundo uterino palpável à direita da cicatriz umbilical
   c. Temperatura oral de 38,1°C
   d. Área perineal ferida e edemaciada sob a compressa de gelo

3. Ao controlar a dor de uma parturiente em trabalho de parto, o enfermeiro deve:

   a. Certificar-se de que os agentes administrados não prolonguem o trabalho de parto
   b. Saber que todas as medidas de alívio da dor são semelhantes
   c. Apoiar as decisões e as solicitações da parturiente
   d. Não recomendar métodos não farmacológicos

4. Ao cuidar de uma parturiente na fase ativa do trabalho de parto sem um monitoramento eletrônico fetal contínuo, o enfermeiro deve avaliar intermitentemente a FCF a cada:

   a. 15 a 30 minutos
   b. 5 a 10 minutos
   c. 45 a 60 minutos
   d. 60 a 75 minutos

5. O enfermeiro observa a ocorrência de acelerações fetais transitórias na derivação de monitoramento fetal. Qual intervenção seria mais adequada?

   a. Reposicionar a gestante em decúbito lateral esquerdo
   b. Começar a administrar oxigênio a 100% via máscara facial
   c. Documentar esse padrão como normal
   d. Chamar o médico imediatamente

6. Ao fim do segundo período do trabalho de parto, o enfermeiro esperaria qual dos seguintes eventos?

   a. Colo do útero totalmente dilatado e apagado
   b. Descolamento e expulsão da placenta
   c. Feto expulso do útero e colocado sobre o tórax da mãe
   d. Puérpera solicitando medicamento para dor

7. Qual das seguintes práticas não seria incluída em um parto fisiológico?

   a. Indução precoce do trabalho de parto antes da 39ª semana de gravidez
   b. Liberdade de movimento para a parturiente
   c. Presença contínua e suporte durante todo o trabalho de parto
   d. Encorajar esforço expulsivo espontâneo quando surgir o anseio para fazê-lo

EXERCÍCIOS DE RACIOCÍNIO CRÍTICO

1. Uma primigesta a termo de 20 anos chega à maternidade em trabalho de parto (7 cm de dilatação e colo 80% apagado, altura da apresentação de −1) e com ruptura de membranas. Ela afirma que quer um parto "completamente natural", sem medicação. Seu parceiro está com ela e parece ansioso, mas solidário. Na avaliação de admissão, o histórico pré-natal da parturiente é normal; os sinais vitais estão dentro dos limites normais; a FCF via Doppler varia entre 140 e 144 bpm e é regular.

   a. Com base nos dados de avaliação e na solicitação da parturiente de não receber medicamentos, quais intervenções não farmacológicas você poderia oferecer a ela?
   b. Quais posições podem ser sugeridas para facilitar a descida do feto?

2. Várias horas depois, a parturiente queixa-se de náuseas, vira-se para seu parceiro e diz a ele com raiva para não a tocar e ir embora.

   a. Que avaliação precisa ser feita para determinar o que está acontecendo?
   b. Que explicação você pode oferecer ao parceiro da paciente sobre a mudança de comportamento da parturiente?

ATIVIDADES DE ESTUDO

1. Compartilhe experiências em uma reunião de discussão de casos clínicos sobre as intervenções de manejo da dor para as gestantes que lhe foram designadas. Compare e avalie a efetividade dos diferentes métodos utilizados, o comportamento materno observado e o desfecho neonatal em termos de pontuação de Apgar.

2. No monitor cardíaco fetal, o profissional de enfermagem percebe uma elevação da linha de base do feto com o aparecimento das contrações. Essa elevação descreveria um(a) _____.

3. Compare e estabeleça as diferenças entre uma casa de parto local e uma sala de parto de um hospital da comunidade em termos de técnicas de controle da dor e monitoramento fetal utilizados.

4. Selecione um *site* direcionado para futuros pais e faça uma análise crítica das informações fornecidas em termos de orientações e quantidade de advertências.

ESTUDO DE CASO

Uma gestante a termo com 30 anos procura o setor de emergência do hospital por causa de uma dor abdominal. Esta é a sua primeira gravidez e ela está acompanhada pelo parceiro e pela irmã, que estava muito ansiosa. Com base na última ultrassonografia, a idade gestacional é de 40 semanas e 6 dias. Todos os exames de sangue feitos ao longo da gravidez foram normais. Mais cedo no mesmo dia, ela eliminou uma secreção vaginal vermelho-escura semelhante a muco, seguida por cólicas irregulares semelhantes às menstruais. Duas horas antes, ela eliminou um jorro de líquido claro pela vagina e, desde então, tem se sentido mal. Ela ingeriu dois comprimidos de paracetamol em casa para a dor, mas agora está angustiada e veio ao hospital para uma avaliação.

AVALIAÇÃO

Durante o exame físico, a gestante mostrava-se calma entre os episódios de dor. Sua pressão arterial era de 130/80 mmHg e sua frequência de pulso, de 100 bpm. O enfermeiro sentiu o movimento fetal. A FCF era de 142 bpm. A altura do fundo de útero era, à palpação, de 37 cm e a apresentação fetal, cefálica. O exame com espéculo mostrou um líquido transparente acumulado no fórnice posterior da vagina, que, quando colocado em uma lâmina de vidro, apresentou um padrão de samambaia. O exame de toque vaginal revelou que o colo do útero está totalmente apagado e com dilatação de 4 cm. A cabeça fetal está 2 cm acima das espinhas isquiáticas. No exame vaginal não foi palpada a cabeça fetal nem houve moldagem da cabeça fetal.

Período Pós-Parto

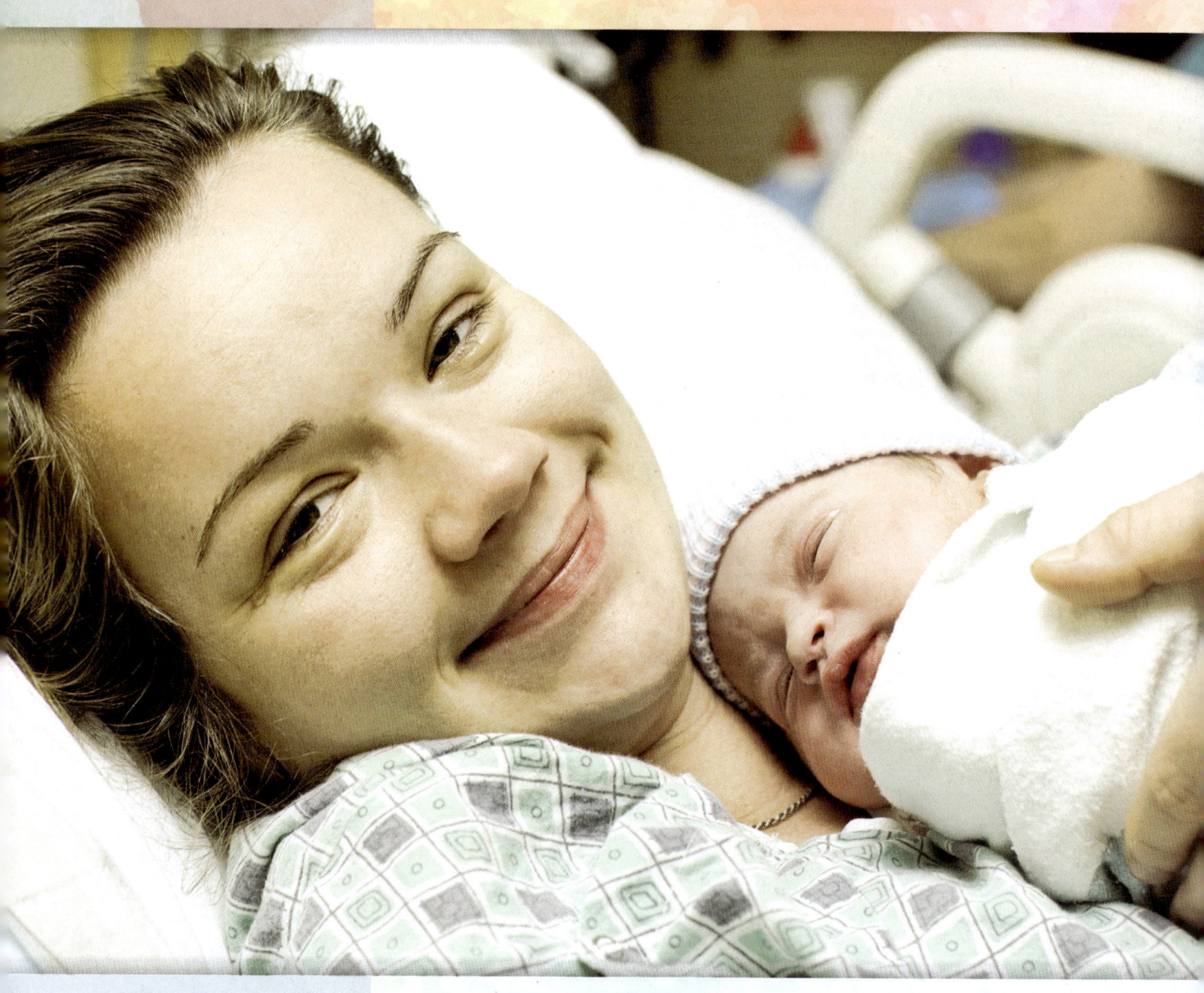

15

Adaptações Pós-Parto

OBJETIVOS DE APRENDIZAGEM

Após a conclusão do capítulo, o leitor será capaz de:

1. Examinar as alterações fisiológicas sistêmicas que ocorrem na puérpera após o parto.

2. Integrar as dimensões dos cuidados pós-parto à família multicultural.

3. Reconhecer as alterações psicológicas que ocorrem na puérpera após o parto.

4. Planejar os cuidados de enfermagem pós-parto com intervenções para promover a ligação materno-infantil.

5. Avaliar as fases de ajuste da função materna e acompanhamento de comportamentos.

6. Analisar as adaptações psicológicas que ocorrem após o parto no parceiro da puérpera.

PALAVRAS-CHAVE

apego
atonia uterina
fase dependente
fase dependente-independente
fase interdependente
ingurgitamento
interação genitor-filho
involução
lactação
lóquios
puerpério

Betsy estava em casa havia apenas 3 dias quando ligou para a maternidade onde deu à luz e pediu para falar com a consultora de lactação. Ela relatou dor em ambas as mamas. Seus mamilos estavam doloridos ao contato por causa da amamentação frequente. Ela descreveu suas mamas como pesadas, endurecidas e inchadas.

INTRODUÇÃO

O período pós-parto é um momento importante de transição para a mãe, para o recém-nascido e para sua família sob o ponto de vista fisiológico e psicológico. O período de **puerpério** começa após a saída da placenta e dura aproximadamente 6 semanas. É frequentemente chamado de "quarto trimestre". Durante este período, o corpo da mulher começa a retornar ao seu estado pré-gestacional, e essas mudanças geralmente se resolvem por volta da sexta semana após o parto. No entanto, o período pós-parto também pode ser definido e incluir mudanças em todos os aspectos da vida da mãe que ocorrem durante o primeiro ano após o nascimento da criança. Alguns acreditam que o período de adaptação pós-parto dura o primeiro ano, tornando o quarto trimestre o mais longo. Tendo isso em mente, o verdadeiro período pós-parto pode durar entre 9 e 12 meses, à medida que o corpo da mãe retorna ao seu estado pré-gestacional, se ajusta psicologicamente às mudanças em sua vida e assume o novo papel de mãe.

Os enfermeiros que atendem uma família que teve um filho devem considerar todos os aspectos culturais, incluindo a comunicação, o espaço e os papéis familiares. Crenças, tradições, valores e cultura são todos refletidos nas práticas transferidas de uma sociedade para outra. A comunicação abrange a compreensão não só da linguagem e da sonoridade da fala de uma pessoa, mas também o significado de toques e gestos. O conceito de espaço pessoal e as dimensões das zonas de conforto variam de uma cultura para outra. Tocar, colocar pacientes perto de outras pessoas e tirar pertences pessoais podem reduzir a segurança pessoal de um indivíduo e aumentar sua ansiedade. Os enfermeiros precisam ser sensíveis à forma como as pessoas respondem ao serem tocadas e devem abster-se de tocá-las se a resposta da paciente indicar que é indesejável. As normas culturais também exercem um impacto sobre os papéis, expectativas e comportamentos familiares associados à posição de um membro na família. Por exemplo, a cultura pode influenciar se um parceiro do sexo masculino participa ativamente da gestação e do parto. Os profissionais de saúde envolvidos nos cuidados de maternidade nos EUA esperam que os parceiros estejam envolvidos, mas essa expectativa de papel pode entrar em conflito com a de muitos dos diversos grupos que agora vivem no país. Alguns grupos de norte-americanos de origem mexicana, árabe, asiática e judeus ortodoxos, por exemplo, costumam ver a experiência do parto como um assunto feminino (Andrews & Boyle, 2019).

Como profissionais de enfermagem, nossa função principal é fornecer cuidados seguros e baseados em evidências para promover desfechos ideais de parto para todas as mulheres, independentemente de suas origens. O enfermeiro precisa lembrar que existe mais de uma forma de prestar esse atendimento. As práticas pós-parto tradicionais ainda são dominantes em muitos grupos culturais. Os enfermeiros devem educar as mulheres e fornecer estratégias para ajudá-las a integrar suas crenças às práticas contemporâneas. O enfermeiro é um importante intermediário cultural, pois acolhe as mulheres e suas famílias nas unidades de obstetrícia, onde compartilham com essas famílias uma das experiências mais íntimas de suas vidas (Ozturk et al., 2019).

Este capítulo descreve as principais alterações fisiológicas e psicológicas que ocorrem na mulher após o parto, além de várias adaptações sistêmicas em todo o corpo dela. Além disso, a mãe e a família se ajustam ao aumento de novos fatores psicológicos. O nascimento de uma criança muda a estrutura familiar e os papéis dos seus membros. As adaptações são dinâmicas e continuarão a evoluir conforme as mudanças físicas ocorrem e novos papéis emergem.

ADAPTAÇÕES FISIOLÓGICAS MATERNAS

Durante a gestação, o corpo feminino se modifica para acomodar as necessidades do feto em crescimento. Após o nascimento, o corpo feminino mais uma vez passa por alterações significativas, pois todos os sistemas corporais retornam ao estado pré-gestacional.

Adaptações do sistema reprodutivo

O sistema reprodutivo passa por enormes adaptações para retornar ao estado pré-gestacional. Todos os órgãos e tecidos do sistema reprodutivo estão envolvidos. O sistema reprodutivo feminino é único em sua capacidade de se remodelar ao longo da vida fértil da mulher. Os eventos após o nascimento, com liberação da placenta e a subsequente involução uterina, envolvem destruição substancial do tecido e posterior reparo e remodelamento. Por exemplo, o ciclo menstrual da mulher, interrompido durante a gestação, começará a retornar várias semanas após o parto se a mulher não estiver amamentando. A ovulação pode retornar a qualquer momento; portanto, a amamentação não deve ser considerada um método contraceptivo seguro e outros métodos devem ser usados para prevenir a gestação. O útero, que sofreu uma enorme expansão durante a gestação para acomodar o crescimento fetal progressivo, retornará ao seu tamanho pré-gestacional ao longo de várias semanas. As mamas da mãe cresceram para se preparar para a lactação e não retornam ao tamanho pré-gestacional como o útero.

Involução uterina

O útero retorna ao seu tamanho normal por meio de um processo gradual de **involução**, que envolve mudanças regressivas que o devolvem ao seu tamanho e condição não gravídica. A involução envolve três processos regressivos:

1. Contração das fibras musculares para reduzir as fibras previamente alongadas durante a gestação

2. Catabolismo, que encolhe cada célula aumentada do miométrio
3. Regeneração do epitélio uterino a partir da camada inferior da decídua após as camadas superiores terem sido descartadas e descamadas durante os lóquios (Jordan et al., 2019).

O útero, que pesa aproximadamente 1.000 g logo após o parto, sofre involução fisiológica à medida que retorna ao seu estado não gestacional. Aproximadamente 1 semana após o nascimento, o útero diminui de tamanho em 50% e pesa cerca de 500 g; ao fim de 6 semanas, pesa aproximadamente 60 g, mais ou menos o peso que tinha antes da gestação (Jordan et al., 2019) (Figura 15.1). Durante as primeiras 12 horas pós-parto, o fundo do útero está localizado no nível do umbigo. Nos primeiros dias após o nascimento, o útero normalmente desce abaixo do nível do umbigo a uma taxa de 1 cm (um dedo) por dia. Após 3 dias, o fundo está dois a três dedos abaixo do umbigo (ou ligeiramente acima em mulheres multíparas). Ao fim de 10 dias, o fundo geralmente não pode ser palpado porque desceu para a pelve verdadeira.

Se essas alterações de caráter regressivo não ocorrerem por causa de fragmentos placentários retidos ou infecção, normalmente ocorre a subinvolução do útero (involução tardia ou ausente), que geralmente responde ao diagnóstico e tratamento precoces. Os fatores que facilitam a involução uterina incluem a expulsão completa das membranas amnióticas e da placenta ao nascimento, trabalho de parto livre de complicações, amamentação e deambulação precoce. Os fatores que inibem a involução incluem trabalho de parto prolongado e parto difícil, expulsão incompleta de membranas amnióticas e placenta, infecção uterina, hiperdistensão dos músculos uterinos (como por gestação múltipla, polidrâmnio ou feto único grande), bexiga cheia (que desloca o útero e interfere nas contrações), anestesia (que relaxa os músculos do útero) e espaçamento curto entre partos (a distensão frequente e repetida diminui o tônus e causa relaxamento muscular).

LÓQUIOS

O processo de involução e restauração do endométrio se reflete nas características dos lóquios. **Lóquios** consistem em fluxo vaginal de origem uterina que ocorre após o nascimento e continua por aproximadamente 4 a 8 semanas. Resulta da involução, durante a qual a camada superficial da decídua basal torna-se necrótica e é descartada. Imediatamente após o parto, os lóquios são de um vermelho brilhante e consistem principalmente em sangue, produtos fibrinosos, células deciduais, hemácias e leucócitos. Os lóquios do útero são alcalinos, mas tornam-se ácidos ao passar pela vagina. Os padrões de fluxo dos lóquios variam em quantidade e duração entre mulheres e gestantes. A cada dia, a quantidade de sangramento deve ser menor e a cor mais clara. As alterações de cor são resultantes da alteração da composição do tecido que é descamado e expelido durante o processo de restauração endometrial (Berens, 2020).

Mulheres que tiveram partos cesáreos tendem a ter menos fluxo porque os resíduos uterinos são removidos manualmente junto com a eliminação da placenta pelo médico. A maioria das mulheres que passam por um parto cirúrgico apresenta lóquios por até 6 semanas.

Os lóquios passam por três estágios:

- *Lóquio rubro* é uma mistura vermelho-escura de muco, restos de tecido e sangue que ocorre nos primeiros 3 a 4 dias após o parto. À medida que o sangramento uterino diminui, ele se torna mais pálido e seroso
- *Lóquio seroso* é o segundo estágio. É castanho-rosado e é expelido 3 a 10 dias após o parto. Os lóquios serosos contêm principalmente leucócitos, tecido decidual, hemácias e líquido seroso
- *Lóquio albo* é a última etapa. A secreção é cremosa de coloração branca ou castanho-clara e consiste em leucócitos, tecido decidual e um pouco de conteúdo líquido. Ocorre do 10º ao 14º dia, mas pode durar de 3 a 6 semanas após o parto em algumas mulheres e ainda ser considerada normal.

Os lóquios em qualquer estágio devem ter cheiro de carne fresca; odor desagradável geralmente indica infecção, como endometrite.

> ### ATENÇÃO!
> Um sinal de perigo é o reaparecimento de sangue vermelho-vivo depois do desaparecimento dos lóquios rubros. Se isso ocorrer, a avaliação por um profissional de saúde é essencial.

CÓLICAS PÓS-PARTO

Parte do processo de involução envolve contrações uterinas. Imediatamente após o parto e a expulsão da placenta, o útero começa a se contrair, contraindo os vasos intramiometriais e impedindo o fluxo sanguíneo; esse é o principal

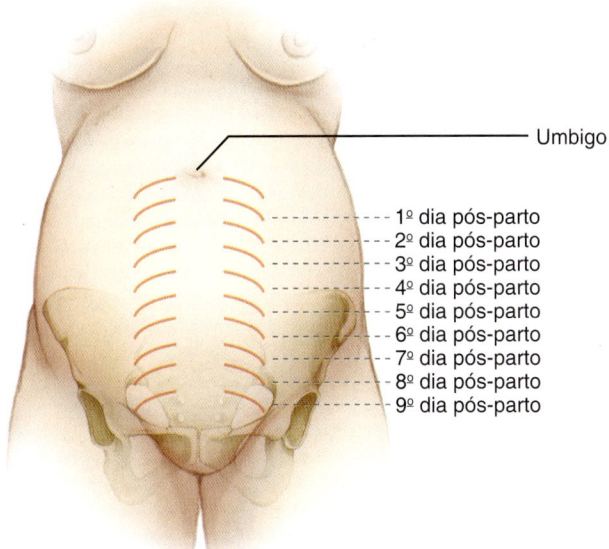

Umbigo
- 1º dia pós-parto
- 2º dia pós-parto
- 3º dia pós-parto
- 4º dia pós-parto
- 5º dia pós-parto
- 6º dia pós-parto
- 7º dia pós-parto
- 8º dia pós-parto
- 9º dia pós-parto

FIGURA 15.1 Involução uterina.

mecanismo de prevenção da hemorragia do local da placenta. Contrações miometriais inadequadas resultarão em atonia, o que resultará em um pós-parto precoce (Berens, 2020). Essas contrações uterinas dolorosas costumam ser chamadas de *cólicas pós-parto*. Todas as mulheres apresentam cólicas pós-parto, mas elas são mais agudas em multíparas e que amamentam em decorrência do estiramento repetido dos músculos uterinos em gestações múltiplas ou estimulação durante a amamentação pela ocitocina liberada pela glândula hipófise. As mulheres primíparas geralmente apresentam cólicas pós-parto leves porque seu útero é capaz de manter um estado contraído. O aleitamento materno e a administração de ocitocina exógena causam contrações uterinas fortes e dolorosas. As cólicas pós-parto geralmente respondem aos analgésicos orais.

> ### ATENÇÃO!
> As cólicas pós-parto geralmente são mais fortes durante a amamentação, porque a ocitocina liberada pelo reflexo de sucção potencializa as contrações uterinas. Analgésicos fracos podem reduzir esse desconforto.

Colo do útero

Imediatamente após o parto vaginal, o colo do útero se estende para a vagina e permanece parcialmente dilatado, machucado e edemaciado, e normalmente retorna ao seu estado pré-gestacional até a 6ª semana pós-parto. O colo do útero se fecha gradualmente, mas nunca recupera sua aparência pré-gestacional. Imediatamente após o parto, o colo do útero está disforme e edemaciado e pode ser facilmente distensível por vários dias. O istmo do útero se fecha e retorna gradualmente ao normal em 2 semanas, enquanto o óstio se alarga e nunca mais volta a ser o mesmo após o parto. O óstio do útero não tem mais a forma de um círculo, mas a aparência de uma abertura irregular em forma de fenda, frequentemente descrita como "boca de peixe" (Figura 15.2).

Vagina

Logo após o parto, a mucosa vaginal está edemaciada, relaxada e fina, com poucas pregas. Conforme a função ovariana retorna e a produção de estrogênio é retomada,

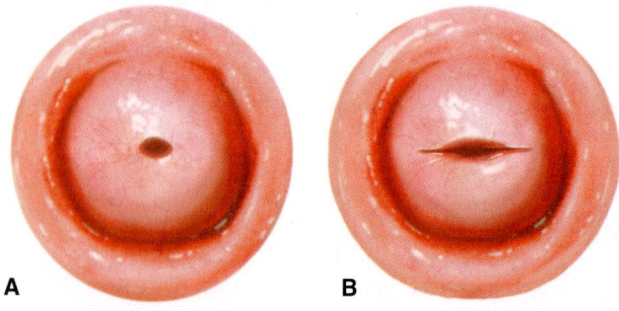

FIGURA 15.2 Aspecto do óstio do útero. **A.** Antes da primeira gestação. **B.** Pós-parto.

a mucosa se espessa e as pregas reaparecem em aproximadamente 3 semanas. A vagina permanece aberta e geralmente perde a tonicidade. A vagina retorna aproximadamente ao seu tamanho pré-gestacional até a 6ª a 8ª semana após o parto, mas sempre permanecerá um pouco maior do que era antes da gestação.

A produção normal de muco e o espessamento da mucosa vaginal geralmente retornam ao normal com a ovulação. A vagina diminui gradualmente de tamanho e recupera o tônus ao longo de algumas semanas. Em 3 a 4 semanas, o edema e a vascularização diminuem. O epitélio vaginal geralmente é restaurado até a 6ª a 8ª semana após o parto (Blackburn, 2018). O ressecamento local e o desconforto no coito (dispareunia) geralmente afligem muitas mulheres até o retorno da menstruação. Lubrificantes hidrossolúveis podem reduzir o desconforto durante a relação sexual.

Períneo

O períneo se estende durante o parto para permitir a passagem do recém-nascido, mas a maioria das mulheres sofre algum grau de traumatismo perineal durante o parto, que pode ser doloroso no pós-parto. O períneo costuma estar edemaciado e com hematomas nos primeiros 2 dias após o parto. Se durante o parto foi realizada episiotomia ou ocorreu laceração, a cicatrização completa pode levar de 4 a 6 meses, na ausência de complicações no local, como hematoma ou infecção. O tônus muscular pode ou não retornar ao normal, dependendo da extensão da lesão dos músculos, nervos e tecidos conjuntivos (Begley et al., 2019). As lacerações perineais podem se estender até o ânus e causar considerável desconforto para a mãe nas tentativas de defecar ou deambular. A presença de hemorroidas tumefeitas também pode aumentar o desconforto. As medidas locais de conforto, como compressas de gelo, despejar água morna sobre a área com um frasco de irrigação perineal, compressas de hamamélis,[1] *sprays* anestésicos e banhos de assento podem aliviar a dor.

Os tecidos de suporte do assoalho pélvico são distendidos durante o processo de parto e a restauração do tônus pode levar até 6 meses. Pode ocorrer afrouxamento pélvico em qualquer mulher que passe por um parto vaginal. A disfunção do assoalho pélvico é uma das complicações mais comuns do parto após um parto vaginal e pode ter um impacto significativo na qualidade de vida da mulher à medida que envelhece. Os enfermeiros devem incentivar todas as mulheres a praticar exercícios de treinamento dos músculos do assoalho pélvico

---

[1]N.R.T.: Hamamélis é um fitoterápico natural feito a partir da casca e das folhas da planta *Hamamelis virginiana*, nativa da América do Norte. O extrato é utilizado com fins medicinais, sobretudo nos EUA, podendo ser transformado em chás e pomadas. (Fonte: eCycle. *Hamamélis: o que é, benefícios e usos medicinais.* Disponível em: https://www.ecycle.com.br/hamamelis/#:~:text=Hamam%C3%A9lis%3A%20o%20que%20%C3%A9%2C%20benef%C3%ADcios%20e%20usos%20medicinais. Acesso em: 27 set. 2021.)

(TMAP) para melhorar o tônus muscular do assoalho pélvico, fortalecer os músculos do períneo e promover a cicatrização. Ver Prática baseada em evidências 15.1.

> ### ATENÇÃO!
>
> A falha em manter e restaurar o tônus muscular perineal pode levar à incontinência urinária tardia em muitas mulheres.

Adaptações do sistema cardiovascular

O parto altera a hemodinâmica materna e pode levar à instabilidade cardiovascular no pós-parto imediato. O sistema cardiovascular passa por mudanças intensas após o parto. Durante a gestação, o coração é ligeiramente deslocado para cima e para a esquerda. Isso se reverte quando o útero involui. O débito cardíaco permanece elevado nos primeiros dias após o parto e, em seguida, diminui gradualmente até valores anteriores à gestação dentro de 3 meses após o parto.

O volume sanguíneo, que aumenta substancialmente durante a gestação, cai rapidamente após o parto e retorna ao normal 4 semanas após. A diminuição do débito cardíaco e do volume sanguíneo reflete a perda de sangue relacionada ao parto (média de 500 mℓ no parto vaginal e 1.000 mℓ no parto cesáreo). O débito cardíaco diminui para os valores pré-gestacionais 24 a 72 horas após o nascimento, cai rapidamente nas 2 semanas seguintes e geralmente retorna aos níveis não gestacionais em 6 a 8 semanas após o parto. O volume plasmático sanguíneo é adicionalmente reduzido por meio da diurese, que ocorre entre o 2º e 5º dia (Blackburn, 2018). Apesar da diminuição do volume sanguíneo, o nível de hematócrito permanece relativamente estável e pode até aumentar, refletindo a perda predominante de plasma. Assim, uma diminuição aguda do hematócrito não é um achado esperado e pode indicar hemorragia.

> ### Conceito fundamental
>
> **Priorização dos sinais vitais após o parto**
>
> Não é incomum que as mulheres apresentem elevação da temperatura corporal para até 37,8°C nas primeiras 24 horas após o parto devido a desidratação. Também pode ocorrer discreta queda na pressão sanguínea. O enfermeiro deve se preocupar principalmente com elevação da pressão arterial, porque pré-eclâmpsia pode ocorrer no período pós-parto inicial.

Frequência cardíaca e pressão arterial

O aumento do débito cardíaco e do volume sistólico durante a gestação começa a diminuir após o parto, depois de a placenta sair. Essa diminuição do débito cardíaco reflete-se em bradicardia (40 a 60 bpm) durante as duas primeiras semanas pós-parto. Essa desaceleração da frequência cardíaca está relacionada ao aumento do fluxo sanguíneo para o coração e para a circulação central, visto que já não é necessário mais irrigar a placenta. Esse aumento na circulação central leva ao aumento do volume sistólico e permite uma frequência cardíaca mais baixa suficiente para a circulação materna. Gradualmente, o débito cardíaco retorna aos níveis pré-gestacionais até o 3º mês pós-parto (Cunningham et al., 2019).

A taquicardia (frequência cardíaca acima de 100 bpm) na puérpera exige uma investigação mais aprofundada. Pode indicar hipovolemia, desidratação ou hemorragia. No entanto, devido ao aumento do volume sanguíneo durante a gestação, uma perda considerável de sangue pode ser

---

PRÁTICA BASEADA EM EVIDÊNCIAS 15.1   Efeitos do treinamento dos músculos do assoalho pélvico guiado por *feedback* eletromiográfico (EMG) na incontinência urinária de esforço pós-parto

ESTUDO

A incontinência urinária de esforço pós-parto refere-se a um aumento agudo da pressão intraperitoneal, causando micção inconsciente devido à perda da contração do músculo detrusor. Músculos e nervos danificados do assoalho pélvico durante o parto podem levar a perda de controle sobre a bexiga. Posteriormente, qualquer aumento na pressão intraperitoneal causa extravasamento de urina. A incontinência urinária pós-parto é uma condição comum que piora com a idade. O objetivo desse estudo foi explorar a eficácia do treinamento dos músculos do assoalho pélvico guiado por *feedback* eletromiográfico (EMG) na incontinência urinária de esforço pós-parto *versus* exercícios regulares de Kegel.

Achados

Cem mulheres com incontinência urinária pós-parto foram escolhidas e divididas igualmente em dois grupos; um grupou recebeu EMG e o outro grupo fez exercícios regulares de Kegel. Os acompanhamentos ocorreram em 1 e 6 meses. Ambos os grupos passaram por treinamento das técnicas específicas a serem utilizadas. O grupo EMG teve uma sonda inserida na vagina e um choque elétrico foi administrado para induzir as contrações dos músculos do assoalho pélvico, aumentando assim a força das fibras musculares. Após o tratamento, foi determinado que, em comparação com o grupo que executou apenas exercícios de Kegel, o grupo que realizou EMG para aumentar as contrações dos músculos do assoalho pélvico obteve melhora significativa nos sintomas de incontinência urinária.

Implicações para a enfermagem

O acúmulo de evidências com base neste e em outros estudos mostrou que o aparelho de reabilitação da musculatura do assoalho pélvico funciona melhor no tratamento da incontinência urinária pós-parto do que a simples aplicação de exercícios de Kegel. Os enfermeiros podem abordar essa condição com suas puérperas para estimular o uso desse método para melhorar os sintomas de incontinência urinária e a qualidade de vida à medida que envelhecem.

Adaptado de Liu, Z., & Sun, Z. (2019). Effects of electromyographic (EMG) biofeedback-guided pelvic floor muscle training on postpartum stress urinary incontinence. *International Journal of Clinical and Experimental Medicine, 12*(4), 3743-3749.

bem tolerada e não desencadear uma resposta cardiovascular compensatória, como a taquicardia. Na maioria dos casos de hemorragia pós-parto, a pressão arterial e o débito cardíaco permanecem aumentados por causa do aumento compensatório da frequência cardíaca. Assim, a diminuição da pressão arterial e do débito cardíaco não é uma alteração esperada durante o pós-parto. A identificação precoce é essencial para garantir a intervenção rápida.

A pressão arterial diminui principalmente nos primeiros 2 dias e depois se eleva entre 3 e 7 dias após o parto e retorna aos níveis pré-gestacionais em até 6 semanas (Jordan et al., 2019). Um aumento significativo acompanhado de cefaleia pode indicar pré-eclâmpsia e requer uma investigação mais aprofundada. A diminuição da pressão arterial pode sugerir uma infecção ou hemorragia uterina.

Coagulação

Alterações fisiológicas normais da gestação, incluindo alterações na hemostasia que favorecem a coagulação, fibrinólise reduzida e acúmulo e estase de sangue nos membros inferiores, colocam as mulheres em risco de coágulos sanguíneos. Essas alterações, que geralmente retornam aos níveis pré-gestacionais cerca de 3 semanas após o parto, são importantes para minimizar a perda de sangue no parto. Tabagismo, obesidade, imobilidade e fatores pós-parto, como infecção, sangramento e cirurgia de emergência (incluindo cesariana de emergência) também aumentam o risco de distúrbios de coagulação (Resnik et al., 2019).

Os fatores de coagulação que aumentaram durante a gestação tendem a permanecer elevados durante o início do período pós-parto. O parto estimula ainda mais esse estado de hipercoagulabilidade. Como resultado, esses fatores de coagulação permanecem elevados por 2 a 3 semanas após o parto (King et al., 2019). Este estado de hipercoagulabilidade, combinado a danos vasculares durante o parto e imobilidade, coloca a mulher em risco de tromboembolismo (coágulos sanguíneos) nos membros inferiores e nos pulmões.

Componentes celulares sanguíneos

A produção de hemácias cessa no início do puerpério, fazendo com que os níveis médios de hemoglobina e hematócrito diminuam discretamente nas primeiras 24 horas. Durante as 2 semanas seguintes, ambos os níveis aumentam lentamente. A contagem de leucócitos, que aumenta no trabalho de parto, permanece elevada nos primeiros 4 a 6 dias após o nascimento, mas depois diminui para 6.000 a 10.000/mm^3. Essa elevação nos leucócitos pode complicar um diagnóstico de infecção no período pós-parto imediato.

Adaptações do sistema urinário

A gestação e o parto podem ter efeitos profundos no sistema urinário. Durante a gestação, a taxa de filtração glomerular e o fluxo plasmático renal aumentam

significativamente. Ambos geralmente retornam ao normal até a 6ª semana após o parto. Há um retorno gradual do tônus e das dimensões e função normais da bexiga, dos ureteres e da pelve renal, todos dilatados durante a gestação.

Muitas mulheres têm dificuldade em sentir se estão com vontade de urinar após o parto se tiverem recebido um bloqueio anestésico durante o trabalho de parto (que inibe o funcionamento neural da bexiga) ou se receberam ocitocina para induzir ou acelerar o parto (efeito antidiurético). Essas mulheres correm o risco de esvaziamento incompleto, distensão da bexiga, dificuldade de micção e retenção urinária. Além disso, a micção pode ser impedida por:

* Lacerações perineais
* Tumefação e hematomas generalizados no períneo e nos tecidos em torno do meato urinário
* Hematomas
* Diminuição do tônus da bexiga em decorrência da anestesia regional
* Diminuição da sensibilidade à pressão na bexiga em decorrência da tumefação, da falta de tônus vesical e dos efeitos da anestesia regional utilizada durante o trabalho de parto (Kellerman & Rakel, 2019).

A dificuldade de micção pode causar retenção urinária, distensão da bexiga e, por fim, infecção urinária. A retenção urinária e a distensão da bexiga podem causar deslocamento do útero da linha média para a direita e podem inibir a contração adequada do útero, o que aumenta o risco de hemorragia pós-parto. A retenção urinária é uma das principais causas de **atonia uterina**, que permite sangramento excessivo. A micção frequente de pequenas quantidades (menos de 150 mℓ) sugere retenção urinária com transbordamento e o cateterismo pode ser necessário para esvaziar a bexiga e restaurar o tônus.

A diurese pós-parto ocorre em virtude de vários mecanismos: o grande volume de líquido intravenoso administrado durante o trabalho de parto; a redução do efeito antidiurético da ocitocina à medida que seu nível diminui; o acúmulo e a retenção de líquidos extras durante a gestação e a diminuição da produção de aldosterona, o hormônio que reduz a retenção de sódio e aumenta a produção de urina (Berens, 2020). Todos esses fatores contribuem para o rápido enchimento da bexiga dentro de 12 horas após o parto. A diurese começa 12 horas após o parto e continua durante a primeira semana seguinte. A função normal retorna ao normal ao longo do 1º mês após o parto (Cunningham et al., 2018).

CONSIDERAÇÕES

Você já se sentiu um verdadeiro idiota por não ser capaz de realizar uma tarefa simples na vida? Eu tive um menino lindo depois de apenas 6 horas de trabalho de parto. Minha peridural funcionou bem e, na verdade, senti muito pouco desconforto durante o trabalho de parto. Como após o parto eu cheguei ao quarto no meio da noite, senti que algumas horas de sono seriam tudo que eu precisava para voltar ao normal. Durante uma avaliação na manhã seguinte, o enfermeiro detectou que meu útero havia se deslocado da linha média para a direita e fui instruída a esvaziar a bexiga. Não entendi por que o enfermeiro estava preocupado com a localização do meu útero e, além disso, não senti nenhuma sensação de bexiga cheia. Mas eu me levantei mesmo assim e tentei obedecer. Apesar de todos os truques do enfermeiro, como abrir a torneira para eu ouvir o barulho da água e derramar água morna sobre minhas coxas com um frasco de irrigação perineal, eu não conseguia urinar. Como eu poderia não realizar uma das tarefas mais simples da vida?

Reflexões: mulheres que recebem anestesia local frequentemente apresentam redução na sensibilidade da área perineal e não sentem quando a bexiga está cheia. A avaliação de enfermagem revelou um útero deslocado em decorrência da bexiga cheia. Que "truques" adicionais podem ser usados para ajudar essa puérpera a urinar? Que explicação deve ser oferecida a ela em relação ao motivo da sua dificuldade de urinar?

Adaptações do sistema digestório

O sistema digestório retorna rapidamente ao normal após o nascimento porque o útero grávido não está mais preenchendo a cavidade abdominal e pressionando os órgãos abdominais. Os níveis de progesterona, que causam relaxamento da musculatura lisa durante a gestação e diminuição do tônus intestinal, também estão em declínio.

Independentemente do tipo de parto, a maioria das mulheres apresenta diminuição do tônus intestinal e do peristaltismo por vários dias após o parto. A diminuição do peristaltismo ocorre em resposta a analgésicos, cirurgia, diminuição da pressão intra-abdominal, dieta pobre em fibras, ingestão insuficiente de líquidos e diminuição do tônus muscular. Além disso, mulheres com episiotomias, lacerações perineais ou hemorroidas podem temer dor ou danificar o períneo com a primeira defecação e podem tentar retardá-la. Assim, a constipação intestinal é um problema comum durante o período pós-parto. Por esse motivo, um emoliente fecal pode ser prescrito.

A maioria das mulheres sente fome e sede após o parto, comumente devido às restrições de jejum (NPO) e à energia gasta durante o trabalho de parto. Seu apetite volta ao normal imediatamente após o parto.

> ## ATENÇÃO!
> Antecipe a necessidade da mulher de reabastecer seu corpo com alimentos e líquidos e forneça-os logo após o parto.

Adaptações do sistema musculoesquelético

Os efeitos da gestação sobre os músculos e articulações variam amplamente. As alterações musculoesqueléticas associadas à gestação, como aumento da frouxidão ligamentar, ganho de peso, alteração do centro de gravidade e síndrome do túnel do carpo, são revertidas durante o período pós-parto. Durante a gestação, os hormônios relaxina, estrogênio e progesterona relaxam as articulações. Após o nascimento, os níveis desses hormônios diminuem, resultando no retorno de todas as articulações ao estado pré-gestacional, com exceção dos pés da mulher. Mulheres multíparas podem notar um aumento permanente no tamanho dos sapatos (Jordan et al., 2019).

As mulheres comumente sentem fadiga e intolerância à atividade física e têm uma imagem corporal distorcida por semanas após o nascimento, devido ao declínio dos níveis de relaxina e progesterona, que causa dor no quadril e nas articulações que interfere na deambulação e nos exercícios. Uma boa mecânica corporal e o posicionamento correto são importantes durante esse período para evitar dores lombares e lesões nas articulações. Dentro de 6 a 8 semanas após o parto, as articulações estão completamente estabilizadas e voltam ao normal.

Durante a gestação, ocorre o alongamento dos músculos da parede abdominal para acomodar o útero em crescimento. Esse alongamento leva à perda do tônus muscular e possivelmente à separação dos músculos longitudinais (músculos retos do abdome) do abdome. A separação dos músculos retos do abdome, chamada diástase do reto, é mais comum em mulheres que apresentam tônus muscular abdominal insuficiente antes da gestação. Após o nascimento, o tônus muscular diminui e os músculos abdominais ficam moles e flácidos. São necessários exercícios específicos para ajudar a mulher a recuperar o tônus muscular. Felizmente, a diástase responde bem aos exercícios e o tônus dos músculos abdominais pode ser melhorado. (Ver Capítulo 16 para mais informações sobre exercícios para melhorar o tônus muscular.)

> ## ATENÇÃO!
> Se o tônus do músculo reto do abdome não for recuperado por meio de exercícios físicos, o suporte durante futuras gestações pode não ser adequado.

Adaptações do sistema tegumentar

Outro sistema que sofre efeitos duradouros da gestação é o sistema tegumentar. À medida que os níveis de estrogênio e progesterona diminuem, a pigmentação escurecida no abdome (linha *nigra*), na face (melasma) e nos mamilos desaparece gradualmente. Algumas mulheres apresentam queda de cabelo durante a gestação e no período pós-parto. Aproximadamente 90% dos cabelos estão crescendo em um dado momento, enquanto os outros 10% entram em uma fase de repouso. Por causa dos altos níveis de estrogênio presentes durante a gestação, um número maior de cabelos vai para a fase de repouso, que faz parte do ciclo normal de queda de cabelo. O período mais comum de perda de cabelo é 3 meses após o parto, quando o estrogênio retorna aos níveis normais e mais cabelos podem cair. Essa queda de cabelo é temporária e a regeneração geralmente retorna aos níveis normais em 4 a 6 meses em dois terços das mulheres e em 15 meses no restante, embora o volume de cabelo possa ser menos abundante do que antes da gestação (King et al., 2019).

Estrias gravídicas (*striae gravidarum*) que se desenvolveram durante a gestação nas mamas, abdome e quadris desaparecem gradualmente até se tornarem linhas prateadas. No entanto, essas linhas não desaparecem completamente. Embora muitos produtos no mercado afirmem que fazem as estrias desaparecer, sua eficácia é altamente questionável.

A profusa sudorese (diaforese) comum durante o início do pós-parto é uma das adaptações mais notáveis no sistema tegumentar. Muitas mulheres acordam encharcadas de suor durante o puerpério. A diaforese pós-parto é um mecanismo para reduzir a quantidade de fluidos retidos durante a gestação e restaurar o nível pré-gestacional de líquido corporal. Pode ser abundante às vezes. É comum, especialmente à noite, durante a primeira semana após o parto. Tranquilize a paciente de que isso é normal e incentive-a a trocar a roupa de dormir para evitar ficar com frio.

Adaptações do sistema respiratório

A frequência respiratória geralmente permanece dentro da faixa normal para os adultos, de 16 a 24 incursões respiratórias por minuto. À medida que os órgãos abdominais retornam às suas posições não gestacionais, o diafragma retorna à sua posição normal. As alterações anatômicas na cavidade torácica e nas costelas causadas pelo aumento do crescimento uterino desaparecem rapidamente. Como resultado, desconfortos como dispneia e dor nas costelas são aliviados. O volume corrente, o volume minuto, a capacidade vital e a capacidade residual funcional retornam aos valores da pré-gestacionais, normalmente em 1 a 3 semanas após o parto (Kellerman & Rakel, 2019).

Adaptações do sistema endócrino

Com a liberação da placenta, ocorre uma rápida eliminação dos hormônios placentários. O sistema endócrino sofre várias alterações rapidamente após o parto. Os níveis de estrogênio e progesterona circulantes diminuem rapidamente com a saída da placenta. A redução dos níveis de estrogênio está associada ao ingurgitamento mamário e à diurese do excesso de líquido extracelular acumulado durante a gestação (Blackburn, 2018). O estrogênio está em seu nível mais baixo 1 semana após o parto. Para a puérpera que não está amamentando, os níveis de estrogênio começam a aumentar 2 semanas após o parto. Para a mulher que amamenta, os níveis de estrogênio permanecem baixos até que a frequência de amamentação diminua.

Os níveis de outros hormônios placentários (gonadotrofina coriônica humana [hCG], lactogênio placentário humano [hPL], progesterona) diminuem rapidamente após o nascimento. Os níveis de hCG são inexistentes no fim da primeira semana pós-parto e o hPL é indetectável 1 dia após o parto (Cunningham et al., 2018). Os níveis de progesterona são indetectáveis 3 dias após o parto e a produção é restabelecida com a primeira menstruação. A prolactina é um hormônio secretado pela adeno-hipófise, que atua na lactação e reprodução. Os níveis de prolactina diminuem em 2 semanas para a mulher que não está amamentando, mas permanecem elevados na lactante (Webster et al., 2018).

Perda ponderal após o parto

Para todas as mulheres em idade reprodutiva, o ganho de peso excessivo e a retenção de peso pós-parto podem aumentar o risco de obesidade. O aleitamento materno demonstrou ter muitos benefícios para a saúde tanto da mãe quanto do recém-nascido; no entanto, as evidências de sua eficácia na perda de peso pós-parto são confusas. A lactação geralmente não é suficiente para que as mães voltem ao peso pré-gestacional. Mais estudos de pesquisa são necessários para avaliar de forma confiável o impacto da amamentação no controle do peso pós-parto (Pattison et al., 2019).

A velocidade e a magnitude da perda de peso no período pós-parto parecem ser determinadas pelos mesmos fatores que determinam a perda de peso em qualquer momento da vida de uma mulher, incluindo peso existente, índice de massa corporal (IMC), dieta, idade e nível de atividade física (Ramos et al., 2019). Portanto, há benefícios de intervenções gerais de estilo de vida na perda de peso em mulheres no pós-parto, que incluem exercícios e mudanças na dieta para atingir quaisquer metas de redução de peso. Ver Prática baseada em evidências 15.2.

Saúde sexual

O parto é um período importante na vida de uma mulher. As adaptações que ocorrem após ele afetam seu bem-estar físico, humor, relacionamento e saúde sexual. Hormônios, alterações físicas e psicológicas, papéis parentais, cuidados com o recém-nascido, amamentação, insônia, fadiga, costumes, crenças e tradições são fatores que influenciam o funcionamento sexual no período pós-parto. Os problemas sexuais que as mulheres enfrentam durante esse período geralmente estão relacionados ao impulso sexual, excitação, distúrbios orgásticos e relações sexuais desconfortáveis (Sahin & Erenel, 2019). Com base nos resultados da pesquisa, as mulheres consideram seus profissionais de saúde como os mais influentes no que diz respeito a quando podem e devem retomar a atividade sexual após o parto (DeMaria et al., 2019). Assim, o enfermeiro precisa proporcionar às mulheres oportunidades de expressar, identificar e resolver seus problemas sexuais, o que contribui para a melhora da saúde e qualidade de vida. Os enfermeiros podem orientar de forma

PRÁTICA BASEADA EM EVIDÊNCIAS 15.2   Retenção excessiva de peso gestacional e ganho de peso no pós-parto: percepção das mulheres

ESTUDOS

As mulheres apresentam um ganho significativo de peso durante a gestação e precisam perdê-lo após o parto. A retenção de peso pós-parto contribui para o desenvolvimento da obesidade na meia-idade e nos períodos pós-menopausa. O sobrepeso e a obesidade constituem um problema de saúde pública global e um importante fator de risco para diabetes, dislipidemia, hipertensão e doenças cardiovasculares. A amamentação é uma intervenção conhecida para auxiliar na perda de peso durante o período pós-parto. O exercício físico regular é outra intervenção para ajudar na perda de peso. Esse estudo incluiu 200 mulheres com IMC superior a 25 kg/m². A entrevista semiestruturada foi validada por especialistas materno-infantis com índice de validação de conteúdo de 0,88.

Achados

Os principais achados foram relacionados às barreiras à atividade física, incluindo dor, cansaço, falta de sono e altas demandas do recém-nascido. A maioria das mulheres se sentia oprimida e exausta, por isso notou-se que muitas delas comiam para reduzir o estresse. Várias mulheres desconheciam a manutenção do peso e não apresentavam conhecimento nutricional. Um dos resultados significativos foi o equívoco de que a amamentação leva automaticamente à perda de peso, então não importava a quantidade de comida que as mulheres consumiam durante o período pós-parto, desde que continuassem amamentando.

Implicações para a enfermagem

Os achados desse estudo destacaram que as mulheres no período pós-parto apresentam baixa atividade física, comportamento sedentário, falta de conhecimento, equívocos sobre amamentação, alta ingestão calórica e falta de suporte como razões que contribuem para a retenção excessiva de peso gestacional. O pós-parto é um período desafiador, além de estressante para as mulheres, no qual muitas se sentem sobrecarregadas e exauridas devido a privação de sono, alterações hormonais, altas demandas do recém-nascido, falta de tempo e adaptação ao novo papel materno. A retenção de peso pós-parto tem importantes implicações para a saúde pública, pois tem um impacto significativo sobre a obesidade a longo prazo e riscos futuros para a saúde. Os enfermeiros devem identificar as mulheres que retêm peso e fornecer instruções sobre atividades de estilo de vida saudáveis que ajudem na perda de peso. As mulheres procuram os enfermeiros para obter orientação sobre sua saúde, alimentação e faixas de peso adequadas.

Adaptado de Ganapathy, T. (2019). Excessive weight retention and weight gain in postpartum: perception of women. *Indian Journal of Health Sciences and Biomedica Research, 12*(1), 28-34. https://doi.org/10.4103/kleuhsj.kleuhsj_150_18

antecipada e aconselhar as mulheres e seus parceiros sobre problemas sexuais durante o período pós-parto, bem como suas causas e possíveis soluções.

Saúde das puérperas em todo o mundo

A globalização mudou nossa sociedade de várias maneiras, mas a saúde das mulheres continua estagnada ou piorando em muitas partes do mundo. O aumento da conscientização global sobre a saúde para melhorar a saúde e gerar a mudança social é a chave no cenário da saúde global hoje. A muitas mulheres em países em desenvolvimento é negado o direito fundamental de desfrutar de um estado de saúde completo, conforme definido pela Organização Mundial da Saúde (O'Connor et al., 2019). As questões de desrespeito e abuso durante e após o parto e a necessidade de cuidados respeitosos com a maternidade são elementos-chave que precisam ser abordados para melhorar os resultados. Mais de meio milhão de mulheres morrem anualmente em decorrência de complicações durante e após o parto (sangramento e infecções), a maioria delas na África e na Ásia. Os enfermeiros podem agir no processo de conscientização sobre esse problema, que geralmente é o primeiro passo para a mudança (Polan & Taylor, 2019).

Mulheres em todo o mundo continuam enfrentando enormes obstáculos na tentativa de acesso a cuidados obstétricos. Assistência especializada das parturientes é crítica para diminuir a mortalidade materna e neonatal; no entanto, muitas gestantes em países em desenvolvimento dão à luz fora do centro de saúde sem ajuda qualificada. Enfermeiros em todo o mundo podem ajudar a defender intervenções baseadas em evidências de boa relação custo-benefício para prevenir e combater complicações no parto para salvar a vida das mulheres. O desafio é garantir que toda gestante que precisar de atendimento o receba. O enfermeiro pode fazer a diferença fora das fronteiras de seus próprios países, defendendo todas as mulheres globalmente por meio dos sistemas políticos governamentais e incentivando esses governos a oferecer ajuda e salvar vidas.

Lactação

A **lactação** é a secreção de leite pelas mamas. Acredita-se que seja desencadeada pela interação de progesterona, estrogênio, prolactina e ocitocina. O leite materno geralmente aparece 4 a 5 dias após o parto.

Lembre-se de Betsy, a mulher que sentiu alterações dolorosas nas mamas. O que Betsy pode estar descrevendo? Por que a condição de suas mamas mudou em comparação a quando ela estava no hospital?

Aleitamento materno

O aleitamento materno é um processo dinâmico, que exige acoplamento dos movimentos periódicos da mandíbula do recém-nascido, a ondulação da língua e o reflexo de ejeção do leite materno. Todos os mecanismos devem ser coordenados para serem bem-sucedidos. Todas as principais organizações de profissionais de saúde o recomendam. A American Academy of Pediatrics (AAP) recomenda o aleitamento materno exclusivo por

6 meses, seguido pela introdução de alimentos complementares apropriados e amamentação contínua por 1 ano ou mais (AAP, 2019). Essa recomendação é considerada o padrão atual de cuidado. Os profissionais de enfermagem têm uma função importante na promoção, no apoio e na proteção do aleitamento materno. Eles devem ter o conhecimento e as habilidades necessárias para fornecer educação sobre aleitamento materno a todas as mães. O posicionamento adequado, a pega, a sucção e a deglutição são essenciais para amamentação bem-sucedida. Embora o aleitamento materno seja recomendado por organizações internacionais e nacionais, os profissionais de enfermagem devem respeitar e apoiar as mães em relação aos métodos de alimentação infantil escolhidos.

Durante a gestação, as mamas aumentam de tamanho e em capacidade funcional na preparação para a amamentação. O estrogênio estimula o crescimento do sistema de coleta de leite (ductal), enquanto a progesterona estimula o crescimento do sistema de produção de leite. No primeiro mês de gestação, os ductos das glândulas mamárias emitem ramos, formando mais lóbulos e alvéolos. Essas alterações estruturais tornam as mamas maiores, mais sensíveis e pesadas. Cada mama ganha aproximadamente 450 g de peso a termo, as células glandulares se enchem de secreções, os vasos sanguíneos aumentam em número e as quantidades de tecido conjuntivo e de adipócitos aumentam (Jordan et al., 2019).

A prolactina proveniente da adeno-hipófise, secretada em níveis crescentes durante a gestação, ativa a síntese e a secreção de leite após o parto. Durante a gestação, a prolactina, o estrogênio e a progesterona causam a síntese e a secreção do *colostro*, que contém proteínas e carboidratos, mas nenhuma gordura do leite. Somente após o nascimento, quando os altos níveis de estrogênio e progesterona caem abruptamente, a prolactina é capaz de estimular as células glandulares a secretar leite em vez de colostro. Isso ocorre dentro de 4 a 5 dias após o parto.

A ocitocina atua de forma que o leite possa ser ejetado dos alvéolos para o mamilo. Portanto, a sucção do recém-nascido liberará leite. A diminuição na qualidade da estimulação causa redução nos picos de prolactina e, portanto, diminuição na produção de leite. Os níveis de prolactina aumentam em resposta à estimulação do mamilo durante as amamentações. A prolactina e a ocitocina resultam na produção de leite se estimuladas pela sucção (Blackburn, 2018) (Figura 15.3). Se o estímulo (sucção) não estiver presente, como acontece com mulher que não está amamentando, o ingurgitamento mamário e a produção de leite diminuirão alguns dias após o parto.

O contato pele a pele durante a primeira hora após o nascimento é o padrão-ouro para iniciar o aleitamento materno se a mãe decidir que esse é o método de alimentação de seu recém-nascido, cujo instinto é buscar nutrição após o parto. Um recém-nascido se move no

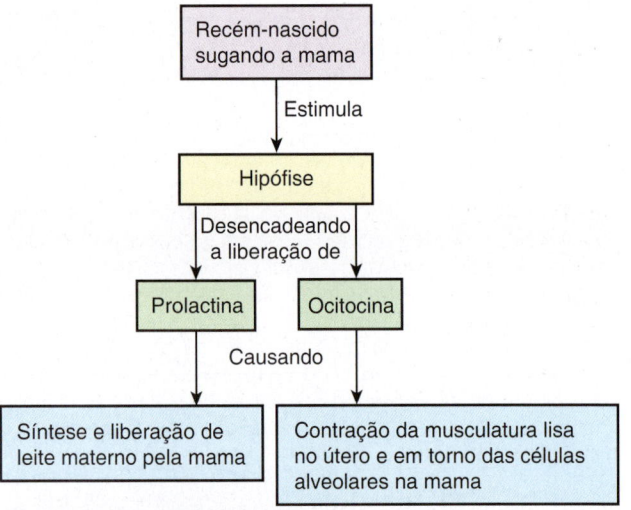

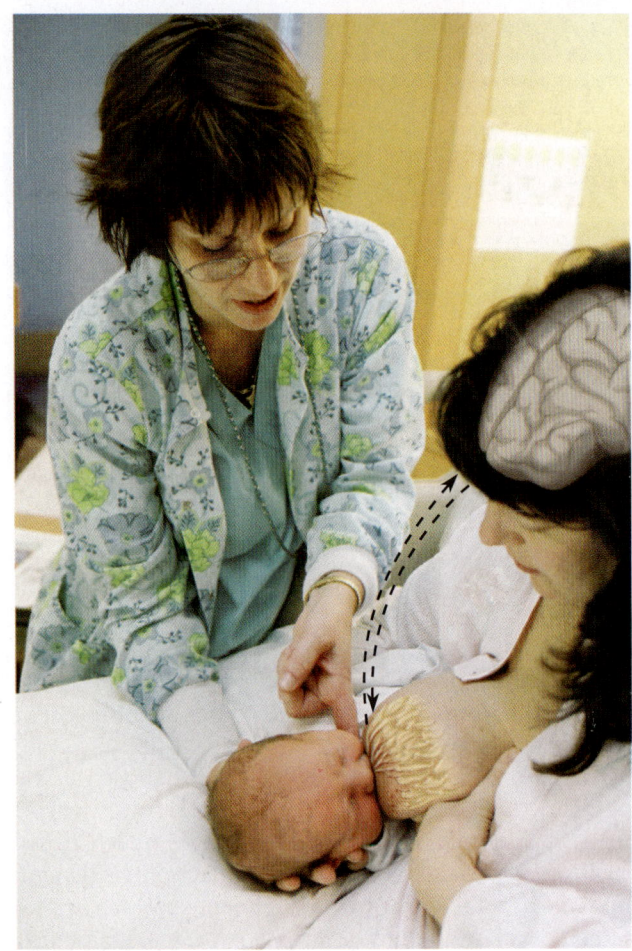

FIGURA 15.3 Fisiologia da lactação.

abdome de sua mãe até as mamas instintivamente. Os pesquisadores chamam esse movimento de deslocamento em direção às mamas (*breast crawl*), que ajuda a iniciar a o aleitamento imediatamente após o parto. O despertar desse instinto ocorre quando um recém-nascido, deixado sem ser perturbado em contato com a pele do tórax da mãe após o parto, move-se em direção à mama da mãe com o objetivo de localizá-la e pegá-la para a primeira mamada. A partir daí, o recém-nascido usa movimentos de perna e braço para impulsionar-se em direção à mama. Ao chegar ao esterno, o recém-nascido movimenta sua cabeça para cima e para baixo e de um lado para o outro. Conforme o recém-nascido se aproxima do mamilo, a boca se abre e, após várias tentativas, ocorre a pega e a sucção. Os recém-nascidos têm sentidos e habilidades que possibilitam o início precoce do aleitamento materno. Os enfermeiros podem ajudar a facilitar o rastreamento das mamas como uma continuação do processo de parto. Os enfermeiros têm a responsabilidade de promover a saúde das famílias que estão tendo um filho e prestar assistência baseada em evidências. O incentivo ao uso do *breast crawl* pode ser o primeiro passo na promoção da saúde de todos os recém-nascidos. Além disso, alcança os mesmos benefícios se realizado pelos pais (Huang et al., 2019).

A produção de leite materno pode ser resumida da seguinte forma:

- Os níveis de prolactina aumentam a termo com diminuição nos níveis de estrogênio e progesterona
- Os níveis de estrogênio e progesterona diminuem após a saída da placenta
- A prolactina é liberada pela adeno-hipófise e inicia a produção de leite
- A ocitocina é liberada pela neuro-hipófise para promover a descida do leite
- A sucção do recém-nascido a cada mamada proporciona estímulo contínuo para a liberação de prolactina e ocitocina (Resnik et al., 2019).

Normalmente, durante os primeiros 2 dias após o nascimento, as mamas ficam macias e indolores. A puérpera também pode relatar sensação de formigamento em ambas as mamas, que é decorrente do "reflexo de descida" que ocorre imediatamente antes ou durante a amamentação. Após esse período, as alterações na mama dependem de a puérpera estar amamentando ou tomando medidas para prevenir a lactação.

O **ingurgitamento** é uma condição dolorosa fisiológica pós-natal na qual ocorrem distensão e tumefação do tecido mamário em consequência do aumento no suprimento de sangue e linfa como precursor da lactação (Figura 15.4). O ingurgitamento mamário geralmente atinge seu máximo em 3 a 5 dias após o parto e geralmente desaparece nas 24 a 36 horas seguintes. Se o leite não for removido à medida que se forma, o espaço alveolar pode se distender excessivamente, deixando as mamas sensíveis, inchadas e doloridas (Berens, 2020). O ingurgitamento pode ocorrer por alimentação pouco frequente do recém-nascido ou esvaziamento ineficiente das mamas e dura cerca de 24 horas. A vascularidade e a tumefação das mamas aumentam em resposta à prolactina 2 a 4 dias após o parto. Se ficarem ingurgitadas, as mamas ficarão endurecidas e dolorosas à palpação. Elas ficam temporariamente cheias, dolorosas e desconfortáveis até que o leite esteja pronto. O esvaziamento frequente das mamas ajuda a minimizar o desconforto e a resolver o ingurgitamento. Ficar sob um chuveiro com água morna ou aplicar compressas mornas imediatamente antes da amamentação ajudará a tornar as mamas e os mamilos menos enrijecidos para permitir que o recém-nascido pegue mais facilmente o mamilo.

Os tratamentos para reduzir a dor do ingurgitamento mamário incluem aplicações de calor ou frio, compressas de folhas de repolho, massagem da mama e extração de leite, ultrassom, bombeamento da mama e agentes anti-inflamatórios (King et al., 2019). Fármacos anti-inflamatórios de venda livre também podem ser utilizados para o desconforto e a tumefação das mamas resultantes do ingurgitamento. Essas medidas também melhorarão o reflexo de descida. Entre as mamadas, a aplicação de compressas frias nas mamas ajuda a reduzir a tumefação. Para manter a produção de leite, as mamas precisam ser estimuladas pelo lactente, por uma bomba de retirar leite ou pela ordenha manual do leite (Figura 15.5).

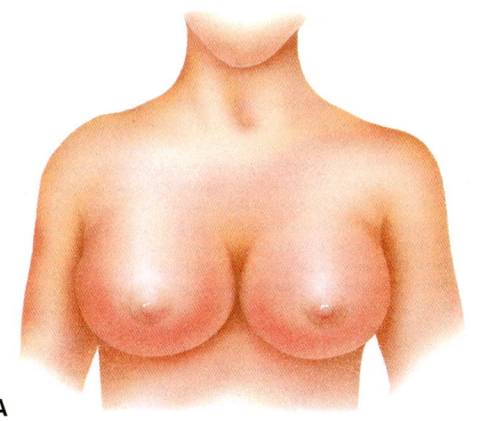
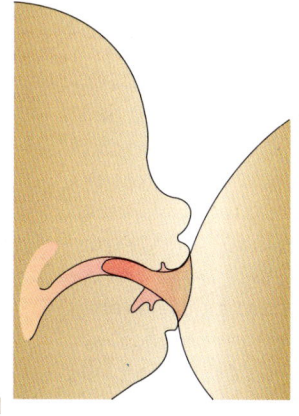
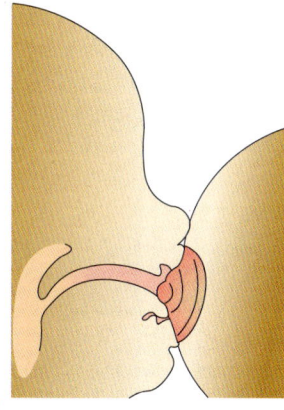

A   B1   B2

FIGURA 15.4 A. Imagem de mamas ingurgitadas. Observe a tumefação e a inflamação de ambas as mamas. **B.** O ingurgitamento mamário pode atrapalhar a amamentação: (1) Ao sugar em uma mama normal, os lábios do recém-nascido comprimem a aréola e se encaixam perfeitamente nas laterais do mamilo. O lactente também tem espaço adequado para respirar. (2) Quando mama está ingurgitada, no entanto, o lactente tem dificuldade de segurar o mamilo e a capacidade de respirar fica comprometida. (De Pillitteri, A. [2014]. *Maternal and child nursing* (7th ed.). Lippincott Williams & Wilkins.)

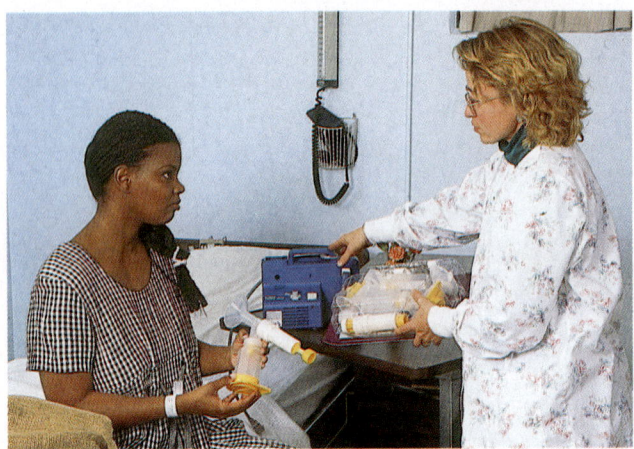

FIGURA 15.5 Enfermeira instrui a nova mãe que amamenta a usar a bomba de retirar leite. (Foto de B. Proud.)

Lembra-se de Betsy, que sentia desconforto nas mamas? A consultora de lactação explicou que ela estava apresentando ingurgitamento mamário normal e ofereceu várias sugestões para ajudá-la. Que medidas de alívio podem ter sido sugeridas? Que garantia pode ser dada a Betsy neste momento?

SUPRESSÃO DA LACTAÇÃO

Várias intervenções farmacológicas e não farmacológicas têm sido usadas para suprimir a lactação após o parto e aliviar os sintomas associados. Apesar do grande volume de literatura sobre o assunto, atualmente não existe uma diretriz universal sobre a abordagem mais adequada para suprimir a lactação em mulheres no pós-parto (Cunningham et al., 2018). Estima-se que mais de 30% das mulheres nos EUA não amamentem seus recém-nascidos e uma proporção maior interrompa a amamentação dentro de 2 semanas após o parto (CDC, 2019a). Embora a interrupção fisiológica da lactação eventualmente ocorra na ausência de estímulo físico, como a sucção do recém-nascido, um grande número de mulheres experimenta perda de leite moderada a intensa e desconforto antes de a lactação cessar.

Até dois terços das mulheres que não amamentam apresentam ingurgitamento moderado a grave e dor na mama quando nenhum tratamento é aplicado (La Leche League International, 2019). Se a puérpera não deseja amamentar, algumas medidas de alívio incluem usar um sutiã bem ajustado 24 horas por dia, aplicar gelo nas mamas por aproximadamente 15 a 20 minutos a cada 2 horas, evitar estimulação sexual e não estimular as mamas por compressão ou ordenha manual dos mamilos. Além disso, evitar a exposição das mamas ao calor (p. ex., um banho quente) ajudará a aliviar o ingurgitamento mamário. Em mulheres que não estão amamentando, o ingurgitamento geralmente diminui em 2 a 3 dias com a aplicação dessas medidas.

Ovulação e retorno da menstruação

Os níveis variáveis de hormônio constantemente interagem entre si para produzir mudanças corporais. Quatro hormônios principais influenciam durante o período pós-parto: estrogênio, progesterona, prolactina e ocitocina. O estrogênio desempenha um papel importante durante a gestação, mas seus níveis diminuem profundamente no nascimento e atingem seu nível mais baixo 1 semana após o parto. A progesterona "acalma" o útero para evitar um parto prematuro durante a gestação e seus níveis crescentes durante a gravidez impedem que a lactação comece antes do nascimento. Tal como acontece com o estrogênio, os níveis de progesterona diminuem drasticamente após o parto e são indetectáveis 72 horas após o nascimento. Os níveis de progesterona são restabelecidos com o primeiro ciclo menstrual (Resnik et al., 2019).

Durante o período pós-parto, a ocitocina, além de estimular a contração do útero durante a sessão de amamentação e por até 20 minutos após cada mamada, também atua na mama, estimulando o reflexo de descida do leite durante a amamentação. A prolactina também está associada ao processo de aleitamento, estimulando a produção de leite. Nas lactantes, os níveis de prolactina permanecem elevados até a 6ª semana após o nascimento (Kellerman & Rakel, 2019), cujos níveis flutuam em proporção à estimulação dos mamilos e diminuem em mulheres não lactantes, atingindo os níveis pré-gestacionais na 3ª semana pós-parto. Foi constatado que altos níveis de prolactina atrasam a ovulação ao inibir a resposta ovariana ao hormônio foliculoestimulante (Blackburn, 2018).

O momento da primeira menstruação e da ovulação após o nascimento é diferente entre as lactantes e as não lactantes. Para mulheres não lactantes, a menstruação pode recomeçar em 7 a 9 semanas após o parto, mas na maioria das vezes leva até 3 meses, sendo o primeiro ciclo menstrual anovulatório (Jordan et al., 2019). O retorno da menstruação na lactante depende da frequência e da duração do aleitamento. Pode retornar a qualquer momento após o parto, dependendo se a mulher amamenta exclusivamente ou suplementa com fórmula.

ATENÇÃO!

A ovulação pode ocorrer antes da menstruação. Portanto, a amamentação não é um método totalmente confiável de contracepção, a menos que a mãe amamente exclusivamente, não tenha menstruado desde o parto e tenha um lactente com menos de 6 meses (Stevens, 2019).

Betsy tenta várias das medidas que a consultora de lactação sugeriu para aliviar o desconforto nas mamas, mas ainda se sente abatida e com dor. Ela se sente desanimada e diz ao enfermeiro que está pensando em reduzir a amamentação e usar fórmula para alimentar o recém-nascido. O que Betsy deve considerar ao decidir se essa é uma boa escolha para ela e seu recém-nascido? Por que sim ou por que não? Que intervenções ajudarão Betsy a superar esse momento difícil?

CONSIDERAÇÕES CULTURAIS PARA O PERÍODO PÓS-PARTO

As crenças, as práticas e os costumes pós-parto variam de uma cultura para outra. Os profissionais da enfermagem atuam em uma sociedade cada vez mais multicultural. Portanto, eles devem ser abertos, respeitosos, não fazer julgamentos e estar dispostos a aprender sobre populações etnicamente diversas. Embora o parto e o período pós-parto sejam experiências únicas para cada mulher, como a mulher os percebe e dá significado a eles é culturalmente definido. Na sociedade somali a maternidade é muito valorizada. As puérperas ficam em casa e se abstêm de atividade sexual durante 40 dias. Ao fim desse período, ocorre uma celebração que, tipicamente, marca o momento que a mãe e o lactente deixam pela primeira vez o lar desde o parto. A maioria das mulheres somalis e árabes amamenta e o faz por longos períodos (Giger, 2019). Os enfermeiros precisam oferecer instruções precoces sobre aleitamento materno enquanto as puérperas ainda estão no ambiente hospitalar antes da alta.

Equilíbrio de calor e frio

Duas áreas que são significativamente diferentes da cultura ocidental envolvem crenças sobre o equilíbrio entre o quente e o frio e o confinamento após o parto. As mulheres vietnamitas consideram o pós-parto como um estado de frio (*duong*) e se protegem por meio de aquecimento. As práticas culturais incluem água morna para higiene pessoal e estimulação da lactação, consumo de alimentos quentes e permanência dentro de casa. Nos EUA, o parto e sua recuperação são considerados estados saudáveis, e as mães recebem pouco apoio formal para recuperação e cuidados com o recém-nascido. Na China, o parto e o pós-parto são considerados uma condição que perturba o equilíbrio normal de saúde entre *yin* e *yang*. A fim de restabelecer o equilíbrio da saúde, as puérperas se engajam durante 1 mês em práticas relacionadas com a função de mãe, atividade física, manutenção do calor corporal e consumo de determinados alimentos. Achados recentes em pesquisas sobre uma pequena amostra de mulheres chinesas descobriram que o confinamento pós-parto se correlaciona negativamente com a resistência aeróbica e positivamente com a depressão. Esses achados desafiam a pressuposição de que as práticas de confinamento sejam saudáveis para a recuperação das mulheres chinesas após o parto (Withers et al., 2018).

Muitas culturas acreditam que uma boa saúde requer o equilíbrio de substâncias quentes e frias. Como o parto envolve perda de sangue, que é considerado quente, o período pós-parto é considerado frio, então a mãe deve equilibrar isso com a ingestão de comida quente. Os alimentos consumidos devem ser de natureza quente e os alimentos frios, como frutas e vegetais, evitados. As práticas ocidentais frequentemente usam compressas frias ou banhos de assento para reduzir o edema e o desconforto perineal. Essas práticas não são aceitáveis para mulheres de muitas culturas e podem ser vistas como prejudiciais. As crenças de quente-frio estão presentes nas culturas latino-americana, africana e asiática (Giger, 2019).

Crenças culturais pós-parto

Com o crescente multiculturalismo nos EUA, é importante que todos os profissionais da enfermagem compreendam os pontos de vista de várias culturas sobre o período pós-natal no que se refere à recuperação e ao bem-estar após o parto. Os enfermeiros que atendem as puérperas precisam compreender essas diversas crenças culturais e fornecer estratégias criativas para estimular a higiene (banhos de esponja, cuidados perineais), exercícios e dieta equilibrada, ao mesmo tempo que respeitam o significado cultural das diferentes práticas. A melhor abordagem é pedir a cada puérpera que descreva quais práticas culturais são importantes para ela e realizar o planejamento a partir disso.

ADAPTAÇÕES PSICOLÓGICAS

O processo de tornar-se mãe requer extenso trabalho psicológico, social e físico. As mulheres experimentam maior vulnerabilidade e enfrentam enormes desafios ao fazer essa transição. Os enfermeiros têm uma oportunidade notável de ajudar as mulheres a aprender, a ganhar confiança e a experimentar crescimento à medida que assumem a identidade de mãe.

A transição para a maternidade/paternidade, embora seja um momento emocionante para celebrar a vida de um novo filho, impõe aos genitores novos desafios, como exaustão física, sobrecarga de desempenho e menos tempo para si e um para o outro (Kanter & Prouix, 2019). As experiências de gestação das mães e de seus parceiros são necessariamente diferentes, e essa diferença continua após o parto, à medida que ambos se ajustam às suas novas funções de pais. Muitos casais têm dificuldade para se adaptar à maternidade/paternidade, que envolve cuidar física e emocionalmente dos recém-nascidos para promover o crescimento e o desenvolvimento de adultos responsáveis e atenciosos. Um conjunto substancial de pesquisas não encontra diferenças de base biológica entre mães e pais em termos de sensibilidade aos recém-nascidos, de capacidade de cuidar ou aquisição de habilidades parentais. As mães podem ter depressão pós-parto, mas seus parceiros também são afetados. Estudos mostram que cerca de 1 em cada 10 pais desenvolve depressão pós-parto e cerca de 1 em 9 mães também será acometida por essa doença. A depressão pós-parto do pai é menos discutida. Os enfermeiros precisam aprender mais sobre a depressão do parceiro e estender a mão a ele também (Altenau, 2020). O contato precoce entre pais e filhos após o nascimento melhora os comportamentos de apego.

Comportamentos de apego aos pais

O período pós-parto é um momento único que se distingue pela relação indissociável dos pais com o recém-nascido. Para possibilitar que uma relação de apego seja construída, a proximidade da unidade familiar é essencial. O **apego** é a formação de uma relação entre mãe/pai e um recém-nascido por meio de um processo de interações físicas e emocionais. O apego entre a puérpera e o recém-nascido tem implicações para a vida toda (King et al., 2019). O apego materno tem o potencial de afetar o desenvolvimento infantil e a criação dos filhos. O vínculo entre os pais e o recém-nascido é de força, poder e potencial. O apego começa antes do parto, durante o período pré-natal, quando ocorre a aceitação e o afeto pelo feto em crescimento. Continua após o parto, conforme os pais aprendem a reconhecer os sinais do recém-nascido, se adaptar aos comportamentos e respostas e atender às necessidades do recém-nascido.

Vários fatores que ocorrem durante o período pós-parto inicial podem ter uma grande influência no apego e no vínculo que ocorre durante esse período. A ocitocina desempenha uma participação essencial no aspecto químico da ligação e seus efeitos podem ser amplificados pelo contato pele a pele; aleitamento materno; contato visual; vocalizações sociais; odores da mãe e do leite, que acalmam o recém-nascido; e massagem do recém-nascido durante a primeira hora pós-parto (Jordan et al., 2019; Sultan, 2019). O contato precoce e contínuo entre o recém-nascido e seus pais é vital para iniciar esse relacionamento.

Os profissionais de enfermagem desempenham uma função crucial no apoio ao processo de apego, promovendo as primeiras interações entre pais e recém-nascidos. Além disso, os enfermeiros podem facilitar o contato pele a pele (método canguru), colocando a criança no tórax desnudo da mãe e do parceiro para aumentar o apego entre os pais e o recém-nascido. Tal atividade permitirá que eles se aproximem do recém-nascido e experimentem uma intensa sensação de conexão, além de evocar sentimentos de estarem sendo pais afetuosos. Incentivar a amamentação é outra forma de promover o apego entre a mãe e o recém-nascido. Por fim, os enfermeiros podem incentivar atividades de carinho e contato, como tocar, falar, cantar, confortar, trocar fraldas, alimentar – enfim, participar dos cuidados rotineiros do recém-nascido.

O processo de apego é complexo e influenciado por muitos fatores, incluindo circunstâncias ambientais, estado de saúde do recém-nascido e qualidade dos cuidados de enfermagem (Kim, 2019). O enfermeiro precisa minimizar a separação entre os pais e o recém-nascido, promovendo as interações deles por meio do método canguru, aleitamento materno e participação nos cuidados do recém-nascido. O enfermeiro que presta apoio psicossocial positivo e tem uma comunicação clara com os pais ajudará a apoiar o processo de apego dentro das unidades familiares.

Adaptações psicológicas maternas

O parto pode ser um período de alegria na vida de uma mulher e envolve, às vezes, a experiência espiritual de dar vida a outro ser. Para muitos, isso é uma mudança de vida e ao longo da história foi antecipado com entusiasmo e alegria, muitas vezes considerado uma bênção. No entanto, o parto e a criação dos filhos também podem ser estressantes, financeiramente desafiadores e emocionalmente desgastantes.

Transtornos do humor

Muitas pessoas consideram o parto um momento de felicidade e bem-estar, mas é comum que as mulheres apresentem alterações de humor durante esse período. Isso pode incluir cansaço, irritabilidade e preocupação; frequentemente esses sentimentos se tornam graves o suficiente para exigir intervenção médica. Os transtornos de humor perinatais constituem uma das complicações mais comuns que ocorrem no período pós-parto, prejudicando as habilidades de cuidado materno. No período pós-parto, os transtornos do humor podem ser divididos em três situações distintas em ordem crescente de gravidade: "tristeza materna (*baby blues*)", depressão pós-parto e psicose. No entanto, esses transtornos não foram claramente demarcados e não há consenso se eles constituem transtornos isolados ou um único transtorno que varia ao longo de um espectro de gravidade (Stewart & Vigod, 2019).

Até 85% das novas mães apresentam um transtorno de humor pós-parto de curta duração, coloquialmente chamado de "melancolia pós-parto" ou "melancolia materna", que se caracteriza por sintomas depressivos leves, ansiedade, irritabilidade, oscilações de humor, perda de apetite, transtornos de sono, crises de choro (muitas vezes sem motivo discernível), aumento da sensibilidade e fadiga (CDC, 2019b). Esses sintomas geralmente atingem o pico no 4° e 5° dias após o parto, podem durar de horas a dias e geralmente desaparecem até o 10° dia. Embora esses sinais e sintomas possam ser angustiantes, eles não refletem uma psicopatologia e normalmente não afetam a capacidade funcional da mãe nem o cuidado com o filho. Para obter informações adicionais, ver Capítulo 22.

Fases da adaptação da puérpera à maternidade

A maternidade é um evento altamente esperado e frequentemente positivo para muitas mulheres. Tornar-se mãe é uma transição importante que acrescenta novas funções e responsabilidades à vida diária. É um momento de grande mudança e vulnerabilidade elevada, no qual a mãe enfrenta enormes desafios ao passar por essa transição. A maternidade é frequentemente retratada como idealizada, romantizada e alegre. No entanto, uma grande proporção de mulheres não se sente assim e, em vez disso, apresenta um sofrimento psicológico pós-parto. A sociedade construiu muitas imagens ideais da maternidade, criando padrões irreais para as mulheres atingirem, quase sempre levando-as ao desapontamento. A maioria das mulheres consegue vivenciar essa incompatibilidade entre sua personalidade ideal e a real e se adaptar com o mínimo de discrepância (O'Neill et al., 2019). A puérpera apresenta várias respostas conforme se ajusta a um novo membro da família e aos desconfortos pós-parto, alterações na sua imagem corporal e a realidade das mudanças na sua vida. No início dos anos 1960, Reva Rubin identificou três fases pelas quais a mulher passa para se ajustar ao seu novo papel de mãe. A estrutura do papel materno de Rubin pode ser usada para monitorar o progresso da paciente enquanto ela "experimenta" seu novo papel como mãe. A ausência desses processos ou a incapacidade de progredir satisfatoriamente nas fases pode impedir o desenvolvimento adequado do papel materno. A realização do papel materno é um processo de interação e de desenvolvimento que ocorre ao longo do tempo, no qual a mãe se apega ao filho, adquire competência em suas tarefas de cuidado e sente uma sensação de harmonia (Khandan et al., 2018; Rubin, 1984). Embora as teorias de desenvolvimento do papel materno de Rubin sejam valiosas, algumas de suas observações sobre a duração de cada fase podem não ser completamente relevantes para a mulher contemporânea do século XXI. Atualmente, muitas mulheres sabem o sexo da criança, "veem" o feto no útero por meio de ultrassonografia 4D e têm conhecimento prático sobre o parto e os cuidados com o nascituro. Elas são menos passivas do que antigamente e progridem ao longo das fases para alcançar o papel materno em um ritmo muito mais rápido do que Rubin teria proposto em suas pesquisas. Ainda assim, a estrutura proposta por Rubin é atemporal para avaliar e monitorar comportamentos esperados ao planejar os cuidados e intervenções adequadas.

FASE DEPENDENTE

A **fase dependente** é o momento imediatamente após o parto, quando a puérpera precisa dormir, depende de outras pessoas para satisfazer suas necessidades e revive os acontecimentos que envolveram o processo do parto. Essa fase caracteriza-se por um comportamento de dependência. Durante as primeiras 24 a 48 horas após o parto, as puérperas muitas vezes assumem um papel muito passivo no cumprimento de suas próprias necessidades básicas de alimentação, hidratação e repouso, deixando que o enfermeiro tome por elas as decisões em relação a atividades e cuidados. Passam o tempo contando sua experiência de parto para quem quiser ouvir. Essas ações ajudam a puérpera a integrar a experiência do nascimento à realidade – ou seja, a gestação terminou e o recém-nascido agora é um indivíduo único, separado dela. Ao interagir com o neonato, a puérpera gasta tempo afirmando que ele é seu e tocando-o, comumente

identificando características específicas do recém-nascido, como "ele tem o meu nariz" ou "os seus dedos são longos como os do pai" (Figura 15.6).

FASE DEPENDENTE-INDEPENDENTE

A **fase dependente-independente**, a segunda de adaptação materna, é caracterizada pelo comportamento materno dependente e independente, se inicia geralmente no 2º ou no 3º dia após o parto e pode durar várias semanas.

À medida que a paciente recupera o controle sobre suas funções corporais durante os dias seguintes, ela vai se apegando e se tornando preocupada com o presente, particularmente com sua saúde, com a condição da criança e com sua capacidade de cuidar do recém-nascido. Ela demonstra maior autonomia e domínio do funcionamento de seu próprio corpo e um desejo de assumir o comando, com o apoio e a ajuda de outras pessoas. Ela vai mostrar independência cuidando de si mesma e aprendendo a cuidar de seu recém-nascido, mas ainda precisa da garantia de que está se saindo bem como mãe. Ela expressa forte interesse em cuidar sozinha da criança.

FASE INTERDEPENDENTE

Na **fase interdependente**, a terceira etapa de adaptação materna, a puérpera restabelece relações com outras pessoas. Ela se adapta à maternidade por meio de seu novo papel como mãe. Ela agora assume a responsabilidade e os cuidados do recém-nascido com um pouco mais de confiança (Jordan et al., 2019).

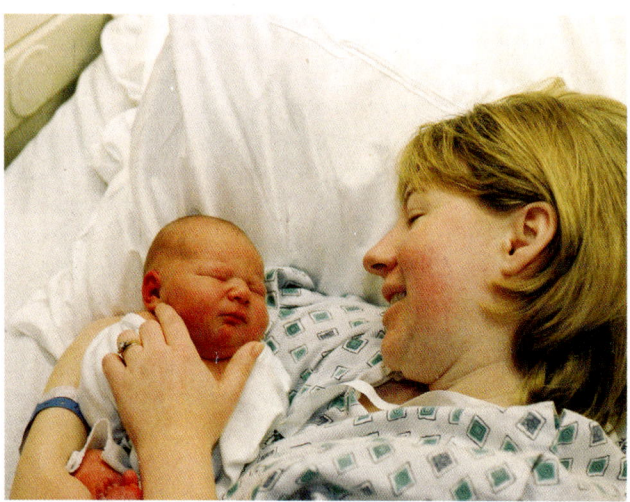

FIGURA 15.6 Formação de vínculo da mãe com o recém-nascido durante a fase dependente.

O foco dessa fase é seguir em frente, assumindo o papel de mãe e separando-se da relação simbiótica que ela e seu recém-nascido tiveram durante a gestação. Ela define um estilo de vida, que inclui o recém-nascido. A mãe abandona a criança da fantasia e aceita a criança real.

Os enfermeiros têm reconhecido a importância do processo de tornar-se mãe (PTM) para a enfermagem materno-infantil desde o relato de Rubin sobre o sucesso no papel materno (SPM). As percepções da mãe em relação a sua competência ou confiança, ou ambas, na maternidade e em suas expressões de amor por seus filhos incluíram a idade, o relacionamento com o pai da criança ou parceiro, a condição socioeconômica, a experiência de parto, o estresse experimentado, o apoio disponível, os traços de personalidade, o autoconceito, as atitudes relacionadas à educação da criança, a tensão no papel, o estado de saúde, a preparação durante a gestação, as relações com a própria mãe, a depressão e a ansiedade. As variáveis infantis identificadas como fatores que influenciam o SPM/PTM incluem a aparência, a responsividade, o temperamento e o estado de saúde (Cabrera, 2018). Uma pesquisa mais atual levou à renomeação dos quatro estágios pelas quais a mulher progride no estabelecimento de uma identidade materna na PTM:

1. Comprometimento, apego ao feto e preparação para o parto e a maternidade durante a gestação.
2. Entendimento/apego ao recém-nascido, aprender a cuidar da criança e restauração física durante as primeiras 2 a 6 semanas após o parto.
3. Seguir em direção à nova normalidade.
4. Chegar a uma identidade materna por meio da redefinição de si para incorporar a maternidade (cerca de 4 meses); a mãe sente-se autoconfiante e competente em suas habilidades como mãe e expressa amor e prazer em interagir com seu filho (Alligood, 2018).

O trabalho da mulher na primeira etapa é se comprometer com a gestação e com o parto seguro e os cuidados com seu futuro filho. Esse compromisso está associado a uma adaptação positiva à maternidade. Durante a segunda etapa, enquanto a mãe está colocando o recém-nascido em seu contexto familiar e aprendendo a cuidar dele, seu apego e sua atitude para com ele, além de sua autoconfiança e/ou senso de competência no papel de mãe, indicam consistentemente uma interdependência dessas duas variáveis. Os cuidados de enfermagem prestados durante as duas primeiras etapas são especialmente importantes para ajudar as puérperas no início. O acompanhamento é necessário enquanto as mães evoluem em direção a uma nova normalidade e reconhecem uma transformação de si mesmas no processo de continuar a reforçar suas capacidades (Alligood, 2018).

Para fomentar o sucesso do papel materno, foram identificadas três intervenções específicas para o enfermeiro em uma revisão da literatura (Cabrera, 2018). Em primeiro lugar, as instruções sobre os cuidados com o recém-nascido e com as capacidades do neonato são mais efetivas se forem especificamente focadas para o recém-nascido daquela mãe em particular. Em segundo lugar, as mães preferem aulas ao vivo em vez de vídeos para que possam fazer perguntas. Em suma, as relações interativas enfermeiro-paciente estão associadas ao crescimento materno positivo. Em terceiro lugar, a identificação de barreiras que reduzem os períodos de contato físico da mãe com o filho durante a internação hospitalar pós-parto e a intervenção para reduzi-las têm implicações tanto para o desenvolvimento do papel materno quanto para o sucesso do aleitamento materno, se a puérpera tiver escolhido esse método. Proporcionar horários para o contato físico da mãe com o recém-nascido tem um impacto positivo na saúde a longo prazo de ambos. Os enfermeiros que interagem com as pacientes por um longo prazo durante a gestação, o parto e os cuidados de puericultura ajudam a desenvolver a competência materna. A gestação, o parto e o processo de assumir a maternidade coletivamente representam um período crítico de turbulência física e emocional na vida de uma mulher. A necessidade de uma abordagem de cuidado holístico que apoie a saúde emocional e física da díade é imperativa (King et al., 2019).

As teorias de transição para a maternidade descrevem as mulheres em um papel prescrito – o de ser mãe e, de certa forma, um tipo predeterminado de mãe. Nesse sentido, a transição para a teoria da maternidade é centrada no recém-nascido. É necessário desenvolver novas teorias que sejam centradas na mulher e que a conceituem como um eu corporificado que é poderoso em sua própria vida.

Adaptações psicológicas do parceiro

Para os parceiros – maridos, outras pessoas significativas, parceiros na vida do mesmo sexo ou apenas amigos –, tornar-se pai ou mãe ou simplesmente compartilhar a experiência do parto pode ser um período confuso e, também, de grandes mudanças. Essa transição é influenciada por muitos fatores, incluindo a participação no parto, relacionamentos com outras pessoas queridas, a competência em cuidar da criança, a organização dos papéis familiares, a formação cultural do indivíduo e o método de alimentação infantil.

Os enfermeiros podem desempenhar uma função fundamental no apoio à transição do parceiro para a paternidade/maternidade, mantendo-os informados sobre as rotinas do parto e do pós-parto, relatando o estado de saúde do recém-nascido e repassando como é o desenvolvimento infantil. Eles também podem contribuir criando um espaço participativo para os novos parceiros durante o pós-parto. Isso pode ser alcançado, por exemplo, ajudando o genitor a assumir o seu novo papel, apoiando e promovendo seu grau de envolvimento no processo. Os parceiros também podem ser incentivados a participar ativamente do cuidado e a manter o contato com o recém-nascido.

Os recém-nascidos exercem um efeito poderoso sobre os pais e outras pessoas, que se envolvem intensamente com eles (Figura 15.7). O vínculo desenvolvido entre o parceiro e o recém-nascido – um momento de intensa conquista, preocupação e interesse – é chamado de **interação genitor-filho**.

Interação genitor-filho

A interação genitor-filho é caracterizada por sete comportamentos:

1. Consciência visual do recém-nascido – o parceiro percebe o recém-nascido como lindo.
2. Consciência tátil do recém-nascido – o parceiro deseja tocar ou segurar o recém-nascido e considera essa atividade prazerosa.
3. Percepção do recém-nascido como sendo perfeito – o parceiro não "vê" nenhuma imperfeição.
4. Forte atração pelo recém-nascido – o parceiro concentra toda a atenção no recém-nascido quando está no quarto.
5. Conscientização das características distintas do recém-nascido – o parceiro é capaz de distinguir o filho dos outros do berçário.
6. Euforia extrema – o parceiro se sente "o máximo" após o nascimento do filho.
7. Aumento da sensação de autoestima – o genitor se sente orgulhoso, "maior", mais maduro e mais velho após o nascimento do filho (Sears & Sears, 2020).

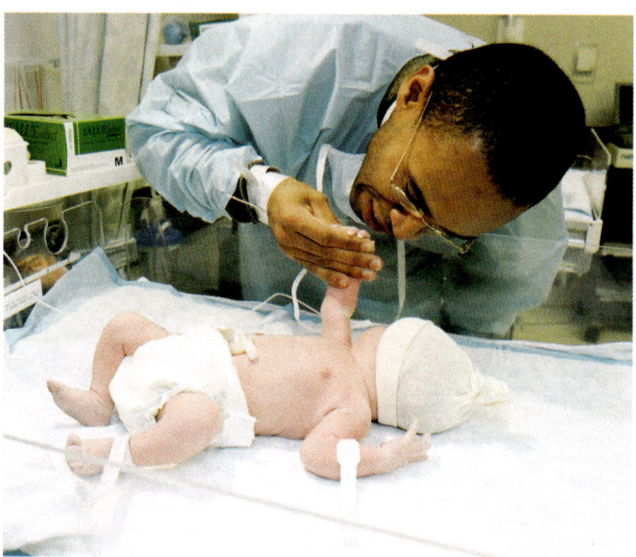

FIGURA 15.7 Interação do parceiro com o recém-nascido.

Frequentemente, os parceiros são retratados como bem-intencionados, mas atrapalham ao cuidar do recém-nascido. No entanto, eles têm sua própria maneira de relacionar-se com o filho e podem tornar-se tão afetuosos quanto as mães. As respostas afetuosas do genitor podem ter um desdobramento menos automático e mais lento do que as da mãe, mas os parceiros são capazes de estabelecer uma forte ligação com o recém-nascido (Sears & Sears, 2020). Incentivar os parceiros a expressar seus sentimentos, vendo, tocando, segurando, abraçando, conversando e alimentando o filho, ajudará a fortalecer esse novo relacionamento. O reforço desse comportamento de vinculação ajuda os parceiros a terem uma ligação positiva durante esse período fundamental.

Três estágios do processo de desenvolvimento de papéis

De forma semelhante às mães, os parceiros também passam por um processo de três estágios previsível durante as primeiras 3 semanas enquanto também "experimentam" o papel de pai. São eles: expectativas, realidade e transição para o domínio (Sears & Sears, 2020).

ESTÁGIO 1: EXPECTATIVAS

Os novos parceiros passam pelo estágio 1 (expectativa) com concepções preestabelecidas sobre como será a vida em casa com a chegada de um recém-nascido. Muitos parceiros podem não estar cientes das mudanças drásticas que podem ocorrer quando esse neonato chegar em casa para morar com eles. Para alguns, é uma experiência reveladora.

ESTÁGIO 2: REALIDADE

O estágio 2 (realidade) ocorre quando os parceiros percebem que suas expectativas no estágio 1 não estão de acordo com a realidade. Seus sentimentos passam da euforia para tristeza, ambivalência, ciúme e frustração. Muitos desejam envolver-se mais nos cuidados do recém-nascido e, ainda assim, não se sentem preparados para fazê-lo. Alguns acham a paternidade divertido, mas, ao mesmo tempo, não se sentem totalmente preparados para assumir esse papel.

O estresse, a irritabilidade e a frustração do parceiro nos dias, semanas e meses após o nascimento da criança podem se transformar em depressão, assim como a experimentada pela mãe. Infelizmente, os parceiros raramente discutem seus sentimentos ou pedem ajuda, especialmente durante um período em que eles deveriam ser os "fortes" para auxiliar a nova mãe. A depressão nos parceiros pode levar a conflitos conjugais, comportamento imprudente ou violento, interrupção das interações com o recém-nascido, comprometimento do desempenho laboral e uso abusivo de substâncias psicoativas. Além disso, a depressão do parceiro pode ter um efeito prejudicial sobre o desenvolvimento da criança, como depressão e comportamento desafiador (Cheung & Theule, 2019).

Os fatores de risco para depressão pós-parto do parceiro incluem histórico de depressão, problemas financeiros, relacionamento ruim com a parceira e gestação não planejada. Os sintomas de depressão aparecem entre 1 e 3 semanas após o parto e podem incluir sentimentos de alto estresse, ansiedade, desânimo, fadiga, cefaleias e ressentimento em relação ao recém-nascido e à atenção que ele está recebendo. Os parceiros que apresentarem esses sintomas devem compreender que não é um sinal de fraqueza e que a ajuda profissional pode ser útil.

ESTÁGIO 3: TRANSIÇÃO PARA O DOMÍNIO

No estágio 3 (transição para o domínio), o parceiro toma uma decisão consciente de assumir o controle e estar no centro da vida do recém-nascido, independentemente de estar preparado. Esse período de adaptação é semelhante à fase interdependente da mãe, quando ela incorpora o mais novo membro à família.

CONCEITOS FUNDAMENTAIS

- O puerpério se refere às primeiras 6 semanas após o parto. Durante esse período, a mãe experimenta muitas adaptações fisiológicas e psicológicas para retornar ao estado pré-gestacional
- A involução uterina envolve três processos: contração das fibras musculares para reduzir as fibras distendidas, catabolismo (que reduz cada célula aumentada) e regeneração do epitélio uterino da camada inferior da decídua após as camadas superiores terem sido descamadas e eliminadas nos lóquios
- Os lóquios passam por três estágios durante o pós-parto: lóquios rubros, lóquios serosos e lóquios albos
- O volume do plasma sanguíneo materno diminui rapidamente após o parto e retorna ao normal 4 semanas após o nascimento
- Reva Rubin (1984) identificou três fases pelas quais a puérpera passa para se ajustar ao seu novo papel materno: dependente, dependente-independente e interdependente
- A transição para a paternidade é influenciada por muitos fatores, incluindo a participação no parto, relacionamentos com outros entes queridos, a competência no cuidado da criança, a organização das funções familiares, os aspectos culturais e o método de alimentação infantil
- Assim como as mães, os parceiros passam por um processo previsível de três estágios durante as primeiras 3 semanas enquanto eles também "experimentam" o papel de pai. São eles: expectativa, realidade e transição para o domínio.

REFERÊNCIAS BIBLIOGRÁFICAS E LEITURA SUGERIDA

Alligood, M. R. (2018). *Nursing theorists and their work* (9th ed.). Elsevier.

Altenau, N. (2020). Paternal postpartum depression. *American Nurse, 15*(2), 6–9.

American Academy of Pediatrics (AAP). (2019). *Neonatal care: A compendium of AAP practice guidelines and policies.* AAP.

Andrews, M. M., & Boyle, J. S. (2019). *Transcultural concepts in nursing care* (7th ed.). Wolters Kluwer.

Begley, C., Guilliland, K., Dixon, L., Reilly, M., Keegan, C., McCann, C., & Smith, V. (2019). A qualitative exploration of techniques used by expert midwives to preserve the perineum intact. *Women Birth, 32*(1), 87–97.

Berens, P. (2020). Overview of the postpartum period: Physiology, complications and maternal care. *UpToDate.* Retrieved May 29, 2020, from https://www.uptodate.com/contents/overview-of-the-postpartum-period-physiology-complications-and-maternal-care

Blackburn, S. T. (2018). *Maternal, fetal, neonatal physiology: A clinical perspective* (5th ed.). Elsevier.

Cabrera, J. P. (2018). Maternal role attainment theory: Promoting maternal identity and family health. *International Journal of Childbirth Education, 32*(2), 21–23.

Centers for Disease Control and Prevention (CDC). (2019a). *Breastfeeding facts.* Retrieved June 16, 2020, from https://www.cdc.gov/breastfeeding/data/facts.html

Centers for Disease Control and Prevention (CDC). (2019b). *Depression during and after pregnancy.* Retrieved June 16, 2020, from https://www.cdc.gov/features/maternal-depression/

Cheung, K., & Theule, J. (2019). Paternal depression and child externalizing behaviors: A meta-analysis. *Journal of Family Psychology, 33*(1), 98–108. http://dx.doi.org/10.1037/fam0000473

Cunningham, F. G., Byrne, J. J., & Nelson, D. B. (2019). Peripartum cardiomyopathy. *Obstetrics & Gynecology, 133*(1), 167–179.

Cunningham, F. G., Leveno, K. J., Bloom, S. L., Dashe, J. S., Hoffman, B. L., Casey, B. M., & Spong, C. Y. (2018). *William's obstetrics* (25th ed.). McGraw-Hill Education.

DeMaria, A. L., Delay, C., Sundstrom, B., Wakefield, A. L., Avina, A., & Meier, S. (2019). Understanding women's postpartum sexual experiences. *Culture, Health & Sexuality, 21*(10), 1162–1176. https://doi.org/10.1080/13691058.2018.1543802

Ganapathy, T. (2019). Excessive weight retention and weight gain in postpartum: Perception of women. *Indian Journal of Health Sciences and Biomedical Research, 12*(1), 28–34. https://doi.org/10.4103/kleuhsj.kleuhsj_150_18

Giger, J. N. (2019). *Transcultural nursing: Assessment and intervention* (8th ed.). Elsevier.

Huang, X., Chen, L., & Zhang, L. (2019). Effects of paternal skin-to-skin contact with newborns and fathers after cesarean delivery. *Journal of Perinatal & Neonatal Nursing, 33*(1), 68–73.

Jordan, R. G., Farley, C. L., & Grace, K. T. (2019). *Prenatal and postnatal care: A woman-centered approach* (2nd ed.). Wiley Blackwell.

Kanter, J. B., & Prouix, C. M. (2019). The longitudinal association between maternal parenting stress and spousal supportiveness. *Journal of Family Psychology, 33*(1), 121–131.

Kellerman, R. D., & Rakel, D. P. (2019). *Conn's current therapy 2019.* Elsevier.

Khandan, S., Riazi, H., Akbari, S. A. A., Nasiri, M., & Montazeri, A. (2018). Adaptation to maternal role and infant development: A cross-sectional study. *Journal of Reproductive and Infant Psychology, 36*(3), 289–301. https://doi.org/10.1080/02646838.2018.1437895

Kim, S. H. (2019). Factors associated with maternal attachment of breastfeeding mothers. *Child Health Nursing Research*, *25*(1), 65–73. https://doi.org/10.4094/chnr.2019.25.1.65

King, T. L., Brucker, M. C., Jevitt, C., & Osborne, K. (2019). *Varney's midwifery* (6th ed.). Jones & Bartlett Learning.

La Leche League International. (2019). *Engorgement*. Retrieved June 16, 2020, from https://www.llli.org/breastfeeding-info/engorgement/

Liu, Z., & Sun, Z. (2019). Effects of electromyographic (EMG) biofeedback-guided pelvic floor muscle training on postpartum stress urinary incontinence. *International Journal of Clinical and Experimental Medicine, 12*(4), 3743–3749.

Norwitz, E., Zelop, C., Miller, D., & Keefe, D. (2019). *Evidence-based obstetrics and gynecology*. Wiley Blackwell.

O'Connor, M., McGowen, K., & Jolivet, R. R. (2019). An awareness-raising framework for global health networks: Lessons learned for a qualitative case study in respectful maternity care. *Reproductive Health*, *16*(1), 1. https://doi.org/10.1186/s12978-018-0662-9.

O'Neill, P., Cycon, A., & Friedman, L. (2019). Seeking social support and postpartum depression: A pilot retrospective study of perceived changes. *Midwifery*, *71*, 56–62. https://doi.org/10.1016/j.midw.2019.01.003

Ozturk, D. M., Ulusen, M., Yilmaz, G., & Aydi, H. (2019). Evaluation of knowledge and attitudes related to traditional practices regarding the care of pregnant, postpartum women and the newborn. Lokman Hekim Journal, 9(1), 55–65. https://www.readcube.com/articles/10.31020%2Fmutftd.449980

Pattison, K. L., Kraschnewski, J. L., Lehman, E., Savage, J. S., Downs, D. S., Leonard, K. S., … Kjerulff, K. H. (2019). Breastfeeding initiation and duration and child health outcomes in the first baby study. *Preventive Medicine, 118*, 1–6. https://doi.org/10.1016/j.ypmed.2018.09.020

Polan, E. U., & Taylor, D. R. (2019). *Journey across the lifespan: Human development and health promotion* (6th ed.). F.A. Davis.

Ramos, D., Stuebe, A., & Blackwell, S. C. (2019). Interpregnancy care. *ACOG & SMFM*. http://cdn.smfm.org.s3.amazonaws.com/publications/267/download-80817ee958474b8c4cc857fab01e53de.pdf

Resnik, R., Lockwood, C. J., Moore, T. R., Greene, M. F., Copel, J. A., & Silver, R. M. (2019). *Creasy & Resnik's Maternal-fetal Medicine: Principles and practice* (8th ed.). Elsevier.

Robinson, L., Saisan, J., Smith, M., & Segal, J. (2020). Building a secure attachment bond with your baby. *Help Guide International*. https://www.helpguide.org/articles/parenting-family/building-a-secure-attachment-bond-with-your-baby.htm

Rubin, R. (1984). *Maternal identity and the maternal experience*. Springer.

Sahin, E., & Erenel, A .S. (2019). A study examining women's sexual function in twelve months postpartum. *Medical Science International Medical Journal*. https://doi.org/10.5455/medscience.2018.07.8953

Sears, B., & Sears, M. (2020). *Ask Dr. Sears*. Retrieved June 16, 2020, from https://www.askdrsears.com/topics/pregnancy-childbirth/tenth-month-post-partum/bonding-with-your-newborn

Skidmore-Roth, L. (2021). *Mosby's 2021 nursing drug reference* (34th ed.). Elsevier.

Stevens, S. (2019). *Evidence-based obstetric nursing*. Kendall Hunt Publishing Company.

Steward, D. E., & Vigod, S. N. (2019). Postpartum depression: Pathophysiology, treatment and emerging therapeutics. *Annual Review of Medicine, 70*, 183–196. https://doi.org/10.1146/annurev-med-041217-011106

Sultan, S. (2019). Healthy parenting in the age of the genome: nature of nurture? *Saudi Journal of Medicine & Medical Sciences, 7*(1), 1–2. http://www.sjmms.net/text.asp?2019/7/1/1/247521

U.S. Department of Health and Human Services (USDHHS). (2019). *Healthy People 2030 Framework*. Retrieved June 20, 2020, from https://www.healthypeople.gov/2020/About-Healthy-People/Development-Healthy-People-2030/Framework

Webster, S., Morris, G., & Kevelighan, (2018). *Essential human development*. Wiley Blackwell.

Withers, M., Kharazmi, N., & Lim, E. (2018). Traditional beliefs and practices in pregnancy, childbirth and postpartum: A review of the evidence from Asian countries. *Midwifery*, *56*, 158–170. https://doi.org/10.1016/j.midw.2017.10.019

EXERCÍCIOS SOBRE O CAPÍTULO

QUESTÕES DE MÚLTIPLA ESCOLHA

1. O ingurgitamento mamário ocorre de 48 a 72 horas após o parto. Que alteração fisiológica influencia o ingurgitamento mamário?

   a. O aumento no suprimento de sangue e linfa às mamas
   b. O aumento nos níveis de estrogênio e progesterona
   c. O aumento na produção de colostro
   d. A retenção de fluidos nas mamas devido aos fluidos intravenosos administrados durante o trabalho de parto

2. Na fase dependente de adaptação ao papel materno descrito por Rubin (1984), o enfermeiro esperaria que comportamento da puérpera fosse caracterizado por qual dos seguintes?

   a. Aquisição de autoconfiança
   b. Ajuste aos seus novos relacionamentos
   c. Estado passivo e dependente
   d. Retomada do controle sobre sua vida

3. O enfermeiro está explicando à puérpera, 48 horas após o parto, que as cólicas pós-parto que ela está sentindo podem ser resultantes de qual dos fatores?

   a. É um sinal de endometriose
   b. Um recém-nascido pequeno com peso inferior a 3,6 kg
   c. Gestações a intervalos grandes
   d. Contrações do útero após o parto

4. O enfermeiro espera que uma mulher no pós-parto apresente qual sequência de lóquios?

   a. Rubros, albos, serosos
   b. Rubros, serosos, albos
   c. Serosos, albos, rubros
   d. Albos, rubros, serosos

5. O enfermeiro está avaliando a sra. Smith, que deu à luz seu primeiro filho há 5 dias. Quais achados seriam esperados pelo enfermeiro?

   a. Lóquios de cor creme; útero acima do umbigo
   b. Lóquios de coloração vermelho-vivo com coágulos; útero dois dedos abaixo do umbigo
   c. Lóquios de coloração rosa-clara ou marrom; útero quatro a cinco dedos abaixo do umbigo
   d. Lóquios com mucosa amarelada; útero no nível do umbigo

6. Organize as necessidades da mãe 4 horas após o parto, colocando os números 1, 2, 3 ou 4 nos espaços em branco antes de cada uma delas.

   a. _____ Aprender a segurar e acariciar o recém-nascido.
   b. _____ Assistir a uma demonstração de banho do recém-nascido dada pelo enfermeiro.
   c. _____ Dormir e descansar sem ser incomodado por algumas horas.
   d. _____ Tempo de interação (primeiros 30 minutos) com o recém-nascido para facilitar a formação do vínculo.

7. Imediatamente após o parto, na sala de recuperação, o enfermeiro observa o fascínio e o interesse do parceiro da mãe pelo recém-nascido. Esse comportamento é frequentemente denominado:

   a. Vínculo
   b. Interação genitor-filho
   c. Ligação
   d. Temperamento

8. Depois que o enfermeiro orientar a puérpera sobre a melancolia pós-parto, qual das seguintes afirmações indica compreensão das informações?

   a. "Precisarei tomar medicação diariamente para tratar a ansiedade e a tristeza"
   b. "Ligarei para o serviço de suporte de obstetrícia somente se começar a ouvir vozes"
   c. "Entrarei em contato com meu médico se ficar tonta ou sentir náuseas"
   d. "Sentirei vontade de rir por um minuto e chorar no próximo"

EXERCÍCIOS DE RACIOCÍNIO CRÍTICO

1. Um novo enfermeiro designado para a unidade materno-infantil pós-parto faz um comentário na troca de turno de que uma primigesta de 25 anos parece preguiçosa e não mostra iniciativa em cuidar de si ou do recém-nascido. O enfermeiro relatou que esta nova mãe falou excessivamente sobre seu trabalho de parto e a experiência do nascimento e parecia preocupada consigo e com suas necessidades, não em cuidar do recém-nascido. Ele se pergunta se algo está errado com essa mãe porque ela parece tão autocentrada e precisa ser direcionada para fazer tudo.

   a. Há algo para se preocupar em relação ao comportamento dessa nova mãe? Por que sim ou por que não?
   b. Qual fase do papel materno está sendo descrita pelo enfermeiro?
   c. Que papel o enfermeiro pode desempenhar no apoio à mãe nessa fase?

2. Uma primípara deu à luz menino saudável ontem. Seu parceiro parecia entusiasmado com o nascimento, ligando para os amigos e familiares após o parto. Ele distribuiu charutos e elogiou a esposa por seus esforços. Hoje, quando o enfermeiro entrou no quarto, o parceiro parecia ansioso em relação

ao filho e chamava o enfermeiro sempre que o recém-nascido chorava ou precisava de uma troca de fralda. Ele parecia indiferente quando solicitado a segurar o filho e passou um tempo conversando com outros pais na sala de espera, deixando sua esposa sozinha no quarto.

a. Você consideraria esse comportamento normal nesse momento?
b. O que o parceiro pode estar sentindo?
c. Como o enfermeiro pode ajudar esse novo pai a se ajustar ao seu novo papel?

ATIVIDADES DE ESTUDO

1. Encontre um recurso na internet que discuta os cuidados gerais pós-parto para novas mães que possam ter perguntas após a alta. Avalie as informações do *site* em relação a credibilidade, precisão e atualização.
2. Prepare um plano de orientações para as novas mães e destaque as várias alterações fisiológicas que ocorrerão após a alta.
3. O termo que descreve o retorno do útero ao seu estado pré-gestacional é _____.
4. Um fundo de útero desviado para o lado direito do abdome indicaria um _____.

ESTUDO DE CASO

Uma mulher latina de 29 anos, mãe de quatro filhos em um período de 4 anos, vivia com o marido migrante e os pais dele em uma pequena zona rural em uma cidade de fronteira. Ela deu à luz seu quarto filho 7 semanas atrás e não apresentou intercorrências na gestação, no trabalho de parto e no parto, que foi realizado em casa por uma vizinha que jamais recebeu treinamento para tal. Como a gestação era considerada uma ocorrência normal que não exigia nenhuma atenção médica, a mãe não recebeu nenhum cuidado pré-natal para nenhuma das quatro gestações. Durante o primeiro mês após o nascimento, ela se sentiu normal, mas então começou a exibir inquietação e comportamento ansioso. Ela se isolou da família, parou de falar com eles e deixou de cuidar do recém-nascido e das outras crianças. Os familiares se questionaram sobre seu isolamento, mas pareciam indiferentes à sua condição, pois estavam todos ocupados com a própria vida. Um dia, quando todos os membros da família e os filhos foram para a creche, a escola e o trabalho, ela se suicidou.

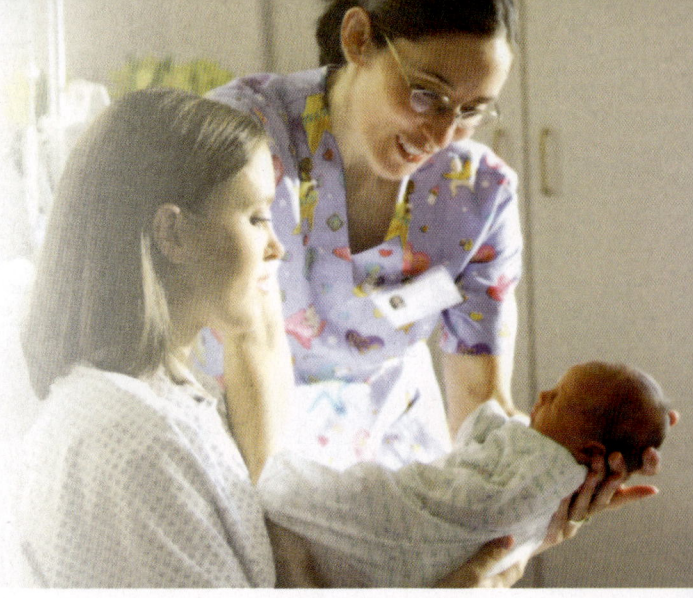

16

Conduta de Enfermagem Durante o Período Pós-Parto

OBJETIVOS DE APRENDIZAGEM

Após a conclusão do capítulo, o leitor será capaz de:

1. Caracterizar as adaptações fisiológicas e psicológicas normais do período pós-parto.

2. Determinar os parâmetros que precisam ser avaliados durante o período pós-parto.

3. Comparar e conferir a criação de vínculo com o processo de vínculo.

4. Selecionar as práticas que estimulem ou inibam o processo de vínculo.

5. Elaborar condutas de enfermagem para a puérpera e sua família durante o período pós-parto.

6. Identificar o papel do profissional de enfermagem na promoção da amamentação bem-sucedida.

7. Delinear as áreas de educação em saúde necessárias para o planejamento da alta, o atendimento domiciliar e o acompanhamento.

PALAVRAS-CHAVE

banho de assento

depressão pós-parto

exercícios para o assoalho pélvico

formação de vínculo

frasco de higienização perineal

posição face a face

vínculo

Uma primípara muçulmana de 24 anos foi admitida na unidade pós-parto. Seu marido está sentado à beira do leito, mas parece não lhe dar nenhum apoio físico ou emocional após o seu longo trabalho de parto e parto complicado.

INTRODUÇÃO

A maternidade pode ser especial, mas o pós-parto é um momento de ajustes e adaptações importantes não apenas para a mãe, mas para todos os membros da família. É nesse momento que começa a parentalidade e se inicia uma relação positiva e amorosa entre os pais e o recém-nascido, a qual promoverá o bem-estar emocional de todos e impactará o crescimento e o desenvolvimento da criança.

> ### ATENÇÃO!
>
> A parentalidade é uma habilidade que se desenvolve muitas vezes por tentativas, erros e acertos. Quando bem-sucedida, a parentalidade faz parte de um processo interativo contínuo e complexo que exige que os pais aprendam novas habilidades e integrem o novo membro à família.

Após o parto, o corpo da mãe leva várias semanas para retornar ao seu estado pré-gravídico. As alterações fisiológicas das puérperas são substanciais. Os enfermeiros devem estar atentos a essas mudanças e ser capazes de avaliar e identificar os desvios de normalidade.

Este capítulo descreve o cuidado de enfermagem no manejo da puérpera e de sua família durante o período pós-parto (ver Capítulo 21 para uma discussão detalhada sobre os cuidados pós-parto da mulher submetida a um parto cirúrgico). O cuidado de enfermagem durante o período pós-parto concentra-se na avaliação da capacidade da puérpera de se adaptar às mudanças fisiológicas e psicológicas que ocorrem nesse momento (ver Capítulo 15 para uma discussão detalhada dessas adaptações). Este capítulo apresenta os parâmetros do exame físico para as puérperas e os recém-nascidos. Enfoca também os comportamentos de formação de vínculo e vínculo; os profissionais de enfermagem precisam estar cientes desses comportamentos para que possam realizar as intervenções adequadas conforme necessário. Os membros da família também são avaliados para determinar a adaptação na fase de transição para o novo estágio.

Com base nos resultados da avaliação, o profissional de enfermagem planeja e implementa cuidados para atender às necessidades da família. São descritas as etapas de atendimento às necessidades fisiológicas, tais como conforto, autocuidado, nutrição e contracepção. Também são discutidas as maneiras de ajudar a mulher e sua família a se adaptar ao recém-nascido (Figura 16.1). Em virtude do tempo de internação hospitalar cada vez mais curto, o enfermeiro só consegue se concentrar nas necessidades prioritárias e precisa organizar um acompanhamento domiciliar para garantir que todas as necessidades da família sejam atendidas.

APOIO SOCIAL E CONSIDERAÇÕES CULTURAIS

O pós-parto é uma fase crítica na qual ocorre uma série de alterações no organismo da mulher que a impactam física, psicológica e socialmente. Além do exame físico e

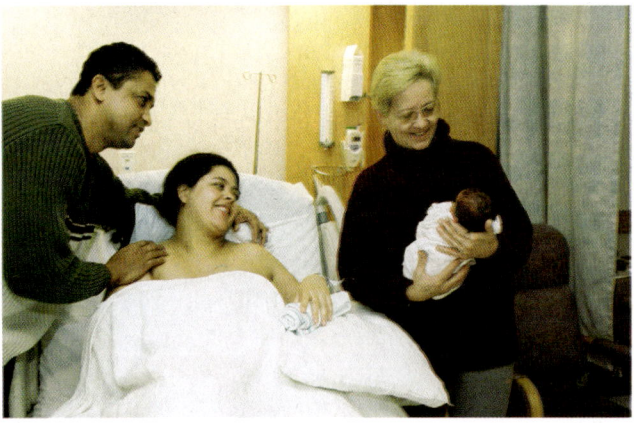

FIGURA 16.1 Interação dos pais e avó com o recém-nascido.

dos cuidados da mulher no período pós-parto, um forte apoio social é vital para ajudá-la a integrar o recém-nascido à família. A chave para fornecer cuidados pós-parto eficazes é compreender a mulher no seu contexto social e cultural de modo que todos os cuidados prestados sejam culturalmente competentes e sensíveis. Na sociedade móvel de hoje, os parentes podem viver longe e podem ser incapazes de ajudar no cuidado da nova família. Como resultado, muitos pais recorrem a profissionais da saúde para obter informações, bem como apoio físico e emocional, durante esse período de adaptação. Os enfermeiros podem ser os profissionais fundamentais, assumindo o papel de educadores e ensinando as medidas de autocuidado e as noções básicas de cuidados com o recém-nascido, bem como fornecendo suporte emocional. Os profissionais de enfermagem podem atuar como a "mãe" da nova mãe ao oferecer cuidados físicos, apoio emocional, informações e ajuda prática. O apoio e o cuidado do enfermeiro neste momento crítico podem aumentar a confiança dos novos pais, dando-lhes então uma sensação de realização em suas habilidades parentais. Uma intervenção importante durante o período pós-parto é a promoção da amamentação. O *Healthy People 2030* inclui o aleitamento materno como meta para a saúde da mãe, do recém-nascido e do lactente (U.S. Department of Health and Human Resources [USDHHS], 2019). Ver *Healthy People 2030* 16.1.

HEALTHY PEOPLE 2030 • 16.1

Objetivo	Importância para a enfermagem
MICH-3030-15 Aumentar a proporção de recém-nascidos que sejam amamentados de maneira exclusiva até os 6 meses	Proporcionará aos lactentes a forma mais completa de nutrição, melhorando então sua saúde, seu crescimento e desenvolvimento e sua imunidade
	Melhorará a saúde materna e do recém-nascido por meio dos efeitos benéficos da amamentação

Adaptado de USDHHS. (2020). *Proposed objectives for inclusion in Healthy People 2030.* https://www.healthypeople.gov/sites/default/files/ObjectivesPublicComment508.pdf

Como em todos os cuidados de enfermagem, os enfermeiros devem prestar uma assistência culturalmente competente durante o período pós-parto. O profissional de enfermagem deve realizar uma autoavaliação cultural contínua e superar quaisquer estereótipos que perpetuem preconceitos ou a discriminação contra qualquer grupo cultural. O período pós-parto é conhecido pelas práticas tradicionais relacionadas ao descanso, à cura e ao consumo de alimentos e bebidas. Em muitas culturas, mães e sogras exercem uma grande influência sobre a nova mãe, então os enfermeiros precisam estar cientes dos aspectos culturais da paciente e ajudá-la a integrar suas crenças e práticas na prática contemporânea de cuidados de saúde (Giger, 2019). A prestação de cuidados do profissional de enfermagem culturalmente competente durante o período pós-parto requer tempo, mente aberta e paciência. É essencial que os enfermeiros conheçam as preferências culturais das puérperas que atendem, uma vez que vivemos em uma sociedade multicultural. A migração global de diversas populações apresenta aos profissionais de enfermagem o desafio de cuidar de um número sem precedentes de pacientes e seus familiares com crenças e práticas de saúde diferentes das suas. A sensibilidade não pode ser presumida; precisa ser fomentada e desenvolvida. O conjunto de habilidades necessárias aos enfermeiros para a prestação de cuidados culturalmente competentes às puérperas e suas famílias inclui a compreensão de suas crenças, experiências e ambiente familiar; facilitar a comunicação por meio do uso adequado de intérpretes para que as informações fornecidas possam ser compreendidas; e respeitar as pacientes e seus direitos humanos. Por exemplo, a cultura chinesa valoriza as tradições e o envolvimento das pessoas mais velhas na família estendida. Algumas mulheres chinesas que vivem nos EUA praticam a maternidade transnacional, um processo que consiste em enviar seus filhos nascidos nos EUA para a China para lá serem criados por parentes. Isso tem implicações para o sucesso do aleitamento materno entre essas mães (Andrews & Boyle, 2019). Para promover resultados positivos, o enfermeiro deve ser sensível à cultura, à religião e às influências étnicas da mulher e da sua família (ver *Prestação de cuidados culturalmente ideais* na seção *Intervenções de enfermagem*).

Lembra-se do casal apresentado no início do capítulo? Quando o enfermeiro do puerpério vem examinar Raina, a puérpera, seu marido sai rapidamente da sala e retorna pouco tempo após o exame ter sido finalizado. Como você interpreta o comportamento dele em relação à esposa? Como você pode se comunicar com esse casal?

AVALIAÇÃO DE ENFERMAGEM NO PUERPÉRIO

Muitas adaptações e ajustes precisam ser realizados para acolher o novo membro da família. Os enfermeiros precisam realizar uma avaliação completa do desconforto materno e tentar implementar medidas preventivas e terapêuticas para reduzir qualquer incômodo para melhorar a qualidade de vida da puérpera em uma das fases mais complexas de sua vida (Martinez-Galiano et al., 2019). O foco dos profissionais de enfermagem é prestar assistência às famílias para maximizar sua adaptação, supervisionar as adaptações insatisfatórias e proporcionar orientação, consulta e colaboração conforme necessário. A avaliação abrangente da enfermagem inicia-se na primeira hora após o parto e continua até a alta.

> ### ATENÇÃO!
> Os enfermeiros precisam conhecer profundamente os achados de normalidade para serem capazes de reconhecer as condições anormais e intervir de maneira adequada.

Essa avaliação pós-parto inclui o acompanhamento dos sinais vitais, o exame físico e uma avaliação psicossocial. Também inclui avaliar os pais e outros membros da família, como irmãos e avós, em relação à formação de vínculo e ao vínculo com o recém-nascido. Embora o protocolo exato possa variar entre as instituições, a avaliação pós-parto normalmente é realizada da seguinte forma:[1]

- Durante a primeira hora: a cada 15 minutos
- Durante a segunda hora: a cada 30 minutos
- Durante as primeiras 24 horas: a cada 4 horas
- Após 24 horas: a cada 8 horas (Jordan et al., 2019; King et al., 2019).

Durante cada avaliação, tenha em mente os fatores de risco que podem levar a complicações, como infecção ou hemorragia, durante o período de recuperação (Boxe 16.1). A identificação precoce é fundamental para garantir uma intervenção imediata.

O pós-parto é um momento de transição para as mulheres. O término da gestação e o parto iniciam alterações fisiológicas à medida que muitos sistemas corporais retornam aos seus estados não gestacionais. Os enfermeiros precisam estar cientes das mudanças fisiológicas e psicológicas normais que ocorrem no corpo e na mente da paciente a fim de prestar uma assistência

---

[1]N.R.T.: Vale informar que, conforme estratégia Zero Morte Materna, do Ministério da Saúde, nos últimos anos tem se inserido como medida do manejo ativo o monitoramento do tônus uterino nas 2 primeiras horas após o parto (que consiste na verificação do tônus uterino a cada 15 minutos, com massagem uterina gentil, no pós-parto). Talvez o principal efeito da massagem uterina não seja evitar hemorragia pós-parto, mas, sim, monitorar a paciente rigorosamente e diagnosticar precocemente os quadros de sangramentos aumentados. Ressalta-se que a falta de monitoramento no pós-parto é um dos grandes problemas relacionados à morbimortalidade da hemorragia pós-parto. (Fontes: Osanan, G. C. et al. (2018). Strategy for zero maternal deaths by hemorrhage in Brazil: a multidisciplinary initiative to combat maternal morbimortality. *Rev Bras Ginecol Obstet*. ; v. 40, n. 3:103-5.) e Organização Pan-Americana da Saúde. (2018). *Recomendações assistenciais para prevenção, diagnóstico e tratamento da hemorragia obstétrica*. Brasília: OPAS.)

BOXE **16.1** Fatores que aumentam o risco de complicações pós-parto.

Fatores de risco para infecção pós-parto
- Procedimento cirúrgico (parto com fórceps, cesariana, uso de vácuo extrator)
- Histórico de diabetes melito, incluindo diabetes de início gestacional
- Trabalho de parto prolongado (mais de 24 horas)
- Uso de cateter vesical de demora
- Anemia (hemoglobina < 10,5 mg/dℓ)
- Múltiplos exames vaginais durante o trabalho de parto
- Ruptura prolongada das membranas (> 24 horas)
- Extração manual da placenta
- Sistema imunológico comprometido (soropositiva para HIV).

Fatores de risco para hemorragia pós-parto
- Parto taquitócico (menos de 3 horas)
- Atonia uterina
- Placenta prévia ou descolamento da placenta
- Indução ou aceleração do parto
- Procedimentos cirúrgicos (uso de vácuo extrator, parto com fórceps, cesariana)
- Retenção de fragmentos da placenta
- Terceiro estágio do trabalho de parto prolongado (mais de 30 minutos)
- Multiparidade, mais de três partos em curto espaço de tempo
- Hiperdistensão uterina (feto grande, gêmeos, polidrâmnio).

BOXE **16.2** Sinais de perigo pós-parto.

- Febre superior a 38°C
- Lóquios com odor fétido ou com alteração inesperada da coloração ou do volume
- Coágulos sanguíneos grandes ou sangramento que satura o absorvente íntimo em 1 hora
- Cefaleia intensa ou vista turva
- Alterações visuais, como visão turva ou manchas, ou cefaleia
- Dor na panturrilha à dorsiflexão do pé – sinal de Homans positivo
- Tumefação, vermelhidão ou secreção nos locais de episiotomia, anestesia epidural ou incisão abdominal
- Disúria, sensação de queimação ou esvaziamento incompleto da bexiga
- Dispneia ou dificuldade para respirar sem esforço
- Depressão ou oscilações extremas de humor.

integral durante o período pós-parto. Além das orientações da paciente e de seus familiares, uma das responsabilidades mais importantes do enfermeiro no pós-parto é reconhecer possíveis complicações.

Como em qualquer avaliação, sempre revise o prontuário médico da paciente para obter informações sobre a gestação, o trabalho de parto e o parto. Observe todas as condições preexistentes, as eventuais complicações que ocorreram durante a gestação e o parto ou imediatamente em seguida, bem como qualquer tratamento prestado.

A clássica avaliação pós-parto da mãe inclui averiguação dos sinais vitais e do nível de dor, inspeção no local da anestesia epidural à procura de sinais de infecção e uma revisão sistemática dos sistemas orgânicos da puérpera. O acrônimo BUBBLE-EE – mamas (*b*reast), *ú*tero, *b*exiga, intestinos (*b*owels), *l*óquios, *e*pisiotomia/períneo/epidural, *e*xtremidades e estado *e*mocional – pode ser usado como um guia para essa revisão dos sistemas (Cunningham et al., 2018).

Ao avaliar a mulher e a família durante o período pós-parto, fique atento para os sinais de perigo (Boxe 16.2). Notifique o médico imediatamente se esses sinais forem observados.

Avaliação dos sinais vitais

Avalie os sinais vitais e compare-os aos valores anteriores, e observe e relate quaisquer desvios. Mudanças nos sinais vitais podem ser um indicador precoce de complicações.

Temperatura

Utilize uma técnica de medição consistente (oral, axilar ou timpânica) a fim de conseguir as leituras mais precisas. Tipicamente, a temperatura da puérpera está dentro dos limites da normalidade ou apresenta discreta elevação durante as primeiras 24 horas após o parto. Algumas puérperas apresentam febre baixa, de até 38°C, durante as primeiras 24 horas após o parto. Essa elevação pode ser decorrente da desidratação devida à perda de líquidos durante o parto. A temperatura deve estar normal após 24 horas com a reposição dos líquidos perdidos durante o trabalho de parto e o parto (Stevens, 2019).

O achado de temperatura corporal superior a 38°C em qualquer momento ou de temperatura anormal após as primeiras 24 horas pode indicar infecção e deve ser relatado. Aferições de temperaturas anormais demandam um monitoramento contínuo até que uma infecção possa ser descartada por meio de culturas ou exames de sangue. Uma temperatura elevada pode identificar sepse materna, o que resulta em taxas de morbidade e mortalidade maternas significativas em todo o mundo. Para melhorar os desfechos, é essencial que os enfermeiros estejam atentos para identificar e monitorar a temperatura das puérperas.

Frequência cardíaca

A frequência cardíaca entre 60 e 80 bpm em repouso é normal durante a primeira semana após o parto, a qual é chamada de bradicardia puerperal. Durante a gestação, o útero gravídico pesado provoca diminuição do fluxo sanguíneo venoso para o coração. Após o parto, há um aumento do volume intravascular. O débito cardíaco é mais provavelmente causado pelo aumento do volume sistólico em virtude do maior retorno venoso do momento. Um volume sistólico elevado leva à diminuição da frequência cardíaca (Resnik et al., 2019). A taquicardia na puérpera pode sugerir ansiedade, excitação, fadiga, dor, perda excessiva de sangue ou hemorragia tardia, infecção ou problemas cardíacos subjacentes.

O achado de frequência cardíaca superior a 100 bpm justifica uma investigação para descartar a possibilidade de complicações.

Frequência respiratória

A frequência respiratória pós-parto deve estar dentro dos limites da normalidade de 12 a 20 incursões por minuto em repouso. A função pulmonar retorna tipicamente ao estado pré-gestacional após o parto, quando o diafragma desce e os órgãos retornam às suas posições normais. Qualquer alteração da frequência respiratória fora da faixa normal pode indicar edema pulmonar, atelectasia (um efeito adverso da anestesia epidural) ou embolia pulmonar, e deve ser relatada. Os pulmões devem estar limpos à ausculta.

Pressão arterial

Avalie a pressão arterial da puérpera e compare-a com sua variação normal. Relate qualquer desvio dessa faixa. Imediatamente após o parto, a pressão arterial deve permanecer a mesma da apresentada no trabalho de parto. A elevação da pressão arterial pode indicar hipertensão gestacional, ao passo que sua diminuição pode indicar choque ou hipotensão ortostática ou desidratação, um efeito adverso da anestesia epidural. Os níveis de pressão arterial não devem ser superiores a 140/90 mmHg ou inferiores a 85/60 mmHg (King et al., 2019). A pressão arterial também pode variar de acordo com a posição da puérpera, de modo que se deve aferir a pressão arterial da puérpera sempre na mesma posição. Esteja alerta para a hipotensão ortostática, que pode ocorrer quando a puérpera passa rapidamente de uma posição deitada ou sentada para a posição ortostática.

Dor

A dor, o quinto sinal vital, é avaliada com os outros quatro parâmetros. Questione a puérpera sobre o tipo de dor, sua localização e intensidade. Peça à puérpera que classifique a sua dor usando uma escala numérica de 0 a 10 pontos. Os cuidados de enfermagem devem estar focados em estabelecer medidas que promovam bem-estar e alívio da dor, que podem incluir cuidados perineais, roupa limpa, cuidados com a higiene bucal, cobertores, garantia do consumo adequado de líquido para viabilizar a cicatrização, troca frequente de posicionamento e encorajamento do repouso entre as avaliações (Mills et al., 2019).

Muitas prescrições pós-parto obrigam o enfermeiro a pré-medicar a puérpera como rotina para a dor pós-parto, em vez de esperar que ela a sinta. O objetivo desse manejo é manter a dor da puérpera entre 0 e 2 pontos da escala em todos os momentos, especialmente após amamentar. Isso pode ser feito por meio da avaliação do nível de dor da mulher com frequência e evitando a dor com a administração de analgésicos. Se a puérpera sentir uma dor forte na região perineal, apesar do uso das medidas de conforto físico, verifique a existência de um hematoma realizando inspeção e palpação da área. Se for detectado um hematoma, notifique o médico imediatamente.

Exame físico

O exame físico da mulher após o parto concentra-se na avaliação das mamas, do útero, da bexiga, dos intestinos, dos lóquios, do local do traumatismo perineal intencional (episiotomia) ou da laceração perineal, do local da anestesia epidural e dos membros.

Mamas

Inspecione o tamanho, o contorno e se há assimetria, ingurgitamento ou eritema das mamas. Verifique se há rachaduras, vermelhidão, fissuras ou sangramento nos mamilos, e observe se eles estão rijos, planos ou invertidos. Mamilos planos ou invertidos podem tornar a amamentação um desafio para a mãe e o recém-nascido. Mamilos fissurados, com bolhas, feridas ou que estejam sangrando geralmente são indicações de que o recém-nascido está mal posicionado na mama ao amamentar. Palpe as mamas levemente para verificar se estão macias, cheias ou ingurgitadas e documente os achados. Quando a puérpera não estiver amamentando, a palpação deve ser suave e delicada para evitar a estimulação da mama, o que pode agravar o ingurgitamento.

A lactogênese (início da secreção de leite) é desencadeada inicialmente pela expulsão da placenta, que resulta na diminuição dos níveis de estrogênio e progesterona associados à presença contínua de prolactina. Se a puérpera não estiver amamentando, os níveis de prolactina diminuem e voltam aos níveis normais em 2 a 3 semanas. À medida que o leite começa a sair, as mamas ficam mais firmes; isso é denominado "apojadura". Mamas ingurgitadas apresentam-se endurecidas, dolorosas e tensas à palpação. Pergunte à puérpera se ela sente desconforto no mamilo. Palpe as mamas à procura de nódulos, massas ou áreas de calor, o que pode indicar um ducto lactífero obstruído que pode evoluir para mastite se não for tratado imediatamente. Qualquer secreção do mamilo deve ser descrita e documentada se não for colostro (amarelo cremoso) ou primeiro leite (branco-azulado). Na primeira semana pós-parto, o leite materno amadurece e contém todos os nutrientes necessários no período neonatal. O leite materno continua a se modificar durante o período de amamentação para atender às novas demandas da criança em crescimento.

Útero

Avalie o fundo do útero (parte superior do útero) para determinar o grau de involução uterina. Se possível, peça à puérpera para urinar antes de avaliar o fundo do útero e ausculte seus sons intestinais antes da palpação uterina. Se a puérpera tiver sido submetida a uma cesariana com uso de analgesia com bomba de infusão controlada pela paciente (ACP), instrua-a a se automedicar antes da avaliação uterina para diminuir o desconforto.

Usando uma abordagem bimanual com a puérpera em decúbito dorsal com os joelhos levemente flexionados e o leito em uma posição plana ou a cabeceira o mais baixo possível, palpe o abdome delicadamente sentindo a parte superior do útero com uma das mãos enquanto a outra mão é colocada no segmento inferior do útero para estabilizá-lo (Figura 16.2).

O fundo do útero deve estar na linha média e sua consistência deve ser firme. Um útero flácido ou relaxado é um sinal de atonia uterina (perda do tônus muscular). Isso pode ser decorrente da distensão da bexiga, que desloca o útero para cima e para a direita, ou de fragmentos retidos de placenta. Qualquer uma dessas situações predispõe a puérpera à hemorragia.

Uma vez que o fundo do útero seja localizado, coloque seu dedo indicador sobre o fundo e conte o número de dedos transversos entre o fundo e a cicatriz umbilical (um dedo é aproximadamente igual a 1 cm). Uma a duas horas após o nascimento, normalmente o fundo está entre a cicatriz umbilical e a sínfise púbica. Aproximadamente 6 a 12 horas após o parto, o fundo do útero encontra-se geralmente no nível da cicatriz umbilical. Se a altura do fundo do útero estiver acima, o que seria um achado anormal, investigue imediatamente para evitar um sangramento excessivo. Frequentemente, a bexiga da puérpera está cheia, deslocando assim o útero para cima e para os lados da linha média. Peça à puérpera que esvazie a bexiga e reavalie o útero.

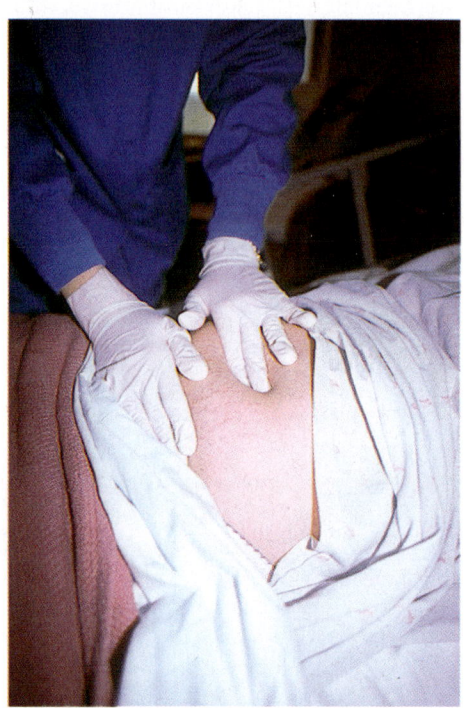

FIGURA 16.2 Palpação do fundo do útero.

Normalmente, o fundo do útero involui a uma taxa de 1 cm por dia após o parto e não deve mais estar palpável por volta de 10 a 14 dias pós-parto. Por volta do 14º dia, o útero estará abaixo da margem da sínfise púbica e não mais palpável (Cunningham et al., 2018). No primeiro dia pós-parto, o fundo uterino está localizado 1 cm ou um dedo abaixo da cicatriz umbilical e é registrado como u/1. Da mesma forma, no segundo dia pós-parto, o fundo do útero estaria 2 cm abaixo do umbigo e deveria ser registrado como u/2, e assim por diante. As instituições de saúde variam conforme o protocolo para o registro do exame de involução uterina; portanto, siga seus protocolos para isso. Se o fundo não estiver firme, massageie-o suavemente com movimentos circulares até que fique firme.

Bexiga

Uma diurese considerável – até 3.000 mℓ/dia – começa dentro de 12 horas após o parto e continua por vários dias. Um único esvaziamento pode ser de 500 mℓ ou mais. Em 21 dias após o parto, a diurese geralmente está completa (Jordan et al., 2019). No entanto, muitas mulheres no pós-parto não sentem a necessidade de urinar, mesmo que a bexiga esteja cheia. Nesta situação, a bexiga pode ficar distendida e deslocar o útero para cima e para o lado, o que impede que os músculos uterinos se contraiam adequadamente e pode causar um sangramento excessivo. A retenção urinária pós-parto é definida como a incapacidade de esvaziar a bexiga nas 6 horas seguintes ao parto vaginal. A retenção urinária como resultado da diminuição do tônus da bexiga e do seu esvaziamento pode causar infecções do trato urinário e hemorragia pós-parto. É imperativo que os enfermeiros monitorem as pacientes em relação aos sinais de infecção do trato urinário, tais como febre, frequência e/ou urgência urinária, dificuldade ou dor ao urinar e sensibilidade ao longo do ângulo costovertebral (Downey et al., 2019). As mulheres que receberam anestesia regional durante o trabalho de parto correm o risco de infecções do trato urinário devido ao cateterismo urinário contínuo para evitar a retenção urinária durante o trabalho de parto, o que pode retardar a descida fetal. Elas também apresentam dificuldade para urinar e perda de sensibilidade, e devem esperar até que a bexiga volte a ficar cheia, o que pode acontecer várias horas após o parto.

Avalie os problemas de micção fazendo as seguintes perguntas à puérpera:

* Você já (urinou, foi ao banheiro)?
* Você notou alguma queimação ou desconforto ao urinar?
* Você tem dificuldade para urinar?
* Você sente que sua bexiga está vazia quando termina de urinar?
* Você tem algum sinal de infecção, como urgência, frequência ou dor?
* Você consegue controlar o fluxo de urina comprimindo os músculos?
* Você notou alguma perda de urina ao tossir, rir ou espirrar?

Avalie a bexiga à procura de distensão e de esvaziamento adequado após a puérpera urinar. Palpe a área ao longo da sínfise púbica. Se estiver vazia, a bexiga não é palpável. A palpação de massa arredondada sugere distensão da bexiga. Também percorra essa área; uma bexiga cheia é maciça à percussão. Se a bexiga estiver cheia, o volume dos lóquios será maior do que o esperado porque o útero não pode se contrair para suprimir o sangramento.

> ### ATENÇÃO!
> Observe a localização e a condição do fundo do útero; uma bexiga cheia tende a deslocar o útero para cima e para a direita.

Depois de a puérpera urinar, palpe e percorra a área novamente para determinar o esvaziamento adequado da bexiga; caso permaneça distendida, a puérpera pode estar com retenção urinária e devem ser instituídas medidas para iniciar a micção. Esteja alerta para os sinais de infecção, tais como micção infrequente ou insuficiente (menos de 200 mℓ), desconforto, ardência, urgência ou urina com odor desagradável (Berens, 2019). Registre o débito urinário.

Intestinos

A constipação intestinal é um dos sintomas gastrintestinais mais comuns em puérperas no pós-parto. A etiologia da constipação intestinal pós-parto é multifatorial. Traumatismos locais no assoalho pélvico, uso de analgésicos, falta de fibras alimentares, hidratação e cuidados com o recém-nascido contribuem para essa alteração intestinal. Os movimentos intestinais espontâneos podem não ocorrer por 1 a 3 dias após o parto devido à diminuição do tônus muscular nos intestinos como resultado dos níveis elevados de progesterona. Os padrões normais de eliminação intestinal geralmente retornam 1 semana após o parto (Norwitz et al., 2019). Frequentemente, as puérperas hesitam em evacuar devido à dor na região perineal resultante de traumatismos perineais (episiotomia, lacerações) ou hemorroidas. Algumas têm medo de "abrir os pontos" se fizerem esforço. Os enfermeiros devem tranquilizar as pacientes de que foram prescritos emolientes fecais e/ou laxantes para tratar a constipação intestinal para reduzir o desconforto.

Inspecione o abdome da puérpera à procura de distensão, ausculte para detectar sons intestinais em todos os quatro quadrantes antes de palpar o fundo do útero e confira se existe dor à palpação. O abdome normalmente encontra-se flácido, indolor e não distendido. Os sons intestinais estão presentes em todos os quatro quadrantes. Pergunte à puérpera se ela defecou ou expeliu flatos desde o parto porque a constipação intestinal é comum durante o período pós-parto e muitas mulheres não

fornecem essas informações, a menos que sejam questionadas a respeito. Os achados normais da avaliação são sons intestinais ativos, eliminação de flatos e abdome não distendido.

Lóquios

Avalie os lóquios em relação a volume, cor, odor e mudança com a atividade física e com o transcorrer do tempo. Para avaliar o quanto a paciente está sangrando, pergunte-lhe quantos absorventes íntimos ela usou nas últimas 1 a 2 horas e quão encharcado estava cada um deles. Por exemplo, o absorvente estava completa ou parcialmente encharcado? Pergunte sobre a coloração, o odor dos lóquios e sobre a presença de qualquer coágulo. Os lóquios apresentam um cheiro almiscarado definido, com um odor semelhante ao do fluxo menstrual sem grandes coágulos (tamanho do punho). Lóquios com odor fétido sugerem infecção e com coágulos grandes, uma involução uterina insatisfatória, que exige intervenção adicional.

Para determinar o montante de lóquios, observe a quantidade de saturação deles no absorvente íntimo e relacione essas observações com o tempo decorrido (Figura 16.3). Além disso, leve em consideração o tipo específico de absorvente usado porque alguns absorvem mais do que outros. O fluxo dos lóquios aumenta quando a mulher sai da cama (há acúmulo de lóquios na vagina e no útero enquanto ela está deitada) e quando ela amamenta (a liberação de ocitocina causa contrações uterinas). Uma puérpera que satura um absorvente perineal em 30 a 60 minutos está sangrando muito mais do que aquela que satura um absorvente em 2 horas.

Tipicamente, o volume dos lóquios é descrito como:

- *Escasso*: mancha de 2,5 a 5 cm no absorvente íntimo ou perda de aproximadamente 10 mℓ de lóquios
- *Leve ou pequeno*: mancha de 10 cm no absorvente íntimo ou perda de 10 a 25 mℓ de lóquios
- *Moderado*: mancha de 10 a 15 cm no absorvente íntimo ou perda estimada de 25 a 50 mℓ de lóquios

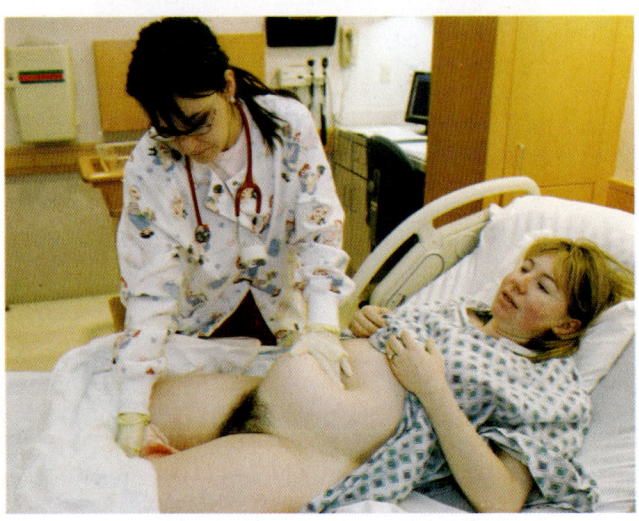

FIGURA 16.3 Avaliação dos lóquios.

- *Grande ou pesado*: o absorvente permanece encharcado cerca de 60 minutos após ser trocado (Kellerman & Rakel, 2019).

O volume total dos lóquios varia entre as mulheres de acordo com a sua paridade, mas o volume diminui diariamente. Confira a roupa de cama sob a puérpera virando-a para um dos lados para ter certeza de que sangue adicional não está oculto e que não tenha sido absorvido pelo seu absorvente íntimo. Este também é um bom momento para avaliar a presença e a condição das hemorroidas enquanto se examina visualmente o períneo.

Relate quaisquer achados anormais, como lóquios abundantes e de coloração vermelha brilhante com grandes fragmentos de tecido ou odor desagradável. Se ocorrer sangramento excessivo, a primeira providência será massagear o fundo úmido até que esteja firme para reduzir o fluxo de sangue. Documente todos os achados.

As puérperas submetidas ao parto cesariano apresentarão menos lóquios do que aquelas que tiveram parto vaginal, mas os estágios e as alterações de cor permanecem os mesmos. Embora o abdome da mulher fique doloroso após a cirurgia, o enfermeiro deve palpar o fundo do útero e avaliar os lóquios para se certificar de que estejam dentro da faixa normal e que não haja sangramento excessivo.

As orientações antecipatórias a serem fornecidas à mulher na alta devem incluir informações sobre os lóquios e sobre as mudanças esperadas. Instrua-a a notificar seu médico se os lóquios rubros retornarem após as transições para lóquios serosos e albos terem ocorrido. Isso é anormal e pode indicar subinvolução do útero ou que a puérpera está muito ativa e precisa descansar mais. Os lóquios constituem um excelente meio para o crescimento de bactérias. Explique à puérpera a necessidade da troca frequente dos absorventes íntimos e da higiene contínua da região perineal, deixando-a limpa e seca, e das mãos antes e após a troca dos absorventes, medidas essas importantes de controle de infecção.

Episiotomia/períneo e local da anestesia epidural

Caso tenha sido realizada uma episiotomia, o que atualmente não é mais empregado como rotina, o enfermeiro deve avaliá-la e também a área perineal posicionando a puérpera de lado com a perna de cima flexionada para cima do joelho e trazida em direção à cintura. Se necessário, use uma lanterna para fornecer iluminação adequada durante a avaliação. Usando luvas e posicionando-se em pé e ao lado da mulher com ela de costas para você, levante delicadamente a parte superior das nádegas para expor o períneo e o ânus (Figura 16.4). Inspecione a episiotomia à procura de irritação, equimoses, sensibilidade ou hematomas. Avalie a presença de hemorroidas e sua condição.

Durante o período pós-parto inicial, o tecido perineal ao redor da episiotomia ou da laceração apresenta-se tipicamente edemaciado e com equimoses leves. O local

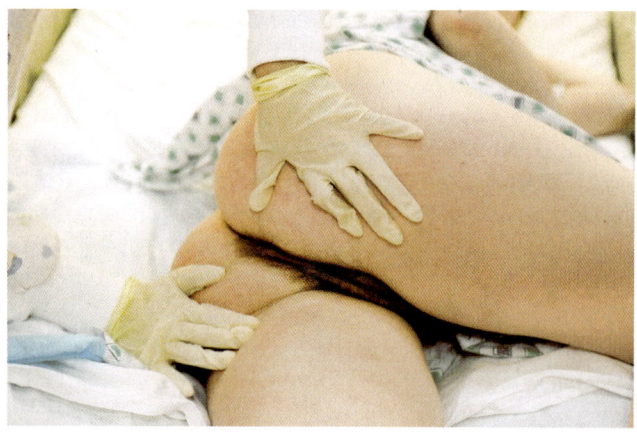

FIGURA 16.4 Inspeção do períneo.

normal do traumatismo perineal não deve apresentar vermelhidão, secreção ou edema. A maior parte da cicatrização ocorre nas primeiras 2 semanas, mas pode levar 4 a 6 meses para a episiotomia cicatrizar completamente (King et al., 2019).

As lacerações na área perineal ocorridas durante o processo de parto que foram identificadas e reparadas também precisam ser avaliadas para determinar o estado de cicatrização. Elas são classificadas com base na gravidade e no envolvimento tecidual:

- *Laceração de primeiro grau*: envolve apenas pele e mucosas
- *Laceração de segundo grau*: lesão dos músculos perineais sem atingir o esfíncter anal
- *Laceração de terceiro grau*: lesão do períneo envolvendo o complexo do esfíncter anal
- *Laceração de quarto grau*: lesão do períneo envolvendo o complexo do esfíncter anal (esfíncteres anais interno e externo) e o epitélio anal.[2]

Avalie a episiotomia e quaisquer lacerações pelo menos a cada 8 horas para detectar hematomas ou sinais de infecção. Grandes áreas de pele inchadas e azuladas com queixas de dor intensa na região perineal indicam hematomas pélvicos ou vulvares. Vermelhidão, tumefação, aumento do desconforto ou drenagem purulenta podem indicar infecção. Todos esses achados precisam ser relatados imediatamente.

Uma linha branca ao longo da episiotomia é sinal de infecção, assim como tumefação ou secreção. Dor intensa e não controlável, descoloração perineal e equimoses indicam hematoma perineal, uma condição potencialmente perigosa. Relate quaisquer achados incomuns. Pode ser aplicado gelo na região para aliviar o desconforto e reduzir

---

[2]N.R.T.: No Brasil, em relação à laceração de terceiro grau, existem as subdivisões: 3a – laceração de menos de 50% da espessura do esfíncter anal; 3b – laceração de 50% da espessura do esfíncter anal; 3c – laceração do esfíncter anal interno. (Fonte: Brasil (2016). Ministério da Saúde. Secretaria de Ciência, Tecnologia e Insumos Estratégicos. *Diretrizes para o parto normal*. Relatório de recomendações. Disponível em: http://conitec.gov.br/images/Consultas/2016/Relatorio_Diretriz-PartoNormal_CP.pdf. Acesso em: 21 mar. 2022.

o edema; os banhos de assento também podem promover conforto e a cicatrização perineal (ver *Promoção do conforto* na seção *Intervenções de enfermagem*).

Se a puérpera tiver recebido uma anestesia epidural durante o trabalho de parto, a avaliação do local da anestesia epidural é importante, bem como a verificação de quaisquer efeitos colaterais da medicação injetada, tais como coceira, náuseas e vômito ou retenção urinária. A inspeção visual do local da epidural e uma documentação precisa do equilíbrio hídrico são essenciais.

Membros

A gestação está associada a um risco mais alto de tromboembolismo venoso (TEV), que inclui embolia pulmonar (EP) e trombose venosa profunda (TVP). Durante a gestação, o estado de hipercoagulabilidade protege a mãe contra a perda excessiva de sangue durante o parto e a liberação da placenta. No entanto, esse estado de hipercoagulabilidade pode aumentar o risco de distúrbios tromboembólicos durante a gestação e o pós-parto. Três fatores predispõem as mulheres a distúrbios tromboembólicos durante a gestação: estase (compressão das grandes veias por causa do útero gravídico); coagulação alterada (estado gestacional); e dano vascular localizado (pode ocorrer durante o processo de parto). Todos esses fatores aumentam o risco de formação de coágulos, que podem se desprender e ir para os pulmões.

Ao inspecionar os membros da puérpera, determine também o grau de retorno das funções sensitivas e motoras (recuperação da anestesia) perguntando à mulher se ela apresenta sensibilidade nas várias áreas em que é tocada pelo enfermeiro e também observando sua estabilidade na deambulação.

ATENÇÃO!

A embolia pulmonar ocorre em até três em cada mil nascimentos e é uma das principais causas de mortalidade materna (CDC, 2019d).

A EP geralmente resulta de uma TVP cujo trombo desalojou-se dos membros inferiores. Os fatores de risco associados às condições tromboembólicas incluem:

* Anemia
* Diabetes melito
* Tabagismo
* Obesidade
* Pré-eclâmpsia
* Hipertensão
* Varizes graves
* Gestação
* Gestação de múltiplos
* Doença cardiovascular
* Anemia falciforme
* Hemorragia pós-parto

* Uso de contraceptivos orais
* Cesariana
* Infecção grave
* Doença tromboembólica prévia
* Multiparidade
* Repouso no leito ou imobilidade por 4 dias ou mais
* Idade materna superior a 35 anos (Troiano et al., 2019).

Devido à apresentação sutil dos distúrbios tromboembólicos, o exame físico pode não ser suficiente para detectá-los. Quando a TVP progride para EP, pode ocorrer sem quaisquer sinais ou sintomas até que a puérpera apresente hipotensão ou síncope. Dispneia e dor torácica são os sintomas mais comuns que devem exigir uma avaliação mais detalhada. É necessário um diagnóstico acurado de EP porque isso implica (1) terapia prolongada (pelo menos 9 meses de heparina após a gestação); (2) profilaxia durante gestações futuras; e (3) cessação do uso de contraceptivos orais. A puérpera pode relatar rigidez ou dor nos membros inferiores ao deambular, o que é aliviado com repouso e elevação das pernas. Edema no membro afetado (tipicamente o esquerdo), com calor e sensibilidade, e estado febril também podem ser observados. Frequentemente, a ultrassonografia dúplex (ultrassonografia bidimensional e ultrassonografia Doppler que comprime a veia para avaliar as mudanças no fluxo venoso) em conjunto com os achados físicos é necessária para um diagnóstico conclusivo (Resnik et al., 2019).

As mulheres que apresentam risco aumentado para essa condição durante o período pós-parto devem usar meias elásticas de compressão ou dispositivos de compressão sequencial para reduzir o risco de estase venosa, evitando então que o sangue se acumule nas panturrilhas. Incentivar a paciente a deambular após o parto reduz a incidência de tromboflebite. Ver Prática baseada em evidências 16.1.

Avaliação psicossocial

A avaliação psicossocial da puérpera concentra-se no estado emocional, na formação de vínculo e no vínculo.

Estado emocional

Avalie o estado emocional da mulher observando como ela interage com a família, seu nível de independência, seu nível de energia, o contato visual com sua criança (dentro de um contexto cultural), postura e nível de conforto enquanto segura o recém-nascido e padrões de sono e repouso. Esteja alerta para mudanças de humor, irritabilidade ou episódios de choro.

Lembra de Raina e seu marido quieto, o casal muçulmano? O enfermeiro da unidade pós-parto informa Raina que a médica dela, dra. Nancy Schultz, foi chamada para uma cirurgia de emergência e não estará disponível o resto do dia. O profissional de enfermagem explica que o dr. Robert Nappo a visitará. Raina e seu marido ficam chateados. Por quê? Está sendo prestado um cuidado culturalmente competente a esse casal?

PRÁTICA BASEADA EM EVIDÊNCIAS 16.1 Meias de compressão graduada para prevenção de trombose venosa profunda

ESTUDO

A trombose venosa profunda (TVP) constitui um coágulo sanguíneo que se forma em uma veia profunda do corpo, geralmente no membro inferior. Vários fatores, tais como mobilidade reduzida, obesidade, parto cirúrgico (cesariana), histórico de TVP e o estado de hipercoagulabilidade gestacional, são condições que aumentam o risco. As mulheres com um ou mais desses fatores de risco apresentam alto risco particular de desenvolver TVP e EP. Os sintomas da TVP variam de nenhuma dor a inchaço na perna. Um coágulo sanguíneo pode deslocar-se das pernas para os pulmões, com risco de EP e morte. O objetivo do estudo foi avaliar a eficácia e a segurança das meias de compressão na prevenção da TVP em pacientes de alto risco.

Achados

Foram incluídos nesse ensaio 20 estudos randomizados controlados envolvendo um total de 1.681 indivíduos. Estes foram divididos em dois grupos: um que usou meia de compressão e outro que não utilizou. Meias de compressão graduadas foram colocadas na véspera da cirurgia ou no dia da cirurgia e usadas até a alta hospitalar. Foram usadas meias até a coxa na maioria dos casos. Os pesquisadores descobriram que o uso de meias de compressão reduziu o risco geral de desenvolver TVP.

Implicações de enfermagem

Esse estudo confirmou que as meias de compressão foram eficazes na redução do risco de TVP em pacientes hospitalizados e do risco potencial de uma EP quando clinicamente apropriado. Os enfermeiros podem transmitir essas informações às pacientes de alto risco para garantir que elas as usem e conheçam as razões para tal. Essa intervenção é recomendada e deve ser realizada para reduzir a incidência dessa condição médica em mulheres que se enquadram nas categorias de alto risco.

Adaptado de Sachdeva, A., Dalton, M., & Lees, T. (2018). Graduated compression stockings for prevention of deep vein thrombosis. *Cochrane Database of Systematic Reviews*, 11(11):CD001484. https://doi.org/10.1002/14651858.CD001484.pub4.

Formação de vínculo e vínculo

Os enfermeiros podem contribuir na formação de vínculo avaliando esse tipo de comportamento (positivo e negativo) e intervindo apropriadamente, se necessário. Os profissionais de enfermagem devem ser capazes de identificar qualquer dissonância familiar que possa interferir no processo de vínculo. Lembre-se, no entanto, de que mães de culturas diferentes podem se comportar de maneira diferente do que é esperado em sua própria cultura. Por exemplo, algumas mães nativas norte-americanas podem manusear seus recém-nascidos com menos frequência e usar *slings* com placas rígidas para carregá-los. Algumas mães nativas norte-americanas e muitas das de origem asiática atrasam a amamentação até que seu leite desça porque consideram que o colostro seja prejudicial para o recém-nascido (Giger, 2019). Não presuma que um comportamento diferente esteja errado.

Encontrar o recém-nascido pela primeira vez após o parto pode ser uma experiência estimulante para os pais. Embora a mãe tenha passado muitas horas sonhando com o nascimento do seu filho e como ele seria, só depois do nascimento eles se encontram face a face. Ambos precisam se conhecer e desenvolver sentimentos um pelo outro.

Formação de vínculo é a forte atração emocional entre os pais e o recém-nascido que se desenvolve durante os primeiros 30 a 60 minutos após o nascimento. É unidirecional, de pai/mãe para filho. Acredita-se que a formação de vínculo ideal dos pais com o recém-nascido exija um período de contato próximo nos primeiros minutos a algumas horas após o nascimento. A formação de vínculo é uma continuação do relacionamento que começou durante a gestação (Sears & Sears, 2020a). Ele é afetado por uma série de fatores, tais como condição socioeconômica dos pais, histórico familiar, modelos de comportamento, sistemas de apoio, fatores culturais e experiências do parto. A mãe inicia a formação de vínculo quando acaricia o recém-nascido e exibe certos comportamentos típicos da mãe que cuida do filho. As respostas do neonato a esses comportamentos, como movimentos do corpo e dos olhos, constituem uma parte necessária do processo. Durante esse período inicial, o recém-nascido fica em um estado calmo e alerta olhando diretamente para a pessoa que o segura.

ATENÇÃO!

O tempo necessário para a formação de vínculo depende da saúde do recém-nascido e da mãe, bem como das circunstâncias que envolvem o trabalho de parto e o parto (Hill & Flanagan, 2019).

Vínculo é o desenvolvimento de forte afeição entre o recém-nascido e o ente querido (mãe, pai, irmão e cuidador). Esse vínculo é recíproco; tanto o ente querido quanto o recém-nascido exibem comportamentos de vínculo. A relação de vínculo formada entre o recém-nascido e o cuidador principal influência a visão de mundo da criança e os relacionamentos futuros (Schwartz, 2019). Essa ligação entre duas pessoas é psicológica, não biológica, e não ocorre da noite para o dia. O processo de vínculo segue um curso progressivo ou de desenvolvimento que muda com o tempo. O vínculo é um processo individualizado e multifatorial que difere de acordo com a saúde do recém-nascido, da mãe, com as circunstâncias ambientais e com a qualidade do cuidado que o neonato recebe. Este responde ao ente querido arrulhando, segurando, sorrindo e chorando. Os enfermeiros podem avaliar os comportamentos de vínculo observando a interação entre o recém-nascido e a pessoa que o segura (Jordan et al., 2019). Isso ocorre por meio de experiências mutuamente satisfatórias. O vínculo materno começa durante a gestação como resultado de movimentos fetais e fantasias maternas sobre a criança e continua durante os períodos de nascimento e pós-parto. Os comportamentos de vínculo incluem busca; atitudes de cuidado físico; atenção emocional às necessidades do recém-nascido; ficar perto, tocar, beijar, acariciar e escolher a **posição face a face** enquanto segura ou amamenta o recém-nascido; expressar orgulho pelo recém-nascido; e trocar experiências gratificantes com o neonato (Hill & Flanagan, 2019). Em uma gestação de alto risco, o processo de vínculo pode ser complicado pelo parto prematuro (falta de tempo para desenvolver um relacionamento com o feto) e por estresse parental devido à vulnerabilidade fetal e/ou materna.

A formação de vínculo é um componente vital do processo de vínculo, e é necessário para estabelecer um relacionamento saudável e amoroso entre a mãe e o recém-nascido. Durante esse período inicial de convivência, as mães tocam seus neonatos de maneira característica. Elas "exploram" visual e fisicamente os filhos, inicialmente usando as pontas dos dedos no rosto e nos membros do recém-nascido e progredindo para massagear e acariciar o neonato com os dedos. Isso é seguido pelo contato da palma da mão no tronco. Por fim, as mães puxam o recém-nascido em sua direção e o seguram (Figura 16.5).

Geralmente, as pesquisas sobre vínculo descobriram que o processo é semelhante para parceiros e mães, mas o ritmo pode ser diferente. Como as mães, os parceiros manifestam comportamentos de vínculo durante a gestação. Os parceiros desenvolvem laços emocionais com seus recém-nascidos de várias maneiras. Eles procuram e mantêm proximidade com a criança e podem reconhecer as características dele. Outro estudo descreveu ainda o vínculo com o parceiro como um conceito cíclico permanente caracterizado por alterações em resposta ao estágio de desenvolvimento da criança. Quando os filhos têm um relacionamento seguro, de apoio e atencioso com o pai ou com o companheiro da mãe, eles são geralmente mais bem ajustados do que aqueles que têm um relacionamento desfavorável (Bentenuto & Venuti, 2019).

O vínculo é um processo que não ocorre instantaneamente, mesmo que alguns pais acreditem em uma versão romantizada de relacionamento, o que aconteceria logo após o nascimento. Pode ocorrer um atraso no processo de vínculo se os estados físico e emocional da mãe estiverem afetados de maneira adversa por exaustão, dor e falta de um sistema de apoio, se seu bebê estiver em uma unidade de tratamento intensivo (UTI) separado dela ou se ela tiver experienciado parto traumático, abuso de substâncias, anestesia ou um desfecho não desejado, como doença do recém-nascido (Skene et al., 2019).

> ### ATENÇÃO!
> O toque é uma interação instintiva básica entre pais e recém-nascido, tendo um papel essencial no desenvolvimento inicial da criança. O vínculo é em parte estabelecido por meio de processos sensoriais. Os pais oferecem vários tipos de estimulações táteis enquanto realizam os cuidados diários de rotina do filho (Walbam, 2019).

A tarefa de desenvolvimento para o recém-nascido é aprender a diferenciar confiança de desconfiança. Se a mãe ou o cuidador forem consistentemente responsivos aos cuidados do neonato, atendendo às necessidades físicas e psicológicas da criança, ela provavelmente aprenderá a confiar no cuidador, ver o mundo como um lugar seguro e crescer sentindo-se segura, autoconfiante, confiante, cooperativa e útil. No entanto, se as necessidades do recém-nascido não forem atendidas, é mais provável que a criança enfrente atrasos no desenvolvimento, negligência e abuso infantil (Sears & Sears, 2020a).

Fatores associados à instituição da saúde ou à maternidade também podem impedir o vínculo. Isso inclui:

- Separação do recém-nascido e dos pais imediatamente após o parto e por longos períodos durante o dia[3]
- Políticas que desencorajam desembrulhar e explorar o recém-nascido[4]
- Ambiente de terapia intensiva, políticas restritivas de visitação
- Indiferença da equipe ou falta de apoio para as tentativas e habilidades de cuidado dos pais.

> ### Conceito fundamental
> **O sentimento de pesar após dar à luz uma criança com necessidades especiais**
>
> É importante que a mãe visite o recém-nascido no berçário para cuidados especiais, mas a prioridade é ajudar essa mãe a lidar com o sentimento de pesar que acompanha o fato de dar à luz uma criança com necessidades especiais. Primeiro a mãe precisa dar vazão à perda da "criança perfeita".

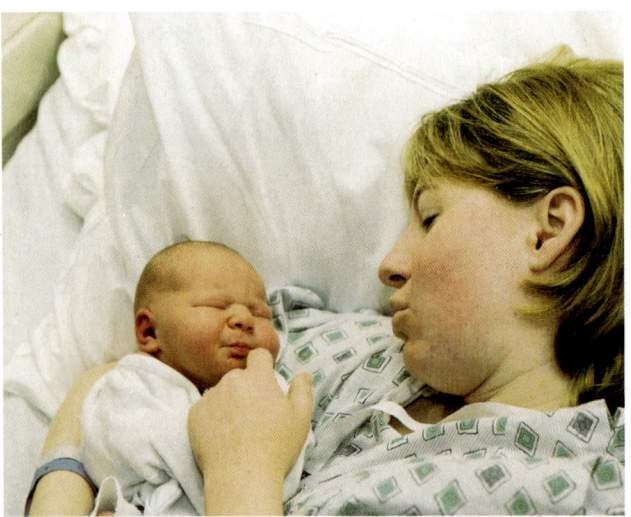

FIGURA 16.5 Posição face a face.

---

[3]N.R.T.: No Brasil, é recomendado e considerado boa prática o contato pele a pele do recém-nascido com a mãe logo após o nascimento. Quando em boas condições, o neonato deve permanecer com a mãe na unidade de alojamento conjunto, não separando, em nenhum momento, um do outro.
[4]N.R.T.: No Brasil, é lei mostrar o sexo do bebê à mãe, assim como checar a identificação nas pulseiras, tanto do neonato quanto da mãe.

ATRIBUTOS ESSENCIAIS AO VÍNCULO

Os termos "formação de vínculo" e "vínculo" são frequentemente usados de forma intercambiável, embora envolvam intervalos de tempo e interações diferentes. Os estágios do vínculo incluem proximidade, reciprocidade e comprometimento.

A *proximidade* refere-se à experiência física e psicológica dos pais de estar perto do filho. Esse atributo tem três dimensões:

1. *Contato*: as experiências sensoriais de tocar, segurar e olhar para o recém-nascido fazem parte do comportamento de busca por proximidade.
2. *Estado emocional*: o estado emocional emerge da experiência afetiva dos novos pais em relação ao filho e ao seu papel como pais.
3. *Individualização*: os pais estão cientes da necessidade de diferenciar as necessidades do recém-nascido das suas próprias e de reconhecê-las e respondê-las de forma adequada, fazendo com que o processo de vínculo também, de certa forma, seja de desvínculo.

A *reciprocidade*, processo pelo qual as habilidades e os comportamentos do recém-nascido resultam em resposta dos pais, é descrita por duas dimensões: comportamento complementar e sensibilidade. O comportamento complementar envolve revezar e parar quando o outro não está interessado ou fica cansado. Um recém-nascido pode arrulhar e olhar fixamente para o pai ou a mãe para obter uma resposta semelhante e assim complementar o seu comportamento. Os pais que são sensíveis e responsivos aos sinais do seu filho promoverão seu desenvolvimento e crescimento. Os pais que se tornam hábeis em reconhecer as maneiras pelas quais seu filho se comunica responderão apropriadamente sorrindo, vocalizando, tocando e beijando.

O *comprometimento* refere-se à natureza duradoura do relacionamento. Os componentes são: centralidade e exploração do papel de pais. Na centralidade, os pais colocam o recém-nascido no centro de suas vidas. Eles reconhecem e aceitam a responsabilidade de promover a segurança, o crescimento e o desenvolvimento da criança. A exploração do papel de pais é a capacidade de estes encontrarem o próprio caminho e integrar a identidade parental em si (Sears & Sears, 2020a).

COMPORTAMENTOS DE VÍNCULO POSITIVOS E NEGATIVOS

Os comportamentos de vínculo positivos incluem manter contato físico próximo; fazer contato olho no olho; falar em tons suaves e agudos; e tocar e explorar o recém-nascido. A Tabela 16.1 destaca os comportamentos de vínculo positivos e negativos típicos.

INTERVENÇÕES DE ENFERMAGEM

Atualmente, em termos de duração das internações hospitalares pós-parto, "menos é mais". Se a mulher tiver passado por um parto vaginal, ela pode receber alta em 24 a 48 horas ou antes disso. No entanto, se ela tiver sido submetida a um parto cesariano, pode permanecer hospitalizada por até 72 horas. Esses períodos de internação mais curtos deixam pouco tempo para os enfermeiros prepararem a mulher e sua família para as muitas mudanças que ocorrerão quando ela voltar para casa (ver Plano de cuidados de enfermagem 16.1). As pesquisas mostram que as mães se sentem despreparadas, desinformadas e sem apoio durante o período pós-parto enquanto lutam com problemas físicos e emocionais, com os cuidados com o filho, preocupações com amamentação e ajustes de estilo de vida (Benzies et al., 2019). Os enfermeiros

TABELA 16.1 Comportamentos de vínculo positivos e negativos.		
	Comportamentos positivos	**Comportamentos negativos**
Recém-nascido	Sorri; está alerta; demonstra reflexo de preensão palmar forte para segurar o dedo da mão do pai ou da mãe; suga bem, alimenta-se com facilidade; gosta de ser segurado próximo do pai ou da mãe; faz contato visual; segue o rosto do pai ou da mãe; tem aparência facial agradável; é consolável ao chorar	Alimenta-se mal, regurgita muitas vezes; chora por períodos prolongados, tem cólicas e inconsolabilidade; não exibe interesse pelo ambiente, raramente sorri, mesmo quando incitado; resiste a ser segurado no colo e à proximidade com o pai ou a mãe; dorme com os olhos fechados a maior parte do tempo; o corpo enrijece quando segurado no colo; não responde aos pais; não presta atenção na face do pai ou da mãe
Pai/Mãe	Faz contato visual direto; assume a posição face a face com o recém-nascido ao segurá-lo no colo; considera o recém-nascido um membro da família, aponta características comuns; expressa orgulho pelo recém-nascido; atribui sentido às ações dele; sorri e olha para o recém-nascido; toca a criança, progredindo do toque com a ponta dos dedos para o colo; dá um nome ao recém-nascido; pede para ficar perto dele tanto quanto possível; fala positivamente sobre a criança	Expressa desapontamento ou desprazer com o recém-nascido; não "explora" o recém-nascido visual ou fisicamente; não o considera parte da família; evita cuidar dele; encontra desculpas para não segurá-lo; tem autoconceito negativo; parece desinteressado em ter o recém-nascido no quarto; frequentemente pede que ele seja levado de volta ao berçário para ser atendido; confere atributos negativos ao recém-nascido e chama-o com termos inadequados, negativos

Adaptada de Hill, R., & Flanagan, J. (2019). The maternal-infant bond: clarifying the concept. *International Journal of Nursing Knowledge, 31*(1), 14-18. https://doi.org/10.1111/2047-3095.12235; Kellerman, R. D., & Rakel, D. P. (2019). *Conn's current therapy 2019* Elsevier; e King, T. L., Brucker, M. C., Jevitt, C., & Osborne, K. (2019). *Varney's midwifery* (6th ed.). Jones & Bartlett Learning.

PLANO DE CUIDADOS DE ENFERMAGEM 16.1 Aspectos gerais da puérpera no pós-parto

Uma Gesta II, Para II, de 26 anos é uma paciente da unidade de puerpério com um recém-nascido a termo de 3.970 g ontem. O enfermeiro do plantão noturno relata que ela fez episiotomia, queixa-se de dor classificada como 7 pontos em uma escala de 1 a 10, tem dificuldade para amamentar e apresentou lóquios intensos na maior parte da noite. O enfermeiro também relata que a paciente parece estar focada em suas próprias necessidades, não nas de seu filho. A avaliação desta manhã revela o seguinte:

B (*breast*): **mamas** macias, com saída de colostro; mamilos rachados
U (*uterus*): **útero** um dedo abaixo da cicatriz umbilical desviado para a direita
B (*bladder*): **bexiga** palpável; a paciente relata que ainda não urinou
B (*bowels*): **intestinos** sem movimentação; há sons intestinais; eliminação de flatos
L (*lochia*): **lóquios** moderados; absorvente íntimo encharcado pelo volume acumulado durante a noite
E (*episiotomy*): local da **episiotomia** intacto; edemaciado, com equimose; existência de hemorroidas
E (*extremities*): **membros** sem edema tibial, sem calor ou sensibilidade na panturrilha
E (*emotional status*): **estado emocional** "angustiado" em decorrência do desconforto e da fadiga.

DIAGNÓSTICO DE ENFERMAGEM: integridade tecidual prejudicada relacionada com a episiotomia

IDENTIFICAÇÃO E AVALIAÇÃO DOS RESULTADOS

A paciente permanecerá livre de infecção, sem quaisquer sinais e sintomas de infecção, e apresentará evidências de cicatrização progressiva, conforme demonstrado por local de episiotomia intacto, limpo, seco e com edema reduzido/ausente.

INTERVENÇÕES: *promover a integridade tecidual*

- Monitorar o local da episiotomia à procura de vermelhidão, edema, calor ou secreção *para identificar infecções*
- Avaliar os sinais vitais pelo menos a cada 4 horas *para identificar alterações sugestivas de infecção*
- Aplicar compressas de gelo no local da episiotomia *para reduzir a tumefação*
- Instruir a paciente em relação ao uso do banho de assento *para promover cicatrização, higiene e conforto*

- Incentivar a realização frequente de cuidados perineais e a troca dos absorventes íntimos *para evitar infecções*
- Recomendar a deambulação *para melhorar a circulação e promover a cicatrização*
- Instruir a paciente em relação ao posicionamento *para aliviar a pressão sobre a área perineal*
- Demonstrar o uso de *sprays* anestésicos *para aliviar o desconforto na área perineal.*

DIAGNÓSTICO DE ENFERMAGEM: dor relacionada a episiotomia, mamilos doloridos e hemorroidas

IDENTIFICAÇÃO E AVALIAÇÃO DOS RESULTADOS

A paciente apresentará diminuição da dor, conforme evidenciado por relatos de que a dor diminuiu para um nível tolerável e pela classificação da dor como sendo de 2 pontos ou menos.

INTERVENÇÕES: *promover o alívio da dor*

- Inspecionar detalhadamente o períneo *para descartar um hematoma como causa da dor*
- Administrar medicação analgésica conforme prescrito e necessário *para promover o conforto*
- Realizar medidas de conforto à episiotomia, conforme descrito anteriormente, *para reduzir a dor*
- Explicar a causa dos desconfortos e tranquilizar a paciente de que estes são por tempo limitado *para ajudar a lidar com a dor*
- Colocar compressas embebidas em hamamélis nas hemorroidas inchadas *para induzir a contração e reduzir a dor*
- Sugerir o uso frequente de banhos de assento *para reduzir a dor das hemorroidas*

- Administrar emolientes fecais e laxantes *para evitar o esforço com a primeira defecação*
- Observar o posicionamento e o modo de pega do recém-nascido durante a amamentação. Oferecer sugestões com base nas observações *para corrigir o posicionamento/pega a fim de minimizar o traumatismo mamário*
- Sugerir a secagem ao ar livre dos mamilos após a amamentação e o uso de água *para evitar fissuras nos mamilos*
- Ensinar técnicas de relaxamento ao amamentar *para reduzir a ansiedade e o desconforto.*

DIAGNÓSTICO DE ENFERMAGEM: risco de enfrentamento ineficaz das alterações de humor e da dor

IDENTIFICAÇÃO E AVALIAÇÃO DOS RESULTADOS

A paciente lidará com as alterações de humor, conforme evidenciado por declarações positivas sobre o recém-nascido e participação em seus cuidados.

INTERVENÇÕES: *promover o enfrentamento efetivo*

- Proporcionar um ambiente de apoio e carinho, e incentivar a mãe a desabafar seus sentimentos e frustrações *para aliviar a ansiedade*
- Oferecer oportunidades para a mãe descansar e dormir *para combater a fadiga*
- Encorajar a mãe a ingerir uma dieta bem equilibrada *para aumentar seu nível de energia*
- Tranquilizar a mãe e fornecer explicações de que as alterações de humor são comuns após o nascimento em decorrência dos níveis cada vez menores de hormônios após a gestação *para melhorar seu conhecimento a respeito*
- Possibilitar que a mãe descanse dos cuidados ao recém-nascido *para dar a ela oportunidade para o autocuidado*

- Discutir com o parceiro o comportamento esperado para a mãe e como é necessário apoio adicional e ajuda durante esse estressante período *para promover a participação do parceiro nos cuidados*
- Encaminhar a mãe aos serviços comunitários adequados com o objetivo de fornecer apoio materno-infantil *para garantir a continuidade do atendimento*
- Incentivar o contato pele a pele frequente e a proximidade entre a mãe e o recém-nascido *para facilitar os comportamentos de vínculo*
- Incentivar a paciente a participar dos cuidados com o recém-nascido e fornecer orientações conforme necessário *para fomentar o sentimento de independência e autoestima*
- Oferecer elogios e reforço das interações materno-infantis positivas *para aumentar a autoconfiança no cuidado.*

precisam se concentrar na dor e no desconforto, nas imunizações, na nutrição, na atividade física e prática de exercícios, nos cuidados com o recém-nascido, na orientação sobre lactação, na alta hospitalar, na saúde sexual e reprodutiva e no acompanhamento com o tempo limitado que têm com suas pacientes.

> ### *ATENÇÃO!*
> Sempre siga as precauções-padrão ao fornecer cuidados diretos para reduzir o risco de transmissão de doenças.

Prestação de cuidados culturalmente ideais

Como a população nos EUA está se tornando mais diversificada, os profissionais de enfermagem devem estar preparados para prestar cuidados de maternidade para famílias de várias culturas. Em muitas culturas, as mulheres e suas famílias são cuidadas e alimentadas por sua comunidade por semanas e até meses após o nascimento de um novo membro da família. Os cuidados culturalmente humildes ajudam a explorar a competência cultural como um processo, em vez de um resultado. De modo geral, o cuidado culturalmente humilde para todas as famílias em idade reprodutiva inclui compreensão das crenças populares tradicionais dessas pessoas; envolvimento e apoio de familiares; respeito; presença de um ente importante; amamentação e alimentação saudável; observação dos princípios de frio e calor; abstinência de relações sexuais pós-parto; empoderamento; fortalecimento; importância das dimensões espirituais; evitação de espíritos malignos; e esperança de que os enfermeiros antecipem as necessidades da mãe e do recém-nascido (Andrews & Boyle, 2019). O Boxe 16.3 destaca algumas das principais variantes culturais durante o período pós-parto.

Os enfermeiros precisam se lembrar de que as práticas e as crenças relacionadas à maternidade variam de cultura para cultura. Para prestar cuidados de enfermagem adequados, os profissionais da enfermagem devem determinar as preferências da paciente antes de intervir. As práticas culturais podem incluir restrições alimentares; certas roupas; tabus; atividades para manter a saúde mental; e o uso do silêncio, da oração ou da meditação. Restaurar a saúde pode envolver o uso de medicamentos populares ou a consulta a um curandeiro tribal. A barreira do idioma pode interferir na comunicação entre a paciente e os profissionais da saúde, seguida pela falta de sensibilidade cultural do profissional da saúde, levando então à relutância da mulher em usar os serviços de saúde (Goldman & Trimmer, 2019). Prestar atendimento culturalmente diverso dentro de nossa comunidade global é um desafio para todos os enfermeiros porque eles devem lembrar que a cultura de uma pessoa não pode ser facilmente resumida em um livro de consulta, mas deve ser vista pelas próprias experiências de vida.

Raina e seu marido estão chateados com a ideia de ter um médico do sexo masculino para cuidar dela porque, como mulher muçulmana, ela prefere um provedor de cuidados do mesmo sexo. O que o enfermeiro deve fazer nessa situação?

Promoção do conforto

A puérpera pode sentir desconforto e dor por vários motivos, tais como episiotomia, lacerações perineais, dor nas costas como resultado da anestesia epidural, dor em virtude da bexiga cheia, períneo edematoso, hemorroidas inflamadas, mamas ingurgitadas, cólicas pós-parto secundárias às contrações uterinas na amamentação e por serem mães multíparas e mamilos doloridos, se estiverem amamentando. Aliviar o problema subjacente é o primeiro passo no controle da dor. A maioria das práticas tradicionalmente empregadas para eliminar o desconforto pós-parto não se baseia em evidências; portanto, tanto as medidas não farmacológicas quanto as farmacológicas são frequentemente usadas em conjunto (King et al., 2019).

Aplicações de frio e calor

FRIO

Uma bolsa de gelo é, comumente, a primeira medida usada após um parto vaginal para aliviar o desconforto perineal por edema, episiotomia ou laceração. A bolsa de gelo pode minimizar o edema, reduzir a inflamação, diminuir a permeabilidade capilar e reduzir a condução nervosa para o local. É aplicada na quarta etapa do trabalho de parto e pode ser usada nas primeiras 24 horas para reduzir o edema perineal e evitar a formação de hematomas, diminuindo então a dor e promovendo a cicatrização. As bolsas de gelo são envolvidas em uma embalagem descartável ou um pano limpo e aplicadas na área perineal. Normalmente, elas são aplicadas de forma intermitente por 20 minutos e removidas por 10 minutos. Existem muitas bolsas de gelo preparadas comercialmente, mas uma luva cirúrgica cheia de gelo picado e coberta também pode ser usada se a mãe não for alérgica ao látex. Certifique-se de que a bolsa de gelo seja trocada com frequência para promover uma boa higiene e permitir avaliações periódicas.

CALOR

O **frasco de higienização perineal** é um recipiente com água morna que é borrifado sobre a área perineal após cada micção e antes da aplicação de um novo absorvente íntimo. Normalmente, o frasco de higienização perineal é apresentado à puérpera quando ela é levada ao banheiro para se refrescar e urinar pela primeira vez – na maioria dos casos, logo que os sinais vitais estiverem estáveis após a primeira hora. Instrua a puérpera sobre como e quando usá-lo. Incentive essa prática cada vez que ela trocar o absorvente, urinar ou defecar, certificando-se então de que ela entenda como direcionar o fluxo de água da frente para trás. A puérpera pode levar o frasco

BOXE **16.3** Influências culturais no período pós-parto.

Afro-americanas

- A mãe pode compartilhar o cuidado com o recém-nascido com outros membros da família
- As experiências das mulheres mais velhas da família influenciam os cuidados com os recém-nascidos
- As mães podem proteger seus recém-nascidos de estranhos por várias semanas
- As mães não podem dar banho em seus neonatos na primeira semana. São aplicados óleos na pele e no cabelo para evitar o ressecamento e as crostas lácteas
- Podem ser colocadas moedas sobre o umbigo do recém-nascido na tentativa de achatar o coto umbilical ligeiramente saliente
- Dormir com os pais é uma prática comum.

Amish

- As mulheres consideram a maternidade seu papel principal na sociedade
- Geralmente se opõem ao controle da natalidade
- A gestação e o parto são considerados assuntos privados; podem ocultá-los do conhecimento público
- As mulheres tipicamente não respondem favoravelmente quando apressadas a completar uma tarefa de autocuidado. Os enfermeiros precisam receber os sinais das mulheres indicando sua prontidão para realizar as atividades matinais de autocuidado.

Origem apalache

- A cólica infantil é tratada pela passagem do recém-nascido por meio de um colar de couro ou por meio da administração de um chá fraco de erva-de-gato
- Uma bolsa de assa-fétida (*Ferula assafoetida*), uma resina de goma com um odor forte, é amarrada em torno do pescoço do recém-nascido para evitar doenças
- As mulheres podem evitar o contato visual com os enfermeiros e os profissionais da saúde
- As mulheres tipicamente evitam fazer perguntas, mesmo que não entendam as instruções
- A avó pode criar a criança para a mãe.

Origem filipina

- Os avós costumam ajudar no cuidado com os netos
- A amamentação é incentivada e algumas mães amamentam seus filhos por até 2 anos
- As mulheres podem se sentir pouco à vontade para discutir as questões sobre sexo e controle da natalidade
- Predominam fortes crenças religiosas e a oração à beira do leito é comum
- As famílias são muito unidas e muitas visitas podem ser esperadas no hospital após o parto.

Origem japonesa

- Limpeza e proteção contra o frio são componentes essenciais dos cuidados com o recém-nascido. Os enfermeiros devem dar banho nele diariamente
- Os neonatos normalmente não são levados para fora de casa porque se acredita que eles não devem ser expostos ao ar externo ou ao frio. Os recém-nascidos são mantidos em um local quieto, limpo e aquecido durante o primeiro mês de vida
- A amamentação é o principal método de alimentação
- Muitas mulheres ficam na casa dos pais por 1 a 2 meses após o nascimento
- Dar banho no recém-nascido pode ser o centro das atividades familiares em casa.

Origem mexicana

- A avó do recém-nascido mora com a mãe por várias semanas após o nascimento para ajudar nas tarefas domésticas e nos cuidados com os filhos
- Muitas mulheres amamentam por mais de 1 ano. A criança é transportada em um *rebozo* (*sling*), que permite fácil acesso à amamentação
- As mulheres podem evitar o contato visual e não se sentir confortáveis ao serem tocadas por um estranho. Os enfermeiros precisam respeitar esse sentimento
- Algumas mulheres podem levar consigo imagens religiosas para o hospital e podem querer expô-las no seu quarto.

Muçulmanas

- O recato da paciente é a preocupação principal, que deve ser protegido pelos profissionais de enfermagem
- As muçulmanas geralmente não comem carne de porco; todos os alimentos devem ser conferidos antes de servidos
- As muçulmanas preferem um profissional da saúde do mesmo sexo; o toque entre os sexos é proibido, exceto em uma situação de emergência
- A mulher muçulmana geralmente fica em casa por 40 dias após o nascimento, sendo cuidada pelas mulheres da família
- A maioria das mulheres amamenta, mas os eventos religiosos exigem períodos de jejum, o que pode aumentar o risco de desidratação ou desnutrição
- Às mulheres estão isentas das orações obrigatórias cinco vezes ao dia enquanto os lóquios estiverem presentes
- É provável que parentes próximos estejam presentes durante grande parte da internação da mulher. Eles precisarão de uma sala vazia para fazer orações sem ter que sair do hospital.

Nativas norte-americanas

- As mulheres podem manter segredo sobre a gestação e optar por não a revelar imediatamente
- Tocar não é um comportamento feminino típico e o contato visual é breve
- Ressentem-se de serem apressadas e precisam de tempo para sentar e conversar
- A maioria das mães amamenta e pratica o controle da natalidade.

Adaptado de Giger, J. N. (2019). *Transcultural nursing: assessment and intervention* (8th ed.). Elsevier; Goldman, N., & Trimmer, K. (2019). Towards a culturally inclusive model of care: quality practice and care through the lens of a practicing nurse. In K. Trimmer, T. Newman, & F. Padro (Eds.). *Ensuring quality in professional education (Vol. 1)*. Springer Nature; e Stevens, S. (2019). *Evidence-based obstetric nursing*. Kendall Hunt Publishing Company.

de higienização perineal para casa e usá-lo nas próximas semanas até a cessação dos lóquios, o qual pode ser utilizado tanto por mulheres que tiveram partos vaginais quanto por aquelas que fizeram cesariana para proporcionar conforto e higiene à região perineal.

Após as primeiras 24 horas, um **banho de assento** com água em temperatura ambiente pode ser prescrito e substituir a bolsa de gelo para reduzir a tumefação local e promover conforto para episiotomia, traumatismo perineal ou hemorroidas inflamadas. A mudança da terapia fria para a temperatura ambiente melhora a circulação vascular e a cicatrização. Antes de tomar um banho de assento, a puérpera deve limpar o períneo com um frasco de higienização perineal ou tomar um banho usando sabonete neutro.

A hidroterapia é o uso externo de qualquer forma de água para promoção da saúde ou tratamento com variação de temperatura, de duração e de locais de aplicação (Yadav et al., 2019). A maioria das instituições de saúde usa assentos plásticos descartáveis para os banhos de assento, item que as mulheres podem levar para casa. O assento de plástico consiste em uma cuba que se encaixa sobre o vaso sanitário, e uma bolsa cheia de água quente é pendurada em um gancho e ligada por um tubo à frente da cuba (Figura 16.6). Nas Diretrizes de ensino 16.1 estão destacadas as etapas do uso de um banho de assento.

DIRETRIZES DE ENSINO **16.1**
Uso do banho de assento

1. Fechar a braçadeira do tubo antes de encher com água para evitar vazamentos.
2. Preencher a cuba do banho de assento e a bolsa de plástico com água em temperatura ambiente (confortável ao toque).
3. Colocar a cuba cheia no vaso sanitário com o assento elevado e a abertura de saída voltada para a parte de trás do vaso sanitário.
4. Pendurar a bolsa plástica cheia em um gancho próximo ao vaso sanitário ou a um suporte.
5. Prender o tubo na abertura da cuba.
6. Sentar-se na cuba colocada no assento do vaso e liberar a braçadeira para possibilitar que a água quente irrigue o períneo.
7. Permanecer sentada na cuba por aproximadamente 15 a 20 minutos.
8. Levantar-se e secar a área perineal com leves palmadinhas. Colocar um absorvente limpo.
9. Inclinar a cuba para remover toda a água restante e dar descarga no vaso sanitário.
10. Lavar a cuba com água morna e sabão e secá-la na pia.
11. Guardar a cuba e o equipamento em um local limpo e seco até o próximo uso.
12. Lavar as mãos com água e sabão.

Aconselhe a puérpera a tomar o banho de assento várias vezes por dia para proporcionar higiene e conforto à área perineal. Incentive-a a continuar essa medida após a alta. Algumas instituições de saúde têm banhos de assento higiênicos no banheiro que pulverizam antisséptico, água ou ambos no períneo. A puérpera senta-se no vaso sanitário com as pernas afastadas de modo que o bico pulverizador alcance sua área perineal.

Tenha em mente que estão ocorrendo intensas alterações hemodinâmicas na mãe durante o início do período pós-parto, e sua segurança deve ser uma prioridade. A fadiga, a perda de sangue, os efeitos de medicamentos e a falta de alimentos podem levar a puérpera a se sentir fraca ao se levantar. É necessário ajudá-la a ir ao banheiro a fim de orientá-la sobre como utilizar o frasco de higienização perineal e o banho de assento para garantir sua segurança. Muitas mulheres ficam tontas ou se sentem atordoadas ao sair da cama e precisam de uma ajuda física direta. Ficar no quarto da puérpera, garantir que a luz de chamada de emergência esteja prontamente disponível e estar disponível, se necessário, durante esse período inicial são medidas que vão garantir a segurança e evitar acidentes e quedas.

Preparações tópicas

Diversos tratamentos podem ser aplicados topicamente para o alívio temporário da dor e do desconforto perineal. Um desses tratamentos é a aplicação de anestésico local na forma de *spray*, como a benzocaína tópica. Esses agentes entorpecem a área perineal e são usados após a limpeza da área com água utilizando o frasco de higienização perineal e/ou o banho de assento.

As puérperas estão predispostas ao desenvolvimento de hemorroidas devido à pressão durante o parto vaginal, à constipação intestinal, ao relaxamento dos músculos lisos das paredes das veias e ao dano ao retorno do sangue, fatores esses relacionados com o aumento da pressão exercida pelo útero gravídico. As medidas não farmacológicas para reduzir o desconforto das hemorroidas incluem compressas frias, banhos de assento frios e a aplicação de compressas embebidas em hamamélis. Esses produtos são colocados na área retal, entre as hemorroidas e o absorvente íntimo. Colocados sobre o absorvente, eles resfriam a área, ajudam a aliviar a tumefação e minimizam o prurido. Os métodos farmacológicos utilizados para reduzir a dor das hemorroidas incluem os anestésicos locais (dibucaína) ou os esteroides (hidrocortisona). As medidas úteis para reduzir o desconforto incluem evitar ou corrigir a constipação intestinal, incentivar o uso do decúbito lateral, assumir hábitos de higiene adequados, assumir posições que minimizem a pressão imposta sobre as hemorroidas e não fazer esforço durante a defecação (King et al., 2019).

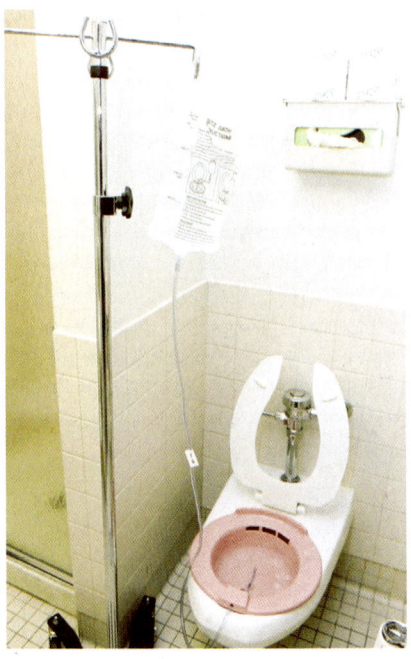

FIGURA 16.6 Configuração do banho de assento.

Os primeiros dias do recém-nascido constituem um período crítico para facilitar a amamentação. Os enfermeiros devem ter um conhecimento profundo das técnicas de aleitamento materno para minimizar interferências e desconfortos. A dor nos mamilos é o segundo motivo mais comum para o desmame precoce, superada apenas pela oferta insuficiente de leite (de Barros et al., 2019). A dor nos mamilos é difícil de tratar, embora uma grande variedade de cremes, pomadas e géis estejam disponíveis para isso. Este grupo inclui cera de abelha, produtos à base de glicerina, vaselina, lanolina e hidrogel. Muitas mulheres acham esses produtos reconfortantes. A cera de abelha, os produtos à base de glicerina e a vaselina precisam ser removidos antes da amamentação. Esses produtos devem ser evitados para limitar a exposição do lactente, pois o processo de remoção pode piorar a irritação do mamilo. A aplicação de leite materno ordenhado sobre os mamilos, deixando-o secar, tem sido sugerida para reduzir a dor, que normalmente ocorre em virtude da pega e/ou remoção incorreta do lactente da mama. Uma assistência inicial à amamentação para garantir o posicionamento correto pode ajudar a evitar traumatismos mamilares.

Analgésicos

Analgésicos como o paracetamol e os anti-inflamatórios não esteroides orais (AINEs), como o ibuprofeno ou o naproxeno, são prescritos para aliviar o desconforto pós-parto leve. Para a dor moderada a intensa, pode-se prescrever um analgésico narcótico, como a codeína ou a oxicodona, em conjunto com o ácido acetilsalicílico ou o paracetamol. Instrua a puérpera sobre os efeitos nocivos resultantes de quaisquer medicamentos prescritos. Os efeitos adversos comuns dos analgésicos orais incluem tonturas, vertigens, náuseas e vômitos, constipação intestinal e sedação (Skidmore-Roth, 2021).

Informe também a puérpera de que os fármacos são secretados no leite materno. Praticamente todos os medicamentos que a mãe ingere passam para o leite materno; no entanto, os analgésicos leves (p. ex., paracetamol ou ibuprofeno) são considerados relativamente seguros para as lactantes (King et al., 2019). Administrar um analgésico leve cerca de 1 hora antes de amamentar geralmente alivia a cólica e/ou o desconforto perineal.

Assistência à eliminação

A bexiga fica edemaciada, hipotônica e congestionada imediatamente após o parto. Consequentemente, a distensão da bexiga, o esvaziamento incompleto e a incapacidade de urinar são comuns. Uma bexiga cheia interfere na contração uterina e pode causar hemorragia porque desloca o útero para longe da linha média. Incentive a puérpera a urinar. Frequentemente, ajudá-la a assumir a posição normal de micção no vaso sanitário facilita isso. Se a puérpera tiver dificuldade para micção, derramar água morna sobre a região perineal, ouvir o som de água

corrente, soprar bolhas por um canudo, tomar um banho quente, beber líquidos, dar-lhe privacidade ou colocar a mão em uma bacia de água quente são medidas que podem estimular a micção. Se essas ações não induzirem a micção dentro de 4 a 6 horas após o parto, o cateterismo pode ser necessário. Palpe a bexiga para verificar se há distensão e pergunte à puérpera se ela está urinando em pequenas quantidades (menos de 100 mℓ) com frequência (retenção com transbordamento). Se o cateterismo for necessário, use uma técnica estéril para reduzir o risco de infecção.

A constipação intestinal é um dos problemas pós-parto mais comuns. A diminuição da motilidade intestinal durante o trabalho de parto, o alto teor de ferro nas vitaminas pré-natais, a perda de líquido pós-parto e os efeitos adversos de analgésicos e/ou anestesia podem predispor a puérpera à constipação intestinal. Além disso, a puérpera pode temer que a defecação cause dor ou lesão, especialmente se ela tiver sido submetida a uma episiotomia ou ocorrido uma laceração reparada com suturas.

A escolha do tratamento para a constipação intestinal pós-parto permanece um desafio. Normalmente, um emoliente fecal, como o docusato, com ou sem um laxante pode ser útil se a paciente apresentar dificuldade para defecar. Outras medidas, tais como deambulação e aumento da ingestão de líquidos e fibras, também podem ajudar. A orientação nutricional pode incluir o aumento de frutas e vegetais na dieta; beber bastante líquido (8 a 12 vezes ao dia) para manter as fezes moles; beber pequenas quantidades de suco de ameixa e/ou líquidos quentes para estimular o peristaltismo; ingerir alimentos ricos em fibras, como farelo de cereais, grãos integrais, frutas secas, frutas frescas e vegetais crus; e caminhar diariamente.

Promoção de atividades, repouso e exercícios

O período pós-parto é o momento ideal para os enfermeiros reforçarem a importância dos exercícios físicos, ajudar as puérperas a incorporá-los às suas vidas e incentivá-las a superar as barreiras ao exercício. As mudanças de estilo de vida que ocorrem após o parto podem afetar a saúde da mulher durante décadas. Encoraja-se a deambulação precoce para reduzir o risco de tromboembolismo e para melhorar a força muscular.

Muitas alterações ocorrem no período pós-parto e cuidar do recém-nascido altera os hábitos de alimentação e de sono da mulher, os horários de trabalho e a alocação de tempo. A fadiga é comum durante os primeiros dias após o parto, podendo perdurar por semanas ou meses. Ter um sono adequado é fundamental para as novas mães porque o menor tempo de sono, a alta porcentagem de transtornos do sono e a maior fadiga estão associados a sintomas depressivos em mulheres no pós-parto (Stewart & Vigod, 2019). Os parceiros que trabalham fora experimentam fadiga no início da paternidade e são incapazes de se recuperar devido a padrões de sono interrompidos e ruins. Esse déficit de sono pode comprometer a sua segurança no trabalho e levar a efeitos adversos a longo prazo por anos (Richter et al., 2019). No caso das mulheres, afeta o relacionamento da mãe com os outros parentes e a sua capacidade de realizar as tarefas domésticas e as responsabilidades dos cuidados com a criança. Certifique-se de que a mãe reconheça sua necessidade de descanso e de sono e seja realista em relação às suas expectativas. Algumas sugestões à mãe incluem:

- Tirar sonecas quando o lactente estiver dormindo porque dormir sem ser interrompida à noite é difícil
- Reduzir a participação em atividades externas e limitar o número de visitantes
- Determinar os ciclos de sono e vigília do recém-nascido e tentar aumentar os períodos de vigília durante o dia de modo que ele durma por períodos mais longos durante a noite
- Ingerir uma dieta equilibrada para promover a cicatrização e aumentar os níveis de energia
- Compartilhar as tarefas domésticas para conservar sua energia
- Pedir ao pai ou a outros membros da família para prestar cuidados ao recém-nascido periodicamente durante a noite para que a mãe possa ter uma noite de sono ininterrupto se não estiver amamentando
- Analisar a rotina diária da família e avaliar se é possível "agrupar" atividades para conservar a energia e promover o descanso.

As demandas da maternidade podem reduzir ou impedir a prática de exercícios, mesmo a pessoa sendo mais comprometida. Um programa de exercícios focados e a mecânica corporal adequada podem ajudar as novas mães a lidar com os desafios físicos da maternidade. Enfatize os benefícios de um programa regular de exercícios, que incluem:

- Ajuda à mulher para perder o peso ganho com a gestação
- Redução do risco posterior de obesidade
- Aumento do bem-estar geral pós-parto
- Aumento do nível de energia para que a mulher possa lidar com suas novas responsabilidades
- Aceleração do retorno ao tamanho e à forma pré-gestacional
- Redução do risco de depressão pós-parto
- Redução do risco de constipação intestinal
- Redução da fadiga mental
- Fornecimento de uma válvula de escape para o estresse (Isaacs, 2019).

O sobrepeso e a obesidade constituem uma epidemia nos EUA. A obesidade é um fator de risco para várias doenças, tais como diabetes, hipertensão, hipercolesterolemia, acidente vascular encefálico, cardiopatias, câncer e artrite. Mais de um terço das mulheres norte-americanas está acima do peso (ACOG, 2019a). Embora o ganho de peso gestacional médio seja de aproximadamente 11 a 15 kg, o ganho dele em excesso e a incapacidade em perder peso após a gestação são importantes preditores de obesidade a longo prazo. O período pós-parto é um momento vulnerável à retenção excessiva de peso, especialmente para o número crescente de mulheres que estão acima do peso no início da gestação e, consequentemente, têm dificuldade em perder o peso adicional ganho durante ela. Amamentar e praticar exercícios pode ajudar a controlar o peso a longo prazo (Walker et al., 2019).

> ### ATENÇÃO!
>
> As mulheres incapazes de retornar a um peso saudável 6 meses após o parto aumentam os fatores de risco para o desenvolvimento de doenças crônicas, tais como síndrome metabólica, obesidade e doença cardiovascular (Siegel et al., 2019). Incentive as mulheres a perder o peso adquirido com a gestação nos 6 meses após o parto e encaminhe aquelas que não conseguirem a programas comunitários de emagrecimento.

A puérpera pode enfrentar alguns obstáculos para se exercitar, o que inclui mudanças físicas (frouxidão ligamentar), demandas concomitantes (cuidados com o recém-nascido), falta de informações sobre retenção de peso (inatividade equivale a ganho de peso) e incontinência por estresse (vazamento de urina durante a atividade).

Uma mulher saudável que passou por parto vaginal sem complicações pode retomar os exercícios leves no período pós-parto imediato. Aconselhe a puérpera a iniciar devagar e aumentar o nível de exercício por um período de várias semanas conforme tolerado. Carrinhos de bebê e carregadores podem ser uma opção para algumas mulheres, pois permitem que elas caminhem com seus recém-nascidos para fazer exercícios. Os carrinhos de corrida podem ser usados mais tarde, quando a criança tiver 6 a 12 meses e puder manter a cabeça erguida. Além disso, os vídeos de exercícios e os equipamentos de ginástica domésticos permitem que as mães se exercitem enquanto o recém-nascido cochila.

Praticar exercícios após o parto promove sensações de bem-estar e restaura o tônus muscular perdido durante a gestação. A rotina de exercícios deve ser retomada gradualmente, começando com exercícios para o assoalho pélvico no primeiro dia pós-parto e progredindo para exercícios abdominais, de tonificação das nádegas e das coxas na segunda semana. A maioria das puérperas no pós-parto não atende às diretrizes nacionais para atividade física, o que pode elevar seu risco de morbidade e contribuir para o impacto intergeracional da obesidade em seus filhos (Jordan et al., 2019). Caminhar é uma excelente forma de exercício inicial, desde que a mulher evite movimentos bruscos e oscilantes, porque as articulações não se estabilizam até 6 a 8 semanas após o parto. Praticar exercícios muito precocemente pode fazer com que a puérpera sangre mais e seus lóquios podem voltar a ficar vermelhos. Se isso ocorrer, instrua a mulher a parar de se exercitar e permanecer deitada até que o sangramento diminua. Esse aumento no sangramento deve ser um alerta para a mulher de que ela está se esforçando demais e precisa diminuir sua rotina de exercícios.

Os exercícios recomendados para as primeiras semanas após o parto incluem respiração abdominal, fortalecimento abdominal modificado com elevação somente da cabeça, fortalecimento abdominal tradicional modificado, movimentação da coluna vertebral lombar em decúbito dorsal e a báscula pélvica (Diretrizes de ensino 16.2). O número de exercícios e a sua duração aumentam gradativamente à medida que a mulher ganha força.

DIRETRIZES DE ENSINO **16.2**
Exercícios pós-parto

Respiração abdominal
1. Deitar-se em decúbito dorsal sobre uma superfície plana (chão ou cama), respirar fundo pelo nariz e expandir os músculos abdominais (eles se elevarão na região mediana).
2. Expirar lentamente e contrair os músculos abdominais por 3 a 5 segundos.
3. Repetir isso várias vezes.

Exercício de fortalecimento abdominal com elevação da cabeça
1. Deitar-se sobre uma superfície plana com os joelhos flexionados e os pés apoiados sobre a superfície.
2. Retirar a cabeça da superfície plana, levá-la em direção ao tórax e segurá-la por 3 a 5 segundos.
3. Relaxar a cabeça e retornar à posição inicial.
4. Repetir isso várias vezes.

Exercício de fortalecimento abdominal tradicional modificado
1. Deitar-se sobre uma superfície plana e levantar a cabeça e os ombros em 15 a 20 cm de modo que suas mãos estendidas alcancem seus joelhos.
2. Manter a cintura na superfície plana.
3. Retornar lentamente à posição inicial.
4. Repetir, aumentando a frequência conforme o seu nível de conforto possibilitar.

Movimentação da coluna vertebral lombar em decúbito dorsal
1. Deitar-se sobre uma superfície plana com os joelhos flexionados.
2. Manter os ombros apoiados, levar lentamente os joelhos para o lado direito até tocar a superfície plana (chão ou cama).
3. Trazer os joelhos de volta à posição inicial e levá-los ao lado esquerdo até que toquem no lado oposto da superfície plana.
4. Retornar à posição inicial e descansar.
5. Repetir esse exercício várias vezes.

Báscula pélvica
1. Deitar-se de costas sobre uma superfície plana com os joelhos flexionados e os braços ao lado do corpo.

2. Contrair lentamente os músculos abdominais enquanto levanta sua pelve em direção ao teto.
3. Manter a posição por 3 a 5 segundos e, lentamente, retornar à posição inicial.
4. Repetir várias vezes.

Lembre-se de que cada cultura apresenta diferentes atitudes em relação aos exercícios. Algumas (p. ex., haitiana, árabe, chinesa e mexicana) esperam que as novas mães respeitem determinado período de repouso ou a restrição de atividades; portanto, seria inapropriado recomendar exercícios ativos durante o período pós-parto inicial (Giger, 2019).

Prevenção da incontinência de esforço

A incontinência urinária é uma condição em que a mulher apresenta perda involuntária de urina. De todas as mulheres que passaram por um parto, 25 a 50% desenvolvem algum grau de prolapso pélvico durante a vida, que está associado à incontinência de esforço (ACOG, 2019b). A incontinência urinária de esforço causa redução da qualidade de vida e abstinência da prática de atividades físicas e exercícios para promover o condicionamento físico. As pesquisas sugerem que passar por um parto vaginal, além de resultar em traumatismo direto do músculo pélvico e rompimento dos suportes fasciais, também causa danos ao músculo levantador do ânus e lesão do nervo pudendo. Proporcionar instruções de exercícios para os músculos do assoalho pélvico a todas as mulheres durante a primeira gestação e novamente após o parto vaginal é recomendado pelas diretrizes do National Institute for Health and Care Excellence (NICE). Os enfermeiros podem oferecê-las como uma intervenção de primeira linha na prevenção da incontinência urinária pós-parto (Swearingen & Wright, 2019). Quanto mais partos vaginais, maior a probabilidade de a mulher desenvolver incontinência urinária de esforço. Esta pode ocorrer com qualquer atividade que cause um aumento na pressão intra-abdominal. As puérperas podem considerar as atividades de baixo impacto, tais como caminhada, ciclismo, natação ou aeróbica de baixo impacto, para que possam retomar a atividade física enquanto fortalecem o assoalho pélvico.

As sugestões para evitar a incontinência urinária de esforço são:

- Iniciar um programa regular de exercícios de treinamento dos músculos do assoalho pélvico após o parto
- Perder peso se necessário; a obesidade está associada à incontinência urinária de esforço
- Evitar fumar e limitar a ingestão de bebidas alcoólicas e com cafeína, que irritam a bexiga
- Ajustar a ingestão de líquidos para produzir uma produção de urina de 1.000 a 2.000 mℓ a cada 24 horas.

Os **exercícios para o assoalho pélvico** (exercícios de Kegel) ajudam a fortalecer os músculos locais se realizados regularmente e de maneira correta (Soave et al.,

2019). Esses exercícios foram originalmente desenvolvidos pelo Dr. Arnold Kegel na década de 1940 como um método de controle da incontinência urinária em mulheres após o parto. O princípio por trás desses exercícios é que o fortalecimento dos músculos do assoalho pélvico melhora o funcionamento do esfíncter uretral.

Ao prestar cuidados pós-parto, instrua as mulheres sobre a prevenção primária da incontinência urinária de esforço discutindo o valor e o propósito dos exercícios para os músculos do assoalho pélvico. Aborde o assunto com sensibilidade, evitando o termo *incontinência*. Os termos *extravasamento*, *perda de urina* ou *problemas de controle da bexiga* são mais aceitáveis pela maioria das mulheres.

> ### ATENÇÃO!
> Quando realizados de maneira adequada, os exercícios para o assoalho pélvico são eficazes na prevenção ou melhora da continência urinária (Soave et al., 2019).

As mulheres podem realizar exercícios para o assoalho pélvico executando 10 contrações de 5 segundos sempre que trocarem fraldas, falarem ao telefone ou assistirem à TV. Ensine-as a realizar os exercícios para o assoalho pélvico corretamente; ajude-as a identificar os músculos corretos tentando parar e iniciar o fluxo de urina ao se sentar no vaso sanitário (Diretrizes de ensino 16.3). Os exercícios para o assoalho pélvico podem ser realizados sem que ninguém perceba.

DIRETRIZES DE ENSINO **16.3**
Realização dos exercícios de treinamento dos músculos do assoalho pélvico

1. Identificar corretamente os músculos do assoalho pélvico contraindo-os para interromper o fluxo de urina quando estiver sentada no vaso sanitário.
2. Repetir essa contração várias vezes para se familiarizar com ela.
3. Iniciar os exercícios esvaziando a bexiga.
4. Contrair os músculos do assoalho pélvico e segurar por 10 segundos.
5. Relaxar totalmente os músculos por 10 segundos.
6. Realizar 10 exercícios pelo menos 3 vezes ao dia. Aumentar progressivamente o número de vezes realizadas.
7. Realizar os exercícios em posições diferentes, como em pé, deitada e sentada.
8. Manter a respiração durante os exercícios.
9. Não contrair os músculos do abdome, das coxas, das pernas ou das nádegas durante esses exercícios.
10. Relaxar ao fazer os exercícios do assoalho pélvico e concentrar-se em isolar os músculos certos.

11. Tentar contrair os músculos pélvicos antes de espirrar, pular ou rir.
12. Lembrar-se de que você pode realizar exercícios do assoalho pélvico em qualquer lugar sem que ninguém perceba.

Auxílio nas medidas de autocuidado

Demonstre e converse com a puérpera maneiras de evitar infecções durante o período pós-parto. Como ela pode apresentar persistência de lóquios por até 1 mês após o parto, descreva as práticas para promover o bem-estar e a cicatrização. Essas medidas incluem:

- Trocar os absorventes íntimos com frequência removendo-os da frente para trás para evitar a contaminação da área genital pela flora da área retal
- Evitar usar absorventes internos após o parto para diminuir o risco de infecção
- Tomar banho 1 ou 2 vezes ao dia com sabonete neutro. Evitar usar sabonete nos mamilos
- Tomar um banho de assento após cada defecação para limpar a área retal e aliviar a distensão das hemorroidas
- Usar o frasco de higienização perineal cheio de água morna após urinar e antes de colocar um novo absorvente íntimo
- Evitar banhos de banheira por 4 a 6 semanas até que as articulações e o equilíbrio tenham sido restaurados para evitar quedas
- Lavar as mãos antes de trocar os absorventes íntimos, após descartar os absorventes íntimos sujos e após a micção (King et al., 2019).

Para reduzir o risco de infecção no local da episiotomia, reforce os cuidados perineais adequados à paciente mostrando como enxaguar o períneo com o frasco de higienização perineal após ela ter urinado ou defecado. Enfatize a importância de sempre se limpar delicadamente da frente para trás e lavar bem as mãos antes e após o cuidado perineal. Para as hemorroidas, peça à paciente que aplique compressas embebidas em hamamélis, compressas de gelo para aliviar a tumefação ou creme/pomada para hemorroida, se prescritos.

Garantia da segurança

Uma das preocupações de segurança durante o período pós-parto é a hipotensão ortostática. Quando a mulher passa rapidamente da posição deitada ou sentada para a de pé, sua pressão arterial pode cair repentinamente, fazendo com que a frequência cardíaca aumente. Ela pode ficar tonta e desmaiar. Esteja ciente desse problema e inicie as seguintes medidas de segurança:

- Verificar a pressão arterial antes de deambular com a puérpera
- Verificar se há níveis baixos de hemoglobina e hematócrito antes de deambular com a puérpera

- Elevar a cabeceira da cama por alguns minutos antes de deambular com a paciente
- Instruir a puérpera que se sente na lateral do leito por alguns momentos antes de se levantar
- Ajudar a puérpera a se levantar e ficar próximo a ela
- Deambular ao lado da puérpera e prestar apoio, se necessário
- Perguntar com frequência à puérpera se ela está tonta
- Ficar por perto para ajudar caso ela se sinta tonta.

Um tópico adicional a ser abordado na hipotensão ortostática que pode envolver a segurança do recém-nascido é instruir a mulher a colocar o neonato de costas no berço se ela estiver com sono para evitar uma queda. Se a mulher adormecer enquanto segura o recém-nascido, ela pode deixá-lo cair. Além disso, instrua as mães a manterem a porta do quarto fechada quando o recém-nascido estiver no quarto com elas. Deve-se verificar a identificação de qualquer pessoa que entre no quarto ou que queira retirar o recém-nascido do quarto. Isso evitará o rapto da criança.

Aconselhamento em relação à saúde sexual e à contracepção

A gestação e o parto são períodos especiais na vida de uma mulher que envolvem mudanças físicas, hormonais, psicológicas, sociais e culturais significativas que podem influenciar sua própria sexualidade, bem como a saúde do relacionamento sexual de um casal. Esse geralmente é um período cheio de emoções, mudanças e desafios. As mães frequentemente enfrentam mudanças em sua própria sexualidade na sua adaptação à maternidade. A sexualidade é uma parte importante da vida de todas as mulheres. As mulheres querem voltar ao "normal" o mais rápido possível após o parto, mas o relacionamento sexual de um casal não pode ser isolado das adaptações psicológicas e psicossociais pelas quais ambos os parceiros estão passando.

O parto é uma transição importante na vida das mulheres e exerce um impacto mensurável na função sexual das mulheres no pós-parto. Existem fatores físicos, psicológicos e contextuais que contribuem para a mudança na vida sexual de muitas mulheres após o parto. As puérperas podem hesitar em retomar as relações sexuais por uma série de razões. Com frequência elas apresentam fadiga, fraqueza, perda do desejo sexual, percepção de diminuição da atratividade, mudança na aparência corporal, sangramento vaginal, desconforto perineal, hemorroidas, mamas doloridas, diminuição da lubrificação vaginal resultante de baixos níveis de estrogênio e dispareunia. A fadiga, as exigências físicas feitas pelo recém-nascido e o estresse de novos papéis e responsabilidades podem sobrecarregar as reservas emocionais dos casais. Os novos pais podem não ter muita privacidade ou descanso, ambos necessários para o prazer sexual (Jordan et al., 2019).

Os parceiros podem sentir que agora têm um papel secundário dentro da família e podem não compreender a rotina diária da nova mãe. A natureza delicada da sexualidade pós-parto dificulta a discussão do assunto pelos casais. Esses problemas, combinados com o maior investimento da mãe no papel materno, podem prejudicar o relacionamento sexual do casal.

Embora os casais relutem em perguntar, eles geralmente querem saber quando podem retomar o relacionamento sexual com segurança após o parto. Tipicamente, a relação sexual pode ser reiniciada assim que o sangramento vermelho-vivo cessar e o períneo estiver cicatrizado da episiotomia ou de lacerações. Isso geralmente ocorre entre a 3ª e a 6ª semana pós-parto. No entanto, não há um momento definido e determinado para a retomada do relacionamento sexual após o parto. Não há base científica para a recomendação tradicional de adiar a atividade sexual até a consulta de avaliação pós-parto de 6 semanas. Cada casal deve definir seu próprio intervalo de tempo quando achar apropriado retomar as relações sexuais. Apesar dos medos e dos mitos sobre a atividade sexual durante a gestação, manter as interações sexuais de um casal durante a gestação e o período pós-parto pode promover a saúde sexual e o bem-estar, assim como maior aprofundamento da intimidade.

A saúde sexual e os problemas sexuais pós-parto são comuns; eles podem receber pouca atenção dos profissionais da saúde durante esse período, mas precisam ser tratados (Saydam et al., 2019). Ao aconselhar o casal sobre sexualidade, determine que tipo de conhecimento e preocupações o casal tem sobre seu relacionamento sexual. Informe que as flutuações no interesse sexual são normais. Tranquilize a mãe que está amamentando dizendo que ela pode notar um reflexo de descida durante o orgasmo e descobrir que suas mamas são sensíveis quando tocadas pelo parceiro. Informe também ao casal sobre como evitar desconfortos. A lubrificação vaginal pré-coito pode estar prejudicada durante o período pós-parto, especialmente em mulheres que estão amamentando. O uso de lubrificantes em gel à base de água pode ajudar. Os exercícios de treinamento dos músculos do assoalho pélvico, além de evitar a incontinência urinária de esforço, também podem aumentar a sensibilidade.

O uso de contraceptivos durante o período pós-parto é importante para evitar uma gestação indesejada e intervalos curtos entre os partos, que podem levar a desfechos negativos para a saúde da mãe e da criança. As opções contraceptivas devem ser incluídas nas discussões com o casal para que eles possam tomar uma decisão informada antes de retomar a atividade sexual. Muitos casais sentem-se sobrecarregados com a quantidade de novas informações que recebem durante sua breve hospitalização, por isso muitos não estão prontos para uma longa discussão sobre métodos contraceptivos. Pode ser apropriado lhes apresentar uma breve visão geral das opções com a literatura disponível, bem como adequado lhes pedir que pensem sobre as necessidades e preferências de contraceptivos, aconselhando-os a usar um método de barreira (preservativo com gel ou espuma espermicida) até que escolham outra forma de contracepção. Esse conselho é especialmente importante se a consulta de acompanhamento não ocorrer dentro de 4 a 6 semanas após o parto porque muitos casais retomarão a atividade sexual antes desse período. Algumas mulheres no pós-parto ovulam antes do retorno do período menstrual e, portanto, precisam de proteção contraceptiva para evitar outra gestação.

O uso de contraceptivos hormonais em lactantes levanta questões sobre seu efeito na produção de leite e no risco para a mãe. Os contraceptivos só de progesterona são os contraceptivos hormonais de escolha porque parecem não ter efeito sobre a qualidade ou quantidade do leite. Os contraceptivos orais combinados de estrogênio-progestina não são ideais durante a lactação porque reduzem a quantidade e a qualidade do leite e podem aumentar o risco de TVP no período pós-parto já hipercoagulável. Se usados, não devem ser iniciados até 6 semanas após o parto e após a lactação estar bem estabelecida (Resnik et al., 2019).

É necessário estabelecer uma comunicação aberta e eficaz para um aconselhamento contraceptivo eficaz, de modo que as informações sejam claramente compreendidas. Forneça informações claras e consistentes, adequadas ao idioma, à cultura e ao nível educacional da mulher e de seu parceiro. Isso ajudará o casal a escolher o melhor método anticoncepcional. As pesquisas mostram que a orientação pós-parto sobre a contracepção resulta em mais uso de métodos contraceptivos e menos gestações não planejadas e que tanto as intervenções a curto prazo como as de contatos múltiplos surtem efeitos. O uso de contraceptivos foi maior quando o aconselhamento sobre contracepção foi fornecido no período pré-natal e novamente no pós-parto (Toscano et al., 2019).

Promoção da nutrição materna

Durante o pós-parto, é fundamental que as mulheres desenvolvam padrões alimentares saudáveis para apoiar adequadamente a amamentação, otimizar o peso e se tornarem bons modelos para seus filhos. O período pós-parto pode ser estressante por uma infinidade de razões, tais como fadiga, estresse físico da gestação e do parto, e o trabalho contínuo necessário para cuidar do recém-nascido e atender às necessidades de outros membros da família. Como resultado, a nova mãe pode ignorar as próprias necessidades nutricionais. Independentemente de estar amamentando ou usando uma fórmula para mamadeira, incentive a nova mãe a cuidar bem de si e a ingerir uma dieta saudável para que os nutrientes perdidos durante a gestação possam ser repostos e ela possa voltar a ter um peso saudável. Em geral, as recomendações nutricionais para a puérpera incluem:

- Ingerir uma grande variedade de alimentos com alta densidade de nutrientes
- Fazer refeições que requeiram pouco ou nenhum preparo

- Certificar-se de que todos os alimentos estejam bem cozidos para evitar a ingestão de bactérias
- Evitar *fast-foods* com alto teor de gordura
- Beber muitos líquidos diariamente – pelo menos 2.500 mℓ
- Evitar dietas de redução de peso da moda e o uso de substâncias psicoativas, tais como álcool, tabaco e drogas
- Evitar a ingestão excessiva de gordura, sal, açúcar e cafeína
- Ingerir as porções diárias recomendadas de cada grupo alimentar (Boxe 16.4).

Necessidades nutricionais das lactantes

As necessidades nutricionais da mãe que amamenta são maiores do que durante a gestação. A dieta e o estado nutricional da mãe influenciam a quantidade e a qualidade do leite materno. Para atender às necessidades de produção de leite materno, as necessidades nutricionais da mulher aumentam da seguinte forma:

- *Calorias*: +500 cal/dia durante o primeiro e o segundo semestre de lactação
- *Proteínas*: +20 g/dia, adicionando duas xícaras de leite desnatado
- *Cálcio*: +400 mg/dia – consumo de quatro ou mais porções de leite
- *Iodo*: 290 µg por dia – laticínios, frutos do mar e sal iodado
- *Líquidos*: +2 a 3 ℓ de líquidos diariamente (leite, suco ou água); não ingerir refrigerantes.

BOXE 16.4 Recomendações para nutrição durante o período pós-parto.

Recomendações para lactante com base no guia alimentar *MyPlate*
- Frutas: 4 porções
- Legumes: 4 porções
- Leite: 4 a 5 porções
- Beba um copo d'água toda vez que amamentar
- Pão, cereal, macarrão: 12 ou mais porções
- Carnes, aves, peixes, ovos: 7 porções
- Gorduras, óleos e doces: 5 porções (USDA, 2019c).

Diretrizes gerais de alimentação para norte-americanas do guia alimentar *MyPlate* para mulheres não lactantes
- Frutas: montar metade do prato com frutas e vegetais
- Vegetais: consumir vegetais vermelhos, laranja e verde-escuros
- Leite: mudar para leite desnatado ou a 1%
- Pães, grãos e cereais devem ser integrais
- Carnes, aves, peixes e ovos: consumir frutos do mar 2 vezes por semana e feijão, que é rico em fibras
- Ingerir a quantidade certa de calorias para você; apreciar a sua comida, mas comer menos
- Manter-se fisicamente ativa praticando atividades de que goste
- Gorduras, óleos e doces: cortar
- Ler os rótulos para ajudar a fazer melhores escolhas.

Fonte: U.S. Department of Agriculture [USDA], 2019b.

Alguns alimentos consumidos pela lactante podem afetar o sabor do leite materno ou causar problemas gastrintestinais no recém-nascido. Nem todas as crianças são afetadas pelos mesmos alimentos. Sugere-se que a mãe identifique o alimento que possa estar causando problema para a criança e reduza ou elimine sua ingestão.

As necessidades nutricionais das lactantes são baseadas no conteúdo nutricional do leite materno e na energia gasta para produzi-lo. Se a ingestão de calorias exceder o gasto energético, ocorre ganho de peso. A maior incidência de obesidade em mulheres ocorre durante os anos férteis. As mulheres precisam estar cientes de que o ganho de peso durante os anos reprodutivos terá um impacto negativo na saúde com o avançar da idade. Os enfermeiros podem ajudar as mulheres em seu programa de controle de peso pós-parto avaliando: sua prontidão para mudanças a fim de perder o peso ganho na gestação; seu estado de amamentação, sua ingestão alimentar e seus níveis de atividade física; e em relação ao estresse e sintomas depressivos, que podem impedir a perda de peso (Swearingen & Wright, 2019).

ATENÇÃO!

Durante a breve internação hospitalar da mulher em uma instituição de saúde, ela pode demonstrar um apetite saudável e comer bem. Os problemas nutricionais geralmente começam em casa, quando a mãe precisa fazer suas próprias escolhas alimentares e preparar suas próprias refeições. Esta é uma área crucial a ser abordada durante o acompanhamento.

Apoio à escolha da mulher em relação ao método de alimentação infantil

As organizações de saúde nacionais e as internacionais divulgaram declarações de posição em apoio à amamentação, e os enfermeiros devem incentivá-la como parte da prática baseada em evidências (Alexander et al., 2021). Embora haja evidências consideráveis de que a amamentação traz inúmeros benefícios à saúde tanto da mãe quanto do lactente, muitas mulheres optam por alimentar seus recém-nascidos com uma fórmula durante o primeiro ano de vida. Os enfermeiros devem ser capazes de fornecer orientações sólidas e baseadas em evidências para ajudar a nova mãe a escolher o melhor método para alimentar seu filho e devem apoiá-la em sua decisão. Muitos fatores afetam a escolha da mulher em relação ao método de alimentação, tais como a cultura, as demandas do seu emprego, o apoio de outros entes queridos e de familiares e sua base de conhecimento. Embora a amamentação seja incentivada, certifique-se de que os casais tenham as informações de que precisam para tomar decisões fundamentadas. Incentivar a amamentação para melhorar a saúde da criança é uma mensagem importante para os enfermeiros transmitirem às novas mães (ver Prática baseada em evidências 16.2). No entanto, a autonomia da mulher é fundamental, e os enfermeiros devem apoiar e respeitar sua escolha.

Mulheres que não devem amamentar

A amamentação é a maneira ideal de alimentação dos recém-nascidos, beneficiando tanto as mulheres quanto as crianças. No entanto, certas mulheres não devem

---

PRÁTICA BASEADA EM EVIDÊNCIAS 16.2   Início e duração da amamentação e resultados de saúde infantil no estudo do primeiro filho

ESTUDO

De acordo com a American Academy of Pediatrics (AAP), há evidências suficientes de que a amamentação proporciona a melhor nutrição para os recém-nascidos e deve ser mantida durante os primeiros 6 meses seguida da amamentação continuada durante o primeiro ano ou mais conforme os alimentos sólidos são introduzidos. Os benefícios de curto e longo prazos da amamentação estão bem fundamentados, havendo evidências de redução da incidência de doenças infantis. Embora ensaios extensos aleguem os benefícios médicos do aleitamento, as pesquisas que examinam a relação entre a amamentação e o ganho de peso infantil têm sido confusas. As taxas de obesidade infantil triplicaram na América e dobraram em todo o mundo. O objetivo deste estudo foi investigar possíveis associações entre duração da amamentação, doenças infantis e peso da criança até os 3 anos.

Achados

O tamanho da amostra incluiu 1.626 mulheres, que foram separadas em um grupo de lactantes e um grupo de não lactantes. Foram obtidas medidas a cada 6 meses em relação à continuidade da amamentação, doenças infantis relatadas e altura e peso dos filhos. O índice de massa corporal (IMC) foi calculado em cada intervalo. Um modelo de regressão logística foi usado para analisar os dados. Verificou-se que,

quanto maior a duração do aleitamento materno, menor a incidência de doenças infantis relatada e menor a taxa de crianças com sobrepeso e obesidade quando comparada ao grupo que não amamentou.

Implicações de enfermagem

Esse estudo fornece informações valiosas sobre a relação entre a amamentação e os resultados de saúde da criança. Em geral, houve menos doenças relatadas e crianças com sobrepeso e obesas aos 3 anos no grupo de lactantes. Além disso, quanto mais tempo a mãe amamentou seu filho, menos doenças infantis foram relatadas. Os esforços para promover a amamentação contínua ao longo do primeiro ano de vida de uma criança pelos enfermeiros constituem um empenho válido para melhorar a saúde geral das crianças. Além disso, a menor taxa de obesidade infantil seria afetada. Os enfermeiros podem relatar os achados deste estudo às novas mães na unidade pós-parto ou no período pré-natal para fornecer informações às mulheres enquanto elas decidem sobre o método de nutrição infantil.

Adaptado de Pattison, K. L., Kraschnewski, J. L., Lehman, E., Savage, J. S., Downs, D. S., Leonard, K. S., … Kjerulff, K. H. (2019). Breastfeeding initiative and duration and child health outcomes in the first baby study. *Preventive Medicine, 118*, 1–6. https://doi.org/10.1016/j.ypmed.2018.09.020

amamentar. Fármacos como agentes antitireoidianos, antineoplásicos, álcool, infecção ativa por herpes-vírus nas mamas ou substâncias psicoativas ilícitas (metanfetaminas, cocaína, fenciclidina, maconha) passam para o leite materno e podem prejudicar o recém-nascido, então as mulheres que fazem uso dessas substâncias não devem amamentar. Para evitar a transmissão do vírus da imunodeficiência humana (HIV) ao recém-nascido, as mulheres soropositivas para HIV não devem amamentar. Outras contraindicações para a amamentação incluem recém-nascido com um erro inato do metabolismo, como galactosemia ou fenilcetonúria (PKU); tuberculose ativa não tratada; ou mãe com um transtorno mental grave que a impediria de se lembrar de alimentar a criança de forma consistente (Meek, 2019).

Prestação de assistência à amamentação e uso da mamadeira

As mães de "primeira viagem" muitas vezes têm muitas dúvidas sobre a alimentação, e mesmo as mulheres que já tiveram experiência com aleitamento podem ter dúvidas. Independentemente de a puérpera estar amamentando ou alimentando seu recém-nascido com mamadeira, ela pode se beneficiar de orientações.

ASSISTÊNCIA À AMAMENTAÇÃO

A American Academy of Pediatrics (AAP, 2019) recomenda a amamentação de todos os recém-nascidos a termo. O aleitamento materno exclusivo é suficiente para sustentar o crescimento e o desenvolvimento ideais durante aproximadamente os primeiros 6 meses de vida. A amamentação deve ser continuada durante pelo menos o primeiro ano de vida e além, pelo tempo mutuamente desejado pela mãe e a criança. Orientar a mãe em relação à amamentação aumentará a probabilidade de uma experiência de aleitamento materno bem-sucedida.

Ao nascimento, todos os recém-nascidos devem ser rapidamente avaliados e secados e, se estiverem em boas condições, colocados imediatamente em contato pele a pele ininterrupto (cuidado canguru) com a mãe. Essa é uma boa prática, quer a mãe vá amamentar, quer vá utilizar a mamadeira para alimentar o recém-nascido. Foram relatados inúmeros benefícios do cuidado canguru relacionados aos domínios fisiológico (termorregulação, estabilidade cardiorrespiratória) e comportamental (sono, duração da amamentação e grau de exclusividade) como uma terapia eficaz para aliviar a dor do procedimento e melhorar o neurodesenvolvimento. Além disso, o método canguru proporciona ao recém-nascido uma estabilidade fisiológica ideal, calor e oportunidades para a primeira alimentação (Vittner et al., 2019).

Os benefícios da amamentação para os recém-nascidos são claros (ver Capítulo 18). Para promover a amamentação, foi iniciada em 1991 a *Baby-Friendly Hospital Initiative* (Iniciativa Hospital Amigo da Criança), um programa internacional da Organização Mundial da Saúde (OMS) e do Fundo das Nações Unidas para a Infância (Unicef). Essa iniciativa global de promoção da saúde foi criada para melhorar o bem-estar materno-infantil por meio da melhora das taxas de aleitamento materno exclusivo. As diretrizes iniciais foram revisadas para refletir melhor a prática baseada em evidências. Como parte desse programa, o hospital ou a maternidade deve seguir os 10 passos a seguir para fornecer "um ambiente ideal para a promoção, proteção e apoio à amamentação":

1. Ter uma política de aleitamento materno por escrito que seja comunicada a todos os funcionários.
2. Certificar-se de que a equipe tenha conhecimento, competência e habilidades suficientes para apoiar a amamentação.
3. Discutir a importância e o manejo da amamentação com as mulheres gestantes e suas famílias.
4. Facilitar o contato pele a pele imediato e ininterrupto e apoiar as mulheres no início da amamentação o mais rápido possível após o nascimento.
5. Apoiar as mães no início e na manutenção da amamentação e administrar as dificuldades frequentes.
6. Demonstrar a todas as mães como iniciar e manter a amamentação.
7. Incentivar a amamentação sob livre demanda.
8. Orientar as mães sobre o uso e os riscos de mamadeiras, bicos e chupetas.
9. Estabelecer grupos de apoio à amamentação e encaminhá-los às mães.
10. Permitir que as mães e seus neonatos permaneçam juntos e pratiquem o alojamento conjunto 24 horas por dia (Bass et al., 2019; CDC, 2019b; WHO, 2019b).

O profissional de enfermagem é responsável por proteger, promover e apoiar a amamentação quando apropriado. Para a mulher que opta por amamentar seu filho, o enfermeiro ou o consultor de lactação precisará despender tempo instruindo-a sobre como fazê-lo com sucesso. Muitas mulheres têm a impressão de que amamentar é simples. Embora seja um processo natural, elas podem ter alguma dificuldade para amamentar seus recém-nascidos. Os enfermeiros podem ajudar as mães a suavizar essa transição. Os profissionais de enfermagem devem auxiliar e fornecer instruções individuais para mães que amamentam, especialmente as que o fazem pela primeira vez, para garantir a técnica correta. As sugestões são destacadas em Diretrizes de ensino 16.4.

DIRETRIZES DE ENSINO **16.4**
Sugestões para a amamentação

1. Explicar que o aleitamento materno é uma habilidade aprendida por ambas as partes.
2. Oferecer uma explicação completa sobre as ações envolvidas nesse processo.
3. Instruir a mãe a lavar as mãos antes de começar.
4. Informar que as cólicas pós-parto aumentarão durante a amamentação.

5. Certificar-se de que a mãe esteja confortável (sem dor) e sem fome.
6. Instruir a mãe a começar a amamentação com o recém-nascido acordado e alerta mostrando sinais de fome.
7. Ajudar a mãe a se posicionar corretamente para ficar confortável.
8. Incentivar a mãe a relaxar para estimular o reflexo de descida.
9. Orientar a mãe a formar um "C" com a mão para possibilitar o acesso à mama com o polegar acima e os outros quatro dedos abaixo dela.
10. Pedir à mãe que estimule o lábio superior do recém-nascido com o mamilo para incentivá-lo a abrir a boca.
11. Ajudar a mãe a auxiliar o lactente a pegar a mama, aproximando-o rapidamente dela com a boca bem aberta.
12. Mostrar à mãe como verificar se a posição da boca do recém-nascido está correta e dizer a ela para ouvir um ruído de sucção.
13. Demonstrar a remoção correta da mama usando o dedo para interromper a sucção.
14. Orientar a mãe sobre como colocar o recém-nascido para arrotar antes de passá-lo de uma mama para outra.
15. Mostrar a ela posições diferentes para segurar o recém-nascido; por exemplo, com o recém-nascido sobre o colo, sob o braço da mãe e deitada de lado (ver Capítulo 18).
16. Incentivar e elogiar a mãe por seus esforços.
17. Reservar bastante tempo para responder às perguntas e abordar as preocupações.
18. Encaminhar a mãe para grupos de apoio e recursos comunitários.

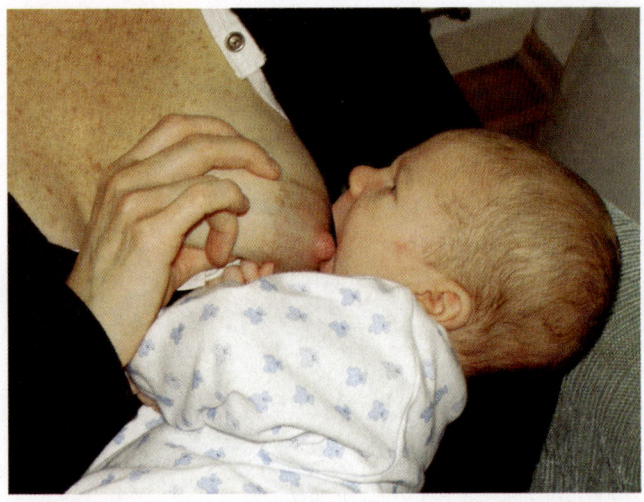

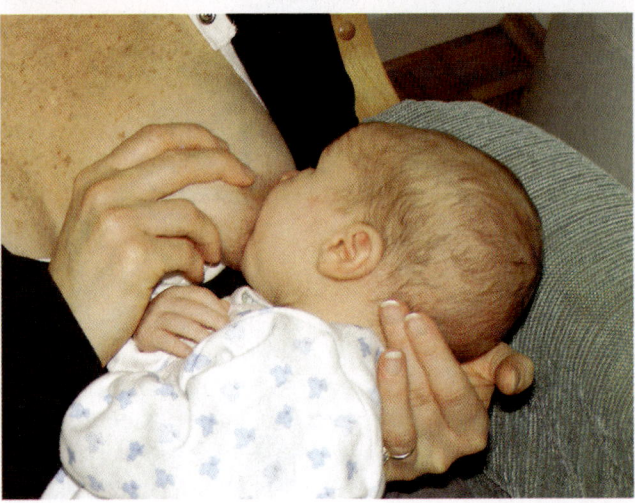

> **ATENÇÃO!**
>
> Alguns recém-nascidos "travam e pegam" imediatamente, enquanto outros exigem mais tempo e paciência. Informe as novas mães sobre isso para reduzir a sua frustração e incerteza sobre a sua capacidade de amamentar.

Diga às mães que elas precisam acreditar em si e na sua capacidade de realizar essa tarefa. Elas não devem entrar em pânico se a amamentação não for bem-sucedida no início; é preciso tempo e prática. As sugestões adicionais para ajudar as mães a relaxarem e a se sentirem mais confortáveis ao amamentar, especialmente quando elas voltarem para casa, incluem as seguintes:

• Escolher um canto tranquilo ou um quarto em que você não será perturbada
• Usar uma cadeira de balanço para acalmar você e seu filho
• Respirar profunda e lentamente para relaxar antes de amamentar
• Beber líquidos durante a amamentação para repor os líquidos corporais
• Ouvir uma música calma durante a amamentação
• Abraçar e acariciar o recém-nascido durante a amamentação
• Ter fraldas de pano extras ao alcance para usar como babadores
• Dar tempo suficiente para apreciarem um ao outro em uma atmosfera sem pressa
• Envolver os outros membros da família em todos os aspectos do cuidado com o recém-nascido desde o início
• Contactar grupos de suporte ao aleitamento materno.

Como a obesidade está aumentando nos EUA, é importante que os profissionais de enfermagem conheçam como ela afeta a amamentação e as formas de apoiar a mãe obesa. As pesquisas mostram que é menos provável mães obesas (com IMC acima de 30) iniciarem o aleitamento materno; elas têm mais dificuldades de pega, apresentam lactogênese tardia, experimentam dificuldades mecânicas e são propensas a interromper precocemente a amamentação. O contato pele a pele com seus recém-nascidos pode ajudar essas mulheres a diminuir as disparidades na amamentação (Kair et al., 2019). As taxas de obesidade são mais altas entre as mulheres afro-americanas, que também apresentam a menor taxa de início e menor duração da amamentação, quando comparadas com as mulheres de outros grupos demográficos (Chang et al., 2019; CDC, 2019a). Mulheres com sobrepeso e obesas têm menor resposta da prolactina à sucção do lactente; portanto, a produção de leite pode ser inibida. A lactação desempenha um papel significativo na prevenção da obesidade futura tanto para a mãe quanto para o recém-nascido (Gatta et al., 2019).

Os enfermeiros podem ajudar a controlar os desafios da lactação relacionados à obesidade mantendo a mãe e o recém-nascido juntos para facilitar a sucção precoce e frequente para desencadear a produção de prolactina e ocitocina, o que ajudará a evitar a atenuação da resposta à prolactina relacionada à obesidade. Sugerir uma técnica de sanduíche para inserir a mama da mãe na boca do recém-nascido para provocar a sucção pode ser útil para as mães com mamas grandes. Na técnica do sanduíche, a mãe aprende a segurar a mama fazendo um "C" com o polegar e o indicador. O polegar estabiliza a parte superior da mama, enquanto os quatro dedos restantes sustentam a mama por baixo. Massagear ou bombear a mama pode amolecer e estender o mamilo para facilitar a pega do lactente. Em suma, os enfermeiros podem fazer a diferença observando a lactação, avaliando a hidratação e a satisfação do recém-nascido e tranquilizando a mãe sobre sua capacidade de amamentar.

ASSISTÊNCIA À ALIMENTAÇÃO POR MAMADEIRA

Se a mãe ou o casal optarem por alimentar o recém-nascido com mamadeira, o enfermeiro deve respeitar e apoiar essa decisão. Discuta com os pais que tipo de fórmula será usada. As comerciais são classificadas como fórmulas à base de leite de vaca, à base de proteína de soja ou fórmulas especializadas ou terapêuticas para lactentes com alergia a proteínas. As fórmulas comerciais também podem ser adquiridas sob várias formas: em pó (deve ser misturado à água), líquido condensado (deve ser diluído com quantidades iguais de água), prontas para uso (derramadas diretamente na mamadeira) e pré-embaladas (prontas para uso em mamadeiras descartáveis).

O leite materno é um líquido dinâmico cuja composição se modifica ao longo de todo o tempo de lactação de modo a refletir a taxa de crescimento e as necessidades de desenvolvimento do lactente. A fórmula infantil, ao contrário, tem uma composição estática destinada a atender às necessidades nutricionais dos lactentes do nascimento até os 12 meses (Grodner & Dorner, 2020). Os enfermeiros precisam fornecer às mães que optam por alimentar seus lactentes com uma fórmula as informações de que podem ser necessárias

mudanças em diferentes estágios de crescimento para atender às necessidades nutricionais do recém-nascido.

Os neonatos precisam de cerca de 100 a 110 cal/kg ou aproximadamente 650 cal/dia (Sizer & Whitney, 2020). Portanto, explique aos pais que um recém-nascido precisará de 60 a 120 mℓ a cada mamada para se sentir satisfeito. Até os 4 meses, a maioria dos lactentes alimentados com uma fórmula precisa de seis mamadas por dia. Após esse período, esse número diminui para acomodar outros alimentos à dieta, tais como frutas, cereais e vegetais (Sizer & Whitney, 2020). Para obter mais informações sobre nutrição do recém-nascido e alimentação com mamadeira, ver Capítulo 18.

Ao ensinar a mãe sobre alimentação com mamadeira, forneça as seguintes orientações:

- Lavar as mãos com água morna e sabão e secar com um pano limpo ou descartável
- Certificar-se de que todas as mamadeiras, seus bicos e outros utensílios estejam limpos
- Tornar a alimentação um momento de relaxamento, um momento para fornecer alimento e conforto ao recém-nascido
- Usar o momento de alimentação para promover a união sorrindo, cantando, fazendo contato visual e conversando com o recém-nascido
- A fórmula em pó mistura-se mais facilmente e os caroços dissolvem-se mais rápido se você usar água à temperatura ambiente
- Armazenar qualquer fórmula preparada com antecedência na geladeira para evitar o crescimento de bactérias
- Não colocar a fórmula no micro-ondas; o aparelho não a aquece uniformemente, formando bolsões de líquido quente
- Segurar sempre o recém-nascido ao alimentá-lo; nunca apoiar a mamadeira
- Usar uma posição confortável ao alimentar o recém-nascido. Colocar o neonato no braço dominante, que deve ser apoiado por um travesseiro. Como alternativa, colocá-lo em uma posição semiereta apoiado na dobra do seu braço. Essa posição reduz o sufocamento e o fluxo de leite para a orelha média
- Inclinar a mamadeira de forma que o bico e o gargalo fiquem sempre cheios de fórmula. Isso evita que o lactente degluta muito ar
- Estimular o reflexo de sucção encostando o bico da mamadeira nos lábios do lactente
- Refrigerar qualquer fórmula em pó que tenha sido combinada com água da torneira
- Descartar qualquer fórmula não utilizada; não guardar para futuras mamadas
- Posicionar o recém-nascido para arrotar com frequência e colocá-lo de costas para dormir
- Evitar adicionar qualquer coisa à mamadeira para melhorar a satisfação, como cereais
- Não forçar a alimentação em nenhum momento; monitorar a ingestão do recém-nascido em cada alimentação

- Não diluir a fórmula em pó para economizar dinheiro. Isso pode levar à intoxicação por água
- A fórmula preparada deve ser descartada dentro de 1 hora após a alimentação da criança (USDA, 2019a).

Orientações sobre os cuidados com as mamas

Mamas e mamilos não precisam de cuidados especiais, a menos que haja problemas específicos. Independentemente de a mãe estar ou não amamentando seu recém-nascido, incentive-a a usar um sutiã confortável e de suporte 24 horas por dia para sustentar as mamas aumentadas e promover conforto. A mulher que está amamentando deve usar um sutiã de suporte durante todo o período de lactação. Já a que não está amamentando deve usá-lo até que o ingurgitamento cesse e, então, deve usar um menos restritivo. O sutiã deve ajustar-se confortavelmente, permitindo que a mãe respire sem restrições. Todas as novas mães devem usar água pura para limpar as mamas, especialmente a área dos mamilos; o sabonete resseca a mama e deve ser evitado.

Avaliação das mamas

Oriente a mãe sobre como examinar as mamas diariamente. A avaliação diária inclui o suprimento de leite (as mamas ficarão túrgidas à medida que forem enchendo), a condição dos mamilos (vermelhos, machucados, fissurados ou sangrantes) e o sucesso da amamentação. A plenitude das mamas pode progredir para ingurgitamento na lactante se as mamadas estiverem atrasadas ou se a amamentação não for efetiva. Palpar ambas as mamas ajuda a identificar se estão macias, cheias ou ingurgitadas. Uma avaliação semelhante das mamas deve ser realizada na mãe não lactante para identificar quaisquer problemas, como ingurgitamento ou mastite.

Alívio do ingurgitamento mamário

O ingurgitamento mamário geralmente ocorre durante a primeira semana pós-parto. É uma resposta comum das mamas à mudança hormonal repentina e à presença de um aumento do volume de leite. Tranquilize a mulher de que essa condição é temporária e geralmente desaparece em 72 horas.

ALÍVIO DO INGURGITAMENTO MAMÁRIO NA LACTANTE

Se a mãe estiver amamentando, incentive as mamadas frequentes, pelo menos a cada 2 a 3 horas, usando a ordenha manual antes da amamentação para reduzir a tensão nas mamas para que o recém-nascido possa sugar de maneira mais efetiva. Aconselhe a mãe a permitir que o recém-nascido mame na primeira mama até que ela amoleça antes de passar para o outro lado (La Leche League International, 2020). Ver Capítulo 18 para obter mais informações sobre como aliviar o ingurgitamento mamário e outras preocupações comuns acerca da amamentação.

ALÍVIO DO INGURGITAMENTO MAMÁRIO E SUPRESSÃO DA LACTAÇÃO NA MULHER QUE ALIMENTA COM MAMADEIRA

Caso a mulher tenha optado pelo uso da mamadeira, explique que o ingurgitamento mamário é um fenômeno autolimitante que desaparece à medida que os crescentes níveis de estrogênio suprimem a formação do leite (*i. e.*, supressão da lactação). Incentive a mulher a usar compressas de gelo, a usar um sutiã confortável 24 horas por dia e a tomar analgésicos leves como o paracetamol. Incentive-a também a evitar qualquer estímulo às mamas que possa estimular a produção de leite, tais como duchas quentes ou bombear ou massagear as mamas. Não é mais prescrita medicação para apressar a supressão da lactação porque os agentes desses fármacos têm efetividade limitada e efeitos colaterais adversos. As Diretrizes de ensino 16.5 fornecem sugestões em relação à supressão da lactação.

DIRETRIZES DE ENSINO **16.5**
Supressão da lactação

1. Usar um sutiã de suporte e confortável 24 horas por dia, mas que não aperte as mamas com muita força ou atrapalhe a respiração.
2. A supressão pode levar de 5 a 7 dias para ocorrer.
3. Tomar analgésicos leves para reduzir o desconforto das mamas.
4. Deixar a água do chuveiro cair sobre suas costas, não sobre as mamas.
5. Evitar qualquer estimulação da mama na forma de sucção ou massagem.
6. Beber água para saciar a sede. Restringir a ingestão de líquidos não vai secar o leite.
7. Reduzir a ingestão de sal para diminuir a retenção de líquidos.
8. Usar compressas de gelo ou compressas frias dentro do sutiã para diminuir a dor e a tumefação local; trocá-las a cada 30 minutos (King et al., 2019).

Promoção da adequação e do bem-estar familiar

O período pós-parto envolve alterações fisiológicas, psicológicas e socioculturais extraordinárias na vida da mulher e da sua família. Adaptar-se ao papel de mãe/pai não é um processo fácil. O período pós-parto é um momento de "conhecer você", quando os pais começam a integrar o recém-nascido em suas vidas enquanto conciliam o filho imaginário com o real. Essa pode ser um fase desafiadora para as famílias. Os enfermeiros têm uma participação importante ao auxiliar as famílias na adaptação às mudanças e promover uma transição suave para a parentalidade. Intervenções apropriadas e oportunas podem ajudar os pais a se ajustarem às mudanças de papel e promover um vínculo com o recém-nascido (Figura 16.7).

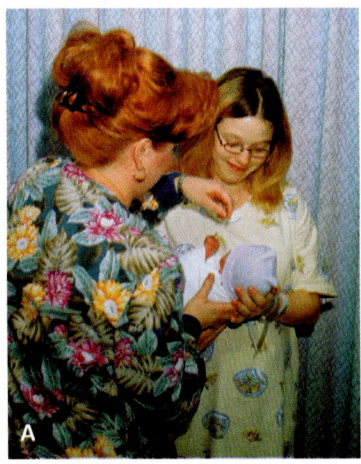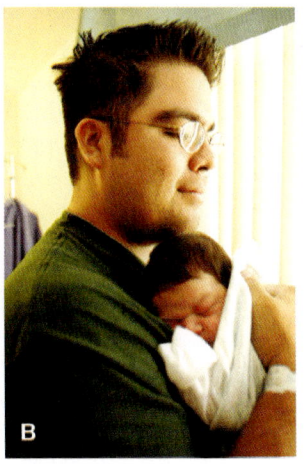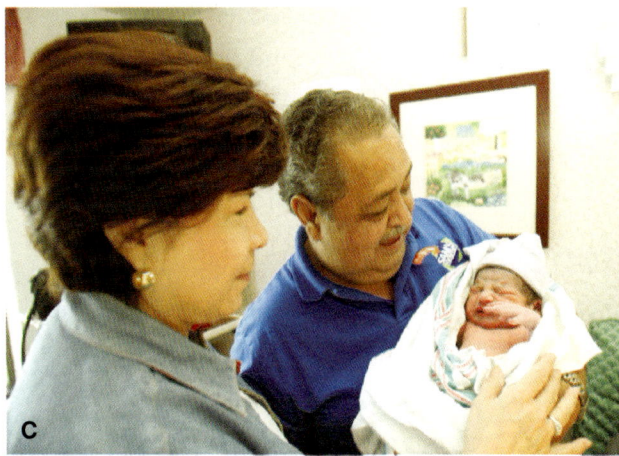

FIGURA 16.7 Exemplos de membros da família desempenhando funções para promover ajustamento e bem-estar. **A.** Uma tia admirando o membro mais novo da família. **B.** Um pai segurando seu recém-nascido firmemente em seu peito. **C.** Avós dando as boas-vindas ao membro mais novo do círculo familiar.

Para os casais que já têm filhos, a chegada de um novo membro pode causar conflitos de papéis e desafios. O enfermeiro deve fornecer orientação antecipatória sobre as respostas potenciais dos irmãos à nova criança, o aumento da tensão emocional, o desenvolvimento infantil e o atendimento às múltiplas necessidades da família em expansão. Embora a mulher multípara tenha experiência com recém-nascidos, não presuma que seu conhecimento seja atual e preciso, especialmente se já passou algum tempo desde o nascimento de seu filho anterior. Reforçar a informação é importante para todas as famílias.

Promoção do papel de pais

A parentalidade desenvolve-se e cresce quando os pais interagem com o recém-nascido (ver Capítulo 15 para obter informações sobre a adaptação materna e paterna). O prazer que eles obtêm dessa interação estimula e reforça esse comportamento. Com o contato contínuo e repetido com o recém-nascido, os pais aprendem a reconhecer os sinais e a compreender o comportamento do neonato. Essa interação positiva contribui para a harmonia familiar.

Os enfermeiros precisam conhecer os estágios pelos quais os pais passam à medida que adaptam seus novos papéis parentais à sua experiência de vida. Avalie os pais em relação aos comportamentos de vínculo (normal e desviante), o ajuste à parentalidade, o ajuste dos membros da família, o sistema de apoio social e as necessidades educacionais. Para promover a adaptação do papel dos pais e o vínculo da mãe e do pai, forneça as seguintes intervenções de enfermagem:

• Forneça tantas oportunidades quanto possível para os pais interagirem com seu recém-nascido. Incentive-os a explorar, segurar e prestar cuidados ao neonato. Elogie-os por seus esforços

• Dê exemplos de comportamentos, tais como segurar o recém-nascido próximo, chamá-lo pelo nome e falar coisas positivas

• Fale diretamente com o recém-nascido com uma voz calma enquanto aponta aspectos positivos do neonato aos pais

• Avalie os pontos fortes e fracos da família e a disposição para a parentalidade

• Avalie os fatores de risco, tais como falta de apoio social e a existência de estressores

• Observe o efeito da cultura na interação familiar para determinar a dinâmica familiar saudável

• Monitore os comportamentos de vínculo dos pais para determinar se as alterações exigem encaminhamento. Os comportamentos positivos incluem segurar o recém-nascido próximo ou em uma posição face a face, falar ou admirar o recém-nascido, ou demonstrar proximidade. Os comportamentos negativos incluem evitar o contato com o recém-nascido, chamar-lhe por nomes pejorativos ou mostrar falta de interesse em cuidar dele (ver Tabela 16.1)

• Monitore os comportamentos de enfrentamento dos pais para determinar as alterações que precisam de intervenção. Os comportamentos de enfrentamento positivos incluem conversas positivas entre os parceiros, ambos os pais querendo se envolver com o cuidado do recém-nascido e a ausência de discussões entre eles. Os comportamentos negativos incluem falta de visitas, conversas limitadas ou períodos de silêncio e discussões acaloradas ou conflitos

• Identifique os sistemas de apoio disponíveis para a nova família e incentive-os a pedir ajuda. Faça perguntas diretas sobre o apoio dos parentes ou da comunidade. Faça encaminhamentos aos recursos comunitários para atender às necessidades da família

• Organize visitas domiciliares de instituições comunitárias às famílias de alto risco para fornecer reforço positivo das habilidades dos pais e de comportamentos de cuidado com o recém-nascido

• Forneça orientação sobre situações previstas antes da alta hospitalar para reduzir a frustração dos novos pais sobre o seguinte:

- Ciclos de sono-vigília do recém-nascido (eles podem ser invertidos)
- Variações na aparência e nos marcos de desenvolvimento do neonato (surtos de crescimento)
- Como interpretar os sinais de choro (fome, molhado, desconforto) e o que fazer com eles
- Enriquecimento e estimulação sensorial (móbile colorido)
- Sinais e sintomas de doença e como avaliar se há febre
- Números de telefone importantes, cuidados de acompanhamento e imunizações necessárias
- Mudanças físicas e emocionais associadas com o pós-parto
- Necessidade de integrar os irmãos aos cuidados com o recém-nascido; informe que a rivalidade entre irmãos é normal e ofereça maneiras de reduzi-la
- Maneiras de reservar um tempo para o casal.

Além disso, os enfermeiros podem ajudar os parceiros a se sentirem mais competentes em assumir seu papel como pais ensinando e fornecendo informações (Figura 16.8). As orientações podem dissipar quaisquer expectativas irreais que eles possam ter, pois os ajudam a lidar com mais sucesso com as demandas da paternidade, promovendo assim um relacionamento familiar afetuoso.

Orientações sobre o papel dos irmãos

O ajustamento dos irmãos é uma parte importante da adaptação familiar. Pode ser opressor para uma criança ter outro membro da família introduzido em seu mundo pequeno e estável. Embora a maioria dos pais tente preparar os irmãos para a chegada de um novo irmão ou irmã, muitas crianças pequenas ficam estressadas. Elas podem ver o recém-nascido como um competidor ou ter medo de receber menos carinho dos pais. Todos os irmãos precisam de atenção extra dos pais e da garantia de que são amados e importantes. A orientação antecipatória fornecida pelos enfermeiros pode ajudar as famílias a realizar esses ajustes dos irmãos. Muitos pais precisam ter garantias de que a rivalidade entre irmãos é normal. Sugira o seguinte para ajudar os pais a minimizar a rivalidade entre irmãos:

- Espere e tolere alguma regressão (chupar o dedo, urinar na cama)
- Explique o nascimento de forma adequada para a idade da criança
- Incentive a discussão sobre a nova criança durante os momentos de lazer em família
- Incentive o(s) irmão(s) a participar nas decisões, como o nome da criança e os brinquedos a serem comprados
- Leve o irmão para um *tour* pela maternidade
- Compre uma camiseta com os dizeres "Eu sou o(a) (irmão ou irmã) mais velho(a)"
- Reserve um "momento especial" para a criança
- Leia com a criança. Existem alguns títulos sugeridos (*Who? A Celebration of Babies* [Harris, 2018]; *Poppy's Best Babies* [Eaddy, 2018]; *The New Baby* [Mayer, 2019]; e *The New Small Person* [Child, 2015]), que abordam o assunto
- Organize um tempo para cada criança ao longo do dia
- Faça uma simulação do manuseio seguro de um recém-nascido usando uma boneca. Dê à criança em idade pré-escolar ou escolar uma boneca para que ela cuide
- Incentive as crianças mais velhas a verbalizar emoções sobre o recém-nascido
- Compre um presente que a criança possa dar ao recém-nascido
- Compre um presente que pode ser dado à criança pelo recém-nascido
- Arranje uma ida da criança ao hospital para ver o recém-nascido (Figura 16.9)
- Passe o irmão do berço para uma cama infantil meses antes do nascimento do recém-nascido
- Mostre aos irmãos mais velhos fotos da criança crescendo. Deixe-os afagar a barriga, conversar e sentir o chute do feto que vai nascer

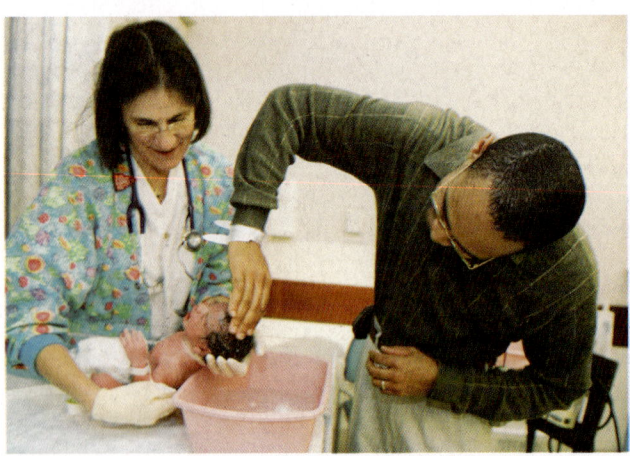

FIGURA 16.8 Participação do pai no cuidado do recém-nascido.

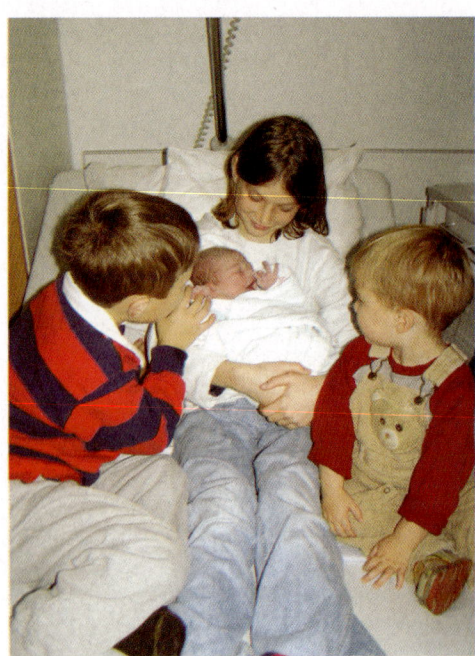

FIGURA 16.9 Visita dos irmãos.

- Faça o irmão mais velho se sentir importante dando-lhe o título de "ajudante da mamãe"
- Incentive os avós a prestarem atenção ao filho mais velho durante as visitas
- Diga ao irmão mais velho que seus amigos vêm e vão, mas os irmãos são para sempre
- Incentive a máxima "Faça aos outros o que gostaria que fizessem a você" (Sears & Sears, 2020b).

CONSIDERAÇÕES

Katie e Molly estão animadas por ter uma nova irmãzinha desde que foram informadas sobre a gestação de sua mãe. As gêmeas de 6 anos estão ansiosas olhando pela janela da frente, esperando seus pais trazerem sua nova irmã, Jessica, para casa. As meninas são grandes o suficiente para ajudar a mãe a cuidar da nova irmã e, nos últimos meses, elas organizaram o quarto da nova irmã e escolheram as roupas da recém-nascida. Elas praticavam como trocar fraldas em suas bonecas – sua mãe era específica sobre não usar pó ou loção no bumbum de Jessica – e a segurá-la corretamente para alimentá-la com mamadeira. Finalmente, sua mãe chega em casa do hospital com Jessica nos braços.

As meninas percebem que a mãe é muito protetora com Jessica e as observa cuidadosamente quando cuidam dela. Elas brigam pela oportunidade de abraçá-la ou alimentá-la. O que é especial para ambas é o tempo que passam sozinhas com os pais. Embora um novo membro tenha sido adicionado à família, as gêmeas ainda se sentem especiais e amadas pelos pais.

Reflexões: a chegada de um novo membro para uma família estabelecida pode causar conflito e ciúme. Que preparação foi necessária para as irmãs mais velhas antes de Jessica chegar? Por que é importante que os pais passem um tempo com cada irmã separadamente?

Discussão do papel dos avós

Os avós podem ser uma fonte de apoio e conforto à família após o parto se forem usadas habilidades de comunicação eficazes e os papéis forem definidos. O papel e o envolvimento dos avós dependerão de quão próximos vivem da família, de sua vontade de se envolver e das expectativas culturais em relação a seu papel. Assim como pais e irmãos passam por mudanças no desenvolvimento, o mesmo ocorre com os avós. Essas mudanças podem ter um efeito positivo ou negativo sobre a relação.

As práticas de cuidado com o recém-nascido, a alimentação e as práticas de educação dos filhos mudaram desde que os avós criaram os seus filhos. Os novos pais podem não ter habilidades de parentalidade, mas assim mesmo querem o apoio dos pais sem críticas. A abordagem "de assumir o controle" por parte dos avós pode não ser bem-vinda pelos novos pais que estão testando seus próprios papéis parentais, podendo então haver um conflito familiar. No entanto, muitos avós respeitam os desejos de autonomia de seus filhos adultos e permanecem como "fontes de informação" quando solicitados.

> **ATENÇÃO!**
> O envolvimento dos avós pode enriquecer a vida familiar como um todo se forem aceitos no contexto certo e na dose certa pela família.

Os enfermeiros podem auxiliar na transição de papel por parte dos avós avaliando suas habilidades de comunicação, suas expectativas em relação às suas funções e suas habilidades de apoio durante o período pré-natal. Descubra se os avós estão incluídos na rede de apoio social do casal e se o apoio deles é desejado ou útil. Se eles estiverem incluídos em uma rede social e o suporte deles for necessário, incentive-os a aprender sobre as habilidades parentais, sobre a alimentação e sobre a criação de filhos que seus filhos passaram a conhecer nas aulas de preparação para o parto. Essas informações são comumente encontradas em aulas para "avós"; elas introduzem novos conceitos parentais e atualizam os avós sobre as práticas de parto atuais.

Orientações sobre a depressão pós-parto

O período pós-parto é tipicamente um período feliz, mas estressante, porque o nascimento de uma criança é acompanhado por enormes mudanças físicas, sociais e emocionais. Uma redução acentuada nos hormônios pode ser um indicador de alterações de humor no período pós-parto. A **depressão pós-parto** é uma fase de labilidade emocional caracterizada por episódios de choro, irritabilidade, ansiedade, confusão e transtornos do sono. Os sintomas geralmente surgem nos primeiros dias após o parto, atingindo um pico em 3 a 5 dias e desaparecendo espontaneamente em 10 dias (Jordan et al., 2019). Ver Capítulo 15 para se informar sobre uma discussão a respeito da depressão pós-parto. Embora a tristeza pós-parto geralmente seja uma condição benigna e autolimitante, essas alterações de humor podem ser assustadoras para a mulher. É prudente perguntar à nova mãe se ela tem prazer e interesse nas coisas ou se sente predominantemente deprimida, desesperançada ou "para baixo". Após ser determinado que a depressão pós-parto é a causa provável dos sintomas relacionados ao humor, o enfermeiro pode oferecer orientação prévia no sentido de que essas oscilações de humor são comuns e, em geral, desaparecem espontaneamente em 1 semana. As puérperas também devem ser aconselhadas a buscar assistência médica se esse transtorno de humor não desaparecer em 2 semanas, pois uma depressão pós-parto pode estar em desenvolvimento (King et al., 2019).

> **ATENÇÃO!**
> A depressão pós-parto tem sido considerada breve, benigna e sem significado clínico, mas vários estudos têm proposto uma ligação entre a melancolia e a depressão nos 6 meses subsequentes ao parto (Danko et al., 2019).

A depressão pós-parto não requer nenhum tratamento formal além de apoio e encorajamento porque geralmente não interfere na capacidade da mulher de atuar e cuidar de seu filho. Os enfermeiros podem aliviar o sofrimento da mãe encorajando-a a expressar seus sentimentos e demonstrando paciência e compreensão para com ela e sua família. Sugira que a procura de ajuda externa com as tarefas domésticas e os cuidados infantis pode auxiliá-la a se sentir menos sobrecarregada até que a depressão passe. Forneça números de telefone para os quais ela possa ligar quando se sentir triste durante o dia. Conscientizar as puérperas desse transtorno durante a gestação aumentará seu conhecimento sobre esse transtorno do humor, o que pode diminuir seu constrangimento e aumentar sua vontade de pedir e aceitar ajuda caso a depressão ocorra.

A puérpera também corre risco de depressão e psicose pós-parto; essas condições são discutidas no Capítulo 22.

Preparo para a alta

A OMS recomenda que a duração da hospitalização seja individualizada e leve em consideração a situação de cada mãe e recém-nascido, mas deve ser de pelo menos 24 horas após o parto (WHO, 2019a). Uma internação hospitalar abreviada pode ser indicada se os seguintes critérios forem atendidos:

- A mãe esteja afebril e os sinais vitais estejam dentro dos limites normais
- Lóquios em quantidade e cor adequadas para a fase de recuperação
- Os valores de hemoglobina e hematócrito estejam dentro dos limites normais
- O fundo uterino esteja firme; débito urinário adequado
- Os grupos sanguíneos ABO e o fator RhD sejam conhecidos e, se indicado, foi administrada imunoglobulina anti-D
- As feridas cirúrgicas estejam cicatrizando e não haja sinais de infecção
- A mãe consiga deambular sem dificuldade
- Alimentos e líquidos estejam sendo ingeridos sem dificuldade
- O autocuidado e o cuidado com o recém-nascido sejam compreendidos e demonstrados
- A família ou outro sistema de apoio esteja disponível para cuidar de ambos
- A mãe esteja ciente das possíveis complicações (WHO, 2019a).

Fornecimento de imunizações

Antes da alta, verifique o estado de imunidade para a rubéola de todas as puérperas e administre uma injeção subcutânea da vacina se elas não forem sorologicamente imunes (título menor que 1:8). Certifique-se de que a paciente assine um formulário de consentimento para receber a vacina. A vacina contra a rubéola não deve ser administrada a nenhuma mulher imunocomprometida, e o estado imunológico de seus contatos próximos deve ser determinado antes de qualquer vacina ser administrada a ela para evitar um caso mais virulento da doença evitável pela vacina ou morte potencial. Com o recente aumento no número de casos de coqueluche em lactentes menores de 3 meses, o CDC também tem recomendado a vacinação Tdap (combinação de vacinas contra difteria, coqueluche e tétano) para a puérpera durante a internação pós-parto (CDC, 2019c). Se estiver em um período sazonal para gripe, recomenda-se a administração de vacinas inativadas contra a *influenza*. As mães que amamentam podem ser vacinadas porque o vírus vivo atenuado da rubéola não é transmissível. Informe todas as mães vacinadas sobre os efeitos adversos (erupção cutânea, sintomas nas articulações e febre baixa 5 a 21 dias depois) e sobre a necessidade de evitar a gestação por pelo menos 28 dias após a vacinação devido ao risco de efeitos teratogênicos (CDC, 2019c).

Fator Rh

O sangue de cada indivíduo é de um dos quatro tipos principais: A, B, AB ou O. Os tipos sanguíneos são determinados pelos tipos de antígenos nas hemácias do sangue. Os antígenos são proteínas da superfície das células sanguíneas que podem desencadear uma resposta do sistema imunológico. Aproximadamente 15% da população dos EUA tem sangue Rh-negativo (Blackburn, 2018). Se a paciente for Rh-negativa, verifique o fator Rh do recém-nascido. Verifique se a mulher é Rh-negativa e não foi sensibilizada, se seu teste de Coombs indireto (pesquisa de anticorpos) é negativo e se o recém-nascido é Rh-positivo. As mães que são Rh-negativas e deram à luz um feto que é Rh-positivo devem receber uma injeção de imunoglobulina Rh dentro de 72 horas após o parto para evitar uma reação de sensibilização na mulher Rh-negativa que recebeu células sanguíneas Rh-positivas durante o processo de parto. A administração de RhoGAM® evita a isoimunização inicial em mães Rh-negativas destruindo as hemácias fetais no sistema materno antes que os anticorpos maternos possam se desenvolver e as células de memória maternas sejam sensibilizadas. Essa é uma técnica clássica de imunização passiva. O protocolo usual para a mulher Rh-negativa é receber duas doses de RhoGAM®, uma na 28ª semana de gestação e a segunda dose dentro de 72 horas após o parto. A dose-padrão de RhoGAM® é de 300 μg administrada por via intramuscular, o que impede o desenvolvimento de anticorpos para uma exposição de até 15 mℓ de hemácias fetais (King et al., 2019). É necessário um formulário de consentimento assinado após uma explicação completa sobre o procedimento, o que inclui sua finalidade, possíveis efeitos adversos e efeito sobre gestações futuras.

RhoGAM® consiste em anticorpos Rh reais produzidos por pessoas que ficaram sensibilizadas. Portanto, trata-se de um hemoderivado. Cada dose contém anti-D suficiente

Bass, J. L., Gartley, T., & Kleinman, R. (2019). World Health Organization Baby-Friendly Hospital Initiative guideline and 2018 implementation guidance. *JAMA Pediatrics, 173*(1), 93–94.

Bentenuto, A., & Venuti, P. (2019). From supporting to co-parenting: The new roles of fathers. *Parenting, 19*(1–2), 30–33. https://doi.org/10.1080/15295192.2019.1555423

Benzies, K. M., Horn, S. M., Barker, L. A., Johnston, C., Berci, D., & Kurilova, J. (2019). Enhanced information package given at birth: Effects on early parenting experiences and use of educational resources and community services at age 3 months. *Maternal and Child Health Journal, 23*(3), 377–385. https://doi.org/10.1007/s10995-018-2670-3

Berens, P. (2019). Overview of the postpartum period: Physiology, complications and maternal care. *UpToDate*. Retrieved May 29, 2020, from https://www.uptodate.com/contents/overview-of-the-postpartum-period-physiology-complications-and-maternal-care

Blackburn, S. T. (2018). *Maternal, fetal, & neonatal physiology: A clinical perspective* (5th ed.). Elsevier.

Centers for Disease Control and Prevention (CDC). (2019a). *Breastfeeding facts*. Retrieved June 16, 2020, from https://www.cdc.gov/breastfeeding/data/facts.html

Centers for Disease Control and Prevention (CDC). (2019b). *Hospital support for breastfeeding*. Retrieved June 16, 2020, from https://www.cdc.gov/vitalsigns/breastfeeding/

Centers for Disease Control and Prevention (CDC). (2019c). *Summary of maternal immunization recommendations*. Retrieved June 16, 2020, from https://www.cdc.gov/vaccines/pregnancy/downloads/immunizations-preg-chart.pdf

Centers for Disease Control and Prevention (CDC). (2019d). *Venous thromboembolism and pregnancy*. Retrieved June 16, 2020, from https://www.cdc.gov/ncbddd/dvt/pregnancy.html

Chang, Y. S., Glaria, A. A., Davie, P., Beake, S., & Bick, D. (2019). Breastfeeding experiences and support for women who are overweight or obese: A mixed methods systematic review. *Maternal & Child Nutrition. 16*(1), e12865. https://doi.org/10.1111/mcn.12865

Child, L. (2015). *The new small person*. Candlewisk.

Cunningham, F. G., Leveno, K. J., Bloom, S. L., Dashe, J. S., Hoffman, B. L., Casey, B. M., & Spong, C. Y. (2018). *William's obstetrics* (25th ed.). McGraw-Hill Education.

Danko, K., Danko, P., Soroka, E., Petit, V., & Olajossy, M. (2019). Affective disorders in pregnancy and the postpartum period—from statistics to treatment: A synchronic approach. *Current Problems in Psychiatry, 19*(4). https://doi.org/10.2478/cpp-2018-0020

De Barros, N. R., dos Santos, R. S., Miranda, M. C. R., Bolognesi, L. F. C., Borges, F. A., Schiavon, J. V., … Norberto, A. M. (2019). Natural latex-glycerol dressing to reduce nipple pain and healing the skin in breastfeeding women. *Skin Research & Technology, 25*(4), 461–468. https://doi.org/10.1111/srt.12674

Downey, J., Kruse, D., & Plonczynski, D. J. (2019). Nurses reduce epidural-related urinary retention and postpartum hemorrhages. *Journal of Perianesthesia Nursing, 34*(1), 206–210.

Eaddy, S. (2018). *Poppy's best babies*. Charlesbridge.

Gatta, L., Tucker, A., Adkins, L., Siegel, A., Mitchell, C., Reiff, E., & Dotters-Katz, S. (2019). Gestational weight gain and initiation and duration of breastfeeding women with class III obesity. *American Journal of Obstetrics & Gynecology, 220*(1), S383–S384. https://doi.org/10.1016/j.ajog.2018.11.599

Giger, J. N. (2019). *Transcultural nursing: Assessment and intervention* (8th ed.). Elsevier.

Goldman, N., & Trimmer, K. (2019). Towards a culturally inclusive model of care: Quality practice and care through the lens of a practicing nurse. In K. Trimmer, T. Newman, & F. Padro (Eds.), *Ensuring Quality in Professional Education* (*Vol. 1*). Springer Nature.

Grodner, M., & Dorner, S. (2020). *Nutritional foundations and clinical applications: A nursing approach* (7th ed.). Mosby Elsevier.

Harris, R. H. (2018). *Who? A celebration of babies*. Abrams Appleseed.

Hill, R., & Flanagan, J. (2019). The maternal-infant bond: Clarifying the concept. *International Journal of Nursing Knowledge, 31*(1), 14–18. https://doi.org/10.1111/2047-3095.12235

Isaacs, S. D. (2019). Physical activity for weight management. In J. Gonzalez-Campoy, D. Hurley, & W. Garvey (Eds.), *Bariatric Endocrinology*. Springer Nature.

Jordan, R. G., Farley, C. L., & Grace, K. T. (2019). *Prenatal and postnatal care: A woman-centered approach* (2nd. ed.). Wiley Blackwell.

Kair, L. R., Nickel, N. C., Jones, K., Kornfeind, K., & Sipsma, H. L. (2019). Hospital breastfeeding support and exclusive breastfeeding by maternal pre-pregnancy BMI. *Maternal & Child Nutrition, 15*(3), e12783. https://doi.org/10.1111/mcn.12783

Kellerman, R. D., & Rakel, D. P. (2019). *Conn's current therapy 2019*. Elsevier.

King, T. L., Brucker, M. C., Jevitt, C., & Osborne, K. (2019). *Varney's midwifery* (6th ed.). Jones & Bartlett Learning.

La Leche League International. (2020). *Engorgement*. Retrieved June 16, 2020, from https://www.llli.org/breastfeeding-info/engorgement/

Martinez-Galiano, J. M., Hernandez-Martinez, A., Rodriguez-Almagro, J., Delgoto-Rodriguez, M., Rubio-Alvarez, A., & Gomez-Salgado, J. (2019). Women's quality of life at 6 weeks postpartum: Influence of the discomfort present in the puerperium. *International Journal of Environmental Research and Public Health, 16*(2), 253. https://www.mdpi.com/1660-4601/16/2/253/pdf

Mayer, M. (2019). *The new baby*. Random House Books.

Meek, J. Y. (2019). Educational objectives and skills for the physician with respect to breastfeeding. *Breastfeeding Medicine, 14*(1), 5–13.

Mills, J. R., Huizinga, M. M., Robinson, S. B., Lamprecht, L., Handler, A., Petros, M., … Chan, K. (2019). Draft opioid-prescribing guidelines for uncomplicated spontaneous vaginal birth. *Obstetrics and Gynecology, 133*(1), 81–90.

Norwitz, E., Zelop, C., Miller, D., & Keefe, D. (2019). *Evidence-based obstetrics and gynecology*. Wiley Blackwell.

Pattison, K. L., Kraschnewski, J. L., Lehman, E., Savage, J. S., Downs, D. S., Leonard, K. S., … Kjerulff, K. H. (2019). Breastfeeding initiative and duration and child health outcomes in the first baby study. *Preventive Medicine, 118*, 1–6. https://doi.org/10.1016/j.ypmed.2018.09.020

Resnik, R., Lockwood, C. J., Moore, T. R., Greene, M. F., Copel, J. A., & Silver, R. M. (2019). *Creasy & Resnik's Maternal-fetal Medicine: Principles and practice* (8th ed.). Elsevier.

Richter, D., Kramer, M. D., Tang, N. K. Y., Montgomery-Downs, H. E., & Lemola, S. (2019). Long-term effects of pregnancy and childbirth on sleep satisfaction and duration of first-time and experienced mothers and fathers. *Sleep, 42*(4). https://doi.org/10.1093/sleep/zsz015

Sachdeva, A., Dalton, M., & Lees, T. (2018). Graduated compression stockings for prevention of deep vein thrombosis. *Cochrane Database of Systematic Reviews, 11*(11):CD001484. https://doi.org/10.1002/14651858.CD001484.pub4

Saydam, B. K., Demireloz Akyuz, M., Sogukpinar, N., & Ceber Turfan, E. (2019). Effect of delivery method on sexual dysfunction. *Journal of Maternal-Fetal & Neonatal Medicine, 32*(4), 568–572.

Schwartz, S. (2019). How a parent's affection shapes a child's happiness for life. *Motherly*. Retrieved June 16, 2020, from https://www.mother.ly/child/how-a-parents-affection-shapes-a-childs-happiness-for-life

Sears, B., & Sears, M. (2020a). *Ask Dr. Sears: Bonding*. Retrieved June 16, 2020, from https://www.askdrsears.com/topics/pregnancy-childbirth/tenth-month-post-partum/bonding-with-your-newborn/bonding-what-it-means

Sears, B., & Sears, M. (2020b). *20 tips to stop sibling rivalry*. Retrieved June 16, 2020, from https://www.askdrsears.com/topics/parenting/discipline-behavior/bothersome-behaviors/sibling-rivalry/20-tips-stop-quibbling

Siegel, A. M., Tucker, A., Adkins, A., Mitchell, C., Brown, H. L., & Dotters-Katz, S. (2019). Postpartum weight loss in women with class III obesity: Do they lose what they gain? *American Journal of Obstetrics & Gynecology, 220*(1), S540–S541. https://doi.org/10.1016/j.ajog.2018.11.851

Sizer, F. S., & Whitney, E. (2020). *Nutrition: Concepts & controversies* (15th ed.). Cengage.

Skene, C., Gerrish, K., Price, F., Pilling, E., Bayliss, P., & Gillespie, S. (2019). Developing family centered care in a neonatal intensive care unit: A action research study. *Intensive and Critical Care Nursing, 50*, 54–62. https://doi.org/10.1016/j.iccn.2018.05.006

Skidmore-Roth, L. (2021). *Mosby's 2021 nursing drug reference* (34th ed.). Elsevier.

Soave, I., Scarani, S., Mallozzi, M., Nobili, F., Marci, R., & Caserta, D. (2019). Pelvic floor muscle training for prevention of urinary incontinence during pregnancy and after childbirth and its effect on urinary system and support structures assessed by objective measurement techniques. *Archives of Gynecology and Obstetrics, 299*(3), 609–623. https://doi.org/10.1007/s00404-018-5036-6

Stevens, S. (2019). *Evidence-based obstetric nursing*. Kendall Hunt Publishing Company.

Stewart, D. E., & Vigod, S. N. (2019). Postpartum depression: Pathophysiology, treatment, and emerging therapeutics. *Annual Review of Medicine, 70*, 183–196. https://doi.org/10.1146/annurev-med-041217-011106

Swearingen, P. L., & Wright, J. D. (2019). *All-in-one nursing care planning resource* (5th ed.). Mosby Elsevier.

Toscano, M., Li, D., Dye, T., & Olson-Chen, C. (2019). Antepartum contraceptive counseling in women with preterm birth. *American Journal of Perinatology, 36*(12), 1310–1316. https://doi.org/10.1055/s-0038-1676831

Troiano, N. H., Witcher, P. M., & Baird, S. M. (2019). *High-risk & critical care obstetrics* (4th ed.). Wolters Kluwer.

U.S. Department of Agriculture (USDA). (2019a). *Bottle feeding and infant formulas*. Retrieved June 16, 2020, from https://www.nal.usda.gov/fnic/bottle-feeding-and-infant-formulas

U.S. Department of Agriculture (USDA). (2019b). *Nutritional needs while breastfeeding*. Retrieved June 16, 2020, from https://www.choosemyplate.gov/browse-by-audience/view-all-audiences/adults/moms-pregnancy-breastfeeding/moms-breastfeeding-nutritional-needs

U.S. Department of Agriculture (USDA). (2019c). *Ten tips: Choose MyPlate*. Retrieved June 16, 2020, from https://www.choosemyplate.gov/ten-tips-choose-myplate

U.S. Department of Health and Human Services (USDHHS). (2019). *Healthy People 2030 framework*. Retrieved June 20, 2020, from https://www.healthypeople.gov/2020/About-Healthy-People/Development-Healthy-People-2030/Framework

Vittner, D., Butler, S., Smith, K., Makris, N., Brownell, E., Samra, H., & McGrath, J. (2019). Parent engagement correlates with parent and preterm infant oxytocin release during skin-to-skin contact. *Advances in Neonatal Care, 19*(1), 73–79.

Walbam, K. (2019). Integrating connection: A mixed-methods exploration of sensory processing and attachment. *Infants and Young Children, 32*(1), 43–59.

Walker, L. O., Kang, S., & Sterling, B. S. (2019). Weight-loss resilience among low-income postpartum women: Association with health habits. *Western Journal of Nursing Research, 41*(12), 1709–1723. https://doi.org/10.1177/0193945918824598

World Health Organization (WHO). (2019a). *Postnatal care*. Retrieved June 16, 2020, from https://www.who.int/maternal_child_adolescent/newborns/postnatal_care/en/

World Health Organization (WHO). (2019b). *Ten steps to successful breastfeeding (revised 2018)*. Retrieved June 16, 2020, from https://www.who.int/nutrition/bfhi/ten-steps/en/

Yadav, R., Karmakar, N., Satapathy, T., & Roy, A. (2019). An evidence-based new insight into treatment of diseases by hydrotherapy. *International Journal of Pharmaceutical Sciences and Research, 10*(1), 57–69.

EXERCÍCIOS SOBRE O CAPÍTULO

QUESTÕES DE MÚLTIPLA ESCOLHA

1. Ao avaliar uma puérpera, qual dos achados levaria o enfermeiro a suspeitar de depressão pós-parto?

   a. Crises de pânico e pensamentos suicidas
   b. Raiva de si mesma e da criança
   c. Choro e insônia periódicos
   d. Pensamentos obsessivos e alucinações

2. Qual dessas atividades ajudaria melhor o enfermeiro que atua no pós-parto a prestar cuidados culturalmente sensíveis à família que está tendo um filho?

   a. Fazer um curso transcultural
   b. Cuidar apenas de famílias de sua origem cultural
   c. Ensinar crenças ocidentais a famílias culturalmente diversas
   d. Informar-se sobre as diversas práticas culturais

3. Qual das sugestões seria a mais apropriada a ser incluída no plano de orientações à puérpera que precisa perder peso?

   a. Aumentar a ingestão de líquidos e alimentos produtores de ácido na sua dieta
   b. Evitar alimentos com calorias vazias, amamentar e aumentar os exercícios
   c. Iniciar uma dieta rica em proteínas e pobre em carboidratos, e restringir a ingestão de líquidos
   d. Não fazer lanches ou comer carboidratos após o jantar

4. Depois de orientar um grupo de lactantes sobre as necessidades nutricionais, o enfermeiro determina que as orientações foram bem-sucedidas quando as mulheres afirmam que precisam aumentar a ingestão de quais nutrientes?

   a. Carboidratos e fibras
   b. Gorduras e vitaminas
   c. Calorias e proteínas
   d. Alimentos ricos em ferro e minerais

5. Qual dos achados levaria o enfermeiro a suspeitar que uma puérpera está desenvolvendo uma complicação?

   a. Fadiga e irritabilidade
   b. Desconforto perineal e secreção vaginal rosada
   c. Frequência cardíaca de 60 bpm
   d. Área inchada, sensível e quente na mama

6. Qual achado da avaliação indica um vínculo positivo entre os pais e o recém-nascido?

   a. Segurar o recém-nascido perto do corpo
   b. Fazer com que os visitantes segurem o recém-nascido
   c. Comprar roupas infantis caras
   d. Solicitar que os enfermeiros cuidem do recém-nascido

7. Qual atividade o enfermeiro incluiria no plano de orientações para pais com um recém-nascido e um filho mais velho para reduzir a rivalidade entre irmãos quando o neonato é levado para casa?

   a. Punir a criança mais velha por comportamento de enurese noturna
   b. Enviar o irmão para a casa dos avós
   c. Planejar um "tempo especial" diário com o irmão mais velho
   d. Permitir que o irmão compartilhe o quarto com o recém-nascido

8. O objetivo principal da primeira consulta domiciliar pós-parto é:

   a. Identificar complicações que exijam intervenções
   b. Obter uma amostra de sangue para teste de PKU
   c. Preencher a certidão de nascimento oficial[5]
   d. Apoiar os novos pais em seus papéis parentais

9. O enfermeiro está orientando a puérpera que planeja alimentar seu recém-nascido com fórmula infantil sobre as medidas para evitar o ingurgitamento mamário quando ela receber alta hospitalar. Que orientação o profissional de enfermagem deve incluir no plano de orientações?

   a. Diminuir a ingestão de líquidos na primeira semana em casa
   b. Usar um sutiã de suporte bem ajustado 24 horas por dia
   c. Ingerir um diurético para liberar o líquido extra nas mamas
   d. Extrair manualmente o leite que está se acumulando

10. Uma nova mãe deu à luz há 12 horas. Por ser o primeiro filho dela, qual meta planejada pelo enfermeiro é a mais adequada?

   a. Alta precoce para a mãe e o recém-nascido
   b. Transição rápida para o papel de pai/mãe/cuidador
   c. Necessidade mínima de expressão de sentimentos agora
   d. Orientação eficaz de ambos os pais antes da alta hospitalar

EXERCÍCIOS DE RACIOCÍNIO CRÍTICO

1. Como enfermeiro que trabalha em uma unidade pós-parto, você entra no quarto de uma primigesta de 22 anos e a encontra conversando ao telefone enquanto o recém-nascido está chorando alto no berço, que foi empurrado para dentro do banheiro.

---

[5]N.R.T.: No Brasil, como a maioria dos hospitais já tem cartório, os recém-nascidos já saem com seus registros. O modelo de parto é, quase na totalidade, institucionalizado.

Você o pega e conforta. Enquanto segura o recém-nascido, você pergunta à paciente se ela sabia que o filho estava chorando. Ela responde: "Isso é tudo que essa criatura sabe fazer desde que nasceu!". Você entrega o recém-nascido a ela, que o coloca na cama longe dela, e continua a conversa ao telefone.

a. Qual é a sua avaliação de enfermagem sobre este encontro?

b. Quais intervenções de enfermagem seriam adequadas?

c. Quais intervenções de alta específicas podem ser necessárias?

2. Uma primigesta solteira de 34 anos deixou o hospital com seu filho recém-nascido após uma internação de 36 horas. Ela mora sozinha em um apartamento de um quarto em um prédio sem elevador. Como enfermeiro domiciliar pós-parto visitando-a 2 dias depois, você encontra:

- Cliente chorosa andando de um lado para o outro segurando seu filho chorando
- Casa desordenada e desarrumada
- Fundo do útero firme e deslocado para a direita da linha média
- Lóquios rubros moderados; local da episiotomia limpo, seco e intacto
- Sinais vitais dentro da faixa normal; dor com classificação inferior a 3 pontos na escala de 1 a 10
- Mamas ligeiramente ingurgitadas; uso de sutiã de suporte
- Avaliação do recém-nascido dentro dos limites normais
- Bexiga distendida à palpação; relato de polaciúria.

a. Qual desses achados da avaliação exige uma investigação adicional?

b. Quais intervenções são apropriadas neste momento e por quê?

c. Quais orientações sobre saúde são necessárias antes de você deixar essa casa?

3. O enfermeiro entra no quarto de uma primigesta de 24 anos. Ela pede a ele que lhe entregue a mamadeira que está na mesa de cabeceira afirmando: "Vou terminar esta porque meu filho só tomou metade do conteúdo há 3 horas na outra mamada."

a. Qual resposta do enfermeiro seria apropriada nesse momento?

b. Qual ação o enfermeiro deve tomar?

c. Que orientação de saúde é necessária para essa nova mãe antes da alta?

ATIVIDADES DE ESTUDO

1. Identifique duas perguntas que o enfermeiro faria à puérpera para avaliar se ela apresenta depressão pós-parto.

2. Encontre um *site* que ofereça conselhos aos novos pais sobre amamentação. Verifique o *site*, as credenciais do autor e a precisão do conteúdo.

3. Descreva as instruções que você daria a uma nova mãe sobre como usar o frasco de higienização perineal.

4. A tumefação do tecido da mama secundária à congestão vascular após o parto e antes da lactação é denominada _____

5. Ouça a história do período pós-parto de uma das pacientes que lhe foram atribuídas e compartilhe-a com seus colegas nas aulas ou como parte de uma discussão *online*.

ESTUDO DE CASO

Uma mulher de 26 anos deu à luz um recém-nascido a termo saudável no dia anterior e está se preparando para a alta hospitalar. A mãe é analfabeta e mora em uma região agrícola pobre da cidade não muito longe do hospital. Esse é seu quarto filho em 5 anos. O enfermeiro do pós-parto entra no quarto da paciente e observa que a mãe enrolou um pedaço de pano sujo firmemente em torno do abdome do recém-nascido com uma moeda cobrindo o coto do cordão umbilical. O vestuário do recém-nascido não está limpo e não é apropriado para as condições climáticas externas. A mãe está esperando uma carona de um amigo para retornar ao lar. O enfermeiro que atua no pós-parto está aqui para lhe dar orientações de alta hospitalar.

AVALIAÇÃO

A aparência geral da paciente é saudável, mas parece cansada. Os sinais vitais são os seguintes: PA de 120/74 mmHg; frequência de pulso de 78 bpm; temperatura corporal de 36,6°C; frequência respiratória de 20 incursões por minuto. As mamas estão macias à palpação, sem presença de ingurgitamento. A mãe planeja alimentar o filho com fórmula infantil para mamadeira. O exame do abdome não apresenta achados significativos e a involução está ocorrendo normalmente. O fundo do útero está no nível da cicatriz umbilical e a consistência, firme. Apresenta lóquios rubros moderados e sem coágulos. A micção está normal e defecou pela manhã. Ela não foi submetida a episiotomia. O exame físico do recém-nascido está dentro dos padrões de normalidade de acordo com o registro do pediatra.

Recém-Nascido

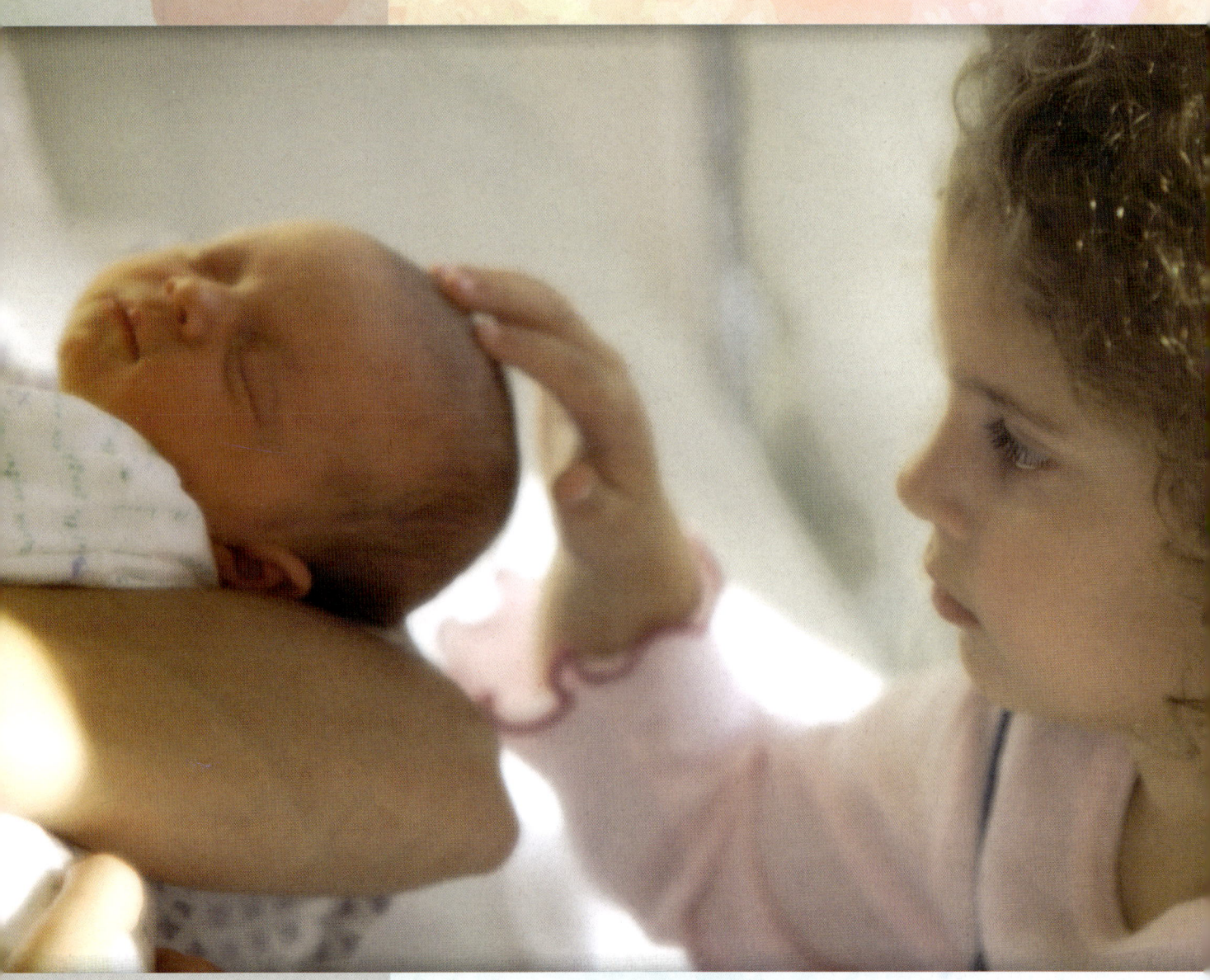

17

Transição do Recém-Nascido

OBJETIVOS DE APRENDIZAGEM

Após a conclusão do capítulo, o leitor será capaz de:

1. Identificar as principais alterações fisiológicas que ocorrem durante a transição do recém-nascido para a vida extrauterina.

2. Descrever as alterações cardiovasculares que ocorrem da circulação fetal para a circulação extrauterina após o nascimento.

3. Entender os fatores que influenciam a iniciação da respiração do recém-nascido.

4. Relatar as características que predispõem o recém-nascido à perda de calor após o parto.

5. Distinguir as imunoglobulinas primárias que ajudam a fortalecer o sistema imunológico do recém-nascido.

6. Reconhecer os principais desafios enfrentados pelo recém-nascido durante a transição para a vida extrauterina.

7. Distinguir os padrões de comportamento pelos quais o recém-nascido evolui após o nascimento.

8. Avaliar as respostas comportamentais típicas do recém-nascido desencadeadas por estímulos externos.

PALAVRAS-CHAVE

ambiente térmico neutro
estresse pelo frio
icterícia
mecônio
pausa respiratória
período neonatal
reflexo
resposta neurocomportamental
surfactante
termorregulação

O enfermeiro de atendimento domiciliar do programa *Healthy Start* revisou o prontuário da paciente enquanto estava no carro antes de sair para o atendimento: primípara de 18 anos, 1 semana de pós-parto de recém-nascida a termo com 3,180 kg. A mãe novata, Maria, cumprimentou o enfermeiro na porta e convidou-o a entrar. Após a realização de uma avaliação pós-parto em Maria e também na sua recém-nascida, o enfermeiro perguntou à mãe se restava alguma dúvida ou preocupação. Os olhos de Maria encheram-se de lágrimas: ela está preocupada achando que sua filha não é capaz de enxergar.

INTRODUÇÃO

Quando uma criança nasce, a exaustão e o estresse do trabalho de parto terminam para os pais, mas agora o recém-nascido precisa começar o trabalho de se adaptar fisiológica e comportamentalmente ao novo ambiente. O nascimento é um evento relativamente hipóxico, pois os recém-nascidos passam por uma transição da placenta como órgão de troca gasosa para os pulmões. As primeiras 24 horas de vida podem ser as mais difíceis (King et al., 2019).

O **período neonatal** é definido como os primeiros 28 dias de vida. Esse é um período de alterações fisiológicas mais notáveis e rápidas nos seres humanos. Após o parto, o recém-nascido é exposto a um novo mundo de sons, cores, odores e sensações. O neonato, anteriormente confinado ao ambiente intrauterino quente, escuro e molhado, é literalmente empurrado para um ambiente que é muito mais claro e frio. Conforme o recém-nascido se adapta à vida após o parto, ocorrem muitas alterações fisiológicas (Tabela 17.1).

A conscientização sobre as adaptações que estão ocorrendo constitui a base para a prestação de suporte ao recém-nascido durante este momento crucial. Alterações fisiológicas e comportamentais ocorrem rapidamente durante esse período de transição. É fundamental estar ciente de quaisquer desvios da normalidade para garantir a identificação precoce e uma intervenção imediata.

Este capítulo descreve as alterações fisiológicas dos principais sistemas corporais do recém-nascido. Discute ainda as adaptações comportamentais, incluindo os padrões de comportamento e as respostas comportamentais do recém-nascido, que ocorrem durante este período de transição.

TRANSIÇÃO FISIOLÓGICA

Ao vir à luz, o recém-nascido apresenta uma capacidade de adaptação funcional e estrutural limitada. A primeira hora frequentemente é chamada de "hora de ouro da vida" em reconhecimento ao fato de que a transição intrauterina para extrauterina do recém-nascido é intensa e crítica. Essa adaptação é complexa e difícil, mas necessária para todos os seres humanos. As condições médicas fetais e maternas podem ter um efeito profundo no sucesso da transição. A mecânica do nascimento exige mudança no recém-nascido para sobreviver fora do útero. Imediatamente após o nascimento, deve ocorrer a troca gasosa respiratória, bem como modificações circulatórias, para sustentar a vida extrauterina. Durante esse período, conforme o neonato se esforça para alcançar a homeostase, ele também passa por mudanças complexas nos principais sistemas orgânicos. As transições extrauterinas mais notáveis e rápidas dos recém-nascidos ocorrem em quatro áreas interdependentes: circulatória, respiratória, termorregulatória e sua capacidade de estabilizar os níveis sanguíneos de glicose. As quatro áreas devem realizar transições bem-sucedidas para que os recém-nascidos se adaptem à vida extrauterina. Embora a transição geralmente ocorra nas primeiras 6 a 10 horas de vida, muitas adaptações levam semanas para alcançar a maturidade plena.

Adaptações do sistema cardiovascular

É importante para o recém-nascido, ao respirar pela primeira vez, desligar e religar os desvios cardiovasculares intrauterinos presentes em seu corpo. Ao não fazer isso, podem ocorrer desequilíbrios fisiológicos, como a falta

---

TABELA 17.1 Comparação anatômica e fisiológica entre o feto e o recém-nascido.

Tópico de comparação	Feto	Recém-nascido
Sistema respiratório	Sistema de alta pressão preenchido por líquido que faz com que o sangue seja desviado dos pulmões pelo canal arterial para o restante do corpo	Sistema de baixa pressão preenchido por ar que estimula o fluxo sanguíneo pelos pulmões para as trocas gasosas; o aumento do teor de oxigênio do sangue nos pulmões contribui para o fechamento do canal arterial (torna-se um ligamento)
Local de troca gasosa	Placenta	Pulmões
Circulação pelo coração	As pressões no átrio direito são maiores do que as no átrio esquerdo, incentivando o fluxo sanguíneo pelo forame oval	As pressões no átrio esquerdo são maiores do que as no átrio direito, fazendo com que o forame oval se feche
Circulação porta hepática	O ducto venoso desvia o sangue; o fígado materno desempenha as funções de filtragem	O ducto venoso se fecha (torna-se um ligamento); inicia-se a circulação porta hepática
Termorregulação	A temperatura corporal é mantida pela temperatura corporal materna e pelo calor do ambiente intrauterino	A temperatura corporal é mantida por meio da postura flexionada e da gordura marrom

King, T. L., Brucker, M. C., Osborne, K., & Jevitt, C. M. (2019). *Varney's midwifery* (6th ed.). Jones & Bartlett Learning; Martin, G. I., & Rosenfeld, W. (2019). *Common problems in the newborn nursery: an evidence and case-based guide.* Springer Publishers; e Resnik, R., Lockwood, C. J., Moore, T. R., Greene, M. F., Copel, J. A., & Silver, R. M. (2019). *Creasy & Resnik's maternal-fetal medicine: principles & practice.* Elsevier.

de oxigênio para o cérebro. Durante a vida fetal, o coração depende de determinadas estruturas únicas que o auxiliam no fornecimento de perfusão adequada às partes vitais do corpo. A veia umbilical transporta o sangue oxigenado da placenta para o feto. O ducto venoso permite que a maior parte do sangue da veia umbilical contorne o fígado e se mescle com o sangue que passa pela veia cava, levando-o antes ao coração. O forame oval permite que mais da metade do sangue que entra no átrio direito passe imediatamente para o átrio esquerdo, desviando então da circulação pulmonar. O canal arterial conecta a artéria pulmonar à aorta, o que permite o desvio da circulação pulmonar. Apenas uma pequena porção do sangue passa ao longo do circuito pulmonar com o objetivo principal de perfundir da estrutura, em vez de oxigenação. O feto depende da placenta para o fornecimento de oxigênio e de nutrientes, bem como para a remoção de resíduos.

Com o nascimento do neonato e a remoção da placenta de baixa resistência, ocorrem importantes respostas cardiovasculares relacionadas a pressões, fluxo sanguíneo e circulação pulmonar. No nascimento, o sistema circulatório deve passar da circulação fetal para a circulação neonatal e das trocas gasosas placentárias para as trocas pulmonares. A transição bem-sucedida da circulação fetal para a pós-natal exige aumento do fluxo sanguíneo pulmonar, remoção da placenta e fechamento dos desvios intra (forame oval) e extracardíacos (ducto venoso e canal arterial). Essas alterações são necessárias para igualar o débito do ventrículo direito com o débito do ventrículo esquerdo (Elshazzly & Caban, 2019). As forças físicas das contrações do trabalho de parto e do parto, a asfixia leve, o aumento da pressão intracraniana como resultado da compressão do cordão umbilical e das contrações uterinas e o estresse causado pelo frio imediatamente após o nascimento levam ao aumento na liberação de catecolaminas, que são fundamentais para as mudanças envolvidas na transição para a vida extrauterina. Os níveis aumentados de epinefrina e norepinefrina estimulam o aumento do débito cardíaco e da contratilidade, a liberação de surfactante e a promoção da eliminação do líquido pulmonar (Blackburn, 2018).

Alteração circulatória fetal para neonatal

As alterações na circulação ocorrem imediatamente no nascimento, quando o feto se separa da placenta (Figura 17.1). No nascimento, a circulação altera-se em resposta às mudanças que ocorrem nos pulmões, que se tornam os principais órgãos da respiração. Quando o cordão umbilical é clampeado, a primeira respiração é realizada e os pulmões começam a funcionar. Como resultado, a resistência vascular sistêmica aumenta e o retorno do sangue ao coração pela veia cava inferior diminui. Concomitantemente a essas alterações, ocorrem rápida diminuição da resistência vascular pulmonar e o aumento do fluxo sanguíneo pulmonar (Deshpande et

al., 2018). O forame oval fecha-se funcionalmente com a diminuição na resistência vascular pulmonar, o que leva à diminuição na pressão nas câmaras cardíacas do lado direito. Após o clampeamento do cordão umbilical, o aumento na pressão sistêmica leva a uma elevação na pressão cardíaca do lado esquerdo. O canal arterial, o ducto venoso e os vasos umbilicais, que eram vitais durante a vida fetal, não são mais necessários. Durante um período de meses, esses vasos fetais transformam-se em ligamentos não funcionais.

Antes do nascimento, o forame oval permitia que a maior parte do sangue oxigenado que entrasse no átrio direito da veia cava inferior chegasse ao átrio esquerdo do coração. Com a primeira respiração do recém-nascido, o ar entra nos pulmões, desencadeando então um aumento do fluxo sanguíneo pulmonar e do retorno venoso pulmonar para o lado esquerdo do coração. Como resultado, a pressão no átrio esquerdo fica mais alta do que a no átrio direito. O aumento da pressão atrial esquerda faz com que o forame oval se feche, permitindo assim que o débito do ventrículo direito flua inteiramente para os pulmões. Com o fechamento desse desvio fetal, o sangue oxigenado é separado do sangue não oxigenado. O subsequente aumento na oxigenação dos tecidos promove ainda mais o aumento da pressão arterial sistêmica e a continuidade do fluxo sanguíneo para os pulmões. O forame oval normalmente fecha funcionalmente no nascimento, quando a pressão do átrio esquerdo aumenta e a pressão do átrio direito diminui. O fechamento anatômico permanente, porém, realmente ocorre ao longo das semanas seguintes.

Durante a vida fetal, o canal arterial, localizado entre a aorta e a artéria pulmonar, protegia os pulmões contra a sobrecarga circulatória desviando o sangue (da direita para a esquerda) para a aorta descendente, contornando a circulação pulmonar. Sua permeabilidade durante a vida fetal é promovida pela produção contínua de prostaglandina E2 (PGE2) pelo canal arterial (Gleason & Juul, 2018). O canal arterial fecha-se funcionalmente nas primeiras horas após o nascimento. O oxigênio é o fator mais importante no controle de seu fechamento. Este depende do alto conteúdo de oxigênio no sangue da aorta que resulta da aeração dos pulmões no nascimento. No nascimento, a resistência vascular pulmonar diminui, o que permite que o fluxo sanguíneo pulmonar aumente e ocorra a troca de oxigênio nos pulmões. Isso ocorre secundariamente a um aumento da PO_2 coincidente com a primeira respiração e à oclusão do cordão umbilical no momento em que é clampeado.

O ducto venoso desvia sangue da veia umbilical esquerda para a veia cava inferior durante a vida intrauterina. Ele se fecha alguns dias após o nascimento porque esse desvio não é mais necessário em decorrência da ativação do fígado, que, ativado, passa a assumir as funções da placenta (que foi expelida no nascimento). O ducto venoso torna-se um ligamento na vida extrauterina.

As duas artérias umbilicais e uma veia umbilical começam a se contrair no nascimento porque, com a expulsão da placenta, o fluxo sanguíneo cessa. Além disso, a circulação periférica aumenta. Assim, os vasos não são mais necessários e se tornam ligamentos também. A transição e o fechamento bem-sucedidos dos três desvios fetais produzem uma circulação neonatal pela qual o sangue desoxigenado retorna ao coração pelas veias cavas inferior e superior. O sangue desoxigenado passa do átrio direito para o ventrículo direito e segue pela artéria pulmonar até o leito vascular pulmonar. O sangue oxigenado retorna pelas veias pulmonares para o átrio esquerdo, o ventrículo esquerdo e pela aorta para a circulação sistêmica (Resnik et al., 2019). O Boxe 17.1 fornece um resumo da circulação fetal para neonatal.

Frequência cardíaca

Durante os primeiros minutos após o nascimento, a frequência cardíaca do recém-nascido é de aproximadamente 110 a 160 bpm. A partir daí, começa a diminuir para uma média de 120 a 130 bpm (Blackburn, 2018). O recém-nascido é altamente dependente da frequência cardíaca para a manutenção do débito

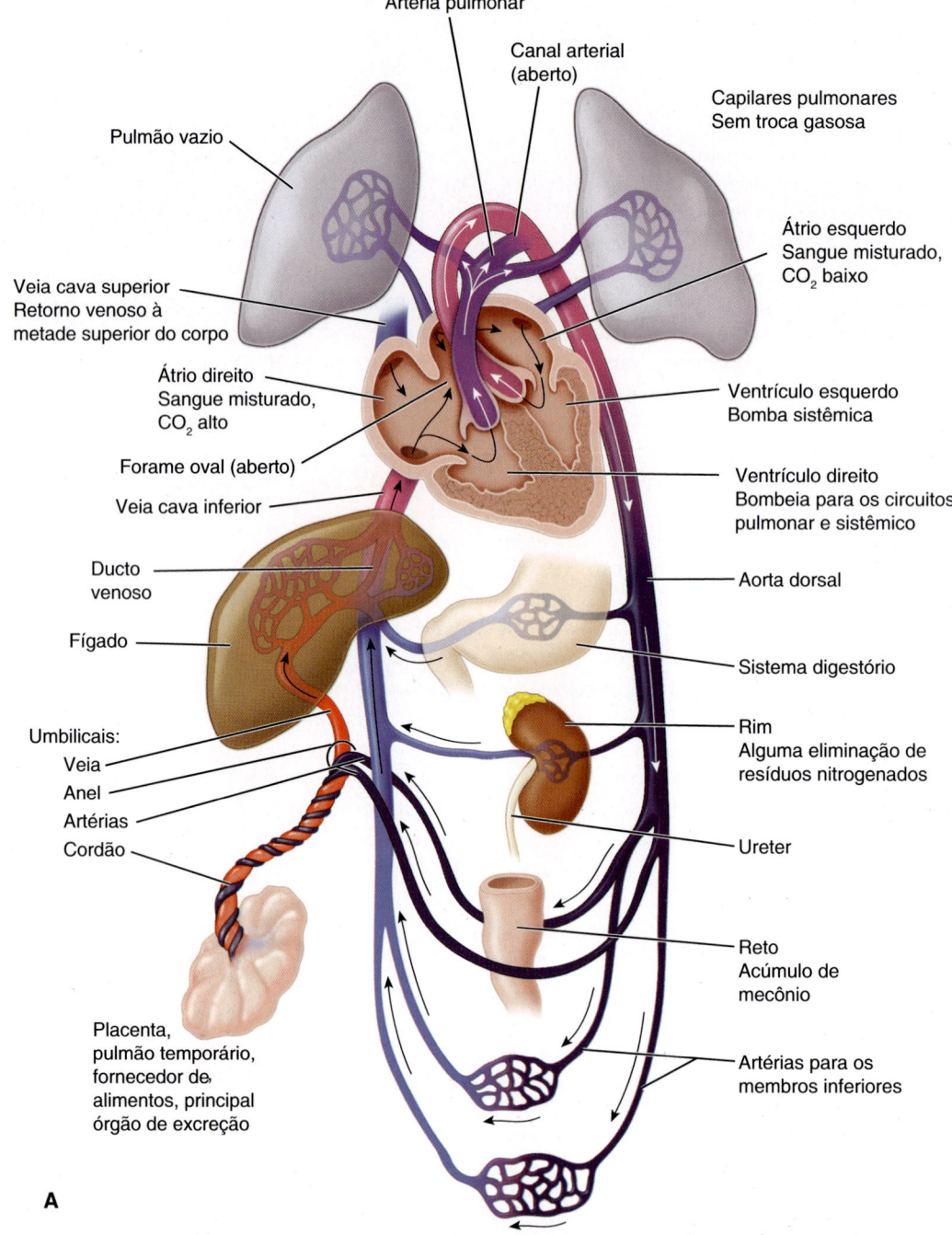

Artéria pulmonar

Canal arterial (aberto)

Capilares pulmonares
Sem troca gasosa

Pulmão vazio

Átrio esquerdo
Sangue misturado, CO_2 baixo

Veia cava superior
Retorno venoso à metade superior do corpo

Átrio direito
Sangue misturado, CO_2 alto

Ventrículo esquerdo
Bomba sistêmica

Forame oval (aberto)

Veia cava inferior

Ventrículo direito
Bombeia para os circuitos pulmonar e sistêmico

Ducto venoso

Aorta dorsal

Fígado

Sistema digestório

Umbilicais:
Veia
Anel
Artérias
Cordão

Rim
Alguma eliminação de resíduos nitrogenados

Ureter

Reto
Acúmulo de mecônio

Placenta, pulmão temporário, fornecedor de alimentos, principal órgão de excreção

Artérias para os membros inferiores

A

FIGURA 17.1 Adaptações cardiovasculares do recém-nascido. Observe as alterações na oxigenação entre (**A**) a circulação pré-natal e (**B**) a circulação pós-natal (pulmonar) (*continua*).

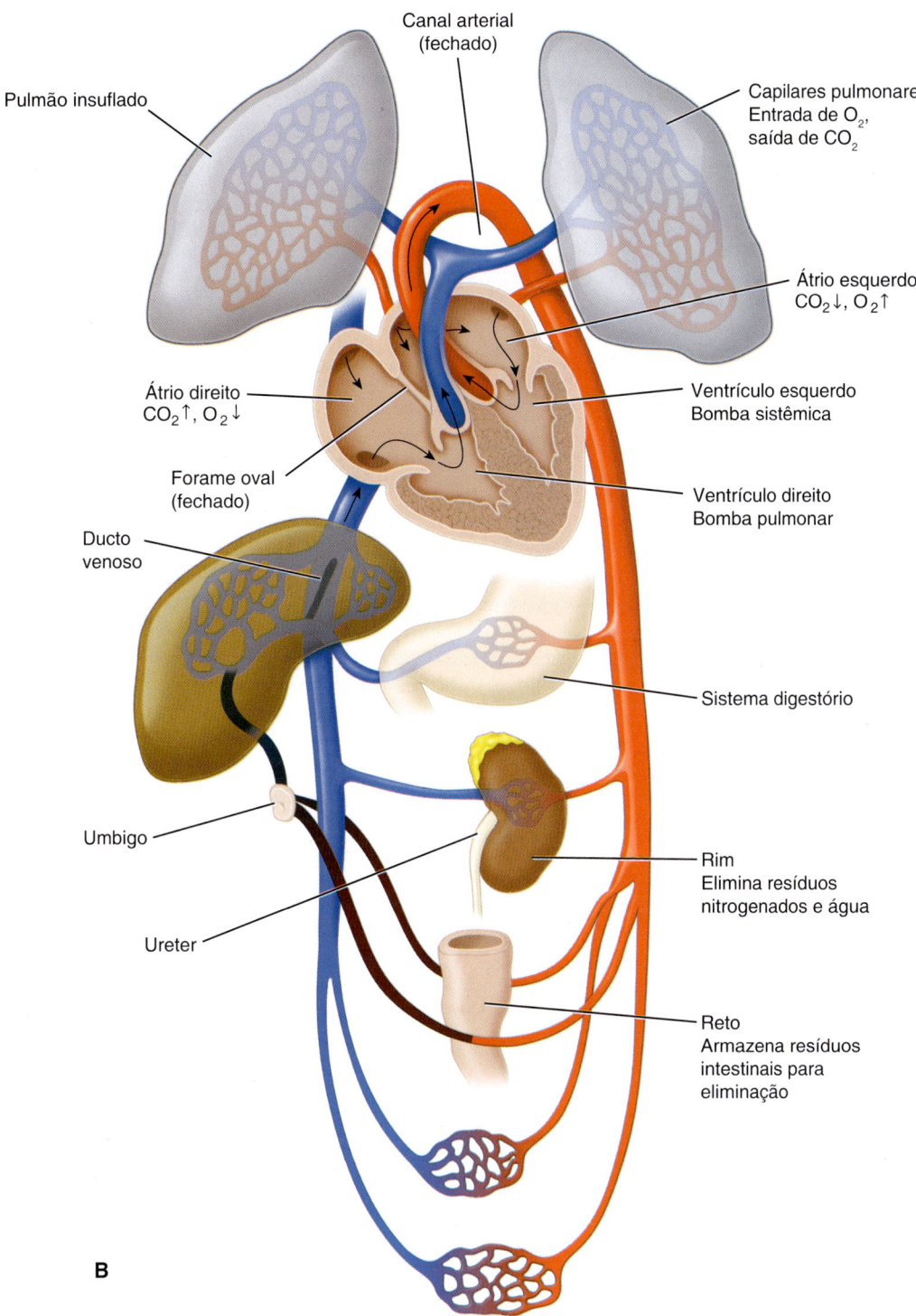

Canal arterial
(fechado)

Pulmão insuflado

Capilares pulmonares
Entrada de O_2,
saída de CO_2

Átrio esquerdo
$CO_2\downarrow$, $O_2\uparrow$

Átrio direito
$CO_2\uparrow$, $O_2\downarrow$

Ventrículo esquerdo
Bomba sistêmica

Forame oval
(fechado)

Ventrículo direito
Bomba pulmonar

Ducto
venoso

Sistema digestório

Umbigo

Rim
Elimina resíduos
nitrogenados e água

Ureter

Reto
Armazena resíduos
intestinais para
eliminação

B

FIGURA 17.1 (*Continuação*).

cardíaco e da pressão arterial. Embora a pressão arterial não seja mensurada rotineiramente em neonatos a termo saudáveis, geralmente ela é mais alta após o nascimento e atinge um platô dentro de 1 semana. Os defeitos cardíacos podem ser identificados no berçário por meio da realização de uma avaliação física completa e sistemática, que inclui inspeção, palpação, ausculta e aferição da pressão arterial e da saturação de oxigênio. A capacidade do enfermeiro de reconhecer achados irregulares durante o exame físico auxilia na rápida identificação e no tratamento.

ATENÇÃO!

Sopros cardíacos funcionais transitórios podem ser auscultados durante o período neonatal em decorrência da mudança na dinâmica do sistema cardiovascular no nascimento. Normalmente, são benignos (Ungerleider et al., 2019).

BOXE 17.1 Resumo da circulação fetal para neonatal.

- O clampeamento do cordão umbilical no nascimento elimina a placenta como reservatório de sangue
- O início da respiração desencadeia aumento na PO$_2$ nos pulmões e diminuição na resistência vascular pulmonar, *que...*
- Aumenta o fluxo sanguíneo pulmonar e aumenta a pressão no átrio esquerdo, *que...*
- Diminui a pressão no átrio direito do coração, o que provoca o fechamento do forame oval (ele se fecha minutos após o nascimento devido à diminuição da resistência vascular pulmonar e ao aumento da pressão cardíaca esquerda)
- Com o aumento dos níveis de oxigênio após a primeira respiração, ocorre elevação da resistência vascular sistêmica, *que–*
- Diminui o retorno da veia cava, o que reduz o fluxo sanguíneo na veia umbilical (que se contrai, tornando-se então um ligamento com o fechamento funcional)
- O fechamento do ducto venoso (que se torna um ligamento) desencadeia aumento na pressão na aorta, o que força o fechamento do canal arterial em 10 a 15 horas após o nascimento.

Os sopros cardíacos surgem em decorrência do fluxo sanguíneo turbulento ao redor das estruturas cardíacas. As flutuações na frequência cardíaca e na pressão arterial tendem a acompanhar as mudanças no estado comportamental do recém-nascido. Um aumento na atividade, como vigília, movimento ou choro, corresponde a um aumento na frequência cardíaca e na pressão arterial. Em contrapartida, o recém-nascido comprometido demonstra nitidamente menos variabilidade fisiológica em geral. A taquicardia pode ser encontrada na depleção de volume, na doença cardiorrespiratória, na abstinência de drogas e medicamentos e no hipertireoidismo. A bradicardia geralmente está associada à apneia e costuma ser um achado comum na hipoxia.

Volume de sangue

O volume de sangue do recém-nascido depende da quantidade de sangue transferido da placenta no momento do nascimento. Em geral, estima-se em 80 a 100 mℓ/kg de peso corporal em neonatos nascidos a termo (Blackburn, 2018). No entanto, o volume pode variar em até 25 a 40%, dependendo de quando ocorre o clampeamento do cordão umbilical, que, a depender se precoce (antes de 30 a 40 segundos) ou tardio (após 3 minutos), altera a dinâmica circulatória durante a transição. Estudos recentes indicam que os benefícios do clampeamento tardio do cordão umbilical incluem melhora da adaptação cardiopulmonar do recém-nascido, impedimento da anemia por deficiência de ferro em neonatos a termo sem aumentar os riscos relacionados à hipervolemia e aumento das reservas de ferro, elevação da pressão arterial, melhora do transporte de oxigênio e aumento do fluxo de hemácias (Zhao et al., 2019). Embora uma abordagem individualizada seja necessária no caso de clampeamento do cordão, os dados atuais disponíveis sugerem que o clampeamento tardio do cordão oferece ao recém-nascido muitos benefícios fisiológicos, o que inclui pelo menos um aumento de 30% no volume sanguíneo para neonatos a termo e um aumento de 50% em neonatos pré-termo, melhora da pressão arterial sistêmica, aumento do índice de oxigênio cerebral, níveis mais elevados de hemoglobina nas 24 a 48 horas de vida e aumento dos níveis de ferro sérico aos 4 a 6 meses (Rana et al., 2019; WHO, 2019). O sangue do cordão também tem sido descrito como "o primeiro transplante de células-tronco da natureza" porque tem propriedades regenerativas e pode se transformar em diferentes tipos de células no corpo (Atala et al., 2019).

A American Academy of Pediatrics (AAP, 2017) e o American College of Obstetricians and Gynecologists (ACOG, 2018) emitiram declarações que apoiam o clampeamento do cordão umbilical por pelo menos 30 a 60 segundos após o nascimento devido aos inúmeros benefícios para a maioria dos recém-nascidos. A Organização Mundial da Saúde (WHO, 2019) divulgou um relatório apontando o clampeamento tardio do cordão umbilical para "todos os partos" como uma prática recomendada. Um estudo de revisão da Cochrane sobre recém-nascidos a termo e sobre o *timing* do clampeamento do cordão umbilical relatou que aqueles com clampeamento tardio do cordão umbilical tiveram aumento de até 60% nas hemácias, níveis elevados de hemoglobina e níveis mais altos de ferro aos 4 a 6 meses de vida. Os neonatos cujos cordões foram clampeados precocemente tinham duas vezes mais chances de apresentar deficiência de ferro aos 3 a 6 meses de vida (Sloan, 2017). Portanto, no momento, não há um consenso sobre essa prática.

Componentes do sangue

O desenvolvimento das hemácias fetais independe da mãe. O feto tem mais hemácias por milímetro cúbico do que um adulto, as quais apresentam maior afinidade pelo oxigênio em uma pressão de oxigênio mais baixa do que as dos adultos. As hemácias fetais são maiores em tamanho quando comparadas às de um adulto; portanto, cada célula pode transportar mais oxigênio (Blackburn, 2018). Após o nascimento, a contagem de hemácias aumenta gradualmente enquanto seu tamanho diminui porque essas células agora vivem em um ambiente com PO$_2$ muito mais elevada. As hemácias de um recém-nascido apresentam vida útil de 80 a 100 dias, em comparação com 120 dias nos adultos.

Os níveis de hemoglobina são mais elevados em recém-nascidos nas primeiras horas após o nascimento. Os níveis atingem o pico em 4 a 6 horas, depois diminuem lentamente nas 12 a 18 horas seguintes e nos primeiros meses de vida. Inicialmente, a hemoglobina diminui como resultado de uma redução na massa de hemácias neonatais (anemia fisiológica da infância). Há leucocitose (elevação da contagem de leucócitos) como resultado do traumatismo do nascimento logo após o parto. Gradualmente a hemoglobina fetal é substituída por formas adultas durante a infância (Webster et al., 2018). A contagem de plaquetas e a capacidade de agregação do recém-nascido são iguais às dos adultos.

Os valores hematológicos do neonato são afetados pelo local de coleta da amostra de sangue (o sangue capilar apresenta níveis mais elevados de hemoglobina e hematócrito em comparação com o sangue venoso), pela transfusão placentária (clampeamento tardio do cordão umbilical e deslocamento normal do plasma para espaços extravasculares, o que leva a níveis mais elevados de hemoglobina e hematócrito) e pela idade gestacional (maior idade está associada ao aumento do número de hemácias e hemoglobina) (Blackburn, 2018). A Tabela 17.2 lista os valores sanguíneos normais dos recém-nascidos.

Adaptações do sistema respiratório

A responsabilidade fisiológica pelas trocas gasosas é transferida da placenta para os pulmões e o sistema pulmonar do recém-nascido no nascimento. A transição do recém-nascido da vida fetal para a neonatal inclui aeração dos pulmões, estabelecimento da troca gasosa pulmonar e mudança da circulação fetal para a circulação do adulto. A aeração pulmonar leva ao estabelecimento da capacidade residual funcional, permitindo então o início da troca gasosa pulmonar. O primeiro sopro de vida é um arquejo que provoca um aumento na pressão transpulmonar e resulta na descida do diafragma. A hipercapnia, a hipoxia e a acidose resultantes do parto normal tornam-se estímulos para iniciar as incursões respiratórias. A inspiração do ar e a expansão dos pulmões permitem um aumento do volume corrente (quantidade de ar que entra nos pulmões). O **surfactante** é uma lipoproteína redutora de tensão superficial encontrada nos pulmões do recém-nascido que impede o colapso alveolar no fim da expiração e a perda de volume pulmonar. Ele reveste os alvéolos para aumentar a aeração dos pulmões livres de gases, reduzindo assim a tensão superficial e diminuindo a pressão necessária para abrir os alvéolos. A função pulmonar normal depende do surfactante, que permite uma diminuição da tensão superficial na expiração final (para evitar atelectasia) e um aumento na tensão superficial durante a expansão pulmonar (para facilitar a retração elástica na inspiração). O surfactante

TABELA 17.2	Valores normais dos parâmetros sanguíneos em recém-nascidos.
Parâmetro laboratorial	**Variação normal**
Hemoglobina	16 a 18 g/dℓ
Hematócrito	46 a 68%
Plaquetas	150.000 a 350.000/µℓ
Hemácias	4,5 a 7 (1.000.000/µℓ)
Leucócitos	10 a 30.000/mm³

Adaptada de Blackburn, S. T. (2018). *Maternal, fetal, neonatal physiology: a clinical perspective* (5th ed.). Elsevier; Gleason, C. A., & Juul, S. E. (2018). *Avery's diseases of the newborn* (10th ed.). Elsevier; e Webster, S., Morris, G., & Kevelighan, E. (2018). Essential human development. John Wiley & Sons.

fornece a estabilidade pulmonar necessária para a troca gasosa. A primeira respiração do recém-nascido, em conjunto com o surfactante, sobrepuja as forças da superfície para permitir a aeração dos pulmões. A parede torácica do neonato é flexível devido ao alto teor de cartilagem e à musculatura pouco desenvolvida. Assim, os músculos acessórios que ajudam na respiração são ineficazes.

Uma das adaptações mais importantes que o neonato faz no momento do parto é se ajustar de um ambiente intrauterino cheio de líquido para um ambiente extrauterino gasoso. Durante a vida fetal, os pulmões são expandidos com um ultrafiltrado do líquido amniótico. Durante e após o parto, esse líquido deve ser removido e substituído por ar. A passagem pelo canal do parto possibilita a compressão intermitente do tórax, o que ajuda a eliminar dois terços do líquido dos pulmões. Os capilares pulmonares e os vasos linfáticos removem o líquido remanescente.

Se o líquido for removido muito lentamente ou de forma incompleta (p. ex., com diminuição da compressão torácica durante o nascimento ou diminuição do esforço respiratório), ocorre a taquipneia transitória (frequência respiratória acima de 60 bpm) do recém-nascido. Os exemplos de situações que envolvem diminuição da compressão torácica e redução do esforço respiratório incluem o parto cesariano e a sedação do neonato. Os achados das pesquisas apoiam a necessidade da compressão torácica porque a ausência de exposição do recém-nascido às contrações do parto nessas situações está associada a um risco mais alto de taquipneia transitória a termo, sendo necessária então a suplementação de oxigênio por um período mais longo (Indraccolo et al., 2019).

> ### ATENÇÃO!
> Um neonato que nasceu por cesariana não tem o mesmo benefício da compressão do canal de parto que um recém-nascido nascido de parto vaginal. Observe atentamente a respiração do recém-nascido após o parto cesariano.

Pulmões

Antes de os pulmões do recém-nascido serem capazes de manter a função respiratória, certos eventos devem ocorrer:

- Início dos movimentos respiratórios
- Expansão dos pulmões
- Estabelecimento da capacidade residual funcional (capacidade de reter parte do ar nos pulmões à expiração)
- Aumento do fluxo sanguíneo pulmonar
- Redistribuição do débito cardíaco (Kellerman & Rakel, 2019).

A respiração inicial provavelmente é resultante de um reflexo desencadeado por mudanças de pressão, ruído, luz, alterações de temperatura, toque, compressão do tórax fetal durante o processo de parto e alta concentração de dióxido de carbono e baixa concentração de oxigênio no sangue do recém-nascido.

Os quimiorreceptores centrais estimulados pela hipoxia e pela hipercapnia aumentam ainda mais o impulso respiratório. Muitas teorias abordam o início da respiração no recém-nascido, mas a maioria é baseada em especulações a partir de observações em vez de pesquisas empíricas (Cunningham et al., 2018). As pesquisas continuam em busca de respostas para essas perguntas.

Respiração

Depois que as incursões respiratórias são estabelecidas no recém-nascido, elas são superficiais e irregulares, variando de 30 a 60 por minuto, com curtos períodos de apneia (menos de 15 segundos). A frequência respiratória do recém-nascido varia de acordo com sua atividade; quanto mais ativo ele for, maior será a frequência respiratória em média. Os sinais de dificuldade respiratória a serem observados incluem cianose, taquipneia, grunhido expiratório, retrações esternais e batimento de asa de nariz. A respiração não deve ser difícil e os movimentos do tórax devem ser simétricos. Em alguns casos, pode ocorrer **pausa respiratória**, que é a interrupção da respiração que dura de 5 a 10 segundos sem alterações na cor ou na frequência cardíaca (Norwitz et al., 2019). A pausa respiratória pode ser observada em recém-nascidos nos primeiros dias de vida e requer monitoramento cuidadoso.

ATENÇÃO!

Períodos de apneia que duram de mais de 15 segundos com cianose e alterações da frequência cardíaca exigem avaliação mais aprofundada (King et al., 2019).

Regulação da temperatura corporal

Ao nascer, o feto passa de um ambiente intrauterino quente e úmido para o ambiente extrauterino mais frio e seco. Os recém-nascidos dependem do ambiente para a manutenção da temperatura corporal muito mais imediatamente após o nascimento do que mais tarde na vida. Um dos elementos mais importantes na sobrevivência de um recém-nascido é a manutenção de uma temperatura corporal estável para promover a transição ideal para a vida extrauterina. Em média, a temperatura de um neonato varia de 36,6 a 37,6°C. Como os recém-nascidos perdem calor facilmente após o nascimento, o contato pele a pele com a mãe é recomendado como o método inicial para manter sua temperatura corporal, devendo ser a primeira linha de tratamento para a hipotermia e também uma medida para estabelecer amamentação bem-sucedida imediatamente após o nascimento. Ver Prática baseada em evidências 17.1.

A **termorregulação** é o processo de manutenção do equilíbrio entre a perda e a produção de calor a fim de manter a temperatura interna do corpo. É uma função fisiológica importante que está intimamente relacionada à transição e à sobrevivência do recém-nascido. Um ambiente térmico adequado é essencial para manter a temperatura corporal normal. Em comparação com os adultos, os recém-nascidos toleram uma faixa mais estreita de temperatura ambiente e são extremamente vulneráveis ao resfriamento e ao superaquecimento. Os enfermeiros desempenham um papel fundamental em fornecer um ambiente adequado para ajudar os neonatos a manter a estabilidade térmica (Figura 17.2).

PRÁTICA BASEADA EM EVIDÊNCIAS 17.1 Efeito do contato pele a pele precoce entre mãe e recém-nascido no sucesso e na duração da primeira mamada: revisão sistemática e metanálise

ESTUDO

O início da amamentação após o nascimento é uma das recomendações da Organização Mundial da Saúde (OMS). No entanto, em muitos hospitais, o contato mãe-neonato e o início da amamentação são adiados devido aos cuidados de rotina de ambos. Os momentos iniciais após o nascimento constituem um período sensível porque é a ocasião ideal para estabelecer uma amamentação eficaz. Frequentemente, a mãe e o recém-nascido são separados para colocar o neonato sob calor radiante para evitar hipotermia. No entanto, a hipotermia pode ser evitada iniciando o contato pele a pele sem separação. O contato pele a pele torna os recém-nascidos capazes de se moverem em direção aos mamilos da mãe e se agarrar com eficácia para amamentar. O objetivo desse estudo foi determinar o efeito do contato pele a pele mãe-neonato imediatamente após o nascimento sobre a taxa de sucesso e a duração da primeira amamentação.

Achados

No total, 597 participantes foram alocadas no grupo de intervenção e 553 no grupo de comparação. Os resultados dessa revisão sistemática utilizando uma metanálise mostraram que o contato pele a pele entre mãe/neonato exerce um efeito estatisticamente significativo na taxa de sucesso e na duração da primeira lactação em comparação com o grupo de participantes que não tiveram intervenção, ou seja, seguiram os cuidados de rotina. Em todos os estudos que compuseram a revisão sistemática, a avaliação do sucesso da amamentação avaliou quatro parâmetros: estado de excitação do recém-nascido ou prontidão para mamar; reflexo de procura; apreensão; e padrões de sucção.

Implicações para a enfermagem

Os resultados dessa revisão sistemática e metanálise mostraram que o contato pele a pele mãe/neonato após o nascimento aumenta a taxa de sucesso e a duração da amamentação, por isso é uma boa prática de cuidados pós-natais com os recém-nascidos. O contato pele a pele mãe/neonato após o nascimento exerce efeitos benéficos na amamentação e pode aumentar a taxa e a duração da primeira lactação. Os resultados desse estudo podem ser usados pelos enfermeiros na tomada de decisão baseada em evidências sobre as maneiras de aumentar as taxas de aleitamento materno e mudar a política hospitalar para aprimorar essa prática.

Adaptado de Karimi, F. Z., Sadeghi, R., Maleki-Saghooni, N., & Khadivzadeh, T. (2019). The effect of mother-infant skin to skin contact on success and duration of first breastfeeding: a systematic review and meta-analysis. *Taiwanese Journal of Obstetrics & Gynecology, 58*(1), 1–9. https://doi.org/10.1016/j.tjog.2018.11.002.

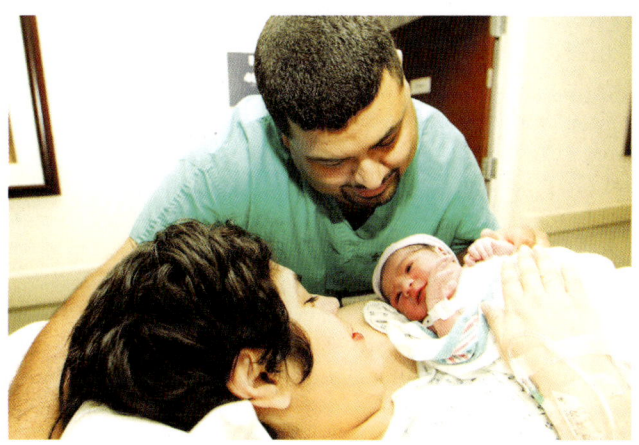

FIGURA 17.2 Pais observando seu recém-nascido após o parto. Observe a touca do neonato e o cobertor aquecido para preservar o calor corporal.

Perda de calor

Os recém-nascidos apresentam várias características que os predispõem à perda de calor:

- Pele fina com vasos sanguíneos superficiais
- Maior permeabilidade da pele à água
- Falta de capacidade de tremor para produzir calor até os 3 meses de vida
- Reserva limitada de substratos metabólicos (glicose, glicogênio, gordura)
- Uso limitado de atividade muscular voluntária ou movimento para produzir calor
- Área de superfície corpórea grande em relação à massa do corpo
- Falta de gordura subcutânea, que proporciona isolamento
- Pequena capacidade de conservar o calor pela alteração de postura (posição fetal)
- Incapacidade de ajustar suas próprias roupas ou cobertores para aquecer
- Incapacidade de comunicar que está muito frio ou muito quente.

Todo recém-nascido esforça-se para manter a temperatura corporal desde o momento do nascimento, quando seu corpo úmido é exposto ao ambiente muito mais frio da sala de parto. O líquido amniótico que recobre o recém-nascido esfria à medida que evapora rapidamente na baixa umidade e no ar-condicionado da sala. A temperatura do neonato pode diminuir 3 a 5° dentro de minutos após deixar o calor do útero da mãe (37,5°C). Sua pele ajusta-se rapidamente às condições ambientais desafiadoras da vida extrauterina. No entanto, certas funções, por exemplo, a microcirculação, continuam a se desenvolver além do período neonatal (Stevens, 2019).

A transferência de calor depende da temperatura do ambiente, da velocidade do ar e da pressão do vapor d'água ou umidade. A troca de calor entre o ambiente e o recém-nascido envolve os mesmos mecanismos que os de

qualquer objeto físico e seu ambiente. O calor pode ser perdido por quatro mecanismos: condução (3%), convecção (34%), evaporação (24%) e radiação (39%) (Resnik et al., 2019). A prevenção da perda de calor é uma intervenção fundamental da enfermagem (Figura 17.3).

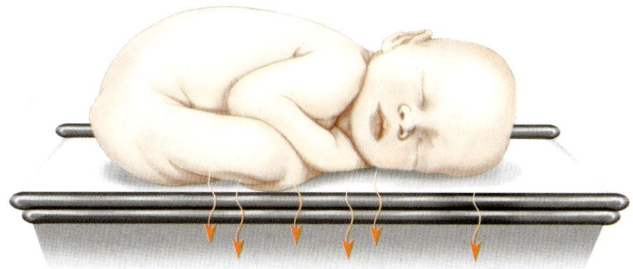

A. Condução

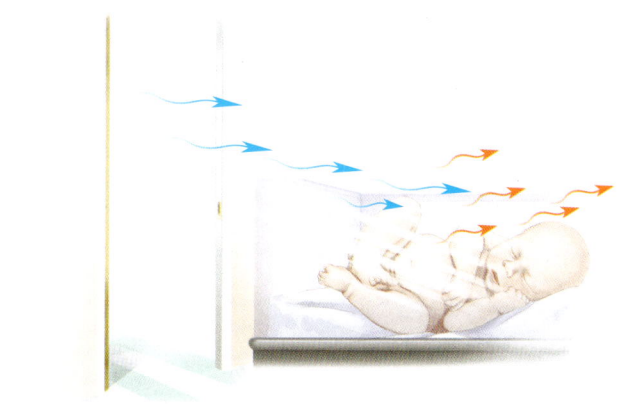

B. Convecção

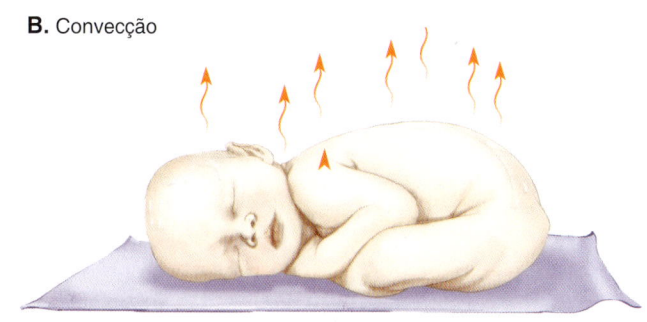

C. Evaporação

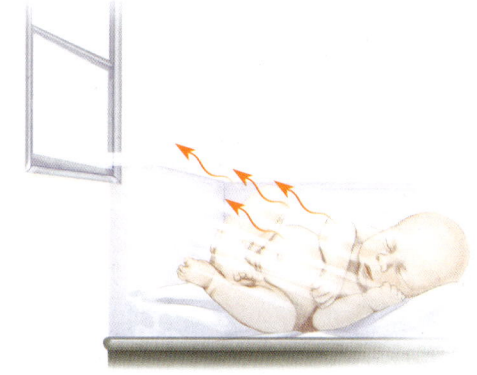

D. Radiação

FIGURA 17.3 Os quatro mecanismos de perda de calor no recém-nascido. **A.** Condução. **B.** Convecção. **C.** Evaporação. **D.** Radiação.

CONSIDERAÇÕES

Quando olho para o meu pequeno milagre da vida em meus braços, não posso deixar de sorrir com orgulho por essa grande realização. Ela parece tão vulnerável e indefesa, mas está equipada com tudo de que precisa para sobreviver ao nascer. Quando o enfermeiro trouxe minha filha pela primeira vez após o parto, eu queria ver e sentir cada parte dela. Para minha decepção, ela estava embrulhada como uma múmia em um cobertor e tinha um gorro de malha cor-de-rosa na cabeça. Perguntei ao enfermeiro por que todos os recém-nascidos tinham que parecer que estavam indo para o Polo Norte com todas essas camadas de roupas. Ele não sabia que era verão e provavelmente estava uns 29° lá fora?

O enfermeiro explicou que os neonatos perdem facilmente o calor do corpo e precisam ser mantidos aquecidos até a temperatura se estabilizar. Mesmo que eu quisesse chegar mais perto da minha recém-nascida, decidi manter a roupa de urso-polar rosa sobre ela.

Reflexões: os recém-nascidos podem nascer com "tudo do que precisam para sobreviver" do lado de fora, mas ainda apresentam instabilidade de temperatura e perdem calor por radiação, evaporação, convecção e condução. Como a cabeça do neonato é a maior parte do corpo, uma grande quantidade de calor pode ser perdida se um gorro não for colocado na cabeça. Que orientação pode ser dada a essa mãe antes da alta para estabilizar a temperatura de sua filha em casa? Que exemplos simples podem ser usados para demonstrar seu ponto de vista?

CONDUÇÃO

A condução envolve a transferência de calor de um objeto para outro quando os dois objetos estão em contato direto entre si. Condução refere-se ao deslocamento de calor entre a superfície corporal do recém-nascido quando em contato com outras superfícies sólidas, como um colchão, balança ou placa de restrição da circuncisão frios. A perda de calor por condução também pode ocorrer ao tocar um recém-nascido com as mãos frias ou quando o neonato tem contato direto com um objeto mais frio, como uma balança de metal ou um colchão, cobertor ou roupa frios. Usar uma fralda ou cobertor de pano aquecido para recobrir qualquer superfície fria que toque diretamente um recém-nascido ajuda a evitar a perda de calor por condução. O contato pele a pele do neonato com a mãe também ajuda a evitar a perda de calor por condução.

CONVECÇÃO

A convecção envolve o fluxo de calor da superfície do corpo para o ar ambiente mais frio ou para o ar que circula sobre a superfície do corpo. Exemplos de perda de calor relacionada à convecção seriam uma brisa fresca sobre o recém-nascido, uma sala fria, corredores gelados ou correntes de ar externas. Para evitar a perda de calor por este mecanismo, mantenha o recém-nascido longe de correntes de ar frio diretas (portas abertas, janelas, ventiladores, aparelhos de ar-condicionado) no ambiente; faça ajustes dentro da incubadora tanto quanto possível minimizando os vãos de abertura que possibilitem a entrada de ar frio; e aqueça

todo o oxigênio ou ar umidificado que entrar em contato com o recém-nascido. O uso de roupas e cobertores em incubadoras é um meio eficaz de reduzir a área de superfície exposta do neonato e fornecer isolamento externo. Além disso, transportar o recém-nascido para o berçário em uma incubadora aquecida, em vez de carregá-lo, ajuda a manter o calor e a reduzir a exposição ao ar frio.

EVAPORAÇÃO

A evaporação envolve a perda de calor quando um líquido é convertido em vapor. A perda por evaporação pode ser insensível (como ocorre pela pele e pela respiração) ou sensível (como na transpiração). A perda insensível ocorre, mas o indivíduo não está ciente disso. A perda sensível é objetiva e pode ser percebida. Ela depende da velocidade e da umidade absoluta do ar. Por exemplo, quando o bebê nasce, o corpo está coberto com líquido amniótico, que evapora, levando então à perda de calor. A perda de calor por evaporação também ocorre durante o banho do recém-nascido. A secagem dos neonatos imediatamente após o parto com cobertores aquecidos e a colocação de um gorro na sua cabeça ajudam a evitar a perda de calor por evaporação. Além disso, secar o recém-nascido após o banho ajudará a evitar a perda de calor por meio da evaporação. Mudar prontamente lençóis, roupas ou fraldas molhadas também reduzirá a perda de calor e evitará o resfriamento.

RADIAÇÃO

A radiação envolve a perda de calor do corpo para superfícies sólidas mais frias que estão nas proximidades, mas não em contato direto com o recém-nascido. A magnitude da perda de calor depende do tamanho da área de superfície fria, da temperatura da superfície do corpo do recém-nascido e da temperatura da área de superfície receptora de calor. Por exemplo, quando um neonato é colocado em uma incubadora de parede simples ao lado de uma janela fria, ocorre perda de calor por radiação. Um recém-nascido ficará com frio mesmo estando em uma incubadora aquecida. Para reduzir a perda de calor por radiação, mantenha berços e incubadoras longe de paredes externas, janelas frias e aparelhos de ar-condicionado. Além disso, o uso de berços aquecidos para transportar os recém-nascidos e ao realizar procedimentos que possam expô-los a um ambiente mais frio ajudará a reduzir a perda de calor.

Um transporte aquecido consiste em uma incubadora fechada sobre rodas. Um berço aquecido consiste em um leito aberto com uma fonte de calor radiante acima dele. Esse tipo de ambiente permite que os profissionais da saúde tenham acesso ao recém-nascido para realizar procedimentos e tratamentos.

Superaquecimento

O recém-nascido também está sujeito a superaquecimento. A capacidade limitada de isolamento e de transpiração pode predispor qualquer neonato ao superaquecimento.

O controle da temperatura corporal é obtido por meio de um sistema de *feedback* negativo complexo que cria um equilíbrio entre produção de calor, ganho de calor e perda de calor. O regulador térmico primário está localizado no hipotálamo e no sistema nervoso central (SNC). A imaturidade do SNC do recém-nascido dificulta a criação e a manutenção desse equilíbrio. Portanto, o neonato pode se sobreaquecer facilmente. Por exemplo, uma incubadora muito quente ou deixada muito perto de uma janela ensolarada pode causar hipertermia. Embora a produção de calor possa aumentar substancialmente em resposta a um ambiente frio, a taxa metabólica basal e o calor produzido resultante podem não ser reduzidos. O superaquecimento aumenta consideravelmente a perda de líquidos, a frequência respiratória e a taxa metabólica.

Termorregulação

Os seres humanos têm capacidade de regular a temperatura corporal dentro de uma faixa estreita. Os recém-nascidos têm uma capacidade reduzida de regular a temperatura corporal, produzindo calor por meio da termogênese sem calafrios. A termorregulação, o equilíbrio entre a perda de calor e a produção de calor, está relacionada à taxa metabólica e ao consumo de oxigênio do recém-nascido. O neonato tenta conservar o calor e aumentar a produção de calor elevando a taxa metabólica, a glicose oxidativa, o metabolismo de gordura e proteínas, a termogênese sem tremores da gordura marrom, a atividade muscular por meio do movimento e da vasoconstrição periférica e assumindo a posição fetal para manter o calor e minimizar a área exposta da superfície corporal.

 Conceito fundamental

Efeitos do estresse pelo frio no metabolismo da gordura marrom do recém-nascido

O neonato apresenta, primeiro, elevação dos níveis de norepinefrina em resposta a um ambiente frio. Isso faz com que os triglicerídeos estimulem o metabolismo da gordura marrom.

Um ambiente no qual a temperatura corporal é mantida sem aumento na taxa metabólica ou do uso de oxigênio é chamado de **ambiente térmico neutro**, no qual as taxas metabólica e de consumo de oxigênio são mínimas e a temperatura corporal interna é mantida devido ao equilíbrio térmico. Um ambiente térmico neutro promove crescimento e estabilidade, conserva energia para as funções corporais básicas e minimiza a perda de água e de calor (energia) (Chamberlain et al., 2019). Como os recém-nascidos apresentam dificuldade em manter o calor corporal por meio de tremores ou outros mecanismos, eles precisam de uma temperatura ambiente mais alta para manter um ambiente térmico neutro. Se a temperatura ambiente diminuir, o neonato responde consumindo mais oxigênio. A frequência respiratória aumenta

(taquipneia) em resposta ao aumento da necessidade de oxigênio. Como resultado, a taxa metabólica do recém-nascido aumenta.

Como descrito anteriormente, o método primário de produção de calor do recém-nascido é por meio da termogênese sem calafrios. Este é um processo no qual a gordura marrom (tecido adiposo) é oxidada em resposta à exposição ao frio. A gordura marrom é um tipo especial de gordura altamente vascularizada que os pesquisadores acreditavam que desaparecia na idade adulta, mas novas pesquisas mostram que os adultos também têm gordura marrom (NIH, 2019). O tecido adiposo marrom é um tecido único capaz de converter energia química diretamente em calor quando ativado pelo sistema nervoso simpático. É produzido durante o terceiro trimestre; normalmente torna-se reduzido em 3 a 5 semanas após o nascimento e é vital para a termogênese. A coloração marrom é derivada do rico suprimento de vasos sanguíneos e de terminações nervosas nessa gordura. Esses depósitos de gordura, que são capazes de intensa atividade metabólica – e, portanto, podem gerar uma grande quantidade de calor –, são encontrados entre as escápulas, as axilas, a nuca, o mediastino e nas áreas ao redor dos rins e das glândulas suprarrenais. A gordura marrom representa cerca de 6% do peso corporal no recém-nascido a termo (Blackburn, 2018). Quando o neonato está em um ambiente frio, a norepinefrina é liberada, o que, por sua vez, estimula o metabolismo da gordura marrom ao degradar os triglicerídeos. O débito cardíaco eleva-se, aumentando então o fluxo sanguíneo através do tecido adiposo marrom. Posteriormente, esse sangue é aquecido como resultado do aumento da atividade metabólica da gordura marrom (Figura 17.4).

Os recém-nascidos podem sofrer perda de calor por meio de quatro mecanismos, o que resulta em estresse pelo frio. O **estresse pelo frio** é a perda excessiva de calor que exige que o neonato use mecanismos compensatórios (como termogênese sem tremores e taquipneia) para manter a temperatura corporal interna (Gleason & Juul,

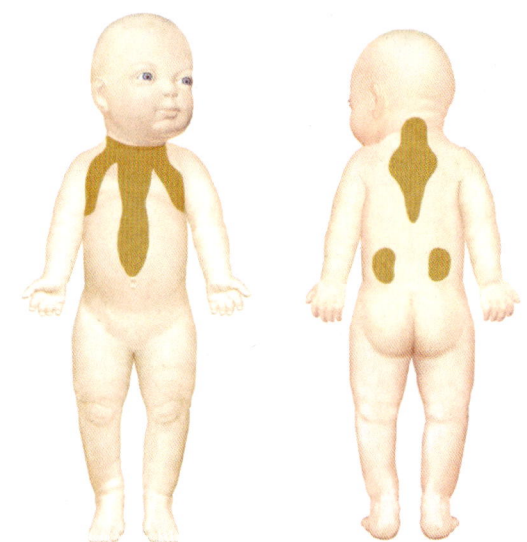

FIGURA 17.4 Áreas de gordura marrom em um recém-nascido.

2018). As consequências do estresse causado pelo frio podem ser bastante graves. À medida que a temperatura corporal diminui, o recém-nascido torna-se menos ativo, letárgico, hipotônico e mais fraco. Todos os neonatos correm esse risco, especialmente nas primeiras 12 horas de vida. No entanto, neonatos pré-termo correm maior risco de estresse pelo frio e experimentam efeitos mais profundos do que os recém-nascidos a termo porque têm menos reservas de gordura, respostas vasomotoras mais fracas e menos isolamento para lidar com um evento hipotérmico.

O estresse pelo frio no recém-nascido pode levar aos seguintes problemas se não for revertido: armazenamento de gordura marrom esgotado, aumento do consumo de oxigênio e de glicose, dificuldade respiratória, depleção de glicogênio levando a hipoglicemia, vasoconstrição pulmonar, acidose metabólica, icterícia, hipoxia e diminuição da produção de surfactante (King et al., 2019).

> **ATENÇÃO!**
>
> Os enfermeiros devem estar cientes das necessidades termorregulatórias do recém-nascido e garantir que essas demandas sejam atendidas para proporcionar ao neonato o melhor começo possível. As medidas preventivas devem ter como objetivo a manutenção da estabilidade da temperatura corporal.

Para minimizar os efeitos do estresse pelo frio, as seguintes intervenções são úteis:

- Utilizar cobertores preaquecidos e gorros para reduzir a perda de calor por meio da condução
- Manter o transporte infantil (incubadora aquecida) com a bateria totalmente carregada e aquecido o tempo todo
- Secar completamente o recém-nascido após o parto para evitar a perda de calor por evaporação
- Incentivar o contato pele a pele com a mãe se o neonato estiver estável
- Promover a amamentação precoce para fornecer combustíveis para a termogênese sem tremores
- Usar oxigênio aquecido e umidificado
- Sempre usar berços com aquecedores radiantes e incubadoras de parede dupla para evitar perda de calor por radiação
- Adiar o banho até que o recém-nascido esteja clinicamente estável e usar uma fonte de calor radiante durante o procedimento (Figura 17.5)
- Evitar a colocação de um termômetro cutâneo sobre uma área óssea ou com gordura marrom porque não forneceria uma avaliação precisa da temperatura corporal geral (a maioria dos termômetros é colocada sobre o fígado quando o recém-nascido está em decúbito dorsal ou lateral).

Essas intervenções permitem que o recém-nascido minimize sua taxa metabólica e o consumo de oxigênio, conservando assim as reservas de energia vital necessárias para um crescimento ideal.

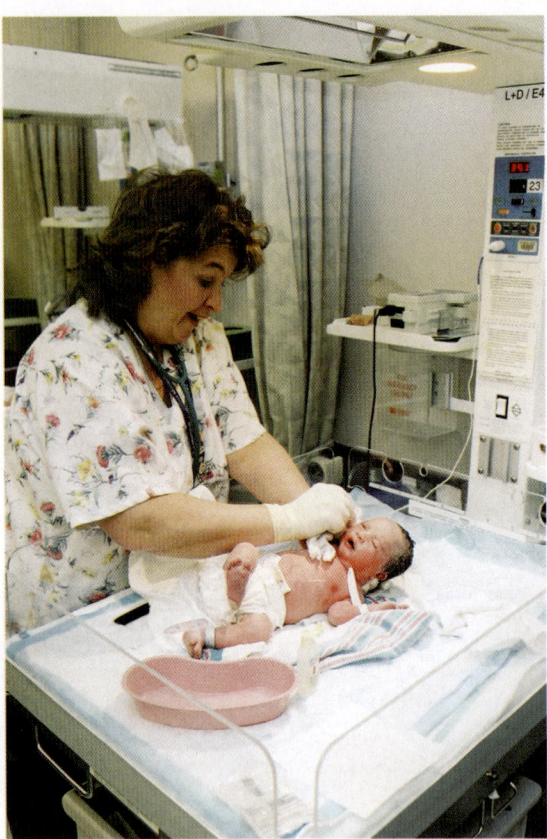

FIGURA 17.5 Dar banho em um recém-nascido sob um aquecedor radiante para evitar a perda de calor.

Função do sistema hepático

O fígado tem um papel essencial na síntese, na degradação e na regulação das vias envolvidas no metabolismo dos carboidratos, das proteínas, dos lipídios, dos oligoelementos e das vitaminas. No nascimento, o fígado do recém-nascido assume lentamente as funções que a placenta realizava durante a vida fetal. A maioria das vias enzimáticas está presente no neonato, mas elas estão inativas no nascimento e geralmente tornam-se totalmente ativadas aos 3 meses de vida. Essas funções incluem a coagulação do sangue e também o armazenamento de ferro, o metabolismo dos carboidratos e a conjugação da bilirrubina, conforme discutido a seguir. As reservas de glicogênio fornecem energia e podem se esgotar se as necessidades metabólicas do recém-nascido aumentarem, como durante o estresse por frio ou respiratório.

Armazenamento de ferro

Maturidade, peso ao nascer e nível de hemoglobina determinam a reserva de ferro do recém-nascido. À medida que as hemácias são destruídas após o nascimento, seu ferro é liberado e armazenado pelo fígado até que novas hemácias precisem ser produzidas. Se a ingestão de ferro da mãe foi adequada durante a gestação, foi armazenado ferro suficiente no fígado do recém-nascido para uso durante os primeiros 6 meses de vida.

Metabolismo dos carboidratos

O nascimento resulta na perda da fonte de glicose materna, que é um combustível essencial para o metabolismo cerebral. Quando a placenta é expelida no parto, o suprimento materno de glicose é interrompido, com a diminuição inicial dos níveis de glicose sérica do recém-nascido, que deve aprender a regular a concentração dela no sangue e se ajustar a um esquema de alimentação intermitente. Em geral, o nível de glicose no sangue de um recém-nascido a termo é cerca de 80% da concentração de glicose sanguínea materna no parto. A hipoglicemia é um dos problemas mais frequentes encontrados e a manutenção da homeostase da glicose é um dos eventos fisiológicos importantes durante a transição da vida fetal para a vida neonatal. Durante as primeiras 24 a 48 horas de vida, enquanto os neonatos normais fazem a transição da vida intrauterina para a extrauterina, seus níveis de glicose plasmática geralmente são mais baixos do que serão mais tarde na vida (Blackburn, 2018).

A glicose é a principal fonte de energia nas primeiras horas após o nascimento. Com o aumento das necessidades energéticas do neonato após o nascimento, o fígado libera glicose dos estoques de glicogênio nas primeiras 24 horas. Iniciar a amamentação precoce ou o uso da mamadeira ajuda a estabilizar os níveis de glicose no sangue do recém-nascido. Nenhuma evidência apoia a medição de rotina invasiva da glicemia em recém-nascidos saudáveis a termo. A triagem seletiva de neonatos de risco é mais apropriada (Levy-Khademi et al., 2019).

Conjugação da bilirrubina

Antes do nascimento, a eliminação da bilirrubina é realizada de forma eficiente pela placenta e pelo fígado da mãe. Após o nascimento, o fígado do recém-nascido deve assumir totalmente a responsabilidade pelo metabolismo da bilirrubina, que é o pigmento biliar amarelo-alaranjado produzido pela quebra de hemácias.

A bilirrubina normalmente circula no plasma, é absorvida pelas células hepáticas e se transforma em um pigmento hidrossolúvel excretado na bile. Essa forma conjugada de bilirrubina é excretada pelas células hepáticas como um constituinte da bile.

A principal fonte de bilirrubina no recém-nascido é a hemólise das hemácias, uma ocorrência normal após o nascimento, quando menos delas são necessárias para manter a vida extrauterina. Quando as hemácias morrem após aproximadamente 80 dias de vida, o grupo heme de sua hemoglobina é convertido em bilirrubina. Esta é liberada sob uma forma não conjugada chamada bilirrubina indireta, que é lipossolúvel. As enzimas, as proteínas e diferentes células no sistema reticuloendotelial e no fígado processam a bilirrubina não conjugada em bilirrubina conjugada ou bilirrubina direta. Essa forma é hidrossolúvel, entra no sistema gastrintestinal pela bile e é excretada pelas fezes. Os rins também excretam uma pequena quantidade dela.

Os recém-nascidos produzem bilirrubina a uma taxa de aproximadamente 8 a 10 mg/kg/dia. Isso é mais do que o dobro da taxa de produção em adultos, principalmente por causa da policitemia relativa e do aumento da renovação das hemácias. A produção de bilirrubina tipicamente diminui até o nível do adulto dentro dos primeiros 10 a 14 dias após o nascimento (Martin & Rosenfeld, 2019). Além disso, as vias metabólicas hepáticas estão relativamente imaturas e, portanto, não podem conjugar a bilirrubina com a rapidez necessária.

A falha dos hepatócitos em quebrar e excretar a bilirrubina pode causar um aumento na quantidade de bilirrubina na corrente sanguínea, o que resulta em icterícia (Blackburn, 2018). A bilirrubina é tóxica para o corpo e deve ser excretada. Os exames de sangue solicitados para determinar os níveis de bilirrubina medem a bilirrubina sérica. A bilirrubina total é uma combinação de bilirrubina indireta (não conjugada) e direta (conjugada). Quando o pigmento de bilirrubina não conjugada é depositado na pele e nas membranas mucosas como resultado do aumento dos níveis de bilirrubina, desenvolve-se a **icterícia**, com amarelamento da pele, da esclera e das membranas mucosas. A icterícia visível resultante do aumento dos níveis sanguíneos de bilirrubina ocorre em mais da metade de todos os recém-nascidos saudáveis. Mesmo em neonatos a termo saudáveis, níveis extremamente elevados de bilirrubina no sangue durante a primeira semana de vida podem causar encefalopatia bilirrubínica, uma forma permanente e devastadora de lesão encefálica (Martin & Rosenfeld, 2019).

Os fatores de risco comuns para o desenvolvimento de icterícia incluem incompatibilidade de grupo sanguíneo materno-fetal, prematuridade, asfixia ao nascer, ingestão insuficiente de leite durante a amamentação, medicamentos (como diazepam, ocitocina, sulfisoxazol/eritromicina e cloranfenicol), diabetes gestacional materno, alimentação infrequente, sexo masculino, tocotraumatismo resultando em céfalo-hematoma, hematoma cutâneo por traumatismo ao nascimento, policitemia, irmão anterior com hiperbilirrubinemia, infecções intrauterinas como a TORCH (toxoplasmose, outros vírus, rubéola, citomegalovírus, herpes-vírus simples) e etnia asiática ou nativa norte-americana (Pace et al., 2019).

As causas da icterícia neonatal podem ser classificadas em três grupos com base no mecanismo de acúmulo:

1. Superprodução de bilirrubina por incompatibilidade sanguínea (Rh ou ABO), fármacos, traumatismo no nascimento, policitemia, clampeamento tardio do cordão umbilical e icterícia do leite materno.
2. Diminuição da concentração de bilirrubina conjugada, conforme observado na icterícia fisiológica, no hipotireoidismo e na amamentação.
3. Comprometimento da excreção de bilirrubina, conforme observado na obstrução biliar (atresia biliar, cálculos biliares, neoplasia), na sepse, na hepatite, na anormalidade cromossômica (síndrome de

Turner, trissomias do 18 e do 21) e em fármacos (ácido acetilsalicílico, paracetamol, sulfa, álcool, esteroides, antibióticos) (Martin & Rosenfeld, 2019).

A icterícia no recém-nascido é discutida com mais detalhes no Capítulo 24.

Adaptações do sistema gastrintestinal

O recém-nascido a termo tem a capacidade de engolir, digerir, metabolizar e absorver os alimentos ingeridos logo após o nascimento. No nascimento, o pH do conteúdo do estômago é discretamente ácido, refletindo o pH do líquido amniótico. O intestino previamente estéril muda rápido, dependendo da alimentação recebida. Os sons intestinais normalmente são ouvidos logo após o nascimento, mas podem ser hipoativos no primeiro dia.

Proteção da barreira mucosa

Os seres humanos iniciam seu desenvolvimento em um ambiente intrauterino estéril, mas desde o nascimento todas as superfícies epiteliais em contato direto com o ambiente (pele, tratos respiratório, gastrintestinal e urogenital) são colonizadas por microrganismos. A barreira da mucosa intestinal permanece imatura por até 4 a 6 meses após o nascimento. Uma adaptação importante do sistema digestório é o desenvolvimento dessa barreira mucosa para evitar a penetração de substâncias nocivas (bactérias, toxinas e antígenos) presentes no lúmen intestinal. Ao nascer, o neonato deve estar preparado para lidar com a colonização bacteriana do intestino. A colonização depende da ingestão oral. A nutrição, seja por meio do leite materno, seja por fórmula infantil, desempenha um papel importante nos padrões iniciais de colonização no intestino neonatal. Geralmente esta ocorre nas primeiras 24 horas após o nascimento e é necessária para a produção de vitamina K (Gleason & Juul, 2018). Após o nascimento, os microrganismos ambientais, orais e cutâneos da mãe serão mecanicamente transferidos para o recém-nascido por meio de vários processos, o que inclui sucção, beijo e carícias. Assim, a proximidade entre o canal de parto e o ânus, bem como a expressão parental do cuidado neonatal, é um método eficaz para garantir a transmissão de microrganismos de uma geração para a seguinte. Caso substâncias nocivas penetrem na barreira epitelial da mucosa em condições patológicas, elas podem causar reações inflamatórias e alérgicas (Resnik et al., 2019).

ATENÇÃO!

O leite materno constitui um mecanismo passivo de proteção para o recém-nascido contra os riscos de um sistema de defesa intestinal deficiente. Ele contém anticorpos, leucócitos viáveis e muitas outras substâncias que podem interferir na colonização bacteriana e evitar infecções.

Estômago e digestão

O recém-nascido precisa se adaptar rapidamente ao deixar de receber todas as suas demandas por nutrientes e energia por via placentária para obtê-las por via oral após o nascimento. A capacidade fisiológica do estômago do recém-nascido é consideravelmente menor do que sua capacidade anatômica. Há um rápido ganho na capacidade fisiológica durante os primeiros 4 dias de vida. Após esses primeiros 4 dias, as capacidades anatômicas e fisiológicas aproximam-se uma da outra. Os pesquisadores descobriram que nas primeiras 24 horas após o nascimento o pequeno estômago do recém-nascido não se distende para conter mais conteúdo, como acontecerá dentro de 1 ou 2 dias (Kellerman & Rakel, 2019). Isso explica a experiência de inúmeros enfermeiros hospitalares que aprenderam da maneira mais difícil que, quando os recém-nascidos são alimentados com 30 ou 60 mℓ de leite durante o primeiro dia de vida, a maioria tende a regurgitar. As paredes do estômago do neonato permanecem rígidas, expulsando o leite extra em vez de se distender para retê-lo.

Nos casos de recém-nascidos alimentados com mamadeira, a administração de pequenos volumes de forma frequente estabelece um padrão de alimentação saudável desde o início (neonatos que recebem amamentação autorregulam seu consumo). Atualmente, os especialistas informam aos adultos que é mais saudável ingerir pequenas quantidades com mais frequência, e o mesmo se aplica a lactentes e crianças. Persuadir uma criança a ingerir mais leite leva à superalimentação. Se o sentimento de plenitude exagerada tornar-se a norma para um lactente pequeno, isso pode levar a hábitos alimentares pouco saudáveis que contribuem para a subsequente obesidade na infância e na idade adulta. A obesidade de início precoce é um precursor de uma luta contra o peso ao longo da vida e de inúmeras comorbidades (Bagchi, 2019; Martin & Rosenfeld, 2019).

A cárdia e o controle nervoso do estômago estão imaturos, o que pode desencadear uma atividade peristáltica descoordenada e regurgitação frequente. A imaturidade do esfíncter faringoesofágico e a ausência de ondas peristálticas do esôfago inferior também contribuem para o refluxo do conteúdo gástrico. Evitar a excesso de alimentação e estimular arrotos frequentes pode minimizar a regurgitação. A maioria das enzimas digestivas está disponível no nascimento, permitindo então que os recém-nascidos digiram carboidratos simples e proteínas. No entanto, eles têm uma capacidade limitada de digerir carboidratos complexos e gorduras porque os níveis de amilase e lipase são baixos no nascimento. Como resultado, os recém-nascidos excretam uma boa quantidade de lipídios, o que resulta em fezes gordurosas.

A digestão e a absorção adequadas são essenciais para o crescimento e o desenvolvimento do recém-nascido. Normalmente, neonatos a termo perdem 5 a 10% de seu peso de nascimento como resultado de uma ingestão calórica insuficiente na primeira semana após o nascimento, do deslocamento da água intracelular para o espaço extracelular e da perda insensível de água. Para ganhar peso, o recém-nascido a termo requer uma ingestão de 108 kcal/kg/dia desde o nascimento até os 6 meses de vida. É essencial compreender a função e a importância da nutrição no início da vida pós-natal e para o crescimento e o desenvolvimento, mas a maneira como a nutrição se vincula à saúde mais tarde tem o potencial de proporcionar benefícios para todas as gerações futuras (Koletzko et al., 2019).

Eliminação intestinal

A frequência, a consistência, a cor e o tipo de fezes eliminadas pelos recém-nascidos variam amplamente. A evolução do padrão fecal começa com as primeiras fezes do neonato, que é o **mecônio**, composto de líquido amniótico, células da mucosa excretada, secreções intestinais e sangue. A coloração é preto-esverdeada, apresenta uma consistência alcatroada e geralmente é eliminado 12 a 24 horas após o nascimento. O primeiro mecônio é semiestéril, o que se altera rapidamente à medida que há ingestão de bactérias por meio da alimentação. Após o início das mamadas, desenvolvem-se fezes transitórias, que variam de castanho-esverdeadas a castanho-amareladas, de consistência mais fina e aparência granulosa. Se o neonato receber leite materno, as fezes se parecerão com mostarda clara com partículas semelhantes a sementes. Se alimentado com fórmula, apresentarão uma coloração marrom-clara ou amarelada e consistência mais firme. A frequência de defecação varia amplamente de uma criança para outra.

> **ATENÇÃO!**
>
> Os recém-nascidos alimentados precocemente defecam mais cedo, o que ajuda a reduzir o acúmulo de bilirrubina (Pace et al., 2019).

A última fase do desenvolvimento no padrão fecal é a das chamadas fezes de leite, cujas características diferem em recém-nascidos alimentados com leite materno e os alimentados com fórmula. As fezes do neonato amamentado são amarelo-ouro, soltas, de consistência pastosa a pegajosa, geralmente com odor azedo. As fezes do recém-nascido alimentado com fórmula variam dependendo do tipo de fórmula ingerida. Elas podem ser amareladas, verde-amareladas ou esverdeadas ou apresentar forma consistente com um odor desagradável.

Alterações do sistema renal

Há um acréscimo total de 1 milhão de néfrons na 34ª semana gestacional. Os glomérulos e os néfrons estão funcionalmente imaturos ao nascimento, resultando então em uma taxa de filtração glomerular reduzida (TFG) e capacidade limitada de concentração. A capacidade limitada de concentrar a urina e a TFG reduzida tornam o neonato suscetível à desidratação e à sobrecarga de líquidos (Blackburn, 2018). Frequentemente, os rins do recém-nascido são descritos como imaturos, mas eles são capazes de cumprir suas responsabilidades habituais e podem lidar com o desafio da excreção e da manutenção do equilíbrio ácido-básico. Somente quando o neonato apresentar desequilíbrios hídricos e eletrolíticos inesperados, desequilíbrio ácido-básico secundário a um parto pré-termo ou uma doença ele perde a capacidade de manter a homeostase dos líquidos corporais. A massa corporal de um recém-nascido é composta de 75% de água, a maior proporção de água corporal em qualquer fase da vida de uma pessoa. A maioria dos neonatos a termo urina imediatamente após o nascimento, o que indica uma função renal adequada. Embora os rins do recém-nascido possam produzir urina, eles apresentam uma capacidade limitada de concentrá-la até cerca de 3 meses de vida, quando esses órgãos amadurecem mais. Até então, o recém-nascido urina com frequência, tendo esse líquido excrementício densidade específica baixa (1,001 a 1,020). Cerca de seis a oito micções diárias são a média para a maioria dos recém-nascidos, o que indica uma ingestão adequada de líquidos (Martin & Rosenfeld, 2019).

O córtex renal está relativamente subdesenvolvido ao nascimento e não atinge a maturidade até os 12 a 18 meses de vida. A TFG é a quantidade de líquido filtrado a cada minuto por todos os glomérulos de ambos os rins e é um indicador da função renal. Ao nascer, a TFG do recém-nascido é de aproximadamente 30% dos valores normais de adultos, atingindo aproximadamente 50% dos de adultos no 10º dia de vida e os valores adultos completos no primeiro ano de vida (Oh et al., 2019). A baixa TFG e a limitada capacidade de excreção e de conservação dos rins afetam a capacidade do recém-nascido de excretar sal, a sobrecarga de água e os fármacos.

> **ATENÇÃO!**
>
> A possibilidade de sobrecarga hídrica é maior em recém-nascidos; tenha isso em mente ao administrar uma terapia intravenosa em um neonato.

Adaptações do sistema imunológico

A capacidade de responder com eficácia aos agentes ambientais hostis é essencial para a sobrevivência do recém-nascido. Seu sistema imunológico começa a funcionar no início da gestação, mas muitas das respostas não operam de maneira adequada durante o período neonatal inicial. O recém-nascido está protegido de certas infecções, em parte por causa dos anticorpos maternos que circulam em seu organismo até cerca de 6 meses de vida. A imunoglobulina G (IgG) atravessa a placenta até o feto ainda no útero. Os recém-nascidos amamentados recebem anticorpos do leite materno, que incluem IgE, IgA, IgM e IgG (Abbas et al., 2020). O risco de contrair uma infecção é grande porque o sistema imunológico do neonato é imaturo e não é capaz de responder por longos períodos de tempo para combater infecções. O ambiente intrauterino geralmente protege o feto de microrganismos nocivos e da necessidade de respostas imunológicas defensivas. Com a exposição a uma ampla variedade de microrganismos no nascimento, o neonato precisa desenvolver um equilíbrio entre as defesas do hospedeiro e os organismos ambientais hostis para garantir uma transição segura para o mundo exterior. Neonatos saudáveis começam a produzir os próprios anticorpos a partir dos 2 a 3 meses de vida.

As respostas do sistema imunológico servem a três propósitos: defesa (proteção contra organismos invasores), homeostase (eliminação de células senescentes) e vigilância (reconhecimento e remoção de células inimigas). A resposta do sistema imunológico do recém-nascido envolve o reconhecimento do patógeno ou outro material estranho, seguido pela ativação de mecanismos para reagir a eles e eliminá-lo. Todas as respostas imunes envolvem principalmente os leucócitos.

As respostas do sistema imunológico podem ser divididas em duas categorias: imunidade natural e adquirida. Esses mecanismos estão inter-relacionados e interdependentes; ambos são necessários para a imunocompetência.

Imunidade natural

A imunidade natural inclui respostas ou mecanismos que não necessitam de exposição prévia ao microrganismo ou antígeno para operar de forma eficiente. Barreiras físicas (como pele e membranas mucosas intactas), barreiras químicas (como ácidos gástricos e enzimas digestivas) e microrganismos não patológicos residentes constituem o sistema imunológico natural do recém-nascido. A imunidade natural envolve as respostas de defesa mais básicas do hospedeiro: ingestão e morte de microrganismos pelas células fagocíticas.

Imunidade adquirida

A imunidade adquirida envolve dois processos primários: (1) o desenvolvimento de anticorpos ou imunoglobulinas circulantes capazes de atingir agentes invasores específicos (antígenos) para sua destruição; e (2) a formação de linfócitos ativados projetados para destruir invasores estranhos. A imunidade adquirida está ausente até a primeira invasão por um organismo estranho ou toxina.

A capacidade imunológica depende fortemente de imunoglobulinas como IgG, IgM e IgA. O neonato depende em grande parte dessas três imunoglobulinas para se defender contra microrganismos associados a doenças. Os recém-nascidos permanecem suscetíveis a infecções por meses.

A IgG é a principal imunoglobulina e a mais abundante, constituindo cerca de 80% de todos os anticorpos circulantes (Abbas et al., 2020). É encontrada no soro e no líquido intersticial. É a única classe capaz de atravessar a placenta, e a transferência placentária ativa inicia-se por volta de 20 a 22 semanas de gestação. A IgG produz anticorpos contra bactérias, toxinas bacterianas e agentes virais.

A IgA é a segunda imunoglobulina mais abundante no soro. Ela não atravessa a placenta e os níveis máximos são alcançados durante a infância. Acredita-se que essa imunoglobulina proteja as membranas mucosas de vírus e bactérias. A IgA é encontrada predominantemente nos tratos gastrintestinal e respiratório, nas lágrimas, na saliva, no colostro e no leite materno.

ATENÇÃO!

Uma das principais fontes de IgA é o leite materno; portanto acredita-se que a amamentação tenha vantagens imunológicas significativas sobre a alimentação com fórmula. Além, ele tem altos níveis de IgA, o que parece contribuir para a colonização do microbioma intestinal do neonato (Meyer et al., 2019)

A IgM é encontrada no sangue e na linfa, e é a primeira imunoglobulina a responder à infecção. Ela não atravessa a placenta e seus níveis geralmente são baixos no nascimento, a menos que haja uma infecção congênita intrauterina. A IgM oferece uma importante fonte de proteção contra infecções transmitidas pelo sangue. Os anticorpos predominantes formados durante a infecção neonatal ou intrauterina são dessa classe.

Adaptações do sistema tegumentar

A pele do recém-nascido é fundamental para a transição do meio intrauterino para o extrauterino, assim como para a jornada em direção à autossuficiência. A pele do neonato é um órgão grande, constituindo aproximadamente 13% do peso corporal, em contraste com os 3% em um adulto. É sensível, frágil e tem pH neutro na superfície, menor teor de lipídios e maior teor de água quando comparada à de adultos. Por causa dessas características, a pele do recém-nascido é vulnerável a lesões e infecções (Blackburn, 2018). A função mais importante da pele é fornecer uma barreira de proteção entre o corpo e o meio ambiente. Ela limita a perda de água, evita a absorção de agentes nocivos, garante a termorregulação e o armazenamento de gordura e protege contra traumas físicos. A barreira epidérmica começa a se desenvolver durante o meio da gestação e está totalmente formada por volta da 32ª semana gestacional. Embora a epiderme neonatal seja semelhante à epiderme do adulto em relação à espessura e à composição lipídica, o desenvolvimento da pele não está completo no nascimento (King et al., 2019). A estrutura básica é a mesma de um adulto; mas, quanto mais prematuro for o recém-nascido, menos maduras estarão as funções da pele. Poucas fibrilas conectam a derme à epiderme no recém-nascido em comparação com o adulto. Além disso, em um neonato, o risco de lesão que produza fissura na pele pelo uso de fitas adesivas, monitores e pelo manuseio é maior do que em um adulto. Um manuseio inadequado do recém-nascido durante os cuidados diários com a pele, como o banho, pode causar danos, impedir a cicatrização e interferir no processo normal de maturação.

A aparência dos recém-nascidos varia muito. Muitas das variações são temporárias e refletem as adaptações fisiológicas que o neonato está experimentando. A coloração da pele varia dependendo da idade, da raça ou do grupo étnico do recém-nascido; da temperatura; e se eles estão chorando. A cor da pele muda com o ambiente e o estado de saúde.

Adaptações do sistema neurológico

O sistema nervoso está imaturo e continua a se desenvolver até atingir completamente as células corticais e do tronco encefálico até o fim do primeiro ano de vida. O cérebro aumenta seu tamanho em três vezes durante o primeiro ano de vida. O sistema nervoso consiste no encéfalo, na medula espinal, nos 12 nervos cranianos e em uma variedade de nervos espinais que emergem da medula espinal. O desenvolvimento neurológico segue os padrões cefalocaudal (da cabeça para os pés) e proximal-distal (do centro para a periferia). A mielina desenvolve-se precocemente nos transmissores de impulso nervoso. Assim, o recém-nascido tem audição, olfato e paladar aguçados. As capacidades sensoriais do neonato incluem:

- *Audição* – bem desenvolvida no nascimento, responde aos ruídos voltando-se para o som
- *Paladar* – capacidade de distinguir entre doce e azedo por volta de 72 horas de vida
- *Olfato* – capacidade de distinguir entre o leite materno da mãe e o leite materno de outras mulheres
- *Tato* – sensibilidade à dor, responde a estímulos táteis
- *Visão* – incompleta no nascimento; a maturação depende da nutrição e da estimulação visual. Os recém-nascidos têm a capacidade de focar apenas em objetos próximos (20,3 a 25,4 cm de distância) com uma acuidade visual de 20/140; eles podem rastrear objetos na linha média ou além (2,28 m). Esse é o sentido menos maduro no nascimento. A capacidade de fixar, acompanhar e estar alerta é indicativa de um SNC intacto (King et al., 2019).

Lembra-se da Maria, a nova mãe que está preocupada que sua filha não possa enxergar? O que a nova mãe pode ter notado no comportamento da filha? Quais podem ser as expectativas da nova mãe?

Reflexos congênitos

As adaptações bem-sucedidas demonstradas pelos sistemas respiratório, circulatório, termorregulatório e musculoesquelético indicam indiretamente a transição bem-sucedida do SNC da vida fetal para a vida extrauterina porque o SNC desempenha um papel importante em todas essas adaptações. No recém-nascido, os reflexos congênitos constituem os indicadores da maturidade do SNC, da viabilidade e da adaptação à vida extrauterina.

A presença e a força de um reflexo constituem um indicador importante do desenvolvimento e da função neurológica. O **reflexo** é uma resposta muscular involuntária a um estímulo sensitivo. É produzido no sistema nervoso e não precisa da intervenção do pensamento consciente para ocorrer. O exame físico do sistema neurológico do recém-nascido inclui a avaliação dos reflexos principais (faríngeo, de Babinski, de Moro e de Galant) e secundários (preensão palmar, preensão plantar, de busca, de sucção, de retificação da cervical, de marcha automática e tônico cervical).

Para avaliar cada reflexo, o enfermeiro afere metodicamente, tendo o cuidado de documentar cada achado (Jarvis & Eckhardt, 2020). Muitos reflexos neonatais desaparecem com a maturação, embora alguns permaneçam durante a idade adulta. Os arcos desses reflexos terminam em diferentes níveis da medula espinal e do tronco encefálico, o que reflete a função dos nervos cranianos e do sistema motor. Os modos como os recém-nascidos piscam, movem seus membros, focam no rosto de um cuidador, voltam-se para a direção de um som, sugam, deglutem e respondem ao ambiente são todos indicações de suas habilidades neurológicas. Os defeitos congênitos no SNC frequentemente não são evidentes, mas podem ser revelados em anormalidades no tônus, na postura ou no comportamento (Webster et al., 2018). Os danos ao sistema nervoso (p. ex., traumatismo de nascimento, hipoxia perinatal) durante o processo de parto pode causar atrasos no crescimento, no desenvolvimento e na capacidade funcional do recém-nascido. A identificação imediata pode ajudar a descobrir a causa e facilitar o início da intervenção precoce para diminuir complicações a longo prazo ou sequelas permanentes.

Os reflexos do recém-nascido são avaliados para determinar a função e o desenvolvimento neurológicos. A existência ou não de reflexos anormais no neonato, a persistência de um reflexo após a idade em que normalmente ele desaparece ou o reaparecimento de um reflexo infantil em uma criança maior ou em um adulto podem indicar uma doença neurológica. (Ver Capítulo 18 para conhecer uma descrição da avaliação dos reflexos do recém-nascido.)

O enfermeiro explica a Maria que todos os recém-nascidos nascem com algum grau de miopia (incapacidade de enxergar a distância) e que a visão 20/20 geralmente não é alcançada até os 2 anos. Que informações sobre desenvolvimento o enfermeiro deve discutir com ela?

ADAPTAÇÕES COMPORTAMENTAIS

Além de se adaptar fisiologicamente, o recém-nascido também o faz em termos comportamentais, uma vez que todos os neonatos progridem ao longo de um padrão específico de eventos após o nascimento, independentemente da idade gestacional ou do tipo de parto.

Padrões comportamentais

O neonato geralmente demonstra um padrão de comportamento previsível durante as primeiras horas após o nascimento, que é caracterizado por dois períodos de reatividade separados por uma fase de sono. A adaptação comportamental é uma progressão definida de eventos desencadeados pelos estímulos do ambiente extrauterino após o nascimento.

Primeiro período de reatividade

O primeiro período de reatividade começa no nascimento e pode durar de 30 minutos a 2 horas. O recém-nascido está alerta e em movimento, e pode parecer faminto. Esse momento é caracterizado por movimentos mioclônicos dos olhos; por reflexos de Moro espontâneos; por movimentos de sucção, mastigação e busca; e por discretos tremores dos membros. Há aumento do tônus muscular e da atividade motora (Resnik et al., 2019), assim como das frequências respiratória e cardíaca, que começam a diminuir gradualmente conforme se inicia o próximo período.

Essa fase de alerta permite que os pais interajam com o recém-nascido e tenham contato próximo com ele (Figura 17.6). O aparecimento de comportamentos de sucção e procura oferece uma boa oportunidade para iniciar a amamentação. Muitos recém-nascidos pegam o mamilo e sugam bem nessa primeira experiência.

Período de responsividade diminuída

Aos 30 a 120 minutos de vida, o recém-nascido entra no segundo estágio da transição – o período do sono ou de diminuição da atividade. Essa fase é conhecida como um período de diminuição da capacidade de resposta. Os movimentos são menos espasmódicos e frequentes. As frequências cardíaca e respiratória diminuem à medida que o recém-nascido entra na fase de sono. Os músculos relaxam e a capacidade de resposta a estímulos externos diminui. Durante esse momento, é difícil despertar ou interagir com o neonato. Nenhum interesse em sugar é mostrado. Esse instante de silêncio pode ser usado para que a mãe e o recém-nascido permaneçam próximos e descansem juntos após trabalho de parto e o parto.

Segundo período de reatividade

O segundo período de reatividade começa quando o recém-nascido desperta e mostra interesse pelos estímulos ambientais. Essa fase dura 2 a 8 horas no recém-nascido normal (King et al., 2019). As frequências cardíaca e respiratória aumentam, assim como o peristaltismo. Portanto, não é incomum que o recém-nascido elimine mecônio ou urina durante esse período. Além disso, a atividade motora e o tônus muscular aumentam em conjunto com um incremento na coordenação muscular (Figura 17.7).

Incentiva-se a interação entre mãe e recém-nascido durante esse segundo período de reatividade se a mãe estiver descansada e o desejar. Esse momento também é uma boa oportunidade para os pais examinarem o recém-nascido e fazerem perguntas.

> ### *ATENÇÃO!*
> As orientações sobre alimentação, posicionamento para alimentação e técnicas de troca de fraldas podem ser reforçadas durante o segundo período de reatividade.

Respostas comportamentais

O desenvolvimento do recém-nascido reflete a relação dinâmica entre a genética e o meio ambiente. Os neonatos demonstram várias respostas previsíveis ao interagir com o ambiente. O modo como eles reagem ao mundo ao seu redor é denominado **resposta neurocomportamental**. Essa resposta abrange períodos previsíveis provavelmente desencadeados por estímulos externos. Os comportamentos esperados do

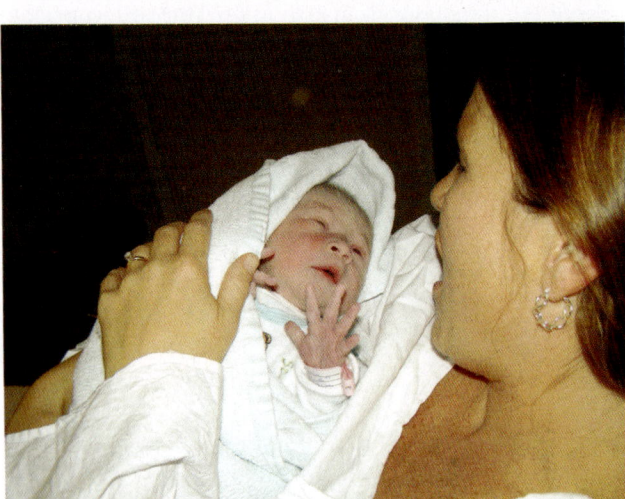

FIGURA 17.6 O primeiro período de reatividade é o momento ideal para a interação.

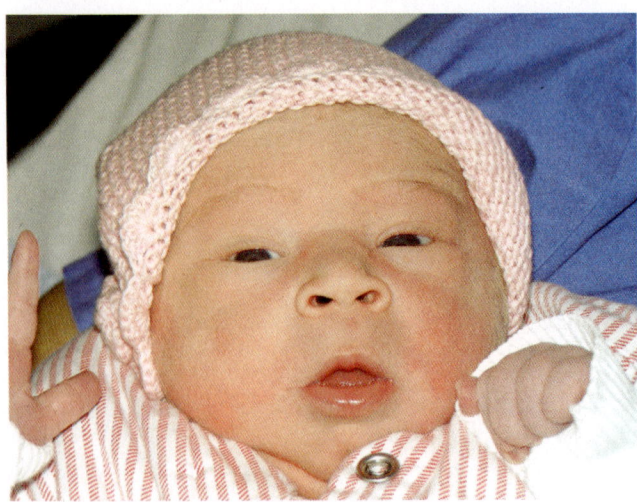

FIGURA 17.7 O recém-nascido durante o segundo período de reatividade. Observe a expressão alerta.

recém-nascido incluem orientação, habituação, maturidade motora, capacidade de autoacalmar-se e comportamentos sociais. Qualquer desvio nas respostas comportamentais requer uma avaliação adicional porque pode indicar um problema neurocomportamental complexo.

Orientação

A resposta dos recém-nascidos aos estímulos é chamada de orientação. Eles ficam mais alertas quando detectam um novo estímulo no ambiente. A orientação reflete a resposta do neonato aos estímulos auditivos e visuais, demonstrada pelo movimento da cabeça e dos olhos para focar aquele estímulo. Os recém-nascidos preferem a face humana e objetos brilhantes e luminosos. Conforme a face ou o objeto entra na sua linha de visão, o neonato responde olhando fixamente para o objeto. Os recém-nascidos usam essa capacidade sensorial para se familiarizar com as pessoas e objetos ao seu redor.

Lembra-se da Maria, que estava preocupada com a visão de sua filha recém-nascida? Ela disse ao enfermeiro que a bebê não demonstrou nenhum interesse pelo móbile feito em casa em tons pastel que ela confeccionara e pendurara do berço até o outro lado do quarto. Que sugestões o enfermeiro pode fazer à Maria quanto ao posicionamento do móbile e aos tipos e às cores dos objetos utilizados para promover a orientação da filha?

Habituação

Habituação é a capacidade do recém-nascido de processar e responder a estímulos visuais e auditivos. É uma medida de quão bem e apropriadamente um neonato responde ao ambiente. A habituação é a capacidade de bloquear estímulos externos depois que o recém-nascido se habitua a uma atividade. Durante as primeiras 24 horas após o nascimento, os recém-nascidos devem aumentar a capacidade de se habituar a estímulos ambientais e dormir. A habituação fornece um indicador útil de integridade neurocomportamental.

Maturidade motora

A maturidade motora depende da idade gestacional e envolve a avaliação da postura, do tônus, da coordenação e dos movimentos. Essas atividades permitem que os recém-nascidos controlem e coordenem os movimentos. Quando estimulados, os neonatos com boa organização motora demonstram movimentos rítmicos e espontâneos. Levar a mão à boca é um exemplo de boa organização motora. À medida que os recém-nascidos se adaptam aos novos ambientes, movimentos mais suaves devem ser observados. Esse comportamento motor é um bom indicador da capacidade do neonato de responder e se adaptar corretamente; indica que o SNC está processando os estímulos de maneira adequada.

Capacidade de se autoacalmar

A capacidade de se autoacalmar refere-se à habilidade do recém-nascido de se acalmar e se confortar sozinho. Os neonatos variam em sua capacidade de se consolar ou de serem consolados. A "consolabilidade" é a forma pela qual os recém-nascidos são capazes de passar de um estado de choro para um estado de alerta ativo, alerta silencioso, sonolento ou de sono. Eles se autoconsolam com movimentos de levar a mão à boca e sugar prestando atenção em estímulos externos e realizando atividades motoras (Mohr et al., 2019). Uma pesquisa recente descreveu cinco medidas que os pais podem adotar para acalmar um recém-nascido inquieto:

1. Enfaixar bem o recém-nascido em torno do tórax da mãe.
2. Decúbito ventral no colo do cuidador.
3. Emitir sons contínuos na tentativa de acalmar a criança.
4. Embalar o recém-nascido/lactente usando um movimento rítmico.
5. Sucção (Mohr et al., 2019).

É importante ajudar os pais a identificarem comportamentos consoladores para acalmar o recém-nascido, caso ele não seja capaz de se autoacalmar.

Comportamentos sociais

Os neonatos iniciam a vida extrauterina aptos a interagir com suas capacidades sensoriais e de se comunicar com seu ambiente por meio de um complexo repertório de comportamentos. Os comportamentos sociais incluem o carinho e o aconchego nos braços dos pais quando o recém-nascido é segurado. Os recém-nascidos são geralmente sensíveis a serem tocados, aninhados e segurados no colo. O aconchego é importante para os pais porque eles frequentemente avaliam sua capacidade de cuidar de seu neonato pela aceitação ou resposta positiva do recém-nascido às suas ações. Isso pode ser avaliado pelo grau em que o recém-nascido se aninha nos contornos dos braços do cuidador. A maioria deles se aconchega, mas alguns resistem. Ajudar os pais a adotar comportamentos reconfortantes (p. ex., murmurar enquanto seguram o recém-nascido) e elogiá-los por seus esforços pode ajudar a promover comportamentos de aconchego.

CONCEITOS FUNDAMENTAIS

- O período neonatal é definido como os primeiros 28 dias de vida. À medida que o recém-nascido se adapta à vida após o nascimento, ocorrem inúmeras mudanças fisiológicas
- Ao nascer, o sistema cardiopulmonar precisa mudar da circulação fetal para a neonatal e da troca gasosa placentária para a pulmonar

- Uma das adaptações mais importantes que o recémnascido faz ao nascer é ajustar-se à troca do meio líquido da placenta para o meio gasoso pulmonar
- As hemácias neonatais apresentam uma vida útil de 80 a 100 dias, enquanto no adulto esse período é de 120 dias. Essa diferença na vida útil das hemácias causa vários problemas de adaptação
- A termorregulação é a manutenção do equilíbrio entre a perda e a produção de calor. É uma função fisiológica fundamental intimamente relacionada à transição e à sobrevivência do recém-nascido
- O método primário de produção de calor do recémnascido se dá por meio da termogênese sem tremores, um processo no qual a gordura marrom (tecido adiposo) é oxidada em resposta à exposição ao frio, a qual é um tipo especial de gordura altamente vascularizada encontrada em todos os seres humanos
- A perda de calor no recém-nascido é decorrente de quatro mecanismos: condução, convecção, evaporação e radiação
- As respostas do sistema imunológico apresentam três propósitos: defesa (proteção contra microrganismos invasores), homeostase (eliminação de células senescentes) e vigilância (reconhecimento e remoção de células inimigas)
- No recém-nascido, os reflexos congênitos são os indicadores da maturidade do SNC, da viabilidade e da adaptação à vida extrauterina
- O recém-nascido geralmente demonstra um padrão de comportamento previsível durante as primeiras horas após o nascimento, que é caracterizado por dois períodos de reatividade separados por uma fase de sono.

REFERÊNCIAS BIBLIOGRÁFICAS E LEITURA SUGERIDA

Abbas, A. K., Lichtman, A. H., & Pillai, S. (2020). *Basic immunology: Functions and disorders of the immune system* (6th ed.). Elsevier.

American Academy of Pediatrics (AAP). (2017). *Delayed cord clamping in preterm infants: Is time to become standard practice?* Retrieved June 16, 2020, from https://www.aap.org/en-us/about-the-aap/Committees-Councils-Sections/Neonatal-Perinatal-Medicine/Neonatologist/Pages/delayed-cord-clamping.aspx

American College of Obstetricians and Gynecologists (ACOG). (2018). *Committee Opinion # 684: Delayed umbilical cord clamping after birth*. Retrieved June 16, 2020, from https://www.acog.org/Clinical-Guidance-and-Publications/Committee-Opinions/Committee-on-Obstetric-Practice/Delayed-Umbilical-Cord-Clamping-After-Birth

Atala, A., Lanza, R., Mikos, A. G., & Nerem, R. (2019). *Principles of regenerative medicine* (3rd ed.). Academic Press Elsevier.

Bagchi, D. (2019). *Global perspectives on childhood obesity: Current status, consequences and prevention* (2nd ed.). Academic Press Elsevier.

Blackburn, S. T. (2018). *Maternal, fetal, neonatal physiology: A clinical perspective* (5th ed.). Elsevier.

Chamberlain, J., McCarty, S., Sorce, J., Leesman, B., Schmidt, S., Meyrick, E., … Coultas, L. (2019). Impact on delayed newborn bathing on exclusive breastfeeding rates, glucose and temperature stability, and weight loss. *Journal of Neonatal Nursing, 25*(2), 74–77.

Cunningham, F. G., Leveno, K. J., Bloom, S. L., Dashe, J. S., Hoffman, B. L., Casey, B. M., & Spong, C. Y. (2018). *William's obstetrics* (25th ed.). McGraw-Hill Education.

Deshpande, P., Baczynski, M., McNamara, P. J., & Jain, A. (2018). Patent ductus arteriosus: The physiology of transition. *Seminars in Fetal & Neonatal Medicine, 23*(4), 225–231.

Elshazzly, M., & Caban, O. (2019). *Physiology, newborn.* StatPearls. Retrieved May 26, 2020, from https://www.ncbi.nlm.nih.gov/books/NBK499951/

Gleason, C. A., & Juul, S. E. (2018). *Avery's diseases of the newborn* (10th ed.). Elsevier.

Indraccolo, U., Pace, M., Corona, G., Bonito, M., Indraccolo, S. R., & Dilorio, R. (2019). Cesarean section in the absence of labor and risk of respiratory complications in newborns: A case-control study. *Journal of Maternal-Fetal & Neonatal Medicine, 32*(7), 1160–1166.

Jarvis, C., & Eckhardt, A. (2020). *Physical exam and health assessment* (8th ed.). Elsevier.

Karimi, F. Z., Sadeghi, R., Maleki-Saghooni, N., & Khadivzadeh, T. (2019). The effect of mother-infant skin to skin contact on success and duration of first breastfeeding: A systematic review and meta-analysis. *Taiwanese Journal of Obstetrics & Gynecology, 58*(1), 1–9. https://doi.org/10.1016/j.tjog.2018.11.002

Kellerman, R. D., & Rakel, D. P. (2019). *Conn's current therapy 2019.* Elsevier.

King, T. L., Brucker, M. C., Osborne, K., & Jevitt, C. M. (2019). *Varney's midwifery* (6th ed.). Jones & Bartlett Learning.

Koletzko, B., Godfrey, K. M., Poston, L., Szajewska, H., Van Goudoever, J. B., de Waard, M., … Zalewski, B. M. (2019). Nutrition during pregnancy, lactation, and early childhood and its implications for maternal and long-term child health: The early nutrition project recommendations. *Annals of Nutrition & Metabolism, 74*(2), 93–106. https://doi.org/10.1159/000496471

Levy-Khademi, F., Perry, A., Klinger, G., Herscovici, T., Kasirer, Y., & Bromiker, R. (2019). Normal point of care glucose values after birth in the well-baby nursery. *American Journal of Perinatology, 36*(2), 219–224.

Martin, G. I., & Rosenfeld, W. (2019). *Common problems in the newborn nursery: An evidence and case-based guide.* Springer Publishers.

Meyer, K. M., Prince, A. L., & Aagaard, K. M. (2019). Maternal IgA targets commensal microbiota in breast milk and the maternal and infant gut microbiomes. *American Journal of Obstetrics & Gynecology, 220*(1), S604-S605. https://doi.org/10.1016/j.ajog.2018.11.962

Mohr, C., Gross-Hemmi, M. H., Meyer, A. H., Wilhelm, F. H., & Schneider, S. (2019). Temporal patterns of infant regulatory behaviors in relation to maternal mood and soothing strategies. *Child Psychiatry & Human Development, 50*(4), 566–579. https://doi.org/10.1007/s10578-018-00862-5

National Institutes of Health (NIH). (2019). *How brown fat improves metabolism.* Retrieved June 16, 2020, from https://www.nih.gov/news-events/nih-research-matters/how-brown-fat-improves-metabolism

Norwitz, E., Zelop, C., Miller, D., & Keefe, D. (2019). *Evidence-based obstetrics and gynecology*. Wiley Blackwell.

Oh, W., Baum, M., & Polin, R. A. (2019). *Nephrology and fluid/electrolyte physiology: Neonatology questions and controversies* (3rd ed.). Elsevier.

Pace, E. J., Brown, C. M., & DeGeorge, K. C. (2019). Neonatal hyperbilirubinemia: An evidence-based approach. *Journal of Family Practice, 68*(1), e4–e11.

Rana, N., Malqvist, M., Subedi, K., & Andersson, O. (2019). Effect of cord clamping of term babies on neurodevelopment at 12 months: A randomized controlled trial. *Neonatology, 115*(1), 36–42. https://doi.org/10.1159/000491994

Resnik, R., Lockwood, C. J., Moore, T. R., Greene, M. F., Copel, J. A., & Silver, R. M. (2019). *Creasy & Resnik's maternal-fetal medicine: Principles & practice*. Elsevier.

Sloan, M. (2017). *New Cochrane Review: Delayed cord clamping likely beneficial for healthy term newborns*. https://www.scienceandsensibility.org/blog/new-cochrane-review-delayed-cord-clamping-likely-beneficial-for-healthy-term-newborns

Stevens, S. (2019). *Evidence-based obstetric nursing*. Kendall Hunt Publishing Company.

Ungerleider, R. M., McMillan, K. N., Jacobs, J. P., Meliones, J. N., & Cooper, D. S. (2019). *Critical heart disease in infants and children* (3rd ed.). Elsevier.

Webster, S., Morris, G., & Kevelighan, E. (2018). *Essential human development*. John Wiley & Sons.

World Health Organization (WHO). (2019). *Optimal timing of cord clamping for the prevention of iron deficiency anemia in infants*. Retrieved June 16, 2020, from https://www.who.int/elena/titles/cord_clamping/en/

Zhao, Y., Hou, R., Zhu, X., Ren, L., & Lu, H. (2019). Effects of delayed cord clamping on infants after neonatal period: A systematic review and meta-analysis. *International Journal of Nursing Studies, 92*, 97–108. https://doi.org/10.1016/j.ijnurstu.2019.01.012

EXERCÍCIOS SOBRE O CAPÍTULO

QUESTÕES DE MÚLTIPLA ESCOLHA

1. Ao avaliar o recém-nascido a termo, observa-se o seguinte: o neonato está alerta, as frequências cardíaca e respiratória estabilizaram-se e o mecônio foi eliminado. O enfermeiro determina que o recém-nascido está exibindo comportamentos que indicam:

   a. Período inicial de reatividade
   b. Segundo período de reatividade
   c. Período de responsividade diminuída
   d. Período de sono

2. Um enfermeiro observa um recém-nascido a termo de 3 dias de vida que está começando a parecer ligeiramente ictérico. O que pode explicar essa condição?

   a. Icterícia fisiológica secundária à amamentação
   b. Doença hemolítica do recém-nascido devido à incompatibilidade sanguínea
   c. Exposição do recém-nascido a altos níveis de oxigênio
   d. Superalimentação do recém-nascido com muita água açucarada

3. Depois de instruir um grupo de alunos de enfermagem sobre termorregulação e sobre as medidas adequadas para evitar a perda de calor por evaporação, qual comportamento do aluno indica uma instrução bem-sucedida?

   a. Transportar o recém-nascido em uma incubadora
   b. Manter o quarto aquecido
   c. Colocar o recém-nascido em uma superfície aquecida
   d. Secar o recém-nascido imediatamente após o parto

4. Após o parto, o enfermeiro esperaria que qual estrutura fetal fechasse como resultado do aumento dos gradientes de pressão no lado esquerdo do coração?

   a. Forame oval
   b. Canal arterial
   c. Ducto venoso
   d. Veia umbilical

5. Qual dos seguintes recém-nascidos pode ser descrito como respirando normalmente?

   a. O recém-nascido A está respirando profundamente em um ritmo regular a uma frequência de 20 incursões por minuto
   b. O recém-nascido B apresenta respiração diafragmática com retrações esternais a uma frequência de 70 incursões por minuto
   c. O recém-nascido C está respirando superficialmente com períodos de apneia de 40 segundos e cianose

   d. O recém-nascido D está respirando superficialmente a uma frequência de 36 incursões por minuto com curtos períodos de apneia

6. Ao avaliar um recém-nascido a termo (6 horas de vida), o enfermeiro ausculta os sons intestinais e documenta passagem recente de mecônio. Esses achados indicariam:

   a. Transição gastrintestinal neonatal anormal que precisa ser notificada
   b. Anomalia intestinal que precisa de cirurgia imediata
   c. Ânus pérvio sem obstrução intestinal e peristaltismo normal
   d. Síndrome da má absorção resultando em fezes gordurosas

7. Um estudante de enfermagem pergunta ao enfermeiro do berçário por que não se dá banho no recém-nascido imediatamente após a admissão na área de observação do berçário após o parto. O enfermeiro afirma que isso aumentaria o risco de

   a. Icterícia
   b. Infecção
   c. Hipotermia
   d. Anemia

8. Como as hemácias do recém-nascido se rompem muito mais cedo do que as de um adulto, o que pode acontecer?

   a. Anemia
   b. Hematomas
   c. Apneia
   d. Icterícia

9. O enfermeiro realiza um exame físico em um recém-nascido 2 horas após o nascimento. Quais achados indicariam a necessidade de uma consulta pediátrica? Selecione todas as opções que se apliquem:

   a. Frequência respiratória de 50 incursões por minuto
   b. Episódios intermitentes de apneia com duração inferior a 10 segundos cada uma
   c. Ausência do reflexo de Moro quando estimulado
   d. Acrocórdons pré-auriculares observados na orelha esquerda
   e. Pequenos nódulos elevados brancos no nariz e na face
   f. A compressão do nariz provoca clareamento amarelado da pele

EXERCÍCIOS DE RACIOCÍNIO CRÍTICO

1. Como enfermeiro-chefe, você tem orientado um novo enfermeiro no berçário nas últimas semanas. Embora ele tenha se mostrado adequado na maioria dos procedimentos, hoje você o observa dando banho em vários recém-nascidos sem protegê-los,

pesando-os na balança sem cobri-la, deixando a porta do almoxarifado aberta com o transporte nas proximidades, a cabeça dos recém-nascidos sem toca e os neonatos sem cobertores depois de mostrá-los aos familiares pela janela de observação do berçário.

a. Qual é a sua impressão desse comportamento?
b. Que princípios relativos à termorregulação precisam ser reforçados?
c. Como você avaliará se suas instruções foram efetivas?

2. As adaptações mais importantes a serem feitas pelo neonato após o nascimento são estabelecer a respiração e a termorregulação e fazer ajustes cardiovasculares. Os cuidados de enfermagem concentram-se em monitorar e apoiar os ajustes para a adaptação extrauterina. Escreva as intervenções de enfermagem adequadas para ajudar o recém-nascido a alcançar as seguintes adaptações:

a. Adaptação respiratória
b. Segurança, incluindo prevenção de infecções
c. Termorregulação

ATIVIDADES DE ESTUDO

1. Quando estiver no ambiente de prática clínica do berçário, identifique o período de reatividade comportamental (primeiro período, período de inatividade, ou segundo período) de dois recém-nascidos nascidos com tempos de vida diferentes. Compartilhe seus achados durante a reunião de discussão dos casos clínicos do dia.

2. Mudanças drásticas ocorrem no sistema cardiovascular ao nascimento. Quando o cordão umbilical é clampeado e a placenta separada, ocorre um consequente aumento na pressão sanguínea sistêmica e alterações nas três principais derivações fetais (ducto venoso, forame oval e canal arterial). Descreva o que acontece para causar seu fechamento funcional durante esse período de transição.

3. Encontre dois *sites* sobre a transição para a vida extrauterina que possam ser compartilhados com outros estudantes de enfermagem e também com enfermeiros do berçário. Avalie as informações apresentadas em termos de quão precisas e atuais elas são.

4. O mecanismo mais comum de perda de calor no recém-nascido é _____.

5. O recém-nascido gera calor de três maneiras – por tremores, por meio da atividade muscular e por meio da termogênese advinda do metabolismo da gordura marrom. Qual é o mecanismo mais eficaz?

ESTUDO DE CASO

Uma mulher de 18 anos deu à luz seu primeiro filho há 3 dias, mas ela não sorri quando o enfermeiro do programa *Healthy Start* a cumprimenta em uma visita domiciliar. O profissional de enfermagem a questiona sobre o que aconteceu desde que ela recebeu alta do hospital há 2 dias. Ela diz a ele que suas mamas estão inchadas, quentes e dolorosas ao toque. Ela afirma que sabe que amamentar é o melhor para o filho, mas não tem certeza se deseja continuar por causa da dor. Sua filha está deitada na mesa da cozinha (sem toalha), chorando e usando apenas uma fralda.

AVALIAÇÃO

Ao examinar as mamas da paciente, o enfermeiro constata que estão muito edemaciadas e quentes ao tato, mas não há vermelhidão ou nódulo palpável. (A paciente morde o próprio lábio e uma lágrima escorre dos seus olhos quando o enfermeiro palpa suas mamas). O leite escorre livremente de ambos os mamilos. A temperatura é de 37,7°C. O enfermeiro examina a recém-nascida, que pesa 2.580 g. Suas extremidades estão cianóticas e frias ao toque. A criança perdeu 100 g desde o nascimento e parece estar com fome. O profissional de enfermagem pede à paciente que amamente sua recém-nascida para que ele possa observá-la e descobre que o neonato está tendo problemas para segurar a aréola inchada. Quando a recém-nascida finalmente consegue abocanhá-la, ela não parece sugar muito vigorosamente.

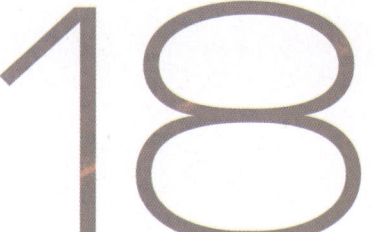

18

Conduta de Enfermagem para o Recém-Nascido

OBJETIVOS DE APRENDIZAGEM

Após a conclusão do capítulo, o leitor será capaz de:

1. Realizar as avaliações necessárias durante o período neonatal imediato.
2. Realizar intervenções que atendam às necessidades imediatas do recém-nascido a termo.
3. Demonstrar os componentes do exame físico típico do recém-nascido.
4. Distinguir as variações comuns que possam ser observadas durante o exame físico do recém-nascido.
5. Planejar as intervenções comuns que sejam apropriadas durante o início do período neonatal.
6. Comparar a importância dos exames de rastreamento no recém-nascido.
7. Caracterizar os problemas comuns no recém-nascido e as intervenções apropriadas.
8. Analisar o papel do enfermeiro no atendimento das necessidades nutricionais do recém-nascido.
9. Delinear um planejamento de alta e as orientações necessárias para a família com um recém-nascido.

PALAVRAS-CHAVE

acrocianose
bossa serossanguinolenta
céfalo-hematoma
circuncisão
eritema tóxico
escore de Apgar
fototerapia
idade gestacional
imunização
mancha vinho do Porto
manchas mongólicas
manchas salmão
miliácea
moldagem
nevo vascular (hemangioma em morango)
oftalmia neonatal
pérolas de Epstein
pseudomenstruação
rapto infantil
sinal de arlequim
vérnix caseoso

Kelly, de 16 anos, é mãe pela primeira vez e ligou para a maternidade do hospital 3 dias após receber alta. Ela disse ao enfermeiro que seu filho "parece um canário" e "não está mamando bem". Ela pergunta o que há de errado.

INTRODUÇÃO

O nascimento de um recém-nascido é um momento emocionante para uma família. Imediatamente após o nascimento, todas as mães e seus parceiros deparam com a tarefa de aprender e compreender o máximo possível sobre como cuidar desse novo membro da família, mesmo que aqueles que já tenham outros filhos. Em seu papel novo ou ampliado como pais, eles enfrentarão muitas demandas e desafios. Para a maioria, esse é um momento maravilhoso e emocionante, repleto de muitas descobertas e muitas informações.

Os pais aprendem enquanto observam o enfermeiro interagir com o recém-nascido. Esses profissionais desempenham uma função importante na orientação dos cuidadores do recém-nascido sobre as características normais do neonato e sobre as maneiras de promover o crescimento e o desenvolvimento ideais. Essa função é ainda mais importante hoje em dia devido à limitação no número de dias das internações hospitalares.

O recém-nascido veio de um espaço escuro, pequeno e fechado, o útero da mãe, para um ambiente extrauterino claro e frio. Ele passa de um ambiente quente, calmo e fluido para outro no qual as adaptações fisiológicas devem ser realizadas rapidamente a fim de sustentar a vida extrauterina com sucesso. Os enfermeiros podem facilmente esquecer que estão cuidando de um pequeno ser humano que está passando pela sua primeira experiência de interação humana extrauterina. O período neonatal é extremamente importante e nos EUA foram desenvolvidas metas nacionais de saúde para lidar com essa fase crítica (ver *Healthy People 2030* 18.1; U.S. Department of Health and Human Services [USDHHS], 2020).

Também é fácil ignorar a intensidade com que mães, parceiros e outros visitantes observam as ações dos enfermeiros enquanto cuidam do novo membro da família. Os profissionais de enfermagem servem de modelo para a prestação de cuidados adequados ao recém-nascido. Este capítulo fornece informações sobre as avaliações e as intervenções no período pós-natal imediato e durante o período neonatal inicial.

CONDUTA DA ENFERMAGEM DURANTE O PERÍODO NEONATAL IMEDIATO

O período de transição da vida intrauterina para a extrauterina ocorre durante as primeiras horas após o nascimento. Nesse momento, o recém-nascido passa por inúmeras adaptações, muitas das quais ocorrendo simultaneamente (ver Capítulo 17 para obter mais informações sobre a adaptação do recém-nascido). A temperatura, a respiração e a dinâmica cardiovascular do neonato estabilizam-se durante este período. A observação atenta do estado do recém-nascido é essencial. O exame cuidadoso do neonato logo após o parto possibilita a detecção de anomalias, lesões congênitas e distúrbios que podem comprometer sua adaptação à vida extrauterina. Os problemas que ocorrem durante este período crítico podem ter um impacto para toda a vida.

Avaliação

Realiza-se a avaliação inicial do recém-nascido na sala de parto para determinar se está estável o suficiente para ficar com os pais ou se é necessária a reanimação ou outras intervenções imediatas. Recentemente, uma ferramenta fácil e rápida de avaliação do recém-nascido, a RAPP (atividade

---

HEALTHY PEOPLE 2030 · 18.1

Objetivo	Importância para a enfermagem
MICH-15 Aumentar a proporção de crianças que são amamentadas exclusivamente por 6 meses.	Enfatizará a importância do leite materno como a forma mais completa de nutrição para os lactentes Ajudará a promover a saúde, o crescimento, a imunidade e o desenvolvimento infantis durante os períodos neonatal e lactente
MICH-14 Aumentar a proporção de recém-nascidos que são colocados para dormir de costas.	Reduzirá a incidência de morte súbita infantil inesperada (SUID) e SMSI
IID-11 Reduzir a porcentagem de crianças nos EUA que não recebem nenhuma dose das vacinas recomendadas até os 2 anos.	Reduzirá a propagação de doenças transmissíveis comuns a todas as populações vulneráveis
HOSCD-01 Aumentar a proporção de recém-nascidos que são examinados para perda auditiva no primeiro mês de vida.	Ajudará a promover a detecção precoce e o tratamento imediato para as condições, diminuindo assim a incidência de doenças, incapacidades e mortes associadas a essas condições e seus efeitos gerais sobre o recém-nascido, a criança e a família
HOSCD-02 Aumentar a proporção de recém-nascidos que não passaram no teste de triagem auditiva que recebem avaliação audiológica diagnóstica para perda auditiva até os 3 meses de vida.	
HOSCD-03 Aumentar a proporção de recém-nascidos com perda auditiva confirmada que são inscritos para os serviços de intervenção com idade não superior a 6 meses	

Adaptado de USDHHS. (2020). *Proposed objectives for inclusion in Healthy People 2030.* https://www.healthypeople.gov/sites/default/files/ObjectivesPublicComment508.pdf

respiratória, perfusão/coloração e posição/tônus), foi desenvolvida para aprimorar a capacidade de o enfermeiro avaliar de forma rápida e precisa a condição fisiológica do neonato. A avaliação RAPP é um método para avaliar rapidamente as condições fisiológicas do recém-nascido para a tomada de decisões em relação à estabilidade do neonato (Tappero & Honeyfield, 2018). Uma segunda avaliação pode ser realizada nas primeiras 2 a 4 horas, quando o recém-nascido está no berçário ou na sala de parto. De acordo com a política do hospital, geralmente é realizada uma terceira avaliação antes da alta. O objetivo desses procedimentos é determinar o estado geral de saúde do recém-nascido, fornecer informações à mãe e ao parceiro ou responsáveis sobre o neonato e identificar anormalidades físicas aparentes (Jnah & Trembath, 2019).

Durante a avaliação inicial do recém-nascido, procure sinais que possam indicar um problema, tais como:

1. Batimento da asa do nariz
2. Retrações intercostais
3. Grunhidos ao expirar
4. Dificuldade respiratória
5. Cianose generalizada
6. Sons respiratórios anormais: roncos, estertores, sibilos e estridor
7. Frequência respiratória anormal (taquipneia, mais de 60 incursões respiratórias/min; bradipneia, menos de 25 incursões respiratórias/min
8. Postura corporal flácida
9. Palidez
10. Episódios de apneia
11. Frequência cardíaca anormal (taquicardia, mais de 160 bpm; bradicardia, menos de 100 bpm)
12. Recém-nascido de tamanho anormal: pequeno ou grande para a idade gestacional.

Se algum desses achados for observado, pode ser necessária uma intervenção médica.

Escore de Apgar

O **escore de Apgar**, elaborado em 1952 pela dra. Virginia Apgar, uma anestesiologista da Columbia University, é usado mundialmente para avaliar a condição física de um recém-nascido no primeiro e no quinto minuto após o nascimento. Faz-se uma avaliação de Apgar adicional em 10 minutos se o escore do quinto minuto for inferior a 7 pontos. A frequência cardíaca é considerada o diagnóstico e o prognóstico mais importantes dos cinco sinais (Simon & Hashmi, 2020). O escore pode ser usado como um rápido método para avaliar um recém-nascido imediatamente após o parto e sua capacidade de sobreviver. A avaliação do neonato no primeiro minuto fornece dados relacionados à sua adaptação inicial à vida extrauterina. A avaliação no quinto minuto de vida fornece uma indicação mais clara do estado geral do sistema nervoso central (SNC) do recém-nascido.

No escore de Apgar, são avaliados cinco parâmetros. Uma maneira rápida de lembrar os parâmetros da pontuação do Apgar é a seguinte:

- A: aparência (coloração)
- P: pulso (frequência cardíaca)
- G: careta (do inglês *grimace*) (irritabilidade reflexa)
- A: atividade (tônus muscular)
- R: respiração (esforço respiratório).

Atribui-se uma pontuação de 0 a 2 pontos a cada parâmetro. Uma pontuação de 0 ponto indica ausência ou resposta insatisfatória; uma pontuação de 2 pontos indica uma resposta normal (Tabela 18.1). A pontuação total de um recém-nascido normal deve ser de 8 a

TABELA 18.1 Escore de Apgar.			
Parâmetro (técnica de avaliação)	**0 ponto**	**1 ponto**	**2 pontos**
Frequência cardíaca (ausculta no *ictus cordis* apical durante 1 min completo)	Ausente	Lenta (< 100 bpm)	> 100 bpm
Esforço respiratório (observação do volume e do vigor do choro do recém-nascido; ausculta da profundidade e da frequência respiratórias)	Apneico	Lento, irregular e superficial	Incursões respiratórias regulares (geralmente 30 a 60 irpm), choro bom e forte
Tônus muscular (observação do grau de flexão dos membros e da resistência imposta pelo recém-nascido quando seus membros são tracionados distalmente)	Flexível, flácido	Alguma flexão dos membros, resistência limitada à extensão	Flexão forte, boa resistência à extensão com retorno rápido à posição flexionada após a extensão
Irritabilidade reflexa (estimulação das solas dos pés ou aspiração do nariz com uma seringa de bulbo)	Sem resposta	Faz caretas ou franze a testa quando irritado	Espirra, tosse ou chora vigorosamente
Coloração da pele (inspeção do tronco e dos membros, com a coloração apropriada à etnia aparecendo minutos após o nascimento)	Cianótica ou pálida	Coloração do corpo apropriada; membros azulados (acrocianose)	Coloração completamente apropriada (rosada tanto no tronco quanto nos membros)

Cunningham, F. G., Leveno, K. J., Bloom, S. L., Dashe, J. S., Hoffman, B. L., Casey, B. M., & Spong, C. Y. (2018) *William's obstetrics* (25th ed.). McGraw-Hill Education; Marcdante, K., & Kliegman, R. M. (2019). *Nelson essentials of pediatrics* (8th ed.). Elsevier.

10 pontos. Quanto maior a pontuação, melhor a condição do recém-nascido. Se o escore de Apgar for de 8 pontos ou mais, nenhuma intervenção é necessária além de apoiar os esforços respiratórios normais e manter a termorregulação. Índices entre 4 e 7 pontos significam dificuldade moderada e índices de 0 a 3 pontos representam dificuldade grave em adaptar-se à vida extrauterina. O escore de Apgar é influenciado pela presença de infecção, maturidade do recém-nascido, idade da mãe, anomalias congênitas, peso no nascimento, fármacos usados pela mãe, imaturidade fisiológica, sedação materna por meio de fármacos, conduta do parto e distúrbios neuromusculares (Tiemeier & McCormick, 2019).

Quando o recém-nascido apresenta uma depressão fisiológica, as características do escore de Apgar desaparecem de maneira previsível: primeiro, a coloração saudável é perdida, seguida pelo esforço respiratório e, em então, pelo tônus, pela irritabilidade reflexa e, por fim, pela frequência cardíaca (Simon & Hashmi, 2020).

ATENÇÃO!

Embora o escore de Apgar seja mensurado no primeiro e no quinto minutos de vida, ele também pode ser usado como um guia durante o período neonatal imediato para avaliar se o estado do recém-nascido apresenta alterações porque se concentra em parâmetros críticos que devem ser avaliados ao longo do período de transição inicial.

Comprimento e peso

Os pais ficam ansiosos para saber o comprimento e o peso do recém-nascido. Essas medições são realizadas logo após o nascimento, podendo-se usar uma fita métrica descartável ou uma régua integrada acoplada à lateral de algumas balanças. O comprimento é medido da cabeça até o calcanhar do neonato desnudo (Figura 18.1). Por causa da posição flexionada do recém-nascido após o nascimento, deve-se colocá-lo em posição supina e estender a sua perna completamente ao medir o comprimento. A variação esperada para um recém-nascido a termo é geralmente de 44 a 55 cm. A moldagem da cabeça pode afetar a medição (Jarvis & Eckhardt, 2020).

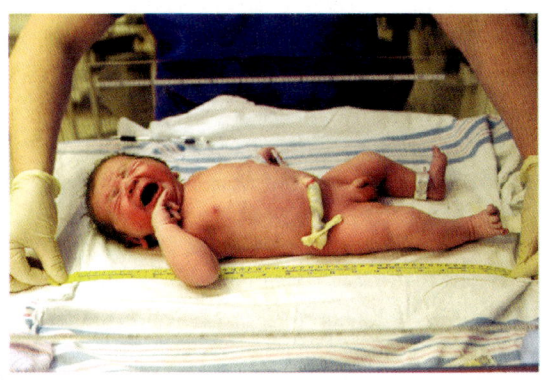

FIGURA 18.1 Medição do comprimento do recém-nascido.

Na maioria das vezes, os neonatos são pesados em uma balança digital que fornece o peso em gramas. Normalmente, o recém-nascido a termo pesa 2.500 a 4.000 g (Figura 18.2). Um peso ao nascimento menor que 10% ou maior que 90% do gráfico de crescimento está fora da faixa normal e exige uma investigação mais aprofundada. Os pesos avaliados em momentos posteriores são comparados com os pesos anteriores e são documentados em relação a ganho ou perda em uma folha de evolução de enfermagem. Os recém-nascidos podem perder até 10% de seu peso inicial ao nascer por volta dos 3 a 4 dias de vida devido à perda de mecônio, líquido extracelular e ingestão limitada de alimentos. Essa perda de peso geralmente é recuperada por volta do 10º dia de vida (King et al., 2019).

Os recém-nascidos podem ser classificados por seu peso ao nascer, independentemente de sua idade gestacional (ACOG, 2019) da seguinte forma:

- Baixo peso ao nascer (BP): menos de 2.500 g
- Muito baixo peso ao nascer (MBP): menos de 1.500 g
- Extremo baixo peso ao nascer (EBP): menos de 1.000 g.

Sinais vitais

As frequências cardíaca e respiratória são avaliadas imediatamente após o parto de acordo com o escore de Apgar. A frequência cardíaca é obtida pela mensuração do pulso apical por 1 minuto completo e normalmente é de 110 a 160 bpm. A frequência respiratória do recém-nascido é avaliada quando ele está calmo ou dormindo. Coloque um estetoscópio no lado direito do tórax e conte as incursões respiratórias por 1 minuto completo para identificar quaisquer irregularidades. A frequência respiratória do neonato é de 30 a 60 incursões respiratórias/min com movimento simétrico do tórax. De forma geral, as frequências cardíaca e respiratória são avaliadas a cada 30 minutos até que estejam estáveis por 2 horas após o nascimento. Uma vez estáveis, as frequências cardíaca e respiratória são verificadas a cada 8 horas. Esses prazos de avaliação podem variar de acordo com os protocolos do hospital; portanto, os enfermeiros devem seguir os procedimentos da instituição (Jefferson & Bibb, 2019).

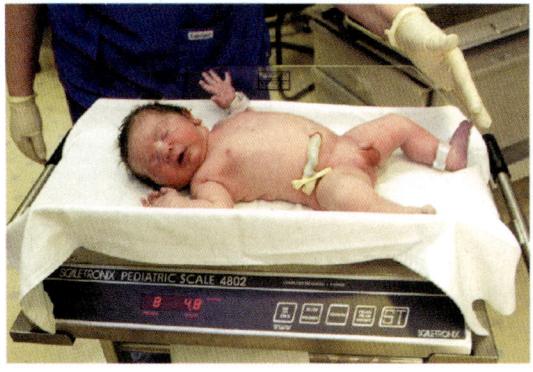

FIGURA 18.2 Pesagem do recém-nascido. Observe como o profissional de enfermagem o protege com a mão para evitar quedas.

Os sinais vitais são avaliados no nascimento e dentro de 1 a 4 horas após o parto de acordo com a política do hospital. Os sinais vitais são usados para identificar várias complicações e para assegurar o bem-estar do recém-nascido. Em algumas instituições de saúde, a temperatura é mesurada imediatamente após a determinação da pontuação de Apgar para permitir a identificação de hipotermia, que então demanda uma verificação da glicemia, mas os enfermeiros precisam seguir os protocolos institucionais no momento de avaliação. Em neonatos a termo, a faixa normal de temperatura axilar deve ser mantida em 36,5 a 37,5°C. A temperatura retal não é mais mensurada devido ao risco de perfuração (Martin & Rosenfeld, 2019). O termômetro ou sonda de temperatura é mantido no meio do espaço axilar de acordo com as instruções do fabricante e o protocolo hospitalar. A pressão arterial geralmente não é considerada como parte do exame do recém-nascido normal, a menos que haja uma indicação clínica ou um escore de Apgar baixo. Se avaliada, deve-se utilizar um oscilômetro (Dinamap). As variações normais são de 50 a 75 mmHg (sistólica) e de 30 a 45 mmHg (diastólica). O choro, o movimento e o clampeamento tardio do cordão umbilical aumentam a pressão sistólica (Jarvis & Eckhardt, 2020). Os valores típicos dos sinais vitais do recém-nascido são apresentados na Tabela 18.2.

Avaliação da idade gestacional

Para determinar a **idade gestacional** do recém-nascido (o estágio de maturidade), são avaliados os sinais físicos e as características neurológicas. Tipicamente, a idade gestacional é determinada usando uma ferramenta como a avaliação da idade gestacional de Ballard ou escala de Ballard. Ela determina a idade gestacional de um recém-nascido entre 20 e 44 semanas. É atribuída uma pontuação aos vários parâmetros, e o escore total corresponde a uma classificação de maturidade em semanas de gestação (Figura 18.3). Esse sistema de pontuação fornece uma estimativa objetiva da idade gestacional pontuando os parâmetros específicos de maturidade

física e neuromuscular. São atribuídos pontos para cada parâmetro de avaliação, com uma pontuação mínima de –1 ponto ou –2 pontos para a imaturidade extrema a 4 ou 5 pontos para a pós-maturidade. As pontuações de cada seção são somadas para corresponder a uma idade gestacional específica em semanas.

A parte de maturidade física é realizada durante as primeiras 2 horas após o parto. A seção de avaliação da maturidade física do exame Ballard avalia as características físicas que são distintas em diferentes estágios dependendo da maturidade gestacional do recém-nascido. Os neonatos fisicamente maduros têm pontuações mais altas do que aqueles que não são. As áreas avaliadas no exame de maturidade física incluem:

- *Textura da pele* – geralmente varia de pegajosa e transparente a lisa com vários graus de descamação e rachadura, apergaminhada ou coriácea com fissuras e rugas significativas
- *Lanugem* – pelos macios e finos no corpo do recém-nascido a termo, que estão ausentes nos neonatos prematuros, aparecem com a maturidade e depois desaparecem novamente com a pós-maturidade
- *Sulcos plantares* – pregas nas solas dos pés, que podem variar de ausentes até recobrir todo o pé, dependendo da maturidade (quanto maior o número de pregas, maior será a maturidade do recém-nascido)
- *Tecido mamário* – a espessura e o tamanho do tecido mamário e da aréola (o anel escuro ao redor de cada mamilo) variam de imperceptíveis a repletos e proliferantes
- *Olhos e orelhas* – as pálpebras podem estar fundidas ou abertas e a cartilagem da orelha e sua rigidez determinam o grau de maturidade (quanto maior a quantidade de cartilagem da orelha que apresenta rigidez, maior a maturidade do recém-nascido)
- *Genitais* – no sexo masculino, a evidência de descida dos testículos e a aparência do escroto (que pode variar de liso a coberto de rugas) determinam a maturidade; no sexo feminino, a aparência e o tamanho do clitóris e dos lábios determinam a maturidade (um clitóris proeminente com lábios planos sugere prematuridade, enquanto um clitóris coberto por lábios sugere maior maturidade).

A parte de maturidade neuromuscular tipicamente é realizada 24 horas após o nascimento. São avaliadas seis atividades ou manobras que o recém-nascido realiza com partes variadas do corpo para determinar seu grau de maturidade:

1. *Postura* – como o recém-nascido mantém seus membros em relação ao tronco? Quanto maior o grau de flexão, maior será a maturidade. Por exemplo, extensão de braços e pernas é classificada com 0 ponto e a flexão completa de braços e pernas é classificada com 4 pontos.
2. *Ângulo do punho* – até que ponto as mãos do recém-nascido podem ser flexionadas em direção

Sinais vitais do recém-nascido	Variações dos valores
Temperatura	36,5 a 37,5°C
Frequência cardíaca (frequência de pulso) até 180 bpm durante o choro	110 a 160 bpm; pode aumentar
Frequência respiratória	30 a 60 irpm em repouso; aumenta com o choro
Pressão arterial	PA sistólica de 50 a 75 mmHg, PA diastólica de 30 a 45 mmHg

TABELA 18.2 Sinais vitais do recém-nascido.

Marcdante, K., & Kliegman, R. M. (2019). *Nelson essentials of pediatrics* (8th ed.). Elsevier; Martin, G. I., & Rosenfeld, W. (2019). *Common problems in the newborn nursery: an evidence and case-based guide.* Springer Publishers.

MATURIDADE NEUROMUSCULAR

Sinal de maturidade neuromuscular	ESCORE							REGISTRE O ESCORE AQUI
	−1	0	1	2	3	4	5	
Postura								
Ângulo do punho (janela quadrada)	>90°	90°	60°	45°	30°	0°		
Retração do braço		180°	140°–180°	110°–140°	90°–110°	<90°		
Ângulo poplíteo	180°	160°	140°	120°	100°	90°	<90°	
Flexibilidade da articulação acromioclavicular (sinal do cachecol)								
Manobra calcanhar-orelha								
TOTAL DO ESCORE DE MATURIDADE NEUROMUSCULAR								

ESCORE
Neuromuscular ____
Físico ____
Total ____

CLASSIFICAÇÃO DA MATURIDADE

Escore	Semanas
−10	20
−5	22
0	24
5	26
10	28
15	30
20	32
25	34
30	36
35	38
40	40
45	42
50	44

MATURIDADE FÍSICA

Sinal de maturidade física	ESCORE							REGISTRE O ESCORE AQUI
	−1	0	1	2	3	4	5	
Pele	pegajosa, friável, transparente	gelatinosa, vermelha, translúcida	homogeneamente rosa, veias visíveis	erupção cutânea ou descamação superficial, poucas veias	descamação evidente, veias raras	apergaminhada, fissuras profundas, sem vasos	coriácea, fissuras profundas, enrugada	
Lanugem	Nenhuma	escassa	abundante	fina	áreas sem pelos	na maior parte glabra		
Superfície plantar	calcanhar-hálux 40 a 50 mm: −1 < 40 mm: −2	> 50 mm sem marcas	marcas tênues	sulcos na superfície anterior apenas	sulcos nos 2/3 anteriores	sulcos em toda a superfície plantar		
Glândula mamária	imperceptível	pouco perceptível	aréola lisa, sem broto mamário	aréola parcialmente elevada, broto mamário 1 a 2 mm	aréola elevada, broto mamário 3 a 4 mm	borda elevada, broto mamário 5 a 10 mm		
Olho/orelha	pálpebras fundidas frouxamente: −1 firmemente: −2	pálpebras abertas, pavilhão plano, permanece dobrado	pavilhão auricular parcialmente encurvado; mole; com recolhimento lento	pavilhão auricular completamente encurvado; mole; com recolhimento rápido	pavilhão auricular completamente encurvado; firme; com recolhimento instantâneo	cartilagem grossa, orelha firme		
Genitália (masculina)	escroto plano, liso	testículos fora do escroto, sem rugas	testículos no canal superior, rugas raras	testículos descendo, poucas rugas	testículos na bolsa, rugas bem visíveis	escroto em pêndulo, rugas profundas		
Genitália (feminina)	clitóris proeminente, lábios do pudendo planos	clitóris proeminente, lábios menores do pudendo pequenos	clitóris proeminente, lábios menores do pudendo evidentes	lábios menores e maiores igualmente proeminentes	lábios maiores do pudendo grandes e lábios menores pequenos	lábios maiores recobrem o clitóris e os lábios menores		
TOTAL DO ESCORE DE MATURIDADE FÍSICA								

FIGURA 18.3 Ferramenta de avaliação da idade gestacional. The New Ballard Score (2014). (Adaptada de http://www.ballardscore.com.)

ao punho? O ângulo é medido e classificado em mais de 90 a 0° para determinar a classificação da maturidade. Conforme o ângulo diminui, a maturidade do neonato aumenta. Por exemplo, um ângulo de mais de 90° é classificado como −1 ponto e um ângulo de 0° é classificado como 4 pontos.

3. *Retração do braço* – até que ponto os braços do recém-nascido "retornam" para uma posição flexionada? Essa medida avalia o grau de flexão do braço e a força de recuo. A reação do braço é então classificada com 0 a 4 pontos com base no grau de flexão conforme os braços voltam à sua posição normal de flexão. Quanto mais altos os pontos atribuídos, maior a maturidade neuromuscular (p. ex., uma retração inferior a um ângulo de 90° é pontuada com 4 pontos).

4. *Ângulo poplíteo* – o quanto os joelhos do recém-nascido se estendem? O ângulo criado quando o joelho é estendido é medido. Um ângulo de menos de 90° indica maior maturidade. Por exemplo, um ângulo de 180° é classificado como –1 ponto e um ângulo de menos de 90° é classificado como 5 pontos.

5. *Sinal do cachecol (flexibilidade da articulação acromioclavicular)* – o quanto os cotovelos do recém-nascido podem ser levados ao cruzar o tórax? Um cotovelo que não alcança a linha média indica maior maturidade. Por exemplo, se o cotovelo alcança ou se aproxima do nível do ombro oposto, isso é pontuado com –1 ponto; se o cotovelo não atravessa a linha axilar próxima, é pontuado com 4 pontos.

6. *Manobra calcanhar-orelha* – quão perto os pés do recém-nascido podem ser movidos em direção às orelhas? Essa manobra avalia a flexibilidade do quadril; quanto menor a flexibilidade, maior a maturidade do neonato. A avaliação da manobra calcanhar-orelha é pontuada da mesma maneira que o sinal do cachecol.

Após a pontuação ser concluída, os 12 escores são somados e, em seguida, os valores são comparados com os valores padronizados para determinar a idade gestacional apropriada em semanas. As pontuações variam de muito baixa em recém-nascidos prematuros a muito alta em recém-nascidos maduros e pós-maduros.

Tipicamente, os neonatos também são classificados de acordo com sua idade gestacional da seguinte forma:

• *Pré-termo tardio – nascido com 34 semanas 0/7 dias a 36 semanas e 6 dias*
• *A termo precoce – nascido entre 37 semanas e 38 semanas e 6 dias*
• *A termo – nascido com 39 semanas a 40 semanas e 6 dias*
• *A termo tardio – nascido com 41 semanas a 41 semanas e 6 dias*
• *Pós-termo – nascido com 42 semanas e além* (AAP, 2019g).

Usando-se as informações sobre a idade gestacional e, em seguida, considerando-se o peso ao nascer, os recém-nascidos também podem ser classificados como:

• *Pequeno para a idade gestacional* (PIG) – peso inferior ao percentil 10 nas tabelas de crescimento-padrão (geralmente menos de 2.500 g)
• *Adequado para a idade gestacional* (AIG) – peso entre os percentis 10 e 90
• *Grande para a idade gestacional* (GIG) – peso acima do percentil 90 nas tabelas de crescimento-padrão (geralmente mais que 4.000 g).

O Capítulo 23 descreve essas variações no peso ao nascer e na idade gestacional com mais detalhes.

> **ATENÇÃO!**
>
> A avaliação da idade gestacional é importante porque permite ao enfermeiro traçar parâmetros de crescimento e antecipar problemas relacionados à prematuridade, à pós-maturidade e a anormalidades de crescimento.

Intervenções de enfermagem

Durante o período neonatal imediato, os cuidados concentram-se em ajudar o recém-nascido a fazer a transição para a vida extrauterina. As intervenções de enfermagem incluem a manutenção da patência das vias respiratórias, a garantia da identificação adequada, a administração dos medicamentos prescritos e a manutenção da termorregulação.

Manutenção da patência das vias respiratórias

Imediatamente após o parto, o recém-nascido é aspirado para remover líquidos e muco da boca e do nariz (Figura 18.4). Tipicamente, a boca do neonato é aspirada primeiro com uma seringa de bulbo para remover os detritos e, em seguida, o nariz. A aspiração realizada dessa maneira ajuda a evitar a aspiração de líquido para os pulmões em um suspiro inesperado. Estudos recentes, em conjunto com as recomendações dos principais especialistas em saúde materna e da Organização Mundial da Saúde (OMS), apoiam o uso de uma toalha para remover as secreções da boca e do nariz de recém-nascidos estáveis. A aspiração de rotina da boca e das vias respiratórias não é necessária. Apesar das evidências mostrando que o uso da sucção de rotina não traz benefícios e pode causar danos, a prática permanece frequente (Cote et al., 2019; Edwards, 2018).

Ao aspirar um recém-nascido com uma seringa de bulbo, comprima o bulbo antes de colocá-lo na cavidade oral ou nasal. Libere a compressão do bulbo lentamente certificando-se de que a ponta esteja posicionada longe

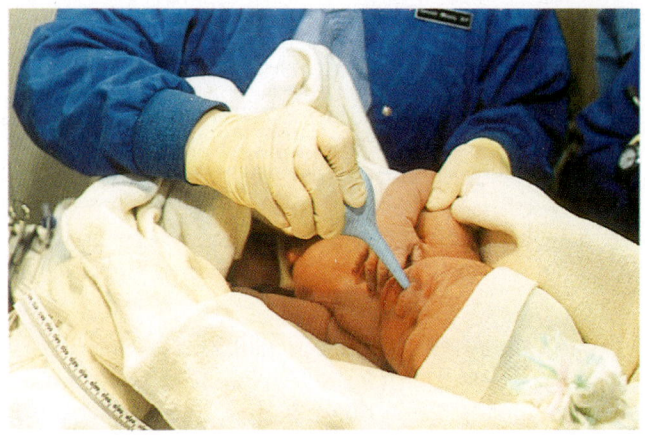

FIGURA 18.4 Aspiram-se a boca e o nariz do recém-nascido com uma seringa de bulbo para remover o muco. Posicionar o neonato de lado, com a cabeça inclinada para baixo, facilita a drenagem. Presta-se esse cuidado com o recém-nascido sob uma fonte de calor radiante. (Copyright Caroline Brown, RNC, MS, DEd.)

das membranas mucosas para retirar o excesso de secreções. Retire a seringa da boca ou nariz e, em seguida, enquanto segura a ponta da seringa sobre uma bacia para vômitos forrada com papel-toalha ou tecido, comprima o bulbo para expelir as secreções. Repita o procedimento várias vezes até que todas as secreções sejam removidas ou use uma toalha para limpar as secreções de acordo com a política do hospital.

ATENÇÃO!

Sempre mantenha uma seringa perto do recém-nascido para o caso de desenvolvimento de asfixia súbita ou obstrução do nariz. Isso pode salvar vidas.

Realização da identificação correta

O século XXI está vendo um aumento nos desafios para a segurança da saúde, desde a possibilidade de um ataque terrorista a atiradores ativos até raptos infantis. O rapto infantil continua a ser uma ameaça em hospitais e instituições de saúde em todo o país. O sequestro de recém-nascidos de instituições de saúde por membros não pertencentes à família tornou-se claramente uma preocupação para pais, enfermeiros de assistência materno-infantil, administradores de segurança e gestão de risco de saúde, policiais e agentes da lei e do National Center for Missing & Exploited Children (NCMEC). A identificação da equipe por crachás (ID), treinamento, câmeras de vigilância, controle do acesso e sistemas de identificação podem ajudar a evitar que um recém-nascido seja retirado do hospital. As medidas de segurança proativas devem se tornar responsabilidade de todos para garantir a segurança de todos os neonatos e suas famílias em todos os ambientes hospitalares. Em muitos hospitais, os raptos infantis costumam receber codinomes de segurança, como "Código Rosa".

Antes de o recém-nascido e a família deixarem a sala de parto, certifique-se de que a política da instituição sobre identificação tenha sido seguida. Tipicamente, a mãe, o recém-nascido e o pai ou qualquer outra pessoa responsável ou pessoa de apoio à escolha da mãe recebem pulseiras de identificação. O recém-nascido geralmente recebe duas pulseiras de identificação, uma no punho e outra no tornozelo. A mãe recebe uma pulseira correspondente, geralmente em seu punho. Nas pulseiras de identificação comumente ficam anotados o nome, o sexo, a data e a hora de nascimento, e o número de identificação. O mesmo número de identificação deve estar nas pulseiras de todos os familiares.

Essas pulseiras de identificação são fornecidas para a segurança do recém-nascido e devem ser conferidas antes que a mãe e o neonato deixem a área de parto. As pulseiras de identificação são verificadas por todos os enfermeiros para validar se o recém-nascido correto é levado para a mãe certa se eles ficarem separados por qualquer período de tempo (Figura 18.5). Elas também servem como identificação oficial do recém-nascido e devem ser verificadas

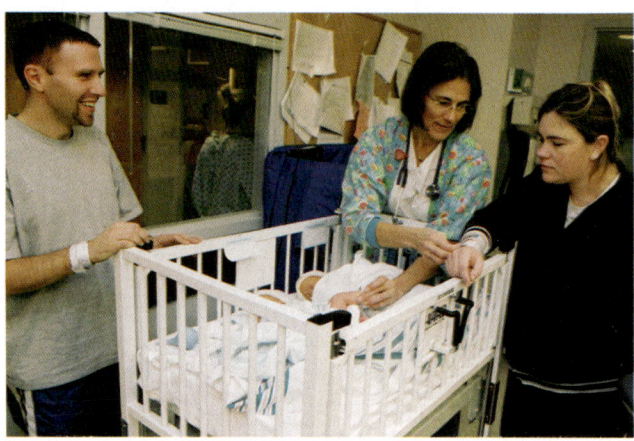

FIGURA 18.5 A enfermeira confere a pulseira de identificação do recém-nascido comparando-a com a da mãe.

antes de iniciar qualquer procedimento naquele neonato e na alta da unidade (NCMEC, 2020). Tirar uma foto do recém-nascido nas primeiras 2 horas após o nascimento com uma câmera colorida ou vídeo colorido ou imagem digital também ajuda a evitar confusões e raptos. Muitas instituições utilizam dispositivos eletrônicos que soam um alarme se um neonato for levado para além de determinado ponto da unidade ou removido da área.

A impressão plantar do recém-nascido também é obtida usando-se um formulário que inclui impressão digital da mãe, nome, data e hora do nascimento. Alguns estados dos EUA exigem a coleta dessa impressão plantar do recém-nascido, embora muitos estudos indiquem que as equipes da sala de parto não costumam coletar uma impressão plantar consistentemente legível apropriada para fins de identificação. Muitos hospitais estão usando uma varredura digital dos pés do recém-nascido em vez de usar tinta e papel para obter suas impressões plantares. As varreduras permitem a obtenção de mais detalhes da impressão plantar (Widhalm, 2019). Muitos estados deixaram de exigir as impressões plantares de recém-nascidos e, portanto, outros meios de identificação são necessários, tais como coleta de sangue do cordão umbilical no momento do nascimento para testes de DNA; reconhecimento biométrico facial; e varreduras para capturar impressões digitais com qualidade forense adequada para fins de identificação. A Joint Commission (TJC, 2018) criou requisitos novos (código de barras) para hospitais com o objetivo de fornecer métodos de identificação mais diferenciados para recém-nascidos.

A prevenção de raptos infantis tem sido bem-sucedida por meio de uma combinação de maiores medidas de segurança nos hospitais, que incluem câmeras de vídeo e dispositivos de alarme, com a orientação de funcionários e pais sobre as precauções a serem tomadas durante a internação. É fundamental não permitir que ninguém sem identificação retire um recém-nascido por qualquer motivo e mantê-los sempre à vista dos pais ou da equipe do berçário. Essas medidas devem ser, em grande parte, invisíveis e criar uma sensação de segurança, em vez de aumentar os temores dos pais em relação a um sequestro.

Embora os raptos infantis sejam raros, a segurança e a proteção de mães e recém-nascidos devem permanecer como alta prioridade para os profissionais de enfermagem. Esses trágicos incidentes podem ser prevenidos pela segurança física das maternidades, pela orientação dos futuros pais sobre os métodos empregados por raptores potenciais e pela cooperação com os recursos comunitários.

Administração de fármacos prescritos

Durante o período neonatal imediato, dois fármacos são comumente prescritos: vitamina K e profilaxia ocular com eritromicina ou pomada oftálmica de tetraciclina (ver Orientação sobre medicamentos 18.1).

VITAMINA K

O tratamento profilático dos recém-nascidos com vitamina K intramuscular (IM) tem sido o padrão de cuidado há décadas nos EUA,[1] por ser uma vitamina lipossolúvel que promove a coagulação do sangue e aumenta a síntese de protrombina pelo fígado. A deficiência dessa vitamina retarda a coagulação e pode causar hemorragia. Os recém-nascidos correm o risco de deficiência de vitamina K e sangramento subsequente, a menos que sejam suplementados no nascimento. A deficiência dessa vitamina pode causar uma coagulopatia adquirida em neonatos devido ao acúmulo de fatores de coagulação da vitamina K inativos que resultam no aumento da tendência hemorrágica. A suplementação dessa vitamina no nascimento é recomendada nos EUA desde 1961 e reduz com sucesso o risco de sangramento em recém-nascidos. A vitamina K não é apenas uma importante intervenção de saúde pública, mas também um indicador de futuras tomadas de decisão sobre cuidados de saúde dos pais, como a que diz respeito às imunizações. Alguns pais recusam que ela seja administrada em seus recém-nascidos, o que os coloca em risco de sangramento. Os enfermeiros precisam conscientizar os pais sobre os benefícios da profilaxia com vitamina K e o risco de não a receber, bem como sobre a falta de evidências de que cause danos graves (Majid et al., 2019).

Geralmente, as bactérias do intestino produzem vitamina K em quantidades adequadas. No entanto, o intestino do recém-nascido é estéril, então a vitamina K não é produzida no intestino até que os microrganismos tenham sido introduzidos na primeira alimentação. Normalmente, leva cerca de 1 semana para o recém-nascido produzir vitamina K suficiente para prevenir o sangramento por deficiência de vitamina K (VKDB). Uma preparação oral de vitamina K também está sendo administrada em neonatos fora dos EUA, mas pelo menos três doses são necessárias ao longo de um período de 1 mês (Eden & Coviello, 2019).

---

[1]N.R.T.: No Brasil, de acordo com a Portaria nº 353, de 14 de fevereiro de 2017, do Ministério da Saúde, Secretaria de Atenção à Saúde, "todos os recém-nascidos devem receber vitamina K para a profilaxia da doença hemorrágica".

ORIENTAÇÃO SOBRE MEDICAMENTOS 18.1
Fármacos para o recém-nascido

Fármaco	Ação/indicação	Implicações para a enfermagem
Fitonadiona (vitamina K)	Fornece vitamina K ao recém-nascido (necessária para a produção adequada dos fatores de coagulação II, VII, IX e X pelo fígado) durante a primeira semana do nascimento até que o neonato consiga sintetizá-la Prevenção do sangramento por deficiência de vitamina K (sDvK) do recém-nascido	• Administrar 1 a 2 h após o nascimento • Administrar em injeção IM em um ângulo de 90° no terço médio externo do músculo vasto lateral • Usar agulha de injeção de calibre 25, 15 mm • Segurar a perna com firmeza e injetar a medicação lentamente • Respeitar as precauções-padrão • Avaliar se há sangramento no local da injeção após a administração
Eritromicina a 0,5% em pomada oftálmica	Proporciona ações bactericida e bacteriostática para evitar a conjuntivite por *Neisseria gonorrhoeae* e *Chlamydia trachomatis* Prevenção da oftalmia neonatal	• Estar alerta para a ocorrência de conjuntivite química em 1 a 2 dias • Usar luvas e manter os olhos do recém-nascido abertos colocando o polegar e um dedo acima e abaixo do olho • Apertar suavemente o tubo ou a ampola para aplicar a medicação no saco conjuntival do canto interno para o externo de cada olho • Não encostar a ponta do tubo nos olhos do recém-nascido • Fechar os olhos do recém-nascido para garantir que a medicação se espalhe pela superfície do olho • Limpar o excesso de pomada depois de 1 min

King, T. L., Brucker, M. C., Osborne, K., & Jevitt, C. M. (2019). *Varney's midwifery* (6th ed.). Jones & Bartlett Learning; Skidmore-Roth, L. (2020). *Mosby's 2020 nursing drug reference* (33rd ed.). Mosby Elsevier.

A eficácia da vitamina K na prevenção de sangramentos precoces por deficiência de vitamina K está firmemente estabelecida e tem sido o padrão de tratamento desde que a AAP a prescreveu no início dos anos 1960. A American Academy of Pediatrics (AAP, 2019i) recomenda que a vitamina K seja administrada em todos os recém-nascidos logo após o parto em uma única dose IM de 0,5 a 1 mg (Figura 18.6). A entidade também sugere que são necessárias pesquisas adicionais para validar a eficácia e a segurança das formas orais de vitamina K, que são usadas em outras partes do mundo.

PROFILAXIA OCULAR

Todos os recém-nascidos nos EUA, independentemente de o parto ter sido vaginal ou por cesariana, devem receber a instilação de um agente profilático em seus olhos dentro de 1 ou 2 horas após o nascimento. Isso é obrigatório em todos os 50 estados norte-americanos para prevenir a oftalmia neonatal, que pode causar cegueira neonatal (U.S. Preventive Services Task Force [USPSTF], 2019). A **oftalmia neonatal** é uma conjuntivite purulenta hiperaguda que ocorre durante os primeiros 10 dias de vida. Geralmente, é contraída durante o parto vaginal quando o recém-nascido entra em contato com o corrimento vaginal da mãe infectada com gonorreia e clamídia (USPSTF, 2019). Na maioria das vezes, ambas as pálpebras ficam tumefeitas e vermelhas com secreção purulenta.

Os agentes profiláticos atualmente recomendados (e na maioria dos estados legalmente exigidos) incluem eritromicina a 0,5% em pomada oftálmica em uma única aplicação. A pomada oftálmica de eritromicina é o único medicamento aprovado pela Food and Drug Administration (FDA) dos EUA para a profilaxia da oftalmia neonatal gonocócica nos EUA.[2]

Independentemente do agente usado, a instilação deve ser realizada o mais rápido possível após o nascimento (Figura 18.7). Se a instilação for adiada para

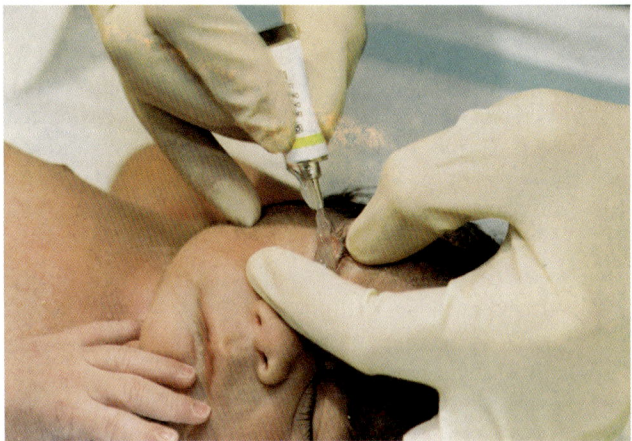

FIGURA 18.7 Enfermeiro realiza a profilaxia ocular.

permitir a visualização e o vínculo, a equipe de enfermagem deve se certificar de que o agente seja administrado quando o recém-nascido chegar ao berçário para observação e avaliação.

Informe os pais ou responsáveis sobre o tratamento ocular, inclusive por que ele é recomendado, quais problemas podem surgir se não for instituído e os possíveis efeitos adversos do tratamento.

> ### ATENÇÃO!
> A oftalmia neonatal é uma forma grave de conjuntivite causada por clamídia e/ou infecções gonocócicas, que é uma potencial condição para cegueira em recém-nascidos.

Manutenção da termorregulação

Os recém-nascidos têm problemas para regular a temperatura, especialmente durante as primeiras horas após o nascimento (ver Capítulo 17 para conhecer uma discussão completa). Portanto, é crucial a manutenção da temperatura corporal.

 Conceito fundamental

Uso de um aquecedor radiante na prevenção da perda de calor do recém-nascido

Um recém-nascido de 1 dia de vida deve ter uma termorregulação adequada para permanecer fora do aquecedor radiante. A melhor maneira de evitar a perda de calor é garantir que o neonato não entre em contato com superfícies frias.

Avalie a temperatura corporal com frequência durante o período neonatal imediato. A temperatura do recém-nascido deve ser medida a cada 30 minutos durante as primeiras 2 horas ou até que ela se estabilize e, em seguida, a cada 8 horas até a alta ou de acordo com os protocolos do hospital (King et al., 2019). Normalmente, um sensor termistor (sensor automático) é

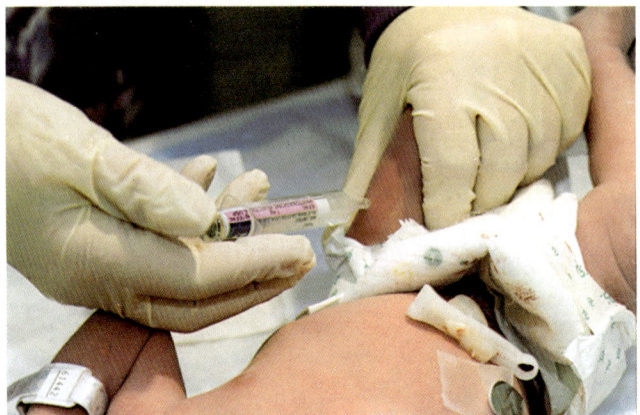

FIGURA 18.6 O enfermeiro administra vitamina K por via intramuscular no recém-nascido.

---

[2]N.R.T.: Para a realização segura da profilaxia da oftalmia neonatal, a Sociedade Brasileira de Pediatria (SBP) orienta o uso do colírio povidona a 2,5%; ou da pomada de eritromicina a 0,5%, ou, ainda, como alternativa, tetraciclina a 1%. Em razão de sua maior toxicidade, a utilização de nitrato de prata a 1% deve ser reservada apenas em caso de indisponibilidade das outras substâncias. A SBP lançou documento sobre profilaxia da oftalmia neonatal por transmissão vertical. Disponível em: https://www.sbp.com.br/imprensa/detalhe/nid/sbp-lanca-documento-sobre-profilaxia-da-oftalmia-neonatal-por-transmissao-vertical/. Acesso em: 14 out. 2021.

conectado ao recém-nascido para registrar a temperatura corporal em um aparelho de monitoramento. O termistor é fixado no abdome do neonato, geralmente no quadrante superior direito, o que possibilita a mudança de posição sem ter que reajustá-lo. A outra extremidade do termistor é inserida no painel de controle de berço aquecido. Os parâmetros de temperatura são configurados em um sistema de alarme conectado ao painel de aquecimento que soará se a temperatura do recém-nascido sair do intervalo definido. Verifique a conexão do sensor periodicamente para se certificar de que esteja bem fixado. Lembre-se do potencial de perda de calor em recém-nascidos e execute todas as intervenções de enfermagem de modo a minimizar a perda de calor e evitar a hipotermia.

As temperaturas axilares também podem ser usadas para mensurar a temperatura corporal do neonato. Ponha o termômetro sob a axila do recém-nascido e coloque o braço sobre o tórax para manter o termômetro no lugar e proporcionar conforto ao neonato.

As intervenções de enfermagem para ajudar a manter a temperatura corporal incluem:

- Secar o recém-nascido imediatamente após o parto para evitar a perda de calor por evaporação
- Enrolar o recém-nascido em cobertores aquecidos para reduzir a perda de calor por convecção
- Proporcionar o contato pele a pele com a mãe assim que o recém-nascido estiver estável
- Colocar uma cobertura aquecida na balança para pesar o recém-nascido despido
- Aquecer os estetoscópios e as mãos antes de examinar o recém-nascido ou prestar cuidados
- Evitar deixar o recém-nascido exposto a correntes de ar ou próximo a saídas de ar para evitar a perda de calor por convecção

- Adiar o primeiro banho até que a temperatura do recém-nascido se estabilize para evitar a perda de calor por evaporação
- Evitar colocar berços perto de paredes externas frias para evitar a perda de calor por radiação
- Colocar uma touca na cabeça do recém-nascido depois de secar completamente a cabeça após o parto
- Colocar o recém-nascido em um berço aquecido com temperatura controlada (Figura 18.8).

CONDUTA DA ENFERMAGEM DURANTE O INÍCIO DO PERÍODO NEONATAL

O início do período neonatal é um momento de grande adaptação tanto para a mãe quanto para o recém-nascido, já que estão se adaptando a muitas mudanças fisiológicas e psicológicas. No passado, mães e neonatos permaneciam na unidade de saúde enquanto essas mudanças dramáticas aconteciam com enfermeiros e médicos prontamente disponíveis. No entanto, atualmente a norma é reduzir o tempo de internação hospitalar, e as novas mães podem facilmente se sentir sobrecarregadas por terem que passar por todas essas mudanças em tão pouco tempo: a mulher dá à luz, passa por alterações fisiológicas e psicológicas intensas, deve se adaptar a elas e ao recém-nascido, bem como aprender as habilidades necessárias para cuidar de si e do neonato, tudo dentro de 24 a 48 horas.

A função do profissional de enfermagem é ajudar a mãe e o recém-nascido durante esse período de transição intensa. Enquanto o neonato precisa de uma avaliação de saúde continuidade, a mãe necessita ser orientada a cuidar do novo filho. Na alta, a nova mãe pode entrar em pânico e se sentir insegura em relação ao seu papel

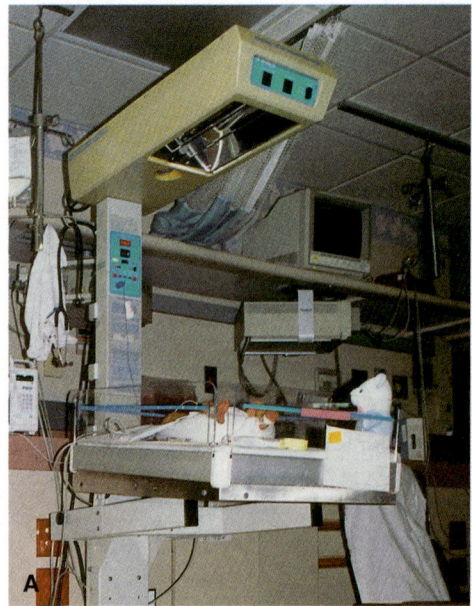
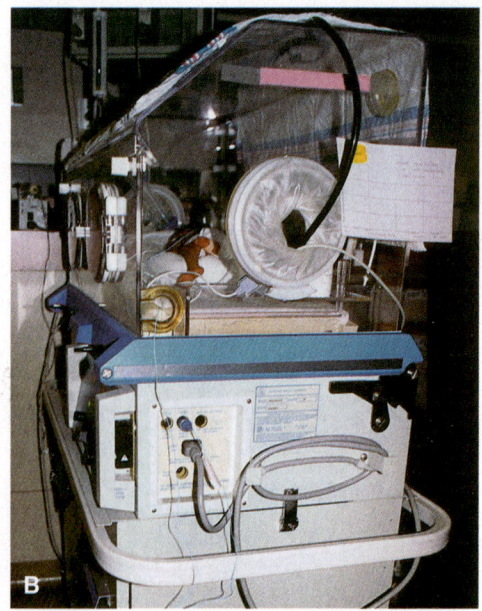

FIGURA 18.8 Manutenção da termorregulação. **A.** Calor radiante. **B.** Incubadora.

como cuidadora principal. Os enfermeiros desempenham uma função importante na promoção da transição do recém-nascido ao proporcionarem avaliação e cuidados contínuos e na promoção da confiança da nova mãe, servindo como modelo e orientando sobre os cuidados adequados ao neonato.

Avaliação

O recém-nascido precisa de avaliação contínua após deixar a sala de parto para garantir que sua transição para a vida extrauterina esteja ocorrendo sem problemas. O enfermeiro usa os dados coletados durante a avaliação inicial como linha de base para comparação.

Histórico perinatal

Dados maternos e fetais pertinentes são essenciais para formular um plano de cuidados para a mãe e o recém-nascido. As informações históricas são obtidas do prontuário médico e da entrevista com a mãe. Revise o histórico materno, pois ele fornece informações pertinentes, como a presença de determinados fatores de risco que podem afetar o recém-nascido. Lembre-se de que um histórico materno abrangente pode não estar disponível, especialmente caso a mãe tenha tido pouco ou nenhum cuidado pré-natal. As informações históricas geralmente incluem:

- Nome da mãe, número do prontuário médico, tipagem sanguínea, resultado de sorologias, existência de imunidade contra rubéola e hepatite, e histórico de uso abusivo de substâncias psicoativas
- Outros testes maternos que são relevantes para o recém-nascido e os cuidados a serem prestados, tais como infecção pelo vírus da imunodeficiência humana (HIV) e por estreptococos do grupo B
- Antibioticoterapia materna intraparto (tipo, dose e duração)
- Doença materna que possa afetar a gestação, evidência de corioamnionite, uso materno de fármacos como esteroides
- Cuidado pré-natal, incluindo data da primeira consulta e das consultas subsequentes
- Risco de incompatibilidade de grupo sanguíneo, incluindo fator Rh e tipo sanguíneo
- Sofrimento fetal ou qualquer padrão de frequência cardíaca fetal de categoria II ou III durante o trabalho de parto
- Doenças hereditárias conhecidas, tais como anemia falciforme e fenilcetonúria (PKU)
- Peso ao nascer dos outros filhos nascidos vivos e também a identificação de quaisquer problemas do recém-nascido
- Histórico social, incluindo tabagismo, etilismo e uso de drogas recreativas
- Histórico de depressão ou violência doméstica
- Fatores culturais, incluindo o idioma principal e o nível de escolaridade

- Complicações na gestação associadas a crescimento fetal anormal, anomalias fetais ou resultados anormais de testes de bem-estar fetal
- Informações sobre a evolução do trabalho de parto, o parto, as complicações do parto, a duração da ruptura das membranas e a presença de mecônio no líquido amniótico
- Fármacos administrados durante o trabalho de parto, no parto e imediatamente após o parto
- Horário e tipo de parto, incluindo apresentação e uso de fórceps ou extrator a vácuo
- Situação do recém-nascido ao nascimento, incluindo o escore de Apgar no primeiro e no quinto minuto, necessidade de aspiração, peso, idade gestacional, sinais vitais e estado do cordão umbilical
- Fármacos administrados no recém-nascido
- Informações maternas pós-parto, incluindo achados placentários, culturas positivas e ocorrência de febre.

Exame físico do recém-nascido

O exame físico inicial do recém-nascido, que pode demonstrar diferenças sutis relacionadas à idade do neonato, é realizado nas primeiras 24 horas após o parto. Por exemplo, um recém-nascido com 30 minutos de vida ainda não completou a transição normal da vida intrauterina para a extrauterina e, portanto, pode haver variabilidade nos sinais vitais e nos sistemas respiratório, neurológico, digestório, cutâneo e cardiovascular. Portanto, um exame completo deve ser adiado até que o recém-nascido tenha concluído a transição.

O exame físico não deve ser iniciado se o recém-nascido estiver chorando ou parecer agitado. Em vez disso, é melhor adiar a avaliação até que ele esteja calmo. No recém-nascido tranquilo, inicie o exame pelos elementos menos invasivos e nocivos (ausculta do coração e dos pulmões). Em seguida, examine as áreas com maior probabilidade de irritar o neonato (p. ex., exame do quadril e a provocação do reflexo de Moro). Uma avaliação visual geral fornece uma enorme quantidade de informações sobre o bem-estar do recém-nascido. A observação inicial dá impressão de um neonato saudável (estável) ou de um doente, assim como de um recém-nascido a termo em contrapartida a um prematuro.

O exame físico típico de um recém-nascido inclui uma avaliação geral da coloração da pele, da postura, do estado de alerta, do tamanho da cabeça, do estado geral de comportamento, do estado respiratório, da genitália e de quaisquer anomalias congênitas óbvias. Verifique a aparência geral à procura de alterações. Em seguida, conclua o exame de maneira sistemática.

Lembra-se de Kelly, que ligou para o enfermeiro da maternidade e disse que seu filho recém-nascido "parecia um canário"? Que informações adicionais são necessárias sobre o recém-nascido? O que pode estar causando a coloração amarela?

MEDIDAS ANTROPOMÉTRICAS

Logo após o parto, depois que o sexo da criança é revelado, a maioria dos pais deseja saber as "estatísticas vitais" do recém-nascido – comprimento e peso – para informar seus familiares e amigos. Medições adicionais, incluindo as circunferências da cabeça e do tórax, também são aferidas e registradas. As medições abdominais não são obtidas como rotina, a menos que haja suspeita de patologia que cause distensão abdominal. O progresso do recém-nascido a partir desse momento será confirmado com base nessas medições iniciais. Essas serão comparadas com futuras medições em série para determinar os padrões de crescimento, que são registrados em gráficos de crescimento para avaliar a normalidade. Portanto, a precisão é fundamental.

Comprimento. O comprimento médio da maioria dos recém-nascidos é de 50 cm, mas pode variar de 44 a 55 cm. Meça o comprimento com o recém-nascido despido deitado sobre um cobertor aquecido colocado em uma superfície plana com os joelhos mantidos em posição estendida. Em seguida, estenda uma fita métrica ao longo do comprimento do neonato – da cabeça às solas dos pés – e registre essa medição no prontuário do recém-nascido (ver Figura 18.1).

Peso. Ao nascer, o neonato médio pesa 3.400 g, mas o peso normal nesse momento pode variar de 2.500 a 4.000 g. Os recém-nascidos são pesados imediatamente após o parto e depois diariamente. Eles geralmente perdem até 10% do peso ao nascer nos primeiros dias de vida, mas o recuperam em aproximadamente 10 dias.

Os recém-nascidos são pesados na admissão ao berçário ou levados para uma balança digital para serem pesados e retornam ao quarto da mãe. Primeiro, calibre a balança se ela não estiver regulada. Coloque um pano ou papel protetor aquecido como barreira na balança para evitar a perda de calor por condução; recalibre a balança para zero após a colocação da barreira. Em seguida, coloque o neonato despido no centro da balança. Por questões de segurança, mantenha uma das mãos sobre ele (ver Figura 18.2).

O peso é influenciado por etnia, genética, idade materna, tamanho dos pais, nutrição materna, peso materno no pré-natal e perfusão placentária (Tappero & Honeyfield, 2018) e deve ser correlacionado à idade gestacional. Um recém-nascido que pesa mais do que o normal pode ser GIG ou filho de mãe diabética; um recém-nascido com peso inferior ao normal pode ser PIG, pré-termo ou apresentar uma síndrome genética. É importante identificar a causa do desvio no tamanho e monitorar o recém-nascido à procura de complicações comuns dessa etiologia.

Circunferência da cabeça. O perímetro cefálico médio do recém-nascido é de 32 a 38 cm. Mensure a circunferência no diâmetro mais largo da cabeça (circunferência occipitofrontal). Enrole uma fita métrica flexível ou de papel confortavelmente em torno da cabeça do neonato e registre a medida (Figura 18.9A).

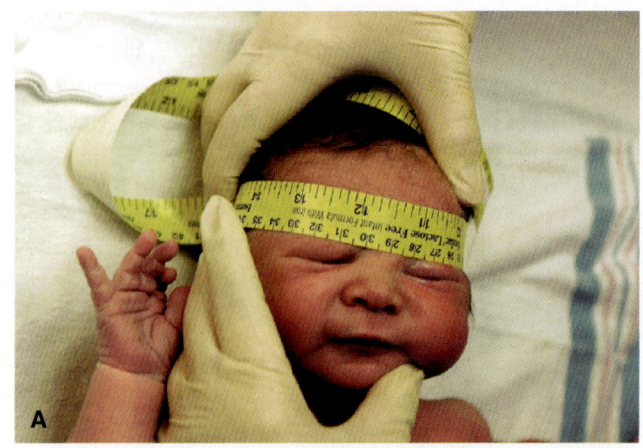

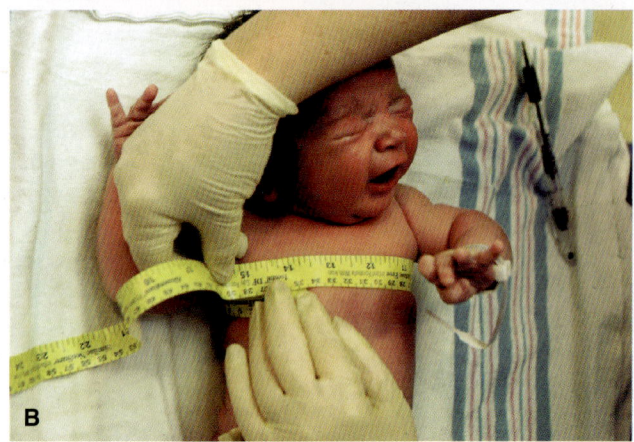

FIGURA 18.9**A.** Mensuração da circunferência da cabeça. **B.** Mensuração da circunferência do tórax.

ATENÇÃO!

Pode ser necessário mensurar novamente a circunferência da cabeça em um momento posterior caso o formato dela tenha sido modificado pelo parto.

A circunferência da cabeça deve ser de aproximadamente um quarto do comprimento do recém-nascido ou cerca de metade do comprimento do corpo do recém-nascido mais 10 cm. A circunferência da cabeça esperada para um neonato a termo situa-se entre 32 e 37 cm (Martin & Rosenfeld, 2019). Uma cabeça pequena pode indicar microcefalia causada por rubéola, toxoplasmose ou recém-nascido PIG; uma cabeça grande pode indicar hidrocefalia ou aumento da pressão intracraniana. Ambos os achados precisam ser documentados e relatados para uma investigação adicional.

Circunferência do tórax. A circunferência torácica média é de 30 a 36 cm. Geralmente, é igual ou cerca de 2 a 3 cm menor que a circunferência da cabeça (Jarvis & Eckhardt, 2020). Coloque uma fita métrica flexível ou de papel ao redor do tórax do recém-nascido despido, logo abaixo da linha dos mamilos, sem tensioná-la (Figura 18.9B).

SINAIS VITAIS

No recém-nascido, a temperatura, a frequência cardíaca e a frequência respiratória são monitoradas repetidamente e comparadas aos dados iniciais obtidos imediatamente após o nascimento. Geralmente, os sinais vitais (excluindo a pressão arterial) são mensurados:

- Na admissão ao berçário ou na sala de trabalho de parto e de parto após os pais terem permissão para abraçar e se vincular ao recém-nascido
- Uma vez a cada 30 minutos até que o recém-nascido esteja estável por 2 horas
- Em seguida, uma vez a cada 4 a 8 horas até a alta (Jain & Suresh, 2019).

A pressão arterial não é avaliada rotineiramente em um recém-nascido normal, a menos que a sua condição clínica justifique tal conduta. Essa programação pode mudar dependendo do estado de saúde do neonato.

Mensure a temperatura de um recém-nascido colocando um termômetro eletrônico no meio da área axilar ou monitorando o termistor eletrônico que foi preso com fita adesiva à pele do abdome (quando o recém-nascido tiver sido submetido a uma fonte de calor radiante). Monitore frequentemente as alterações na temperatura do recém-nascido, de acordo com o protocolo do hospital, até que ela se estabilize. Se a temperatura estiver mais alta, ajuste o ambiente removendo algumas roupas ou cobertores. Se estiver mais baixa, verifique os parâmetros do berço aquecido ou adicione um cobertor aquecido. Relate quaisquer anormalidades ao médico se ajustes simples no ambiente não mudarem a temperatura do recém-nascido.

Verifique o pulso apical colocando o estetoscópio sobre o quarto espaço intercostal no tórax. Ouça por um minuto inteiro observando a frequência, o ritmo e sons anormais, como sopros. No recém-nascido típico, a frequência cardíaca é de 120 a 160 bpm, com amplas variações entre o estado ativo e de sono. A arritmia sinusal é um achado normal. Os sopros detectados durante o período neonatal não indicam necessariamente cardiopatia congênita, mas precisam ser avaliados posteriormente se persistirem. Além disso, palpe simetricamente os pulsos apical, femoral e braquial (Figura 18.10). Comunique qualquer anormalidade ao médico responsável.

Avalie as incursões respiratórias observando ascensão e descida do tórax durante 1 minuto completo. A respiração deve ser simétrica, ligeiramente irregular, superficial e não esforçada a uma taxa de 30 a 60 irpm. A respiração do recém-nascido é predominantemente diafragmática, mas é sincronizada com os movimentos abdominais. Ausculte também os sons respiratórios. Observe quaisquer anormalidades, tais como taquipneia, bradipneia, grunhidos, respiração ofegante, períodos de apneia com duração superior a 20 segundos, assimetria ou diminuição da expansão torácica, sons respiratórios anormais (roncos e estertores) ou retrações esternais. Algumas variações podem existir logo após o nascimento; mas, se o padrão anormal persistir, notifique o médico responsável.

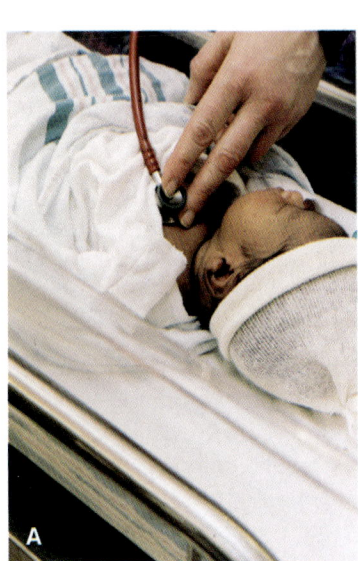
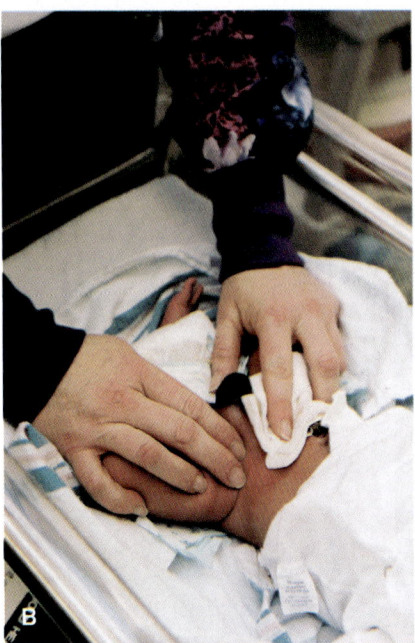
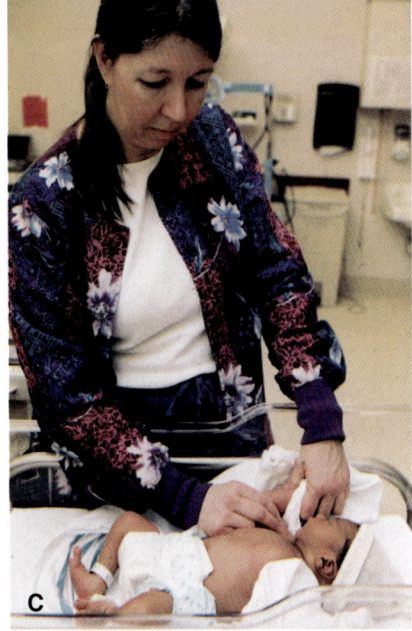

FIGURA 18.10 Avaliação dos sinais vitais do recém-nascido. **A.** Avaliação do pulso apical (*ictus cordis*). **B.** Palpação do pulso femoral. **C.** Palpação do pulso braquial.

PELE

A estrutura da pele do recém-nascido é semelhante à do adulto, mas muitas das suas funções não estão totalmente desenvolvidas. Observe a aparência geral, incluindo coloração, textura, turgor e integridade. A pele do neonato deve ser lisa e flexível e a coloração, consistente com a origem genética.

Condição e cor da pele. Verifique o turgor da pele beliscando uma pequena área sobre o tórax ou abdome e observe a rapidez com que retorna à posição original. No recém-nascido bem hidratado, a pele deve retornar à sua posição normal imediatamente. A pele que permanece "em tenda" após ser beliscada pode indicar desidratação. Uma pequena quantidade de lanugem (cabelo fino e crespo) pode ser observada sobre os ombros e nas laterais do rosto e parte superior das costas. Pode haver rachaduras e descamação da pele. A pele deve estar quente ao toque e intacta.

A pele do recém-nascido muitas vezes parece manchada ou mosqueada, especialmente nas extremidades. A cianose persistente dos dedos das mãos, dos pés e das mãos com coloração azul mosqueada ou vermelha e frialdade é chamada de **acrocianose** (Figura 18.11). Pode ser observada em recém-nascidos durante as primeiras semanas de vida em resposta à exposição ao frio. A acrocianose é normal e intermitente. Qualquer mudança na cor da pele do neonato precisa de uma investigação adicional.

Variações na pele do recém-nascido. Ao examinar a pele, observe se há erupções, equimoses ou petéquias, nevos ou pigmentação escura. As lesões cutâneas podem ser congênitas ou transitórias; elas podem ser decorrentes de uma infecção ou podem resultar do modo de nascimento. Se houver alguma lesão, observe a localização anatômica, a disposição, o tipo e a coloração. Os hematomas podem ser decorrentes do uso de dispositivos como um extrator a vácuo durante o parto. As petéquias podem ser decorrentes de pressão exercida na pele durante o

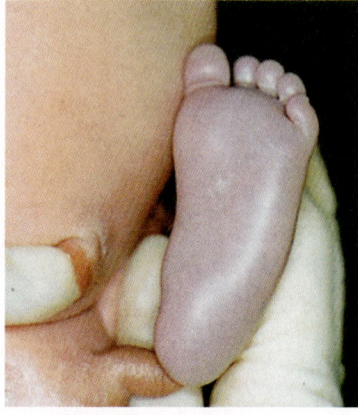

FIGURA 18.11 Acrocianose. Comumente aparece nos pés e nas mãos do recém-nascido logo após o parto. Esse neonato tinha 32 semanas de idade gestacional. (De Fletcher M. [1998]. *Physical diagnosis in neonatology*. Lippincott-Raven Publishers.)

processo de parto. Marcas de fórceps podem ser observadas nas bochechas e nas orelhas. Uma pequena marca de punção pode ser observada se tiver sido utilizado monitoramento interno com eletrodo do couro cabeludo fetal durante o trabalho de parto.

As variações cutâneas comuns incluem vérnix caseoso, bicadas de cegonha ou manchas salmão, miliácea, manchas mongólicas, eritema tóxico, sinal de arlequim, nevo flâmeo (mancha vinho do Porto) e hemangioma em morango (Figura 18.12).

O **vérnix caseoso** é uma substância branca espessa que protege a pele do feto. É formado por secreções das glândulas sebáceas do feto e encontrado durante os primeiros 2 ou 3 dias após o nascimento nas dobras do corpo e no cabelo. Não precisa ser removido porque será absorvido pela pele.

As **manchas salmão** ou bicadas de cegonha são áreas vasculares superficiais encontradas na nuca, nas pálpebras e entre os olhos e o lábio superior (ver Figura 18.12A). O nome vem das marcas na nuca por onde, como diz o mito popular, uma cegonha pegou o recém-nascido. Elas são causadas por uma concentração de vasos sanguíneos imaturos e ficam mais visíveis quando a criança está chorando. São consideradas uma variação da normalidade e a maioria desaparece completamente no decorrer do primeiro ano.

Miliácea (*milium*) consiste em várias glândulas sebáceas fechadas branco-peroladas ou amarelo-claras frequentemente encontradas no nariz de um recém-nascido. Também pode aparecer no queixo e na testa (ver Figura 18.12B). Formam-se a partir das glândulas sebáceas e desaparecem espontaneamente em 2 a 4 semanas. Quando se localizam na boca e nas gengivas de um recém-nascido, são denominadas **pérolas de Epstein**. Ocorrem em aproximadamente 80% dos recém-nascidos. Como a maioria das lesões se rompe espontaneamente nas primeiras semanas de vida, nenhuma intervenção terapêutica é indicada (Schmitt, 2019).

As **manchas mongólicas** são manchas azuis ou roxas benignas que aparecem como lesões solitárias na parte inferior das costas e nas nádegas do recém-nascido, mas podem ocorrer de forma múltipla nas pernas e nos ombros (ver Figura 18.12C). Tendem a estar presentes em neonatos afro-americanos, asiáticos, hispânicos e indianos, mas podem ocorrer em recém-nascidos de pele escura de todas as raças. As manchas são causadas por uma concentração de células pigmentadas e geralmente desaparecem espontaneamente nos primeiros 4 anos de vida. Não devem ser confundidas com hematomas causados por traumatismo (Nguyen & Maguiness, 2019).

O **eritema tóxico** (erupção cutânea do recém-nascido) é uma erupção cutânea benigna, idiopática, generalizada e transitória que ocorre em até 70% de todos os recém-nascidos durante a primeira semana de vida. Consiste em pequenas pápulas ou pústulas cutâneas que se assemelham a picadas de pulgas. Muitas vezes são confundidas com as pústulas estafilocócicas. A erupção é comum

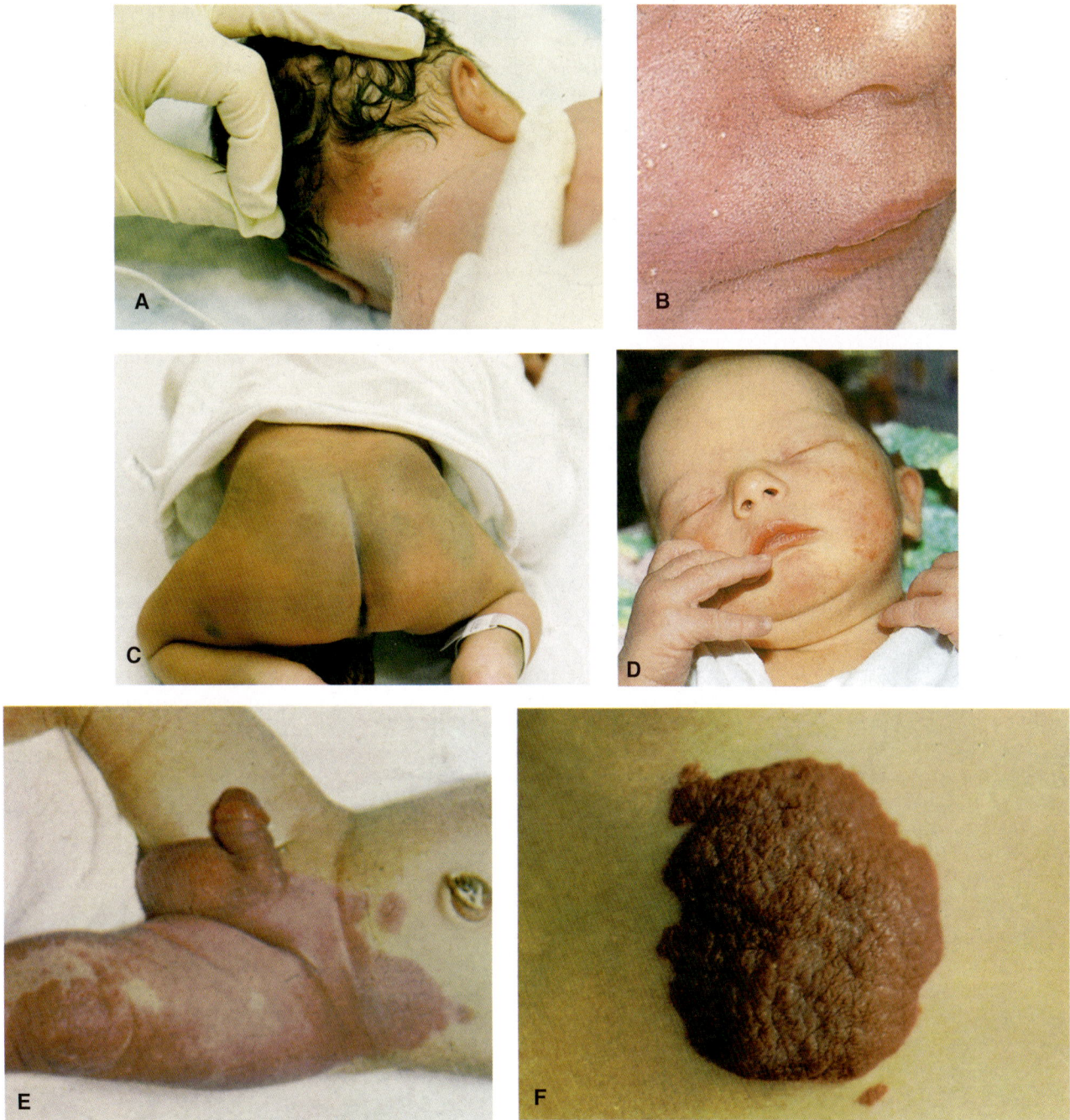

FIGURA 18.12 Variações cutâneas comuns. **A.** Mancha salmão. **B.** Miliácea. **C.** Manchas mongólicas. **D.** Eritema tóxico. **E.** Mancha vinho do Porto (nevo flâmeo). **F.** Hemangioma em morango.

na face, no tórax e nas costas (ver Figura 18.12D). Uma das principais características dessa erupção é a falta de padrão. É causada pela reação dos eosinófilos do recém-nascido ao meio ambiente à medida que o sistema imunológico amadurece. Histologicamente, o eritema tóxico exibe abundância de eosinófilos. Embora tenha sido reconhecido e descrito há séculos, sua etiologia e sua patogênese permanecem obscuras (Gibbs, 2019). Não necessita de nenhum tratamento e desaparece em poucos dias.

O **sinal de arlequim** refere-se à dilatação dos vasos sanguíneos de apenas um lado do corpo, o que confere ao recém-nascido a aparência de estar vestindo uma roupa de palhaço. Produz uma demarcação distinta na linha média, que é descrita como pálida no lado não dependente e vermelha no lado oposto, dependente. É decorrente da autorregulação imatura do fluxo sanguíneo e é comumente observado em neonatos com baixo peso ao nascer quando há mudança de posição (Mathes & Lalor 2019). É transitório e dura até 20 minutos, não sendo necessária nenhuma intervenção.

A **mancha vinho do Porto**, também chamada nevo flâmeo, comumente aparece no rosto do recém-nascido ou em outras áreas do corpo (ver Figura 18.12E). Consiste em um angioma capilar localizado diretamente abaixo da derme. É plano com demarcações nítidas e de coloração vermelho-púrpura. Essa lesão cutânea é composta de capilares maduros congestionados e dilatados. Varia em tamanho de alguns milímetros até grandes lesões, ocasionalmente envolvendo até metade da superfície do corpo. Embora não cresça em área ou tamanho, é permanente e não desaparece. Mesmo que possa ocorrer em qualquer parte do corpo, a maioria está localizada na cabeça e no pescoço. As manchas vinho do Porto podem estar associadas a malformações estruturais, ao crescimento excessivo dos ossos ou músculos e a certos tipos de câncer. O momento ideal para o tratamento é antes de 1 ano. Estudos recentes observaram uma associação entre marcas de nascença em vinho do Porto e câncer da infância. Os recém-nascidos com essas lesões devem ser monitorados com exames oftalmológicos periódicos, exames de neuroimagem e medições dos membros. *Lasers* e luz pulsada intensa têm sido usados para remover as lesões maiores com algum sucesso, mas a eficácia da terapia não melhorou em várias décadas, apesar das inúmeras inovações técnicas e intervenções farmacológicas (Van Raath et al., 2019).

Nevo vascular, também denominado hemangioma em morango, é um hemangioma capilar benigno nas camadas dérmica e subdérmica. Apresenta-se elevado, vermelho-escuro e bem demarcado (ver Figura 18.12F). É comumente encontrado na região da cabeça algumas semanas após o nascimento e pode aumentar de tamanho ou número. Comumente ocorre em cerca de 4 a 5% dos recém-nascidos. Esse tipo de hemangioma pode ser sutil ou até mesmo estar ausente nas primeiras semanas de vida, mas se prolifera nos primeiros meses. Comumente observados em prematuros com peso inferior a 1.500 g (Chamli et al., 2019), esses hemangiomas tendem a se resolver por volta dos 3 anos sem qualquer tratamento.

Os aspectos mais importantes da conduta de enfermagem relacionados às variações da pele do recém-nascido incluem adequação e reconhecimento das lesões e conhecimento de seu curso natural para que informações precisas sejam oferecidas aos pais. A maioria das lesões cutâneas não requer nenhuma intervenção terapêutica, mas o encaminhamento é necessário se houver obstrução visual, das vias respiratórias ou do canal auditivo, crescimento extenso, desfiguração facial grave, sangramento recorrente, infecção ou ulceração ou preocupação excessiva dos pais.

CABEÇA

O tamanho da cabeça varia conforme a idade, o sexo e a etnia, e apresenta uma correlação geral com o tamanho do corpo. Inspecione a cabeça de um recém-nascido sob todos os ângulos, que deve parecer simétrica e arredondada. Até 90% das malformações congênitas presentes no nascimento são visíveis na cabeça e no pescoço; portanto, uma avaliação cuidadosa é importante (Jain & Suresh, 2019).

O recém-nascido tem dois fontículos (anteriormente denominados fontanelas) na junção dos ossos cranianos. O fontículo anterior apresenta forma de diamante e se fecha entre 18 e 24 meses. Tipicamente, mede 4 a 6 cm no diâmetro maior (osso a osso). O fontículo posterior é triangular, menor que o anterior (geralmente 0,5 a 1 cm) e se fecha entre 6 e 12 semanas. Palpe ambos, que devem ser macios, planos e abertos, e, em seguida, crânio. À palpação, o crânio deve parecer um pouco liso e fundido, exceto na área dos fontículos, sobre as áreas de moldagem e nas suturas. Avalie também o tamanho da cabeça e dos fontículos anterior e posterior e compare-os com os padrões adequados.

Variações no tamanho e na aparência da cabeça. Durante a inspeção e a palpação, fique alerta para as variações comuns que podem causar assimetria. Isso inclui moldagem, bossa serossanguinolenta (capuz sucedâneo) e céfalo-hematoma.

A **moldagem** é o formato alongado da cabeça do feto para acomodar a passagem pelo canal do parto (Figura 18.13). Ela ocorre em um parto vaginal a partir de uma posição de vértice em que o alongamento da cabeça do feto se desenvolve com proeminência do occipital e linha de sutura sagital sobreposta. Tipicamente, resolve-se dentro de 1 semana após o nascimento sem intervenção.

A **bossa serossanguinolenta**, ou capuz sucedâneo, consiste no edema localizado no couro cabeludo que ocorre devido à pressão do processo do parto. É comumente observada após um trabalho de parto prolongado. Clinicamente, aparece como um edema de tecidos moles mal demarcado que cruza as linhas de sutura. Observam-se edema compressível e petéquias e equimoses sobrepostas (Figura 18.14A). A tumefação desaparece gradualmente em cerca de 3 dias sem qualquer tratamento. Os recém-nascidos que nasceram por extração a vácuo geralmente apresentam bossa serossanguinolenta na área onde o dispositivo foi usado.

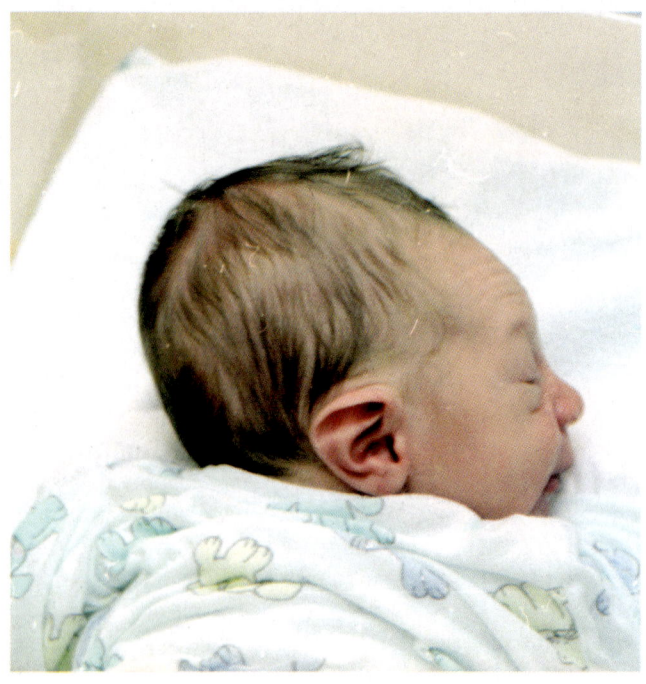

FIGURA 18.13 Moldagem na cabeça de um recém-nascido.

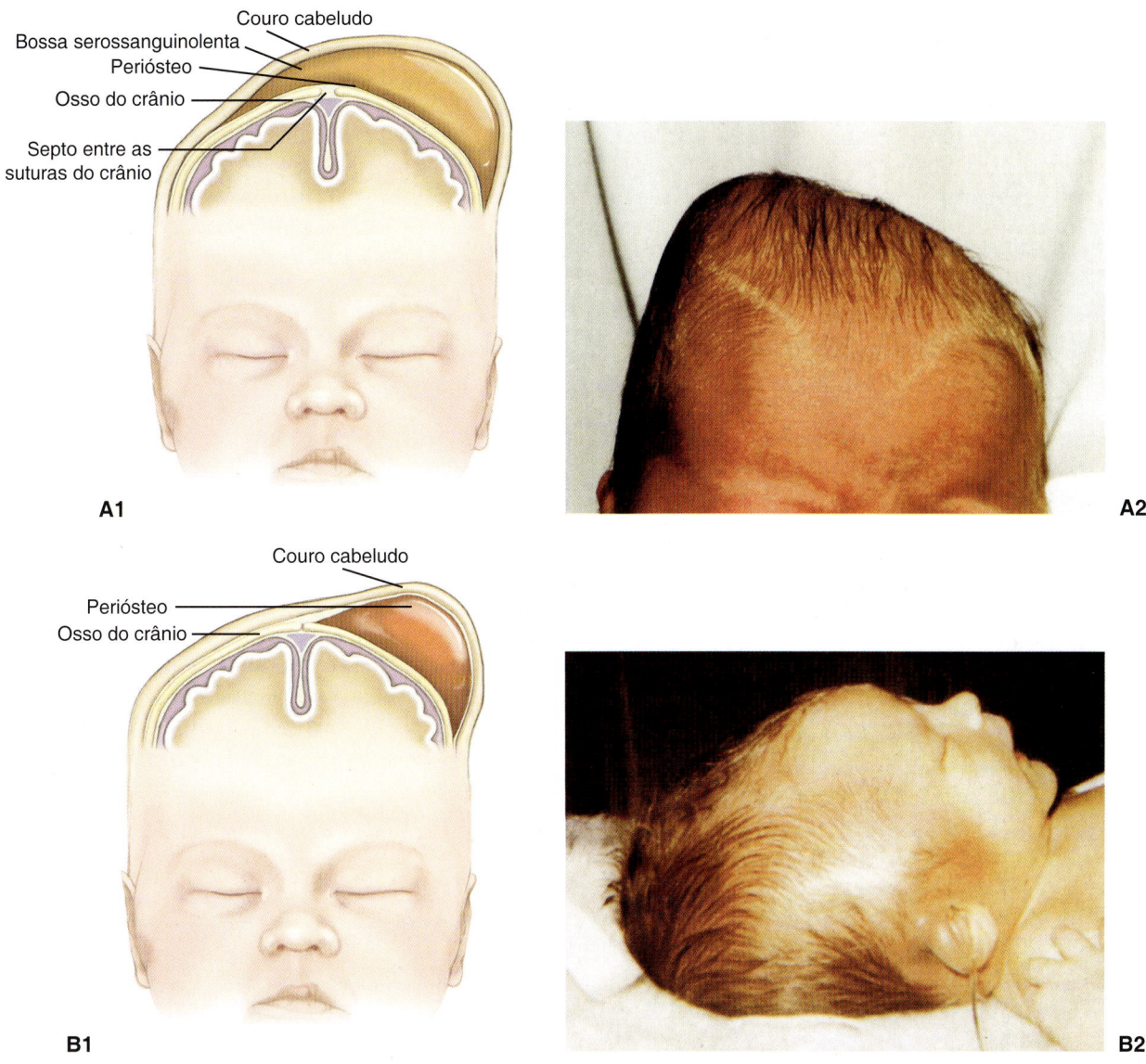

FIGURA 18.14 A1 e **A2.** A bossa serossanguinolenta envolve o acúmulo de líquido seroso e muitas vezes cruza a linha de sutura. **B1** e **B2.** O céfalo-hematoma envolve o acúmulo de sangue e não cruza a linha de sutura. (**A2** e **B2:** Stroup, K. T., & Kersten, H. B. (2015). Chapter 2: Scalp swellings in the newborn. In E. Chung, L. R. Atkinson-McVoy, N. L. Lai, & M. Terry. *Visual Diagnosis and Treatment in Pediatrics* (3rd ed.). Wolters Kluwer Health.)

O **céfalo-hematoma** é uma coleção subperiosteal de sangue localizada e sempre confinada a um osso do crânio. Essa condição é decorrente da pressão sobre a cabeça e da ruptura dos vasos durante o nascimento. Ocorre após um trabalho de parto prolongado e o uso de intervenções obstétricas, como fórceps ou extrator a vácuo. As características clínicas incluem um edema bem demarcado, frequentemente flutuante, sem descoloração da pele sobrejacente. A tumefação não cruza as linhas de sutura e é mais firme ao toque do que uma área edemaciada (Figura 18.14B). A aspiração não é necessária para a resolução e pode aumentar o risco de infecção. A hiperbilirrubinemia ocorre após a degradação dos glóbulos vermelhos dentro do hematoma. Esse tipo de hiperbilirrubinemia surge mais tarde do que a hiperbilirrubinemia fisiológica clássica. O céfalo-hematoma geralmente aparece no segundo ou terceiro dia após o nascimento e desaparece em semanas ou meses. Os céfalo-hematomas volumosos podem causar aumento dos níveis de bilirrubina e subsequente icterícia (Marin & Rosenfeld 2019).

Anormalidades comuns no tamanho da cabeça ou dos fontículos. As anormalidades comuns no tamanho da cabeça ou dos fontículos que podem indicar um problema incluem:

- *Microcefalia* – a circunferência da cabeça com mais de dois desvios padrões abaixo da média ou menos de 10% dos parâmetros normais para a idade gestacional causada por falha de desenvolvimento do encéfalo. Há produção reduzida de neurônios que leva à redução do volume cerebral e, como consequência, a dimensões cranianas menores. É um achado neurológico importante porque pode ser a primeira indicação de um problema congênito, genético ou adquirido subjacente. A microcefalia é comum e afeta cerca de 1 em 30 mil recém-nascidos nos EUA e 1 em 250 mil neonatos em todo o mundo (Genetics Home Reference, 2020). As crianças com microcefalia grave, definida como mais de três desvios padrões abaixo da média para idade e sexo, são mais propensas a apresentar anomalias nos exames de imagem e um mais significativo dano ao desenvolvimento do que aquelas com microcefalia menos acentuada. Essa condição tem estado associada a problemas como convulsões, atraso no desenvolvimento, deficiência intelectual, atraso nas habilidades motoras, dificuldade para engolir, perda auditiva e problemas visuais (CDC, 2020)

- Pode ser familiar, com herança autossômica dominante ou recessiva, e estar associada a infecções (citomegalovírus), à rubéola, à exposição ao vírus Zika, à toxoplasmose, a síndromes como a trissomia do 13, do 18 ou do 21 e à síndrome alcoólica fetal. Aconselhamento genético e manejo clínico por meio da detecção de portadores e do diagnóstico pré-natal nas famílias podem ajudar a reduzir a incidência dessas doenças (Kliegman et al., 2020)

- *Macrocefalia* – uma condição geralmente benigna que é definida como a circunferência occipitofrontal maior que dois desvios padrões acima da média para idade gestacional e sexo ou mais de 90% do normal, geralmente relacionada à hidrocefalia (Nguyen & Thomson, 2019). Frequentemente, é de origem familiar (com herança autossômica dominante) e pode ser uma anomalia isolada ou manifestação de outras anomalias, tais como hidrocefalia e distúrbios esqueléticos (acondroplasia). A maioria dos indivíduos afetados apresenta desenvolvimento normal

- *Fontículos alargados* – diâmetro anterior osso a osso de mais de 6 cm ou diâmetro de mais de 1 cm no fontículo posterior; possivelmente associados a desnutrição, hidrocefalia, hipotireoidismo congênito, trissomias do 13, do 18 e do 21 e a vários distúrbios ósseos, como a osteogênese imperfeita

- *Fontículos pequenos ou fechados* – diâmetros anterior e posterior menores do que o normal ou fontículos fechados no nascimento. A craniossinostose e o desenvolvimento encefálico anormal referem-se à fusão prematura de suturas cranianas com inibição do crescimento do osso craniano perpendicular, ambos associados a um fontículo pequeno ou ao fechamento precoce do fontículo associado à microcefalia. As estratégias de tratamento para recém-nascidos com craniossinostose sindrômica requerem equipes multiprofissionais de subespecialidade para fornecer cuidados ideais para abordagens reconstrutivas complexas (Sawh-Martinez & Steinbacher, 2019).

FACE

Observe a integridade e a simetria da face do recém-nascido. A face deve ter bochechas cheias e ser simétrica quando o neonato está dormindo e chorando. Caso tenha sido usado fórceps durante o parto, o recém-nascido pode ter hematomas e áreas avermelhadas nas bochechas e nos ossos parietais devido à pressão das lâminas do instrumento. Tranquilize os pais de que isso se resolve sem tratamento e aponte a melhora a cada dia.

Os problemas com a face também podem envolver paralisia do nervo facial causada por traumatismo com o uso de fórceps. A paralisia geralmente é aparente no primeiro ou no segundo dia de vida. Tipicamente, o recém-nascido demonstrará assimetria da face com incapacidade de fechar os olhos e mover os lábios no lado afetado. Os neonatos com paralisia do nervo facial têm dificuldade em vedar os lábios e, consequentemente, o leite ou a fórmula gotejam do lado paralisado da boca. A maioria das paralisias do nervo facial resolve-se espontaneamente em alguns dias, embora a recuperação completa possa levar de semanas a meses. Tente determinar a causa com base no histórico do recém-nascido.

Nariz. Inspecione o nariz do recém-nascido quanto a tamanho, simetria, posição e existência ou não de lesões, o qual é pequeno e estreito e deve estar posicionado na linha média, ter narinas pérvias e septo íntegro. As narinas devem apresentar o mesmo tamanho e estar pérvias. Uma leve secreção mucosa pode estar presente, mas não deve haver uma drenagem real. O recém-nascido é um respirador nasal preferencial e usará os espirros para limpar o nariz, se necessário. O neonato consegue sentir odores depois que o líquido amniótico e o muco tiverem sido removidos das vias nasais (Salandy et al., 2019).

Boca. Inspecione a boca, os lábios e as estruturas internas do recém-nascido. Os lábios devem estar intactos com movimento simétrico e posicionados na linha média; não deve haver nenhuma lesão. Inspecione os lábios quanto a cor, umidade e sulcos adequados. Os lábios devem envolver o dedo do examinador para formar um vácuo. As variações que envolvem o lábio podem incluir uma fenda do lábio superior (separação que se estende até o nariz) ou uma do lábio superior fina associada à síndrome do álcool fetal.

Avalie o interior da cavidade bucal quanto a alinhamento da mandíbula; palatos mole e duro intactos; coxins gordurosos das bochechas; existência da úvula na linha média; livre movimentação da língua; e existência dos reflexos faríngeo, de deglutição e de sucção. As mucosas que revestem a cavidade oral devem estar rosadas e úmidas, com pouca saliva.

As variações normais podem incluir pérolas de Epstein, dentes natais irrompidos que podem precisar ser removidos para evitar aspiração (Figura 18.15) e candidíase (placas brancas dentro da boca causadas pela exposição a *Candida albicans* durante o parto), que não pode ser removida com a ponta de um cotonete.

Olhos. Inspecione as estruturas externas do olho, incluindo as pálpebras, os cílios, a conjuntiva, a esclera, a íris e as pupilas quanto a posição, coloração, tamanho e movimento.

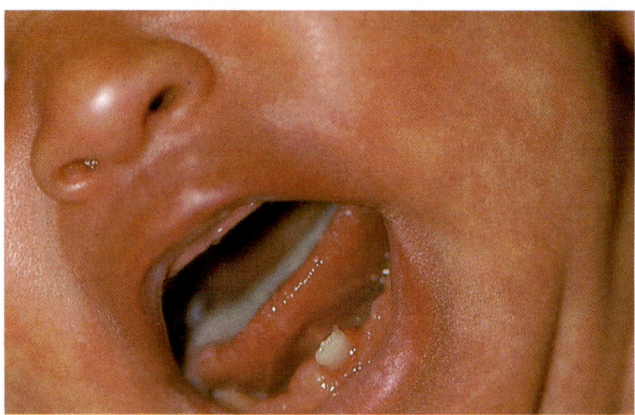

FIGURA 18.15 Dente natal em um recém-nascido com 16 dias de vida. Os dentes natais podem ser encontrados no nascimento e geralmente são considerados benignos. Não é necessário tratamento se eles não interferirem na alimentação.

Pode haver edema acentuado das pálpebras e hemorragias subconjuntivais devido à pressão durante o nascimento. Os olhos devem ser brilhantes e estar posicionados simetricamente. Teste o reflexo de piscar aproximando um objeto do olho: o recém-nascido deve responder rapidamente piscando. Também teste o reflexo pupilar do neonato: as pupilas devem ser simétricas, redondas e reativas à luz bilateralmente. Avalie o olhar do recém-nascido: ele deve ser capaz de rastrear objetos até a linha média. O movimento pode ser descoordenado durante as primeiras semanas de vida. Muitos recém-nascidos têm um estrabismo transitório (desvio ou deslocamento dos olhos de forma independente) e um nistagmo progressivo (movimento ocular repetitivo involuntário), que é causado por controle muscular imaturo. Ambos são normais nos primeiros 3 a 6 meses de vida.

Examine as estruturas internas do olho. Um reflexo vermelho (aspecto vermelho luminoso visto na retina) deve ser observado bilateralmente na retinoscopia. O reflexo vermelho normalmente não mostra opacidade ou irregularidades.

A conjuntivite química comumente ocorre 24 horas depois da instilação da profilaxia ocular após o nascimento. Há edema palpebral com secreção estéril em ambos os olhos. Geralmente, resolve-se em 48 horas sem tratamento.

Orelhas. Inspecione o tamanho, o formato, a condição da pele, a localização, a quantidade de cartilagem e a patência do canal auditivo. As orelhas devem ser macias e flexíveis e recuar rápida e facilmente quando dobradas e soltas. As orelhas devem estar alinhadas com o canto externo dos olhos. Orelhas de implantação baixa e orelhas de formato anormal são características de muitas síndromes e anomalias genéticas, como a trissomia do 13 ou do 18, e anomalias de órgãos internos envolvendo o sistema renal. Os achados de acrocórdons pré-auriculares ou nos seios da face exigem uma avaliação mais aprofundada à procura de possíveis anomalias renais, já que ambos os sistemas se desenvolvem ao mesmo tempo.

Normalmente não é realizado um exame otoscópico porque os canais auditivos do recém-nascido estão cheios de líquido amniótico e vérnix caseoso, o que dificultaria a visualização da membrana timpânica.

Nos EUA, a triagem auditiva neonatal é exigida por lei na maioria dos estados (discutida mais adiante neste capítulo).[3] A perda auditiva é o defeito de nascença mais comum nos EUA: um em cada mil recém-nascidos é gravemente surdo e três em cada mil apresentam algum grau de deficiência auditiva (March of Dimes, 2019). A OMS estima que pelo menos 45 milhões de crianças com menos de 15 anos tenham perda auditiva incapacitante em todo o mundo. Estima-se que até 2050, mais de 900 milhões de pessoas terão uma perda auditiva incapacitante (2019a). Os atrasos na identificação e na intervenção podem afetar o desenvolvimento cognitivo, verbal, comportamental e emocional da criança. A triagem no nascimento reduziu a idade em que os recém-nascidos com perda auditiva são identificados e melhorou drasticamente as taxas de intervenção precoce.

Os tratamentos disponíveis incluem implante coclear, amplificação da audição e acompanhamento por um fonoaudiólogo, otorrinolaringologista, pediatra, geneticista e especialista em educação de surdos (Marx et al., 2019). Antes da triagem neonatal universal, as crianças geralmente tinham mais de 2 anos quando uma perda auditiva congênita significativa era detectada; a essa altura, já havia afetado as habilidades de fala e linguagem (CDC, 2019d).

As causas da perda auditiva podem ser condutivas, neurossensoriais ou centrais. Os fatores de risco para perda auditiva congênita incluem genética, infecções perinatais maternas, tais como citomegalovírus, rubéola e toxoplasmose, exposição a medicamentos ototóxicos e parto prematuro com necessidade de permanência na unidade de terapia intensiva neonatal (UTIN) (Victory, 2020).

Para avaliar a capacidade auditiva em geral, observe a resposta do recém-nascido a ruídos e conversas. O neonato normalmente se vira na direção desses ruídos e se assusta com os sons altos.

PESCOÇO

Inspecione o pescoço do recém-nascido para avaliar se há movimento e capacidade de apoiar a cabeça, o qual parecerá quase inexistente porque é muito curto. Geralmente são observadas pregas no pescoço, que deve se mover livremente em todas as direções e ser capaz de segurar a cabeça na posição mediana. O recém-nascido deve ter controle de cabeça suficiente para ser capaz de segurá-lo brevemente sem apoio. Relate quaisquer desvios, como movimento restrito do pescoço ou ausência de controle da cabeça.

---

[3]N.R.T.: Em 2012, o Ministério da Saúde do Brasil (Secretaria de Atenção à Saúde, Departamento de Ações Programáticas Estratégicas e Departamento de Atenção Especializada Brasil) publicou as *Diretrizes de Atenção da Triagem Auditiva Neonatal* em conjunto com várias Sociedades de Saúde afins. Sugere-se, para aprofundamento, a leitura do material. (Fonte: https://bvsms.saude.gov.br/bvs/publicacoes/diretrizes_atencao_triagem_auditiva_neonatal.pdf. Acesso em: 14 out. 2021.)

Inspecione também as clavículas, que devem estar retas e intactas, sendo elas os ossos mais comumente fraturados em recém-nascidos, especialmente os macrossômicos que passam por partos vaginais difíceis, partos vaginais com uso de instrumentos, posições fetais anormais e no caso de obesidade materna. Na maioria dos casos, a clavícula fraturada é assintomática, mas podem ser observados edema, crepitação e movimentos diminuídos ou ausentes e dor espontânea ou na mobilização do braço afetado. Os principais fatores de risco para fraturas de clavícula são tipicamente partos com extrator a vácuo e fetos de grande peso ao nascer (Martin & Rosenfeld, 2019). Se o recém-nascido com fratura de clavícula estiver com dor, o braço afetado deve ser imobilizado e abduzido em mais de 60º e o cotovelo flexionado a mais de 90º. Além da imobilização, o tratamento envolve minimizar a dor geral.

TÓRAX

Inspecione o tórax do recém-nascido avaliando o tamanho, o formato e a simetria, o qual deve ser redondo, simétrico e 2 a 3 cm menor que a circunferência da cabeça. O processo xifoide pode ser proeminente no nascimento, mas geralmente se torna menos aparente quando o tecido adiposo se acumula. Os mamilos podem estar ingurgitados e produzir uma secreção branca, que ocorre tanto em meninos quanto em meninas e é resultado da exposição a altos níveis de estrogênio materno durante o período intrauterino. Esse ingurgitamento e a secreção leitosa geralmente desaparecem em algumas semanas. Alguns recém-nascidos podem ter mamilos extras, chamados de mamilos supranumerários. Tipicamente, consistem em pequenas áreas pigmentadas elevadas verticais à linha do mamilo principal, 5 a 6 cm abaixo do mamilo normal. Os mamilos supranumerários podem ser unilaterais ou bilaterais e incluir aréola, mamilo ou ambos. Eles tendem a ser hereditários e não contêm tecido glandular. Os mamilos supranumerários são geralmente considerados benignos. Alguns estudos sugeriram uma associação com anomalias renais ou urogenitais e outros não conseguiram mostrar nenhuma associação. Não há evidências suficientes para recomendar estudos de imagem ou remoção na ausência de outras preocupações clínicas ou achados físicos (Grewal, 2019). Tranquilize os pais que esses mamilos extras são inofensivos.

O tórax do recém-nascido geralmente apresenta uma forma de barril, é simétrico, com diâmetros anteroposterior e lateral iguais. Ausculte os pulmões bilateralmente para verificar a simetria entre os lados. Os sons respiratórios normais devem ser ouvidos com pouca diferença entre a inspiração e a expiração. Podem ser ouvidas crepitações finas na inspiração logo após o nascimento como resultado da eliminação do líquido amniótico dos pulmões. Sons respiratórios diminuídos podem indicar atelectasia ou pneumonia (Jarvis & Eckhardt, 2020).

Ausculte o coração quando o recém-nascido estiver calmo ou dormindo. As bulhas cardíacas S1 e S2 são hiperfonéticas no nascimento. O ponto de impulso máximo encontra-se lateralmente à linha hemiclavicular, localizada no quarto espaço intercostal. Um ponto de impulso máximo deslocado pode indicar pneumotórax hipertensivo ou cardiomegalia. Os sopros são comuns durante as primeiras horas, quando o forame oval está se fechando. Embora os sopros cardíacos no período neonatal não indiquem necessariamente doença cardíaca, eles devem ser avaliados se persistirem (King et al., 2019).

ABDOME

Inspecione a forma e o movimento do abdome do recém-nascido, que tipicamente é protuberante, mas não distendido. Esse contorno é resultado da imaturidade dos músculos abdominais, que são sincronizados com a respiração porque os neonatos às vezes respiram pelo abdome.

Ausculte os ruídos intestinais nos quatro quadrantes e palpe o abdome para avaliar a consistência, a existência de massas e se há dor à palpação. Realize a ausculta e a palpação sistematicamente no sentido horário até que todos os quatro quadrantes tenham sido avaliados. Palpe suavemente o fígado, os rins e qualquer massa. O fígado normalmente é palpável 1 a 3 cm abaixo da margem costal na linha hemiclavicular. Os rins estão 1 a 2 cm acima e em ambos os lados do umbigo. Os achados normais incluem ruídos intestinais em todos os quatro quadrantes e ausência de massa ou dor à palpação. Ruídos intestinais ausentes ou hiperativos podem indicar uma obstrução intestinal. A distensão abdominal pode indicar ascite, obstrução, infecção, massas, hidronefrose e/ou um órgão abdominal aumentado. O recém-nascido também pode apresentar sinais de dor abdominal (Lynn et al., 2019). Os exames de imagem constituem um dos pilares no diagnóstico de doenças abdominais e devem ser realizados em um neonato com distensão abdominal para determinar a etiologia subjacente.

Inspecione a área do cordão umbilical analisando se há a quantidade correta de vasos sanguíneos (duas artérias e uma veia). A veia umbilical é maior do que as duas artérias umbilicais. A evidência de apenas uma única artéria umbilical está associada a anomalias renais e gastrintestinais. Inspecione também a área umbilical em busca de sinais de sangramento, infecção, inflamação, vermelhidão, tumefação, secreção ou sangramento purulentos, eritema ao redor do umbigo, granuloma ou comunicação anormal com os órgãos intra-abdominais. As infecções umbilicais podem ocorrer em virtude de um remanescente embriológico ou falta de higiene. Tradicionalmente, os microrganismos gram-positivos, como o *Staphylococcus aureus* e o *Streptococcus pyogenes,* são os mais comumente identificados, mas infecções por gram-negativos e polimicrobianas também são observadas atualmente. A infecção do cordão umbilical (onfalite) pode se espalhar para o tecido adjacente, causando então peritonite, trombose da veia hepática e abscesso hepático. A onfalite é uma verdadeira emergência médica que pode progredir rapidamente para sepse e morte, sendo necessários avaliação e encaminhamento imediatos (Painter & Feldman, 2019). Ver Prática baseada em evidências 18.1.

PRÁTICA BASEADA EM EVIDÊNCIAS **18.1** Revisão sistemática do efeito da aplicação tópica de leite materno na separação precoce do cordão umbilical

ESTUDO

As práticas de cuidado com o cordão umbilical variam em todo o mundo devido às tradições culturais e às práticas globais de saúde. A OMS recomenda cuidados com o cordão umbilical sem a aplicação de uma substância tópica em países com baixas taxas de mortalidade neonatal. A aplicação de clorexidina tópica é sugerida em áreas com maior mortalidade infantil. Alguns estudos descreveram que os antissépticos prolongam o tempo de separação do cordão umbilical. O descolamento precoce do cordão é preferido. O uso de leite materno tópico tem sido sugerido como uma substância eficaz para o cuidado com o cordão porque apresenta propriedades curativas antimicrobianas e efeitos anti-inflamatórios. O objetivo desta revisão foi avaliar a eficácia da aplicação tópica de leite materno para reduzir o tempo de separação do cordão umbilical.

Achados

Entre cerca de 1.300 artigos selecionados, foram incluídos 8 artigos que constituíam ensaios clínicos randomizados nessa revisão sistemática com metanálise. Os resultados mostraram que os recém-nascidos que receberam aplicação tópica de leite materno no cordão umbilical apresentaram tempos significativamente mais curtos para a separação do cordão do que os recém-nascidos que receberam cuidados com o cordão seco.

Implicações para a enfermagem

Os cuidados com o cordão umbilical constituem uma parte essencial dos cuidados neonatais. Esta revisão encontrou uma redução significativa no tempo de separação do cordão quando utilizada a aplicação tópica de leite materno humano em comparação com o padrão de cuidado do cordão umbilical seco. O cuidado ideal com o cordão umbilical tem o potencial de reduzir a morbidade e a mortalidade neonatais. Os profissionais de enfermagem devem instruir as mães a lavar as mãos antes de tirar o leite, aplicar várias gotas de leite materno no coto umbilical e deixá-lo secar. O regime de cuidados com o uso de leite materno humano no cordão umbilical é seguro, conveniente, viável, econômico e não invasivo. Esse regime deve ser considerado um método alternativo em ambientes hospitalares.

Adaptado de Lau, Y., & Kirk, A. H. P. (2019). Systematic review of the effect of topical application of human breast milk on early umbilical cord separation. *Journal of Obstetric, Gynecologic, & Neonatal Nursing*, 48(2), 121-129.

GENITÁLIA

Masculina. Inspecione o pênis e o escroto no menino. No recém-nascido circuncidado, a glande deve ser lisa com o meato centrado na ponta do pênis. A glande aparecerá avermelhada até que cicatrize. No caso do recém-nascido não circuncidado, o prepúcio deve cobrir a glande. Verifique a posição do meato urinário; ele deve estar na linha média, na ponta da glande. Se estiver na superfície ventral do pênis, a condição é denominada hipospadia; se estiver na superfície dorsal do pênis, é denominada epispadia. Em ambos os casos, a circuncisão deve ser evitada até uma nova avaliação.

Inspecione o escroto para avaliar o tamanho, a simetria, a coloração, a presença de pregueamento e a localização dos testículos, o qual geralmente exibe uma aparência relativamente grande e com rugas bem formadas que devem cobri-lo. Não deve haver saliências, tumefação ou alteração da coloração (Figura 18.16A).

Palpe o escroto à procura de evidências dos testículos, que devem estar nessa localização e ser firmes, lisos e apresentar o mesmo tamanho em ambos os lados do escroto no recém-nascido a termo. A criptorquidia (testículos que não desceram para o escroto) pode ser palpada no canal inguinal em recém-nascidos pré-termo; pode ser unilateral ou bilateral. Se os testículos não forem palpáveis dentro do escroto, é necessária uma investigação adicional.

Feminina. Na recém-nascida, inspecione os órgãos genitais externos. O meato uretral está localizado abaixo do clitóris na linha média (King et al., 2019). Em contraste com os órgãos genitais externos masculinos, na menina os órgãos estarão ingurgitados e os lábios maiores e menores do pudendo, edemaciados. Os lábios maiores são grandes e recobrem os lábios menores. O clitóris é grande e o hímen é espesso. Esses achados ocorrem em

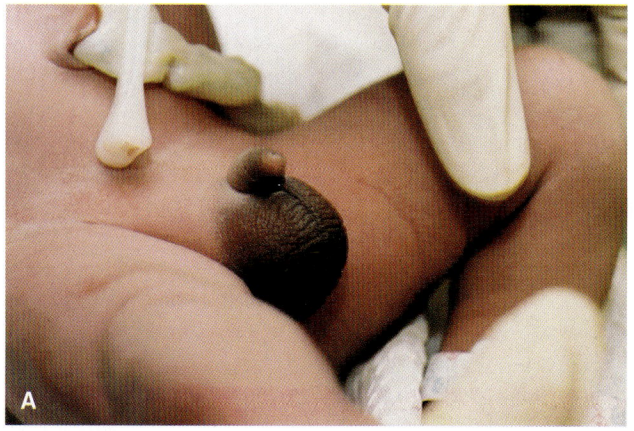
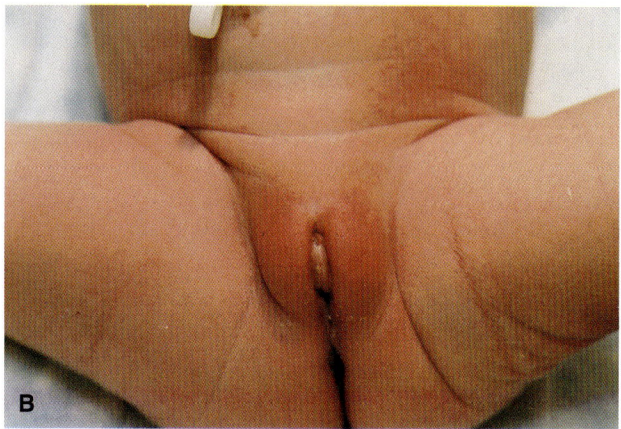

FIGURA 18.16 Genitália do recém-nascido. **A.** Genitália masculina. Observe a coloração escurecida do escroto. **B.** Genitália feminina.

virtude da ação dos hormônios maternos estrogênio e progesterona (Figura 18.16B). Pode haver também uma secreção vaginal composta de muco misturado com sangue durante as primeiras semanas de vida. Essa secreção, chamada de **pseudomenstruação**, não necessita de tratamento. Explique esse fenômeno aos pais.

As variações em recém-nascidas podem incluir uma protuberância labial, que pode indicar hérnia inguinal, genitália ambígua, uma fístula retovaginal com fezes na vagina e hímen imperfurado.

Masculina e feminina. Inspecione o ânus nos recém-nascidos do sexo masculino e feminino para avaliar sua posição e patência. A eliminação de mecônio indica que há patência anal. Se o mecônio não for eliminado, um termômetro retal lubrificado pode ser inserido ou um exame digital realizado para determinar se existe patência. Os achados anormais incluem fissuras ou fístulas anais e não eliminação de mecônio dentro das primeiras 24 horas após o nascimento.

EXTREMIDADES E DORSO

Membros superiores. Inspecione os membros superiores do recém-nascido para avaliar sua aparência e seu movimento, assim como as mãos, avaliando a forma, o número e a posição dos dedos e a existência de pregas palmares. Os braços e as mãos do recém-nascido devem ser simétricos e se mover ao longo de toda a amplitude de movimento sem hesitação. Observe o movimento espontâneo dos membros. Cada mão deve ter cinco dedos. Observe se há dedos extras (polidactilia) ou fusão de dois ou mais dedos (sindactilia). A maioria dos recém-nascidos apresenta três pregas palmares na mão. Uma única prega palmar, chamada de linha simiesca, está frequentemente associada à síndrome de Down.

A lesão do plexo braquial pode ocorrer durante um parto difícil envolvendo distocia de ombro. Sua incidência é de aproximadamente um a quatro a cada mil nascidos vivos (Edgington & Joughin, 2020). A paralisia de Erb é uma lesão resultante de dano ao plexo braquial superior, e as paralisias associadas ao plexo braquial inferior são denominadas paralisias de Klumpke. Os fatores associados à paralisia obstétrica do plexo braquial incluem grande peso ao nascer, parto pélvico, trabalho de parto prolongado, diabetes materno, obesidade, parto vaginal operatório e distocia de ombro. A paralisia obstétrica do plexo braquial resulta de uma tração lateral excessiva da cabeça para longe do ombro. Essa força sobre o plexo braquial pode causar vários graus de lesão aos nervos. O braço afetado pende flácido ao lado do corpo, e o ombro e o braço afetados permanecem em abdução, extensão e rotação com punho em pronação. O reflexo de Moro está ausente no lado afetado na paralisia braquial. A recuperação completa pode levar 6 meses ou mais. Pesquisas recentes indicam que as forças de trabalho de parto endógenas constituem a etiologia dessa lesão. Apesar dos avanços na assistência obstétrica, a incidência de lesões do plexo braquial pode estar aumentando devido ao maior número de recém-nascidos com alto peso (Galbiatti et al., 2020).

Membros inferiores. Avalie os membros inferiores da mesma maneira. Eles devem exibir o mesmo comprimento com pregas cutâneas simétricas. Inspecione os pés à procura de pé torto congênito (pés voltados para dentro), que é secundário ao posicionamento intrauterino. O pé torto congênito pode ser posicional ou estrutural. Realize as manobras de Ortolani e Barlow para identificar a luxação congênita do quadril, comumente chamada de displasia do desenvolvimento do quadril. O Procedimento de enfermagem 18.1 destaca as etapas para a realização dessas manobras. A Tabela 18.3 resume a avaliação do recém-nascido.

ESTADO NEUROLÓGICO

Estado de alerta, postura e tônus muscular do recém-nascido. O recém-nascido deve estar alerta e não persistentemente letárgico. A postura normal é com os quadris abduzidos e parcialmente flexionados com os joelhos fletidos. Os braços estão aduzidos e com cotovelos flexionados. Frequentemente, os punhos estão cerrados, com os dedos cobrindo o polegar.

Para avaliar o tônus muscular, segure o neonato com uma das mãos sob o tórax. Observe como os músculos do pescoço sustentam a cabeça. Os músculos extensores do pescoço devem ser capazes de manter a cabeça alinhada por alguns instantes. Deve haver apenas um ligeiro atraso no movimento da cabeça ao puxar o recém-nascido da posição de decúbito dorsal para a posição de sentar.

Reflexos do recém-nascido. Os reflexos estão presentes em todos os recém-nascidos e, se ausentes ou persistentes após certo período, podem indicar um problema do SNC. Avalie os reflexos do neonato para determinar a função e o desenvolvimento neurológicos. A ausência de reflexos ou a existência de reflexos anormais em um recém-nascido, a persistência de um reflexo além da idade em que ele normalmente é integrado ou o retorno de um reflexo primitivo em uma criança maior ou em um adulto podem indicar uma doença neurológica (Tabela 18.4). Os reflexos comumente avaliados no recém-nascido incluem os reflexos de sucção, de Moro, de piscadela, tônico cervical, de busca, sinal de Babinski e de preensão palmar e preensão plantar. Os reflexos espinais testados incluem o encurvamento troncular (reflexo de Galant) e o reflexo anocutâneo (contração anal).

O *reflexo de sucção* é provocado estimulando delicadamente os lábios do recém-nascido ao tocá-los. O neonato tipicamente abre a boca e começa um movimento de sucção. A colocação de um dedo enluvado na boca do recém-nascido também provoca um movimento de sucção (Figura 18.17A).

O *reflexo de Moro*, também chamado de reflexo de abraço, ocorre quando o recém-nascido se assusta. Para induzir esse reflexo, coloque o neonato em decúbito

PROCEDIMENTO DE ENFERMAGEM 18.1 Realização das manobras de Ortolani e Barlow

Objetivo: detectar displasia congênita do desenvolvimento do quadril

Manobra de Ortolani

1. Colocar o recém-nascido em decúbito dorsal e flexionar os quadris e joelhos a 90°.

2. Segurar a parte interna das coxas e abduzir o quadril (geralmente a cerca de 180°) aplicando pressão para cima.

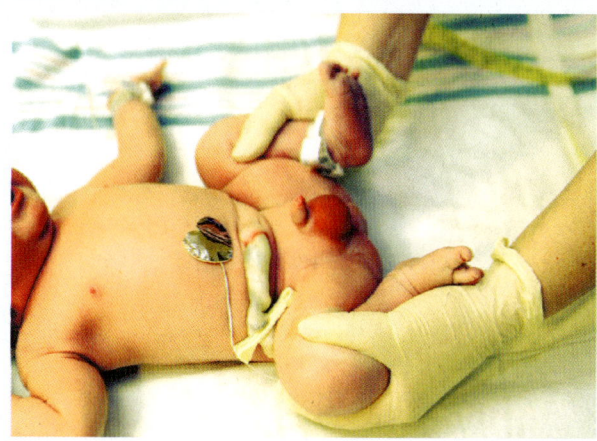

3. Ficar atento para quaisquer ruídos durante a manobra. Não deve haver nenhum "estalido" ou "clique" quando as pernas forem abduzidas. Esse som indicaria o choque da cabeça femoral contra o acetábulo conforme a cabeça do fêmur torna a se encaixar. Isso sugere displasia do desenvolvimento do quadril.

Manobra de Barlow

1. Com o recém-nascido ainda em decúbito dorsal e segurando a parte interna das coxas (como já foi mencionado), aduzir as coxas enquanto aplica pressão para fora e para baixo às coxas.

2. Sentir a cabeça do fêmur deslizando para fora do acetábulo; ouvir também se há um clique. Inspecione o dorso. A coluna vertebral deve parecer reta e plana e ser facilmente flexionada quando o recém-nascido é segurado em uma posição de bruços. Observe se há presença de um tufo de cabelo, depressão pilonidal na linha média, cisto ou massa ao longo da coluna vertebral. Esses achados anormais devem ser documentados e relatados ao médico responsável.

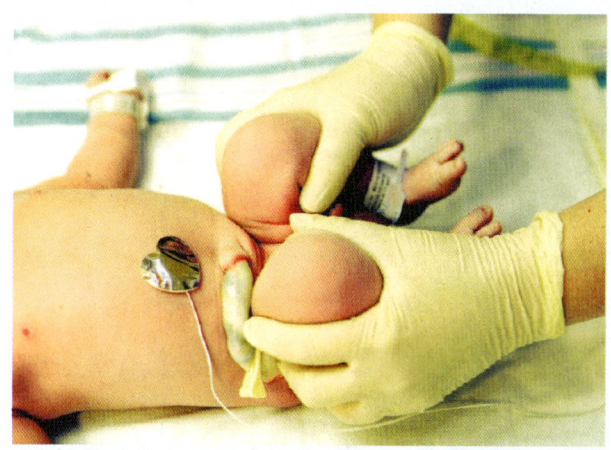

Tamai, J. (2019). Developmental dysplasia of the hip. *eMedicine*. Disponível em: https://emedicine.medscape.com/article/1248135-overview. Acesso em: 6 fev. 2020. De Jarvis, C., & Eckhardt, A. (2020). *Physical examination & health assessment* (8th ed.). Elsevier.

dorsal. Sustente o peso da parte superior do corpo do recém-nascido em decúbito dorsal pelos braços usando um movimento de elevação, sem levantá-lo da superfície. Em seguida, solte os braços repentinamente. O recém-nascido abre os braços para fora e flexiona os joelhos; a seguir, os braços retornam ao tórax. Os dedos das mãos também se abrem, formando um "C". O neonato inicialmente parece assustado e depois relaxa para uma posição normal de repouso (Figura 18.17B).

Avalie o *reflexo de marcha* segurando o recém-nascido na posição vertical e inclinado para a frente com as solas dos pés tocando uma superfície plana. O neonato deve fazer um movimento de andar ou de dar um passo, alternando a flexão e a extensão com a planta dos pés (Figura 18.17C).

O *reflexo tônico cervical* assemelha-se à postura de um esgrimista e costuma ser chamado de reflexo de esgrima. Teste esse reflexo com o recém-nascido em decúbito dorsal. Vire a cabeça do neonato para o lado. O braço para o qual o recém-nascido estiver olhando deve se estender imediatamente para longe do corpo com a mão parcialmente aberta, enquanto o braço do lado oposto ao rosto é flexionado e o punho cerrado com força. Inverter a direção para a qual o rosto está voltado inverte a posição (Figura 18.17D).

Estimule o *reflexo de busca* acariciando a bochecha do recém-nascido. O neonato deve voltar-se para o lado que foi acariciado e deve começar a fazer movimentos de sucção (Figura 18.17E).

O *reflexo de Babinski* deve estar presente no nascimento e desaparece aproximadamente com 1 ano. É provocado pela estimulação da parte lateral da sola do pé do recém-nascido do calcanhar em direção à planta do pé. Os dedos dos pés devem se abrir. Uma resposta diminuída indica um problema neurológico e precisa de acompanhamento (Figura 18.17F).

O recém-nascido apresenta dois reflexos de preensão: *palmar* e *plantar*. Provoque o reflexo de preensão palmar colocando um dedo na palma da mão aberta do neonato, cuja mão se fechará em torno do dedo do examinador. Tentar remover o dedo faz com que a preensão fique mais forte. Os recém-nascidos têm uma preensão forte e quase

TABELA 18.3	Resumo da avaliação do recém-nascido.	
Avaliação	**Achados comuns**	**Variações e problemas comuns**
Medições antropométricas	Circunferência da cabeça: 33 a 37 cm Circunferência do tórax: 30 a 33 cm Peso: 2.500 a 4.000 g Comprimento: 45 a 55 cm	PIG, GIG, pré-termo, pós-termo
Sinais vitais	Temperatura: 36,5 a 37,5°C Pulso apical: 110 a 160 bpm Frequência respiratória: 30 a 60 irpm	
Pele	Normal: lisa, flexível, com bom turgor, bem hidratada, quente	Icterícia, acrocianose, miliácea, manchas mongólicas, manchas salmão (bicadas de cegonha)
Cabeça	Normal: varia com a idade, o sexo e a etnia	Microcefalia, macrocefalia, fontículos alargados
Face	Normal: bochechas cheias, características faciais simétricas	Paralisia do nervo facial, mancha vinho do Porto, hemangioma em morango
Nariz	Normal: pequeno, implantado na linha média e estreito, com capacidade de sentir odores	Malformação ou obstrução
Boca	Normal: alinhada na linha média, simétrica, palatos mole e duro intactos	Pérolas de Epstein, dentes de erupção precoce, candidíase oral
Pescoço	Normal: curto, com pregas, movendo-se livremente, recém-nascido sustenta a cabeça na linha média	Movimentação restrita, fratura de clavícula
Olhos	Normal: brilhantes e dispostos simetricamente no rosto; no mesmo plano das orelhas	Conjuntivite química, hemorragias subconjuntivais
Orelhas	Normal: macias e flexíveis, com retração rápida quando dobradas e liberadas	Orelhas de implantação baixa, perda auditiva
Tórax	Normal: redondo, simétrico, menor do que a cabeça	Ingurgitação dos mamilos, secreção esbranquiçada
Abdome	Normal: contorno protuberante, macio, três vasos no cordão umbilical	Distendido, apenas dois vasos no cordão umbilical
Órgãos genitais	Menino normal: glande lisa, meato urinário centrado na extremidade do pênis Menina normal: órgãos genitais femininos tumefeitos em decorrência do estrogênio materno	Escroto edemaciado em meninos, secreção vaginal em meninas
Membros e coluna vertebral	Normal: membros simétricos com movimentação livre	Luxação congênita do quadril; tufo de pelo ou depressão na pele sobre a coluna vertebral

Martin, G. I., & Rosenfeld, W. (2019). *Common problems in the newborn nursery: an evidence and case-based guide*. Springer Publishers; Jarvis, C., & Eckhardt, A. (2020). *Physical examination & health assessment* (8th ed.). Elsevier.

TABELA 18.4	Reflexos do recém-nascido: surgimento e integração.	
Reflexo	**Surgimento**	**Integração**
Piscadela	Recém-nascido	Persiste na idade adulta
Moro	Recém-nascido	3 a 6 meses
Preensão palmar	Recém-nascido	3 a 4 meses
Marcha automática	Parto	1 a 2 meses
Tônico cervical	Recém-nascido	3 a 4 meses
Espirro	Recém-nascido	Persiste na idade adulta
Busca	Parto	4 a 6 meses
Reflexo faríngeo	Recém-nascido	Persiste na idade adulta
Reflexo de tosse	Recém-nascido	Persiste na idade adulta
Sinal de Babinski	Recém-nascido	12 meses

podem ser levantados de uma superfície plana se as duas mãos forem usadas. A preensão deve ser igual bilateralmente (Figura 18.17G). A preensão plantar é semelhante à preensão palmar. Coloque um dedo logo abaixo dos dedos dos pés do recém-nascido. Os dedos dos pés normalmente se curvam em torno do dedo do examinador (Figura 18.17H).

Piscar, espirrar, engasgar e *tossir* são reflexos de proteção e são provocados quando um objeto ou uma luz é aproximado do olho (piscar); quando algo irritante é engolido ou uma seringa de bulbo é usada para aspiração (reflexo faríngeo e de tosse); ou quando algo irritante é trazido para perto do nariz (espirros).

O *reflexo de encurvamento do tronco* (*reflexo de Galant*) está presente no nascimento e desaparece entre alguns dias a 4 semanas (Figura 18.18). Com o recém-nascido em decúbito ventral ou em suspensão ventral, aplique uma pressão

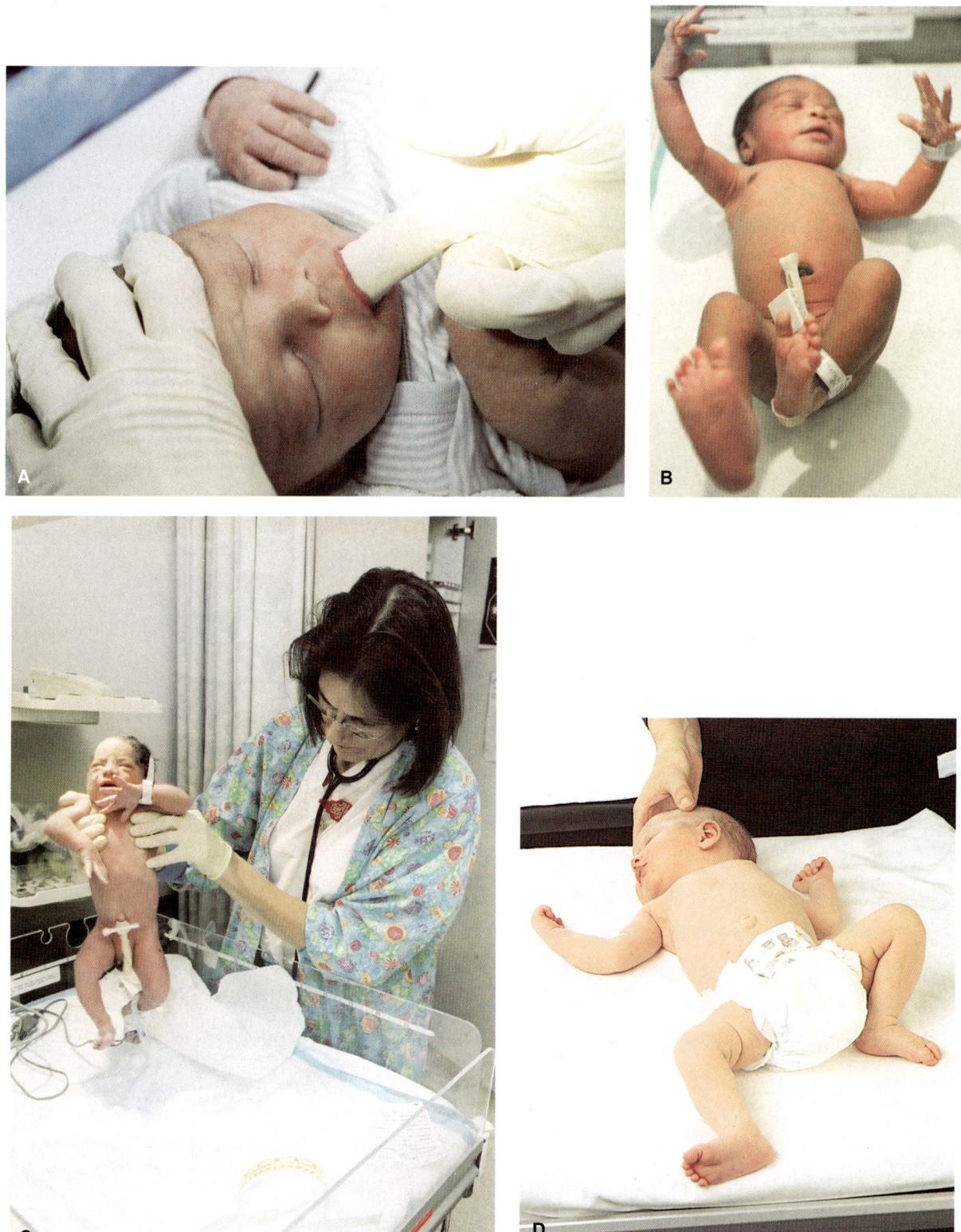

FIGURA 18.17 Reflexos do recém-nascido. **A.** Reflexo de sucção. **B.** Reflexo de Moro. **C.** Reflexo de marcha automática. **D.** Reflexo tônico cervical (*continua*).

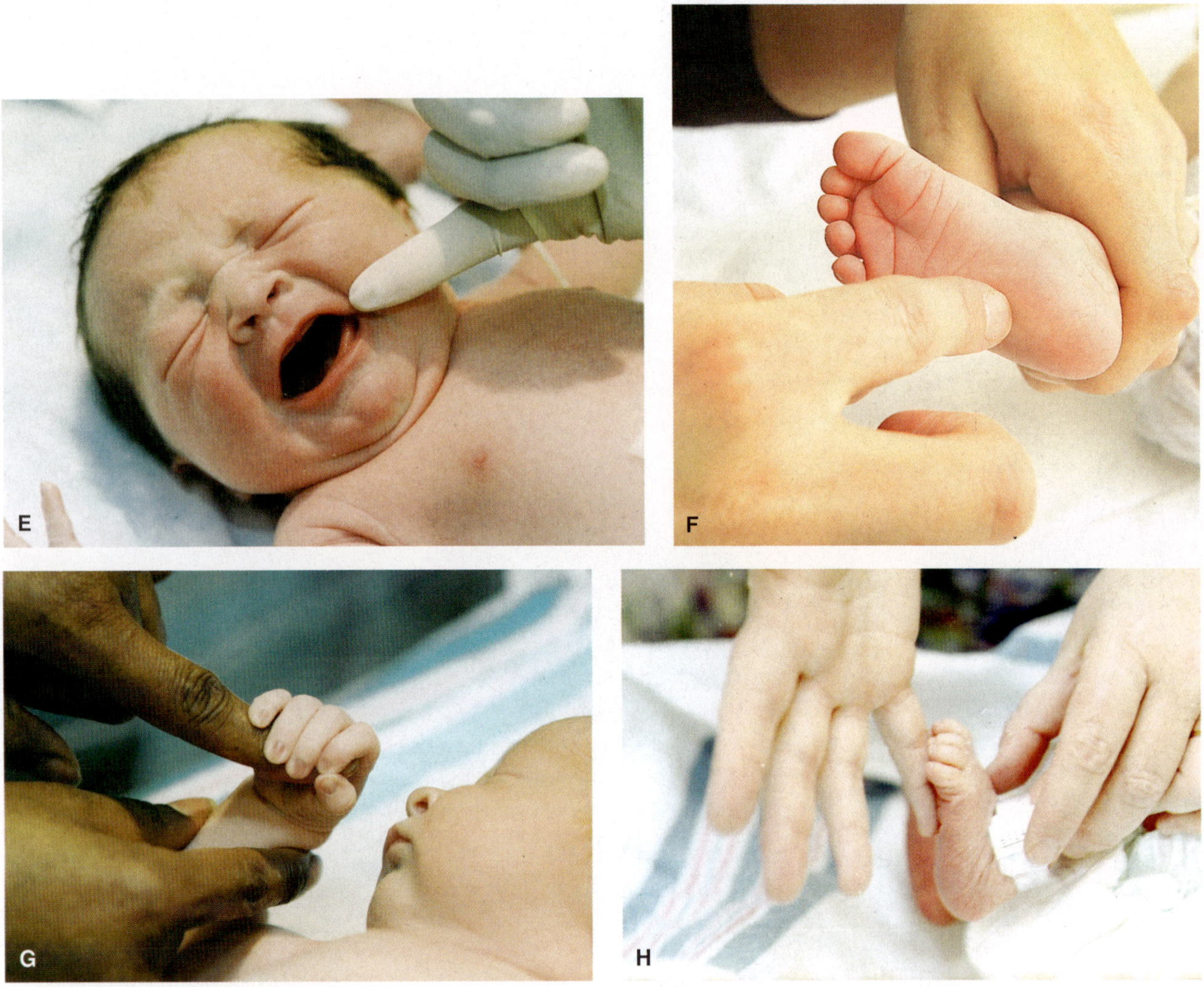

FIGURA 18.17 *(Continuação)* **E.** Reflexo de busca. **F.** Sinal de Babinski. **G.** Preensão palmar. **H.** Preensão plantar.

firme e deslize um dedo para baixo em cada lateral da coluna vertebral. Esse estímulo fará com que a pelve se flexione em direção ao lado estimulado. Isso indica que a inervação T2-S1 está íntegra. A ausência de resposta indica um problema neurológico ou da medula espinal.

O *reflexo anocutâneo* (*contração anal*) é provocado pela estimulação da pele perianal próxima ao ânus. O esfíncter externo se contrairá imediatamente com a estimulação. Isso indica inervações S4-S5 íntegras (Beck et al., 2019).

Intervenções de enfermagem

Desenvolver a confiança em cuidar do recém-nascido pode ser um desafio para os novos pais. Requer tempo e paciência e muitas instruções fornecidas pelo enfermeiro. "Informar e demonstrar" aos pais orientações sobre o neonato e todos os procedimentos (p. ex., alimentação, banho, troca de roupas e manuseio) envolvidos nos cuidados diários são as principais intervenções de enfermagem.

Fornecimento de cuidados gerais para recém-nascidos

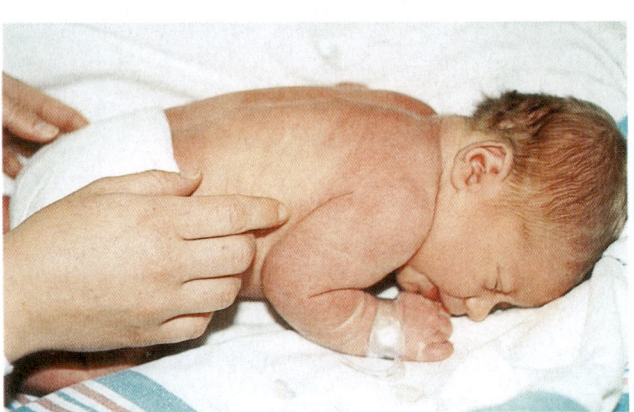

FIGURA 18.18 Reflexo de curvatura do tronco (reflexo de Galant). Quando a região paravertebral é estimulada, o recém-nascido flexiona lateralmente o tronco em direção ao estímulo. (Copyright Caroline Brown, RNC, MS, DEd.)

Em geral, os cuidados com o recém-nascido envolvem banho e higiene, eliminação e cuidados com a área da fralda, cuidados com o cordão umbilical, cuidados com a circuncisão, medidas de segurança ambiental e prevenção de infecções. Os enfermeiros devem ensinar essas habilidades aos pais e servir como modelo para uma interação adequada e consistente com os recém-nascidos. Demonstrar respeito pelo neonato e pela família ajuda a criar uma atmosfera positiva para promover o crescimento e o desenvolvimento do recém-nascido.

BANHO E HIGIENE

Imediatamente após o parto, secar o recém-nascido e remover o sangue pode minimizar o risco de infecção causada pela hepatite B, pelo herpes-vírus ou pelo HIV, mas os benefícios específicos dessa prática não estão claros. Até que o recém-nascido tenha recebido um banho completo, as precauções-padrão devem ser adotadas ao manuseá-lo. Os enfermeiros precisam seguir as políticas do hospital em relação aos horários e procedimentos para o banho e higiene do recém-nascido.

Os neonatos recebem um banho principalmente por questões estéticas, e o banho é adiado até que a estabilidade térmica e cardiorrespiratória esteja assegurada. No entanto, pesquisas recentes sugerem que os enfermeiros não precisam dar ao recém-nascido um banho inicial; em vez disso, os pais poderiam ter essa oportunidade com o apoio dos profissionais de enfermagem. Um estudo recente descobriu que esperar para dar banho no recém-nascido 48 horas após o parto *versus* esperar apenas 24 horas após o parto foi mais eficaz na preservação da temperatura corporal do neonato (Gozen et al., 2019). Embora esse estudo indique uma espera maior para dar banho no recém-nascido, a maioria das mães recebe alta hospitalar antes do tempo. Além disso, em outro estudo, verificou-se que atrasar o banho do recém-nascido em 24 horas estava associado a um aumento da probabilidade de amamentação exclusiva na alta e a uma diminuição da incidência de hipotermia e hipoglicemia em neonatos saudáveis (Warren et al., 2020).

O Procedimento de enfermagem 18.2 explica as etapas para dar banho no recém-nascido. É importante que o enfermeiro use luvas em decorrência da possível exposição ao sangue materno pelo recém-nascido e realize o banho rapidamente, secando-o bem para evitar a perda de calor por evaporação.

Após o banho, coloque o recém-nascido sob o aquecedor radiante e envolva-o com segurança em cobertores para evitar que resfrie. Verifique a temperatura do neonato dentro de 1 hora para se certificar de que esteja dentro dos limites normais. Se estiver baixa, coloque o recém-nascido sob uma fonte de calor radiante novamente.

Após o banho inicial, o recém-nascido pode não receber outro banho completo durante a permanência na maternidade. A região genital será limpa a cada troca de fralda e qualquer leite derramado nas dobras do pescoço devido à amamentação ou à fórmula deve ser limpo. Água limpa e sabão neutro são apropriados para higienizar a área da fralda. O uso de loções, óleo infantil e talco não é recomendado porque os óleos e loções podem causar irritação na pele e erupções cutâneas. Os talcos não devem ser usados porque podem ser inalados, causando então dificuldade respiratória. Se os pais quiserem usar óleos e loções, peça-lhes que apliquem uma pequena quantidade nas mãos primeiro, longe do recém-nascido; isso aquece o produto. Em seguida, os pais devem aplicar a loção ou o óleo com moderação.

Incentive-os a reunir todos os itens necessários antes de iniciar o banho: um pano macio e limpo; duas bolas de algodão para limpar os olhos; sabonete e xampu suaves e sem perfume; toalhas ou cobertores; uma banheira ou bacia com água morna; uma fralda limpa; e uma muda de roupa. Informe os pais que um banho duas ou três vezes por semana é suficiente para o primeiro ano; banhos mais frequentes podem ressecar a pele. Os pais não devem imergir totalmente o recém-nascido na água até que a área do cordão umbilical esteja curada – até 2 semanas após o nascimento. Incentive-os a darem um banho de esponja no neonato até que o cordão umbilical tenha caído e a região do umbigo esteja completamente cicatrizada. Se o recém-nascido foi circuncidado, aconselhe os pais a esperarem até que essa área também esteja cicatrizada (geralmente 1 a 2 semanas). Até então, limpe o pênis com água e sabão neutro e aplique uma pequena quantidade de vaselina na ponta para evitar que a fralda grude no pênis. Instrua os pais a colocarem a fralda frouxa e a posicionarem o recém-nascido recém-circuncidado de lado ou de costas para evitar pressão e irritação no pênis.

Outras orientações para o banho de recém-nascidos estão descritas nas Diretrizes de ensino 18.1.

DIRETRIZES DE ENSINO **18.1**
Banho do recém-nascido

- Escolher um ambiente aquecido com superfície plana e altura de trabalho confortável
- Antes do banho, reunir todos os suprimentos necessários para que estejam ao seu alcance
- Nunca deixar o neonato sozinho ou desacompanhado em nenhum momento durante o banho
- Despir o recém-nascido, incluindo camiseta e fralda
- Sempre apoiar a cabeça e o pescoço do recém-nascido ao movê-lo ou posicioná-lo
- Colocar um cobertor ou uma toalha por baixo do neonato para aquecê-lo e para que se sinta confortável
- Nesta ordem, progredir das áreas mais limpas para as mais sujas:
  - Limpar os olhos com água pura usando bolas de algodão ou um pano. Limpar a partir do canto interno dos olhos para o canto externo com lenços separados
  - Lavar o resto do rosto, incluindo as orelhas, com água pura
  - Usar xampu para recém-nascidos, lavar suavemente os cabelos e enxaguar com água

PROCEDIMENTO DE ENFERMAGEM **18.2** Banho do recém-nascido

É importante que o enfermeiro use luvas por causa da possível exposição ao sangue materno pelo recém-nascido e realize o banho rapidamente, secando-o bem para evitar a perda de calor por evaporação. O neonato deve ser mantido coberto para evitar perda de calor durante o banho.

1. Iniciar o banho do recém-nascido pela área mais limpa (os olhos) e prosseguir para a área mais suja (a área da fralda) para evitar uma contaminação cruzada. Usar água morna limpa na face e nos olhos adicionando um sabonete neutro para limpar o restante do corpo. Lavar, enxaguar e secar cada área antes de passar para a próxima.

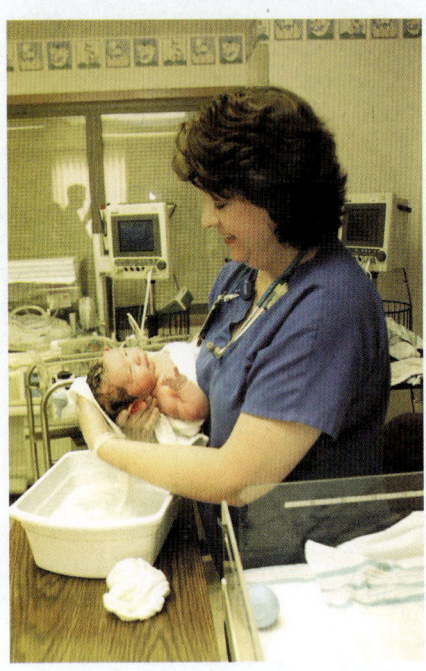

2. Lavar o cabelo com água corrente para que o couro cabeludo possa ser bem enxaguado. Um xampu ou sabonete neutro pode ser usado. Lavar ambas as áreas do fontículo. Frequentemente, os pais evitam esses "pontos fracos" porque temem "machucar o encéfalo do recém-nascido" se esfregarem com muita força. Tranquilize os pais de que existe uma membrana resistente que fornece proteção. Peça a eles que limpem e enxáguem bem essas áreas. Se o fontículo anterior não for bem enxaguado após a lavagem, pode ocorrer formação de crostas (lâminas secas no couro cabeludo). Evitar molhar os ouvidos por conta de infecções.

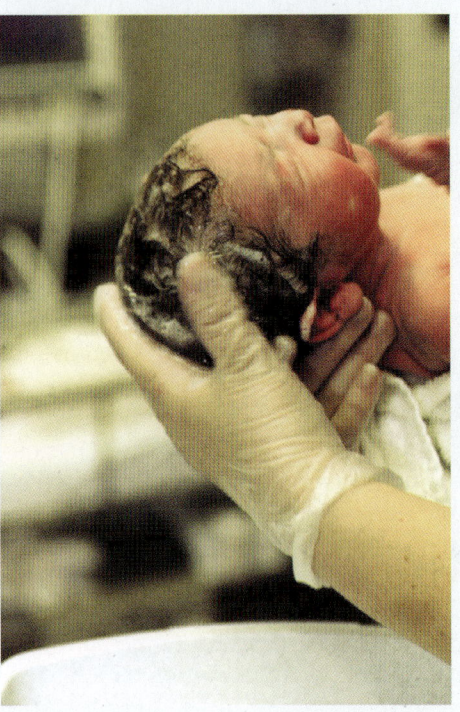

3. Certificar-se de limpar todas as dobras do corpo, especialmente as do pescoço, para remover qualquer leite que possa ter pingado nessas áreas.

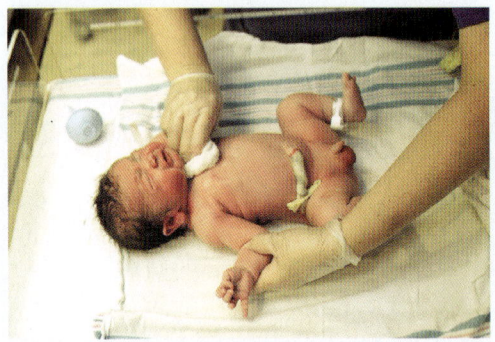

4. Continuar lavando o tronco e as extremidades de cima para baixo, terminando na área genital.

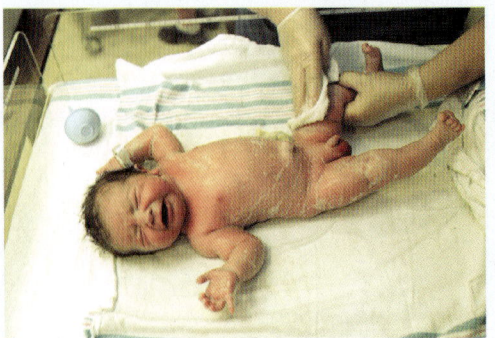

- Prestar atenção especial às dobras do corpo e secá-las completamente
- Lavar os membros, o tronco e o dorso. Lavar, enxaguar, secar e cobrir
- Lavar a área da fralda por último com água e sabão e secar; observar se há erupção na pele
- Colocar uma fralda limpa e roupas limpas após o banho.

CUIDADOS COM A ÁREA DA FRALDA E A ÁREA GENITAL

Os padrões de eliminação do recém-nascido são altamente individualizados. Normalmente, a urina é de cor âmbar clara. O uso de 6 a 12 fraldas por dia indica hidratação adequada. As fezes podem mudar de coloração, textura e frequência sem nenhum problema. O mecônio é eliminado nas primeiras 48 horas após o nascimento; as fezes apresentam-se espessas, alcatroadas, pegajosas e escuras. As fezes transitórias (finas, marrons a verdes, menos pegajosas do que o mecônio) geralmente aparecem no terceiro dia após o início da alimentação. As características das fezes após a evacuação temporária dependem se o recém-nascido é amamentado ou não. Os neonatos amamentados normalmente eliminam fezes moles com cor de mostarda e consistência granulosa; os neonatos alimentados com fórmula eliminam fezes amarelas a marrons, amolecidas e de consistência pastosa. Desde que o recém-nascido pareça satisfeito, esteja se alimentando normalmente e não demonstre sinais de doença, pequenas alterações nos movimentos intestinais e na defecação não devem ser uma preocupação.

O neonato precisa ser examinado com frequência para verificar se uma troca de fralda é necessária, especialmente durante a alimentação. Siga as precauções-padrão ao cuidar da área da fralda. Instrua os pais a manter a margem superior da fralda dobrada abaixo da área do cordão umbilical para evitar irritação e permitir que o ar circule e ajude a secar o coto umbilical. No caso do recém-nascido do sexo masculino, aponte o pênis para baixo para evitar que a urina molhe a parte superior da fralda na altura do coto umbilical.

Pode ser difícil remover o mecônio da pele. Use água limpa ou lenços umedecidos de limpeza, se necessário, para limpar a área. Ensine os pais a limpar a área da fralda adequadamente e como evitar irritações na pele. Oriente-os a evitar produtos como talcos e itens perfumados, que podem irritar a pele do recém-nascido.

Discuta os prós e os contras do uso de fraldas de pano e de fraldas descartáveis para que os pais possam tomar decisões informadas. Independentemente do tipo de fralda usada, serão necessárias até 10 delas por dia, ou cerca de 70 por semana.

As informações adicionais sobre o uso de fraldas podem incluir:

- Antes de trocar as fraldas, certificar-se de que todo o material necessário esteja ao seu alcance, o que inclui a fralda limpa, os produtos de higiene ou os lenços umedecidos e a pomada
- Colocar o recém-nascido em um trocador e remover a fralda suja
- Usar água e sabão neutro ou lenços umedecidos para limpar cuidadosamente a área genital
- Limpar as meninas da frente para trás para evitar infecções urinárias
- Lavar bem as mãos antes e após a troca das fraldas.

Ao cuidar da área genital, os pais devem observá-la atentamente em busca de sinais de irritação ou de erupção cutânea. As dicas para evitar ou curar assaduras incluem:

- Trocar as fraldas com frequência, especialmente após a evacuação
- Aplicar um creme para servir como "barreira", como uma pomada à base de lanolina, vaselina e vitaminas A e D, após a limpeza com água e sabão neutro
- Usar detergentes sem corantes e sem fragrâncias para lavar as fraldas de pano
- Evitar o uso de calças plásticas, pois elas tendem a reter a umidade
- Expor as nádegas do recém-nascido ao ar várias vezes ao dia
- Colocar as nádegas do neonato em água morna depois de ele ter ficado de fralda a noite toda.

> ### ATENÇÃO!
> Informe os pais de que uma erupção que persiste por mais de 3 dias pode ser de origem fúngica e pode ser necessário um tratamento adicional. Oriente-os a entrar em contato com o médico.

CUIDADOS COM O COTO UMBILICAL

O coto umbilical começa a secar horas após o nascimento e murcha e escurece em torno do segundo ou terceiro dia. Dentro de 7 a 10 dias, ele se desprende e ocorre a cicatrização. Durante esse período de transição, são necessárias avaliações frequentes da área para detectar qualquer sangramento ou sinais de infecção. O sangramento do coto umbilical é anormal e pode ocorrer se a pinça do cordão tiver afrouxado. Qualquer secreção do coto umbilical também é anormal e geralmente é causada por infecção, o que requer tratamento imediato. A prevenção da infecção do coto umbilical e da mortalidade neonatal associada é de grande importância para a saúde pública. O cuidado e um tratamento rápido do coto umbilical são essenciais para a evitar infecções. A manutenção do cordão limpo e seco e o uso de apenas água e sabão devem ser enfatizados aos cuidadores.

Para proteger a área do coto umbilical durante cada troca de fralda, aplique um antisséptico ou medicamento apropriado (p. ex., corante triplo, álcool ou um agente antimicrobiano) de acordo com a política da instituição para evitar quaisquer infecções ascendentes. Os materiais descartáveis para limpeza são recomendados para evitar a contaminação cruzada com outros recém-nascidos. Espere para remover a pinça de cordão por aproximadamente 24 horas após o nascimento e use um cortador de pinça específico. No entanto, se o coto ainda estiver úmido, mantenha a pinça no lugar e procure uma instituição de saúde para que um enfermeiro de cuidados domiciliares possa removê-la após a alta. Sempre cumpra as políticas institucionais em relação aos cuidados com o coto; alterações nela podem ser necessárias com base em novas descobertas das pesquisas.

Muitos pais evitam o contato com o local do coto umbilical para se certificar de que não o "machuquem". Ensine-os a cuidar do local do coto quando forem para casa para evitar complicações (ver Diretrizes de ensino 18.2).

DIRETRIZES DE ENSINO **18.2**
Cuidados com o coto do cordão umbilical

- Observar se há sangramento, vermelhidão, secreção ou odor desagradável do coto do cordão umbilical e relatar imediatamente ao médico pediatra do recém-nascido
- Evitar banhos de banheira até que o cordão caia e a área cicatrize
- Expor o coto do cordão ao ar o máximo possível ao longo do dia
- Dobrar as fraldas abaixo do nível do coto do cordão umbilical para evitar a contaminação do local e para promover a secagem do coto ao ar
- Ficar observando o coto do cordão umbilical, que mudará de amarelo para marrom e depois para preto. Isso é normal
- Nunca puxar o coto nem tentar soltá-lo; ele vai cair naturalmente.

CIRCUNCISÃO E CUIDADOS COM O PÊNIS
A circuncisão é um dos procedimentos cirúrgicos mais antigos e comuns realizados em todo o mundo, mas permanece controverso. É realizado por motivos médicos, religiosos, culturais e sociais. A **circuncisão** é a remoção cirúrgica de todo ou parte do prepúcio do pênis. Apesar do fato de que um em cada três homens atualmente é circuncidado em todo o mundo, restam dúvidas sobre o procedimento e seu valor (Piontek & Albani, 2019). Isso tem sido feito tradicionalmente por motivos de higiene e médicos, e é o mais antigo rito religioso conhecido. Na fé judaica, a circuncisão é um ritual realizado por um *mohel* (circuncisador ordenado) no oitavo dia após o nascimento, se possível. A circuncisão é realizada durante um *bris* (cerimônia religiosa judaica), normalmente em casa, e durante o qual o recém-nascido recebe seu nome e simbolicamente é aceito na comunidade religiosa judaica.

A maioria das outras circuncisões é realizada no hospital antes da alta do neonato ou quando ele é levado ao consultório médico após a alta, pois o procedimento ambulatorial é conveniente para os pais, é prático e tem um histórico comprovado de segurança. Existem três métodos comumente usados para a circuncisão: a pinça Gomco, o dispositivo Hollister Plastibell® e a pinça Mogen. Durante o procedimento de circuncisão, parte do prepúcio é removida por pinçamento e corte com um bisturi (pinça Gomco ou Mogen) ou usando um Plastibell®, que é ajustado sobre a glande e o excesso do prepúcio é puxado sobre o anel de plástico. Uma sutura é amarrada ao redor da borda para aplicar pressão aos vasos sanguíneos, criando então hemostasia. O excesso de prepúcio é cortado. O anel de plástico permanece no lugar até que a cicatrização ocorra. Tipicamente, ele se solta e cai em aproximadamente 1 semana. A vaselina deve ser aplicada na área circuncidada após o procedimento ser realizado com a pinça Gomco ou Mogen (Angel, 2019) (Figura 18.19).

O debate sobre a circuncisão neonatal de rotina continua nos EUA. Durante muitos anos, os supostos benefícios e malefícios da circuncisão foram debatidos na literatura médica e na sociedade em geral sem um consenso claro até o momento. As políticas baseadas em evidências mostram que a circuncisão médica masculina realizada cedo na vida sob anestesia local por um profissional treinado é um procedimento simples e seguro que confere proteção vitalícia contra várias condições médicas adversas.

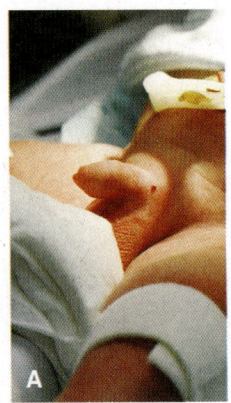 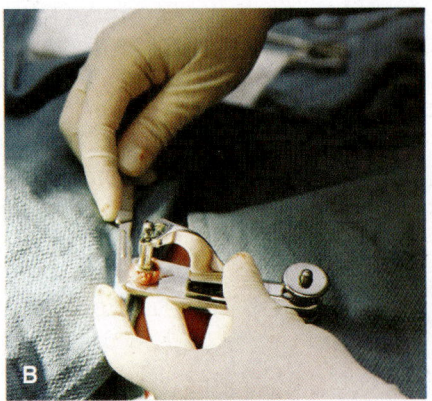 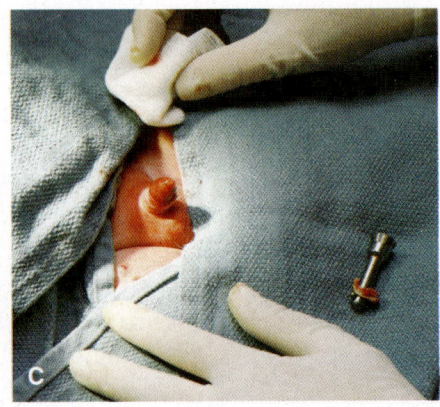

FIGURA 18.19 Circuncisão. **A.** Antes do procedimento. **B.** Grampo aplicado e prepúcio removido. **C.** Aspecto após a circuncisão.

As complicações ocorrem em aproximadamente 1 em cada 200 procedimentos, sendo a maioria delas tratável e sem consequências em longo prazo (Simpson, 2020). Os dados de vários ensaios clínicos e de centenas de estudos de pesquisa mostram que os benefícios excedem em muito os riscos (Morris et al., 2019).

Declaração de política da American Academy of Pediatrics. Uma declaração de política de 2012 da AAP indica que a circuncisão neonatal apresenta desvantagens e riscos potenciais, bem como benefícios e vantagens médicas. Os riscos para o recém-nascido incluem infecção, hemorragia, deiscência de pele, aderências, fístula uretral e dor; já os benefícios são os seguintes:

- As infecções urinárias são ligeiramente menos comuns em meninos circuncidados. No entanto, suas taxas são baixas tanto em meninos circuncidados quanto em não circuncidados, e essas infecções são facilmente tratadas sem sequelas em longo prazo
- As infecções sexualmente transmissíveis são menos comuns em homens circuncidados, mas se acredita que o risco esteja mais relacionado a fatores comportamentais do que à condição de circuncisão. No entanto, os homens circuncidados têm um risco 50% menor de adquirir infecção pelo HIV, herpes-vírus simples, papilomavírus humano (HPV), úlcera genital, vaginose bacteriana e tricomoníase (Morris et al., 2019)
- Parece haver uma taxa mais baixa (1%) de câncer de pênis em homens circuncidados. No entanto, o câncer de pênis é raro, e fatores de risco como verrugas genitais, infecção pelo HPV, múltiplos parceiros sexuais e tabagismo também parecem ter um papel na causa do câncer de pênis (Douglawi & Masterson, 2019).

As novas recomendações da AAP são as de que, se os pais decidirem circuncidar seus recém-nascidos, é obrigatório fornecer alívio da dor. Uma pesquisa descobriu que os neonatos circuncidados sem analgesia sentem dor e estresse, o que é indicado por alterações na frequência cardíaca, na pressão arterial, na saturação de oxigênio e nos níveis de cortisol (King et al., 2019). Os métodos analgésicos podem incluir creme EMLA® (uma mistura tópica de anestésicos locais, lidocaína e prilocaína), bloqueio de anel, bloqueio do nervo dorsal do pênis com lidocaína tamponada, paracetamol, contato pele a pele, chupeta com sacarose e envolvimento do recém-nascido em mantas (Cunningham et al., 2018).

A AAP (2019e) recomenda que os pais recebam informações precisas e imparciais sobre os riscos e os benefícios da circuncisão. Como acontece com outros procedimentos para recém-nascidos, a pesquisa continua. Os enfermeiros devem se manter informados sobre as pesquisas médicas recentes para possibilitar que os pais tomem decisões informadas. A ausência de evidências médicas convincentes a favor ou contra a circuncisão neonatal torna o consentimento livre e informado dos pais de extrema importância. A discussão sobre esse procedimento envolve considerações culturais, religiosas, médicas e emocionais. Os enfermeiros podem ter dificuldade em permanecer imparciais e sem emoção ao apresentar os fatos aos pais, que devem ser informados sobre o estado atual dos conhecimentos médicos relacionados aos riscos e aos benefícios do procedimento. A circuncisão é uma decisão pessoal dos pais, e a principal responsabilidade do enfermeiro é informá-los sobre os riscos e benefícios do procedimento e abordar as preocupações para que os pais possam chegar a uma decisão totalmente informada.

ATENÇÃO!

A decisão de circuncidar o recém-nascido do sexo masculino é muitas vezes social, na qual o fator que mais pesa é o fato de o pai ser circuncidado (Van Howe et al., 2019).

O preparo pré-operatório para a circuncisão deve incluir a confirmação dos seguintes itens:

- O recém-nascido ter pelo menos 12 horas de vida
- O recém-nascido ter recebido profilaxia-padrão com vitamina K
- O recém-nascido ter urinado normalmente pelo menos uma vez desde o nascimento
- O recém-nascido não ter mamado por pelo menos 1 hora antes do procedimento
- Ter sido obtido consentimento dos pais por escrito
- Identificação correta do recém-nascido levado à sala de procedimentos.

Imediatamente após a circuncisão, a ponta do pênis geralmente é recoberta com gaze umedecida com vaselina para evitar que o ferimento grude na fralda. O cuidado continuado do local inclui:

- Avaliar se há sangramento a cada 30 minutos por pelo menos 2 horas
- Documentar a primeira micção para avaliar se há obstrução urinária ou edema
- Derramar água com sabão sobre a área diariamente, enxaguar com água morna e secar sem esfregar
- Aplicar uma pequena quantidade de vaselina em cada troca de fralda se tiver sido usado o Plastibell®; limpar com água e sabão neutro se outras técnicas foram usadas
- Fixar a fralda frouxamente sobre o pênis evitando colocar o recém-nascido em decúbito ventral para evitar atrito.

Se um Plastibell® tiver sido usado, ele cairá sozinho em cerca de 1 semana. Informe os pais sobre isso e aconselhe-os a não retirar antes. Instrua-os a verificarem diariamente se há alguma secreção com odor fétido, sangramento ou inchaço incomum.

Se o neonato não tiver sido circuncidado, lave o pênis com água e sabão neutro após cada troca de fralda e não force o prepúcio para trás; ele se retrairá espontaneamente com o tempo.

SEGURANÇA

Os recém-nascidos são totalmente dependentes daqueles ao seu redor para garantir sua segurança, que deve ser garantida durante a permanência na unidade de saúde e após a alta. A orientação dos pais é fundamental, especialmente conforme a criança cresce e se desenvolve e começa a responder ao seu entorno e a explorá-lo (ver Diretrizes de ensino 18.3).

DIRETRIZES DE ENSINO **18.3**
Segurança geral do recém-nascido

- Ter números de telefone de emergência disponíveis, como os da assistência médica de emergência e do centro de controle de envenenamento
- Manter objetos pequenos ou cortantes fora do alcance para evitar que sejam aspirados
- Colocar protetores de segurança nas tomadas ao alcance das crianças para evitar eletrocussão
- Não deixar a criança sozinha em qualquer cômodo sem um intercomunicador portátil ligado
- Supervisionar sempre o recém-nascido na banheira; um neonato pode se afogar em apenas 5 cm de água
- Certificar-se de que o berço ou o trocador seja resistente, sem peças soltas e pintado com tinta sem chumbo
- Evitar colocar o berço ou o trocador perto de persianas ou cabos de cortina
- Proporcionar um ambiente sem fumaça para todas as crianças
- Colocar todos os recém-nascidos e lactentes para dormir em decúbito dorsal para evitar a síndrome da morte súbita infantil
- Para evitar quedas, não deixar o recém-nascido sozinho em nenhuma superfície elevada
- Usar protetores solares em carrinhos e chapéus para evitar a superexposição do recém-nascido ao sol
- Para evitar infecções, lavar bem as mãos antes de preparar a fórmula
- Investigar minuciosamente qualquer estabelecimento de cuidados infantis antes de usá-lo.

Adaptado de Centers for Disease Control and Prevention (CDC). (2019g). *Infants–safety in the home and community.* Disponível em: https://www.cdc.gov/parents/infants/safety.html. Acesso em: 16 jun. 2020.

Segurança ambiental. As pessoas que entram em uma unidade de saúde para tratamento esperam estar seguras lá até voltarem para casa, mas garantir um ambiente seguro pode ser um grande desafio para uma instituição de saúde.

Considere esta situação: uma mulher vestida com roupas de enfermeira entrou no quarto de hospital de uma nova mãe logo após o parto. Essa "enfermeira" disse à mãe que ela precisava levar seu recém-nascido ao berçário para que fosse pesado. Algum tempo depois, um enfermeiro da equipe, ao fazer as rondas de rotina, percebeu que algo estava errado quando viu que o berço do recém-nascido no quarto da mãe estava vazio e a mãe estava dormindo profundamente na cama. O enfermeiro da equipe chamou a segurança imediatamente porque suspeitou que havia ocorrido um rapto de um recém-nascido.

Esse é um cenário típico de rapto que se repete muitas vezes nos EUA a cada ano. No **rapto infantil**, alguém que não é membro da família leva uma criança com menos de 1 ano (NCMEC, 2020), o que é algo traumático para os pais, a comunidade e a instituição de saúde, que também pode enfrentar enormes responsabilidades financeiras caso os pais movam uma ação judicial contra ela.

Os sequestros geralmente ocorrem durante o dia e muitas vezes são realizados por mulheres que não são criminalmente sofisticadas. Muitas delas passaram por uma perda gestacional pregressa; muitas vezes são emocionalmente imaturas e compulsivas e têm baixa autoestima. A maioria das sequestradoras consegue se passar por uma funcionária do hospital de maneira convincente. Os recém-nascidos geralmente são raptados quando levados para exames, durante o retorno ao berçário, quando deixados sozinhos no berçário ou enquanto a mãe estava cochilando ou tomando banho (The Joint Commission, 2018).

As unidades de saúde têm a tarefa de impedir o rapto infantil instituindo práticas e sistemas de segurança sólidos (The Joint Commission, 2018). Essas medidas incluem:

- Todos os recém-nascidos devem ser transportados em berços e não carregados
- Os enfermeiros devem responder imediatamente a qualquer alarme de segurança que soe na unidade
- Os recém-nascidos jamais devem ficar desacompanhados em nenhum momento, especialmente nos corredores
- Todos os funcionários devem usar identificação adequada em todos os momentos
- Incentive as mães a manter o recém-nascido/berço do lado oposto, longe da porta
- A equipe de saúde deve ser cautelosa com visitantes que pareçam não estar visitando uma mãe específica
- O sistema eletrônico de segurança deve ser conferido para garantir que funcione
- É necessário coletar a impressão plantar do recém-nascido, tirar uma fotografia colorida e registrar o exame físico dele nas primeiras 2 horas após o parto
- Interromper a publicação de avisos de nascimento nos jornais locais
- Desenvolver e implementar um plano proativo de prevenção de rapto infantil
- Assegurar o funcionamento adequado e a colocação de quaisquer sensores eletrônicos usados em recém-nascidos
- Os pais devem ser orientados em relação ao que é rapto infantil; por que a segurança infantil é importante; programação do berçário, da alimentação e do horário de visitas; regras sobre o acesso do visitante; políticas e procedimentos de segurança institucionais; o que os pais podem fazer para proteger o

recém-nascido no hospital; quais membros da equipe têm permissão para lidar com o neonato; e como é a aparência do crachá de identificação original do funcionário.

Orientar a equipe e os pais e controlar o acesso são as três etapas fundamentais para evitar raptos em qualquer estabelecimento de saúde. Proporcionar um ambiente seguro e protegido é uma responsabilidade compartilhada entre a instituição, os funcionários e os pais. A prevenção de sequestros exige que todos aprendam e sigam as regras e as políticas institucionais.

Segurança no carro. Todos os estados nos EUA exigem o uso de assentos de carro para recém-nascidos e crianças porque os acidentes com veículos automobilísticos ainda são a principal causa de lesões não intencionais e morte em crianças com menos de 5 anos.[4] As estatísticas da National Highway Traffic Safety Administration mostram que quase metade das mortes e lesões de recém-nascidos ocorreu porque eles não estavam devidamente protegidos. Quando instaladas e usadas corretamente, as cadeiras de segurança infantil podem evitar lesões e salvar vidas (AAP, 2019d).

Apesar das evidências de que o uso de assentos de automóveis pode reduzir a morbidade e a mortalidade de acidentes automobilísticos, os pais que não têm conhecimento sobre os assentos podem subutilizá-los ou utilizá-los de forma indevida (O'Toole & Christie, 2019). Certifique-se de que os pais compreendam a importância de transportar com segurança o recém-nascido em uma cadeirinha de segurança aprovada pelo governo federal sempre que a criança andar de carro. Não libere nenhum recém-nascido, a menos que os pais tenham uma cadeirinha de carro para levá-lo para casa (Figura 18.20). Se os pais não puderem pagar por um assento, muitas organizações comunitárias fornecerão um para eles. De acordo com a declaração de política da AAP sobre segurança de passageiros infantis (AAP, 2019d), nenhuma cadeira de carro é considerada a "mais segura" ou a "melhor", mas o uso consistente e adequado é a chave para prevenir lesões e mortes. Instrua os pais sobre o seguinte:

- Escolher uma cadeira de carro que seja apropriada para o tamanho e o peso da criança
- Alertar os cuidadores contra a colocação de assentos de carro em superfícies elevadas ou flexíveis fora do carro para evitar quedas
- Usar o assento de carro corretamente sempre que a criança estiver no veículo
- Usar assentos de segurança voltados para trás (contra o painel do carro) para a maioria das crianças até

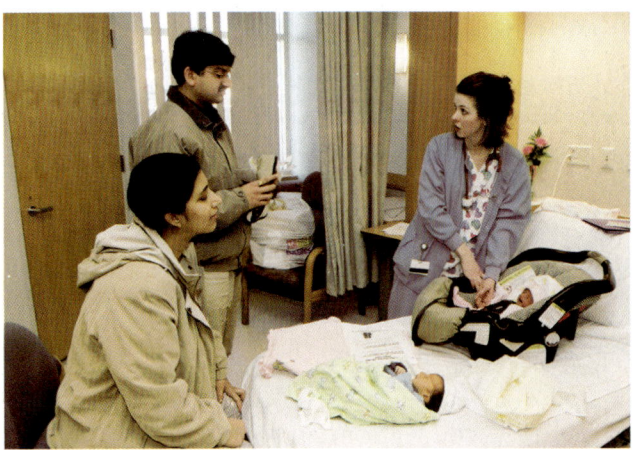

FIGURA 18.20 Recém-nascido corretamente protegido em um assento de carro.

2 anos ou até que atinjam o peso ou a altura apropriados de acordo com o fabricante do assento
- Certificar-se de que o cinto (a maioria dos assentos tem um cinto de segurança de três a cinco pontos) esteja posicionado nos encaixes ou abaixo dos ombros.

PREVENÇÃO DE INFECÇÕES

Os enfermeiros devem estar seguros de que compreendem e podem cumprir os requisitos de controle de infecção em suas instalações de saúde. O profissional de enfermagem desempenha um papel importante na prevenção de infecções no ambiente onde está o recém-nascido. As formas de controlar a infecção são:

- Minimizar a exposição do recém-nascido a microrganismos
- Lavar as mãos antes e depois dos cuidados e insistir para que todos os funcionários façam o mesmo antes de manusear qualquer recém-nascido
- As visitas devem ser limitadas àquelas essenciais para o bem-estar e o cuidado com a mulher
- Não permitir que funcionários ou visitantes doentes visitem ou manipulem o recém-nascido
- Evitar compartilhar objetos do recém-nascido com outros recém-nascidos
- Monitorar o coto do cordão umbilical e o local da circuncisão para detectar sinais de infecção
- Fornecer profilaxia ocular instilando a medicação prescrita logo após o nascimento
- Orientar os pais sobre as medidas domiciliares adequadas para evitar infecções, tais como praticar uma boa higiene das mãos antes e após a troca das fraldas, manter o recém-nascido bem hidratado, evitar levar o neonato para locais de aglomeração (o que pode expô-lo a microrganismos patogênicos), observar os primeiros sinais de infecção (febre, vômito, perda de apetite, letargia, dificuldade para respirar, fezes verdes aquosas e secreção do local do cordão umbilical ou dos olhos) e se consultar com o pediatra para as imunizações de rotina.

---

[4]N.R.T.: No Brasil, a Resolução nº 819, do Conselho Nacional de Trânsito (Contran), determina que as crianças de até 10 anos devem ser sempre transportadas nos bancos traseiros dos veículos, usando individualmente equipamentos de segurança. Até os 7 anos e meio, elas devem utilizar o equipamento de retenção adequado (bebê-conforto, cadeirinha ou assento de elevação, nesta ordem).

Promoção do sono

Embora muitos pais sintam que seus recém-nascidos precisam deles a cada minuto do dia, inicialmente os neonatos precisam dormir grande parte do dia. Normalmente, os recém-nascidos dormem até 15 horas por dia. Eles dormem por 2 a 4 horas de cada vez, mas não dormem durante a noite porque sua capacidade gástrica é muito pequena para passar longos períodos sem se alimentar.

ATENÇÃO!

Todos os recém-nascidos desenvolvem seus próprios padrões e ciclos de sono, mas pode levar vários meses antes que eles durmam durante toda a noite. Frequentemente, os neonatos têm seus horários diurnos e noturnos invertidos e tendem a dormir mais durante o dia e menos durante a noite.

Os pais devem colocar o recém-nascido para dormir em decúbito dorsal. Para evitar asfixia, todas as roupas de cama fofas, colchas, peles de ovelha, bichos de pelúcia e travesseiros devem ser removidos do berço. Os pais devem ser informados de que a prática de "dormir junto" (compartilhar a cama) não é segura. Recém-nascidos que dormem em camas de adultos têm até 40 vezes mais probabilidade de sufocar do que aqueles que dormem em berços (AAP, 2019a). O sufocamento pode ocorrer quando o neonato fica enrolado na cama ou preso sob travesseiros, ou desliza entre a cama e a parede ou entre a cabeceira da cama e o colchão. Os pais podem acidentalmente comprimir ou rolar por cima do recém-nascido. O local mais seguro para um neonato dormir é em um berço no mesmo quarto dos pais por até 1 ano, ou por pelo menos 6 meses, sem nenhum objeto móvel no berço. Os benefícios e os riscos do sono compartilhado, do compartilhamento de cama ou de dormir junto incluem:

- *Benefícios* – promove as práticas de amamentação; aumenta o tempo de vínculo entre o recém-nascido e a mãe; promove o contato pele a pele; aumenta a vigilância materna sobre o recém-nascido
- *Riscos* – aumenta o risco de síndrome da morte súbita infantil (SMSI) para recém-nascidos com menos de 4 meses; risco de morte se os pais rolarem sobre a criança; interrompe os padrões de sono do recém-nascido; risco de asfixia devido a aprisionamento ou obstrução das vias respiratórias; risco de segurança, pois as camas para adultos não são projetadas para crianças (Emond, 2019).

Oriente os pais a evitar outras situações de insegurança, tais como colocar o recém-nascido em decúbito ventral; usar um berço que não atenda às diretrizes federais de segurança; permitir que os cordões de cortinas ou persianas fiquem soltos nas proximidades do berço; colocar cobertores e travesseiros no berço (podem sufocar o recém-nascido); permitir exposição à fumaça do tabaco, ao álcool e a drogas ilícitas; e programar uma temperatura ambiente muito alta (pode causar superaquecimento) (CDC, 2019e). As recomendações para práticas infantis seguras ao dormir constituem um aspecto importante das orientações para os novos pais. É importante que os enfermeiros avaliem as crenças culturais familiares e suas práticas anteriores para compreender totalmente como fazer recomendações de maneira culturalmente aceitável.

A *Safe to Sleep Campaign* (NICHD, 2019) recomenda o seguinte para reduzir o risco de SMSI:

- Sempre colocar o recém-nascido em decúbito dorsal para dormir em todos os momentos de sono, incluindo os cochilos
- Dividir o quarto, mas não a cama – mantenha a área de dormir do recém-nascido no mesmo quarto onde você dorme
- Evitar a exposição de recém-nascidos à fumaça do tabaco durante a gestação e após o nascimento
- Evitar enrolar o recém-nascido com muita força em um cobertor e abolir esse hábito quando ele começar a rolar
- Recém-nascidos amamentados têm menor risco de SMSI
- Manter a área de dormir do recém-nascido no mesmo quarto onde os pais dormem durante os primeiros 6 meses ou, de preferência, durante o primeiro ano
- Levar o recém-nascido para a cama dos pais apenas para alimentá-lo ou confortá-lo
- Se o recém-nascido adormecer na cadeirinha do carro, coloque-o sobre uma superfície firme nas costas
- Usar uma superfície firme para dormir livre de objetos macios, brinquedos, cobertores e protetores de berço
- Usar chupeta durante o sono do recém-nascido, mas não forçar seu uso (Doering et al., 2019; Moon, 2020).

Melhora do vínculo

Incentive e promova a interação dos pais com o recém-nascido envolvendo ambos os pais com o neonato e demonstrando comportamentos de carinho apropriados:

- Dizer "olá" e apresentar-se ao recém-nascido
- Pedir permissão aos pais para cuidar e segurar o recém-nascido. Isso os ajuda a perceber que são responsáveis pelo filho e lembra os enfermeiros de sua função
- Mostrar aos pais como uma voz baixa e tranquila acalma o recém-nascido (Figura 18.21)
- Prestar cuidados ao recém-nascido da forma menos estressante possível
- Demonstrar as maneiras de acordar suavemente o recém-nascido para melhor alimentação
- Dizer aos pais o que você está fazendo e o porquê e como eles podem repetir o que você está fazendo em casa
- Oferecer aos pais a oportunidade de cuidar do recém-nascido enquanto o enfermeiro os observa. Apoiar seu esforço para acalmar o neonato ao longo de todo o processo de cuidados

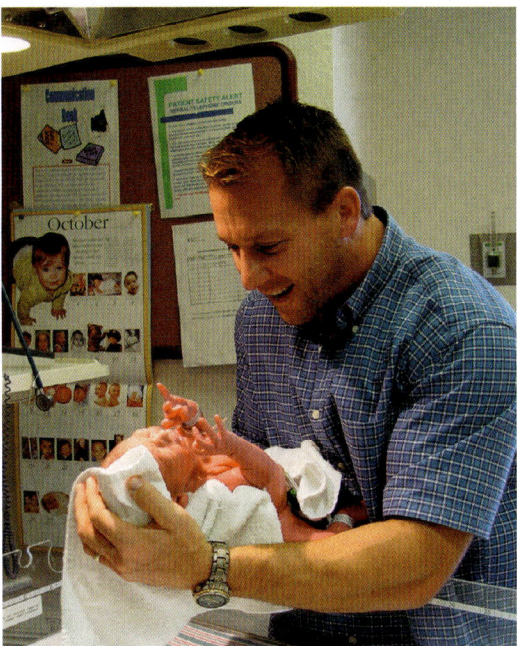

FIGURA 18.21 Pai falando baixo para acalmar o recém-nascido.

- Ajudar os pais a interpretar os sinais de comunicação emitidos pelo recém-nascido
- Apontar os esforços que o recém-nascido está fazendo para se conectar com os pais (p. ex., ficar alerta para a voz familiar, seguir os pais enquanto eles estão falando, acalmar-se quando segurados no colo).

Um dos aspectos mais prazerosos do cuidado com o recém-nascido é estar perto dele. O vínculo começa logo após o nascimento, quando os pais o embalam e o acariciam delicadamente com os dedos. Ofereça a eles oportunidades de contato pele a pele com o neonato segurando-o contra sua própria pele ao alimentá-lo ou embalá-lo. Muitos recém-nascidos respondem positivamente a uma massagem suave. Se necessário, recomende livros e vídeos que abordem o assunto.

Para os neonatos, chorar é a única forma de comunicar que algo está errado. Tente descobrir o motivo: a fralda está molhada? O quarto está muito quente ou muito frio? O recém-nascido está desconfortável (p. ex., assaduras ou roupas apertadas)? Sugira as seguintes maneiras pelas quais os pais podem acalmar um neonato aborrecido:

- Tentar alimentar ou estimular eructações para liberar ar ou gás do estômago
- Esfregar levemente as costas do recém-nascido e falar baixinho com ele
- Deixá-lo chupar algo, como uma chupeta, que é calmante
- Balançá-lo suavemente de um lado para o outro ou balançá-lo para a frente e para trás em uma cadeira de balanço
- Conversar com o recém-nascido enquanto faz contato visual

- Levar o neonato para passear no carrinho para tomar ar fresco
- Mudar a posição do recém-nascido de costas para o lado ou vice-versa
- Tente cantar, recitar poesia e canções de ninar ou ler para o recém-nascido
- Ligar um móbile musical acima da cabeça do neonato
- Criar "ruído branco", como a onomatopeia para pedir silêncio (*shi-shi-shi*), que abafa outros ruídos
- Proporcionar mais contato físico caminhando, balançando ou acariciando o recém-nascido
- Enrolá-lo em uma manta para proporcionar uma sensação de segurança e conforto. Para fazer isso:
  - Estender uma manta com uma das pontas levemente dobrada
  - Colocar o recém-nascido em decúbito dorsal com a cabeça sobre o canto dobrado
  - Passar a ponta esquerda da manta sobre o corpo do neonato, colocando-a sob ele
  - Passar a ponta inferior sobre os pés do recém-nascido
  - Enrolar a ponta direita da manta ao redor do neonato deixando apenas a cabeça exposta
  - Os braços podem ser liberados da manta para permitir o autoconforto.

Ajuda nos testes de triagem

A triagem neonatal está entre os programas de saúde pública de maior sucesso do século XXI, cujo objetivo é identificar recém-nascidos que pareçam saudáveis, mas que possam estar em risco de desenvolver doenças com complicações graves se não forem tratadas. Os testes de rastreamento neonatal exigidos na maioria dos estados norte-americanos antes da alta são usados para investigar alguns erros genéticos e inatos do metabolismo e da audição. A identificação e o tratamento precoces podem evitar complicações significativas e minimizar os efeitos negativos da doença não tratada.[5]

TRIAGEM DE ERROS GENÉTICOS E INATOS DO METABOLISMO

Embora cada estado exija quais condições devem ser testadas, os testes de triagem mais comuns são para PKU, hipotireoidismo, galactosemia e doença falciforme (Tabela 18.5).

A tendência de alta precoce dos recém-nascidos pode afetar o momento da triagem e a precisão de alguns resultados de exames. Por exemplo, o neonato precisa ingerir leite materno ou fórmula suficiente para elevar os níveis de fenilalanina para o teste de triagem identificar PKU com precisão; portanto, a triagem neonatal para o teste de PKU não deve ser realizada antes das 24 horas de vida.

---

[5]N.R.T.: No Brasil, o Programa Nacional de Triagem Neonatal (PNTN), criado em 2001, tem sucesso no Sistema Único de Saúde, protegendo muitas crianças em todo o território nacional. (Fonte: Brasil (2016). Ministério da Saúde. Secretaria de Atenção à Saúde. Departamento de Atenção Especializada e Temática. *Triagem neonatal biológica: manual técnico*. Brasília: Ministério da Saúde.)

| TABELA 18.5 | Condições específicas rastreadas no recém-nascido. | | | |

Condição	Descrição	Quadro clínico/efeito se não for tratada	Tratamento	Momento da triagem
Fenilcetonúria	Deficiência autossômica recessiva herdada de uma das enzimas necessárias para o metabolismo da fenilalanina em tirosina – aminoácido essencial encontrado na maior parte dos alimentos	Irritabilidade, vômitos de refeições contendo proteína e um odor de mofo na pele ou nas secreções corporais do recém-nascido; se não tratada, resulta em atraso intelectual e motor, convulsões, microcefalia e problemas de crescimento e desenvolvimento	Dieta por toda a vida com alimentos com baixo teor de fenilalanina (pobres em proteína) e monitoramento dos níveis sanguíneos; fórmulas especiais disponíveis para recém-nascidos: Phenex® e Lofenalac®	Rastreamento universal nos EUA; o teste é feito 24 a 48 h após uma alimentação com proteína
Hipotireoidismo congênito	Deficiência do hormônio da tireoide necessário para o crescimento normal do encéfalo, o metabolismo de calorias e o desenvolvimento; pode resultar do hipotireoidismo materno	Risco aumentado em recém-nascidos com peso ao nascimento < 2.000 ou > 4.500 g e naqueles de origem hispânica ou asiática; problemas de alimentação, de crescimento e respiratórios; se não tratado, resulta em danos cerebrais irreversíveis e déficit intelectual antes de 1 ano	Terapia de reposição dos hormônios tireoidianos por toda a vida	O teste (medição de tiroxina [T_4] e TSH) é feito entre 4 e 6 dias de vida
Galactosemia	Ausência da enzima necessária para a conversão do açúcar do leite galactose em glicose	Ganho de peso insuficiente, vômitos, icterícia, alterações de humor, perda da visão, convulsões e déficit intelectual; se não tratado, o acúmulo de galactose causa danos permanentes ao encéfalo, aos olhos e ao fígado, ocasionando, por fim, a morte	Eliminar o leite da dieta; substituir por leite de soja	Primeiro teste feito após a alta do hospital; teste de acompanhamento feito em 1 mês
Anemia falciforme	Anormalidade hereditária recessiva na estrutura da hemoglobina; mais comumente encontrada em recém-nascidos afro-americanos	A anemia desenvolve-se logo após o nascimento; aumento do risco de infecção, restrição de crescimento, crise vasoclusiva	Manutenção da hidratação e hemodiluição, repouso, reposição de eletrólitos, controle da dor, reposição de sangue e antibióticos	Amostra de sangue coletada ao mesmo tempo que os outros testes de rastreamento neonatal ou antes de 3 meses de vida

Blackburn, S. T. (2018). *Maternal, fetal, neonatal physiology: a clinical perspective* (5th ed.). Elsevier; Jain, L., & Suresh, G. K. (2019). *Clinical guidelines in neonatology.* McGraw-Hill Education; Korenev, S., Lemonde, H., Cleary, M., & Chakrapani, A. (2019). Newborn screening for inborn errors of metabolism. *Pediatrics and Child Health*, 29(3), 105–110.

Os exames de triagem para erros genéticos e inatos do metabolismo requerem algumas gotas de sangue retiradas do calcanhar do recém-nascido (Figura 18.22). Esses testes geralmente são realizados pouco antes da alta. Os recém-nascidos que recebem alta antes de 24 horas de vida precisam repetir os exames dentro de 1 semana em uma unidade básica de saúde.

Conheça quais condições seu estado regularmente examina no nascimento para garantir que os pais sejam orientados sobre os testes e a importância do tratamento precoce. Também esteja familiarizado com o prazo ideal para cada triagem e as condições que podem afetar os resultados. Certifique-se de que uma amostra satisfatória seja obtida no momento apropriado e de que as circunstâncias que poderiam causar resultados falsos foram minimizadas. Envie as amostras e os formulários preenchidos dentro de 24 horas após a coleta para o laboratório apropriado, onde as amostras são testadas para vários distúrbios metabólicos hereditários devido a um gene defeituoso que resulta em uma deficiência enzimática (Korenev et al., 2019).

TRIAGEM AUDITIVA

Quase todos os estados, comunidades e hospitais fazem a triagem de recém-nascidos para perda auditiva antes de deixarem o hospital. A perda auditiva é o distúrbio congênito mais comum nos EUA; aproximadamente três a cinco recém-nascidos em cada mil nascidos vivos apresentam algum grau de perda auditiva. Ao contrário de uma deformidade física, a perda auditiva não é clinicamente detectável ao nascimento e, portanto, permanece difícil de avaliar (CDC, 2019d). Os fatores associados a um risco aumentado de perda auditiva incluem:

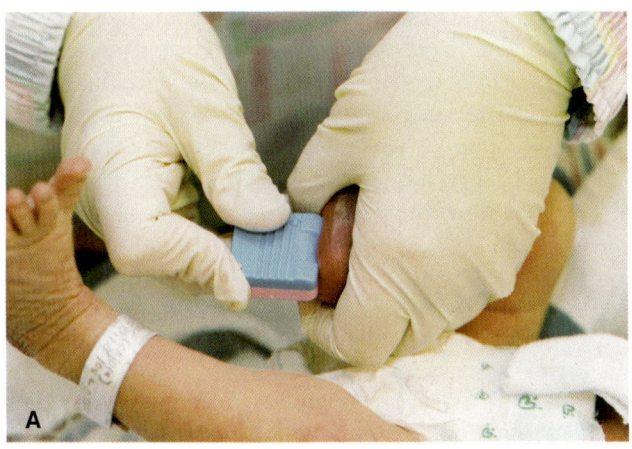
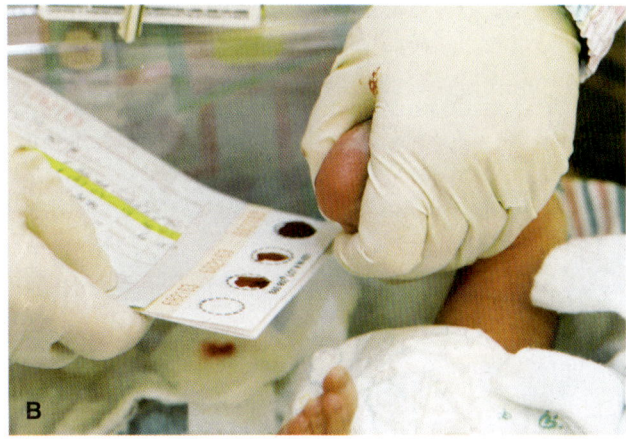

FIGURA 18.22 Rastreamento de fenilcetonúria (teste do pezinho). **A.** Realização da punção no calcanhar. **B.** Aplicação da amostra de sangue no cartão para rastreamento.

- Histórico familiar de perda auditiva sensorial hereditária na infância
- Infecções congênitas, tais como citomegalovírus, rubéola, toxoplasmose ou herpes
- Anomalias craniofaciais envolvendo o pavilhão auricular ou o meato acústico
- Baixo peso ao nascer (menos de 1.500 g)
- Infecções pós-natais, como meningite bacteriana
- Traumatismo cranioencefálico
- Hiperbilirrubinemia que demanda exsanguinotransfusão
- Exposição a fármacos ototóxicos, especialmente aos aminoglicosídeos
- Asfixia perinatal (Martin & Rosenfeld, 2019).

Atrasos na identificação e na intervenção podem afetar o desenvolvimento da linguagem da criança, o desempenho acadêmico e o desenvolvimento cognitivo. A detecção antes de 3 meses melhora muito os resultados. Por isso, os programas de triagem auditiva para todos os recém-nascidos são recomendados pela AAP (2019c) e são obrigatórios por lei em todos os estados nos EUA. A triagem de apenas os neonatos com fatores de risco não é suficiente porque até 50% daqueles com perda auditiva não apresentam fatores de risco conhecidos (CDC, 2019d). A identificação e a intervenção precoces podem evitar graves atrasos no desenvolvimento psicossocial, educacional e de linguagem.

As metas atuais do *Healthy People 2030* (USDHHS, 2020) são rastrear todos os recém-nascidos até 1 mês de vida, confirmar a perda auditiva com um exame audiológico até os 3 meses de vida e instituir serviços de intervenção precoces abrangentes antes dos 6 meses de vida (ver *Healthy People 2030* 18.1 anteriormente neste capítulo para conhecer os métodos de triagem). Todos os recém-nascidos devem ser examinados antes da alta para garantir que nenhum com perda auditiva deixe de ser detectado. Quando existir a suspeita de perda auditiva, o neonato deve ser encaminhado para avaliação de acompanhamento. Além disso, os enfermeiros devem garantir que os exames sejam precisos para facilitar os serviços de diagnóstico precoce e de intervenção e para otimizar o potencial de desenvolvimento do recém-nascido. A implementação de exames de audição em recém-nascidos reduziu a idade média de identificação da perda auditiva e muitas crianças surdas agora são diagnosticadas nos primeiros meses de vida.

Preocupações comuns

Durante o período de transição do recém-nascido, certas condições podem se desenvolver e precisar de intervenção, as quais, embora não sejam fatais, podem ser uma fonte de ansiedade para os pais. As preocupações comuns incluem taquipneia transitória do recém-nascido, icterícia fisiológica e hipoglicemia.

TAQUIPNEIA TRANSITÓRIA DO RECÉM-NASCIDO

A taquipneia transitória do recém-nascido é uma condição benigna e autolimitante que aparece logo após o nascimento. Ocorre quando o líquido fetal dos pulmões é removido de forma lenta ou incompleta. Isso pode ocorrer pela falta de compressão torácica que ocorre durante um parto cesariano ou pela diminuição do esforço respiratório se a mãe tiver recebido medicação depressora do SNC. Trabalho de parto prolongado, nascimento antes de 39 semanas de gestação, macrossomia do feto, sexo masculino, asfixia perinatal, parto prematuro, diabetes gestacional e asma materna também estiveram associados a essa condição. O parto vaginal parece ser protetor contra a taquipneia transitória do recém-nascido (Jha & Makker, 2020).

A taquipneia transitória é acompanhada por retrações, dilatação nasal, grunhidos expiratórios e/ou cianose e é aliviada por oxigenoterapia em baixas doses. Um desconforto respiratório leve ou moderado geralmente está presente no nascimento ou até 6 horas após o nascimento. A taquipneia transitória do recém-nascido geralmente é um distúrbio autolimitante sem morbidade significativa. Essa condição resolve-se em um período de 24 a 72 horas.

As intervenções de enfermagem incluem fornecer os cuidados de suporte: administrar oxigênio se os valores de oximetria de pulso ou de gasometria arterial sugerirem hipoxemia, garantir o aquecimento, observar o estado respiratório com frequência e permitir que os capilares pulmonares e os vasos linfáticos removam o líquido remanescente. A evolução clínica é relativamente benigna, mas qualquer problema respiratório do recém-nascido pode ser assustador para os pais. Forneça uma explicação completa e assegure-os de que a condição se resolverá com o tempo.

ICTERÍCIA FISIOLÓGICA

A icterícia fisiológica é comum em recém-nascidos, com a maioria exibindo pele, membranas mucosas e esclera amareladas nos primeiros 3 dias de vida. A cada ano, aproximadamente 65% dos recém-nascidos nos EUA apresentam icterícia clínica (King et al., 2019). A icterícia é a manifestação visível da hiperbilirrubinemia. Tipicamente, ela resulta da deposição de pigmento de bilirrubina não conjugado na pele e nas membranas mucosas.

A icterícia fisiológica pode ser mais bem compreendida como um desequilíbrio entre a produção e a eliminação da bilirrubina devido a inúmero fatores e condições que afetam cada um desses processos. Quando ocorre um desequilíbrio devido a um aumento na bilirrubina circulante (ou carga de bilirrubina) para níveis significativamente altos, pode continuar causando sequelas neurológicas agudas (encefalopatia aguda por bilirrubina). Na maioria dos recém-nascidos, um aumento na produção de bilirrubina (p. ex., devido à hemólise) é a causa primária da icterícia fisiológica e, portanto, reduzir a produção de bilirrubina é uma abordagem justificada para seu manejo.

Os fatores que contribuem para o desenvolvimento de icterícia fisiológica no recém-nascido incluem aumento da carga de bilirrubina devido a policitemia relativa, vida útil reduzida dos eritrócitos (80 dias em comparação com os 120 dias do adulto) e processos imaturos de captação e conjugação hepáticas (Pace et al., 2019). Normalmente, o fígado remove a bilirrubina do sangue e a transforma em uma forma que pode ser excretada. Como a degradação dos eritrócitos continua em ritmo acelerado, o fígado do recém-nascido não consegue acompanhar a remoção da bilirrubina. Assim, a bilirrubina acumula-se no sangue, causando então uma descoloração amarelada na pele.

Diretrizes da AAP para prevenção e tratamento da hiperbilirrubinemia em recém-nascidos. A AAP fornece diretrizes para a prevenção e o tratamento da hiperbilirrubinemia em recém-nascidos:

- Promover e apoiar práticas de amamentação bem-sucedidas para garantir que o recém-nascido esteja bem hidratado e evacuando com frequência para promover a eliminação da bilirrubina
- Aconselhar as mães a amamentar o recém-nascido pelo menos 8 a 12 vezes por dia durante os primeiros dias
- Evitar a suplementação de rotina de recém-nascidos amamentados não desidratados com água ou água com dextrose porque isso não reduzirá os níveis de bilirrubina

- Garantir que todos os neonatos sejam monitorados rotineiramente para o desenvolvimento de icterícia e que os berçários tenham protocolos estabelecidos para a avaliação dessa condição. A icterícia deve ser avaliada sempre que os sinais vitais do recém-nascido forem medidos, mas não menos do que a cada 8 a 12 horas
- Realizar uma avaliação sistemática de todos os recém-nascidos com 35 ou mais semanas de gestação antes da alta para prevenir o desenvolvimento de hiperbilirrubinemia grave
- Fornecer acompanhamento precoce e focado com base na avaliação de risco
- Quando indicado, tratar os recém-nascidos com fototerapia ou exsanguinotransfusão para prevenir a encefalopatia bilirrubínica aguda (AAP, 2017).

Em recém-nascidos, a icterícia pode ser detectada pelo clareamento da pele à pressão digital na ponte do nariz, no esterno ou na testa revelando a cor subjacente da pele e do tecido subcutâneo. Se houver icterícia, a área esbranquiçada aparecerá amarela antes do enchimento capilar. A avaliação da icterícia deve ser realizada em uma sala bem iluminada ou, preferencialmente, à luz do dia em uma janela. A condição geralmente é observada primeiro na face e progride de forma cefalocaudal para o tronco e os membros (Blackburn, 2018).

As medidas que os pais podem tomar para reduzir o risco de icterícia incluem expor o recém-nascido à luz solar natural por curtos períodos ao longo do dia para ajudar a oxidar os depósitos de bilirrubina na pele; proporcionar aleitamento materno sob demanda espontânea para promover a eliminação da bilirrubina pela urina e pelas fezes; e evitar a suplementação de água com glicose, o que dificulta a eliminação.

Se ou quando os níveis de bilirrubina sérica não conjugada aumentarem e não retornarem ao normal com o aumento da hidratação, utiliza-se a fototerapia. O nível sérico de bilirrubina no qual a fototerapia é usada é uma questão de julgamento clínico do médico, mas geralmente ela é iniciada quando os níveis de bilirrubina atingem 12 a 15 mg/dℓ nas primeiras 48 horas de vida em um recém-nascido a termo (Pace et al., 2019). A **fototerapia** consiste na exposição do neonato à luz ultravioleta, que converte a bilirrubina não conjugada em substâncias que podem ser excretadas nas fezes e na urina, sendo o tratamento mais comum para a hiperbilirrubinemia e que praticamente eliminou a necessidade de exsanguinotransfusão em recém-nascidos.

> ### ATENÇÃO!
>
> A exposição de recém-nascidos à luz solar representa o primeiro uso documentado da fototerapia na literatura médica. A irmã J. Ward, uma enfermeira de Essex, Inglaterra, percebeu em 1956 que, quando os neonatos ictéricos eram expostos ao sol, eles ficavam menos amarelos. Essa observação mudou todo o tratamento da icterícia em recém-nascidos (Sawyer, 2019).

A fototerapia reduz os níveis de bilirrubina no sangue ao degradar a bilirrubina não conjugada em compostos incolores, que podem então ser excretados na bile. O procedimento visa limitar o aumento dos níveis de bilirrubina no sangue, evitando assim o *kernicterus* (encefalopatia bilirrubínica), uma condição na qual a bilirrubina não conjugada entra no cérebro e, se não for tratada, pode causar danos encefálicos e morte.

Durante as últimas décadas, a fototerapia tem sido administrada com placas de luzes fluorescentes ou com holofotes. Os fatores que determinam a dose da fototerapia incluem o espectro de luz emitida, a irradiância da fonte de luz, o *design* da unidade de luz, a área de superfície do recém-nascido exposta à luz e a distância do neonato da fonte de luz (Blackburn, 2018). Para que a fototerapia seja eficaz, os raios devem penetrar o máximo possível na pele. Assim, o recém-nascido deve estar nu e ser virado com frequência para garantir a exposição máxima da pele. Vários efeitos colaterais da fototerapia padrão foram identificados: fezes moles frequentes, aumento da perda insensível de água, erupção cutânea transitória e potencial dano à retina se os olhos do recém-nascido não estiverem suficientemente cobertos.

Foram desenvolvidas almofadas de fibra óptica (Biliblanket® ou Bilivest®) que podem ser enroladas ao redor do recém-nascido ou sobre as quais o neonato é colocado. A luz é fornecida por uma lâmpada de tungstênio-halogênio com cabo de fibra óptica e é emitida a partir das laterais e das extremidades das fibras dentro de uma almofada de plástico (Collier, 2019). Esses produtos funcionam com base na premissa de que a fototerapia pode ser melhorada com o fornecimento de luz terapêutica de maior intensidade para diminuir os níveis de bilirrubina. As almofadas não produzem um calor apreciável como as placas de luzes ou os holofotes; portanto, a perda insensível de água não aumenta. Também não são necessários tapa-olhos, e assim os pais podem alimentar e segurar seus recém-nascidos continuamente para promover o vínculo.

Ao atender neonatos que estejam recebendo fototerapia para tratar a icterícia, os enfermeiros devem fazer o seguinte:

- Monitorar de perto a temperatura corporal e o equilíbrio de líquidos e eletrólitos
- Dar informações sobre a fototerapia e explicar o procedimento aos pais
- Documentar a frequência, as características e a consistência das fezes
- Monitorar o estado de hidratação (peso, gravidade específica da urina e débito urinário)
- Virar o recém-nascido frequentemente para aumentar a exposição da pele à fototerapia
- Observar a integridade da pele (em virtude da exposição às fezes diarreicas e às luzes de fototerapia)
- Fornecer proteção ocular para evitar as lesões na córnea relacionadas à exposição à fototerapia
- Incentivar os pais a participarem dos cuidados do recém-nascido para evitar a perda do vínculo.

Ver Capítulo 24 para conhecer uma discussão mais detalhada sobre a hiperbilirrubinemia.

O enfermeiro domiciliar fez uma visita pós-parto a Kelly para avaliar a situação. O filho dela estava ligeiramente ictérico quando o enfermeiro pressionou delicadamente o seu esterno, mas Kelly disse que estava amamentando melhor em comparação aos últimos 2 dias. Que sugestões domiciliares o enfermeiro pode dar a Kelly para reduzir a icterícia? Que informações específicas sobre a icterícia fisiológica são necessárias?

HIPOGLICEMIA

A hipoglicemia é o distúrbio metabólico mais comum no período neonatal. Durante as primeiras 24 a 48 horas de vida, enquanto os neonatos normais fazem a transição da vida intrauterina para a extrauterina, seus níveis plasmáticos de glicose normalmente são mais baixos do que mais adiante na vida. Baixas concentrações plasmáticas de glicose temporárias são comuns em recém-nascidos saudáveis. A hipoglicemia afeta até 40% de todos os neonatos a termo. É definida como um nível de glicose sanguínea inferior a 30 mg/dℓ ou uma concentração plasmática inferior a 45 mg/dℓ nas primeiras 72 horas de vida (Abramowsk & Hamdan, 2020). Do ponto de vista fisiológico, um recém-nascido pode ser considerado hipoglicêmico quando o suprimento de glicose é inadequado para atender a sua demanda. Nos neonatos, os níveis sanguíneos de glicose caem para um ponto baixo durante as primeiras horas de vida porque a fonte de glicose materna é removida quando a placenta é expelida. Esse período de transição geralmente é suave, mas alguns recém-nascidos têm maior risco de hipoglicemia: filhos de mulheres diabéticas, recém-nascidos pré-termo e recém-nascidos com restrição de crescimento intrauterino (RCIU), ingestão calórica inadequada, sepse, asfixia, hipotermia, policitemia, distúrbios de armazenamento de glicogênio e deficiências endócrinas (Rozance & Wolfsdorf, 2019).

A maioria dos neonatos apresenta hipoglicemia transitória assintomática. Os sintomas, quando presentes, são inespecíficos e incluem agitação, sudorese, hipotermia, irritabilidade, letargia, cianose, apneia, convulsões, choro agudo ou fraco e alimentação inadequada. Se a hipoglicemia for prolongada ou não for tratada, podem ocorrer sequelas neurológicas adversas graves e a longo prazo, tais como dificuldades de aprendizagem e deficiência intelectual (Cranmer, 2019).

O tratamento da hipoglicemia no recém-nascido inclui a administração de uma fonte de glicose de ação rápida, como gel de dextrose, amamentação ou alimentação com fórmula. Em casos agudos e graves, pode ser necessária a administração intravenosa de glicose. O monitoramento contínuo dos níveis de glicose não é apenas prudente, mas obrigatório em neonatos de alto risco. Embora não haja meios específicos de prevenção da hipoglicemia em recém-nascidos, é sensato e cauteloso monitorar os sintomas e intervir assim que eles forem observados. Posteriormente, o diagnóstico precoce e uma intervenção adequada são essenciais para todos os neonatos.

Os cuidados de enfermagem com o recém-nascido hipoglicêmico incluem o monitoramento de sinais de hipoglicemia ou a identificação de recém-nascidos de alto risco propensos a esse distúrbio com base em seu histórico perinatal, seu exame físico, suas medidas corporais e sua idade gestacional. A triagem de glicose deve ser realizada em neonatos de risco e naqueles com sintomas clínicos compatíveis com a hipoglicemia (Martin & Rosenfeld, 2019).

Previna a hipoglicemia em recém-nascidos de risco iniciando a alimentação precoce com leite materno ou fórmula. Se a condição persistir apesar da alimentação, notifique o provedor de cuidados primários de saúde para prescrever a terapia intravenosa com soluções de dextrose. Antecipe a ocorrência de hipoglicemia em neonatos de alto risco e comece as avaliações imediatamente após a admissão ao berçário.

Promoção da nutrição

Várias alterações fisiológicas ditam o tipo e o método de alimentação durante o primeiro ano de vida do recém-nascido. Algumas delas incluem:

- A capacidade do estômago é limitada ao nascimento. O tempo de esvaziamento é curto (2 a 3 horas) e o peristaltismo é rápido. Portanto, alimentações pequenas e frequentes são necessárias no início, com aumento progressivo do volume ingerido de acordo com a maturidade
- O sistema imunológico está imaturo no nascimento, de modo que o recém-nascido corre alto risco de alergia alimentar durante os primeiros 4 a 6 meses de vida. A introdução de alimentos sólidos antes desse período aumenta o risco de desenvolver alergias alimentares
- As enzimas pancreáticas e a bile para auxiliar na digestão da gordura e do amido são limitadas até cerca de 3 a 6 meses de vida. Os lactentes não conseguem digerir cereais antes desse período
- Os rins estão imaturos e incapazes concentrar a urina até cerca de 4 a 6 semanas de vida. A ingestão excessiva de proteínas e minerais pode prejudicar a função renal e levar à desidratação. Os recém-nascidos precisam consumir mais água por unidade de peso corporal do que os adultos devido ao seu alto peso corporal em água
- O controle muscular imaturo do neonato muda ao longo do tempo para ajudar no processo de alimentação, melhorando então o controle do pescoço e da cabeça, a coordenação olho-mão, a deglutição e a capacidade de sentar, segurar com a mão e mastigar. Por volta dos 4 a 6 meses, os reflexos inatos desaparecem, o controle da cabeça desenvolve-se e o recém-nascido pode sentar-se para ser alimentado, o que torna possível receber alimentação na colher (Konek & Becker, 2019).

NECESSIDADES NUTRICIONAIS DO RECÉM-NASCIDO

Uma vez que a placenta não fornece mais nutrição, a sobrevivência de um neonato depende de sua capacidade de absorver nutrientes. Conforme ele cresce, a necessidade energética e de nutrientes muda para atender às necessidades de mudança de seu corpo. Durante a infância, as necessidades de energia, proteínas, vitaminas e minerais por quilo de peso corporal são maiores do que em qualquer outra época da vida. Esses níveis elevados são necessários para proporcionar um rápido crescimento e desenvolvimento durante essa fase da vida. Em geral, o peso de um recém-nascido dobra nos primeiros 4 a 6 meses de vida e triplica no primeiro ano (Webster et al., 2018).

As necessidades calóricas de um neonato variam de 110 a 120 cal/kg de peso corporal. O leite materno e as fórmulas contêm aproximadamente 0,7 cal/mℓ, de modo que as necessidades calóricas dos recém-nascidos podem ser atendidas se várias mamadas forem fornecidas ao longo do dia. A maioria dos neonatos nascidos a termo precisa de uma fórmula básica se a mãe decidir não amamentar. Essas fórmulas são elaboradas com base no leite materno, que contém 0,7 cal/mℓ. Não há evidências para recomendar uma marca comercial em vez de outra, uma vez que todas são nutricionalmente intercambiáveis. Todas as fórmulas são classificadas com base em três parâmetros: densidade calórica, fonte de carboidratos e composição proteica (Tabela 18.6).

As demandas diárias de líquido para o recém-nascido e para o lactente variam de 100 a 150 mℓ/kg de peso corporal, que podem ser atendidas por meio da amamentação ou da alimentação com fórmulas. A suplementação de água adicional não é necessária. Um adequado aporte de carboidratos, gorduras, proteínas e vitaminas é obtido por meio do consumo de leite materno ou de fórmula. A AAP (2019b) recomenda que a fórmula fortificada com ferro seja usada para todos os recém-nascidos que não sejam amamentados desde o nascimento até 1 ano. O neonato amamentado usa reservas de ferro nos primeiros 6 meses e depois precisa de alimentos ricos em ferro ou uma suplementação adicionada aos 6 meses de vida. A AAP (2019h) também recomenda que todos os lactentes (amamentados ou alimentados com fórmulas) recebam um suplemento diário de 400 UI de vitamina D começando nos primeiros dias de vida para prevenir o raquitismo e a deficiência dessa vitamina. Recomenda-se também que seja administrada uma suplementação de flúor para os lactentes que não recebem água fluoretada após os 6 meses de vida (AAP, 2019f).

APOIO À ESCOLHA DO MÉTODO DE ALIMENTAÇÃO

Os benefícios da amamentação são significativos e bem documentados. Numerosas organizações profissionais de saúde promovem o aleitamento materno devido aos benefícios para a saúde tanto da mãe quanto do lactente. Os enfermeiros devem encorajar e defender a amamentação e fornecer apoio para a família ao longo de suas experiências

TABELA 18.6 Comparação da composição do leite materno com a de fórmulas específicas.				
Tipo	**Calorias por 30 mℓ**	**Fonte de carboidratos**	**Fonte de proteínas**	**Indicações**
Leite materno	20	Lactose	Leite humano	Preferido para todos os lactentes
Fórmula para recém-nascidos a termo	20	Lactose	Leite de vaca	Apropriada para todos os lactentes nascidos a termo
Fórmula para recém-nascidos a termo contendo DHA e ARA	20	Lactose	Leite de vaca	Anunciada como promotora do desenvolvimento cerebral e da visão; para torná-la mais semelhante ao leite materno
Fórmula para recém-nascidos pré-termo	24	Lactose	Leite de vaca	Habitualmente fornecida para recém-nascidos pré-termo com < 34 semanas de idade gestacional
Fórmula à base de soja	20	À base de milho	Soja	Para lactentes com galactosemia
Fórmula hipoalergênica	20	Milho ou sacarose	Substancialmente hidrolisada	Para lactentes com alergia à proteína do leite
Fórmula não alergênica	20	Milho ou sacarose	Aminoácidos	Para lactentes com alergia à proteína do leite
Fórmula antirrefluxo	20	Lactose espessada com amido de arroz	Leite de vaca	Para lactentes com refluxo gastresofágico

American Academy of Pediatrics (AAP). (2019b). *Choosing an infant formula.* Disponível em: https://www.healthychildren.org/English/ages-stages/baby/formula-feeding/Pages/Choosing-an-Infant-Formula.aspx. Acesso em: 24 jul. 2018; Emond, A. (2019). *Health for all children* (5th ed.). Oxford University Press; Konek, S. & Becker, P. (2019). *Samour & King's pediatric nutrition in clinical care* (5th ed.). Jones & Bartlett Learning.

de amamentação. Tipicamente, os pais decidem sobre o método de alimentação bem antes do nascimento da criança. As aulas pré-natais e de preparo para o parto apresentam informações sobre amamentação e alimentação com mamadeira e permitem que os pais decidam qual método é o melhor para eles. Vários fatores podem influenciar sua decisão, tais como condições socioeconômicas; cultura; objetificação sexual; medo de uma reação negativa da comunidade; inconveniência pessoal; restrições alimentares; falta de apoio social; falta de autoeficácia; alta frequência de violência; emprego; nível de escolaridade; falta de acesso a bombas de leite; falta de tempo; fórmula gratuita fornecida por programas governamentais; variedade de intervenções de cuidados prestados durante a gestação, o parto e o período pós-parto imediato; e, especialmente, apoio do parceiro (American Pregnancy Association, 2019). Os enfermeiros podem fornecer informações baseadas em evidências para ajudar o casal a tomar sua decisão. Independentemente do método escolhido, o profissional de enfermagem precisa respeitar e apoiar a decisão do casal.

ALIMENTAÇÃO DO RECÉM-NASCIDO

O neonato pode ser alimentado a qualquer momento durante o período de transição se as avaliações forem normais e o desejo for demonstrado. Antes que o recém-nascido possa ser alimentado, determine sua capacidade de sucção e de deglutição. Retire qualquer muco das narinas ou da boca com uma seringa de bulbo antes de iniciar a alimentação. Ausculte os ruídos intestinais, verifique se há distensão abdominal e se o ânus está desobstruído. Se esses parâmetros estiverem dentro dos limites normais, a alimentação do recém-nascido pode ser iniciada. A maioria dos neonatos tem horários de alimentação sob demanda e pode se alimentar ao acordar. Quando vão para casa, as mães são incentivadas a alimentar seus recém-nascidos a cada 2 a 4 horas durante o dia e apenas quando o neonato acordar durante a noite nos primeiros dias após o nascimento.

Os pais costumam ter muitas dúvidas sobre a alimentação. Geralmente, os recém-nascidos devem ser alimentados segundo a demanda espontânea, sempre que parecerem estar com fome. A maioria deles manifesta-se sobre seu estado de fome chorando, colocando os dedos ou o punho na boca, buscando a mama com a boca e sugando.

Os recém-nascidos diferem em suas necessidades e preferências alimentares, mas a maioria daqueles que estão recebendo leite materno precisa ser alimentada a cada 2 a 3 horas por 10 a 20 minutos em cada mama. A duração das mamadas depende da mãe e do recém-nascido. Incentive a mãe a responder aos estímulos de seu neonato e não a alimentá-lo de acordo com um cronograma-padrão ou predefinido.

Os recém-nascidos que estão recebendo uma fórmula geralmente se alimentam a cada 3 a 4 horas e terminam uma mamadeira em 30 minutos ou menos. O neonato deve ingerir diariamente 45 a 60 mℓ de fórmula por quilo de peso corporal, mas o crescimento é uma medida de saúde mais confiável do que o volume de fórmula consumido (Konek & Becker, 2019). Se o recém-nascido parece satisfeito, molha de 6 a 10 fraldas por dia, defeca várias fezes por dia, dorme bem e ganha peso regularmente, provavelmente está recebendo leite materno ou fórmula suficientes.

Os neonatos engolem ar durante as mamadas, o que causa desconforto e agitação. Os pais podem evitar isso colocando-os para eructar com frequência durante a mamada. As dicas sobre eructações incluem:

- Segurar o recém-nascido em pé com a cabeça apoiada no ombro dos pais (Figura 18.23A)
- Apoiar a cabeça e o pescoço enquanto os pais acariciam ou esfregam suavemente as costas do recém-nascido (Figura 18.23B)
- Colocar o recém-nascido sentado no colo de um dos pais enquanto apoia com o tórax o peito e a cabeça do neonato. Esfregar suavemente as costas do recém-nascido com a outra mão
- Colocar o recém-nascido no colo dos pais em decúbito ventral
- Apoiar a cabeça do recém-nascido na curva do braço de um dos pais e dar tapinhas ou esfregar suavemente as costas.

ATENÇÃO!

É a posição vertical, não a força do afago ou da tapotagem, que permite ao recém-nascido liberar o ar acumulado no estômago.

Reforce para os pais que a hora da alimentação é mais do que uma oportunidade de fornecer nutrientes ao recém-nascido; é também um momento de proximidade e compartilhamento. Além de favorecer seu bem-estar

físico, as alimentações ainda conferem prazer emocional ao neonato. Incentive os pais a manter contato visual com o recém-nascido durante a amamentação, segurando-o confortavelmente próximo e falando baixinho para promover a proximidade e a segurança.

ALEITAMENTO MATERNO

O leite materno é universalmente reconhecido como a forma ideal de nutrição para recém-nascidos e lactentes durante os primeiros 6 meses a 1 ano de vida. Há o consenso na comunidade médica de que a amamentação é ideal para todos os recém-nascidos. A AAP e a American Dietetic Association recomendam o aleitamento materno exclusivo durante os primeiros 6 meses de vida, continuando-o então em conjunto com outros alimentos pelo menos até o primeiro ano de vida. Estima-se que 83% das mães norte-americanas planejem amamentar, mas apenas uma em cada quatro consegue manter o aleitamento materno exclusivo durante 6 meses (CDC, 2019a). O Boxe 18.1 destaca as vantagens da amamentação para a mãe e o recém-nascido. Além disso, o aleitamento materno está associado a menor incidência de enterocolite necrosante e diarreia durante o período inicial da vida, assim como de doenças inflamatórias intestinais, diabetes tipo 2, asma e obesidade mais tarde na vida (CDC, 2019b). As mães devem continuar a amamentar durante doenças leves, como resfriados ou gripes. No entanto, nos EUA, as mães portadoras de HIV e galactosemia são aconselhadas a não o fazer.

A composição do leite materno muda com o tempo, evoluindo do colostro ao leite de transição e, finalmente, ao leite maduro. O colostro é uma substância espessa e

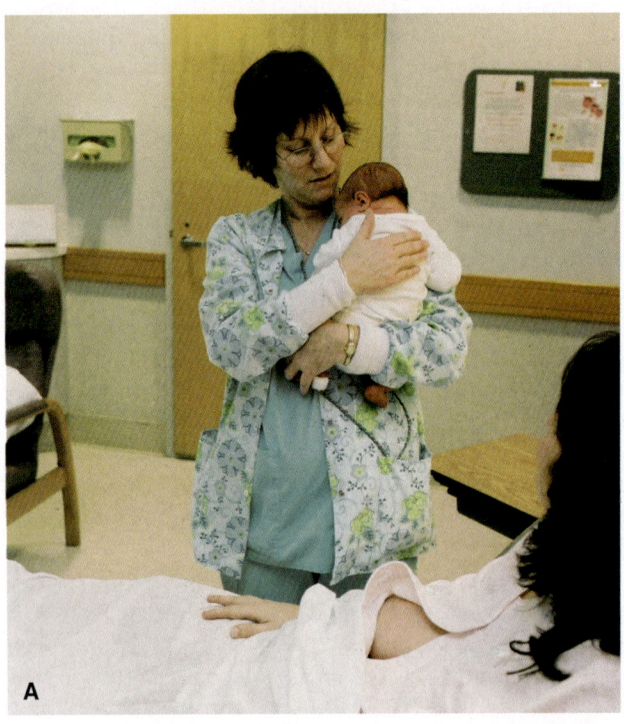

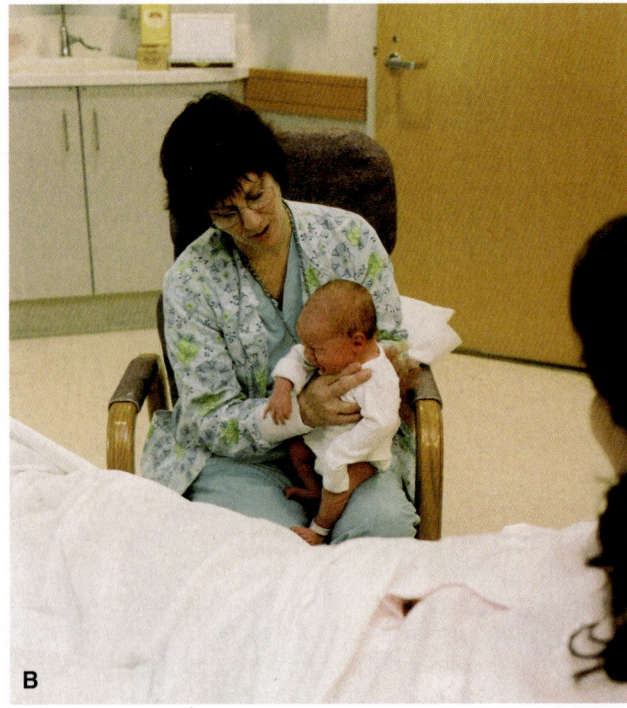

FIGURA 18.23 (**A**) A enfermeira demonstra como segurar o recém-nascido na posição vertical apoiado no ombro. B. Demonstração de como sentá-lo com o corpo verticalizado, apoiando o pescoço e o queixo.

BOXE 18.1 Vantagens do aleitamento materno.

Vantagens para o recém-nascido
- Contribui para o desenvolvimento de um sistema imunológico forte
- Estimula o crescimento de bactérias benéficas ao sistema digestório
- Reduz a incidência de problemas estomacais, diarreia e cólicas
- Inicia o processo de imunização no nascimento, fornecendo imunidade passiva
- Promove um vínculo materno-infantil ideal
- Reduz o risco de constipação intestinal neonatal
- Promove maiores ganhos de desenvolvimento em recém-nascidos pré-termo
- Fornece uma fórmula facilmente tolerada e digerível estéril, na temperatura adequada e prontamente disponível, sem corantes artificiais, aromatizantes ou conservantes
- Reduz a probabilidade de resultar em superalimentação, levando à obesidade
- Promove melhor desenvolvimento dos dentes e mandíbula como resultado da sucção forte
- Oferece proteção contra alergias alimentares
- Reduz os custos com saúde devido à redução das doenças
- Está associado à prevenção de diabetes tipo 1 e doenças cardíacas.

Vantagens para a mãe
- Pode facilitar a perda de peso pós-parto ao queimar calorias extras
- Estimula as contrações uterinas para controlar o sangramento
- Reduz o risco de câncer de ovário e de endométrio
- Facilita o vínculo com o recém-nascido
- Reduz o risco de diabetes tipo 2
- O leite materno é grátis, ao contrário da fórmula infantil
- Reduz o risco de depressão pós-parto
- Promove a involução uterina como resultado da liberação de ocitocina
- Reduz o risco de câncer de mama e osteoporose
- Proporciona alguma proteção contra a concepção, embora não seja um método anticoncepcional confiável.

American Pregnancy Association. (2019). *Breastfeeding vs bottle feeding*. Disponível em: https://americanpregnancy.org/breastfeeding/breastfeeding-and-bottle-feeding/. Acesso em: 16 jun. 2020; Centers for Disease Control and Prevention (CDC). (2019b). *Breastfeeding – Why it matters*. Disponível em: https://www.cdc.gov/breastfeeding/about-breastfeeding/why-it-matters.html. Acesso em: 16 jun. 2020; King, T. L., Brucker, M. C., Osborne, K., & Jevitt, C. M. (2019). *Varney's midwifery* (6th ed.). Jones & Bartlett Learning.

amarelada secretada durante os primeiros dias após o nascimento. É rico em proteínas, minerais e vitaminas lipossolúveis. É também rico em imunoglobulinas A, que ajudam a proteger o sistema digestório do recém-nascido contra infecções. É um laxante natural que ajuda a livrar o sistema intestinal do mecônio rapidamente (Bryant & Thistle, 2019).

O leite de transição, que ocorre entre o colostro e o leite maduro, contém todos os nutrientes do colostro, mas é mais fino e menos amarelo do que ele. Esse leite de transição é substituído pelo leite verdadeiro ou maduro até o 10º dia após o nascimento. O leite maduro parece azulado e não é tão espesso quanto o colostro. Ele fornece 20 cal/30 mℓ e contém:

- *Proteínas* – embora o conteúdo seja menor que o da fórmula, é o ideal para apoiar o crescimento e o desenvolvimento do recém-nascido. A maior parte da proteína consiste em soro do leite, de fácil digestão
- *Gorduras* – aproximadamente 58% do total de calorias são ácidos graxos, mas são fáceis de digerir.

O conteúdo de ácidos graxos essenciais é alto, assim como o nível de colesterol, o que ajuda a desenvolver os sistemas enzimáticos capazes de controlar o colesterol mais tarde na vida

- *Carboidratos* – aproximadamente 35 a 40% do total de calorias estão na forma de lactose, que estimula o crescimento de bactérias de defesa natural no sistema digestório e promove a absorção de cálcio
- *Água* – o principal nutriente do leite materno, representando 85 a 95% do volume total. O volume total de leite varia de acordo com a idade e a demanda da criança
- *Minerais* – o leite materno contém cálcio, fósforo, cloro, potássio e sódio, com traços de ferro, cobre e manganês. A absorção de ferro é de cerca de 50%, em comparação com cerca de 4% no caso de consumo das fórmulas enriquecidas com ferro
- *Vitaminas* – todas as vitaminas estão presentes no leite materno; a vitamina D é a de menor quantidade. Atualmente, a suplementação de vitamina D é recomendada pela AAP
- *Enzimas* – a lipase e a amilase são encontradas no leite materno para ajudar na digestão (Konek & Becker, 2019).

Assistência para o aleitamento materno. O aleitamento materno pode ser iniciado imediatamente após o nascimento. Se o recém-nascido estiver saudável e estável, limpe-o da cabeça aos pés com um pano seco e coloque-o em contato pele com pele sobre o abdome da mãe. Em seguida, cubra o neonato e a mãe com uma manta aquecida para manter a temperatura. O contato imediato do recém-nascido com a mãe aproveita o estado de alerta natural do neonato após um parto vaginal e promove o vínculo. Esse contato imediato também reduz o sangramento materno e estabiliza a temperatura do recém-nascido, o nível de glicose sanguínea e a frequência respiratória (King et al., 2019).

Deixado no abdome da mãe, o recém-nascido saudável tende a "subir", empurrando-se com os pés, puxando com os braços e balançando a cabeça até encontrar e pegar o mamilo da mãe. O olfato do recém-nascido é altamente desenvolvido, o que também ajuda a encontrar o mamilo. Conforme o neonato se move em direção ao mamilo, a mãe produz altos níveis de ocitocina, que contrai o útero, minimizando assim o sangramento, e também faz com que as mamas liberem colostro quando o recém-nascido suga o mamilo, o qual é rico em anticorpos e, portanto, fornece ao neonato a "primeira imunização" contra infecções.

As medidas fundamentais para o sucesso do aleitamento materno incluem:

- Iniciar o aleitamento materno na primeira hora de vida se o recém-nascido estiver estável
- Colocar o recém-nascido no peito ou no abdome da mãe imediatamente após o nascimento
- Seguir o cronograma de aleitamento materno do recém-nascido – 8 a 12 vezes em 24 horas

- Fornecer períodos irrestritos de aleitamento materno
- Não oferecer suplementos sem indicação médica
- Solicitar que um especialista em lactação observe uma sessão de alimentação
- Evitar bicos e chupetas artificiais, exceto durante um procedimento doloroso
- Aumentar a ingestão de líquidos para encorajar maior produção de leite
- Sempre oferecer as duas mamas em cada período de 24 horas
- Observar os indicadores de que a ingestão é suficiente:
  - Seis a dez fraldas urinadas diariamente
  - Acordar com fome oito a doze vezes em 24 horas
  - Parecer satisfeito e adormecer após a alimentação
- Manter o recém-nascido com a mãe durante todo o período da internação hospitalar
- Dispor do enfermeiro ou do consultor de lactação para orientar e apoiar a lactante enquanto estiver na unidade pós-parto.

Ajude a posicionar o recém-nascido de modo que a pega seja eficaz e não dolorosa para a mãe. Colocar travesseiros ou um cobertor dobrado sob a cabeça da mãe pode ajudar, ou rolá-la para o lado e colocar o recém-nascido ao lado dela. Avalie a mãe e o neonato durante essa sessão inicial para determinar as necessidades de assistência e de orientações. Uma ferramenta usada com frequência nesta avaliação é o questionário LATCH (D'Souza et al., 2018; Karthika et al., 2020). A ferramenta LATCH é um sistema de gráficos de amamentação que fornece um método sistemático para coletar informações sobre cada sessão de amamentação. O sistema atribui uma pontuação numérica de 0, 1 ou 2 para os cinco componentes principais da amamentação. Cada letra da sigla "LATCH" denota uma área de avaliação: "L" corresponde a quão bem o recém-nascido "pega" a mama; "A" corresponde à ingestão audível observada; "T" corresponde ao tipo de mamilo da mãe; "C" corresponde ao nível de conforto da mama/mamilo da mãe; e "H" corresponde à posição de segurar e a quantidade de ajuda que a mãe precisa para manter seu recém-nascido na mama. O sistema é representado visualmente da mesma forma que a grade do escore de Apgar, assim como a atribuição dos números. Com o sistema LATCH, o profissional de enfermagem pode avaliar as variáveis maternas e infantis, definir as áreas de intervenção necessária e determinar as prioridades na prestação de cuidados e de orientação à paciente (Tabela 18.7). Quanto maior a pontuação, menor a intervenção de enfermagem necessária para a mãe e o recém-nascido.

Posicionamento para o aleitamento materno. A mãe e o recém-nascido precisam estar em posições confortáveis para garantir o sucesso da amamentação. As quatro posições mais comuns para o aleitamento materno são de jogador de futebol americano, a de embalamento, cruzando o colo e deitada de lado. Cada mãe, com base na experimentação, pode decidir qual posição é mais confortável para ela (Figura 18.24).

- Na *posição de jogador de futebol americano*, a mãe segura as costas e os ombros do recém-nascido com a palma da mão e o coloca debaixo do braço. Lembre à mãe de manter a orelha, o ombro e o quadril do neonato em uma linha reta. A mãe apoia a mama com a mão e leva-a aos lábios do recém-nascido para a pega. Ela continua apoiando a mama até que o

TABELA 18.7 Ferramenta de pontuação LATCH.

Parâmetros	0 ponto	1 ponto	2 pontos
L: pega	Recém-nascido sonolento, não consegue manter a pega	É preciso segurar o mamilo na boca do recém-nascido para manter a pega e a sucção; deve-se estimular o neonato a continuar sugando	Pega o mamilo; língua para baixo; sucção rítmica
A: deglutição audível	Nenhuma	Um pouco, observada à estimulação	Espontânea e intermitente, tanto com < 24 h de vida quanto posteriormente
T: tipo de mamilo	Invertido (voltado para dentro em direção ao tecido mamário)	Plano (não protruso)	Evertido ou protruso após a estimulação
C: conforto do mamilo	Ingurgitado, com fissuras sangrando; desconforto intenso	Cheio; avermelhado, com pequenas bolhas ou equimoses; desconforto leve a moderado	Macio, indolor
H: colo (posicionamento)	O enfermeiro precisa segurar o recém-nascido na mama	Assistência mínima; ajuda no posicionamento e a seguir a mãe assume	Não é necessária a ajuda do enfermeiro

D'Souza, G. L., D'Souza, S. R. B., Kamath, P., & Lewis, L. E. (2018). Nurse-led early initiation of breastfeeding on the LATCH scoring system. *Indian Journal of Public Health Research & Development*, 9(1), 417–421; Karthika, S., Mathivanan, M., Maheswari, K., Hiremath, P. B., & Jesintha Devi, M. (2020). A study on the role of LATCH scoring in duration of exclusive breastfeeding in a rural tertiary care hospital, Puducherry: a prospective study. *International Journal of Contemporary Pediatrics*, 7(1), 198-202; King, T. L., Brucker, M. C., Osborne, K., & Jevitt, C. M. (2019). *Varney's midwifery* (6th ed.). Jones & Bartlett Learning.

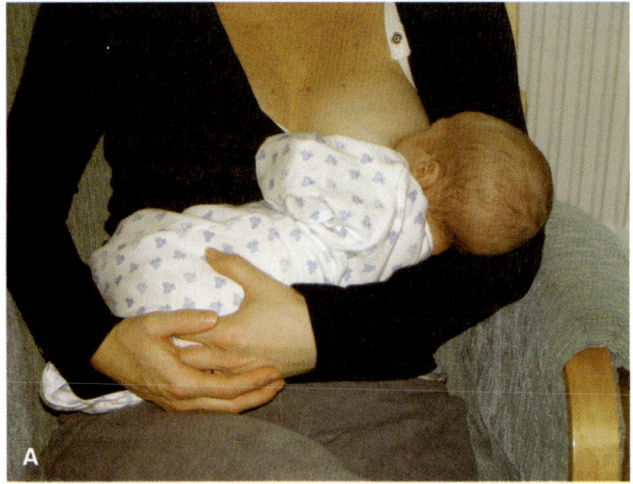

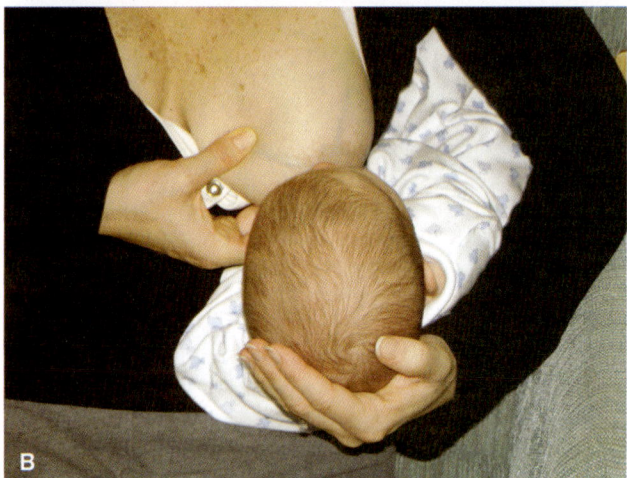

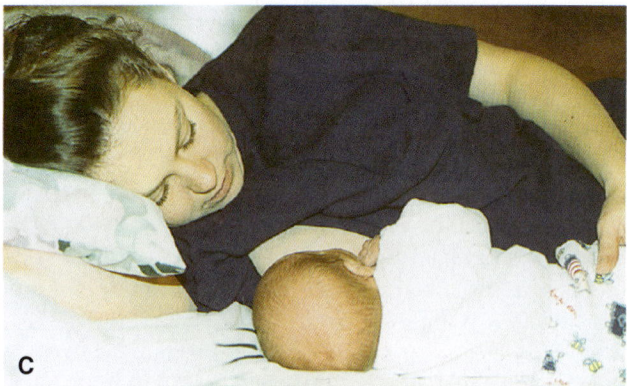

FIGURA 18.24 Posições de amamentação. **A.** Posição de embalamento. **B.** Posição de jogador de futebol americano. **C.** Posição deitada de lado.

recém-nascido comece a mamar. Essa posição possibilita que a mãe veja a boca do neonato conforme ela o guia até o mamilo. Essa é uma boa opção para as mães que foram submetidas a cesariana porque evita a compressão da incisão cirúrgica

• A *posição de embalamento* é a mais comumente usada. A mãe segura o recém-nascido na dobra do seu braço com o lactente de frente para ela. A mãe apoia a mama com a mão oposta

• Na *posição cruzando o colo*, a mãe coloca um travesseiro no colo com o neonato de frente para ela. A mãe apoia as costas e os ombros do recém-nascido com a palma da mão e sustenta a mama por baixo. Depois que o recém-nascido está posicionado, é puxado para a frente para a pega

• Na *posição deitada de lado*, a mãe fica em decúbito lateral com um travesseiro apoiando suas costas e outro apoiando o recém-nascido na frente. Para começar, a mãe impulsiona-se para cima sobre um cotovelo e apoia o lactente com o braço, segurando a mama com a mão oposta. Quando o aleitamento materno tiver sido iniciado, a mãe se deita em uma posição confortável.

Para promover a pega, instrua a mãe a fazer um "C" ou um "V" com os dedos. Na posição em "C", a mãe coloca o polegar bem acima da aréola e os outros quatro dedos abaixo da aréola e por debaixo da mama. Na posição em "V", a mãe coloca o dedo indicador acima da aréola e os outros três dedos abaixo da aréola e por debaixo da mama. Qualquer um dos métodos pode ser usado, desde que a mão da mãe esteja bem afastada do mamilo para que o recém-nascido possa pegá-lo.

Orientações para o aleitamento materno. O aleitamento materno não é uma habilidade inata em mães humanas. Quase todas as mulheres têm potencial para amamentar com sucesso, mas muitas não conseguem devido ao conhecimento inadequado. O Plano de cuidados de enfermagem 18.1 descreve as análises, os resultados e as intervenções típicas de enfermagem. Para muitas mães e recém-nascidos, a amamentação ocorre bem desde o início, mas para outras é uma luta. Os enfermeiros podem ajudar ao longo dessa experiência não julgando, demonstrando técnicas e oferecendo incentivos e elogios pelo sucesso. O posicionamento correto possibilitará a boa pega e garantirá a transferência de leite efetiva. Os profissionais de enfermagem devem enfatizar que a chave para a amamentação bem-sucedida consiste em posicionamento e pega corretos.

As orientações prestadas por enfermeiros comprovadamente exercem um efeito significativo sobre a capacidade de amamentar com sucesso e a duração da lactação (Sen & Kilic, 2019). Durante as primeiras sessões de amamentação, as mães querem saber com que frequência devem amamentar, se a amamentação está indo bem, se o recém-nascido está recebendo nutrição suficiente e quais problemas podem ocorrer e como lidar com eles. As orientações para a lactante são destacadas nas Diretrizes de ensino 18.4.

DIRETRIZES DE ENSINO **18.4**
Aleitamento materno

• Escolher um lugar tranquilo onde você possa ficar relaxada e não seja incomodada. O relaxamento promove a descida do leite

- Sentar-se em uma cadeira confortável ou cadeira de balanço, ou deitar-se em uma cama. Tentar fazer com que cada mamada seja calma, silenciosa e tranquila. Evitar distrações
- Ouvir músicas relaxantes e ingerir uma bebida nutritiva durante as mamadas
- Inicialmente, amamentar o recém-nascido a intervalos de poucas horas para estimular a produção de leite. Lembrar-se de que a oferta de leite é igual à demanda – quanto mais sucção, mais leite
- Observar os sinais do recém-nascido que indicam que está com fome, como:
  - Aconchegar-se contra as mamas da mãe
  - Demonstrar o reflexo de busca ao fazer o movimento de sucção
  - Colocar o punho ou as mãos na boca para sugar
  - Chorar e se contorcer
  - Estalar os lábios
- Estimular o reflexo de busca tocando a bochecha do recém-nascido para iniciar a sucção
- Procurar sinais que indiquem que o recém-nascido está pegando corretamente: boca bem aberta com o mamilo e grande parte da aréola na boca, lábios curvados para fora e língua sobre a gengiva inferior, movimento visível da mandíbula sugando o leite, sucção rítmica com deglutição audível (sons suaves indicam que o recém-nascido está engolindo leite)
- Segurar o recém-nascido bem perto, de frente para a mama, com orelha, ombro e quadril em alinhamento correto
- Amamentar o recém-nascido sob demanda espontânea, não de acordo com uma programação rígida. Amamentar a cada 2 a 3 horas em um período de 24 horas por um total de 8 a 12 mamadas
- Alternar a mama que você oferece primeiro; identificá-la com um alfinete de segurança no sutiã
- Variar sua posição a cada mamada para esvaziar as mamas e reduzir a dor
- Observar os sinais de que o recém-nascido está recebendo leite suficiente:
  - Pelo menos seis fraldas urinadas e duas a cinco fezes amarelas pastosas por dia
  - Ganho de peso constante após a primeira semana de vida
  - Urina de coloração amarela-clara, não amarelo-escura ou alaranjada
  - Dorme bem e parece alerta e saudável quando acordado
- Despertar o recém-nascido se ele tiver mamado por menos de 5 minutos, desembrulhando-o da manta
- Antes de retirar o recém-nascido da mama, interromper a sucção inserindo um dedo entre o mamilo e a boca dele
- Colocar o lactente para eructar a fim de liberar o ar ao trocar de mama e ao fim da sessão de amamentação

- Evitar suplementar o aleitamento com fórmulas infantis, a menos que exista uma indicação clínica. Não usar drogas ou medicamentos; esses últimos só com aprovação médica
- Evitar o consumo de álcool ou de bebidas com cafeína, pois essas substâncias passam para o leite
- Não fumar enquanto estiver amamentando, pois isso aumenta o risco de SMSI
- Sempre lavar as mãos antes de ordenhar ou manipular o leite para armazená-lo
- Usar sutiãs de amamentação e roupas que sejam fáceis de abrir.

Hale, T. W. (2019). *Hales medications & mother's milk.* Springer Publishing Company; Jefferson, U. T. & Bibb, D. (2019). A breastfeeding algorithm to guide bedside health care practice for term newborns. *Nursing for Women's Health*, 23(1), 49-58; King, T. L., Brucker, M. C., Osborne, K., & Jevitt, C. M. (2019). *Varney's midwifery* (6th ed.). Jones & Bartlett Learning

> **ATENÇÃO!**
> Lembrar-se de que a oferta de leite é igual à demanda – quanto mais sucção, mais leite.

> Lembra-se de Kelly, que estava preocupada com a icterícia em seu filho recém-nascido? Na consulta de rotina de seu filho, no momento com 2 semanas de vida, seu nível de bilirrubina voltou aos limites normais. Kelly ainda sentia que não estava produzindo leite suficiente para alimentá-lo e afirmou que pensava em passar a alimentar seu filho com uma fórmula. Que informações o enfermeiro pode apresentar para promover e reforçar o aleitamento materno? O enfermeiro deve fazer um encaminhamento para um consultor de lactação?

Armazenamento e ordenha do leite materno. Se a lactante for separada do recém-nascido por algum motivo (p. ex., trabalho, viagem ou doença), ela precisará de instruções sobre como ordenhar e armazenar o leite de modo seguro. A ordenha do leite pode ser realizada manualmente (compressão manual da mama) ou com uma bomba de tirar leite. As bombas manuais ou portáteis são baratas e podem ser usadas por mães que ocasionalmente precisam de uma mamadeira extra se forem sair (Figura 18.25A). As bombas de leite elétricas são usadas por mães que passam por uma longa separação de seus recém-nascidos e precisam bombear as mamas regularmente; por exemplo, no local de trabalho (Figura 18.25B).

Para garantir a segurança do leite materno ordenhado, instrua a mãe da seguinte forma:

- Lavar as mãos antes de retirar o leite materno ou manuseá-lo
- Encontrar um local calmo e limpo para extrair o leite
- Usar recipientes limpos para armazenar o leite ordenhado
- Usar o leite armazenado, vedado e refrigerado dentro de 24 horas

PLANO DE CUIDADOS DE ENFERMAGEM 18.1 Aspectos gerais da mãe e do seu recém-nascido com dificuldades no aleitamento materno

James, 3.290 g, nasceu há algumas horas. Sua mãe, de 19 anos, é Gesta I, Para I. O escore de Apgar foi de 9 tanto no primeiro quanto no quinto minuto. O trabalho de parto e o parto não tiveram intercorrências, e James foi internado no berçário para avaliação. Após a estabilização, ele foi levado para sua mãe, que havia dito que queria amamentar. O enfermeiro pós-parto ajudou a nova mãe com o posicionamento e a pega do neonato e saiu da sala por alguns minutos. Ao retornar, a mãe estava chateada e James, chorando. Ela afirmou que queria uma mamadeira com fórmula para alimentá-lo, já que ela não tinha leite e os mamilos doíam.

A avaliação revela mãe jovem e inexperiente colocada em uma situação desconfortável com conhecimento limitado sobre o aleitamento materno. A ansiedade da mãe foi transferida para James, resultando em choro. A mãe, apreensiva em relação ao aleitamento materno, precisa de uma ajuda adicional.

DIAGNÓSTICO DE ENFERMAGEM: aleitamento materno ineficaz relacionado com dor e habilidade limitada

IDENTIFICAÇÃO E AVALIAÇÃO DOS RESULTADOS

A mãe demonstrará compreensão das habilidades de aleitamento materno, conforme evidenciado pelo uso de posicionamento e técnica corretos e da verbalização de informações pertinentes relacionadas com o aleitamento materno.

INTERVENÇÕES: *fornecer orientações*

- Instruir a mãe em relação ao posicionamento adequado para o aleitamento; sugerir o uso da posição do jogador de futebol americano, deitada de lado ou de embalamento modificada, ou cruzando o colo *para garantir o conforto e promover a facilidade do aleitamento materno*
- Revisar a anatomia da mama e o reflexo de descida do leite *para melhorar a compreensão da mãe a respeito da lactação*

- Observar a capacidade do recém-nascido de sugar e pegar o mamilo *para avaliar qual a maneira mais adequada*
- Monitorar a sucção e a deglutição do recém-nascido durante vários minutos *para assegurar que a pega esteja adequada e para avaliar a ingestão*
- Reforçar os cuidados com o mamilo utilizando água e exposição ao ar livre *para manter sua integridade*.

DIAGNÓSTICO DE ENFERMAGEM: ansiedade relacionada à capacidade de aleitamento materno e recém-nascido irritado e chorando

IDENTIFICAÇÃO E AVALIAÇÃO DOS RESULTADOS

A mãe verbalizará maior conforto com o aleitamento materno, conforme evidenciado por declarações positivas relacionadas com o aleitamento materno e verbalização do desejo de continuar amamentando o recém-nascido.

INTERVENÇÕES: *reduzir a ansiedade*

- Certificar-se de que o ambiente seja calmo e tranquilizador, sem distrações, *para promover o relaxamento da mãe e do recém-nascido*
- Mostrar à mãe a técnica correta de pega *para promover o aleitamento materno*
- Ajudar a acalmar o recém-nascido segurando-o e falando com ele *para garantir que fique relaxado antes de prosseguir com a pega*

- Tranquilizar a mãe de que ela pode ser bem-sucedida no aleitamento materno *para melhorar a autoestima e a confiança*
- Incentivar as tentativas e os esforços frequentes *para aumentar a confiança*
- Encorajar a mãe a verbalizar sua ansiedade/seus temores *para reduzir a ansiedade*.

DIAGNÓSTICO DE ENFERMAGEM: dor relacionada com o aleitamento materno e técnica de pega incorreta do recém-nascido

IDENTIFICAÇÃO E AVALIAÇÃO DOS RESULTADOS

A mãe apresentará diminuição da dor durante o aleitamento, conforme evidenciado por declarações de que está com menos dor no mamilo.

INTERVENÇÕES: *reduzir a dor*

- Sugerir várias posições alternativas para o aleitamento *para promover o conforto*
- Demonstrar como interromper a sucção antes de retirar o recém-nascido da mama *para minimizar o traumatismo ao mamilo*
- Inspecionar a área do mamilo *para promover a identificação precoce de traumatismo*

- Reforçar a técnica de pega correta *para evitar traumatismo ao mamilo*
- Administrar medicação para a dor, se indicado, *para aliviá-la*
- Instruir em relação aos cuidados com o mamilo entre as mamadas *para manter sua integridade*.

- Descartar o leite que tenha sido refrigerado por mais de 24 horas
- Usar o leite ordenhado congelado dentro de 3 meses
- Não usar o forno de micro-ondas para aquecer o leite resfriado

- Descartar o leite usado; jamais recongelá-lo
- Armazenar o leite em volumes que serão utilizados a cada alimentação (60 a 120 mℓ)
- Descongelar o leite em água morna antes de usá-lo (La Leche League, 2020b).

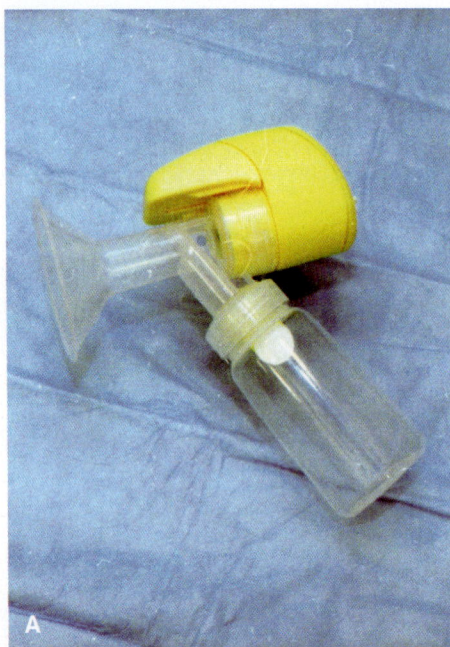 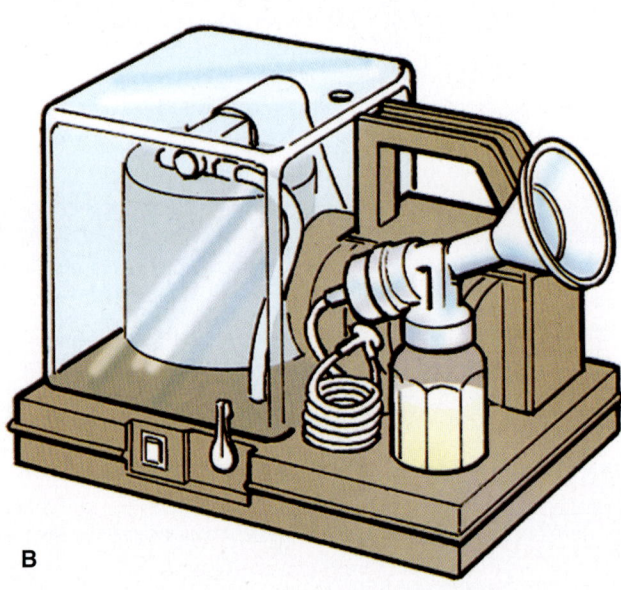

FIGURA 18.25 **A.** Bomba manual de leite. **B.** Bomba elétrica. (B. Lippincott. [2015]. *Lippincott nursing procedures* [7th ed.]. Wolters Kluwer.)

Problemas comuns relacionados ao aleitamento materno. As lactantes podem apresentar problemas como fissuras nos mamilos, ingurgitação (distensão excessiva das mamas por leite) ou mastite (inflamação da mama). O aleitamento materno não deve ser doloroso para a mãe. Se ela apresentar mamilos fissurados e doloridos, o primeiro passo é encontrar a causa. Posicionamento ou pega incorreta do recém-nascido, retirar o neonato da mama sem antes romper a sucção ou usar um sutiã muito apertado podem causar fissuras ou mamilos doloridos. Os mamilos fissurados aumentam o risco de mastite porque uma brecha na pele pode possibilitar que o *Staphylococcus aureus* ou outros microrganismos entrem no corpo.

Os mamilos doloridos geralmente são causados pela pega imprópria por parte do recém-nascido, o que traumatiza o tecido. O enfermeiro deve revisar as técnicas de posicionamento e de pega adequadas. É importante fazer isso corretamente desde a primeira mamada para ajudar na prevenção de pega incorreta e de traumatismo do mamilo associado. Recomenda-se para a mãe:

- Usar apenas água morna, não sabonete, para limpar os mamilos e evitar ressecamento
- Ordenhar um pouco de leite antes do aleitamento para estimular o reflexo de ejeção do leite
- Evitar usar protetores de mama com forro de plástico e trocar os protetores quando estiverem molhados
- Usar um sutiã confortável que não seja muito apertado
- Aplicar algumas gotas de leite materno nos mamilos após a amamentação
- Tomar anti-inflamatórios sistêmicos, como o ibuprofeno, para o desconforto
- Alternar posições ao amamentar para promover o esvaziamento completo da mama

- Deixar as abas do sutiã de amamentação para baixo após a amamentação para permitir que os mamilos sequem ao ar
- Inspecionar os mamilos diariamente à procura de vermelhidão ou rachaduras (La Leche League, 2020a).

Para aliviar a dor e o traumatismo do mamilo, reforce as técnicas de pega apropriadas e lembre à lactante sobre a necessidade de interromper a sucção da mama antes de retirar o recém-nascido dela. As medidas adicionais podem incluir a aplicação de compressas frias sobre a área e massagear o mamilo com leite materno após o aleitamento.

O *ingurgitamento* pode ocorrer conforme o leite desce por volta do terceiro ou quarto dia após o parto. Explique à mãe que o ingurgitamento, embora desconfortável, é autolimitante e desaparecerá à medida que o recém-nascido continuar a mamar. A mãe deve continuar a amamentar durante o ingurgitamento para evitar a obstrução de um ducto lactífero, o que poderia levar à mastite. Forneça as seguintes orientações para aliviar o ingurgitamento:

- Tomar banhos mornos ou quentes para estimular a liberação de leite
- Ordenhar um pouco de leite manualmente antes de amamentar
- Deitar-se para manter as mamas mais altas porque os líquidos seguem a gravidade
- Usar um sutiã de amamentação 24 horas por dia para fornecer suporte
- Amamentar o recém-nascido em várias posições – sentada e depois deitada
- Massagear as mamas iniciando pela área axilar e descendo em direção ao mamilo
- Aumentar a frequência das mamadas

- Manter o recém-nascido com você para facilitar a amamentação frequente
- Aplicar compressas quentes nas mamas antes de amamentar
- Ficar relaxada enquanto amamenta
- Tomar um banho de chuveiro e deixar a água quente cair nas costas para relaxar e liberar um pouco de leite
- Usar uma bomba para retirar o leite se estiver amamentando ou se a ordenha manual não for eficaz
- Lembrar-se de que essa condição é temporária e desaparece rapidamente.

A *mastite*, ou inflamação da mama, causa sinais e sintomas semelhantes aos da gripe, calafrios, febre e mal-estar. Esses sintomas podem ocorrer antes do surgimento de dor, sensibilidade, tumefação e vermelhidão na mama (geralmente no quadrante superior externo). Essa condição geralmente ocorre em apenas uma mama, quando um ducto lactífero fica bloqueado e causa inflamação, ou através de um mamilo rachado ou danificado, permitindo então que uma bactéria infecte uma parte da mama. O tratamento consiste em repouso, compressas quentes, antibióticos, suporte para mama e amamentação contínua (a infecção não passa para o leite materno). Explique à mãe que é importante manter o leite fluindo na mama infectada, seja por meio da amamentação, seja pela ordenha manual ou por uma bomba de retirar leite.

ALIMENTAÇÃO COM FÓRMULA

Apesar do reconhecimento geral de que a amamentação é o método mais desejável de alimentar os lactentes, muitas mães optam pela alimentação com fórmula e precisam de orientação sobre esse procedimento. Recém-nascidos alimentados com fórmula crescem mais rapidamente do que os recém-nascidos amamentados, não somente em peso, mas também em comprimento.

A alimentação com fórmula requer mais do que apenas abrir o frasco, despejar na mamadeira e alimentar a criança. Os pais precisam de informações sobre tipos de fórmula disponíveis, preparação e armazenamento da fórmula, equipamentos, posições de alimentação e o volume de alimento a ser administrado ao neonato. A mãe também precisa saber como evitar a lactação (ver Capítulo 16 para obter mais informações).

As fórmulas preparadas comercialmente são regulamentadas pela FDA, que define os níveis mínimo e máximo de nutrientes. As fórmulas são comercializadas por vários fabricantes nos EUA. Os recém-nascidos normais a termo geralmente recebem a fórmula convencional à base de leite de vaca, mas o médico é quem decide qual deve ser utilizada. Se o neonato mostrar sinais de reação ou intolerância à lactose, a troca para outro tipo de fórmula é recomendada.

A recomendação geral é a de que todos os recém-nascidos recebam uma fórmula fortificada com ferro até a idade de 1 ano. A mais recente geração de fórmulas infantis inclui algum enriquecimento com ácido docosaexaenoico (DHA) e ácido araquidônico (ARA), dois componentes naturais do leite materno. Muitos especialistas acham que a FDA não regula adequadamente o uso de aditivos de ácidos graxos (DHA e ARA) nas fórmulas infantis antes da sua comercialização, e não há uma avaliação sistemática após o início da comercialização. Os pesquisadores estão solicitando mais regulamentação da FDA sobre aditivos em fórmulas infantis (CDC, 2019c). As fórmulas são comercializadas em três formulações: em pó, concentrada e de fácil uso, ou pronta para uso. Todas são semelhantes em termos de conteúdo nutricional, mas os preços são diferentes. A fórmula em pó é a menos dispendiosa, sendo a fórmula concentrada a segunda mais cara. Ambas devem ser misturadas com água antes de usar. A fórmula pronta para uso é a mais cara; pode ser aberta e colocada na mamadeira para alimentar imediatamente a criança.

Os pais precisam de informações sobre o equipamento necessário para a alimentação com uma fórmula. O material básico consiste em quatro a seis mamadeiras de 120 mℓ, oito a dez mamadeiras de 240 mℓ, oito a dez unidades de bicos de mamadeira, uma escova de mamadeira e uma escova de bico. Uma orientação essencial é a avaliação do fluxo da fórmula através do bico e a verificação de danos ao bico. Quando a mamadeira está cheia e virada de cabeça para baixo, o fluxo pelo bico deve ser de aproximadamente uma gota por segundo. Se os pais estiverem usando mamadeiras com reservatórios descartáveis, instrua-os a se certificarem de que o bico esteja bem ajustado para evitar vazamentos. A observação frequente da velocidade do fluxo do bico e da condição do bico evitará episódios de asfixia e aspiração associados ao fluxo muito rápido. Peça aos pais para encher uma mamadeira com a fórmula e, em seguida, virá-la de cabeça para baixo e observar a velocidade com que a fórmula goteja da mamadeira. Se for muito rápido (mais de uma gota por segundo), o bico deve ser trocado.

A preparação correta da fórmula é fundamental para a saúde e o desenvolvimento do recém-nascido. Podem ocorrer erros na diluição se os pais não compreenderem como preparar a fórmula ou errarem a medição. A qualidade da água utilizada deve ser considerada. Se for usada água de poço, os pais devem esterilizá-la fervendo-a ou usar água engarrafada. Muitos profissionais de saúde ainda recomendam que toda a água usada na preparação da fórmula seja fervida por 1 a 2 minutos e depois resfriada à temperatura ambiente antes de ser usada.

Latas abertas de fórmulas prontas ou concentradas devem ser fechadas e refrigeradas após o preparo do volume diário (24 horas). Instrua os pais a descartar qualquer porção não utilizada após 48 horas.

ATENÇÃO!

Qualquer fórmula deixada na mamadeira após a alimentação também deve ser descartada porque a saliva do lactente foi misturada com ela.

Para aquecer a fórmula refrigerada, aconselhe os pais a colocarem a mamadeira em uma panela com água quente ou aquecedor elétrico de mamadeiras e testar a temperatura deixando cair algumas gotas na parte interna do punho. Se estiver confortavelmente quente para a mãe, está na temperatura correta.

Assistência para alimentação com fórmula. O processo de alimentar com uma fórmula o recém-nascido com mamadeira deve ser o mais parecido possível com a amamentação. Embora a nutrição seja importante, os componentes emocionais e interativos da alimentação também são. Incentive os pais a acariciar seus neonatos e a posicioná-los de maneira que a cabeça fique em uma posição confortável, não muito para trás ou virada, o que dificulta a deglutição (Figura 18.26). Também incentive-os a se comunicarem com o recém-nascido durante as mamadas, falando e cantando para ele.

Embora possa parecer que a alimentação com mamadeira não é uma tarefa difícil, muitos pais novos acham estranho. À primeira vista, segurar um recém-nascido e uma mamadeira parece bastante simples, mas tanto a posição do lactente quanto o ângulo da mamadeira devem estar corretos.

Posições de alimentação com fórmula. Aconselhe as mães a alimentar seus recém-nascidos em ambientes relaxados e tranquilos para criar uma sensação de calma para elas e para o neonato. Certifique-se de que o conforto seja uma prioridade tanto para a mãe quanto para o lactente. A mãe pode sentar-se em uma cadeira confortável usando um travesseiro para apoiar o braço em que segura o recém-nascido. Ela pode embalar o recém-nascido em uma posição semiereta apoiando a cabeça do neonato na curva de seu braço. Segurar o lactente perto durante a alimentação proporciona estímulo e ajuda a evitar a asfixia.

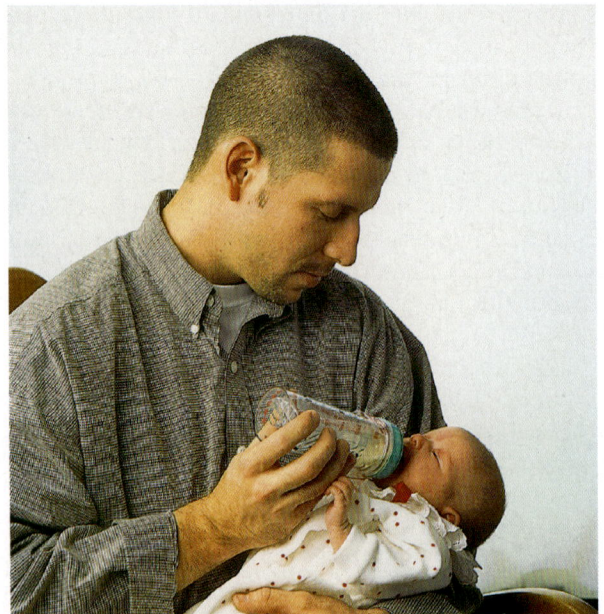

FIGURA 18.26 Pai segurando o recém-nascido de modo firme enquanto o alimenta.

Manter a cabeça do recém-nascido levemente levantada ajuda a evitar que a fórmula escorra para trás, para as tubas auditivas nas orelhas, o que pode evoluir para uma otite.

Orientações sobre a alimentação com fórmula. Os pais precisam ser orientados sobre o preparo e o armazenamento corretos da fórmula, bem como sobre as técnicas de alimentação; ver Diretrizes de ensino 18.5.

DIRETRIZES DE ENSINO **18.5**
Alimentação com fórmula

- Lavar as mãos com água e sabão antes de preparar a fórmula
- Misturar a fórmula e as quantidades de água exatamente como especificado no rótulo
- Segurar sempre o recém-nascido e a mamadeira durante as mamadas; nunca apoiar a mamadeira
- Nunca congelar a fórmula ou aquecê-la no micro-ondas
- Colocar a fórmula refrigerada em uma panela com água quente por alguns minutos para aquecê-la
- Testar a temperatura da fórmula pingando algumas gotas no punho
- Segurar a mamadeira como um lápis mantendo-a inclinada para evitar a entrada de ar. Posicioná-la de modo que o bico permaneça cheio de leite
- Colocar o lactente para eructar após alguns mililitros para possibilitar que o ar engolido escape
- Mover o bico em torno da boca do lactente para estimular a sucção
- Sempre manter uma seringa de bulbo por perto para usar em caso de asfixia
- Não colocar o lactente no berço com uma mamadeira para evitar a "cárie de mamadeira"
- Alimentar o recém-nascido aproximadamente a cada 3 a 4 horas
- Usar uma fórmula enriquecida com ferro no primeiro ano
- Preparar fórmula suficiente para as próximas 24 horas
- Verificar os bicos regularmente e descartar os que estiverem pegajosos, rachados ou com vazamento
- Guardar a fórmula líquida aberta não misturada na geladeira por até 48 horas
- Jogar fora qualquer sobra de fórmula na mamadeira após cada mamada.

O posicionamento adequado torna a alimentação com mamadeira mais fácil e mais agradável para a mãe e o recém-nascido. Como na amamentação, arrotos frequentes são essenciais. Aconselhe os pais a segurar a mamadeira de modo que a fórmula preencha o bico, permitindo, assim, que menos ar entre. Os lactentes ficam agitados quando engolem ar durante as mamadas e precisam ser aliviados a cada 60 ou 90 mℓ.

Enfatize aos pais que pode ocorrer um desequilíbrio eletrolítico em lactentes que são alimentados com uma fórmula que tenha sido misturada incorretamente. Misturar a fórmula com *pouca* água (*i. e.*, muito espessa) pode causar hipernatremia porque a alta concentração de sódio é excessiva para os rins imaturos do neonato suportar. Como resultado, o sódio é excretado com a água, levando então à desidratação. Misturar a fórmula com *muita* água em um esforço para economizar dinheiro pode levar a deficiência no crescimento, desnutrição, superdosagem de flúor e deficiência de ganho de peso (CDC, 2019f).

DESMAME E INTRODUÇÃO DE ALIMENTOS SÓLIDOS

Desmame. No devido tempo, o aleitamento materno ou a alimentação com fórmula chega ao fim. O desmame é uma decisão pessoal e única para todos. O desmame envolve a transição da mama para a mamadeira, da mama ou mamadeira para o copo ou de líquidos para os sólidos. O desmame do aleitamento materno para o copo tem várias vantagens em relação ao desmame para a mamadeira, pois elimina a etapa de desmamar primeiro para a mamadeira e, em seguida, para o copo. Outra vantagem é que a mamadeira não se torna um objeto de segurança para a criança.

O desmame pode ser feito porque a mãe está voltando ao trabalho e não pode continuar amamentando ou porque a criança está perdendo o interesse no aleitamento e mostrando sinais de independência. Não existe um momento "certo" para desmamar; depende dos desejos da mãe e da criança. O desmame representa uma mudança significativa na maneira como a mãe e a criança interagem, e cada mãe deve decidir por si quando ela e o lactente estão prontos para dar esse passo. Qualquer um dos dois pode iniciar o processo de desmame, mas geralmente ocorre entre 6 meses e 1 ano.

Para começar o desmame do aleitamento materno, instrua a mãe a substituir a amamentação por um copo ou uma mamadeira. Frequentemente, a alimentação do meio-dia é a mais fácil de substituir. Um copo de treinamento com duas alças e uma tampa de encaixe com bico são apropriados e minimizam o derramamento. Como o desmame é um processo gradual, pode levar meses. Instrua os pais a agirem devagar e deixar que a vontade e o interesse do lactente os guiem.

O desmame da mamadeira para o copo também deve ser programado de maneira apropriada para a mãe e o lactente. Tipicamente, a mamadeira noturna é a última a ser retirada, com o copo sendo utilizado ao longo do dia. Diluir progressivamente a fórmula com mais água ao longo de 1 semana pode ajudar nesse processo; o resultado é uma mamadeira só de água. Para evitar que o recém-nascido chupe a mamadeira durante a noite, retire-a do berço depois que a criança adormecer.

Introdução de alimentos sólidos. A AAP recomenda que as crianças sejam apresentadas a outros alimentos além do leite materno ou da fórmula infantil quando tiverem cerca de 6 meses de vida (CDC, 2019h). Os sinais de prontidão incluem:

- Consumo de aproximadamente 950 mℓ de fórmula ou leite materno diariamente (estimativa)

- Capacidade de se sentar com o mínimo de apoio e virar a cabeça para indicar saciedade
- Redução do reflexo de protrusão de modo que o cereal possa ser impelido para o fundo da garganta
- Demonstração de interesse por outros alimentos que outras pessoas estão comendo ao redor
- Capacidade de abrir a boca automaticamente quando o alimento se aproxima.

Ao introduzir alimentos sólidos, certos princípios se aplicam:

- Novos alimentos devem ser introduzidos um de cada vez e com intervalo de 1 semana para que, se surgir um problema, o item responsável possa ser facilmente identificado
- Os recém-nascidos devem ter permissão para definir o ritmo de quanto desejam comer
- Novos alimentos não devem ser introduzidos com mais frequência do que a cada 3 a 5 dias
- As frutas são adicionadas após os cereais e então são introduzidos vegetais e carnes, e os ovos são introduzidos por último
- Uma atmosfera relaxada, sem pressa e calma para as refeições é importante
- Deve ser fornecida uma variedade de alimentos para assegurar uma dieta equilibrada
- Os recém-nascidos nunca devem ser alimentados à força (Konek & Becker, 2019).

Os enfermeiros podem promover boas práticas de alimentação ouvindo ativamente as novas mães, ajudando-as a esclarecer seus sentimentos e discutindo as soluções. Uma atitude e um tom de voz calorosos e sinceros deixarão a mãe ansiosa à vontade. Dar informações precisas, fazer sugestões e apresentar opções permitirá à mãe decidir o que é melhor para ela e seu filho. Os profissionais de enfermagem devem ser sensíveis às diferenças individuais, familiares, econômicas e culturais entre as mães antes de oferecer sugestões de práticas alimentares que podem não ser adequadas.

Preparação para a alta

Preparar os pais para a alta é uma tarefa essencial do enfermeiro. Por causa do menor tempo de internação da atualidade, o profissional de enfermagem deve identificar os principais tópicos de orientações a serem abordados. Ele deve avaliar o conhecimento básico dos pais e as necessidades de aprendizagem e planejar como atendê-los. O uso dos princípios a seguir promove uma abordagem centrada no aprendiz:

- Tornar o ambiente propício à aprendizagem. Incentivar os pais a se sentirem confortáveis durante esse período estressante dando apoio e fazendo elogios
- Permitir que os pais contribuam com o conteúdo e o processo de aprendizagem. O que eles querem e precisam aprender?

- Melhorar a autoestima dos pais, confirmando que suas respostas a todo o processo de parto e de cuidados posteriores são legítimas, e que outros pais se sentem da mesma maneira
- Garantir que o conteúdo aprendido pelos pais é relevante para a situação doméstica do dia a dia
- Incentivar a responsabilidade reforçando que suas respostas emocionais e físicas estão dentro da faixa normal
- Respeitar as crenças e as práticas culturais que são importantes para a família levando em consideração seu patrimônio e suas crenças em relação aos cuidados com o recém-nascido. Os exemplos incluem colocar uma faixa sobre o umbigo do recém-nascido (hispânicos e afro-americanos), adiar a escolha do nome do neonato (asiáticos e haitianos) e adiar o aleitamento materno (hindus e nativos norte-americanos) (Douglas et al., 2018; Expatica Communications, 2020).

Enquanto estão no hospital, as mulheres têm acesso imediato a auxílio e instruções práticas sobre alimentação e cuidados com o recém-nascido. Quando a nova mãe recebe alta, essa supervisão e apoio cuidadosos dos enfermeiros não devem terminar abruptamente. Fornecer aos novos pais o número de telefone da unidade materno-infantil irá ajudá-los nesse período de transição estressante. Dar informações à nova família e oferecer apoio por telefone aumentará o sucesso dos pais.

CONSIDERAÇÕES

Sempre me orgulhei de ser organizada e estar no controle na maioria das situações, mas a sobrevivência em casa após o parto não está sendo uma delas. Saí do hospital 24 horas depois de dar à luz meu filho porque meu médico disse que eu poderia. O enfermeiro pós-parto incentivou-me a ficar mais tempo, mas o desejo de estar no controle e dormir na minha própria cama novamente venceu. Eu pensei que meu filho ficaria dormindo e eu teria tempo livre para ficar atualizando meus amigos e familiares sobre o nascimento – como pude me enganar tanto! O que aconteceu em vez disso foi que meu filho não dormiu como eu imaginava e meus mamilos ficaram doloridos depois de amamentar a cada poucas horas. Eu ficava cansada, esgotada e queria dormir, mas não conseguia. De alguma forma, pensei que teria uma noite inteira de sono porque fiquei acordada o dia todo, mas isso também foi uma fantasia. Às 2 horas da manhã, quando você está alimentando seu recém-nascido, você sente que é a única no mundo acordada naquela hora e se sente muito sozinha. Meus sentimentos de ser organizada e estar no controle o tempo todo mudaram drasticamente desde que deixei o hospital. Aprendi a ceder às necessidades importantes de meu filho e a obter satisfação em ser capaz de trazer conforto a ele e renunciar à minha necessidade de controle.

Reflexões: é interessante ver como um recém-nascido mudou a necessidade dessa mulher de organizar e controlar seu ambiente. Que "dicas de sobrevivência" o enfermeiro poderia oferecer a essa mulher para ajudá-la em sua transição para casa com seu neonato? Como os amigos e os familiares podem ajudar quando as mulheres chegam em casa do hospital com seus recém-nascidos?

GARANTIA DE CUIDADOS DE ACOMPANHAMENTO

A maioria dos recém-nascidos tem sua primeira consulta de acompanhamento de saúde agendada para 2 a 4 dias após a alta para que possam passar por exames laboratoriais adicionais realizados como parte da série de rastreamento neonatal, especialmente se tiverem recebido alta em 48 horas. Após essa primeira consulta, o cronograma típico de consultas de saúde é o seguinte: 2 a 4 semanas de vida; 2, 4 e 6 meses para exames e vacinas; 9 meses para avaliação de rotina; 12 meses para avaliação de rotina e teste de tuberculose; 15 e 18 meses para exames de rotina e vacinas; e 2 anos para avaliação de rotina. Essas consultas são uma oportunidade para os pais fazerem perguntas e receberem uma orientação antecipada à medida que o recém-nascido cresce e se desenvolve.

Além de incentivar os pais a comparecerem às consultas de acompanhamento, aconselhe-os a ligar para o médico se perceberem sinais de doença em seu recém-nascido. Eles devem saber quais medicamentos sem receita devem ser mantidos à mão. Repasse os seguintes sinais de alerta de doença com os pais:

- Temperatura de 38,3°C ou superior
- Vômitos fortes e persistentes, não apenas regurgitação
- Recusa em se alimentar
- Eliminação de duas ou mais fezes verdes diarreicas e aquosas
- Fraldas molhadas infrequentes e mudança nos padrões normais de defecação
- Letargia ou sonolência excessiva
- Choro inconsolável e extrema agitação
- Distensão abdominal
- Respiração difícil ou trabalhosa.

FORNECIMENTO DE INFORMAÇÕES SOBRE IMUNIZAÇÕES

No último século, a vacinação tem sido a intervenção médica mais eficaz para reduzir a mortalidade e a morbidade causadas por doenças transmissíveis. Os pais também precisam de instruções sobre a imunização de seus recém-nascidos. A **imunização** é o processo de se tornar um indivíduo imune ou de se tornar imune a certas doenças transmissíveis (Blackburn, 2018). O objetivo do sistema imunológico é identificar substâncias desconhecidas (não próprias) no corpo e desenvolver uma defesa contra esses invasores. A prevenção de doenças por imunização é uma prioridade de saúde pública e um dos principais indicadores de saúde do *Healthy People 2030*. Apesar dos muitos avanços na distribuição de vacinas, a meta de imunização universal ainda não foi alcançada (WHO, 2019b). Os enfermeiros podem ajudar a cumprir essa meta nacional orientando os novos pais sobre a importância da prevenção de doenças por meio de imunizações.

A imunidade pode ser fornecida passiva ou ativamente. A imunidade passiva é a proteção transferida por meio de anticorpos já formados de uma pessoa para outra. A imunidade passiva inclui a passagem transplacentária de anticorpos da mãe para o recém-nascido, a imunidade passada pelo leite materno e a imunidade via imunoglobulinas. Ela fornece uma proteção limitada e diminui ao longo de um período de semanas ou meses (Blackburn, 2018). A imunidade ativa é a proteção produzida pelo próprio sistema imunológico de um indivíduo. Pode ser obtida ao contrair a doença em si ou ao receber uma vacina que provoque uma resposta imunológica pelo corpo da pessoa. A imunidade ativa pode durar toda a vida de qualquer maneira; ver Capítulo 17.

Os recém-nascidos e as crianças são suscetíveis a várias doenças porque seus sistemas imunológicos ainda não estão maduros. Muitas dessas doenças podem ser evitadas seguindo-se o calendário de vacinação infantil. A Figura 18.27 mostra o *calendário de vacinação infantil de 2020* nos EUA. O cronograma de imunizações deve ser revisado com os pais enfatizando-se a importância do acompanhamento contínuo dos cuidados de saúde para preservar a saúde do recém-nascido.

A primeira imunização do recém-nascido (contra hepatite B) é recebida no hospital logo após o nascimento. A primeira dose também pode ser administrada aos 2 meses de vida se a mãe for negativa para HbsAg. Se a mãe for HbsAg-positiva, o recém-nascido deve receber vacina e imunoglobulina contra hepatite B dentro de 12 horas após o parto (Cunningham et al., 2018).

As orientações para os pais devem incluir os riscos e benefícios de cada vacina e os possíveis efeitos adversos. A lei federal norte-americana exige que um formulário de consentimento seja assinado antes de administrar uma vacina. Os pais têm o direito de recusar a vacinação com base em suas crenças religiosas e podem assinar um termo de responsabilidade registrando sua decisão. Quando o consentimento for recebido, o enfermeiro que administra a vacina deve documentar data e hora em que a vacina foi administrada, nome e fabricante, número do lote e data de validade da vacina, local e via de administração e nome e cargo do enfermeiro que administrou a vacina. Apesar das evidências esmagadoras sobre

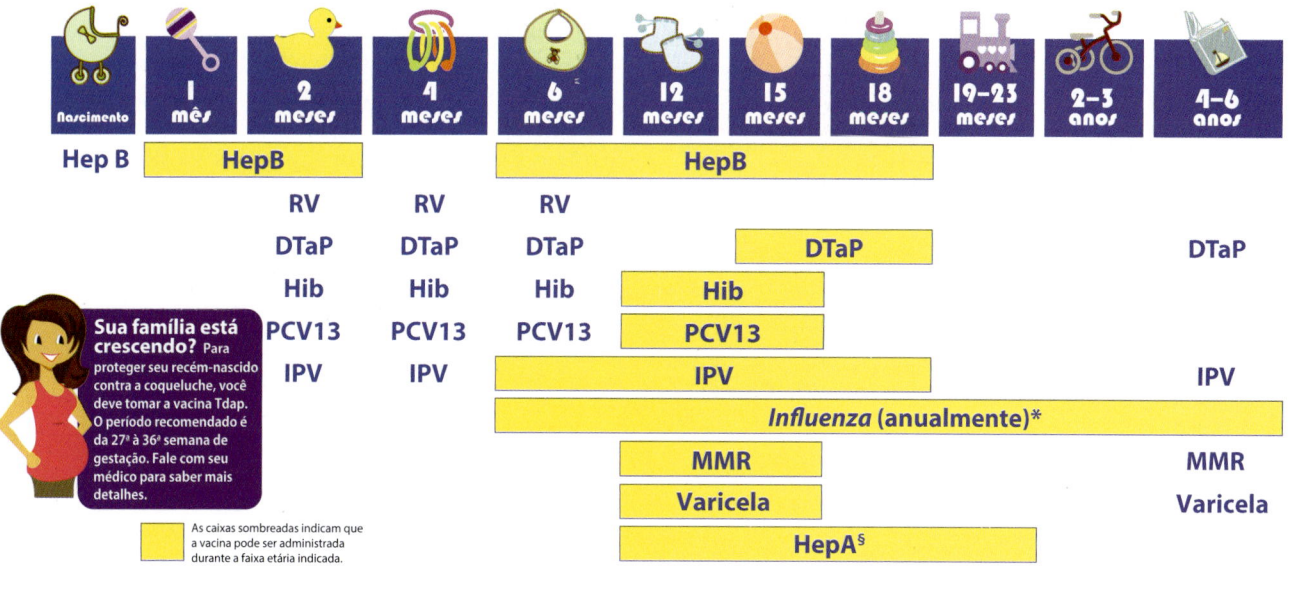

Calendário de imunização recomendado para crianças do nascimento até os 6 anos em 2020[6]

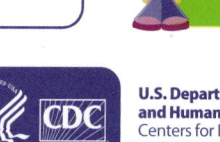

FIGURA 18.27 Calendário de vacinação infantil nos EUA.

[6]N.R.T.: No *link*, encontra-se o calendário completo do Brasil: https://www.gov.br/saude/pt-br/assuntos/saude-de-a-a-z/c/calendario-nacional-de-vacinacao. Acesso em: 25 out. 2021.

a segurança das vacinas, as suspeitas e as concepções equivocadas persistem entre pequenos grupos de pais hesitantes ou resistentes, o que muitas vezes leva a surtos de infecções evitáveis pela vacina. Na linha de frente da vacinação, os profissionais de enfermagem podem melhorar as taxas de vacinação desenvolvendo a confiança dos genitores e/ou responsáveis e fornecendo sólidas informações baseadas em evidências.

CONCEITOS FUNDAMENTAIS

- O período de transição da vida intrauterina para a extrauterina ocorre durante as primeiras horas após o nascimento. É um momento de estabilização da temperatura, da respiração e da dinâmica cardiovascular do recém-nascido
- O intestino do neonato é estéril no nascimento. Geralmente, leva cerca de 1 semana para o recém-nascido produzir vitamina K em quantidades suficientes para prevenir o sangramento por deficiência dessa vitamina
- Recomenda-se que todos os recém-nascidos nos EUA recebam a instilação de um agente profilático (eritromicina ou pomada oftálmica de tetraciclina) em seus olhos dentro de 1 ou 2 horas após o nascimento
- As medidas de enfermagem para manter a temperatura corporal dos recém-nascidos incluem secá-los imediatamente após o nascimento para evitar a perda de calor por evaporação, envolvê-los em cobertores preaquecidos, colocar um chapéu na cabeça e posicioná-los sob aquecedores radiantes com temperatura controlada
- Os componentes específicos de um exame típico de recém-nascido incluem um levantamento geral da cor da pele, da postura, do estado de alerta, do tamanho da cabeça, do estado do comportamento, do estado respiratório, do sexo e de quaisquer anomalias congênitas óbvias
- A avaliação da idade gestacional é pertinente porque permite ao enfermeiro traçar parâmetros de crescimento e antecipar problemas potenciais relacionados à prematuridade/pós-maturidade e a anormalidades de crescimento, como PIG/GIG
- Depois que o recém-nascido tiver passado pelo período de transição e se estabilizado, o enfermeiro precisa realizar avaliações contínuas dos sinais vitais, do peso e das medidas, dos cuidados com o cordão umbilical, das medidas de higiene, dos testes de triagem neonatal e de várias outras tarefas até que o neonato receba alta para casa após o parto da unidade de parto
- Os tópicos importantes sobre a educação dos pais incluem segurança ambiental, características do recém-nascido, alimentação e banho, circuncisão e cuidados com o cordão umbilical, padrões de sono e de eliminação do recém-nascido, cadeirinhas infantis seguras, segurar e posicionar e cuidados de acompanhamento

- Os testes de triagem neonatal consistem em exames da audição e testes de certos erros genéticos e inatos de metabolismo exigidos na maioria dos estados norte-americanos para recém-nascidos antes da alta da unidade de parto
- A AAP e a American Dietetic Association recomendam a amamentação exclusivamente durante os primeiros 6 meses de vida e continuando com outros alimentos pelo menos até o primeiro aniversário
- Os pais que optam por não amamentar precisam saber quais tipos de fórmula estão disponíveis, preparação e armazenamento da fórmula, equipamentos, posições de alimentação e quanto fornecer a seu recém-nascido
- Os problemas comuns associados ao recém-nascido incluem taquipneia transitória, icterícia fisiológica e hipoglicemia
- A taquipneia transitória do recém-nascido aparece logo após o nascimento; é acompanhada por retrações, grunhidos expiratórios ou cianose, e é aliviada por oxigênio em baixas doses
- A icterícia fisiológica é uma condição comum em neonatos, com a maioria apresentando pele, membranas mucosas e esclera amareladas nos primeiros 3 dias de vida. Os recém-nascidos submetidos à fototerapia no tratamento da icterícia requerem monitoramento rigoroso da temperatura corporal e do equilíbrio de líquidos e eletrólitos; observação da integridade da pele; proteção ocular; e a participação dos pais em seus cuidados
- O recém-nascido com hipoglicemia requer monitoramento cuidadoso para os sinais e os sintomas de hipoglicemia, se houver. Além disso, os neonatos de alto risco precisam ser identificados com base em seu histórico perinatal, exame físico, medidas corporais e idade gestacional
- O cronograma de imunizações deve ser revisado com os pais enfatizando-se a importância do acompanhamento contínuo dos cuidados de saúde para preservar a saúde do recém-nascido.

REFERÊNCIAS BIBLIOGRÁFICAS E LEITURA SUGERIDA

Abramowski, A., & Hamdan, A. H. (2020). Neonatal hypoglycemia. *StatPearls*. Retrieved January 16, 2020, from https://www.ncbi.nlm.nih.gov/books/NBK537105/

American Academy of Pediatrics (AAP). (2012). AAP policy statement on circumcision. *Pediatrics, 130*, 585–586.

American Academy of Pediatrics (AAP). (2017). Hyperbilirubinemia in the newborn infant >35 weeks gestation: An update with clarifications. *Pediatrics, 124*(4), 1193–1198. https://pediatrics.aappublications.org/content/124/4/1193

American Academy of Pediatrics (AAP). (2019a). *AAP updates guidelines for safe sleeping and SIDS prevention.* https://www.happiestbaby.com/blogs/baby/sids-prevention-guidelines-aap

American Academy of Pediatrics (AAP). (2019b). *Choosing an infant formula.* Retrieved July 24, 2018, from https://www.healthychildren.org/English/ages-stages/baby/formula-feeding/Pages/Choosing-an-Infant-Formula.aspx

American Academy of Pediatrics (AAP). (2019c). *Early hearing detection and intervention.* Retrieved June 16, 2020, from https://www.aap.org/en-us/advocacy-and-policy/aap-health-initiatives/PEHDIC/Pages/Early-Hearing-Detection-and-Intervention.aspx

American Academy of Pediatrics (AAP). (2019d). Factors associated with unrestrained young passengers in motor vehicle crashes. *Pediatrics, 143*(3), e20182507. https://pediatrics.aappublications.org/content/143/3/e20182507.full

American Academy of Pediatrics (AAP). (2019e). *New evidence points to greater benefits of infant circumcision, but final say is still up to parents.* Retrieved June 16, 2020, from https://www.healthychildren.org/English/news/Pages/New-Evidence-Points-to-Greater-Benefits-of-Infant-Circumcision--but-Final-Say-Is-Still-Up-to-Parents-Says-AAP.aspx

American Academy of Pediatrics (AAP). (2019f). *Recommendations for preventive pediatric health care.* Retrieved June 16, 2020, from https://www.aap.org/en-us/documents/periodicity_schedule.pdf

American Academy of Pediatrics (AAP). (2019g). Updates on an at-risk population: Late-preterm and early-term infants. *Pediatrics, 144*(5), e20192760. http://pediatrics.aappublications.org/content/early/2019/10/17/peds.2019-2760

American Academy of Pediatrics (AAP). (2019h). *Vitamin D: On the double.* Retrieved September 19, 2016, from https://www.healthychildren.org/English/healthy-living/nutrition/Pages/Vitamin-D-On-the-Double.aspx

American Academy of Pediatrics (AAP). (2019i). Where we stand: Administration of vitamin k. *Healthy Children Organization.* Retrieved June 16, 2020, from https://www.healthychildren.org/English/ages-stages/prenatal/delivery-beyond/Pages/Where-We-Stand-Administration-of-Vitamin-K.aspx

American College of Obstetricians and Gynecologists (ACOG). (2019). ACOG Practice Bulletin No. 204: Fetal growth restriction. *Obstetrics & Gynecology, 133*(2), 97–109.

American Pregnancy Association. (2019). *Breastfeeding vs bottle feeding.* Retrieved June 16, 2020, from https://americanpregnancy.org/breastfeeding/breastfeeding-and-bottle-feeding/

Angel, C. A. (2019). Circumcision. *eMedicine.* Retrieved June 12, 2018, from https://emedicine.medscape.com/article/1015820-overview

Beck, D. E., Steele, S. R., & Wexner, S. D. (2019). *Fundamentals of anorectal surgery* (3rd ed.). Springer International Publishing.

Blackburn, S. T. (2018). *Maternal, fetal, neonatal physiology: A clinical perspective* (5th ed.). Elsevier.

Bryant, J., & Thistle, J. (2019). *Colostrum.* Retrieved May 20, 2020, from https://www.ncbi.nlm.nih.gov/books/NBK513256/

Centers for Disease Control and Prevention (CDC). (2019a). *Breastfeeding report card: United States 2018.* Retrieved June 16, 2020, from https://www.cdc.gov/breastfeeding/data/reportcard.htm

Centers for Disease Control and Prevention (CDC). (2019b). *Breastfeeding—Why it matters.* Retrieved June 16, 2020, from https://www.cdc.gov/breastfeeding/about-breastfeeding/why-it-matters.html

Centers for Disease Control and Prevention (CDC). (2019c). *Choosing an infant formula.* Retrieved June 16, 2020, from https://www.cdc.gov/nutrition/InfantandToddlerNutrition/formula-feeding/choosing-an-infant-formula.html

Centers for Disease Control and Prevention (CDC). (2019d). *Hearing loss in children.* Retrieved June 16, 2020, from https://www.cdc.gov/ncbddd/hearingloss/index.html

Centers for Disease Control and Prevention (CDC). (2019e). *Helping babies sleep safely.* Retrieved June 16, 2020, from https://www.cdc.gov/features/babysafesleep/index.html

Centers for Disease Control and Prevention (CDC). (2019f). *Infant formula preparation and storage.* Retrieved June 16, 2020, from https://www.cdc.gov/nutrition/InfantandToddlerNutrition/formula-feeding/infant-formula-preparation-and-storage.html

Centers for Disease Control and Prevention (CDC). (2019g). *Infants—safety in the home and community.* Retrieved June 16, 2020, from https://www.cdc.gov/parents/infants/safety.html

Centers for Disease Control and Prevention (CDC). (2019h). *When, what, and how to introduce solid foods.* Retrieved June 16, 2020, from https://www.cdc.gov/nutrition/infantandtoddlernutrition/foods-and-drinks/when-to-introduce-solid-foods.html

Centers for Disease Control and Prevention (CDC). (2020). *Facts about microcephaly.* Retrieved June 16, 2020, from https://www.cdc.gov/ncbddd/birthdefects/microcephaly.html

Chamli, A., Aggarwal, P., & Jamil, R. (2019). Hemangioma. *StatPearls.* Retrieved September 3, 2019, from https://www.statpearls.com/kb/viewarticle/22692

Collier, L. (2019). *What to do for jaundice.* Retrieved January 4, 2019, from https://www.healthgrades.com/conditions/what-to-do-for-jaundice

Cote, C. J., Anderson, B. J., & Lerman, J. (2019). *A practice of anesthesia for infants and children* (6th ed.). Elsevier.

Cranmer, H. (2019). Neonatal hypoglycemia. *eMedicine.* Retrieved April 30, 2020, from https://emedicine.medscape.com/article/802334-overview

Cunningham, F. G., Leveno, K. J., Bloom, S. L., Dashe, J. S., Hoffman, B. L., Casey, B. M., & Spong, C. Y. (2018) *William's obstetrics* (25th ed.). McGraw-Hill Education.

DeFrancesco, C. J., Shah, D. K., Rogers, B. H., & Shah, A. S. (2019). The epidemiology of brachial plexus birth palsy in the United States: Declining incidence and evolving risk factors. *Journal of Pediatric Orthopedics, 39*(2), 134–140.

Doering, J. J., Ward, T.C. W., Strook, S., & Campbell, J. K. (2019). A comparison of infant sleep safety guidelines in nine industrialized countries. *Journal of Community Health, 44*(1), 81–87.

Douglas, M., Pacquiao, D., & Purnell, L. (2018). *Global applications of culturally competent health care: Guidelines for practice.* Springer International Publishing.

Douglawi, A., & Masterson, T. A. (2019). Penile cancer epidemiology and risk factors: A contemporary review. *Current Opinion in Urology, 29*(2), 145–149.

D'Souza, G. L., D'Souza, S. R. B., Kamath, P., & Lewis, L. E. (2018). Nurse-led early initiation of breastfeeding on the LATCH scoring system. *Indian Journal of Public Health Research & Development, 9*(1), 417–421.

Eden, R. E., & Coviello, J. M. (2019). Vitamin k deficiency. *StatPearls.* Retrieved April 28, 2020, from https://www.ncbi.nlm.nih.gov/books/NBK536983/

Edgington, J., & Joughin, E. (2020). *Obstetric brachial plexopathy (Erb's, Klumpke's palsy).* Ortho Bullets. https://www.orthobullets.com/pediatrics/4117/obstetric-brachial-plexopathy-erbs-klumpkes-palsy

Edwards, E. (2018). Principles of suctioning in infants, children and young people. *Nursing Children & Young People, 30*(4), 46–54. https://doi.org/10.7748/ncyp.2018.e846

Emond, A. (2019). *Health for all children* (5th ed.). Oxford University Press.

Expatica Communications. (2020). *Views on breastfeeding around the world.* Retrieved April 29, 2020, from https://

www.expatica.com/healthcare/womens-health/breastfeeding-around-the-world-732308/

Galbiatti, J. A., Cardoso, F. L., & Galbiatti, M. G. P. (2020). Obstetric paralysis: Who is to blame? A systematic literature review. *Revista Brasileira de Ortopedia, 55*(2), 139–146. https://doi.org/10.1055/s-0039-1698800

Genetics Home Reference. (2020). *Autosomal recessive primary microcephaly*. Retrieved June 9, 2020, from https://ghr.nlm.nih.gov/condition/autosomal-recessive-primary-microcephaly#statistics

Gibbs, N. F. (2019). Erythema toxicum neonatorum. *eMedicine*. Retrieved August 23, 2018, from https://emedicine.medscape.com/article/1110731-overview

Gozen, D., Caka, S. Y., Besirik, S. A. & Perk, Y. (2019). First bathing time of newborn infants after birth: A comparative analysis. *Journal for Specialists in Pediatric Nursing*. https://doi.org/10.1111/jspn.12239

Grewal, H. (2019). Pediatric breast disorders. *eMedicine*. Retrieved April 1, 2019, from https://emedicine.medscape.com/article/935410-overview

Hale, T. W. (2019). *Hales medications & mother's milk*. Springer Publishing Company.

Jain, L., & Suresh, G. K. (2019). *Clinical guidelines in neonatology*. McGraw-Hill Education.

Jarvis, C., & Eckhardt, A. (2020). *Physical examination & health assessment* (8th ed.). Elsevier.

Jefferson, U. T. & Bibb, D. (2019). A breastfeeding algorithm to guide bedside health care practice for term newborns. *Nursing for Women's Health, 23*(1), 49–58.

Jha, K., & Makker, K. (2020). Transient tachypnea of the newborn. *StatPearls*. Retrieved May 31, 2020, from https://www.ncbi.nlm.nih.gov/books/NBK537354/

Jnah, A. J., & Trembath, A. N. (2019). *Fetal and neonatal physiology for the advanced practice nurse*. Springer Publishing Company.

Joint Commission. (2018). *Distinct newborn identification requirement*. https://www.jointcommission.org/assets/1/18/R3_17_Newborn_identification_6_22_18_FINAL.pdf

Karthika, S., Mathivanan, M., Maheswari, K., Hiremath, P. B., & Jesintha Devi, M. (2020). A study on the role of LATCH scoring in duration of exclusive breastfeeding in a rural tertiary care hospital, Puducherry: a prospective study. *International Journal of Contemporary Pediatrics, 7*(1), 198–202.

Kliegman, R. M., St Geme, J. W., Blum, N. J., Shah, S. S., Tasker, R. C., & Wilson, K. M. (2020). *Nelson textbook of pediatrics* (21st ed., *Vol. 2*). Elsevier.

King, T. L., Brucker, M. C., Osborne, K., & Jevitt, C. M. (2019). *Varney's midwifery* (6th ed.). Jones & Bartlett Learning.

Konek, S. & Becker, P. (2019). *Samour & King's pediatric nutrition in clinical care* (5th ed.). Jones & Bartlett Learning.

Korenev, S., Lemonde, H., Cleary, M., & Chakrapani, A. (2019). Newborn screening for inborn errors of metabolism. *Pediatrics and Child Health, 29*(3), 105–110.

La Leche League International. (2020a). *Breastfeeding with sore nipples*. Retrieved June 16, 2020, from https://www.llli.org/breastfeeding-info/breastfeeding-sore-nipples/

La Leche League International. (2020b). *Storing human milk*. Retrieved June 16, 2020, from https://www.llli.org/breastfeeding-info/storingmilk/

Lau, Y., & Kirk, A. H. P. (2019). Systematic review of the effect of topical application of human breast milk on early umbilical cord separation. *Journal of Obstetric, Gynecologic, & Neonatal Nursing, 48*(2), 121–129.

Lynn, A. Q., Toce, M. S., & Neal, J. T. (2019). Neonate with abdominal distention. *Annals of Emergency Medicine, 73*(4), 41–42.

Majid, A., Blackwell, M., Broadbent, R. S., Barker, D. P., Al-Salami, H. S., Edmonds, L., … Wheeler, B. J. (2019). Newborn vitamin K prophylaxis: A historical perspective to understand modern barriers to uptake. *Hospital Pediatrics, 9*(1), 55–60.

Marcdante, K., & Kliegman, R. M. (2019). *Nelson essentials of pediatrics* (8th ed.). Elsevier.

March of Dimes. (2019). *Hearing loss*. Retrieved June 16, 2020, from https://www.marchofdimes.org/complications/hearing-impairment.aspx

Martin, G. I., & Rosenfeld, W. (2019). *Common problems in the newborn nursery: An evidence and case-based guide*. Springer Publishers.

Marx, M., Costa, N., Lepage, B., Taoui, S., Molinier, L., Deguine, O., & Fraysse, B. (2019). Cochlear implantation as a treatment for single-sided deafness and asymmetric hearing loss: A Randomized controlled evaluation of cost-utility. *BMC Ear, Nose and Throat Disorders, 19*(1), 1. https://doi.org/10.1186/s12901-019-0066-7

Mathes, E., & Lalor, L. (2019). Skin lesions in the newborn and infant. *UpToDate*. Retrieved September 3, 2019, from https://www.uptodate.com/contents/skin-lesions-in-the-newborn-and-infant

Moon, R. Y. (2020). *How to keep your sleeping baby safe: AAP policy explained*. Retrieved June 16, 2020, from https://www.healthychildren.org/English/ages-stages/baby/sleep/Pages/A-Parents-Guide-to-Safe-Sleep.aspx

Morris, B. J., Hankins, C. A., Banerjee, J., Lumbers, E. R., Mindel, A., Klausner, J. D., & Krieger, J. N. (2019). Does male circumcision reduce women's risk of sexually transmitted infections, cervical cancer, and associated conditions? *Frontiers in Public Health, 7*, 4. https://www.ncbi.nlm.nih.gov/pmc/articles/PMC6365441/

Morris, B. J., Tobian, A. A., Hankins, C. A., Klausner, J. D., Banerjee, J., Bailis, S. A., … Zoloth, L. S. (2019). Unethical not to recommend circumcision. *Journal of Medical Ethics*. https://jme.bmj.com/content/unethical-not-recommend-circumcision

National Center for Missing & Exploited Children (NCMEC). (2020). *Infant abductions*. Retrieved June 16, 2020, from http://www.missingkids.com/theissues/infantabductions

National Institute of Child Health and Human Development (NICHD). (2019). *About SIDS and safe infant sleep*. Retrieved June 16, 2020, from https://safetosleep.nichd.nih.gov/safesleepbasics/about

Nguyen, N., & Maguiness, S. M. (2019). Baby birthmarks and rashes. *Healthy Children Organization*. Retrieved June 16, 2020, from https://www.healthychildren.org/English/ages-stages/baby/bathing-skin-care/Pages/Your-Newborns-Skin-Birthmarks-and-Rashes.aspx

Nguyen, K., & Thomson, A. (2019). The child with a large head. *Pediatrics and Child Health, 29*(5), 235–239. https://doi.org/10.1016/j.paed.2019.02.007

O'Toole, S. E., & Christie, N. (2019). Educating parents to support children's road safety: A review of the literature. *Transport Reviews, 39*(3), 392–406.

Pace, E. J., Brown, C. M., & De George, K. C. (2019). Neonatal hyperbilirubinemia: An evidence-based approach. *The Journal of Family Practice, 68*(1), 4–11.

Painter, K., & Feldman, J. (2019). Omphalitis. *StatPearls*. Retrieved June 4, 2019, from https://www.ncbi.nlm.nih.gov/books/NBK513338/

Piontek, E. A., & Albani, J. M. (2019). Male circumcision: The clinical implications are more than skin deep. *Missouri Medicine, 116*(1), 35–37.

Rozance, P. J., & Wolfsdorf, J. I. (2019). Hypoglycemia in the newborn. *Pediatric Clinics of North America, 66*(2), 333–342.

Salandy, S., Rai, R., Gutierrez, S., Ishak, B., & Tubbs, R. S. (2019). Neurological exam of the infant: A comprehensive review. *Clinical Anatomy, 32*(6), 770–777. https://doi.org/10.1002/ca.23352

Sawh-Martinez, R., & Steinbacher, D. M. (2019). Syndromic craniosynostosis. *Clinics in Plastic Surgery, 46*(2), 141–155.

Sawyer, T. L. (2019). Phototherapy for jaundice. *eMedicine.* Retrieved May 1, 2018, from https://emedicine.medscape.com/article/1894477-overview

Schmitt, B. (2019). Newborn rashes and birthmarks. *Healthy Children Organization.* Retrieved June 16, 2020, from https://www.healthychildren.org/English/tips-tools/symptom-checker/Pages/symptomviewer.aspx?symptom=Newborn%20Rashes%20and%20Birthmarks

Sen, S., & Kilic, A. (2019). Maternal breastfeeding attitudes: Pregnant women and factors which affect the breastfeeding. *Asian Journal of Pregnancy and Childbirth, 2*(1), 1–7. http://www.journalajpcb.com/index.php/AJPCB/article/view/30091

Simon, L., & Hashmi, M. (2020). Apgar score. *StatPearls.* Retrieved June 3, 2020, from https://www.statpearls.com/kb/viewarticle/17763

Simpson, M. (2020). Urological conditions in infants and children: Circumcision. *Family Practice Essentials, 488,* 11–15.

Skidmore-Roth, L. (2020). *Mosby's 2020 nursing drug reference* (33rd ed.). Mosby Elsevier.

Tamai, J. (2019). Developmental dysplasia of the hip. *eMedicine.* Retrieved February 6, 2020, from https://emedicine.medscape.com/article/1248135-overview

Tappero, E. P., & Honeyfield, M. E. (2018). *Physical assessment of the newborn: A comprehensive approach to the art of physical examination* (6th ed.). Springer Publishing Company.

Tiemeier, H., & McCormick, M. C. (2019). The Apgar paradox. *European Journal of Epidemiology, 34*(2), 103–104.

U.S. Department of Health and Human Services (USDHHS). (2020). *Proposed objectives for inclusion in Healthy People 2030.* https://www.healthypeople.gov/sites/default/files/ObjectivesPublicComment508.pdf

U.S. Preventive Services Task Force (USPSTF). (2019). *Final recommendation statement: Ocular prophylaxis for gonococcal ophthalmia neonatorum: Preventive medication.* Retrieved June 16, 2020, from https://www.uspreventiveservicestaskforce.org/Page/Document/RecommendationStatementFinal/ocular-prophylaxis-for-gonococcal-ophthalmia-neonatorum-preventive-medication1

Van Howe, R. S., Frisch, M., Adler, P. W., & Svoboda, J. S. (2019). Circumcision registry promotes precise research and fosters informed parental decisions. *BMC Medical Ethics, 20,* 6. https://doi.org/10.1186/s12910-018-0337-7

Van Raath, M. I., Chohan, S., Wolkerstorfer, A., van der Horst, C. M., Storm, G., & Heger, M. (2019). Port wine stain treatment outcomes have not improved over the past three decades. *Journal of European Academy of Dermatology and Venereology.* https://doi.org/10.1111/jdv.15599

Victory, J. (2020). Hearing loss in children. *Healthy Hearing.* Retrieved June 16, 2020, from https://www.healthyhearing.com/help/hearing-loss/children

Warren, S., Midodzi, W. K., Newhook, L. A., Murphy, P., & Twells, L. (2020). Effects of delayed newborn bathing on breastfeeding, hypothermia, and hypoglycemia. *Journal of Obstetric, Gynecologic & Neonatal Nursing, 49*(2), 181–189.

Webster, S., Morris, G., & Kevelighan, E. (2018). *Essential human development.* John Wiley & Sons.

Widhalm, S. (2019). Hospitals offer innovative digital footprint system for newborns. *Berthoud Weekly Surveyor.* https://berthoudsurveyor.com/hospitals-offer-innovative-digital-footprint-system-for-newborns/

World Health Organization (WHO). (2019a). *Deafness and hearing loss.* Retrieved June 16, 2020, from https://www.who.int/en/news-room/fact-sheets/detail/deafness-and-hearing-loss

World Health Organization (WHO). (2019b). *Immunizations, vaccines and biologicals.* Retrieved June 16, 2020, from https://www.who.int/immunization/en/

EXERCÍCIOS SOBRE O CAPÍTULO

QUESTÕES DE MÚLTIPLA ESCOLHA

1. Por ocasião do parto, a avaliação de um recém-nascido revela o seguinte: frequência cardíaca de 140 bpm, choro alto, leve flexão dos membros, choro quando uma seringa de bulbo é introduzida nas narinas, e um corpo rosado com membros cianóticos. O enfermeiro documentaria o escore de Apgar do recém-nascido como

   a. 5 pontos
   b. 6 pontos
   c. 7 pontos
   d. 8 pontos

2. O enfermeiro está explicando a fototerapia aos pais de um recém-nascido. O profissional de enfermagem identificaria qual das seguintes como propósito?

   a. Aumentar os níveis de surfactante
   b. Estabilizar a temperatura do recém-nascido
   c. Destruir os anticorpos Rh-negativos
   d. Bilirrubina oxidante na pele

3. O enfermeiro administra uma única dose de vitamina K por via intramuscular em um recém-nascido após o nascimento para promover:

   a. Conjugação de bilirrubina
   b. Coagulação sanguínea
   c. Fechamento do forame oval
   d. Digestão de proteínas complexas

4. Um agente profilático é instilado em ambos os olhos de todos os recém-nascidos para prevenir quais condições?

   a. Gonorreia e clamídia
   b. Candidíase e *Enterobacter*
   c. *Staphylococcus* e sífilis
   d. Hepatite B e herpes-vírus

5. A AAP recomenda que todos os recém-nascidos sejam colocados para dormir em decúbito dorsal para reduzir o risco de:

   a. Síndrome do desconforto respiratório
   b. Síndrome da cárie de mamadeira
   c. Síndrome da morte súbita infantil
   d. Síndrome da regurgitação gastrintestinal

6. Qual das seguintes vacinas é mais comumente recebida por recém-nascidos antes da alta hospitalar?

   a. Vacina antipneumocócica
   b. Vacina contra varicela
   c. Vacina contra hepatite A
   d. Vacina contra hepatite B

7. Qual condição passaria despercebida se um recém-nascido fosse examinado antes de ter tolerado a alimentação com proteína por pelo menos 48 horas?

   a. Hipotireoidismo
   b. Fibrose cística
   c. Fenilcetonúria
   d. Doença falciforme

8. Qual dos seguintes achados em um recém-nascido seria documentado como anormal pelo enfermeiro durante a avaliação da cabeça do neonato?

   a. Duas áreas de consistência mole foram palpadas entre os ossos do crânio
   b. Uma área esponjosa de edema bem-delimitada na cabeça
   c. Circunferência da cabeça de 32 cm, circunferência do tórax de 34 cm
   d. Assimetria da cabeça com ossos acavalados

9. Qual dos seguintes achados seria considerado normal em um recém-nascido?

   a. Eliminação de mecônio nas primeiras 24 horas de vida
   b. Frequência respiratória de 80 incursões/min
   c. Tons de pele amarelados 10 horas após o nascimento
   d. Sangramento na área do umbigo

10. Quais parâmetros são medidos para determinar o escore de Apgar? Selecione tudo que se aplica.

    a. Pressão arterial
    b. Saturação de oxigênio
    c. Coloração da pele
    d. Irritabilidade reflexa
    e. Alerta

EXERCÍCIOS DE PENSAMENTO CRÍTICO

1. Uma mãe afro-americana que deu à luz seu primeiro filho e está na unidade materno-infantil chama o enfermeiro em seu quarto e expressa preocupação sobre a aparência de sua filha. A mãe diz ao profissional de enfermagem que a cabeça de sua recém-nascida parece uma "banana", e mole ao toque e apresenta "pontos brancos" em todo o nariz. Além disso, parece haver "grandes hematomas azulados" nas nádegas da criança. Ela quer saber o que há de errado e se esses problemas desaparecerão.

   a. Como o enfermeiro deve responder às perguntas dessa mãe?
   b. Quais orientações adicionais em relação à recém-nascida podem ser apropriadas nesse momento?
   c. Que garantia pode ser dada a essa nova mãe em relação à aparência de sua filha?

2. Por volta da meia-noite e meia de uma sexta-feira, uma mulher entra em um hospital pelo pronto-socorro cheio. Ela está vestindo um uniforme branco e um jaleco com um estetoscópio no pescoço. Ela se identifica como uma nova enfermeira que voltou para

pegar algo que havia esquecido na unidade em um turno anterior. Ela entra no quarto de uma parturiente com seu recém-nascido, empurra o berço aberto por um corredor e foge por uma saída. As câmeras de segurança não estão funcionando. Não se descobre que o recém-nascido está desaparecido até a verificação das 2 horas da manhã pelo enfermeiro.

a. Qual é o impacto do rapto infantil sobre a família e o hospital?

b. Qual medida de segurança foi o elo mais fraco na cadeia de vigilância?

c. O que os hospitais podem fazer para evitar o rapto infantil?

ATIVIDADES DE ESTUDO

1. Verifique os sinais vitais (temperatura, frequência cardíaca, frequência respiratória) de um recém-nascido na admissão ao berçário. Repita esse procedimento e compare as alterações nos valores algumas horas mais tarde. Discuta quais mudanças nos sinais vitais são esperadas durante este período de transição.

2. Entreviste uma parturiente em seu segundo dia na unidade pós-parto em relação às mudanças que ela notou na aparência e no comportamento de seu recém-nascido nas últimas 24 horas. Debata seus achados na reunião de discussão de casos clínicos desse dia.

3. Demonstre um banho no recém-nascido à parturiente no quarto dela usando o princípio de lavar da parte do corpo mais limpa à mais suja. Aborde as perguntas feitas pela mãe e sua reação à demonstração na reunião de discussão de casos clínicos desse dia.

4. Consulte o *site* da La Leche League. Reveja as informações fornecidas sobre a amamentação. Elas seriam úteis para uma nova mãe?

5. Debata os riscos e os benefícios da circuncisão neonatal com seu grupo de enfermagem na reunião de discussão de casos clínicos desse dia. Algum dos lados apresentou uma argumentação mais forte? Qual é a sua opinião e por quê?

ESTUDO DE CASO

Dois dias após ter um parto difícil de seu primeiro filho (gestação de 37 semanas), Molly, uma mulher de 25 anos, e seu parceiro levaram o filho após a alta hospitalar para casa. Naquela noite, enquanto o amamentava, Molly percebeu que o branco dos olhos de seu filho parecia ligeiramente amarelo, uma condição que piorou visivelmente no dia seguinte. Ela telefonou para o enfermeiro de saúde domiciliar do programa *Healthy Start* e solicitou uma visita para avaliar seu recém-nascido.

AVALIAÇÃO

Ao examinar o recém-nascido de 3 dias de vida, o enfermeiro observou que havia algumas áreas com hematomas na cabeça e uma tonalidade amarelada na pele ao pressionar as áreas ósseas proeminentes. Ao questionar a mãe sobre sua amamentação, Molly afirmou que seu filho às vezes não parecia muito interessado, então ela o deixava dormir.

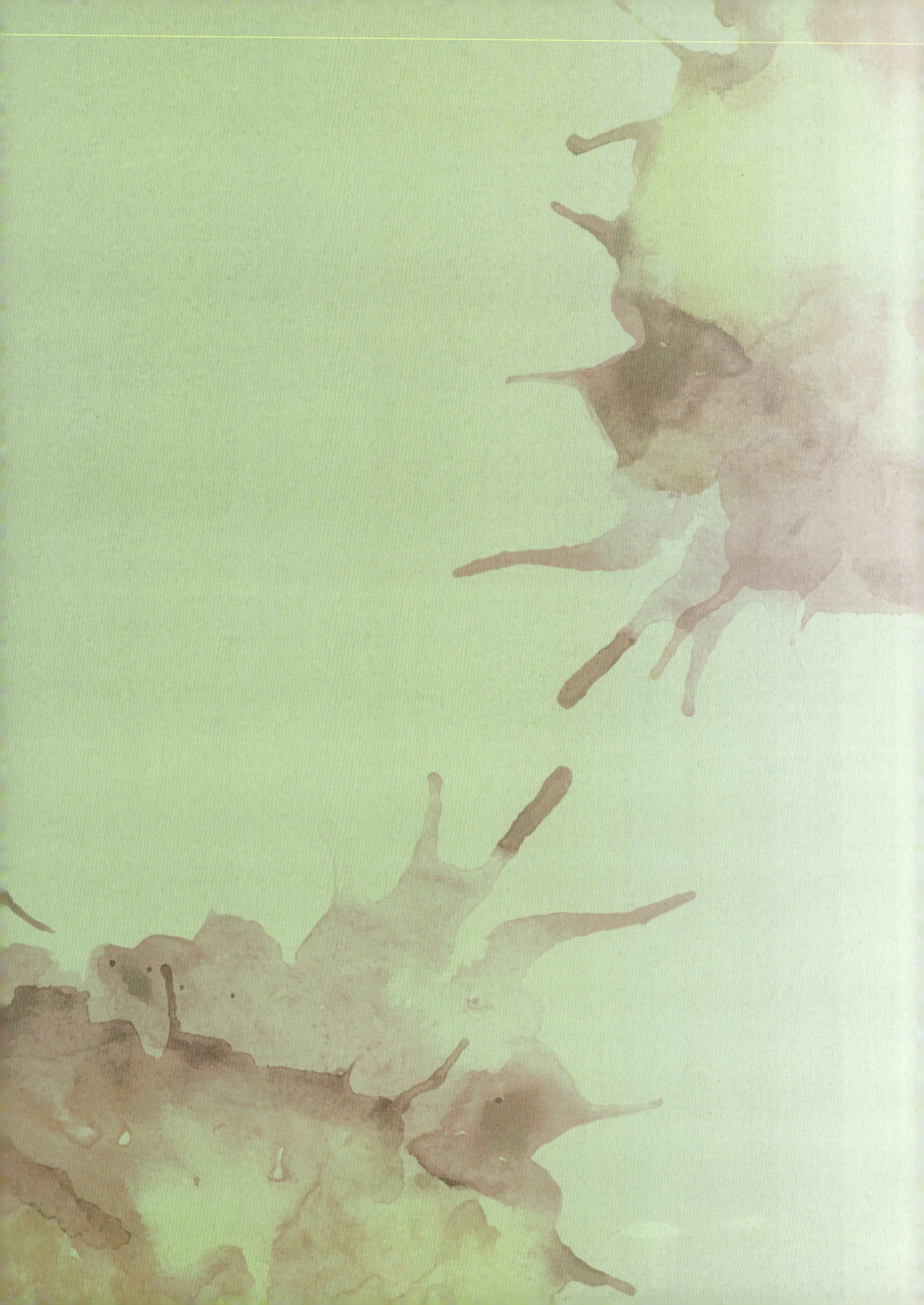

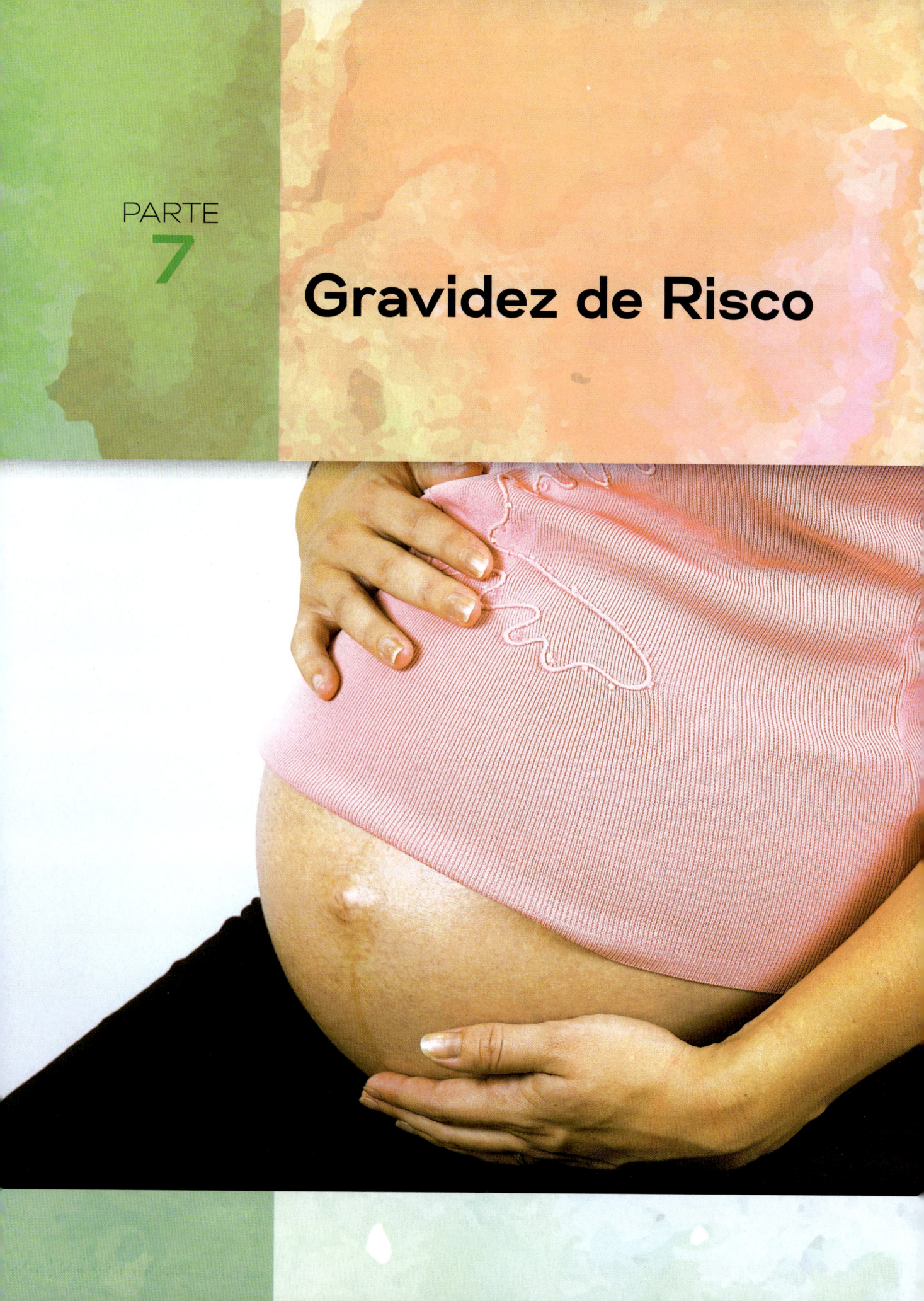

Gravidez de Risco

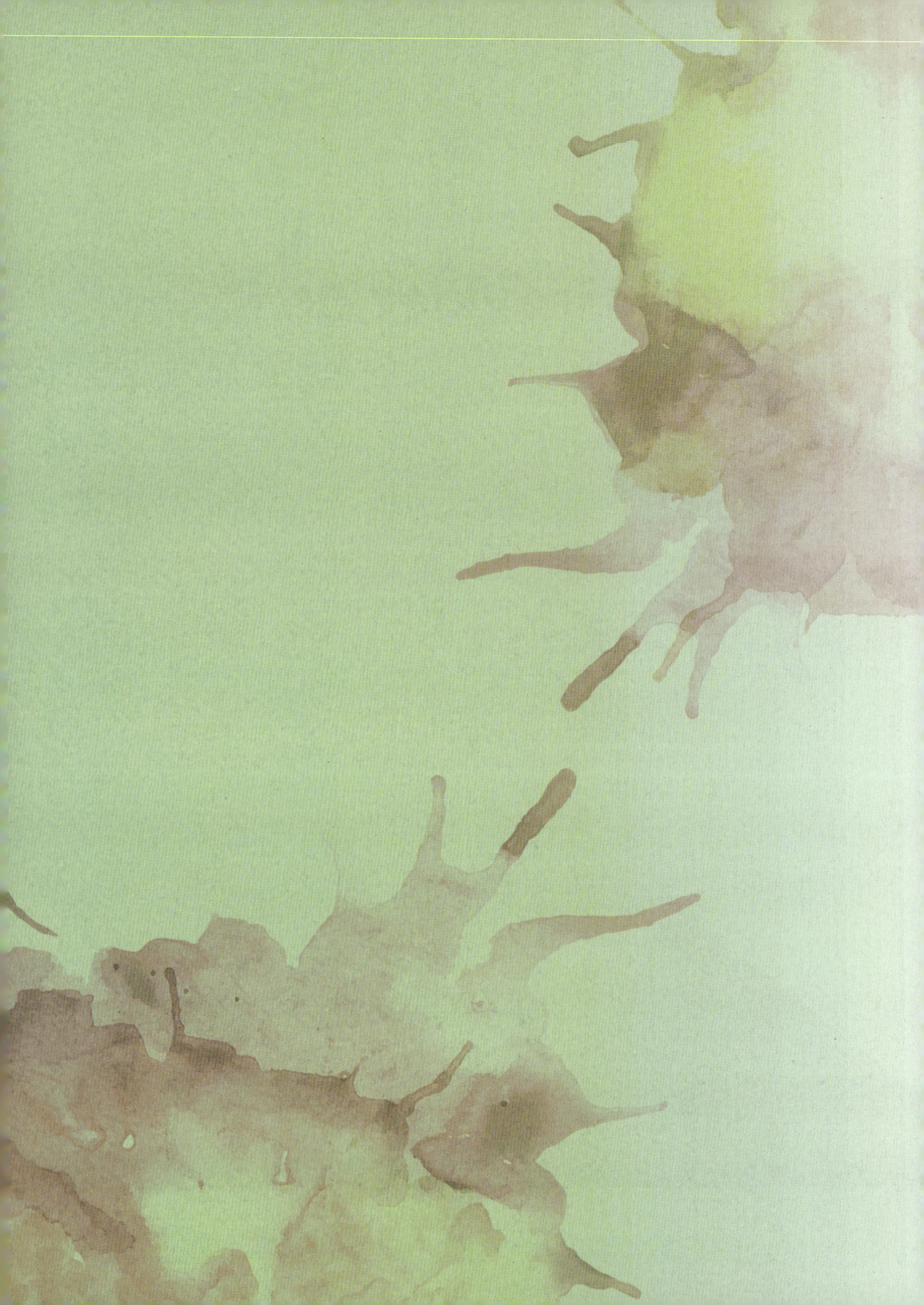

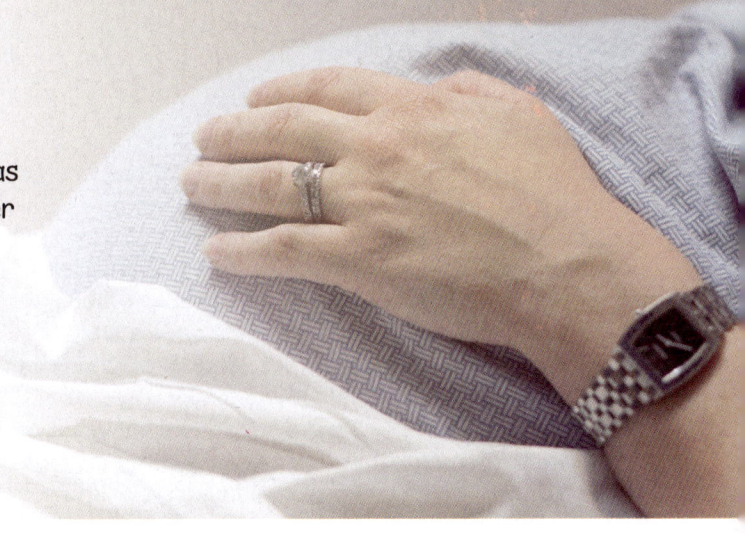

REFLEXÕES

As adversidades da vida podem ser controladas, mas muitas delas não podem ser totalmente resolvidas.

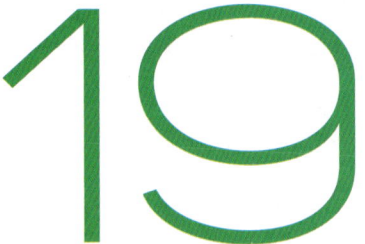

19

Conduta de Enfermagem na Gravidez de Risco: Complicações Relacionadas à Gravidez

OBJETIVOS DE APRENDIZAGEM

Após a conclusão do capítulo, o leitor será capaz de:

1. Comparar e diferenciar uma gravidez normal de uma gravidez de alto risco. Determinar os fatores comuns que podem classificar o alto risco na gravidez.

2. Detectar as causas do sangramento vaginal durante o início e o fim da gravidez.

3. Delinear a avaliação e a conduta de enfermagem para a gestante com sangramento vaginal.

4. Identificar as diretrizes atuais baseadas em evidências usadas para rastrear, diagnosticar e manejar com eficácia os distúrbios do espectro da placenta acreta.

5. Desenvolver planos de cuidados as para mulheres com pré-eclâmpsia, eclâmpsia e síndrome HELLP.

6. Descrever a incompatibilidade de Rh e a doença hemolítica do recém-nascido.

7. Examinar a fisiopatologia das alterações do líquido amniótico e o tratamento subsequente.

8. Compreender a gravidez múltipla e as possíveis complicações para a mãe e o feto.

9. Avaliar os fatores no histórico do pré-natal de uma mulher classificada como em risco para ruptura prematura de membranas ovulares (RPMO).

10. Preparar um plano de orientações com vistas à manutenção da saúde das gestantes que estejam vivenciando uma gravidez de alto risco.

PALAVRAS-CHAVE

aborto

descolamento prematuro da placenta

doença trofoblástica gestacional (DTG)

eclâmpsia

espectro da placenta acreta

gravidez de alto risco

gravidez ectópica

gravidez múltipla

hiperêmese gravídica

hipertensão gestacional

oligoidrâmnio

placenta prévia

polidrâmnio

pré-eclâmpsia

ruptura prematura de membranas ovulares (RPMO)

ruptura prematura pré-termo de membranas ovulares (RPPMO)

Helen, de 35 anos, Gesta V, Para IV, chega à unidade de trabalho de parto e parto com dor abdominal intensa. Ela relata que a dor iniciou repentinamente, há cerca de 1 hora, enquanto ela estava descansando. Ela já realizou duas cesarianas e agora está na 32ª semana de uma gravidez até então sem intercorrências. Helen parece angustiada e está gemendo. Que avaliações adicionais você precisa fazer para cuidar de Helen? Qual seria a sua ação de enfermagem imediata?

INTRODUÇÃO

A nossa sociedade enxerga a gravidez como um processo natural, com um desfecho positivo – o nascimento de um feto saudável. Infelizmente, podem ocorrer condições que eventualmente resultem em desfechos negativos para o feto, para a mãe ou para ambos. A **gravidez de alto risco** é aquela na qual existe uma condição que põe em risco a saúde da mãe, do feto ou de ambos. Ela pode ser decorrente da própria gravidez ou de uma condição que já existia antes de a mulher engravidar.

Cerca de uma em cada quatro gestantes é considerada de alto risco ou tem diagnóstico de complicações (Jordan et al., 2019). As mulheres consideradas de alto risco apresentam morbimortalidade mais alta em comparação com as mães da população em geral. A classificação do risco de uma mulher e seu feto pode mudar durante a gravidez devido a uma série de problemas que ocorrem durante o trabalho de parto, o parto ou o puerpério, mesmo em mulheres sem nenhum risco pré-natal conhecido. Os exemplos de condições de alto risco incluem diabetes gestacional, hipertensão, síndrome dos ovários policísticos, doença autoimune, obesidade, HIV/AIDS, infecção pelo vírus zika, extremos de idade (avançada ou jovem), uso abusivo de substâncias, tabagismo, defeitos congênitos, antecedente de parto prematuro, gravidez múltipla e gravidez ectópica (National Institute of Child Health and Human Development [NICHD], 2019). Muitas complicações e condições obstétricas são emergências com risco à vida e com altas taxas de morbidade e mortalidade. É essencial que sejam identificadas precocemente para garantir o melhor resultado possível para a mãe e a criança. Essas condições são abordadas especificamente no boxe *Healthy People 2030* (U.S. Department of Health and Human Services, 2020). A identificação mais precoce possível do risco obstétrico é essencial para garantir que as intervenções apropriadas sejam instituídas prontamente, aumentando então a oportunidade de mudar o curso dos eventos adversos e fornecer um resultado positivo.

O termo "risco" pode apresentar conotações diferentes para grupos distintos. Por exemplo, os médicos tendem a se concentrar nos processos e nos tratamentos de doenças para evitar complicações. Os enfermeiros podem se concentrar nos cuidados de enfermagem e no impacto psicossocial sobre a mulher e sua família. As seguradoras de saúde podem se concentrar nas questões econômicas relacionadas à condição de alto risco. A atenção da mulher pode estar focada em suas próprias necessidades e nas de sua família. Juntos, trabalhando como uma equipe colaborativa, o objetivo dos cuidados é garantir o melhor resultado possível para a mulher, seu feto e sua família.

A avaliação de risco começa na primeira visita pré-natal e continua em cada visita subsequente porque podem ser identificados fatores em visitas posteriores que não estavam aparentes durante as consultas anteriores. Por exemplo, à medida que o enfermeiro e a gestante desenvolvem uma relação de confiança, podem ser revelados fatores anteriormente não identificados ou não suspeitados (como o uso abusivo de drogas ou a violência por parceiro íntimo). Por meio de orientações e apoio, o enfermeiro pode incentivar a gestante a informar seu médico sobre essas questões, e então as intervenções ou os encaminhamentos necessários podem ser realizados.

Vários fatores devem ser considerados ao se determinar o risco de uma mulher para eventos adversos da gravidez; portanto, é necessária uma abordagem abrangente para a gravidez de alto risco. Por exemplo, foi demonstrado que o estresse e a angústia pré-natais têm consequências significativas para a mãe, o feto e a família. O estresse específico da gravidez, tal como depressão, ansiedade e tensão percebidas, pode aumentar o risco de desfechos adversos no parto e está associado a partos prematuros e restrição do crescimento fetal intrauterino (Brooks & Wilson, 2019). Os riscos são agrupados em categorias amplas com base nas ameaças à saúde e aos desfechos da gravidez. As atuais categorias de risco são biofísica, psicossocial, sociodemográfica e ambiental (Boxe 19.1) (Cunningham et al., 2018).

Este capítulo descreve as principais condições diretamente relacionadas à gravidez que podem complicá-la, possivelmente afetando os desfechos maternos e fetais. Isso inclui sangramento durante a gravidez (aborto espontâneo, gravidez ectópica, doença trofoblástica gestacional, insuficiência do colo do útero, placenta prévia, descolamento prematuro da placenta e placenta acreta), hiperêmese gravídica, hipertensão gestacional, síndrome HELLP, diabetes gestacional, incompatibilidade sanguínea, desequilíbrios do líquido amniótico (polidrâmnio e oligoidrâmnio), gravidez múltipla e ruptura prematura de membranas ovulares. O Capítulo 20 aborda as condições preexistentes que podem complicar a gravidez, bem como as populações consideradas de alto risco.

HEALTHY PEOPLE 2030 • 19.1

Objetivos	Importância para a enfermagem
MICH-2030-05 Reduzir as complicações maternas gestacionais graves identificadas durante as hospitalizações para o trabalho de parto e o parto.	Reduzirá a morbidade e a mortalidade perinatais e otimizará os desfechos gestacionais.
MICH-2030-07 Reduzir os nascimentos pré-termo.	Ajudará a preservar a saúde e o bem-estar do feto em crescimento se a gravidez chegar a termo.

Adaptado de USDHHS. (2020). *Proposed objectives for inclusion in Healthy People 2030.* https://www.healthypeople.gov/sites/default/files/ObjectivesPublicComment508.pdf

---

BOXE 19.1 Fatores que implicam risco para a gestante.

Fatores biofísicos
- Condições genéticas
- Anormalidades cromossômicas
- Gravidez múltipla
- Genes defeituosos
- Distúrbios hereditários
- Incompatibilidade ABO
- Macrossomia fetal
- Condições clínicas e obstétricas
- Trabalho de parto e parto pré-termo
- Doenças cardiovasculares
- Hipertensão crônica
- Insuficiência do colo do útero
- Anormalidades placentárias
- Infecção
- Diabetes
- Doenças do colágeno maternas
- Doença da tireoide
- Asma
- Gravidez pós-termo
- Hemoglobinopatias
- Estado nutricional
- Ingestão nutricional inadequada
- Modismos alimentares
- Ingestão excessiva de alimentos
- Sub ou sobrepeso
- Hematócrito inferior a 33%
- Transtorno alimentar.

Fatores psicossociais
- Tabagismo
- Cafeína
- Uso abusivo de álcool ou de substâncias psicoativas
- Obesidade materna
- Sistema de apoio inadequado
- Crise situacional
- Histórico de violência
- Sofrimento emocional
- Práticas culturais inseguras.

Fatores sociodemográficos
- Situação de pobreza
- Falta de atendimento pré-natal
- Idade materna inferior a 15 anos ou superior a 35
- Paridade – a primeira gravidez e mais de cinco gestações
- Estado civil – aumento do risco em mulheres solteiras
- Acessibilidade aos cuidados de saúde
- Etnia – aumento do risco em mulheres não brancas.

Fatores ambientais
- Infecções
- Radiação
- Pesticidas
- Drogas ilícitas
- Poluentes industriais
- Tabagismo passivo
- Estresse pessoal.

Cunningham, F. G., Leveno, K. J., Bloom, S. L., Dashe, J. S., Hoffman, B. L., Casey, B. M., & Spong, C. Y. (2018). *William's obstetrics* (25th ed.). McGraw-Hill Education; Jordan, R. G., Farley, C. L., & Grace, K. T. (2019). *Prenatal and postnatal care: a woman-centered approach* (2nd ed.). John Wiley & Sons, Inc.; e King, T. L., Brucker, M. C., Jevitt, C., & Osborne, K. (2019). *Varney's midwifery* (6th ed.). Jones & Bartlett Learning.

SANGRAMENTO DURANTE A GRAVIDEZ

O sangramento em qualquer momento da gravidez é potencialmente um risco de morte. Todos os dias, a cada minuto, uma mulher morre durante a gravidez ou o parto. A maior causa de morte é a hemorragia obstétrica, cujo tratamento bem-sucedido é um desafio tanto para os países desenvolvidos como para os países em desenvolvimento. A presença de um obstetra em cada parto e o acesso a cuidados obstétricos de emergência são úteis na redução da morbidade e da mortalidade maternas (Organização Mundial da Saúde [OMS/WHO], 2019). O tratamento da hemorragia obstétrica envolve reconhecimento, avaliação e reanimação precoces. Existem vários métodos para tentar interromper o sangramento, que variam dos métodos farmacológicos para auxiliar a contração uterina (p. ex., ocitocina, ergometrina e prostaglandinas) até os métodos cirúrgicos para conter a hemorragia (p. ex., tamponamento com balão, suturas de compressão ou ligadura arterial). O sangramento pode ocorrer no início ou no fim da gravidez e pode resultar de várias condições, dando-se em aproximadamente 25% das mulheres durante o primeiro trimestre gestacional (American Family Physician, 2019). As condições comumente associadas ao sangramento precoce (primeira metade da gravidez) incluem aborto espontâneo, miomas uterinos, gravidez ectópica, doença trofoblástica gestacional e insuficiência do colo do útero. As condições associadas ao sangramento tardio incluem placenta prévia, descolamento prematuro da placenta e placenta acreta, que geralmente ocorrem após a 20ª semana gestacional.

Aborto espontâneo

O aborto é considerado não apenas uma questão importante de saúde reprodutiva, mas também um fator de risco de saúde para o bem-estar da mulher. O aborto espontâneo é a complicação mais comum do início da gravidez (Tulandi & Al-Fozan, 2019). O **aborto** é a interrupção de uma gestação no início, geralmente antes da 20ª semana gestacional. O aborto pode ser espontâneo ou induzido. O aborto espontâneo refere-se à perda de um feto decorrente de causas naturais, ou seja, não induzido eletiva ou terapeuticamente por um procedimento. Um natimorto é a perda de um feto após a 20ª semana de desenvolvimento, enquanto o aborto espontâneo é uma perda antes da 20ª semana. Os leigos costumam usar o termo "aborto espontâneo" para denotar um aborto que ocorreu casualmente. O aborto espontâneo pode ocorrer durante o início da gravidez, e muitas mulheres que abortam podem nem mesmo saber que estão grávidas. Cerca de 80% dos abortos espontâneos ocorrem no primeiro trimestre gestacional. Os termos "morte fetal", "natimorto" e "aborto espontâneo" às vezes podem ser confundidos. Os três se referem a uma perda no início da gravidez; no entanto, a morte fetal ocorre mais tarde.

Algumas mortes fetais podem ocorrer até no momento do trabalho de parto ou no parto. Natimortos são muito menos comuns do que abortos espontâneos, ocorrendo em uma em cada 100 gestações nos EUA (March of Dimes, 2019f).[1,2]

Nos EUA, a taxa geral de aborto espontâneo é descrita como de 10 a 15% das gravidezes reconhecidas e 50% dos abortos espontâneos são atribuídos a anormalidades cromossômicas. No entanto, com o desenvolvimento de ensaios altamente sensíveis para os níveis de gonadotrofina coriônica humana (hCG), que detectam a gravidez antes da próxima menstruação esperada, a incidência de abortos aumentou significativamente – para cerca de 60 a 70% (King et al., 2019). A frequência de abortos espontâneos aumenta ainda mais com a idade materna.[3]

Fisiopatologia

As causas do aborto espontâneo são variadas e frequentemente desconhecidas. As causas mais comuns de abortos no primeiro trimestre gestacional são as anomalias genéticas fetais, geralmente não relacionadas à mãe. As anormalidades cromossômicas são as causas mais prováveis nesse período e as doenças maternas são mais prováveis no segundo trimestre gestacional. Aquelas que ocorrem durante o segundo trimestre gestacional estão mais provavelmente relacionadas com condições maternas, tais como insuficiência do colo do útero; anomalia congênita ou adquirida da cavidade uterina (septo ou miomas uterinos); hipotireoidismo; diabetes melito; nefrite crônica; uso de cocaína; trombofilias hereditária

e adquirida; lúpus; síndrome dos ovários policísticos; hipertensão grave; e infecções agudas, tais como a do vírus da rubéola, citomegalovírus, herpes-vírus simples, vaginose bacteriana e toxoplasmose (Resnik et al., 2019).

As mulheres que sofrem um aborto no primeiro trimestre gestacional no domicílio sem dilatação e curetagem (D&C) precisam de um monitoramento frequente dos níveis de hCG para confirmar que todos os tecidos do concepto tenham sido expelidos. As mulheres que passam por um aborto no segundo trimestre gestacional são hospitalizadas para serem submetidas à indução de trabalho de parto e de parto. Os cuidados de enfermagem concentram-se no cuidado das parturientes, com grande atenção ao suporte emocional à mulher e sua família.

Avaliação de enfermagem

Quando uma mulher grávida contacta a instituição de saúde e relata um sangramento vaginal, ela deve ser examinada o mais rápido possível por um médico para que a etiologia seja determinada. Podem ser relatados graus variados de sangramento vaginal, dor lombar, cólicas abdominais e eliminação de produtos do tecido da concepção. Pergunte à mulher sobre a cor do sangramento vaginal (vermelho brilhante causa preocupação) e sua quantidade – por exemplo, questione-a sobre a frequência com que está trocando o absorvente (a saturação de um absorvente por hora é significativa) e a passagem de quaisquer coágulos ou tecido. Instrua-a a coletar todos os tecidos ou coágulos eliminados e trazê-los com ela para o hospital. Além disso, obtenha uma descrição de quaisquer outros sinais e sintomas que a mulher possa estar apresentando, como também uma descrição de sua gravidade e duração. É importante manter a calma e ouvir a descrição da mulher.

Quando a gestante chegar à instituição de saúde, avalie seus sinais vitais e observe o volume, a cor e as características do sangramento. Peça a ela para mensurar seu nível de dor atual usando uma ferramenta de avaliação de dor apropriada. Analise também a quantidade e a intensidade das cólicas ou contrações abdominais, bem como o nível de compreensão da mulher sobre o que está acontecendo com ela. Uma avaliação completa ajuda a determinar o tipo de aborto espontâneo, tal como ameaça de aborto, aborto inevitável, aborto incompleto, aborto completo, aborto retido e aborto recorrente (Tabela 19.1).

Conduta de enfermagem

O manejo de enfermagem da mulher com aborto espontâneo concentra-se em fornecer monitoramento contínuo e apoio psicológico porque a família está passando por uma perda súbita e luto. Um componente importante desse apoio é assegurar à mulher que os abortos espontâneos geralmente resultam de uma anormalidade e que suas ações não causaram o aborto.

---

[1]N.R.T.: O Brasil é um país grande, heterogêneo e diverso, marcado por desigualdades sociais, econômicas e regionais, com riscos muito mais altos no Norte e no Nordeste do país. (Fonte: Carvalho, T. S., Pellanda, L. C., & Doyle P. (2018). Stillbirth prevalence in Brazil: an exploration of regional differences. *J Pediatr (Rio J)*, v. 94, p. 200-206. Disponível em: https://doi.org/10.1016/j.jped.2017.05.006. Acesso em: 19 jan. 2022.)

[2]N.R.T.: Quanto aos Objetivos do Desenvolvimento Sustentável, no item Objetivo de Saúde e Bem-Estar, indicador 3.2.2 – Taxa de mortalidade neonatal –, indica-se a meta a ser alcançada até 2030 de acabar com as mortes evitáveis de recém-nascidos e crianças menores de 5 anos. Com todos os países objetivando reduzir a mortalidade neonatal para pelo menos 12 por mil nascidos vivos e a mortalidade de crianças menores de 5 anos para pelo menos 25 por mil nascidos vivos, o Brasil baixou a taxa de mortalidade neonatal de 23,1 em 1990 para 9,2 em 2018. O país mostrou que, embora tenha havido uma importante redução nas taxas de natimortos, ainda tem de realizar esforços para atingir a sua meta. (Fonte: *Objetivos do Desenvolvimento Sustentável*. Disponível em: https://odsbrasil.gov.br/objetivo3/indicador322. Acesso em: 19 jan. 2022.)

[3]N.R.T.: No Brasil, os dados sobre aborto e suas complicações são incompletos. Os dados assistenciais estão somente disponíveis para o setor público e as informações sobre a mortalidade dependem de investigação dos óbitos. De 2006 a 2015, foram encontrados 770 óbitos maternos com causa básica aborto no Sistema de Informações sobre Mortalidade (SIM). Houve discreta redução dos óbitos por aborto ao longo do período, com variações regionais. Esse número poderia ter um incremento de cerca de 29% por ano se os óbitos com menção de aborto e declarados com outra causa básica fossem considerados. (Fonte: Cardoso, B. B., Vieira, F. M. S. B., & Saraceni, V. (2020). Aborto no Brasil: o que dizem os dados oficiais? *Cadernos de Saúde Pública*, v. 36, Suppl 1, e00188718. ISSN 1678-4464. Disponível em: https://doi.org/10.1590/01002-311X00188718. Acesso em: 19 jan. 2022.)

TABELA 19.1	Categorias de aborto.		
Categoria	**Achados**	**Diagnóstico**	**Conduta terapêutica**
Ameaça de aborto	Sangramento vaginal (geralmente leve) no início da gestação Sem dilatação do colo do útero ou alteração na sua consistência Cólicas abdominais leves Orifício do colo do útero impérvio Sem passagem de tecido fetal	Ultrassonografia vaginal para confirmar se o saco está vazio Diminuição dos níveis de hCG e progesterona no soro materno para fornecer informações adicionais sobre a viabilidade gestacional	Tratamento de suporte conservador Possível redução da atividade em conjunto com dieta nutritiva e hidratação adequada
Aborto inevitável	Sangramento vaginal (maior do que o associado à ameaça de aborto) Ruptura de membranas Dilatação do colo do útero Forte cólica abdominal Possível passagem de produtos da concepção	Confirmação por ultrassonografia e por níveis de hCG para indicar perda gestacional	Curetagem a vácuo se os produtos da concepção não forem eliminados para reduzir o risco de sangramento excessivo e infecção Análogos da prostaglandina, como o misoprostol, para esvaziar o útero do tecido retido (usado apenas se os fragmentos não forem eliminados completamente)
Aborto incompleto (passagem de alguns dos produtos da concepção)	Cólicas abdominais intensas Sangramento vaginal intenso Dilatação do colo do útero	Confirmação por ultrassonografia de que os produtos da concepção ainda estão no útero	Estabilização da gestante Esvaziamento uterino por meio de dilatação e curetagem ou análogo de prostaglandina
Aborto completo (passagem de todos os produtos da concepção)	Histórico de sangramento vaginal e dor abdominal Passagem de tecido com diminuição subsequente da dor e diminuição significativa do sangramento vaginal	Ultrassonografia confirmando útero vazio	Nenhuma intervenção médica ou cirúrgica necessária Consulta de acompanhamento para discutir o planejamento familiar
Aborto retido (embrião inviável retido no útero por pelo menos 6 semanas)	Ausência de contrações uterinas Sangramento irregular Possível progressão para o aborto inevitável	Ultrassonografia para identificar produtos da concepção no útero	Esvaziamento uterino (se o aborto inevitável não ocorrer): curetagem por aspiração durante o primeiro trimestre, dilatação e evacuação durante o segundo trimestre Indução do trabalho de parto com supositório intravaginal de PGE2 para esvaziar o útero sem intervenção cirúrgica
Aborto recorrente	Histórico de três ou mais abortos espontâneos consecutivos A gravidez não é mantida até a viabilidade ou a termo	Confirmação pelo histórico da gestante Sem achados ultrassonográficos diagnósticos	Identificação e tratamento da causa subjacente (possíveis causas: anomalias genéticas ou cromossômicas, anomalias do sistema genital, doenças crônicas ou problemas imunológicos) Cerclagem cervical no segundo trimestre se a causa for incompetência istmocervical

INSTITUIÇÃO DE MONITORAMENTO CONTÍNUO

O monitoramento e as avaliações contínuos são essenciais para a mulher que está passando por um aborto espontâneo. Monitore o volume do sangramento vaginal por meio da contagem de absorventes e observe a eliminação de produtos do tecido da concepção. Avalie a dor da mulher e forneça o tratamento adequado para aliviar o desconforto das cólicas.

Auxilie na preparação da mulher para os procedimentos e os tratamentos, tais como cirurgia para esvaziar o útero ou medicamentos como misoprostol ou prostaglandina E2 (PGE2). Se a mulher for Rh-negativa e não sensibilizada, espere para administrar RhoGAM® em 72 horas após a conclusão do aborto. O boxe Orientação sobre medicamentos 19.1 fornece mais informações sobre esses fármacos.

APOIO

A perda gestacional expõe os pais a uma série de emoções e pode ter consequências significativas à saúde mental. A reação emocional de uma mulher pode variar dependendo de seu desejo pela gravidez e de

ORIENTAÇÃO SOBRE MEDICAMENTOS 19.1 Fármacos relacionados ao aborto

Fármaco	Ação/indicações	Implicações para a enfermagem
Misoprostol (Cytotec®)	Estimula as contrações uterinas para interromper a gestação e para esvaziar o útero após o aborto a fim de garantir a eliminação de todos os produtos da concepção	• Monitorar os efeitos adversos, tais como diarreia, dor abdominal, náuseas, vômitos, dispepsia • Avaliar o sangramento vaginal e relatar qualquer aumento do sangramento, dor ou febre • Monitorar os sinais e os sintomas de choque, tais como taquicardia, hipotensão e ansiedade
Mifepristona (RU-486®)	Atua como antagonista da progesterona, possibilitando então que as prostaglandinas estimulem as contrações uterinas; estimula a descamação do endométrio; pode ser acompanhada pela administração de misoprostol dentro de 48 h	• Monitorar se a gestante apresenta cefaleia, vômitos, diarreia e sangramento intenso • Antecipar a administração de um antiemético para reduzir náuseas e vômitos • Encorajar a gestante a usar um analgésico para reduzir o desconforto das cólicas
PGE2, dinoprostona (Cervidil®, Prepidil Gel®, Prostin E2®)	Estimula as contrações uterinas provocando a expulsão do conteúdo uterino; expele o conteúdo do útero em caso de morte fetal ou aborto retido durante o segundo trimestre; apaga e dilata o colo do útero na gravidez a termo	• Deixar o gel ficar em temperatura ambiente antes de administrar • Evitar o contato com a pele • Usar uma técnica asséptica para administrar • Manter a gestante em decúbito dorsal por 30 min após a administração • Documentar o tempo de inserção e o intervalo entre as dosagens • Remover o implante após 12 h ou no início do trabalho de parto • Explicar à gestante o propósito e a resposta esperada
Rh(D) imunoglobulina (Gamulin®, HydroRho-D®, RhoGAM®, MICRhoGAM®)	Suprime a resposta imune de gestantes Rh-negativas não sensibilizadas que foram expostas a sangue Rh-positivo; prescrita para evitar a isoimunização em mulheres Rh-negativas expostas a sangue Rh-positivo após abortos, abortos espontâneos e gravidezes	• Administrar IM na região deltoide • Administrar apenas MICRhoGAM® para abortos e abortos espontâneos de menos de 12 semanas, a menos que o feto ou o pai seja Rh-negativo (a menos que a gestante seja Rh-positiva, existem anticorpos anti-Rh) • Orientar a mulher explicando-lhe que ela vai precisar desse tratamento depois dos partos subsequentes se os fetos forem Rh-positivos; verificar também os resultados dos exames laboratoriais antes de administrar o fármaco

King, T. L., Brucker, M. C., Jevitt, C., & Osborne, K. (2019). *Varney's midwifery* (6th ed.). Jones & Bartlett Learning; Skidmore-Roth, L. (2020). *Mosby's 2020 nursing drug reference* (33rd ed.). Mosby Elsevier.

sua rede de apoio disponível. Forneça apoio físico e emocional. Além disso, prepare a mulher e sua família para o processo de avaliação e responda às suas perguntas.

Explicar algumas das causas dos abortos espontâneos pode ajudar a mulher a entender o que está acontecendo e pode acalmar seus medos e culpa por ter feito algo que levou à perda gestacional. Muitas mulheres experimentam uma sensação súbita de perda e passam por um processo de luto com um aborto espontâneo. Oferecer escuta sensível, aconselhamento e orientação precoce para a mulher e sua família permitirá que verbalizem seus sentimentos e façam perguntas sobre futuras gravidezes.

O período de luto pode durar anos após a perda da gravidez, cada pessoa sofrendo à sua maneira. Incentive amigos e familiares a serem solidários, mas darem espaço e tempo para a família lidar com a perda. Encaminhar o casal a um grupo de apoio comunitário para pais que sofreram uma perda pode ser útil durante este processo de luto.

Gravidez ectópica

Uma **gravidez ectópica** é qualquer gravidez na qual o blastocisto implanta-se fora da cavidade uterina. O termo "ectópica" é derivado da palavra grega *ektopos*, que significa "fora do lugar", e se refere à implantação de um óvulo fertilizado em um local fora da cavidade uterina, mais comumente nas tubas uterinas, no colo do útero, no ovário e a na cavidade abdominal. Esse embrião anormalmente implantado cresce e retira seu suprimento de sangue do local da implantação anormal. À medida que o embrião cresce, ele cria o potencial de ruptura de órgãos porque apenas a cavidade uterina é projetada para se expandir e acomodar o desenvolvimento fetal. A gravidez ectópica pode causar hemorragia abundante, infertilidade ou morte.

A gravidez ectópica ocorre em uma em cada 50 gestações nos EUA ou em cerca de 2% delas. A incidência de gravidez ectópica quadruplicou nos últimos 30 anos e é responsável por 10% da mortalidade materna nos EUA (March of Dimes, 2019b). É um grande problema de saúde para as mulheres em idade reprodutiva e é a principal causa de morte durante o primeiro trimestre gestacional nos EUA (Wong & Kitsantas, 2019).[4] A detecção de gravidezes ectópicas antes da ruptura aumentou consideravelmente nas últimas décadas como resultado de técnicas de diagnóstico aprimoradas, tais como o desenvolvimento de radioimunoensaios sensíveis e específicos para hCG, ultrassonografia de alta resolução e a ampla disponibilidade de laparoscopia (Norwitz et al., 2019).

Na gravidez ectópica, podem ocorrer ruptura e hemorragia devido ao crescimento do embrião. Uma gravidez ectópica rota é uma emergência médica; portanto, a previsão de qualquer ruptura tubária antes de sua ocorrência é extremamente importante. É uma condição potencialmente fatal e envolve a perda da gravidez.

Fisiopatologia

Normalmente, o óvulo fertilizado implanta-se no útero. Na gravidez ectópica, o deslocamento ao longo da tuba uterina é interrompido ou alterado de alguma forma. Nessa condição, o óvulo implanta-se fora do útero. O local mais comum para implantação são as tubas uterinas (96%), mas alguns óvulos podem se implantar no ovário, no intestino, no colo do útero ou na cavidade abdominal (Figura 19.1) (Stevens, 2019). Nenhum desses locais anatômicos pode acomodar a inserção da placenta ou um embrião em crescimento.

Fatores de risco

A gravidez ectópica geralmente resulta de condições que obstruem ou retardam a passagem do óvulo fertilizado pela tuba uterina até o útero. Essa condição pode ser um bloqueio físico na tuba uterina ou a falha do epitélio tubário em mobilizar o zigoto (a célula formada após a fertilização do óvulo) ao longo da tuba até o útero. Na população em geral, a maioria dos casos é decorrente da formação de tecido cicatricial nas tubas uterinas secundária à doença inflamatória pélvica (DIP). Microrganismos como *Neisseria gonorrheae* e *Chlamydia trachomatis* atacam preferencialmente as tubas uterinas, desencadeando então infecções silenciosas. Um estudo recente relatou um risco duas vezes maior de gravidez ectópica em mulheres com histórico de infecção por clamídia que leve a danos nas tubas uterinas (Reekie et al., 2019). Outros fatores de risco associados à gravidez ectópica incluem cirurgia tubária anterior, infertilidade, DIP, perda gestacional anterior (induzida ou espontânea), uso de contraceptivo intrauterino, gravidez ectópica anterior, miomas uterinos, esterilização, tabagismo (que altera a motilidade tubária), histórico de múltiplos parceiros sexuais, uso de anticoncepcionais orais exclusivamente de progestina, duchas higiênicas e exposição ao dietilestilbestrol (DES) (Tulandi, 2019b).

Conduta terapêutica

Em mulheres clinicamente estáveis que foram diagnosticadas com gravidez ectópica não rota, a cirurgia laparoscópica ou a administração de metotrexato intramuscular (IM) são tratamentos seguros e eficazes. O diagnóstico de gravidez ectópica pode ser desafiador porque muitas gestantes são assintomáticas antes da ruptura da tuba uterina. A tríade clínica clássica de gravidez ectópica inclui dor abdominal, amenorreia e sangramento vaginal. No entanto, apenas cerca de metade das mulheres apresenta os três sintomas. Os achados do exame físico incluem dor abdominal, dor ao exame vaginal, sensibilidade ao movimento do colo do útero e uma possível massa anexial (King et al., 2019).

Os procedimentos diagnósticos usados para a suspeita de gravidez ectópica incluem um teste urinário para confirmar a gravidez, verificar as concentrações de beta-hCG para excluir um teste de urina falso-negativo e uma ultrassonografia transvaginal para visualizar a implantação anormal do embrião (Tulandi, 2019a).

Historicamente, o tratamento da gravidez ectópica limitava-se à cirurgia. A conduta terapêutica da gravidez ectópica depende se a tuba está intacta ou rompida, o que desencadeia uma emergência médica. No caso de uma intervenção cirúrgica, tenta-se a preservação da tuba uterina afetada (King et al., 2019).

INTERVENÇÃO CLÍNICA

Quando o diagnóstico é precoce, a maioria das gestantes com gravidez ectópica pode ser tratada com metotrexato. Para ser elegível ao tratamento clínico, a mulher deve estar hemodinamicamente estável, sem sinais de sangramento ativo na cavidade peritoneal, ter níveis baixos de beta-hCG (abaixo de 5.000 mUI/mℓ) e a massa (que deve medir menos de 4 cm conforme determinado por ultrassonografia) não deve estar rompida.

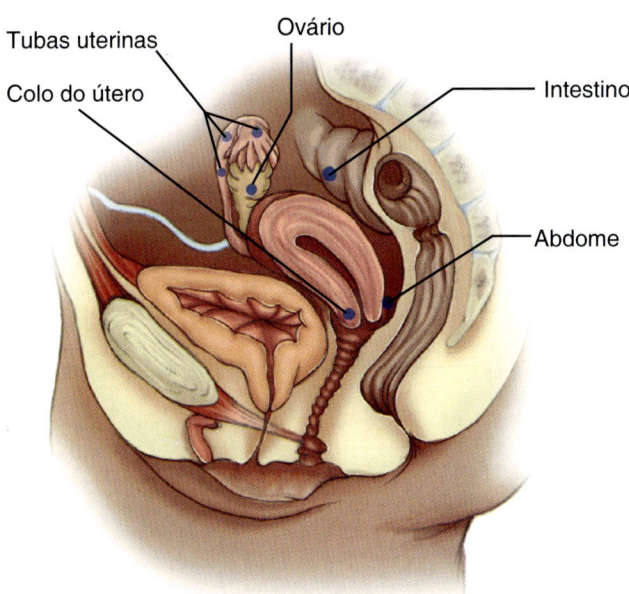

FIGURA 19.1 Possíveis locais de implantação em uma gravidez ectópica.

Tubas uterinas
Colo do útero
Ovário
Intestino
Abdome

---

[4]N.R.T: No Brasil, tem incidência de 2% em relação às gravidezes consideradas normais. (Fonte: LIMA, B. C. et al. (2018). Gravidez ectópica: reflexões acerca da assistência de enfermagem. *Temas em Saúde*, v. 18, n. 1.)

As contraindicações ao tratamento clínico incluem uma gestante instável, dor abdominal persistente e intensa, nefropatia ou hepatopatia, imunodeficiência, doença pulmonar ativa, úlcera péptica, suspeita de gravidez intrauterina e baixa adesão da mulher ao tratamento (ACOG, 2018a). As potenciais vantagens incluem evitar a cirurgia, preservar a perviedade e a função das tubas uterinas e um custo mais baixo.

Atualmente, a abordagem clínica de uma gravidez tubária não rompida geralmente consiste em uma injeção IM de dose única de metotrexato com acompanhamento ambulatorial. O tratamento clínico com metotrexato, embora não seja aprovado pela Food and Drug Administration (FDA) para esse fim, foi endossado pelo American College of Obstetricians and Gynecologists (ACOG). As prostaglandinas, o misoprostol e a actinomicina também têm sido usados no tratamento clínico não cirúrgico da gravidez ectópica, com uma taxa de sucesso descrita de aproximadamente 90%. O metotrexato é um antagonista do ácido fólico que inibe a divisão celular no embrião em desenvolvimento. Tipicamente, ele tem sido usado como um agente quimioterápico no tratamento de leucemia, linfomas e carcinomas. Foi demonstrado que produz resultados semelhantes aos da conduta cirúrgica em relação a alta taxa de sucesso, baixa taxa de complicações e bom potencial reprodutivo (ACOG, 2018a). Os efeitos adversos associados ao metotrexato incluem náuseas, vômito, estomatite, diarreia, distúrbio gástrico, aumento da dor abdominal e tontura. O metotrexato para uma gravidez ectópica é prescrito de acordo com a área de superfície corporal da gestante. A administração desse agente deve ser limitada às pessoas com educação e treinamento no manuseio e administração de medicamentos perigosos. Antes de receber a injeção IM de dose única para tratar gestações não interrompidas, a mulher precisa ser informada sobre os riscos, os benefícios, os efeitos adversos e a possibilidade de falha da terapia clínica, o que resultaria em ruptura tubária e necessidade de cirurgia (ACOG, 2018a). A mulher é então orientada a retornar semanalmente para os exames laboratoriais de acompanhamento nas próximas semanas até que os títulos de beta-hCG diminuam. As alterações do nível de beta-hCG entre os dias 0 e 4 após a terapia com metotrexato têm significado clínico e valor preditivo. Um nível decrescente de beta-hCG é altamente preditivo de sucesso do tratamento (Jordan et al., 2019).

INTERVENÇÃO CIRÚRGICA

O manejo cirúrgico da tuba uterina não rompida pode envolver uma salpingostomia linear para preservar a tuba – uma consideração importante para a mulher que deseja preservar sua fertilidade futura. Também pode ser considerado quando o tratamento clínico for julgado inadequado.

Na gravidez ectópica rompida, a cirurgia é necessária devido a uma possível hemorragia descontrolada. Uma laparotomia com remoção da tuba (salpingectomia) pode ser mandatória. Com o diagnóstico precoce e o tratamento clínico, o foco passou da prevenção da morte materna para a facilitação da recuperação rápida e preservação da fertilidade.

Independentemente da abordagem do tratamento (clínica ou cirúrgica), o nível de beta-hCG da mulher é monitorado até que seja indetectável para garantir que qualquer tecido trofoblástico residual que forma a placenta tenha sido eliminado. Além disso, todas as gestantes não sensibilizadas com Rh-negativo recebem imunoglobulina Rh para evitar a isoimunização em gravidezes futuras.

Avaliação de enfermagem

A avaliação de enfermagem concentra-se em determinar a existência de gravidez ectópica e se ela está rota ou não. Uma mulher com suspeita de gravidez ectópica pode ter que se submeter a vários exames diagnósticos, alguns deles invasivos. Considere como ela pode se sentir durante todos esses testes, antecipe suas perguntas e ofereça explicações e garantias completas.

ANAMNESE E EXAME FÍSICO

Avalie cuidadosamente a gestante quanto a sinais e sintomas que possam sugerir uma gravidez ectópica. O início dos sinais e dos sintomas varia, mas geralmente começa por volta da 7ª ou 8ª semana de gravidez. Perda do período menstrual, plenitude anexial e sensibilidade podem indicar uma gravidez tubária não rota. À medida que o tubo se estende, a dor aumenta. Esta pode ser unilateral, bilateral ou difusa no abdome.

> ### ATENÇÃO!
>
> A característica marcante da gravidez ectópica é a dor abdominal com sangramento pontual por volta da 6ª à 8ª semana gestacional seguinte à ausência de menstruação. Embora esta seja a tríade clássica, os três sinais e sintomas concomitantes ocorrem em apenas cerca de 50% dos casos. Muitas mulheres apresentam as manifestações típicas da fase inicial da gravidez, tais como sensibilidade nas mamas, náuseas, fadiga, dor no ombro e lombalgia.

Além disso, revise o histórico da gestante em busca de possíveis fatores que possam contribuir para tal. Entre eles:

- Gravidez ectópica anterior
- Histórico de infecções sexualmente transmissíveis (ISTs)
- Tecido cicatricial na tuba uterina decorrente de DIP
- Exposição intrauterina ao DES
- Endometriose
- Cirurgia tubária ou pélvica prévia
- Infertilidade e tratamentos para infertilidade, incluindo o uso de medicamentos para fertilidade
- Anormalidades uterinas, como miomas

- Presença de contracepção intrauterina
- Uso de minipílulas que contenham somente progestina (alentece o transporte do óvulo)
- Infecção pós-parto ou pós-aborto
- Níveis alterados de estrogênio e progesterona (interfere na motilidade tubária)
- Idade acima de 35 anos
- Tabagismo (ACOG, 2018a).

Se ocorrer ruptura ou hemorragia antes do início do tratamento, os sintomas podem piorar e incluir dor intensa, aguda e súbita na parte inferior do abdome quando a tuba se abre e o embrião é expelido para a cavidade pélvica; sensação de desmaio; dor referida para a região do ombro indicando sangramento para o abdome causado por irritação do nervo frênico; hipotensão; dor abdominal acentuada à palpação com distensão; e choque hipovolêmico (Cunningham et al., 2018).

EXAMES LABORATORIAIS E COMPLEMENTARES

A realização de uma ultrassonografia transvaginal para visualizar a implantação do embrião em local incorreto e detectar baixos níveis séricos de beta-hCG auxilia no diagnóstico de uma gravidez ectópica. A ultrassonografia determina se a gravidez é intrauterina, avalia o tamanho do útero e fornece evidências de viabilidade fetal. A visualização de massa nos anexos e a ausência de um saco gestacional intrauterino são diagnósticas de gravidez ectópica (Baker, 2019). Em uma gravidez intrauterina normal, os níveis de beta-hCG tipicamente dobram a cada 2 a 4 dias até que os valores máximos sejam atingidos 60 a 90 dias após a concepção. As concentrações de hCG diminuem após 10 a 11 semanas e atingem um platô em níveis baixos até 100 a 130 dias (Norwitz et al., 2019). Portanto, níveis baixos de beta-hCG são sugestivos de gravidez ectópica ou aborto iminente. Podem ser realizados exames adicionais para descartar outras condições, tais como aborto espontâneo, ruptura de cisto ovariano, apendicite e salpingite.

Conduta de enfermagem

A conduta de enfermagem para a mulher com gravidez ectópica concentra-se em preparar a mulher para o tratamento, assim como prestar apoio e fornecer orientações sobre as medidas preventivas.

PREPARO DA MULHER PARA O TRATAMENTO

Administre analgésicos conforme prescrito para promover bem-estar e aliviar o desconforto da dor abdominal. Embora a intensidade da dor possa variar, as mulheres frequentemente relatam dor intensa. Se a gestante for tratada clinicamente, oriente-a sobre a medicação que será usada e o que ela pode esperar. Analise também os sinais e os sintomas dos possíveis efeitos adversos. Se o tratamento for ambulatorial, descreva os sinais e os sintomas de ruptura ectópica (dor abdominal intensa, aguda, penetrante e unilateral; vertigem/desmaio; hipotensão; e frequência cardíaca aumentada) e aconselhe a gestante a procurar ajuda médica imediatamente se eles ocorrerem.

Se uma cirurgia for necessária, uma avaliação cuidadosa e o monitoramento dos sinais vitais da gestante, do sangramento (peritoneal ou vaginal) e da intensidade da dor são essenciais para identificar um choque hipovolêmico, que pode ocorrer com a ruptura tubária. Prepare a mulher fisiológica e psicologicamente para a cirurgia ou qualquer outro procedimento. Forneça uma explicação clara sobre o desfecho esperado. Uma vigilância perspicaz e o encaminhamento precoce ajudarão a reduzir a morbidade de curto e longo prazos.

APOIO EMOCIONAL

A mulher com uma gravidez ectópica requer apoio durante o diagnóstico, o tratamento e os cuidados posteriores. A reação psicológica da gestante a uma gravidez ectópica é imprevisível. No entanto, é importante reconhecer que ela sofreu uma perda gestacional/aborto, além de estar em tratamento para uma condição potencialmente fatal. A mulher pode ter dificuldade para compreender o que aconteceu com ela porque os eventos ocorrem muito rapidamente. Na sua mente, ela havia acabado de iniciar uma gravidez que agora terminou abruptamente. O sangramento durante qualquer gestação é traumático devido à incerteza do resultado. Ajude a mulher a tornar essa experiência mais "real" encorajando-a e à sua família a expressarem seus sentimentos e preocupações abertamente e confirmando que se trata de um aborto e que não há problema em sofrer com a perda. Embora a mulher possa ter se recuperado fisicamente de uma gravidez ectópica, ela ainda pode sentir um significativo sofrimento emocional por longo tempo.

Forneça apoio emocional, cuidado espiritual e informações sobre grupos de apoio da comunidade enquanto a mulher sofre pela perda do filho e começa a lidar com as complicações clínicas da situação. Reconheça a existência da sua gravidez e possibilite que ela discuta seus sentimentos sobre o significado dessa condição. Ressalte também a necessidade da realização de exames de sangue de acompanhamento por várias semanas para monitorar os títulos de hCG até que voltem a zero, o que indica a resolução da gravidez ectópica. Pergunte sobre seus sentimentos e preocupações sobre sua fertilidade futura e oriente sobre a necessidade de usar anticoncepcionais por pelo menos três ciclos menstruais para permitir que seu sistema reprodutivo cicatrize e o tecido seja reparado. Inclua o parceiro da mulher nesta discussão para garantir que ambas as partes entendam o que aconteceu, que intervenção é necessária e o que o futuro reserva em relação à fertilidade.

ORIENTAÇÕES À GESTANTE

É essencial evitar a gravidez ectópica por meio de triagem e orientações à gestante. Muitas gravidezes ectópicas podem não ocorrer evitando-se as condições que causam a formação de tecido fibrótico nas tubas uterinas.

Além disso, um fator que contribui para o desenvolvimento da gravidez ectópica é uma gravidez ectópica anterior. Portanto, orientar a mulher é fundamental. As orientações para prevenção podem incluir:

- Reduzir os fatores de risco, tais como relações sexuais com múltiplos parceiros ou relações sem preservativo
- Evitar contrair ISTs que resultem em DIP
- Obter diagnóstico precoce e tratamento adequado das ISTs
- Se houver opção por um sistema contraceptivo intrauterino, a mulher deve receber descrições dos sinais de DIP para reduzir o risco de infecções ascendentes de repetição, que podem ser responsáveis por tecido cicatricial tubário
- Evitar o tabagismo durante a idade fértil, pois existe uma correlação com o aumento do risco
- Usar preservativos para diminuir o risco de infecções que causam cicatrizes tubárias
- Procurar atendimento pré-natal com antecedência para confirmar o local da gestação.

Doença trofoblástica gestacional

A classificação da Organização Mundial da Saúde de **doença trofoblástica gestacional (DTG)** inclui os distúrbios do desenvolvimento placentário (mola hidatiforme) e as neoplasias do trofoblasto (coriocarcinoma). Uma característica comum de todas as lesões trofoblásticas é que elas produzem hCG, que serve como um marcador clínico para a presença de uma doença trofoblástica persistente ou progressiva (Murdock et al., 2019). Na DTG, há hiperproliferação anormal de células trofoblásticas que normalmente se desenvolveriam na placenta durante a gravidez. O tecido gestacional está presente, mas a gravidez não é viável. Sua incidência é difícil de determinar devido ao diagnóstico incomum e à imprecisão da documentação de perda gestacional, mas se acredita que ocorra em cerca de 110 a 120 em 100.000 gestações nos EUA; nos países asiáticos, a taxa é 5 a 10 vezes maior (National Cancer Institute [NCI], 2019).

Fisiopatologia

A patogênese é singular porque o tumor materno surge do tecido gestacional, não do tecido materno. A mola hidatiforme é uma neoplasia benigna do córion na qual as vilosidades coriônicas degeneram e se tornam vesículas transparentes que contêm um líquido claro e viscoso. Essa condição é classificada como completa ou parcial e se distingue por diferenças na apresentação clínica, na histopatologia, na genética e na epidemiologia (Blackburn, 2018). A mola completa não contém tecido fetal e se desenvolve a partir de um "óvulo vazio", que é fertilizado por um espermatozoide normal (os cromossomos paternos replicam-se, resultando então em 46 cromossomos paternos) (Figura 19.2). O embrião não é viável e morre. Nenhuma circulação é estabelecida e nenhum tecido embrionário

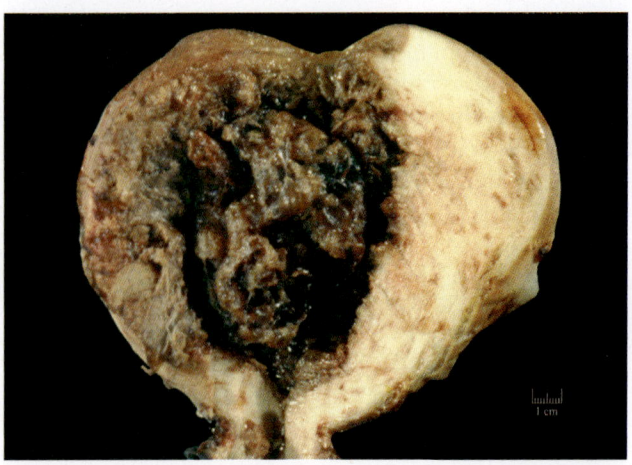

FIGURA 19.2 Mola hidatiforme completa como é vista em um útero retirado da cavidade. As vilosidades coriônicas degeneram e são preenchidas por um líquido viscoso, formando então vesículas transparentes. (De Reichert [2011]. *Diagnostic Gynecologic and Obstetric Pathology*. Cortesia do Dr. Enrique Higa. LWW.)

é encontrado. A mola completa está associada ao desenvolvimento de coriocarcinoma. A cirurgia pode remover totalmente a maioria das molas completas, mas até uma em cada cinco mulheres terá algum tecido molar persistente e necessitará de tratamento adicional (ACS, 2019). A maioria delas com mola completa clássica apresenta sangramento vaginal, anemia, útero excessivamente aumentado, pré-eclâmpsia e hiperêmese.

A mola parcial tem um cariótipo triploide (69 cromossomos) porque dois espermatozoides fertilizaram um óvulo. As mulheres com mola parcial geralmente apresentam as características clínicas de um aborto retido ou incompleto, incluindo sangramento vaginal e útero de tamanho pequeno ou normal para a idade gestacional. A mola completa apresenta-se com um aumento uterino maior do que o esperado para a idade gestacional, hiperêmese e sintomas de pré-eclâmpsia (Lurain, 2019).

A causa exata da gravidez molar é desconhecida, mas os pesquisadores estão investigando uma base genética. Outras teorias incluem um defeito ovular, estresse ou deficiência nutricional (caroteno). Embora a etiologia permaneça incerta, em algum momento da gravidez, as células trofoblásticas que normalmente formariam a placenta proliferam e as vilosidades coriônicas tornam-se edematosas. A última mudança é a aparição dos agrupamentos em forma de cachos de uvas que caracterizam a gravidez molar (King et al., 2019). Os estudos revelaram algumas características notáveis sobre a gravidez molar, tais como:

- Capacidade de invadir a parede do útero
- Tendência de recorrer em gestações subsequentes
- Possível evolução para coriocarcinoma, um câncer virulento com metástase para outros órgãos
- Influência de fatores nutricionais, como deficiência de proteínas
- Tendência a afetar mulheres mais velhas com mais frequência do que as mulheres mais jovens.

A gravidez molar (parcial ou total) resulta em aborto e na possibilidade de desenvolver coriocarcinoma, uma neoplasia maligna coriônica do tecido trofoblástico. Normalmente assintomático, o primeiro sintoma de coriocarcinoma em 80% dos casos é a dispneia, um indicativo de metástase para os pulmões, porque esse órgão é o local mais comum desse processo (94%) (Darwich & Guy, 2020). O coriocarcinoma afeta mulheres de todas as idades e pode ocorrer durante a gravidez, após o parto ou mesmo em anos após a gravidez anterior. As mulheres norte-americanas asiáticas, norte-americanas nativas e afro-americanas têm risco aumentado de desenvolver coriocarcinoma após uma gravidez molar (Berkowitz et al., 2020). Os locais mais frequentes de metástases são os pulmões, o sistema genital inferior, o cérebro e o fígado. O coriocarcinoma é altamente responsivo à quimioterapia, com uma taxa de remissão geral superior a 90% (Bishop & Edemekong, 2019). As molas parciais raramente se transformam em coriocarcinoma.

Conduta terapêutica

O tratamento consiste no esvaziamento uterino assim que o diagnóstico é realizado e acompanhamento a longo prazo da gestante para detectar qualquer tecido trofoblástico remanescente que possa se tornar maligno. Para esvaziar o útero, são realizadas dilatação e curetagem. O tecido obtido é enviado ao laboratório para análise em busca de coriocarcinoma. Avaliações seriadas dos níveis de hCG são realizadas para detectar tecido trofoblástico residual por 1 ano. Se algum tecido permanecer, os níveis de hCG não regredirão. Em 80% das mulheres com uma mola hidatiforme benigna, os títulos de hCG sérica retornam progressivamente ao normal dentro de 8 a 12 semanas após eliminação da gravidez molar. Nos outros 20% das mulheres com mola hidatiforme maligna, os níveis séricos de hCG começam a subir (Resnik et al., 2019).

Em virtude do risco aumentado de câncer, a gestante é aconselhada a receber uma extensa terapia de acompanhamento pelos próximos 12 meses. O protocolo de acompanhamento pode incluir:

- Determinação do nível basal de hCG, realização de radiografia de tórax e ultrassonografia pélvica
- Dosagem quantitativa de hCG semanalmente até que o hormônio permaneça indetectável por 3 semanas consecutivas; em seguida, avaliações mensais dos níveis de hCG por 1 ano
- Radiografia de tórax a cada 6 meses para detectar metástases pulmonares
- Exames pélvicos regulares para avaliar as regressões uterina e ovariana
- Avaliações sistêmicas em busca de sintomas indicativos de metástase pulmonar, cerebral, hepática ou vaginal

- Forte recomendação para evitar uma gravidez por 1 ano porque isso pode interferir no monitoramento dos níveis de hCG
- Uso de um método contraceptivo confiável por pelo menos 1 ano (Cunningham et al., 2018).

Avaliação de enfermagem

O enfermeiro desempenha um papel importante na identificação e na notificação dessa condição ao médico com base no conhecimento sólido das manifestações clínicas típicas e em avaliações pré-natais perspicazes.

Por volta da 12ª semana gestacional, as manifestações clínicas da DTG são semelhantes às do aborto espontâneo. Avalie a mulher à procura de potenciais manifestações clínicas em cada consulta pré-natal. Esteja alerta para:

- Relato de sinais precoces de gravidez, como amenorreia, sensibilidade mamária, fadiga
- Sangramento/manchas vaginais acastanhadas
- Anemia
- Incapacidade de detectar a frequência cardíaca fetal após 10 a 12 semanas de gravidez
- Partes fetais não detectadas à palpação
- Aumento bilateral de volume ovariano causado por cistos e níveis elevados de hCG
- Náuseas e vômitos persistentes, geralmente graves (devido aos níveis elevados de hCG)
- Retenção de líquidos e edema
- Tamanho uterino maior do que o esperado para a idade gestacional
- Níveis extremamente altos de hCG presentes; um valor único isolado não é considerado diagnóstico
- Desenvolvimento precoce de pré-eclâmpsia (geralmente não ocorre antes da 24ª semana de gestação)
- Ausência de frequência cardíaca ou atividade fetais
- Expulsão de vesículas semelhantes a cachos de uvas (possível em algumas mulheres).

O diagnóstico é realizado pelos níveis elevados de hCG e pela aparência característica do padrão molar vesicular no útero por meio de ultrassonografia transvaginal.

Conduta de enfermagem

A conduta de enfermagem da mulher com DTG concentra-se em prepará-la para a dilatação e a curetagem fornecendo suporte emocional para lidar com a perda e os riscos potenciais e orientando-a sobre o risco de que o câncer pode se desenvolver após uma gravidez molar e a necessidade de uma adesão estrita a um programa de acompanhamento programado. A mulher deve compreender a necessidade de um regime de cuidados de acompanhamento contínuo para melhorar suas chances de uma futura gravidez e garantir permanente qualidade de vida.

PREPARO DA GESTANTE

Após o diagnóstico, a gestante precisará de um esvaziamento uterino imediato. Realize os cuidados pré-operatórios e prepare a mulher física e psicologicamente para o procedimento.

APOIO EMOCIONAL

Para ajudar a mulher e sua família a enfrentar a perda gestacional e a possibilidade de um diagnóstico de câncer, use as seguintes intervenções:

- Ouça suas preocupações e medos
- Dê-lhes tempo para lamentar a perda
- Reconheça a perda e os sentimentos de tristeza delas
- Incentive-as a expressar a dor; permita que chorem
- Forneça-lhes o máximo possível de informações factuais para ajudá-las a entender o que está acontecendo
- Recrute o apoio de familiares e amigos conforme apropriado e com a permissão da mulher.

ORIENTAÇÕES À GESTANTE

Depois que a DTG for diagnosticada, oriente a mulher sobre a condição e as intervenções apropriadas que podem ser necessárias para salvar sua vida. Explique cada fase do tratamento com precisão e forneça apoio para a mulher e sua família enquanto passam pelo processo de luto.

Como acontece com qualquer aspecto dos cuidados de saúde, esteja ciente das pesquisas mais recentes e dos novos tratamentos. Informe a gestante sobre os cuidados de acompanhamento, que provavelmente envolverão uma vigilância clínica rigorosa por aproximadamente 1 ano, e reforce a importância disso para o monitoramento da sua condição. Informe a mulher que são realizadas avaliações seriadas dos níveis séricos de beta-hCG para detectar um tecido trofoblástico residual. Títulos altos ou crescentes de hCG são anormais e precisam de uma investigação adicional.

Informe a gestante sobre o possível uso de quimioterapia, como o metotrexato, que pode ser iniciada profilaticamente. Recomende de maneira enfática que a mulher utilize um contraceptivo confiável para evitar a gravidez por 1 ano, uma vez que ela interfere no rastreamento seriado dos níveis de beta-hCG para identificar um possível tumor maligno. Enfatize a necessidade de a gestante aderir ao plano de tratamento de acompanhamento durante todo o período de 1 ano.

CONSIDERAÇÕES

Nossos dormitórios na faculdade de enfermagem eram um de frente para o outro, mas na verdade não nos conhecíamos, exceto por um "olá" ocasional de passagem. Quando nos formamos, Rose foi trabalhar no pronto-socorro e eu, na obstetrícia. Nós nos víamos ocasionalmente no refeitório dos funcionários, mas um rápido "olá" era tudo o que normalmente trocávamos. Ouvi dizer que havia se casado com um dos paramédicos que trabalhavam no pronto-socorro e logo engravidou. Finalmente consegui dizer mais do que "olá" quando ela foi internada na unidade de obstetrícia sangrando durante o quarto mês de gravidez. Foi diagnosticada uma doença trofoblástica gestacional em vez de uma gravidez normal. Lembro-me de segurá-la em meus braços enquanto ela chorava. Ela foi informada de que teve uma gravidez molar completa após a cirurgia, e que precisaria de um acompanhamento extenso durante o próximo ano. Eu perdi o contato com ela naquele verão quando minha vida se tornou mais ocupada. Na época do Dia de Ação de Graças, soube que ela havia morrido de coriocarcinoma. Fui ao funeral dela, pois chegou a hora de dizer um último "oi" e um adeus, mas desta vez com tristeza e lágrimas.

Reflexões: Rose tinha apenas 26 anos quando sucumbiu a um câncer muito virulento. Eu penso e percebo que senti falta de conhecer essa jovem corajosa e gostaria de ter tido tempo para dizer mais do que um "olá". Seu desfecho poderia ter sido diferente? Por que não foi reconhecido antes? Ela não fez o acompanhamento após o diagnóstico? Eu só posso especular sobre essas questões. Ela viveu uma vida curta, mas cheia de propósito, e espero que a pesquisa continuada mude o desfecho de outras mulheres no futuro.

Insuficiência do colo do útero

A insuficiência do colo do útero, também chamada de dilatação prematura do colo do útero, consiste em um colo do útero fraco e estruturalmente defeituoso que se dilata espontaneamente na ausência de contrações uterinas no segundo trimestre ou início do terceiro trimestre gestacional, resultando então na perda da gravidez. Uma vez que isso tipicamente ocorre no quarto ou no quinto mês de gravidez, antes do ponto de viabilidade fetal, o feto morre, a menos que a dilatação possa ser interrompida. A incidência de insuficiência do colo do útero é inferior a 1% na população obstétrica (Pandey & Gupta, 2019).

Fisiopatologia

O mecanismo exato que contribui para a insuficiência do colo do útero não é conhecido. O colo do útero pode ter menos elastina, menos colágeno e maiores quantidades de músculo liso do que o colo do útero normal e, portanto, resultar na perda do tônus do esfíncter (Brown et al., 2019). Várias teorias foram propostas, e elas enfocam os danos ao colo do útero como um componente-chave de fatores hormonais, como o aumento da concentração de relaxina. Quando a pressão do conteúdo uterino em expansão torna-se maior do que a capacidade do esfíncter cervical de permanecer fechado, o colo do útero relaxa repentinamente, permitindo então o apagamento e a dilatação. A dilatação do colo do útero é tipicamente rápida, relativamente indolor e acompanhada de um sangramento mínimo (Norwitz et al., 2019).

A fraqueza estrutural do colo do útero é a causa provável de muitas perdas recorrentes no segundo trimestre gestacional, mas não é a única etiologia. A insuficiência do colo do útero é provavelmente o desfecho clínico de muitos processos patológicos, tais como hipoplasia cervical congênita e exposição intrauterina ao DES que causou hipoplasia cervical ou traumatismo ao colo do útero (conização, amputação, laceração obstétrica ou dilatação do colo do útero forçada que pode ocorrer durante a interrupção eletiva da gestação). Outras condições, tais como parto precipitado prévio, segundo período prolongado do trabalho de parto, quantidades aumentadas de relaxina e progesterona ou volume uterino aumentado (gravidez múltipla, polidrâmnio), estão associadas à insuficiência do colo do útero (Berghella, 2019). No entanto, a etiologia exata dessa insuficiência não é conhecida.

O comprimento do colo do útero também esteve associado à sua insuficiência e, subsequentemente, ao nascimento prematuro. Estudos recentes examinaram a associação entre um curto comprimento do colo do útero e o risco de parto prematuro. Alguns demonstraram um *continuum* de risco entre o colo do útero mais curto na ultrassonografia e o maior risco de parto prematuro, o que levou ao argumento hipotético de que as mulheres com colo curto na ultrassonografia podem se beneficiar da cerclagem cervical (fechamento do colo do útero com suturas), porém o ACOG não recomenda sua realização em mulheres com colo do útero curto que não tenham histórico de parto prematuro, uma vez que não há provas de que essa intervenção seja benéfica nesta população (2019a).

Conduta terapêutica

A insuficiência do colo do útero pode ser tratada com repouso no leito; repouso pélvico; evitar levantar peso; suplementação de progesterona em mulheres com risco de parto prematuro; colocação de um pessário cervical (um dispositivo redondo de silicone no colo do útero); ou cirurgicamente por meio de um procedimento de cerclagem cervical no segundo trimestre gestacional. A cerclagem foi desenvolvida há mais de 50 anos com base na hipótese de que, para algumas mulheres, a fraqueza ou o mau funcionamento do colo do útero tem um papel causal no parto prematuro. O procedimento pode ser realizado tanto transvaginal quanto transabdominalmente. A cerclagem cervical envolve o uso de uma forte sutura em "bolsa de tabaco" para proteger e reforçar o óstio interno do colo do útero (Figura 19.3).

De acordo com o ACOG (2019a), se um colo curto for identificado na 20ª semana ou após e não houver nenhuma infecção (corioamnionite), a decisão de prosseguir com a cerclagem deve ser tomada com cautela. A instituição recomenda as seguintes indicações para a cerclagem cervical: histórico de perda de gestação no segundo trimestre com dilatação indolor; realização prévia de cerclagem para insuficiência do colo do útero; histórico de nascimento prematuro espontâneo antes de 34 semanas de gestação; e dilatação do colo do útero indolor ao exame físico no segundo trimestre gestacional (2019a). As complicações associadas à colocação da cerclagem são o deslocamento da sutura, a ruptura de membranas e a corioamnionite, e suas incidências variam amplamente em relação ao momento e às indicações para a cerclagem (Jazayeri, 2019a). O momento ideal para a remoção da cerclagem não está

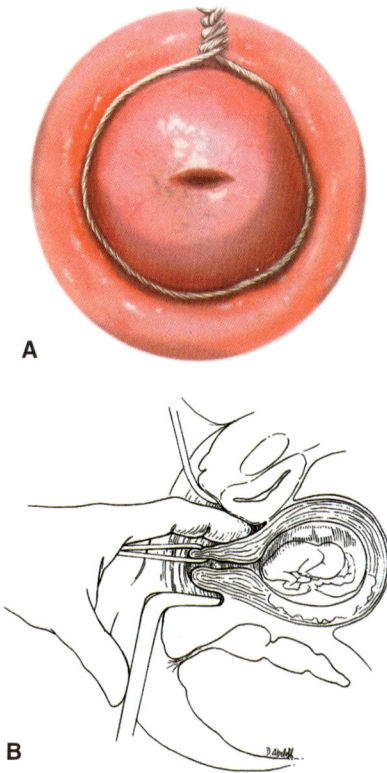

FIGURA 19.3 A. Cerclagem cervical. **B.** Sutura do colo do útero para casos de insuficiência.

claro, mas o ACOG (2019a) recomenda a colocação dela até a 28ª semana de gestação. Um estudo recente concluiu que a progesterona vaginal com cerclagem é eficaz na prevenção de parto prematuro em mulheres com colo curto no meio do trimestre, com diminuição geral da morbidade e da mortalidade neonatais (Enakpene et al., 2018).

Avaliação de enfermagem

FATORES DE RISCO

A avaliação de enfermagem concentra-se na obtenção de um histórico completo para determinar quaisquer fatores de risco que possam influenciar a gravidez, o que inclui traumatismo anterior do colo do útero, trabalho de parto prematuro, perda fetal no segundo trimestre gestacional e cirurgias ou procedimentos anteriores que envolvam o colo do útero. O histórico pode revelar uma perda gestacional anterior por volta da 20ª semana.

Também esteja alerta para as queixas de corrimento vaginal ou pressão pélvica. Na insuficiência do colo do útero, a mulher frequentemente relata uma secreção vaginal rosada ou um aumento da sensação de pressão pélvica baixa, cólicas com sangramento vaginal e perda de líquido amniótico. Também ocorre dilatação do colo do útero. Se a dilatação continuar, ocorrem a ruptura de membranas, a liberação de líquido amniótico e as contrações uterinas, resultando posteriormente na expulsão do feto, muitas vezes antes que esteja viável.

> ### ATENÇÃO!
> O diagnóstico de insuficiência do colo do útero permanece difícil em muitas circunstâncias. A base do diagnóstico é um histórico de perda gestacional durante o segundo semestre ou início do terceiro associado à dilatação indolor do colo do útero sem evidência de atividade uterina.

EXAMES COMPLEMENTARES

A ultrassonografia transvaginal tipicamente é realizada entre a 16ª e a 24ª semana de gestação para determinar o comprimento do colo do útero, avaliar o encurtamento e tentar prever um parto pré-termo precoce. O encurtamento do colo do útero ocorre a partir do óstio interno para fora e pode ser visto na ultrassonografia como um afunilamento. A magnitude do afunilamento pode ser determinada dividindo o comprimento do funil pelo comprimento do colo do útero. O período mais comum de desenvolvimento de um colo uterino curto ou afunilamento é entre 16 e 24 semanas; portanto, o rastreamento por ultrassonografia deve ser realizado durante esse intervalo (Cunningham et al., 2018). Um comprimento do colo do útero inferior a 25 mm é anormal entre a 16ª e a 24ª semana de gestação e pode aumentar o risco de parto prematuro. Para as gestantes com colo do útero curto, forneça orientações sobre os sinais e os sintomas do trabalho de parto prematuro, especialmente à medida que a gestação se aproxima da viabilidade potencial. As consultas pré-natais podem ser agendadas em intervalos mais frequentes para aumentar a interação da gestante com o médico, especialmente entre a 20ª e a 34ª semana gestacional, o que pode diminuir a taxa de partos pré-termo extremamente prematuros.

Espere que a mulher (particularmente aquela com pressão pélvica, dor nas costas ou secreção mucoide aumentada) seja submetida a avaliações por ultrassonografias transvaginais seriadas a cada poucos dias para evitar que mudanças rápidas na dilatação do colo do útero passem despercebidas ou até que a tendência no comprimento do colo do útero possa ser caracterizada (Cunningham et al., 2018).

Conduta de enfermagem

A conduta de enfermagem concentra-se em monitorar estritamente a gestante em busca dos sinais de trabalho de parto prematuro: dor nas costas, aumento da secreção vaginal, ruptura de membranas e contrações uterinas. Forneça apoio emocional e orientações para aliviar a ansiedade do casal sobre o bem-estar do feto. Disponibilize cuidados pré-operatórios e orientação conforme indicado se a gestante tiver que se submeter a uma cerclagem. Oriente a mulher e sua família sobre os sinais e os sintomas do trabalho de parto prematuro e sobre a necessidade de relatar imediatamente quaisquer alterações. Também reforce a necessidade de restrições de atividades (se apropriado) e de acompanhamento regular contínuo. A vigilância contínua durante a gravidez é importante para promover um resultado positivo para a família. O enfermeiro pode desempenhar um papel fundamental na identificação do parto prematuro por meio de avaliação de risco, exame físico e proteção da gestante.

Placenta prévia

A **placenta prévia** (que significa "placenta primeiro") ocorre quando a placenta se implanta total ou parcialmente no segmento uterino inferior do útero e cobre parcial ou completamente o óstio interno do colo do útero. É uma condição hemorrágica que acontece durante os dois últimos trimestres gestacionais. Ela gera um alto risco de hemorragias pré-natal e pós-parto, bem como mortalidade perinatal. A placenta prévia afeta cerca de 1 em cada 200 gravidezes (Resnik et al., 2019). Nos últimos 30 anos, a incidência de placenta prévia aumentou 10 vezes (Abu-Rustum, 2019). O risco dessa complicação na primeira gravidez é de 1 em cada 400, mas aumenta para 1 em cada 160 após uma cesariana, 1 em cada 60 após duas cesarianas, 1 em cada 30 após três cesarianas, e 1 em cada 10 após quatro cesarianas, e está associado a consequências potencialmente graves de hemorragia, descolamento (separação) da placenta ou parto cesariano de emergência (Lockwood & Russo-Stieglitz, 2020). Com o aumento da incidência de operações de cesariana combinado com o aumento da idade materna e mais tratamentos para infertilidade, o número de casos de placenta prévia está crescendo consideravelmente. A taxa de cesarianas deve ser reduzida para diminuir a morbimortalidade materna. Uma avaliação de risco abrangente combinada com os avanços na ultrassonografia e no Doppler colorido pode fornecer a detecção precoce dessa implantação placentária prejudicada (Lu, 2019).

Fisiopatologia

A causa exata da placenta prévia é desconhecida. É iniciada pela implantação do embrião na parte inferior do útero, o que talvez se dê devido à cicatriz endometrial uterina ou a danos ao segmento superior, podendo então incitar o crescimento placentário no segmento uterino inferior ileso. Também pode haver subperfusão uteroplacentária, o que aumenta a área de superfície necessária para a fixação da placenta e pode fazer com que esta invada o segmento inferior do útero. Com a fixação e o crescimento da placenta, o orifício do colo do útero pode ser coberto pela placenta em desenvolvimento. A vascularização da placenta fica defeituosa, permitindo então que ela se fixe diretamente no miométrio (acreta), se insira profundamente no miométrio (increta) ou se infiltre no miométrio (percreta).

Atualmente, a placenta prévia é classificada de duas formas: "placenta prévia" e "placenta baixa". Se a borda da placenta estiver a menos de 2 cm do óstio interno, mas não o cobrir, a placenta é descrita como baixa. Se a borda da placenta cobrir o óstio interno, é descrita como placenta prévia. Ambas devem passar por ultrassonografias de acompanhamento na 36ª semana de gestação se a mulher estiver assintomática e sem sangramento (Resnik et al., 2019) (Figura 19.4).

Conduta terapêutica

A conduta terapêutica depende da extensão da hemorragia, da proximidade da placenta com o óstio do colo do útero, se o feto está desenvolvido o suficiente para sobreviver fora do útero, a posição do feto, a paridade da mãe e a presença ou ausência de trabalho de parto (Cunningham et al., 2018). Com o aumento da taxa de mulheres que realizaram cesariana prévia, a frequência de placenta prévia aumentou. A maioria das mulheres continua procurando uma emergência hospitalar; portanto, a morbidade associada à hemorragia permanece alta.

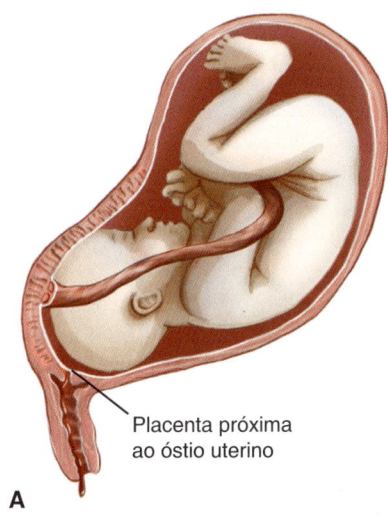

Placenta próxima ao óstio uterino

A

Inserção baixa

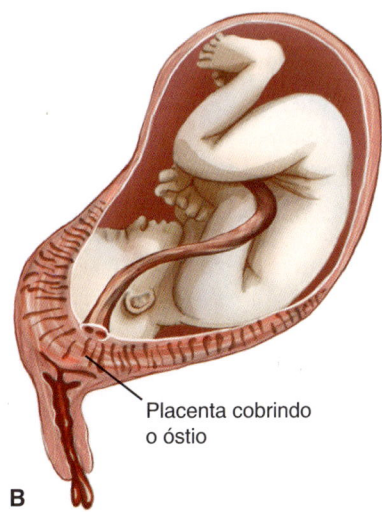

Placenta cobrindo o óstio

B

Placenta prévia

FIGURA 19.4 Classificação da placenta prévia. **A.** Inserção baixa. **B.** Placenta prévia.

Devem ser feitos esforços para evitar a cesariana primária sempre que possível. Além disso, o atendimento pré-natal e o diagnóstico oportuno de placenta prévia na ultrassonografia podem diminuir a morbidade associada.

Se a mãe e o feto estiverem estáveis, a conduta terapêutica pode envolver cuidados expectantes ("esperar para ver" ou "espera vigilante"). Esse atendimento pode ser realizado em domicílio ou na unidade pré-natal do serviço de saúde. Se não houver um sangramento ativo e a gestante tiver acesso imediato a um transporte confiável, puder manter o repouso no leito em domicílio e compreender as instruções, o cuidado expectante domiciliar é apropriado. No entanto, se a mulher necessitar de cuidados e acompanhamento contínuos e não conseguir atender aos requisitos de atenção domiciliar, a unidade pré-natal é o melhor ambiente.

Avaliação de enfermagem

A avaliação de enfermagem envolve anamnese completa, incluindo possíveis fatores de risco e também exame físico. Avalie a gestante atentamente à procura dos seguintes fatores de risco:

* Idade acima de 35 anos
* Cesariana anterior
* Multiparidade
* Lesão ou dano uterino
* Uso de cocaína
* Dilatação e curetagem anteriores
* Ablação endometrial
* Placenta prévia anterior
* Tratamento para infertilidade
* Gravidezes múltiplas
* Aborto cirúrgico induzido anterior
* Tabagismo
* Miomectomia prévia para remover miomas
* Intervalo curto entre gravidezes
* Hipertensão ou diabetes (Blackburn, 2018).

ANAMNESE E EXAME FÍSICO

Pergunte à gestante se ela atualmente apresenta algum problema associado a sangramento ou apresentou em um passado recente. A manifestação clínica clássica é um sangramento vaginal vermelho-vivo indolor, que ocorre durante o segundo ou o terceiro trimestre gestacional. O sangramento inicial geralmente não é abundante e cessa espontaneamente, apenas reaparecendo novamente. O primeiro episódio de sangramento ocorre (em média) na 27ª à 32ª semana gestacional. Acredita-se que o problema surja secundariamente ao estreitamento do segmento inferior do útero em preparação para o início do trabalho de parto. Quando o sangramento ocorre no local da implantação na parte inferior do útero, este não pode se contrair adequadamente e interromper o fluxo de sangue dos vasos abertos. Tipicamente, havendo implantação placentária normal na parte superior do útero, uma pequena ruptura na fixação da placenta não é um problema porque há maior volume de tecido miometrial capaz de contrair os vasos sangrantes.

Avalie se a gestante apresenta contrações uterinas, que podem ou não ocorrer associadas à hemorragia. Palpe o útero; tipicamente, ele é macio e indolor ao exame. Ausculte a frequência cardíaca fetal; geralmente ela está dentro dos parâmetros normais. Costuma não haver sofrimento fetal, mas pode ocorrer quando surgem problemas no cordão umbilical, como prolapso ou compressão, ou quando a gestante apresenta perda de sangue suficiente a ponto de ocorrer choque materno ou descolamento prematuro da placenta (King et al., 2019).

EXAMES LABORATORIAIS E COMPLEMENTARES

Para validar a posição da placenta, é realizada uma ultrassonografia transvaginal. Além disso, pode ser solicitada uma ressonância magnética (RM) durante a preparação para o parto porque ela permite a identificação de placenta acreta (placenta anormalmente aderente ao miométrio), increta (placenta acreta com penetração no miométrio) ou percreta (placenta acreta com invasão do miométrio para a cobertura peritoneal, causando ruptura do útero), além da placenta prévia. Essas anormalidades placentárias, embora raras, apresentam altas taxas de morbidade e mortalidade e possivelmente necessitam de uma histerectomia no parto.

Conduta de enfermagem

Independentemente se o ambiente de cuidados é o domicílio ou a unidade de saúde, o enfermeiro concentra-se no monitoramento do estado materno-fetal, o que inclui a avaliação de sinais e sintomas de sangramento vaginal e de sofrimento fetal. O profissional de enfermagem também fornece apoio e orientações à mulher e à sua família por meio de informações sobre os estudos diagnósticos e os procedimentos realizados. Para a maioria das mulheres, será programado um parto cesariano. O boxe Plano de cuidados de enfermagem 19.1 discute o processo de enfermagem em relação à mulher com placenta prévia.

MONITORAMENTO DO ESTADO MATERNO-FETAL

Avalie o volume de sangramento vaginal e inspecione a área perineal à procura de sangue que pode estar acumulado sob a gestante. Estime e documente a quantidade de sangramento. Realize um controle contínuo do número de absorventes utilizados pela mulher certificando-se de relatar quaisquer alterações na quantidade ou na frequência ao médico. Se a gestante estiver apresentando um sangramento ativo, prepare material para tipagem sanguínea e teste de comparação caso seja necessária uma transfusão de sangue.

ATENÇÃO!

Evite fazer exames de toque vaginal em gestantes com placenta prévia porque o toque pode romper a placenta e causar hemorragia.

Monitore os sinais vitais maternos e a contratilidade uterina com frequência para detectar alterações. Faça com que a gestante avalie seu nível de dor usando uma escala de classificação de dor apropriada. Avalie a frequência cardíaca fetal por meio de Doppler ou monitoramento eletrônico para detectar sofrimento fetal. Monitore o estado cardiopulmonar da gestante e relate quaisquer dificuldades respiratórias, mudanças na coloração da pele ou queixas de dificuldade respiratória. Tenha disponível equipamento de oxigênio para o caso de ocorrer sofrimento fetal ou materno. Incentive a mulher a se deitar de lado para aumentar a perfusão placentária.

Se a gestante estiver com um acesso intravenoso (IV), inspecione o local IV com frequência. Como alternativa, antecipe a inserção de um dispositivo de acesso IV intermitente, como um soro fisiológico preparado, que pode ser usado se um acesso rápido for necessário para reposição hídrica e infusão de hemoderivados. Realize exames laboratoriais conforme solicitado, incluindo hemograma completo, coagulograma e determinação do fator Rh, se apropriado.

Administre agentes farmacológicos conforme necessário. Forneça imunoglobulina Rh na 28ª semana de gravidez se a gestante for Rh-negativa. Monitore a medicação tocolítica (anticontração) se for necessária a prevenção do parto pré-termo.

APOIO E ORIENTAÇÕES

Determine o nível de compreensão da gestante sobre a placenta prévia e os procedimentos associados e plano de tratamento. Isso é importante para evitar confusão e obter a cooperação dela. Forneça informações sobre a condição e certifique-se de que todos os esclarecimentos relacionados sejam compatíveis com as orientações do médico. Explique todas as avaliações e medidas de tratamento conforme necessário.

Atue como um defensor da gestante quando obtiver informações para a família. Oriente a mulher a determinar e registrar os movimentos fetais diários. Essa ação tem dois propósitos: (1) fornecer informações valiosas sobre o feto e (2) promover à gestante uma atividade da qual ela pode participar, proporcionando, assim, alguma sensação de controle sobre a situação.

Se a gestante necessitar de uma hospitalização prolongada ou repouso no leito em casa, avalie o impacto físico e emocional que isso pode ter sobre ela. Avalie seus mecanismos de enfrentamento para ajudar a determinar o quão bem ela será capaz de se ajustar e aderir ao plano de tratamento. Permita que a mulher verbalize seus sentimentos e medos, fornecendo-lhe apoio emocional. Além disso, ofereça oportunidades de distração – vídeos educacionais, artesanatos e trabalhos manuais, jogos de computador, leitura de livros – e avalie a resposta da gestante.

Além do impacto emocional do repouso prolongado na cama, avalie cuidadosamente a pele da gestante para evitar lesões cutâneas e para ajudar a aliviar o desconforto secundário à atividade física limitada. Oriente a mulher sobre as medidas adequadas de cuidados com

PLANO DE CUIDADOS DE ENFERMAGEM 19.1 Aspectos gerais da mulher com placenta prévia

Mulher Gesta V, Para IV, de 39 anos, multípara, na 32ª semana de gestação foi admitida na sala de trabalho de parto e de parto com um sangramento vaginal súbito. Ela já não está mais com sangramento ativo e não se queixa de desconforto abdominal ou abdome sensível, mas sim, ocasionalmente, de um "aperto" no estômago. Seu abdome está flácido à palpação. A frequência cardíaca fetal estava por volta de 140 e com acelerações e movimento. Ela foi colocada em repouso no leito com liberação para uso do banheiro. A ultrassonografia identificou uma placenta baixa com um feto viável de crescimento normal. A mulher foi diagnosticada com placenta prévia e internada para observação e vigilância do bem-estar fetal. A anamnese revela duas cesarianas anteriores, tabagismo de meio maço de cigarros por dia e endometrite após o nascimento de seu último filho. Os achados adicionais da avaliação incluíram sangramento vaginal vermelho-vivo e indolor, com cessação espontânea do sangramento inicial; contrações uterinas irregulares, leves e esporádicas; frequência cardíaca fetal e sinais vitais maternos dentro da normalidade; feto em posição transversal; ansiedade relacionada ao desfecho da gravidez; e expressão de sentimentos de desamparo.

DIAGNÓSTICO DE ENFERMAGEM: risco de lesão (fetal e materna) relacionado a ameaça à perfusão uteroplacentária e hemorragia

IDENTIFICAÇÃO E AVALIAÇÃO DOS RESULTADOS

A gestante manterá uma perfusão tecidual adequada conforme evidenciado por sinais vitais estáveis, diminuição da perda de sangue, poucas ou nenhuma contração uterina, padrões e variabilidade de frequência cardíaca fetal normais e movimento fetal positivo.

INTERVENÇÕES: *manutenção da perfusão tecidual adequada*

- Estabelecer acesso IV *para possibilitar a administração de líquidos, sangue e medicamentos conforme necessário*
- Coletar amostra de sangue para tipagem sanguínea e prova de reação cruzada de pelo menos duas unidades de derivados do sangue *para garantir a disponibilidade se a gestante continuar sangrando*
- Coletar uma amostra de sangue para exames, tais como hemograma completo e estudos de coagulação, *para estabelecer quais são os valores basais e usá-los para comparação futura*
- Monitorar a eliminação *para avaliar a adequação da perfusão renal*
- Implementar hidratação IV conforme prescrito *para manter a pressão arterial e o volume sanguíneo*
- Palpar o abdome para verificar se há rigidez ou dor *para determinar sangramento e evidências de contrações uterinas*
- Instituir repouso no leito *para reduzir as demandas de oxigênio*
- Considerar a ruptura de membranas *para avaliar o possível início do trabalho de parto*
- Evitar exames de toque vaginal *para impedir novos episódios de sangramento*
- Realizar uma titulação do Rh *para identificar a necessidade de RhoGAM®*
- Evitar a estimulação do mamilo *para impedir as contrações uterinas*

- Monitorar continuamente as contrações ou a RPMO *para permitir uma intervenção imediata*
- Administrar agentes tocolíticos conforme prescrito *para interromper o trabalho de parto prematuro*
- Monitorar os sinais vitais com frequência *para identificar possíveis hipovolemia e infecção*
- Avaliar frequentemente à procura de sangramento vaginal ativo *para minimizar o risco de hemorragia*
- Monitorar continuamente a condição fetal com ausculta da frequência cardíaca fetal com monitor eletrônico *para avaliar a condição fetal*
- Colaborar com os exames de vigilância fetal prescritos *para auxiliar na determinação do bem-estar fetal*
- Observar se há padrões anormais de frequência cardíaca fetal, como perda de variabilidade, desacelerações ou taquicardia, *para identificar sofrimento fetal*
- Posicionar a gestante em decúbito lateral com uma almofada de apoio *para maximizar a perfusão placentária*
- Avaliar o movimento fetal *para identificar uma possível hipoxia fetal*
- Ensinar a gestante a monitorar o movimento fetal *para avaliar o bem-estar fetal*
- Administrar oxigênio conforme prescrito *para aumentar as oxigenações materna e fetal.*

DIAGNÓSTICO DE ENFERMAGEM: ansiedade aguda relacionada à ameaça a si mesma e ao feto, futuro desconhecido

IDENTIFICAÇÃO E AVALIAÇÃO DOS RESULTADOS

A gestante apresentará diminuição da ansiedade conforme evidenciado por relatos verbais de menos ansiedade, uso de medidas eficazes de enfrentamento e comportamento calmo.

INTERVENÇÕES: *minimizar a ansiedade*

- Fornecer informações factuais sobre o diagnóstico e o tratamento e explicar as intervenções e as justificativas *para possibilitar a compreensão da gestante sobre sua condição*
- Responder às perguntas sobre o estado de saúde com transparência *para estabelecer uma relação de confiança*
- Falar calmamente com a gestante e seus familiares *para minimizar o estresse do ambiente*
- Incentivar o uso de técnicas de enfrentamento eficazes anteriores *para promover relaxamento e sensação de controle*

- Reconhecer e facilitar as necessidades emocionais da gestante *para promover um enfrentamento eficaz*
- Envolver a gestante e a família no processo de tomadas de decisão *para promover a autoconfiança e o controle sobre a situação*
- Manter-se presente durante os períodos estressantes *para aliviar a ansiedade*
- Usar o sentido do tato, se apropriado, *para transmitir carinho e preocupação*
- Incentivar a fala como um meio *para liberar a tensão.*

a pele. Incentive-a a fazer uma dieta balanceada com ingestão adequada de líquidos para garantir boa nutrição e hidratação e evitar complicações associadas às eliminações urinária e intestinal secundárias ao repouso no leito.

Oriente a gestante e a família sobre quaisquer sinais e sintomas que devam ser relatados imediatamente. Além disso, prepare a mulher para a possibilidade de um parto cesariano. Ela deve avisar o seu médico sobre quaisquer episódios de sangramento ou dores nas costas (podem indicar contrações de um trabalho de parto prematuro) e deve aderir ao regime prescrito de repouso no leito. Para garantir a adesão ao plano e um resultado positivo, a gestante precisa estar ciente e compreender as bases racionais das observações em andamento.

Descolamento prematuro da placenta

O **descolamento prematuro da placenta** consiste na separação precoce de uma placenta normalmente implantada após a 20ª semana de gravidez antes do nascimento, o que leva à hemorragia. O descolamento é o resultado do sangramento entre a decídua e a placenta. É uma causa significativa de sangramento no segundo ou no terceiro trimestre gestacional e tem uma alta taxa de mortalidade. Ocorre em cerca de 1% de todas as gravidezes em todo o mundo, ou aproximadamente uma em cada 100 gestações. Há um aumento de cerca de 20 vezes no risco de recorrência em uma próxima gravidez (Resnik et al., 2019). Tipicamente atinge o pico entre a 24ª e a 26ª semana de gestação.

Os riscos maternos incluem hemorragia obstétrica, necessidade de transfusões sanguíneas, histerectomia de emergência, coagulopatia intravascular disseminada (CID), síndrome de Sheehan ou necrose da glândula pituitária, secundária à hemorragia pós-parto,[5] e insuficiência renal. As consequências perinatais incluem baixo peso ao nascer, parto prematuro, asfixia, natimorto e morte perinatal. Nos países desenvolvidos, aproximadamente 10% de todos os nascimentos prematuros e 10 a 20% de todas as mortes perinatais são causados por descolamento prematuro da placenta (Schmidt et al., 2019). Dependendo da extensão do descolamento, a taxa de mortalidade fetal geral é de até 40%. A mortalidade materna é de aproximadamente 5% no descolamento prematuro da placenta e está relacionada a parto cesariano e/ou hemorragia ou coagulopatia (Kitchens et al., 2019).

Fisiopatologia

O descolamento ocorre quando os vasos maternos se separam da placenta e surge um sangramento entre o revestimento uterino e o lado materno da placenta. À medida que o sangue se acumula, ele afasta a parede do útero da

placenta. Se o descolamento continuar, a perda da função placentária resulta em hipoxia fetal e, possivelmente, em morte do feto. A etiologia dessa condição é desconhecida; no entanto, foi proposto que o descolamento começa com alterações degenerativas nos pequenos vasos sanguíneos maternos que resultam em coagulação sanguínea, degeneração da decídua (revestimento do útero) e possível ruptura de um vaso. O sangramento vascular forma um coágulo sanguíneo entre a placenta e a parede uterina. A maioria dos casos de descolamento é decorrente de hipertensão materna e pré-eclâmpsia. O suprimento de sangue fetal fica comprometido e o sofrimento fetal desenvolve-se proporcionalmente ao grau de separação da placenta. Isso é causado pelo dano do próprio descolamento e por questões relacionadas à prematuridade quando o nascimento precoce é necessário para aliviar o sofrimento materno ou fetal. O descolamento da placenta é classificado de acordo com a extensão da separação e a quantidade de sangue perdido na circulação materna. As classificações são:

- Grau 0: clinicamente não reconhecido antes do nascimento, o diagnóstico é realizado retrospectivamente após o parto
- Leve (grau 1): nenhum sinal de sangramento vaginal ou sangramento mínimo (menos de 500 m ℓ), separação marginal (10 a 20%), útero doloroso à palpação, ausência de coagulopatia, nenhum sinal de choque, ausência de sofrimento fetal
- Moderado (grau 2): sem sinais de sangramento ou sangramento moderado (1.000 a 1.500 m ℓ), descolamento placentário moderado (20 a 50%), dor abdominal contínua, choque leve, pressão arterial materna normal, taquicardia materna e evidência de sofrimento fetal
- Grave (grau 3): sangramento ausente a moderado (mais de 1.500 m ℓ), separação grave (mais de 50%), choque profundo, sangramento vaginal escuro, dor abdominal muito intensa, diminuição da pressão arterial materna, significativa taquicardia materna e desenvolvimento de CID
- A classificação de 0 ou 1 geralmente está associada a uma separação parcial ou marginal, enquanto a classificação de 2 ou 3 está associada a uma separação completa ou central (Norwitz et al., 2019; Schmidt et al., 2019).

Dependendo do grau de separação, o descolamento da placenta também pode ser classificado como parcial ou completo. Como alternativa, pode ser classificado como oculto ou aparente pelo tipo de sangramento (Figura 19.5).

Lembra-se de Helen, a gestante com fortes dores abdominais? O monitoramento eletrônico fetal revelou hipertonia do útero com ausência de batimentos cardíacos fetais. A palpação do abdome revelou rigidez e dor extrema nos quatro quadrantes. Seus sinais vitais eram os seguintes: temperatura, afebril; pulso, 94; respirações, 22; pressão arterial, 130/90 mmHg. O que você pode suspeitar como a causa da dor abdominal de Helen? Que conduta você anteciparia para ela?

---

[5]N.R.T.: Também ocorrem hipopituitarismo por vasospasmo, trombose e isquemia das artérias pituitárias. (Fonte: Gómez, T.G., & Gutiérrez, K. (2019). Síndrome de Sheehan: epidemiología, clínica, diagnóstico y manejo/Sheehan's syndrome: epidemiology, clinical features, diagnosis and treatment. *Rev. Colomb. Menopaus*, v. 25, n. 3, p. 25-32.)

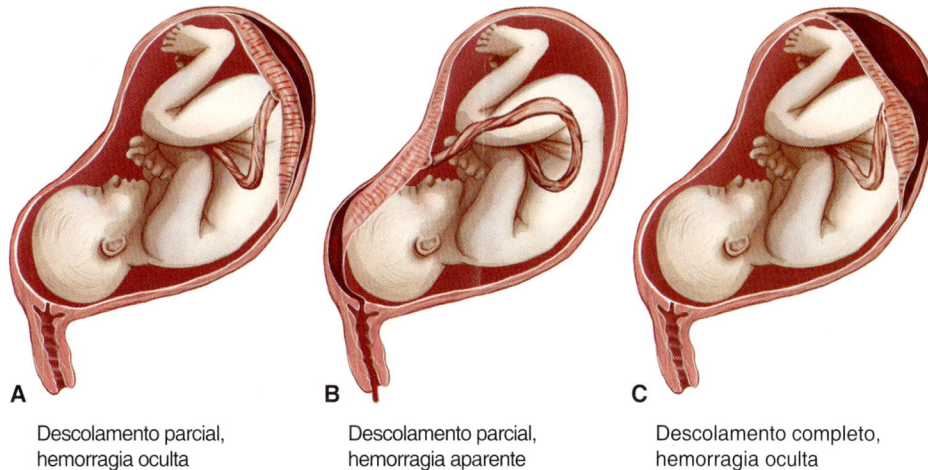

A Descolamento parcial, hemorragia oculta

B Descolamento parcial, hemorragia aparente

C Descolamento completo, hemorragia oculta

FIGURA 19.5 Classificações do descolamento prematuro de placenta. **A.** Descolamento parcial com hemorragia oculta. **B.** Descolamento parcial com hemorragia aparente. **C.** Descolamento completo com hemorragia oculta.

Conduta terapêutica

Muitas vezes o surgimento do descolamento prematuro é inesperado, repentino e intenso, e requer tratamento imediato. A conduta terapêutica dessa condição é orientada pela viabilidade fetal, pela gravidade do descolamento e pelo estado materno. O tratamento do descolamento prematuro da placenta visa avaliar, controlar e restaurar a quantidade de sangue perdida; proporcionar um resultado positivo para a mãe e o recém-nascido; e evitar distúrbios de coagulação como a CID (Boxe 19.2). As medidas de emergência incluem a introdução de dois cateteres venosos de grande calibre com solução de lactato de Ringer ou soro fisiológico para combater a hipovolemia, coleta de amostras de sangue para avaliar a condição hemodinâmica e para tipagem sanguínea e reação cruzada e monitoramento frequente do bem-estar fetal e materno. Após ter sido determinada a gravidade do descolamento e a reposição adequada de sangue e líquidos, a cesariana é realizada imediatamente se o sofrimento fetal for evidente. Se o feto não estiver em sofrimento, o monitoramento cuidadoso continuará com o parto previsto para os primeiros sinais de sofrimento fetal. Devido à possibilidade de perda de sangue fetal pela placenta, uma equipe de terapia intensiva neonatal deve estar disponível durante o processo de parto para avaliar e tratar o recém-nascido imediatamente quanto a choque, perda de sangue e hipoxia.

A hemorragia aguda associada à ativação abrupta da cascata de coagulação, e com sangramento contínuo, pode resultar na CID. A coagulopatia desenvolve-se em cerca de 10% dos descolamentos (Resnik et al., 2019). Se a mulher desenvolver CID, o tratamento se concentrará em determinar a causa subjacente e corrigi-la. A terapia de reposição dos fatores de coagulação é realizada por transfusão de plasma fresco congelado com crioprecipitado para manter o volume circulante e fornecer oxigênio às células do corpo. Os tratamentos com anticoagulantes (heparina de baixo peso molecular), com concentrados de hemácias, plaquetas e antitrombina e com expansores de volume que contenham proteínas não

---

BOXE 19.2 Coagulopatia intravascular disseminada.

A coagulopatia intravascular disseminada (CID) é um distúrbio hemorrágico caracterizado por uma redução anormal nos elementos envolvidos na coagulação do sangue resultante da sua difusa coagulação intravascular (Belfort, 2019). Essa doença pode ocorrer secundariamente a descolamento prematuro de placenta, embolia do líquido amniótico, sepse por endotoxinas após um aborto, feto morto retido, choque pós-hemorrágico, mola hidatiforme, síndrome HELLP e neoplasias malignas ginecológicas.

As manifestações clínicas e histopatológicas da CID podem ser descritas como desequilíbrio entre a atividade de formação de coágulos pela trombina e sua lise pela plasmina. Portanto, o excesso de trombina leva ao estado protrombínico e a mulher desenvolve coágulos. Por outro lado, a formação de plasmina resulta em muita lise de coágulos (fibrinólise) e a gestante apresenta hemorragias. Pequenos coágulos se formam por todo o corpo e, consequentemente, os fatores de coagulação do sangue são usados, tornando-os então indisponíveis para formar coágulos em locais de lesão tecidual. Os mecanismos de dissolução de coágulos também são aumentados, o que resulta em hemorragia (possivelmente grave).

As complicações da CID incluem insuficiência renal aguda, disfunção hepática, tamponamento cardíaco, gangrena e perda dos dedos, choque e morte (Levi, 2019). A CID geralmente está associada a altas taxas de mortalidade e de morbidade. Nenhum exame laboratorial isolado é sensível ou específico o suficiente para diagnosticar definitivamente a CID, mas esta pode ser diagnosticada utilizando-se uma combinação de múltiplos exames clínicos e laboratoriais que refletem a fisiopatologia da síndrome.

Os resultados de exames laboratoriais que auxiliam no diagnóstico incluem:
- Diminuição de fibrinogênio e plaquetas
- TP e TTPa prolongados
- Testes positivos de dímero D e produtos de degradação da fibrina (evidências objetivas da formação simultânea de trombina e plasmina) (Levi, 2019).

Belfort, M. A. (2019). Disseminated intravascular coagulation during pregnancy. *UpToDate.* Disponível em: https://www.uptodate.com/contents/disseminated-intravascular-coagulation-during-pregnancy. Acesso em: 20 fev. 2019; Levi, M. M. (2019). Disseminated intravascular coagulation. *eMedicine.* Disponível em: https://emedicine.medscape.com/article/199627-overview. Acesso em: 7 out. 2018.

associadas à coagulação, como fração de proteína plasmática ou albumina, também são usados para combater essa condição grave. A identificação imediata e a intervenção precoce são essenciais para a mulher com CID aguda associada ao descolamento prematuro da placenta para tratar a CID e possivelmente salvar sua vida.

Avaliação de enfermagem

A avaliação inicial deve focar no estado hemodinâmico materno e no bem-estar fetal. O descolamento prematuro da placenta costuma ser uma emergência médica. Se o sangramento não for interrompido, a vida da mãe e do feto estará em risco. O enfermeiro desempenha um papel fundamental na avaliação da gestante que apresenta dor abdominal e/ou sangramento vaginal, especialmente no caso de hemorragia oculta, na qual a extensão do sangramento não é conhecida. Uma avaliação rápida é essencial para garantir intervenções eficazes imediatas para evitar as morbidades e as mortalidades materna e fetal. O Quadro comparativo 19.1 compara a placenta prévia com o descolamento prematuro da placenta.

ANAMNESE E EXAME FÍSICO

Dependendo da extensão da separação da placenta e da magnitude de sangue perdido pela mãe, o descolamento prematuro da placenta produz uma ampla gama de efeitos clínicos. Comece a anamnese avaliando a gestante à procura de fatores de risco que possam predispô-la ao descolamento prematuro da placenta, tais como idade acima de 35 anos, desnutrição, gravidez múltipla, pressão intrauterina excessiva causada por polidrâmnio, traumatismo recente no abdome, hipertensão crônica, restrição de crescimento fetal, tabagismo, traumatismo grave (p. ex., acidente automobilístico, violência por parceiro íntimo), histórico de descolamento prematuro em uma gestação anterior, anormalidades placentárias, uso abusivo de cocaína ou de metanfetamina, trombofilia, ingestão de álcool e multiparidade (Jordan et al., 2019). Além disso, esteja alerta para outros fatores de risco notáveis, tais como sexo fetal masculino, corioamnionite, bolsa rota prolongada (mais de 24 horas),

oligoidrâmnio, pré-eclâmpsia e baixo nível socioeconômico (Li et al., 2019).

Avalie a gestante à procura de sangramento. À medida que a placenta se separa do útero, ocorre hemorragia. Ela pode ser aparente, surgindo como um sangramento vaginal, ou estar oculta. Há sangramento vaginal em 80% das mulheres com diagnóstico de descolamento prematuro da placenta, podendo ser significativo o suficiente para comprometer a saúde materna e fetal em um curto espaço de tempo. Os 20% restantes de descolamentos estão associados à hemorragia oculta e à ausência de sangramento vaginal (Moses, 2020). Monitore o nível de consciência da mulher observando quaisquer sinais ou sintomas que possam sugerir choque.

> **ATENÇÃO!**
>
> Os sinais vitais podem estar dentro da faixa normal, mesmo nos casos de perda significativa de sangue, porque a gestante pode perder até 40% do seu volume total de sangue sem mostrar sinais de choque (Resnik et al., 2019).

Avalie a gestante à procura de queixas de dor, incluindo o tipo, o início e a localização. Pergunte se ela teve alguma contração. Palpe o abdome, observando quaisquer contrações, dor à palpação, tensão ou rigidez uterina. Pergunte se ela notou alguma alteração no padrão de movimento e atividade fetais. A diminuição do movimento fetal pode ser a queixa inicial, e ele é resultante de risco ou morte fetais (Cunningham et al., 2018). Avalie a frequência cardíaca fetal e continue a monitorá-la eletronicamente.

> **ATENÇÃO!**
>
> As manifestações clássicas de descolamento prematuro da placenta incluem um doloroso sangramento vaginal vermelho-escuro (cor de vinho do Porto) porque este sangramento vem de coágulos que se formam atrás da placenta; dor abdominal "tipo punhalada"; útero doloroso à palpação; contrações; e diminuição do movimento fetal. Uma avaliação rápida é essencial para garantir intervenções imediatas e eficazes para evitar as morbidades e as mortalidades materna e fetal.

QUADRO COMPARATIVO **19.1** Placenta prévia *versus* descolamento de placenta		
Manifestação	**Placenta prévia**	**Descolamento de placenta**
Início	Insidioso	Repentino
Tipo de sangramento	Sempre visível; leve, em seguida mais profuso	Pode ser oculto ou visível
Descrição do sangramento	Vermelho-claro	Escuro
Desconforto/dor	Nenhum (indolor)	Constante; útero doloroso à palpação
Tônus uterino	Macio e relaxado	Firme a rígido
Frequência cardíaca fetal	Geralmente na faixa normal	Em sofrimento fetal ou ausente
Apresentação fetal	Pode ser pélvica ou situação transversa; não há insinuação	Nenhuma relação

EXAMES LABORATORIAIS E COMPLEMENTARES

Exames laboratoriais e complementares podem ser úteis para diagnosticar a condição e orientar a conduta terapêutica. Esses exames podem incluir:

- *Hemograma completo:* determina o estado hemodinâmico atual; no entanto, não é confiável para estimar uma perda aguda de sangue
- *Níveis de fibrinogênio:* tipicamente, eles aumentam na gestação (hiperfibrinogenemia); portanto, uma queda moderada nos níveis de fibrinogênio pode sugerir CID e, se ocorrer uma hemorragia profusa, a cascata de coagulação pode estar comprometida
- *Tempo de protrombina (TP)/tempo de tromboplastina parcial ativada (TTPa):* determina o estado de coagulação da gestante, especialmente se for planejada uma cirurgia
- *Tipagem sanguínea e reação cruzada:* determina o tipo de sangue se for necessária uma transfusão
- *Cardiotocografia basal:* demonstra achados de risco fetal manifestado por desacelerações tardias ou bradicardia
- *Perfil biofísico:* ajuda na avaliação de gestantes com descolamento crônico; uma pontuação baixa (menos de 6 pontos) sugere possível comprometimento fetal (Resnik et al., 2019).

Conduta de enfermagem

A conduta de enfermagem nos casos de descolamento prematuro da placenta garante cuidados imediatos para fornecer o melhor resultado para a mãe e o feto.

GARANTIA DE PERFUSÃO TECIDUAL ADEQUADA

Quando a gestante chegar ao hospital, coloque-a em repouso absoluto e em decúbito lateral esquerdo para evitar compressão na veia cava. Essa posição fornece perfusão contínua ao feto. Prepare-se para administrar oxigenoterapia por meio de uma cânula nasal para garantir perfusão tecidual adequada. Monitore os níveis de saturação de oxigênio por meio da oximetria de pulso para avaliar a eficácia das intervenções.

Dependendo da condição da mulher e da quantidade de perda de sangue, averigue os sinais vitais maternos repetidamente na frequência de até quatro vezes por hora, conforme indicado. Observe se há alterações nos sinais vitais que sugiram choque hipovolêmico e relate-as imediatamente. Prepare-se também para inserir um cateter vesical de demora (Foley) para avaliar a produção horária de urina e para iniciar uma infusão IV para repor líquidos com um cateter de grosso calibre.

Avalie se há mudanças na altura uterina. Um aumento na altura indicaria sangramento. Monitore a quantidade e as características de qualquer sangramento vaginal a cada 15 a 30 minutos. Esteja alerta para os sinais e os sintomas da CID, como sangramento nas gengivas, taquicardia, exsudação do local de inserção IV e petéquias, e administre hemoderivados conforme solicitado se ocorrer CID.

Institua um monitoramento fetal eletrônico contínuo. Avalie as contrações uterinas e relate qualquer aumento na tensão ou na rigidez uterinas. Observe também o traçado para contrações uterinas tetânicas ou as alterações nos padrões da frequência cardíaca fetal sugestivas de comprometimento do feto.

APOIO E ORIENTAÇÕES

A gestante diagnosticada com descolamento prematuro da placenta está bastante ansiosa e apreensiva em relação à sua própria saúde, bem como à do feto. Seja empático e compreensivo com a experiência da mulher e preste apoio emocional ao longo desse período apavorante. Permaneça com a mulher e seu parceiro, reconheça suas emoções e medos e trate de suas necessidades espirituais e culturais. Responda às suas perguntas sobre o estado do feto de forma aberta e transparente, explicando os indicadores de bem-estar fetal. Forneça informações sobre os vários exames complementares, tratamentos e procedimentos que podem ser realizados, incluindo a possível necessidade de uma cesariana. Dependendo das condições da gestante, da extensão do sangramento e da duração da gravidez, o feto pode não sobreviver. Se sobreviver, ele provavelmente precisará de cuidados intensivos neonatais. Auxilie a mulher e sua família a lidar com a perda ou com o nascimento de um feto na unidade de terapia intensiva neonatal.

Embora o descolamento prematuro da placenta não seja uma condição evitável, a orientação da gestante é importante para ajudar a reduzir o risco de recorrência dessa condição. Incentive a mulher a evitar beber, fumar ou usar drogas durante a gravidez. Estimule-a a buscar cuidados pré-natais precoces e frequentes e a receber cuidados médicos imediatos se quaisquer sinais e sintomas ocorrerem em futuras gravidezes.

Lembre-se de Helen, a gestante descrita no início do capítulo. Ela foi diagnosticada com descolamento prematuro da placenta e preparada para uma cesariana de emergência. Na exploração, houve descolamento de quase 75%, com aproximadamente 800 mℓ de sangue oculto entre o útero e a placenta. Além disso, ela perdeu 500 mℓ adicionais durante a cirurgia. Quais fatores no histórico de Helen podem tê-la colocado em risco aumentado para um descolamento? Quais avaliações e intervenções seriam essenciais durante sua recuperação pós-parto em decorrência da sua perda significativa de sangue? Quais intervenções psicossociais seriam necessárias devido à perda fetal?

Espectro da placenta acreta

O **espectro da placenta acreta** refere-se a uma gama completa de diagnósticos de placenta acreta, o que inclui placenta acreta (placenta aderente), bem como placenta increta e percreta (placentas invasivas). Elas são condições hemorrágicas obstétricas potencialmente fatais que requerem abordagem e conduta multidisciplinares.

A incidência de placenta acreta aumentou e parece ser paralela ao aumento da taxa de nascimentos por cesariana ou de procedimentos intrauterinos. O espectro da placenta acreta inclui três condições. A placenta acreta é a mais comum e é uma condição na qual a placenta se implanta muito profundamente na parede do útero, mas não penetra no músculo uterino. A *placenta increta* ocorre quando a placenta invade o miométrio, e a *placenta percreta*, quando se estende pelo miométrio e serosa do útero e tecido adjacente. Um risco comum associado à placenta acreta quando esta não é suspeitada no momento do nascimento é a possibilidade de hemorragia durante as tentativas manuais de descolar a placenta. De acordo com o March of Dimes (2019d), a placenta acreta ocorre em até uma em 272 gravidezes. A causa específica da placenta acreta é desconhecida, mas pode estar relacionada a placenta prévia, idade materna avançada, multiparidade, fertilização *in vitro*, tabagismo e partos cesáreos ou cirurgias uterinas anteriores. De acordo com a National Accreta Foundation (2020), uma cesariana aumenta a possibilidade de uma futura placenta acreta; quanto mais partos cesarianos são realizados, maior a incidência.

De acordo com o ACOG (2018b), a hemorragia pósparto é uma complicação associada à placenta acreta. A gravidade da hemorragia e as complicações associadas estão relacionadas ao tipo de placenta acreta. Entre as gestantes que apresentam placenta acreta, 90% apresentam hemorragia pós-parto e 50% delas resultarão em uma histerectomia (ACOG, 2018b). As mulheres com maior risco de histerectomia de emergência são as multíparas, as que tiveram um parto por cesariana em uma gestação anterior ou na atual ou as que tiveram uma placentação anormal. As questões essenciais de manejo são a detecção precoce e a intervenção imediata e apropriada. Se um diagnóstico de placenta acreta for estabelecido, a gestante deve ser informada que uma cesariana e uma possível histerectomia podem ser intervenções necessárias (Resnik et al., 2019).

A placenta acreta é tipicamente diagnosticada após o nascimento quando a placenta não consegue se separar normalmente da parede uterina. O diagnóstico pré-natal de triagem por ultrassonografia não é capaz de diagnosticar essas condições em todos os casos. A ressonância magnética pode ajudar a determinar o diagnóstico e o estadiamento dos distúrbios do espectro da placenta acreta. Pode ocorrer uma hemorragia profusa porque o útero não consegue se contrair para fechar os vasos sanguíneos abertos. O manejo dependerá da gravidade do sangramento e frequentemente requer uma histerectomia imediata (Jauniaux et al., 2019). Os enfermeiros precisam estar preparados para auxiliar nessa situação de emergência orientados pelo médico.

HIPERÊMESE GRAVÍDICA

A **hiperêmese gravídica** é uma forma grave de náuseas e vômito da gravidez associada a custos significativos e impactos psicossociais. Pelo menos 70% das mulheres sentem náuseas e vômitos durante a gravidez

(Cunningham et al., 2018). O termo "enjoo matinal" costuma ser usado para descrever essa condição quando os sintomas são relativamente leves. Os estudos demonstraram que náuseas e vômitos durante a gestação estão associados a melhores desfechos fetais, como menores taxas de aborto espontâneo (Smith et al., 2020). Esses sintomas geralmente desaparecem após o primeiro trimestre gestacional. Essa forma leve afeta principalmente a qualidade de vida da mulher e de sua família, enquanto a forma grave – hiperêmese gravídica – resulta em desidratação, perda de peso, desequilíbrio eletrolítico e necessidade de hospitalização (Austin et al., 2019).

Ao contrário do enjoo matinal, a hiperêmese gravídica é uma complicação da gravidez caracterizada por náuseas e vômitos persistentes e incontroláveis que começa antes da 9ª semana gestacional e causa desidratação, deficiências nutricionais, cetose, desequilíbrios eletrolíticos e perda de mais de 5% do peso corporal pré-gestacional. Os fatores de risco para hiperêmese incluem gravidez anterior complicada por hiperêmese, gravidez molar, histórico de infecção por *Helicobacter pylori*, gravidez múltipla, histórico pré-gestacional de distúrbios geniturinários, distúrbios hipertireoidianos clínicos e diagnóstico psiquiátrico pré-gestacional (King et al., 2019).

Estima-se que a hiperêmese (vômito incontrolável) acometa até 3% das mulheres grávidas, com probabilidade de recorrência em gestações subsequentes, sendo a segunda causa principal de hospitalização na gravidez (após o parto prematuro). A prevalência aumenta em gravidezes molares e múltiplas. O pico de incidência é da 8ª à 12ª semana gestacional e os sintomas geralmente desaparecem na 20ª semana (Havner et al., 2019).

> **ATENÇÃO!**
>
> Toda gestante deve ser orientada a relatar quaisquer episódios de náuseas e vômito graves ou que se estendam além do primeiro trimestre.

Fisiopatologia

Embora a causa exata da náuseas e do vômito seja desconhecida, seus efeitos – diminuição dos fluxos sanguíneos materno e da placenta e acidose – podem ameaçar tanto a saúde da mãe quanto a do feto. A hiperêmese gravídica é uma condição multifatorial que envolve fatores gastrintestinais, hormonais e genéticos. A desidratação também pode levar ao parto prematuro (Norwitz et al., 2019). Existem inúmeras teorias, mas poucos estudos produziram evidências científicas para identificar a etiologia precisa dessa condição. É provável que vários fatores contribuam para isso.

Os níveis de hCG estão elevados em todas as mulheres grávidas durante o início da gestação e geralmente diminuem após 12 semanas. Isso corresponde à duração normal do enjoo matinal. Na hiperêmese gravídica, os níveis de hCG costumam ser mais elevados e se estendem além do primeiro trimestre gestacional. Os sintomas agravam a doença. A diminuição da ingestão de líquidos e o vômito prolongado causam desidratação; a desidratação aumenta a concentração sérica de hCG, que por sua vez agrava as náuseas e os vômitos. Algumas outras teorias que foram propostas para explicar sua etiologia incluem:

* *Teoria endócrina:* altos níveis de hCG e estrogênio durante a gravidez
* *Teoria metabólica:* deficiência de vitamina B_6
* *Fatores genéticos:* podem predispor a mulher a essa condição
* *Teoria psicológica:* o estresse psicológico aumenta os sintomas.

Conduta terapêutica

A hiperêmese gravídica é um diagnóstico por exclusão. Outras condições clínicas devem cuidadosamente ser levadas em consideração quando a gestante relata náuseas e vômitos pela primeira vez após 9 semanas de gestação.

A conduta conservadora em casa é a primeira opção de tratamento para a mulher com hiperêmese gravídica. Geralmente, ela concentra-se em mudanças na dieta e no estilo de vida. Se a conduta conservadora não atenuar os sintomas da gestante e as náuseas e vômitos continuarem, é necessária a hospitalização para reverter as consequências de náuseas e vômitos intensos.

Após a hospitalização, são solicitados exames de sangue para avaliar a gravidade da desidratação da gestante, o desequilíbrio eletrolítico, a cetose e a desnutrição. Para reidratação e redução dos sintomas, são prescritos líquidos parenterais e medicamentos. A primeira escolha para reposição hídrica geralmente é a solução salina normal, que ajuda na prevenção da hiponatremia, com vitaminas (piridoxina ou vitamina B_6) e eletrólitos adicionados. Restringem-se alimentos e líquidos orais nas primeiras 24 a 36 horas para permitir o descanso do trato gastrintestinal. Os antieméticos podem ser administrados por via retal ou intravenosa para controlar as náuseas e vômitos inicialmente porque se considera que a gestante esteja em jejum (incapaz de realizar o consumo de nutrientes por via oral). Uma vez que sua condição se estabilize e ela tenha permissão para ingestão oral, os medicamentos podem ser administrados por via oral.

Se a gestante não melhorar após vários dias de repouso no leito, instituem-se "repouso intestinal", hidratação IV e antieméticos, nutrição parenteral total ou alimentação através de um cateter de gastrostomia endoscópica para evitar a desnutrição. Tipicamente, a administração de antieméticos IV ou IM é o segundo pilar do tratamento da hiperêmese gravídica. Encontrar um medicamento que funcione para qualquer gestante é, em grande parte, uma questão de tentativa e erro. Se um medicamento for ineficaz, outra classe de fármacos com mecanismo de ação diferente pode ajudar. Succinato de doxilamina e piridoxina – ou vitamina B_6 – é uma terapia de primeira linha que pode ser suficiente para controlar os sintomas. As terapias de segunda linha podem incluir dimenidrinato, difenidramina e prometazina. Se eles não conseguirem aliviar os sintomas, medicamentos mais novos, como a ondansetrona, podem ser experimentados. A maioria dos fármacos é administrada IV ou IM. Não há evidência de que qualquer classe de antieméticos seja superior a outra em relação à eficácia (King et al., 2019) (ver Orientação sobre medicamentos 19.2).

ORIENTAÇÃO SOBRE MEDICAMENTOS 19.2 Fármacos usados na hiperêmese gravídica

Fármaco	Ação/indicações	Implicações para a enfermagem
Prometazina (Phenergan®)	Diminui a estimulação vestibular e atua na zona-gatilho dos quimiorreceptores (ZGQ) Alívio sintomático de náuseas, vômitos e cinetose	Vigiar a ocorrência de retenção urinária, tontura, hipotensão e movimentos involuntários Instituir medidas de segurança para evitar a lesão secundária aos efeitos sedativos Oferecer balas duras e enxágue frequente da boca para aliviar o ressecamento
Piridoxina e doxilamina (Diclegis®)[6]	Medicamento de liberação tardia contendo uma combinação de um anti-histamínico e vitamina B_6 Alívio sintomático de náuseas e vômitos durante a gravidez	Estar alerta para sonolência, tontura, cefaleia e irritabilidade Não administrar com nenhuma medicação depressiva do sistema nervoso central ou hipnóticos Deve ser administrado diariamente, não conforme necessário Deve ser ingerido com estômago vazio com um copo cheio de água
Ondansetrona (Zofran®)	Bloqueia a liberação de serotonina, que estimula os nervos vagais aferentes, estimulando assim o reflexo de vômito	Monitorar a ocorrência de possíveis efeitos colaterais, como diarreia, constipação intestinal, dor abdominal, cefaleia, tontura, sonolência e fadiga Monitorar as provas de função hepática conforme prescrito

Jennings, L. K., & Krywko, D. M. (2019). Hyperemesis gravidarium. *StatPearls*. Disponível em: https://www.ncbi.nlm.nih.gov/books/NBK532917/. Acesso em: 27 abr. 2020; King, T. L., Brucker, M. C., Jevitt, C., & Osborne, K. (2019). *Varney's midwifery* (6th ed.). Jones & Bartlett Learning.

[6]N.R.T.: No Brasil, a Federação Brasileira de Ginecologia e Obstetrícia (FEBRASGO) recomenda o Quadro 2 da página 19 do seguinte documento: Duarte, G., Cabral, A. C. V., Vaz, J. O., Moraes Filho, O. B. (2018). *Êmese da gravidez*. São Paulo: Federação Brasileira das Associações de Ginecologia e Obstetrícia; Capítulo 2, Etiologia; p. 4-9. [Orientações e Recomendações FEBRASGO, nº 2/Comissão Nacional Especializada em Assistência Pré-Natal]. Disponível em: https://www.febrasgo.org.br/media/k2/attachments/SeyrieZ-ZEmeseZnaZGravidezZ-ZwebZ-ZversoZfinal.pdf. Acesso em: 23 mar. 2022.)

Poucas mulheres recebem alívio completo dos sintomas com qualquer terapia. Os tratamentos de medicina complementar e alternativa atraem muitas mulheres que buscam ajuda para suplementar os tratamentos tradicionais. Algumas terapias populares incluem acupuntura, hipnose, massagem, toque terapêutico, gengibre e o uso de pulseiras magnéticas para evitar náuseas e vômitos. Uma pesquisa recente relatou um efeito positivo do uso de acupuntura (fornecida por Sea-Bands®) sobre o ponto de acupuntura *neiguan* no punho para controlar náuseas e vômitos associados à gravidez (Norwitz et al., 2019).

Conceito fundamental

Intervenções prioritárias na hiperêmese gravídica

A hiperêmese gravídica consiste em náuseas e vômitos intensos nos primeiros meses de gravidez que impedem a ingestão adequada de nutrientes pela gestante. A administração de soluções IV pode ser necessária para a reidratação, porém a prioridade é interromper todo o aporte de ingestão de alimentos e líquidos até os vômitos cessarem.

Avaliação de enfermagem

A avaliação de enfermagem da gestante com hiperêmese gravídica demanda anamnese e exame físico para identificar sinais e sintomas associados a esse distúrbio. A mulher se sente extremamente desconfortável. A hiperêmese gravídica resulta em muitas horas de perda de produtividade no trabalho e no sono, além de comprometer as relações familiares. Se a hiperêmese evoluir sem tratamento, pode causar distúrbios neurológicos, lesão renal, desidratação, cetose, alcalose por perda de ácido clorídrico, hipopotassemia, hemorragia retinal e/ou morte (Jordan et al., 2019). Os exames laboratoriais e complementares auxiliam na determinação da gravidade da doença.

Anamnese e exame físico

Comece a anamnese questionando a gestante sobre o início e a duração das náuseas e vômitos. Pergunte sobre quaisquer medicamentos ou tratamentos que ela usou e se eles foram eficazes no alívio de suas náuseas e vômitos. Colete o histórico nutricional da gestante, incluindo um recordatório da semana anterior. Observe o conhecimento da mulher em relação à nutrição e à necessidade de uma ingestão nutricional adequada. Esteja alerta para os padrões que possam contribuir para o desconforto ou desencadeá-lo. Pergunte também sobre quaisquer queixas de ptialismo (salivação excessiva), anorexia, indigestão e dor ou distensão abdominal. Pergunte se ela notou a presença de sangue ou muco nas fezes.

Reveja a anamnese à procura de possíveis fatores de risco, tais como idade jovem, náuseas e vômitos na gravidez anterior, histórico de intolerância a contraceptivos orais, nuliparidade, doença trofoblástica, gravidez múltipla, estresse emocional ou psicológico, diagnóstico de refluxo gastresofágico, condição de primigesta, obesidade, hipertireoidismo e soropositividade para *Helicobacter pylori* (Stevens, 2019). Pese a gestante e compare o peso atual com o anterior aos sintomas e com seu peso pré-gestacional para estimar o grau de perda. Com a hiperêmese, a perda de peso geralmente excede 5% da massa corporal.

Inspecione as mucosas para verificar ressecamento e avalie o turgor da pele quanto a evidências de perda de líquido e desidratação. Avalie a pressão arterial em busca de alterações, como hipotensão, que podem sugerir um déficit de volume de líquido. Observe também quaisquer queixas de fraqueza, fadiga, intolerância às atividades, tonturas ou transtornos do sono.

Avalie a percepção da gestante em relação à sua situação. Observe qualquer evidência de depressão, ansiedade, irritabilidade, alterações de humor e diminuição da capacidade de concentração, o que pode aumentar seu sofrimento emocional. Muito do sofrimento psicológico é autolimitante nessa condição e provavelmente faz parte da etiologia (Jennings & Krywko, 2019). Determine os sistemas de apoio da gestante que estão disponíveis para ajudar.

Exames laboratoriais e complementares

Os resultados dos testes laboratoriais e complementares podem fornecer pistas sobre a gravidade ou a etiologia da doença. Eles podem incluir:

- *Enzimas hepáticas:* para descartar hepatite, pancreatite e colestase; geralmente há elevações de aspartato aminotransferase (AST) e alanina aminotransferase (ALT)
- *Hemograma completo:* níveis elevados de hematócrito e eritrócitos indicando desidratação
- *Cetonas urinárias:* positivas quando o corpo quebra a gordura para produzir energia na ausência de ingestão adequada
- *Determinação dos valores sanguíneos de TSH e T4:* para descartar doenças tireoidianas
- *Ureia sanguínea:* aumentada quando há depleção de água e sal
- *Densidade urinária:* acima de 1,025, possivelmente indicando urina concentrada ligada a ingestão hídrica inadequada ou perda hídrica excessiva; cetonúria
- *Eletrólitos séricos:* redução dos níveis de potássio, sódio e cloreto resultante de vômitos excessivos e perda de ácido clorídrico gástrico
- *Ultrassonografia:* avaliação para investigar gravidez molar ou múltipla (Cunningham et al., 2018).

Conduta de enfermagem

A conduta de enfermagem para a gestante com hiperêmese gravídica concentra-se na promoção do conforto, controle das náuseas e vômitos, e promoção de uma nutrição adequada. Além disso, o enfermeiro desempenha um papel importante no apoio e na orientação da mulher e sua família.

Promoção de conforto e nutrição

Durante o período inicial, suspenda todos os alimentos e líquidos orais, mantendo então a condição de jejum para possibilitar que o trato gastrintestinal descanse. Além disso, administre os antieméticos prescritos para aliviar as náuseas e os vômitos e hidratação IV para repor a perda hídrica. Monitore a taxa de infusão para evitar sobrecarga e avalie o local de inserção IV para evitar infiltração ou infecção. Administre também uma terapia de reposição de eletrólitos conforme prescrito para corrigir quaisquer desequilíbrios e verifique periodicamente os níveis de eletrólitos séricos para avaliar a eficácia do tratamento.

Forneça medidas de conforto físico, tais como práticas de higiene e cuidado bucal. Preste atenção especial ao meio ambiente, certificando-se de mantê-lo livre de odores fortes. À medida que as náuseas e os vômitos diminuem, introduza gradualmente líquidos e alimentos por via oral em pequenas quantidades. Monitore a ingestão e a eliminação e avalie a tolerância da gestante ao aumento na ingestão.

Promoção de apoio e educação

As mulheres com hiperêmese gravídica costumam estar esgotadas física e emocionalmente. Muitas estão exaustas, frustradas e ansiosas. Afirme que todas as intervenções são direcionadas à promoção de desfechos positivos à gravidez tanto para a gestante como para o feto. Fornecer informações sobre o plano de atendimento esperado pode ajudar a aliviar a ansiedade da mulher. Ouça suas preocupações e sentimentos, e responda a todas as perguntas com transparência. Oriente a gestante e sua família sobre a condição e suas opções de tratamento (ver Diretrizes de ensino 19.1). Ensine à mulher as alterações terapêuticas no estilo de vida, tais como evitar os fatores de estresse e fadiga que podem causar náuseas e vômitos. Ofereça apoio e incentivo contínuos e promova a participação ativa nas decisões sobre os cuidados, empoderando tanto a gestante como a sua família. Tentar fornecer à gestante uma sensação de comando pode ajudá-la a superar a sensação de que perdeu o controle. Se necessário, encaminhe-a a um terapeuta. Sugira também possíveis grupos de apoio locais ou nacionais que a grávida possa contatar para obter mais informações. Providencie um possível acompanhamento domiciliar e reforce as instruções de alta para promover a compreensão. Aconselhamento oportuno, nutrição equilibrada, farmacoterapia e suporte emocional estão associados a desfechos favoráveis para a gestante com essa condição. Colabore com os recursos da comunidade para garantir a continuidade do atendimento.

DIRETRIZES DE ENSINO 19.1

Orientações para minimizar náuseas e vômitos

- Evitar estímulos nocivos, tais como sabores fortes, perfumes ou odores intensos como *bacon* frito, que podem causar náuseas e vômitos
- Evitar roupas apertadas para minimizar a compressão no abdome
- Fazer refeições pequenas e frequentes ao longo do dia
- Separar os alimentos líquidos dos sólidos, consumindo os líquidos entre as refeições
- Evitar deitar ou reclinar por pelo menos 2 horas após comer
- Ingerir bebidas hiperproteicas
- Evitar alimentos ricos em gordura
- Aumentar a ingestão de bebidas gaseificadas
- Aumentar a exposição ao ar fresco para melhorar os sintomas
- Comer quando estiver com fome independentemente dos horários normais das refeições
- Beber chás de ervas que contenham hortelã-pimenta ou gengibre
- Evitar o esgotamento e aprender a controlar o estresse da vida
- Programar períodos de descanso diário para evitar o cansaço excessivo
- Ingerir alimentos que não provoquem mal-estar, como biscoitos secos, torradas ou refrigerantes.

DISTÚRBIOS HIPERTENSIVOS DA GESTAÇÃO

Os distúrbios hipertensivos da gestação, um termo generalizado, incluem hipertensão crônica, pré-eclâmpsia-eclâmpsia, hipertensão crônica sobreposta à pré-eclâmpsia e hipertensão gestacional (ACOG, 2019c). Os distúrbios hipertensivos da gestação estão entre as principais causas de mortalidade materna, assim como o tromboembolismo, a hemorragia e as lesões. A hipertensão continua a ser a condição clínica mais comumente encontrada em gestantes, levando a complicações em até 10% de todas as gestações, e os valores estão aumentando. Em todo o mundo, morrem diariamente entre 80 e 120 mulheres com gestação complicada por hipertensão. Essa condição torna-se mais prevalente à medida que a idade aumenta (Wilkerson & Ogunbodede, 2019). Resulta em internações hospitalares frequentes, morbidade e mortalidade maternas e partos prematuros com morbidade e mortalidade neonatais concomitantes. Os distúrbios hipertensivos da gestação compreendem uma condição cuja gravidade varia de uma elevação leve da pressão arterial a pré-eclâmpsia grave e hemólise. Dados recentes mostram que os distúrbios hipertensivos da gestação estão associados a riscos cardiovasculares a longo prazo e diabetes (Troiano et al., 2019).

Os fatores de risco para as mulheres durante a gestação e os períodos pré-natal e pós-parto incluem hipertensão crônica, diabetes, histórico de parto prematuro, apneia obstrutiva do sono moderada a grave, etnia negra não hispânica, obesidade, idade acima de 40 anos e forte histórico familiar de doença cardiovascular (August, 2020). Os distúrbios hipertensivos estão associados a taxas mais altas de mortalidades materna, fetal e infantil e a morbidade grave, especialmente nos casos de pré-eclâmpsia grave, eclâmpsia e síndrome HELLP (ACOG, 2019d). Independentemente de seu início ou classificação, a hipertensão compromete os bem-estares da mãe e do feto.

Embora não sejam aceitos globalmente, os distúrbios hipertensivos específicos da gravidez são nomeados com base no contexto no qual a hipertensão foi identificada pela primeira vez. A classificação dos distúrbios hipertensivos da gestação atualmente consiste em quatro categorias:

1. *Hipertensão arterial crônica:* hipertensão que existia antes da gravidez ou que se desenvolve antes de 20ª semana de gestação a partir de aferições de pressão arterial superiores a 140/90 mmHg.
2. *Hipertensão arterial gestacional:* uma nova elevação da pressão arterial (140/90 mmHg) identificada após a 20ª semana de gestação sem proteinúria; a pressão arterial retorna ao normal 12 semanas após o parto.
3. *Pré-eclâmpsia/eclâmpsia e HELLP*: distúrbio hipertensivo mais comum da gestação e que se desenvolve com proteinúria após a 20ª semana; uma doença multissistêmica acompanhada por pelo menos um dos seguintes achados: proteinúria, creatinina elevada, envolvimento hepático, dor epigástrica ou abdominal, complicações neurológicas, complicações hematológicas e disfunção uteroplacentária; a eclâmpsia ocorre quando se desenvolvem convulsões.
4. *Hipertensão crônica com pré-eclâmpsia sobreposta:* desenvolve-se após a 20ª semana de gestação e ocorre em aproximadamente 25% das mulheres grávidas com aumento das taxas de morbidades materna e fetal (Braunthal & Brateanu, 2019).

Hipertensão arterial crônica

A hipertensão arterial crônica é definida como a pressão arterial acima de 140/90 mmHg antes da gestação ou antes da 20ª semana gestacional. O ACOG classifica a hipertensão crônica gestacional como leve/moderada a pressão sistólica entre 140 e 159 mmHg e a diastólica entre 90 e 109 mmHg e como grave quando a sistólica está acima de 160 mmHg e diastólica acima de 110 mmHg (2019c). Quando a hipertensão é identificada pela primeira vez durante a gravidez e com menos de 20 semanas de gestação, as elevações da pressão arterial geralmente representam uma hipertensão crônica, que ocorre em cerca de 20% das mulheres em idade reprodutiva, com sua prevalência variando de acordo com a idade, a raça e o índice de massa corporal (IMC). À medida que a taxa

de obesidade nos EUA aumenta, mais mulheres começam a engravidar com pressão arterial elevada. Aproximadamente 25% daquelas com hipertensão crônica desenvolvem pré-eclâmpsia durante a gravidez (King et al., 2019). As gestantes com hipertensão crônica devem ser monitoradas quanto ao agravamento da condição e/ou ao desenvolvimento de pré-eclâmpsia sobreposta.

Devido às sequelas a longo prazo de acidente vascular encefálico ou insuficiência renal aguda, o ACOG recomenda que a terapia anti-hipertensiva seja iniciada se a hipertensão crônica for grave (2019c). As mulheres com hipertensão crônica leve a moderada não requerem terapia anti-hipertensiva durante a maior parte da gravidez. O tratamento farmacológico da hipertensão leve não reduz a probabilidade de desenvolver pré-eclâmpsia mais adiante na gestação e aumenta a probabilidade de restrição de crescimento intrauterino. Entretanto, se a pressão arterial materna ultrapassar 160/100 mmHg, recomenda-se o tratamento medicamentoso (Jordan et al., 2019). Os enfermeiros podem desempenhar um grande papel na orientação das gestantes hipertensas para ajudá-las a compreender as complicações potenciais e como mudanças simples no seu estilo de vida podem ser úteis para influenciar um desfecho positivo da gravidez.

Hipertensão gestacional

A categoria de hipertensão gestacional é usada para as mulheres com hipertensão arterial não proteinúrica da gestação, nas quais os distúrbios fisiopatológicos da síndrome da pré-eclâmpsia não se desenvolvem antes do parto. A hipertensão gestacional é um diagnóstico temporário para gestantes hipertensas que não preenchem os critérios para pré-eclâmpsia (tanto a hipertensão quanto possivelmente a proteinúria) ou hipertensão crônica (hipertensão detectada pela primeira vez antes da 20ª semana de gestação).

A **hipertensão gestacional** é caracterizada por hipertensão arterial (maior que 140/90 mmHg) na mulher previamente normotensa sem proteinúria após a 20ª semana gestacional e com resolução até 12 semanas pós-parto (Carson, 2019). A hipertensão gestacional é definida quando a pressão arterial sistólica é superior a 140 mmHg e/ou a pressão diastólica é superior a 90 mmHg em pelo menos duas ocasiões com pelo menos 4 a 6 horas de intervalo após a 20ª semana gestacional em mulheres sabidamente normotensas antes deste momento e antes da gravidez (King et al., 2019). A hipertensão gestacional pode ser diferenciada da hipertensão crônica, que aparece antes da 20ª semana de gestação, ou da hipertensão prévia à gravidez atual, que persiste após o parto.

Pré-eclâmpsia e eclâmpsia

Atualmente, a pré-eclâmpsia continua sendo uma das principais causas de morte e de morbidade maternas graves em todo o mundo. As adaptações fisiológicas normais à gestação são alteradas na mulher que desenvolve

pré-eclâmpsia, que pode ser descrita como uma hipertensão de início recente acompanhada por proteinúria e/ou disfunção orgânica materna que atinge os sistemas cardiovascular, hepático, renal e nervoso central (SNC). A condição pode apresentar características graves ou não. Cada uma está associada a critérios específicos. O Quadro comparativo 19.2 destaca essas classificações.

Fisiopatologia

A pré-eclâmpsia continua sendo um desafio. A condição pode ser devastadora tanto para a mãe quanto para o feto, mas sua etiologia ainda permanece um mistério para a medicina, apesar de décadas de pesquisa. Existem muitas teorias, mas nenhuma explicou verdadeiramente as mudanças histopatológicas generalizadas que resultam em edema pulmonar, oligúria, convulsões, trombocitopenia e enzimas hepáticas anormais (Cunningham et al., 2018). Apesar dos resultados de várias pesquisas, não há comprovação da prevenção dessa condição danosa com o uso de ácido acetilsalicílico ou suplementação com cálcio, magnésio, zinco ou terapia antioxidante (vitaminas C e E), restrição de sal, terapia diurética ou óleos de peixe.

A pré-eclâmpsia é um evento com dois estágios; o mecanismo subjacente envolve vasospasmo e hipoperfusão. No primeiro estágio, a característica principal é o vasospasmo generalizado. Além disso, ocorre lesão endotelial, levando a aderência plaquetária, deposição de fibrina e presença de esquistócitos (fragmentos de eritrócitos). O segundo estágio da pré-eclâmpsia é a resposta da mulher à placentação anormal, momento em que os sintomas aparecem (*i. e.*, hipertensão, proteinúria, cefaleia, náuseas e vômitos, alterações vasculares da retina causando borramento visual e hiper-reflexia devido à hipoperfusão).

O primeiro estágio de vasospasmo generalizado resulta em elevação da pressão arterial e redução do fluxo sanguíneo para o encéfalo, fígado, rins, placenta e pulmões. A diminuição da perfusão hepática leva ao comprometimento da função hepática e hemorragia subcapsular. Isso é evidenciado por dor epigástrica e elevação das enzimas hepáticas no soro materno. A diminuição da perfusão cerebral leva a pequenas hemorragias cerebrais e a sintomas de vasospasmo arterial, tais como cefaleia, distúrbios e borramento visuais e reflexos tendíneos profundos hiperativos (DTRs). Um desequilíbrio tromboxano/prostaciclina leva ao aumento do tromboxano (potente vasoconstritor e estimulador da agregação plaquetária) e à diminuição da prostaciclina (potente vasodilatador e inibidor da agregação plaquetária), que contribuem para o estado hipertensivo. A diminuição da perfusão renal reduz a taxa de filtração glomerular, resultando então em diminuição do débito urinário e aumento dos níveis séricos de sódio, nitrogênio ureico, ácido úrico e creatinina, aumentando ainda mais o líquido extracelular e o edema. O aumento da permeabilidade capilar renal permite que a albumina escape, o que reduz a pressão coloidosmótica plasmática e move mais líquido para os espaços extracelulares; isso leva a edema pulmonar e edema generalizado. A má perfusão placentária resultante de uma vasoconstrição prolongada contribui para a restrição do crescimento intrauterino, descolamento prematuro da placenta, hipoxia fetal persistente e acidose. Além disso, a hemoconcentração (resultante da diminuição do volume intravascular) causa aumento da viscosidade do sangue e elevação do hematócrito (ACOG, 2019b).

Conduta terapêutica

A conduta terapêutica da gestante com pré-eclâmpsia varia de acordo com a gravidade de sua condição e os efeitos sobre o feto. Tipicamente, a mulher é tratada de

---

QUADRO COMPARATIVO 19.2   Pré-eclâmpsia *versus* eclâmpsia

	Pré-eclâmpsia sem características graves	Pré-eclâmpsia com características graves	Eclâmpsia
Pressão arterial	> 140/90 mmHg após a 20ª semana de gestação	> 160/110 mmHg em duas ocasiões com pelo menos 6 h de intervalo enquanto em repouso na cama	> 160/110 mmHg
Crises convulsivas/coma	Não	Não	Sim
Hiper-reflexia	Não	Sim	Sim
Outros sinais e sintomas		Cefaleia Oligúria Borramento visual, escotomas (pontos cegos) Edema pulmonar Trombocitopenia (contagem de plaquetas < 100.000/mm³) Distúrbios cerebrais Dor epigástrica ou no QSD do abdome Síndrome HELLP Insuficiência renal progressiva	Forte cefaleia Edema generalizado Dor epigástrica ou no QSD do abdome Distúrbios visuais Hemorragia cerebral Insuficiência renal Síndrome HELLP

forma conservadora se ela não apresentar indícios de gravidade. No entanto, se a condição progredir, a conduta se torna mais agressiva. A "cura" da pré-eclâmpsia/eclâmpsia é sempre a expulsão da placenta. A resolução do quadro após a expulsão da placenta apoia as teorias relacionadas à influência da placenta na doença (Lim, 2019). De acordo com estudos recentes, deve-se considerar a prevenção da pré-eclâmpsia com ácido acetilsalicílico em baixas doses diárias (75 a 150 mg) a partir da 12ª semana de gestação até o parto para as mulheres consideradas de alto risco (ver Prática baseada em evidências 19.1). Os fatores de risco para o desenvolvimento de pré-eclâmpsia incluem gestação múltipla, gravidez anterior com pré-eclâmpsia, doença renal, doença autoimune, diabetes, primeira gestação, doença periodontal, hipertensão crônica e obesidade (ACOG, 2019d).

CONDUTA PARA A PRÉ-ECLÂMPSIA LEVE

São utilizados cuidados conservadoras para a pré-eclâmpsia leve se a gestante não apresentar sinais de disfunção renal ou hepática ou coagulopatia. A gestante com uma elevação discreta dos níveis de pressão arterial pode ser colocada em repouso no leito em casa. Ela é encorajada a repousar o máximo possível em decúbito lateral para melhorar o fluxo sanguíneo uteroplacentário, reduzir sua pressão arterial e promover diurese. Além disso, as consultas pré-natais e os testes diagnósticos – como hemograma completo, estudos de coagulação, enzimas hepáticas e níveis de plaquetas – aumentam de frequência. A mulher será instruída a monitorar a pressão arterial diariamente (a cada 4 a 6 horas enquanto acordada) e relatar qualquer aumento nas aferições; ela será aconselhada a fazer contagens diárias dos movimentos fetais e relatar qualquer diminuição destes; e ela consultará seu médico semanalmente para avaliações contínuas. A gestante deve registrar as contagens diárias de movimentos fetais e, se houver alguma diminuição nesses movimentos, ela precisa ser avaliada por seu médico naquele dia. Aconselha-se uma dieta nutricional equilibrada sem restrição de sódio. Além disso, ela é incentivada a beber de seis a oito copos de água por dia. Se a conduta domiciliar não for suficiente para reduzir a pressão arterial, deve ser realizada a internação hospitalar e implementado um tratamento individualizado com base na gravidade da doença e na idade gestacional no momento do diagnóstico.

Durante a hospitalização, a gestante com pré-eclâmpsia leve é monitorada de perto quanto a sinais e sintomas de pré-eclâmpsia grave ou iminência de eclâmpsia (p. ex., cefaleia persistente, hiper-reflexia). As aferições da pressão arterial são frequentemente registradas. A vigilância fetal é instituída na forma de contagens diárias do movimento fetal, cardiotocografia basal e ultrassonografias seriadas para avaliar o crescimento do feto e o volume do líquido amniótico com o objetivo de confirmar o bem-estar fetal. O manejo expectante (espera vigilante) geralmente continua até que sejam alcançadas pelo menos 37 semanas de gestação, a maturidade pulmonar fetal seja documentada ou desenvolvam-se complicações que justifiquem o parto imediato. As mulheres com pré-eclâmpsia leve apresentam maior risco de hipertensão pós-parto (King et al., 2019).

A prevenção da progressão da doença é o foco do tratamento durante o trabalho de parto. A pressão arterial é monitorada com frequência e um ambiente silencioso é importante para minimizar o risco de estimulação

---

PRÁTICA BASEADA EM EVIDÊNCIAS 19.1 — Características clínicas de gestantes sob uso diário de ácido acetilsalicílico em baixas doses para diferentes distúrbios hipertensivos da gestação: um estudo comparativo retrospectivo

ESTUDO

Os distúrbios hipertensivos são as principais causas de complicações materna e fetal em todo o mundo, principalmente a pré-eclâmpsia. O ácido acetilsalicílico tem sido uma terapia bem aceita para a prevenção de eventos cardiovasculares, então por que não durante a gestação? Acredita-se que o ácido acetilsalicílico, um agente antiplaquetário, tomado no início da gravidez possa reduzir a coagulação patológica e a vasoconstrição na circulação placentária e promover o crescimento placentário, reduzindo assim a incidência de doenças cardiovasculares em gestantes. Este estudo teve como objetivo avaliar as características clínicas a partir dos benefícios do ácido acetilsalicílico em baixas doses em conjunto com anti-hipertensivos em gestantes com distúrbios da pressão arterial alta.

Achados

O estudo foi desenhado como um estudo retrospectivo que incluiu 100 gestantes com vários distúrbios hipertensivos. Elas foram divididas em dois grupos: o Grupo A ingeriu ácido acetilsalicílico em baixa dose com os medicamentos anti-hipertensivos; e o Grupo B tomou os medicamentos anti-hipertensivos sem ácido acetilsalicílico em baixa dose. O estudo forneceu evidências interessantes sobre os benefícios do uso diário de ácido acetilsalicílico em baixas doses durante a gravidez como medida protetora contra complicações maternas graves de distúrbios hipertensivos, particularmente para aquelas com risco de pré-eclâmpsia. O ácido acetilsalicílico pode ser considerado para reduzir o risco de pré-eclâmpsia, como também de eclâmpsia e de outros desfechos maternos e fetais adversos.

Implicações para a enfermagem

Com base nos resultados do estudo, os enfermeiros podem ser fundamentais nas avaliações pré-natais de mães de alto risco para identificá-las precocemente de modo que o ácido acetilsalicílico em baixa dose profilática possa ser prescrito no início da gravidez caso seja considerado apropriado pelo médico. O profissional de enfermagem pode fornecer às gestantes orientações e justificativas para o uso e a duração dessa terapia. Numerosos estudos e organizações de saúde recomendaram essa terapia para evitar a pré-eclâmpsia, então os enfermeiros podem ver este tratamento como uma intervenção baseada em evidências para promover melhores desfechos para as mães e seus filhos.

Adaptado de Al-Taie, A., Albasry, Z., & Mohammed, N. H. (2019). Clinical characteristics of pregnant women on the use of low-dose aspirin in different hypertensive pregnancy disorders: A retrospective comparative study. *Journal of Pharmacy & BioAllied Sciences, 11*(1), 77–82.

nervosa e promover o repouso. O ACOG não recomenda o uso rotineiro de sulfato de magnésio para todas as gestantes com pré-eclâmpsia sem características graves (2019c). Exige-se um acompanhamento atento contínuo do estado neurológico para detectar quaisquer sinais ou sintomas de hipoxemia, atividade convulsiva iminente ou aumento da pressão intracraniana. Geralmente, é inserido um cateter vesical de demora para permitir a medição precisa do débito urinário.

CONDUTA PARA A PRÉ-ECLÂMPSIA GRAVE

O manejo atual da pré-eclâmpsia para gestantes de alto risco inclui aconselhamento preconceptivo, controle e monitoramento da pressão arterial perinatal, terapia pré-natal com ácido acetilsalicílico, betametasona para gestantes antes da 34ª semana de gestação, infusão profilática de sulfato de magnésio e acompanhamento da pressão arterial pós-parto. Antes da 37ª semana gestacional, a conduta expectante pode ser apropriada, a menos que a doença progrida e os sintomas piorem. A pré-eclâmpsia com características graves pode se desenvolver repentinamente ou em poucos dias e trazer com ela valores pressóricos superiores a 160/110 mmHg, sintomas encefálicos e visuais, edema pulmonar, dor epigástrica, função hepática prejudicada, trombocitopenia e insuficiência renal progressiva (Resnik et al., 2019). Esse quadro clínico leva à necessidade de hospitalização imediata.

O tratamento é altamente individualizado e baseado na gravidade da doença e na idade fetal. O nascimento de uma criança é a única cura porque a pré-eclâmpsia depende da presença de tecido trofoblástico. Portanto, a idade exata do feto é avaliada para determinar a viabilidade.

A pré-eclâmpsia grave é tratada agressivamente porque a hipertensão representa uma séria ameaça à mãe e ao feto. Os objetivos dos cuidados são estabilizar mãe e feto e o preparo para o parto. A terapia concentra-se no controle da hipertensão, na prevenção de convulsões, na prevenção da morbidade a longo prazo e na prevenção da morte materna, fetal ou neonatal (Lim, 2019). As vigilâncias materna e fetal intensas começam quando a mãe é hospitalizada e continuam durante a internação.

A gestante em trabalho de parto com pré-eclâmpsia grave geralmente recebe ocitocina para estimular as contrações uterinas, medicamentos anti-hipertensivos para controlar a pressão arterial e sulfato de magnésio para evitar a atividade convulsiva. A ocitocina e o sulfato de magnésio podem ser administrados simultaneamente por meio de bombas de infusão para garantir que ambos sejam fornecidos no volume prescrito. O sulfato de magnésio é administrado por via intravenosa por meio de uma bomba de infusão. Uma dose de ataque de 4 a 6 g é administrada ao longo de 15 a 30 minutos, seguida por infusões contínuas de 1 a 2 g/h. Se ocorrer superdosagem, o gliconato de cálcio (10 mℓ de uma solução a 10% injetados IV durante 3 minutos) é um antagonista eficaz.

A gestante é avaliada atentamente para detecção de toxicidade do magnésio. Se possível, um parto vaginal é preferível a uma cesariana com vistas a melhores desfechos maternos e menos risco associado a um parto cirúrgico. PGE2 em gel pode ser usada para amadurecer o colo do útero. Uma cesariana pode ser realizada se a mulher estiver gravemente doente. Um pediatra e um neonatologista e/ou enfermeiro neonatal devem estar disponíveis na sala de parto para cuidar do recém-nascido. Um neonato cuja mãe recebeu altas doses de sulfato de magnésio precisa ser monitorado para depressão respiratória, hipocalcemia e hipotonia. Pode ocorrer diminuição da variabilidade da frequência cardíaca fetal, mas, em geral, o sulfato de magnésio não representa risco para o feto. O recém-nascido pode apresentar depressão respiratória, perda de reflexos, fraqueza muscular e depressão neurológica (Martin & Rosenfeld, 2019).

CONDUTA PARA A GESTANTE COM ECLÂMPSIA

Eclâmpsia é a complicação neurológica característica da pré-eclâmpsia, marcada pelo início da atividade convulsiva. As convulsões por eclâmpsia constituem uma emergência médica e requerem tratamento imediato para evitar as mortalidades materna e fetal (Magley & Hinson, 2020). Na gestante que desenvolve uma crise eclâmptica, a atividade convulsiva começa com espasmos faciais seguidos por rigidez muscular generalizada. A princípio, pode ser observada distorção da face da gestante com protrusão dos olhos e espuma nos cantos da boca. A respiração cessa durante a convulsão, que é decorrente dos espasmos musculares, comprometendo então a oxigenação fetal. As complicações das crises convulsivas podem incluir mordedura na língua, traumatismo cranioencefálico, ossos quebrados e aspiração. O coma geralmente segue a atividade convulsiva, e há retomada da respiração.

Os princípios básicos da permeabilidade das vias respiratórias, da respiração e da circulação devem sempre ser seguidos como regra geral no controle de crises. Como em qualquer convulsão, o tratamento inicial é desobstruir as vias respiratórias e administrar oxigênio adequado. É fundamental posicionar a gestante em decúbito lateral e protegê-la de lesões durante a convulsão. Deve estar prontamente disponível um equipamento de aspiração para remover as secreções da boca após o término da convulsão. Administram-se líquidos IV após a convulsão em volume suficiente para repor o débito urinário e outras perdas insensíveis. Monitora-se atentamente a frequência cardíaca fetal. O sulfato de magnésio é administrado por via intravenosa para evitar novas convulsões e mantido por pelo menos 24 horas após a última crise da gestante. Os níveis séricos de magnésio, a frequência respiratória, os reflexos e o débito urinário em gestantes que estão recebendo sulfato de magnésio são monitorados atentamente para evitar a toxicidade do magnésio ou uma parada cardíaca. A hipertensão é controlada com fármacos anti-hipertensivos. Após as crises convulsivas terem sido controladas, avalia-se a estabilidade da gestante. Se ela for considerada estável, o parto por indução ou cesariana é realizado (August & Sibai, 2019). Caso a condição da mulher permaneça estável, ela será transferida para a unidade de pós-parto para atendimento. Se ela ficar instável após o parto, ela pode ser transferida para a unidade de cuidados intensivos para uma observação mais detalhada.

Avaliação de enfermagem

A prevenção das complicações relacionadas à pré-eclâmpsia requer o uso de habilidades de avaliação, proteção e aconselhamento. A avaliação começa com a aferição precisa da pressão arterial em cada consulta. Além disso, os enfermeiros precisam avaliar as queixas subjetivas que podem indicar a progressão da doença – alterações visuais, cefaleias fortes, sangramento ou hematomas incomuns ou dor epigástrica (Troiano et al., 2019). Os sinais significativos de pré-eclâmpsia – proteinúria e hipertensão – ocorrem sem a percepção da mulher. Infelizmente, quando os sintomas são percebidos, a hipertensão gestacional pode estar grave.

> ### ATENÇÃO!
> Para o diagnóstico de pré-eclâmpsia, a pressão arterial absoluta (valor que confirma a elevação) de 140/90 mmHg deve ser aferida em duas ocasiões com intervalo de 4 a 6 horas. A proteinúria é definida como 300 mg ou mais de proteínas urinárias por 24 horas ou proteínas acima de 1+ na avaliação por fita reagente química ou tira reagente de pelo menos duas amostras de urina aleatórias coletadas com o mínimo de 4 a 6 horas de intervalo sem evidência de infecção do trato urinário (ITU) (ACOG, 2019b).

ANAMNESE E EXAME FÍSICO

Realize a anamnese completa durante a primeira consulta pré-natal para identificar se a gestante corre risco de pré-eclâmpsia. Os fatores de risco incluem:

- Ser primigesta
- Anormalidades cromossômicas
- Anomalias congênitas estruturais
- Gravidezes múltiplas
- Histórico de pré-eclâmpsia em uma gestação anterior
- Tecido placentário excessivo como observado em mulheres com DTG
- Estresse crônico
- Fertilização *in vitro*
- Lúpus (doença autoimune)
- Uso de medicamentos para ovulação
- Histórico familiar de pré-eclâmpsia (mãe ou irmã)
- Baixo nível socioeconômico
- Histórico de diabetes, hipertensão ou doença renal
- Desnutrição

- Etnia afro-americana
- Idade inferior a 20 ou superior a 35 anos
- Obesidade (CDC, 2019).

Além disso, realize uma avaliação nutricional que inclua a ingestão usual de proteína, cálcio, calorias diárias e líquidos.

As gestantes com risco de pré-eclâmpsia precisam de consultas pré-natais mais frequentes e devem ser orientadas sobre os problemas para que possam relatá-los imediatamente.

A pressão arterial deve ser aferida com cuidado e precisão. Obtenha todas as medidas com a gestante na mesma posição (a pressão arterial é mais alta na posição sentada e mais baixa na posição deitada) e usando a mesma técnica (automática *versus* manual). Essa padronização de posição e de técnica resultará em leituras mais precisas (Norwitz et al., 2019).

> ### ATENÇÃO!
> Embora o edema não seja um sinal primordial de pré-eclâmpsia, o peso deve ser monitorado com frequência para identificar ganhos repentinos em um curto espaço de tempo. A pesquisa atual baseia-se na diminuição da perfusão de órgãos, na disfunção endotelial (extravasamento capilar e proteinúria) e na elevação da pressão arterial como indicadores principais (Carson, 2019).

Em cada consulta pré-natal, avalie a frequência cardíaca fetal com um dispositivo Doppler. Verifique também se há proteínas em uma amostra de urina coletada com uma tira reagente.

EXAMES LABORATORIAIS E COMPLEMENTARES

Vários exames laboratoriais podem ser realizados para avaliar a condição da gestante. Tipicamente, eles incluem hemograma completo, eletrólitos séricos, ureia, creatinina e níveis de enzimas hepáticas. As amostras de urina são verificadas quanto às proteínas; se os níveis forem de 1+ a 2+ ou mais, realiza-se um exame de urina de 24 horas.

Conduta de enfermagem

A conduta de enfermagem para a gestante com pré-eclâmpsia concentra-se no monitoramento rigoroso da pressão arterial e na avaliação contínua à procura de evidências de progressão da doença. Durante a gravidez, a vigilância fetal é essencial.

INTERVENÇÃO PARA A PRÉ-ECLÂMPSIA LEVE

A gestante com pré-eclâmpsia leve precisa de monitoramento frequente para detectar alterações porque a condição pode progredir para eclâmpsia rapidamente. Instrua todas as mulheres a reconhecer os sinais e os sintomas da pré-eclâmpsia e, caso estes ocorram, incentive-as a entrar em contato com seus médicos para avaliação imediata.

Normalmente, as gestantes com pré-eclâmpsia sem características graves podem ser tratadas em casa se tiverem um bom entendimento do processo da doença, se a pressão arterial e os sinais vitais estiverem estáveis, se não houver resultados anormais nos exames laboratoriais e se for demonstrada uma boa movimentação fetal (ver Diretrizes de ensino 19.2). O enfermeiro domiciliar faz consultas frequentes e telefonemas de acompanhamento para avaliar a condição da gestante para auxiliar na programação de avaliações periódicas do feto (como cardiotocografias basais) e avaliar quaisquer alterações que possam sugerir uma piora da condição da gestante.

DIRETRIZES DE ENSINO **19.2**
Orientações à gestante com pré-eclâmpsia leve

- Repousar em um ambiente silencioso para evitar distúrbios cerebrais
- Beber de 8 a 10 copos de água por dia
- Seguir uma dieta equilibrada e rica em proteínas, incluindo alimentos ricos em fibras
- Realizar repouso intermitente no leito para melhorar a circulação no coração e no útero
- Limitar a atividade física para promover a micção e a consequente diminuição da pressão arterial
- Pedir a ajuda da família para que possa ter um tempo de descanso adequado
- Realizar o automonitoramento conforme as instruções, incluindo:
  - Aferir a pressão arterial duas vezes ao dia
  - Registrar o número de movimentos fetais diariamente (mobilograma)
- Entrar em contato com o enfermeiro domiciliar se ocorrer alguma das seguintes situações:
  - Aumento da pressão arterial
  - Queimação ou frequência ao urinar
  - Diminuição da atividade ou do movimento fetal
  - Cefaleia (na testa ou na região posterior do pescoço)
  - Tonturas ou distúrbios visuais
  - Dor de estômago, pirose excessiva ou dor epigástrica
  - Micção diminuída ou infrequente
  - Contrações ou dor lombar
  - Fragilidade capilar
  - Início súbito de dor abdominal
  - Náuseas e vômitos.

A detecção precoce e a conduta para pré-eclâmpsia estão associadas a maior sucesso na redução do desenvolvimento dessa condição. Contanto que a gestante siga as diretrizes de cuidados delineadas pelo profissional de saúde e permaneça estável, pode-se continuar o cuidado domiciliar para manter a gestação até que o feto esteja maduro. Se ocorrer progressão da doença, é necessária a hospitalização.

INTERVENÇÃO PARA A PRÉ-ECLÂMPSIA GRAVE
A gestante com pré-eclâmpsia com características graves geralmente requer hospitalização. Mantenha a mulher em repouso absoluto em decúbito lateral esquerdo. Certifique-se de que o quarto esteja escuro e silencioso para reduzir a estimulação. Administre sedativos conforme prescrito para incentivar o repouso absoluto. A gestante corre o risco de ter convulsões se a condição progredir. Portanto, institua e mantenha as precauções contra convulsões, como forrar as grades laterais e ter oxigênio, aspirador e uma campainha de chamada prontamente disponíveis para proteger a mulher de lesões.

ATENÇÃO!
A pré-eclâmpsia aumenta o risco de descolamento prematuro da placenta, de parto prematuro, de restrição do crescimento intrauterino e de sofrimento fetal durante o parto. Esteja sempre preparado se notar sintomas de pré-eclâmpsia.

Monitore atentamente a pressão arterial da gestante. Administre anti-hipertensivos conforme prescrito para reduzir a pressão arterial (ver Orientação sobre medicamentos 19.3). Avalie a visão e o nível de consciência da gestante. Relate quaisquer alterações e reclamações de cefaleia ou distúrbios visuais. Ofereça uma dieta rica em proteínas com 8 a 10 copos de água por dia. Monitore a ingestão e a eliminação a cada hora e administre reposição de líquidos e eletrólitos conforme prescrito. Avalie a mulher para detectar sinais e sintomas de edema pulmonar, tais como estertores e sibilos à ausculta, dispneia, diminuição dos níveis de saturação de oxigênio, tosse, distensão das veias do pescoço, ansiedade e inquietação. O tratamento do edema pulmonar agudo é sintomático e inclui a administração de vasodilatadores e diuréticos. O desenvolvimento dessa doença em mulheres com hipertensão durante a gestação está associado a altos níveis de administração de líquidos IV (Pretorius et al., 2019).

Para alcançar um desfecho seguro para o feto, prepare a gestante para os possíveis exames com o objetivo de avaliar o estado fetal à medida que a pré-eclâmpsia progride. Os exames podem incluir cardiotocografia basal, ultrassonografias seriadas para acompanhar o crescimento fetal, amniocentese para determinar a maturidade pulmonar fetal, velocimetria Doppler para detectar o comprometimento fetal, e perfil biofísico para avaliar o bem-estar fetal em curso (Rana et al., 2019).

Outros exames laboratoriais podem ser realizados para monitorar o processo da doença e determinar se ela está progredindo para a síndrome HELLP. Estes incluem enzimas hepáticas, como a desidrogenase láctica (LDH), a ALT e a AST; perfil químico, como creatinina, ureia, ácido úrico e glicose; hemograma completo, incluindo contagem de plaquetas; estudos de coagulação, como TP, TTP, fibrinogênio e tempo de sangramento; e coleta de urina de 24 horas para depuração de proteínas e creatinina.

ORIENTAÇÃO SOBRE MEDICAMENTOS 19.3 Fármacos usados na pré-eclâmpsia e na eclâmpsia

Fármaco	Ação/indicações	Implicações para a enfermagem
Sulfato de magnésio	Bloqueio da transmissão neuro-muscular, vasodilatação Prevenção e tratamento de convulsões por eclâmpsia	Administrar dose de ataque de 4 a 6 g IV em 100 mℓ de líquido ao longo de 15 a 30 min, seguida por uma dose de manutenção de 1 a 2 g em infusão IV contínua Monitorar atentamente os níveis séricos de magnésio Avaliar os DTRs profundos e verificar se há clônus aquileu Ter gliconato de cálcio prontamente disponível em caso de toxicidade Monitorar sinais e sintomas de toxicidade, tais como rubor, sudorese, hipotensão, e depressão cardíaca e do sistema nervoso central
Cloridrato de hidralazina (Apresoline®)	Relaxamento da musculatura lisa vascular, melhorando assim a perfusão para as áreas renais, uterinas e cerebrais Redução da pressão arterial	Administrar lentamente dose de 5 a 10 mg IV a cada 20 min conforme necessário Usar a forma parenteral imediatamente após a abertura da ampola Interromper o fármaco lentamente para evitar uma possível hipertensão de rebote Monitorar os efeitos adversos, tais como palpitações, cefaleia, taquicardia, anorexia, náuseas, vômitos e diarreia
Cloridrato de labetalol (Normodyne®)	Alfa-1 e betabloqueador Redução da pressão arterial	Estar ciente de que o fármaco reduz a pressão arterial sem diminuir a frequência cardíaca ou o débito cardíaco materno Administrar dose IV de 20 a 40 mg a cada 15 min conforme necessário e, em seguida, iniciar infusão IV (2 mg/min) até que a pressão arterial desejada seja alcançada Monitorar possíveis efeitos adversos, tais como dor gástrica, flatulência, constipação intestinal, tontura, vertigens e fadiga
Nifedipino (Procardia®)	Bloqueio dos canais de cálcio/dilatação das artérias coronárias, arteríolas e arteríolas periféricas Redução da pressão arterial, interrupção do trabalho de parto prematuro	Administrar três doses VO de 10 a 20 mg e depois a cada 4 a 8 h Monitorar possíveis efeitos adversos, tais como tontura, edema periférico, angina, diarreia, congestão nasal, tosse
Nitroprussiato de sódio (Nitropress®)	Vasodilatação rápida (arterial e venosa) Hipertensão grave que exige redução rápida dos níveis de pressão arterial	Administrar por infusões IV contínuas com a dose ajustada de acordo com os níveis de pressão arterial Enrolar o frasco da solução de infusão IV em papel laminado ou material opaco para protegê-la da luz Monitorar possíveis efeitos adversos, tais como crises convulsivas, inquietação, pressão retroesternal, palpitações, sudorese, dor abdominal
Furosemida (Lasix®)	Ação diurética, inibição da reabsorção de sódio e cloreto a partir da alça nefrótica ascendente Edema pulmonar (utilizada apenas se essa condição existir)	Administrar lentamente *bolus* IV de 10 a 40 mg por 1 a 2 min Monitorar a produção de urina a cada hora Avaliar possíveis efeitos adversos, tais como tontura, vertigens, hipotensão ortostática, anorexia, vômitos, desequilíbrio eletrolítico, cãibras e espasmos musculares

King, T. L., Brucker, M. C., Jevitt, C., & Osborne, K. (2019). *Varney's midwifery* (6th ed.). Jones & Bartlett Learning; Skidmore-Roth, L. (2020). *Mosby's 2020 nursing drug reference* (33rd ed.). Mosby Elsevier.

Administre sulfato de magnésio parenteral conforme solicitado para evitar convulsões. Avalie os DTRs para determinar a efetividade do tratamento. As gestantes com pré-eclâmpsia grave comumente apresentam hiper-reflexia. A pré-eclâmpsia grave provoca alterações no córtex, o que perturba o equilíbrio dos impulsos entre o córtex cerebral e a medula espinal. Os reflexos rápidos (hiper-reflexia) são o resultado de um córtex irritável e indicam envolvimento do SNC (Resnik et al., 2019). Os reflexos diminuídos ou ausentes ocorrem quando a gestante desenvolve toxicidade por magnésio, que, por ser um potente bloqueador neuromuscular, faz com que as vias nervosas aferentes e eferentes não transmitam mensagens adequadamente e a hiporreflexia se desenvolva.

Os locais comuns usados para avaliar os DTRs são o reflexo do bíceps, o reflexo do tríceps, o reflexo patelar, o reflexo do tendão do calcâneo e o reflexo plantar. O Procedimento de enfermagem 19.1 destaca as etapas da avaliação do reflexo patelar.

O National Institute of Neurological Disorders and Stroke, uma divisão do National Institutes of Health, publicou no início da década de 1990 uma escala que, embora subjetiva, é amplamente usada na atualidade. Ela gradua os reflexos de 0 a 4+. As classes 2+ e 3+ são consideradas normais e as classes 0 e 4+ podem indicar patologia (Tabela 19.2). Como as avaliações são subjetivas, para melhorar a comunicação dos resultados dos reflexos, devem ser usadas categorias descritoras

PROCEDIMENTO DE ENFERMAGEM 19.1
Avaliação do reflexo patelar

Objetivo: avaliar se existe irritabilidade do sistema nervoso relacionada à pré-eclâmpsia

1. Colocar a gestante em decúbito dorsal (ou sentada ereta com as pernas penduradas livremente ao lado da cama ou da mesa de exame).
2. Se a gestante estiver em decúbito dorsal, pedir que flexione levemente o joelho.
3. Colocar a mão sob o joelho para apoiar a perna e localizar o tendão patelar. Este deve estar na linha média logo abaixo da patela.
4. Usar um martelo de reflexos ou a borda lateral da mão para percutir a área do tendão patelar com firmeza e rapidez.
5. Observar o movimento da perna e do pé. O reflexo patelar ocorre quando a perna e o pé se movem (documentado como 2+).
6. Repetir o procedimento com a outra perna.

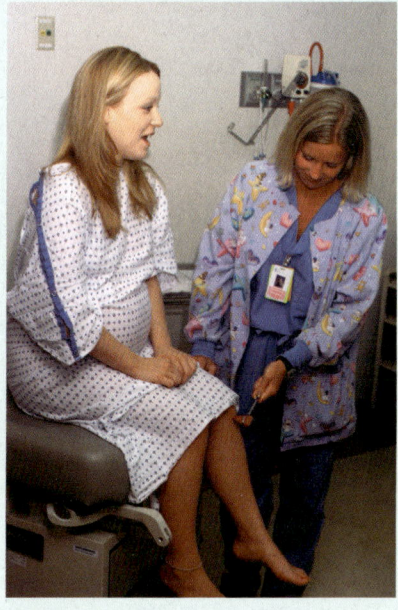

condensadas como ausente, médio, rápido ou clônus, em vez de códigos numéricos (Wilkerson & Ogunbodede, 2019).

Clônus consiste na presença de contrações involuntárias rítmicas, mais frequentemente no pé ou tornozelo. Um clônus sustentado confirma o envolvimento do SNC. O Procedimento de enfermagem 19.2 destaca as etapas de testagem do clônus aquileu.

PROCEDIMENTO DE ENFERMAGEM 19.2
Avaliação à procura de clônus aquileu

Objetivo: avaliar se existe irritabilidade do sistema nervoso relacionada à pré-eclâmpsia

1. Colocar a gestante em decúbito dorsal.
2. Pedir a ela que flexione discretamente o joelho; colocar a mão sob o joelho para apoiá-lo.
3. Dorsifletir o pé da gestante vigorosamente e, em seguida, soltá-lo rapidamente.
4. Observar se o pé dela retrocede delicadamente contra a sua mão. Se o movimento for leve, sem quaisquer contrações bruscas do tornozelo ou dos músculos da panturrilha, então não há clônus; se o movimento for brusco e rápido, há clônus.
5. Repetir no lado oposto.

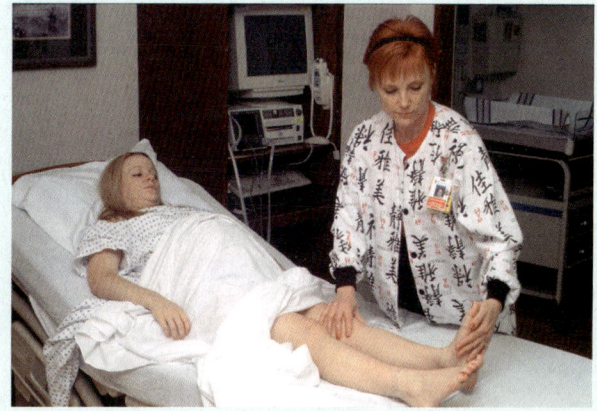

TABELA 19.2 Classificação dos reflexos tendíneos profundos.

Descrição do achado	Grau
Reflexo ausente	0
Reflexo hipoativo, lento	1
Reflexo na metade inferior da variação normal	2
Reflexo na metade superior da variação normal	3
Reflexo hiperativo, vivo, presença de clônus	4

Cunningham, F. G., Leveno, K. J., Bloom, S. L., Dashe, J. S., Hoffman, B. L., Casey, B. M., & Spong, C. Y. (2018). *William's obstetrics* (25th ed.). McGraw-Hill Education; King, T. L., Brucker, M. C., Jevitt, C., & Osborne, K. (2019). *Varney's midwifery* (6th ed.). Jones & Bartlett Learning; e Norwitz, E., Zelop, C., Miller, D., & Keefe, D. (2019). *Evidence-based obstetrics and gynecology*. Wiley Blackwell.

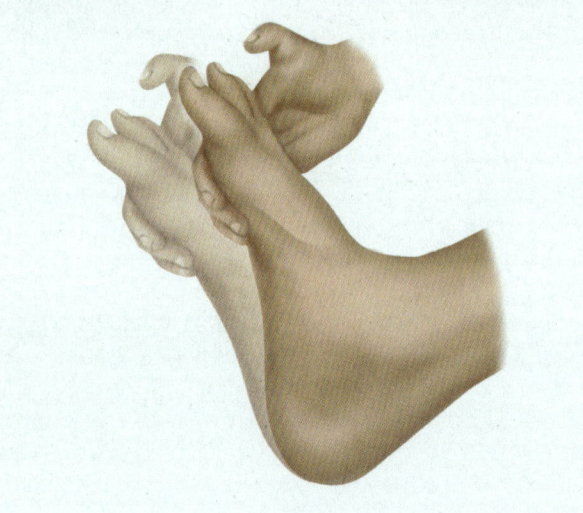

Na administração de sulfato de magnésio, a gestante corre o risco de intoxicação por magnésio. Avalie-a atentamente à procura de sinais de toxicidade, que incluem frequência respiratória de menos de 12 incursões respiratórias por minuto, ausência de DTRs e diminuição do débito urinário (menos de 30 mℓ/h). Monitore também os níveis séricos de magnésio. Embora os níveis exatos possam ser diferentes entre as instituições de saúde, níveis séricos de magnésio que variam entre 4 e 7 mEq/ℓ são considerados terapêuticos, enquanto níveis acima de 8 mEq/dℓ geralmente são considerados tóxicos. À medida que os níveis aumentam, a mulher corre o risco de ter problemas graves:

- 10 mEq/ℓ: possível perda dos DTRs
- 15 mEq/ℓ: possível depressão respiratória
- 25 mEq/ℓ: possível parada cardíaca (Skidmore-Roth, 2020).

Se houver sinais e sintomas de toxicidade por magnésio, deve-se administrar gliconato de cálcio como antídoto.

Durante a permanência da gestante, monitore-a atentamente para sinais e sintomas de trabalho de parto. Realize monitoramentos eletrônicos fetais contínuos para avaliar o bem-estar do feto. Observe as tendências na frequência cardíaca basal e a presença ou ausência de acelerações ou desacelerações, bem como os sinais de sofrimento fetal e relate-os imediatamente. Administre o tratamento com glicocorticoides conforme solicitado para aumentar a maturidade pulmonar fetal e se preparar para a indução do parto se a condição da mãe justificar.

Mantenha a gestante e sua família informados sobre a condição dela e oriente-os sobre a evolução do tratamento. Forneça suporte emocional para a mulher e a família. A pré-eclâmpsia grave é assustadora, e a maioria das gestantes está preocupada com sua própria saúde e também com a do feto. Para aliviar a ansiedade, realize toques leves reconfortantes e tranquilize a gestante de que as ações necessárias estão sendo tomadas. Ouvir ativamente suas preocupações e medos e comunicá-los ao médico são importantes para manter as vias de comunicação abertas. Elogiar as pequenas realizações pode constituir um reforço positivo para comportamentos eficazes.

INTERVENÇÃO PARA A ECLÂMPSIA

O início da atividade convulsiva identifica a eclâmpsia. Tipicamente, as crises convulsivas por eclâmpsia são generalizadas e começam com uma contração facial. O corpo então fica rígido em um estado de contração muscular tônica. A fase clônica da convulsão envolve contração e relaxamento alternados de todos os músculos do corpo. A respiração cessa durante a atividade convulsiva e é retomada logo após seu término. A segurança da gestante é a principal preocupação durante as crises convulsivas. Se possível, vire a mulher de lado e permaneça com ela. Certifique-se de que as grades laterais estejam levantadas e acolchoadas. Diminua as luzes e mantenha a sala silenciosa.

Documente a hora e a sequência dos eventos o mais rápido possível. Após o término da atividade convulsiva, aspire a nasofaringe, conforme necessário, e administre oxigênio. Continue a infusão de sulfato de magnésio para evitar novas convulsões. Garanta os monitoramentos fetais eletrônicos contínuos à procura de alterações do estado do feto. Também investigue a presença de contrações uterinas. Depois que a gestante estiver estabilizada, prepare-a para o parto o mais rápido possível para reduzir o risco de mortalidade perinatal.

CUIDADOS DE ACOMPANHAMENTO

Depois do parto, continue acompanhando a mulher em busca de sinais e sintomas de pré-eclâmpsia/eclâmpsia por pelo menos 48 horas. Prepare-se para continuar a administrar a infusão de sulfato de magnésio por 24 horas para evitar a atividade convulsiva e monitorar os níveis séricos de magnésio em busca de toxicidade.

Avalie os sinais vitais pelo menos a cada 4 horas em conjunto com as avaliações pós-parto de rotina: fundo de olho, lóquios, mamas, bexiga, intestinos e o estado emocional da mulher. Monitore atentamente o débito urinário. A diurese é um sinal positivo que, com a diminuição da proteinúria, sinaliza a resolução da doença.

Síndrome HELLP

A síndrome HELLP é um acrônimo para hemólise, elevação das enzimas hepáticas e plaquetopenia. Trata-se de uma variante da síndrome da pré-eclâmpsia/eclâmpsia que ocorre em até 20% das gestantes cujas condições são consideradas como pré-eclâmpsia grave. Semelhantemente à pré-eclâmpsia, o fenômeno essencial no desenvolvimento da síndrome HELLP é uma invasão trofoblástica anormal devido à tolerância imunológica materna inadequada (Jordan et al., 2019). As gestantes com síndrome HELLP apresentam risco aumentado de complicações como hemorragia cerebral, descolamento de retina, hematoma/ruptura hepática, CID, descolamento prematuro da placenta, eclâmpsia, insuficiência renal aguda, edema pulmonar e morte materna (Jordan et al., 2019). É uma complicação obstétrica potencialmente fatal, considerada por muitos como uma forma grave de pré-eclâmpsia que envolve hemólise, trombocitopenia e disfunção hepática.

Tanto a síndrome HELLP quanto a pré-eclâmpsia ocorrem durante os estágios finais da gestação e, às vezes, após o parto. A síndrome HELLP é uma condição clinicamente progressiva. O diagnóstico precoce é fundamental para evitar distensão, ruptura e hemorragia hepáticas e o início da CID. Se a condição se apresentar no período pré-natal, a morbidade e a mortalidade podem afetar a mãe e o feto.

A síndrome HELLP ocorre em até 20% das mulheres grávidas com diagnóstico de pré-eclâmpsia grave. Essa síndrome é singular porque seu diagnóstico depende especificamente de exames laboratoriais. As gestantes com a síndrome HELLP geralmente apresentam menos sinais de anormalidades compatíveis com a síndrome metabólica e uma prevalência mais baixa de trombofilia em comparação com as mulheres que apresentam pré-eclâmpsia sem HELLP (Sibai, 2019). Embora tenha sido relatada nas primeiras 17 semanas de gestação, na maioria das vezes é diagnosticada entre 22 e 36 semanas (Cunningham et al., 2018). Pode manifestar-se antes da ocorrência de elevação dos níveis de pressão arterial. A síndrome HELLP eleva o risco materno de desenvolvimento de hematoma ou ruptura hepáticos, acidente vascular encefálico, parada cardíaca, convulsão, edema pulmonar, CID, hemorragia subendocárdica, síndrome da insuficiência respiratória do adulto, dano renal, sepse, encefalopatia hipóxica e morte materna ou fetal (Sibai, 2019). O reconhecimento da síndrome HELLP, uma abordagem multidisciplinar agressiva e a transferência imediata dessas gestantes para centros obstétricos com experiência nesta área são necessários para a melhora do prognóstico materno-fetal.

Fisiopatologia

A síndrome HELLP é caracterizada por tônus vascular anormal, vasospasmo e defeitos de coagulação. A hemólise que ocorre é chamada de anemia hemolítica microangiopática. Acredita-se que essa cascata de eventos aconteça quando os eritrócitos fragmentam-se ao passar por pequenos vasos sanguíneos danificados. As enzimas hepáticas elevadas são o resultado da redução do fluxo sanguíneo para o fígado secundária à obstrução dos depósitos de fibrina. Ao mesmo tempo, a lesão endotelial e a deposição de fibrina no fígado podem levar ao comprometimento hepático e resultar em necrose hemorrágica, que é indicada por dor no quadrante superior direito, náuseas e vômitos. A hiperbilirrubinemia e a icterícia são decorrentes da insuficiência hepática. Contagens baixas de plaquetas resultam do dano vascular, este decorrente de vasospasmo, e as plaquetas agregam-se nos locais de lesão, levando então à trombocitopenia em vários locais (Stevens, 2019).

Conduta terapêutica

O tratamento concentra-se na estabilização da pressão arterial e na avaliação do bem-estar fetal para determinar o momento ideal para o nascimento. O tratamento para a síndrome HELLP é baseado na gravidade da doença, na idade gestacional e na condição da mãe e do feto. A base da terapia é a redução da pressão arterial alta com fármacos anti-hipertensivos de ação rápida, prevenção de convulsões ou de sua recorrência com sulfato de magnésio e, se necessário, uso de esteroides para a maturidade pulmonar fetal, seguido do parto e da expulsão da placenta (King et al., 2019). A gestante deve ser hospitalizada ou transferida para um centro terciário com uma unidade de terapia intensiva neonatal. O tratamento adicional inclui a correção das coagulopatias que acompanham a síndrome HELLP. Depois que essa síndrome for diagnosticada e a condição da mulher estiver estável, é indicado o parto.

O sulfato de magnésio é usado profilaticamente para evitar crises convulsivas. Anti-hipertensivos como a hidralazina ou o labetalol são administrados para controlar a pressão arterial. A terapia com hemocomponentes – como plasma fresco congelado, concentrado de hemácias ou plaquetas – é prescrita para corrigir a anemia hemolítica microangiopática. O parto pode ser adiado por até 96 horas para que possa ser administrada betametasona ou dexametasona para estimular a maturação pulmonar no feto prematuro.

Avaliação de enfermagem

A avaliação de enfermagem da gestante com a síndrome HELLP é semelhante à da gestante com pré-eclâmpsia grave. Esteja alerta para queixas de náuseas (associadas ou não a vômitos), mal-estar, dor epigástrica ou no quadrante superior direito, cefaleia e alterações na visão (escotomas). Realize avaliações sistemáticas com frequência, conforme indicado pela condição da gestante e resposta ao tratamento.

O diagnóstico de síndrome HELLP é estabelecido com base nos resultados de exames laboratoriais e inclui:

- Baixo hematócrito explicado por qualquer perda de sangue
- LDH elevada (insuficiência hepática)
- AST elevada (insuficiência hepática)
- ALT elevada (insuficiência hepática)
- Níveis elevados de ureia sanguínea (insuficiência renal)
- Nível elevado de bilirrubina (insuficiência hepática)
- Níveis elevados de ácido úrico e de creatinina (envolvimento renal)
- Baixa contagem de plaquetas (abaixo de 100.000 células/mm^3) (ARUP Laboratories, 2020).

Conduta de enfermagem

A conduta de enfermagem da gestante com diagnóstico de síndrome HELLP é a mesma daquela com pré-eclâmpsia grave. Se possível, a mulher com síndrome HELLP deve ser transferida para um centro de atendimento terciário assim que for avaliada e estabilizada. Monitore-a atentamente à procura de mudanças e forneça suporte contínuo durante toda essa experiência.

DIABETES GESTACIONAL

O diabetes melito gestacional é uma condição que envolve a intolerância à glicose que ocorre durante a gestação. É discutido com mais detalhes no Capítulo 20.

INCOMPATIBILIDADE SANGUÍNEA

A incompatibilidade sanguínea geralmente envolve um de dois problemas: tipo de sangue ou fator Rh. A incompatibilidade do tipo sanguíneo, também conhecida como incompatibilidade ABO, surge quando uma mulher com tipo sanguíneo O engravida de um feto com um tipo sanguíneo diferente (tipo A, B ou AB). O soro da mãe contém anti-A e anti-B de ocorrência natural, que podem atravessar a placenta e hemolisar os eritrócitos fetais. Geralmente, é menos grave do que a incompatibilidade de Rh. Uma razão é que os eritrócitos fetais expressam menos antígenos do grupo sanguíneo ABO quando comparados com os níveis de adultos. Além disso, em contraste com os antígenos Rh, os antígenos do grupo sanguíneo ABO são expressos por uma variedade de tecidos fetais (e adultos), reduzindo assim as chances de anticorpos anti-A e anti-B se ligarem a seus antígenos-alvo nos eritrócitos fetais. A incompatibilidade ABO raramente desencadeia uma hemólise significativa e o tratamento pré-natal não é garantido.

A isoimunização Rh ocorre quando o sistema imunológico de uma gestante cria anticorpos contra fatores sanguíneos Rh fetais. Embora a mãe não apresente sintomas de incompatibilidade Rh, os anticorpos Rh prejudicam a saúde fetal. Os anticorpos Rh podem causar problemas cardíacos no feto, dificuldade respiratória, icterícia e uma forma de anemia conhecida como doença hemolítica do recém-nascido. A sensibilização Rh ocorre em aproximadamente um em 1.000 nascimentos de mulheres Rh-negativas (March of Dimes, 2019e). Hoje, a isoimunização Rh em gestantes e a doença hemolítica do recém-nascido são raramente vistas, principalmente porque as mulheres que são Rh-negativas recebem profilaxia de imunoglobulina anti-D (RhoGAM®) no terceiro trimestre gestacional e após o parto se o recém-nascido for Rh-positivo.

Fisiopatologia

A incompatibilidade *rhesus* (Rh) refere-se ao emparelhamento discordante do tipo Rh materno e fetal. Essa discordância torna-se clinicamente significativa se a gestante for Rh-negativa e se tornar sensibilizada ao antígeno D e subsequentemente produzir anticorpos anti-D que podem se ligar e destruir eritrócitos Rh-positivos no feto (Costumbrado & Mansour, 2020).

Incompatibilidade ABO

A hemólise associada à incompatibilidade ABO é limitada a gestantes do tipo O com fetos que apresentam sangue do tipo A ou B. Nas mulheres com sangue do tipo A e B, os anticorpos de ocorrência natural são os da classe IgM, que não atravessam a placenta, enquanto nas mães do tipo O os anticorpos são predominantemente IgG. Como os antígenos A e B são amplamente expressos em uma variedade de tecidos além dos eritrócitos, apenas uma pequena porção dos anticorpos que cruzam a placenta está disponível para se ligar aos eritrócitos fetais. Além disso, as hemácias fetais parecem ter menos expressão superficial do antígeno A ou B, o que resulta em poucos locais reativos – daí a baixa incidência de hemólise significativa em neonatos afetados.

Na incompatibilidade ABO, normalmente o sangue da mãe é do tipo O com anticorpos anti-A e anti-B em seu soro; o sangue da criança é do tipo A, B ou AB. A incompatibilidade surge como resultado da interação entre os anticorpos presentes no soro materno e os sítios de antígeno nas hemácias fetais.

Incompatibilidade de Rh (doença hemolítica do recém-nascido)

A incompatibilidade de Rh é uma condição que se desenvolve quando uma mulher com tipo sanguíneo Rh-negativo é exposta a células sanguíneas Rh-positivas e, subsequentemente, desenvolve títulos circulantes de anticorpos anti-Rh. Os indivíduos com tipo sanguíneo Rh-positivo têm o antígeno D nos eritrócitos, enquanto os indivíduos com tipo sanguíneo Rh-negativo, não. A existência ou não do antígeno Rh na membrana das hemácias é definida geneticamente.

Nos EUA, aproximadamente 15% da população branca, 5 a 8% das populações afro-americana e hispânica e 1 a 2% das populações asiática e indígena são Rh-negativas. A maioria (85%) dos indivíduos é Rh-positiva (March of Dimes, 2019e).

A incompatibilidade de Rh surge mais comumente quando há exposição da mãe Rh-negativa ao sangue fetal Rh-positivo durante a gestação ou o parto; a isoimunização também pode ocorrer durante uma amniocentese, gravidez ectópica, placenta prévia, descolamento prematuro da placenta, morte fetal *in utero* e pequenos acidentes placentários (sangramentos transplacentários secundários a uma pequena separação, doença trofoblástica, aborto espontâneo ou traumatismo abdominal/pélvico). Após uma exposição significativa, ocorre aloimunização ou sensibilização. Como resultado, são produzidos anticorpos maternos contra o antígeno Rh estranho. A quantidade de sangue fetal necessária para produzir incompatibilidade de Rh varia. Em um estudo, menos de 1 mℓ de sangue Rh-positivo resultou na sensibilização de mulheres Rh-negativas (Moise, 2019).

Uma vez sensibilizada, leva aproximadamente 1 mês para que os anticorpos anti-Rh da circulação materna passem para a circulação fetal. Em 90% dos casos, a sensibilização ocorre durante o parto (Cunningham et al., 2018). Portanto, a maioria dos neonatos primogênitos com tipo sanguíneo Rh-positivo não é afetada porque o curto período desde a primeira exposição de eritrócitos fetais Rh-positivos até o nascimento é insuficiente para produzir uma resposta materna significativa dos anticorpos IgG maternos.

O risco e a gravidade da resposta aloimune aumentam a cada gestação subsequente envolvendo um feto com sangue Rh-positivo. Uma segunda gravidez com um feto Rh-positivo geralmente produz um recém-nascido levemente anêmico, enquanto as gestações subsequentes produzem neonatos com anemia hemolítica mais grave.

Avaliação de enfermagem

Na primeira consulta pré-natal, determine o tipo sanguíneo e o fator Rh da gestante. Faça também uma anamnese meticulosa, pesquisando especificamente eventos anteriores envolvendo hemorragia para delinear o risco de sensibilização prévia. Quando a anamnese da gestante revelar que ela é Rh-negativa e que pode estar grávida de um feto Rh-positivo, prepare-a para uma triagem de anticorpos (teste de Coombs indireto) para determinar se ela desenvolveu isoimunidade ao antígeno Rh. Este exame detecta anticorpos circulantes inesperados no soro de uma mulher que podem ser prejudiciais ao feto (Blackburn, 2018).

Conduta de enfermagem

Se o teste de Coombs indireto for negativo (o que significa que não há anticorpos presentes), a mulher é candidata ao RhoGAM®. Se o teste for positivo, o RhoGAM® não tem valor porque já ocorreu a isoimunização. Nesse caso, o feto é cuidadosamente monitorado à procura de doença hemolítica.

A incidência de isoimunização diminuiu drasticamente como resultado das administrações pré e pós-natal de RhoGAM® após qualquer evento em que possa ocorrer transferência de sangue. A dose-padrão é de 300 µg, que é eficaz para 15 mℓ de células sanguíneas fetais. A imunoglobulina Rh ajuda a destruir quaisquer células fetais na circulação materna antes que ocorra a sensibilização, inibindo, assim, a produção materna de anticorpos. Isso fornece uma imunidade passiva temporária, o que evita a sensibilização materna.

A recomendação atual é que todas as mulheres Rh-negativas não imunizadas recebam RhoGAM® em algum momento entre a 28ª e a 32ª semana de gestação, e novamente dentro de 72 horas após o parto. Outras indicações para o RhoGAM® incluem:

• Gravidez ectópica
• Coleta de amostra de vilosidade coriônica
• Amniocentese
• Hemorragia pré-natal
• Gravidez molar
• Traumatismo materno
• Coleta percutânea de amostra de sangue umbilical
• Aborto terapêutico ou espontâneo
• Morte fetal
• Cirurgia fetal (King et al., 2019).

Apesar da disponibilidade de RhoGAM® e de exames laboratoriais para identificar mulheres e recém-nascidos em risco, a isoimunização continua sendo uma realidade clínica séria que continua a contribuir para as mortalidades perinatal e neonatal. Como defensores da gestante, os enfermeiros estão em uma posição única para garantir que os resultados dos exames sejam levados à avaliação do médico com o objetivo de que as intervenções apropriadas possam ser iniciadas. Além disso, os profissionais de enfermagem devem estar atualizados com a literatura e as pesquisas atuais sobre isoimunização e seu manejo. Enfatize a todas as mulheres que o atendimento pré-natal precoce pode ajudar a identificar e a evitar essa condição. Como a incompatibilidade de Rh é evitável com o uso de RhoGAM®, a prevenção continua sendo o melhor tratamento. Os enfermeiros podem ter um impacto significativo para garantir desfechos positivos para o maior número possível de gestações por meio da educação.

DESEQUILÍBRIOS DO LÍQUIDO AMNIÓTICO

O líquido amniótico desenvolve-se a partir de várias estruturas maternas e fetais, o que inclui o âmnio, o córion, o sangue materno, os pulmões fetais, o trato gastrintestinal, os rins e a pele. Qualquer alteração em uma ou mais dessas várias fontes alterará a quantidade de líquido amniótico. Polidrâmnio e oligoidrâmnio são dois desequilíbrios associados ao líquido amniótico.

Polidrâmnio

Polidrâmnio, também chamado de hidrâmnio, é uma condição na qual há excesso de líquido amniótico (mais de 2.000 mℓ) envolvendo o feto entre a 32ª e a 36ª semana de gestação. Ocorre em aproximadamente 2% de todas as gestações e está associado a diabetes melito materno e anomalias fetais de desenvolvimento, tais como obstrução gastrintestinal superior ou atresias, defeitos do tubo neural e defeitos da parede abdominal anterior, concomitantemente com dificuldade de deglutição em fetos com anomalias cromossômicas, tais como trissomias do 13 e do 18 e anencefalia (Norwitz et al., 2019). Aproximadamente 18% de todas as mulheres com diabetes desenvolverão polidrâmnio durante a gravidez. Nas gestantes com excesso de líquido amniótico a termo, há aumento na incidência de cesariana por intolerância fetal ao trabalho de parto, baixos escores de Apgar de 5º minuto, aumento do peso ao nascimento, anomalias congênitas e admissões à unidade de terapia intensiva neonatal (Beloosesky & Ross, 2019). Em geral, esse quadro está associado a resultados fetais piores devido ao aumento da incidência de partos prematuros, má apresentação fetal e prolapso do cordão umbilical.

Existem várias causas de polidrâmnio. Geralmente, há produção excessiva de líquido amniótico ou um problema na sua reabsorção, ou ambos. Pode estar associada a doenças maternas e anomalias fetais, mas também pode ser de natureza idiopática (de causa desconhecida).

Conduta terapêutica

O tratamento pode incluir monitoramento rigoroso e frequentes consultas de acompanhamento ao médico se o polidrâmnio for leve a moderado. Nos casos graves em que a mulher sente dor e dispneia, uma amniocentese ou a ruptura artificial das membranas são realizadas para reduzir o líquido e a pressão. A remoção de líquido por amniocentese é eficaz apenas temporariamente. Um tratamento não invasivo pode envolver o uso de um inibidor da síntese de prostaglandinas (indometacina) para diminuir o volume do líquido amniótico, baixando o débito urinário fetal, mas isso pode causar o fechamento prematuro do canal arterial fetal (King et al., 2019).

Avaliação de enfermagem

Comece a avaliação com uma anamnese completa, permanecendo alerta aos fatores de risco, tais como diabetes materno ou gravidezes múltiplas. Revise o histórico materno para obter informações sobre possíveis anomalias fetais, tais como atresia intestinal ou esofágica fetal, defeitos do tubo neural, desvios cromossômicos, hidropisia fetal, anomalias do SNC ou cardiovasculares e hidrocefalia.

O polidrâmnio é inicialmente suspeitado quando o aumento uterino, a circunferência abdominal materna e a altura uterina são maiores do que o esperado para a idade gestacional do feto. Para tanto, determine-a e meça a altura uterina da gestante. No polidrâmnio, há uma discrepância entre a altura uterina e a idade gestacional ou é observado um rápido crescimento do útero. Avalie a gestante quanto a queixas de desconforto em seu abdome, tais como estar muito distendido e tensionado. Observe também quaisquer relatos de contrações uterinas, que podem resultar de um estiramento excessivo do útero. Avalie a dispneia resultante da pressão no diafragma e inspecione as extremidades inferiores em busca de edema, que resulta do aumento da pressão na veia cava. Palpe o abdome e mensure a frequência cardíaca fetal. Frequentemente, as partes e a frequência cardíaca fetais são difíceis de detectar devido ao excesso de líquido presente.

Prepare a mulher para um possível exame complementar com o objetivo de avaliar a presença de possíveis anomalias fetais. Geralmente, realiza-se uma ultrassonografia para medir a bolsa de líquido amniótico e estimar seu volume total. Em alguns casos, a ultrassonografia também é útil para encontrar a etiologia do polidrâmnio, como gravidez múltipla ou anomalia fetal estrutural.

Conduta de enfermagem

A conduta de enfermagem para a gestante com polidrâmnio concentra-se nas avaliações e nos monitoramentos contínuos de sintomas de dor abdominal, dispneia, contrações uterinas e edema de membros inferiores. Explique à gestante e à sua família que essa condição pode causar distensão do útero e levar a trabalho de parto prematuro e ruptura prematura de membranas ovulares. Descreva os sinais e os sintomas de ambas as condições e oriente a mulher a entrar em contato com seu médico caso ocorram. Se uma amniocentese terapêutica for realizada, ajude o médico e monitore os estados materno e fetal durante todo o processo para verificar se há alterações.

Oligoidrâmnio

Oligoidrâmnio é uma quantidade diminuída de líquido amniótico (menos de 500 mℓ) entre a 32ª e a 36ª semana de gestação que está associada a desfechos gestacionais ruins. O volume de líquido amniótico aumenta de forma contínua até a 38ª semana de gestação para um volume médio de 1.000 mℓ e então começa a diminuir. Ocorre em aproximadamente 4% de todas as gravidezes. O oligoidrâmnio pode resultar de qualquer condição que impeça o feto de urinar ou que bloqueie a saída da urina para o âmnio. A condição ocorre em cerca de 4 em cada 100 gestações. É mais comum no último trimestre gestacional, mas pode se desenvolver a qualquer momento durante a gravidez. Cerca de uma em cada oito mulheres cujas gestações estendem-se 2 semanas após a data esperada de parto desenvolve oligoidrâmnio. Isso acontece à medida que os níveis de líquido amniótico diminuem naturalmente. Essa condição coloca o feto em um risco aumentado de morbidade e mortalidade perinatais (March of Dimes, 2019c). A redução do líquido amniótico reduz a capacidade do feto de se mover livremente sem risco de compressão do cordão, o que aumenta o risco de morte fetal e hipoxia intraparto.

Conduta terapêutica

A gestante com oligoidrâmnio pode ser tratada ambulatorialmente com ultrassonografias seriadas e vigilância fetal por meio de cardiotocografias basais e perfis biofísicos. Desde que o bem-estar fetal seja demonstrado com exames frequentes, nenhuma intervenção é necessária. Entretanto, se estiver comprometido, o parto pode ser planejado com uma amnioinfusão (infusão transvaginal de líquido cristaloide para compensar a perda de líquido amniótico). O líquido é introduzido no útero por meio de um cateter de pressão intrauterina, administrando-se a infusão de forma controlada para evitar a superdistensão do útero. Acredita-se que a amnioinfusão melhore os padrões anormais da frequência cardíaca fetal, reduza o número de cesarianas e possivelmente minimize o risco de síndrome da aspiração de mecônio neonatal, porém mais estudos precisam ser realizados para confirmação (Jordan et al., 2019).

Avaliação de enfermagem

Revise o histórico materno em busca dos fatores associados a oligoidrâmnio, que incluem:

- Insuficiência uteroplacentária
- Ruptura de membranas antes do início do trabalho de parto
- Hipertensão arterial gestacional
- Diabetes melito materno
- Restrição de crescimento intrauterino
- Gravidez pós-termo
- Agenesia renal fetal
- Rins policísticos
- Obstruções do trato urinário.

Avalie a gestante quanto a queixas de perda de líquido pela vagina. A perda de líquido amniótico pela vagina ocorre nos casos de ruptura do saco amniótico. Essa perda, em conjunto com um útero pequeno para a idade gestacional, também sugere oligoidrâmnio. No entanto, a mulher pode não apresentar nenhum sintoma. Tipicamente, o volume reduzido de líquido amniótico é identificado na ultrassonografia.

Conduta de enfermagem

A conduta de enfermagem para a gestante com oligoidrâmnio envolve monitoramentos contínuos do bem-estar fetal durante a cardiotocografia basal ou durante o trabalho de parto e o parto, identificando padrões de categorias II e III no monitor fetal. São comuns as desacelerações variáveis, que indicam compressão do cordão umbilical. A mudança de posição da gestante pode ser terapêutico para alterar esse padrão de frequência cardíaca fetal. Após o parto, avalie o recém-nascido à procura de sinais de pós-maturidade, anomalias congênitas e dificuldade respiratória.

Continue a avaliar os sinais vitais da mulher, o estado de contração e a frequência cardíaca fetal. Forneça medidas de conforto, tais como trocar a roupa da gestante e as de cama com frequência por causa da perda constante de líquido pela vagina. Também forneça cuidados perineais frequentes durante a infusão.

GRAVIDEZ MÚLTIPLA

A **gravidez múltipla** é definida como uma gestação com dois ou mais fetos. Isso inclui gêmeos, trigêmeos e múltiplos de ordem superior, como quádruplos. A incidência de gestações múltiplas nos EUA continua a aumentar devido ao uso difundido de medicamentos para fertilidade, idade materna mais avançada e o desenvolvimento de tecnologias de reprodução assistida para tratar a infertilidade. Cerca de um terço dos nascidos vivos com o uso de tecnologia de reprodução assistida resulta de gestações de mais de uma criança, e os gêmeos representam 85% dessas gravidezes múltiplas (Norwitz et al., 2019).

Nos EUA, a prevalência geral de gêmeos é de aproximadamente 33 por 1.000, o que atualmente representa 3% de todos os nascidos vivos no país (NICE, 2019). Cerca de dois terços são dizigóticos (derivados de dois óvulos separados) (March of Dimes, 2019a).[7] O número crescente de gravidezes múltiplas é uma preocupação porque as mulheres que estão esperando mais de uma

criança têm alto risco de parto prematuro, polidrâmnio, hiperêmese gravídica, anemia, pré-eclâmpsia e hemorragia anteparto. Os riscos ou complicações fetais/neonatais incluem prematuridade, síndrome do desconforto respiratório, asfixia no parto/depressão perinatal, anomalias congênitas (SNC, cardiovasculares e defeitos gastrintestinais), síndrome da transfusão de dois gêmeos (transfusão de sangue de um gêmeo [*i. e.*, doador] para o outro gêmeo [*i. e.*, receptor]), restrição de crescimento intrauterino e gêmeos xifópagos (Mandy, 2019).

Os gêmeos são monozigóticos (idênticos) ou dizigóticos (Figura 19.6). Gêmeos monozigóticos desenvolvem-se quando um único óvulo fertilizado se divide durante as primeiras 2 semanas após a concepção, sendo também chamados de gêmeos idênticos. Dois espermatozoides que fertilizam dois óvulos produzem gêmeos dizigóticos, que são chamados de gêmeos fraternos. Nos gêmeos dizigóticos, âmnios, córions e placentas são formados separadamente. Os trigêmeos podem ser monozigóticos, dizigóticos ou trizigóticos.

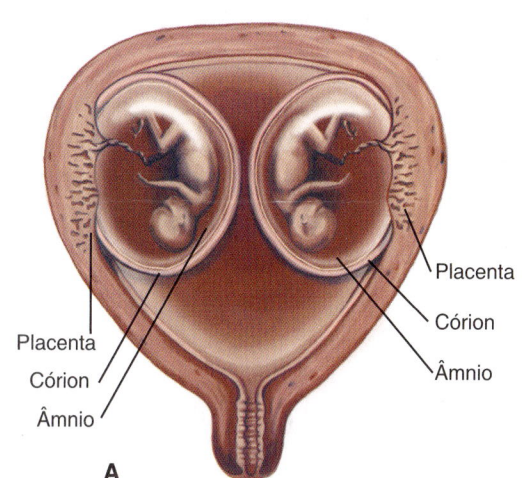

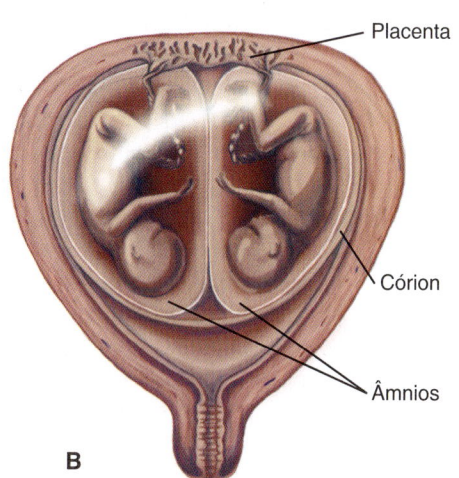

FIGURA 19.6 Gravidez múltipla. **A.** Gêmeos dizigóticos, em que cada feto tem sua própria placenta, âmnio e córion. **B.** Gêmeos monozigóticos, em que os fetos compartilham uma placenta, dois âmnios e um córion.

---

[7]N.R.T.: No Brasil, não há estimativas oficiais sobre a taxa de natalidade de gêmeos monozigóticos e dizigóticos. Dados de estatísticas vitais disponíveis no DATASUS mostram que, em 2012, nasceram vivos 58.571 pares de gêmeos e múltiplos no país. Desse total, 57.138 pares de gêmeos, representando 19,7% de todos os nascimentos; 1.433 trigêmeos e outras ordens de múltiplos, representando 0,05% de todos os nascimentos. (Fonte: *Registro Brasileiro de Gêmeos*. Disponível em: http://www.gemeosbrasil.org/gemeos. Acesso em: 20 jan. 2022.)

Conduta terapêutica

Quando uma gravidez múltipla é confirmada, a gestante é acompanhada com ultrassonografias seriadas para avaliar os padrões de crescimento e de desenvolvimento fetais. São prescritos perfis biofísicos e cardiotocografias basais para determinar o bem-estar fetal. Muitas mulheres são hospitalizadas no fim da gravidez para evitar um trabalho de parto prematuro e para serem monitoradas de forma mais rigorosa. Durante o período intraparto, a gestante é acompanhada atentamente por uma equipe perinatal disponível para a assistência após o parto. O parto cirúrgico frequentemente é necessário devido à má apresentação fetal.

Avaliação de enfermagem

Realize a anamnese e o exame físico. Esteja alerta para queixas de fadiga, de náuseas e de vômitos intensos. Examine o abdome e a altura uterina da gestante. Tipicamente, na gravidez múltipla o útero é maior do que o esperado para a idade gestacional. Os resultados dos exames laboratoriais podem revelar anemia. Prepare a gestante para a ultrassonografia, que normalmente confirma o diagnóstico de gravidez múltipla.

Conduta de enfermagem

Durante o período pré-natal, forneça orientação e apoio nutricional à gestante, aumento dos períodos de descanso e observação cuidadosa das complicações na gravidez, tais como anemia, ganho excessivo de peso, proteinúria, edema, sangramento vaginal e hipertensão. A prevenção do trabalho de parto prematuro é uma das principais prioridades nos cuidados de mulheres com gravidez múltipla. Oriente a gestante a ficar alerta e relatar imediatamente quaisquer sinais e sintomas de trabalho de parto prematuro, o que inclui contrações, cólicas uterinas, dor lombar, aumento do corrimento vaginal, perda do tampão mucoso, dor pélvica e pressão.

Com o início do trabalho de parto, prepare-se para monitorar continuamente os batimentos cardíacos fetais. Prepare a gestante para uma ultrassonografia com o objetivo de avaliar a apresentação de cada feto a fim de determinar a melhor abordagem para o parto. Certifique-se de que uma equipe de enfermagem extra e a equipe perinatal estejam disponíveis para qualquer complicação do parto ou do recém-nascido.

Depois que os neonatos tiverem nascido, monitore atentamente a gestante para observar hemorragia, avaliando frequentemente a involução uterina. Palpe o fundo do útero e monitore a quantidade e as características dos lóquios.

Durante toda a gestação, o parto e a internação, informe e apoie a mulher e sua família. Incentive-os a fazer perguntas e verbalizar quaisquer medos e preocupações.

RUPTURA PREMATURA DE MEMBRANAS OVULARES

Ruptura prematura de membranas ovulares (RPMO) é a ruptura espontânea do saco amniótico, às vezes chamado de bolsa d'água ou bolsa das águas, antes do início do trabalho de parto verdadeiro. Existem várias condições e complicações associadas, tais como infecção, prolapso do cordão umbilical, descolamento prematuro da placenta e trabalho de parto prematuro. Os fatores de alto risco associados à RPMO incluem baixo nível socioeconômico, gravidez múltipla, baixo IMC, tabagismo, histórico de trabalho de parto prematuro, placenta prévia, descolamento prematuro da placenta, infecção urinária, sangramento vaginal em qualquer momento da gestação, uso de drogas ilícitas, cerclagem e amniocentese (Jazayeri, 2019b). A termo, é uma complicação de aproximadamente 8% das gestações (Duff, 2020).

Se prolongada (superior a 24 horas), o risco de infecção da gestante (corioamnionite, endometrite, sepse e infecções neonatais) aumenta e continua, elevando-se conforme maior for o tempo de ruptura do saco amniótico. O intervalo de tempo da ruptura de membranas até o início das contrações regulares é denominado período de latência. As complicações fetais incluem infecção intrauterina, compressão do cordão umbilical e descolamento prematuro da placenta.

As mulheres com RPMO apresentam perda de líquido, secreção e hemorragia vaginais, e pressão pélvica, mas não contrações. A RPMO é diagnosticada por exame com espéculo do colo do útero e da cavidade vaginal. O acúmulo de líquido na vagina ou o extravasamento de líquido do colo do útero, a cristalização do líquido seco sob exame microscópico e a alcalinidade do líquido conforme determinado por tira de papel de nitrazina (indicador de pH) confirmam o diagnóstico.

A terminologia da condição pode ser confusa. A RPMO consiste na ruptura das membranas fetais antes do início do trabalho de parto e a expressão é usada apropriadamente quando se refere a uma gestante que está além de 37 semanas de gestação, apresenta ruptura espontânea das membranas e não está em trabalho de parto. Um termo relacionado é **ruptura prematura pré-termo de membranas ovulares (RPPMO)**, que é definida como a ruptura de membranas antes do início do trabalho de parto em uma gestante com menos de 37 semanas de gestação. Os riscos perinatais associados à RPPMO podem ser decorrentes da imaturidade, e incluem síndrome do desconforto respiratório, hemorragia intraventricular, persistência do canal arterial e enterocolite necrosante. A prematuridade é responsável por 85% da morbidade e da mortalidade neonatais. A RPPMO está associada a 30 a 40% dos partos prematuros e é a sua principal causa identificável. A RPPMO complica 3% de todas as gestações e ocorre em aproximadamente 150 mil gravidezes anuais nos EUA (Jazayeri, 2019b).

A causa exata da RPMO não é conhecida, mas pode estar associada a sangramento vaginal, descolamento prematuro da placenta, invasão microbiana da cavidade amniótica e placentação defeituosa. Em muitos casos, a RPMO ocorre espontaneamente. Evidências crescentes associam anormalidades na flora vaginal durante a gestação com trabalho de parto e nascimento prematuros com potenciais sequelas neonatais devido a prematuridade e resultado perinatal insatisfatório (Dayal & Hong, 2019).

Conduta terapêutica

O tratamento da RPMO geralmente depende da idade gestacional. A fim de minimizar a exposição a infecções, sob nenhuma circunstância faz-se um exame de toque digital do colo do útero não estéril até que a gestante entre em trabalho de parto ativo. Se os pulmões fetais estiverem maduros, a indução do parto é iniciada. A RPMO não é um indicador isolado para parto cirúrgico. Se os pulmões fetais estiverem imaturos, é realizada uma conduta expectante com hidratação adequada; atividade física reduzida; repouso pélvico; e observação atenta para possível infecção, tais como monitoramentos frequentes de sinais vitais e de resultados de exames laboratoriais (p. ex., contagem de leucócitos). Podem ser administrados corticosteroides para aumentar a maturidade pulmonar fetal se os pulmões estiverem imaturos, embora isso permaneça controverso. Estudos recentes mostraram benefícios claros do uso de antibioticoterapia para diminuir a morbidade neonatal associada à RPPMO (Resnik et al., 2019).

Avaliação de enfermagem

A avaliação de enfermagem concentra-se na obtenção de uma anamnese completa e na realização de um exame físico para determinar o estado materno e fetal. Uma avaliação precisa da idade gestacional e o conhecimento dos riscos maternos, fetais e neonatais são essenciais para avaliação, aconselhamento e manejo adequados de gestantes com RPMO e RPPMO. Os enfermeiros precisam estar cientes de que o risco de infecção aumenta com a duração da RPPMO.

Anamnese e exame físico

Revise a anamnese materna em busca de fatores de risco, tais como infecção, aumento do tamanho do útero (potenciais polidrâmnio, macrossomia e gravidez múltipla), anomalias uterinas e fetais, baixo nível socioeconômico, ISTs, insuficiência do colo do útero, sangramento vaginal e tabagismo durante a gestação. Questione sobre a existência de qualquer episódio ou sintomas atuais de infecção urinária (frequência, urgência, disúria ou dor no flanco), pélvica ou vaginal (dor ou corrimento vaginal).

Avalie os sinais e sintomas de trabalho de parto, tais como cólicas, pressão pélvica ou dor lombossacra. Avalie também os sinais vitais, observando quaisquer sinais indicativos de infecção, tais como febre e contagem elevada de leucócitos (mais de 18.000 células/mm³) (Duff, 2020).

Institua monitoramentos eletrônicos contínuos da frequência cardíaca fetal para avaliar o bem-estar do feto. Realize um exame vaginal para verificar as condições do colo do útero na RPMO. No caso de RPPMO, é realizado um exame com espéculo estéril (durante o qual o examinador inspeciona o colo do útero, mas não o palpa), em vez de um exame de toque digital do colo do útero, porque pode diminuir o período de latência (período de tempo desde a ruptura de membranas até o parto) e aumentar a morbidade do recém-nascido (Cunningham et al., 2018).

Observe as características do líquido amniótico e qualquer evidência de mecônio ou um odor fétido. Mecônio no líquido amniótico geralmente indica sofrimento fetal relacionado à hipoxia, o qual, a depender da quantidade, tinge o líquido de amarelo a castanho-esverdeado. Um odor fétido no líquido amniótico indica infecção. Observe também a quantidade de líquido. Uma quantidade reduzida de líquido amniótico reduz a proteção do cordão, possibilitando então sua compressão. As principais avaliações estão resumidas no Boxe 19.3.

Exames laboratoriais e complementares

Para diagnosticar RPMO ou RPPMO, vários procedimentos podem ser usados: o teste de nitrazina, o teste de cristalização ou a ultrassonografia. Após a inserção de um espéculo

---

BOXE 19.3 Avaliações essenciais na ruptura prematura de membranas ovulares.

Para a gestante com RPMO, as seguintes avaliações são essenciais:
- Por meio da anamnese, determinar a data, o horário e a duração da ruptura de membranas ovulares
- Confirmar a idade gestacional do feto com base na data da última menstruação, na altura uterina e na idade gestacional determinada pela ultrassonografia
- Visualizar um líquido claro acumulado no canal vaginal
- Questionar a gestante sobre um possível episódio de infecção urinária ou infecção vaginal recente que possa ter contribuído para a RPMO
- Pesquisar sinais e sintomas associados ao trabalho de parto, tais como dor lombossacra ou pressão pélvica
- Ajudar ou realizar exames complementares para confirmar a saída de líquido amniótico, tais como o teste de nitrazina, a "cristalização" na lâmina e a ultrassonografia. A contaminação da tira de nitrazina com vaselina ou volume insuficiente de líquido tornará o exame não confiável
- Avaliar continuamente se há sinais de infecção, incluindo:
  - Elevação da temperatura e da frequência cardíaca maternas
  - Abdome/útero dolorosos à palpação
  - Taquicardia fetal acima de 160 bpm
  - Elevação na contagem de leucócitos e proteína C reativa
  - Líquido amniótico turvo e odor fétido.

Cunningham, F. G., Leveno, K. J., Bloom, S. L., Dashe, J. S., Hoffman, B. L., Casey, B. M., & Spong, C. Y. (2018). *William's obstetrics* (25th ed.). McGraw-Hill Education; Dayal, S., & Hong, P. L. (2019). Premature rupture of membranes. *StatPearls.* Disponível em: https://www.ncbi.nlm.nih.gov/books/NBK532888/. Acesso em: 16 dez. 2019; Duff, P. (2020). Preterm prelabor rupture of membranes: clinical manifestations and diagnosis. *UpToDate.* Disponível em: https://www.uptodate.com/contents/preterm-prelabor-rupture-of-membranes. Acesso em: 29 mai. 2020.

estéril, é obtida uma amostra do líquido da região vaginal. No teste de nitrazina, testa-se o pH do líquido; o líquido amniótico é mais básico (7) do que as secreções vaginais normais (4,5). A tira de papel de nitrazina fica azul na presença de líquido amniótico. No entanto, podem ocorrer resultados falso-positivos se sangue, urina, sêmen ou produtos químicos antissépticos também estiverem presentes; todos estes elevam o pH.

Para o teste de cristalização, coloca-se uma amostra de líquido vaginal em uma lâmina, que será visualizada diretamente sob microscopia. O líquido amniótico desenvolverá um padrão semelhante ao de uma samambaia ao secar devido à cristalização do cloreto de sódio. Se ambos os testes forem inconclusivos, uma ultrassonografia transvaginal também pode ser usada para determinar se as membranas se romperam, ao demonstrar uma quantidade diminuída de líquido amniótico (oligoidrâmnio) no útero (Jazayeri, 2019b).

Outros exames laboratoriais e diagnósticos que podem ser usados incluem:

- Urinálise e cultura de urina para pesquisa de infecção urinária ou bacteriúria assintomática
- Exame ou cultura do colo do útero à procura de infecção por clamídia ou gonorreia
- Cultura vaginal à procura de vaginose bacteriana e tricomoníase
- Cultura dos introitos retal e vaginal à procura de estreptococos do grupo B.

Conduta de enfermagem

A conduta de enfermagem para a gestante com RPMO ou RPPMO concentra-se na prevenção de infecções e na identificação de contrações uterinas. O risco de infecção é grande devido à ruptura da membrana do líquido amniótico e sua proximidade com bactérias vaginais. Portanto, os sinais vitais maternos devem ser monitorados de perto. Esteja alerta para a elevação da temperatura ou da frequência cardíaca, o que pode indicar infecção. Monitore também a frequência cardíaca fetal continuamente, relatando então qualquer taquicardia fetal (o que pode indicar uma infecção materna) ou desacelerações variáveis (sugerindo compressão do cordão). Se houver desacelerações variáveis, pode ser usada uma amnioinfusão com base nos protocolos institucionais. Avalie os resultados dos exames laboratoriais, como o hemograma completo. Uma elevação na contagem de leucócitos sugere infecção. Administre antibióticos, se prescritos.

Incentive a gestante e seu parceiro a verbalizar seus sentimentos e preocupações. Oriente-os em relação ao propósito das membranas protetoras e às implicações de uma ruptura precoce. Mantenha-os informados sobre as intervenções planejadas, incluindo as complicações potenciais e o tratamento necessário. No momento certo, prepare a mulher para indução ou promoção do trabalho de parto se ela estiver perto do termo.

Se o trabalho de parto não for iniciado dentro de 48 horas, a gestante com RPPMO pode ter alta para casa com realização de uma conduta expectante, que pode incluir:

- Antibióticos se as culturas cervicovaginais forem positivas
- Restrições de atividades
- Orientações sobre sinais e sintomas de infecção e quando ligar em caso de problemas ou preocupações (ver Diretrizes de ensino 19.3)
- Teste fetal frequente para bem-estar
- Ultrassonografia a cada 3 a 4 semanas para avaliar os níveis de líquido amniótico
- Possível tratamento com corticosteroides, a depender da idade gestacional
- Contagem diária dos movimentos do feto para avaliar o bem-estar fetal.

DIRETRIZES DE ENSINO **19.3**
Orientações à gestante com RPPMO

- Monitorar a atividade do feto realizando contagens de movimentos fetais diariamente (mobilograma)
- Verificar a temperatura diariamente e relatar qualquer elevação ao médico
- Ficar atenta aos sinais relacionados ao início do trabalho de parto. Relatar qualquer pressão no abdome ou contrações
- Evitar tocar ou manipular as mamas, o que pode estimular o parto
- Não inserir nada em sua vagina ou na área vaginal; não usar tampões e evitar relações sexuais vaginais
- Não nadar em piscinas ou no mar, nem se sentar na banheira de hidromassagem ou ofurôs
- Para atender às necessidades diárias de higiene, tomar banho de chuveiro; não ficar sentada em banheiras
- Manter quaisquer restrições de atividades específicas conforme recomendado
- Lavar bem as mãos após usar o banheiro e sempre se certificar de limpar da frente para trás
- Manter a área perineal limpa e seca
- Tomar os antibióticos de acordo com as instruções, caso o médico os tenha prescrito
- Ligar para o médico se houver alguma alteração clínica, tal como febre, sensibilidade uterina, sensação de coração disparado e corrimento vaginal fétido.

CONCEITOS FUNDAMENTAIS

- A identificação dos fatores de risco precocemente e ao longo da gravidez é importante para garantir o melhor desfecho a todas as gestações. A avaliação dos riscos deve começar na primeira consulta pré-natal e continuar nas consultas subsequentes

- As três causas mais comuns de hemorragia no início da gestação (primeira metade da gestação) são aborto espontâneo, gravidez ectópica e DTG
- A gravidez ectópica ocorre em cerca de uma em cada 50 gestações, tendo aumentado consideravelmente nas últimas décadas
- A gravidez molar resulta na perda gestacional e na possibilidade de desenvolver coriocarcinoma, uma doença maligna crônica do tecido trofoblástico
- O quadro clínico clássico de placenta prévia consiste no sangramento vaginal vermelho-vivo e indolor que ocorre durante o terceiro trimestre gestacional
- O tratamento do descolamento prematuro da placenta visa avaliar, controlar e restaurar o volume de sangue perdido; fornecer um desfecho positivo tanto para a mãe quanto para a criança; e evitar distúrbios da coagulação
- A CID pode ser descrita em termos mais simples como a perda de equilíbrio entre a atividade de formação de coágulos da trombina e a atividade de lise de coágulos da plasmina
- A hiperêmese gravídica é uma complicação da gravidez caracterizada por náuseas e vômitos persistentes e incontroláveis antes da 20ª semana de gravidez
- A hipertensão gestacional é a principal causa de morte materna nos EUA e também no Brasil, e a complicação mais comumente relatada durante a gravidez
- A síndrome HELLP é um acrônimo para hemólise, enzimas hepáticas elevadas e plaquetopenia
- A incompatibilidade de Rh é uma condição que se desenvolve quando a mulher com sangue Rh-negativo é exposta a células sanguíneas fetais Rh-positivas e, subsequentemente, desenvolve títulos circulantes de anticorpos anti-Rh
- O polidrâmnio ocorre em aproximadamente 3 a 4% de todas as gestações e está associado a anomalias de desenvolvimento fetal
- Os cuidados de enfermagem relacionados à gestante com oligoidrâmnio envolvem monitoramentos contínuos do bem-estar fetal durante a cardiotocografia basal ou o trabalho de parto e o parto para identificar padrões de categorias II e III no monitor fetal
- O número crescente de gestações múltiplas é uma preocupação porque as mulheres que estão esperando mais de uma criança têm alto risco de trabalho de parto prematuro, hidrâmnio, hiperêmese gravídica, anemia, pré-eclâmpsia e hemorragia anteparto
- Os cuidados de enfermagem relacionados à RPMO centram-se na prevenção de infecções e na identificação de contrações do trabalho de parto prematuro
- Se ocorrer a RPPMO, o monitoramento dos sinais vitais maternos em busca de alterações na frequência cardíaca fetal é essencial para aumentar as chances de um bom desfecho
- É essencial que os enfermeiros orientem todas as mulheres sobre como detectar os primeiros sinais de RPMO e quais ações são necessárias se isso acontecer.

REFERÊNCIAS BIBLIOGRÁFICAS E LEITURA SUGERIDA

Abu-Rustum, R. S. (2019). Placenta previa: Practical approach to sonographic evaluation and management. *Contemporary OB/GYN, 64*(11). Retrieved June 16, 2020, from https://www.contemporaryobgyn.net/obstetrics/placenta-previa-practical-approach-sonographic-evaluation-and-management

Al-Taie, A., Albasry, Z., & Mohammed, N. H. (2019). Clinical characteristics of pregnant women on the use of low-dose aspirin in different hypertensive pregnancy disorders: A retrospective comparative study. *Journal of Pharmacy & BioAllied Sciences, 11*(1), 77–82.

American Cancer Society (ACS). (2019). *What is gestational trophoblastic disease?* Retrieved November 27, 2017, from https://www.cancer.org/cancer/gestational-trophoblastic-disease/about/what-is-gtd.html

American College of Obstetricians and Gynecologists (ACOG). (2018a). *ACOG Practice Bulletin No. 193: Tubal ectopic pregnancy.* Retrieved June 16, 2020, from https://www.acog.org/Clinical-Guidance-and-Publications/Practice-Bulletins/Committee-on-Practice-Bulletins-Gynecology/Tubal-Ectopic-Pregnancy

American College of Obstetricians and Gynecologists (ACOG). (2018b). *Placenta accreta spectrum.* Retrieved June 16, 2020, from https://www.acog.org/Clinical-Guidance-and-Publications/Obstetric-Care-Consensus-Series/Placenta-Accreta-Spectrum

American College of Obstetricians and Gynecologists (ACOG). (2019a). ACOG Practice Bulletin No. 142: Cerclage for the management of cervical insufficiency. *Obstetrics & Gynecology, 133*(2), 387–389.

American College of Obstetricians and Gynecologists (ACOG). (2019b). ACOG Practice Bulletin No. 202: Gestational hypertension and preeclampsia. *Obstetrics & Gynecology, 133*(1), 211–214.

American College of Obstetricians and Gynecologists (ACOG). (2019c). ACOG Practice Bulletin No. 212: Pregnancy and heart disease. *Obstetrics & Gynecology, 133*(5), 320–356.

American College of Obstetricians and Gynecologists (ACOG). (2019d). ACOG Practice Bulletin No. 767: Emergent therapy for severe hypertension during pregnancy and postpartum. *Obstetrics & Gynecology, 133*(2), 174–180.

American Family Physician. (2019). *Bleeding in early pregnancy.* Retrieved June 16, 2020, from https://www.aafp.org/afp/2019/0201/p166-s1.html

ARUP Laboratories. (2020). *HELLP syndrome diagnosis.* Retrieved June 16, 2020, from https://arupconsult.com/content/hellp-syndrome#toc-criteria-for-diagnosis

August, P. (2020). Management of hypertension in pregnancy and postpartum women. *UpToDate.* Retrieved April 20, 2020, from https://www.uptodate.com/contents/management-of-hypertension-in-pregnant-and-postpartum-women/print

August, P., & Sibai, B. M. (2019). Preeclampsia: Clinical features and diagnosis. *UpToDate.* Retrieved June 8, 2020, from https://www.uptodate.com/contents/preeclampsia-clinical-features-and-diagnosis

Austin, K., Wilson, K., & Saha, S. (2019). Hyperemesis gravidarium. *Nutrition in Clinical Practice, 34*(2). 226–241.

Baker, M. (2019). Ectopic pregnancy: Ultrasound. *StatPearls.* Retrieved April 30, 2020, from https://www.statpearls.com/kb/viewarticle/39035/

Belfort, M. A. (2019). Disseminated intravascular coagulation during pregnancy. *UpToDate.* Retrieved February 20, 2019, from https://www.uptodate.com/contents/disseminated-intra-vascular-coagulation-during-pregnancy

Beloosesky, R., & Ross, M. G. (2019). Polyhydramnios. *UpToDate*. Retrieved April 13, 2020, from https://www.uptodate.com/contents/polyhydramnios/print

Berghella, V. (2019). Cervical insufficiency. *UpToDate*. Retrieved February 26, 2020, from https://www.uptodate.com/contents/cervical-insufficiency

Berkowitz, R. S., Goldstein, D. P., & Horowitz, N. S. (2020). Gestational trophoblastic neoplasia: Epidemiology, clinical features, diagnosis, staging, and risk stratification. *UpToDate*. Retrieved March 11, 2020, from https://www.uptodate.com/contents/gestational-trophoblastic-neoplasia-epidemiology-clinical-features-diagnosis-staging-and-risk-stratification

Bishop, B. N., & Edemekong, P. F. (2019). Choriocarcinoma. *StatPearls*. Retrieved April 29, 2020, from https://www.ncbi.nlm.nih.gov/books/NBK535434/

Blackburn, S. T. (2018). *Maternal, fetal, & neonatal physiology: A clinical perspective* (5th ed.). Elsevier.

Braunthal, S., & Brateanu, A. (2019). Hypertension in pregnancy: Pathophysiology and treatment. *SAGE Open Medicine*, *7*, 1–15. https://journals.sagepub.com/doi/pdf/10.1177/2050312119843700

Brooks, E. J., & Wilson, D. R. (2019). Reducing stress and anxiety during pregnancy. *International Journal of Childbirth Education*, *34*(1), 23–26.

Brown, R., Gagnon, R., & Delisle, M. F. (2019). Cervical insufficiency and cervical cerclage. *Journal of Obstetrics and Gynecology Canada*, *41*(2), 233–247.

Carson, M. P. (2019). Hypertension and pregnancy. *eMedicine*. Retrieved June 12, 2018, from https://emedicine.medscape.com/article/261435-overview#a1

Centers for Disease Control and Prevention (CDC). (2019). *Preeclampsia/eclampsia*. Retrieved June 16, 2020, from https://www.cdc.gov/bloodpressure/pregnancy.htm#types

Costumbrado, J., & Mansour, T. (2020). Rh incompatibility. *StatPearls*. Retrieved January 27, 2020, from https://www.statpearls.com/kb/viewarticle/28507

Cunningham, F. G., Leveno, K. J., Bloom, S. L., Dashe, J. S., Hoffman, B. L., Casey, B. M., & Spong, C. Y. (2018). *William's obstetrics* (25th ed.). McGraw-Hill Education.

Darwich, N. S., & Guy, M. (2020). Metastatic choriocarcinoma after full term pregnancy. *Clinical Oncology Case Reports*. *3*(1). Retrieved June 16, 2020, from https://www.scitechnol.com/peer-review/metastatic-choriocarcinoma-after-full-term-pregnancy-gm4U.php?article_id=10566

Dayal, S., & Hong, P. L. (2019). Premature rupture of membranes. *StatPearls*. Retrieved December 16, 2019, from https://www.ncbi.nlm.nih.gov/books/NBK532888/

Duff, P. (2020). Preterm prelabor rupture of membranes: Clinical manifestations and diagnosis. *UpToDate*. Retrieved May 29, 2020, from https://www.uptodate.com/contents/preterm-prelabor-rupture-of-membranes

Enakpene, C. A., Di Giovanni, L., Jones, T. N., Marshalla, M., Mastrogiannis, D., & Della Torre, M. (2018). Cervical cerclage for singleton pregnant patients on vaginal progesterone with progressive cervical shortening. *American Journal of Obstetrics & Gynecology*, *219*(4), 397.e1–397.e10.https://www.ncbi.nlm.nih.gov/pubmed/30017683

Havner, G. C., Truong, M. B. T., Do, M. L., Heitmann, K., Holst, L., & Nordeng, H. (2019). Women's perspectives on the management and consequences of hyperemesis gravidarum–a descriptive interview study. *Scandinavian Journal of Primary Health Care*, *37*(1), 30–40.

Jauniaux, E., Bunce, C., Gronbeck, L., & Langhoff-Roos, J. (2019). Prevalence and main outcomes of placenta accrete spectrum: A systematic review and meta-analysis. *American Journal of Obstetrics and Gynecology*, *221*(3), 208–218. https://doi.org/10.1016/j.ajog.2019.01.233

Jazayeri, A. (2019a). Cervical cerclage. *eMedicine*. Retrieved May 7, 2018, from https://emedicine.medscape.com/article/1848163-overview

Jazayeri, A. (2019b). Premature rupture of membranes. *eMedicine*. Retrieved October 5, 2018, from https://emedicine.medscape.com/article/261137-overview

Jennings, L. K., & Krywko, D. M. (2019). Hyperemesis gravidarium. *StatPearls*. Retrieved April 27, 2020, from https://www.ncbi.nlm.nih.gov/books/NBK532917/

Jordan, R. G., Farley, C. L., & Grace, K. T. (2019). *Prenatal and postnatal care: A woman-centered approach* (2nd ed.). John Wiley & Sons, Inc.

King, T. L., Brucker, M. C., Jevitt, C., & Osborne, K. (2019). *Varney's midwifery* (6th ed.). Jones & Bartlett Learning.

Kitchens, C. S., Konkle, B. A., Garcia, D. A., Kessler, C. M., & Streiff, M. B. (2019). *Consultative hemostasis and thrombosis* (4th ed.). Elsevier.

Levi, M. M. (2019). Disseminated intravascular coagulation. *eMedicine*. Retrieved October 7, 2018, from https://emedicine.medscape.com/article/199627-overview

Li, Y., Tian, Y., Liu, N., Chen, Y., & Wu, F. (2019). Analysis of 62 placental abruption cases: Risk factors and clinical outcomes. *Taiwanese Journal of Obstetrics and Gynecology*, *58*(2), 223–226.

Lim, K. H. (2019). Preeclampsia. *eMedicine*. Retrieved November 29, 2018, from https://emedicine.medscape.com/article/1476919-overview

Lockwood, C. J., & Russo-Stieglitz, K. (2020). Placenta previa: Management. *UpToDate*. Retrieved January 28, 2020, from https://www.uptodate.com/contents/placenta-previa-management

Lu, D. (2019). Prenatal diagnosis of placenta previa complicated by placenta percreta. *Journal of Diagnostic Medical Sonography*, *35*(1), 70–73.

Lurain, J. R. (2019). Hydatidiform mole: Recognition and management. *Contemporary OB/GYN*, *64*(3). Retrieved June 16, 2020, from https://www.contemporaryobgyn.net/pregnancy-and-birth/hydatidiform-mole-recognition-and-management

Magley, M., & Hinson, M. R. (2020). Eclampsia. *StatPearls*. Retrieved February 1, 2020, from https://www.ncbi.nlm.nih.gov/books/NBK554392/

Mandy, G. T. (2019). Neonatal complications, outcome, and management of multiple births. *UpToDate*. Retrieved May 5, 2020, from https://www.uptodate.com/contents/neonatal-complications-outcome-and-management-of-multiple-births

March of Dimes. (2019a). *Being pregnant with twins, triplets and other multiples*. Retrieved June 16, 2020, from https://www.marchofdimes.org/complications/being-pregnant-with-twins-triplets-and-other-multiples.aspx

March of Dimes. (2019b). *Ectopic pregnancy*. Retrieved June 16, 2020, from https://www.marchofdimes.org/complications/ectopic-pregnancy.aspx

March of Dimes. (2019c). *Oligohydramnios*. Retrieved June 16, 2020, from https://www.marchofdimes.org/complications/oligohydramnios.aspx

March of Dimes. (2019d). *Placenta accrete, increta and percreta*. Retrieved June 16, 2020, from https://www.marchofdimes.org/complications/placental-accreta-increta-and-percreta.aspx

March of Dimes. (2019e). *Rh disease*. Retrieved June 16, 2020, from https://www.marchofdimes.org/complications/rh-disease.aspx

March of Dimes. (2019f). *Stillbirth*. Retrieved June 16, 2020, from https://www.marchofdimes.org/complications/stillbirth.aspx

Martin, G. I., & Rosenfeld, W. (2019). *Common problems in the newborn nursery: An evidence and case-based guide*. Springer International Publishers.

Moise, K. J. (2019). Management of pregnancy complicated by RhD alloimmunization. *UpToDate*. Retrieved May 29, 2020, from https://www.uptodate.com/contents/management-of-pregnancy-complicated-by-rhesus-d-alloimmunization

Moses, S. (2020). Placental abruption. *Family Practice Notebook*. Retrieved June 16, 2020, from https://fpnotebook.com/ob/Bleed/PlcntlAbrptn.htm

Murdock, T. A., Veras, E. F. T., Kurman, R. J., & Mazur, M. T. (2019). *Diagnosis of endometrial biopsies and curettings: A practical approach* (3rd ed.). Springer Publishing Company.

National Accreta Foundation. (2020). *What do accrete patients need to know?* Retrieved June 16, 2020, from https://www.preventaccreta.org/faq

National Cancer Institute (NCI). (2019). *Gestational trophoblastic disease*. Retrieved December 17, 2019, from https://www.cancer.gov/types/gestational-trophoblastic/hp/gtd-treatment-pdq#_380_toc

National Institute for Health and Care Excellence (NICE). (2019). *NICE guideline 137: Twin and triplet pregnancy*. Retrieved June 16, 2020, from https://www.nice.org.uk/guidance/ng137

National Institute of Child Health and Human Development (NICHD). (2019). *Factors that make a pregnancy high risk*. Retrieved June 16, 2020, from https://www.nichd.nih.gov/health/topics/high-risk/conditioninfo/factors

Norwitz, E., Zelop, C., Miller, D., & Keefe, D. (2019). *Evidence-based obstetrics and gynecology*. Wiley Blackwell.

Pandey, D., & Gupta, S. (2019).Current update on recurrent pregnancy loss. *Journal of Basic and Clinical Reproductive Sciences*. doi:10.4103/2278-960X.194515

Pretorius, T., van Rensburg, G., Dyer, R. A., & Biccard, B. M. (2019). The influence of fluid management on outcomes in preeclampsia: A systematic review and meta-analysis. *Obstetric Anesthesia Digest*, *39*(1), 9–10. https://doi.org/10.1097/01.aoa.0000552880.99491.a4

Rana, S., Lemoine, E., Grangeer, J., & Karumanchi, S. A. (2019). Preeclampsia: Pathophysiology, challenges, and perspectives. *Circulation Research*, *124*(7). https://doi.org/10.1161/CIRCRESAHA.118.313276

Reekie, J., Donovan, B., Guy, R., Hocking, J. S., Kaldor, J. M., Mak, D., … Liu, B. (2019). Risk of ectopic pregnancy and tubal infertility following gonorrhea and chlamydia infections. *Clinical Infectious Diseases*, *69*(9), 1621–1623. https://doi.org/10.1093/cid/ciz145

Resnik, R., Lockwood, C. J., Moore, T. R., Greene, M. F., Copel, J. A., & Silver, R. M. (2019). *Creasy & Resnik's Maternal-fetal Medicine: Principles and practice* (8th ed., Chapter 46, pp. 786–797). Elsevier.

Schmidt, P., Skelly, C. L., & Raines, D. A. (2019). Placental abruption. *StatPearls*. Retrieved May 23, 2019, from http://knowledge.statpearls.com/chapter/usmle%20step%202/17041/

Sibai, B. M. (2019). HELLP syndrome. *UpToDate*. Retrieved May 18, 2020, from https://www.uptodate.com/contents/hellp-syndrome

Skidmore-Roth, L. (2021). *Mosby's 2021 nursing drug reference* (34th ed.). Mosby Elsevier.

Smith, J. A., Fox, K. A., & Clark, S. (2020). Nausea and vomiting of pregnancy: Treatment and outcome. *UpToDate*. Retrieved May 27, 2020, from https://www.uptodate.com/contents/nausea-and-vomiting-of-pregnancy-treatment-and-outcome

Stevens, S. (2019). *Evidence-based obstetric nursing*. Kendall Hunt Publishing Company.

Troiano, N. H., Witcher, P. M., & Baird, S. M. (2019). *High-risk & critical care obstetrics* (4th ed.). Wolters Kluwer.

Tulandi, T. (2019a). Ectopic pregnancy: Clinical manifestations and diagnosis. *UpToDate*. Retrieved June 8, 2020, from https://www.uptodate.com/contents/ectopic-pregnancy-clinical-manifestations-and-diagnosis

Tulandi, T. (2019b). Ectopic pregnancy: Epidemiology, risk factors, and anatomical sites. *UpToDate*. Retrieved January 27, 2020, from https://www.uptodate.com/contents/ectopic-pregnancy-epidemiology-risk-factors-and-anatomic-sites

Tulandi, T., & Al-Fozan, H. M. (2019). Spontaneous abortion: Risk factors, etiology, clinical manifestations and diagnostic evaluation. *UpToDate*. Retrieved April 17, 2020, from https://www.uptodate.com/contents/spontaneous-abortion-risk-factors-etiology-clinical-manifestations-and-diagnostic-evaluation

U.S. Department of Health and Human Services. (2020). *Healthy People 2030*. http://www.healthypeople.gov/2030/topicsobjectives2030/

Wilkerson, R. G., & Ogunbodede, A. C. (2019). Hypertensive disorders of pregnancy. *Emergency Medicine Clinics*, *37*(2), 301–316.

Wong, P. C., & Kitsantas, P. (2019). A review of maternal mortality and quality of care in the USA. *Journal of Maternal-Fetal & Neonatal Medicine*. https://doi.org/10.1080/14767058.2019.1571032

World Health Organization (WHO). (2019). *Skilled attendants at birth*. Retrieved June 16, 2020, from https://www.who.int/gho/maternal_health/skilled_care/skilled_birth_attendance_text/en/

EXERCÍCIOS SOBRE O CAPÍTULO

QUESTÕES DE MÚLTIPLA ESCOLHA

1. Qual das seguintes gestantes deve receber RhoGAM® no pós-parto?

   a. Puérpera Rh-negativa não sensibilizada com um recém-nascido Rh-negativo
   b. Puérpera Rh-negativa não sensibilizada com um recém-nascido Rh-positivo
   c. Puérpera Rh-negativa sensibilizada com um recém-nascido Rh-positivo
   d. Puérpera Rh-negativa sensibilizada com um recém-nascido Rh-negativo

2. Uma gestante está com suspeita de descolamento prematuro da placenta. Qual dos seguintes achados o enfermeiro espera encontrar como um sintoma clássico?

   a. Sangramento vermelho-vivo indolor
   b. Dor abdominal do tipo "facada"
   c. Náuseas e vômitos excessivos
   d. Hipertensão arterial e cefaleia

3. Administra-se RhoGAM® a mulheres Rh-negativas para evitar a sensibilização materna. Além da gestação, essas mulheres também recebem esse medicamento após qual das seguintes situações?

   a. Aborto terapêutico ou espontâneo
   b. Traumatismo craniano decorrente de um acidente de carro
   c. Transfusão de sangue após uma hemorragia
   d. Procedimento de inseminação artificial sem sucesso

4. Depois de orientar uma mulher sobre a hiperêmese gravídica e como ela difere das náuseas e dos vômitos típicos da gravidez, qual declaração da gestante indica que as orientações foram bem-sucedidas?

   a. "Posso esperar que as náuseas durem até o meu segundo trimestre"
   b. "Eu deveria beber líquidos durante as minhas refeições, em vez de entre elas"
   c. "Preciso evitar odores, perfumes ou sabores fortes"
   d. "Devo deitar depois de comer por cerca de 2 horas"

5. Uma gestante com aproximadamente 12 semanas de gestação chega ao pronto-socorro depois de ligar para o consultório de seu médico e relatar um sangramento vaginal moderado. A avaliação revela dilatação do colo do útero e cólicas abdominais moderadamente fortes. Ela relata que eliminou tecido junto com o sangue. O enfermeiro interpreta esses achados para considerar qual das seguintes opções?

   a. Ameaça de aborto
   b. Aborto inevitável
   c. Aborto incompleto
   d. Aborto retido

6. Ao administrar sulfato de magnésio em uma gestante com pré-eclâmpsia, o enfermeiro explica a ela que esse medicamento é administrado para

   a. Reduzir a pressão arterial
   b. Acelerar o progresso do trabalho de parto
   c. Evitar a ocorrência de crises convulsivas
   d. Reduzir os níveis sanguíneos de glicose

7. Uma gestante está recebendo alta após receber tratamento para uma gravidez molar hidatiforme. O enfermeiro deve incluir quais informações entre as orientações de alta?

   a. Não engravidar por pelo menos 1 ano; usar métodos contraceptivos para evitar a gravidez
   b. Verificar a pressão arterial semanalmente no ambulatório
   c. Administrar RhoGAM® no mês seguinte no ambulatório
   d. Uma amniocentese pode detectar a recorrência desse distúrbio no futuro

EXERCÍCIOS DE RACIOCÍNIO CRÍTICO

1. Uma primigesta de 16 anos chega à maternidade queixando-se de náuseas e vômitos contínuos nos últimos 3 dias. Ela afirma que está com aproximadamente 15 semanas de gestação e tem sido incapaz de reter qualquer alimento ou ingerir qualquer líquido sem vomitar nesse período. Ela relata que está tonta e fraca. Ao exame, ela parece pálida e ansiosa. Suas membranas mucosas estão ressecadas, o turgor da pele é ruim e seus lábios estão secos e rachados.

   a. Qual é a sua impressão em relação a essa condição?
   b. Quais fatores de risco a gestante apresenta?
   c. Qual intervenção é apropriada para essa gestante?

2. Uma primigesta obesa de 39 anos e de ascendência afro-americana é diagnosticada com hipertensão gestacional. A anamnese revela que sua irmã desenvolveu pré-eclâmpsia durante a gestação. Ao descrever sua dieta para o enfermeiro, a mulher menciona que costuma comer muito *fast-food*.

   a. Quais fatores de risco essa gestante apresenta que aumentam o risco de hipertensão gestacional?
   b. Ao avaliá-la, quais achados levariam o enfermeiro a suspeitar que essa gestante desenvolveu pré-eclâmpsia grave?

ATIVIDADES DE ESTUDO

1. Pergunte a um enfermeiro obstetra ou a uma obstetriz de saúde comunitária como os sinais e os sintomas de hipertensão gestacional (incluindo pré-eclâmpsia e eclâmpsia) são ensinados e como os esforços eficazes têm sido realizados para reduzir a incidência na área.

2. Encontre uma página na *web* projetada para ajudar os pais que sofreram uma perda gestacional secundária a um aborto espontâneo. Qual é o número de pessoas que o acessam? As informações estão atualizadas?

3. Uma gestação na qual o blastocisto implanta-se fora do útero é uma gravidez _____.

4. A complicação mais séria da mola hidatiforme é o subsequente desenvolvimento de _____.

5. Discuta as várias atividades que uma mulher com gravidez múltipla pode realizar para ajudar a passar o tempo quando receber a recomendação de ficar em repouso na cama durante 2 meses.

ESTUDO DE CASO

Uma mulher de 21 anos procurou o posto da maternidade pública local com a queixa principal de sangramento vaginal, cólicas abdominais e náuseas intermitentes. Ela afirmou que sua última menstruação foi há 8 semanas e, antes de chegar, ela havia feito um teste para gravidez em casa, que deu positivo. Ela não estava tomando medicamentos e não tinha alergia conhecida a fármacos. A mulher relata que fumava meio maço de cigarros por dia, mas diz que estava tentando parar com essa prática.

AVALIAÇÃO

O enfermeiro começou a fazer a anamnese, na qual identificou que a gestante fazia uso de contraceptivos orais até aproximadamente 3 meses atrás, quando o plano de saúde deixou de pagar por eles. Ela também informou que foi submetida a dilatação e curetagem por causa de um sangramento uterino disfuncional há aproximadamente 1 ano porque ela não respondia à medicação. Seu histórico sexual revela que ela teve cinco parceiros no passado com uso inconsistente de preservativos por parte deles. O teste deu positivo para gonorreia e clamídia, e ela foi tratada há cerca de 6 meses. Quando os testes foram repetidos, deram negativo. Os sinais vitais da gestante estavam dentro dos limites da normalidade e não havia alterações dignas de nota no restante do exame físico.

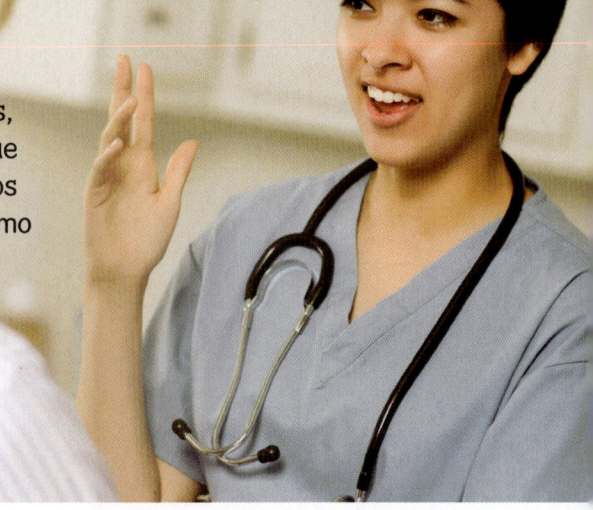

20

Conduta de Enfermagem na Gravidez de Risco: Condições de Saúde Específicas e Populações Vulneráveis

OBJETIVOS DE APRENDIZAGEM

Após a conclusão do capítulo, o leitor será capaz de:

1. Identificar as condições existentes antes da gestação que possam repercutir negativamente na gravidez.

2. Examinar como uma condição existente antes da gestação pode influenciar fisiológica e psicologicamente uma mulher quando ela engravidar.

3. Investigar a avaliação e a conduta de enfermagem para a gestante diabética em comparação com a gestante não diabética.

4. Investigar como as cardiopatias congênitas e adquiridas podem comprometer a gestação.

5. Planejar a avaliação e a conduta de enfermagem para a gestante com distúrbios cardiovasculares e doenças respiratórias.

6. Diferenciar em termos de prevenção e manejo os tipos de anemia que influencia na gestação.

7. Relacionar os cuidados de enfermagem necessários para a gestante com doença autoimune.

8. Comparar as infecções mais comuns que podem comprometer uma gestação e propor possíveis estratégias preventivas.

9. Desenvolver um plano de cuidados para a gestante HIV-soropositiva.

10. Delinear o papel do enfermeiro na prevenção e no manejo da gestação na adolescência.

11. Determinar o impacto da gestação na mulher com mais de 35 anos.

12. Analisar os efeitos do uso abusivo de substâncias psicoativas durante a gestação.

PALAVRAS-CHAVE

adolescência

anemia

artrite reumatoide (AR)

diabetes melito do tipo 1 (DM1)

diabetes melito do tipo 2 (DM2)

diabetes melito gestacional

diabetes melito pré-gestacional

esclerose múltipla (EM)

lúpus eritematoso sistêmico (LES)

nível de hemoglobina glicosilada (HbA1c)

pica

síndrome da imunodeficiência adquirida (AIDS)

síndrome da abstinência neonatal (SAN)

teratógeno

transtorno do espectro alcoólico fetal (TEAF)

uso abusivo de substâncias psicoativas no período perinatal

vírus da imunodeficiência humana (HIV)

Rose, uma gestante magra de 16 anos aparentando estar em uma fase avançada da gestação, chegou à clínica com sibilos e dificuldade para respirar. Ela faltou a várias consultas pré-natais, mas hoje chegou à clínica em sofrimento. Rose tem um histórico de asma brônquica desde os 5 anos. Como a condição atual da jovem pode interferir na sua gestação? Esse é o quadro clínico típico da gestante com asma brônquica?

INTRODUÇÃO

A gestação pode ser um momento especial na vida da mulher, mas também gerar ansiedade se acompanhada por uma condição clínica que possa complicar a gravidez e comprometer o resultado fetal. O ideal é que a gestante esteja livre de quaisquer condições que possam afetar a gravidez; mas, na realidade, muitas mulheres engravidam com uma infinidade de questões psicossociais ou relacionadas à saúde que podem ter um impacto negativo no desfecho. Atualmente, por causa da epidemia de obesidade nos EUA e porque as mulheres estão postergando a gestação, os enfermeiros verão cada vez mais mulheres com condições clínicas que podem afetar a gravidez.

Muitas gestantes expressam o desejo de que seus filhos nasçam saudáveis. Os enfermeiros podem desempenhar um papel importante para ajudar a tornar isso uma realidade, orientando as mulheres sobre a promoção da saúde antes de engravidarem. Condições como diabetes, distúrbios cardíacos e respiratórios, anemia, condições autoimunes e determinadas infecções frequentemente podem ser controladas por meio de um acompanhamento pré-natal rigoroso para que repercutam o mínimo possível na gestação. Os enfermeiros podem fornecer estratégias de prevenção à gravidez ao aconselhar adolescentes. Atender às necessidades requeridas pelas gestantes adolescentes é um desafio. Por fim, as escolhas de estilo de vida podem colocar muitas mulheres em risco durante a gestação, e os enfermeiros precisam permanecer imparciais ao trabalhar com essas populações especiais. As escolhas de estilo de vida, tais como o uso de álcool, nicotina e substâncias ilícitas durante a gestação, são abordadas em *Healthy People 2030* 20.1.

No Capítulo 19 foram descritas as condições relacionadas à gestação que colocam a mulher em risco. Este capítulo aborda as condições comuns que podem ter um impacto negativo sobre a gestação e sobre populações especiais em risco, descrevendo a avaliação e o manejo de enfermagem adequados para cada condição ou situação. As habilidades únicas dos enfermeiros, em conjunto com os outros membros da equipe de saúde, podem aumentar a possibilidade de um desfecho positivo em muitas gestações de alto risco.

DIABETES MELITO

O diabetes é um problema de saúde pública global com implicações potenciais para a saúde das mães diabéticas e a de seus filhos. Até 9% das gestações são afetadas e as taxas de prevalência são de até 25% em grupos de alto risco, tais como afro-americanas, latino-americanas, asiático-americanas, mulheres das ilhas do Pacífico e nativas norte-americanas. Os fatores de risco adicionais para diabetes gestacional incluem idade materna avançada, ter um parente de primeiro grau com a doença, praticar pouca atividade física, estar acima do peso ou ser obesa e ter hipertensão e/ou doença cardíaca (Trout, 2019). O diabetes melito é uma doença crônica caracterizada pela falta relativa de insulina ou ausência do hormônio necessário para o metabolismo da glicose. A hiperglicemia crônica do diabetes está associada a danos a longo prazo, disfunções e insuficiência oculares, dos rins, dos nervos, do coração e dos vasos sanguíneos. A prevalência de diabetes nos EUA está aumentando a uma velocidade alarmante, já atingindo proporções epidêmicas.[1] Os fatores que contribuem para essas taxas crescentes são estilos de vida mais sedentários, mudanças na dieta, imigração contínua de populações de alto risco e a crescente epidemia de obesidade na infância e na adolescência. Aproximadamente a cada 21 segundos alguém nos EUA é diagnosticado com diabetes.[2] Quase metade da população adulta tem diabetes ou pré-diabetes. As estimativas atuais projetam que até 2030 um em cada três adultos nos EUA terá diabetes melito.[3] O Institute for Alternative Futures estima que o número de norte-americanos que vivem com diabetes (diagnosticados e não diagnosticados) aumentará 54% até 2030, constituindo mais de 60 milhões indivíduos. Os custos médico e social resultantes do diabetes serão de aproximadamente US$ 622 bilhões (Institute for Alternative Futures, 2019).

---

[1]N.R.T.: No Brasil, segundo dados da Pesquisa Nacional de Saúde (2013), a prevalência de excesso de peso entre a população brasileira adulta é de 56,9%, enquanto a de obesidade chega a 20,8%. (Fonte: IBGE. (2014). *Pesquisa Nacional de Saúde 2013: percepção do estado de saúde, estilos de vida e doenças crônicas.* Brasília: IBGE. Disponível em: ftp://ftp.ibge. gov.br/PNS/2013/pns2013.pdf. Acesso em: 21 jan. 2022.)

[2]N.R.T.: Estima-se que aproximadamente 58% dos casos de diabetes melito no Brasil sejam atribuíveis à obesidade, cujas causas são multifatoriais e relacionadas à má alimentação e aos modos de comer e viver da atualidade. (Fonte: Flor, L., Campos, M., Oliveira, A., Schramm, J. (2015). Carga de diabetes no Brasil: fração atribuível ao sobrepeso, obesidade e excesso de peso. *Rev. Saúde Pública*, v. 49, n. 29, p. 1-11.)

[3]N.R.T.: Atualmente no planeta, segundo a American Diabetes Association (ADA), uma em cada sete pessoas tem essa condição. No Brasil, a estimativa da incidência da doença em 2030 chega a 21,5 milhões (Fonte: *Atlas do Diabetes da Federação Internacional de Diabetes (IDF).* Disponível em: https://diabetesatlas.org/resources/. Acesso em: 21 jan. 2022.)

O diabetes é comumente classificado com base na etiologia da doença (ADA, 2019b). Esses grupos incluem:

- **Diabetes melito do tipo 1 (DM1)**: deficiência absoluta de insulina devido à destruição autoimune das células beta
- **Diabetes melito do tipo 2 (DM2)**: resistência à insulina ou sua deficiência devido à perda progressiva da secreção de insulina das células beta frequentemente no contexto da resistência à insulina. Esse tipo está relacionado à obesidade e ao sedentarismo. Primariamente, é diagnosticado em adultos com mais de 30 anos, mas atualmente está sendo observado em crianças. É o tipo mais comum de diabetes e é diagnosticado com mais frequência em afro-americanos, latino-americanos, nativos norte-americanos, asiáticos e pessoas provenientes das ilhas do Pacífico, bem como em adultos idosos
- Tipos específicos de diabetes devido a outras causas: síndromes do diabetes monogênico, tais como diabetes neonatal e diabetes de início na maturidade dos jovens (MODY); doenças do pâncreas exócrino, tais como fibrose cística e pancreatite; e diabetes induzido por fármacos ou produtos químicos, tais como o causado pelo uso de glicocorticoides, pelo tratamento de HIV/AIDS ou após o transplante de órgãos
- **Diabetes melito gestacional**: intolerância à glicose que se manifesta pela primeira vez na gestação, geralmente diagnosticada no segundo ou no terceiro trimestre da gravidez e não evidenciada antes da gestação. A prevalência de diabetes gestacional tem aumentado, chegando a 10% nos EUA (Dickens & Thomas, 2019).[4]

Durante a gestação, o diabetes geralmente é classificado em dois grupos: **diabetes melito pré-gestacional** (alteração no metabolismo de carboidratos identificada antes da concepção), que inclui mulheres com a doença do tipo 1 ou 2; e diabetes gestacional, que se desenvolve durante a gestação.

A International Association of Diabetes and Pregnancy Study Group emitiu recomendações para o diagnóstico e a classificação da hiperglicemia na gestação (Tabela 20.1).

O diabetes gestacional incide em até 10% das gestações nos EUA (Dickens & Thomas, 2019). O diabetes gestacional está associado a complicações neonatais, tais como macrossomia, hipoglicemia e traumatismo no parto devido à distocia de ombro, e a complicações maternas, tais como pré-eclâmpsia e cesariana. Todas as mulheres em idade fértil com diabetes devem ser aconselhadas sobre a importância do controle glicêmico rigoroso antes da concepção. Um estudo recente descreveu que mulheres com diagnóstico de diabetes gestacional apresentam um risco duas vezes maior de desenvolver doenças cardiovasculares em comparação com mulheres sem diabetes gestacional (Kramer et al., 2019). Antes da descoberta da insulina em 1922, a maioria das mulheres com diabetes era infértil ou sofria aborto espontâneo (March of Dimes, 2019a). Durante as últimas décadas, foram realizados grandes avanços para melhorar os desfechos da gestação em mulheres com diabetes, mas esse distúrbio metabólico crônico continua sendo uma condição de alto risco durante a gravidez. Um desfecho favorável requer compromisso por parte da mulher em aderir às consultas pré-natais frequentes, às restrições alimentares, ao automonitoramento dos níveis glicêmicos sanguíneos, aos exames laboratoriais frequentes, ao acompanhamento fetal intensivo e, talvez, à hospitalização.

Fisiopatologia

A gestação é caracterizada por uma série de alterações metabólicas que promovem o acúmulo de tecido adiposo no início da gravidez, seguido por resistência à insulina. O diabetes é uma doença complexa e progressiva que exerce grandes impactos sociais e econômicos, além de ser multifatorial, cuja fisiopatologia envolve não apenas o pâncreas, mas também o fígado, o músculo esquelético, o tecido adiposo, o trato gastrintestinal, o cérebro e o rim. A sensibilidade reduzida à insulina no fígado, nos músculos e no tecido adiposo e um declínio progressivo na função das células beta do pâncreas resultam em um comprometimento da secreção de insulina, levando eventualmente à hiperglicemia, a característica principal do diabetes (Moore, 2019). A compreensão atual da fisiopatologia do diabetes gestacional inclui dois componentes principais. Trata-se da existência de disfunção das células beta pancreáticas antes da gestação e da manifestação desse problema pelo desenvolvimento de resistência à insulina durante a gestação, o que demanda maior produção de insulina para manter os níveis de glicose sanguínea dentro da normalidade.

A gestação normal é caracterizada pelo aumento da resistência periférica à insulina e pela elevação compensatória na secreção desse hormônio. Portanto, a gestação pode ser uma prova de esforço para os mecanismos de homeostase da glicose. Ou seja, as mulheres que apresentam algum grau de resistência crônica à insulina e aumento compensatório da produção de insulina, o que resulta em disfunção das células beta antes da gestação, podem ser incapazes de elaborar uma resposta de células beta suficientemente robusta à resistência à insulina mediada pela gestação. A gravidez é acompanhada pela resistência à insulina mediada pela secreção placentária de hormônios diabetogênicos. Essas e outras alterações metabólicas que ocorrem durante a gestação garantem que o feto tenha um amplo suprimento de nutrientes.

No diabetes melito, há deficiência ou resistência à insulina. Essa alteração interfere na capacidade do corpo de obter nutrientes essenciais para o abastecimento e o armazenamento. Se a gestante tiver diabetes

---

[4]N.R.T.: A prevalência de diabetes gestacional chega a 25% no Brasil. (Fonte: Rossett, T. C., Wittmann, T., Rotta, K., Gonçalves, R. A., Vilas Boas Pescador, M. (2020). Prevalência do diabetes melito gestacional em um ambulatório de alto risco do oeste do Paraná. *FAG Journal of Health*, v. 2, n. 2. Disponível em: https://fjh.fag.edu.br/index.php/fjh/article/view/193/168. Acesso em: 21 jan. 2022.)

TABELA 20.1 Recomendações para o diagnóstico e a classificação da hiperglicemia na gestação.

Quando solicitar	Diagnóstico	Exame	Ponto de corte para o diagnóstico
Primeira consulta pré-natal	Diabetes melito evidente (pré-gestacional) ou histórico de risco elevado de diabetes melito – sedentarismo, parente de primeiro grau com diabetes melito, hipertensão arterial, raça/etnia de alto risco, obesidade, síndrome dos ovários policísticos, hipercolesterolemia, parto prévio de feto macrossômico (mais de 4 kg) e tabagismo	Jejum HbA1c Aleatório	126 mg/dℓ < 7% 200 mg/dℓ
Da 24ª à 28ª semana	Gestational diabetes	Jejum TTOG 75 g – 1 h TTOG 75 g – 2 h	< 95 mg/dℓ > 180 mg/dℓ > 153 mg/dℓ

TTOG, teste de tolerância oral à glicose.

Hod, M., Kapur, A., McLintyre, H. D., & FIGO Working Group. (2019). Evidence in support of the International Association of diabetes in pregnancy study groups' criteria for diagnosing gestational diabetes mellitus worldwide in 2019. *American Journal of Obstetrics and Gynecology*, 221(2), 109-116. https://doi.org/10.1016/j.ajog.2019.01.206; Kim, M. H., Kwak, S. H., Kim, S. H., Hing, J. S., Chung, H. R., Choi, S. H., … Jang, H. C. (2019). Pregnancy outcomes of women additionally diagnosed as gestational diabetes by the International Association of the Diabetes and Pregnancy Study Group's criteria. *Diabetes & Metabolism Journal, 43*(6), 766-775. https://doi.org/10.4093/dmj.2018.0192; e Durnwald, C. (2019). Diabetes mellitus in pregnancy: screening and diagnosis. *UpToDate*. Disponível em: https://www.uptodate.com/contents/diabetes-mellitus-in-pregnancy-screening-and-diagnosis. Acesso em: 5 jun. 2020.

pré-gestacional ou desenvolver diabetes gestacional, as profundas alterações metabólicas que ocorrem durante a gravidez e que são necessárias para apoiar o crescimento e o desenvolvimento do feto ficam muito comprometidas.

O metabolismo materno é direcionado para fornecer nutrição adequada para o feto. Na gestação, os hormônios placentários causam resistência à insulina em um nível que tende a ser correspondente ao crescimento da unidade fetoplacentária. À medida que a placenta cresce, mais hormônios placentários são secretados. O lactogênio placentário humano (hPL), a progesterona, o cortisol, a prolactina e o hormônio do crescimento (somatotropina) aumentam em correlação direta com o crescimento do tecido placentário, elevando-se então ao longo das últimas 20 semanas de gravidez e causando resistência à insulina. Subsequentemente, a secreção de insulina aumenta para superar a resistência induzida por esses dois hormônios. Na gestante não diabética, o pâncreas pode responder às demandas de aumento da produção de insulina para manter os níveis normais de glicose durante a gravidez (Blackburn, 2018). No entanto, a mulher com intolerância à glicose ou diabetes durante a gestação não consegue lidar com as alterações no metabolismo resultantes da insuficiência de insulina para atender às necessidades durante a gravidez.

Ao longo da gestação, a resistência à insulina muda. A resistência máxima ocorre no último trimestre para fornecer mais nutrientes ao feto. A resistência à insulina normalmente resulta em hiperglicemia pós-prandial, embora algumas mulheres também apresentem em jejum um nível elevado de glicose no sangue (King et al., 2019). Por causa desse aumento da demanda do pâncreas no fim da gestação, as mulheres com diabetes ou intolerância à glicose não conseguem controlar o aumento da demanda de insulina; os níveis de glicose elevam-se como resultado da deficiência de insulina, levando então à hiperglicemia. Subsequentemente, a mãe e seu feto podem ter grandes problemas, conforme descrito na Tabela 20.2.

Triagem

Atualmente, não há padrões mundiais consistentes de como pesquisar o diabetes melito gestacional e dos valores de corte para o seu diagnóstico, mesmo após seis décadas de pesquisa em um esforço para chegar a um consenso global de como e quando fazer o rastreamento. O American College of Obstetricians and Gynecologists (ACOG) e a ADA recomendam a realização de uma análise de risco de todas as gestantes em sua primeira consulta pré-natal e uma triagem adicional de todas as gestantes de alto risco entre a 24ª e a 28ª semana gestacional ou antes se houver fatores de risco. Se o risco detectado no rastreamento inicial for baixo, pode não ser necessário uma triagem adicional. As gestantes que preenchem todos os critérios a seguir não precisam ser rastreadas em sua primeira consulta pré-natal:

- Sem histórico de intolerância à glicose
- Mais de 25 anos
- Peso corporal dentro dos parâmetros de normalidade
- Sem histórico familiar (parente de primeiro grau) de diabetes
- Sem histórico de resultados obstétricos ruins
- Não pertencente a um grupo étnico/racial com alta prevalência de diabetes (ADA, 2019b).

Se, na avaliação inicial, o risco for alto, uma nova investigação deve ocorrer entre a 24ª e 28ª semana gestacional. A mulher com resultados iniciais anormais pode ter desenvolvido diabetes antes da gestação e seu feto

TABELA 20.2 Diabetes melito e gestação: efeitos sobre a mãe e o filho.

Efeitos sobre a mãe	Efeitos sobre o feto/neonato
• Polidrâmnio devido à diurese fetal aumentada causada pela hiperglicemia • Hipertensão gestacional de etiologia desconhecida • Cetoacidose em razão da hiperglicemia não controlada • Trabalho de parto prematuro secundário à ruptura prematura de membranas • Morte fetal em gestações complicadas pela cetoacidose e pelo controle deficitário da glicemia • Hipoglicemia conforme a glicose é desviada para o feto (ocorrendo no primeiro trimestre) • Infecções urinárias resultantes do excesso de glicose na urina (glicosúria), que promove o crescimento de bactérias • Candidíase vaginal crônica em razão da glicosúria, que promove o crescimento de leveduras • Trabalho de parto difícil, cesariana, hemorragia pós-parto secundária à hiperdistensão do útero para acomodar o feto macrossômico	• Prolapso do cordão umbilical secundário a polidrâmnio e apresentação fetal anormal • Anomalia congênita por causa da hiperglicemia no primeiro trimestre (problemas cardíacos, defeitos do tubo neural, deformidades esqueléticas e problemas geniturinários) • Macrossomia resultante da hiperinsulinemia estimulada pela hiperglicemia fetal • Tocotraumatismo em virtude do feto com macrossomia, o que complica o processo de parto (distocia de ombro) • Parto prematuro secundário a polidrâmnio e envelhecimento da placenta, o que coloca o feto em risco se a gravidez prosseguir • Asfixia do feto secundária a hiperglicemia e hiperinsulinemia fetais • Restrição do crescimento intrauterino secundária a comprometimento vascular materno e diminuição da perfusão placentária, que restringem o crescimento • Morte perinatal em decorrência da má perfusão placentária e da hipoxia • Síndrome do desconforto respiratório resultante da produção insatisfatória de surfactante secundária à hiperinsulinemia, o que inibe a produção dos fosfolipídios que compõem o surfactante • Policitemia em decorrência da produção excessiva de hemácias em resposta à hipoxia • Hiperbilirrubinemia em consequência da fragmentação de hemácias pela hipoxia e de um fígado imaturo incapaz de degradar a bilirrubina • Hipoglicemia neonatal resultante da hiperinsulinemia continuada após a placenta ter sido removida • Subsequente obesidade infantil e intolerância a carboidratos

American College of Obstetricians and Gynecologists (ACOG). (2018a). ACOG Practice Bulletin No. 190: Gestational diabetes mellitus *Obstetrics and Gynecology, 131*(2), 49-64; Cunningham, F. G., Leveno, K. J., Bloom, S. L., Dashe, J. S., Hoffman, B. L., Casey, B. M., & Spong, C. Y. (2018). *William's obstetrics* (25th ed.). McGraw-Hill Education; e Durnwald, C. (2019). Diabetes mellitus in pregnancy: screening and diagnosis. *UpToDate*. Disponível em: https://www.uptodate.com/contents/diabetes-mellitus-in-pregnancy-screening-and-diagnosis. Acesso em: 5 jun. 2020.

corre grande risco de anomalias congênitas. O achado de hemoglobina glicosilada elevada (HbA1c) sinaliza a probabilidade de diabetes gestacional. Combinar o uso de medições da HbA1c e da glicose plasmática para o diagnóstico de diabetes oferece os benefícios de cada teste e reduz o risco de viés sistemático inerente ao teste de HbA1c isolado (Farahvar et al., 2019).

Não há consenso sobre o método de rastreamento apropriado. Tipicamente, um protocolo de triagem de etapa única para diabetes gestacional é baseado em um teste de 2 horas de tolerância a 75 g de glicose, que é geralmente realizado entre a 24ª e a 28ª semana gestacional (Jordan et al., 2019). Uma dose oral de 75 g de glicose é administrada independentemente do horário ou do conteúdo da última refeição. O nível plasmático de glicose é medido 2 horas depois; um nível acima de 120 mg/dℓ é anormal e, nesse caso, é realizado um teste de tolerância à glicose de 3 horas. Segundo a ADA e o ACOG, os valores-alvo de glicose (Durnwald, 2020) são:

• Nível sérico de glicose em jejum: inferior a 95 mg/dℓ
• Após 1 hora: inferior a 140 mg/dℓ
• Após 2 horas: inferior a 120 mg/dℓ
• Após 3 horas: inferior a 95 mg/dℓ.

O diagnóstico de diabetes gestacional só pode ser estabelecido após a obtenção de um resultado anormal no teste de tolerância à glicose. Um ou mais valores anormais confirmam o diagnóstico de diabetes gestacional

(Norwitz et al., 2019). A triagem de HbA1c foi adotada pela ADA e pelo ACOG devido à crescente evidência de que diagnosticar e tratar até mesmo o diabetes gestacional leve reduz a morbidade tanto para a mãe quanto para o neonato (ADA, 2019b). Se adotadas universalmente, espera-se que essas diretrizes tenham implicações clínicas imediatas e generalizadas.

Conduta terapêutica

Atendimento da mulher com diabetes melito pré-gestacional

O diabetes pré-gestacional é um problema de saúde pública importante que aumenta o risco de defeitos congênitos estruturais que comprometem os desfechos da gestação tanto para a mãe como para o neonato. As mulheres com diabetes pré-gestacional precisam de cuidados pré-natais abrangentes. Alcançar um bom controle metabólico durante o período anterior à concepção é essencial para reduzir as malformações congênitas que podem ocorrer em gestações complicadas pelo diabetes. Os objetivos principais do atendimento são manter o controle glicêmico e minimizar os riscos da doença no feto. Os principais aspectos do tratamento incluem cuidados nutricionais, exercícios, tratamento com insulina e monitoramentos materno e fetal rigorosos (Figura 20.1).

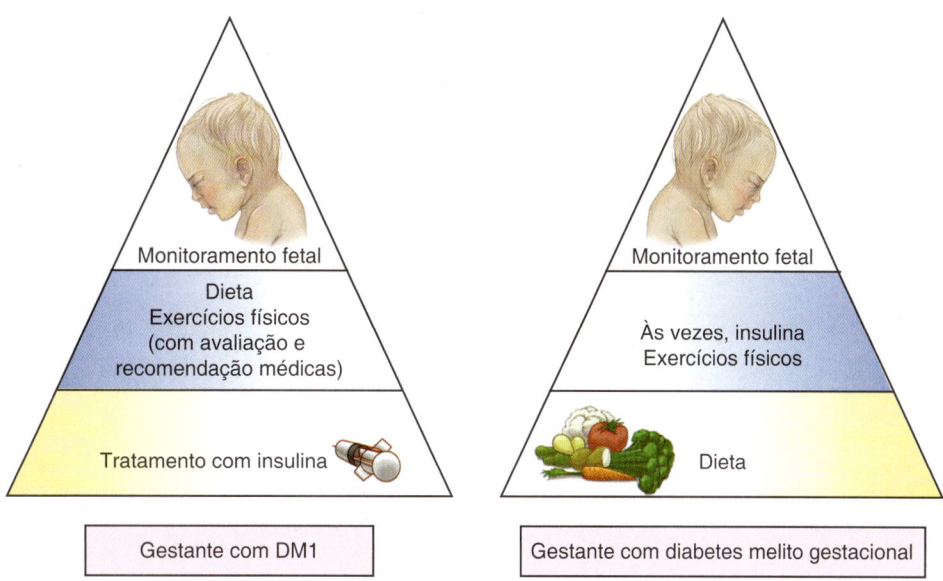

FIGURA 20.1 Aspectos gerais do tratamento para o diabetes melito na gestação. Para as mulheres com diabetes melito pré-gestacional do tipo 1, o fundamento do controle glicêmico é o tratamento com insulina em conjunto com o controle alimentar, a prática de exercícios físicos e a vigilância fetal. Para a gestante que desenvolve diabetes gestacional, geralmente a modificação da dieta é a base do tratamento. Algumas mulheres podem necessitar de insulina além do reajuste na dieta, enquanto outras, não. A prática de exercícios físicos e a vigilância fetal também são aspectos importantes dos cuidados.

O aconselhamento preconceptivo é fundamental para a mulher com diabetes pré-gestacional para garantir que a condição permaneça estável. O problema é que até metade de todas as gestações nos EUA e no Brasil não é planejada. Portanto, as mulheres com condições médicas crônicas, como o diabetes melito, podem não ter a oportunidade de tomar medidas para otimizar o controle do diabetes antes da concepção. Quando o atendimento preconceptivo é possível, deve-se ensinar as mulheres com diabetes preconceptivo a melhorar sua condição metabólica antes da concepção para reduzir o risco de defeitos congênitos. Os enfermeiros que atendem mulheres em idade fértil podem contribuir para os cuidados preconceptivos, ajudando a aconselhar a mulher pré-diabética a evitar a progressão para o diabetes e seus riscos inerentes durante a gestação. Os objetivos dos cuidados preconceptivos são:

- Integrar a mulher no tratamento do diabetes melito
- Alcançar resultados de teste de hemoglobina A1c glicosilada mais baixos sem hipoglicemia excessiva
- Certificar-se da utilização de um método contraceptivo efetivo até que a glicemia esteja estável
- Identificar e avaliar as complicações a longo prazo do diabetes melito, tais como retinopatia, nefropatia, neuropatia, doença cardiovascular (DCV) e hipertensão arterial (ASRM, 2019).

Um controle ideal da glicemia, conforme evidenciado por níveis séricos de glicose em jejum e um **nível de hemoglobina glicosilada (HbA1c)** (medição dos níveis médios de glicose durante os últimos 100 a 120 dias) normais, é essencial para alcançar o melhor desfecho da gestação. Um nível de hemoglobina glicosilada de menos de 7% indica um bom controle; um valor de mais de 8% indica controle deficiente e justifica intervenção. Se a gestante diabética pré-gestacional não alcançar controle glicêmico, ela apresentará um aumento de até nove vezes em defeitos congênitos, distocia de ombro, fratura óssea e paralisia nervosa em comparação com as taxas entre as gestantes não diabéticas (Pyeritz et al., 2019).

O aconselhamento preconceptivo também é importante para reduzir o risco de malformação congênita. As mais comuns associadas ao diabetes ocorrem nos sistemas renal, cardíaco, esquelético e nervoso central. Como esses defeitos ocorrem por volta da oitava semana gestacional, o aconselhamento preconceptivo é fundamental. A taxa de anomalias congênitas em mulheres com diabetes pré-gestacional pode ser reduzida se um excelente controle glicêmico for alcançado no momento da concepção (Cunningham et al., 2018). Essa informação deve ser enfatizada a todas as mulheres com diabetes que estejam pensando em engravidar. Além disso, a mulher com diabetes pré-gestacional precisa ser avaliada quanto às complicações. Essa investigação deve fazer parte da triagem inicial e das avaliações contínuas durante a gestação.

Cuidados durante a gestação para a mulher com diabetes gestacional

Modificação do estilo de vida, alterações nutricionais e incentivo às atividades físicas constituem as principais estratégias terapêuticas para o diabetes durante a gestação. O manejo para as mulheres com diabetes melito gestacional concentra-se no controle rigoroso da glicose. A ADA (2019b) recomenda manter um nível sérico de glicose em jejum abaixo de 92 mg/dℓ, níveis pós-prandiais abaixo de 180 mg/dℓ e níveis pós-prandiais de 1 hora e 2 horas abaixo de 153 mg/dℓ. Em comparação, para as gestantes sem diabetes, os valores de glicose quase normais incluem um valor de jejum entre 60 e 90 mg/dℓ, um valor pós-prandial de 1 hora de 100 a 120 mg/dℓ e um valor pós-prandial de 2 horas de 60 a 120 mg/dℓ. Tem-se defendido esse controle rigoroso porque ele está associado à redução da macrossomia fetal. Além disso, o peso materno pré-gestacional e o ganho de peso durante a gestação parecem ser fatores de risco independentes e significativos para macrossomia em mulheres com diabetes gestacional (ACOG, 2020a).

O manejo nutricional concentra-se em manter os níveis de glicose equilibrados e fornecer energia e nutrientes suficientes para a mulher grávida, evitando então a cetose e minimizando o risco de hipoglicemia em mulheres tratadas com insulina. A terapia nutricional é a base do tratamento para as mulheres com diabetes gestacional, que devem receber aconselhamento nutricional de um nutricionista, conforme os costumes culturais da gestante, sobre como mudar os hábitos alimentares. Para ser adotada e seguida, a orientação nutricional deve estar de acordo com os padrões alimentares culturais atuais da mãe e não radicalmente diferente. Se o arroz for um alimento básico na dieta de uma gestante, ele deve ser incorporado ao plano de aconselhamento alimentar, não eliminado (Andrews & Boyle, 2019). Uma dieta de baixo índice glicêmico é considerada segura e tem efeitos positivos no controle glicêmico e nos resultados da gestação para mulheres saudáveis, aquelas com diabetes do tipo 2 e aquelas com diabetes gestacional. Uma dieta moderadamente baixa em carboidratos com um conteúdo de carboidratos de 40% das calorias resulta em um bom controle glicêmico para a maioria das gestantes (Opara & Dagogo-Jack, 2019). "Comer por dois" durante a gestação de uma mulher que tem diabetes não significa comer em dobro, mas sim focar na qualidade e na cronologia das refeições, de modo a dar suporte à mãe e ao feto. Demonstrou-se que as mulheres que recebem orientações alimentares e as seguem apresentam melhores desfechos na gestação do que aquelas que não recebem aconselhamento nutricional (ADA, 2019c).

TRATAMENTO FARMACOLÓGICO PARA DIABETES GESTACIONAL

Para a mulher com diabetes gestacional, o manejo nutricional e os exercícios podem ser o suficiente. A terapia farmacológica só é considerada se a nutrição e os exercícios não conseguirem manter os níveis ideais de glicose. Os níveis séricos de glicose na mulher podem ser controlados por terapia nutricional e exercícios; mas, em casos não controlados em que os níveis glicêmicos ideais não puderem ser alcançados, a insulina também é necessária. O ACOG apoia o uso de insulina como a farmacoterapia de primeira linha para diabetes gestacional quando a medicação for necessária para controlar os níveis de glicose sanguínea (2018a). A insulina, que não

atravessa a placenta, tem sido historicamente o medicamento de escolha para o tratamento da hiperglicemia na gestação. Ela é calculada com base no peso da mulher. A combinação da insulina de ação rápida com a de ação intermediária produz o melhor resultado para a maioria das mulheres. Diariamente são administradas duas doses de insulina com dois terços da insulina total pela manhã para cobrir as necessidades energéticas do dia e um terço à noite.

Fármacos orais para controle do diabetes gestacional. As mulheres tendem a administrar melhor a medicação por via oral do que a insulina, então o padrão de tratamento pode ser alterado para a via oral (King et al., 2019). Pesquisas recentes mostraram sucesso no uso de fármacos hipoglicemiantes orais na gestação. Vários estudos usaram gliburida com bons resultados. Muitos profissionais de saúde estão usando gliburida e metformina como alternativas à terapia com insulina porque elas não atravessam a placenta e, portanto, não causam hipoglicemia fetal ou neonatal. Alguns fármacos hipoglicemiantes orais são considerados seguros e podem ser usados se a nutrição e os exercícios não forem adequados isoladamente. Os desfechos maternos e neonatais são semelhantes aos observados em mulheres tratadas com insulina. Atualmente, tem sido crescente a aceitação de agentes antidiabéticos orais como terapia para a diabetes gestacional, mas isso ainda é controverso. O ACOG ainda recomenda que a insulina seja usada como terapia de primeira linha para controlar os níveis de glicose, em vez dos agentes farmacológicos orais (Kilgore, 2020). O diabetes gestacional oferece uma janela de oportunidade para a prevenção do diabetes na vida futura (Stevens, 2019).

A ADA (2019b) recomenda que as mulheres com diagnóstico de diabetes gestacional confirmado por um teste de tolerância à glicose de 3 horas recebam aconselhamento nutricional de um nutricionista. A instituição também recomenda o tratamento com insulina ou com fármacos hipoglicemiantes orais se o controle com a dieta não for o suficiente para atingir um nível de glicose de jejum abaixo de 95 mg/dℓ, um nível pós-prandial de 1 hora abaixo de 140 mg/dℓ ou um nível pós-prandial de 2 horas abaixo de 120 mg/dℓ (ADA, 2019b).

O ACOG (2018a) recomenda o uso de dieta ou insulina (tratamento de primeira escolha) ou medicamentos orais para diabetes (tratamento de segunda escolha) para atingir um nível de glicose sanguínea pós-prandial de 1 hora de 140 mg/dℓ ou inferior. Estudos randomizados mostram que a gliburida e a insulina são igualmente eficazes no controle da glicemia. O controle glicêmico – independentemente de envolver dieta, insulina ou fármacos orais – leva a menos casos de distocia de ombro, hiperbilirrubinemia que requer fototerapia, paralisia de nervo, fratura óssea, recém-nascido grande para a idade gestacional (GIG) e macrossomia fetal (ACOG, 2018a).

A prática de exercícios físicos é outro componente importante de um cuidado pré-natal abrangente à gestante com intolerância à glicose. O exercício regular ajuda a manter o controle da glicose ao aumentar a captação de glicose nas células e ao diminuir a obesidade central, a hipertensão arterial e a dislipidemia, o que acabará por reduzir as necessidades de insulina (Jordan et al., 2019). Comprovou-se que a atividade física regular resulta em benefícios marcantes para a mãe e o feto. Os benefícios maternos incluem melhora da função cardiovascular, pouco ganho de peso na gestação, diminuição do desconforto musculoesquelético, redução da incidência de cãibras musculares e edema de membros inferiores, estabilidade do humor e redução de diabetes melito e hipertensão gestacionais. Os benefícios fetais incluem diminuição da massa adiposa, melhora da tolerância ao estresse e avanço na maturação neurocomportamental.

Insulina para controle do diabetes gestacional. Em gestantes e lactantes com qualquer tipo de diabetes, a insulina continua sendo o fármaco de escolha para o controle glicêmico se os fármacos orais, a dieta ou os exercícios não produzirem resultados (Norwitz et al., 2019). Geralmente, as doses de insulina são reduzidas no primeiro trimestre para evitar a hipoglicemia resultante do aumento da sensibilidade à insulina, bem como as náuseas e os vômitos. As insulinas de ação curta, como lispro e asparte, que não atravessam a placenta, podem ajudar a reduzir a hiperglicemia pós-prandial e os episódios de hipoglicemia entre as refeições. São necessários valores-alvo de glicose em jejum de 60 a 90 mg/dℓ e valores pós-prandiais de 1 hora menores que 140 mg/dℓ para se alcançar um bom controle glicêmico e bons resultados de gestação (Feghali et al., 2019). Mudanças na dieta e no nível de atividade aumentam a necessidade de mudanças nas dosagens de insulina durante a gestação. Se a meta glicêmica não for atingida, o uso de metformina com intervenções no estilo de vida parece ser uma alternativa segura à insulina. Continua

sendo uma opção como tratamento de segunda escolha para as mulheres que recusam a insulina ou que não conseguem administrá-la com segurança (Pantea-Stoian et al., 2019).

Os regimes de administração de insulina variam e ainda permanecem controvérsias sobre a melhor estratégia para a aplicação desse hormônio durante a gestação. Muitos médicos optam pelo tratamento com doses fracionadas (dois terços da dose diária pela manhã e o terço restante à noite). Outros defendem o uso de uma bomba de insulina para administrar infusões subcutâneas contínuas. Independentemente do protocolo usado, são necessárias medições frequentes da glicemia, e a dose de insulina é ajustada com base nos níveis diários de glicose. A terapia com insulina ou agentes hipoglicemiantes orais, além de dieta e exercícios, é o principal elemento para alcançar o controle glicêmico. Ver Prática baseada em evidências 20.1.

Um acompanhamento materno-fetal rigoroso também é essencial. Devem ser realizados exames laboratoriais frequentes durante a gestação para monitorar o estado da mulher e o controle glicêmico. A vigilância fetal por meio de exames diagnósticos auxilia na avaliação do bem-estar do feto e na determinação da melhor época para o nascimento.

Cuidados durante e após o trabalho de parto de mulheres com diabetes gestacional

Para a parturiente com diabetes, é administrado, por via intravenosa (IV), soro fisiológico ou solução de Ringer com lactato e são monitorados os níveis séricos de glicose a cada 1 a 2 horas. Os níveis de glicose são mantidos abaixo de 110 mg/dℓ durante o trabalho de parto para reduzir a probabilidade de hipoglicemia neonatal. Se necessário, uma infusão de insulina regular pode ser

---

PRÁTICA BASEADA EM EVIDÊNCIAS 20.1 Os exercícios durante a gestação exercem efeito preventivo no ganho excessivo de peso materno e no diabetes gestacional: ensaio clínico randomizado e controlado

ESTUDO

O ganho de peso gestacional excessivo está associado a vários eventos adversos e patologias durante a gravidez tanto para a mãe quanto para o feto. A atividade física é um componente essencial para as mulheres com diabetes gestacional. O exercício eleva a captação de glicose e aumenta a sensibilidade à insulina, diminuindo assim a resistência à insulina. O objetivo desse estudo foi examinar os efeitos de um programa de exercícios durante a gestação e sua influência no ganho de peso materno e na prevalência do diabetes gestacional.

O ensaio clínico randomizado incluiu um grupo de intervenção com exercícios e um grupo-controle padrão sem exercícios abrangendo 594 mulheres divididas entre os dois grupos. O grupo dos exercícios realizou atividades aeróbicas moderadas 3 dias por semana (50 a 55 minutos por sessão) durante a 8ª e a 10ª semana até a 38ª e a 39ª semana de gestação.

Achados

Os resultados mostraram uma porcentagem maior de mulheres que ganharam peso excessivo no grupo-controle do que no grupo que realizou

exercícios. Além disso, a prevalência de diabetes gestacional foi significativamente maior no grupo-controle sem exercícios do que no grupo de exercícios.

Implicações para a enfermagem

O resultado desse estudo indica que os exercícios durante a gestação podem reduzir o risco de ganho excessivo de peso materno e de diabetes gestacional. Os enfermeiros devem informar as mulheres sobre os benefícios dos exercícios e fornecer fontes de informação e recursos para exercícios específicos, tais como caminhada diária, ciclismo e natação. Fornecer uma "prescrição" para o tipo e a quantidade de exercício pode ajudar as mulheres a reconhecer a importância desta intervenção e incentivá-las a fazê-lo. Incentive-as a manter um registro diário para monitorar sua dieta e pergunte sobre isso em cada consulta pré-natal.

Adaptado de Barakat, R., Refoyo, I., Coteron, J., & Franco, E. (2019). Exercise during pregnancy has a preventative effect on excessive maternal weight gain and gestational diabetes. A randomized controlled trial. *Brazilian Journal of Physical Therapy, 23*(2), 148-155.

administrada para manter esse nível (King et al., 2019). Se a mulher estava recebendo insulina durante a gestação, podem ser necessários ajustes na dosagem após o nascimento, uma vez que o desvio de glicose através da placenta para suprir o feto em crescimento não está mais presente e a resistência à insulina foi removida. As necessidades de insulina caem rapidamente após o nascimento, expondo então as mulheres à hipoglicemia. Frequentemente, a mulher pode controlar o diabetes gestacional por meio de reorientação alimentar e controle do peso corporal; a gestante com diabetes do tipo 1 geralmente retorna aos níveis de administração de insulina pré-gestacionais (Norwitz et al., 2019).

Após o parto, as anormalidades glicêmicas evidentes do diabetes gestacional costumam desaparecer. Esse fenômeno sugere que o diabetes seja transitório e que as consequências do diabetes gestacional terminam com o nascimento da criança. Porém, para a mulher, o parto não é o fim da história. O diagnóstico de diabetes melito gestacional anuncia riscos futuros para a sua saúde. O reconhecimento de que houve uma "falha" nesse teste de estresse transmite novas informações sobre seu risco futuro de diabetes do tipo 2, o que requer mais triagens e esforços de prevenção durante o período pós-parto e depois dele.

Avaliação de enfermagem

A avaliação de enfermagem inicia-se na primeira consulta pré-natal. Uma anamnese e um exame físico meticulosos, em conjunto com exames laboratoriais e diagnósticos específicos, ajudam a desenvolver um plano individualizado de cuidados para a mulher com diabetes. A triagem precoce, idealmente antes da 13ª semana gestacional, é importante para identificar o diabetes pré-gestacional. Se os níveis de glicose forem anormais na primeira metade da gestação, a mulher será diagnosticada com diabetes pré-gestacional, não diabetes gestacional (Trout, 2019).

Anamnese e exame físico

Para a mulher com diabetes pré-gestacional, colete um histórico completo da condição diabética preexistente. Pergunte sobre a duração da doença, o manejo dos níveis de glicose (injeções de insulina, bomba de insulina ou agentes hipoglicemiantes orais), os ajustes na dieta, a existência de complicações vasculares e a condição vascular atual, o regime de insulina atual e a técnica usada para testagem da glicemia. Revise todas as informações que ela possa ter recebido como parte de seu aconselhamento preconceptivo e as medidas que foram implementadas durante esse tempo.

Esteja informado em relação às necessidades nutricionais da mulher e avalie a adequação e o padrão da ingestão alimentar. Avalie o automonitoramento da glicemia em termos de técnica, frequência e capacidade de ajustar a dose de insulina com base nos padrões de mudança.

Pergunte sobre a frequência dos episódios de hipoglicemia ou hiperglicemia para verificar a capacidade da mulher de reconhecê-los e tratá-los. Continue a avaliá-la à procura de sinais e de sintomas de hipoglicemia ou hiperglicemia.

Durante as consultas pré-parto, verifique o conhecimento da gestante sobre sua doença, incluindo os sinais e os sintomas da hipoglicemia, da hiperglicemia e da cetoacidose diabética; as técnicas de administração de insulina; e o impacto da gestação na sua condição crônica. Se possível, peça à gestante que demonstre sua técnica de monitoramento de glicemia e de administração de insulina, se for apropriado. É fundamental que o enfermeiro lembre que existe um grande investimento nas orientações qualificadas para as mulheres com diabetes no que diz respeito a necessidade de alterações alimentares, frequência de monitoramento da glicemia, exercícios e administração de insulina ou medicação oral. De repente, espera-se que a mulher faça mudanças rápidas em sua vida que podem ser devastadoras. O enfermeiro pode ajudar a facilitar essas mudanças tendo paciência, compreensão e reforçando todas as instruções verbais com material por escrito. O encorajamento frequente também é necessário para ajudar a mulher nas mudanças de seu estilo de vida. Embora a mulher possa ter o diabetes há algum tempo, não presuma que ela tenha uma base sólida de conhecimentos sobre o processo da doença ou sobre o tratamento da sua condição (Figura 20.2).

Avalie o risco da mulher para diabetes gestacional na primeira consulta pré-natal. A apresentação clínica do diabetes melito na gestação pode ser bastante variada, mas a tríade clássica dos sintomas de polidipsia, polifagia e poliúria pode não ser relatada pela maioria das mulheres durante a gestação. Em vez disso, elas podem apresentar um histórico de complicações clínicas do diabetes (hipertensão crônica ou doença renal crônica) e obesidade. Todas essas condições podem influenciar o resultado da gestação. A ADA (2019b) recomenda avaliar todas as mulheres à procura de fatores de risco e, em

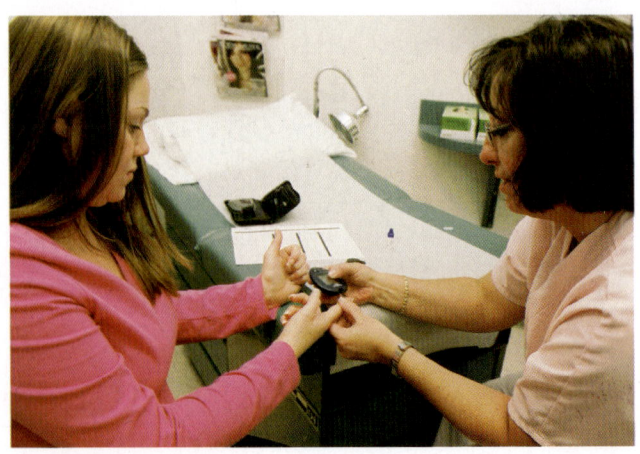

FIGURA 20.2 A enfermeira demonstra a técnica de automonitoramento da glicemia a uma gestante diabética.

seguida, determinar a necessidade de testes adicionais com base nos achados de alto risco. Os fatores que colocam uma mulher em alto risco incluem:

- Filho anterior com anomalia congênita (nos sistemas esquelético, renal, nervoso central [SNC] ou cardíaco)
- Histórico de diabetes gestacional ou polidrâmnio em uma gestação anterior
- Histórico familiar de diabetes melito
- Uso de fármacos como corticosteroides ou antipsicóticos
- Idade igual ou superior a 35 anos
- Síndrome dos ovários policísticos
- Gestação múltipla (gêmeos, trigêmeos)
- Lactente anterior com mais de 4.000 g
- Morte fetal ou morte neonatal anterior inexplicada
- Obesidade materna (índice de massa corporal [IMC] acima de 30)
- Hipertensão arterial antes ou no início da gestação
- Etnia hispânica, ameríndia, das ilhas do Pacífico ou afro-americana
- Candidíase recorrente que não responde ao tratamento
- Sinais e sintomas de intolerância à glicose (poliúria, polifagia, polidipsia, fadiga)
- Glicosúria ou proteinúria (Farahvar et al., 2019).

As mulheres com características clínicas compatíveis com alto risco de diabetes melito gestacional devem realizar um exame de glicemia assim que possível, bem como avaliações continuadas durante todo o período pré-natal.

As mulheres com diabetes melito gestacional apresentam risco aumentado de pré-eclâmpsia e de complicações relacionadas ao controle da glicose, tais como hipoglicemia, hiperglicemia e cetoacidose. Conforme observado anteriormente, o diabetes gestacional de qualquer gravidade aumenta o risco de macrossomia fetal. Também está associado a um aumento da frequência de distúrbios hipertensivos maternos e partos cirúrgicos. Isso pode ser resultado de distúrbios de crescimento fetal (ADA, 2019b). Mesmo que o diabetes melito seja diagnosticado durante a gestação, a mulher poderia ter intolerância à glicose antes da gravidez. Portanto, monitore a gestante atentamente à procura de sinais e sintomas de possíveis complicações.

Avalie também a adaptação psicossocial da mulher à sua condição. Essa avaliação é fundamental para obter a sua cooperação para uma mudança no regime terapêutico ou na adição de um novo regime durante a gestação. Identifique seus sistemas de apoio e verifique quaisquer restrições financeiras porque ela precisará de monitoramento intenso e vigilância fetal frequentes.

Exames laboratoriais e complementares

Os resultados dos exames laboratoriais e complementares fornecem informações valiosas sobre o bem-estar materno e fetal. As mulheres com diabetes pré-gestacional e aquelas com diagnóstico de diabetes gestacional requerem vigilâncias materna e fetal contínuas para promover o melhor desfecho.

VIGILÂNCIA

A vigilância materna pode incluir:

- Exame de urina à procura de proteínas (pode indicar a necessidade de avaliação adicional para pré-eclâmpsia), nitratos e esterase leucocitária (podem indicar infecção do trato urinário)
- Exame de urina à procura de cetonas (pode indicar a necessidade de avaliação dos hábitos alimentares)
- Avaliação da função renal a cada trimestre para determinar a depuração da creatinina e os níveis de proteína
- Exame oftalmológico no primeiro trimestre para avaliar se a retina apresenta alterações vasculares
- Determinar a HbA1c a cada 4 a 6 semanas para monitorar as tendências da glicemia (Jordan et al., 2019).

A vigilância fetal pode incluir ultrassonografia para fornecer informações sobre crescimento e atividade fetais e sobre volume de líquido amniótico, como também para confirmar a idade gestacional. Os níveis de alfafetoproteína (AFP) podem ser mensurados para detectar anomalias congênitas, tais como abertura do tubo neural ou defeitos da parede ventral por onfalocele ou gastrósquise, e pode ser necessário um ecocardiograma fetal para descartar anomalias cardíacas. Um perfil biofísico ajuda a monitorar o bem-estar fetal e a perfusão uteroplacentária, e as cardiotocografias basais são comumente realizadas semanalmente após a 28ª semana de gestação para avaliar o bem-estar fetal. À medida que a gestação progride, pode-se realizar uma amniocentese para determinar a relação lecitina/esfingomielina (L/S) e a presença de fosfatidilglicerol (PG) para avaliar se o pulmão fetal está maduro o suficiente para o nascimento (Wilmott et al., 2019).

Conduta de enfermagem

O desfecho ideal de toda gestação consiste em recémnascido e mãe saudáveis. Os enfermeiros podem ser fundamentais na concretização desse resultado positivo às mulheres com diabetes pré-gestacional ou gestacional por meio da implementação de medidas para minimizar os riscos e as complicações. Como a mulher com diabetes é considerada de alto risco, suas consultas pré-natais devem ocorrer com mais frequência (a cada 2 semanas até a 28ª semana de gestação e depois 2 vezes por semana até o nascimento), o que proporciona ao enfermeiro inúmeras oportunidades para avaliações, orientações e aconselhamentos contínuos (Plano de cuidados de enfermagem 20.1).

Promoção do controle ideal da glicose

Em cada consulta, reveja os níveis séricos de glicose da gestante, incluindo todos os resultados de exames laboratoriais e de automonitoramento. Reforce com a gestante a necessidade de fazer o monitoramento da glicemia (geralmente quatro vezes por dia antes das refeições e antes de ir dormir) e de manter um registro

PLANO DE CUIDADOS DE ENFERMAGEM **20.1** Aspectos gerais da gestante com diabetes melito do tipo 1 (DM1)

Patty, uma mulher de 30 anos, tem DM1 e chegou ao ambulatório da maternidade para uma consulta preconceptiva. Ela é diabética há 8 anos e utiliza insulina injetável 2 vezes por dia. Ela faz o automonitoramento da glicose sanguínea 4 vezes por dia. A mulher relata que a doença está muito bem controlada, mas diz: "Estou preocupada sobre como o diabetes poderá prejudicar minha gestação e meu filho. Vou precisar fazer mudanças em minha rotina? Será que ele será normal?". Ela relata que recentemente teve uma infecção no pé e precisou ir ao pronto atendimento porque isso levou a um episódio de cetoacidose. Patty informa que os resultados dos últimos testes de hemoglobina glicosilada A1C estavam anormais.

DIAGNÓSTICO DE ENFERMAGEM: manutenção da saúde ineficaz: relacionada ao conhecimento materno deficiente em relação aos cuidados com o diabetes durante a gestação, conforme evidenciado por perguntas sobre a influência do diabetes na gestação, possíveis mudanças na rotina e desfecho da gestação

IDENTIFICAÇÃO E AVALIAÇÃO DOS RESULTADOS

A gestante demonstrará maior conhecimento em relação ao DM1 e seus efeitos sobre a gestação conforme evidenciado pelas técnicas adequadas para o monitoramento da glicemia e a administração de insulina, pela capacidade de modificar as doses de insulina e a ingestão alimentar para alcançar o controle e pela verbalização da necessidade de controle glicêmico antes da gestação, com a permanência dos níveis séricos de glicose dentro da normalidade.

INTERVENÇÕES: *orientações à gestante*

- Avaliar o conhecimento da gestante em relação ao diabetes melito e à gestação *para estabelecer uma base a partir da qual desenvolver um plano de orientações individualizado*
- Revisar os problemas subjacentes associados ao diabetes melito e como a gestação pode interferir no controle da glicose *para fornecer à gestante uma base de conhecimentos sólida para a tomada de decisão*
- Revisar os sinais e os sintomas de hipoglicemia e de hiperglicemia e as medidas de prevenção e de manejo *para assegurar que a gestante saiba lidar com eles caso ocorram*
- Fornecer materiais por escrito que descrevam o diabetes melito e os cuidados necessários para seu controle *para dar à gestante a oportunidade de fazer uma atualização e para promover a retenção do aprendizado*
- Observar a técnica de administração de insulina e de autoverificação da gestante sobre a glicemia e, se necessário, oferecer sugestões para sua melhora *para garantir a capacidade para um autocuidado adequado*
- Discutir os cuidados adequados com os pés *para evitar infecções futuras*

- Ensinar o tratamento domiciliar em caso de hipoglicemia sintomática *para minimizar o risco para a gestante e o feto*
- Detalhar as complicações agudas e crônicas do diabetes melito *para reforçar a importância do controle da glicemia*
- Orientar sobre o uso de contraceptivos até que os níveis séricos de glicose possam ser investigados antes de a concepção ocorrer *para promover o melhor estado de saúde possível antes da concepção*
- Explicar a importância de um bom controle da glicose e a seriedade de alcançar um controle glicêmico excelente antes da gestação *para possibilitar um desfecho positivo da gravidez*
- Revisar as práticas de autocuidado (monitoramento da glicemia e frequência dos testes; administração de insulina; ajuste nas doses de insulina com base nos níveis séricos de glicose) *para promover a independência no autocuidado e a sensação de controle sobre a situação*
- Encaminhar a gestante a um aconselhamento nutricional *para garantir a dieta ideal para o controle glicêmico*
- Delinear o manejo obstétrico e a vigilância fetal necessária à gestação *para fornecer à gestante informações sobre o que esperar*
- Discutir as estratégias de manutenção do controle glicêmico adequado durante a gestação *para minimizar os riscos maternos e fetais.*

DIAGNÓSTICO DE ENFERMAGEM: ansiedade relacionada com a ameaça a si e ao feto, conforme evidenciado por perguntas sobre o efeito de sua condição sobre o recém-nascido e sobre ele ser normal

IDENTIFICAÇÃO E AVALIAÇÃO DOS RESULTADOS

A gestante expressará abertamente seus sentimentos em relação ao diabetes melito e à gestação, conforme evidenciado por declarações de sentir-se melhor em relação à condição preexistente e às perspectivas da gestação e por declarações de compreensão a respeito da maternidade futura (correlaciona o bom controle da glicose a desfechos positivos tanto para ela quanto para seu filho).

INTERVENÇÕES: *minimizar a ansiedade*

- Analisar a necessidade de um exame físico *para avaliar os eventuais efeitos do diabetes sobre o estado de saúde da gestante*
- Explicar os motivos para avaliar a pressão arterial, a visão e os pulsos periféricos da gestante a cada consulta *para fornecer informações em relação aos possíveis efeitos do diabetes sobre o estado de saúde*
- Identificar quaisquer alterações na condição diabética atual que exijam intervenção *para ajudar a minimizar os riscos que podem aumentar o nível de ansiedade da gestante*
- Revisar os potenciais efeitos do diabetes melito sobre a gestação *para promover a compreensão da gestante em relação aos riscos e às maneiras de controlá-los ou minimizá-los*

- Incentivar a participação ativa na tomada de decisões e no planejamento da gestação *para promover uma sensação de controle sobre a situação e para estimular a autoconfiança*
- Discutir os sentimentos em relação à maternidade futura e ao manejo da gestação *para ajudar a reduzir a ansiedade relacionada com as incertezas*
- Incentivar a gestante a fazer perguntas ou verbalizar preocupações *para ajudar a diminuir a ansiedade relacionada com o desconhecido*
- Enfatizar a importância de uma vigilância frequente e contínua da condições materna e fetal durante a gestação *para reduzir o risco de complicações e ajudar a aliviar a ansiedade relacionada com o desconhecido*
- Proporcionar um reforço positivo para comportamentos e ações saudáveis *para estimular sua continuidade e melhorar a autoestima.*

dos resultados. Se apropriado, mensure a glicemia por punção digital para avaliar a precisão dos resultados do automonitoramento. Avalie também as técnicas da mulher para controlar os níveis séricos de glicose e para administrar a insulina se tiver sido prescrita e ofereça apoio e orientação. Se a mulher estiver sob insulinoterapia, ajude-a a fazer quaisquer alterações necessárias se os níveis de glicose não estiverem controlados. Colete uma amostra de urina e verifique se há glicose, proteína e cetonas. Pergunte se ela já teve episódios de hipoglicemia e o que ela fez para aliviá-los. Discuta as medidas dietéticas relacionadas com o controle da glicemia (Figura 20.3).

Além disso, recomende o seguinte:

- Não perder peso nem fazer dieta restritiva durante a gestação
- Certificar-se de que a ingestão de alimentos seja suficiente para evitar a formação de cetonas e promover o ganho de peso
- Praticar exercícios físicos diariamente
- Fazer três refeições por dia e também três lanches para promover o controle glicêmico:
  - 40% das calorias de carboidratos complexos de boa qualidade
  - 35% das calorias de fontes de proteína
  - 25% das calorias de gorduras insaturadas
- Pequenas alimentações frequentes ao longo do dia são recomendadas
- Lanches na hora de dormir são recomendados para todas as mulheres
- Incluir proteínas e gorduras em cada refeição (National Institute of Diabetes, Digestive and Kidney Diseases, 2019).

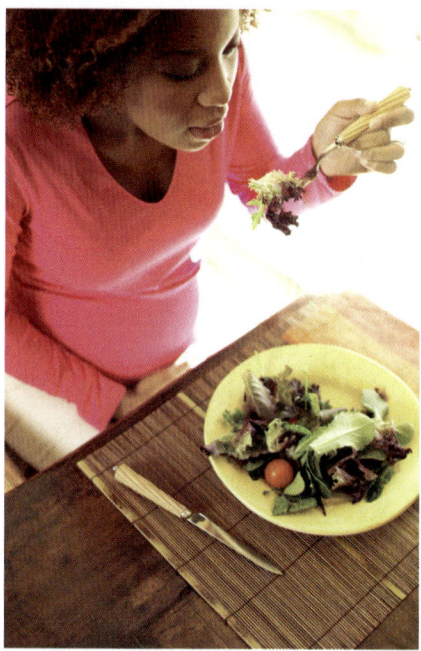

FIGURA 20.3 Gestante diabética fazendo uma refeição nutritiva para garantir o controle adequado da glicemia.

> **ATENÇÃO!**
>
> As necessidades nutricionais e as recomendações para o ganho de peso da gestante com diabetes são as mesmas da gestante não diabética.

Se necessário, providencie uma consulta com um nutricionista para personalizar o plano alimentar. Também encoraje a gestante a participar de um programa de exercícios que inclua pelo menos três sessões semanais de pelo menos 30 minutos. O exercício físico pode diminuir a necessidade de insulina ou de ajustes de dosagem.

Ao atender a parturiente com diabetes melito pré-gestacional ou gestacional, ajuste o fluxo IV e a velocidade regular de insulina suplementar com base nos níveis séricos de glicose, conforme solicitado. Monitore os níveis de glicose a cada 1 a 2 horas ou mais frequentemente, se necessário. Mantenha uma seringa com solução de dextrose a 50% à beira do leito para tratar a hipoglicemia profunda. Monitore os padrões de frequência cardíaca fetal durante o trabalho de parto para detectar qualquer anormalidade. Verifique os sinais vitais maternos a cada hora e também avalie o débito urinário da mulher com um cateter de demora. Se estiver programada uma cesariana, monitore os níveis séricos de glicose da gestante de hora em hora e administre insulina de ação curta ou glicose de acordo com os níveis de glicose no sangue conforme prescrito.

Após o parto, monitore a glicemia a cada 2 a 4 horas durante as primeiras 48 horas para determinar a necessidade de insulina da mulher e continue a administração por via intravenosa de líquido, conforme prescrito. Incentive a amamentação para ajudar a manter um bom controle da glicose. No caso da mulher com diabetes melito pré-gestacional e diabetes do tipo 1 ou 2, a necessidade de insulina diminuirá rapidamente após o nascimento; ela pode ser reduzida pela metade da dose pré-parto quando do início das refeições (King et al. 2019). Algumas mulheres podem retornar à dosagem de insulina pré-gestacional. Além disso, o enfermeiro deve monitorar o recém-nascido de mãe diabética à procura de problemas comuns, tais como macrossomia, síndrome do desconforto respiratório, hipoglicemia transitória, policitemia, hipocalcemia, hiperbilirrubinemia e várias anomalias congênitas (Martin & Rosenfeld, 2019). Frequentemente, é necessária a internação em unidade de terapia intensiva neonatal (UTIN) para observação cuidadosa e controle glicêmico.

O plano de tratamento após o parto é individualizado. Se as modificações dietéticas recomendadas e a perda de peso forem realizadas, a mulher com diabetes gestacional pode retornar aos seus níveis normais de glicose. Isso também é verdadeiro para aquelas com diabetes pré-gestacional, exceto que elas retornarão aos níveis de insulina administrados previamente à gestação. Isso dá ao enfermeiro a oportunidade de reforçar as intervenções de estilo de vida saudável na unidade de pós-parto.

Os profissionais de enfermagem também podem se envolver nas orientações prestadas na comunidade para continuar a oferecer seus conhecimentos.

Prevenção de complicações

Em todas as consultas, avalie atentamente a mulher à procura de sinais e sintomas ou complicações. Antecipe possíveis problemas e planeje intervenções ou encaminhamentos apropriados. Verifique se há alterações na pressão arterial da gestante e avalie a proteinúria ao coletar uma amostra de urina. Isso pode sugerir o desenvolvimento de pré-eclâmpsia. Mensure a altura do fundo do útero e reveja a idade gestacional. Observe quaisquer discrepâncias entre a altura do fundo do útero e a idade gestacional ou um aumento repentino no crescimento uterino. Isso pode sugerir polidrâmnio.

Incentive a gestante a realizar um mobilograma (contagens diárias de movimentos fetais) para monitorar o bem-estar fetal. Diga a ela especificamente quando ela deve notificar seu médico. Também prepare a gestante para a necessidade de exames laboratoriais e complementares frequentes para avaliar o estado do feto. Auxilie nas ultrassonografias seriadas para monitorar o crescimento fetal e nas cardiotocografias basais e nos perfis biofísicos para avaliar o bem-estar do feto.

CONSIDERAÇÕES

Scott e eu passamos o dia todo arrumando o quarto novo da nossa filha e finalmente sentamos para descansar. Ela poderia nascer a qualquer momento e nós tínhamos adiado repetidamente a arrumação do quarto até que tivemos um fim de semana prolongado para realizar a tarefa. Eu estava animada em pensar em todos os babados cor-de-rosa que decoravam o quarto. Tinha certeza de que minha filha iria amá-los tanto quanto eu. Alguns dias depois, tive dificuldade para perceber os movimentos fetais, mas pensei que ela deveria estar tão cansada quanto eu nesse momento da gestação.

Naquela noite, entrei em trabalho de parto e continuei olhando para os rostos preocupados dos enfermeiros e da parteira da maternidade. Eu havia sido diagnosticada com diabetes gestacional há alguns meses e tentei seguir as instruções sobre dieta e exercícios, mas velhos hábitos são difíceis de mudar quando você tem 38 anos. Depois de um curto período de tempo na unidade de trabalho de parto, disseram-me que não conseguiam captar os batimentos cardíacos fetais e que fizeram uma ultrassonografia, que também não detectou batimentos cardíacos. Por fim, informaram a Scott e a mim que nossa filha estava morta. Tudo o que eu conseguia pensar era que ela nunca chegaria a ver seu quarto cor-de-rosa.

Orientações e aconselhamento à gestante

A gestante com diabetes precisa de aconselhamento e orientações sobre a necessidade de monitoramento rigoroso da glicose, dieta e exercícios, além de sinais e sintomas de complicações. Encoraje a mulher e sua família a fazer as modificações necessárias no estilo de vida para otimizar o desfecho da gestação. Fornecer orientações sobre a alimentação, sobre as medidas de controle de peso e sobre estilo de vida que se estendem além da gestação pode reduzir o risco de a mulher apresentar diabetes melito gestacional em gestações subsequentes, bem como diabetes do tipo 2 (Jordan et al., 2019). Em todas as consultas, reforce a importância de realizar o rastreamento da glicemia e documentar os resultados. Com as instruções adequadas, a gestante e sua família serão capazes de lidar com todas as mudanças no seu corpo durante a gravidez (Diretrizes de ensino 20.1).

DIRETRIZES DE ENSINO **20.1**
Orientações para a gestante diabética

- Certificar-se de marcar consultas pré-natais frequentes e realizar exames de vitalidade fetal
- Realizar o automonitoramento da glicemia conforme indicado, geralmente antes de cada refeição e antes de dormir. Manter um registro de seus resultados e procurar seu médico caso ocorra qualquer nível fora da faixa estabelecida. Levar os resultados em cada consulta pré-natal
- Realizar um mobilograma diário. Documentá-los e relatar qualquer diminuição na atividade
- Beber de 8 a 10 copos de água por dia para evitar infecções urinárias e manter a hidratação
- Usar calçados adequados e bem ajustados ao caminhar para evitar lesões
- Participar de um programa regular de exercícios físicos, como caminhar, para ajudar no controle da glicose, mas evitar se exercitar em temperaturas extremas
- Considerar amamentar o recém-nascido para reduzir seus níveis séricos de glicose
- Se estiver utilizando insulina:
  - Administrar a dose correta no horário definido todos os dias
  - Tomar o café da manhã no mínimo 30 minutos após a injeção de insulina regular para evitar uma reação
  - Planejar refeições e lanches em horários fixos para evitar extremos nos níveis de glicose
- Evitar o consumo de açúcares simples (bolos, doces, biscoitos), que aumentam os níveis séricos de glicose
- Conhecer os sinais e os sintomas de hipoglicemia e também o tratamento necessário:
  - Sudorese, tremores, pele fria e úmida, cefaleia
  - Sensação de fome, visão turva, desorientação, irritabilidade
  - Tratamento: beber 240 mℓ de leite e comer dois biscoitos ou tomar dois comprimidos de glicose
  - Tratamento: usar "potenciadores de glicose" (como balas duras) para tratar a hipoglicemia

- Conhecer os sinais e os sintomas de hiperglicemia e também o tratamento necessário:
  - Boca seca, micção frequente, sede excessiva, respiração rápida
  - Sensação de cansaço, rubor, pele quente, cefaleia, sonolência
  - Tratamento: notificar o médico porque pode ser necessário hospitalização
- Usar sempre uma pulseira de identificação para diabéticos
- Lavar as mãos com frequência para evitar infecções
- Relatar ao seu médico quaisquer sinais e sintomas de doença, de infecção ou de desidratação porque eles podem afetar o controle da glicemia.

Reveja as discussões sobre o momento do nascimento e sua justificativa. Aconselhe a gestante sobre a possibilidade de uma cesariana para um feto GIG ou informe a gestante que irá parir por via vaginal sobre a possível necessidade de aceleração do parto com ocitocina.

ATENÇÃO!

Quando a gestante está com o diabetes bem controlado, o parto normalmente não é induzido antes do termo, a menos que surjam complicações, como pré-eclâmpsia ou comprometimento fetal. Pode-se optar pela antecipação do parto para a gestante com diabetes melito mal controlado ou no caso de feto macrossômico que esteja com complicações.

Oriente a mulher sobre os benefícios da amamentação relacionados ao controle da glicemia, a qual ajuda a normalizar os níveis de glicose no sangue. Portanto, incentive-a a amamentar o recém-nascido. Informe também a mulher que está fazendo uso de insulina de que suas necessidades desse hormônio após o nascimento diminuirão consideravelmente. As mulheres com diabetes gestacional correm o risco de desenvolver diabetes do tipo 2 e pré-diabetes no período pós-parto. A lactação é considerada benéfica para a perda de peso pós-parto materna e para o controle do metabolismo glicêmico, por isso deve ser incentivada (Shen et al., 2019).

Para a mulher com diabetes gestacional, o foco é a orientação para o estilo de vida. As mulheres com diabetes gestacional apresentam risco 50% maior de desenvolver diabetes do tipo 2 (ADA, 2019b). Informe a gestante que o monitoramento provavelmente será feito na consulta de acompanhamento pós-parto em 6 semanas. Oriente-a a manter um peso corporal ideal para reduzir o risco de desenvolver diabetes melito. Se necessário, encaminhe-a para um nutricionista para ajudar na elaboração de uma dieta nutritiva e balanceada.

DOENÇAS CARDIOVASCULARES

Apesar do aumento na conscientização sobre uma ampla gama de preocupações com a saúde, persiste o mito de que as DCV são um distúrbio do homem e as mulheres não precisam se preocupar com isso. A cada minuto, uma mulher norte-americana morre de DCV e mais de uma em cada três mulheres vive com um distúrbio cardiovascular, incluindo quase metade de todas as mulheres afro-americanas e 35% das mulheres caucasianas. Atualmente, a DCV é uma das principais causas de morte materna (American Heart Association [AHA], 2019) e a principal causa de morte de mulheres nos EUA. Ela mata cerca de 400 mil mulheres por ano.[5] Apesar da proeminente redução na mortalidade cardiovascular entre os homens, a taxa não diminuiu para as mulheres, já que a DCV vem matando mais estas do que homens desde 1984 (Ying et al., 2018). Além de ser a principal responsável pela morte de mulheres, no momento do diagnóstico elas têm um prognóstico geral pior e um risco maior de morte do que os homens com diagnóstico de doença cardíaca, as quais representam 50% das mortes por DCV em comparação com as três causas de morte seguintes combinadas, incluindo todas as formas de câncer (ACOG 2019h). Tanto em homens quanto em mulheres, fatores de risco como hipertensão, diabetes, níveis elevados de colesterol, tabagismo, sedentarismo e obesidade aumentam a probabilidade de desenvolver uma DCV.

A doença cardíaca materna surgiu como uma grande ameaça à maternidade segura e à saúde cardiovascular a longo prazo das mulheres. Mais mulheres morrem de doenças cardíacas, acidente vascular encefálico e outras doenças cardiovasculares do que homens, mas muitas delas não têm conhecimento disso. A gestação pode ser vista como um teste de estresse cardiovascular em que o desenvolvimento de certas complicações (hipertensão gestacional, diabetes melito gestacional, parto prematuro, restrição de crescimento intrauterino [RCIU] do recém-nascido ou descolamento prematuro da placenta) tem o potencial de revelar a suscetibilidade da mulher a futuras doenças vasculares ou metabólicas (Graves et al., 2019). Aproximadamente 4% das gestantes têm doença cardíaca, que é responsável por 10 a 25% das mortes maternas (Cunningham et al., 2018) e cuja prevalência está aumentando como resultado das alterações dos padrões de estilo de vida, que incluem tabagismo, diabetes e estresse. Como as mulheres estão adiando a gestação, a incidência de doenças cardíacas na gravidez continuará a aumentar. As adaptações cardiovasculares durante a gestação são bem toleradas pelo coração normal, mas podem revelar

---

[5]N.R.T.: Entre os óbitos maternos ocorridos no Brasil de 1996 a 2018, as causas obstétricas diretas que se destacaram foram: hipertensão (8.186 óbitos), hemorragia (5.160 óbitos), infecção puerperal (2.624 óbitos) e aborto (1.896 óbitos). Por sua vez, as causas obstétricas indiretas que se destacaram foram: doenças do aparelho circulatório (2.848 óbitos), doenças do aparelho respiratório (1.748 óbitos), AIDS (1.108 óbitos) e doenças infecciosas e parasitárias maternas (839 óbitos). (Fonte: Brasil (2020). Ministério da Saúde. Secretaria de Atenção Primária à Saúde (SAPS). *Brasil reduziu 8,4% a razão de mortalidade materna e investe em ações com foco na saúde da mulher.* Disponível em: https://aps. saude.gov.br/noticia/8736#:~:text=Entre%20os%20%C3%B3bitos%20 maternos%20acorridos,e%20aborto%20(1.896%20%C3%B3bitos). Acesso em: 22 jan. 2022.)

uma doença cardíaca anterior não diagnosticada ou alterar o equilíbrio hemodinâmico e levar à descompensação em gestantes com doença cardíaca existente. A gravidez é um preditor da futura saúde cardiovascular nas mulheres (ACOG, 2019h).

A cardiopatia reumática costumava representar a maioria das doenças cardíacas durante a gestação, mas atualmente a cardiopatia congênita representa quase metade de todos os casos de doença cardíaca encontrados durante a gravidez. Os sintomas clássicos de doença cardíaca mimetizam as manifestações clínicas comuns do fim da gestação, tais como palpitações, dispneia ao esforço e dor torácica ocasional. Poucas mulheres com doenças cardíacas morrem durante a gestação, mas elas correm risco de outras complicações, tais como insuficiência cardíaca, arritmias e acidente vascular encefálico, assim como seus filhos, tais como nascimento pré-termo, baixo peso ao nascer para a idade gestacional, síndrome do desconforto respiratório, hemorragia intraventricular e morte (Troiano et al., 2019).

Doença cardíaca congênita e adquirida

A doença cardíaca congênita frequentemente envolve defeitos estruturais que estão presentes no nascimento mas podem não ser descobertos naquele momento (Tabela 20.3). Até recentemente, as mulheres com doença cardíaca congênita não viviam o suficiente para ter filhos. Atualmente, graças às novas técnicas cirúrgicas para corrigir esses defeitos, muitas delas conseguem levar uma gestação a termo com um risco relativamente baixo quando são fornecidos orientações qualificadas e apropriadas e cuidados seguros. Um número crescente de mulheres com cardiopatia congênita complexa está chegando à idade fértil. Complicações como restrição de crescimento, parto pré-termo e prematuro e mortalidades fetal e neonatal são mais comuns entre filhos de mulheres com cardiopatia congênita. O risco de distúrbios é determinado pela gravidade da lesão cardíaca, pela anormalidade funcional produzida pela lesão e pelo desenvolvimento de intercorrências como hemorragia, pré-eclâmpsia ou infecção (Troiano et al., 2019).

As mulheres com determinadas condições congênitas devem evitar a gestação. Essas condições incluem tetralogia de Fallot ou transposição das grandes artérias não corrigidas; hipertensão pulmonar grave; estenose da valva aórtica; síndrome de Marfan; cardiomiopatia periparto; e síndrome de Eisenmenger, um defeito com cianose e hipertensão pulmonar (Resnik et al., 2019).

As cardiopatias adquiridas são condições que afetam o coração e seus vasos sanguíneos associados que se desenvolvem durante a vida de uma pessoa, enquanto as cardiopatias congênitas estão presentes ao nascimento. As cardiopatias adquiridas incluem doença arterial coronariana, cardiopatia coronária, cardiopatia reumática, doenças dos vasos pulmonares e da aorta, doenças dos tecidos cardíacos e valvopatias. A incidência de cardiopatia reumática diminuiu consideravelmente nas últimas décadas devido à pronta identificação de infecções estreptocócicas da garganta e ao tratamento com antibióticos. Quando há comprometimento cardíaco, são comuns lesões valvares como estenose mitral, prolapso ou estenose aórtica (ver Tabela 20.3).

Muitas mulheres estão prorrogando a gestação até os 30 e 40 anos. Com o avanço da idade materna, doenças clínicas concomitantes, tais como hipertensão, diabetes e hipercolesterolemia, que contribuem para a cardiopatia isquêmica, tornam-se mais comuns e aumentam a incidência de uma cardiopatia adquirida que complica a gestação, o que pode resultar em doença arterial coronariana e infarto do miocárdio.

TABELA 20.3 Cardiopatias específicas que afetam a gestação.		
Condição	**Descrição**	**Manejo**
Congênitas		
Tetralogia de Fallot	Defeito congênito que envolve quatro anomalias estruturais: obstrução ao fluxo pulmonar; defeito do septo interventricular (comunicação anormal entre os ventrículos direito e esquerdo); dextroposição da aorta (a abertura da aorta "cavalga" o septo e recebe sangue dos dois ventrículos); e hipertrofia do ventrículo direito (aumento do volume do miocárdio do ventrículo direito)	Possível hospitalização e repouso no leito após a 20ª semana de gestação com monitoramento hemodinâmico por meio de um cateter de artéria pulmonar para acompanhar a volemia Pode ser necessário oxigenoterapia durante o trabalho de parto e o parto
Comunicação interatrial (CIA)	Cardiopatia congênita que envolve uma comunicação ou a abertura entre os átrios com *shunt* esquerda-direita em decorrência da maior pressão do lado esquerdo Arritmias em algumas mulheres	Tratamento com agentes bloqueadores do nó atrioventricular e, às vezes, com cardioversão elétrica
Comunicação interventricular (CIV)	Cardiopatia congênita que consiste em uma abertura no septo interventricular, possibilitando o fluxo de sangue do ventrículo esquerdo para o direito As complicações incluem arritmias, insuficiência cardíaca e hipertensão pulmonar	Repouso com atividade limitada se sintomática

(continua)

TABELA 20.3	Cardiopatias específicas que afetam a gestação. *(continuação)*	
Condição	**Descrição**	**Manejo**
Persistência do canal arterial (PCA)	Persistência anormal de um lúmen pérvio no canal arterial entre a aorta e a artéria pulmonar após o nascimento; resulta em aumento do fluxo sanguíneo pulmonar e em redistribuição do fluxo para outros órgãos	Ligadura cirúrgica do canal pérvio durante o primeiro ano de vida; problemas subsequentes mínimos após a correção cirúrgica
Adquiridas		
Prolapso da valva mitral (PVM)	Muito comum na população em geral, ocorrendo mais frequentemente em mulheres mais jovens As válvulas da valva mitral prolapsam para dentro do átrio esquerdo durante a contração ventricular A causa mais comum de regurgitação mitral se presente durante a gestação Habitualmente, há melhora na função da valva mitral em virtude do aumento do volume sanguíneo e diminuição da resistência vascular sistêmica da gravidez; a maioria das mulheres consegue tolerar bem a gravidez	A maioria das mulheres é assintomática; o diagnóstico é acidental Palpitações ocasionais, dor torácica ou arritmias em algumas mulheres, possivelmente exigindo a prescrição de betabloqueadores Geralmente, não são necessárias precauções especiais durante a gestação
Estenose da valva mitral	Valvopatia reumática crônica mais comum na gestação Provoca obstrução do fluxo sanguíneo do átrio para o ventrículo, desse modo diminuindo o enchimento ventricular e causando um débito cardíaco fixo Resulta em edema e hipertensão pulmonares e em insuficiência ventricular direita A maioria das gestantes com essa condição pode ser controlada farmacologicamente	Melhora sintomática geral com manejo farmacológico envolvendo diuréticos, betabloqueadores e anticoagulantes Restrição das atividades físicas, redução do aporte de sódio e, potencialmente, repouso no leito se a condição for grave
Estenose aórtica	Estreitamento da abertura da valva aórtica resultando em obstrução à ejeção ventricular esquerda Mulheres com a forma leve da estenose aórtica conseguem tolerar a hipervolemia da gravidez; com o estreitamento progressivo da abertura, o débito cardíaco torna-se fixo. O diagnóstico pode ser confirmado pelo ecocardiograma. A maioria das mulheres pode ser controlada com fármacos, repouso no leito e acompanhamento atento	Diagnóstico confirmado por ecocardiografia Tratamento farmacológico com betabloqueadores e/ou antiarrítmicos para reduzir o risco de insuficiência cardíaca e/ou arritmias Repouso no leito/restrição das atividades físicas e monitoramento atento
Miocardiopatia periparto	Miocardiopatia congestiva rara que pode surgir durante a gestação Multiparidade, idade, fetos múltiplos, hipertensão arterial, agente infeccioso, doença autoimune ou uso de cocaína contribuem para sua ocorrência Desenvolvimento de insuficiência cardíaca no último mês de gestação ou nos 5 meses seguintes ao parto sem qualquer doença cardíaca preexistente ou qualquer causa identificável	Redução da pré-carga com diuréticos Redução da pós-carga com vasodilatadores Melhora da contratilidade com inotrópicos As abordagens não farmacológicas incluem restrição do consumo de sal e exercícios diários, tais como caminhar ou andar de bicicleta Há controvérsias em relação a tentar ou não outra gestação em virtude do alto risco de repetição das complicações
Infarto agudo do miocárdio (IAM)	Raro durante a gestação, mas se espera que sua incidência aumente conforme mulheres com mais idade engravidem e os fatores de risco para doença da artéria coronária (DAC) se tornem mais prevalentes Os fatores que contribuem para o IAM incluem histórico familiar, estresse, tabagismo, idade, obesidade, gemelaridade, hipercolesterolemia e uso de cocaína O aumento do volume plasmático e do débito cardíaco durante a gestação aumenta o trabalho do coração, bem como as demandas de oxigênio do miocárdio; o desequilíbrio entre o aporte e a demanda contribui para a isquemia miocárdica	Modalidades de tratamento habituais para qualquer IAM, em conjunto com considerações em relação ao feto Terapia anticoagulante, repouso e mudanças de estilo de vida para preservar a saúde da mãe e do feto

Cunningham, F. G., Leveno, K. J., Bloom, S. L., Dashe, J. S., Hoffman, B. L., Casey, B. M., & Spong, C. Y. (2018). *William's obstetrics* (25th ed.). McGraw-Hill Education; Iftikhar, S. F., & Biswas, M. (2019). Cardiac disease in pregnancy. *StatPearls.* Disponível em: https://www.ncbi.nlm.nih.gov/books/NBK537261/. Acesso em: 21 mar. 2020; e King, T. L., Brucker, M. C., Jevitt, C., & Osborne, K. (2019). *Varney's midwifery* (6th ed.). Jones & Bartlett Learning.

A capacidade funcional da mulher durante a gestação é muitas vezes mais importante do que o diagnóstico real da condição cardíaca. O sistema de classificação funcional modificado de risco cardiovascular materno da Organização Mundial da Saúde é apresentado mais adiante. Constitui uma maneira simples de classificar a gravidade da insuficiência cardíaca ao categorizar as pessoas de um a quatro com base na limitação da atividade física, na alteração da respiração normal e nos graus variáveis de dispneia e/ou dor torácica:

- *Classe de risco I*: sem aumento detectável de risco de mortalidade materna e nenhum aumento ou um leve aumento na morbidade; sugere-se aconselhamento pré-gestacional/gestacional. As condições selecionadas sob essa classificação podem incluir estenose pulmonar, persistência do canal arterial e prolapso da valva mitral
- *Classe de risco II*: pequeno aumento do risco de mortalidade materna ou aumento moderado da morbidade; sugere-se aconselhamento pré-gestacional/gestacional e consulta cardíaca a cada trimestre. As condições selecionadas nessa classificação incluem distúrbios atriais ou ventriculares, tetralogia de defeitos de Fallot reparados e a maioria das arritmias
- *Classes de riscos II e III*: risco intermediário aumentado de mortalidade materna ou aumento moderado a grave de morbidade; sugere-se aconselhamento pré-gestacional/gestacional com consultas com cardiologista a cada trimestre. Trabalho de parto e parto em hospital que atenda casos de alto risco gestacional. Algumas anormalidades incluem comprometimento ventricular leve ou cardiomiopatia hipertrófica
- *Classe de risco III*: risco significativamente aumentado de mortalidade materna ou morbidade grave; aconselhamentos pré-gestacional e gestacional, consulta com cardiologista mensalmente, atendimento pré-natal e no momento do parto em hospital de nível adequado. As condições selecionadas nessa classificação incluem comprometimento ventricular esquerdo moderado, estenose moderada da valva mitral ou mecânica e taquicardia ventricular
- *Classe IV*: gestação contraindicada. Risco extremamente alto de mortalidade ou morbidade materna grave. Aconselha-se consulta e acompanhamento mensal com cardiologista. As condições selecionadas incluem hipertensão arterial pulmonar, disfunção ventricular grave, estenose mitral grave e dilatação aórtica grave (ACOG, 2019h).

A classificação pode mudar à medida que a gestação progride e seu corpo precise lidar com o estresse crescente no sistema cardiovascular resultante das inúmeras alterações fisiológicas. Tipicamente, uma gestante com cardiopatia classe I ou II pode passar por uma gestação sem complicações maiores. A gestante com cardiopatia de classe III precisa de consultas frequentes com um cardiologista durante a gestação. A gestante com cardiopatia classe IV normalmente deve ser aconselhada a evitar a gestação (Dumitru, 2019). As mulheres com doenças cardíacas podem se beneficiar do aconselhamento preconceptivo para que conheçam os riscos antes de decidirem engravidar.

A mortalidade materna varia diretamente com a classe funcional no início da gestação. O ACOG adotou uma classificação de três níveis de acordo com o risco de morte durante a gestação (Boxe 20.1).

Fisiopatologia

Todas as gestantes passam por inúmeras mudanças hemodinâmicas. Essas alterações fisiológicas normais podem sobrecarregar o sistema cardiovascular da mulher, aumentando então seu risco de problemas. O aumento da carga de trabalho cardíaco e a maior demanda miocárdica de oxigênio durante a gestação colocam o sistema cardiovascular da mulher em alto risco de morbidade e mortalidade.

A gestação faz com que o débito cardíaco aumente já no primeiro trimestre, atingindo valores máximos entre a 20ª e a 24ª semana de gestação, e continua a aumentar até atingir um platô entre a 28ª e a 34ª semana de gestação. O aumento no débito cardíaco é decorrente das elevações em 30 a 50% no volume sanguíneo (volume sistólico) e em 30% na frequência cardíaca. A frequência cardíaca normal de repouso para qualquer gestante pode ser, em média, 20 bpm acima de seus valores normais.

BOXE 20.1 Classificação do risco de mortalidade materna.

Grupo I (risco mínimo) apresenta um risco de 2 a 5% de evento cardíaco materno e é composto de mulheres com:
- Persistência do canal arterial
- Tetralogia de Fallot corrigida
- Comunicação interatrial
- Comunicação interventricular
- Estenose atrioventricular esquerda (mitral) de classes I e II.

Grupo II (risco moderado) apresenta um risco de 6 a 10% de evento cardíaco materno e é composto de mulheres com:
- Tetralogia de Fallot não corrigida
- Estenose atrioventricular esquerda (mitral) com fibrilação atrial
- Estenose aórtica de classes III e IV
- Coarctação de aorta sem envolvimento valvar
- Valvoplastia.

Grupo III (risco maior) apresenta um risco de 20 a 27% de evento cardíaco materno e é composto de mulheres com:
- Hipertensão pulmonar
- Coarctação de aorta com complicações
- Infarto do miocárdio anterior.

Grupo IV apresenta > 27% de risco materno de um evento cardíaco, no qual a gestação deve ser evitada.

Iftikhar, S. F., & Biswas, M. (2019). Cardiac disease in pregnancy. *StatPearls*. Disponível em: https://www.ncbi.nlm.nih.gov/books/NBK537261/. Acesso em: 21 mar. 2020; American College of Obstetricians and Gynecologists (ACOG). (2019h). ACOG Practice Bulletin No. 212: pregnancy and heart disease. *Obstetrics & Gynecology, 133*(5), 320-356; e Malin, G. L., & Wallace, S. V. (2019). Cardiac disease in pregnancy. *Obstetrics, Gynecology & Reproductive Medicine*, 29(2), 51-55.

> **ATENÇÃO!**
>
> O fluxo sanguíneo uterino aumenta em pelo menos 1 ℓ por minuto, o que exige que o corpo produza mais sangue durante a gestação. Isso resulta em um aumento de 25% na contagem de hemácias (eritrócitos), expansão de 50% do volume plasmático e hemodiluição geral. Além disso, o aumento no volume total de hemácias inclui um aumento dos níveis dos fatores de coagulação e das plaquetas, o que define o estado de hipercoagulabilidade da gestação (Blackburn, 2018). Essas mudanças começam já no segundo mês de gravidez.

Da mesma forma, durante a gestação o débito cardíaco aumenta continuamente em 30 a 50% em relação aos níveis pré-gestacionais, o volume sistólico aumenta de 20 a 30% e a frequência cardíaca materna aumenta em 10 a 20 bpm. O aumento é decorrente tanto da expansão do volume sanguíneo quanto do aumento do volume sistólico e da frequência cardíaca. Outras alterações hemodinâmicas associadas à gestação incluem diminuição tanto da resistência vascular sistêmica quanto da resistência vascular pulmonar, diminuindo, assim, as pressões arteriais sistólica e diastólica. Além disso, a hipercoagulabilidade associada à gestação pode aumentar o risco de trombose arterial e embolização. Essas mudanças fisiológicas normais são importantes para uma adaptação bem-sucedida à gravidez, mas criam desafios fisiológicos únicos para a mulher com doença cardíaca (Quadro comparativo 20.1).

Conduta terapêutica

Idealmente, mulher com histórico de cardiopatia congênita ou adquirida deve consultar seu médico e passar por uma avaliação de risco antes de engravidar. Essa avaliação de risco deve considerar a capacidade funcional da mulher, a tolerância ao esforço, o grau de cianose, a necessidade de medicação e o histórico de arritmias. Os dados necessários para a avaliação de risco podem ser adquiridos por meio de anamnese e exame cardiovascular completos, um eletrocardiograma (ECG) de 12 derivações e avaliação dos níveis de saturação de oxigênio por oximetria de pulso. O impacto da cardiopatia no potencial de fertilidade da mulher precisa ser claramente explicado, e é importante fornecer informações sobre como a gestação pode afetar a ela e ao feto. Isso possibilita que as mulheres façam uma escolha informada sobre se desejam aceitar os riscos associados à gravidez. Quando possível, qualquer procedimento cirúrgico, como uma valvoplastia, deve ser realizado antes da gestação para melhorar os desfechos fetais e maternos (Cunningham et al., 2018).

Se a mulher procurar atendimento depois de estar grávida, o aconselhamento pré-natal contempla o impacto das alterações hemodinâmicas da gestação, os sinais e os sintomas de comprometimento cardíaco e as mudanças necessárias na dieta e no estilo de vida. Geralmente são necessárias consultas pré-natais mais frequentes (a cada 2 semanas até o último mês e depois semanalmente) para garantir a saúde e a segurança da mãe e do feto.

Avaliação de enfermagem

Existem quatro fatores de risco principais associados à mortalidade materna relacionada à DCV: raça/etnia (maior risco de morte em mulheres negras não hispânicas *versus* mulheres brancas não hispânicas); idade (acima de 40 anos); hipertensão/pré-eclâmpsia (especialmente durante a gestação); e obesidade (ACOG, 2019h). Avaliações frequentes e completas são cruciais durante o período pré-parto para garantir a detecção precoce e a intervenção imediata para os problemas. Avalie os sinais vitais da mulher, observando quaisquer alterações. Ausculte a frequência cardíaca apical e as bulhas cardíacas, com atenção especial para anormalidades, incluindo irregularidades no ritmo ou sopros. Verifique o peso da gestante e compare com o registrado inicialmente e aqueles obtidos em consultas anteriores. Relate qualquer ganho ponderal fora dos parâmetros recomendados. Inspecione os membros para ver se há edema e se este é depressível.

Questione a gestante sobre a atividade fetal e pergunte se ela notou alguma mudança. Relate quaisquer

QUADRO COMPARATIVO **20.1** Alterações cardiovasculares pré-gestacionais *versus* gestacionais		
Parâmetro	**Pré-gestacional**	**Gestacional**
Frequência cardíaca	72 (± 10 bpm)	+ 10 a 20%
Débito cardíaco	4,3 (± 0,9 ℓ/min)	+ 30 a 50%
Volume de sangue	5 ℓ	+ 20 a 50%
Volume sistólico	73,3 (± 9 mℓ)	+ 30%
Resistência vascular sistêmica	1.530 (± 520 dinas/cm/s)	− 20%
Consumo de oxigênio	250 mℓ/min	+ 20 a 30%

King, T. L., Brucker, M. C., Jevitt, C., & Osborne, K. (2019). *Varney's midwifery* (6th ed.). Jones & Bartlett Learning; Blackburn, S. T. (2018). *Maternal, fetal, & neonatal physiology: a clinical perspective* (5th ed.). Elsevier; e Norwitz, E., Zelop, C., Miller, D., & Keefe, D. (2019). *Evidence-based obstetrics and gynecology*. Wiley Blackwell.

alterações, tais como a diminuição dos movimentos fetais. Pergunte à mulher sobre quaisquer sintomas de trabalho de parto prematuro, tais como dor lombar, contrações uterinas e aumento da pressão pélvica e da secreção vaginal, e relate-os imediatamente. Avalie a frequência cardíaca fetal e analise os resultados das ultrassonografias em série para monitorar o crescimento do feto.

Avalie o estilo de vida da gestante e sua capacidade de lidar com as mudanças da gravidez e seu efeito sobre o estado e a capacidade de funcionamento cardíacos. Avalie o entendimento da mulher sobre sua condição e as restrições e alterações no estilo de vida que podem ser necessárias para fornecer o melhor desfecho para a gestante e seu feto. O objetivo final é que tanto a mãe quanto o filho estejam saudáveis no fim da gravidez. Conforme a gestação avança, espere uma reclassificação em sua classe funcional de acordo com o nível de disfunção. Sugira modificações realistas.

O enfermeiro desempenha um papel importante no reconhecimento dos sinais e dos sintomas da descompensação cardíaca, que se refere à incapacidade do coração em manter uma circulação adequada. Como resultado, as perfusões teciduais da mãe e do feto são prejudicadas. Queixas comuns de uma gestação normal, tais como dispneia, fadiga, palpitações, ortopneia e edema de membros inferiores, mimetizam os sinais e os sintomas de agravamento da cardiopatia e criam desafios ao se tentar avaliar gestantes com doença cardíaca. A mulher grávida é mais vulnerável a essas complicações entre a 28ª e a 32ª semana de gestação e nas primeiras 48 horas pós-parto (Malin & Wallace, 2019). Avalie a gestante à procura dos seguintes sinais e sintomas:

- Dispneia aos esforços
- Cianose dos lábios e leito ungueal
- Edema da face, mãos e pés
- Tumefação da veia jugular
- Taquipneia
- Batimentos cardíacos anormais, relatos de taquicardia ou de palpitações cardíacas
- Dor torácica ao esforço ou à emoção
- Desmaio ao esforço
- Aumento progressivo da fadiga
- Tosse produtiva e frequente.

ATENÇÃO!

Avaliar a descompensação na gestante com doença cardíaca é essencial porque o estado hemodinâmico da mãe determina a saúde do feto.

Conduta de enfermagem

A conduta de enfermagem para a gestante cardiopata concentra-se em auxiliar com medidas para estabilizar o estado hemodinâmico da mãe porque a diminuição na pressão arterial ou no volume sanguíneo maternos resulta em desvio do sangue do útero, reduzindo assim a perfusão placentária. As mulheres grávidas cardiopatas também precisam de ajuda para minimizar os riscos que podem levar a complicações ou a um comprometimento cardíaco adicional; portanto, são essenciais orientações e aconselhamento. É necessário um entrosamento entre o cardiologista, o ginecologista, o neonatologista e o enfermeiro para promover o melhor desfecho possível.

A terapia medicamentosa pode ser indicada para gestantes com problemas cardíacos. Os possíveis fármacos incluem diuréticos, como a furosemida, para evitar a insuficiência cardíaca; digitálicos para aumentar a contratilidade e diminuir a frequência cardíaca; agentes antiarrítmicos (lidocaína); betabloqueadores (labetalol); bloqueadores dos canais de cálcio (nifedipino) para tratar hipertensão; e anticoagulantes (heparina de baixo peso molecular). A varfarina não é recomendada porque atravessa a placenta e pode ter efeitos teratogênicos. Ela tem estado associada a aborto espontâneo, defeitos congênitos múltiplos, restrição do crescimento fetal e natimortos (Skidmore-Roth, 2021).

A Food and Drug Administration (FDA) dos EUA não está mais usando as categorias de medicamentos A, B, C, D e X. As bulas incluem três categorias separadas que fornecem informações em formato narrativo. O objetivo dessa rotulagem é fornecer informações sobre o medicamento ao consumidor. Atualmente, são usados subtítulos para cada uma dessas três categorias: gestação; lactação; e mulheres e homens com potencial reprodutivo. Para conhecer as alterações específicas em cada categoria, visite o *site* da FDA.

Incentive a gestante a continuar tomando seus medicamentos cardíacos conforme prescrito. Reveja as indicações, as ações e os potenciais efeitos adversos dos fármacos. Reforce a importância de consultas pré-natais frequentes e de um acompanhamento médico rigoroso durante a gestação.

Converse sobre a necessidade de poupar energia. Ajude a gestante a priorizar as tarefas domésticas e os cuidados infantis para possibilitar períodos de descanso. Encoraje a mulher a descansar em decúbito lateral, o que melhora a perfusão placentária.

Incentive a gestante a ingerir alimentos nutritivos e a ter uma alimentação rica em fibras para evitar esforço para defecar e constipação intestinal. Converse sobre a limitação de ingestão de sódio, se indicada, para reduzir a retenção de líquidos. Contate um nutricionista para ajudar a mulher a planejar refeições nutricionalmente adequadas.

Auxilie a gestante a se preparar para os exames complementares para avaliar o bem-estar fetal. Descreva os exames que podem ser realizados, como o ECG e o ecocardiograma, e explique a necessidade de cardiotocografias basais seriadas, geralmente começando aproximadamente na 32ª semana de gestação. Instrua a gestante sobre como monitorar a atividade e os movimentos fetais. Incentive-a a fazer isso diariamente e relatar imediatamente qualquer mudança na atividade.

Embora as taxas de morbidade e de mortalidade de gestantes com cardiopatia tenham diminuído muito, as alterações hemodinâmicas durante a gravidez (aumento da frequência cardíaca, do volume sistólico, do débito cardíaco e do volume sanguíneo) exercem efeitos profundos ao aumentar o trabalho cardíaco e exceder a capacidade funcional cardíaca da gestante com cardiopatia. Essas alterações podem resultar em hipertensão e edema pulmonares, insuficiência cardíaca ou morte materna (Iftikhar & Biswas, 2019). Explique os sinais e os sintomas dessas complicações e analise aqueles da descompensação cardíaca, encorajando a mulher a notificar seu médico se algum deles ocorrer.

Forneça apoio e incentivo durante todo o período pré-natal. Avalie os sistemas de apoio disponíveis para a gestante e sua família e incentive-as a usá-los. Se necessário, auxilie no encaminhamento a serviços comunitários para um suporte adicional.

Durante o trabalho de parto, antecipe a necessidade de monitoramento hemodinâmico invasivo e se certifique de que a gestante tenha sido preparada para isso com antecedência. Monitore o volume de líquido cuidadosamente para evitar sobrecarga. Antecipe o uso de anestesia epidural caso tenha sido planejado um parto vaginal. Após o nascimento, avalie se a gestante apresenta sobrecarga hídrica conforme ocorre a mobilização periférica de líquido. Esse desvio de líquido da circulação periférica para a circulação central sobrecarrega o coração e sinais de insuficiência cardíaca, tais como tosse, dispneia progressiva, edema, palpitações e estertores nas bases pulmonares, podem ocorrer antes do início da diurese pós-parto. Como a condição hemodinâmica não retorna aos níveis basais por vários dias após o parto, as mulheres em risco intermediário ou alto requerem monitoramento por pelo menos 48 horas após o parto (Cunningham et al., 2018).

A gravidez oferece uma janela única de possibilidades de identificação das mulheres que correm risco de DCV. Os enfermeiros têm a oportunidade de implementar monitoramento de saúde, modificações no estilo de vida e outras intervenções necessárias para reduzir o ônus de futuras DCV para as mulheres grávidas. É importante desfazer os mitos que cercam as DCV em mulheres e homens para promover a conscientização.

Hipertensão arterial na gestação

Nos EUA, uma em cada nove gestações é complicada por um distúrbio hipertensivo e até 5% o são por pré-eclâmpsia (Wilkerson & Ogunbodede, 2019).[6] O ACOG publicou recentemente diretrizes revisadas para o manejo da hipertensão arterial gestacional. Foram delineadas quatro categorias para descrever a hipertensão na gestação: pré-eclâmpsia/eclâmpsia, hipertensão crônica, hipertensão crônica com pré-eclâmpsia sobreposta e hipertensão gestacional. A mulher tem ou não tem essa condição, e pode ou não apresentar manifestações graves (trombocitopenia, insuficiência renal, insuficiência hepática, edema pulmonar e alterações visuais ou cerebrais). Proteinúria e edema não são mais critérios necessários para diagnosticar pré-eclâmpsia. O ACOG recomenda que as mulheres com pré-eclâmpsia sem manifestações graves devem dar à luz com 37 0/7 semanas; aquelas com pré-eclâmpsia com manifestações graves devem dar à luz com 34 0/7 semanas (ACOG, 2019a).

Hipertensão arterial crônica

É cada vez mais comum que mulheres com hipertensão arterial crônica engravidem. É um fator de risco importante para complicações na gestação que podem atingir o feto ou o recém-nascido, levando a comprometimento do crescimento fetal, parto prematuro, baixo peso ao nascer, internação em UTIN e morte, e que também podem atingir a mãe sob a forma de pré-eclâmpsia/eclâmpsia sobreposta, insuficiência renal aguda, edema pulmonar, parto cirúrgico, descolamento prematuro da placenta, acidente vascular encefálico, cardiomiopatia pós-parto e mortalidade (ACOG, 2019b). A hipertensão crônica existe quando a mulher apresenta pressão alta antes da gestação ou antes da 20ª semana de gravidez, ou quando a hipertensão persiste por mais de 12 semanas após o parto. O *Eighth Report of the Joint National Committee on Prevention, Detection, Evaluation, and Treatment of High Blood Pressure* (Joint National Committee [JNC 8], 2018) atualizou recentemente as diretrizes relacionadas à pressão arterial:

- *Normal*: sistólica inferior a 120/80 mmHg
- *Elevada*: sistólica entre 120 e 129 mmHg e diastólica inferior a 80 mmHg
- *Estágio 1*: sistólica entre 130 e 139 mmHg ou diastólica entre 80 e 89 mmHg
- *Estágio 2*: sistólica de pelo menos 140 mmHg ou diastólica de pelo menos 90 mmHg
- *Crise hipertensiva*: sistólica acima de 180 mmHg e/ou diastólica acima de 120 mmHg (Alexander, 2019; Bakris, 2019).

A hipertensão crônica ocorre em até 22% das mulheres em idade fértil, com uma prevalência que varia de acordo com a idade, a raça e o IMC. Ela complica pelo menos 5% das gestações, e uma em cada quatro mulheres desenvolve pré-eclâmpsia durante a gravidez (Bakris, 2019). A hipertensão crônica é tipicamente observada em mulheres mais velhas e obesas com intolerância à glicose. A complicação mais comum é a pré-eclâmpsia, que acomete aproximadamente 25% das mulheres que engravidam com hipertensão arterial. Em todo o mundo, aproximadamente 76 mil mulheres morrem por pré-

---

[6]N.R.T.: No Brasil, atinge cerca de 10% das gestantes, constituindo então a primeira causa de morbimortalidades materna e fetal (Fonte: Bacelar, E. B. et al. (2017). Fatores associados à síndrome hipertensiva específica da gestação em puérperas adolescentes e adultas jovens da região Nordeste do Brasil: análise múltipla em modelos hierárquicos. *Rev. Bras. Saúde Matern. Infant.*, v. 17, n. 4, p. 683-691.)

eclâmpsia a cada ano, o que corresponde a 15% de todas as mortes maternas (WHO, 2019a). (Ver Capítulo 19 para obter mais informações sobre a pré-eclâmpsia.)

Conduta terapêutica

O aconselhamento preconceptivo é importante para promover desfechos positivos. Tipicamente, envolve mudanças no estilo de vida, reorientação alimentar, exercícios, perda de peso e cessação do tabagismo. O tratamento para mulheres com hipertensão crônica concentra-se na manutenção da pressão arterial normal, na prevenção da pré-eclâmpsia e da eclâmpsia sobreposta e na garantia do desenvolvimento fetal normal.

Quando a mulher está grávida, os agentes anti-hipertensivos são considerados, mas permanece controverso quando iniciá-los. O ACOG recomenda tratamento apenas para a hipertensão grave. Os medicamentos usados com mais frequência para tratar a hipertensão incluem cloridrato de labetalol, cloridrato de hidralazina e nifedipino (Troiano et al., 2019).

A U.S. Preventive Services Task Force [USPTF] recomenda o uso de baixas doses de ácido acetilsalicílico (81 mg/dia) após 12 semanas de gestação para mulheres com hipertensão crônica e outros fatores de risco e que corram alto risco de pré-eclâmpsia para reduzir sua ocorrência (2018).

São necessárias mudanças de estilo de vida, que devem continuar durante a gestação. A mulher com hipertensão crônica terá consultas com mais frequência (a cada 2 semanas até a 28ª semana gestacional e depois semanalmente até o parto) para monitorar a pressão arterial e avaliar quaisquer sinais de pré-eclâmpsia. Com aproximadamente 24 semanas de gestação, a mulher será orientada a documentar a movimentação fetal (mobilograma). Ao mesmo tempo, serão solicitadas ultrassonografias seriadas para monitorar o crescimento fetal e o volume do líquido amniótico. Serão incluídos exames complementares se a condição da gestante mudar.

Avaliação de enfermagem

A avaliação de enfermagem da mulher com hipertensão arterial crônica envolve a coleta de anamnese detalhada e exame físico completo. Revise atentamente o histórico da gestante para fatores de risco. A patogênese da hipertensão é multifatorial e inclui muitos fatores de risco modificáveis, tais como tabagismo, obesidade, ingestão de cafeína, ingestão excessiva de álcool e de sal e uso de anti-inflamatórios não esteroidais (AINEs). Também esteja alerta para os fatores de risco não modificáveis, tais como aumento da idade e ascendência afro-americana (Stevens, 2019). Pergunte se a mulher recebeu algum aconselhamento preconceptivo e quais medidas foram usadas para evitar ou controlar a hipertensão.

Avalie os sinais vitais da gestante, em particular a pressão arterial. É importante aferi-la em três posições (sentada, deitada e em pé) e observar as principais diferenças nas leituras. Verifique se há hipotensão ortostática quando a gestante se levantar da posição sentada. Documente os achados.

Pergunte à gestante se ela monitora a pressão arterial em casa; em caso afirmativo, indague sobre as leituras típicas. Pergunte à mulher se ela usa algum medicamento para controlar a pressão arterial, qual fármaco, sua dosagem e frequência de administração, bem como quaisquer efeitos adversos. Questione sobre as modificações no estilo de vida que ela usou para lidar com quaisquer fatores de risco modificáveis e sua eficácia.

A hipertensão durante a gestação diminui a perfusão uteroplacentária. Portanto, o bem-estar fetal deve ser avaliado e monitorado cuidadosamente. Antecipe a realização de ultrassonografias seriadas para avaliar o crescimento fetal e o volume de líquido amniótico. Questione a gestante sobre o movimento fetal e avalie seu relatório de contagens diárias de movimentos. Avalie a frequência cardíaca fetal em cada consulta.

Conduta de enfermagem

A consulta de aconselhamento preconceptivo é o momento ideal para discutir as mudanças no estilo de vida para evitar ou controlar a hipertensão. Um assunto a ser abordado durante essa consulta seriam as abordagens dietéticas para interromper a hipertensão, que inclui ingestão adequada de potássio, magnésio e cálcio. Geralmente, o sódio é limitado a 2,4 g por dia. Sugira exercícios aeróbicos conforme tolerado. Incentive a interromper o hábito de fumar e evitar o álcool. Se a mulher estiver acima do peso, incentive-a a perder peso antes de engravidar, não durante a gestação (Jordan et al., 2019). Ressaltar os benefícios positivos de um estilo de vida saudável pode ajudar a motivar a mulher a fazer as modificações necessárias e mudar hábitos pouco saudáveis.

Auxilie a gestante a agendar as consultas pré-natais a cada 2 semanas até a 28ª semana de gestação e depois semanalmente. Prepare-a para avaliações fetais frequentes. É importante explicar a razão da necessidade de monitoramento do crescimento fetal para obter a colaboração da gestante. Monitore cuidadosamente a mulher à procura de sinais e sintomas de descolamento prematuro da placenta (dor abdominal, abdome rígido, sangramento vaginal), bem como de pré-eclâmpsia sobreposta (elevação da pressão arterial, ganho de peso, edema, proteinúria). Alertar a mulher sobre esses riscos pode possibilitar identificação precoce e intervenção imediata.

Para melhorar a perfusão placentária, reforce a importância de realizar períodos diários de repouso (1 hora) em decúbito lateral esquerdo. Incentive as gestantes com hipertensão arterial crônica a usar aparelhos domésticos de monitoramento da pressão arterial. Peça a elas que relatem quaisquer elevações. Conforme necessário, instrua a gestante e sua família sobre como verificar e registrar a pressão arterial diária e reforce a necessidade de tomar os medicamentos prescritos para controlar a pressão arterial e garantir o bem-estar fetal. Elogiá-la por seus esforços em cada consulta pré-natal pode motivá-la a continuar o esquema durante toda a gestação.

Para evitar ou identificar sinais de pré-eclâmpsia, o monitoramento atento da mulher com hipertensão arterial crônica continua durante o trabalho de parto e o parto e se estende ao período pós-parto. Aferições precisas e frequentes da pressão arterial e administração cuidadosa de medicamentos anti-hipertensivos, se prescritos, são componentes essenciais dos cuidados. É vital enfatizar a necessidade de uma supervisão médica continuada após o parto para motivar a mulher a manter ou iniciar mudanças no estilo de vida e nos hábitos alimentares e permanecer em conformidade com seu tratamento farmacológico.

CONDIÇÕES RESPIRATÓRIAS

A conscientização acerca das alterações da fisiologia respiratória associadas à gestação é essencial no manejo das condições respiratórias durante a gravidez. Durante a gestação, o sistema respiratório é afetado por alterações hormonais, mecânicas e condições respiratórias prévias. Essas alterações podem fazer com que uma mulher com histórico de comprometimento respiratório sofra uma descompensação durante a gravidez. Embora as infecções respiratórias superiores sejam tipicamente autolimitantes, as condições respiratórias crônicas, como asma ou tuberculose (TB), podem exercer um efeito negativo no feto em crescimento quando ocorrem alterações na oxigenação na mãe. O desfecho da gestação na mulher com problemas respiratórios depende da gravidade da alteração da oxigenação, bem como do grau e da duração da hipoxia fetal.

Asma brônquica

Em todo o mundo, a prevalência de asma brônquica entre gestantes está aumentando. Em muitas mulheres, a gestação desencadeia uma piora da asma (CDC, 2019a), que afeta até 8% das gestações. Uma em cada treze pessoas tem asma. É uma das condições médicas mais comuns e potencialmente graves que complicam a gestação (Jordan et al., 2019). A asma materna está associada a risco aumentado de morte infantil, pré-eclâmpsia, RCIU, parto pré-termo e baixo peso ao nascer. Esses riscos estão ligados à gravidade da asma; asma mais grave aumenta esses riscos (National Asthma Education and Prevention Program [NAEPP], 2019).

Lembra-se de Rose, a adolescente grávida com asma brônquica em sofrimento agudo descrita no início deste capítulo? Quais tratamentos podem ser oferecidos para controlar seus sintomas? Ela deve ser tratada de forma diferente de uma mulher que não esteja grávida? Por que sim ou por que não?

Fisiopatologia

A asma brônquica é uma resposta inflamatória alérgica das vias respiratórias a estímulos diversos, tais como alergênios (pólen e pelos de animais), irritantes (fumaça de cigarro e produtos químicos), estresse, infecções (resfriados ou gripes) e esforço físico. É também conhecida como doença reativa das vias respiratórias por causa da constrição dos bronquíolos em resposta a esses estímulos. A asma é caracterizada por sintomas paroxísticos ou persistentes de broncospasmo, o que inclui dispneia, sibilos, sensação de aperto no tórax, tosse e expectoração. Além do broncospasmo, a inflamação das vias respiratórias torna o muco espesso, o que limita ainda mais o fluxo do ar e dificulta a respiração. A compreensão da patogênese da asma mudou com o reconhecimento de que a inflamação das vias respiratórias ocorre em quase todos os casos. O manejo concentra-se no tratamento da inflamação das vias respiratórias para aumentar a capacidade de resposta dessas vias e evitar os sintomas da asma (Resnik et al., 2019).

As alterações fisiológicas normais da gestação afetam o sistema respiratório. Embora a frequência respiratória não mude, a hiperventilação aumenta em 48% a termo devido aos altos níveis de progesterona. A elevação do diafragma e diminuição da capacidade residual funcional do pulmão ocorrem no fim da gestação, o que pode reduzir a capacidade da gestante de inspirar profundamente para captar mais oxigênio. O consumo de oxigênio e a taxa metabólica aumentam, conferindo então um estresse adicional ao sistema respiratório da mulher (American Academy of Allergy, Asthma and Immunology [AAAAI], 2019).

Tanto a mulher quanto o feto correm risco se a asma não for bem tratada durante a gestação. Quando a gestante tem dificuldade para respirar, seu feto também tem dificuldade para obter o oxigênio de que necessita para crescimento e desenvolvimento adequados. A asma persistente grave tem estado associada a desenvolvimento de hipertensão materna, baixo peso ao nascer, parto prematuro, pré-eclâmpsia, placenta prévia, hemorragia uterina e oligoidrâmnio. A mulher cuja asma é mal controlada durante a gestação tem maior risco de parto prematuro, recém-nascido com baixo peso e natimorto (Shebl & Chakraborty, 2019).

A gravidade da asma aumenta em um terço das gestantes, permanece inalterada em um terço e diminui em um terço (Cunningham et al., 2018). No entanto, o efeito da gestação na asma é imprevisível. O maior aumento nas crises de asma geralmente ocorre entre a 24ª e a 36ª semana de gestação; elas são raras durante as últimas 4 semanas de gestação e durante o trabalho de parto (AAAAI, 2019).

Conduta terapêutica

O principal objetivo do tratamento durante a gestação é manter a oxigenação adequada do feto, evitando episódios de hipoxia na mãe. A asma deve ser tratada de maneira tão agressiva em gestantes quanto em mulheres não gestantes porque os benefícios de evitar uma crise de asma superam os riscos dos medicamentos. O objetivo final do tratamento para asma é evitar episódios de hipoxia para preservar a oxigenação fetal continuada, pois melhores desfechos maternos e perinatais são alcançados com o controle ideal da asma. Um terço das mulheres com asma desenvolve piora do controle durante a gestação; portanto, são essenciais monitoramento e reavaliação cuidadosos. Quatro aspectos importantes do tratamento da asma garantem o controle ideal: monitoramento rigoroso, promoção de orientação direcionada, prevenção dos fatores desencadeadores da asma e terapia farmacológica.

Muitas mulheres com asma apresentam teste cutâneo positivo para alergênios, sendo os mais comuns pelos de animais, ácaros, antígenos derivados de baratas, pólen e fungos. Também existem desencadeadores não imunes, tais como odores fortes, fumaça de tabaco, poluentes atmosféricos e fármacos como o ácido acetilsalicílico e os betabloqueadores. Para a asma desencadeada por exercícios, o uso de um broncodilatador 5 a 60 minutos antes do exercício pode reduzir os sintomas. Ao evitar esses alergênios e fatores desencadeadores, podem-se reduzir significativamente a necessidade de medicação e a ocorrência de exacerbações durante e após a gestação. Todas as mulheres devem ser fortemente incentivadas a parar de fumar, especialmente aquelas com asma, porque elas apresentam maior risco de piorar as sequelas crônicas e agudas da asma.

As vacinas para alergias podem beneficiar pessoas com alergia mais asma, condição chamada de asma alérgica. Também chamada de imunoterapia, as injeções para alergias não "curam" a asma do mesmo modo que uma injeção de antibióticos pode curar uma infecção. Em vez disso, as injeções para alergias funcionam mais como uma vacina. As injeções para asma alérgica contêm uma quantidade muito pequena de um alergênio (substância que causa alergia). Com o tempo, a dosagem aumenta. A exposição a quantidades progressivas do alergênio provavelmente ajudará o corpo a desenvolver tolerância a ele. Se o acúmulo de alergênio for eficaz, a reação alérgica se tornará muito menos grave. As injeções para asma alérgica podem reduzir os sintomas de alergias e evitar o desenvolvimento da asma.

O tratamento clínico inclui uma abordagem gradativa na tentativa de usar a menor quantidade de medicamento necessária para controlar a asma da mulher e manter sua gravidade na faixa leve. Quando os sintomas da asma pioram ou são mal controlados, o tratamento passa para o próximo nível. Os objetivos da terapia incluem uma função pulmonar normal ou quase normal e mínimos ou nenhum sintoma crônico, exacerbações ou limitações nas atividades. O objetivo final é minimizar os efeitos adversos do tratamento. Os agentes farmacológicos usados para tratar a asma na gestação enquadram-se em duas categorias: agentes de ataque e agentes de manutenção.

Os agentes de ataque fornecem um alívio sintomático imediato ao reduzirem o broncospasmo agudo. Os fármacos usados nessa categoria incluem o albuterol e o ipratrópio. Por sua vez, os agentes de manutenção reduzem a inflamação que leva ao broncospasmo. Os fármacos usados nessa categoria são os esteroides inalados. Os mais comumente prescritos são a beclometasona e o salmeterol (Troiano et al., 2019.)

Avaliação de enfermagem

Realize uma anamnese detalhada da doença, incluindo as medidas habituais de tratamento e controle utilizadas pela mulher. Questione a gestante a respeito dos fatores desencadeadores da asma e das estratégias usadas para reduzir a exposição a eles (Boxe 20.2). Revise o esquema de tratamento farmacológico da gestante.

Ausculte os pulmões e avalie as frequências respiratória e cardíaca. Inclua a frequência, o ritmo e a profundidade das respirações; a cor da pele; a pressão arterial e a pulsação; e os sinais de fadiga. As gestantes em crise aguda de asma geralmente apresentam sibilos, sensação de pressão torácica, taquipneia, tosse não produtiva e dispneia. Os achados da ausculta pulmonar podem incluir sibilos e roncos difusos, sons broncovesiculares e um ritmo expiratório mais proeminente do que a fase inspiratória (Jarvis & Eckhardt, 2020). Se a gestação estiver avançada o suficiente, a frequência cardíaca fetal é medida e as avaliações pré-natais de rotina (peso, pressão arterial, altura uterina, urina para proteína) são concluídas.

Os exames laboratoriais geralmente incluem um hemograma completo com contagem diferencial (para avaliar o grau de inflamação inespecífica e identificar anemia) e testes de função pulmonar (para avaliar a gravidade de uma crise e fornecer uma linha de base que analise a resposta da gestante ao tratamento).

BOXE 20.2 Fatores desencadeadores comuns de asma brônquica.

- Fumaça e irritantes químicos
- Poluição do ar
- Ácaros
- Pelos de animais
- Mudanças sazonais com existência de pólen, fungos e esporos
- Infecções das vias respiratórias superiores
- Refluxo esofágico
- Fármacos como o ácido acetilsalicílico e os AINEs
- Exercícios físicos
- Ar frio
- Estresse emocional.

American Academy of Allergy, Asthma, & Immunology (AAAAI). (2019). *Asthma and pregnancy.* Disponível em: https://www.aaaai.org/conditions-and-treatments/library/asthma-library/asthma-and-pregnancy. Acesso em: 16 jun. 2020; King, T. L., Brucker, M. C., Jevitt, C., & Osborne, K. (2019). *Varney's midwifery* (6th ed.). Jones & Bartlett Learning; e Shebl, E., & Chakraborty, R. K. (2019). Asthma in pregnancy. *StatPearls.* Disponível em: https://www.ncbi.nlm.nih.gov/books/NBK532283/. Acesso em: 28 mar. 2020.

de transmissão, prevenção, complicações potenciais e a importância de aderir ao regime de tratamento.

É importante ressaltar a importância das atividades de promoção da saúde ao longo da gestação. Algumas sugestões podem incluir evitar moradias superlotadas, evitar o contato com pessoas doentes, manter hidratação adequada, ingerir uma dieta nutritiva e bem balanceada, comparecer a todas as consultas pré-natais para avaliar o crescimento e o bem-estar fetais, e inspirar bastante ar fresco em ambientes abertos. Determinar a compreensão da mulher sobre sua condição e plano de tratamento é importante para a adesão. Um intérprete pode ser necessário para validar e reforçar sua compreensão se ela não falar o idioma local.

A amamentação não é contraindicada durante o tempo em que a mãe está em regime de medicação e deve de fato ser incentivada. Se a mãe não estiver curada da TB no momento do parto, ela não deve amamentar ou estar em contato direto com o recém-nascido até pelo menos 2 semanas após iniciar a medicação contra a tuberculose. As mães não tratadas podem ser incentivadas a ordenhar seu leite para alimentar seus recém-nascidos até que eles possam ser amamentados diretamente (American Academy of Pediatrics [AAP], 2019a). Os enfermeiros devem consultar as políticas do hospital em relação às mães com tuberculose para obter orientação. O manejo do recém-nascido da mãe com TB envolve a prevenção da transmissão, orientando os pais a não tossir, espirrar ou falar diretamente no rosto do neonato. Os enfermeiros precisam se manter atualizados em relação aos novos tratamentos e técnicas de rastreamento para tratar essa doença.

CONDIÇÕES HEMATOLÓGICAS

A **anemia**, que consiste na redução do volume dos eritrócitos, é medida pelo hematócrito (Hct) ou pelo decréscimo da concentração de hemoglobina (Hgb) no sangue periférico. Isso resulta na redução da capacidade do sangue de transportar oxigênio para os órgãos vitais da mãe e do feto. A anemia é um sinal de um problema crônico, mas não indica sua origem. A anemia durante a gestação geralmente é definida por um nível de Hgb abaixo de 11 g/dℓ no primeiro e no terceiro trimestres, e abaixo de 10,5 g/dℓ no segundo trimestre (Blackburn, 2018).

Anemia ferropriva

A anemia na gestação é um problema de saúde global. A deficiência de ferro é a causa patológica mais comum de anemia na gestação. O risco aumentado durante a gravidez é decorrente da demanda materna aumentada de ferro e das demandas do feto em crescimento, do aumento da massa eritrocitária e, no terceiro trimestre de gestação, da expansão do volume sanguíneo materno (FIGO Working Group, 2019). A anemia afeta um quarto da população mundial e a deficiência de ferro é a causa predominante. A anemia ferropriva reflete sobretudo uma nutrição insatisfatória que, na maioria dos casos, é

consequente à pobreza em todo o mundo. Um estudo recente indicou que a anemia ferropriva está fortemente associada ao baixo nível socioeconômico, o que afeta o conhecimento das mulheres e seus comportamentos de procura por cuidados de saúde. O estudo concluiu que o empoderamento das mulheres em termos de orientações e condição econômica é o fator fundamental no combate à anemia na gestação para prevenção do círculo vicioso de problemas associados (Habeeb, 2018).

A anemia ferropriva é responsável por 75 a 95% dos casos de anemia em gestantes (afetando uma em cada quatro gestações) e geralmente está relacionada a uma dieta insuficiente, a problemas gastrintestinais que afetam a absorção ou a um curto intervalo entre as gestações (Auerbach & Landy, 2020). Muitas vezes a mulher não tem reservas de ferro suficientes para atender às demandas da gestação.

Um estudo de coorte com mais de meio milhão de gestantes sugeriu que a anemia materna no início da gestação apresenta um impacto negativo no neurodesenvolvimento do feto relacionado à deficiência de ferro no cérebro em desenvolvimento (Orvos, 2019).

As consequências clínicas da anemia ferropriva incluem parto pré-termo, mortalidade perinatal e depressão pós-parto. Já as fetais e neonatais, baixo peso ao nascer, tensão cardiovascular e deficiência intelectual com baixos desempenhos mental e psicomotor (Auerbach & Landy, 2020). Se a depleção materna de ferro for significativa, o feto tentará armazenar ferro, mas com um custo para a mãe. A anemia precoce ou a termo na gestação aumenta o risco perinatal tanto para a mãe como para o recém-nascido. Os riscos de hemorragia (função plaquetária prejudicada) e de infecção durante e após o parto também aumentam. Os sintomas clínicos da anemia ferropriva incluem fadiga, diminuição da qualidade de vida, função cognitiva prejudicada, aumento do risco de eventos tromboembólicos, diabetes, cefaleia, hipertensão, descolamento prematuro da placenta, síndrome das pernas inquietas e comportamento alimentar conhecido como **pica** (consumo de substâncias não alimentares)[7] (Beckert et al., 2019).

Conduta terapêutica

Os objetivos do tratamento para a anemia ferropriva na gestação são eliminar os sintomas, corrigir a deficiência e repor as reservas de ferro. O Office on Women's Health (OWH) recomenda a suplementação de ferro para todas as gestantes com 325 mg de sulfato ferroso uma a três vezes ao dia mais 500 mg de ácido ascórbico para aumentar a absorção do ferro (2019). Os efeitos adversos da suplementação de ferro são náuseas, dor abdominal, constipação intestinal e fezes escuras. É difícil atender às demandas de ferro exclusivamente por meio da dieta quando as reservas desse mineral estiverem diminuídas.

---

[7]N.R.T.: Pica também pode ser explicada como gosto por alimentos esdrúxulos, condimentos raros e substâncias estranhas. (Fonte: Rezende, J. Repercussão da gravidez sobre o organismo. *In*: Rezende, J. (2005). *Obstetrícia*. 10ª ed. Rio de Janeiro: Guanabara Koogan. p. 124-142.)

Avaliação de enfermagem

Revise a anamnese da mãe à procura de fatores que possam contribuir para o desenvolvimento de anemia ferropriva, como má nutrição, hemólise, pica ou malacia, gestação múltipla, intervalos limitados entre gestações e perda de sangue. Avalie a ingestão alimentar da mulher, bem como a quantidade e o momento da ingestão de substâncias que interfiram na absorção de ferro, tais como chá, café, chocolate e alimentos ricos em fibras. Pergunte à gestante se ela sente cansaço, fraqueza, mal-estar, anorexia ou maior suscetibilidade a infecções como resfriados frequentes. Inspecione a pele e as membranas mucosas, observando se há palidez. Mensure os sinais vitais e relate qualquer taquicardia.

Prepare a gestante para os exames laboratoriais. Esses exames geralmente revelam Hgb baixa (menos de 11 g/dℓ), Hct baixo (menos de 35%), ferro sérico baixo (menos de 30 µg/dℓ), células microcíticas e hipocrômicas e ferritina sérica baixa (menos de 100 mg/dℓ).

> ### ATENÇÃO!
>
> A hemoglobina e o hematócrito normalmente diminuem durante a gestação em resposta a um aumento no plasma sanguíneo em relação ao número de eritrócitos. Essa hemodiluição pode levar à anemia fisiológica da gestação, o que não indica diminuição da capacidade de transporte de oxigênio ou anemia verdadeira.

Conduta de enfermagem

A conduta de enfermagem da mulher com anemia ferropriva concentra-se em incentivar a adesão ao tratamento farmacológico com ferro e fornecer orientações alimentares sobre a ingestão de alimentos ricos nesse mineral. Embora o ferro constitua uma porcentagem mínima do peso corporal total, ele exerce várias funções importantes: auxilia nos transportes de oxigênio e de dióxido de carbono por todo o corpo, auxilia na produção de eritrócitos e desempenha um papel importante na resposta imune do organismo.

Enfatize de forma consistente a importância de, no pré-natal, tomar vitaminas para obter 27 mg/dia de ferro e um suplemento de ferro. Incentive a gestante a fazer uso do suplemento de ferro com líquidos que contenham vitamina C, como suco de laranja, que promoverá a absorção, em vez do leite, que pode inibir a absorção de ferro. A ingestão do suplemento de ferro com o estômago vazio melhora a sua absorção, mas muitas mulheres não toleram o desconforto gastrintestinal que ele causa. Nesses casos, aconselhe a gestante a tomá-lo com as refeições. Instrua a mulher sobre os efeitos adversos, que são predominantemente gastrintestinais e incluem desconforto gástrico, náuseas, vômitos, anorexia, diarreia, gosto metálico e constipação intestinal. Sugira que a mulher faça a ingestão do suplemento de ferro com as

refeições e aumente a ingestão de fibras e líquidos para ajudar a superar os efeitos adversos mais comuns.

Forneça aconselhamento nutricional. Recomende alimentos ricos em ferro, tais como frutas secas, cereais integrais, vegetais de folhas verdes, carnes magras, manteiga de amendoim e cereais enriquecidos com ferro (Brown, 2020). Antecipe a necessidade de encaminhamento para um nutricionista. As Diretrizes de ensino 20.3 destacam as instruções para as gestantes com anemia ferropriva.

> ### DIRETRIZES DE ENSINO **20.3**
> ### Orientações à gestante com anemia ferropriva
>
> - Ingerir as vitaminas no pré-natal diariamente; se esquecer de uma dose, tomá-la assim que lembrar
> - Para melhorar a absorção, ingerir os suplementos de ferro entre as refeições e com vitamina C
> - Estar ciente dos efeitos adversos da suplementação de ferro
> - Evitar ingerir suplementos de ferro com café, chá, chocolate e alimentos ricos em fibras
> - Comer alimentos ricos em ferro, tais como:
>   - Carnes, vegetais de folhas verdes, legumes, frutas secas, cereais integrais
>   - Manteiga de amendoim, pasta de feijão, pães fortificados com trigo integral e cereais
> - Para melhorar a absorção do ferro dos alimentos, consumi-los com um alimento rico em vitamina C
> - Aumentar os exercícios físicos, os líquidos e os alimentos ricos em fibras para reduzir a constipação intestinal
> - Planejar períodos de descanso frequentes durante o dia.

Talassemia

A talassemia é um grupo de anemias hereditárias em que a síntese de uma ou ambas as cadeias da molécula de hemoglobina (alfa e beta) é defeituosa. A herança é autossômica recessiva. Resulta em níveis baixos de Hgb e anemia microcítica e hipocrômica. A prevalência e a gravidade da talassemia dependem da ancestralidade da mulher; as gestantes de ascendências mediterrânea, asiática, italiana, grega ou afro-americana são as mais frequentemente afetadas. A talassemia beta é a forma mais comumente encontrada nos EUA (March of Dimes, 2019b).

A talassemia ocorre sob duas formas: talassemia alfa e talassemia beta. A talassemia alfa (menor), a forma heterozigótica, resulta da herança de um gene anormal de um dos pais, o que torna o descendente um portador do traço. As mulheres com talassemia alfa têm pouca ou nenhuma doença hematológica e são clinicamente assintomáticas (estado de portador silencioso). A talassemia beta (maior) é a forma que envolve a herança do gene de ambos os pais. A talassemia beta maior pode ser grave. Pode ser necessário um aconselhamento genético quando decisões sobre uma gestação estão sendo tomadas.

A talassemia menor tem pouco efeito sobre a gestação, embora a mulher tenha uma anemia leve e persistente, que não responde à terapia com ferro, não devendo ser prescritos suplementos com esse mineral. Vários estudos recentes sugerem que a gestação parece segura para a mulher com talassemia beta menor bem tratada e que não tenha doença cardíaca (Origa & Comitini, 2019).

O tratamento da talassemia durante a gestação depende da gravidade da doença. Além do programa de consultas pré-natais de rotina, as gestantes talassêmicas precisam de cuidados adicionais, o que inclui avaliação regular e periódica da função cardíaca por um cardiologista para evitar sobrecarga de líquidos. Além disso, os níveis frequentes de hemoglobina e de ferritina devem ser monitorados para evitar sobrecarga de ferro. A identificação e a triagem são importantes para planejar os cuidados. A origem étnica, o histórico médico e os exames de sangue da mulher são analisados. Se ela for considerada portadora, é indicado o rastreamento do pai da criança. O conhecimento do estado de portador de cada genitor fornece ao conselheiro genético o conhecimento sobre o risco de o feto ser portador ou ter a doença (Knutzen & Stoll, 2019). Pode haver uma anemia leve, e as instruções para descansar e evitar infecções são úteis. Os enfermeiros devem fornecer cuidados de suporte e uma conduta expectante durante a gestação.

Anemia falciforme

A anemia falciforme é uma condição hereditária autossômica recessiva que resulta de uma molécula de hemoglobina defeituosa (hemoglobina S). O tempo de vida típico dos eritrócitos falciformes é de aproximadamente 15 dias em comparação com os 120 dias de vida dos normais. Consequentemente, as mulheres com anemia falciforme sofrem de anemia moderada a grave. A doença falciforme não é mais um distúrbio da infância com risco à vida, mas atualmente é uma doença crônica de adultos (James, 2019). É encontrada mais comumente em populações afro-americanas, do Sudeste Asiático e do Oriente Médio e afeta cerca de 1 milhão de pessoas em todo o mundo, dois terços das quais vivem na África Ocidental. Nos EUA, aproximadamente 100 mil norte-americanos têm a doença e 2 milhões têm o traço falciforme. A doença falciforme ocorre uma vez em cada 365 nascimentos afro-americanos. Um em cada 13 afro-americanos tem o traço falciforme (CDC, 2019b).[8]

----

[8]N.R.T.: Estima-se que 4% da população brasileira tenham o traço falciforme e que 25 mil a 50 mil pessoas tenham a doença em estado homozigótico (SS – anemia falciforme) ou na condição de heterozigotos compostos ou duplos (SC, SE, SD, SBetaTAL – doença falciforme). Atualmente, avalia-se que varie de 60 mil a 100 mil casos no país. (Fonte: Brasil (2020). Secretaria de Estado da Saúde. *Doença falciforme: autocuidado, tratamento adequado e qualidade de vida*. Disponível em: https://www.saude.mg.gov.br/component/gmg/story/12988-doenca-falciforme-autocuidado-tratamento-adequado-e-qualidade-de-vida. Acesso em: 22 jan. 2022.)

As mulheres com doença falciforme podem ter desfechos maternos mais adversos, tais como pré-eclâmpsia, eclâmpsia, trabalho de parto e parto prematuros, infecções do trato urinário, descolamento prematuro da placenta, RCIU, baixo peso ao nascer e mortalidade materna (Jordan et al., 2019). O gene oferece proteção contra a malária, mas pode ser uma causa de dor crônica e morte precoce. A expectativa de vida é reduzida como consequência de lesões renais, cardíacas e infecções (March of Dimes, 2019c). As mulheres com apenas um gene para o traço (heterozigotos) terão traço falciforme sem sintomas evidentes da doença e com pouco efeito na gestação.

Fisiopatologia

No corpo humano, a molécula de hemoglobina atua como o componente transportador de oxigênio das hemácias. A maioria das pessoas tem vários tipos de hemoglobina circulante (HbA e HbA2) que constituem a maior parte do sistema circulatório. Na doença falciforme, a hemoglobina S (HbS) anormal substitui a HbA e a HbA2. Essa hemoglobina anormal (HbS) assume a forma de foice em decorrência de qualquer estresse ou traumatismo, como infecção, febre, acidose, desidratação, esforço físico, exposição excessiva ao frio ou hipoxia. Os sinais e os sintomas da anemia falciforme resultam de hemólise, vasoclusão e/ou aumento da suscetibilidade à infecção. O formato em crescente das hemácias promove a formação de grumos que bloqueiam a microvasculatura. Normalmente, isso resulta em uma anemia importante.

A anemia falciforme durante a gestação está associada a uma anemia mais grave e crises vasoclusivas frequentes com aumento das morbimortalidades materna e perinatal. Em gestantes com anemia falciforme, as complicações podem ocorrer a qualquer momento durante a gravidez, o trabalho de parto, o parto ou o período pós-parto. Acredita-se que isso seja secundário a alterações hormonais, ao estado de hipercoagulabilidade e ao aumento da suscetibilidade à infecção. O exame microvascular na circulação placentária está associado a abortos, natimortos, descolamento prematuro da placenta, pré-eclâmpsia, trabalho de parto e parto prematuros, RCIU, sofrimento fetal e baixo peso ao nascer (Rogers et al., 2019).

Conduta terapêutica

O ideal é que as mulheres com hemoglobinopatias sejam rastreadas antes da concepção e informadas sobre os riscos da anemia falciforme tanto para elas quanto para o feto. Realiza-se a eletroforese de hemoglobina (exame laboratorial usado para análise de DNA e RNA) em todas as mulheres com ascendência de alto risco em sua primeira consulta pré-natal para determinar os tipos e as porcentagens de hemoglobina presentes. Essa informação deve ajudá-las na tomada de decisões relacionadas com a reprodução.

O tratamento depende do estado de saúde da mulher e o efeito da doença falciforme na gestação, das manifestações que a gestante estiver apresentando. Por exemplo, a anemia falciforme combinada com o aumento do volume de sangue na gestação aumenta os riscos de insuficiência cardíaca caso ocorra sobrecarga de líquido no tratamento para a condição (Cunningham et al., 2018).

Um cuidado pré-natal precoce e contínuo é necessário para proteger o feto ou o recém-nascido de complicações potenciais durante os períodos pré-parto, intraparto e pós-parto. Para isso, devem ser agendadas consultas pré-natais com mais frequência no primeiro e no segundo trimestres. Durante a gestação, utiliza-se somente o tratamento de suporte: transfusões de sangue para anemia grave, analgésicos para dor e antibióticos para infecções.

Avaliação de enfermagem

Avalie a mulher à procura dos sinais e dos sintomas da anemia falciforme. Pergunte a ela se tem anorexia, dispneia ou mal-estar. Inspecione a cor da pele e das mucosas, observando qualquer palidez. Esteja alerta para os indicadores de crise de células falciformes, o que inclui dor abdominal intensa, espasmos musculares, dores nas pernas, dores nas articulações, febre, rigidez do pescoço, náuseas e vômitos e convulsões (Jordan et al., 2019).

Conduta de enfermagem

As gestantes precisam de apoio emocional, orientações e cuidados de acompanhamento para lidar com essa condição crônica, que pode ter um grande impacto sobre a mulher e sua família. Monitore sinais vitais, bem como frequência cardíaca, ganho de peso e crescimento fetais. Avalie o estado de hidratação em cada consulta e incentive a gestante a beber de oito a dez copos de líquido diariamente para evitar a desidratação. A suplementação de ferro não é recomendada para as mulheres com doença falciforme (Norwitz et al., 2019). Oriente a gestante sobre a necessidade de evitar infecções (incluindo higiene meticulosa das mãos), o tabagismo, o consumo de álcool e temperaturas extremas.

Ajude a gestante a programar avaliações frequentes do bem-estar fetal, tais como perfis biofísicos, cardiotocografias basais e estimuladas, e a monitorar os resultados dos exames laboratoriais para alterações. Durante todo o período pré-natal, fique atento aos primeiros sinais e sintomas de crise.

Durante o trabalho de parto, incentive o repouso e o controle a dor. A suplementação de oxigênio normalmente é usada durante o trabalho de parto em conjunto com líquidos IV para manter a hidratação. A frequência cardíaca fetal é monitorada atentamente. Após o parto, são colocadas meias compressivas para evitar a formação de coágulos sanguíneos. Antes da alta hospitalar, após o nascimento da criança, discuta as opções de planejamento familiar.

A capacidade de prever a evolução clínica da anemia falciforme durante a gestação é difícil. Os desfechos melhoraram para as gestantes com a doença e, atualmente, a maioria delas consegue ter uma gestação bem-sucedida. No entanto, a gravidez está associada a um aumento da incidência de morbidade e de mortalidade. O manejo ideal durante a gestação deve ser direcionado à prevenção das crises de dor, das lesões crônicas de órgãos e da mortalidade precoce por meio de uma abordagem multidisciplinar e um alívio imediato, eficaz e seguro dos episódios de dor aguda. Embora essas medidas não eliminem o risco de complicações maternas e fetais, acredita-se que elas as minimizem e promovam um desfecho bem-sucedido da gestação. Como parte da equipe de saúde obstétrica, o enfermeiro fornece intervenções de enfermagem para a gestante em trabalho de parto e no pós-parto visando ao manejo da dor, à segurança materna/fetal e à educação da gestante. O objetivo geral é um resultado saudável para a família em idade reprodutiva. O papel do enfermeiro é vital para que isso aconteça.

DOENÇAS AUTOIMUNES

As doenças autoimunes constituem um grupo de mais de 80 distúrbios distintos que surgem quando o sistema imunológico lança uma resposta imunológica contra suas próprias células e seus tecidos. Acredita-se que predisposição genética, fatores desencadeadores ambientais e hormônios contribuam para o desenvolvimento e a atividade da doença. Dois tipos distintos de doença autoimune são prevalentes:

1. Os distúrbios localizados que têm órgãos-alvo específicos, como a glândula tireoide na tireoidite de Hashimoto e na doença de Graves.
2. Os distúrbios sistêmicos que afetam vários órgãos. Por exemplo, no lúpus eritematoso sistêmico (LES), o sistema imunológico pode atingir os pulmões, o coração, as articulações, os rins, o cérebro e os eritrócitos.

As doenças autoimunes podem causar sintomas insidiosos leves que vêm e vão ou condições debilitantes com alta mortalidade.

As mulheres são mais afetadas pelas doenças autoimunes do que os homens. De acordo com o Centers for Disease Control and Prevention (CDC, 2019c), as doenças autoimunes afetam aproximadamente 8% da população, 90% da qual é composta de mulheres. As doenças autoimunes são a terceira categoria de doença mais comum nos EUA, depois do câncer e das doenças cardíacas; afetam aproximadamente 5 a 8% da população ou 14 a 22 milhões de pessoas (CDC, 2019c). Anteriormente, o conselho geral para as mulheres com doenças autoimunes, especialmente o LES, a esclerose múltipla ou as síndromes reumatoides, era evitar a gestação porque havia um alto risco de morbidade e de mortalidade materna e fetal. No entanto, atualmente está claro que esses riscos, em geral, podem ser reduzidos evitando-se a gestação quando as doenças estão ativas e continuando a medicação apropriada para reduzir as chances de agravamento da doença durante a gestação.

Lúpus eritematoso sistêmico

O lúpus, também conhecido como **lúpus eritematoso sistêmico (LES)**, é diagnosticado com base em valores laboratoriais, sintomas e sinais da doença. O LES é uma doença autoimune crônica recorrente dos tecidos conjuntivos que pode afetar vários órgãos, tais como pele, articulações, rins e membranas serosas. A etiologia do LES é desconhecida, mas se acredita que seja uma falha dos mecanismos reguladores do sistema autoimune. Geralmente, é tratado com medicamentos anti-inflamatórios e antirreumáticos. Os diversos fatores desencadeadores da ativação da doença incluem estrogênio; tabagismo; infecções, especialmente pelo vírus Epstein-Barr; estresse físico ou psicológico; exposição à luz ultravioleta; e gestação. Os sinais e os sintomas do LES podem incluir inchaço articular, fadiga extrema, úlceras bucais, erupções cutâneas e sensibilidade à luz solar (Bermas & Smith, 2019). O LES é um distúrbio complexo caracterizado por períodos de relativa inatividade e períodos de exacerbação da doença. Para ser diagnosticada com LES, uma mulher deve ter pelo menos 4 dos 11 critérios positivos do American College of Rheumatology, que incluem exantema vermelho na face, fotossensibilidade, úlceras bucais, artrite, serosite, doença renal, convulsões, fadiga, alterações de peso, anemia e um teste de anticorpo antinuclear positivo (Fava & Petri, 2019).

A incidência geral do LES nos EUA é de aproximadamente 130 a cada 100 mil indivíduos. O pico de início ocorre entre os 15 e os 45 anos, com a maioria dos casos diagnosticados em mulheres em idade fértil. A condição é mais comum entre os descendentes de afro-americanos, afro-caribenhos, asiáticos, nativos norte-americanos e hispânicos (Bartels, 2019).[9]

Fisiopatologia

As respostas autoimunes na gestante com LES fazem com que o organismo não diferencie o "próprio" (*self*) do "não próprio" (*nonself*), possibilitando, assim, que sejam formados anticorpos que atacam as células e as proteínas do próprio corpo. Essa atividade causa a supressão da imunidade normal e danos aos tecidos do corpo. A resposta autoimune inicialmente pode envolver um ou vários órgãos. Os órgãos e os sistemas orgânicos mais comuns envolvidos são o cardiovascular, o tegumentar, o

musculoesquelético e o nervoso, bem como os rins e os pulmões. Na gestação, a inflamação do tecido conjuntivo da decídua pode resultar em problemas de implantação e disfunção da placenta (King et al., 2019).

As mulheres com LES apresentam risco aumentado de desfechos adversos na gestação e na DCV. A gestação da portadora de LES é propensa a complicações, que incluem exacerbações da atividade da doença durante a gravidez ou no período pós-parto, pré-eclâmpsia, aborto, aborto espontâneo, natimorto, restrição de crescimento fetal, nefrite lúpica e parto prematuro. A nefrite lúpica ativa representa o maior risco. O reconhecimento de uma crise de lúpus durante a gestação pode ser difícil, pois os sinais e os sintomas podem mimetizar os de uma gravidez normal (De Carolis et al., 2019).

Conduta terapêutica

O foco do tratamento é controlar os agravamentos do LES, suprimir os sinais e os sintomas e evitar danos aos órgãos. As decisões terapêuticas baseiam-se na gravidade da doença e no envolvimento do órgão. O tratamento do LES na gestação geralmente está limitado ao uso de AINEs, como o ibuprofeno; de prednisona; e de um agente antimalárico, como a hidroxicloroquina. Durante a gestação de mulheres com LES, o objetivo é manter o mínimo de tratamento medicamentoso (King et al., 2019).

Avaliação de enfermagem

O momento no qual o enfermeiro entra em contato com a mulher em idade fértil determinará o foco da avaliação. Se ela estiver considerando engravidar, recomenda-se que adie a concepção até que a doença esteja estável ou em remissão por 6 meses. A doença ativa no momento da concepção e um histórico de doença renal aumentam a probabilidade de um desfecho gestacional ruim (Cunningham et al., 2018). Particularmente, se a gravidez for planejada durante os períodos de doença inativa ou estável, o resultado geralmente inclui dar à luz um neonato a termo saudável sem riscos adicionais de complicações na gestação. No entanto, na maioria das doenças autoimunes, a gravidez ainda é classificada como de alto risco devido ao potencial de complicações graves. O aconselhamento preconceptivo deve incluir os riscos clínicos e obstétricos de aborto espontâneo, natimorto, morte fetal, restrição de crescimento fetal, pré-eclâmpsia, trabalho de parto prematuro, morte neonatal e a necessidade de consultas mais frequentes para monitorar a condição (Do & Druzin, 2019).

Se a mulher já estiver grávida ao entrar em contato com o enfermeiro, é necessário avaliar:

- Duração e existência de sinais e sintomas de LES (fadiga, febre, mal-estar, poliartrite, erupções cutâneas e envolvimento de vários órgãos)
- Evidência de anemia, trombocitopenia e trombofilia
- Doença renal subjacente (verifique se há proteínas na urina e a densidade específica)
- Sinais de piora da doença

---

[9]N.R.T.: O Brasil não dispõe de números exatos, mas as estimativas indicam que existam cerca de 65 mil pessoas com lúpus, sendo a maioria mulheres. Acredita-se, assim, que 1 a cada 1.700 mulheres no país tenha a doença. (Fonte: Sociedade Brasileira de Reumatologia. *Lúpus eritematoso sistêmico (LES)*. Disponível em: https://www.reumatologia. org.br/orientacoes-ao-paciente/lupus-eritematoso-sistemico-les-cartilha-da-sbr/. Acesso em: 24 jun. 2022.)

- Anormalidades nos exames laboratoriais
- Sinais de infecção (verifique em cada consulta pré-natal especialmente infecções urinárias e das vias respiratórias superiores, pois a prednisona pode mascarar sinais de infecção e diminuir a resistência)
- Bem-estar e crescimento fetais (verifique usando ultrassonografia, medições da altura do fundo do útero, cardiotocografias basais e perfis biofísicos).

Conduta de enfermagem

O enfermeiro deve conversar com a gestante sobre a importância de ter um controle rigoroso sobre o LES durante a gravidez. As discussões devem se concentrar nos efeitos do LES durante a gestação e no possível risco de exacerbações. Enfatize a importância de consultas pré-natais frequentes para detectar pré-eclâmpsia precoce, trabalho de parto prematuro ou infecções. As orientações devem abordar as implicações e os potenciais efeitos adversos de todos os fármacos prescritos. Ensine técnicas de conservação de energia para evitar fadiga, relatos de sinais e de sintomas (fadiga extrema, edema, confusão, dor abdominal, perda de peso, dor nas pernas, anorexia) e a necessidade de monitoramento frequente e rigoroso para o bem-estar fetal.

Após o parto, é essencial iniciar uma discussão sobre o controle da natalidade e os efeitos dos vários métodos sobre a doença. O encaminhamento para grupos de autoajuda e para organizações locais e nacionais de LES é importante para orientações adicionais e continuadas para a mulher e sua família.

O LES pode complicar muito a gestação se não houver uma supervisão cuidadosa. É essencial para um desfecho bem-sucedido para a mãe e seu recém-nascido que haja uma avaliação precisa da doença e dos vários sistemas envolvidos, assim como uma vigilância da progressão da doença durante a gestação, de seus efeitos no feto e do desenvolvimento de complicações. Os cuidados de enfermagem devem ser direcionados à detecção precoce de sinais e de sintomas problemáticos, à orientação da mãe e da família, à avaliação cuidadosa do estado fetal e ao fornecimento de suporte para auxiliar a mãe no fortalecimento de suas estratégias de enfrentamento.

Esclerose múltipla

A **esclerose múltipla (EM)** é uma doença autoimune inflamatória desmielinizante crônica do SNC. A Multiple Sclerosis Association of America (MSAA) estima que aproximadamente 1 milhão de pessoas nos EUA tenha EM (2020).[10]

---

[10]N.R.T.: O Brasil apresenta uma prevalência média de 8,69/100 mil habitantes e, assim como no mundo, ela varia de acordo com a região de residência do paciente, sendo menor no Nordeste – 1,36 por 100 mil habitantes – e maior na região Sul – 27,2 por 100 mil habitantes. (Fonte: Pereira, A. B. C. N. G. P. et al. (2015). Prevalence of multiple sclerosis in Brazil: a systematic review. *Mult. Scler. Relat. Disord.*, v. 4, p. 572-79. Disponível em: http://conitec.gov.br/images/Consultas/Relatorios/2020/20201026_PCDT_EMRR_Consulta_Publica_54.pdf. Acesso em: 22 jan. 2022.)

É mais comumente observada em mulheres do que em homens, com idade média de início de 30 anos. Globalmente, cerca de 2,5 milhões de pessoas são afetadas. Não há cura para a doença, que geralmente se torna uma condição crônica.

Na fase inicial inflamatória da EM, as células T autorreativas atravessam a barreira hematencefálica e atacam as proteínas da mielina, levando então à inflamação e à desmielinização. À medida que o processo inflamatório continua, provoca lesões repetidas na membrana mielínica com neurodegeneração progressiva. A característica histopatológica da EM pode ser descrita como inflamação multicêntrica e multifásica do SNC com consequente desmielinização (Olek & Mowry, 2019).

A EM não complicada não provoca efeitos adversos sobre a fertilidade, o trabalho de parto ou o parto. As taxas de aborto espontâneo, anomalias congênitas e mortalidade fetal não são maiores entre as mulheres com EM quando comparadas com aquelas na população em geral. Embora haja ampla evidência de que a doença não afete a gestação, muitas mulheres que vivem com EM ainda questionam sua capacidade de ter filhos e como isso afetará sua doença no futuro (Coyle et al., 2019). Não há indicação de que as mulheres com EM precisem de cuidados ou tratamento diferentes durante o processo de trabalho de parto e o parto. As gestantes com EM tendem a ter menos recidivas durante a gravidez, mas há um aumento subsequente na atividade da doença nos primeiros 3 meses após o parto. A amamentação não parece influenciar a gravidade ou a frequência das exacerbações ou a saúde das mães e demonstrou diminuir as taxas de recidivas da EM durante os primeiros 6 meses pós-parto (Kaplan, 2019). A amamentação deve ser incentivada, desde que a mulher não esteja sendo tratada com agentes modificadores da doença.

As manifestações clínicas da EM podem ser semelhantes aos sinais e aos sintomas comuns relacionados à gestação, especialmente fadiga, fraqueza, constipação intestinal, frequência urinária, problemas de equilíbrio, dorsalgia e alterações visuais. A semelhança dos sinais e dos sintomas torna difícil atribuir ao processo da doença quaisquer sintomas que possam se desenvolver durante uma gestação estabelecida. Esses sintomas devem ser observados cuidadosamente para avaliar se há piora da EM (Toscano & Thornburg, 2019).

O foco do tratamento da EM é evitar as recidivas clínicas e adiar a neurodegeneração e a incapacitação subsequentes. Os fármacos atuais incluem medicamentos anti-inflamatórios; imunossupressores; imunomoduladores/agentes biológicos; e diversas terapias complementares e alternativas, tais como suplementação de vitaminas/minerais, homeopatia, produtos botânicos e antioxidantes. Não há comprovação de que as terapias complementares e alternativas reduzam as taxas de recidiva ou a progressão da doença, mas muitas pessoas com EM recorrem a elas (King et al., 2019). A maioria dos fármacos usados no tratamento da EM não está aprovada pela FDA durante a gestação, mas muitos têm sido usados e não demonstraram efeitos adversos.

Os cuidados de enfermagem são semelhantes aos descritos anteriormente para o LES. A necessidade de apoio nesse momento de mudança de vida é crucial. Continuidade do cuidado, acesso a informações adaptadas às necessidades da mulher e ter um ponto de apoio são todos aspectos importantes dos cuidados de enfermagem.

Artrite reumatoide

A **artrite reumatoide (AR)** é caracterizada pela inflamação das articulações e pela incapacidade progressiva, sendo uma das doenças crônicas autoimunes mais comuns. Predominante em mulheres, comumente afeta pacientes em idade fértil e pode complicar a gestação. A AR atinge primariamente as articulações sinoviais e os tecidos das mãos e dos pés, mas qualquer articulação pode estar envolvida. Com o tempo, o osso e a cartilagem são danificados pelo processo inflamatório crônico, o que resulta em deformidade das articulações e perda de função. A progressão da doença e a consequente incapacidade são imprevisíveis.

A AR afeta aproximadamente 1 milhão de adultos nos EUA.[11] A doença está presente em quase todas as áreas geográficas, afeta todos os grupos étnicos, geralmente se apresenta entre os 30 e os 50 anos e afeta duas vezes mais mulheres do que homens (American College of Rheumatology, 2019). A evolução clínica da AR durante a gravidez geralmente é benigna. Em cerca de três quartos das gestações, os sintomas da doença diminuem. Nesses casos, a maioria das mulheres sente um alívio no primeiro trimestre, que continua ao longo da gestação. Para muitas mulheres com AR, a gravidez pode proporcionar um alívio da dor e da inflamação nas articulações a longo prazo, mas outras não terão remissão e continuarão a precisar de medicação. A AR não afeta os desfechos da gestação de maneira adversa. Com exceções ocasionais, a condição retorna no terceiro ou no quarto mês pós-parto (Arthritis Foundation, 2019).

Os indivíduos com AR geralmente apresentam dor, tumefação e sensibilidade nas articulações; diminuição da mobilidade; e rigidez após períodos de inatividade. O tratamento da AR concentra-se na redução da inflamação articular, no controle da dor e na prevenção da destruição das articulações. As categorias de fármacos usados para esses objetivos são os AINEs, os glicocorticoides, a hidroxicloroquina, o metotrexato e os imunomoduladores/agentes biológicos, bem como terapias complementares e alternativas, tais como fisioterapia, exercícios,

acupuntura e imobilização articular para alívio da dor. Durante a gestação, os medicamentos são limitados à hidroxicloroquina, aos glicocorticoides e aos AINEs. O metotrexato é contraindicado durante a gravidez (King et al., 2019). Aconselhamento preconceptivo cuidadoso e avaliação de risco são importantes em mulheres com AR. Os títulos dos anticorpos séricos e todos os medicamentos precisam ser revistos antes da gestação. A manutenção de níveis baixos da doença antes e durante a gravidez é essencial para os bons desfechos.

Os cuidados de enfermagem devem abordar a teratogenicidade (capacidade de causar defeitos congênitos) e os efeitos adversos de alguns dos fármacos usados para tratar a AR. O metotrexato e a leflunomida devem ser completamente evitados devido ao efeito tóxico para o feto. As mulheres com AR devem ser monitoradas cuidadosamente após o parto porque a maioria delas é propensa a sofrer episódios de artrite durante o período pós-parto. Em geral, o cuidado de enfermagem é semelhante ao descrito para as gestantes de baixo risco. Os enfermeiros que cuidam de mulheres com qualquer deficiência (física ou cognitiva) frequentemente precisam fornecer orientações em um nível apropriado a todas as questões de saúde reprodutiva e melhor acesso aos cuidados de saúde. A incapacidade específica da mulher, seus recursos e sua abordagem para a gestação e o parto ajudam a moldar sua experiência. O enfermeiro pode desempenhar um papel útil em tornar a experiência da mulher nesse momento positivo e memorável. Os cuidados com a mulher com necessidades especiais devem ser bem planejados e coordenados, garantindo-se que toda a documentação das necessidades e das preocupações dela esteja prontamente disponível para todos os funcionários envolvidos no seu atendimento. Todos os membros da equipe de saúde devem estar envolvidos no plano de cuidados e mantidos atualizados sobre quaisquer alterações. É essencial que o enfermeiro facilite os cuidados assegurando sua continuidade durante a gestação e a experiência de parto da mulher (Jordan et al., 2019).

INFECÇÕES

Diversas infecções podem afetar a progressão da gestação, possivelmente impactando de modo negativo o seu desfecho. O efeito da infecção depende do momento, da sua gravidade e dos sistemas orgânicos envolvidos. As infecções virais mais comuns incluem citomegalovírus, rubéola, herpes simples, hepatite B, varicela, parvovírus B19 e várias infecções sexualmente transmissíveis (ISTs; Tabela 20.4). A toxoplasmose e o estreptococo do grupo B são infecções não virais comuns. Apenas as infecções mais comuns serão discutidas aqui.

Citomegalovírus

O citomegalovírus (CMV) é um membro da família dos herpes-vírus que inclui o herpes-vírus simples (HSV) tipos 1 e 2, o vírus varicela-zóster e o vírus Epstein-Barr. O CMV

---

[11]N.R.T.: No Brasil, um estudo encontrou prevalência de 0,46%. (Fonte: *Portaria Conjunta nº 16, de 3 de setembro de 2021*. Aprova o Protocolo Clínico e Diretrizes Terapêuticas da Artrite Reumatoide e da Artrite Idiopática Juvenil. Disponível em: https://www.gov.br/saude/pt-br/assuntos/protocolos-clinicos-e-diretrizes-terapeuticas-pcdt/arquivos/2021/portal-portaria-conjunta-no-16_pcdt_ar-e-aij_.pdf. Acesso em 22 jan. 2022.)

TABELA 20.4 Infecções sexualmente transmissíveis que afetam a gestação.

Infecção/microrganismo	Efeito sobre a gestação e o feto/recém-nascido	Implicações
Sífilis (*Treponema pallidum*)	A infecção materna aumenta o risco de trabalho de parto prematuro e de parto pré-termo O recém-nascido pode ter sífilis congênita causando icterícia, rinite, anemia, RCIU e comprometimento do SNC	Todas as gestantes devem ser investigadas à procura dessa IST e tratadas com 2,4 milhões de unidades de penicilina G benzatina IM para evitar a transmissão placentária
Gonorreia (*Neisseria gonorrhoeae*)	A maioria das mulheres é assintomática Causa oftalmia neonatal em decorrência da passagem do feto pelo canal de parto infectado	Todas as gestantes devem ser investigadas na primeira consulta pré-natal, com repetição da investigação no terceiro trimestre Todos os recém-nascidos recebem profilaxia ocular obrigatória com tetraciclina ou eritromicina durante a primeira hora de vida A mãe é tratada com 125 mg de ceftriaxona IM (dose única) antes da alta para casa
Clamídia (*Chlamydia trachomatis*)	A maioria das mulheres é assintomática A infecção está associada a infertilidade e gestação ectópica, aborto espontâneo, trabalho de parto prematuro, ruptura prematura de membranas, baixo peso ao nascimento, natimorto e morte neonatal A infecção é transmitida ao recém-nascido durante o parto vaginal O recém-nascido pode desenvolver conjuntivite ou pneumonia	Todas as gestantes devem ser rastreadas na primeira consulta pré-natal e tratadas com eritromicina
Papilomavírus humano (HPV)	A infecção provoca verrugas na área anogenital, conhecidas como condiloma acuminado Essas verrugas podem crescer até ficarem grandes o suficiente para impedir um parto vaginal A exposição fetal ao HPV durante o parto está associada a papilomas da laringe	As verrugas são tratadas com ácido tricloroacético, nitrogênio líquido ou tratamento com *laser* sob colposcopia Duas vacinas contra o HPV aprovadas pela FDA (Gardasil® e Cervarix®) contra os tipos virais com maior probabilidade de causar câncer do colo do útero (tipos 16 e 18) e verrugas genitais (tipos 6 e 11) foram liberadas nos EUA para uso em meninas e mulheres de 9 a 26 anos. As vacinas têm efetividade de 95 a 100%. São atualmente recomendadas também para meninos e meninas
Tricomoníase (*Trichomonas vaginalis*)	A infecção provoca prurido e sensação de queimação, disúria, manchas com aspecto de morango no colo do útero e corrimento vaginal A infecção está associada a ruptura prematura de membranas e parto pré-termo	O tratamento é feito com uma dose única de 2 g de metronidazol

King, T. L., Brucker, M. C., Jevitt, C., & Osborne, K. (2019). *Varney's midwifery* (6th ed.). Jones & Bartlett Learning; Cunningham, F. G., Leveno, K. J., Bloom, S. L., Dashe, J. S., Hoffman, B. L., Casey, B. M., & Spong, C. Y. (2018). *William's obstetrics* (25th ed.). McGraw-Hill Education; e March of Dimes. (2019e). *Sexually transmitted infections*. Disponível em: https://www.marchofdimes.org/complications/sexually-transmitted-infections.aspx. Acesso em: 16 jun. 2020.

infecta mais de 60% dos seres humanos, os únicos hospedeiros conhecidos dessa infecção, que é transmitida por meio de líquidos corporais. Em todo o mundo, estima-se que a prevalência seja de sete em cada mil nascimentos, com as taxas mais altas encontradas nos países em desenvolvimento (Leruez-Ville et al., 2020). É tipicamente uma infecção assintomática na maioria dos indivíduos. O CMV é a infecção viral congênita e perinatal mais comum no mundo (Leruez-Ville et al., 2020) (Figura 20.4). A condição é a principal causa de infecção congênita a provocar morbimortalidade ao nascimento e sequelas. A cada ano, aproximadamente 1 a 7% das gestantes contraem a infecção primária por CMV (Akhter, 2019). Destas, cerca

de 30 a 40% transmitem a infecção ao feto (Akhter, 2019; CDC, 2019d). O risco de lesão fetal grave é maior quando a infecção materna se desenvolve no primeiro trimestre ou no início do segundo trimestre. Não há tratamento comprovado *in utero* para fetos infectados (Norwitz et al., 2019). Entre 10 e 15% das crianças infectadas congenitamente têm sinais e sintomas agudos por ocasião do nascimento, e a maioria dos sobreviventes tem graves complicações a longo prazo (March of Dimes, 2019d). É uma das principais causas de perda auditiva e deficiência intelectual nos EUA. As gestantes adquirem a doença ativa principalmente por contato sexual, transfusões de sangue, beijos e contato com crianças em creches. Também pode ser adquirida por transmissão vertical da mãe para o filho no útero (causando CMV congênito) durante o parto ou pela amamentação. O vírus pode ser encontrado em praticamente todos os líquidos corporais. A taxa de prevalência em mulheres nos EUA varia de 50 a 85% (CDC, 2019d). Nos EUA, aproximadamente 1 em 60 pessoas sofre soroconversão a cada ano. Embora prevalente na população nos EUA, a transmissão interpessoal do CMV não é fácil, que é transmitido por contato direto com líquidos corporais infecciosos, tais como urina, saliva, sangue, lágrimas, sêmen e leite materno. A incidência de infecção primária por CMV em gestantes nos EUA varia de 1 a 4% (CDC, 2019d). A infecção por CMV durante a gestação pode resultar em aborto, natimorto, baixo peso ao nascer, RCIU, microcefalia, surdez, cegueira, deficiência intelectual, icterícia ou infecção congênita ou neonatal. Se ocorrer durante a gravidez, a primeira infecção ou infecção primária é a mais perigosa para o feto, com probabilidade de 30 a 40% de ser infectado (CDC, 2019d).

Há três períodos nos quais a transmissão materno-infantil pode ocorrer: no útero, durante o parto e após o nascimento. No entanto, a incapacidade permanente só ocorre em associação com a infecção intrauterina. Essa deficiência pode resultar de infecção materna durante qualquer período da gestação, mas as deficiências mais graves geralmente estão associadas à infecção materna durante o primeiro trimestre.

A maioria das mulheres é assintomática e não sabe que foi exposta ao CMV. Os sintomas de CMV no feto e no recém-nascido, conhecidos como doença de inclusão citomegálica, incluem hepatomegalia, trombocitopenia, RCIU, icterícia, microcefalia, perda auditiva, coriorretinite e deficiência intelectual. Os recém-nascidos assintomáticos ao nascimento podem desenvolver sequelas de neurodesenvolvimento tardio, sendo a perda auditiva neurossensorial a condição mais comum (Rogan & Beigi, 2019). A triagem pré-natal para infecção por CMV não é realizada rotineiramente. Infelizmente, uma vacina preventiva permanece indefinida nesse momento.

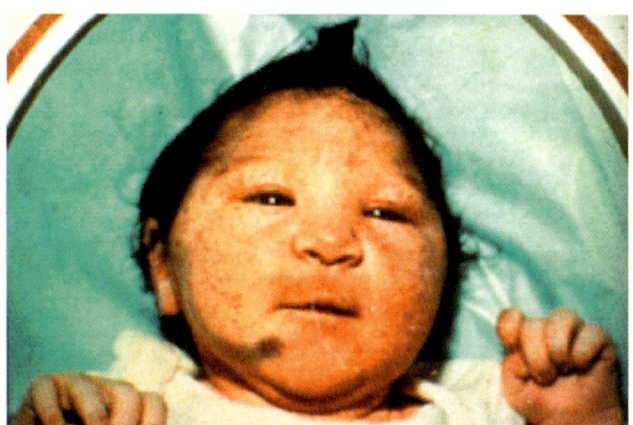

FIGURA 20.4 Aparência da criança com CMV congênito com marcas da doença, incluindo erupção cutânea petequial, microcefalia, icterícia e postura anormal dos membros superiores secundária à lesão do SNC.

Como não há tratamento para evitar ou tratar infecções por CMV, os enfermeiros são responsáveis por orientar e apoiar as mulheres em idade reprodutiva em risco de infecção por CMV. Enfatize a importância de uma boa higiene das mãos e o uso de boas práticas de higiene que ajudam a reduzir a transmissão do vírus. Algumas diretrizes de higiene específicas para gestantes incluem:

- Lavar as mãos com água e sabão frequentemente e usar luvas, especialmente após a troca de fraldas, alimentação, limpeza do nariz ou de saliva, e manipulação de brinquedos infantis
- Não compartilhar xícaras, pratos, utensílios, alimentos ou escovas de dente
- Não compartilhar toalhas nem mantas
- Não colocar a chupeta da criança na boca
- Limpar brinquedos, balcões e outras superfícies que entrem em contato com a urina ou a saliva das crianças
- Adotar práticas de sexo seguro, incluindo limitação de parceiros sexuais e uso constante de preservativos.

Rubéola

A rubéola é um problema de saúde pública global com mais de 100 mil casos relatados anualmente (Singh, 2020). Também chamada de sarampo alemão, a doença é transmitida por gotículas ou pelo contato direto com um objeto contaminado. O risco de a gestante transmitir esse vírus para o feto através da placenta aumenta com a exposição precoce ao vírus. Quando a infecção ocorre no primeiro mês após a concepção, 50% dos fetos apresentam sinais de infecção; no segundo mês após a concepção, 25% dos fetos serão infectados; e no terceiro mês, 10% dos fetos serão afetados (Shukla, 2019). A rubéola congênita pode se manifestar com uma ampla gama de sinais e sintomas no neonato, o que inclui catarata congênita, glaucoma, defeitos cardíacos, microcefalia e deficiências auditiva e intelectual. A deficiência auditiva é a manifestação mais comum (Shukla, 2019).

Os cuidados preconceptivos têm sido definidos como um conjunto de intervenções destinadas a identificar e modificar os riscos à saúde da mulher ou ao desfecho da gestação por meio da prevenção e tratamento. Esses cuidados devem ser prestados sempre que um profissional da saúde vê uma mulher em idade reprodutiva. Históricos pessoal e familiar, exame físico, exames laboratoriais, plano reprodutivo, nutrição, suplementos, peso, exercícios, vacinas e prevenção de lesões devem ser revisados em todas as mulheres. Deve-se incentivar o consumo de 400 µg de ácido fólico por dia, bem como dieta adequada e prática de exercícios físicos. As mulheres devem receber a vacina contra *influenza* caso planejem engravidar durante a temporada de gripe; as vacinas contra rubéola e varicela, se não houver evidências de imunidade para esses vírus; e tétano/difteria/coqueluche, se não tiverem sido vacinadas quando adultas (Domachowske, 2019).

As orientações são fundamentais para a prevenção primária. O ideal é que todas as mulheres tenham sido vacinadas e tenham uma imunidade adequada contra a rubéola. No entanto, todas as gestantes ainda são rastreadas em suas primeiras consultas pré-natais para determinar se estão ou não imunizadas. Um título de anticorpos contra rubéola de 1:8 ou mais comprova a imunidade. As mulheres que não estiverem imunes devem ser vacinadas durante o período pós-parto imediato para que fiquem imunizadas antes de engravidar novamente (Stevens, 2019). Os enfermeiros precisam verificar a imunidade à rubéola de todas as novas mães e devem certificar-se de que todas aquelas com título de anticorpos inferior a 1:8 sejam imunizadas antes da alta após o nascimento da criança. A adesão ao cronograma de imunização recomendado pelo CDC percorrerá um longo caminho em direção à prevenção primária da rubéola.

Herpes-vírus simples

O herpes-vírus simples (HSV) constitui uma infecção recorrente altamente contagiosa, incurável, com alta prevalência e aquisição rápida. O herpes genital é uma IST causada pelo HSV do tipo 1 ou do tipo 2, ambos os quais podem causar infecções genitais, embora nos últimos anos o HSV-1 tenha se tornado a causa predominante do herpes genital. Aproximadamente 110 milhões de pessoas estão infectadas por herpes genital nos EUA e 20 milhões de novos casos são diagnosticados anualmente, o que gera um custo médico de US$ 16 bilhões a cada ano. A maioria das pessoas infectadas não tem conhecimento de sua condição (CDC, 2019e). A infecção neonatal pelo HSV ocorre em 1 em cada 3.200 a 10.000 nascidos vivos e causa morbidade e mortalidade graves. A incidência global de herpes neonatal é estimada em aproximadamente 10 casos por 100.000 nascidos vivos (Demmler-Harrison, 2019). Como o herpes não é uma doença relatável em todos os estados norte-americanos, faltam dados confiáveis sobre sua verdadeira incidência e prevalência. Apesar das estratégias elaboradas para evitar a transmissão perinatal, o número de casos de infecção por HSV neonatal continua a aumentar, refletindo então o aumento da prevalência de infecção por herpes genital em mulheres em idade reprodutiva (Figura 20.5) (Rogan & Beigi, 2019).

O HSV é um vírus de DNA com dois subtipos: HSV-1 e HSV-2. As infecções por HSV-1 estavam tradicionalmente associadas a lesões bucais (herpes bucal), enquanto as infecções por HSV-2 ocorriam na região genital. Atualmente, qualquer um dos tipos pode ser encontrado nos dois locais, e o herpes genital está sendo causado predominantemente pelo HSV-1 (Ayoub et al., 2019).

A infecção ocorre pelo contato direto da pele ou das membranas mucosas com uma lesão ativa por meio de atividades como beijo, contato sexual (vaginal, oral, anal) ou contato pele a pele de rotina. Uma infecção primária dura aproximadamente 3 semanas e se manifesta com múltiplas lesões genitais que se iniciam como vesículas e evoluem para lesões ulcerativas. Os episódios recorrentes

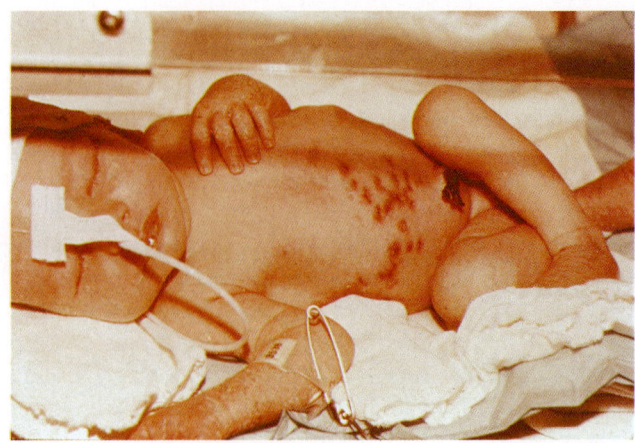

FIGURA 20.5 Recém-nascido com infecção disseminada pelo herpes-vírus simples (HSV). Observe as ulcerações em fase de cicatrização em seu abdome. (De Sweet, R. L., Gibbs, R. S. [2009]. *Infectious diseases of the female genital tract* [5th ed.]. Lippincott Williams & Wilkins.)

são menos graves do que aqueles associados à infecção primária. O HSV está associado a infecções do sistema genital, que, quando adquiridas durante a gestação, podem resultar em sintomas sistêmicos graves na mãe e morbidade e mortalidade significativas no recém-nascido. Além disso, pode causar aborto espontâneo, anomalias no nascimento, RCIU ou trabalho de parto prematuro. Uma vez que o vírus entra no corpo, ele nunca sai.

Os filhos de mulheres com infecção primária por HSV correm um risco de 30 a 50% de contrair a infecção por meio da transmissão perinatal no momento do nascimento ou próximo a ele. A infecção genital por HSV envolve um risco de 1 a 3% de infecção neonatal se a recorrência ocorrer próximo ao parto vaginal (March of Dimes, 2019e). Cerca de uma em cada quatro gestantes está infectada pelo herpes genital, embora a maioria não saiba disso. No entanto, apenas um pequeno número transmite a infecção para seus recém-nascidos (March of Dimes, 2019e).

O maior risco de transmissão ocorre quando a mãe desenvolve uma infecção primária próximo do termo e esta não é detectada. A maioria das infecções neonatais é adquirida no momento do nascimento ou próximo a ele por meio de uma infecção ascendente após a ruptura das membranas ou do contato com o vírus no momento do nascimento. O método e a cronologia do parto em uma mulher com herpes genital são controversos. O CDC (2019e) recomenda que, na ausência de lesões ativas, um parto vaginal seja aceitável; mas, se a mulher apresentar lesões herpéticas ativas dentro de 6 semanas do termo, é preferível uma cesariana. Todos os procedimentos invasivos que possam causar ruptura na pele da criança devem ser evitados, tais como a ruptura artificial de membranas, a colocação de eletrodos no couro cabeludo fetal ou a extração a fórceps ou a vácuo (Jordan et al., 2019).

O tratamento para a mulher com herpes genital durante a gestação envolve cuidados gerais, bem como a redução do risco de herpes neonatal. Não há cura conhecida para o herpes genital, e os métodos terapêuticos tratam amplamente os sintomas, não a própria doença subjacente. Alguns profissionais da saúde prescrevem fármacos antivirais profiláticos para a gestante para evitar um episódio ativo no momento do parto. Nenhum tratamento consegue erradicar o HSV, e essa infecção crônica é conhecida por sua frequente disseminação viral assintomática. Como a maioria dos casos de herpes neonatal resulta da transmissão perinatal do vírus durante o parto vaginal e como essa transmissão pode resultar em comprometimento neurológico grave ou morte, deve ser iniciado o tratamento da mãe com um agente antiviral como o aciclovir assim que a cultura se revele positiva. Desde a introdução desse medicamento, novos antivirais de segunda geração foram introduzidos (p. ex., valaciclovir e fanciclovir) e estão disponíveis (King et al., 2019). O uso de preservativos e mediações antivirais auxilia na prevenção da transmissão. As evidências atualmente não apoiam a triagem sorológica de rotina para HSV entre gestantes assintomáticas (Levy et al., 2019); portanto, os enfermeiros precisam permanecer informados sobre a prática atual para fornecer cuidados precisos e sensíveis a todas as mulheres. Apesar do aumento das pesquisas, infelizmente não há ainda uma vacina prontamente disponível, preventiva ou terapêutica para o HSV.

Vírus da hepatite B

O vírus da hepatite B (HBV) é uma das doenças crônicas mais prevalentes no mundo e um sério problema de saúde pública global na Ásia, na África, no sul da Europa e, especialmente, na América Latina. Ele já infectou aproximadamente 2 bilhões de pessoas em todo o mundo, das quais mais de 248 milhões estão cronicamente infectadas.[12] A doença hepática potencialmente fatal (cirrose, insuficiência hepática e carcinoma hepatocelular) ocorre em até 40% das pessoas com hepatite B. A infecção pelo HBV causa cerca de 5 mil mortes anualmente nos EUA (Mahale et al., 2019). O HBV pode ser transmitido por meio de sangue contaminado, uso de drogas ilícitas e contato sexual. O vírus é cem vezes mais infeccioso do que o HIV e, diferentemente deste, pode viver fora do corpo em sangue seco por mais de 1 semana (Locarnini & Raimondo, 2019).

A transmissão sexual é responsável pela maioria das infecções pelo HBV em adultos nos EUA. As mulheres com infecção aguda desenvolvem hepatite com anorexia, náuseas, vômito, febre, dor abdominal e icterícia. Nas gestantes com hepatite B aguda, a transmissão vertical ocorre em aproximadamente 10% dos recém-nascidos quando a infecção ocorre no primeiro trimestre e em 80 a 90% dos neonatos quando a infecção aguda ocorre no terceiro trimestre. Sem intervenção, 40% dos neonatos de

mulheres positivas para hepatite B terão hepatite B crônica aos 6 meses de vida (CDC, 2019f). Além disso, a infecção pelo vírus da hepatite B durante a gestação está associada a um risco aumentado de parto prematuro, sofrimento fetal durante o trabalho de parto, peritonite meconial, baixo peso ao nascer e morte neonatal. É provável que os recém-nascidos infectados pelo HBV se tornem portadores crônicos do vírus, tornando-se então reservatórios para a continuação da infecção na população (CDC, 2019g). O feto corre um risco particular durante o parto devido ao possível contato com sangue contaminado nesse momento.

O CDC (2019h) recomenda que todas as gestantes devem ser testadas para o antígeno de superfície da hepatite B (HBsAg), independentemente de vacinação ou triagem anterior para HBV. Os neonatos de mães HBsAg-positivas devem receber vacina contra o HBV de antígeno único e imunoglobulina contra hepatite B (IGHB) nas primeiras 12 horas após o nascimento. Recomenda-se completar o calendário vacinal com vacinação contra o HBV com 1 ano e 6 meses de vida (CDC, 2020a). Há cada vez mais publicações que apontam a segurança e a eficácia das terapias antivirais administradas no terceiro trimestre da gestação para reduzir a transmissão vertical do HBV da mãe para o feto, mas até o momento não houve nenhuma recomendação formal (Song et al., 2019).

Avaliação de enfermagem

Reveja a anamnese da gestante para fatores que a coloquem em alto risco:

* Histórico de ISTs
* Relato de contato domiciliar com pessoas infectadas pelo HBV
* Emprego como profissional de saúde
* Uso abusivo de drogas ilícitas injetáveis
* Prostituição
* Nascida fora dos EUA
* Múltiplos parceiros sexuais
* Origem chinesa, do Sudeste Asiático ou africana
* Parceiros sexuais infectados pelo HBV (CDC, 2019g).

Na primeira consulta pré-natal, todas as gestantes devem ser testadas para HbsAg por meio de exames de sangue, mesmo que tenham sido previamente vacinadas ou testadas. No caso das mulheres de grupos de alto risco, espere repetir esse rastreamento em uma fase mais avançada da gestação (Norwitz et al., 2019).

Conduta de enfermagem

Se a mulher testar positivo para HBV, espere administrar imunoglobulina anti-hepatite B (IGHB, Hep-B-Gammagee®). O recém-nascido também receberá a vacina contra o HBV (Recombivax-HB®, Engerix-B®) nas primeiras 12 horas após o nascimento e a segunda e a terceira aos 1 e 6 meses de vida (CDC, 2019f). O CDC recomenda a vacinação de rotina de todos os recém-nascidos.

---

[12]N.R.T.: No Brasil, no período de 1999 a 2020, 254.389 pessoas foram diagnosticadas com o HBV e 262.815 com o vírus da hepatite C. (Fonte: Brasil (2021). Ministério da Saúde. Boletim epidemiológico. Secretaria de Vigilância em Saúde. *Hepatites virais*. Disponível em: https://www. gov.br/saude/pt-br/centrais-de-conteudo/publicacoes/boletins/boletins-epidemiologicos/especiais/2021/boletim-epidemiologico-de-hepatite-2021.pdf. Acesso em: 22 jan. 2022.)

As mulheres que são HBsAg-negativas podem ser vacinadas com segurança durante a gestação. Nenhuma pesquisa atual apoia a realização de partos cirúrgicos para reduzir a transmissão vertical do HBV. A amamentação por mães com hepatite B crônica não aumenta o risco de transmissão do vírus aos seus recém-nascidos, nem a doença é uma contraindicação à amamentação, a menos que a mulher esteja fazendo uso de medicação antiviral e apresente sangramento nos mamilos. Como a hepatite B é transmitida por sangue infectado, as mulheres com mamilos sangrantes devem se abster de amamentar até que estejam curadas (CDC, 2019i).

É essencial orientar a gestante em relação à prevenção da infecção pelo HBV. Oriente-a sobre práticas de sexo seguro, boas técnicas de higiene das mãos e o uso das precauções-padrão (Diretrizes de ensino 20.4). A proteção pode ser obtida com a altamente eficaz vacina contra a hepatite B.

DIRETRIZES DE ENSINO **20.4**
Orientações para evitar a propagação do vírus da hepatite B

- Abster-se do consumo de bebidas alcoólicas e fármacos potencialmente hepatotóxicos
- Evitar exposição a drogas IV ilícitas ou compartilhamento de agulhas
- Incentivar todos os contactantes domiciliares e parceiros sexuais a serem vacinados
- Receber tratamento imediato para qualquer IST
- Saber que o recém-nascido receberá a vacina contra hepatite B logo após o parto
- Utilizar sempre boas técnicas de higiene das mãos
- Evitar o contato com sangue ou líquidos corporais
- Usar métodos de barreira, tais como preservativos, durante a relação sexual
- Evitar compartilhar itens pessoais, tais como lâminas de barbear, escovas de dente ou talheres
- Informar todos os profissionais da saúde sobre o estado de portadora de HBV.

A remissão permanente da doença, mesmo com tratamento, raramente ocorre. Portanto, o manejo é direcionado à supressão a longo prazo da replicação viral e à prevenção da doença hepática terminal. Incentive a mulher a ingerir uma dieta rica em proteínas e evitar a fadiga. Um estilo de vida saudável pode ajudar a retardar a progressão da doença. Inicie uma conversa aberta sobre os modos de transmissão e o uso de preservativos para evitar a disseminação.

Vírus varicela-zóster

O vírus varicela-zóster (VZV) é um dos oito vírus da família do herpes. É o vírus que causa a varicela (catapora) e o herpes-zóster. O VZV primário leva à varicela e se torna latente nos gânglios da raiz dorsal. A reativação do VZV causa herpes-zóster, que pode ocorrer quando a resposta imune contra o vírus diminui, geralmente com o avançar da idade.

As gestantes correm maior risco de desenvolver varicela quando em contato próximo com crianças com infecções ativas. A varicela é altamente contagiosa e ocorre durante todo o ano, mas há uma incidência maior durante os meses do inverno e da primavera. A varicela materna pode ser transmitida ao feto pela placenta, levando então à síndrome da varicela congênita se a mãe for infectada durante a primeira metade da gestação, por meio de uma infecção ascendente durante o parto, ou por contato direto com lesões infecciosas que levam à infecção após o nascimento. A vacina contra varicela é contraindicada para gestantes porque seus efeitos no feto são desconhecidos (CDC, 2019j). A varicela ocorre em até 5% dos casos por 10 mil gestações (Resnik et al., 2019).

A síndrome da varicela congênita pode ocorrer em fetos de mães infectadas no início da gestação. Estima-se que a taxa de transmissão vertical seja de até 2% (Speer, 2020). É caracterizada por baixo peso ao nascer, lesões cutâneas na distribuição de um cobreiro, aborto espontâneo, coriorretinite, catarata, pneumonia, restrição de crescimento fetal, retardo do desenvolvimento, fibroses cutâneas, hipoplasia de membros, microcefalia, anormalidades oculares, deficiência intelectual e morte precoce (Schafer et al., 2019).

O aconselhamento preconceptivo é importante para evitar essa condição. Um componente importante do aconselhamento envolve determinar a imunidade da mulher à varicela. A vacinação é a base da prevenção, administrada se necessário. A vacina contra varicela é do tipo viral viva atenuada. Deve ser administrada em todos os adultos e em adolescentes de 13 anos ou mais que não tenham evidências de imunidade contra a varicela (King et al., 2019). Ofereça orientações às mulheres que trabalham em ocupações que aumentem o risco de exposição ao vírus, tais como creches, professoras de crianças pequenas e equipes que cuidam de crianças em ambientes institucionais.

A varicela durante a gestação pode estar associada a doenças graves tanto para a mãe quanto para o recém-nascido. Se contraída na primeira metade da gestação, algumas gestantes correm o risco de desenvolver pneumonia por varicela, o que pode colocá-las em risco de comprometimento ventilatório potencialmente fatal e morte. O risco de pneumonia por varicela parece aumentar durante a gestação (CDC, 2019j). Se a mãe desenvolver erupções cutâneas de varicela perto da data de parto prevista, pode-se esperar uma varicela neonatal generalizada, que leva à morte em cerca de 30% dos casos (Jordan et al., 2019).

Parvovírus B19

A infecção pelo parvovírus B19, frequentemente referida como quinta doença, ocorre em todo o mundo e é extremamente comum. É transmitido por secreções respiratórias a partir do contato mão-boca. A maioria das pessoas infectadas é assintomática. A incidência de infecção aguda pelo B19 na gestação é de aproximadamente 3,5% e o risco de transmissão vertical, de 25 a 50%. Aproximadamente 35 a 65% das gestantes não são imunes e a transmissão vertical é comum após a infecção materna na gestação (Cennimo, 2019). A infecção fetal pode estar associada a um desfecho normal, mas a morte do feto também pode ocorrer mesmo sem evidências ultrassonográficas de sequelas infecciosas (Norwitz et al., 2019). A infecção pelo parvovírus B19 é comum, autolimitante e benigna na infância, mas causa eritema infeccioso. É comumente chamada de quinta doença, referindo-se ao seu quinto lugar em uma lista de infecções infantis comuns. A infecção pelo parvovírus B19 afeta 1 em cada 400 gestantes, mas a maioria não apresenta resultados adversos na gestação. Quando estes ocorrem, os efeitos adversos podem ser aborto espontâneo e anemia fetal grave.

Fisiopatologia

A infecção é transmitida por via transplacentária, por via orofaríngea em um contato casual e por sangue infectado. A infecção do feto ocorre mediante a passagem transplacentária do vírus. A infecção aguda na gestação pode causar infecção B19 no feto, levando então a hidropisia fetal não imune (um grave acúmulo anormal de líquido em duas ou mais partes do corpo fetais, incluindo ascite, derrame pleural, derrame pericárdico e edema de pele) secundária a anemia fetal grave ou morte fetal, dependendo da idade gestacional no momento da infecção. O risco para o feto é maior quando a mulher é exposta e infectada nas primeiras 20 semanas de gestação. Além da hidropisia, outros efeitos fetais do parvovírus incluem aborto espontâneo; anomalias congênitas (SNC, craniofacial e olho); e efeitos a longo prazo, tais como insuficiência hepática, miocardite e dificuldades de aprendizagem (Riley & Fernandes, 2019). A infecção fetal pelo B19 também está associada a morte fetal intrauterina, hidropisia fetal não imune, trombocitopenia, miocardite e manifestações neurológicas. A infecção fetal também pode permanecer clinicamente despercebida (Domachowske, 2019).

Conduta terapêutica

Geralmente, o diagnóstico do parvovírus baseia-se em sinais e sintomas clínicos e em exames sorológicos de anticorpos para imunoglobulina G (IgG) ou imunoglobulina M (IgM) contra o parvovírus. A infecção pelo parvovírus B19 é seguida por imunidade por toda a vida, que é demonstrada pelo achado de IgG contra o parvovírus B19 no soro. As gestantes que foram expostas ou que desenvolveram sintomas do parvovírus B19 precisam ser avaliadas para determinar se são suscetíveis à infecção. Se a mulher estiver imune, ela pode ter certeza de que não desenvolverá infecção e que o vírus não

afetará adversamente sua gestação. Se ela não for imune, recomenda-se o encaminhamento a um perinatologista, sendo então necessário aconselhamento sobre os riscos de transmissão, perda ou hidropisia fetais. O conhecimento sobre a melhor forma de controlar essa infecção durante a gestação está defasado em relação à nossa compreensão das possíveis consequências adversas.

A infecção intrauterina por B19 é uma causa de anemia, hidropisia e morte fetais, e talvez também de anomalias congênitas. A melhor estratégia para a vigilância da gestante infectada são ultrassonografias seriadas para detecção de alterações hidrópicas e anemia fetal e tratamento para a anemia fetal grave. Defende-se a realização de ultrassonografias seriadas porque as taxas de complicações e morte fetais atingem o ápice 4 a 6 semanas após a exposição, mas podem ocorrer até 3 meses após o início dos sintomas. O recém-nascido infectado é avaliado à procura de qualquer anomalia e é acompanhado até os 6 anos para se identificar qualquer sequela (Martin & Rosenfeld, 2019).

Avaliação de enfermagem

Reveja a anamnese da mãe à procura de quaisquer fatores de risco. As professoras, as funcionárias de creches e as mulheres que convivem com crianças em idade escolar correm maior risco de serem soropositivas para o parvovírus B19, especialmente se um surto recente tiver ocorrido nesses locais. Avalie também se a gestante apresenta sinais e sintomas específicos. A erupção cutânea característica começa na face com uma aparência de "face esbofeteada" e é seguida por erupção maculopapular generalizada. Geralmente estão presentes na mãe febre, artralgia e mal-estar generalizado. Prepare a mulher para o teste de anticorpos.

Conduta de enfermagem

A prevenção é a melhor estratégia, pois não há tratamento para gestantes com infecção por parvovírus B19. Saliente a necessidade de higienizar as mãos após o manuseio de crianças, de limpar brinquedos e superfícies com as quais estas entraram em contato, e de evitar o compartilhamento de alimentos e bebidas. O rastreamento do parvovírus B19 durante o início da gestação pode ajudar no diagnóstico precoce, mas a relação custo-benefício de um programa nacional de rastreamento não foi aceita até o momento. O enfermeiro pode fornecer informações sobre os fatores de risco e as potenciais complicações em apoio à decisão dos pais.

Estreptococos do grupo B

O estreptococo do grupo B (EGB) é uma bactéria de ocorrência natural encontrada em aproximadamente 50% dos adultos saudáveis. É uma bactéria gram-positiva que coloniza os tratos gastrintestinal e geniturinário. As mulheres com teste positivo para EGB são consideradas portadoras. O estado de portador é transitório e não indica doença. Aproximadamente 50% das gestantes são portadoras de EGB no reto ou na vagina, trazendo assim o risco de colonização do feto durante o parto. O EGB afeta cerca de 1 em cada mil recém-nascidos nos EUA (March of Dimes, 2019f). Aproximadamente 1 em cada 100 a 200 recém-nascidos de mães portadoras de EGB desenvolverá sinais e sintomas da doença, que, embora raramente seja grave em adultos, pode ser fatal para os recém-nascidos. O EGB é a causa mais comum de sepse e meningite em recém-nascidos e é uma causa frequente de pneumonia neonatal (Morgan & Cooper, 2019). Os recém-nascidos com infecções por EGB de início precoce (dentro de 1 semana após o nascimento) podem ter pneumonia ou sepse, enquanto as infecções de início tardio (após a primeira semana) frequentemente se manifestam como meningite (CDC, 2019k).

A colonização do sistema genital representa a ameaça mais séria para o recém-nascido devido à exposição durante o parto e para a mãe por causa da infecção ascendente após a ruptura de membranas. Acredita-se que a colonização por EGB na mãe cause corioamnionite, endometrite e infecção da ferida pós-parto.

Conduta terapêutica

A principal defesa contra a infecção por EGB de início precoce é a administração de profilaxia antibiótica nas mães durante o parto. A antibioticoterapia é geralmente eficaz no tratamento de mulheres com infecções por EGB do sistema urinário ou do útero ou com corioamnionite sem quaisquer sequelas. De acordo com as diretrizes do CDC, todas as gestantes devem ser rastreadas para EGB entre a 35ª e a 37ª semana de gestação e tratadas (2019k). As amostras vaginais e retais são cultivadas para detectar a bactéria. Gestantes e mulheres em trabalho de parto com culturas positivas são tratadas com um agente anti-infeccioso à base de penicilina.

A penicilina G é o tratamento de escolha para a infecção por EGB devido ao seu espectro estreito. Antibióticos alternativos podem ser prescritos para gestantes com alergia à penicilina. O fármaco geralmente é administrado IV pelo menos 4 horas antes do parto para que possa atingir níveis adequados no soro e no líquido amniótico para reduzir o risco de colonização do recém-nascido. É necessário um monitoramento cuidadoso durante a administração de antibióticos IV porque podem ocorrer rapidamente reações alérgicas graves.

Avaliação de enfermagem

Reveja o histórico pré-natal da mulher e questione sobre qualquer infecção anterior. Determine se as membranas da mulher se romperam e o momento dessa ruptura. A ruptura das membranas amnióticas mais de 18 horas antes do nascimento aumenta o risco de infecção (ACOG,

2020b). Monitore os sinais vitais da mãe, relatando qualquer temperatura materna maior que 38°C. Avalie a mulher quanto aos outros fatores de risco para transmissão perinatal de EGB, tais como colonização anterior com EGB, baixo nível socioeconômico, etnia afro-americana, idade inferior a 20 anos, colonização positiva entre a 35ª e a 37ª semana de gestação, EGB na amostra de urina, parto prévio de feto EGB-positivo, parto pré-termo e realização de procedimentos obstétricos invasivos (March of Dimes, 2019f). Documente essas informações para ajudar a evitar a transmissão vertical para o recém-nascido.

Muitas mulheres com infecção por EGB são assintomáticas, mas podem ter infecções do trato urinário ou uterinas e corioamnionite.

Conduta de enfermagem

Os enfermeiros desempenham funções importantes como educadores e protetores de todas as mulheres e recém-nascidos para reduzir a incidência de infecções por EGB. Certifique-se de que as gestantes entre a 36ª e a 37ª semana de gestação sejam testadas universalmente para infecção por EGB durante uma consulta pré-natal e, se positivas, recebam apropriada profilaxia antibiótica intraparto. Registre os resultados e notifique o obstetra se a mulher tiver testado positivo para EGB. Durante o trabalho de parto, esteja preparado para administrar antibióticos IV em todas as mulheres EGB-positivas.

Toxoplasmose

A toxoplasmose é uma infecção parasitária relativamente disseminada causada por um microrganismo unicelular, o *Toxoplasma gondii*. Pode ser encontrada em todo o mundo, e aproximadamente um terço da população global foi infectado. Pode afetar qualquer animal homeotérmico, incluindo os seres humanos, mas o hospedeiro principal é o gato. Mais de 60 milhões de pessoas nos EUA podem estar infectadas com toxoplasmose. As estimativas sugerem que mais de 1 milhão de pessoas nos EUA sejam infectadas anualmente (Gilbert & Peterson, 2020). Quando uma mulher grávida é exposta a esse protozoário, a infecção pode representar sérios riscos fetais por meio da transmissão transplacentária da mãe para o feto. Aproximadamente 400 a 4 mil casos de toxoplasmose ocorrem em recém-nascidos anualmente nos EUA (CDC, 2019l). Os gatos são os hospedeiros definitivos desse parasita e eliminam nas fezes. O microrganismo é transferido ao se levar a mão à boca depois de tocar em fezes de gatos durante a troca da caixa de areia do animal ou por meio da jardinagem em solo contaminado. Comer carne infectada malcozida, como de porco, cordeiro ou corça, beber água contaminada e comer frutas e vegetais não lavados também podem transmitir esse microrganismo.

A gestante que contrai toxoplasmose pela primeira vez tem aproximadamente 30% de probabilidade de transmitir a infecção ao feto. A toxoplasmose adquirida durante a gestação significa alto risco de danos para o feto, além de trabalho de parto prematuro e natimorto (March of Dimes, 2019g). Embora a mulher tipicamente permaneça assintomática, pode ocorrer a transmissão para o feto durante a gestação. Um feto que contrai toxoplasmose congênita normalmente tem baixo peso ao nascer, hepatoesplenomegalia, problemas visuais, paralisia cerebral, perda de audição, convulsões, coriorretinite, icterícia, RCIU, hidrocefalia, microcefalia, danos neurológicos e anemia. A gravidade varia com a idade gestacional; geralmente, quanto mais precoce a infecção, mais graves são os efeitos (Borges et al., 2019).

O tratamento durante a gestação para reduzir o risco de infecção congênita consiste em uma combinação de pirimetamina e sulfadiazina. A terapia com sulfonamidas durante a gestação demonstrou reduzir o risco de infecção congênita.

Embora haja muito a aprender sobre a melhor abordagem para a identificação e o tratamento da toxoplasmose, sabe-se que o tratamento precoce leva aos melhores desfechos do neurodesenvolvimento em lactentes. A prevenção é a chave para controlar essa infecção. Os enfermeiros desempenham um papel fundamental na orientação da mulher sobre as medidas de prevenção da toxoplasmose (Diretrizes de ensino 20.5).

DIRETRIZES DE ENSINO **20.5**
Orientações para evitar a toxoplasmose

- Evitar comer carne crua ou malcozida, especialmente cordeiro ou porco. Cozinhar toda a carne a uma temperatura interna de 71°C
- Limpar as tábuas de corte, as superfícies de trabalho e os utensílios com água quente e sabão após o contato com carne crua ou frutas e vegetais não lavados
- Descascar ou lavar bem todas as frutas e vegetais crus antes de comê-los
- Lavar bem as mãos com água morna e sabão após manusear carne crua
- Evitar alimentar o gato com carne crua ou malpassada
- Lavar as mãos com água e sabão após manusear frutas e vegetais
- Evitar esvaziar ou limpar a caixa de areia do gato. Pedir a outra pessoa para fazer isso diariamente
- Manter as caixas de areia externas cobertas para evitar a contaminação por fezes de gato
- Manter o gato dentro de casa para evitar que cace e coma pássaros ou roedores
- Evitar ovos crus e leite não pasteurizado
- Usar luvas de jardinagem quando em contato com o solo ao ar livre
- Evitar o contato com as caixas de areia em que crianças brincam porque os gatos podem usá-las como locais para suas necessidades.

Mulheres HIV-soropositivas

A infecção pelo **vírus da imunodeficiência humana (HIV)** é uma condição crônica causada pela infecção por um retrovírus que atinge linfócitos T que expressam os receptores CD4, o que leva à imunodeficiência. Uma vez que a contagem de linfócitos CD4 positivos cai abaixo de certo nível, a infecção pelo HIV causa maior suscetibilidade a infecções, cânceres e lesões neurológicas (Peterson, 2019). O HIV é transmitido pelo sangue e pelos líquidos corporais. Estima-se que o número de pessoas nos EUA que contraiam a infecção pelo HIV anualmente seja de quase 38 mil (UNAIDS, 2020).[13] Em todo o mundo, 1,8 milhão de pessoas foram infectadas pelo HIV e mais de 50% dessas infecções ocorreram em mulheres (Pitzen et al., 2019). De acordo com as estimativas de incidência mais recentes, mais de 1,1 milhão de pessoas nos EUA vivem com a infecção pelo HIV e quase uma em cada nove mulheres não tem conhecimento de sua condição (CDC, 2019m).

Apesar dos avanços revolucionários que foram alcançados no tratamento e na detecção, dos avanços clínicos recentes e do otimismo cauteloso associado às terapias combinadas e às vacinas, o número de indivíduos HIV-soropositivos continua a aumentar em todo o mundo. Para alcançar um fim duradouro para a pandemia do HIV, continua sendo essencial uma vacina na luta contra esse vírus. Os avanços continuam com novos conceitos e percepções vacinais, o que torna uma vacina eficaz contra o HIV uma possibilidade em um futuro próximo (Burton, 2019). Além disso, apesar das reduções dramáticas na transmissão perinatal do HIV nos EUA, ainda existem barreiras à prevenção e as infecções perinatais pelo HIV continuam.

Inicialmente, o HIV/AIDS estava associado à comunidade homossexual masculina e aos usuários de drogas injetáveis, mas atualmente sua prevalência está aumentando mais rapidamente entre as mulheres do que entre os homens. As mulheres representam uma em cada quatro pessoas que vivem com HIV nos EUA e constituem o segmento de mais rápido crescimento de indivíduos infectados pelo HIV; a transmissão em mulheres ocorre com mais frequência por contato sexual (87%) e pelo uso de drogas ilícitas injetáveis (12%) (CDC, 2019n). A maioria das

---

[13]N.R.T.: Atualmente no Brasil, existem 920 mil pessoas vivendo com o HIV. Desse total, 89% já foram diagnosticadas e 77% estão fazendo o tratamento com remédios antivirais. Das que estão em tratamento, 94% não transmitem mais a doença por estarem com uma carga viral baixa. Mesmo assim, em 2019, o Brasil ainda apresentava uma taxa de 4,1 mortes por 100 mil habitantes em decorrência da doença. (Fonte: Câmara dos Deputados. *Após 40 anos do primeiro caso, epidemia de HIV/AIDS ainda mata brasileiros.* Disponível em: https://www.camara. leg.br/noticias/835074-apos-40-anos-do-primeiro-caso-epidemia-de-hiv-AIDS-ainda-mata-brasileiros/. Acesso em: 28 mar. 2022.)

mulheres, muitas das quais são mães, adquiriu a doença por meio do contato heterossexual. O risco de adquirir o HIV por meio do contato heterossexual é maior para as mulheres devido à exposição à elevada concentração viral no sêmen. Além disso, a relação sexual pode causar lesões na mucosa vaginal, aumentando então o risco de o vírus penetrar no corpo da mulher. A AIDS é a terceira principal causa de morte entre todas as mulheres dos EUA com idades entre 25 e 44 anos e a principal causa de morte entre as afro-americanas nessa faixa etária. Em algum momento de suas vidas, estima-se que 1 em cada 32 mulheres afro-americanas será diagnosticada com infecção pelo HIV (CDC, 2019n).

Fisiopatologia

O HIV é um retrovírus de RNA transmitido pelo sangue infectado e pelas secreções corporais. Os três modos reconhecidos de transmissão do HIV são relações sexuais desprotegidas com um parceiro infectado, contato com sangue ou hemoderivados infectados e transmissão perinatal.

> **ATENÇÃO!**
>
> O HIV não é transmitido por maçanetas, torneiras, vasos sanitários, pratos sujos, mosquitos, toalhas molhadas, tosse ou espirros, aperto de mãos ou abraços ou por qualquer outro método indireto.

O HIV passa por vários estágios após infectar os linfócitos CD4 do sistema imunológico (um tipo de célula T). O vírus ataca as células T4, diminui a contagem de células CD4 e desativa o sistema imunológico. O HIV pode progredir para um estado de imunossupressão grave denominado **síndrome da imunodeficiência adquirida (AIDS)**, uma doença progressiva e debilitante associada à supressão da imunidade celular, o que predispõe a pessoa infectada a infecções oportunistas e doenças malignas. O CDC define a AIDS como a doença na pessoa infectada pelo HIV em que há uma infecção oportunista específica ou uma contagem de linfócitos CD4 inferior a 200. Por fim, ocorre a morte. O tempo médio entre a infecção pelo HIV e o desenvolvimento da AIDS é de 11 anos, mas varia dependendo se o paciente estiver fazendo uso da terapia antirretroviral (McCance & Huether, 2019). As pesquisas indicam que a gestação não acelera a progressão do HIV para a AIDS ou para a morte (King et al., 2019).

Uma vez infectada pelo HIV, a mulher desenvolve anticorpos que podem ser detectados por meio do um ensaio imunoabsorvente ligado a enzima (ELISA) e confirmados com o teste *Western blot*. Os anticorpos desenvolvem-se em 6 a 12 semanas após a exposição, embora esse período latente seja muito mais longo em algumas pessoas. A Tabela 20.5 destaca os quatro estágios da infecção pelo HIV de acordo com o CDC (2019o).

Impacto do HIV na gestação

Quando uma mulher infectada pelo HIV engravida, os riscos para ela, seu feto e o recém-nascido são grandes e são agravados por problemas como uso abusivo de drogas ilícitas; falta de acesso a cuidados pré-natais; pobreza; má nutrição; e comportamentos de alto risco, tais como práticas sexuais inseguras e múltiplos parceiros sexuais, o que pode predispor a mulher a ISTs adicionais, entre estas herpes, sífilis ou papilomavírus humano (HPV). Os fatores de risco adicionais a serem avaliados incluem

---

TABELA 20.5 Estágios da infecção pelo HIV determinados pelo CDC.

Estágios	Descrição	Quadro clínico
I	Infecção aguda	Fase inicial com produção viral disseminada Manifestações gripais 2 a 4 semanas após a exposição Sinais e sintomas: perda de peso, febre baixa, fadiga, dor de garganta, sudorese noturna e mialgia A capacidade de propagar HIV é maior durante esse estágio porque uma grande quantidade de HIV está sendo produzida e a contagem de linfócitos CD4 diminui
II	Infecção assintomática ou latência clínica	A replicação viral continua nos vasos linfáticos, mas diminui Geralmente sem sinais e/ou sintomas; linfadenopatia
III	Linfadenopatia generalizada persistente	Possivelmente permanece nesse estágio por anos; a AIDS desenvolve-se em 7 a 10 anos na maioria dos indivíduos Ocorrem infecções oportunistas
IV	Doença em estágio terminal (AIDS)	Imunodeficiência grave; muito vulnerável a infecções Carga viral alta e contagem de células CD4 baixa Sinais e sintomas: infecções bacterianas, virais ou fúngicas oportunistas, febre, síndrome da emaciação por infecção pelo HIV, fadiga, neoplasias e alterações cognitivas

Centers for Disease Control grand Prevention (CDC). (2019n). *HIV and women*. Disponível em: https://www.cdc.gov/hiv/group/gender/women/index.html. Acesso em: 16 jun. 2020; Centers for Disease Control and Prevention (CDC). (2019o). *HIV and pregnant women, infants, and children*. Disponível em: https://www.cdc.gov/hiv/group/gender/pregnantwomen/index.htm. Acesso em: 16 jun. 2020.

mulheres que oferecem sexo por dinheiro ou drogas ou praticam sexo com parceiros que fazem o mesmo; uma mulher cujos parceiros sexuais anteriores ou atuais estavam infectados pelo HIV; carga viral materna elevada; corioamnionite; ruptura prolongada das membranas ovulares; parto vaginal; amamentação; e ter recebido uma transfusão de sangue entre 1978 e 1985. A identificação precoce da soropositividade materna para HIV permite o tratamento antirretroviral precoce para evitar a transmissão de mãe para filho, possibilita que o provedor evite práticas obstétricas que possam aumentar o risco de transmissão e dá a oportunidade de aconselhar a mãe a não amamentar (a amamentação também pode aumentar o risco de transmissão) (USPSTF, 2019). Posteriormente, as gestantes que são HIV-soropositivas correm o risco de parto prematuro, restrição do crescimento fetal, ruptura prematura de membranas, hemorragia intraparto ou pós-parto, infecção pós-parto, cicatrização difícil e infecções do trato geniturinário (CDC, 2019n).

A transmissão perinatal do HIV (da mãe para o feto ou neonato) também pode ocorrer. No entanto, nos últimos anos esses casos diminuíram nos EUA, principalmente devido ao uso da terapia antirretroviral em gestantes infectadas pelo HIV. Esse não foi o caso em países pobres sem recursos semelhantes. As taxas de transmissão perinatal chegam a 35% quando não há intervenção e ficam abaixo de 1% quando o tratamento antirretroviral e os cuidados adequados estão disponíveis. As afro-americanas e as hispânicas representam 82% dos casos de HIV/AIDS entre as mulheres nos EUA e, de acordo com dados do CDC (CDC, 2019n), a maioria das crianças infectadas no período pré-natal era afro-americana ou hispânica. A falta de um teste de HIV realizado em tempo hábil durante a gestação é um dos principais fatores que contribuem para esse desfecho. São necessárias intervenções que abordem as barreiras do conhecimento ao teste do HIV. As pesquisas descobriram que as mulheres que têm informações sobre os métodos de prevenção da transmissão perinatal do HIV e sobre a importância do exame para a saúde do recém-nascido ou da mãe são mais propensas a realizar o teste. Campanhas publicitárias que abordam os benefícios do teste de HIV podem ser uma intervenção significativa, uma vez que elas não são apenas bem-sucedidas em promover a realização do teste de HIV, mas, em populações com alta prevalência do vírus, também têm boa relação custo-benefício (International AIDS Society, 2020).

Na transmissão perinatal, aproximadamente metade das crianças manifesta AIDS no primeiro ano de vida e cerca de 80% apresentam sintomas clínicos da doença em 3 a 5 anos (CDC, 2019p). O aleitamento materno é o principal fator que contribui para a transmissão de mãe para filho, e a mãe infectada deve ser informada sobre isso (March of Dimes, 2019h). O U.S. Department of Health and Human Services (USDHHS) recomenda que mulheres HIV-soropositivas evitem amamentar para prevenir a transmissão do HIV ao recém-nascido. Dados os efeitos devastadores da infecção pelo HIV nas crianças, a prevenção de sua transmissão é essencial (2019a).

Além da transmissão perinatal, o feto e o recém-nascido também apresentam risco de prematuridade, RCIU, baixo peso ao nascer e infecção. O tratamento imediato com medicamentos antirretrovirais para crianças infectadas pelo HIV pode retardar a progressão da doença.

Conduta terapêutica

As mulheres soropositivas para HIV precisam de aconselhamento sobre o risco de transmissão perinatal e o potencial de complicações obstétricas. O risco de transmissão perinatal correlaciona-se diretamente à carga viral (Resnik et al., 2019). Recomenda-se uma discussão em relação a continuidade da gestação, terapia farmacológica, riscos, desfechos perinatais e tratamento. As mulheres que optam por continuar com a gestação devem receber terapia antirretroviral, independentemente da contagem de linfócitos CD4 ou da carga viral. As intervenções para reduzir a transmissão do HIV incluem terapia antirretroviral para a mãe e o recém-nascido, considerar a realização de uma cesariana eletiva em mulheres com carga viral plasmática elevada e evitar aleitamento materno. Com essas intervenções, atualmente o risco de transmissão do HIV nos EUA é inferior a 1% (CDC, 2019p).

A terapia medicamentosa é a base do tratamento para gestantes infectadas pelo HIV. O tratamento-padrão são medicamentos antirretrovirais orais administrados diariamente até o parto, administração por via intravenosa durante o trabalho de parto e zidovudina oral (AZT) para o recém-nascido dentro de 6 a 12 horas após o parto (Jordan et al., 2019). O objetivo da terapia é reduzir ao máximo a carga viral, o que diminui o risco de transmissão ao feto.

As decisões sobre o método de parto a ser usado são realizadas individualmente com base em vários fatores envolvidos na saúde da mulher. Alguns relatórios sugerem que a cesariana pode reduzir o risco de infecção pelo HIV (King et al., 2019). Os esforços para reduzir o parto instrumentalizado, bem como para evitar o uso de episiotomia, de eletrodos de couro cabeludo fetal e de amostragem de couro cabeludo fetal, limitarão a exposição do recém-nascido a líquidos corporais.

Com o tratamento adequado, o prognóstico para as gestantes infectadas pelo HIV melhorou significativamente. Além disso, os recém-nascidos de mulheres HIV-soropositivas que receberam tratamento geralmente não são infectados. No entanto, a terapia é complicada e os medicamentos são caros. Além disso, os medicamentos estão associados a inúmeros efeitos adversos e possíveis reações tóxicas. Esse tratamento tem um propósito duplo: reduzir a probabilidade de transmissão de mãe para filho e proporcionar a supressão ideal da carga viral na mulher. O objetivo central de todo o manejo é atingir um nível de carga viral indetectável, minimizando, assim, o risco de transmissão para o feto e o recém-nascido.

Avaliação de enfermagem

A avaliação de enfermagem começa com anamnese e exame físico completos. O teste de HIV é recomendado para todas as gestantes no início do atendimento pré-natal. Além disso, é oferecido à mulher o rastreamento de anticorpos anti-HIV. A triagem precoce permite a confirmação imediata do diagnóstico de HIV e o início do tratamento para salvaguardar a saúde da mulher. O rastreio e a intervenção eficaz para mulheres soropositivas são componentes essenciais dos serviços pré-natais, que também incluem educação, aconselhamento, testes, tratamento e cuidados continuados.

ANAMNESE E EXAME FÍSICO

Reveja a anamnese da mulher à procura de fatores de risco, tais como práticas inseguras de sexo, múltiplos parceiros sexuais e uso abusivo de drogas ilícitas injetáveis. Peça ainda à mulher que preencha uma pesquisa de avaliação de risco. Além disso, questione-a sobre quaisquer sintomas semelhantes aos da gripe, tais como febre baixa, fadiga, dor de garganta, sudorese noturna, diarreia, tosse, lesões na pele ou dores musculares. Vários fatores influenciam a transmissão perinatal, incluindo alta carga viral materna; depleção imunológica materna (baixas contagens de linfócitos T CD4); infecções do trato genital materno; deficiências nutricionais; uso abusivo de drogas; tabagismo; relações sexuais desprotegidas; outras infecções oportunistas e coexistentes (TB, malária); rompimento prolongado das membranas; e amamentação. Os enfermeiros precisam obter o histórico completo para identificar os fatores de risco presentes.

Realize um exame físico completo. Verifique o peso da gestante e determine se ela perdeu peso recentemente. Avalie os sinais e os sintomas de ISTs, tais como candidíase vulvovaginal, vaginose bacteriana, HSV, cancroide, CMV ou clamídia.[14,15]

> **ATENÇÃO!**
>
> As mulheres que solicitam o teste de HIV, apesar de não relatarem fatores de risco individuais, devem ser consideradas de risco, uma vez que muitas não revelam os comportamentos de alto risco.

---

[14]N.R.T.: No Brasil, é contraindicada a amamentação para as mães soropositivas para o HIV, bem como a amamentação cruzada, ou seja, a amamentação de uma criança por uma mulher que não seja a mãe. (Fonte: *Protocolo clínico e diretrizes terapêuticas para prevenção da transmissão vertical do HIV, sífilis e hepatites virais.* (2018). Brasília: Editora do Ministério da Saúde.)

[15]N.R.T.: A saber, no Brasil, o alojamento conjunto deve ser cumprido em tempo integral, com a finalidade de estimular o vínculo mãe-filho. Nutrizes com diagnóstico de HIV devem realizar a inibição farmacológica da lactação. Os serviços de Saúde devem se organizar para oferecer cabergolina em tempo oportuno. O enfaixamento das mamas representa uma medida de exceção, indicada apenas quando esse fármaco não estiver disponível. (Fonte: Brasil. (2015). Saúde da criança: aleitamento materno e alimentação complementar. 2ª ed. *Caderno de Atenção Básica.* Brasília: Ministério da Saúde.)

EXAMES LABORATORIAIS E COMPLEMENTARES

A USPSTF (2019) recomenda que se ofereça a todas as gestantes o teste de anticorpos anti-HIV, independentemente do risco de infecção, e que esse exame seja realizado durante a avaliação pré-natal inicial. O teste é essencial porque há tratamentos disponíveis que podem reduzir a probabilidade de transmissão perinatal e manter a saúde da mulher.

> **ATENÇÃO!**
>
> Em virtude do período de latência prolongado que pode existir após a exposição, é inadequado rastrear somente as mulheres que são identificadas como de alto risco com base em seus históricos. Além disso, as pesquisas que indicam que o tratamento com fármacos antirretrovirais poderia reduzir a transmissão vertical da mãe infectada para o recém-nascido aumentaram consideravelmente a importância do rastreamento de anticorpos anti-HIV na gestação.

Ofereça a todas as gestantes ou que estejam planejando engravidar o teste de HIV pelo método ELISA. Prepare a mulher com um teste de rastreamento reativo para um teste adicional, como o *Western blot* ou um ensaio de imunofluorescência. O *Western blot* é o teste diagnóstico confirmatório. Um teste de anticorpos positivo confirmado por um teste suplementar indica que a mulher foi infectada pelo HIV e pode transmiti-lo a outras pessoas. Os anticorpos do HIV são detectáveis em pelo menos 95% das mulheres dentro de 3 meses após a infecção (ACOG, 2019c).

Além dos testes de triagem usuais feitos na gestação normal, podem ser necessários exames adicionais para ISTs. As mulheres infectadas pelo HIV apresentam altas taxas de ISTs, especialmente HPV, candidíase vulvovaginal, vaginose bacteriana, sífilis, HSV, cancroide, CMV, gonorreia, clamídia e hepatite B (Peterson, 2019).

Conduta de enfermagem

As mulheres infectadas pelo HIV devem receber um acompanhamento pré-natal abrangente, que começa com aconselhamentos pré e pós-teste. No aconselhamento pré-teste, a gestante preenche um questionário de avaliação de risco e o enfermeiro explica o significado dos resultados positivos *versus* negativos do teste, obtém consentimento informado para o teste de HIV e, se necessário, orienta a mulher sobre como evitar a infecção pelo HIV por meio da alteração de comportamentos de estilo de vida. O aconselhamento pós-teste inclui informar a gestante sobre os resultados do teste, revisar o significado dos resultados e reforçar as diretrizes para sexo seguro. Todos os aconselhamentos pré e pós-teste devem ser documentados no prontuário da gestante.

ORIENTAÇÕES À GESTANTE

As gestantes estão lidando com muitos problemas em sua primeira consulta pré-natal. A confirmação da gestação pode ser acompanhada por sentimentos de alegria, ansiedade, depressão ou outras emoções. Simultaneamente, a gestante recebe muitos panfletos informativos, avisos e aconselhamento sobre muitas questões importantes de saúde (p. ex., nutrição, desenvolvimento pré-natal, consultas agendadas). Essas orientações de saúde podem ser dadas enquanto a mulher está se sentindo animada, cansada e ansiosa. Esperar que as mulheres também entendam as explicações detalhadas de uma doença complexa como o HIV/AIDS pode não ser realista. Determine se a gestante está pronta para essa conversa. Identifique suas necessidades específicas em relação a orientações, apoio emocional e cuidados físicos. Os enfermeiros precisam abordar as orientações e aconselhar as gestantes HIV-soropositivas de maneira afetuosa e sensível. Aborde as seguintes questões:

- Problemas de controle de infecção em casa
- Precauções para sexo seguro
- Estágios do processo da infecção pelo HIV e tratamento para cada um deles
- Sinais e sintomas de infecções oportunistas
- Tratamento farmacológico preventivo para o feto
- Importância de evitar a amamentação
- Encaminhamento para apoio comunitário, aconselhamento e ajuda financeira
- Sistema de apoio à gestante e ao potencial cuidador
- Importância do cuidado pré-natal contínuo
- Necessidade de uma dieta bem equilibrada
- Medidas para reduzir a exposição a infecções.

Tenha conhecimento sobre a infecção pelo HIV e como o vírus é transmitido, e compartilhe-o com todas as mulheres. Os enfermeiros também podem trabalhar para influenciar legisladores, autoridades de saúde pública e toda a instituição de saúde em relação a políticas para enfrentar a epidemia do HIV. A pesquisa para o tratamento e a cura é extremamente importante, mas a principal chave para a prevenção da propagação do vírus é a informação. Os enfermeiros desempenham um papel importante nesta educação.

APOIO À GESTANTE

Esteja ciente das sequelas psicossociais do HIV/AIDS. Um diagnóstico de HIV pode desencadear uma crise emocional na mulher, durante a qual ela estará preocupada com a própria saúde e a do filho ainda por nascer. Ela pode sentir tristeza, medo ou ansiedade quanto ao futuro dela e do filho. Além dos medicamentos que são tão importantes para a manutenção de sua saúde, atenda às necessidades de saúde mental da mulher, à dinâmica familiar, à capacidade de trabalho e às preocupações sociais, e forneça suporte e orientação adequados.

O estigma contra mães e recém-nascidos expostos ou infectados pelo HIV persiste como um desafio em muitas maternidades. Enquanto os enfermeiros trabalham para lidar com essa doença evitável, eles devem fazê-lo de maneira respeitosa e conscienciosa. Além dos cuidados básicos de enfermagem, os enfermeiros devem se esforçar para fornecer cuidados respeitosos para todas as mães e seus recém-nascidos. Para conseguir isso, esteja ciente de suas crenças e atitudes pessoais em relação às mulheres que são HIV-soropositivas ou que têm AIDS. Incorpore essa conscientização em suas ações ao ajudar a mulher a enfrentar a realidade do diagnóstico e das opções de tratamento. Empatia, compreensão, cuidado e assistência são essenciais para ajudar a gestante e sua família.

PREPARAÇÃO PARA TRABALHO DE PARTO, PARTO E PERÍODOS SUBSEQUENTES

As evidências atuais sugerem que a cesariana realizada antes do início do trabalho de parto e antes da ruptura das membranas ovulares reduz significativamente a taxa de transmissão perinatal. O ACOG recomenda que as mulheres HIV-soropositivas realizem uma cesariana eletiva para reduzir a taxa de transmissão além daquela que pode ser alcançada por meio da terapia antirretroviral. A instituição sugere ainda que os partos cirúrgicos sejam realizados com 38 semanas de gestação e a amniocentese seja evitada para prevenir a contaminação do líquido amniótico com sangue materno. As decisões relativas ao tipo de parto devem ser baseadas na carga viral da mulher, na duração da ruptura das membranas, no progresso do trabalho de parto e em outros fatores clínicos pertinentes (USPSTF, 2019).

Prepare a mulher física e emocionalmente para a possibilidade de uma cesariana e auxilie quando necessário. Certifique-se de que ela compreenda a razão para o parto cirúrgico.

Após o parto, a motivação para tomar os fármacos antirretrovirais pode ser menor, prejudicando então a adesão da mulher à terapia. Incentive a gestante a continuar o tratamento para seu próprio bem e também pelo recém-nascido. Os enfermeiros podem fazer a diferença ao ajudar as mulheres a aderirem aos seus complexos regimes de medicamentos.

Reforce os métodos de planejamento familiar durante esse período, incorporando uma visão realista da situação da doença da gestante. É claro que os anticoncepcionais hormonais não protegem contra a infecção pelo HIV e que a dupla proteção com preservativos deve ser a meta para as mulheres que usam anticoncepcionais hormonais (Family Planning 2020, 2019). Alerte a gestante que o aleitamento materno não é recomendado. Instrua a mulher HIV-soropositiva sobre as medidas de autocuidado, incluindo o método adequado para descarte de absorventes íntimos para reduzir o risco de exposição de outras pessoas a líquidos corporais infectados. Por fim, informe a ela os sinais e os sintomas da infecção em recém-nascidos e crianças incentivando-a a relatar ao médico a ocorrência de algum deles.

A evolução da infecção pelo HIV para uma doença crônica tem implicações em todos os ambientes de cuidados clínicos. Todos os profissionais de enfermagem devem estar bem-informados a respeito da prevenção, dos exames, do tratamento e da cronicidade da doença a fim de fornecer um atendimento de alta qualidade às pessoas com ou em risco de HIV. Do ponto de vista da saúde pública, os avanços importantes na prevenção da infecção pelo HIV incluem circuncisão masculina, agentes antirretrovirais para evitar a transmissão vertical, terapia antirretroviral na população HIV-soropositiva para evitar a transmissão e antirretrovirais para profilaxia pré-exposição. Os enfermeiros, portanto, precisam compreender as mudanças epidemiológicas da doença, as recomendações de testes mais recentes, os desenvolvimentos na tecnologia de triagem, as implicações do envelhecimento com a infecção pelo HIV e as implicações de enfermagem desta epidemia contínua.

> **ATENÇÃO!**
>
> Ao prestar cuidados diretos, siga sempre as precauções-padrão.

POPULAÇÕES VULNERÁVEIS

Existem aproximadamente 132 milhões de nascimentos por ano, 360 mil crianças nascidas a cada dia e 15 mil nascimentos por hora em todo o mundo (Guttmacher Institute, 2019a). Toda gestação é acompanhada da possibilidade de um desfecho com evento adverso para a mãe e o neonato, mas os riscos aumentam consideravelmente em algumas populações vulneráveis: adolescentes, mulheres com mais de 35 anos, obesas e usuárias de substâncias psicoativas. Embora os riscos não possam ser totalmente eliminados após o início da gestação, eles podem ser reduzidos por meio de intervenções apropriadas e oportunas.

A experiência de cada mulher com a gravidez é única e pessoal. As circunstâncias que cada uma enfrenta e o que significa a gestação envolvem emoções e experiências que pertencem exclusivamente a ela. Muitas mulheres desses grupos populacionais especiais passam por essa experiência em confusão e isolamento, com uma sensação desesperada de precisar de ajuda, mas sem saber para onde ir. Embora todas as gestantes possam sentir essas emoções até certo ponto, elas são intensificadas em mulheres com fatores potencialmente complicadores. A gravidez é um período estressante. As gestantes enfrentam mudanças significativas em suas vidas, em seus relacionamentos e em seus corpos à medida que se encaminham para a maternidade. Essas mudanças podem ser desafiadoras para uma mulher sem nenhum estresse adicional, mas são ainda mais intimidantes em caso de extremos de idade, doença ou uso abusivo de substâncias psicoativas.

Intervenções de enfermagem qualificadas são essenciais para promover o melhor resultado para a gestante e seu recém-nascido. O apoio oportuno e as intervenções adequadas durante o período perinatal podem ter implicações de longa data para a mãe e seu recém-nascido, em última instância com o objetivo de estabilidade e integração da família como uma unidade.

Adolescentes grávidas

A **adolescência** vai desde o início da puberdade até a cessação do crescimento físico, aproximadamente dos 11 aos 19 anos. Os adolescentes oscilam entre ser criança e ser adulto. Durante esse período, eles precisam se ajustar às mudanças fisiológicas pelas quais o corpo está passando e estabelecer uma identidade sexual. Os adolescentes buscam uma identidade pessoal e desejam liberdade e independência de pensamento e ação. No entanto, na sociedade norte-americana, eles continuam a depender excessivamente dos pais (Stevens, 2019).

A gestação na adolescência surge como um dos problemas sociais mais significativos enfrentados por nossa sociedade. A gravidez precoce entre adolescentes tem consequências graves para a saúde das mães e de seus filhos. As últimas estimativas mostram que aproximadamente 1 milhão de adolescentes engravidam a cada ano nos EUA, o que representa 13% de todos os nascimentos, mas as taxas têm diminuído nos últimos anos (Guttmacher Institute, 2019b). Entre estas, aproximadamente metade levará a gravidez a termo, um pouco mais de um terço optará pelo aborto e os 14% restantes terão abortos espontâneos ou natimortos. Apesar do fato de os EUA serem uma nação avançada e relativamente rica, as adolescentes norte-americanas têm taxas mais altas de gestação do que qualquer outro país industrializado, incluindo Canadá e Reino Unido (USDHHS, 2019b). Estima-se que 11% dos nascimentos em todo o mundo sejam originados de adolescentes de 15 a 19 anos (WHO, 2020b). Além disso, cerca de metade de todas as gestações em adolescentes ocorre nos 6 meses seguintes à primeira relação sexual. Cerca de uma em cada quatro mães adolescentes com menos de 18 anos tem um segundo filho dentro de 2 anos após o nascimento do primeiro. A maioria dessas jovens não é casada e muitas não estão preparadas para as responsabilidades emocionais, psicológicas e financeiras da maternidade. Entre todos os grupos de idade materna, as adolescentes são as que têm menos probabilidade de obter cuidados pré-natais regulares e precoces (USDHHS, 2019c). A gestação na adolescência é ainda mais complicada pela falta de recursos financeiros da adolescente: a renda das mães adolescentes é a metade daquela das mulheres que deram à luz na casa dos 20 anos (USDHHS, 2019c).

Embora nos EUA as taxas de natalidade envolvendo adolescentes tenham diminuído, elas permanecem altas, especialmente entre as afro-americanas e as hispânicas nos estados do sul. Atualmente, menos estudantes do ensino médio estão tendo relações sexuais e mais estudantes sexualmente ativos estão usando algum método contraceptivo. No entanto, muitos adolescentes que tiveram relações sexuais não falaram com seus pais sobre sexo, e o uso de anticoncepcionais permanece raro (CDC, 2019q). Assim, a gestação na adolescência é considerada um grande problema de saúde e é abordada no boxe *Healthy People 2030* 20.2.[16]

Impacto da gestação na adolescência

A adolescência é uma época de enorme transição em direção à idade adulta. Os adolescentes crescem não só física, cognitiva, emocional e socialmente, como também em relação à moral e aos valores. Os enfermeiros que cuidam de adolescentes grávidas precisam não apenas estar cientes dos fatores de risco físico mais elevados, mas também ter maiores consciência e competência na investigação dos riscos sociais, tais como tabagismo, violência por parceiro íntimo, insegurança alimentar e instabilidade financeira (King et al., 2019). O impacto da gestação na adolescência é evidente pelas taxas de morbidade e mortalidade maternas e perinatais. A gestação na adolescência também se remete ao estado de saúde precedente à gravidez, o que inclui desnutrição, doenças transmissíveis e deficiências nos cuidados de saúde. O impacto mais importante está na área psicossocial; a gestação na adolescência contribui para a perda de autoestima, para a discriminação social, para o abandono de projetos de vida e para a manutenção do círculo de pobreza (WHO, 2019d).

Os adolescentes constituem um grupo único com necessidades especiais relacionadas ao seu estágio de desenvolvimento. A gestação na adolescência pode ser uma situação emocionalmente difícil, carregada de dilemas éticos e decisões. Temas como abstinência, sexo seguro, aborto e a decisão de ter um filho são questões delicadas a serem discutidas.

A gestação na adolescência é uma área na qual as convicções morais do enfermeiro podem influenciar o cuidado que presta às gestantes. Os enfermeiros precisam rever suas próprias crenças sobre a sexualidade na adolescência para identificar presunções pessoais. Deixar de lado suas próprias convicções morais pode ser difícil, mas é necessário quando se trabalha com adolescentes grávidas. Para serem eficazes, os profissionais da saúde devem ser capazes de se comunicar com os adolescentes de maneira que possam entendê-los e respeitá-los como indivíduos.

"É preciso uma aldeia para criar uma criança" é um provérbio africano que significa que toda uma comunidade deve interagir com as crianças para que cresçam em um ambiente seguro. Esse conceito talvez seja ainda mais válido do que se pensava anteriormente em relação à gestação na adolescência. As evidências sugerem que não é suficiente ensinar os adolescentes a "apenas dizer não", nem é suficiente dar-lhes informações sobre métodos anticoncepcionais; eles precisam estar conectados aos pais, aos colegas e à comunidade (WHO, 2020b). Os enfermeiros devem sentir que sempre há esperança e a chance de desfechos positivos. Além disso, eles têm que acreditar nisso e trabalhar para se conectar com suas gestantes adolescentes. Os profissionais de enfermagem, por estarem na linha de frente dos cuidados de saúde, muitas vezes são os primeiros a interagir e construir um relacionamento com os adolescentes, podendo aqueles que se envolvem em comportamentos sexuais de risco procurar primeiro esses profissionais. O escopo da prática dos enfermeiros inclui oferta de orientações e conforto e apoio para todas as idades. Portanto, é imperativo que todos os profissionais de enfermagem sejam capazes de fornecer informações sobre saúde sexual adequadas à idade. Ao fornecer esses cuidados, a qualidade de vida e os resultados tanto da mãe quanto do recém-nascido podem ser melhorados.

Questões de desenvolvimento

Um adolescente precisa realizar determinadas tarefas de desenvolvimento para avançar para o próximo estágio de maturidade, as quais incluem:

HEALTHY PEOPLE 2030 · 20.2

Objetivos	Importância para a enfermagem
FP-2030-03 Reduzir as gestações entre mulheres adolescentes de 15 a 19 anos.	Ajudará a promover um declínio contínuo nas taxas de gestação na adolescência ao se concentrar em intervenções relacionadas à prevenção da gravidez, o que inclui práticas de sexo seguro e orientações sobre as complicações associadas à gestação na adolescência.
FP-2030-04 Aumentar a proporção de adolescentes de 15 a 17 anos que não iniciaram a vida sexual.	
FP-2030-11 Aumentar a proporção de adolescentes de 15 a 19 anos em risco de gravidez indesejada que usam métodos de contracepção mais eficazes ou moderadamente eficazes.	Discutir os vários métodos de planejamento familiar disponíveis para evitar uma gravidez indesejada em adolescentes.
NWS-2030-16 Reduzir a deficiência de ferro entre mulheres de 12 a 49 anos.	Fornecer instruções nutricionais sobre alimentos ricos em ferro ajudará a reduzir a incidência de anemia ferropriva durante a gravidez.

Adaptado de USDHHS. (2020). *Proposed objectives for inclusion in Healthy People 2030*. Disponível em: https://www.healthypeople.gov/sites/default/files/ObjectivesPublicComment508.pdf. Acesso em: 16 jun. 2020.

---

[16]N.R.T.: Outro dado preocupante com relação ao desenvolvimento das meninas brasileiras é a taxa de gravidez na adolescência. A taxa está em queda, mas, ainda assim, ficou em 59 nascimentos a cada mil mulheres de 15 a 19 anos em 2019. (Fonte: Federação Brasileira das Associações de Ginecologia e Obstetrícia. *Gestação na adolescência: estudo inédito revela queda de 37% nos últimos 20 anos*. Disponível em: https://www.febrasgo.org.br/pt/noticias/item/1299-gestacao-na-adolescencia-estudo-inedito-revela-queda-de-37-nos-ultimos-20-anos#:~:text=No%20primeiro%20ano%20observado%2C%20m%C3%A3es,adolescente%20continua%20preocupante%20no%20pa%C3%ADs. Acesso em: 22 jan. 2022.)

- Buscar estabilidades econômica e social
- Ajustar-se ao seu corpo em processo de amadurecimento sexual e aos sentimentos associados
- Desenvolver um sistema de valores pessoais
- Construir relacionamentos significativos com outras pessoas (Figura 20.6)
- Ficar confortável com a mudança de seu corpo
- Trabalhar para se tornar independente de seus pais
- Compreender ideias abstratas
- Aprender a verbalizar suas necessidades (CDC, 2019r).

Os adolescentes têm necessidades especiais enquanto se esforçam para cumprir suas tarefas de desenvolvimento e fazer uma transição tranquila para a idade adulta jovem. Uma das maiores áreas de necessidade é a saúde sexual. Os adolescentes geralmente carecem de informações, habilidades e serviços necessários para fazer escolhas informadas relacionadas à saúde sexual e reprodutiva. Em termos de desenvolvimento, os adolescentes estão tentando descobrir quem são e como se encaixam na sociedade. À medida que eles amadurecem, seus pais se tornam menos influentes e os colegas exercem maior influência. A pressão dos colegas pode levar os adolescentes a participar da atividade sexual, assim como a crença do adolescente típico de que "isso não vai acontecer comigo" (Boxe 20.3). Como resultado, ocorrem gestações não planejadas. O trabalho nas tarefas de desenvolvimento da adolescência, especialmente a identidade pessoal, pode ser interrompido à medida que a adolescente tenta integrar as tarefas da gestação, vinculando-se e preparando-se para cuidar de outra pessoa com as tarefas de desenvolver autoidentidade e independência. Uma adolescente grávida deve tentar atender às suas próprias necessidades e às do feto. O processo de aprender como se separar dos pais enquanto aprende como se relacionar e se apegar a um recém-nascido traz conflito e estresse. Uma gestação pode acentuar as sensações de perda de controle e de desamparo de uma adolescente (AAP, 2019b).

Saúde e questões sociais

A gestação na adolescência tem um impacto negativo em termos de consequências para a saúde e para as questões sociais. Por exemplo, sete em cada dez adolescentes

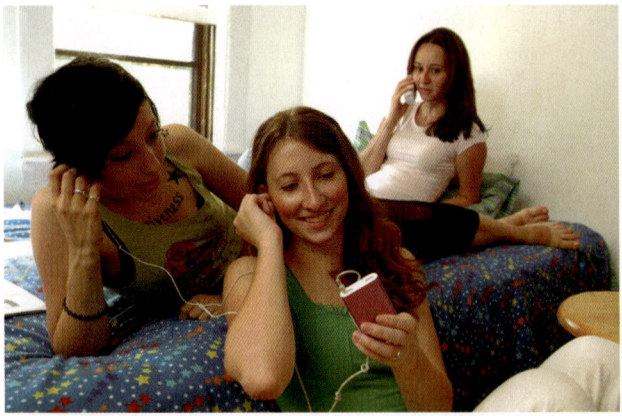

FIGURA 20.6 Adolescentes passando um tempo juntas.

> **BOXE 20.3** Fatores que podem contribuir para gestação na adolescência.
>
> - Menarca precoce
> - Pressão dos colegas para se tornar sexualmente ativa
> - Abuso sexual ou outro tipo de violência na infância
> - Falta de informações precisas sobre contracepção
> - Medo de conversar com os pais sobre a atividade sexual
> - Sentimentos de invulnerabilidade
> - Pobreza
> - Cultura ou etnia
> - Relação sexual sem proteção
> - Baixa autoestima e incapacidade de dialogar com parceiros sexuais
> - Falta de bons exemplos
> - Forte necessidade de alguém para amar
> - Uso abusivo de substâncias psicoativas, evasão escolar ou outros problemas comportamentais
> - Desejo de escapar de uma situação ruim em casa
> - Namoro precoce sem supervisão.
>
> Centers for Disease Control and Prevention (CDC). (2019q). *About teen pregnancy*. Disponível em: https://www.cdc.gov/teenpregnancy/about/index.htm. Acesso em: 16 jun. 2020; Chacko, M. R. (2019). *Pregnancy in adolescents*. Disponível em: https://www.uptodate.com/contents/pregnancy-in-adolescents. Acesso em: 18 fev. 2020; e Guttmacher Institute. (2019b). *Teen pregnancy*. Disponível em: https://www.guttmacher.org/united-states/teens/teen-pregnancy. Acesso em: 16 jun. 2020.

abandonarão a escola. Mais de 75% receberão assistência pública dentro de 5 anos após o nascimento do primeiro filho. Além disso, filhos de mães adolescentes correm maior risco de parto prematuro, baixo peso ao nascer, maus-tratos infantis, negligência, pobreza e morte. Quanto mais jovem for a adolescente no momento da primeira gestação, maior será a probabilidade de ela ter outra gestação durante a adolescência (Chacko, 2019). A gravidez na adolescência também coloca a gestante em alto risco de complicações obstétricas, tais como trabalho de parto prematuro e parto pré-termo; recém-nascidos com baixo peso; ISTs; baixo ganho de peso materno; pré-eclâmpsia; anemia ferropriva; maus hábitos alimentares e nutrição inadequada; e depressão pós-parto (King et al., 2019).

Os riscos psicossociais associados à gestação precoce geralmente têm um impacto ainda maior sobre as mães, as famílias e a sociedade do que os riscos obstétricos ou médicos (Akella, 2019). Adolescentes grávidas apresentam taxas mais altas de violência doméstica e uso abusivo de substâncias. As vítimas de violência têm maior propensão a fazer uso abusivo de substâncias psicoativas e receber assistência pré-natal inadequada, além de ter menor peso na gestação do que aquelas que não sofrem violência (WHO, 2019d). Além disso, o uso abusivo de substâncias (cigarros, álcool ou drogas ilícitas) pode contribuir para o baixo peso ao nascer, restrição do crescimento fetal, partos prematuros, dependência química por parte dos recém-nascidos e sepse (March of Dimes, 2019i).

Embora a gestação precoce (12 a 19 anos) ocorra em todos os grupos socioeconômicos, é mais prevalente entre mulheres pobres e de minorias que enfrentam mais riscos obstétricos e para os recém-nascidos do que suas contrapartes mais ricas. Mais de 2 milhões de adolescentes vivem em famílias com renda abaixo do nível de pobreza e permanecerão nessa situação após a gestação (Pew Research Center, 2019). Muitas vezes a pobreza contribui para atrasos no atendimento pré-natal e para complicações clínicas relacionadas a má nutrição, como a anemia.

Os encargos financeiros da gestação na adolescência são altos e custam aos contribuintes cerca de US$ 12 bilhões anualmente nos EUA (Guttmacher Institute, 2019c). Grande parte desse valor é gasto com Medicaid, vale-refeição, maternidades públicas, programa federal Aid to Families with Dependent Children e pagamentos diretos aos profissionais da saúde. No entanto, esse montante não contempla os custos para a sociedade em termos de perda de recursos humanos e efeitos intergeracionais de longo alcance da maternidade na adolescência. Para algumas adolescentes, a gestação é encarada como uma situação desesperadora: um episódio cruel de pobreza e de sonhos perdidos, de estar presa em uma vida que nunca foi desejada. Determinados comportamentos relacionados com a saúde desenvolvidos durante a adolescência, tais como tabagismo, má alimentação, uso abusivo de substâncias, comportamento sexual e apelos por ajuda, muitas vezes permanecem durante as fases posteriores da vida (Kapetanovic et al., 2019). As consequências associadas a um estado de saúde inferior ao ideal de uma adolescente nessa idade por causa da gravidez podem acabar comprometendo a saúde dela e a dos filhos a longo prazo. No entanto, algumas adolescentes conseguem desenvolver uma vida estável e feliz para si e para seus filhos, enfrentando os desafios e trabalhando arduamente para vencer as adversidades.

> Recorde-se de Rose, a adolescente grávida com asma brônquica. Sobre quais questões seria importante que o enfermeiro conversasse com ela em relação à gravidez, à asma e à sua idade?

Avaliação de enfermagem

A avaliação da adolescente grávida é a mesma que para qualquer gestante. No entanto, quando se trata de adolescentes grávidas, o enfermeiro também precisa fazer as seguintes perguntas:

- Como a adolescente se vê no futuro?
- Existem exemplos de outras realidades para ela?
- O quanto ela conhece sobre o desenvolvimento de uma criança?
- Com quais recursos financeiros a adolescente pode contar?
- Ela trabalha? Frequenta a escola?
- A adolescente conta com apoio emocional?
- Ela é capaz de solucionar conflitos e controlar a raiva?
- O que ela sabe sobre saúde e nutrição para ela e seu filho?

- Ela vai precisar de ajuda para lidar com os desafios do novo papel de mãe?
- Ela precisa de informações em relação aos recursos da comunidade?

Ter uma relação honesta com as gestantes adolescentes exige conhecê-las e ser capaz de respeitar os aspectos importantes da vida delas. Com essa relação transparente, forma-se uma base para o julgamento clínico do enfermeiro e promove-se um cuidado que leva em conta as preocupações e as circunstâncias práticas da adolescente e de sua família. Uma prática habilidosa inclui saber como e quando aconselhar uma adolescente e quando ouvir e abster-se de dar conselhos. Dar conselhos pode ser interpretado como "sermão", e a adolescente provavelmente ignorará a informação. O enfermeiro precisa ser não só perspicaz, flexível e sensível, como também se esforçar para estabelecer uma relação terapêutica.

Conduta de enfermagem

Para as adolescentes, assim como para todas as mulheres, a gestação pode ser um tempo física, emocional e socialmente estressante. Muitas vezes a gestação é o resultado e a causa de problemas sociais e estressores que podem ser angustiantes para elas. As mães adolescentes frequentemente têm depressão, complexos sociais e habilidades parentais inadequadas. Os enfermeiros precisam apoiar as adolescentes durante a transição da infância para a idade adulta, o que é complicado pela maternidade. Ajude a adolescente a identificar os familiares e os amigos que queiram se envolver e dar apoio durante a gestação.

Auxilie a adolescente a identificar as opções para a sua gestação, tais como abortar, cuidar sozinha da criança, contar com famílias de acolhimento temporário para o recém-nascido ou para si mesma ou disponibilizar a criança para adoção. Investigue com a adolescente se a gravidez foi planejada ou indesejada. É necessário saber o motivo pelo qual ela decidiu ter um filho para ajudar no desenvolvimento da adolescente e de sua capacidade como mãe. Identifique barreiras à busca por cuidados pré-natais, tais como a falta de transporte, muitos problemas em casa, preocupações financeiras, a longa espera por uma consulta e a falta de sensibilidade por parte do sistema de saúde. Incentive a adolescente a definir metas e trabalhar em direção a elas. Ajude-a a voltar para a escola e a se formar. Conforme o caso, faça um encaminhamento para um aconselhamento de carreira ou trabalho.

Informe que o bem-estar físico da adolescente é importante tanto para ela quanto para o feto em desenvolvimento, que depende dela para suas próprias necessidades de saúde. Auxilie na organização dos cuidados, incluindo o manejo do estresse e o autocuidado. O fato de ter um recém-nascido saudável facilita um pouco a transição para a maternidade, em vez de ter que lidar com o estresse de cuidar de um neonato não saudável (Cox et al., 2019). Monitore o ganho ponderal, os padrões de sono e de repouso e o estado nutricional para promover desfechos positivos para a mãe e a criança. Saliente a importância de participar de aulas de orientação pré-natal. Forneça orientações adequadas com base no nível de desenvolvimento da adolescente e enfatize a importância dos cuidados pré-natais e de acompanhamento continuados. Monitore o bem-estar materno e fetal durante a gestação e o trabalho de parto (Figura 20.7).

Os enfermeiros podem desempenhar um papel importante na prevenção da gestação na adolescência, oferecendo-se talvez para falar com grupos de adolescentes. Diretrizes de ensino 20.6 destaca as áreas-chave para orientar adolescentes sobre a prevenção da gestação.[17]

DIRETRIZES DE ENSINO **20.6**
Tópicos para orientar adolescentes a evitar a gestação

- Comportamentos de alto risco que levam à gestação
- Eficácia absoluta da abstinência sexual
- Envolvimento em programas como *Free Teens, Teen Advisors* ou *Postponing Sexual Involvement*[18]
- Planejamento e definição de metas para visualizar o futuro em termos de carreira, faculdade, viagens e educação

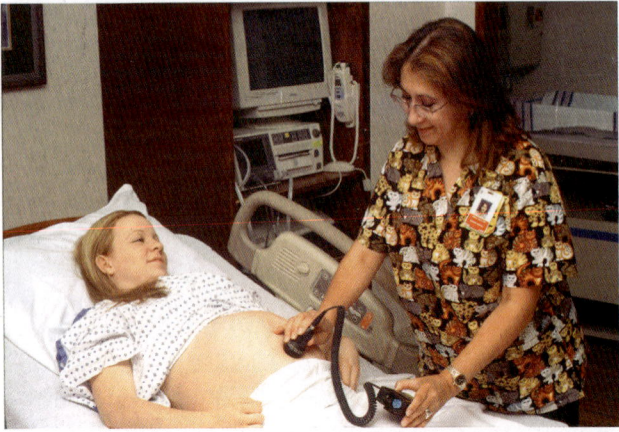

FIGURA 20.7 Adolescente gestante recebendo atendimento durante o trabalho de parto.

---

[17]N.R.T.: No Brasil, existe a Lei nº 9.263, de 12 de janeiro de 1996, que regula o § 7º do art. 226 da Constituição Federal, que trata do planejamento familiar, estabelece penalidades e dá outras providências. (Disponível em: http://www.planalto.gov.br/ccivil_03/leis/l9263.htm. Acesso em: 23 jan. 2022.)

[18]N.R.T.: Atualmente no Brasil, o Sistema Único de Saúde (SUS) oferta de maneira gratuita nove métodos contraceptivos que ajudam no planejamento familiar. São eles: anticoncepcional injetável mensal; anticoncepcional injetável trimestral; minipílula; pílula combinada; diafragma; pílula anticoncepcional de emergência (ou "pílula do dia seguinte"); dispositivo intrauterino (DIU); preservativo feminino; e preservativo masculino. Esses métodos contraceptivos estão acessíveis aos adolescentes nas unidades de saúde, incluindo testes rápidos para infecções, mesmo que estejam desacompanhados. No caso de alterações, os pais ou responsáveis são acionados. (Fonte: *Principais ações em saúde para prevenção da gravidez na adolescência.* Disponível em: https://aps.saude.gov.br/noticia/7196#:~:text=S%C3%A3o%20eles%3A%20anticon-cepcional%20injet%C3%A1vel%20mensal,preservativo%20feminino%20e%20preservativo%20masculino. Acesso em: 28 mar. 2022.)

- Escolha de abstinência mesmo depois de se tornar sexualmente ativa
- Discussões sobre sexualidade com um adulto sábio, alguém que a respeite e que possa ajudar a colocar as coisas em perspectiva
- Proteção contra ISTs e gestação se optar por permanecer sexualmente ativa
- Observação crítica e reavaliação de colegas e amigos para garantir que esteja integrando um grupo certo de amizades
- Empoderamento para fazer escolhas que irão moldar sua vida nos próximos anos, incluindo obter o controle de sua própria vida a partir de agora
- Uso apropriado do tempo de lazer, tais como práticas de esportes, teatro, trabalho voluntário, música, trabalhos remunerados, participação em atividades na igreja e em clubes escolares.

Pew Research Center. (2019). *The concerns and challenges of being a U.S. teen: what the data show.* Disponível em: https://www.pewresearch.org/fact-tank/2019/02/26/the-concerns-and-challenges-of-being-a-u-s-teen-what-the-data-show/. Acesso em: 16 jun. 2020; U.S. Department of Health and Human Services (USDHHS). (2019c). *Teen pregnancy and childbearing.* Disponível em: https://www.hhs.gov/ash/oah/adolescent-development/reproductive-health-and-teen-pregnancy/teen-pregnancy-and-childbearing/index.html. Acesso em: 16 jun. 2020; e King, T. L., Brucker, M. C., Jevitt, C., & Osborne, K. (2019). *Varney's midwifery* (6th ed.). Jones & Bartlett Learning

É difícil abordar as muitas questões que envolvem a gravidez na adolescência. É fundamental estabelecer um vínculo com a gestante, independentemente de quão complexa seja a sua situação. O futuro desafia os enfermeiros a encontrar soluções para a gravidez na adolescência. Os profissionais de enfermagem devem adotar posições proativas durante o trabalho com adolescentes, pais, escolas e comunidades para reduzir os problemas associados à gravidez precoce.

Os enfermeiros que prestam cuidados às adolescentes têm a oportunidade de conversar sobre gestações futuras e utilizar as consultas de saúde para orientar em relação à saúde preconceptiva. A orientação das adolescentes que expressam o desejo de ter um filho e daquelas que não expressam esse desejo também deve ser incluída nos cuidados gerais de enfermagem. As adolescentes precisam de orientações gerais sobre os cuidados que evitam os riscos à saúde, tais como parar de fumar, controlar o peso corporal, evitar violência interpessoal e a necessidade de uso de ácido fólico. As adolescentes devem ser as principais destinatárias das orientações preconceptivas em todas as consultas de saúde.

A gestação na adolescência está associada a consequências adversas para as mães e seus filhos, e impõe altos custos para o setor público. A prevenção da gestação na adolescência requer uma educação sexual baseada em evidências, apoio para os pais conversarem com seus filhos sobre a prevenção da gestação e sobre outros aspectos da saúde sexual e reprodutiva e acesso imediato a métodos anticoncepcionais eficazes e acessíveis para adolescentes sexualmente ativas (CDC, 2019q).

Gestante em idade avançada

Estima-se que até o ano de 2025 aproximadamente 25% das mulheres iniciarão a maternidade em "idade avançada", um fator de risco para infertilidade feminina, perda de gestação, anomalias fetais, natimorto e complicações obstétricas, tais como diabetes e hipertensão gestacionais, pré-eclâmpsia, recém-nascidos pequenos para a idade gestacional, partos prematuros espontâneos tardios e cesarianas (Kahveci et al., 2018). Há algumas décadas, a gestante de 35 anos provavelmente estava dando à luz o último de seus vários filhos, mas hoje ela pode estar tendo a sua primeira criança. Com os avanços da tecnologia e a tendência de as mulheres buscarem progressão na carreira para atingir seus objetivos antes da gestação, o aumento surpreendente de mulheres tendo a primeira gravidez após os 35 anos provavelmente continuará, especialmente entre aquelas com 40 anos ou mais.

Impacto da gestação em idade avançada

Embora as complicações maternas aumentem com a idade, a gestação continua sendo um processo fisiológico, não patológico. O ACOG define idade materna avançada como gestantes a partir de 35 anos ou mais. Aproximadamente uma em cada seis gestantes nos EUA tem mais de 35 anos (2020c).[19] Independentemente de a gravidez ter sido adiada por opção ou por acaso, a mulher que começa uma família com 35 anos ou mais não o está fazendo sem riscos. As mulheres nessa faixa etária já podem ter problemas crônicos de saúde que podem colocar a gestação em risco. Além disso, vários estudos demonstraram que o aumento da idade materna é um fator de risco para infertilidade e abortos espontâneos, diabetes gestacional, hipertensão crônica, hemorragia pós-parto, pré-eclâmpsia, trabalho de parto prematuro e parto pré-termo, gestação múltipla, distúrbios genéticos e anormalidades cromossômicas, placenta prévia, restrição do crescimento fetal, baixos escores de Apgar e partos cirúrgicos (Dillion et al., 2019). No entanto, embora o aumento da idade implique que complicações maiores, a maioria das mulheres que hoje engravida após os 34 anos tem gestações e recém-nascidos saudáveis.

Avaliação de enfermagem

A avaliação de enfermagem da gestante com mais de 34 anos é igual à de qualquer outra. Para uma mulher dessa idade, a consulta preconceptiva é importante para identificar os problemas crônicos de saúde que podem afetar a gestação e, também, para tratar das questões de estilo de vida que podem levar algum tempo para serem modificadas. Incentive a mulher com idade avançada a planejar a gestação, consultando seu médico antes de engravidar para discutir condições médicas preexistentes, medicamentos e opções de estilo de vida. Avalie-a à procura de fatores de risco, tais como tabagismo, má alimentação, sobrepeso ou baixo peso, uso de álcool ou drogas ilícitas.

A consulta preconceptiva também oferece a oportunidade de orientar a mulher em relação aos fatores de risco e de fornecer informações sobre como modificar seus hábitos de estilo de vida para melhorar o desfecho da gestação. Ajude a mulher com as mudanças de estilo de vida para que ela possa começar a gravidez em um estado de saúde ideal. Por exemplo, se ela apresentar sobrepeso, oriente-a em relação à perda ponderal para que ela possa começar a gestação com um peso saudável. Se a mulher for tabagista, incentive-a a abandonar o cigarro para reduzir os efeitos da nicotina sobre ela e o feto.

Prepare a mulher para os exames laboratoriais e complementares para estabelecer uma linha de base para futuras comparações. O risco de ter um recém-nascido com síndrome de Down aumenta com a idade, especialmente após os 34 anos. Costuma-se oferecer a amniocentese de rotina a todas as mulheres mais velhas para permitir a detecção precoce de várias anormalidades cromossômicas, incluindo a síndrome de Down. Além disso, um teste de sangue quádruplo (alfafetoproteína [AFP], gonadotrofina coriônica humana [hCG], estriol não conjugado [UE] e inibina A [hormônio da placenta]) realizado entre a 15ª e a 20ª semana de gestação pode ser útil no rastreamento para síndrome de Down e defeitos do tubo neural.

Conduta de enfermagem

Durante as consultas pré-natais de rotina, o enfermeiro pode desempenhar um papel fundamental na promoção de uma gestação saudável. Considere os fatores sociais, genéticos e ambientais que são exclusivos das gestantes com idade avançada e prepare-se para lidar com eles ao prestar cuidados.

Avalie o conhecimento da mulher sobre os fatores de risco e as medidas para reduzi-los. Oriente-a sobre as medidas para promover um desfecho positivo. Incentive-a a obter cuidados pré-natais precoces e regulares. Aconselhe-a a ingerir uma variedade de alimentos nutritivos, especialmente cereais fortificados, grãos enriquecidos e frutas e vegetais frescos, assim como a beber pelo menos seis a oito copos de água por dia e tomar também diariamente a vitamina prescrita com 400 μg de ácido fólico. As metanálises confirmam que a ingestão diária de ácido acetilsalicílico em baixa dose (81 mg/dia) fornece benefícios modestos na prevenção de pré-eclâmpsia em mulheres em risco, especificamente naquelas com hipertensão crônica, diabetes e doenças renais e autoimunes (Dillion et

---

[19]N.R.T.: Segundo levantamento do Departamento de Informática do Sistema Único de Saúde (DATASUS), no Brasil, o número de nascidos vivos entre mulheres de 35 a 45 anos teve um aumento significativo de 86% de 1994 a 2014, com índice de distribuição regional da seguinte forma: no Norte, o crescimento foi de 29%; no Nordeste, 96%; no Sudeste, 93%; no Centro-Oeste, 193%; e no Sul, 25%. (Fonte: Tavares, M. E. L. et al. (2021). Experiências de mulheres ao vivenciarem uma gravidez entre 35 e 45 anos de idade. *Revista de Pesquisa Cuidado é Fundamental*, v. 13, p. 1480-5. Disponível em: http://www.seer.unirio.br/cuidadofundamental/article/view/10184/10554. Acesso em: 28 mar. 2022.)

al., 2019). Enfatize também a necessidade da mulher de evitar o consumo de álcool durante a gestação e a exposição ao fumo passivo e a não fazer uso de fármacos, a menos que prescritos. Mantenha uma vigilância contínua da mãe e do feto durante a gestação.

Gestante obesa

A epidemia mundial de obesidade é amplamente reconhecida como um sério desafio para a melhoria da saúde global e das metas de desenvolvimento sustentável. A prevalência da obesidade nos EUA atingiu proporções epidêmicas. Um em cada 50 norte-americanos era obeso há 40 anos, mas atualmente as estimativas são de um em dez. Mais impressionante, no entanto, é o aumento da obesidade grave (IMC acima de 40 kg/m²).[20] A obesidade surgiu como uma das principais causas de morbidade em mulheres em idade reprodutiva (National Academy of Medicine, 2020). As gestantes obesas constituem um grupo particularmente vulnerável porque a obesidade é altamente visível. Nos EUA, quase 40% dos adultos são obesos, incluindo duas em cada cinco mulheres. A obesidade durante a gravidez afeta aproximadamente uma em cada duas gestantes (CDC, 2019s). O sobrepeso e a obesidade ganharam atenção como sérias ameaças globais à saúde. A obesidade durante a gestação é definida como um IMC igual ou maior que 30 kg/m², que é calculado com base na altura e no peso medidos na primeira consulta pré-natal. Em comparação com as mulheres com peso saudável, as com sobrepeso e obesas tendem a ganhar peso excessivo durante a gestação e estão sob alto risco de resultados negativos para a mãe e durante o parto. O ganho de peso gestacional excessivo está fortemente associado à retenção de peso pós-parto, o que aumenta o risco de ganho de peso adicional em gestações subsequentes e leva a um risco aumentado de obesidade infantil nos filhos (Ramsey, 2019). Alimentação de má qualidade, baixos níveis de atividade física e altos níveis de atividades sedentárias contribuem para o ganho de peso. A obesidade contribui para problemas sociais, psicológicos e econômicos ao longo da vida da mulher. As atitudes negativas e discriminatórias por parte da sociedade podem ter consequências negativas para a qualidade de vida da mulher. O número de mulheres com sobrepeso ou obesas durante a gestação também aumentou. Durante a gravidez, o excesso de peso aumenta os riscos obstétricos e neonatais, que incluem:

- Diabetes melito gestacional
- Hipertensão
- Tromboembolismo

- Pré-eclâmpsia
- Trabalho de parto e parto prematuros
- Anomalias congênitas
- Obesidade na infância e na adolescência
- Macrossomia fetal (peso ao nascer acima de 4.000 g)
- Dificuldade em combater infecções pós-parto
- Depressão
- Tendência a permanecer com sobrepeso/obesidade entre as gestações
- Prolongamento da gestação/aumento da probabilidade de recém-nascidos pós-termo
- Aumento do risco de natimortos
- Baixo peso ao nascer
- Maior taxa de cesarianas
- Perda gestacional precoce
- Aumento do risco de mortalidade materna
- Alto risco de hemorragia pós-parto (ACOG, 2019d).

Atitudes negativas ou preconceituosas em relação a indivíduos com sobrepeso ou obesos podem ser expressas dentro da comunidade de saúde e seus membros, incluindo enfermeiros. Os profissionais de enfermagem e os médicos podem achar difícil discutir questões de peso durante as consultas pré-natais com mulheres obesas. No entanto, a obesidade é uma condição clínica e deve ser tratada como tal (ACOG, 2019e). A avaliação preconceptiva e o aconselhamento são necessários para as mulheres obesas e devem incluir informações específicas sobre os riscos maternos e fetais da obesidade na gestação, bem como o incentivo à realização de um programa de redução de peso que inclua dieta, exercícios e modificação de comportamento, para permitir a obtenção de um peso saudável antes da concepção.

As gestantes obesas requerem cuidados de enfermagem individualizados. É necessário um tempo extra para promover práticas saudáveis, que devem incluir lidar com as questões relacionadas com o peso, reorientação alimentar e exercícios. As intervenções nutricionais especializadas e as diretrizes baseadas em evidências para lidar com as mulheres em idade fértil precisam ser consideradas como prioridade de saúde pública por todos os profissionais de enfermagem. Esses cuidados precisam ser prestados com imparcialidade e respeito a todas as necessidades da mulher. Trata-se de uma oportunidade para a promoção da saúde visando à divulgação de informações sobre os riscos da obesidade na gestação de mulheres com sobrepeso e em obesas em idade fértil.

Gestantes usuárias de substâncias psicoativas

O uso abusivo de substâncias psicoativas na gestação é um grave problema de saúde pública que provoca aumento da morbidade tanto da mãe quanto do feto. A epidemia de uso abusivo de substâncias continua a representar um desafio significativo. Embora haja uma tendência de simplesmente associar o uso de drogas à pobreza, o problema afeta todos os estratos sociais, gênero e raça, e as gestantes não são exceção. O **uso abusivo de substâncias**

---

[20]N.R.T.: A proporção de obesos na população brasileira ≥ 20 anos mais que dobrou entre 2003 e 2019, passando de 12,2% para 26,8%. Nesse período, a obesidade feminina subiu de 14,5% para 30,2%, enquanto a masculina passou de 9,6% para 22,8%. (Fonte: *Pesquisa nacional de saúde 2019: informações sobre domicílios, acesso e utilização dos serviços de saúde*. (2020). Rio de Janeiro: IBGE. Disponível em: https://biblioteca.ibge.gov.br/visualizacao/livros/liv101748.pdf. Acesso em: 28 mar. 2022.)

psicoativas no período perinatal consiste no consumo de álcool e de outras substâncias por gestantes. A incidência de uso abusivo de substâncias durante a gravidez é altamente variável porque a maioria das gestantes reluta em revelar a extensão de seu uso. O National Institute on Drug Abuse (NIDA, 2020a) estima que até 10% das mulheres nos EUA usaram drogas ilícitas durante a gestação. Isso inclui cocaína, maconha, opioides, heroína e fármacos psicoterapêuticos não prescritos por um profissional da saúde. Mais de 20% usaram álcool e 19% fumaram cigarros durante a gestação (NIDA, 2020a).[21,22]

Impacto do uso abusivo de substâncias na gestação

As pesquisas mostram que o tabagismo, o alcoolismo, o uso abusivo de drogas ilícitas ou o uso indevido de fármacos prescritos para gestantes podem ter consequências graves para a saúde dos recém-nascidos (NIDA, 2020a). O uso de substâncias psicoativas pode ser visto ao longo de um *continuum* entre o uso de drogas recreativas sociais e a dependência. O uso abusivo de substâncias psicoativas é prevalente e continua sem ser detectado ou subdiagnosticado em muitas gestantes. Essa prática raramente começa durante a gestação. Mais frequentemente, as mulheres que engravidam já faziam uso abusivo de substâncias psicoativas ou já eram dependentes químicas.

Orientação e aconselhamento pré-natais são essenciais para impactar com sucesso essa população de alto risco. O impacto global positivo de um cuidado pré-natal adequado sobre os resultados do parto está bem documentado. No caso de gestantes usuárias de substâncias psicoativas, os cuidados pré-natais adequados são especialmente críticos. Vários estudos relataram que aumentar a adequação da utilização do pré-natal em grávidas usuárias de substâncias reduz os riscos de prematuridade, baixo peso ao nascer e mortalidade perinatal. No entanto, muitas gestantes usuárias de substâncias não procuram atendimento pré-natal por medo de serem denunciadas aos Child Protective Services (SAMHSA, 2018).

O uso de substâncias psicoativas, ilícitas ou não, aumenta o risco de complicações clínicas na mãe e de maus resultados do parto da criança. A placenta atua como um mecanismo de transporte ativo, não como uma barreira, e as substâncias passam da mãe para o feto através dela. Assim, com a mãe, o feto experimenta o uso, o uso abusivo e a dependência de substâncias. Além disso, a vulnerabilidade fetal às drogas é muito maior porque o feto não desenvolveu o sistema enzimático necessário para metabolizá-las (Shukla & Pomar, 2019).

EFEITOS DA DEPENDÊNCIA

A dependência é um processo multifacetado afetado por fatores ambientais, psicológicos, familiares e físicos. As mulheres usuárias de fármacos/drogas ilícitas, etilistas ou tabagistas são provenientes de todas as classes socioeconômicas e culturas e têm diferentes estilos de vida. Os fatores associados ao uso abusivo de substâncias psicoativas durante a gestação incluem baixa autoestima, sistemas de apoio inadequados, baixa expectativa em relação a si mesma, altos níveis de ansiedade, barreiras socioeconômicas, envolvimento em relações abusivas, sistemas familiares e sociais caóticos e histórico de doença psiquiátrica ou depressão. Com frequência, as mulheres fazem uso abusivo de substâncias psicoativas para aliviar a ansiedade; os traumas físicos, sexuais e emocionais da vida; a depressão; e os sentimentos de baixa autoestima (Chang, 2019).

As atitudes da sociedade em relação às mulheres e ao uso abusivo de substâncias podem coibi-las de admitir o problema e procurar tratamento. A sociedade penaliza as mulheres por não corresponderem às expectativas de como uma gestante "deveria" se comportar, possivelmente afastando-as ainda mais do tratamento necessário. Por muitas razões, as gestantes que abusam de substâncias não se sentem bem-vindas nas clínicas pré-natais ou nos ambientes médicos. Muitas vezes, procuram o pré-natal tardiamente ou nem procuram. Elas podem temer passar vergonha ou serem denunciadas às autoridades legais ou de proteção infantil. É fundamental uma atitude imparcial e sem julgamentos com orientações destituídas de preconceitos para todas as gestantes, independentemente de seu estilo de vida. Uma abordagem acolhedora e interessada é fundamental para ajudar essas mulheres a se sentirem seguras e responder honestamente às perguntas da avaliação.

A gravidez pode ser um motivador para algumas mulheres que desejam tentar o tratamento. O objetivo da terapia é ajudar a mulher a lidar com a gestação, desenvolvendo um relacionamento de confiança. É necessário fornecer uma visão completa dos cuidados médicos, sociais e psicológicos.

EFEITOS MAIS COMUNS DO CONSUMO DE SUBSTÂNCIAS PSICOATIVAS

O uso abusivo de substâncias psicoativas na gestação aumentou durante as últimas três décadas nos EUA, resultando em aproximadamente um recém-nascido dependente a cada 15 minutos naquele país (CDC, 2019t). A triagem de rotina e a educação de mulheres em idade reprodutiva continuam sendo as formas mais importantes de reduzir a drogadição durante a gestação.

---

[21]N.R.T.: No Brasil, o número de mulheres usuárias de drogas ilícitas tem aumentado, e as diferenças de gênero no uso de drogas incluem fatores físicos, ambientais, sociais e de desenvolvimento. Esses fatores as tornam mais suscetíveis aos efeitos das drogas ilícitas, causando maiores danos e aumentando a probabilidade de elas se tornarem dependentes. (Fonte: Ministério da Cidadania (2021). *Conhecendo os efeitos do uso de drogas na gestação e as consequências para os recém-nascidos.*)

[22]N.R.T.: No que diz respeito às usuárias de drogas ilícitas, 90% estão em idade fértil, têm entre 15 e 40 anos, e 30% têm menos de 20 anos. Nesse âmbito, observa-se que 75,8% das gestantes iniciaram o pré-natal até a 16ª semana de gestação e 73,1% realizaram o número mínimo de consultas até o parto. O diagnóstico de usuária de drogas geralmente se dá na gestação, o que é um fato muito preocupante. (Fonte: Bianchini, B. V. et al. (2018). Uso de drogas lícitas e ilícitas na gestação e as repercussões no nascimento prematuro e de baixo peso. *Disciplinarum Scientia*, v. 19, n. 3, p. 611-22.)

O uso abusivo de substâncias psicoativas durante a gestação, especialmente no primeiro trimestre, tem um efeito negativo na saúde da mãe e no crescimento e desenvolvimento fetais. O feto experimenta os mesmos efeitos sistêmicos que a mãe, mas geralmente de modo mais grave. Ele não consegue metabolizar os fármacos/drogas de maneira tão eficiente quanto a mãe e sofrerá seus efeitos muito tempo após as substâncias terem sido eliminadas do organismo materno. O uso abusivo de substâncias psicoativas durante a gravidez está associado a trabalho de parto prematuro, aborto, RCIU, descolamento prematuro da placenta, redução do escore de Apgar, sangramento no terceiro trimestre, líquido amniótico tinto de mecônio no nascimento, morte fetal, baixo peso ao nascer, anormalidades neurocomportamentais e consequências no desenvolvimento infantil a longo prazo (Stevens, 2019). A Tabela 20.6 resume os efeitos de determinadas drogas durante a gestação. O boxe *Healthy People 2030* 20.1 também aborda as metas para o uso abusivo de substâncias perinatais.

Álcool. O consumo de álcool é um importante problema de saúde pública nos EUA.[23] O álcool é um **teratógeno**, uma substância tóxica para o desenvolvimento humano. A verdadeira taxa de consumo de álcool pré-natal é desconhecida. É um fato reconhecido que o transtorno do espectro alcoólico fetal é totalmente prevenível pela abstinência alcoólica. Teoricamente, nenhuma mãe daria uma taça de vinho, cerveja ou bebida destilada para seu recém-nascido; mas, quando ela bebe, seu embrião ou feto é exposto à mesma concentração de álcool no sangue que ela.

Os efeitos teratogênicos do consumo materno excessivo de álcool são reconhecidos desde 1973, quando a síndrome alcoólica fetal foi descrita pela primeira vez, sendo agora classificada de acordo com o termo mais amplo: **transtorno do espectro alcoólico fetal (TEAF)**; esse distúrbio inclui toda uma gama de defeitos congênitos, tais como anomalias estruturais e transtornos comportamentais e neurocognitivos causados pela exposição ao álcool no pré-natal (Mattson et al., 2019). O TEAF afeta 1 em cada 100 recém-nascidos a cada ano, mais do que autismo, síndrome de Down, paralisia cerebral, fibrose cística, espinha bífida e síndrome da morte súbita infantil (SMSI) combinados (National Organization on Fetal Alcohol Syndrome [NOFAS], 2020). Nos EUA, a cada ano até 40 mil recém-nascidos têm TEAF, sendo a principal causa de transtornos mentais não genéticos, possivelmente ultrapassando até mesmo a síndrome de Down, que atualmente se aproxima de 1 em 500 nascidos vivos. O consumo de álcool durante a gestação resulta em defeitos cerebrais, craniofaciais e cardíacos, neurotoxicidade e disfunção do sistema imunológico.

---

[23]N.R.T.: Segundo dados da Pesquisa Nacional de Saúde (PNS), de 2013, no Brasil, cerca de 24% da população com 18 anos ou mais consumiu bebida alcoólica uma vez ou mais por semana. Entre os homens, a frequência foi quase três vezes maior (36,3%) do que entre as mulheres (13%), variando de 18,8% no norte a 28,4% no sul do país. (Fonte: *Pesquisa Nacional de Saúde 2013: acesso e utilização dos serviços de saúde, acidentes e violências.* (2015). Rio de Janeiro: IBGE.)

TABELA 20.6 Efeitos de determinadas substâncias psicoativas na gestação.	
Substância psicoativa	**Efeitos na gestação**
Álcool	Aborto espontâneo, ganho de peso inadequado, RCIU, transtorno do espectro alcoólico fetal (principal causa de deficiência mental)
Cafeína	Vasoconstrição e discreto aumento da diurese materna; estimulação fetal, embora não tenham sido documentados efeitos teratogênicos em pesquisas
Nicotina	Vasoconstrição, redução do fluxo sanguíneo uteroplacentário, baixo peso ao nascer, aborto, prematuridade, descolamento prematuro da placenta, morte fetal
Cocaína	Vasoconstrição, hipertensão gestacional, descolamento prematuro da placenta, aborto, defeitos do SNC, RCIU
Maconha	Anemia, ganho de peso inadequado, "síndrome amotivacional", reflexo de Moro hiperativo, tremores em recém-nascidos, prematuridade, RCIU
Opiáceos e narcóticos	Abstinências materna e fetal, descolamento prematuro da placenta, trabalho de parto prematuro, ruptura prematura de membranas, asfixia perinatal, sepse e morte neonatais, deficiência mental, desnutrição
Sedativos	Depressão do SNC, abstinência no recém-nascido, convulsões maternas no trabalho de parto, síndrome da abstinência neonatal, atraso na maturação pulmonar

American College of Obstetricians and Gynecologists (ACOG). (2019g). *Tobacco, alcohol, drugs, and pregnancy.* Disponível em: https://www.acog.org/Patients/FAQs/Tobacco-Alcohol-Drugs-and-Pregnancy?IsMobileSet=false. Acesso em: 16 jun. 2020; Chang, G. (2019). Substance use by pregnant women. *UpToDate.* Disponível em: https://www.uptodate.com/contents/substance-use-by-pregnant-women. Acesso em: 9 out. 2019; e Jones, H. E., & Kraft, W. K. (2019). Analgesia, opioids, and other drug use during pregnancy and neonatal abstinence syndrome, *Clinics in Perinatology,* 46(2), 349-366.

As características do TEAF incluem dismorfia craniofacial (lábio superior fino, circunferência da cabeça pequena e olhos pequenos); RCIU; microcefalia; e anomalias congênitas, tais como anormalidades nos membros e defeitos cardíacos. As sequelas a longo prazo incluem restrição de crescimento pós-natal, déficits de atenção, atraso no tempo de reação e mau desempenho escolar (NOFAS, 2020). Os complexos problemas neurocomportamentais geralmente se manifestam de forma insidiosa. As crianças submetidas à exposição pré-natal ao álcool lutam contra desafios cognitivos, acadêmicos, sociais, emocionais e comportamentais. Esses desafios reduzem a capacidade da criança de aprender e agir com sucesso em muitos ambientes estruturados (Mattson et al., 2019). Os problemas cognitivos e comportamentais comuns estão listados no Boxe 20.4, e a Figura 20.8 ilustra os

BOXE 20.4 Problemas cognitivos e comportamentais associados ao transtorno do espectro alcoólico fetal (TEAF) e ao transtorno do déficit de atenção/hiperatividade (TDAH).

- Incapacidade de prever consequências
- Incapacidade de aprender com experiências prévias
- Falta de organização
- Déficit intelectual ou baixo QI
- Dificuldade na escola, principalmente com matemática
- Dificuldades de aprendizagem
- Pensamento abstrato precário
- Problemas no raciocínio e no entendimento
- Problemas de memória
- Falta de controle sobre os impulsos
- Retardos na fala e na linguagem.

National Organization on Fetal Alcohol Syndrome (NOFAS). (2019). *Key facts on alcohol and pregnancy.* Disponível em: https://www.nofas. org/factsheets/. Acesso em: 16 jun. 2020; American College of Obstetricians and Gynecologists (ACOG). (2019f). *Fetal alcohol spectrum disorders.* Disponível em: https://www. acog.org/topics/fetal-alcohol-spectrum-disorders. Acesso em:16 jun. 2020.

traços faciais característicos de uma criança nascida com TEAF. Ver Capítulo 24 para conhecer uma discussão mais detalhada sobre o recém-nascido com TEAF.

A ação preferencial adotada para evitar o consumo de álcool durante a gestação é a abstinência. No entanto, a detecção, o diagnóstico e o tratamento do TEAF continuam sendo as principais necessidades de saúde pública nos EUA e em todo o mundo. Nem todas as mulheres que bebem durante a gravidez darão à luz uma criança acometida por esses problemas. Com base na melhor pesquisa disponível, a seguir será apresentado o que se conhece sobre o consumo de álcool durante a gestação:

- A ingestão de bebidas alcoólicas aumenta o risco de defeitos congênitos relacionados ao etanol, o que inclui deficiências de crescimento, anormalidades faciais, comprometimento do SNC, transtornos comportamentais e de desenvolvimento intelectual

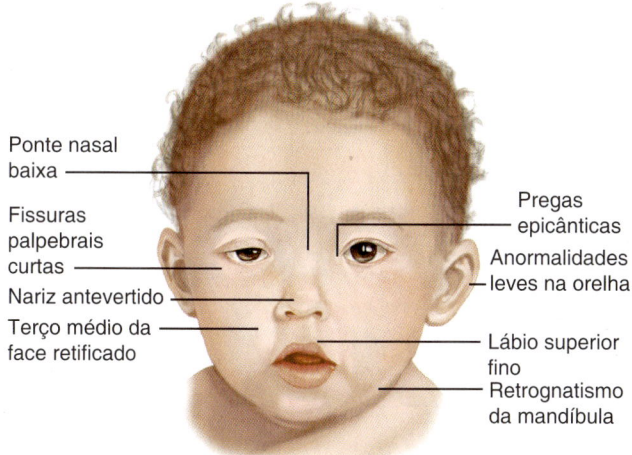

Ponte nasal baixa

Fissuras palpebrais curtas

Nariz antevertido

Terço médio da face retificado

Pregas epicânticas

Anormalidades leves na orelha

Lábio superior fino

Retrognatismo da mandíbula

FIGURA 20.8 Características faciais típicas de um recém-nascido com TEAF.

- Nenhuma quantidade de consumo de bebida alcoólica é considerada segura durante a gestação
- Podem ocorrer danos ao feto em qualquer fase da gravidez, mesmo antes de a mulher saber que está grávida
- Os defeitos cognitivos e os problemas comportamentais resultantes da exposição pré-natal duram a vida toda
- Os defeitos congênitos relacionados ao álcool são completamente evitáveis (ACOG, 2019f).

Os fatores de risco para dar à luz um recém-nascido afetado pelo álcool incluem idade materna, *status* socioeconômico, etnia, fatores genéticos, desnutrição, depressão, desorganização familiar, gestação não planejada e cuidado pré-natal tardio (ACOG, 2019f). A identificação dos fatores de risco fortemente associados a resultados de nascimentos relacionados com o consumo de álcool poderia ajudar a identificar as gestações de alto risco que requerem intervenção.

Um dos maiores desafios para determinar a verdadeira prevalência do TEAF é como reconhecer a síndrome, o que depende, em parte, da idade e das características físicas da pessoa que está sendo avaliada. A dificuldade de identificar o uso abusivo de bebidas alcoólicas resulta da negação do uso de álcool por parte da gestante, da sua relutância em relatar o consumo de álcool, da subnotificação e da capacidade limitada de lembrar a frequência, a quantidade e o tipo de álcool consumido, o que dificulta a identificação das mulheres que bebem durante a gestação, a instituição de medidas preventivas ou o encaminhamento delas para tratamento.

As mulheres que bebem excessivamente durante a gestação correm alto risco de dar à luz filhos com defeitos congênitos. Para evitá-los, elas não devem ingerir bebidas alcoólicas durante toda a gravidez. Infelizmente, muitas delas continuam a beber durante esse período, apesar das advertências dos profissionais da saúde.

Atualmente, não se sabe se existe uma quantidade mínima de álcool segura para beber durante a gestação; uma taça de vinho ocasional pode ser inofensiva ou não. Portanto, a abstinência total durante a gravidez é o objetivo final para evitar o TEAF. A maioria das mulheres sabe que não deve beber durante a gestação, mas a "janela de vulnerabilidade" (*i. e.*, o intervalo de tempo entre a concepção e a descoberta da gravidez) pode colocar um número substancial de crianças em risco. Além disso, os questionários tradicionais de rastreamento de álcool, tais como o *Michigan Alcoholism Screening Test (MAST)* e o *CAGE Questionnaire*, não são sensíveis o suficiente para detectar baixos níveis de consumo de álcool entre as mulheres.

Vários desafios permanecem no que se refere à prevenção de defeitos congênitos devido ao consumo de álcool:

- Formas de melhorar o reconhecimento clínico de mulheres de alto risco que consomem bebidas alcoólicas
- Formas de intervir de modo mais efetivo para modificar comportamentos de consumo

- Abordagens intrauterinas para evitar ou minimizar a lesão fetal
- Estratégias para resolver os problemas de neurodesenvolvimento das crianças afetadas pelo consumo materno de álcool.

Sedativos. Os sedativos deprimem o SNC e são usados clinicamente para induzir relaxamento e sono, aliviar a tensão e tratar convulsões. Eles atravessam facilmente a placenta e podem causar defeitos congênitos e problemas comportamentais. Os recém-nascidos de mães que abusam de sedativos durante a gestação podem ser fisicamente dependentes dos medicamentos e são mais propensos a problemas respiratórios, dificuldades de alimentação, convulsões, hiperatividade, padrões de sono perturbados, sudorese, irritabilidade e febre (Jansson, 2019).

Nicotina. O tabagismo durante a gestação é a maior causa evitável de morte e doença em mulheres e neonatos e está associado a inúmeras complicações obstétricas, fetais e de desenvolvimento, bem como a um risco aumentado de consequências adversas à saúde na prole adulta. O tratamento de reposição de nicotina foi desenvolvida como uma farmacoterapia para a interrupção do tabagismo e é considerado uma alternativa mais segura para as mulheres do que fumar durante a gestação. A segurança do uso do tratamento de reposição de nicotina (adesivos transdérmicos e bupropiona) durante a gravidez foi avaliada apenas em um número limitado de ensaios a curto prazo, e atualmente não há informações sobre os efeitos a longo prazo da exposição à nicotina no desenvolvimento em seres humanos. No entanto, os tratamentos de reposição de nicotina ajudam os fumantes a parar; portanto, seu uso é considerado mais seguro do que continuar fumando (Diamanti et al., 2019).

A nicotina é encontrada nos cigarros e é outra substância prejudicial à gestante e ao feto. Ela causa vasoconstrição, é transferida pela placenta e reduz o fluxo sanguíneo para o feto, contribuindo então para a hipoxia fetal. Quando comparado ao uso de álcool, maconha e outras drogas ilícitas, o tabagismo tem menos probabilidade de diminuir à medida que a gestação avança (American Lung Association, 2019). Esse hábito está associado a resultados adversos na gestação. No entanto, os resultados adversos podem ser evitados se a mulher parar de fumar antes de engravidar.

O tabagismo aumenta o risco de aborto espontâneo, gestação ectópica tubária, trabalho de parto e parto prétermo, restrição do crescimento fetal, natimorto, ruptura prematura de membranas, baixos níveis de ferro fetal, hipertensão materna, SMSI, arritmias cardíacas, placenta prévia e descolamento prematuro da placenta. A taxa de mortalidade perinatal entre recém-nascidos de mães fumantes é maior do que a de mães não fumantes (Dalli, 2019). Os riscos perinatais e infantis associados às mães que fumam durante a gestação incluem aumento do risco de fendas labial e palatina, pé torto, asma, infecções da orelha média, SMSI, circunferência da cabeça pequena,

desenvolvimento alterado do tronco encefálico e paralisia cerebral (Cunningham et al., 2018).

O tabagismo é considerado um importante fator de risco para baixo peso ao nascer; SMSI; e déficits cognitivos, principalmente na linguagem, na leitura e no vocabulário, além de pior desempenho em testes de raciocínio e de memória. Os pesquisadores também relataram problemas comportamentais, tais como aumento da atividade, transtorno do déficit de atenção/hiperatividade (TDAH), impulsividade, oposição e agressão (Carroll, 2019). As mulheres que fumam durante a gravidez muitas vezes continuam a fumar após o parto e, portanto, o recém-nascido ficará exposto à nicotina após o nascimento. Essa exposição ambiental ou passiva afeta o desenvolvimento da criança e aumenta o risco de doenças respiratórias na infância.

Cafeína. A cafeína é uma substância farmacologicamente ativa estimulante encontrada no chá, no café, nos refrigerantes, no chocolate e nas bebidas energéticas. Durante a gestação, a eliminação da cafeína do sangue diminui significativamente. Os resultados de alguns estudos observacionais sugerem que a ingestão excessiva de cafeína possa estar associada a restrição de crescimento, baixo peso ao nascer, parto prematuro e natimorto (WHO, 2019e). A cafeína é uma substância amplamente utilizada e aceita. Cerca de 80% das gestantes consomem cafeína por via oral diariamente. A natureza socialmente aceita das bebidas com cafeína promove sua popularidade e, ao mesmo tempo, dificulta o fato de que, como substância psicoativa, definitivamente pode ser de uso abusivo. O efeito da ingestão de cafeína durante a gestação sobre o crescimento e o desenvolvimento fetais ainda não está claro. Um estudo recente descobriu que a ingestão de cafeína de no máximo 200 mg/dia durante a gravidez não afeta seu período de duração nem a condição do recémnascido (Wierzejska et al., 2019). Os defeitos congênitos não estiveram associados ao consumo de cafeína, mas o consumo materno de café diminui a absorção de ferro e pode aumentar o risco de anemia durante a gestação.

As bebidas energéticas representam uma nova classe de líquidos com cafeína que são comercializados para melhorar a energia, o desempenho atlético, a concentração, a resistência e a perda de peso, embora tais alegações não tenham sido apoiadas por evidências científicas rigorosas (Grumezescu & Holban, 2019). Todas as bebidas energéticas ultrapassam o limite oficial de concentração de cafeína da FDA em refrigerantes, e normalmente elas apresentam duas a quatro vezes a quantidade observada em uma porção de refrigerante ou chá. Os efeitos adversos das bebidas energéticas podem ocorrer até mesmo em pessoas saudáveis, e as gestantes são consideradas um grupo de risco; portanto, devem evitar a ingestão excessiva de cafeína, que tem estado associada a resultados reprodutivos adversos, como baixo peso ao nascer. O consumo de bebidas energéticas está associado ao aumento da demanda cardíaca, o que causa hipertensão, taquicardia, arritmias, espasmo da artéria coronária e morte cardíaca súbita (De Giuseppe et al., 2019). Os profissionais da saúde recomendam que as gestantes excluam as bebidas gaseificadas e energéticas, pois elas contêm grandes quantidades de açúcar, cafeína, corantes e conservantes. Os enfermeiros devem aconselhar as mulheres grávidas a beberem água em vez de refrigerantes ou bebidas energéticas.

Maconha. A maconha é a droga ilícita mais usada durante a gestação nos EUA e está em ascensão entre todos os grupos de adultos. Sua prevalência estimada em gestantes é de cerca de 10 a 15%, mas sua prevalência é subnotificada (SAMHSA, 2020). É frequentemente chamada de *marijuana*, *reefer*, erva, haxixe, grama, erva daninha, Mary Jane ou MJ (NIDA, 2020b). A maconha é uma preparação das folhas e das flores da *Cannabis sativa*, a planta do cânhamo, que contém vários agentes farmacologicamente ativos. O tetraidrocanabinol (THC) é o ingrediente mais ativo da maconha. No usuário inveterado, o THC exerce efeito constritor nos brônquios e bronquíolos e provoca inflamação das mucosas. Fumar maconha causa taquicardia e redução da pressão arterial, resultando então em hipotensão ortostática. Embora o governo federal considere a maconha uma substância de classe I (sem uso medicinal e com risco elevado de uso abusivo), alguns estados a legalizaram para uso recreativo adulto e vários deles aprovaram leis que permitem seu uso como um tratamento para condições clínicas (dor, náuseas e vômitos, HIV/AIDS, câncer).

Os efeitos de fumar maconha na gestação ainda não são totalmente compreendidos porque há poucos estudos sobre seus efeitos a longo prazo no desenvolvimento infantil. Pode-se presumir que os impactos da maconha no sistema nervoso imaturo sejam sutis e não detectados até que funções mais complexas sejam necessárias, o que geralmente acontece em um ambiente educacional formal. Há algumas evidências de que a maconha aumenta o risco de aborto espontâneo e parto pré-termo (ACOG, 2018b). Embora a maconha não seja considerada teratogênica, muitos recém-nascidos exibem respostas alteradas a estímulos visuais, tremores aumentados e um choro estridente, o que pode indicar agravos ao SNC (Stickrath, 2019). Existe uma forte correlação entre o uso de maconha e de álcool e cigarros. O ACOG (2018b) preconiza a interrupção do uso de *Cannabis* durante a gestação e a lactação, mesmo se prescrita para fins medicinais.

Opiáceos e narcóticos. Na última década, os EUA experimentaram uma epidemia de uso indevido de opioides prescritos. Os opiáceos e os narcóticos incluem ópio, heroína, morfina, codeína, hidromorfona, oxicodona, meperidina e metadona (metanfetamina). Os opiáceos podem ser inalados, injetados, cheirados, ingeridos ou administrados por via subcutânea. Essas substâncias são depressoras do SNC e por isso induzem uma sensação de calma. Podem ser usadas clinicamente para a dor, mas todas têm um alto potencial de dependência. A maioria é capaz de causar dependência intensa tanto na mãe quanto no recém-nascido.

A dependência de narcóticos é particularmente problemática em gestantes. Leva à negligência clínica, nutricional e social da mulher devido aos riscos a longo prazo de dependência física, desnutrição, imunidade comprometida, hepatite e superdosagem fatal (Jordan et al., 2019). O uso de opiáceos ou narcóticos durante a gravidez aumenta o risco de parto prematuro, restrição do crescimento fetal, descolamento prematuro da placenta, mortalidade perinatal, ruptura prematura de membranas e pré-eclâmpsia (Chang, 2019).

A heroína é o opioide mais utilizado de forma ilícita. É derivada das sementes da planta papoula e pode ser cheirada, fumada ou injetada. Ela atravessa a placenta por difusão simples dentro de 1 hora após o consumo materno (ACOG, 2018c). Acredita-se que o uso de heroína durante a gestação comprometa o desenvolvimento do cérebro do feto e seja responsável por anormalidades comportamentais na infância. Os riscos da exposição perinatal a opiáceos não se limitam ao feto. As mortes maternas por superdosagem de opiáceos aumentaram consideravelmente: aproximadamente 18 mulheres morrem por dia e, para cada mulher que morre, 30 estão sendo tratadas em prontos-socorros por causa de uso abusivo de substâncias psicoativas. Os transtornos por uso de opioides aumentaram tremendamente entre as gestantes, com uma estimativa de 14 a 22% preenchendo uma receita de opioides durante a gravidez (CDC, 2019u).

O efeito prejudicial mais comum da heroína e de outros narcóticos em recém-nascidos é a abstinência ou **síndrome da abstinência neonatal (SAN)** (ver Capítulo 24). Esse conjunto de sintomas pode incluir irritabilidade, hipertonia, nervosismo, febre, choro excessivo e muitas vezes estridente, vômitos, diarreia, transtornos alimentares, dificuldade respiratória, transtornos do sono, espirros e bocejos excessivos, congestão nasal, diaforese, dificuldade de sucção, tremores e convulsões (Jones & Kraft, 2019).

A abstinência de opiáceos durante a gestação é extremamente perigosa para o feto, por isso recomenda-se para a gestante um programa de manutenção com prescrição de metadona por via oral combinada com psicoterapia. Esse programa de tratamento supervisionado atentamente reduz as manifestações de abstinência no recém-nascido, reduz a compulsão pelos opioides e bloqueia os efeitos eufóricos dos narcóticos a fim de reduzir o uso da droga ilícita. O manejo da dependência química de opioides na gravidez inclui a terapia de manutenção com metadona ou buprenorfina, além do atendimento pré-natal tradicional e do tratamento psicossocial do uso abusivo de substâncias, tal como autoajuda, grupos de 12 etapas e psicoterapia individual e em grupo sobre uso abusivo de substâncias. Os fármacos usados na terapia de manutenção fornecem um estado estável dos níveis de opiáceos, reduzindo assim o risco de abstinência para o feto e a exposição ao HIV e outras ISTs porque a mãe não está mais injetando drogas. No entanto, os medicamentos usados na terapia de manutenção têm as mesmas consequências de abstinência para mulheres e recém-nascidos que a heroína (Kosten & Baxter, 2019).

Metanfetaminas. A metanfetamina é um estimulante do SNC altamente viciante usado por aproximadamente 1,6 milhão de adultos anualmente (CDC, 2020b). O uso desse estimulante resulta em maior risco de desfechos perinatais, neonatais e infantis adversos. Por ser altamente viciante, é comumente conhecido como *speed*, *meth* ou *chalk*. Em sua forma "fumada", é frequentemente referido como *ice*, cristal, *crank* e *glass*. Fumar ou injetar a droga leva-a rapidamente ao cérebro, provocando então uma euforia intensa e imediata. Como a sensação de prazer também desaparece rapidamente, é comum o uso de doses repetidas em um padrão de "compulsão e queda". É um pó branco, inodoro e de sabor amargo que foi desenvolvido a partir de seu medicamento original, a anfetamina, e era usado originalmente em descongestionantes nasais e inaladores brônquicos. Os efeitos maternos incluem aumento da energia e do estado de alerta, intensa agitação psicomotora, diminuição do apetite, taquicardia e taquipneia. O uso crônico pode levar à psicose, o que inclui paranoia, alucinações, perda de memória e comportamento agressivo ou violento. Os sinais de uso de metanfetamina incluem marcas de injeção IV, desnutrição, cárie dentária grave (boca de metanfetamina) e abscessos cutâneos por escoriação neurótica (Smid et al., 2019). Existem poucos estudos sobre os efeitos do uso abusivo de metanfetamina durante a gestação, mas os poucos realizados indicam um aumento do risco de partos pré-termo, baixo peso ao nascer, descolamento prematuro da placenta, restrição do crescimento fetal e anomalias congênitas (Prasad & Metz, 2019). Contudo, esses achados são difíceis de interpretar em virtude do pequeno tamanho da amostra e do consumo de uma variedade de substâncias psicoativas pelas participantes.

Cocaína. O consumo de cocaína perde apenas para o uso de maconha no caso de gestantes usuárias de substâncias psicoativas. A incidência de exposição à cocaína no útero é de aproximadamente 1 a 10 por 1.000 nascidos vivos (Rodriguez & Smith, 2019). Há evidências de que a cocaína afete o desenvolvimento infantil tanto diretamente, por meio da exposição intrauterina, quanto indiretamente, por meio de alterações nos cuidados maternos após o nascimento.

A cocaína é uma substância psicoativa derivada das folhas da planta de coca, que cresce na Cordilheira dos Andes, no Peru, no Equador e na Bolívia. A pasta base livre, chamada de *crack* devido ao barulho de estalo ou ao estalo feito em sua preparação, é mais barata, fácil de fazer e pode ser fumada. A cocaína é um potente vasoconstritor. Quando aspirada pelas mucosas do nariz, ocorre uma intensa "agitação", que alguns comparam com um orgasmo. O *crack* fumado é rapidamente absorvido pela vasculatura pulmonar e atinge a circulação cerebral em 6 a 8 segundos (NIDA, 2020a).

O uso de cocaína provoca vasoconstrição, dilatação das pupilas e aumenta a temperatura corporal, a taquicardia e a hipertensão tanto na mãe quanto no feto (Chang, 2019). A insuficiência uteroplacentária pode resultar da redução do fluxo sanguíneo e da perfusão placentária. O uso crônico pode resultar em baixo peso ao nascer, bem como em circunferência da cabeça e comprimento do recém-nascido menores (NIDA, 2020a).

Os estudos sugerem que o uso perinatal de cocaína aumenta o risco de trabalho de parto prematuro, aborto, descolamento prematuro da placenta, restrição do crescimento fetal, sofrimento fetal intrauterino e morte, convulsões, abstinência e infartos cerebrais. A cocaína pode aumentar o risco de ruptura uterina e de anomalias congênitas (NIDA, 2020a). Anomalias fetais associadas ao uso de cocaína no início da gestação envolvem problemas neurológicos, tais como defeitos do tubo neural e microcefalia; anomalias cardiovasculares, tais como defeitos cardíacos congênitos; restrição de crescimento; alterações do sono; condições geniturinárias, tais como síndrome da deficiência dos músculos abdominais, hidronefrose e genitália ambígua; e problemas do sistema gastrintestinal, tais como enterocolite necrosante (ACOG, 2019g). Alguns recém-nascidos expostos à cocaína no útero apresentam maior irritabilidade e são difíceis de consolar e acalmar para dormir.

Uso indevido de medicamentos controlados. Além do consumo de bebidas alcoólicas e do uso abusivo de drogas ilícitas, uma nova tendência mundial surgiu e pode em breve exceder o uso de drogas ilícitas – o uso não médico de medicamentos prescritos encontrados em muitos armários caseiros para guardar remédios. Surgiu uma tendência global de consumo de fármacos, mostrando que mais de 250 milhões de pessoas abusam desses agentes em todo o mundo (Cataldo et al., 2019). O uso abusivo de substâncias psicoativas prescritas atingiu níveis epidêmicos nos EUA. As estimativas das taxas de uso abusivo de fármacos prescritos durante a gestação variam de 5 a 20%. Os medicamentos comumente escolhidos incluem analgésicos, estimulantes, sedativos e tranquilizantes. Uma crença comum entre aqueles que fazem uso abusivo de fármacos prescritos é que eles são menos perigosos do que as drogas ilícitas e que é seguro usar a medicação que foi prescrita para um amigo. Infelizmente, as mortes por intoxicação não intencional ocorrem com frequência.

A detecção precoce por meio de uma avaliação abrangente é essencial para melhorar os desfechos gerais do tratamento. Uma pesquisa recente apoia a triagem de todas as gestantes à procura de uso abusivo de agentes. Uma das principais funções do enfermeiro é se concentrar na prevenção, orientando todas as mulheres sobre os perigos associados ao uso indevido de medicamentos prescritos. As orientações à comunidade são essenciais para manejar os riscos e evitar o desenvolvimento de problemas.

Avaliação de enfermagem

Realize uma anamnese minuciosa e faça um exame físico abrangente para avaliar se a gestante é usuária de substâncias psicoativas. O rastreamento do consumo de substâncias psicoativas na gravidez é feito para detectar a utilização de qualquer substância psicoativa que sabidamente (ou supostamente) exerça um efeito prejudicial sobre a gestante ou o feto. Pergunte rotineiramente a todas as mulheres em idade fértil sobre o uso abusivo de substâncias psicoativas, informe-as sobre os riscos envolvidos e as aconselhe a interromper o consumo. Os questionários de rastreamento são úteis na identificação de potenciais usuárias, reduzem o estigma de questionar a gestante sobre o uso abusivo de substâncias psicoativas e resultam em uma avaliação mais acurada e consistente. As perguntas do Boxe 20.5 podem ser úteis na avaliação de uma gestante que esteja sob risco de uso abusivo de fármacos durante a gestação. Usar a terminologia de "aceitação" pode encorajar a mulher a dar respostas honestas sem medo de censura.

A mulher que afirma não ter usado indevidamente fármacos durante a gestação pode não saber que substâncias como tintura de cabelo, refrigerantes dietéticos, tinta de parede ou medicamentos de venda sem prescrição para resfriados ou cefaleias ainda são considerados psicoativas. Assim, é difícil obter uma imagem fiel do uso real de medicamentos e substâncias por gestantes.

Considera-se que muitos agentes exercem efeitos teratogênicos sobre o feto em crescimento. Um teratógeno é qualquer substância ambiental que possa causar defeitos físicos no embrião e no feto em desenvolvimento. As gestantes usuárias de substâncias psicoativas comumente apresentam uso abusivo de vários outros agentes concomitantemente, o que provavelmente é mais prejudicial do que o uso de qualquer agente isolado. Assim, é inerentemente difícil atribuir um efeito perinatal específico a qualquer substância (Resnik et al., 2019).

Um exame toxicológico de urina também pode ser útil para determinar o uso indevido de drogas ilícitas, embora uma triagem de urina identifique apenas o uso recente ou intenso de substâncias psicoativas. O intervalo de tempo que uma substância psicoativa é encontrada na urina é o seguinte:

- Cocaína: 24 a 48 horas em um adulto, 72 a 96 horas em uma criança
- Heroína: 24 horas em um adulto, 24 a 48 horas em uma criança
- Opioides: 1 a 4 dias após o uso
- Maconha: 1 semana a 1 mês em um adulto, até 1 mês ou mais em uma criança
- Metadona: até 10 dias em uma criança (Mukherji & Sharma, 2019).

Conduta de enfermagem

Se o rastreamento toxicológico da mulher for positivo, use isso como uma oportunidade para discutir a exposição pré-natal a substâncias que possam ser prejudiciais. A discussão pode levar o enfermeiro a encaminhar a gestante para uma avaliação diagnóstica ou identificar uma intervenção, como a psicoterapia, que pode ser útil. Ser imparcial é a chave para o sucesso; uma gestante está mais apta a confiar e revelar padrões de uso abusivo se o enfermeiro não a julgar, tampouco suas escolhas de estilo de vida.

O rastreamento toxicológico positivo no recém-nascido merece uma investigação por parte da agência de proteção do Estado. Nesse ínterim, institua medidas para reduzir o estresse e estímulos para promover o conforto do recém-nascido (ver Capítulo 24 para uma discussão mais aprofundada).

Seja proativo, solidário e receptivo ao cuidar da gestante. Assegure às mulheres com problemas de uso abusivo de substâncias que compartilhar informações de natureza confidencial com profissionais da saúde não as tornará sujeitas a processo criminal. Forneça aconselhamento e orientações, enfatizando o seguinte:

- Efeitos da exposição a substâncias psicoativas no feto
- Intervenções para melhorar o vínculo mãe-filho e a paternidade
- Apoio psicossocial se for necessário o tratamento para reduzir o uso abusivo de substâncias psicoativas
- Encaminhamento para programas de apoio para melhorar o acesso às instituições de tratamento
- Substâncias psicoativas lícitas perigosas a serem evitadas durante a gestação

---

BOXE 20.5 Exemplos de perguntas para avaliação do consumo de substâncias psicoativas.

- Você já usou substâncias psicoativas? Em caso positivo, quando e quais?
- Você já tomou algum medicamento controlado de modo diferente do prescrito?
- O que você acha do uso de substâncias psicoativas durante a gestação?
- Com que frequência você fuma? Quantos cigarros por dia?
- Com que frequência você consome bebidas alcoólicas?
- Você já se sentiu culpada por consumir substâncias psicoativas ou ingerir bebidas alcoólicas?

Se a avaliação revelar que a pessoa é usuária de substâncias psicoativas, colete informações adicionais por meio do questionário CRAFFT, que é um instrumento de rastreamento sensível para identificar o consumo de substâncias psicoativas (CRAFT Organization, 2018):

- **C:** Você já andou em um **c**arro dirigido por alguém (incluindo você mesma) que estava sob efeito de substâncias psicoativas ou bêbado?
- **R:** Você bebe ou usa drogas para **r**elaxar, melhorar a sua autoimagem ou se sentir aceita?
- **A:** Você já consumiu substâncias psicoativas sozinha (*alone*, em inglês)?
- **F:** Você tem amigos (*friends*, em inglês) próximos que sejam usuários de substâncias psicoativas?
- **F:** Algum **f**amiliar próximo é etilista ou usuário de substâncias psicoativas?
- **T:** Você já teve problemas (*trouble*, em inglês) por causa de bebidas alcoólicas ou consumo de substâncias psicoativas?

- Acompanhamento das crianças cujas mães sejam dependentes de substâncias psicoativas
- Aconselhamento dietético para melhorar o desfecho da gestação tanto para a mãe quanto para o filho
- Rastreamento toxicológico para identificar todos os medicamentos que uma gestante esteja usando
- Consultas pré-natais mais frequentes para monitorar o bem-estar fetal
- Benefícios maternos e fetais de permanecer livre de substâncias psicoativas
- Sensibilidade cultural
- Habilidades de enfrentamento, sistemas de apoio e assistência profissional.

Não há nada categoricamente diferente sobre a dependência durante a gestação em comparação com a dependência em geral. As gestantes usuárias de drogas são mulheres que usam substâncias psicoativas, engravidam e não conseguem interromper o consumo dessas substâncias. O fato de serem condenadas pela sociedade leva a uma marginalização ainda maior, o que não contribui em nada para melhorar a vida delas ou a de seus filhos.

O consumo de substâncias é um problema complexo que exige sensibilidade diante da situação única de cada mulher e dos fatores que contribuem para tal. Certifique-se de abordar os fatores psicológicos e socioculturais individuais para ajudar a mulher a recuperar o controle. Os enfermeiros devem estar cientes das necessidades exclusivas dessas mulheres e das ramificações legais e éticas relacionadas à gravidez. O tratamento precisa combinar diferentes abordagens e fornecer suporte contínuo para as mulheres que estão aprendendo a viver sem o uso abusivo de substâncias. O desenvolvimento de qualidades pessoais, tais como habilidades de comunicação, assertividade e autoconfiança, ajudará a mulher a resistir ao uso de drogas. Incentive o uso de habilidades de enfrentamento adequadas. Aumentar a autoestima também ajuda a fornecer uma base para evitar as drogas. Por meio da comunicação terapêutica, das intervenções de enfermagem, da avaliação clínica e da construção de um relacionamento de confiança, os enfermeiros podem ter um impacto significativo no manejo de gestantes em uso abusivo de substâncias psicoativas.

CONCEITOS FUNDAMENTAIS

- O aconselhamento preconceptivo para a mulher com diabetes melito é útil para promoção de controle da glicemia para evitar anomalias congênitas
- O sistema de classificação para o diabetes melito baseia-se na etiologia da doença, não no tratamento farmacológico; a classificação inclui diabetes melito do tipo 1, diabetes melito do tipo 2 e diabetes gestacional
- A classificação da Organização Mundial da Saúde para cardiopatias durante a gestação baseia-se no risco que a mulher tem em relação à morbidade e à mortalidade

- Há hipertensão arterial crônica quando a mulher apresenta pressão arterial de 140/90 mmHg ou superior antes da gestação, antes da 20ª semana de gestação ou quando a hipertensão persiste por mais de 12 semanas após o parto
- O manejo bem-sucedido da asma brônquica na gestação envolve a eliminação de fatores desencadeadores ambientais, o tratamento farmacológico e as orientações à gestante
- O ideal é que as mulheres com doenças hematológicas sejam triadas antes da concepção e informadas dos riscos para elas mesmas e para a gestação
- Uma diversidade de infecções, tais como CMV, rubéola, herpes simples, hepatite B, varicela, parvovírus B19 e muitas IST, pode afetar a gestação, tendo então impactos negativos sobre seu desfecho
- A prevalência de HIV/AIDS está aumentando mais rapidamente entre as mulheres do que entre os homens; metade de todos os casos de HIV/AIDS em todo o mundo atualmente ocorre em mulheres. Existem apenas três modos reconhecidos de transmissão do HIV: relação sexual desprotegida com um parceiro infectado, contato com sangue ou hemoderivados infectados e transmissão perinatal. A amamentação é o principal fator que contribui para a transmissão do HIV de mãe para filho
- Os casos de AIDS perinatal diminuíram nos últimos anos nos EUA, principalmente por causa do uso da terapia antirretroviral em gestantes com HIV. A USPSTF recomenda que a pesquisa de anticorpos anti-HIV seja realizada em todas as gestantes, independentemente do seu risco de infecção, e o teste efetuado durante a avaliação pré-natal inicial
- Quanto mais jovem for a adolescente no momento de sua primeira gestação, maior será a probabilidade de ela ter outra gestação durante a adolescência. Cerca de 1 milhão de adolescentes entre 15 e 19 anos engravida a cada ano; aproximadamente a metade dá à luz e fica com seus recém-nascidos
- O papel do enfermeiro no cuidado da adolescente grávida é ajudá-la a identificar as opções para a sua gestação, o que inclui abortar, cuidar sozinha da criança, contar com famílias de acolhimento temporário para o recém-nascido ou para ela mesma ou disponibilizar para adoção
- As gestantes com problemas de uso abusivo de substâncias geralmente consomem várias substâncias, o que torna difícil atribuir um efeito perinatal específico a qualquer um dos agentes. As atitudes da sociedade em relação às gestantes e ao uso abusivo de substâncias podem impedi-las de admitir o problema e procurar tratamento
- O uso abusivo de substâncias durante a gestação está associado a trabalho de parto prematuro, aborto, baixo peso ao nascer, problemas no SNC e anomalias fetais e impacto no desenvolvimento infantil a longo prazo

- O TEAF é um conjunto de defeitos congênitos físicos, mentais e neurocomportamentais ao longo da vida, mas completamente evitável; é a principal causa de deficiência intelectual nos EUA
- A conduta de enfermagem para a mulher que faz uso abusivo de substâncias psicoativas concentra-se na triagem e na prevenção do uso abusivo de substâncias para reduzir a alta incidência de complicações obstétricas e médicas, bem como a morbidade e a mortalidade entre recém-nascidos com dependência passiva.

História de pacientes: Amelia Sung • Parte 2

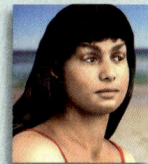

Lembre-se de Amelia Sung, que, conforme você leu no Capítulo 12, tem 36 anos, gesta II, para I. Ela foi diagnostica com diabetes gestacional com 26 semanas. Explique quais medidas educacionais o enfermeiro deve fornecer em relação ao manejo do diabetes. Como o enfermeiro avalia a compreensão de Amelia sobre as informações fornecidas e sua capacidade de controlar o diabetes e manter os níveis normais de glicose?

REFERÊNCIAS BIBLIOGRÁFICAS E LEITURA SUGERIDA

Aggarwal, A. N. (2019). Quality of life with tuberculosis. *Journal of Clinical Tuberculosis and Other Mycobacterial Diseases.* https://www.ncbi.nlm.nih.gov/pmc/articles/PMC6880022/

Akella, D. (2019). *Socio-cultural influences on teenage pregnancy and contemporary prevention measures.* IGI Global.

Akhter, K. (2019). Cytomegalovirus (CMV). *eMedicine.* Retrieved May 5, 2018, from https://emedicine.medscape.com/article/215702-overview#a5

Alexander, M. R. (2019). Hypertension guidelines. *eMedicine.* Retrieved February 22, 2019, from https://emedicine.medscape.com/article/241381-guidelines

American Academy of Allergy, Asthma, & Immunology (AAAAI). (2019). *Asthma and pregnancy.* Retrieved June 16, 2020, from https://www.aaaai.org/conditions-and-treatments/library/asthma-library/asthma-and-pregnancy

American Academy of Pediatrics (AAP). (2019a). *Recommendations for preventive pediatric health care.* Retrieved June 16, 2020, from https://www.aap.org/en-us/documents/periodicity_schedule.pdf

American Academy of Pediatrics (AAP). (2019b). *Options counseling for the pregnant adolescent patient.* https://pediatrics.aappublications.org/content/140/3/e20172274

American College of Obstetricians and Gynecologists (ACOG). (2018a). ACOG Practice Bulletin No. 190: Gestational diabetes mellitus. *Obstetrics and Gynecology, 131*(2), 49–64.

American College of Obstetricians and Gynecologists (ACOG). (2018b). *Marijuana and pregnancy.* Retrieved June 16, 2020, from https://www.acog.org/Patients/FAQs/Marijuana-and-Pregnancy?IsMobileSet=false#use

American College of Obstetricians and Gynecologists (ACOG). (2018c). *Opioid use disorder and pregnancy.* Retrieved June 16, 2020, from https://www.acog.org/Patients/FAQs/Opioid-Use-Disorder-and-Pregnancy?IsMobileSet=false

American College of Obstetricians and Gynecologists (ACOG). (2019a). ACOG updates guidance on chronic hypertension in pregnancy, gestational hypertension. *Ob. Gyn. News.* Retrieved June 16, 2020, from https://www.mdedge.com/obgyn/article/192375/obstetrics/acog-updates-guidance-chronic-hypertension-pregnancy-gestational

American College of Obstetricians and Gynecologists (ACOG). (2019b). ACOG Practice Bulletin No. 203: Chronic hypertension in pregnancy. *Obstetrics & Gynecology, 133*(1), 26–50.

American College of Obstetricians and Gynecologists (ACOG). (2019c). *ACOG committee opinion No. 752: Prenatal and perinatal human immunodeficiency virus testing.* Retrieved June 16, 2020, from https://www.acog.org/clinical/clinical-guidance/committee-opinion/articles/2018/09/prenatal-and-perinatal-human-immunodeficiency-virus-testing

American College of Obstetricians and Gynecologists (ACOG). (2019d). *Obesity and pregnancy.* Retrieved June 16, 2020, from https://www.acog.org/Patients/FAQs/Obesity-and-Pregnancy

American College of Obstetricians and Gynecologists (ACOG). (2019e). *ACOG committee Opinion No. 763: Ethical considerations for the care of patients with obesity.* Retrieved June 16, 2020, from https://www.acog.org/Clinical-Guidance-and-Publications/Committee-Opinions/Committee-on-Ethics/Ethical-Considerations-for-the-Care-of-Patients-With-Obesity

American College of Obstetricians and Gynecologists (ACOG). (2019f). *Fetal alcohol spectrum disorders.* Retrieved June 16, 2020, from https://www.acog.org/topics/fetal-alcohol-spectrum-disorders

American College of Obstetricians and Gynecologists (ACOG). (2019g). *Tobacco, alcohol, drugs, and pregnancy.* Retrieved June 16, 2020, from https://www.acog.org/Patients/FAQs/Tobacco-Alcohol-Drugs-and-Pregnancy?IsMobileSet=false

American College of Obstetricians and Gynecologists (ACOG). (2019h). ACOG Practice Bulletin No. 212: Pregnancy and heart disease. *Obstetrics & Gynecology, 133*(5), 320–356.

American College of Obstetricians and Gynecologists (ACOG). (2020a). ACOG Practice Bulletin, Number 216: Macrosomia. *Obstetrics & Gynecology, 135*(1), 18–35.

American College of Obstetricians and Gynecologists (ACOG). (2020b). Committee Opinion No. 797: Prevention of group B streptococcal early-onset disease in newborns. *Obstetrics & Gynecology, 135*(4), 978–979.

American College of Obstetricians and Gynecologists (ACOG). (2020c). *Having a baby after age 35: How aging affects fertility and pregnancy.* Retrieved June 16, 2020, from https://www.acog.org/patient-resources/faqs/pregnancy/having-a-baby-after-age-35-how-aging-affects-fertility-and-pregnancy

American College of Rheumatology. (2019). *Prevalence statistics.* Retrieved June 16, 2020, from https://www.rheumatology.org/Learning-Center/Statistics/Prevalence-Statistics

American Diabetes Association (ADA). (2019a). *Statistics about diabetes.* Retrieved June 16, 2020, from http://www.diabetes.org/diabetes-basics/statistics/

American Diabetes Association (ADA). (2019b). *Classification and diagnosis of diabetes: Standards of medical care – 2019.* https://doi.org/10.2337/dc19-S002

American Diabetes Association (ADA). (2019c). *Prenatal care: Food.* Retrieved June 16, 2020, from http://www.diabetes.org/living-with-diabetes/complications/pregnancy/prenatal-care.html

American Heart Association (AHA). (2019). *Why are black women at such high risk of dying from pregnancy complications?* Retrieved June 16, 2020, from https://www.heart.org/en/news/2019/02/20/why-are-black-women-at-such-high-risk-of-dying-from-pregnancy-complications

American Lung Association. (2019). *Nicotine.* Retrieved February 19, 2020, from https://www.lung.org/stop-smoking/smoking-facts/nicotine.html

American Society for Reproductive Medicine (ASRM). (2019). Prepregnancy counseling. *Fertility and Sterility, 111*(1), 32–42.

Andrews, M. M., & Boyle, J. S. (2019). *Transcultural concepts in nursing care* (7th ed.). Wolters Kluwer.

Arthritis Foundation. (2019). *Rheumatoid arthritis and pregnancy.* Retrieved June 16, 2020, from https://www.arthritis.org/living-with-arthritis/life-stages/pregnancy-family/pregnancy-and-rheumatoid-arthritis.php

Auerbach, M., & Landy, H. J. (2020). Anemia in pregnancy. *UpToDate.* Retrieved January 7, 2020, from https://www.uptodate.com/contents/anemia-in-pregnancy

Ayoub, H. H., Chemaitelly, H., & Abu-Raddad, L. J. (2019). Characterizing the transitioning epidemiology of herpes simplex virus type 1 in the USA: Model-based predictions. *BMC Medicine.* https://doi.org/10.1186/s12916-019-1285-x

Bakris, G. (2019). Similarities and differences between ACC/AHA and ESH/ESC guidelines for the prevention, detection, evaluation, and management of high blood pressure in adults. *Circulation Research, 124,* 969–971. https://doi.org/10.1161/CIRCRESAHA.118.314664

Barakat, R., Refoyo, I., Coteron, J., & Franco, E. (2019). Exercise during pregnancy has a preventative effect on excessive maternal weight gain and gestational diabetes. A randomized controlled trial. *Brazilian Journal of Physical Therapy, 23*(2), 148–155.

Bartels, C. M. (2019). Systemic lupus erythematosus (SLE). *eMedicine.* Retrieved March 18, 2020, from https://emedicine.medscape.com/article/332244-overview#a1

Beckert, R. H., Baer, R. J., Anderson, J. G., Jelliffe-Pawlowski, L. L., & Rogers, E. E. (2019). Maternal anemia and pregnancy outcomes: A population-based study. *Journal of Perinatology.* https://www.nature.com/articles/s41372-019-0375-0

Bermas, B. L., & Smith, N. A. (2019). Pregnancy in women with systemic lupus erythematosus. *UpToDate.* Retrieved March 18, 2020, from https://www.uptodate.com/contents/pregnancy-in-women-with-systemic-lupus-erythematosus

Blackburn, S. T. (2018). *Maternal, fetal, & neonatal physiology: A clinical perspective* (5th ed.). Elsevier.

Borges, M., Magalhães Silva, T., Brito, C., Teixeira, N., & Roberts, C. W. (2019). How does toxoplasmosis affect the maternal-fetal immune interface and pregnancy? *Parasite Immunology, 41*(3), e12606. https://doi.org/10.1111/pim.12606

Brown, J. (2020). *Nutrition through the life cycle* (7th ed.). Cengage.

Burton, D. R. (2019). Advancing an HIV vaccine: advancing vaccinology. *Nature Reviews Immunology, 19*(2), 77–78.

Carroll, L. (2019). Study bolsters link between prenatal nicotine exposure and ADHD. *Reuters Health.* Retrieved June 16, 2020, from https://www.reuters.com/article/us-health-pregnancy-smoking-adhd/study-bolsters-link-between-prenatal-nicotine-exposure-and-adhd-idUSKCN1QE28B

Cataldo, I., Azhari, A., Coppola, A., Bornstein, M. H., & Esposito, G. (2019). The influences of drug abuse on mother-infant interaction through the lens of the biopsychosocial model of health and illness: A review. *Frontiers in Public Health.* https://doi.org/10.3389/fpubh.2019.00045

Cennimo, D. J. (2019). Parvovirus B19 infection. *eMedicine.* Retrieved October 11, 2019, from https://emedicine.medscape.com/article/961063-overview#a6

Centers for Disease Control and Prevention (CDC). (2019a). *Asthma.* Retrieved June 16, 2020, from https://www.cdc.gov/asthma/default.htm

Centers for Disease Control and Prevention (CDC). (2019b). *Data and statistics on sickle cell disease.* Retrieved June 16, 2020, from https://www.cdc.gov/ncbddd/sicklecell/data.html

Centers for Disease Control and Prevention (CDC). (2019c). *Systemic lupus erythematosus (SLE).* Retrieved June 16, 2020, from https://www.cdc.gov/lupus/facts/detailed.html

Centers for Disease Control and Prevention (CDC). (2019d). *Cytomegalovirus (CMV) and congenital CMV infection.* Retrieved June 16, 2020, from https://www.cdc.gov/cmv/fact-sheets/healthcare-providers.html

Centers for Disease Control and Prevention (CDC). (2019e). *Genital herpes.* Retrieved June 16, 2020, from https://www.cdc.gov/std/herpes/default.htm

Centers for Disease Control and Prevention (CDC). (2019f). *Hepatitis overview and statistics.* Retrieved June 16, 2020, from https://www.cdc.gov/hepatitis/hbv/hbvfaq.htm#overview

Centers for Disease Control and Prevention (CDC). (2019g). *Hepatitis B transmission, symptoms and treatment.* Retrieved June 16, 2020, from https://www.cdc.gov/hepatitis/hbv/hbvfaq.htm#b12

Centers for Disease Control and Prevention (CDC). (2019h). *Viral hepatitis: Perinatal transmission.* Retrieved June 16, 2020, from https://www.cdc.gov/hepatitis/hbv/perinatalxmtn.htm

Centers for Disease Control and Prevention (CDC). (2019i). *Hepatitis B and breastfeeding.* Retrieved June 16, 2020, from https://www.cdc.gov/breastfeeding/breastfeeding-special-circumstances/maternal-or-infant-illnesses/hepatitis.html

Centers for Disease Control and Prevention (CDC). (2019j). *Chickenpox (Varicella).* Retrieved June 16, 2020, from https://www.cdc.gov/chickenpox/hcp/index.html

Centers for Disease Control and Prevention (CDC). (2019k). *Group B strep (GBS).* Retrieved June 16, 2020, from https://www.cdc.gov/groupbstrep/clinicians/index.html

Centers for Disease Control and Prevention (CDC). (2019l). *Preventing congenital toxoplasmosis.* Retrieved June 16, 2020, from https://www.cdc.gov/mmwr/preview/mmwrhtml/rr4902a5.htm

Centers for Disease Control and Prevention (CDC). (2019m). *HIV in the United States.* Retrieved June 16, 2020, from https://www.cdc.gov/hiv/statistics/overview/ataglance.html

Centers for Disease Control and Prevention (CDC). (2019n). *HIV and Women.* Retrieved June 16, 2020, from https://www.cdc.gov/hiv/group/gender/women/index.html

Centers for Disease Control and Prevention (CDC). (2019o). *HIV and pregnant women, infants, and children.* Retrieved June 16, 2020, from https://www.cdc.gov/hiv/group/gender/pregnantwomen/index.html

Centers for Disease Control and Prevention (CDC). (2019p). *Preventing perinatal HIV transmission.* Retrieved June 16, 2020, from https://www.cdc.gov/hiv/group/gender/pregnantwomen/index.html

Centers for Disease Control and Prevention (CDC). (2019q). *About teen pregnancy.* Retrieved June 16, 2020, from https://www.cdc.gov/teenpregnancy/about/index.htm

Centers for Disease Control and Prevention (CDC). (2019r). *Child development.* Retrieved June 16, 2020, from https://www.cdc.gov/ncbddd/childdevelopment/facts.html

Centers for Disease Control and Prevention (CDC). (2019s). *Adult obesity facts.* Retrieved June 16, 2020, from https://www.cdc.gov/obesity/data/adult.html

Centers for Disease Control and Prevention (CDC). (2019t). *Substance use during pregnancy.* Retrieved June 16, 2020, from https://www.cdc.gov/reproductivehealth/maternalinfanthealth/substance-abuse/substance-abuse-during-pregnancy.htm

Centers for Disease Control and Prevention (CDC). (2019u). *The U.S. opioid crisis: Addressing maternal and infant health.* https://www.cdc.gov/reproductivehealth/maternalinfanthealth/substance-abuse/opioid-use-disorder-pregnancy/index.html

Centers for Disease Control and Prevention (CDC). (2020a). *Hepatitis B questions and answers for health professionals.* Retrieved June 16, 2020, from https://www.cdc.gov/hepatitis/hbv/hbvfaq.htm

Centers for Disease Control and Prevention (CDC). (2020b). *Patterns and characteristics of methamphetamine use among adults—United States, 2015–2018.* Retrieved June 16, 2020, from https://www.cdc.gov/mmwr/volumes/69/wr/mm6912a1.htm?s_cid=mm6912a1_w#suggestedcitation

Chacko, M. R. (2019). *Pregnancy in adolescents.* Retrieved February 18, 2020, from https://www.uptodate.com/contents/pregnancy-in-adolescents

Chang, G. (2019). Substance use by pregnant women. *UpToDate.* Retrieved October 9, 2019, from https://www.uptodate.com/contents/substance-use-by-pregnant-women

Cox, J. E., Harris, S. K., Conroy, K., Engelhart, T., Vyavaharkar, A., Federico, A., & Woods, E. R. (2019). A parenting and life skills intervention for teen mothers: A randomized controlled trial. *Pediatrics, 143*(3). https://pediatrics.aappublications.org/content/143/3/e20182303

Coyle, P. K., Oh, J., Magyari, M., Oreja-Guevara, C., & Houtchens, M. (2019). Management strategies for female patients of reproductive potential with multiple sclerosis: An evidence-based review. *Multiple Sclerosis and Related Disorders.* https://doi.org/10.1016/j.msard.2019.04.003

Crafft Organization. (2018). *About the CRAFFT.* Retrieved June 16, 2020, from http://crafft.org/about-the-crafft/

Cunningham, F. G., Leveno, K. J., Bloom, S. L., Dashe, J. S., Hoffman, B. L., Casey, B. M., & Spong, C. Y. (2018). *William's obstetrics* (25th ed.). McGraw-Hill Education.

Dalli, K. (2019). *New study links fetal exposure to nicotine to SIDS.* Retrieved June 16, 2020, from https://www.consumeraffairs.com/news/new-study-links-fetal-exposure-to-nicotine-with-sids-032919.html

De Carolis, S., Moresi, S., Rizzo, F., Monteleone, G., Tabacco, S., Salvi, S., Garufi, C., & Lanzone, A. (2019). Autoimmunity in obstetrics and autoimmune disease in pregnancy. *Best Practice & Research Clinical Obstetrics & Gynecology.* https://doi.org/10.1016/j.bpobgyn.2019.03.003

De Giuseppe, R., Di Napoli, I., Granata, F., Mottolese, A., & Cena, H. (2019). Caffeine and blood pressure: A critical review perspective. *Nutrition Research Reviews, 32*(2), 169–175. https://doi.org/10.1017/S0954422419000015

Demmler-Harrison, G. J. (2019). Neonatal herpes simplex virus infection: management and prevention. *UpToDate.* Retrieved September 11, 2018, from https://www.uptodate.com/contents/neonatal-herpes-simplex-virus-infection-management-and-prevention

Diamanti, A., Papadakis, S., Schoretsaniti, S., Rovina, N., Vivilaki, V., Gratziou, C., & Katsaounou, P. A. (2019). Smoking cessation in pregnancy: An update for maternity care practitioners. *Tobacco Induced Diseases, 17,* 57. https://www.ncbi.nlm.nih.gov/pmc/articles/PMC6770622/

Dickens, L. T., & Thomas, C. C. (2019). Updates in gestational diabetes prevalence, treatment, and health policy. *Current Diabetes Reports, 19*(6), 33. https://doi.org/10.1007/s11892-019-1147-0

Dillion, C. M., Ennen, C. S., Bailey, K. J., & Thagard, A. S. (2019). A comprehensive approach to care of the women of advanced maternal age. *Nursing for Women's Health, 23*(2), 124–132.

Do, S. C., & Druzin, M. L. (2019). Systemic lupus erythematosus in pregnancy: High risk, high reward. *Current Opinion in Obstetrics & Gynecology, 31*(2), 120–126.

Domachowske, J. (2019). *Introduction to clinical infectious diseases: A problem-based approach.* Springer International Publishing.

Dumitru, I. (2019). Heart failure. *eMedicine.* Retrieved May 7, 2018, from https://emedicine.medscape.com/article/163062-overview

Durnwald, C. (2019). Diabetes mellitus in pregnancy: Screening and diagnosis. *UpToDate.* Retrieved June 5, 2020, from https://www.uptodate.com/contents/diabetes-mellitus-in-pregnancy-screening-and-diagnosis

Durnwald, C. (2020). Gestational diabetes mellitus: Glycemic control and maternal prognosis. *UpToDate.* Retrieved June 10, 2020, from https://www.uptodate.com/contents/gestational-diabetes-mellitus-glycemic-control-and-maternal-prognosis

Family Planning 2020. (2019). HIV and family planning: Dual protection is needed. Retrieved June 16, 2020, from https://medium.com/@FP2020Global_20685/hiv-and-family-planning-dual-protection-needed-a83e44fe7f46

Farahvar, S., Walfisch, A., & Sheiner, E. (2019). Gestational risk factors and long term consequences for both mother and offspring: A literature review. *Expert Review of Endocrinology and Metabolism, 14*(1), 63–74. https://doi.org/10.1080/17446651.2018.1476135

Fava, A., & Petri, M. (2019). Systemic lupus erythematosus: Diagnosis and clinical management. *Journal of Autoimmunity, 96,* 1–13. https://doi.org/10.1016/j.jaut.2018.11.001

Feghali, M. N., Umans, J. G., & Catalano, P. M. (2019). Drugs to control diabetes during pregnancy. *Clinics in Perinatology, 46*(2), 257–272. https://doi.org/10.1016/j.clp.2019.02.005

FIGO Working Group. (2019). FIGO Committee Report: Good clinical practice advice: Iron deficiency anemia in pregnancy. *International Journal of Gynecology & Obstetrics.* https://doi.org/10.1002/ijgo.12740

Friedman, L. N., & Tanoue, L. T. (2020). Tuberculosis in pregnancy. *UpToDate.* Retrieved December 17, 2019, from https://www.uptodate.com/contents/tuberculosis-in-pregnancy

Ghomian, N., Vahed, S. H. M., Firouz, S., Yaghoubi, M. A., Mohebbi, M., & Sahebkar, A. (2019). The efficacy of metformin compared with insulin in regulating blood glucose levels during gestational diabetes mellitus: A randomized clinical trial. *Journal of Cellular Physiology, 234*(4), 4695–4701.

Gilbert, R., & Peterson, E. (2020). Toxoplasmosis and pregnancy. *UpToDate.* Retrieved February 6, 2020, from https://www.uptodate.com/contents/toxoplasmosis-and-pregnancy

Graves, M., Howse, K., & Smith, G. N. (2019). Pregnancy-related cardiovascular risk indicators. *Canadian Family Physician, 65*(12), 883–889.

Grumezescu, A. M., & Holban, A. M. (2019). *Caffeinated and cocoa based beverages.* Woodhead Publishing, Elsevier.

Guttmacher Institute. (2019a). *International pregnancy*. Retrieved June 16, 2020, from https://www.guttmacher.org/international/pregnancy

Guttmacher Institute. (2019b). *Teen pregnancy*. Retrieved June 16, 2020, from https://www.guttmacher.org/united-states/teens/teen-pregnancy

Guttmacher Institute. (2019c). *Unintended pregnancy in the United States*. Retrieved June 16, 2020, from https://www.guttmacher.org/fact-sheet/unintended-pregnancy-united-states

Habeeb, S. (2018). Right to health: Anemia in obstetrics. *Journal of Gynecology & Reproductive Medicine, 2*(2). Retrieved June 16, 2020, from https://www.opastonline.com/wp-content/uploads/2018/12/right-to-health-anemia-in-obstetrics-jgrm-18.pdf

Herchline, T. E. (2020). Tuberculosis (TB) treatment & management. *eMedicine*. Retrieved June 4, 2020, from https://emedicine.medscape.com/article/230802-treatment#d9

Hod, M., Kapur, A., McLintyre, H. D., & FIGO Working Group. (2019). Evidence in support of the International Association of diabetes in pregnancy study groups' criteria for diagnosing gestational diabetes mellitus worldwide in 2019. *American Journal of Obstetrics and Gynecology, 221*(2), 109–116. https://doi.org/10.1016/j.ajog.2019.01.206

Iftikhar, S. F., & Biswas, M. (2019). Cardiac disease in pregnancy. *StatPearls*. Retrieved March 21, 2019, from https://www.ncbi.nlm.nih.gov/books/NBK537261/

Institute for Alternative Future. (2019). *Diabetes 2030*. Retrieved June 16, 2020, from https://wayback.archive-it.org/13466/20200204235917/https://altfutures.org/projects/diabetes-2030/

International AIDS Society. (2020). *HIV awareness*. Retrieved June 16, 2020, from https://www.iasociety.org/Who-we-are/Social-Responsibility/HIV-Awareness

James, A. H. (2019). Reproductive issues in sickle cell disease. *Contemporary OB/GYN, 64*(7). Retrieved June 16, 2020, from https://www.contemporaryobgyn.net/complications-pregnancy/reproductive-issues-sickle-cell-disease

Jansson, L. M. (2019). Infants of mothers with substance use disorder. *UpToDate*. Retrieved March 10, 2020, from https://www.uptodate.com/contents/infants-of-mothers-with-substance-use-disorder

Jarvis, C., & Eckhardt, A. (2020). *Tuberculosis* (8th ed.). Elsevier

Joint National Committee (JNC 8). (2018). *JN Hypertension guidelines*. Retrieved June 16, 2020, from https://sites.jamanetwork.com/jnc8/

Jones, H. E. & Kraft, W. K. (2019). Analgesia, opioids, and other drug use during pregnancy and neonatal abstinence syndrome, *Clinics in Perinatology, 46*(2), 349–366.

Jordan, R. G., Farley, C. L., & Grace, K. T. (2019). *Prenatal and postnatal care: A woman-centered approach* (2nd ed.). John Wiley & Sons, Inc.

Kahveci, B., Melekoglu, R., Evruke, I. C., & Cetin, C. (2018). The effect of advanced maternal age on perinatal outcomes in nulliparous singleton pregnancies. *BMC Pregnancy & Childbirth, 18*, 343. https://www.ncbi.nlm.nih.gov/pmc/articles/PMC6106883/

Kalman, M., & Wells, M. (2018). Women and cardiovascular disease. *American Nurse Today, 13*(6), 22–27.

Kapetanovic, S., Skoog, T., Bohlin, M., & Gerdner, A. (2019). Aspects of parent-adolescent relationship and associations with adolescent risk behaviors over time. *Journal of Family Psychology, 33*(1), 1–11. https://doi.org/10.1037/fam0000436

Kaplan, T. B. (2019). Management of demyelinating disorders in pregnancy. *Neurologic Clinics, 37*(1), 17–30.

Kilgore, C. (2020). Gestational diabetes: The treatment controversy rages on. *Medscape*. Retrieved June 16, 2020, from https://www.medscape.com/viewarticle/924612

Kim, M. H., Kwak, S. H., Kim, S. H., Hing, J. S., Chung, H. R., Choi, S. H., … Jang, H. C. (2019). Pregnancy outcomes of women additionally diagnosed as gestational diabetes by the International Association of the Diabetes and Pregnancy Study Group's criteria. *Diabetes & Metabolism Journal, 43*(6), 766–775. https://doi.org/10.4093/dmj.2018.0192

King, T. L., Brucker, M. C., Jevitt, C., & Osborne, K. (2019). *Varney's midwifery* (6th ed.). Jones & Bartlett Learning.

Knutzen, D., & Stoll, K. (2019). Beyond the brochure: Innovations in clinical counseling practices for prenatal testing options. *Journal of Perinatal and Neonatal Nursing, 33*(1), 12–25.

Kosten, T. R., & Baxter, L. E. (2019). Effective management of opioid withdrawal symptoms: A gateway to opioid dependence treatment. *American Journal of Addictions, 28*(2), 55–62.

Kramer, C. K., Campbell, S., & Retnakaran, R. (2019). Gestational diabetes and the risk of cardiovascular disease in women: A systematic review and meta-analysis. *Diabetologia*. https://doi.org/10.1007/s00125-019-4840-2

Leruez-Ville, M., Foulon, I., Pass, R., & Ville, Y. (2020). Cytomegalovirus infection during pregnancy: State of the science. *American Journal of Obstetrics & Gynecology*. https://www.ajog.org/article/S0002-9378(20)30198-8/fulltext

Levy, S. B., Gunta, J., & Edemekong, P. (2019). Screening for sexually transmitted diseases. *Primary Care: Clinics in Office Practice, 46*(1), 157–173.

Locarnini, S., & Raimondo, G. (2019). How infectious is the hepatitis B virus? *Gut, 68*(2), 182–183.

Macias, C. P., & Monedero-Recuero, I. (2019). TB or not TB? Challenges in diagnosing and treating maternal; and neonatal tuberculosis. *International Journal of Tuberculosis and Lung Disease, 23*(3), 280–282.

Mahale, P., Engels, E. A., & Koshiol, J. (2019). Hepatitis B virus infection and the risk of cancer in the elderly US population. *International Journal of Cancer, 144*(3), 431–439.

Malin, G. L., & Wallace, S. V. (2019). Cardiac disease in pregnancy. *Obstetrics, Gynecology & Reproductive Medicine, 29*(2), 51–55.

March of Dimes. (2019a). *Pregnancy complications*. Retrieved June 16, 2020, from https://www.marchofdimes.org/complications/pregnancy-complications.aspx

March of Dimes. (2019b). *Thalassemia*. Retrieved June 16, 2020, from https://www.marchofdimes.org/complications/thalassemia.aspx

March of Dimes. (2019c). *Sickle cell disease and pregnancy*. Retrieved June 16, 2020, from https://www.marchofdimes.org/complications/sickle-cell-disease-and-pregnancy.aspx

March of Dimes. (2019d). *Cytomegalovirus and pregnancy*. https://www.marchofdimes.org/complications/cytomegalovirus-and-pregnancy.aspx

March of Dimes. (2019e). *Sexually transmitted infections*. Retrieved June 16, 2020, from https://www.marchofdimes.org/complications/sexually-transmitted-infections.aspx

March of Dimes. (2019f). *Group B strep infection*. Retrieved June 16, 2020, from https://www.marchofdimes.org/complications/group-b-strep-infection.aspx

March of Dimes. (2019g). *Toxoplasmosis*. Retrieved June 16, 2020, from https://www.marchofdimes.org/complications/toxoplasmosis.aspx

March of Dimes. (2019h). *Keeping breast milk safe and healthy.* https://www.marchofdimes.org/baby/keeping-breast-milk-safe-and-healthy.aspx

March of Dimes. (2019i). *Street drugs and pregnancy.* Retrieved June 16, 2020, from https://www.marchofdimes.org/pregnancy/street-drugs-and-pregnancy.aspx

Martin, G. I., & Rosenfeld, W. (2019). *Common problems in the newborn nursery: An evidence and case-based guide.* Springer International Publishers.

Mattson, S. N., Bernes, G. A., & Doyle, L. R. (2019). Fetal alcohol spectrum disorders: A review of the neurobehavioral deficits associated with prenatal alcohol exposure. *Alcoholism: Clinical and Experimental Research, 43*(6), 1046–1062. https://doi.org/10.1111/acer.14040

McCance, K. L., & Huether, S. E. (2019). *Pathophysiology: Biologic basis for disease in adults and children* (8th ed.). Mosby Elsevier.

Moore, T. R. (2019). Diabetes mellitus and pregnancy. *eMedicine.* Retrieved April 29, 2020, from https://emedicine.medscape.com/article/127547-overview

Morgan, J. A., & Cooper, D. B. (2019). Group B streptococcus and pregnancy. *StatPearls.* Retrieved December 20, 2019, from https://www.ncbi.nlm.nih.gov/books/NBK482443/

Mukherji, P., & Sharma, S. (2019). Toxicology screening. *StatPearls.* https://www.ncbi.nlm.nih.gov/books/NBK499901/

Multiple Sclerosis Association of America (MSAA). (2020). *Frequently asked questions.* Retrieved December 31, 2019, from https://mymsaa.org/ms-information/faqs/#Who

National Academy of Medicine. (2020). *The current understanding of gestational weight gain among women with obesity and the need for future research.* https://doi.org/10.31478/202001a

National Asthma Education and Prevention Program (NAEPP). (2019). *Objectives of the NAEPP.* Retrieved June 16, 2020, from https://www.nhlbi.nih.gov/science/national-asthma-education-and-prevention-program-naepp

National Institute of Diabetes, Digestive and Kidney Diseases. (2019). *Managing and treating gestational diabetes.* Retrieved June 16, 2020, from https://www.niddk.nih.gov/health-information/diabetes/overview/what-is-diabetes/gestational/management-treatment

National Institute on Drugs Abuse (NIDA). (2020a). *Substance use while pregnant and breastfeeding.* Retrieved June 16, 2020, from https://www.drugabuse.gov/publications/substance-use-in-women/substance-use-while-pregnant-breastfeeding

National Institute on Drug Abuse (NIDA). (2020b). *Marijuana: What is the scope of marijuana use in the United States?* Retrieved June 16, 2020, from https://www.drugabuse.gov/publications/research-reports/marijuana/what-scope-marijuana-use-in-united-states

National Organization on Fetal Alcohol Syndrome (NOFAS). (2020). *Key facts on alcohol and pregnancy.* Retrieved June 16, 2020, from https://www.nofas.org/factsheets/

Norwitz, E., Zelop, C., Miller, D., & Keefe, D. (2019). *Evidence-based obstetrics and gynecology.* Wiley Blackwell.

Office on Women's Health (OWH). (2019). *Iron deficiency anemia.* Retrieved April 1, 2019, from https://www.womenshealth.gov/a-z-topics/iron-deficiency-anemia

Olek, M. J., & Mowry, E. (2019). Pathogenesis and epidemiology of multiple sclerosis. *UpToDate.* Retrieved February 17, 2020, from https://www.uptodate.com/contents/pathogenesis-and-epidemiology-of-multiple-sclerosis

Opara, E. C., & Dagogo-Jack, S. (2019). *Nutrition and diabetes: Pathophysiology and management* (2nd ed.). CRC Press Taylor & Francis Group.

Origa, R., & Comitini, F. (2019). Pregnancy in thalassemia. *Mediterranean Journal of Hematology and Infectious Diseases, 11*(1). https://doi.org/10.4084/MJHID.2019.019

Orvos, J. M. (2019). Does maternal anemia affect fetal neurodevelopment? *Contemporary OB/GYN.* Retrieved June 16, 2020, from https://www.contemporaryobgyn.net/anemia/does-maternal-anemia-affect-fetal-neurodevelopment

Pantea-Stoian, A., Stoica, R. A., & Stefan, S. D. (2019). Insulin therapy in gestational diabetes. *IntechOpen.* https://www.intechopen.com/online-first/insulin-therapy-in-gestational-diabetes

Peterson, A. T. (2019). HIV in pregnancy. *eMedicine.* Retrieved May 22, 2020, from https://emedicine.medscape.com/article/1385488-overview#a3

Pew Research Center. (2019). *The concerns and challenges of being a U.S. teen: What the data show.* Retrieved June 16, 2020, from https://www.pewresearch.org/fact-tank/2019/02/26/the-concerns-and-challenges-of-being-a-u-s-teen-what-the-data-show/

Pitzen, I. C., Otten, L. A., Dresbach, T., Boesecke, C., Wasmuth, J. C., Mueller, A., & Rockstroh, J. K. (2019). Treatment of HIV in pregnancy-progress over one decade. *Zeitschrift fur Geburtshilfe und Neonatology, 223*(1), 26–32.

Prasad, M. R., & Metz, T. D. (2019). Substance abuse in pregnancy. *Clinical Obstetrics and Gynecology, 62*(1), 110–111.

Pyeritz, R. E., Grody, W. W., & Korf, B. R. (2019). *Emery and Rimoin's principles of medical genetics and genomics: Clinical principles and applications* (7th ed.). Academic Press Elsevier.

Ramsey, P. S. (2019). Obesity in pregnancy: Complications and maternal management. *UpToDate.* Retrieved February 21, 2020, from https://www.uptodate.com/contents/obesity-in-pregnancy-complications-and-maternal-management

Resnik, R., Lockwood, C. J., Moore, T. R., Greene, M. F., Copel, J. A., & Silver, R. M. (2019). *Creasy & Resnik's maternal-fetal medicine: Principles and practice* (8th ed.). Elsevier.

Riley, L. E., & Fernandes, C. J. (2019). Parvovirus B19 infection during pregnancy. *UpToDate.* Retrieved January 24, 2019, from https://www.uptodate.com/contents/parvovirus-b19-infection-during-pregnancy

Rodriguez, J. J., & Smith, V. C. (2019). Epidemiology of perinatal substance use: Exploring trends in maternal substance use. *Seminars in Fetal and Neonatal Medicine, 24*(2), 86–89.

Rogan, S. C., & Beigi, R. H. (2019). Treatment of viral infections during pregnancy. *Clinics in Perinatology, 46*(2), 235–256. https://doi.org/10.1016/j.clp.2019.02.009

Rogers, K., Balachandren, N., Awogbade, M., & Johns, J. (2019). Sickle cell disease in pregnancy. *Obstetrics, Gynecology & Reproductive Medicine, 29*(3), 61–69.

Schafer, R., Davis, M., & Phillippi, J. C. (2019). Herpes zoster in pregnancy. *Journal of Midwifery & Women's Health.* https://doi.org/10.1111/jmwh.12953

Shebl, E., & Chakraborty, R. K. (2019). Asthma in pregnancy. *StatPearls.* Retrieved March 28, 2020, from https://www.ncbi.nlm.nih.gov/books/NBK532283/

Shen, Y., Leng, J., Li, W., Zhang, S., Liu, H., Shao, P., & Yang, X. (2019). Lactation intensity and duration to postpartum diabetes and prediabetes risk in women with gestational diabetes. *Diabetes/metabolism Research and Reviews, 35*(3), e3115. https://doi.org/10.1002/dmrr.3115

Shukla, S. (2019). Congenital rubella. *StatPearls.* Retrieved June 4, 2019, from https://www.ncbi.nlm.nih.gov/books/NBK507879/

Shukla, S., & Pomar, E. G. (2019). Perinatal drug abuse and neonatal withdrawal. *StatPearls*. Retrieved April 27, 2020, from https://www.ncbi.nlm.nih.gov/books/NBK519061/

Singh, C. (2020). Rubella in pregnancy. *Journal of Fetal Medicine*, 7, 37–41. https://doi.org/10.1007/s40556-019-00238-2

Skidmore-Roth, L. (2021). *Mosby's 2021 nursing drug reference* (34th ed.). Mosby Elsevier.

Smid, M. C., Metz, T. D., & Gordon, A. J. (2019). Stimulant use in pregnancy: An under-recognized epidemic among pregnant women. *Clinical Obstetrics and Gynecology, 62*(1), 168–184.

Song, J., Yang, F., Wang, S., Tikande, S., Deng, Y., Tang, W., & Cao, G. (2019). Efficacy and safety of antiviral treatment on blocking the mother-to-child transmission of hepatitis B virus: A meta-analysis. *Journal of Viral Hepatitis, 26*(3), 397–406.

Speer, M. E. (2020). Varicella-zoster infection in the newborn. *UpToDate*. Retrieved November 14, 2019, from https://www.uptodate.com/contents/varicella-zoster-infection-in-the-newborn/print

Stevens, S. (2019). *Evidence-based obstetric nursing*. Kendall Hunt Publishing Company.

Stickrath, E. (2019). Marijuana use in pregnancy: An updated look at marijuana use and its impact on pregnancy. *Clinical Obstetrics and Gynecology, 62*(1), 185–190.

Substance Abuse and Mental Health Services Administration (SAMHSA). (2018). *Clinical guidance for treating pregnant and parenting women with opioid use disorder and their infants*. Retrieved June 16, 2020, from https://store.samhsa.gov/product/Clinical-Guidance-for-Treating-Pregnant-and-Parenting-Women-With-Opioid-Use-Disorder-and-Their-Infants/SMA18-5054

Substance Abuse and Mental Health Services Administration (SAMHSA). (2020). *Marijuana and pregnancy*. Retrieved April 23, 2020, from https://www.samhsa.gov/marijuana/marijuana-pregnancy

Toscano, M., & Thornburg, L. L. (2019). Neurological diseases in pregnancy. *Current Opinion in Obstetrics & Gynecology, 31*(2), 97–109.

Troiano, N. H., Witcher, P. M., & Baird, S. M. (2019). *High-risk & critical care obstetrics* (4th ed.). Wolters Kluwer.

Trout, K. K. (2019). Managing the sugar blues: Putting the latest gestational diabetes mellitus guidelines into practice. *Women's Healthcare: A clinical journal for NPs, 7*(1), 37–43.

UNAIDS. (2020). *Global HIV & AIDS statistics—2019 fact sheet*. Retrieved June 16, 2020, from https://www.unaids.org/en/resources/fact-sheet

U.S. Department of Health and Human Services (USDHHS). (2019a). *Preventing mother-to-child transmission of HIV*. Retrieved June 16, 2020, from https://aidsinfo.nih.gov/understanding-hiv-aids/fact-sheets/20/50/preventing-mother-to-child-transmission-of-hiv

U.S. Department of Health and Human Services (USDHHS). (2019b). *Trends in teen pregnancy and childbearing*. Retrieved June 16, 2020, from https://www.hhs.gov/ash/oah/adolescent-development/reproductive-health-and-teen-pregnancy/teen-pregnancy-and-childbearing/trends/index.html

U.S. Department of Health and Human Services (USDHHS). (2019c). *Teen pregnancy and childbearing*. Retrieved June 16, 2020, from https://www.hhs.gov/ash/oah/adolescent-development/reproductive-health-and-teen-pregnancy/teen-pregnancy-and-childbearing/index.html

U.S. Department of Health and Human Services (USDHHS). (2020). *Healthy People 2030*. https://www.healthypeople.gov/sites/default/files/objectivesPublicComment508.pdf

U.S. Preventive Services Task Force (USPSTF). (2018). *USPSTF A and B recommendations*. Retrieved June 16, 2020, from https://www.uspreventiveservicestaskforce.org/Page/Name/uspstf-a-and-b-recommendations/

U.S. Preventive Services Task Force (USPSTF). (2019). *Human immunodeficiency virus (HIV) infection: Screening for pregnant women*. Retrieved June 16, 2020, from https://www.uspreventiveservicestaskforce.org/Page/Document/draft-recommendation-statement/human-immunodeficiency-virus-hiv-infection-screening1

Wierzejska, R., Jarosz, M., & Wojda, B. (2019). Caffeine intake during pregnancy and neonatal anthropometric parameters. *Nutrients, 11*(4), 806. https://doi.org/10.3390/nu11040806

Wilkerson, R. G., & Ogunbodede, A. C. (2019). Hypertensive disorders of pregnancy. *Emergency Medicine Clinics, 37*(2), 301–316.

Wilmott, R., Deterding, R., Li, A., Ratjen, F., Sly, P., Zar, H. J., & Bush, A. (2019). *Kendig's disorders of the respiratory tract in children* (9th ed.). Elsevier.

World Health Organization (WHO). (2019a). *Maternal mortality*. Retrieved June 16, 2020, from https://www.who.int/en/news-room/fact-sheets/detail/maternal-mortality

World Health Organization (WHO). (2019b). *Tuberculosis*. Retrieved June 16, 2020, from https://www.who.int/news-room/fact-sheets/detail/tuberculosis

World Health Organization (WHO). (2019c). *The health of adolescents and youth in the Americas*. Retrieved June 16, 2020, from http://iris.paho.org/xmlui/bitstream/handle/123456789/49545/PAHOFPL18050_eng.pdf?sequence=19

World Health Organization (WHO). (2019d). *Adolescents: Health risks and solutions*. Retrieved June 16, 2020, from https://www.who.int/news-room/fact-sheets/detail/adolescents-health-risks-and-solutions

World Health Organization (WHO). (2019e). *Restricting caffeine intake during pregnancy*. Retrieved June 16, 2020, from https://www.who.int/elena/titles/caffeine-pregnancy/en/

World Health Organization (WHO). (2020a). *Tuberculosis overview*. Retrieved June 16, 2020, from https://www.who.int/health-topics/tuberculosis#tab=tab_1

World Health Organization (WHO). (2020b). *Adolescent pregnancy*. Retrieved June 16, 2020, from https://www.who.int/news-room/fact-sheets/detail/adolescent-pregnancy

Ying, W., Catov, J. M., & Ouyang, P. (2018). Hypertensive disorders of pregnancy and future maternal cardiovascular risk. *Journal of the American Heart Association, 7*(17), e009382. https://doi.org/10.1161/JAHA.118.009382

EXERCÍCIOS SOBRE O CAPÍTULO

QUESTÕES DE MÚLTIPLA ESCOLHA

1. Qual das seguintes informações o enfermeiro incluiria ao orientar uma gestante em relação aos mecanismos fisiopatológicos associados ao diabetes melito gestacional?

   a. A gestação promove o desenvolvimento de compulsão por carboidratos

   b. Ocorre uma resistência progressiva aos efeitos da insulina

   c. A hipoinsulinemia desenvolve-se no início do primeiro trimestre

   d. Os níveis de glicose diminuem para acomodar o crescimento fetal

2. Ao fornecer orientações pré-natais a uma gestante com asma, qual das ações a seguir seria importante que o enfermeiro tomasse?

   a. Orientar a gestante a evitar esteroides durante a gestação

   b. Demonstrar como avaliar seus níveis de glicose

   c. Ensinar a administração correta de broncodilatadores subcutâneos

   d. Certificar-se de que ela procure tratamento para qualquer exacerbação aguda

3. Qual das seguintes condições mais provavelmente causará a maior dificuldade durante a gestação de uma mulher com diabetes melito do tipo 1?

   a. Placenta prévia

   b. Hiperêmese gravídica

   c. Descolamento prematuro da placenta

   d. Incompatibilidade Rh

4. As mulheres que consomem bebidas alcoólicas durante a gestação:

   a. Frequentemente produzem mais álcool desidrogenase

   b. Geralmente ficam intoxicadas mais rapidamente do que antes

   c. Podem dar à luz um recém-nascido com transtorno do espectro alcoólico fetal

   d. Ganham menos peso ao longo da gestação

5. Ao explicar a uma gestante sobre a infecção e a transmissão do HIV, qual das seguintes opções o enfermeiro incluiria?

   a. Ocorre principalmente quando há uma grande carga viral no sangue

   b. O HIV é mais comumente transmitido por contato sexual

   c. Afeta a maioria dos recém-nascidos de mães com infecção pelo HIV

   d. As picadas de agulha são os meios mais frequentes de infecção em profissionais de enfermagem

6. As mulheres obesas têm maior risco de desenvolver qual condição durante a gestação?

   a. Diabetes melito do tipo 1

   b. Hipotensão

   c. Recém-nascido de baixo peso

   d. Hipertensão arterial gestacional

7. O uso continuado de metadona ou buprenorfina é o tratamento farmacológico mais comum para qual das seguintes dependências químicas?

   a. Álcool

   b. Nicotina

   c. Opiáceos

   d. Maconha

EXERCÍCIOS DE RACIOCÍNIO CRÍTICO

1. Uma mulher grávida na 26ª semana de gestação foi à clínica para realizar seu exame de tolerância oral à glicose de 1 hora. O resultado do teste estava fora da faixa tolerada e foi solicitado um teste de tolerância oral à glicose (TTOG) de 3 horas. Obtiveram-se três valores anormais, o que confirmou o diagnóstico de diabetes melito gestacional. Como enfermeiro da clínica pré-natal, é a primeira vez que você tem contato com essa gestante.

   a. De quais informações adicionais você precisará para prestar cuidados a ela?

   b. De quais orientações ela precisará para lidar com esse novo diagnóstico?

   c. Como você avaliará a eficácia de suas intervenções?

2. Uma menina de 14 anos chega à unidade básica de saúde com a mãe, que lhe diz que sua filha "andou por aí e ficou grávida". A adolescente está chorando baixinho no canto e evita contato visual com você. A mãe relata que a filha "deve estar seguindo meus passos" porque ela engravidou quando tinha apenas 15 anos. A mãe volta para a sala de espera e deixa a filha com você.

   a. Como é a sua primeira aproximação com a gestante para que você ganhe sua confiança?

   b. Liste as orientações necessárias para a gestante durante a gestação.

   c. Quais estratégias de prevenção são necessárias para evitar uma segunda gestação?

3. Uma Gesta III, Para II, de 27 anos foi admitida na sala de trabalho de parto e de parto por causa da ruptura prematura das membranas ovulares em uma gestação de aproximadamente 35 semanas. Ela não recebeu atendimento pré-natal e relata que esta foi uma gravidez não planejada. A gestante parece distraída e está muito magra. Ela relata que seus dois filhos anteriores estiveram em um orfanato desde o nascimento porque as autoridades que cuidam do bem-estar infantil "não acharam que eu era uma mãe adequada". Ela nega qualquer uso recente de bebidas alcoólicas ou substâncias psicoativas, mas você sente cheiro de álcool em seu hálito. Algumas horas depois, ela teve um parto vaginal espontâneo e deu à luz uma criança de 1.810 g com escore de Apgar de 8 no 1° minuto e 9 no 5° minuto.

a. Que aspectos do histórico dessa mulher podem levar o enfermeiro a suspeitar que esse recém-nascido corre risco de transtorno do espectro alcoólico fetal?

b. Quais exames de rastreamento ou exames laboratoriais adicionais poderiam confirmar a sua suspeita?

c. Que déficits físicos e de neurodesenvolvimento podem se manifestar mais tarde se o recém-nascido tiver transtorno do espectro alcoólico fetal?

ATIVIDADES DE ESTUDO

1. Na maternidade ou em um hospital, entreviste uma gestante com uma condição clínica preexistente (p. ex., diabetes, asma brônquica, anemia falciforme) e descubra como essa condição afeta sua vida e a gestação, especialmente suas escolhas de estilo de vida.

2. Você acredita que uma amiga próxima tenha problemas com bebidas alcoólicas, mas ela nega. Ela acabou de admitir para você que acha que está grávida porque não menstruou quando deveria. Que informações e conselhos específicos você deve dar a ela sobre o consumo de bebidas alcoólicas durante a gestação?

3. O consumo de maconha deve ser legalizado nos EUA e no Brasil? Que impacto sua opinião poderia ter sobre as gestantes e seus filhos?

4. Imagine uma discussão que você pode ter com uma gestante HIV-soropositiva que não percebe a necessidade de fazer uso dos fármacos antirretrovirais para evitar a transmissão perinatal.

5. O enfermeiro está preparando uma sessão de orientações sobre amamentação para um grupo de gestantes com as várias infecções listadas adiante.

O profissional de enfermagem incluiria mulheres com quais condições? Selecione todas as opções que se apliquem.
a. Hepatite B
b. Parvovírus B19
c. Herpes-vírus do tipo 2
d. Estado imunológico positivo para HIV
e. Citomegalovírus
f. Vírus varicela-zóster

ESTUDO DE CASO

Linda é uma gestante de 18 anos que faz uso abusivo de álcool desde os 12. Ela viveu em um orfanato grande parte de sua vida e recentemente está sozinha com um emprego de meio período. A adolescente relata que sofreu abusos psicológicos e sexuais durante a infância. Aos 16 anos, ela começou a fazer uso de *crack*. Tantos amigos e parentes estavam usando *crack* que foi impossível para ela visualizar outro estilo de vida ou desejar procurar ajuda para sua dependência química. Ela afirma que desejou mudar de vida e "ficar limpa" quando descobriu que estava grávida, mas admitiu que acabou frequentando festas e usando drogas nos últimos 4 meses desta gestação. Ela se apresenta hoje para sua primeira consulta pré-natal e parece muito magra. Ela afirma que está pronta para se comprometer com uma mudança positiva.

AVALIAÇÃO

Com base no relato de Linda, ela é vulnerável por causa de sua idade muito jovem, de seu peso abaixo do ideal, do histórico de maus-tratos, do uso abusivo de substâncias e da falta de uma rede de apoio para ajudá-la a fazer uma "mudança positiva" em sua vida. Embora ela afirme que deseja abandonar as drogas, ela não foi capaz de atingir esse objetivo por conta própria anteriormente. Nesse estágio da gestação, os seus sinais vitais e a frequência cardíaca fetal estavam dentro dos limites normais, o peso corporal dela estava abaixo dos limites padrões para sua altura e os exames laboratoriais estavam normais, com exceção dos níveis baixos de hemoglobina, indicativos de anemia ferropriva.

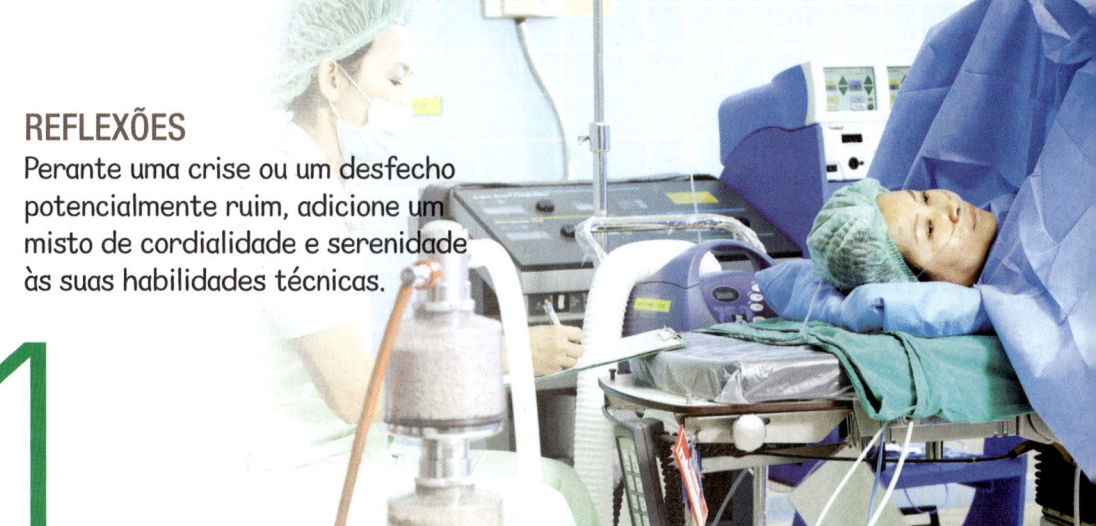

21

Conduta de Enfermagem no Trabalho de Parto e Parto de Alto Risco

PALAVRAS-CHAVE

agentes tocolíticos

cesariana

disfunção uterina hipertônica (hipertonia uterina)

disfunção uterina hipotônica (hipotonia uterina)

distocia

distocia de ombro

distúrbios de parada (distocia por parada de progressão)

distúrbios do prolongamento do trabalho de parto (distocia por parto prolongado)

extrator a vácuo

fórceps

gestação pós-termo

gravidez múltipla

indução do trabalho de parto

macrossomia fetal

parto vaginal após cesariana (PVAC)

prolapso do cordão umbilical

trabalho de parto precipitado (taquitócico)

trabalho de parto prematuro

OBJETIVOS DE APRENDIZAGEM

Após a conclusão do capítulo, o leitor será capaz de:

1. Identificar os fatores de risco associados à distocia.
2. Diferenciar as principais anomalias ou problemas associados a padrões de trabalho de parto disfuncionais, exemplificando cada problema.
3. Examinar a conduta de enfermagem para a gestante em trabalho de parto disfuncional relacionado à força expulsiva (contração), ao feto, ao trajeto ou ao estado emocional.
4. Elaborar um plano de cuidados para a mulher que entra em trabalho de parto prematuro.
5. Descrever as necessidades de cuidados de saúde das famílias não convencionais e as melhores práticas de cuidados de enfermagem para atendê-las.
6. Descrever a avaliação e a conduta de enfermagem para a parturiente com diagnóstico de parto prolongado.
7. Discutir a conduta de enfermagem para a mulher em indução ou condução do trabalho de parto.
8. Avaliar as principais abordagens ao cuidar de uma mulher em parto vaginal após cesariana (PVAC).
9. Identificar os fatores de risco associados à morte fetal e o manejo da família que vivencia um natimorto.
10. Avaliar as emergências obstétricas que podem complicar o trabalho de parto e o parto, incluindo a conduta apropriada para cada uma.
11. Discutir o parto realizado a fórceps e o parto com extrator a vácuo.
12. Resumir o plano de cuidados para uma gestante que vai se submeter a uma cesariana.

Jennifer, de 29 anos, Gesta I, Para 0, está na 41ª semana de gestação. Seu obstetra recomendou que ela fosse internada para uma indução do trabalho de parto. Ela está muito ansiosa em relação a isso, pois já ouviu "histórias de horror" sobre as "dolorosas contrações" que a indução pode acarretar. O que o enfermeiro pode fazer para tranquilizar seu temor?

INTRODUÇÃO

A gestação pode ser uma época emocionante, mas o aparecimento de um problema inesperado pode mudar repentinamente as circunstâncias de forma dramática. Considere a mulher que teve uma gestação sem dificuldades e, de repente, desenvolveu um problema durante o trabalho de parto que transformou uma situação de rotina em uma possível crise. Muitas complicações ocorrem de maneira inesperada e apresentam desafios para a equipe de saúde perinatal, bem como para a família. Infelizmente, cerca de 700 mulheres morrem anualmente nos EUA como resultado de complicações no parto (CDC, 2019b).[1,2] O enfermeiro desempenha um papel importante na identificação de potenciais problemas rapidamente e na coordenação de intervenções imediatas com o objetivo de alcançar desfechos positivos.

As metas nacionais de saúde abordam os desfechos maternos e neonatais envolvendo as complicações de trabalho de parto e de parto, bem como de cesariana (U.S. Department of Health and Human Services, 2020). Esses objetivos são destacados no boxe *Healthy People 2030* 21.1.

HEALTHY PEOPLE 2030 · 21.1

Objetivo	Importância para a enfermagem
MICH-2030-01 Reduzir a ocorrência de partos pré-termo.	Ajudará a chamar a atenção para a necessidade de acompanhamento pré-natal atento e de identificação dos fatores de risco para o trabalho de parto e o parto prematuros, bem como para as intervenções apropriadas para reduzi-los.
MICH-2030-06 Reduzir o número de cesarianas entre gestantes de baixo risco sem partos prévios.	Ajudará a reduzir o número de partos cirúrgicos com seus fatores de risco e custos associados por meio de uma conduta adequada do trabalho de parto, de apoio contínuo durante o trabalho de parto e de padrões de prática, enquanto ajuda a garantir desfechos maternos e neonatais positivos.

Adaptado de USDHHS. (2020). *Proposed objectives for inclusion in Healthy People 2030.* https://www.healthypeople.gov/sites/default/files/ObjectivesPublicCommen508.pdf.

Este capítulo abordará as várias condições que podem ocorrer durante o trabalho de parto e o parto que podem aumentar o risco de um desfecho adverso para a mãe e/ou feto. Também descreverá os procedimentos relacionados ao parto que podem ser necessários para cuidar da mulher com complicações ou que podem evitar o risco de desenvolvê-las, promovendo, assim, bons desfechos maternos e fetais. A conduta de enfermagem para a gestante e sua família concentra-se no apoio profissional e no cuidado humanizado.

DISTOCIA

A **distocia** é a progressão anormal do trabalho de parto ou mesmo qualquer perturbação no bom andamento do parto. Ela pode ser influenciada por vários fatores maternos e fetais. Um deles é caracterizado por uma progressão lenta e anormal do trabalho de parto. Ocorre em aproximadamente 10% de todos os trabalhos de parto e é a principal indicação de cesariana primária nos EUA (Ehsanipoor & Satin, 2020). É uma situação extenuante tanto para a mãe quanto para o feto, e está associada a um aumento da hemorragia pós-parto, infecções e lacerações perineais; frequentemente requer intervenções clínicas ou cirúrgicas, o que aumenta os riscos materno e fetal (Zipori et al., 2019).

Para caracterizar um trabalho de parto como anormal, é essencial que haja uma compreensão básica do trabalho de parto. O trabalho de parto começa com contrações uterinas regulares, fortes o suficiente para resultar em apagamento e dilatação do colo do útero. No início do trabalho de parto, as contrações uterinas são irregulares e o apagamento e a dilatação do colo do útero ocorrem gradualmente. Quando a dilatação do colo do útero alcança 5 a 6 cm e as contrações uterinas se tornam mais potentes, começa a fase ativa do trabalho de parto. Geralmente, é durante a fase ativa que a distocia se torna aparente. Como a distocia não pode ser prevista ou diagnosticada com certeza, é frequentemente usado o termo "parada de progressão". Esse termo inclui a falta de dilatação progressiva do colo do útero, a não descida da cabeça fetal ou ambos. É necessária uma análise adequada do trabalho de parto para declarar com confiança que há uma distocia ou falha no progresso do parto.

A identificação precoce da distocia e as intervenções imediatas são essenciais para minimizar o risco tanto materno como fetal. De acordo com o American College of Obstetricians and Gynecologists (ACOG), os fatores associados a um risco aumentado de distocia incluem analgesia epidural ou em altas doses, gravidez múltipla, polidrâmnio, exaustão materna, realização de puxos insatisfatórios por parte da mulher, posição occipitoposterior, primeiro período do trabalho de parto mais longo, nuliparidade, baixa estatura materna (menos de 1,50 m de altura), estimativa de peso do feto maior que 4 kg, desproporção cefalopélvica, apresentação ou posição fetal anormal (pélvica), anomalias fetais (hidrocefalia),

[1]N.R.T.: No Brasil, em 2018, houve uma redução de 8,4% da razão de mortalidade materna (RMM); no ano anterior foi de 64,5 e evoluiu para 59,1. (Fonte: Barreto, B. L. (2021). Perfil epidemiológico da mortalidade materna no Brasil no período de 2015 a 2019. *Rev. Enferm. Contemp. 10*(1), 127-133. Disponível em: https://www5.bahiana.edu.br/index.php/enfermagem/article/view/3709. Acesso em: 29 mar. 2022.)
[2]N.R.T.: Já no ano de 2019 no Brasil, houve uma RMM de 55,3. A principais causas de morte em 2020 foram: hemorragias (25%), pré-eclâmpsia (25%), outras (18%), síndrome respiratória aguda grave não especificada (7%), Covid-19 (11%), HIV (4%), doenças do aparelho circulatório (5%) e doenças do aparelho respiratório (5%). (Fonte: *Boletim Epidemiológico Mortalidade Materna e Infantil 2021.* Disponível em: https://saude.rs.gov.br/upload/arquivos/202106/11173526-boletim-epidemiologico-mortalida-de-materna-e-mortalidade-infantil-2021.pdf. Acesso em: 29 mar. 2022.)

idade materna acima de 34 anos, alta ingestão de cafeína, excesso de peso, idade gestacional acima de 41 semanas, corioamnionite, contrações uterinas ineficazes e altura da apresentação fetal elevada quando há dilatação cervical completa (2016).

Atualmente, uma em cada três mulheres que dão à luz nos EUA o faz por cesariana (Statista, 2019).[3] As indicações mais comuns para cesariana incluem, em ordem de frequência, distocia do trabalho de parto, frequência cardíaca fetal (FCF) anormal, apresentação fetal anormal, gravidezes múltiplas e suspeita de macrossomia fetal. É o momento de revisitar a definição de distocia do trabalho de parto porque estudos recentes mostram que o trabalho de parto atualmente evolui a uma taxa substancialmente mais lenta do que o que foi pensado historicamente. Atualmente, os trabalhos de parto são mais prolongados em parte devido ao maior índice de massa corporal (IMC), às taxas mais altas de indução do parto e ao aumento significativo no uso de anestesia peridural (ACOG, 2016). A Organização Mundial da Saúde (OMS) afirma que uma taxa de partos cirúrgicos superior a 10% não está associada a melhores desfechos; mas, ao contrário, contribui para um excesso de morbidade e mortalidade (WHO, 2019).

A hospitalização precoce das gestantes, ainda na fase latente inicial do trabalho de parto, pode aumentar o diagnóstico de distocia e elevar o risco de indução do trabalho de parto e analgesia epidural. Essas duas intervenções podem resultar em parto cirúrgico. Hidratação adequada, repouso, suportes emocional e físico e, se necessário, sedação farmacológica podem ser incentivados como alternativas à hospitalização precoce. A mulher é a protagonista nesse momento.

A distocia pode resultar de problemas ou anormalidades envolvendo os esforços expulsivos (conhecidas como "forças de expulsão"); a apresentação, a posição e o desenvolvimento fetais (o "passageiro"); a pelve óssea materna ou o canal de parto (a "passagem"); e o estresse materno (a "psique"). A Tabela 21.1 resume o diagnóstico, a conduta terapêutica e a conduta de enfermagem para os problemas comuns associados à distocia.

Problemas com as forças de expulsão

Quando as forças expulsivas do útero tornam-se disfuncionais, o útero não consegue relaxar totalmente (contrações hipertônicas), colocando então o feto em risco, ou relaxa demais (contrações hipotônicas), o que causa contrações ineficazes. Além disso, o útero pode se contrair com tanta frequência e intensidade que ocorrerá um parto muito rápido (trabalho de parto precipitado).

---

[3]N.R.T.: Em 2021, um estudo importante sobre o índice de cesariana mostrou que o Brasil está entre os cinco países de mais alta taxa de cesariana (55,7%), perdendo apenas para a República Dominicana (58,1%). (Fonte: Betran, A. P. et al. (2021). Trends and projections of caesarean section rates: global and regional estimates. *BMJ Global Health*. 6:e005671. Disponível em: https://gh.bmj.com/content/6/6/e005671. Acesso em: 29 mar. 2022.)

A **disfunção uterina hipertônica (hipertonia uterina)** ocorre quando o útero não relaxa totalmente entre as contrações. Posteriormente, as contrações tornam-se ineficazes, erráticas e mal coordenadas porque envolvem apenas uma parte do útero e porque mais de um marca-passo uterino está enviando sinais de contração. As mulheres nessa situação apresentam uma fase latente prolongada, permanecem em 2 a 3 cm e não dilatam como deveriam. A perfusão placentária fica comprometida, reduzindo assim o oxigênio para o feto. Essas contrações hipertônicas exaurem a mãe, que está apresentando contrações frequentes, intensas e dolorosas com pouca progressão. Esse padrão disfuncional ocorre no início do trabalho de parto e afeta com mais frequência as mulheres nulíparas do que as mulheres multíparas (Ehsanipoor & Satin, 2020).

A **disfunção uterina hipotônica (hipotonia uterina)** ocorre durante o trabalho de parto ativo (dilatação do colo do útero de mais de 5 a 6 cm), momento em que as contrações se tornam de baixa qualidade e não apresentam intensidade suficiente para dilatar e apagar o colo do útero. Os fatores associados a esse padrão anormal de trabalho de parto incluem estiramento excessivo do útero, feto grande, fetos múltiplos, polidrâmnio, paridade múltipla, distensão intestinal ou da bexiga impedindo a descida e uso excessivo de analgesia. As manifestações clínicas da disfunção uterina hipotônica abrangem contrações fracas que se tornam mais leves, um fundo de útero que pode ser facilmente retraído com a pressão da ponta do dedo no pico de cada contração, bem como contrações que se tornam mais raras e breves (King et al., 2019). O principal risco dessa complicação é a hemorragia após o parto porque o útero não pode se contrair de maneira eficaz para comprimir os vasos sanguíneos.

O "trabalho de parto" refere-se às contrações uterinas que resultam em dilatação e apagamento progressivos do colo do útero, e que são acompanhadas pela descida e expulsão do feto. "Trabalho de parto anormal", "distocia" e "falha no progresso" são termos imprecisos que têm sido usados para descrever um padrão de trabalho de parto difícil que se desvia daquele observado na maioria das mulheres que têm partos vaginais espontâneos. Uma classificação melhor é caracterizar as anomalias do trabalho de parto como distúrbios prolongados (*i. e.*, progresso mais lento do que o normal) ou distúrbios de parada de progressão (*i. e.*, interrupção completa do progresso).

O termo **distúrbios do prolongamento do trabalho de parto (distocia por parto prolongado)** refere-se a uma série de eventos que incluem dilatação da fase ativa prolongada (taxa de dilatação cervical mais lenta do que o normal) e descida prolongada (descida retardada da cabeça do feto na fase ativa). Uma mulher em trabalho de parto com taxa de dilatação do colo do útero mais lenta que o normal é considerada como tendo um distúrbio do padrão de parto prolongado. O progresso lento pode ser resultado de desproporção cefalopélvica. A maioria das mulheres, entretanto, beneficia-se muito com uma

TABELA 21.1 Diagnóstico e tratamento dos problemas comumente associados à distocia.

Problemas com as forças de expulsão

Descrição	Diagnóstico	Conduta terapêutica	Conduta de enfermagem
Disfunção uterina hipertônica (hipertonia uterina)			
Ocorre na fase latente do primeiro período do trabalho de parto (dilatação do colo do útero < 4 cm); descoordenada. Força de contração tipicamente na porção média do útero, na junção entre o segmento superior ativo e o inferior passivo do útero, em vez de no fundo do útero. Perda da pressão para baixo que "empurra" a apresentação fetal contra o colo do útero. A gestante geralmente se sente desencorajada em decorrência da ausência de progresso do trabalho de parto; além disso, a dor se exacerba por causa da anoxia uterina	Hipertonia característica das contrações e ausência de progresso no trabalho de parto	Repouso terapêutico com o uso de sedativos para promover o relaxamento e interromper a atividade anormal do útero. Identificação e intervenção em quaisquer fatores contribuintes. Descarte da possibilidade de descolamento prematuro da placenta (também associado a tônus de repouso elevado e dor persistente). Em muitas mulheres, um padrão normal de trabalho de parto inicia-se depois de um período de descanso de 4 a 6 h	Instituir o repouso no leito e a sedação para promover o relaxamento e reduzir a dor. Atentar para os indícios de desproporção cefalopélvica e apresentação fetal anormal. Avaliar a tolerância fetal ao padrão de trabalho de parto, por meio do monitoramento dos padrões de FCF. Avaliar se há sinais de infecção materna. Promover a hidratação adequada por meio de infusão de soluções IV. Ofertar práticas farmacológicas de manejo da dor por meio de analgésicos por via epidural ou IV. Auxiliar na amniotomia, se for o caso, para acelerar o trabalho de parto. Orientar a gestante e seus familiares sobre o padrão disfuncional das contrações. Planejar um parto cirúrgico se o trabalho de parto não for desencadeado dentro dos padrões de normalidade
Disfunção uterina hipotônica ou hipotonia uterina			
Muitas vezes chamada de "inércia uterina secundária" porque o trabalho de parto inicia normalmente e, em seguida, a frequência e a intensidade das contrações diminuem. Possíveis fatores contribuintes: útero distendido por gravidez múltipla ou feto único grande, excesso de medicamentos para a dor administrados muito precocemente no trabalho de parto, feto mal posicionado e anestesia regional	Avaliação para confirmar um trabalho de parto ativo hipotônico, não fase de latência longa. Avaliação da pelve materna e da apresentação e posição fetais para garantir que não estejam contribuindo para o trabalho de parto prolongado e sem progresso perceptível	Identificação das possíveis causas de contrações uterinas ineficientes (feto em posição anormal, pelve materna estreita, hiperdistensão do útero por polidrâmnio ou macrossomia fetal). Ruptura da bolsa amniótica (amniotomia) se todas as causas forem descartadas. Pensar na possibilidade de condução do trabalho de parto com ocitocina para estimular contrações uterinas efetivas. Caso a amniotomia e a condução do trabalho de parto não sejam efetivas, indica-se a cesariana	Administrar ocitocina conforme prescrito quando a desproporção cefalopélvica tiver sido descartada. Auxiliar na amniotomia se as membranas estiverem íntegras. Instalar monitoramento eletrônico fetal contínuo. Monitorar os sinais vitais, as contrações e a cervicodilatação continuamente. Avaliar se há sinais de infecções materna e fetal. Orientar a gestante e os familiares sobre o padrão disfuncional do trabalho de parto. Planejar um parto cirúrgico se não for alcançado um padrão normal de trabalho de parto ou em caso de sofrimento fetal
Trabalho de parto precipitado			
Início abrupto de contrações com ocorrência de forte intensidade em um curto período de tempo, em vez do aumento mais gradual da frequência, da duração e da intensidade que caracteriza a maioria dos trabalhos de parto espontâneos	Identificação baseada na rapidez do progresso do trabalho de parto ao longo dos períodos do mesmo	Parto vaginal se a bacia estiver dentro dos padrões de normalidade	Acompanhar atentamente a gestante com histórico de trabalho de parto precipitado. Antecipar o uso de indução programada para controlar a velocidade do trabalho de parto. Administrar agentes farmacológicos, como os tocolíticos, para reduzir a velocidade do trabalho de parto. Acompanhar a gestante continuamente para monitorar a evolução

Problemas com o passageiro (feto)

Posição occipitoposterior persistente	Insinuação fetal na posição occipitotransversa esquerda (OTE) ou direita (OTD) com o occipício girando para a porção posterior da bacia, em vez de uma posição occipitoanterior mais favorável (o feto nasce na posição mais usual e fácil com a face para baixo, em vez de na posição mais difícil com a face para cima) Trabalho de parto geralmente muito longo e mais desconfortável em occipitoposterior (causando dorsalgia aumentada durante o trabalho de parto) se o feto permanecer nessa posição Possível desenvolvimento de bossa serossanguinolenta extensa e moldagem pela posição occipitoposterior mantida	Manobras de Leopold e exame de toque vaginal para determinar a posição da cabeça do feto em conjunto com as queixas da mãe de intensa dor nas costas (a parte de trás da cabeça do feto pressiona o sacro e o cóccix da mãe)	Prosseguir com o trabalho de parto preparando a parturiente para a sua longa duração (possível resolução espontânea) Realizar medidas de conforto e de posicionamento materno para ajudar a promover a rotação da cabeça do feto Avaliar se há queixas de dorsalgia intensa no primeiro período do trabalho de parto Antecipar o possível uso de fórceps para rodar para uma posição anterior ao nascimento ou a rotação manual para uma posição anterior no fim do segundo período Avaliar se o segundo período do trabalho de parto está prolongado com interrupção na descida (comum nesse mau posicionamento) Incentivar a mãe a mudar de posição para promover a rotação da cabeça do feto: ficar em quatro apoios sobre as mãos e os joelhos e balançar a pelve para a frente e para trás; decúbito lateral; movimentos de avanço para as laterais durante as contrações; sentada, ajoelhada ou em pé enquanto se inclina para a frente; posição de cócoras para dar à luz e ampliar a abertura pélvica Preparar-se para uma possível cesariana se não ocorrer a rotação Administrar fármacos conforme prescrito para o alívio da dor (um alívio da dor efetivo é fundamental para ajudar a mulher a tolerar o desconforto na região lombossacra) Aplicar contrapressão na região lombar durante as contrações para aliviar o desconforto Usar outras medidas úteis para auxiliar na rotação da cabeça do feto, incluindo massagens suaves na lateral do abdome no sentido que a cabeça do feto deve girar; auxiliar a gestante a ficar em uma posição de quatro apoios (sobre mãos e joelhos) e a ficar de cócoras, realizar báscula pélvica, subir escadas, assumir uma posição de decúbito lateral para o lado que o feto deve girar e fazer movimentos de avanço lateral Fornecer medidas para reduzir a ansiedade Reforçar continuamente o empenho da gestante para o progresso do trabalho de parto Orientar a mulher sobre as medidas para facilitar a rotação do polo cefálico
Apresentações de face e de fronte	Apresentação da face com extensão completa da cabeça do feto Apresentação de fronte: cabeça do feto entre a extensão e a flexão completas de modo que o maior diâmetro do crânio fetal se apresenta à pelve	Diagnóstico realizado por meio do exame de toque vaginal somente quando o trabalho de parto estiver bem estabelecido; a palpação da apresentação fetal revela relevos faciais em vez da cabeça do feto	O parto vaginal é possível na apresentação da face se a pelve materna e a rotação da cabeça do feto forem adequadas; cesariana se a cabeça do feto rodar para trás Cesariana para a apresentação de fronte, a menos que a cabeça se flexione Auxiliar na avaliação à procura de desproporção cefalopélvica Antecipar a realização de cesariana se a posição cefálica não for alcançada Explicar o mau posicionamento fetal à parturiente e a seu parceiro Observar atentamente qualquer sinal de hipoxia fetal, conforme evidenciado por desacelerações tardias no monitor fetal

(continua)

TABELA 21.1 Diagnóstico e tratamento dos problemas comumente associados à distocia. *(continuação)*

Descrição	Diagnóstico	Conduta terapêutica	Conduta de enfermagem
Apresentação pélvica As nádegas fetais, ou a pelve, apresentam-se antes da cabeça 1. Apresentação pélvica franca ou incompleta: as nádegas constituem a apresentação fetal, com os quadris flexionados e os pés e joelhos estendidos para cima 2. Apresentação pélvica total (ou pélvica completa): as nádegas constituem a apresentação fetal, com os quadris e joelhos flexionados em uma posição de "bala de canhão" 3. Apresentação pélvica podálica ou incompleta: um ou dois pés constituem a apresentação fetal, com um ou ambos os quadris estendidos[4]	Exame de toque vaginal para determinar a apresentação pélvica O ideal é realizar uma ultrassonografia para confirmar uma apresentação pélvica suspeitada clinicamente e identificar eventuais anomalias fetais	O método ideal de nascimento é controverso: alguns médicos fazem a cesariana, a menos que o feto seja pequeno e a mãe tenha uma pelve grande; outros preferem o parto vaginal, com cada ocorrência tratada individualmente e o trabalho de parto monitorado muito atentamente Independentemente do método de nascimento escolhido, o risco de traumatismo é alto. O parto vaginal com o feto em apresentação pélvica não é recomendado pelo ACOG e implica um risco maior para a gestante e o feto do que o de um parto cirúrgico planejado. O parto vaginal permite que o feto nasça espontaneamente até a cicatriz umbilical; a seguir, realizam-se manobras para ajudar na expulsão do restante do corpo, dos braços e da cabeça; as membranas fetais são deixadas intactas no maior tempo possível para agir como uma cunha de dilatação e evitar o prolapso do cordão umbilical; anestesista e pediatra presentes Cesariana: uso da versão cefálica externa para reduzir a chance de apresentação pélvica ao nascimento; tentada após a 35ª semana de gestação, mas antes do início do trabalho de parto (alguns fetos giram espontaneamente para uma apresentação cefálica próximo do termo, e alguns retornam à apresentação pélvica se a versão cefálica externa for tentada muito precocemente); taxas de sucesso variáveis, com risco de fraturas ósseas, rompimento de vísceras, descolamento prematuro da placenta, hemorragias fetal e materna e emaranhamento do cordão umbilical Agentes tocolíticos para relaxar o útero, assim como outros métodos para facilitar a versão cefálica externa a termo Faz-se uma avaliação individual de cada gestante para cada fator antes de iniciar qualquer intervenção[5]	Avaliar se há condições associadas, tais como placenta prévia, polidrâmnio, anomalias fetais e gestação multifetal Realizar uma ultrassonografia para confirmar a apresentação fetal Auxiliar na possível versão cefálica externa após a 36ª semana de gestação e administrar agentes tocolíticos para incrementar essa versão Antecipar uma tentativa de trabalho de parto por 4 a 6 h para avaliar o progresso se a versão não for bem-sucedida Planejar uma cesariana se não for observada evolução ou em caso de sofrimento fetal Após a versão cefálica externa, administrar RhoGAM® à mulher Rh-negativa para evitar uma reação de sensibilização caso tenha ocorrido traumatismo e se houver possibilidade de mistura de sangue

Distocia de ombro	Impactação óssea do diâmetro biacromial fetal entre o púbis e o promontório sacral maternos. Expulsão da cabeça do feto com o pescoço não aparecendo; retração do queixo contra o períneo; ombros permanecem encravados atrás do osso púbico da mãe, levando a um parto difícil com potencial de lesão à mãe e ao recém-nascido. Se os ombros permanecerem acima da borda nessa fase, não há avanço. Tórax do recém-nascido preso dentro da cúpula vaginal; tórax incapaz de se expandir com a respiração (embora o nariz e a boca estejam no lado externo). Risco de compressão do cordão umbilical entre o corpo fetal e a pelve materna	Emergência, complicação muitas vezes inesperada. Diagnóstico realizado quando a cabeça do feto sai sem a expulsão do pescoço e das estruturas corporais restantes. Fatores primários de risco, incluindo suspeita de macrossomia fetal (peso > 4.500 g), diabetes melito materno, ganho de peso materno excessivo, anatomia pélvica materna anormal, obesidade materna, gestação pós-termo, baixa estatura materna, histórico de distocia de ombro e uso de analgesia epidural	Se previsto, instituir tarefas preparatórias: alertar os profissionais importantes; orientar a parturiente e os familiares dela em relação às medidas a serem tomadas no caso de um parto difícil; pedir à parturiente para urinar a fim de fornecer espaço adicional para possíveis manobras necessárias para o parto. Manobra de McRobert. Pressão suprapúbica (não no fundo do útero) (Figura 21.1). A combinação de manobras é eficaz em mais de 50% dos casos de distocia de ombro. Equipe de reanimação neonatal prontamente disponível	Intervir imediatamente em decorrência da compressão do cordão umbilical. Realizar a manobra de McRobert e a aplicação de pressão suprapúbica. Ajudar a colocar a mulher na posição de cócoras, posição de quatro apoios (sobre mãos e joelhos) ou decúbito lateral para o parto a fim de liberar os ombros. Antecipar uma cesariana se não houver sucesso na liberação dos ombros. Remover do quarto materiais desnecessários para dar espaço para profissionais e equipamentos adicionais. Após o parto, avaliar se o recém-nascido apresenta crepitação, deformidade, paralisia de Erb-Duchene, também chamada de paralisia obstétrica de plexo braquial, ou equimoses, o que pode sugerir dano neurológico ou fratura
Gravidez múltipla	Gravidez de dois ou mais fetos resultando em hiperdistensão uterina e, possivelmente, contrações hipotônicas e apresentação anormal dos fetos. A hipoxia fetal durante o trabalho de parto é uma ameaça importante, visto que a placenta fornece oxigênio e nutrientes para mais de um feto	Atualmente, quase todos os múltiplos são diagnosticados precocemente pela ultrassonografia. A maioria das mulheres entra em trabalho de parto antes da 37ª semana de gestação	Se a gestante entrar em trabalho de parto, admissão em uma instituição que tenha uma unidade de atendimento especializado. Progressão espontânea do trabalho de parto se a gestante não tiver complicações e o primeiro feto estiver em situação longitudinal e apresentação cefálica. Monitoramento separado da FCF de cada feto durante o trabalho de parto e o parto. Após a expulsão do primeiro feto, fazer clampeamento do cordão umbilical e avaliação da situação do segundo feto; possível necessidade de versão cefálica externa para ajudar a providenciar uma situação longitudinal. O segundo e os fetos subsequentes correm maior risco de complicações relacionadas com o nascimento, tais como prolapso do cordão umbilical, má apresentação e descolamento prematuro da placenta. Cesariana, no caso de fatores de risco importantes	Avaliar se o padrão de trabalho de parto está hipotônico em decorrência da hiperdistensão. Avaliar a apresentação fetal, o tamanho da pelve materna e a idade gestacional para determinar a modalidade de nascimento. Certificar-se da presença da equipe neonatal para o parto de múltiplos. Antecipar a necessidade de cesariana, que é comum na gestação multifetal

(continua)

TABELA 21.1 Diagnóstico e tratamento dos problemas comumente associados à distocia. *(continuação)*

Descrição	Diagnóstico	Conduta terapêutica	Conduta de enfermagem
Tamanho fetal excessivo e anomalias			
Macrossomia fetal levando à desproporção cefalopélvica (o feto não se acomoda na pelve materna para nascer por via vaginal)	O diagnóstico de macrossomia fetal pode ser confirmado mensurando-se o peso após o nascimento	Agendamento de cesariana se o diagnóstico for feito antes do início do trabalho de parto para reduzir o risco de traumatismos tanto para o recém-nascido quanto para a mãe	Avaliar se há incapacidade de o feto descer
Redução da força de contração em decorrência da hiperdistensão por feto grande levando a um trabalho de parto prolongado e tendo potencial de lesão e traumatismo no parto	A suspeita de macrossomia fetal baseia-se nos resultados do exame de ultrassonografia antes do início do trabalho de parto (se suspeitado em razão de doenças como o diabetes melito ou a obesidade materna ou pela estimativa do peso fetal por meio da ultrassonografia)	Se identificado pelas manobras de Leopold, possível tentativa de trabalho de parto para avaliar o progresso; no entanto, os médicos geralmente optam por prosseguir com uma cesariana em uma primigesta com feto macrossômico	Antecipar a necessidade de parto assistido a vácuo ou a fórceps (comum)
Anomalias fetais possivelmente interferindo na descida do feto e levando a um trabalho de parto prolongado e a um parto difícil	Manobras de Leopold para estimar o peso e o posicionamento fetal na admissão hospitalar na unidade de parto		Planejar uma cesariana se os parâmetros maternos forem inadequados para dar à luz um feto grande
Problemas com a via de parto			
Redução de um ou mais dos três planos da pelve	Menor diâmetro (AP) < 10 cm ou maior diâmetro (transversal) < 12 cm (determinação aproximada do diâmetro AP por meio da medição do diâmetro diagonal, que é o ponto no qual o diâmetro da pelve se torna < 11,5 cm)	Foco em possibilitar que as forças naturais das contrações do trabalho de parto empurrem o maior diâmetro (biparietal) da cabeça do feto além da obstrução ou passagem do estreito inferior	Avaliar se há contrações fracas, dilatação lenta ou trabalho de parto prolongado
Pior prognóstico para o parto vaginal em mulheres com pelves dos tipos androide e platipeloide	Pelvimetria radiológica para determinar o menor diâmetro AP através do qual a cabeça do feto precisa passar	Possível extração a vácuo ou a fórceps para auxiliar na passagem ao longo dessa via	Avaliar o estado do intestino e da bexiga para reduzir a obstrução dos tecidos moles e possibilitar um maior espaço pélvico
Pelve contraída causando a redução em um ou mais dos diâmetros pélvicos e interferindo no progresso do trabalho de parto: redução no diâmetro superior da pelve, na cavidade pélvica (diâmetro médio) e na abertura inferior da pelve (diâmetro inferior)	Diâmetro entre as tuberosidades isquiáticas < 8 cm possivelmente comprometendo a abertura inferior da pelve (a redução das dimensões da abertura inferior da pelve e a redução da cavidade pélvica frequentemente ocorrem simultaneamente)		Antecipar uma tentativa de trabalho de parto; se não houver progressão no trabalho de parto após uma tentativa adequada, planejar uma cesariana
Obstrução do canal de parto, como no caso de placenta prévia que obstrui parcial ou completamente o introito interno do colo do útero, miomas no segmento inferior do útero, bexiga ou reto cheio, colo do útero edemaciado em decorrência de esforços de expulsão prematuros e verrugas por papilomavírus humano (HPV)			

maternos (Stevens, 2019). Avalie o estado de espírito da mãe para identificar medo, ansiedade, estresse, falta de apoio e dor, que podem interferir nas contrações uterinas e impedir o progresso do trabalho de parto. Ajudar a mulher a relaxar promoverá o progresso normal do trabalho de parto.

Avalie os sinais vitais da gestante. Observe qualquer elevação na temperatura (sugerindo uma infecção potencial) ou alterações na frequência cardíaca ou na pressão arterial (hipovolemia potencial). Avalie as contrações uterinas quanto à frequência e à intensidade. Questione a gestante sobre quaisquer alterações em seu padrão de contração, tais como diminuição ou aumento na frequência ou intensidade, e relate-as. Avalie o padrão da FCF e relate quaisquer anormalidades imediatamente.

Avalie a posição fetal por meio das manobras de Leopold (ver Capítulo 14 para obter mais informações) para identificar quaisquer desvios na apresentação ou na posição, e relate quaisquer desvios. Auxilie ou realize um exame vaginal para determinar a dilatação, o apagamento e o envolvimento cervicais da parte de apresentação fetal. Investigue a existência de evidências de ruptura de membranas. Relate qualquer secreção fétida.

Conduta de enfermagem

Independentemente da etiologia, a conduta de enfermagem para a gestante com distocia demanda paciência. O enfermeiro deve fornecer suportes físico e emocional para a parturiente e sua família. O desfecho final de qualquer trabalho de parto depende do tamanho e da forma da pelve materna; da qualidade das contrações uterinas; e do tamanho, apresentação e posição fetais. Assim, a distocia é diagnosticada após o trabalho de parto evoluir por um tempo, não no seu início.

Promoção do progresso do trabalho de parto

O enfermeiro desempenha um papel importante na determinação do progresso do trabalho de parto. Continue a avaliar a parturiente monitorando frequentemente a dilatação e o apagamento do colo do útero, as contrações uterinas e a descida fetal, e documente se está havendo progressão de todos os parâmetros avaliados. Avalie o progresso do trabalho de parto ativo usando a regra simples de 1 cm por hora para dilatação cervical. Quando as membranas da mulher se romperem, observe se há evidência de prolapso do cordão umbilical.

> **ATENÇÃO!**
>
> No caso de um trabalho de parto disfuncional, as contrações desacelerarão ou deixarão de avançar em frequência, duração ou intensidade; o colo do útero deixará de responder às contrações uterinas dilatando-se e apagando-se; e o feto não conseguirá descer.

Ao longo do trabalho de parto, avalie o estado de equilíbrio hídrico da parturiente. Verifique o turgor da pele e as mucosas. Monitore débito urinário. Monitore também se há distensão vesical pelo menos a cada 2 horas e incentive-a a esvaziar a bexiga com frequência. Além disso, monitore seu estado intestinal. A bexiga ou o reto cheio podem impedir a descida.

Continue acompanhando o bem-estar fetal. Se o feto estiver na posição pélvica, observe especialmente o prolapso do cordão umbilical e qualquer desaceleração variável na frequência cardíaca. Se algum deles ocorrer, informe imediatamente.

Esteja preparado para administrar um estimulador de trabalho de parto, como a ocitocina, se solicitado para tratar as contrações hipotônicas. Antecipe a necessidade de ajudar nas manipulações se for diagnosticada distocia de ombro. Prepare a mulher e sua família para a possibilidade de uma cesárea se o trabalho de parto não progredir.

Promoção de confortos físico e emocional

Empregue medidas de conforto físico para promover relaxamento e reduzir o estresse. Ofereça cobertores para aquecer e massagem nas costas se a gestante desejar reduzir a tensão muscular. Possibilite um ambiente propício ao descanso para que a mulher possa conservar suas energias. Diminua as luzes e reduza o ruído externo fechando a porta do corredor. Ofereça um banho quente para promover o relaxamento (se não for contraindicado). Use travesseiros para apoiar a mulher em uma posição confortável e mude sua posição a cada 30 minutos para reduzir a tensão e para aumentar a atividade e a eficiência uterinas. Ofereça líquidos e/ou alimentos apropriados para umedecer a boca e reabastecer suas energias (Figura 21.2).

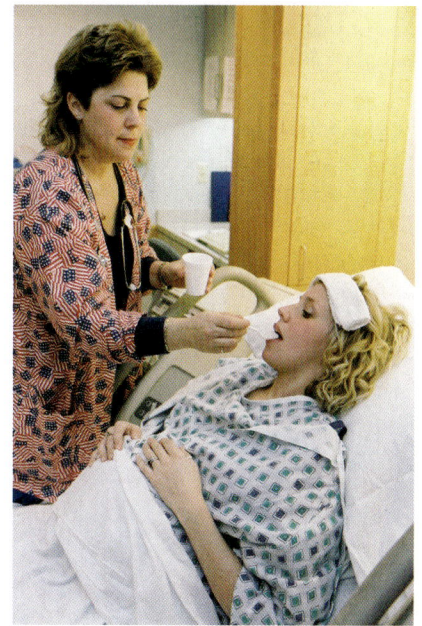

FIGURA 21.2 Enfermeira aplica compressa úmida e fria na testa da gestante e oferece lascas de gelo para combater a sede e proporcionar conforto à mulher que apresenta distocia.

Auxilie contrapressionando e massageando as costas se o feto estiver na posição occipitoposterior. Incentive a mulher a assumir posições diferentes para facilitar a rotação fetal. As posições verticalizadas são úteis para facilitar a rotação e a descida fetais. Também incentive a mulher a visualizar a descida e o nascimento do feto.

Avalie o nível de dor e o grau de angústia da mulher. Administre analgésicos conforme solicitado ou de acordo com o protocolo da instalação. Avalie o nível de fadiga da mãe durante o trabalho de parto, que pode ser sinalizada por meio de expressões verbais ou sensação de cansaço, incapacidade de agir no início do trabalho de parto ou incapacidade de descansar ou se acalmar entre as contrações. Elogie a gestante e seu parceiro por seus esforços. Ofereça uma escuta empática para aumentar a capacidade de enfrentamento da parturiente e permaneça com ela para demonstrar afeto.

Promoção do empoderamento

Oriente a parturiente e a família sobre o trabalho de parto disfuncional, bem com suas causas e seus tratamentos. Explique as intervenções terapêuticas que podem ser necessárias para auxiliar no processo de trabalho de parto. Incentive a mulher e seu parceiro a participarem da tomada de decisões sobre as intervenções.

Ajude-a e também o parceiro a expressar seus medos e suas ansiedades. Forneça encorajamento para ajudá-los a manter o controle. Apoie a parturiente e seu parceiro em seus esforços de enfrentamento. Mantenha-os informados sobre o progresso e os apoie.

FAMÍLIAS NÃO TRADICIONAIS

Há um número crescente de famílias não tradicionais no mundo. Se considerarmos as formas de família internacionalmente, existe uma variedade de configurações. A conscientização exige que os enfermeiros se afastem do pensamento heterossexista ao cuidar da família que terá um filho. Os profissionais de enfermagem devem ser adequadamente educados sobre as questões de saúde de lésbicas, *gays*, bissexuais, travestis, transexuais, *queer*, intersexuais, assexuais e outros grupos e variações de sexualidade e gênero (LGBTQIA+) para serem empáticos e conscientes das necessidades dessa população. Com o aumento do número de casamentos e coabitações entre LGBTQIA+ e a disponibilidade de métodos alternativos de concepção, os enfermeiros estão ajudando essas famílias a atravessar o processo de parto. As famílias LGBTQIA+ podem enfrentar decisões complexas de criação de filhos, pois lidam com um sistema de saúde projetado para casais heterossexuais e enfrentam barreiras como questões de seguro, atitudes negativas dos profissionais de saúde e direitos legais incertos. É essencial que os enfermeiros criem uma cultura de inclusão por meio de comunicação adequada e respeito, bem como de uma abordagem sem julgamento (Landry & Kensler, 2019).

Como qualquer outra população, os indivíduos LGBTQIA+ não constituem um grupo homogêneo, sendo formados por uma série de fatores, incluindo raça, orientação sexual, etnia, *status* socioeconômico e idade. Essa comunidade foi tradicionalmente marginalizada na sociedade norte-americana. Os enfermeiros que cuidam de pacientes LGBTQIA+ precisam facilitar a expressão de suas próprias identidades, valores e crenças. Cada paciente deve ser tratado com gentileza e uma abordagem individualizada, e o enfermeiro deve ser um defensor das necessidades de cada um deles. Os profissionais de enfermagem precisam considerar o uso de linguagem, identificação e representação cultural apropriadas, perguntando aos pacientes como eles desejam ser identificados e personalizando os cuidados que incluem todos os aspectos de identidade que se cruzam. Cultivar um ambiente de inclusão e aceitação deixa os pacientes mais confortáveis e mais propensos a procurar cuidados de saúde (Kuzma et al., 2019).

TRABALHO DE PARTO PREMATURO

O **trabalho de parto prematuro** é definido como a ocorrência de contrações uterinas regulares acompanhadas de apagamento e dilatação do colo do útero antes do final da 37ª semana de gestação. Se não for interrompido, pode levar ao nascimento prematuro. O parto pré-termo continua sendo um dos principais fatores que contribuem para a morbimortalidade perinatal no mundo. De acordo com o March of Dimes (2019e), cerca de 1 em cada 10 neonatos nos EUA é prematuro.

O parto pré-termo é uma das complicações obstétricas mais comuns e suas sequelas têm um efeito profundo na sobrevivência e na saúde do recém-nascido. A taxa de nascimentos pré-termo nos EUA aumentou consideravelmente nos últimos 20 anos. Os índices variam entre os diferentes estados, e as gestantes afro-americanas apresentam quase o dobro da taxa de trabalho de parto pré-termo em comparação com outros grupos demográficos (Suman & Luther, 2019). Os partos pré-termo são responsáveis por 75% dos distúrbios do neurodesenvolvimento e outras morbidades graves, bem como por problemas comportamentais e sociais. Eles ocasionam 85% de toda a morbidade e mortalidade perinatais (Stewart & Barfield, 2019). Além disso, até US$ 820 milhões são gastos anualmente em cuidados maternos e infantis relacionados à prematuridade (March of Dimes, 2019e). Os neonatos prematuros também correm o risco de sequelas graves, tais como síndrome do desconforto respiratório, infecções, defeitos cardíacos congênitos, problemas de termorregulação que podem levar a acidose e perda de peso, hemorragia intraventricular, icterícia, hipoglicemia, dificuldades de alimentação resultantes da capacidade estomacal diminuída e de um subdesenvolvido reflexo de sucção e distúrbios neurológicos relacionados a hipoxia e traumatismo no nascimento. Muitos enfrentarão a perspectiva de inúmeras deficiências ao longo da vida, entre elas paralisia cerebral, deficiência intelectual, defeitos de visão e perda

auditiva. Os achados de um estudo recente indicaram que um único ciclo de corticosteroides no período pré-natal melhorou os desfechos de neurodesenvolvimento do recém-nascido se administrado antes de 34ª semana de gestação; esse tratamento é relativamente não controverso (Briceno-Perez et al., 2019). Embora grandes avanços tenham sido realizados em relação à terapia intensiva neonatal, a prematuridade continua sendo a principal causa de morte no primeiro mês de vida e a segunda principal causa de todas as mortes infantis (March of Dimes, 2019e). A causa exata do trabalho de parto prematuro não é conhecida. Atualmente, a meta é a prevenção (ver Prática baseada em evidências 21.1).

Conduta terapêutica

Prever o risco de trabalho de parto prematuro é válido apenas se houver uma intervenção disponível que possa melhorar a situação. De acordo com o ACOG, muitos fatores devem ser considerados antes de selecionar uma intervenção. Muitas situações influenciam a decisão de intervir quando as mulheres apresentam sintomas de trabalho de parto prematuro, o que inclui a probabilidade de um trabalho de parto progressivo, idade gestacional e os riscos do tratamento. O ACOG (2019a) divulgou as seguintes diretrizes:

- Não existem **agentes tocolíticos** (medicamentos que promovem o relaxamento uterino interferindo nas contrações uterinas) de primeira linha bem definidos para controlar o trabalho de parto prematuro, e os resultados das pesquisas sobre sua eficácia são heterogêneos. As circunstâncias clínicas e a preferência do profissional de saúde devem ditar o tratamento

- Adiar o parto até a 39ª semana gestacional não é recomendado se houver indicação médica ou obstétrica para um parto mais precoce
- Os antibióticos não parecem prolongar a gestação e devem ser reservados para a profilaxia estreptocócica do grupo B em mulheres nas quais o parto seja iminente
- Os agentes tocolíticos podem prolongar a gestação por 2 a 7 dias; durante esse período, devem-se administrar esteroides para melhorar a maturidade pulmonar fetal e a mulher pode ser encaminhada para um centro de cuidados de atenção terciária
- Um único ciclo de corticosteroides é recomendado para todas as mulheres gestantes entre a 24ª e a 34ª semana de gestação quando houver risco de parto prematuro dentro de 7 dias. Os corticosteroides pré-natais reduzem significativamente a incidência e a gravidade da síndrome do desconforto respiratório neonatal.

Com essas recomendações, os profissionais de saúde continuam a prescrever o tratamento farmacológico para o trabalho de parto prematuro em casa ou no ambiente hospitalar. Esse tratamento geralmente inclui tocolíticos orais ou intravenosos (IV) e vários graus de restrição de atividades (Figura 21.3). Os antibióticos também podem ser prescritos para tratar infecções presumidas ou confirmadas. Os esteroides podem ser administrados para aumentar a maturidade pulmonar fetal entre a 24ª e a 34ª semana de gestação.

Terapia com agentes tocolíticos

A decisão de interromper o trabalho de parto prematuro é individualizada com base nos fatores de risco, na extensão da dilatação do colo do útero, no estado

---

PRÁTICA BASEADA EM EVIDÊNCIAS 21.1 **Intervenções durante a gestação para evitar o parto prematuro: uma visão geral das revisões sistemáticas Cochrane**

ESTUDO

O parto prematuro é devastador e oneroso para as mulheres, as famílias e o sistema de saúde. Os nascimentos pré-termo constituem o principal fator que contribui para as taxas globais de mortalidade neonatal e para os problemas de saúde a longo prazo em neonatos sobreviventes. Tanto a Organização Mundial da Saúde quanto as Nações Unidas consideram a prevenção de partos pré-termo fundamental para melhorar o estado de saúde de mulheres grávidas e de recém-nascidos. O objetivo desta revisão foi resumir todas as evidências de intervenções promissoras para evitar partos prematuros. Foram encontrados 83 estudos que abordaram essa questão e mostraram poucas evidências de benefício.

Resultados

Quatro revisões sistemáticas relataram evidências claras de benefícios para evitar que populações específicas de mulheres grávidas deem à luz precocemente, incluindo os modelos de continuidade de cuidados conduzidos por parteiras/enfermeiros obstetras/obstetrizes para todas as mulheres, a triagem para infecções do sistema genital inferior em mulheres com menos de 37 semanas de gestação e sem sinais de trabalho de parto, a verificação de sangramentos e a suplementação de zinco para mulheres sem doenças sistêmicas.

A visão geral não encontrou evidências para apoiar as intervenções de pessário cervical, a avaliação do comprimento do colo do útero e a progesterona vaginal.

Implicações para a enfermagem

Os resultados podem servir como um mapa e um guia nas discussões com gestantes que apresentam fatores de risco para a prevenção do trabalho de parto prematuro. As quatro intervenções consideradas benéficas na prevenção do trabalho de parto prematuro podem ser discutidas com as gestantes no período pré-natal, para conscientizá-las das possíveis intervenções disponíveis para atendê-las. Os enfermeiros podem integrar as informações desse estudo em suas orientações sobre os riscos associados ao trabalho de parto e parto pré-termo. Eles também podem usar essas informações para ajudar a responder às perguntas dos casais sobre as intervenções atualmente usadas e sua eficácia, bem como fornecer orientação antecipatória sobre o procedimento. Isso promove o empoderamento da mulher e de sua família, promovendo então uma tomada de decisão informada e otimizada.

Adaptado de Medley, N., Vogel, J. P., Care, A., & Alfirevic, Z. (2018). Interventions during pregnancy to prevent preterm birth: a overview of Cochrane systematic reviews. *Cochrane Database of Systematic Reviews*, 11:CD012505.

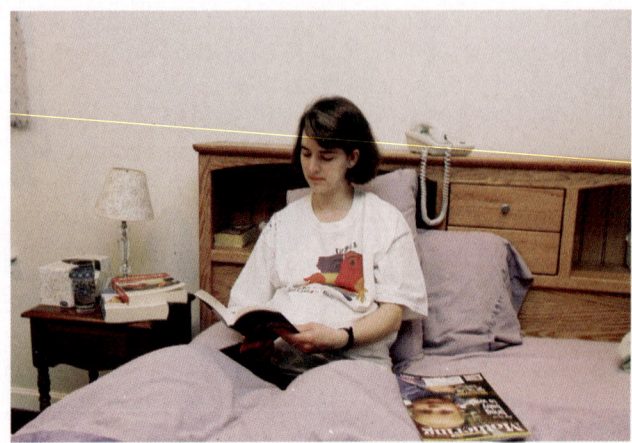

FIGURA 21.3 Gestante em trabalho de parto prematuro em repouso no leito domiciliar.

das membranas, na idade gestacional fetal e na presença ou ausência de infecção. A terapia tocolítica é mais provavelmente solicitada se o trabalho de parto prematuro ocorrer antes da 34ª semana de gestação na tentativa de retardar o nascimento e, assim, reduzir a gravidade da síndrome do desconforto respiratório e outras complicações associadas à prematuridade. A terapia com agentes tocolíticos geralmente não evita o nascimento prematuro, mas pode atrasá-lo. No entanto, é contraindicada quando houver descolamento prematuro da placenta, sofrimento agudo ou morte fetais, oligoidrâmnio, eclâmpsia ou pré-eclâmpsia grave, sangramento vaginal ativo, dilatação de mais de 6 cm, corioamnionite e instabilidade hemodinâmica materna (Ross, 2019).

Os medicamentos comumente usados para a tocólise incluem sulfato de magnésio (que reduz a capacidade do músculo de se contrair), indometacina (inibidor da prostaglandina sintetase), atosibana (antagonista do receptor de ocitocina) e nifedipino (bloqueador dos canais de cálcio). Esses fármacos são utilizados de modo *off label*, o que significa que são efetivos para esse fim, mas não foram oficialmente desenvolvidos e testados para esse fim pela Food and Drug Administration (FDA) dos EUA (Troiano et al., 2019). Em uma revisão recente da literatura, os bloqueadores dos canais de cálcio mostraram-se melhores na prevenção do trabalho de parto prematuro quando comparados com os betamiméticos (Hanley et al., 2019). Todos esses medicamentos têm efeitos colaterais graves e a mulher precisa de supervisão rigorosa quando estão sendo administrados (ver Orientação sobre medicamentos 21.1).

Corticosteroides

Os corticosteroides administrados à mãe em trabalho de parto prematuro podem ajudar a evitar ou reduzir a frequência e a gravidade da síndrome do desconforto respiratório em fetos prematuros nascidos entre a 24ª e a 34ª semana de gestação. Os efeitos benéficos dos corticosteroides na maturação pulmonar fetal foram relatados dentro de 48 horas após a administração inicial. As evidências disponíveis atualmente não mostram nenhum dano significativo na primeira infância, embora não haja qualquer benefício além da maturação pulmonar inicial. São necessárias mais pesquisas sobre os benefícios e os riscos a longo prazo para a mulher e o neonato. Uma metanálise de dados de pacientes individuais pode esclarecer como maximizar os benefícios e minimizar os danos (Stevens, 2019). Esses medicamentos requerem pelo menos 24 horas para se tornarem eficazes; portanto, a administração oportuna é crucial.

Avaliação de enfermagem

A taxa de nascimentos prematuros não pode ser reduzida até que existam maneiras de prever o risco de nascimento pré-termo. Como a etiologia costuma ser multifatorial, é necessária uma abordagem individualizada.

Anamnese e exame físico

Os sinais de trabalho de parto prematuro são sutis e podem passar despercebidos pela gestante e também pelo profissional de saúde. Obtenha uma anamnese completa e fique alerta para os fatores de risco associados ao trabalho de parto e ao parto prematuros (Boxe 21.2).

Frequentemente, as mulheres não sabem que estão ocorrendo contrações, apagamento e dilatação do útero, o que torna a intervenção precoce ineficaz para interromper o trabalho de parto prematuro e evitar o nascimento de um feto prematuro. Pergunte à gestante sobre quaisquer queixas, estando alerta para os sintomas sutis de trabalho de parto prematuro, que podem incluir:

- Alteração ou aumento do corrimento vaginal com muco, água ou sangue
- Pressão pélvica (sensação de empurrar para baixo)
- Dor incômoda nas costas
- Cólicas semelhantes às menstruais
- Sintomas de infecção urinária
- Sensação de pressão pélvica ou plenitude
- Problemas gastrintestinais, como náuseas, vômitos e diarreia
- Sensação geral de desconforto ou mal-estar
- Peso ou dor nas coxas
- Contrações uterinas com ou sem dor
- Mais de seis contrações por hora
- Cólicas intestinais com ou sem diarreia (Jordan et al., 2019).

Avalie o padrão das contrações; elas devem ser persistentes de modo que quatro contrações ocorram a cada 20 minutos ou oito contrações ocorram em 1 hora. Avalie a dilatação (maior que 1 cm) e o apagamento cervicais (de 80% ou mais) (ACOG, 2019d). No exame de toque vaginal, observa-se o encaixe da apresentação fetal.

ORIENTAÇÃO SOBRE MEDICAMENTOS 21.1 Fármacos usados no trabalho de parto prematuro

Fármaco	Ação/indicação	Implicações para a enfermagem
Sulfato de magnésio	Relaxa os músculos uterinos para cessar a irritabilidade e as contrações e para interromper as contrações uterinas durante o trabalho de parto prematuro (uso *off label*) Tem sido utilizado há quase 100 anos na profilaxia para convulsões e tratamento de crises convulsivas em gestantes com pré-eclâmpsia e eclâmpsia	Administrar IV com uma dose de ataque de 4 a 6 g durante 15 a 30 min inicialmente e, em seguida, manter infusão a 1 a 4 g/h Avaliar os sinais vitais e os reflexos tendíneos profundos (DTRs) a cada hora; relatar qualquer hipotensão, hiporreflexia ou arreflexia dos DTRs Monitorar o nível de consciência; relatar qualquer cefaleia, borramento visual, tontura ou alteração do nível de consciência Realizar monitoramentos eletrônicos fetais contínuos; relatar qualquer diminuição na variabilidade da FCF, hipotonia ou depressão respiratória Monitorar o equilíbrio hídrico a intervalos de 60 min; relatar qualquer diminuição da eliminação (< 30 mℓ/h) Avaliar a frequência respiratória; relatar se for inferior a 12 incursões respiratórias por minuto; auscultar os sons pulmonares à procura de evidências de edema pulmonar Monitorar se surgirem efeitos colaterais maternos comuns, incluindo rubor, náuseas e vômitos, boca seca, letargia, borramento visual e cefaleia Avaliar se a gestante apresenta náuseas, vômitos, hipotensão transitória ou letargia Avaliar os sinais e os sintomas de toxicidade por magnésio, tais como diminuição do nível de consciência, depressão nas respirações e DTRs, fala arrastada, fraqueza e parada respiratória e/ou cardíaca Dispor de gliconato de cálcio prontamente à beira do leito para reverter a toxicidade por magnésio
Indometacina	Inibe as prostaglandinas, o que estimula as contrações; inibe a atividade uterina para interromper o trabalho de parto prematuro	Avaliar continuamente os sinais vitais, a atividade uterina e a FCF Administrar a forma oral com alimentos para reduzir a irritação gastrintestinal Não administrar às gestantes com úlcera péptica Agendar uma ultrassonografia para avaliar o volume de líquido amniótico e a função do canal arterial antes de iniciar o tratamento; monitorar os sinais de hemorragia materna Estar alerta para efeitos adversos maternos, tais como náuseas e vômitos, azia, erupção cutânea, tempo de sangramento prolongado, oligoidrâmnio e hipertensão arterial Monitorar os efeitos adversos neonatais, incluindo a constrição do canal arterial, o fechamento prematuro do canal arterial, a enterocolite necrosante, o oligoidrâmnio e a hipertensão pulmonar Contraindicada antes da 32ª semana de gestação, quando houver retardo do crescimento fetal, histórico de asma, urticária ou reações alérgicas ao ácido acetilsalicílico ou a AINEs
Nifedipino	Bloqueia o movimento do cálcio para dentro das células musculares, inibe a atividade uterina para interromper o trabalho de parto prematuro	Dever haver cuidados especiais ao administrar esse fármaco com o sulfato de magnésio por causa do risco aumentado de hipotensão Monitorar a pressão arterial de hora em hora se estiver sendo administrada com sulfato de magnésio; informar em caso de frequência cardíaca > 110 bpm Monitorar à procura de efeitos sobre o feto, tais como a diminuição do fluxo sanguíneo uteroplacentário manifestada por bradicardia fetal, que pode levar à hipoxia fetal Monitorar se há efeitos adversos como rubor da pele, cefaleia, taquicardia transitória, palpitações, hipertensão postural, edema periférico e taquicardia fetal transitória Contraindicada para gestantes com doença cardiovascular ou instabilidade hemodinâmica
Betametasona	Promove a maturidade pulmonar fetal, estimulando a produção de surfactante; impede ou reduz o risco de síndrome do desconforto respiratório e hemorragia intraventricular no recém-nascido pré-termo (com menos de 34 semanas de gestação)	Administrar duas doses IM com 24 h de intervalo entre elas Monitorar se há infecção materna ou edema pulmonar Informar os pais em relação aos potenciais benefícios do fármaco para o recém-nascido pré-termo Avaliar os sons pulmonares maternos e monitorar os sinais de infecção

Cunningham, F. G., Leveno, K. J., Bloom, S. L., Dashe, J. S., Hoffman, B. L., Casey, B. M., & Spong, C. Y. (2018). *William's obstetrics* (25th ed.). McGraw-Hill Education; King, T. L., Brucker, M. C., Jevitt, C., & Osborne, K. (2019). *Varney's midwifery* (6th ed.). Jones & Bartlett Learning; e Resnik, R., Lockwood, C. J., Moore, T. R., Greene, M. F., Copel, J. A., & Silver, R. M. (2019). *Creasy & Resnik's Maternal-fetal Medicine: principles and practice* (8th ed.). Elsevier.

BOXE **21.2** Fatores de risco associados trabalho de parto e parto prematuros.

- Gestante afro-americana (o dobro do risco)
- Mãe nos extremos de idade (< 16 e > 40 anos)
- Baixo nível socioeconômico
- Consumo de bebidas alcoólicas ou uso abusivo de drogas ilícitas, especialmente de cocaína
- Má nutrição materna
- Doença periodontal materna
- Tabagismo
- Baixa escolaridade
- Histórico de parto prematuro (triplica o risco)
- Anormalidades uterinas, como miomas
- Baixo peso na gestação em relação à altura
- Diabetes melito ou hipertensão arterial preexistentes
- Gravidez múltipla
- Ruptura prematura de membranas
- Cuidado pré-natal tardio ou ausência de cuidado pré-natal
- Colo do útero com comprimento curto
- Doenças/infecções sexualmente transmissíveis: gonorreia, *Chlamydia*, tricomoníase
- Vaginose bacteriana (aumento de 50% no risco)
- Corioamnionite
- Polidrâmnio
- Hipertensão arterial gestacional
- Incompetência istmocervical
- Intervalo interpartal (menos de 1 ano entre os partos)
- Problemas na placenta, tais como placenta prévia e descolamento prematuro da placenta
- Anemia materna
- Infecções urinárias
- Violência doméstica
- Estresse agudo ou crônico.

American College of Obstetricians and Gynecologists (ACOG). (2019 d). *Preterm labor and birth.* Disponível em: https://www.acog.org/Patients/FAQs/Preterm-Labor-and-Birth?IsMobileSet=false#risk. Acesso em: 16 jun. 2020; March of Dimes. (2020). *Preterm labor and premature birth: are you at risk?* Disponível em: https://www.marchofdimes.org/complications/preterm-labor-and-prematurebirth-are-you-at-risk.aspx. Acesso em: 16 jun. 2020.

Exames laboratoriais e complementares

Os exames complementares comumente solicitados para a avaliação de risco de trabalho de parto prematuro incluem hemograma completo para detectar infecção, que pode ser um fator que contribui para o trabalho de parto prematuro; urinálise para detectar bactérias e nitritos, que são indicativos de infecção do trato urinário; e análise do líquido amniótico para determinar a maturidade pulmonar fetal e a presença de corioamnionite subclínica.

Outros exames que podem ser usados para previsão do trabalho de parto prematuro incluem teste de fibronectina fetal e avaliação do comprimento do colo do útero por ultrassonografia transvaginal. Os exames de fibronectina fetal e de comprimento do colo do útero apresentam um alto valor preditivo negativo e, portanto, são melhores em prever quais mulheres grávidas têm pouca probabilidade de ter um parto prematuro, em vez de prever aquelas que terão essa probabilidade. Descobriu-se que um comprimento do colo do útero curto é

um fator de risco para parto pré-termo e resultados mais elevados de fibronectina fetal foram relacionados à latência gestacional curta (Kyozuka et al., 2019).

FIBRONECTINA FETAL

A fibronectina fetal, uma glicoproteína produzida pelo córion, é encontrada na junção entre o córion e a decídua (membranas fetal e materna). Ela atua como uma cola biológica, fixando o saco fetal ao revestimento do útero. Normalmente, está presente nas secreções cervicovaginais até a 22ª semana gestacional e novamente no final do último trimestre (1 a 3 semanas antes do parto). Geralmente, não pode ser detectada entre a 24ª e a 34ª semana de gravidez (5 1/2 a 8 1/2 meses), a menos que tenha havido uma ruptura entre o córion e a decídua. Está presente no líquido cervicovaginal antes do parto, independentemente da idade gestacional.

O teste é um marcador útil para a ruptura iminente de membranas em 7 a 14 dias se o nível aumentar para mais de 0,05 µg/mℓ. A precisão da fibronectina fetal diminui na presença de lubrificantes, sangue, relação sexual recente ou manipulação do colo do útero nas 24 horas anteriores. Por outro lado, um teste de fibronectina fetal negativo é um forte indicador de que é improvável um trabalho de parto prematuro nas 2 semanas seguintes (Jordan et al., 2019).

Utiliza-se um aplicador estéril para coletar uma amostra cervicovaginal durante um exame especular. O resultado pode ser positivo (presença de fibronectina fetal) ou negativo (ausência de fibronectina fetal). A interpretação dos resultados da fibronectina fetal deve sempre ser vista em conjunto com os achados clínicos; esse teste não é usado como um indicador isolado para prever o trabalho de parto prematuro. A importância primária da fibronectina fetal cervicovaginal reside nos altos valores preditivos negativos do teste para reduzir o risco de parto prematuro. O teste de fibronectina pode ser uma ferramenta útil no rastreamento de mulheres sintomáticas para trabalho de parto prematuro, mas não é um teste conclusivo de maneira isolada.

MEDIÇÃO DO COMPRIMENTO DO COLO DO ÚTERO

A ultrassonografia transvaginal do colo uterino tem sido usada como uma ferramenta para prever o trabalho de parto prematuro em gestações de alto risco e para diferenciar o parto prematuro verdadeiro do falso. Três parâmetros são avaliados durante a ultrassonografia transvaginal: comprimento e largura do colo uterino, largura e comprimento do funil e porcentagem de afunilamento. A medição da porção fechada do colo do útero visualizada durante a ultrassonografia transvaginal é o parâmetro mais confiável para a previsão de parto prétermo em mulheres de alto risco. A medição do comprimento do colo do útero é mais fidedigna entre a 16ª e a 24ª semana de gestação (Norwitz et al., 2019).

O comprimento do colo do útero varia durante a gestação e pode ser medido de modo bastante confiável após a 16ª semana, usando-se uma sonda de ultrassonografia inserida na vagina. Um comprimento de colo do útero de 3 cm ou mais indica que é improvável o parto nos 14 dias seguintes. As mulheres com um curto comprimento do colo do útero de 2,5 cm durante o trimestre gestacional intermediário têm um risco substancialmente maior de parto prematuro antes da 35ª semana de gestação. Tal como acontece com o teste de fibronectina fetal, os resultados negativos podem ser tranquilizadores e evitar intervenções desnecessárias. A informação obtida de ambos os testes preditores é útil para decidir quem deve se tratar com corticosteroides e, possivelmente, com agentes tocolíticos (Cunningham et al., 2018).

Conduta de enfermagem

Os enfermeiros desempenham um papel fundamental na redução do número de trabalhos de parto e de partos prematuros para melhorar os desfechos da gestação para a mães e o neonato. Atualmente, a detecção precoce do trabalho de parto prematuro é a melhor estratégia para melhorar os desfechos tanto maternos como fetais. Por causa dos inúmeros fatores associados ao trabalho de parto prematuro, é difícil identificar e abordar todos eles, especialmente quando as mulheres que apresentam contrações são com frequência erroneamente tranquilizadas e não avaliadas minuciosamente para determinar a causa. Esse atraso impede o início das intervenções para reduzir a mortalidade e a morbidade infantis.

Os programas de prevenção de parto prematuro para mulheres de alto risco têm usado o automonitoramento de sinais, de sintomas e de padrões, bem como exames semanais do colo do útero, marcadores clínicos, monitoramento por telefone e visitas domiciliares isoladamente ou em combinação com resultados decepcionantes. Atualmente, o trabalho de parto prematuro é considerado um processo multifatorial crônico a longo prazo com um componente genético. Um estudo recente constatou que gravidez múltipla, parto prematuro anterior, curto tempo entre gestações, tabagismo materno, baixo nível socioeconômico, distúrbios clínicos maternos, padrão de fluxos sanguíneos fetal e placentário anormal e infecções maternas foram fatores de risco estatisticamente significativos para prever um trabalho de parto prematuro espontâneo (Ylijoki et al., 2019). Apesar dos avanços tecnológicos e farmacológicos na identificação e no tratamento do trabalho de parto prematuro, sua incidência permanece alta e em crescimento nos EUA.

São necessários cuidados de enfermagem de apoio para a mulher em trabalho de parto prematuro se as contrações forem interrompidas ou não com o tratamento com agentes tocolíticos. Os cuidados de enfermagem incluem monitorar os sinais vitais, medir o equilíbrio hídrico, estimular o repouso no leito com a gestante em decúbito lateral esquerdo para melhorar a perfusão placentária, monitorar continuamente a FCF por meio de um monitor externo, limitar os exames vaginais para evitar uma infecção ascendente e monitorar atentamente a mãe e o feto para quaisquer eventos adversos dos agentes tocolíticos. Oferecer explicações contínuas para o casal/parceiros ajudará a prepará-los para o parto.

Administração de agentes tocolíticos

A tocólise é o uso de medicamentos para inibir as contrações uterinas. Os objetivos primários da terapia tocolítica são a interrupção do trabalho de parto e a postergação do nascimento por até 48 horas para iniciar uma terapia profilática com corticosteroide quando indicada com intenção de estimulação da maturidade pulmonar fetal e providenciar o encaminhamento da grávida para um hospital de atenção terciária para mães e recém-nascidos. A confirmação do diagnóstico de trabalho de parto prematuro é necessária antes que o tratamento seja indicado. O diagnóstico inclui presença de contrações uterinas e alteração cervical (ou um achado inicial de dilatação cervical de mais de 2 cm e/ou mais de 80% de apagamento em uma nulípara). Deve-se sempre procurar a causa do trabalho de parto prematuro.

As contraindicações absolutas para a administração de agentes tocolíticos para interromper o trabalho de parto incluem infecção intrauterina, hemorragia ativa, sofrimento fetal, feto não viável, anormalidade fetal incompatível com a vida, restrição do crescimento fetal, pré-eclâmpsia grave, doença cardíaca, ruptura prematura de membranas ovulares (RPMO) e óbito fetal intrauterino (Hanley et al., 2019). O repouso no leito e a hidratação são comumente recomendados, mas sem eficácia comprovada.

A prevenção do trabalho de parto prematuro continua sendo uma meta de difícil definição. As estratégias eficazes e baseadas em evidências para evitar partos prematuros incluem: cessação do tabagismo e do uso de substâncias ilícitas, alimentação adequada e controle de peso, intervalos interpartais de no mínimo 18 meses, terapia com progesterona para mulheres classificadas como em risco, cerclagem do colo uterino para mulheres com colo do útero curto, tratamento das infecções e redução do estresse perinatal (Daskalakis et al., 2019).

Pode ser prescrito *sulfato de magnésio IV*. Esse agente atua como um antagonista fisiológico do cálcio e um inibidor geral da neurotransmissão. Monitore a gestante em relação a náuseas, vômitos, cefaleia, fraqueza, hipotensão e parada cardiorrespiratória. Os monitoramentos contínuos da frequência respiratória da gestante e dos DTRs são essenciais para o reconhecimento precoce da superdosagem. Como o magnésio é excretado exclusivamente pelos rins, uma função renal adequada é essencial para a administração segura por meio de controle de débito urinário. Avalie o feto à procura de diminuição da variabilidade da FCF, sonolência e hipotonia. O uso do magnésio é bastante seguro, mas não é mais eficaz em retardar o nascimento prematuro do que qualquer outro agente tocolítico. No entanto, se administrado no pré-natal, efetivamente ajuda as gestantes que desenvolvem pré-eclâmpsia e proporciona neuroproteção fetal (Brookfield & Vinson, 2019).

Os *bloqueadores dos canais de cálcio* geralmente tratam a hipertensão, a angina e as arritmias, mas também promovem o relaxamento uterino ao diminuir o influxo de íons cálcio nas células miometriais, inibindo assim as contrações. Embora os bloqueadores dos canais de cálcio possam ser prescritos para controlar o trabalho de parto prematuro, a literatura disponível fornece poucas evidências sobre a sua eficiência em comparação com outros agentes tocolíticos (Resnik et al., 2019). Administre bloqueadores dos canais de cálcio (nifedipino) por via oral ou sublingual a cada 4 a 8 horas conforme prescrito. Monitore a gestante quanto a hipotensão, taquicardia reflexa, cefaleia, náuseas e rubor facial.

Um *inibidor da ciclo-oxigenase* (indometacina) reduz a síntese de prostaglandinas de macrófagos deciduais. O agente atravessa rapidamente a placenta e pode causar oligoidrâmnio devido à diminuição do fluxo sanguíneo renal fetal se usado por mais de 48 horas. Os efeitos adversos maternos incluem náuseas, vômitos e gastrite. Durante o tratamento, o débito urinário, a temperatura materna e o índice de líquido amniótico (ILA) devem ser avaliados periodicamente. A dose de ataque é de 50 a 100 mg por via oral ou retal, seguida de 25 a 50 mg a cada 6 horas (oito doses). A terapia com indometacina não é recomendada para gestações de 32 semanas ou mais (King et al., 2019).

Orientações à gestante

Certifique-se de que todas as gestantes recebam orientação básica sobre trabalho de parto prematuro, incluindo informações sobre estilos de vida prejudiciais, sinais de infecções geniturinárias, trabalho de parto prematuro e respostas adequadas a esses sintomas. Oriente a gestante como palpar e cronometrar as contrações uterinas. Forneça materiais por escrito para apoiar essa orientação em um nível e linguagem apropriados. Também oriente as grávidas sobre a importância dos cuidados pré-natais, a redução de risco e o reconhecimento dos sinais e dos sintomas do trabalho de parto prematuro. As Diretrizes de ensino 21.1 destacam as instruções importantes relacionadas à prevenção do trabalho de parto prematuro.

DIRETRIZES DE ENSINO **21.1**
Orientações para evitar o trabalho de parto prematuro

- Evitar viajar de carro, trem, avião ou ônibus por longas distâncias
- Evitar levantar objetos pesados, lavar roupas, fazer compras ou cuidar de uma criança pequena
- Evitar realizar trabalhos físicos pesados, tais como jardinagem, movimentação de móveis ou ajudar em construções
- Níveis leves a moderados de exercício são permitidos, como uma caminhada diária
- Adequar o peso corporal pré-gestacional

- Manter reservas adequadas de ferro por meio de nutrição adequada
- Obedecer a um espaçamento interpartal de pelo menos 18 meses
- Visitar um dentista no início da gestação para avaliar e tratar qualquer doença periodontal
- Inscrever-se em um programa de cessação do tabagismo se for incapaz de deixar o vício por conta própria
- Restringir a atividade sexual até depois da 37ª semana de gestação se houver sinais e sintomas de trabalho de parto prematuro
- Consumir uma dieta bem balanceada para proporcionar o ganho de peso adequado
- Evitar o uso abusivo de substâncias psicoativas, tais como maconha, cocaína e heroína
- Identificar os fatores e as situações de estresse em sua vida e usar técnicas de manejo para reduzi-los
- Se estiver enfrentando violência por parte do parceiro íntimo, buscar recursos para modificar a situação.

Reconhecer os sinais e os sintomas do trabalho de parto prematuro e notificar a parteira, o enfermeiro obstetra ou a obstetriz se ocorrerem:
- Contrações uterinas, cólicas ou dor lombar
- Sensação de pressão ou plenitude pélvicas
- Aumento da secreção vaginal
- Náuseas, vômito e diarreia
- Perda de líquido pela vagina.

Se houver algum desses sinais ou sintomas, fazer o seguinte:
- Interromper o que está fazendo e descansar por 1 hora
- Esvaziar a bexiga
- Deitar-se de lado
- Beber dois a três copos de água
- Sentir o abdome e observar a rigidez da contração. Ligar para o médico e descrever a contração como:
  - Leve se for semelhante a palpar a ponta do nariz
  - Moderada se for semelhante a palpar a ponta do queixo
  - Forte se for semelhante a palpar a testa.

Jordan, R. G., Farley, C. L., & Grace, K. T. (2019). *Prenatal and postnatal care: a woman-centered approach* (2nd ed.). John Wiley & Sons, Inc.; King, T. L., Brucker, M. C., Jevitt, C., & Osborne, K. (2019). *Varney's midwifery* (6th ed.). Jones & Bartlett Learning.

Explicar à mãe ou ao casal o que está acontecendo em termos de progresso do trabalho de parto, regime de tratamento e estado do feto é importante para reduzir a ansiedade associada ao risco de dar à luz um neonato prematuro. Oriente-os sobre a importância da promoção da maturidade pulmonar fetal com corticosteroides. Inclua os membros de apoio da família em todas as orientações. Dê tempo para a mulher e sua família expressarem suas preocupações sobre os desfechos possíveis para o feto e os possíveis efeitos colaterais da terapia tocolítica. Incentive-os a expressar quaisquer sentimentos, medos e raiva que possam sentir. Forneça à gestante e à sua família uma avaliação transparente da situação e do plano de tratamento durante todo o atendimento.

peridural e permanência prolongada na unidade de trabalho de parto e de parto (King et al., 2019). A estimulação do trabalho de parto (normalmente estimulando o útero com ocitocina) torna as contrações uterinas efetivas após ser iniciado o trabalho de parto. Os monitoramentos eletrônicos contínuos da FCF são necessários.

A OMS (WHO, 2018) divulgou as seguintes recomendações sobre a indução do parto:

- A indução do trabalho de parto deve ser realizada apenas se houver uma indicação médica clara
- As gestantes submetidas à indução devem receber cuidados contínuos
- O uso de ocitocina para atraso no trabalho de parto em mulheres sob analgesia epidural não é recomendado
- A indução do trabalho de parto só deve ser realizada após a possibilidade de a desproporção cefalopélvica ter sido descartada
- A indução do trabalho de parto não deve ser realizada em mulheres com apresentações fetais anormais
- É necessário monitorar atentamente os padrões de FCF e de contração uterina.

Existem várias razões médicas e obstétricas para induzir o trabalho de parto, sendo a mais comum a gestação prolongada. Outras indicações para as induções incluem RPMO, hipertensão gestacional, doença cardíaca, doença renal, corioamnionite, distocia, óbito fetal intrauterino, isoimunização e diabetes (Jordan et al., 2019). As contraindicações para a indução do trabalho de parto incluem placenta prévia total, descolamento prematuro da placenta, feto em situação transversa, prolapso do cordão umbilical, adentramento da incisão uterina clássica anterior na cavidade uterina, anormalidade da estrutura pélvica, miomectomia anterior, sangramento vaginal de causa desconhecida, câncer de colo do útero invasivo, infecção herpética genital ativa e padrões anormais de FCF (Cunningham et al., 2018). Em geral, a indução do trabalho de parto é indicada quando os benefícios do parto superam os riscos para a mãe ou o feto em continuar a gravidez. No entanto, o equilíbrio entre risco e benefício permanece controverso.

ATENÇÃO!

Antes de iniciar a indução do trabalho de parto, deve-se avaliar a maturidade fetal (idade gestacional, ultrassonografia, exames do líquido amniótico) e a condição do colo do útero (exame vaginal, índice de Bishop). Ambos precisam ser favoráveis para uma indução bem-sucedida.

Conduta terapêutica

A decisão de induzir o trabalho de parto baseia-se em uma avaliação completa do estado materno e fetal. Tipicamente, isso inclui uma ultrassonografia para avaliar o tamanho, a posição e a idade gestacional do feto e para localizar a placenta; avaliação da insinuação da apresentação fetal; pelvimetria para descartar desproporção cefalopélvica; cardiotocografia basal para avaliar o bem-estar fetal; determinação do nível de fosfatidilglicerol (PG) para avaliar a maturidade pulmonar fetal; confirmação do padrão de FCF categoria I; hemograma completo e exame de urina para descartar infecção; e um exame de toque vaginal para avaliar o colo do útero quanto à possibilidade de indução (SMFM, 2018). Para evitar um parto pré-termo, a determinação precisa da idade gestacional também é essencial antes que o amadurecimento do colo do útero e a indução sejam iniciados.

Amadurecimento do colo do útero

Nos EUA, mais de 20% das mulheres que dão à luz são submetidas à indução do trabalho de parto, que frequentemente envolve o amadurecimento do colo do útero por meio de uma variedade de métodos, processo pelo qual o colo do útero é amolecido por meio da quebra do colágeno, levando então a elasticidade e distensibilidade que precedem a dilatação cervical. É a primeira etapa no processo de apagamento e dilatação do colo do útero, de modo que, em média, o colo do útero esteja aproximadamente 50% apagado e 2 cm dilatado no início do trabalho de parto, embora existam grandes diferenças. Tem havido uma conscientização cada vez maior de que, se o colo do útero estiver desfavorável ou não maduro, é improvável um parto vaginal bem-sucedido. A maturação do colo do útero é uma variável importante quando está sendo considerada a indução do trabalho de parto. Um colo do útero maduro é encurtado, centralizado (anteriormente), amolecido e parcialmente dilatado. Um colo do útero imaturo é longo, impérvio, posteriorizado e firme. O amadurecimento do colo do útero geralmente começa antes do início das contrações do trabalho de parto e é necessário para a dilatação cervical e a passagem do feto.

Vários sistemas de pontuação para avaliar a maturação do colo do útero foram elaborados, mas atualmente o índice de Bishop é o mais comumente usado, já que ajuda a identificar as mulheres com maior probabilidade de obter uma indução bem-sucedida (Tabela 21.2). A duração do trabalho de parto está inversamente correlacionada ao índice de Bishop; uma pontuação acima de 8 indica um parto vaginal bem-sucedido. Um índice de Bishop menor que 6 geralmente indica que deve ser usado um método de amadurecimento do colo do útero antes da indução (Resnik et al., 2019). A indução clínica do trabalho de parto apresenta dois componentes: amadurecimento do colo do útero e indução de contrações. Quando a indução do trabalho de parto é indicada, a condição do colo do útero para o parto é avaliada por exame da cérvice e a determinação do índice de Bishop é documentada. O amadurecimento do colo do útero pode ser alcançado por métodos mecânicos ou farmacológicos.

TABELA 21.2 Sistema de pontuação do índice de Bishop.

Pontuação	Dilatação (cm)	Apagamento (%)	Altura da apresentação	Consistência do colo do útero	Posição do colo do útero
0	Impérvio (0)	0 a 30	−3	Firme	Posterior
1	1 a 2	40 a 50	−2	Intermediária	Intermediária
2	3 a 4	60 a 70	−1 ou 0	Amolecida	Central
3	5 a 6	80	+1 ou +2	Muito amolecida	Central

Modificada de Wormer, K. C., & Williford, A. E. (2019). *Bishop score*. StatPearls. Disponível em: https://www.ncbi.nlm.nih.gov/books/NBK470368/. Acesso em: 6 fev. 2020.

MÉTODOS INTEGRATIVOS E COMPLEMENTARES

Os métodos não farmacológicos para o amadurecimento do colo do útero são usados com menos frequência atualmente, mas os enfermeiros precisam conhecê-los e perguntar às gestantes sobre seu uso. Os esquemas podem incluir agentes fitoterápicos como óleo de prímula, *Viburnum prunifolium*, *Cimicifuga racemosa*, *Caulophyllum thalictroides* e *Rubus idaeus*. Além disso, óleo de rícino, banhos quentes e enemas podem ser usados para o amadurecimento do colo do útero e a indução do trabalho de parto. Os riscos e os benefícios desses agentes são desconhecidos. Nenhum foi avaliado cientificamente e, portanto, nenhum pode ser recomendado quanto a eficácia ou segurança.

Outro método não farmacológico sugerido para indução do trabalho de parto é a relação sexual com a estimulação da mama. Isso promove a liberação de ocitocina, que estimula as contrações uterinas. Além disso, o sêmen humano é uma fonte biológica de prostaglandinas usadas para o amadurecimento do colo do útero. De acordo com uma revisão da Cochrane, a relação sexual com estimulação da mama pareceria benéfica, mas as questões de segurança não foram completamente avaliadas e também não é possível consagrar essa atividade. Ela parece encurtar a fase latente do parto (King et al., 2019). Portanto, seu uso como método de indução do parto não é validado por pesquisas.

MÉTODOS MECÂNICOS

Utilizam-se métodos mecânicos para dilatar o colo do útero e estimular a progressão do trabalho de parto. Todos esses esquemas compartilham um mecanismo de ação semelhante: a aplicação de pressão local estimula a liberação de prostaglandinas para amadurecer o colo do útero. As potenciais vantagens dos métodos mecânicos em comparação com os farmacológicos podem incluir simplicidade ou preservação do tecido ou da estrutura do colo do útero, menor custo e menos efeitos adversos. Os riscos associados a esses procedimentos incluem infecção, sangramento, rupturas de membranas e da placenta (Gallagher et al., 2019). Por exemplo, pode ser inserido um cateter de demora (Foley) (p. ex., 26 French) no canal endocervical para amadurecer e dilatar o colo do útero. O cateter é colocado no colo do útero e o balão é insuflado. Aplica-se pressão direta no segmento inferior e no colo do útero. Essa pressão direta provoca tensão no segmento inferior do útero e, provavelmente, a produção local de prostaglandinas. Os riscos, os benefícios e os efeitos adversos esperados devem ser explicados à gestante antes da inserção do cateter com balão (Zhang et al., 2019).

Os dilatadores higroscópicos absorvem os líquidos endocervicais e dos tecidos locais à medida que alargam, expandem a endocérvice e fornecem pressão mecânica controlada. Os produtos disponíveis incluem dilatadores osmóticos naturais (*Laminaria*, uma espécie de alga marinha desidratada) e dilatadores sintéticos que contêm sulfato de magnésio. Os dilatadores higroscópicos são vantajosos porque podem ser inseridos ambulatorialmente e não há necessidade de monitoramento fetal. São inseridos no colo do útero quantos dilatadores couberem, e eles se expandem em 12 a 24 horas à medida que absorvem água. A absorção de água leva à expansão dos dilatadores e à abertura do colo uterino. Eles constituem uma alternativa confiável quando as prostaglandinas são contraindicadas ou estão indisponíveis (Norwitz et al., 2019).

Recentemente, tem havido uma redução na utilização de dilatadores higroscópicos e osmóticos para indução do trabalho de parto em favor dos agentes farmacológicos. O aumento do risco de infecções maternas e fetais com dilatadores higroscópicos e osmóticos, quando comparado ao associado ao uso de outros agentes farmacológicos, e a facilidade de administração farmacológica podem ser as razões para o declínio. A colocação de dilatadores também requer um treinamento adicional e pode estar associada a ruptura de membranas, sangramento vaginal e desconforto ou dor da gestante (Resnik et al., 2019).

Uma recente revisão sistemática de estudos randomizados que compararam o amadurecimento do colo do útero com os métodos mecânicos e com o uso de agentes farmacológicos alternativos ou placebo demonstrou que a infecção materna aumentou nas mulheres que realizaram o amadurecimento do colo do útero com métodos mecânicos. Assim, em comparação com os métodos farmacológicos ou cirúrgicos de indução, os métodos mecânicos para amadurecimento do colo uterino estão em desuso e são utilizados com pouca frequência atualmente (Gallagher et al., 2019).

MÉTODOS CIRÚRGICOS

Os métodos cirúrgicos utilizados para amadurecer o colo do útero e induzir o trabalho de parto incluem o descolamento das membranas e a realização de uma amniotomia. O descolamento das membranas é realizado inserindo-se um dedo no orifício interno do colo do útero e movendo-o em uma direção circular. Esse movimento faz com que as membranas se desprendam. Acredita-se que o descolamento manual das membranas amnióticas induza o amadurecimento do colo do útero e desencadeie o trabalho de parto (Haj Yahya et al., 2019). No entanto, nesse momento não há fortes evidências de que o descolamento das membranas encurte significativamente a duração da gravidez.

A amniotomia envolve a inserção de um amniótomo no orifício do colo do útero para romper artificialmente as membranas. Isso promove pressão da apresentação fetal sobre o colo do útero e estimula um aumento na atividade local das prostaglandinas. Os riscos associados a esses procedimentos incluem prolapso ou procidência do cordão umbilical, infecção materna ou neonatal, desaceleração da FCF, sangramento e desconforto da mulher (King et al., 2019).

Quando qualquer uma dessas técnicas é usada, as características do líquido amniótico (claro, com sangue ou com mecônio) e o padrão de FCF devem ser monitorados atentamente.

MÉTODOS FARMACOLÓGICOS

O uso de agentes farmacológicos revolucionou o amadurecimento do colo do útero. A utilização de prostaglandinas para se obter o amadurecimento do colo do útero foi considerada altamente eficaz na produção de alterações cervicais independentes das contrações uterinas (Grobman, 2019). Em alguns casos, as mulheres entram em trabalho de parto e não precisam de estimulantes adicionais para a indução. A indução do trabalho de parto com prostaglandinas oferece a vantagem de promover o amadurecimento cervical e a contratilidade uterina. Uma desvantagem das prostaglandinas é sua capacidade de gerar uma taquissistolia, o que pode aumentar as morbidades materna e perinatal (Cunningham et al., 2018). Os análogos de prostaglandina comumente usados para amadurecimento do colo do útero são gel de dinoprostona, inserções de dinoprostona e misoprostol, que é um análogo sintético de PGE1 e um agente citoprotetor gástrico utilizado no tratamento e na prevenção de úlceras pépticas. Pode ser administrado por via intravaginal ou oral para amadurecer o colo do útero ou induzir o trabalho de parto. Ele está disponível em comprimidos de 100 ou 200 μg, mas tipicamente são usadas doses de 25 a 50 μg. É importante observar que apenas a dinoprostona é aprovada pela FDA para uso como agente de amadurecimento do colo do útero, embora o ACOG reconheça a aparente segurança e eficácia do misoprostol para esse propósito (King et al., 2019). Os principais efeitos adversos do uso obstétrico de misoprostol são a hiperestimulação do útero,

que pode progredir para tetania uterina com comprometimento acentuado do fluxo sanguíneo uteroplacentário, a ruptura uterina (o que exige reparo cirúrgico, histerectomia e/ou salpingo-ooforectomia) ou a síndrome anafilactoide da gestação ou embolia por líquido amniótico (ver Orientação sobre medicamentos 21.2) (Krugh & Maani, 2020). Além disso, é contraindicado para mulheres com cicatrizes uterinas anteriores e, portanto, não deve ser usado para amadurecimento do colo do útero naquelas que estão tentando um parto vaginal após uma cesariana.

Ocitocina

A ocitocina é um poderoso agente uterotônico endógeno usado tanto para indução artificial quanto para aceleração do trabalho de parto. É produzida naturalmente pela neuro-hipófise e estimula as contrações do útero. Para as mulheres com baixo índice de Bishop, o amadurecimento do colo do útero normalmente é iniciado antes do uso da ocitocina. Uma vez que o colo do útero esteja maduro, é o agente farmacológico mais popular usado para induzir ou acelerar o trabalho de parto.

Frequentemente, a gestante com um colo do útero desfavorável é admitida na noite anterior à indução para amadurecer o colo do útero com um dos agentes de prostaglandina. Na manhã seguinte inicia-se a indução com ocitocina caso ela ainda não tenha entrado em trabalho de parto. Esse procedimento aumenta significativamente o sucesso da indução.

A resposta à ocitocina varia amplamente; algumas mulheres são sensíveis até mesmo a pequenas quantidades desse agente, cujo efeito adverso mais comum é uma hiperestimulação uterina que leva ao comprometimento fetal e da oxigenação (King et al., 2019). A resposta do útero ao fármaco é cuidadosamente monitorada durante o trabalho de parto para que a infusão de ocitocina possa ser titulada de forma adequada. Além disso, a ocitocina apresenta um efeito antidiurético, o que resulta em diminuição do fluxo urinário que pode levar à intoxicação por água e causar hiponatremia. Os sintomas a serem observados incluem cefaleia e vômitos.

A ocitocina é administrada por meio de uma bomba de infusão IV acoplada ao acesso IV principal na porta mais próxima ao local de inserção. Tipicamente, adicionam-se 10 unidades de ocitocina a 1 ℓ de solução isotônica.[8] A dose é titulada de acordo com o protocolo para atingir contrações estáveis a cada 2 a 3 minutos com duração de 40 a 60 segundos. Estudos recentes sugerem

---

[8]N.R.T.: No Brasil, conforme a CONITEC (2016), se a ocitocina for utilizada, deve-se assegurar que os incrementos na dose não sejam mais frequentes do que a cada 30 minutos. Deve-se também aumentar a dose até haver quatro ou cinco contrações em 10 minutos. (Fonte: Brasil. (2016). Ministério da Saúde. Secretaria de Ciência, Tecnologia e Insumos Estratégicos. Comissão Nacional de Incorporação de Tecnologias do SUS – CONITEC. *Diretriz Nacional de Assistência ao Parto Normal.* Relatório de Recomendações. Disponível em: http://conitec. gov.br/images/Consultas/2016/Relatorio_Diretriz-PartoNormal_CP.pdf. Acesso em: 29 mar. 2022.)

ORIENTAÇÃO SOBRE MEDICAMENTOS **21.2** Fármacos usados para amadurecimento do colo do útero e indução do trabalho de parto

Fármaco	Ação/indicação	Implicações para a enfermagem
Dinoprostona	Amolece diretamente, dilata/amadurece o colo do útero e induz o trabalho de parto Aprovado pela FDA para o amadurecimento do colo do útero	Fornecer apoio emocional Administrar medicamentos para a dor conforme necessário Avaliar com frequência o grau de apagamento e de dilatação Monitorar a frequência, a duração e a intensidade das contrações uterinas Avaliar repetidamente os sinais vitais maternos e o padrão de FCF Monitorar a gestante à procura de possíveis efeitos adversos, como cefaleia, náuseas, vômitos e diarreia
Misoprostol	Amadurece o colo do útero para induzir o trabalho de parto	Instruir a gestante em relação à finalidade e a possíveis efeitos adversos da medicação Certificar-se de que o consentimento informado seja assinado de acordo com a política do hospital Avaliar os sinais vitais e os padrões de FCF com frequência Monitorar a reação da gestante ao fármaco Iniciar a ocitocina para indução do trabalho de parto pelo menos 4 h após a última dose ter sido administrada Monitorar à procura de possíveis efeitos adversos, como náuseas e vômitos, diarreia, hiperestimulação uterina e padrões de FCF de categoria II
Ocitocina	Age nas miofibrilas uterinas para contrair/iniciar ou reforçar o trabalho de parto	Administrar IV por bomba de infusão, aumentando então a dose de acordo com o protocolo até alcançar o progresso adequado no trabalho de parto Avaliar os sinais vitais e a FCF basais e a seguir repetidamente após o início da infusão de ocitocina Determinar repetidamente a frequência, a duração e a intensidade das contrações Notificar o médico de qualquer hipertonia uterina ou padrões anormais de FCF Manter um cuidadoso equilíbrio hídrico, estando alerta para a possibilidade de intoxicação hídrica Manter a gestante informada a respeito do progresso do trabalho de parto Monitorar à procura de possíveis efeitos adversos, tais como hiperestimulação do útero, fluxo sanguíneo uterino prejudicado levando a hipoxia fetal, trabalho de parto rápido resultando em lacerações do colo do útero ou ruptura uterina, intoxicação hídrica (se for administrada ocitocina em solução sem eletrólitos ou a uma velocidade superior a 20 mU/min) e hipotensão

Grobman, W. (2019). Techniques for ripening the unfavorable cervix prior to induction. *UpToDate*. Disponível em: https://www.uptodate.com/contents/techniques-for-ripening-the-unfavorable-cervix-prior-to-induction. Acesso em: 27 abr. 2020; Pierce, S., Bakker, R., Myers, D. A., & Edwards, R. K. (2018). Clinical insights for cervical ripening and labor induction using prostaglandins. *American Journal of Perinatology Reports, 8*(4), 307-314.

que um protocolo de ocitocina mais conservador com doses mais baixas reduz o número de internações em UTINs e cesarianas, mas qualquer um dos regimes é aceitável para uso na indução do trabalho de parto (Healy et al., 2019; Prichard et al., 2019).

O útero deve relaxar entre as contrações. Se o tônus uterino de repouso permanecer acima de 20 mmHg, pode ocorrer insuficiência uteroplacentária e hipoxia fetal. Isso ressalta a importância do monitoramento contínuo da FCF. Infelizmente, nem o regime ideal de administração de ocitocina nem a dose máxima de ocitocina foram estabelecidos ou acordados por meio da opinião de especialistas em pesquisas. Os enfermeiros que auxiliam na indução do trabalho de parto precisam se familiarizar com os protocolos institucionais em relação à dosagem, à velocidade de infusão e à frequência de alteração da dose (Figura 21.4).

A ocitocina apresenta muitas vantagens: é potente e fácil de titular, exibe meia-vida curta (1 a 5 minutos) e geralmente é bem tolerada. No entanto, a indução com

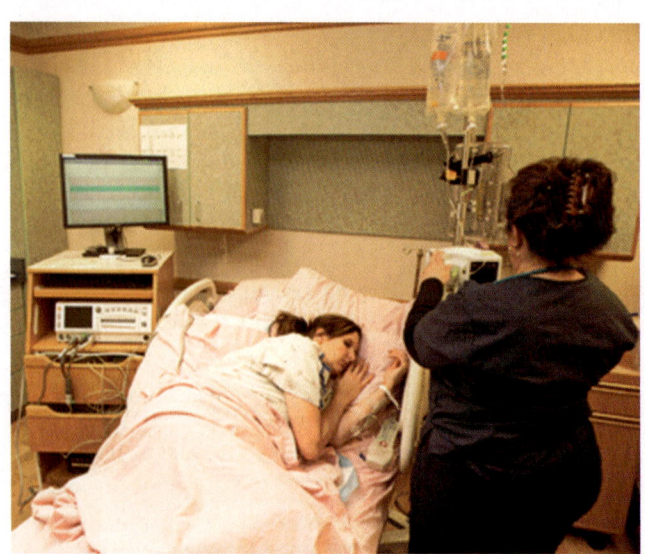

FIGURA 21.4 A enfermeira monitora a infusão IV de ocitocina administrada na gestante em trabalho de parto induzido.

esse agente apresenta efeitos adversos (intoxicação por água, hipotensão e hipertonia uterina); mas, como o medicamento não atravessa a barreira placentária, não foram observados problemas fetais diretos. As evidências atuais são insuficientes para modificar o uso de ocitocina (Lonfeldt et al., 2019).

> Lembra-se de Jennifer, a jovem descrita no início do capítulo? Depois que o colo uterino ficou amadurecido, foi iniciada uma infusão de ocitocina e seu progresso está lento. Que incentivo o enfermeiro pode oferecer? Após algumas horas, suas contrações começaram a aumentar de intensidade e de frequência. Quais medidas comuns de controle da dor o enfermeiro pode implementar e como ele avaliaria a efetividade dessas medidas?

Avaliação de enfermagem

A avaliação de enfermagem de uma gestante submetida a indução ou aceleração do trabalho de parto envolve a realização de anamnese completa e exame físico. Revise a anamnese da gestante à procura de indicações relativas para indução ou aceleração, tais como diabetes melito, hipertensão, gestação pós-termo, trabalho de parto disfuncional, ruptura prematura por muito tempo de membranas e infecção materna ou fetal, bem como para contraindicações, tais como placenta prévia, útero distendido, herpes genital ativo, desproporção cefalopélvica, mau posicionamento do feto ou sofrimento fetal grave.

Auxilie a determinar a idade gestacional para evitar um nascimento prematuro. Avalie o bem-estar fetal para validar a capacidade da mãe e do feto de resistirem às contrações do trabalho de parto. Avalie pelo toque vaginal a dilatação e o esvaecimento do colo uterino e identifique o índice de Bishop no momento apropriado, antes de iniciar o amadurecimento do colo do útero ou a indução. Conforme o que o exame mostrar, poderá ser estimado o provável sucesso da indução.

> ### *ATENÇÃO!*
>
> Os enfermeiros que trabalham com parturientes desempenham um papel importante, já que atuam como "olhos" e "ouvidos" do obstetra porque permanecem ao lado da mulher durante todo o período. A avaliação atenta e frequente e as intervenções durante a evolução do trabalho de parto são essenciais para garantir o bem-estar materno e fetal durante o amadurecimento do colo do útero e a indução ou aceleração/condução do trabalho de parto.

Conduta de enfermagem

Explique claramente o procedimento de indução ou aceleração/condução do trabalho de parto à gestante usando termos simples que sejam de fácil entendimento

para ela (ver Diretrizes de ensino 21.2). Certifique-se de que um consentimento informado seja assinado depois que a mulher e seu parceiro receberem informações completas sobre o procedimento, incluindo as vantagens, desvantagens e os riscos potenciais. Confirme se o índice de Bishop foi determinado antes de prosseguir. O boxe *Plano de cuidados de enfermagem 21.1* apresenta os aspectos gerais dos cuidados de enfermagem à gestante submetida à indução de trabalho de parto.

DIRETRIZES DE ENSINO **21.2**
Orientações relacionadas ao preparo para a indução do trabalho de parto

- Seu médico pode recomendar que você seja submetida à indução do trabalho de parto. Isso pode ser necessário por vários motivos, tais como pressão arterial elevada, uma condição clínica, gestação prolongada por mais de 41 semanas ou problemas com os padrões de FCF ou o crescimento fetal
- Seu médico pode usar um ou mais métodos para induzir o trabalho de parto, tais como rompimento de membranas, rompimento da bolsa amniótica para liberar o líquido, aplicação de medicamentos próximo ou no colo do útero para amolecê-lo ou administração de ocitocina para estimular as contrações
- A indução do trabalho de parto está associada a alguns riscos e desvantagens, tais como hiperatividade do útero; náuseas, vômitos ou diarreia; e alterações na FCF
- Antes de induzir o trabalho de parto, o médico pode realizar um procedimento para amadurecer o colo do útero para ajudar a garantir uma indução bem-sucedida
- A medicação pode ser colocada ao redor do colo do útero no dia anterior ao que está programada a indução
- Durante a indução, as contrações podem parecer mais fortes do que o normal. No entanto, a duração do trabalho de parto pode ser reduzida com a indução
- Os medicamentos para o alívio da dor e medidas de conforto devem estar prontamente disponíveis
- A equipe de saúde deve estar presente durante todo o trabalho de parto.

Administração de ocitocina

Se ainda não o tiver feito, prepare a infusão de ocitocina diluindo 10 unidades em 1.000 mℓ de solução de Ringer com lactato ou solução isotônica prescrita como soro glicosado a 5%. Use uma bomba de infusão em uma infusão secundária conectada à infusão primária. Inicie a infusão de ocitocina em mU/min ou mℓ/h conforme prescrito. Cada hospital tem seus próprios padrões e protocolos para infusão e diluição de ocitocina.

PLANO DE CUIDADOS DE ENFERMAGEM **21.1** Aspectos gerais da mulher submetida à indução do trabalho de parto

Rose, uma primípara de 29 anos, foi admitida na sala de trabalho de parto e de parto na 40ª semana de gestação para indução do trabalho de parto. A avaliação revela que o colo do útero está maduro e 80% apagado e há dilatação de 2 cm. Rose diz: "Estou um pouco nervosa em relação a ser submetida à indução. Nunca passei por um trabalho de parto e tenho medo de sofrer dores horríveis por causa do medicamento usado para iniciar as contrações". Ela consente em ser submetida à indução, mas quer garantias de que esse procedimento não prejudicará o feto, que no exame de toque está insinuado e em apresentação cefálica, sendo o vértice a parte que se apresenta. O parceiro da mulher está ao lado dela. É iniciada a indução com ocitocina. Rose relata que as contrações começaram e estão se tornando mais fortes.

DIAGNÓSTICO DE ENFERMAGEM: ansiedade relacionada com a indução do trabalho de parto e com as intervenções médicas associadas necessárias, conforme evidenciado por declarações sobre estar nervosa, nunca ter passado por um trabalho de parto, medo da dor e possibilidade de danos ao feto

IDENTIFICAÇÃO E AVALIAÇÃO DOS RESULTADOS

A mulher experimentará diminuição da ansiedade conforme evidenciado pela capacidade de verbalizar a compreensão dos procedimentos envolvidos e pelo uso de habilidades de enfrentamento positivas para reduzir o estado de ansiedade.

INTERVENÇÕES: *minimizar a ansiedade*

- Fornecer uma explicação clara a respeito do processo de indução do trabalho de parto *para prover à gestante e ao companheiro dela uma base de conhecimento*
- Permanecer continuamente com a gestante *para fornecer suporte físico e emocional e demonstrar preocupação com o bem-estar dela e do feto*
- Explicar cada procedimento antes de realizá-lo e responder a perguntas *para promover a compreensão do procedimento e as razões para seu uso e diminuir o medo do desconhecido*
- Revisar com a gestante as medidas usadas no passado para lidar com as situações de estresse *para determinar sua efetividade; incentivar*

o uso de estratégias de enfrentamento efetivas no passado para ajudar no controle da ansiedade
- Instruir o companheiro da gestante sobre as medidas úteis para ajudá-la a lidar com a situação e incentivar o seu uso *para promover uma participação conjunta no processo e a sensação de estar no controle e fornecer apoio à paciente*
- Informar frequentemente a condição fetal e o progresso do trabalho de parto *para ajudar a aliviar as preocupações da gestante e promover sua participação contínua no processo de trabalho de parto.*

DIAGNÓSTICO DE ENFERMAGEM: risco de lesão (materna ou fetal) relacionado com fatores vinculados ao procedimento de indução: contrações uterinas hipertônicas e potencial parto pré-termo, conforme evidenciado pelas preocupações da gestante em relação ao bem-estar fetal e a possíveis efeitos adversos fetais da administração de ocitocina

IDENTIFICAÇÃO E AVALIAÇÃO DOS RESULTADOS

A gestante permanecerá sem complicações associadas à indução, conforme evidenciado pela progressão do trabalho de parto como esperado, pelo nascimento de um feto saudável e pela ausência de sinais e de sintomas de efeitos adversos maternos e fetais.

INTERVENÇÕES: *promover a segurança materna e fetal*

- Seguir o protocolo da instituição em relação ao uso de medicamentos e velocidade de infusão *para garantir uma administração precisa e segura do fármaco*
- Utilizar um cateter duplo para a infusão IV de ocitocina *para possibilitar a interrupção imediata caso ocorram efeitos adversos*
- Usar uma bomba de infusão *para administrar a dose exata prescrita*
- Aumentar gradualmente a dose de ocitocina em incrementos baseados nos achados da avaliação e no protocolo *para promover contrações uterinas efetivas*
- Estabilizar a velocidade de infusão de ocitocina quando tiver sido alcançada a frequência de contrações desejada *para garantir o progresso continuado no trabalho de parto*
- Monitorar a dinâmica uterina (DU) com precisão, avaliando sua frequência, sua duração e sua intensidade e o tônus de repouso *para evitar o desenvolvimento de contrações hipertônicas*
- Manter uma relação enfermeiro-paciente de 1:2 *para garantir a segurança materna e fetal*

- Averiguar a FCF por monitoramento eletrônico fetal durante a indução e observar continuamente a resposta da FCF à velocidade de administração de medicação *para garantir o bem-estar fetal e identificar imediatamente os efeitos adversos*
- Verificar os sinais vitais maternos a cada 1 a 2 horas ou conforme indicado pelo protocolo da instituição, relatando então quaisquer desvios *para promover o bem-estar materno e possibilitar a detecção imediata de problemas*
- Comunicar-se com o médico obstetra com frequência em relação aos progressos alcançados *para assegurar a continuidade dos cuidados*
- Interromper a infusão de ocitocina nos casos de contrações tetânicas (> 90 segundos), hiperestimulação uterina (< 2 minutos de intervalo), hipotonia uterina ou um padrão de FCF alterado *para minimizar o risco de efeitos adversos do fármaco*
- Tranquilizar a gestante com frequência em relação ao estado materno e fetal *para minimizar a ansiedade.*

DIAGNÓSTICO DE ENFERMAGEM: dor relacionada com as contrações uterinas, conforme evidenciado por declarações da mulher a respeito de contrações de intensidade crescente e efeito esperado da administração de ocitocina

IDENTIFICAÇÃO E AVALIAÇÃO DOS RESULTADOS

A gestante relatará diminuição da dor conforme evidenciado por declarações de maior conforto e classificação da dor em 3 ou menos na escala numérica de classificação da dor.

INTERVENÇÕES: *promover a segurança materna e fetal*

- Explicar à parturiente que ela sentirá algum desconforto antes que o trabalho de parto ocorra naturalmente *para promover a sua conscientização a respeito dos eventos e prepará-la para a experiência*
- Avaliar repetidamente a dor da gestante usando uma escala de avaliação *para quantificar seu nível de dor e avaliar a efetividade das medidas de alívio*
- Fornecer medidas de conforto, tais como higiene, massagens nas costas, música e distração, e incentivar o uso de técnicas de respiração e relaxamento *para ajudar a promover o relaxamento*

- Dar apoio ao parceiro da parturiente *para ajudar a aliviar o estresse e as preocupações*
- Utilizar métodos não farmacológicos, tais como mudanças de posição, bola de parto, hidroterapia, imagens visuais e *effleurage* (forma de massagem circular com as mãos) *para ajudar no controle da dor e promover uma sensação de controle sobre a situação*
- Administrar agentes farmacológicos para analgesia ou anestesia, conforme apropriado e prescrito, *para controlar a dor*
- Reavaliar continuamente o nível de dor da parturiente *para avaliar a efetividade das técnicas de manejo da dor utilizadas.*

O enfermeiro deve seguir esse procedimento ao administrar este medicamento. Mantenha a velocidade assim que a frequência de contrações desejada for atingida. Para assegurar vigilâncias materna e fetal adequadas durante a indução ou a aceleração, a relação enfermeiro-gestante não deve exceder 1:2 (Jackson et al., 2019).

Durante a indução ou a aceleração, o monitoramento das condições materna e fetal é essencial. Aplique um monitor eletrônico fetal externo ou ajude na colocação de um dispositivo interno. Mensure os sinais vitais da mãe e a FCF a cada 15 minutos durante o primeiro período. Avalie as contrações (frequência, duração e intensidade) e o tônus de repouso, e ajuste a velocidade de infusão de ocitocina em conformidade. Monitore a FCF, incluindo a frequência e a variabilidade da linha de base, como também as desacelerações, para determinar se a velocidade da ocitocina precisa ser ajustada. Interrompa a ocitocina e notifique o médico se ocorrer hiperestimulação uterina ou o padrão de FCF de categoria II ou III. Realize ou auxilie nos exames periódicos de toque vaginal para determinar a dilatação do colo do útero e a descida fetal; dilatação do colo do útero de 1 cm por hora geralmente indica um progresso satisfatório. Continue monitorando a FCF continuamente, documente a cada 15 minutos durante a fase ativa do trabalho de parto e a cada 5 minutos durante o segundo período e auxilie nos esforços de expulsão durante esse período. Determine e registre o equilíbrio hídrico para evitar o excesso de volume de líquido. Incentive a parturiente a esvaziar a bexiga a cada 2 horas para evitar a obstrução dos tecidos moles.

Promoção de alívio da dor e de apoio

A mulher em trabalho de parto experimenta dois tipos de dor – visceral e somática. A percepção da dor é influenciada por fatores fisiológicos, psicológicos e culturais (Blackburn, 2018). Avalie o nível de dor da gestante. Peça a ela com frequência para avaliar sua dor e administrá-la conforme necessário. Pergunte se ela deseja mudar de posição e ofereça outras medidas não farmacológicas. Observe sua reação a qualquer fármaco administrado e documente seu efeito. Monitore sua necessidade de medidas de conforto à medida que as contrações aumentam.

Durante a indução e a aceleração do trabalho de parto, tranquilize frequentemente a parturiente e seu parceiro sobre o estado fetal e o progresso do trabalho de parto. Forneça atualizações constantes sobre as condições da mulher e do feto. Avalie a capacidade da mulher de lidar com contrações mais fortes e siga os protocolos do hospital sobre a frequência com que as avaliações da dor são realizadas para cada fase e período do trabalho de parto (King et al., 2019). Forneça apoio e incentivo conforme indicado.

Após um longo dia, Jennifer deu à luz um menino saudável com escores de Apgar de 9 em 1 minuto e 10 em 5 minutos. Ao transferi-la para a unidade de pós-parto, quais informações são essenciais que o enfermeiro acolhedor repasse? Que informações específicas de enfermagem devem ser fornecidas ao enfermeiro do berçário em relação às experiências de trabalho de parto e de parto? Com um trabalho de parto tão prolongado, quais avaliações o enfermeiro pós-parto precisa realizar prioritariamente nas primeiras horas após o nascimento?

PARTO VAGINAL APÓS CESARIANA

O **parto vaginal após cesariana (PVAC)** descreve a gestante que dá à luz por parto vaginal após ter sido submetida a pelo menos uma cesariana. Apesar das evidências de que algumas gestantes que realizaram cesariana sejam candidatas ao parto normal, algumas mulheres que realizaram cesariana uma vez se submetem à cesariana em gestações subsequentes. A triagem do trabalho de parto após cesariana refere-se a uma tentativa planejada de parto vaginal por uma gestante que teve um parto cirúrgico anterior, independentemente do desfecho. No entanto, embora a triagem do trabalho de parto após cesariana seja apropriada para algumas mulheres, vários fatores de risco aumentam a incidência dessa triagem com falha, o que pode aumentar a morbidade e a mortalidade materna e fetal (ACOG, 2019b).

Um grupo multidisciplinar constituído por médicos de família, epidemiologistas, obstetras e parteiras elaborou recomendações baseadas em evidências sistemáticas de alta qualidade e revisadas por pares para que a avaliação dos riscos e benefícios seja feita de forma individualizada e discutida com a gestante com histórico de uma ou mais cesarianas para a tomada de decisão sobre parto vaginal pós-cesariana ou realização de cesariana. Um PVAC planejado é uma opção apropriada para muitas mulheres com histórico de cesariana (King et al., 2019).

As contraindicações para um PVAC incluem incisão uterina vertical prévia, cirurgia uterina transfúndica anterior (miomectomia), cicatriz uterina de cesariana diferente de cicatriz transversal baixa, obesidade, baixa estatura materna, macrossomia, idade materna (mais de 40 anos), diabetes gestacional, pelve com diâmetros pequenos e profissionais ou instituição inadequados se for necessária uma cesariana de emergência em caso de ruptura uterina (Caughey, 2019). A maioria das mulheres passa por uma tentativa de trabalho de parto para ver como progridem, mas isso deve ser realizado em um ambiente capaz de lidar com a emergência de ruptura uterina. O uso de agentes de amadurecimento do colo do útero aumenta o risco de ruptura uterina e, portanto, é contraindicado em gestantes com PVAC. A mulher que considera a indução do trabalho de parto após uma cesariana prévia precisa ser informada sobre os riscos *versus* benefícios com a indução em relação ao risco de parto espontâneo (Metz, 2019).

As gestantes são as principais responsáveis pela tomada de decisão em relação à escolha do método de parto, mas elas precisam de orientação qualificada sobre o PVAC para tomarem as melhores e mais seguras decisões. A conduta é semelhante para qualquer gestante em trabalho de parto, mas certas áreas exigem atenção especial:

* *Consentimento*: um consentimento totalmente esclarecido é essencial para a gestante que deseja tentar uma triagem do trabalho de parto após cesariana. A grávida deve ser orientada sobre os riscos e também sobre os benefícios. Ela precisa compreender os desdobramentos da ruptura uterina, mesmo que esse risco seja pequeno
* *Documentação*: a atualização dos registros é um componente importante do atendimento seguro. Se e quando ocorrer uma emergência, é imperativo atender a gestante, mas também manter o controle do plano de cuidados, das intervenções e sua cronologia e da resposta da mulher. Os eventos e as atividades podem ser escritos no traçado de monitoramento fetal para que se faça uma correlação com a mudança na condição fetal
* *Vigilância*: um traçado de monitoramento indicando sofrimento fetal na gestante submetida a uma triagem do trabalho de parto após cesariana deve alertar o enfermeiro para a possibilidade de ruptura uterina. A bradicardia terminal deve ser considerada uma situação de emergência e o profissional de enfermagem deve preparar a equipe para um parto de emergência
* *Prontidão para emergência*: de acordo com o ACOG (2019b), os critérios para uma tentativa segura de trabalho de parto para a mulher submetida a uma cesariana anterior ditam que o médico, o anestesiologista e a equipe do centro cirúrgico devem estar imediatamente disponíveis. A falta de qualquer um destes coloca a gestante e o feto em risco.

A gestante e seu obstetra são aconselhados a considerar o PVAC no contexto do risco potencial, dos recursos disponíveis e do sistema de cuidados de saúde. As diretrizes do ACOG (2019b) afirmam que os PVACs são seguros e apropriados para muitas mulheres, mas enfatizam a necessidade de aconselhamento completo, tomada de decisão compartilhada e autonomia da gestante. Os enfermeiros precisam atuar como defensores, dando informações para uma escolha adequada das mulheres que desejam se submeter a um PVAC. Os profissionais de enfermagem também precisam se especializar na interpretação dos traçados de monitoramento fetal para identificar o sofrimento fetal e iniciar um parto de emergência. A inclusão de todas essas estratégias de enfermagem tornará o PVAC mais seguro para todos.

MORTE FETAL INTRAUTERINA

A gestação e o parto estão frequentemente associados a esperança, expectativas, alegria e felicidade para o futuro. Quando uma gestação de repente termina em um aborto, os familiares ficam profundamente afetados. A morte fetal intrauterina (MFIU) é um evento intraútero que ocorre após 20 semanas de gestação, mas antes do nascimento. A causa de MFIU geralmente é desconhecida. A perda repentina de um filho esperado é trágica e a tristeza da família pode ser intensa; pode durar anos e causar um estresse psicológico extremo e problemas emocionais (Grunebaum & Chervenak, 2019). A expectativa da família de um parto com desfecho feliz é suplantada pelo desespero, pela confusão e pelo sentimento de perda. Para as gestantes e seus familiares que passaram por essa experiência angustiante, é crucial um cuidado culturalmente apropriado e sensível. Particularmente para a mãe, a morte fetal no último trimestre da gestação, quando ela se sente muito próxima do feto devido à sua movimentação frequente no útero, pode ser semelhante à perda de uma parte do corpo.

A MFIU pode ocorrer em virtude de uma ampla gama de fatores de risco e possíveis causas, tais como gestação pós-termo, doença renal, uso abusivo de substâncias psicoativas, infecção, hipertensão, idade materna avançada, gravidez múltipla, doença relacionada ao fator Rh, ruptura uterina, diabetes, anomalias congênitas, obesidade, tabagismo, acidente com o cordão umbilical, descolamento prematuro da placenta, traumatismo não penetrante, ruptura prematura das membranas ovulares ou hemorragia – ou pode ficar sem explicação (Stevens, 2019). O traumatismo na gravidez continua sendo um dos principais fatores que contribuem para a morbidade e a mortalidade materna e fetal. As potenciais complicações incluem lesão ou morte materna, choque, hemorragia interna, morte fetal intrauterina, lesão fetal direta, descolamento prematuro da placenta e ruptura uterina. As principais causas de traumatismo obstétrico são acidentes com veículos motorizados, violência por parceiro íntimo, quedas, agressão e lesões por projéteis de arma de fogo, e as lesões subsequentes são classificadas como traumatismo abdominal não penetrante, fraturas pélvicas ou traumatismo penetrante. Aproximadamente 7% de todas as gestações nos EUA são afetadas por traumatismos (Wilson & Dickson, 2020). Tendo em vista o impacto significativo do traumatismo na gestante e no feto, as estratégias preventivas são fundamentais (Troiano et al., 2019).

A interrupção da gestação em seu início pode ocorrer por meio de um aborto espontâneo, um aborto induzido (aborto terapêutico) ou uma gestação ectópica rota. Um amplo espectro de sentimentos pode ser expresso, do alívio à tristeza e ao desespero. A morte do feto pode ocorrer em qualquer idade gestacional, e normalmente há pouco ou nenhum aviso além da redução de seu movimento. A perda pode afetar as mulheres e suas famílias por toda a vida. A necessidade de refletir, compartilhar e recuperar forças é universal para as famílias que lidam com essa perda. O luto, a resposta típica à perda de uma pessoa ou objeto valioso, não é uma resposta intelectual. Em vez disso, é experimentado pessoalmente como um profundo sentimento de tristeza e pesar. Sensações como desamparo, descrença, irrealidade e impotência são comuns. A recuperação emocional da dor da perda perinatal ocorre com o tempo, mas varia para cada família.

O momento em que a morte fetal é diagnosticada pode frequentemente ser descrito de maneira clara e detalhada pela maioria das mulheres. Em muitos casos, a morte é repentina e as mulheres não têm a oportunidade de se preparar para o luto iminente. Uma vez que a MFIU é confirmada, a maioria das gestantes opta por se submeter imediatamente à indução do parto. Aproximadamente 90% das mulheres entrarão em trabalho de parto espontâneo 2 semanas após a morte fetal (Jordan et al., 2019). Com a morte de um feto ou de um recém-nascido, os sonhos e as esperanças de um casal pelo filho esperado se dissolvem repentinamente. Para as mulheres que sofreram morte fetal súbita, os seguintes processos podem ocorrer: passar por um parto silencioso sem o feto e encoberto por vazio, raiva, ansiedade, solidão e tristeza; viver sem o recém-nascido, o que torna difícil ver outras pessoas com crianças pequenas; e experimentar a diferença entre o seu processo de luto e o do seu parceiro (Heazell et al., 2019). O processo de luto por morte não termina dentro de um prazo específico e, para alguns, nunca é concluído. Em geral, o luto que acompanha a perda de um feto prossegue na seguinte ordem:

1. Aceitar a realidade da perda
2. Superar o sofrimento da perda
3. Adaptar-se ao novo ambiente sem a criança falecida
4. Realocar emocionalmente o filho falecido e prosseguir com a vida (Grunebaum & Chervenak, 2019).

O período após a morte fetal é extremamente difícil para a família. Para muitas mulheres, a cura emocional leva muito mais tempo do que a física. Os sentimentos de perda podem ser intensos. Em algumas mulheres, a resposta ao luto pode ser tão grande que seus relacionamentos tornam-se tensos e a cura pode ser dificultada, a menos que sejam fornecidos intervenções e apoio apropriados.

A morte fetal também afeta a equipe de cuidados de saúde. Apesar do trauma causado pela perda de um feto, alguns membros da equipe evitam lidar com a família enlutada, nunca falam sobre o luto ou o reconhecem. Isso parece implicar que não discutir o problema permitirá que a dor se dissolva e desapareça. Como resultado, as necessidades da família não são reconhecidas. Deixar de manter as linhas de comunicação abertas com a mulher em luto e sua família fecha alguns dos canais de recuperação e de cura que podem ser extremamente necessários. Subsequentemente, os familiares enlutados podem se sentir isolados.

Avaliação de enfermagem

A mulher que sofre MFIU provavelmente procurará atendimento quando perceber que o feto não está se movendo ou quando sentir contrações, perda de líquido ou sangramento vaginal. A anamnese e o exame físico frequentemente têm valor limitado para o diagnóstico de morte fetal, pois muitas vezes o único histórico tende a ser ausência recente de movimento fetal e nenhum batimento cardíaco fetal ouvido. A incapacidade de obter os sons cardíacos fetais no exame físico sugere morte do feto, mas a ultrassonografia é necessária para confirmar a ausência de atividade cardíaca fetal. Após a confirmação da morte fetal, são oferecidas à mulher as opções de indução do trabalho de parto ou de uma conduta expectante.

Conduta de enfermagem

A MFIU está associada ao transtorno de estresse pós-traumático (TEPT) e à ansiedade em uma gestação subsequente (Cunningham et al., 2018). O enfermeiro pode desempenhar um papel importante na assistência à família enlutada. Os profissionais de enfermagem que conseguem lidar honestamente com seus próprios sentimentos em relação à perda serão mais capazes de ajudar outras pessoas a lidar com os sentimentos delas. Ao trabalhar com casais que sofreram perdas significativas, o enfermeiro pode crescer pessoal e profissionalmente e ganhar uma perspectiva mais profunda sobre a vida. Com uma intervenção hábil, a família enlutada pode estar mais bem preparada para resolver seu luto e seguir em frente. A presença e a disponibilidade contínuas do enfermeiro podem fornecer suporte emocional e conforto para a mulher e sua família, que podem ser incentivadas a ver, tocar e segurar o recém-nascido falecido e permitir o tempo que for necessário para isso.

Para ajudar as famílias no processo de luto, inclua as seguintes medidas:

- Fornecer informações precisas e compreensíveis para a família
- Reconhecer que o sentimento de perda da mulher é legítimo

- Tranquilizar a mulher de que provavelmente não havia nada que ela pudesse ter feito para evitar a perda; isso pode dissipar a culpa
- Manter-se informado sobre o processo de luto e ficar à vontade para compartilhar o luto de outra pessoa
- Praticar uma escuta ativa para oferecer o incentivo necessário aos familiares para que eles explorem seus sentimentos
- Criar um ambiente acolhedor, receptivo e atencioso que propicie o diálogo
- Reconhecer o luto, dizendo que o sentimento de tristeza é normal para o momento
- Reconhecer que cada membro da família pode expressar sua dor de maneira diferente
- Tranquilizar a mulher em relação ao sucesso de possíveis gestações futuras
- Incentivar a discussão sobre a perda e a manifestação de sentimentos de pesar e culpa
- Fornecer à família recordações e fotos do natimorto para confirmar a realidade da morte
- Permitir que a família fique com o feto morto por algum tempo após o nascimento para validar a morte; dar tempo para os membros da família ficarem juntos e passarem pelo luto; e oferecer à família a oportunidade de ver, tocar e segurar o natimorto
- Usar toques físicos apropriados, como segurar a mão ou tocar o ombro
- Informar o capelão ou o líder religioso da denominação da família sobre o falecimento e solicitar a sua presença
- Auxiliar os pais nos preparativos para o funeral ou disposição do corpo
- Fornecer aos pais folhetos que ofereçam conselhos sobre como falar com os irmãos sobre a perda
- Encaminhar a família para o psicólogo e/ou grupos de apoio para pessoas que perderam filhos em decorrência de aborto, aborto espontâneo, morte fetal, natimorto ou quaisquer circunstâncias trágicas
- Fazer encaminhamentos para instituições da comunidade para promover um atendimento contínuo após a alta.

A disponibilidade para conversar com as famílias sobre sua perda e seu sentimento de luto constitui a base para o apoio fornecido pelo enfermeiro, o que pode ter uma influência positiva no ajustamento a longo prazo de casais e famílias que enfrentam a perda perinatal. Um enfermeiro sensível, que se sente à vontade para falar sobre a perda e é capaz de ajudar os casais a passar pelo processo de luto, fornece um ponto de partida para a preparação para uma futura gestação. A família precisa falar sobre sua perda, seu significado e as emoções que a acompanham enquanto o enfermeiro faz escuta qualificada. O enfermeiro desempenha um papel importante no encaminhamento das famílias ao apoio profissional adequado. À medida que as famílias passam por seu luto e começam a considerar outra gestação, cuidados de enfermagem sensíveis podem mediar as compreensíveis ansiedade e preocupação que acompanham esse processo. Os enfermeiros constituem uma parte vital da equipe interdisciplinar de saúde que cuida de famílias que passaram pela MFIU e continuam a precisar de cuidados oportunos e sensíveis durante todo o processo de luto.

GESTANTES EM SITUAÇÃO DE EMERGÊNCIA OBSTÉTRICA

As emergências obstétricas são um desafio para todas as equipes de trabalho de parto e de parto devido ao aumento do risco de resultados adversos para a mãe e o feto. Um julgamento clínico rápido e uma boa tomada de decisão crítica aumentarão as chances de um resultado positivo para a mãe e para o feto. Esta seção discute algumas dessas emergências: prolapso do cordão umbilical, placenta prévia, descolamento prematuro da placenta, ruptura uterina e embolia amniótica.

Prolapso do cordão umbilical

O **prolapso do cordão umbilical** é uma emergência obstétrica rara que ocorre quando o cordão precede o feto (Figura 21.5). Sua incidência vem diminuindo ao longo do tempo porque avanços significativos no manejo levaram a

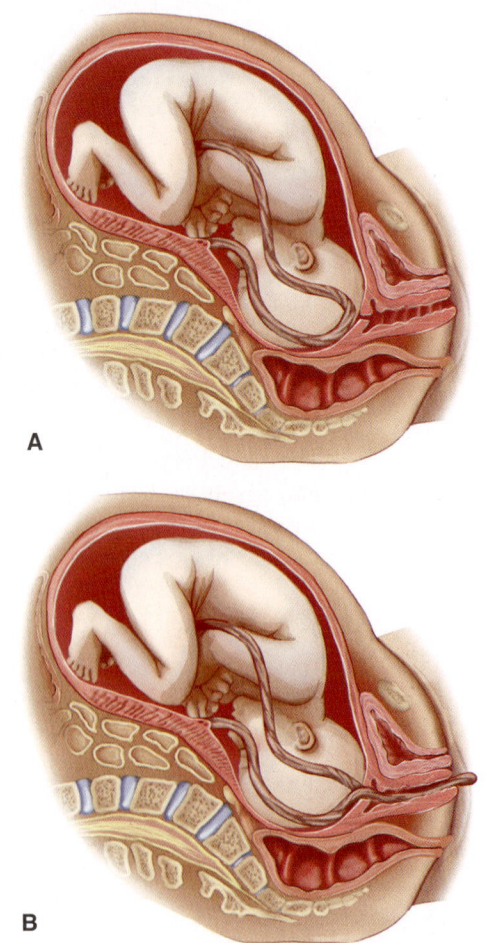

FIGURA 21.5 Prolapso do cordão umbilical. **A.** Prolapso dentro do útero. **B.** Prolapso com o cordão visível na vulva.

melhores desfechos perinatais (Boushra et al., 2019). Essa condição ocorre em um 1 cada 500 nascimentos e requer reconhecimento e intervenção imediatos para um desfecho positivo (March of Dimes, 2019f). O risco é ainda maior quando a apresentação fetal não preenche o segmento inferior do útero, como nos casos de apresentação pélvica incompleta (5 a 10%), recém-nascidos imaturos, polidrâmnio e mulheres multíparas (Dutton et al., 2020). Com uma taxa de mortalidade perinatal de 50%, é um dos eventos mais catastróficos do período intraparto (Beall, 2019).

Fisiopatologia

A patogênese do prolapso do cordão umbilical nem sempre é clara. Se a parte que se apresenta não preenche adequadamente a pelve ou intervenções obstétricas são realizadas para desalojar a parte que se apresenta, o risco de prolapso aumenta e geralmente leva à oclusão total ou parcial do cordão. Uma vez que esta é a única fonte de suprimento vital para o feto, a perfusão fetal deteriora-se rapidamente. A oclusão completa torna o feto indefeso e privado de oxigênio e, como resultado, ele morrerá se a compressão do cordão umbilical não for aliviada. O diagnóstico é estabelecido por meio da observação ou palpação do cordão prolapsado fora ou dentro da vagina em adição a padrões anormais de FCF. Uma vez diagnosticado, o parto deve ser acelerado.

Avaliação de enfermagem

A prevenção é fundamental para o manejo do prolapso do cordão umbilical ao identificar a parturiente em risco para essa condição. Os fatores de risco incluem multiparidade, apresentações não cefálicas, cordão umbilical longo, trabalho de parto prematuro, baixo peso ao nascer, gravidez múltipla e colocação de balão de amadurecimento do colo do útero. Avalie cuidadosamente cada caso para ajudar a prever a condição de risco. Esteja ciente de que o prolapso do cordão é mais comum em gestações que envolvem má apresentação, restrição de crescimento, prematuridade, membranas rompidas com um feto em uma altura da apresentação ainda alta, polidrâmnio, grande multiparidade e gravidez múltipla (Cunningham et al., 2018). Avalie continuamente a parturiente e o feto para detectar alterações e verificar a eficácia de quaisquer intervenções realizadas.

> ### ATENÇÃO!
> Quando a apresentação não ocupar totalmente o diâmetro superior da pelve, o prolapso tem maior possibilidade de ocorrer.

Conduta de enfermagem

O reconhecimento imediato de um prolapso do cordão umbilical é essencial para reduzir o risco de hipoxia fetal resultante da compressão prolongada do cordão. Com frequência, o primeiro sinal de prolapso do cordão umbilical é uma súbita bradicardia fetal ou recorrentes desacelerações variáveis que se tornam progressivamente mais graves. Peça ajuda imediatamente e não deixe a gestante sozinha. Informe-a sobre o que está acontecendo e quais opções podem ser abordadas pelo obstetra. Quando as membranas forem rompidas artificialmente, ajude a verificar se a apresentação fetal está bem fixa no colo do útero e encaixada na pelve. Se ocorrer pressão ou compressão do cordão umbilical, ajude com as medidas para aliviar a compressão. Tipicamente, o examinador coloca a mão com luva estéril na vagina e mantém a apresentação fetal afastada do cordão umbilical até o parto. Passar a gestante para a posição de Sims modificada, de Trendelenburg ou a posição genupeitoral também ajuda a aliviar a pressão do cordão umbilical. Não se deve tentar reintroduzir o cordão umbilical no útero. Monitore a FCF, mantenha o repouso no leito e administre oxigênio se solicitado. Forneça apoio emocional e explicações sobre o que está acontecendo para diminuir os medos e a ansiedade da mulher. Se o colo do útero da mãe não estiver totalmente dilatado, prepare a mulher para uma cesariana de emergência para salvar a vida do feto, caso essa intervenção seja planejada pelo médico da gestante.

Placenta prévia

Placenta prévia consiste em implantação da placenta no segmento inferior do útero sobre ou próximo do óstio interno do colo do útero, e ocorre tipicamente durante o segundo ou o terceiro trimestre de gestação. Por causa da formação do segmento uterino e da dilatação do colo do útero, a implantação da placenta acima ou próximo da abertura do colo do útero, em vez de ao longo da parede uterina, inevitavelmente resulta na separação espontânea da placenta e subsequente hemorragia. Essa posição pode criar uma barreira para o feto passar pelo orifício do colo do útero durante o parto. Conforme o colo do útero começa a afinar e dilatar ("abrir") em preparação para o trabalho de parto, os vasos sanguíneos que conectam a placenta ao útero podem se romper e causar sangramento. É a causa mais comum de sangramento na segunda metade da gestação e deve ser suspeitada em qualquer mulher após 24 semanas de gestação apresentando sangramento vaginal; a ultrassonografia transvaginal é usada para diagnosticar. Durante o trabalho de parto e o parto, o sangramento pode ser grave, o que pode colocar a mãe e o feto em risco. A incidência relatada é de aproximadamente 1 em 200 nascimentos (March of Dimes, 2019c).

Existe uma relação direta entre o número de cesarianas anteriores e o risco de placenta prévia, provavelmente decorrente da formação de tecido cicatricial uterino. O grau de oclusão do orifício interno do colo do útero pode depender do grau de dilatação, de modo que o que pode parecer uma placenta prévia baixa ou marginal antes do início do trabalho de parto pode progredir para se tornar mais grave conforme o colo do útero se apaga e se abre (King et al., 2019).

A incidência de mortalidade materna é inferior a 1%, mas as morbidades comuns incluem septicemia, insuficiência renal, hemorragia e choque hipovolêmico, placenta invasiva (acreta, increta e percreta) e anemia pós-parto. Os fatores de risco para placenta prévia abrangem cesariana anterior, tratamento de infertilidade, curto intervalo entre as gestações, idade materna acima de 34 anos, placenta prévia anterior, multiparidade, gravidez múltipla, leiomiomas uterinos, placenta prévia anterior, uso de cocaína e tabagismo. O risco de mortalidade perinatal é inferior a 10%, mas as morbidades neonatais comuns incluem natimorto, prematuridade, má apresentação, restrição do crescimento e anemia fetais (Bakker, 2019).

Os sinais e os sintomas maternos de placenta prévia são sangramento súbito e indolor (que pode ser volumoso o suficiente para ser considerado hemorragia), anemia, palidez, hipoxia, pressão arterial baixa, taquicardia, útero mole e indolor e pulso rápido e fraco. O sangramento pode ser episódico com início e cessação espontâneos. Em alguns casos, a placenta prévia é assintomática porque há apenas sangramento intrauterino sem sinais externos.

O manejo da placenta prévia varia de acordo com o tipo e a idade gestacional, e a vigilância clínica frequente pode ser suficiente em alguns casos; o tratamento imediato com repouso no leito, monitoramento rigoroso e controle e/ou reposição da perda de sangue reduz muito o risco de complicações maternas e fetais, como também de morte. O parto vaginal é possível quando o sangramento é mínimo, a placenta prévia é marginal ou o trabalho de parto é rápido. A interrupção da gestação, o nascimento prematuro por cesariana ou uma histerectomia podem ser necessários para controlar um sangramento grave, especialmente para a gestante que apresenta placenta prévia completa. O prognóstico materno geral é bom se a hemorragia for controlada e a sepse ou outras complicações forem evitadas. O prognóstico fetal está diretamente relacionado ao volume de sangue perdido. Nos EUA, a taxa de mortalidade perinatal associada à placenta prévia é de 2 a 3% e a taxa de mortalidade materna, de 0,03%. O risco de recorrência da placenta prévia nas gestações subsequentes é de 4 a 8% (Resnik et al., 2019). Diagnóstico preciso, disponibilidade de recursos suficientes para transfusão de sangue e intervenção imediata podem reduzir as taxas de morbidade e mortalidade para a mãe e para o feto.

A conduta de enfermagem no ambiente de cuidados intensivos inclui: monitoramento dos sinais vitais maternos, da ingestão e eliminação, do sangramento vaginal e do estado fisiológico em busca de sinais de hemorragia, choque ou infecção; acompanhamento de perto dos batimentos cardíacos fetais para verificar se há sofrimento (p. ex., bradicardia, taquicardia, alterações dos valores basais); e tratamento do sofrimento fetal, conforme solicitado.

Administre os líquidos IV prescritos, concentrado de hemácias, plaquetas e plasma congelado para transfusão, se solicitado; imunoglobulina Rho (D) se a gestante for Rh-negativa; aumento da ocitocina intravenosa para induzir o parto, se necessário; e, nos casos de trabalho de parto prematuro, agentes tocolíticos para inibir as contrações uterinas e corticosteroides para aumentar a maturidade pulmonar fetal. Siga os protocolos pré e pós-cirúrgicos da instituição se a gestante se tornar uma candidata ao parto cirúrgico (p. ex., uma cesariana); reforce as orientações pré e pós-operatórias e providencie o preenchimento dos documentos de consentimento informado da instituição; monitore atentamente a gestante após a cirurgia em busca de sangramento, infecção e outras complicações; avalie seu nível de ansiedade e sua capacidade de enfrentamento; forneça apoio emocional e tranquilize a paciente.

Anteriormente, a placenta prévia era classificada de acordo com a distância entre a borda placentária e o orifício interno do colo do útero como completa, parcial, marginal ou baixa. A disponibilidade de ultrassonografia transvaginal agora permite um alto grau de precisão na medição da distância entre a borda da placenta e o colo do útero e resultou em mudança na terminologia. Todas as placentas que cobrem o óstio/orifício do colo em qualquer grau são denominadas placenta prévia; as placentas próximas, mas que não cobrem o orifício, são chamadas de placentas baixas (King et al., 2019).

Frequentemente, adota-se uma conduta expectante para a mulher após o primeiro sangramento por causa de placenta prévia se o sangramento não for volumoso e o bem-estar fetal for confirmado. Após a avaliação da gestante, ela é liberada para voltar para casa. É comum que as mulheres tenham um episódio inicial de sangramento que depois diminui. Essas gestantes são monitoradas em casa e orientadas a relatar quaisquer episódios de sangramento adicionais e procurar assistência (King et al., 2019).

Descolamento prematuro da placenta

O descolamento prematuro da placenta refere-se à separação prematura da placenta normalmente implantada do miométrio materno. Em todo o mundo, o descolamento prematuro da placenta ocorre em cerca de 1% de todas as gestações e está associado a mortalidade e morbidade perinatais significativas (March of Dimes, 2019d). Os fatores de risco incluem pré-eclâmpsia, hipertensão gestacional, atividade convulsiva, idade materna acima de 34 anos, ruptura uterina, traumatismo, tabagismo, uso de cocaína, defeitos de coagulação, corioamnionite, ruptura prematura de membranas, restrição de crescimento fetal, polidrâmnio, traumatismo uterino, versão cefálica externa por apresentação pelvipodálica, histórico de descolamento, violência por parceiro íntimo e patologia placentária. Essas condições podem forçar o sangue para a camada inferior da placenta e fazer com que ela se desprenda (Deering, 2019).

O manejo do descolamento prematuro da placenta depende da idade gestacional, da magnitude da hemorragia e do estado de perfusão da oxigenação maternofetal ou do estado de sua reserva (ver Capítulo 19 para obter informações adicionais sobre o descolamento prematuro da placenta). O tratamento baseia-se nas condições maternas e fetais. Tipicamente, uma vez que o diagnóstico seja estabelecido, o foco é manter o estado cardiovascular da mãe e desenvolver rapidamente um plano para o parto do feto. A cesariana pode ocorrer imediatamente se o feto ainda estiver vivo com um descolamento de placenta apenas parcial. O parto vaginal pode ser realizado se houver morte fetal secundária a um descolamento completo.

Ruptura uterina

A ruptura uterina na gestação é uma complicação rara, frequentemente catastrófica – com alta incidência de morbidades fetal e materna – e uma laceração catastrófica do útero no local de uma cicatriz anterior para a cavidade abdominal. Seu início costuma ser marcado apenas por uma súbita bradicardia fetal e o tratamento requer cirurgia imediata para se obterem bons resultados. Do momento do diagnóstico até o parto, apenas um curto período está disponível antes que ocorra morbidade fetal clinicamente significativa, secundária a hemorragia catastrófica, anoxia fetal, ou a ambas.

Avaliação de enfermagem

Revise a anamnese à procura de condições de risco, tais como cicatrizes uterinas, cesarianas prévias, ruptura anterior, traumatismo, gestação molar invasiva anterior, histórico de placenta percreta ou increta, anomalias uterinas congênitas, multiparidade, miomectomia uterina anterior, má apresentação, indução do trabalho de parto com estimulação uterina excessiva e uso de *crack* (Smith & Wax, 2019). Revisar o histórico de uma gestante em busca de fatores de risco pode salvar a vida tanto dela como a do feto.

Em geral, a primeira e mais confiável manifestação de ruptura uterina é o sofrimento fetal súbito. Outros sinais podem ser dor abdominal aguda e contínua com ou sem analgesia epidural; sangramento vaginal; hematúria, contorno irregular da parede abdominal; perda de posição na parte de apresentação fetal; e choque hipovolêmico na gestante, no feto ou em ambos (Smith & Wax, 2019).

O manejo oportuno da ruptura uterina depende da detecção imediata. Como muitas mulheres desejam tentar uma triagem do trabalho de parto após cesariana, o enfermeiro deve estar familiarizado com os sinais e sintomas de ruptura uterina. É difícil evitar a ruptura do útero ou prever quais mulheres sofrerão uma ruptura prematura; portanto, é necessária uma preparação constante. A triagem de todas as mulheres com cicatrizes cirúrgicas uterinas anteriores é importante, e durante o trabalho de parto devem ser realizados monitoramentos fetais eletrônicos contínuos, pois isso pode fornecer a única indicação de uma ruptura iminente.

Conduta de enfermagem

Como os sinais iniciais apresentados podem ser inespecíficos, o tratamento inicial será o mesmo de qualquer outra causa de sofrimento fetal agudo. Geralmente é indicado o parto urgente por cesariana. Monitore os sinais vitais maternos e observe se há hipotensão e taquicardia, que podem indicar choque hipovolêmico. Auxilie na preparação para uma cesariana de emergência, alertando a equipe do centro cirúrgico, o anestesista e a equipe neonatal. Insira uma sonda vesical de demora caso a gestante ainda não esteja sondada. Informe-a sobre a gravidade do ocorrido e lembre-a de que a equipe de saúde trabalhará rapidamente para garantir a saúde dela e a do feto. Permaneça calmo e se assegure de que tudo está sendo feito para garantir um desfecho seguro para ambos.

O risco iminente de morte relacionado à ruptura uterina é justificado pelo fato de que o sistema circulatório materno fornece aproximadamente 500 mℓ de sangue para o útero a termo a cada minuto (Cunningham et al., 2018). Sem uma intervenção rápida, a morte materna é uma possibilidade real. O desfecho para o recém-nascido após a ruptura depende muito da velocidade do resgate cirúrgico. Como em qualquer caso de emergência obstétrica aguda, a preparação e a mobilização oportunas de todo o pessoal necessário são essenciais para o melhor desfecho.

> ### ATENÇÃO!
> Quando ocorre um sangramento excessivo durante o processo de parto e ele persiste ou aparecem sinais como hematomas ou petéquias, deve-se suspeitar de coagulopatia intravascular disseminada (CID).

Síndrome anafilactoide da gestação (embolia amniótica)

A síndrome anafilactoide da gestação (SAG), ou embolia amniótica, é uma complicação do parto imprevisível e potencialmente fatal. A etiologia da SAG permanece uma condição obstétrica enigmática e devastadora associada a significativas morbidade e mortalidade materna e neonatal. É um evento raro e frequentemente fatal caracterizado pelo início súbito de hipotensão, colapso cardiopulmonar, hipoxia e coagulopatia. O líquido amniótico que contém partículas de detritos (p. ex., cabelo, pele, verniz ou mecônio) entra na circulação materna e obstrui os vasos pulmonares, causando então dificuldade respiratória e colapso circulatório (McBride, 2018). A previsão e o diagnóstico do evento são quase impossíveis.

No entanto, o reconhecimento e a resposta oportunos são essenciais para salvar a vida da mulher. Embora as estimativas variem, a SAG, também chamada de embolia de líquido amniótico, ocorre em 1 em 40 mil nascimentos com taxa de mortalidade relatada de cerca de 20%, apesar dos avanços tecnológicos nos cuidados intensivos de suporte à vida (Moore, 2019).

Fisiopatologia

A fisiopatologia da SAG continua a ser pesquisada e debatida; envolve a introdução de líquido amniótico na circulação da gestante e uma resposta materna anormal à exposição do tecido fetal associada a violações da barreira fisiológica materno-fetal durante o período pós--parto. Normalmente, o líquido amniótico não entra na circulação materna porque está contido no útero, selado pelo âmnio. Ocorre um êmbolo quando a barreira entre a circulação materna e o líquido amniótico é rompida e o líquido amniótico entra no sistema venoso materno pelas veias endocervicais a partir do ponto de implantação da placenta (se a placenta for separada) ou em um local de traumatismo uterino. Poucos minutos após a mistura de líquido amniótico e sangue materno, a mulher apresenta dispneia e cianose, que são seguidas de dificuldade respiratória e parada respiratória. Essa condição apresenta alta taxa de mortalidade: até 50% das gestantes morrem na primeira hora após o início dos sintomas e aproximadamente 85% das sobreviventes apresentam dano neurológico permanente induzido por hipoxia; 50% dos recém-nascidos que sobrevivem sofrem lesão neurológica, que também é permanente (Barnhart & Rosenbaum, 2019).

Embora a ciência tenha fornecido muitas respostas a perguntas sobre essa condição, os profissionais de saúde continuam incapazes de prever ou evitar a SAG ou diminuir sua taxa de mortalidade.

Avaliação de enfermagem

Os fatores predisponentes associados à embolia do líquido amniótico incluem descolamento prematuro da placenta, distensão excessiva do útero, morte fetal, eclâmpsia, amniocentese, traumatismo uterino, trabalho de parto estimulado por ocitocina, multiparidade, idade materna avançada e ruptura das membranas corioamniônicas. No entanto, muitas mulheres que apresentam SAG não manifestam nenhum dos fatores de risco.

O reconhecimento precoce e o uso de medidas de reanimação imediatas melhoram as chances de sobrevivência. Atualmente, não existem exames laboratoriais que possam confirmar o diagnóstico. Os enfermeiros devem estar sempre um passo à frente e preparados em todos os momentos para essa emergência obstétrica. Uma resposta da equipe é essencial porque cada elemento é necessário. Como nenhum teste pode diagnosticar a SAG, as habilidades de avaliação do enfermeiro são fundamentais. O reconhecimento imediato e o diagnóstico dessa condição são

essenciais para melhorar os desfechos maternos e fetais. Os quatro sinais cardinais de SAG são insuficiência respiratória, estado mental alterado, hipotensão e CID.

> ### ATENÇÃO!
>
> Deve-se suspeitar de SAG em qualquer gestante com início agudo de dispneia, hipotensão e CID. Ao saber como intervir, o enfermeiro pode promover maior chance de sobrevivência tanto para a mãe quanto para o recém-nascido. A maioria das mulheres é transferida para uma unidade de terapia intensiva.

Conduta de enfermagem

Ao reconhecer os sinais e os sintomas desse diagnóstico de risco à vida, institua medidas de suporte: oxigenação (reanimação e oxigênio a 100%), circulação (líquidos IV, agentes inotrópicos para manter o débito cardíaco e a pressão arterial), controle de hemorragia e coagulopatia (agentes ocitócicos para controlar a atonia uterina e o sangramento), precauções para evitar crises convulsivas e administração de esteroides para controlar a resposta inflamatória. Monitore os sinais vitais, a oximetria de pulso, a cor da pele e a temperatura, e observe os sinais clínicos de coagulopatia (sangramento vaginal, sangramento do local intravenoso, sangramento das gengivas) (Troiano et al., 2019).

O cuidado é, sobretudo, de suporte e visa manter a oxigenação e a função hemodinâmica, assim como corrigir a coagulopatia. Não existe uma terapia específica que possa salvar vidas uma vez que essa condição tenha se iniciado. Para a maioria das mulheres, são necessárias oxigenação adequada com intubação endotraqueal e ventilação mecânica, com o uso de vasopressores para manter a estabilidade hemodinâmica. O manejo da CID pode envolver reposição com concentrado de hemácias ou plasma fresco congelado, conforme necessário. Podem ser usadas infusões de ocitocina e de análogos de prostaglandina para tratar a atonia uterina.

Explique à gestante e à família o que está acontecendo e quais terapias estão sendo instituídas. Geralmente, a mulher é transferida para uma unidade de terapia intensiva para observação e cuidados. Ajude a família a expressar seus sentimentos e forneça apoio quando necessário. Informe e tranquilize a gestante e a família tanto quanto possível durante a crise.

MULHERES QUE PRECISAM DE PROCEDIMENTOS RELACIONADOS AO PARTO

Muitas mulheres podem dar à luz sem a necessidade de qualquer intervenção obstétrica cirúrgica. A maioria não antecipa a necessidade de qualquer intervenção médica. No entanto, em algumas situações, as intervenções são necessárias para salvaguardar a saúde da mãe e do feto. Os procedimentos mais comuns relacionados ao parto são parto auxiliado por fórceps ou extrator a vácuo, cesariana, episiotomia e PVAC (ver seção *Parto vaginal após cesariana* anteriormente neste capítulo). Os enfermeiros desempenham um papel importante em ajudar as mães e as famílias a lidar com quaisquer procedimentos imprevistos oferecendo explicações detalhadas sobre o procedimento, seus benefícios e riscos previstos e quaisquer opções disponíveis.

Parto assistido por fórceps ou extrator a vácuo

O fórceps ou o extrator a vácuo podem ser usados para aplicar tração à cabeça do feto ou para fornecer um método para rotação interna do polo cefálico durante o nascimento. Os **fórceps** são instrumentos de aço inoxidável, semelhantes a pinças, com bordas arredondadas que se encaixam ao redor da cabeça do feto. Alguns fórceps têm lâminas vazadas; outros, lâminas sólidas. O fórceps de saída é usado quando a cabeça fetal está coroada e o fórceps baixo (de alívio), quando a cabeça fetal está em uma altura de apresentação de +2 no plano de

De Lee ou mais baixa ainda, mas ainda não está coroando. Os fórceps são aplicados nos parietais/laterais da cabeça do feto. O tipo de fórceps utilizado é determinado pelo médico obstetra. Todos eles têm um mecanismo de travamento que evita que as lâminas comprimam o crânio do feto. Recentemente, a popularidade do uso de fórceps diminuiu porque muitos obstetras não são treinados para usá-los na residência, uma vez que raramente são utilizados na prática obstétrica atual. Em geral, as taxas de partos instrumentados estão diminuindo tanto nacional quanto regionalmente nos EUA (Figura 21.6) (Wegner & Bernstein, 2019).

O **extrator a vácuo** é um instrumento em forma de taça conectado a uma bomba de sucção usada para a extração da cabeça fetal (Figura 21.7). A ventosa é colocada contra o occipital da cabeça do feto. A bomba é usada para criar uma pressão negativa (sucção) de aproximadamente 50 a 60 mmHg. O obstetra então aplica tração até que a cabeça fetal saia da vagina.

As indicações para o uso de qualquer um dos métodos são semelhantes e incluem um segundo período de trabalho de parto prolongado, padrão FCF que indique sofrimento, insucesso da apresentação fetal em rodar completamente e descer para a pelve, sensibilidade

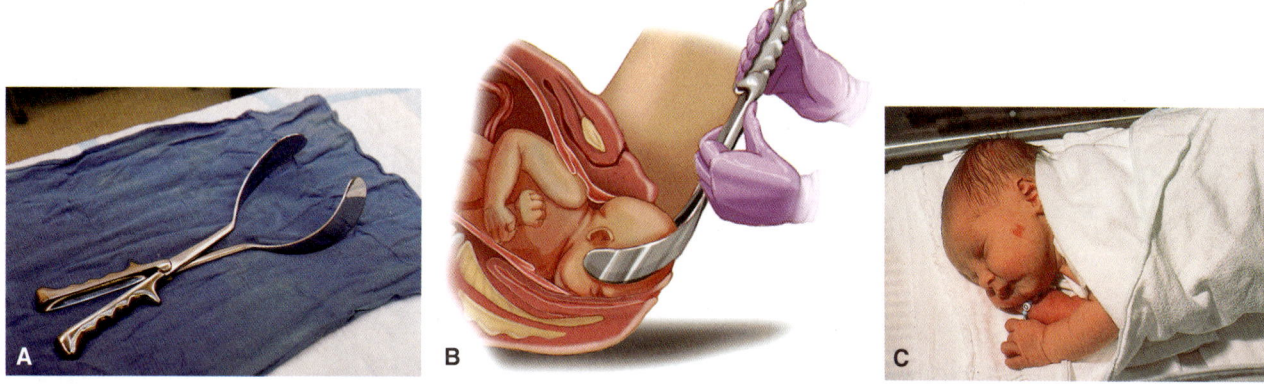

FIGURA 21.6 Parto assistido por fórceps (raro). **A.** Exemplo de fórceps. **B.** Fórceps sendo aplicado ao feto. **C.** Comumente encontram-se marcas de fórceps no recém-nascido que nasce com o auxílio desse dispositivo, as quais são transitórias e desaparecem em 1 ou 2 dias.

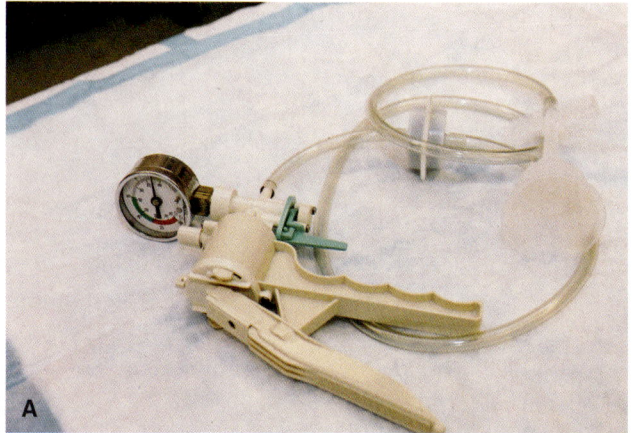
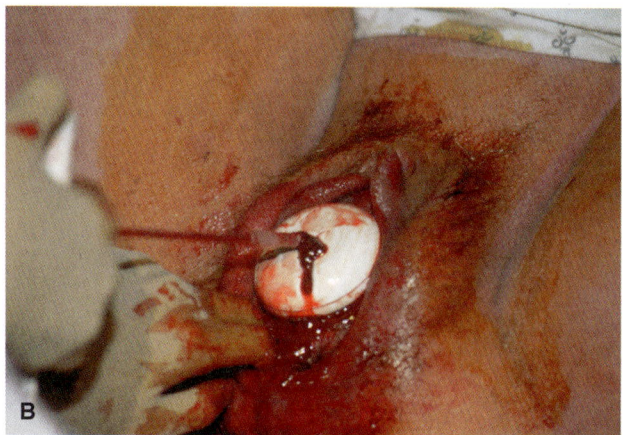

FIGURA 21.7 Extrator a vácuo para o parto. **A.** Exemplo de extrator a vácuo. **B.** Extrator a vácuo aplicado à cabeça do feto para auxiliar no parto.

limitada e incapacidade de realizar puxos efetivos com eficácia devido aos efeitos da anestesia regional, risco ou sofrimento fetais presumidos, doença cardíaca materna, edema pulmonar agudo, infecção intraparto, fadiga materna ou infecção. Há uma tendência clara de escolher o extrator a vácuo em detrimento do fórceps para auxiliar o parto, mas as evidências que sustentam essa tendência não são convincentes. A literatura recente confirma algumas vantagens para o fórceps (p. ex., uma taxa de insucesso menor, porém mais lesões do assoalho pélvico materno) e algumas desvantagens para o extrator a vácuo (p. ex., aumento da lesão neonatal) a depender das circunstâncias clínicas. As evidências científicas dos dois instrumentos cirúrgicos levaram algumas autoridades a recomendar o extrator a vácuo como o dispositivo de primeira escolha para partos vaginais cirúrgicos (Muraca et al., 2019).

O uso de fórceps ou de extrator a vácuo impõe um risco de traumatismo tecidual para a mãe e o recémnascido. O traumatismo materno pode incluir lacerações do colo do útero, da vagina ou do períneo; hematoma; extensão da incisão da episiotomia até o ânus; hemorragia; e infecção. O traumatismo potencial ao recémnascido inclui equimoses, lacerações faciais e do couro cabeludo, lesão do nervo facial, céfalo-hematoma e bossa serossanguínea (Cunningham et al., 2018). Para a utilização de fórceps ou de extrator a vácuo, os seguintes critérios devem ser atendidos: ruptura das membranas amniocoriônicas, dilatação completa do colo do útero, feto insinuado e em apresentação de vértice e dimensões adequadas da pelve materna.

A prevenção é crucial para reduzir o uso dessas técnicas. As medidas preventivas incluem mudar frequentemente a posição da parturiente e encorajar a deambulação, se permitido; frequentemente lembrá-la de urinar para permitir o espaço máximo para o parto; e proporcionar hidratação adequada durante o trabalho de parto. As medidas adicionais incluem a avaliação dos sinais vitais maternos, do padrão de contração, do estado fetal e da resposta materna ao procedimento. Forneça uma explicação completa do procedimento e a justificativa para seu uso. Tranquilize a mãe de que qualquer marca ou tumefação na cabeça ou no rosto do recém-nascido desaparecerá sem tratamento em 2 a 3 dias. Avise a equipe de enfermagem no pós-parto sobre a utilização da técnica para que possam observar qualquer sangramento ou infecção relacionada a lacerações perineais.

Cesariana

A **cesariana** é o parto cirúrgico por meio de uma incisão no abdome e na parede do útero (Figura 21.8). É a cirurgia mais comumente realizada nos EUA (ACOG, 2019c).

As altas taxas de cesariana são uma preocupação internacional, as quais estão aumentando em um ritmo alarmante nos EUA. Atualmente, aproximadamente

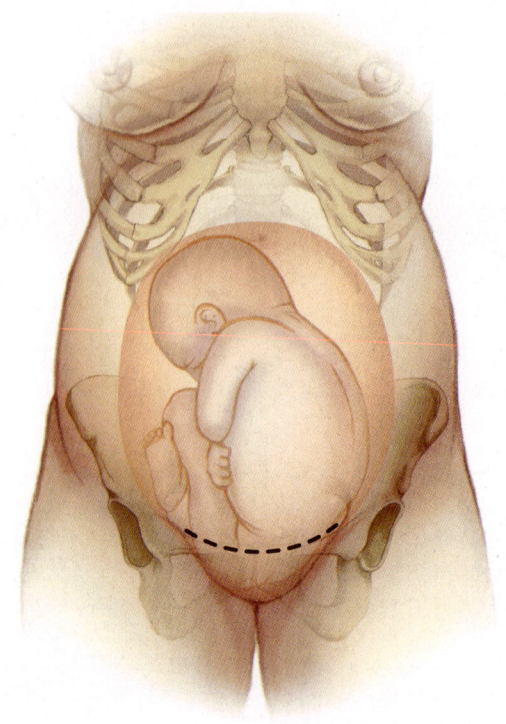

FIGURA 21.8 Incisão transversal baixa para cesariana.

33% ou um em cada três partos ocorre dessa forma (CDC, 2019a). A taxa de cesarianas continua a aumentar, apesar de várias organizações médicas, incluindo a OMS e o ACOG, solicitarem aos profissionais de saúde que trabalhem para reduzir esse índice (CDC, 2019a). As cesarianas podem resultar de fatores maternos, fetais ou placentários que interferem no parto vaginal. Vários fatores podem explicar o aumento da incidência de cesarianas: uso de monitoramento fetal eletrônico, que identifica precocemente o sofrimento fetal; número reduzido de partos assistidos por fórceps; idade materna mais avançada e paridade reduzida; aumento da obesidade materna; comodidade para a gestante e o médico; e aumento nos processos por erro médico. As principais indicações para cesariana são uma cesariana anterior, apresentação pélvica, distocia e sofrimento fetal. Após um parto via cesariana, a probabilidade de essa mulher ter outro parto cirúrgico em uma gestação subsequente é de 90% (March of Dimes, 2019b).

A cesariana é um procedimento cirúrgico importante com mais riscos em comparação ao parto vaginal. A grávida corre o risco de complicações como infecção, hemorragia, aspiração, embolia pulmonar, traumatismo do trato urinário, tromboflebite, íleo paralítico e atelectasia. Também podem ocorrer lesão fetal e taquipneia transitória do recém-nascido (Cunningham et al., 2018).

A raquianestesia, a anestesia peridural ou a geral são usadas na cesariana. A anestesia peridural é mais comumente empregada porque está associada a menos risco e a maioria das gestantes deseja estar acordada e consciente durante a experiência do parto.

Avaliação de enfermagem

Reveja a anamnese da gestante à procura de indicações associadas à cesariana e faça um exame físico. Qualquer condição que impeça a passagem segura do feto pelo canal de parto ou que comprometa seriamente o bem-estar materno ou fetal pode ser uma indicação para cesariana. Há controvérsias no que diz respeito à opção de cesariana eletiva a pedido da mãe. A Agency for Healthcare Research and Quality (AHRQ) publicou um relatório sobre a solicitação de parto cirúrgico e, embora não haja evidências médicas de alta qualidade para apoiar isso, é reconhecido que as mulheres têm o direito de estar ativamente envolvidas em escolher a maneira de dar à luz seus filhos (Norwitz et al., 2019). A gestante que solicita um parto cirúrgico deve estar ciente dos riscos e benefícios associados para a gestação atual e quaisquer gestações subsequentes. O papel do obstetra deve ser fornecer o melhor aconselhamento baseado em evidências possível para a mulher e respeitar sua autonomia e capacidade de tomada de decisão ao considerar o tipo de parto.

Os exemplos de indicações específicas incluem herpes genital ativo, macrossomia fetal, desproporção cefalopélvica, prolapso do cordão umbilical, anormalidade placentária (placenta prévia ou descolamento prematuro da placenta), incisão uterina clássica ou cicatriz anteriores, hipertensão gestacional, diabetes, soropositividade para o vírus da imunodeficiência humana (HIV) e distocia. As indicações fetais incluem má apresentação (apresentação não cefálica), anomalias congênitas (defeitos do tubo neural fetal, hidrocefalia, defeitos da parede abdominal) e sofrimento (Saint Louis, 2019).

Conduta de enfermagem

Assim que for tomada a decisão de realizar a cesariana, avalie o conhecimento da gestante a respeito do procedimento e do preparo necessário. Auxilie na obtenção de exames complementares conforme solicitado. Esses exames geralmente são solicitados para garantir o bem-estar de ambas as partes e podem incluir um hemograma completo; urinálise para descartar infecção; tipagem sanguínea e prova de reação cruzada de modo que seja disponibilizado sangue para transfusão se necessário; ultrassonografia para determinar a posição fetal e a localização da placenta; e uma amniocentese para determinar a maturidade pulmonar fetal se necessário.

Embora o papel do enfermeiro em uma cesariana seja muito técnico e às vezes orientado para o desempenho de atividades que exigem muita habilidade, o foco deve permanecer na gestante, não nos equipamentos em torno da mesa cirúrgica. Os cuidados devem ser centrados na família, não na cirurgia. Forneça orientações e minimize a separação da mãe, do parceiro e do recém-nascido. Lembre-se de que a gestante está ansiosa e preocupada com o bem-estar dela e de seu filho. Use o toque físico, o contato visual, a comunicação terapêutica e um afeto genuíno para proporcionar aos casais uma experiência positiva, independentemente do tipo de parto.

CUIDADOS PRÉ-OPERATÓRIOS

A preparação da gestante varia dependendo de a cesariana ser planejada ou não. A principal diferença está no tempo alocado para preparação e orientações. Quando a cesariana não for planejada, institua as medidas rapidamente para garantir os melhores desfechos para a mãe e o feto. Certifique-se de que a mulher assine um consentimento informado e permita a discussão sobre medos e expectativas. Forneça as informações e as explicações essenciais para reduzir os medos e as ansiedades da gestante.

Verifique se a gestante e sua família compreendem o procedimento cirúrgico. Reforce os motivos para a cirurgia apresentados pelo obstetra. Descreva o procedimento e o que se espera da experiência cirúrgica. Assegure que todos os exames complementares solicitados tenham sido realizados e avalie os resultados. Explique à gestante e à sua família o que esperar no período pós-operatório. Tranquilize a mulher de que o controle da dor será fornecido durante o procedimento e depois dele. Incentive-a a relatar qualquer dor. Pergunte a ela sobre o período que ela passou sem comer ou beber nada. Documente o tempo e o que foi consumido. Ao longo das preparações, avalie o estado materno e fetal com frequência.

Forneça orientações pré-operatórias para reduzir o risco de complicações pós-operatórias. Demonstre o uso do espirômetro de incentivo e os exercícios de respiração profunda e de pernas. Instrua a mulher sobre como imobilizar sua incisão.

Realize os procedimentos pré-operatórios, que podem incluir:

- Preparar o local cirúrgico conforme solicitado
- Iniciar uma infusão IV para reposição de líquidos conforme prescrito
- Inserir uma sonda vesical de demora, informando à gestante quanto tempo ela permanecerá com o dispositivo (geralmente 24 horas)
- Administrar qualquer medicação pré-operatória conforme solicitado; documentar o horário de administração e a reação da gestante.

Mantenha a calma e a confiança em todas as interações com a gestante e sua família. Ajude a conduzir a mulher e seu parceiro para a área operatória.

CUIDADOS PÓS-OPERATÓRIOS

Os cuidados pós-operatórios para a gestante submetida à cesariana são semelhantes aos da parturiente que passa por um parto vaginal, mas com algumas medidas adicionais. Avalie os sinais vitais e o fluxo dos lóquios a cada 15 minutos na primeira hora, depois a cada 30 minutos na hora seguinte e, posteriormente, a cada 4 horas se estiver estável. Auxilie no cuidado perineal e instrua a puérpera a fazer o mesmo. Inspecione o curativo abdominal e a descrição contida no documento, incluindo qualquer evidência de secreção. Avalie o tônus uterino para determinar a contração uterina. Confira a perviedade do acesso intravenoso, certificando-se de que a infusão esteja fluindo na velocidade correta. Inspecione repetidamente o local da infusão à procura de sinais flogísticos.

Avalie o nível de consciência da mulher se medicamentos sedativos tiverem sido administrados. Institua medidas de segurança até que a puérpera esteja totalmente alerta e responsiva. Caso tenha sido administrado um anestésico regional, monitore o retorno da sensibilidade nos membros inferiores.

Avalie a existência de evidências de distensão abdominal e ausculte os ruídos intestinais. Auxilie na deambulação precoce para evitar problemas respiratórios e cardiovasculares e para promover o peristaltismo. Monitore o equilíbrio hídrico pelo menos a cada 4 horas inicialmente e depois a cada 8 horas conforme indicado.

Estimule a mulher a tossir, a realizar exercícios de respiração profunda e a usar o espirômetro de incentivo a cada 2 horas. Aumente o conforto e o bem-estar geral. Administre analgésicos conforme solicitado e forneça medidas de conforto, tais como imobilização da incisão e travesseiros para posicionamento. Ajude a puérpera a se mover no leito e virar de um lado para o outro para melhorar a circulação. Também a incentive a deambular para promover o retorno venoso das extremidades.

A avaliação dos ajustes materno e familiar é crucial. As áreas gerais a serem abordadas durante o período pós-parto inicial devem incluir homeostase, involução, sinais vitais, função vesical, conforto materno, início da lactação em caso de amamentação, lembrar a experiência do parto para ajudar a mãe a processá-la e cuidado com o recém-nascido (Jordan et al., 2019). Incentive a mãe a tocar e abraçar o recém-nascido para promover o vínculo. Promova a união e o vínculo familiares. Ajude a mãe a iniciar a amamentação e ofereça apoio contínuo. Sugira técnicas alternativas de posicionamento para reduzir o desconforto na incisão cirúrgica durante a amamentação. (Ver Capítulo 18 para conhecer as posições de amamentação.)

Revise com a família a percepção deles a respeito da experiência do parto cirúrgico. Permita que verbalizem seus sentimentos e ajude-os nas medidas positivas de enfrentamento. Promova uma resposta emocional positiva à experiência do parto e ao papel dos pais. Antes da alta, oriente a mulher em relação à necessidade de repouso adequado, às restrições de atividades, como levantar pesos, e aos sinais e aos sintomas de infecção. Forneça informações sobre os cuidados pós-parto a serem realizados em casa após a alta hospitalar.

CONCEITOS FUNDAMENTAIS

- Os fatores de risco para distocia incluem analgesia epidural, posição occipitoposterior, primeiro período do trabalho de parto prolongado, nuliparidade, baixa estatura materna (menos que 1,50 m de altura), alto peso ao nascer, idade materna acima de 35 anos, idade gestacional maior que 41 semanas, corioamnionite, contrações pélvicas, macrossomia e altura de apresentação elevada quando houver dilatação completa do colo do útero
- A distocia pode resultar de comprometimento dos puxos maternos, do passageiro (feto), da passagem (pelve) ou do estado emocional
- Os problemas que envolvem as forças de expulsão que levam à distocia incluem disfunção uterina hipertônica, disfunção uterina hipotônica e parto precipitado
- O manejo do padrão de trabalho de parto hipertônico envolve repouso terapêutico com o uso de sedativos para promover relaxamento e interromper a atividade anormal do útero
- Qualquer apresentação que não seja occipital ou uma discreta variação na posição ou no tamanho do feto aumenta a probabilidade de distocia
- Uma gravidez múltipla pode resultar em um trabalho de parto disfuncional devido à hiperdistensão uterina, que pode causar distocia hipotônica e apresentações anormais dos fetos
- Durante o trabalho de parto, é essencial avaliar a descida fetal, o apagamento (esvaecimento) e a dilatação do colo do útero, bem como as características das contrações uterinas, os quais são fundamentais para determinar seu progresso ou sua falta
- A avaliação pré-natal na gestação pós-termo geralmente inclui contagens diárias de movimentos fetais diários (mobilograma) realizadas pela gestante, cardiotocografias basais feitas duas vezes por semana, avaliações do líquido amniótico como parte do perfil biofísico e toques vaginais semanais para avaliar o amadurecimento do colo útero para a indução
- Quando o colo do útero estiver maduro, a ocitocina é o agente farmacológico mais prescrito para induzir ou acelerar o parto
- Geralmente, a primeira e mais confiável manifestação de ruptura uterina é o sofrimento fetal
- A síndrome anafilactoide da gestação (SAG), ou embolia amniótica, é um evento raro, mas frequentemente fatal, caracterizado pelo início súbito de hipotensão, hipoxia e coagulopatia
- O número de cesarianas tem aumentado constantemente nos EUA; atualmente, aproximadamente um em cada três nascimentos ocorre dessa maneira. É um procedimento cirúrgico de grande porte e envolve mais riscos do que o parto vaginal.

REFERÊNCIAS BIBLIOGRÁFICAS E LEITURA SUGERIDA

American College of Obstetricians and Gynecologists (ACOG). (2016). *Safe prevention of primary cesarean delivery*. Retrieved June 16, 2020, from https://www.acog.org/Clinical-Guidance-and-Publications/Obstetric-Care-Consensus-

Series/Safe-Prevention-of-the-Primary-Cesarean-Delivery? IsMobileSet=false

American College of Obstetricians and Gynecologists (ACOG). (2018). *ACOG Committee Opinion No. 745: Mode of a term singleton breech delivery*. Retrieved June 16, 2020, from https://www.acog.org/Clinical-Guidance-and-Publications/ Committee-Opinions/Committee-on-Obstetric-Practice/ Mode-of-Term-Singleton-Breech-Delivery

American College of Obstetricians and Gynecologists (ACOG). (2019a). *ACOG Committee Opinion No. 764: Medically indicated late-pretermandearly-termdeliveries*.RetrievedJune16,2020,from https://www.acog.org/clinical/clinical-guidance/committee-opinion/articles/2019/02/medically-indicated-late-preterm-and-early-term-deliveries

American College of Obstetricians and Gynecologists (ACOG). (2019b). ACOG Practice Bulletin No. 205: vaginal birth after cesarean delivery. *Obstetrics & Gynecology, 133*(2), 110–127.

American College of Obstetricians and Gynecologists (ACOG). (2019c). *Cesarean birth*. Retrieved June 16, 2020, from https:// www.acog.org/Patients/FAQs/Cesarean-Birth?IsMobileSet= false#birth

American College of Obstetricians and Gynecologists (ACOG). (2019d). *Preterm labor and birth*. Retrieved June 16, 2020, from https://www.acog.org/Patients/FAQs/Preterm-Labor-and-Birth? IsMobileSet=false#risk

American College of Obstetricians and Gynecologists (ACOG). (2020). ACOG Practice Bulletin 216: macrosomia. *Obstetrics & Gynecology, 135*(1), 18–35.

Bakker, R. (2019). Placenta previa. *eMedicine*. Retrieved January8,2018,fromhttps://emedicine.medscape.com/article/ 262063-overview#a1

Barnhart, M. L., & Rosenbaum, K. (2019). Anaphylactoid syndrome of pregnancy. *Nursing for Women's Health, 23*(1), 38–48.

Beall, M. H. (2019). Umbilical cord complications. *eMedicine*. Retrieved June 1, 2018, from https://emedicine.medscape. com/article/262470-overview#a1

Blackburn, S. T. (2018). *Maternal, fetal, & neonatal physiology: A clinical perspective* (5th ed.). Elsevier.

Borhart, J., & Voss, K. (2019). Precipitous labor and emergency department delivery. *Emergency Medicine Clinics, 37*(2), 265–276.

Boushra, M., Stone, A., & Rathbun, K. M. (2019). *Umbilical cord prolapse*. StatPearls. Retrieved November 26, 2019, from https://www.ncbi.nlm.nih.gov/books/NBK542241/

Briceno-Perez, C., Reyna-Villasmil, E., & Vigil-De-Gracia, P. (2019). Antenatal corticosteroid therapy: historical and scientific basis to improve preterm birth management. *European Journal of Obstetrics & Gynecology and Reproductive Biology, 234*, 32–37. https://doi.org/10.1016/j.ejogrb.2018.12.025

Brookfield, K. F., & Vinson, A. (2019). Magnesium sulfate use for fetal neuroprotection. *Current Opinion in Obstetrics & Gynecology, 31*(2), 110–115.

Caughey, A. B. (2019). Vaginal birth after cesarean delivery. *eMedicine*. Retrieved May 11, 2018, from https://emedicine. medscape.com/article/272187-overview

Centers for Disease Control and Prevention (CDC). (2019a). *Births – Method of delivery in U.S.* Retrieved June 16, 2020, from https://www.cdc.gov/nchs/fastats/delivery.htm

Centers for Disease Control and Prevention (CDC). (2019b). *Pregnancy-related deaths*. Retrieved June 16, 2020, from https:// www.cdc.gov/reproductivehealth/maternalinfanthealth/ pregnancy-relatedmortality.htm

Cunningham, F. G., Leveno, K. J., Bloom, S. L., Dashe, J. S., Hoffman, B. L., Casey, B. M., & Spong, C. Y. (2018). *William's obstetrics* (25th ed.). McGraw-Hill Education.

Daskalakis, G., Goya, M., Pergialiotis, V., Cabero, L., Kyvernitakis, I., Antsaklis, A., & Arabin, B. (2019). Prevention of spontaneous preterm birth. *Achieves of Gynecology and Obstetrics, 299*(5), 1261–1273.

Davis, D., Roshan, A., & Canela, C. (2020). Shoulder dystocia. StatPearls. https://www.statpearls.com/kb/viewarticle/28994

Deering, S. H. (2019). Abruptio placentae. *eMedicine*. Retrieved November 30, 2018, from https://emedicine.medscape.com/ article/252810-overview

Dutton, L. A., Densmore, J. E., & Turner, M. B. (2020). *A pocket guide to clinical midwifery: The efficient midwife* (2nd ed.). Jones & Bartlett Learning.

Easley, H. A., & Beste, T. M. (2019). A study of the diagnostic accuracy of an existing multivariable test to predict should dystocia. *American Journal of Perinatology, 9*(3), 262–267.

Ehsanipoor, R. M., & Satin, A. J. (2020). Normal and abnormal labor progression. *UpToDate*. Retrieved May 26, 2020, from https://www.uptodate.com/contents/normal-and-abnormal-labor-progression

Fletcher, G. E. (2019). Multiple births. *eMedicine*. Retrieved December 20, 2019, from https://emedicine.medscape.com/ article/977234-overview#a6

Gallagher, L. T., Gardner, B., Rahman, M., Schoen, C., Connolly, K. A., Hankins, G. D., ... Saad, A. F. (2019). Cervical ripening using Foley balloon with or without oxytocin: a systematic review and meta-analysis. *American Journal of Perinatology, 36*(4), 406–421.

Goldfarb, I. T. (2019). Amnioinfusion. *UpToDate*. Retrieved March 19, 2019, from https://www.uptodate.com/contents/ amnioinfusion

Grobman, W. (2019). Techniques for ripening the unfavorable cervix prior to induction. *UpToDate*. Retrieved April 27, 2020, from https://www.uptodate.com/contents/techniques-for-ripening-the-unfavorable-cervix-prior-to-induction

Grunebaum, A., & Chervenak, F. A. (2019). Fetal death and stillbirth: maternal care. *UpToDate*. Retrieved April 10, 2020, from https://www.uptodate.com/contents/fetal-death-and-stillbirth-maternal-care

Haj Yahya, R., Ezra, Y., Berghella, V., Herzberg, S., Safrai, M., Salzman, A. R., ... Kabiri, D. (2019). Development of a nomogram for prediction of successful membrane sweeping. *Journal of Maternal-Fetal & Neonatal Medicine, 32*(9), 1401–1406.

Hanley, M., Sayres, L., Reiff, E. S., Wood, A., Grotegut, C. A., & Kuller, J. A. (2019). Tocolysis: a review of the literature. *Obstetrical & Gynecological Survey, 74*(1), 50–55.

Havelkova, L., Krofta, L., Kochova, P., Liska, V., Kalis, V., & Feyereisl, J. (2019). Persistent occiput posterior position and stress distribution in levator ani muscle during vaginal delivery computed by a finite element model. *International Urogynecological Journal*, 1–10. https://doi.org/10.1007/ s00192-019-03997-8

Healy, E. F., Burke, N., Burke, G., Breathnach, F., McAuliffe, F., Morrison, J., ... Geary, G. (2019). A comparison of low and high dose oxytocin for induction of labor in term nulliparous women. *American Journal of Obstetrics & Gynecology, 220*(1), S505–S506.

Heazell, A. E., Wojciese, A., Graham, N., & Stephens, L. (2019). Care in pregnancies after stillbirth and perinatal death. *International Journal of Birth and Parent Education, 6*(2), 23–28.

Hofmeyr, G. J. (2019). Delivery of the singleton fetus in breech presentation. *UpToDate*. Retrieved February 24, 2020, from https://www.uptodate.com/contents/delivery-of-the-singleton-fetus-in-breech-presentation

Hofmeyr, G. J. (2020). Overview of breech presentation. *UpToDate*. Retrieved December 16, 2019, from https://www.uptodate.com/contents/overview-of-breech-presentation

Jackson, J. K., Wickstrom, E., & Anderson, B. (2019). Oxytocin guidelines associated with compliance to national standards. *American Journal of Maternal-Child Nursing, 44*(3), 128–136.

Jordan, R. G., Farley, C. L., & Grace, K. T. (2019). *Prenatal and postnatal care: A woman-centered approach* (2nd ed.). John Wiley & Sons, Inc.

King, T. L., Brucker, M. C., Jevitt, C., & Osborne, K. (2019). *Varney's midwifery* (6th ed.). Jones & Bartlett Learning.

Krugh, M., & Maani, C. V. (2020). *Misoprostol*. StatPearls. Retrieved April 21, 2020, from https://www.ncbi.nlm.nih.gov/books/NBK539873/

Kuzma, E. K., Pardee, M., & Darling-Fisher, C. S. (2019). Lesbian, gay, bisexual, and transgender health: creating safe spaces and caring for patients with cultural humility. *Journal of the American Association of Nurse Practitioners, 31*(3), 167–174.

Kyozuka, H., Murata, T., Sato, T., Suzuki, S., Yamaguchi, A., & Fujimori, K. (2019). Utility of cervical length and quantitative fetal fibronectin for predicting spontaneous preterm delivery among symptomatic nulliparous women. *International Journal of Gynecology & Obstetrics, 145*(3):331–336. https://doi.org/10.1002/ijgo.12821

Landry, J., & Kensler, P. (2019). Providing culturally sensitive care to women who are in the sexual minority or are gender nonconforming. *Nursing for Women's Health, 23*(2), 163–171.

Lonfeldt, N. N., Verhulst, F. C., Strandberg-Larsen, K., Plessen, K. J., & Lebowitz, E. R. (2019). Assessing risk of neurodevelopmental disorders after birth with oxytocin: a systemic review and meta-analysis. *Psychological Medicine, 49*(6), 881–890.

Mandy, G. T. (2019). Neonatal complications, outcome, and management of multiple births. *UpToDate*. Retrieved May 5, 2020, from https://www.uptodate.com/contents/neonatal-complications-outcome-and-management-of-multiple-births

Maoz, O., Wainstock, T., Sheiner, E., & Walfisch, A. (2019). Immediate perinatal outcomes of postterm deliveries. *Journal of Maternal-Fetal & Neonatal Medicine, 32*(11), 1847–1852.

March of Dimes. (2018). *2018 premature birth report card: United States*. Retrieved June 16, 2020, from https://www.marchofdimes.org/materials/PrematureBirthReportCard-United%20States-2018.pdf

March of Dimes. (2019a). *Being pregnant with twins, triplets and other multiples*. Retrieved June 16, 2020, from https://www.marchofdimes.org/complications/being-pregnant-with-twins-triplets-and-other-multiples.aspx

March of Dimes. (2019b). *Having a C-section*. Retrieved June 16, 2020, from https://www.marchofdimes.org/pregnancy/having-a-c-section.aspx

March of Dimes. (2019c). *Placenta previa*. Retrieved June 16, 2020, from https://www.marchofdimes.org/complications/placenta-previa.aspx

March of Dimes. (2019d). *Placental abruption*. Retrieved June 16, 2020, from https://www.marchofdimes.org/complications/placental-abruption.aspx

March of Dimes. (2019e). *Premature babies*. Retrieved June 16, 2020, from https://www.marchofdimes.org/complications/premature-babies.aspx

March of Dimes. (2019f). *Umbilical cord conditions*. Retrieved June 16, 2020, from https://www.marchofdimes.org/complications/umbilical-cord-conditions.aspx

March of Dimes. (2020). *Preterm labor and premature birth: Are you at risk?* Retrieved June 16, 2020, from https://www.marchofdimes.org/complications/preterm-labor-and-premature-birth-are-you-at-risk.aspx

McBride, A. M. (2018). Clinical presentation and treatment of amniotic fluid embolism. *AACN Advanced Critical Care, 29*(3), 336–342.

McLaren, R. A., Chang, K. W., Ankumah, N. A., Yang, L. J., & Chauhan, S. P. (2019). Persistence of neonatal plexus palsy among nulliparous versus parous women. *American Journal of Perinatal Reports, 9*(1), 1–5.

Medley, N., Vogel, J. P., Care, A., & Alfirevic, Z. (2018). Interventions during pregnancy to prevent preterm birth: a overview of Cochrane systematic reviews. *Cochrane Database of Systematic Reviews, 11*:CD012505.

Metz, T. D. (2019). Choosing the route of delivery after cesarean birth. *UpToDate*. Retrieved March 26, 2020, from https://www.uptodate.com/contents/choosing-the-route-of-delivery-after-cesarean-birth

Moore, L. E. (2019). Amniotic fluid embolism. *eMedicine*. Retrieved May 13, 2019, from https://emedicine.medscape.com/article/253068-overview#a5

Muraca, G. M., Sabr, Y., Lisonkova, S., Skoll, A., Brant, R., Cundiff, G. W., & Joseph, K. S. (2019). Morbidity and mortality associated with forceps and vacuum delivery at outlet, low, and midpelvic station. *Journal of Obstetrics and Gynecology of Canada, 41*(3), 327–337.

Norwitz, E. R. (2019). Postterm pregnancy. *UpToDate*. Retrieved December 12, 2019, from https://www.uptodate.com/contents/postterm-pregnancy

Norwitz, E., Zelop, C., Miller, D., & Keefe, D. (2019). *Evidence-based obstetrics and gynecology*. Wiley Blackwell.

Prichard, N., Lindquist, A., Hiscock, R., Ruff, S., Tong, S., & Brownfoot, F. C. (2019). High-dose compared with low-dose oxytocin for induction of labor of nulliparous women at term. *Journal of Maternal-Fetal & Neonatal Medicine, 32*(3), 362–368.

Resnik, R., Lockwood, C. J., Moore, T. R., Greene, M. F., Copel, J. A., & Silver, R. M. (2019). *Creasy & Resnik's maternal-fetal medicine: Principles and practice* (8th ed.). Elsevier.

Ross, M. G. (2019). Preterm labor. *eMedicine*. Retrieved December 17, 2018, from https://emedicine.medscape.com/article/260998-overview#a5

Saint Louis, H. (2019). Cesarean delivery. *eMedicine*. Retrieved December 14, 2018, from https://emedicine.medscape.com/article/263424-overview

Smith, J. F., & Wax, J. R. (2019). Uterine rupture: unscarred uterus. *UpToDate*. Retrieved December 18, 2019, from https://www.uptodate.com/contents/uterine-rupture-unscarred-uterus

Society for Maternal-Fetal Medicine (SMFM). (2018). SMFM statement on elective induction of labor in low-risk nulliparous women at term: the ARRIVE Trial. *American Journal of Obstetrics & Gynecology*. https://doi.org/10.1016/j.ajog.2018.08.009

Souter, V., Painter, I., Sitcov, K., & Caughey, A. B. (2019). Maternal and newborn outcomes with elective induction of labor at term. *American Journal of Obstetrics and Gynecology, 220*(3), 273–284.

Statista (2019). *Cesarean section rate in U.S.* Retrieved June 16, 2020, from https://www.statista.com/statistics/184079/us-hospital-stays-with-cesarean-section-procedures-since-1997/

Stevens, S. (2019). *Evidence-based obstetric nursing*. Kendall Hunt Publishing Company.

Stewart, D. L., & Barfield, W. D. (2019). Updates on an at-risk population: Late-preterm and early-term infants. *Pediatrics*, *144*(5). https://doi.org/10.1542/peds.2019-2760

Suman, V., & Luther, E. E. (2019). *Preterm labor*. StatPearls. Retrieved January 14, 2019, from https://www.ncbi.nlm.nih.gov/books/NBK536939/

Troiano, N. H., Witcher, P. M., & Baird, S. M. (2019). *High-risk & critical care obstetrics* (4th ed.). Wolters Kluwer.

USDHHS. (2020). *Healthy People 2030 framework*. Retrieved June 20, 2020, from https://www.healthypeople.gov/2020/About-Healthy-People/Development-Healthy-People-2030/Framework

Wang, J., Wang, L., Liu, H., Zhang, S., Leng, J., Li, W., … Hu, G. (2018). Maternal gestational diabetes and different indicators of childhood obesity: a large study. *Endocrine Connections*, *7*(12), 1464–1471. https://ec.bioscientifica.com/downloadpdf/journals/ec/7/12/EC-18-0449.pdf

Wegner, E. K., & Bernstein, I. M. (2019). Operative vaginal delivery. *UpToDate*. Retrieved April 29, 2020, from https://www.uptodate.com/contents/operative-vaginal-delivery

Wilson, C., & Dickson, L. (2020). *Evidence behind focused sonography for trauma during pregnancy*. American College of Emergency Physicians. Retrieved January 21, 2020, from https://www.acepnow.com/article/evidence-behind-focused-sonography-for-trauma-during-pregnancy/

World Health Organization (WHO). (2018). *WHO recommendations: Intrapartum care for a positive childbirth experience*. Retrieved June 16, 2020, from https://www.who.int/reproductivehealth/publications/intrapartum-care-guidelines/en/

World Health Organization (WHO). (2019). *WHO statement on cesarean section rates*. Retrieved June 16, 2020, from https://www.who.int/reproductivehealth/publications/maternal_perinatal_health/cs-statement/en/

Wormer, K. C., & Williford, A. E. (2019). *Bishop score*. StatPearls. Retrieved February 6, 2020, from https://www.ncbi.nlm.nih.gov/books/NBK470368/

Ylijoki, M. K., Ekholm, E., Ekblad, M., & Lehtonen, L. (2019). Prenatal risk factors for adverse developmental outcome in preterm infants –Systematic review. *Frontiers in Psychology*, *10*, 595.

Zhang, Y., Yu, Y., Chen, L., Zhao, W., Chu, K., & Han, X. (2019). Risk factors of intra-amniotic infection related to induction with single-balloon catheter: a case-control study. *Gynecologic and Obstetric Investigation*, *84*(2), 183–189.

Zipori, Y., Grunwald, O., Ginsberg, Y., Beloosesky, R., & Weiner, Z. (2019). The impact of extending the second stage of labor to prevent primary cesarean delivery on maternal and neonatal outcomes. *American Journal of Obstetrics & Gynecology*, *220*(2), 191–198.

EXERCÍCIOS SOBRE O CAPÍTULO

QUESTÕES DE MÚLTIPLA ESCOLHA

1. Ao analisar o prontuário de uma gestante, o enfermeiro observa que ela tem uma condição física que impossibilita a passagem do feto pela pelve materna. O profissional de enfermagem interpreta isso como:

a. Insuficiência do colo do útero
b. Pelve com diâmetros estreitos
c. Desproporção materna
d. Desproporção cefalopélvica

2. O enfermeiro poderia antecipar uma cesariana para a gestante que tem qual infecção ativa presente no início do trabalho de parto?

a. Hepatite
b. Herpes-vírus simples
c. Toxoplasmose
d. Papilomavírus humano

3. Após um exame de toque vaginal, o enfermeiro determina que o feto está em uma posição occipito-posterior. Ele prevê que a gestante apresentará:

a. Intensa dorsalgia
b. Cãibras frequentes nas pernas
c. Náuseas e vômito
d. Parto precipitado

4. Ao avaliar as mulheres a seguir, o que o enfermeiro identificaria como condição de maior risco de trabalho de parto prematuro?

a. A gestante que já deu à luz a gêmeos
b. A gestante que vive em uma grande cidade perto do metrô
c. A gestante que trabalha em tempo integral como programadora de computador
d. A gestante com histórico de parto pré-termo

5. A justificativa para o uso de um gel de prostaglandina por uma gestante antes da indução do parto é:

a. Estimular as contrações uterinas
b. Entorpecer os receptores de dor do colo do útero
c. Impedir lacerações do colo do útero
d. Amolecer e apagar o colo do útero

6. Uma gestante que está em trabalho de parto ativo e cujo colo do útero se dilatou para 6 cm apresenta redução da intensidade e da frequência das contrações e não apresenta nenhum progresso no trabalho de parto. O enfermeiro interpreta isso como um sinal de:

a. Trabalho de parto hipertônico
b. Trabalho de parto precipitado
c. Trabalho de parto hipotônico
d. Trabalho de parto disfuncional

7. O enfermeiro está desenvolvendo um plano de cuidados para uma gestante que apresenta distocia. Qual das seguintes intervenções de enfermagem seria a prioritária?

a. Trocar a posição da mulher com frequência
b. Proporcionar medidas de conforto para a gestante
c. Monitorar os padrões de frequência cardíaca fetal
d. Manter o casal informado sobre a evolução do trabalho de parto

8. O enfermeiro está atendendo uma gestante com distocia uterina hipertônica. As contrações da mulher são erráticas em sua frequência e em sua duração, e de alta intensidade. A intervenção de enfermagem prioritária seria:

a. Estimular a deambulação a cada 30 minutos
b. Fornecer medidas de alívio da dor
c. Monitorar cuidadosamente a taxa de infusão de ocitocina
d. Preparar a mulher para uma amniotomia

9. O que o índice de Bishop avalia?

a. Presença de vaginose bacteriana
b. Volume de líquido amniótico presente
c. Bem-estar fetal geral durante o trabalho de parto
d. Preparo do colo do útero para a indução

EXERCÍCIOS DE RACIOCÍNIO CRÍTICO

1. Uma multípara de 26 anos é admitida na sala de trabalho de parto e de parto em trabalho de parto ativo. Depois de algumas horas, o enfermeiro observa mudança em seu padrão de contrações – baixa intensidade de contração e nenhuma progressão da dilatação do colo do útero além de 7 cm. A parturiente fica perguntando sobre o progresso do seu trabalho de parto e parece ansiosa sobre "quanto tempo esse trabalho de parto está demorando".

a. Com base nos achados do enfermeiro, o que pode estar acontecendo?
b. Como o enfermeiro pode lidar com a ansiedade da parturiente?
c. Quais são as intervenções adequadas para mudar esse padrão de trabalho de parto?

2. A gestante aciona a campainha de chamada e afirma: "Estou sentindo aumento da perda de líquido por via vaginal".

a. O que pode estar ocorrendo?
b. Como o enfermeiro vai confirmar as suspeitas?
c. Quais intervenções são apropriadas para esse achado?

ATIVIDADES DE ESTUDO

1. Visite o *site* https://portaldeboaspraticas.iff.fiocruz.br/, buscando sobre perdas gestacionais, e avalie sua utilidade para os pais.
2. Descreva os riscos fetais e maternos associados a uma gestação prolongada.
3. Um parto anormal ou difícil descreve _____.

ESTUDO DE CASO

Tegan é uma mulher nulípara que está atualmente com 41 semanas de gestação de um feto do sexo masculino. Ela compareceu à consulta pré-natal de rotina. A avaliação do bem-estar fetal é tranquilizadora nos pontos de FCF de 144 bpm e movimento fetal ativo, e não há queixas maternas, exceto por fadiga e dorsalgia leve quando ela fica em pé por um longo tempo. Ela expressa preocupação por ainda não ter entrado em trabalho de parto.

AVALIAÇÃO

A duração média da gestação é de 40 semanas (280 dias) a partir do primeiro dia da última menstruação normal. A gestação pós-termo é definida como uma idade gestacional de mais de 42 semanas (mais de 292 dias) datada da última menstruação. Aproximadamente 10% das gestações de baixo risco continuam além da 42ª semana de gestação. A avaliação do bem-estar fetal está dentro dos limites da normalidade.

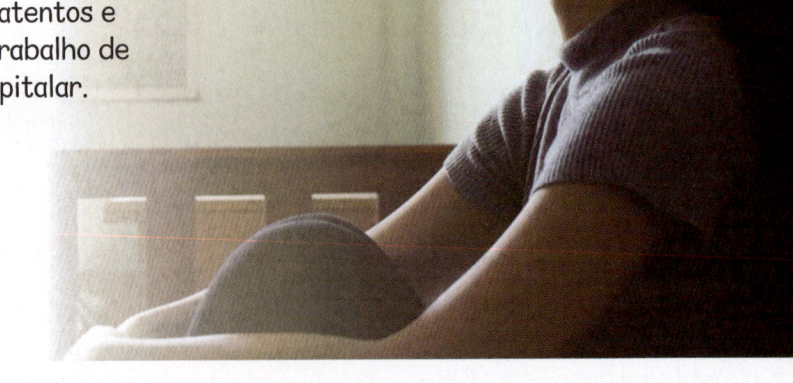

REFLEXÕES

Os profissionais de enfermagem devem permanecer atentos e vigilantes desde o trabalho de parto até a alta hospitalar.

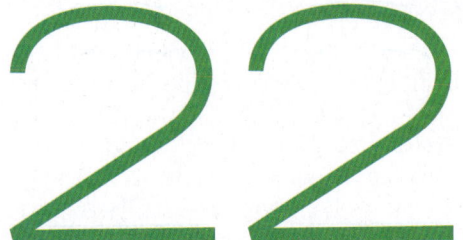

22
Conduta de Enfermagem para a Puérpera de Risco

OBJETIVOS DE APRENDIZAGEM

Após a conclusão do capítulo, o leitor será capaz de:

1. Examinar as principais condições que colocam a puérpera em risco.

2. Analisar os fatores e a avaliação do risco, as medidas preventivas e a conduta de enfermagem para as complicações pós-parto comuns.

3. Diferenciar as causas de hemorragia pós-parto com base nos mecanismos fisiopatológicos implícitos.

4. Delinear o papel do enfermeiro na avaliação e no manejo do cuidado da puérpera com condição tromboembólica.

5. Caracterizar a conduta de enfermagem para a puérpera que desenvolve infecção pós-parto.

6. Comparar e distinguir pelo menos dois transtornos da afetividade que podem ocorrer nas mulheres após o parto, descrevendo a conduta terapêutica específica para cada um.

PALAVRAS-CHAVE

atonia uterina

depressão pós-parto (DPP)

endometrite

hemorragia pós-parto (HPP)

mastite

subinvolução

Há cerca de 1 hora, **Joan** deu à luz seu quinto filho, pesando 4.540 g. Ela está descansando no leito quando o enfermeiro chega para avaliá-la. Joan diz ao profissional de enfermagem que tem a sensação de que há "algo molhado" entre suas pernas. Ela diz também que se sente um pouco tonta. O que o enfermeiro deve suspeitar que esteja ocorrendo? Que achados apoiariam sua suspeita? O que o enfermeiro deveria fazer primeiro?

INTRODUÇÃO

O período pós-parto é o apogeu da experiência do parto. As semanas após o nascimento constituem um período crítico para a mulher e seu recém-nascido, e preparam o terreno para a saúde e o bem-estar a longo prazo. Numerosas adaptações e ajustes precisam ser feitos para a inclusão do recém-nascido em uma unidade familiar estabelecida. Trata-se de um período voltado para a recuperação materna, a criação de vínculos familiares e o desenvolvimento do novo papel de mãe. O American College of Obstetricians and Gynecologists (ACOG) revisou recentemente suas diretrizes pós-parto para recomendar que os profissionais da saúde tenham contato com as novas mães nas primeiras 3 semanas após o parto, antes das 6 semanas, e forneçam cuidados contínuos com uma consulta abrangente no máximo 12 semanas após o parto (ACOG, 2018a). Geralmente, a recuperação do parto progride normalmente tanto do ponto de vista fisiológico quanto do psicológico. O corpo das mulheres sofre alterações significativas nas semanas e nos meses seguintes ao parto. É um período de muitas mudanças e grandes emoções, e a nova mãe geralmente experimenta uma intensa sensação de realização. No entanto, a mulher pode apresentar desvios em relação ao padrão, desenvolvendo então condições pós-parto que a coloquem em risco. Essas condições de alto risco ou complicações podem ser fatais. O boxe *Healthy People 2030* 22.1 aborda esses riscos nas metas nacionais de saúde.

Este capítulo trata da conduta de enfermagem nas condições que mais comumente colocam a puérpera em risco: hemorragia, doença tromboembólica, infecções e transtornos afetivos pós-parto.

HEMORRAGIA PÓS-PARTO

A **hemorragia pós-parto (HPP)** é uma complicação com grande potencial de morte que pode ocorrer tanto após partos vaginais quanto cesarianas. É a principal causa de morte materna tanto em países desenvolvidos como em países em desenvolvimento, representando aproximadamente 25% de todas as mortes maternas. A cada ano, cerca de 14 milhões de mulheres apresentam HPP em todo o planeta, ou seja, aproximadamente 1 em cada 20 partos (Agency for Healthcare Research and Quality [AHRQ], 2019). A hemorragia ocorre em 5% de todos os nascimentos e é responsável por uma importante parcela da mortalidade materna. A maioria dessas mortes ocorre nas primeiras 4 horas após o parto. Estima-se que 90% das mortes maternas sejam secundárias a uma hemorragia obstétrica prevenível (Troiano et. al., 2019).

A HPP é definida como a perda de sangue superior a 1.000 mℓ com sinais e sintomas de hipovolemia dentro das primeiras 24 horas a partir do trabalho de parto, independentemente do tipo de parto (Wormer & Bryant, 2019).[1]

A morbidade por causa da HPP pode ser elevada e gerar sequelas, que incluem falência de órgãos, choque, edema, trombose, desconforto respiratório agudo, sepse, anemia, internação em unidades de tratamento intensivo e hospitalização prolongada (AHRQ, 2019). A hemorragia é o motivo mais comum para a internação de puérperas em unidades de tratamento intensivo e é a causa mais prevenível de morte materna. A identificação acurada e oportuna seguida por intervenções apropriadas melhoraria os desfechos (Norwitz et al., 2019). A perda de sangue que ocorre nas primeiras 24 horas após o parto é denominada *hemorragia pós-parto primária* (*imediata ou precoce*), enquanto a perda de sangue que ocorre 24 horas a 12 semanas após o parto é denominada *hemorragia pós-parto atrasada* (*tardia*). Uma definição mais objetiva da HPP seria qualquer volume de sangramento que coloque a puérpera em risco de complicações hemodinâmicas.

HEALTHY PEOPLE 2030 • 22.1

Objetivos	Importância para a enfermagem
MHMD-2030-05 Aumentar a proporção de mulheres adultas com transtorno depressivo grave que recebem tratamento.	Ajudará a fomentar a necessidade de identificação precoce de fatores de risco e intervenção imediata para reduzir os resultados negativos potenciais da gravidez e do parto. Ajudará a minimizar os efeitos devastadores das complicações durante o período pós-parto e aumentará a capacidade de cuidar de seu recém-nascido.
MICH-2030-04 Reduzir a morte materna.	Ajudará a contribuir para reduzir as taxas de mortalidade materna, concentrando-se em avaliações de risco completas no período pós-parto de infecções em potencial e hemorragia pós-parto.

Adaptado de USDHHS. (2020). *Proposed objectives for inclusion in Healthy People 2030*. https://www.healthypeople.gov/sites/default/files/ObjectivesPublicComment508.pdf.

---

[1] N.R.T.: Em sua representação no Brasil, a Organização Pan-Americana da Saúde/Organização Mundial da Saúde, em conjunto com o Ministério da Saúde, apresentaram a Estratégia Zero Morte Materna por Hemorragia (0 MMxH), como um esforço coletivo de gestores e profissionais da Saúde para acelerar a redução da morbimortalidade grave no país. Define-se a hemorragia pós-parto como uma perda sanguínea acima de 500 mℓ após o parto vaginal ou acima de 1.000 mℓ após o parto cesariano nas primeiras 24 horas, ou qualquer perda de sangue pelo sistema genital capaz de causar instabilidade hemodinâmica. (Fonte: Organização Pan-Americana da Saúde. (2018). *Recomendações assistenciais para prevenção, diagnóstico e tratamento da hemorragia obstétrica*. Brasília: OPAS. Disponível em: https://iris.paho.org/bitstream/handle/10665.2/34879/9788579671241-por.pdf?sequence=1&isAllowed=y. Acesso em: 30 mar. 2022.)

Fisiopatologia

Pode ocorrer sangramento excessivo em qualquer momento entre o desprendimento da placenta e sua expulsão ou remoção. A causa mais comum de HPP é a **atonia uterina**, ou seja, a incapacidade do útero de contrair-se e retrair após o parto. O útero deve permanecer contraído após o parto para controlar o sangramento do local de inserção placentária. A atonia uterina é responsável pela maioria dos casos de HPP imediata ou primária, enquanto as lacerações obstétricas, a inversão, a subinvolução e a ruptura uterinas são responsáveis por aproximadamente 20% de todos os casos de hemorragia pós-parto atrasada ou tardia (Blackburn, 2018). Qualquer fator que faça com que o útero relaxe após o parto causará sangramento, até mesmo a bexiga cheia deslocando o útero.

Durante o terceiro período do trabalho de parto, os músculos uterinos contraem-se em sentido descendente, causando então a constrição dos vasos sanguíneos que atravessam a parede uterina em direção à superfície da placenta e interrompendo o fluxo sanguíneo. Essa ação também faz com que a placenta se separe da parede uterina. A ausência de contrações uterinas pode resultar em perda excessiva de sangue. Os fármacos uterotônicos promovem as contrações uterinas para evitar a atonia e acelerar a dequitação da placenta.

No decorrer da gestação, o volume sanguíneo materno aumenta em até 50% (de 4 para 6 ℓ). O volume plasmático aumenta em duas vezes em comparação com o volume eritrocitário total. Como resultado, o nível de hemoglobina e o hematócrito caem. O aumento do volume sanguíneo atende às demandas de perfusão da unidade uteroplacentária de baixa resistência e fornece uma reserva para a perda de sangue que ocorre no momento do parto (Cunningham et al., 2018). Dado esse aumento, os sinais típicos de hemorragia (p. ex., queda da pressão arterial, aumento da frequência cardíaca e diminuição do débito urinário) não aparecem até que 1.800 a 2.100 mℓ de sangue tenham sido perdidos. As evidências atuais sobre a reposição de volume pós-parto sugerem a administração de concentrados de hemácias, plasma fresco congelado, plaquetas e fator VIIa recombinante para reposição de volume (Resnik et al., 2019). As manifestações clínicas do choque resultante da perda de sangue são apresentadas na Tabela 22.1.

Além disso, é difícil determinar precisamente a real perda de sangue por causa do acúmulo de sangue no interior do útero, em absorventes íntimos, em colchões e no chão. Como não existe um padrão clínico universal, os enfermeiros precisam permanecer vigilantes, avaliando os fatores de risco e verificando cuidadosamente as puérperas antes de o obstetra sair da sala de parto.

Outras causas de HPP incluem lacerações do sistema genital, episiotomia, retenção de restos placentários, inversão uterina, distúrbios da coagulação, recém-nascido grande para a idade gestacional (GIG), falha no progresso

TABELA 22.1 Manifestações clínicas do choque decorrente da perda de sangue.

Grau do choque	Perda de sangue	Sinais e sintomas
Leve	20%	Diaforese, aumento do enchimento capilar, extremidades frias, ansiedade materna
Moderado	20 a 40%	Taquicardia, hipotensão postural, oligúria
Grave	> 40%	Hipotensão, agitação psicomotora/confusão, instabilidade hemodinâmica

Cunningham, F. G., Leveno, K. J., Bloom, S. L., Dashe, J. S., Hoffman, B. L., Casey, B. M., & Spong, C. Y. (2018). *William's obstetrics* (25th ed.). McGraw-Hill Education; Udeani, J. (2019). Hemorrhagic shock treatment & management. *eMedicine*. Disponível em: https://emedicine.medscape.com/article/432650-treatment. Acesso em: 12 set. 2018.

durante o segundo período do trabalho de parto, placenta acreta, indução ou aceleração do trabalho de parto com ocitocina, parto cirúrgico e hematomas na vulva, na vagina ou nas áreas subperitoneais (Sanders, 2019). Uma maneira bastante útil para se lembrar das causas específicas de HPP é usando o mnemônico dos cinco "Ts":

1. *Tônus*: atonia uterina, bexiga distendida
2. *Tecido*: retenção de restos (tecido) placentários e coágulos; subinvolução do útero
3. *Traumatismo*: lacerações, hematoma, inversão e ruptura uterina
4. *Trombina*: coagulopatias congênitas ou adquiridas, uso de medicamentos anticoagulantes
5. *Tração*: tracionar com muita força o cordão umbilical.

Tônus

Tônus é o primeiro "t" e se refere à atonia uterina. O útero com um tônus suficiente pode contrair-se para obliterar os vasos sanguíneos uterinos para impedir o sangramento anormal. A alteração do tônus do músculo uterino comumente resulta de hiperdistensão do útero. A hiperdistensão pode ser causada por gestação múltipla, macrossomia fetal, polidrâmnio, anomalia fetal, placenta prévia, parto precipitado ou retenção de restos placentários. Outras causas são trabalho de parto prolongado ou rápido e induzido, especialmente se estimulado pela ocitocina; toxinas bacterianas (p. ex., corioamnionite, endomiometrite, septicemia); uso de anestesia, especialmente halotano; e sulfato de magnésio usado no tratamento da pré-eclâmpsia (Jordan et al., 2019). A hiperdistensão do útero é um importante fator de risco para a atonia uterina, a causa mais comum de HPP precoce, que pode levar ao choque hipovolêmico. Uma bexiga distendida também pode deslocar o útero da linha média para um dos lados, o que inibe sua capacidade de contrair-se para reduzir o sangramento.

Tecido

Tecido é o segundo "t" e se refere à retenção de restos placentários, de membranas ou de coágulos dentro do útero. A contração e a retração uterinas levam à separação e à expulsão da placenta após o parto. Os sinais clássicos de separação da placenta incluem um pequeno jato de sangue com a descida do cordão umbilical pela vagina e discreta elevação do útero na pelve. A dequitação e a expulsão completa da placenta possibilitam contração continuada e oclusão ideal dos vasos sanguíneos (miotamponamento). A falha na separação e na expulsão completa da placenta leva à retenção de restos (tecidos), que ocupam espaço e impedem o útero de se contrair completamente para comprimir os vasos sanguíneos, o que pode levar à hemorragia. Os coágulos também ocupam o espaço uterino e podem inibir as contrações uterinas.

Após a placenta ter sido expulsa, é necessária uma inspeção completa para confirmar a sua integridade; as lacerações e os restos deixados na cavidade uterina podem indicar a existência de um lobo acessório ou de uma placenta acreta (condição incomum na qual as vilosidades coriônicas aderem ao miométrio, fazendo com que a placenta se fixe de modo anormal ao útero e não se separe, e seja expulsa espontaneamente). Isso resulta em uma hemorragia profusa porque o útero não consegue contrair-se completamente.

SUBINVOLUÇÃO DO ÚTERO

A **subinvolução**, ou involução incompleta do útero, refere-se à involução incompleta ou falha completa do útero em retornar a seu tamanho e condição normais após o parto. Tipicamente, a subinvolução ocorre quando as fibras miometriais do útero não se contraem efetivamente, causando então um relaxamento. As complicações da subinvolução incluem hemorragia, peritonite pélvica, salpingite e formação de abscesso (King et al., 2019). Suas causas abrangem retenção de restos placentários, bexiga distendida, atividade materna excessiva impedindo recuperação adequada, mioma uterino e infecção. Todas essas condições contribuem para a HPP tardia. O quadro clínico inclui um fundo do útero pós-parto mais alto e flácido do que o esperado; os lóquios não apresentam, ao longo de algumas semanas, a alteração esperada em sua coloração de vermelhos para serosos e, a seguir, para albos. Essa condição é geralmente identificada no exame realizado 4 a 6 semanas depois do parto por meio de toque vaginal bimanual ou ultrassonografia. O tratamento é voltado para estimular o útero a eliminar os restos retidos com um estimulador uterino, com a administração de antibióticos para evitar infecções.

Traumatismo

Podem ocorrer danos ao sistema genital espontaneamente ou pelas manipulações usadas durante o parto. As lacerações e os hematomas resultantes do traumatismo ao nascimento podem causar perda significativa de sangue. Os hematomas podem manifestar-se como dor ou como uma alteração nos sinais vitais desproporcional à quantidade de sangue perdido. Mais frequentemente, a formação de hematomas está associada a episiotomia, parto instrumentalizado ou nuliparidade. Muitos hematomas podem ser evitados realizando-se um parto controlado e delicado com inspeção e reparo apropriados de lacerações ou episiotomia (Jordan et al., 2019). A inversão uterina ocorre quando a parte superior do útero colapsa para dentro da cavidade interna devido à pressão fúndica excessiva ou à tração do cordão umbilical quando a placenta ainda está presa no fundo do útero após a expulsão fetal. O tratamento da inversão uterina inclui a administração de relaxantes uterinos e a correção manual imediata da inversão pelo obstetra. Além disso, pode ocorrer a ruptura uterina e esta causar danos ao sistema genital, o que é mais comum em mulheres com incisões cesáreas anteriores ou naquelas que foram submetidas a algum procedimento que resultou em interrupção da parede uterina, como a miomectomia, a perfuração do útero durante a dilatação e a curetagem, a biópsia ou a inserção de dispositivo intrauterino. Classicamente, seus sinais e sintomas combinam dor, anormalidades da frequência cardíaca fetal e sangramento vaginal. A ruptura uterina é uma complicação com alto grau de mortalidade materna que demanda diagnóstico e intervenção precoces; contudo, as manifestações clínicas iniciais podem ser inespecíficas (Stevens, 2019).

O traumatismo também pode ocorrer após um trabalho de parto prolongado ou muito intenso, especialmente se o útero foi estimulado com ocitocina ou prostaglandinas. Também pode ocorrer após a manipulação extrauterina ou intrauterina do feto.

As lacerações do colo do útero geralmente ocorrem durante um parto assistido por fórceps ou em mães que não foram capazes de permanecer fazendo esforços de expulsão antes de o colo do útero estar totalmente dilatado. As lacerações nas laterais da vagina estão associadas a partos vaginais instrumentados, mas podem ocorrer espontaneamente, especialmente se a mão do feto se apresentar com a cabeça (procidência de mão). As lacerações podem surgir durante manipulações para resolver a distocia de ombro. Deve-se sempre suspeitar de lacerações em caso de útero contraído com sangue vermelho-vivo escoando continuamente pela vagina.

Trombina

Trombina é o quarto "t" e se refere a distúrbios de coagulação herdados e adquiridos e à falta de fatores de coagulação. A trombose (formação de coágulos de sangue) ajuda a evitar a HPP imediatamente após o nascimento ao proporcionar hemostasia. Os depósitos de fibrina e de coágulos nos vasos irrigantes desempenham um papel significativo nas primeiras horas e dias após o nascimento. Os distúrbios que interferem na formação de coágulos podem levar à HPP. Os medicamentos utilizados para evitar a hemorragia pela estimulação das contrações uterinas podem atrasar o aparecimento de distúrbios de coagulação. Deve-se suspeitar de coagulopatias quando o sangramento pós-parto persistir sem nenhuma causa identificável (Dutton et al., 2020).

Os distúrbios de coagulação são relativamente incomuns como causa única de HPP. Deve-se suspeitar dessa condição em mulheres com antecedentes familiares de anomalias e naquelas com histórico de menorragia. As circunstâncias clínicas também podem sugerir um defeito de coagulação como causa da HPP. O diagnóstico de um distúrbio de coagulação muitas vezes requer um alto índice de suspeição e não deve ser negligenciado na avaliação da hemorragia obstétrica (Matsunaga et al., 2019).

O ideal é que o estado de coagulação da mulher seja determinado durante a gestação. No entanto, se ela não tiver recebido atendimento pré-natal, podem ser solicitados de imediato estudos de coagulação para determinar sua condição. Os resultados anormais tipicamente incluem níveis reduzidos de plaquetas e de fibrinogênio; aumento no tempo de protrombina, no tempo de tromboplastina parcial e nos produtos de degradação da fibrina; e um tempo de sangramento prolongado (Cunningham et al., 2014). As condições específicas associadas às coagulopatias na puérpera incluem a púrpura trombocitopênica trombótica (PTT), a doença de von Willebrand e a coagulação intravascular disseminada (CIVD).

PÚRPURA TROMBOCITOPÊNICA TROMBÓTICA

A púrpura trombocitopênica trombótica (PTT) é um distúrbio autoimune caracterizado pelo aumento na destruição plaquetária causada por autoanticorpos, o que pode aumentar o risco de a mulher ter uma hemorragia. Há uma diminuição na quantidade de plaquetas em circulação na ausência de exposição a substâncias tóxicas ou doença associada a baixa contagem de plaquetas. É mais comum em mulheres jovens durante a idade fértil e pode estar associada a complicações maternas e fetais. Glicocorticoides e caplacizumabe são os principais pilares do tratamento farmacológico (Scully et al., 2019).

DOENÇA DE VON WILLEBRAND

A doença de von Willebrand (DvW) é um distúrbio hemorrágico congênito herdado de modo autossômico dominante. É caracterizado por um tempo de sangramento prolongado e deficiência do fator de von Willebrand e na adesão plaquetária (Centers for Disease Control and Prevention [CDC], 2019d). É o distúrbio hemorrágico hereditário mais comum, afetando cerca de 1% da população geral (Kadir et al., 2019). Embora se acredite que a DvW atinja igualmente homens e mulheres, é diagnosticada com mais frequência em mulheres por causa da menorragia, sendo mais comum entre as de etnia branca do que entre as de etnia afro-americana (Rick, 2019). A maioria dos casos não é diagnosticada em

decorrência da falta de conscientização, da dificuldade no diagnóstico, da tendência a atribuir o sangramento a outras causas e dos sintomas variáveis.

As manifestações clínicas mais comuns da DvW incluem hemorragia gengival, equimoses, menorragia, hematúria, eliminação de sangue nas fezes, epistaxe e hematomas. São comuns o sangramento prolongado oriundo de feridas triviais, o sangramento da cavidade oral e o sangramento menstrual excessivo. Já o sangramento gastrintestinal é raro. Durante a gestação, o nível de fator de von Willebrand aumenta na maioria das mulheres; assim, o trabalho de parto e o parto geralmente prosseguem normalmente. No entanto, todas as mulheres devem ser monitoradas à procura de sangramento excessivo, principalmente durante a primeira semana pós-parto (Jordan et al., 2019).

COAGULAÇÃO INTRAVASCULAR DISSEMINADA

A coagulação intravascular disseminada (CIVD) é uma coagulopatia adquirida potencialmente fatal na qual o sistema de coagulação é anormalmente ativado, resultando então na formação generalizada de coágulos nos pequenos vasos em todo o corpo, o que leva à depleção de plaquetas e de fatores de coagulação. Por isso, a CIVD é também conhecida como coagulopatia de consumo.

A CIVD não é uma patologia específica; trata-se de um diagnóstico secundário que ocorre como complicação do descolamento abrupto da placenta, da síndrome anafilactoide da gestação, da morte fetal intrauterina com retenção prolongada do feto, da esteatose hepática aguda da gestação, da pré-eclâmpsia grave, da síndrome HELLP (hemólise, elevação dos níveis séricos de enzimas hepáticas e plaquetopenia), da septicemia e da HPP. As manifestações clínicas incluem petéquias, equimoses, sangramento gengival, febre, hipotensão, acidose, hematomas, taquicardia, proteinúria, sangramento descontrolado durante o parto e insuficiência renal aguda (Resnik et al., 2019). Os objetivos do tratamento são manter a perfusão tecidual por meio da administração agressiva de fluidoterapia, oxigênio, heparina e hemoderivados. O conceito de tratamento mais importante na CIVD é que se trata de manifestação secundária de doença subjacente. A manobra terapêutica mais importante é o tratamento do distúrbio desencadeador com consequente resolução da CIVD e normalização da coagulação. Se isso não for feito, as medidas de suporte acabam falhando (Cunningham et al., 2018).

O diagnóstico imediato e a compreensão dos fatores desencadeadores dessa complicação são essenciais para um desfecho favorável. Trabalho em equipe e tratamento precoce são essenciais para o manejo bem-sucedido de mulheres com CIVD. O manejo terapêutico concentra-se na causa da hemorragia. Por exemplo, a massagem uterina é usada para tratar a atonia uterina. Se os restos placentários retidos forem a causa, estes são geralmente separados e removidos manualmente, com a administração de um estimulante uterino para fazer o útero expelir os fragmentos. Os antibióticos são administrados para evitar a infecção. As lacerações são suturadas ou reparadas. Podem ser administrados glicocorticoides e imunoglobulina intravenosa (IV), anti-RhoD IV e transfusões de plaquetas para a trombocitopenia imune (TPI), que é uma doença autoimune adquirida que resulta na destruição das plaquetas. O manejo perinatal da TPI também deve incluir a manutenção da contagem de plaquetas maternas, o monitoramento regular do crescimento fetal e a previsão e a prevenção de TPI passiva fetal (Belfort, 2019).

Os pilares da terapia para CIVD são a administração de hemocomponentes e fatores de coagulação. Pode ocorrer hemorragia pós-parto tardia, apesar da profilaxia adequada. O monitoramento frequente e a profilaxia e/ou tratamento continuado são recomendados por pelo menos 2 semanas após o parto (Troiano et al., 2019).

Tração

A tração é o quinto "t" e se refere à tração do cordão umbilical após o nascimento do feto para extrair a placenta antes que ela seja completamente separada da parede uterina. Uma forte tração colocada no cordão umbilical para expelir a placenta pode resultar no rompimento do cordão da placenta ou na inversão uterina, resultando, então, em uma hemorragia maciça. Se ocorrer o rompimento do cordão umbilical da placenta, será necessária a remoção manual dela, o que expõe a mulher a dores desnecessárias e a um risco aumentado de infecção. A inversão uterina está associada a choque materno e CIVD.

Avaliação de enfermagem

A maioria das mulheres não apresenta fatores de risco identificáveis. No entanto, a prevenção primária de uma HPP começa com a avaliação dos fatores de risco identificáveis. A gestação e o parto envolvem riscos significativos à saúde, mesmo para as mulheres sem problemas de saúde preexistentes. Nos EUA, país em que a maioria dos nascimentos ocorre em hospitais e onde os recursos provavelmente estão mais disponíveis em comparação com os países em desenvolvimento, a HPP continua entre as principais causas de morte materna. Os estudos retrospectivos desses eventos sugerem que alguns casos sejam evitáveis. Tal como acontece com muitas outras fontes de dano perinatal, atrasos no reconhecimento, no diagnóstico e no tratamento; problemas com a hierarquia e a comunicação; e falta de conhecimento, políticas e protocolos foram frequentemente citados como fatores que contribuem para tal (Jordan et al., 2019).

O período após o nascimento e a primeira hora após o parto são momentos cruciais para prevenção, avaliação e tratamento de hemorragias. Em comparação com outros riscos maternos, como a infecção, a hemorragia pode rapidamente tornar-se uma ameaça à vida, e os enfermeiros, em conjunto com outros profissionais da saúde, precisam identificar essa condição de modo rápido e intervir adequadamente.

Comece revendo a anamnese da mãe, incluindo os históricos de trabalho de parto e de parto, à procura de fatores de risco associados à HPP (Tabela 22.2). A incidência de HPP tem aumentado, embora a mortalidade tenha diminuído, o que sugere melhora no tratamento dessa condição. Mesmo que já tenham sido

TABELA 22.2 Fatores que colocam a mulher em risco de hemorragia pós-parto.	
Fatores de risco clínico	**Condições clínicas associadas**
Tônus (falha na contração uterina)	
Hiperdistensão do útero	Polidrâmnio Gestação múltipla Macrossomia
Exaustão dos músculos uterinos	Trabalho de parto rápido Trabalho de parto prolongado Uso de ocitocina
Infecção uterina	Febre materna Ruptura prolongada de membranas
Tecido (retido no útero)	
Produtos da concepção	Placenta incompleta ao nascimento
Coágulos sanguíneos retidos	Útero atônico
Traumatismo (do sistema genital)	
Lacerações em qualquer parte	Parto precipitado ou cirúrgico
Extensões da laceração	Má posição do feto Cirurgia uterina anterior
Inversão uterina	Tração vigorosa quando a placenta ainda não está descolada; tração do cordão umbilical quando o útero não está contraído
Trombina (anomalias de coagulação)	
Condições preexistentes	Fator hereditário Hemofilia DvW Histórico de HPP Condição adquirida na gestação Púrpura trombocitopênica idiopática Hematomas, elevação da pressão arterial CIVD
Tração do cordão umbilical	Uma forte tração colocada no cordão umbilical antes de sua separação da parede uterina pode causar hemorragia

Centers for Disease Control and Prevention (CDC). (2019d). *Von Willebrand disease.* Disponível em: https://www.cdc.gov/ncbddd/vwd/facts.html. Acesso em: 16 jun. 2020; Kadir, R. A., James, P. D. & Lee, C. A. (2019). *Inherited bleeding disorders in women* (2nd ed.). John Wiley & Sons; e Smith, J. R. (2019). Postpartum hemorrhage treatment and management. *eMedicine.* Disponível em: https://emedicine.medscape.com/article/275038-treatment#d10. Acesso em: 27 jun. 2018.

identificados os fatores de risco específicos, a HPP muitas vezes é inesperada, ainda ocorre em cerca de 5% de todos os nascimentos e sua incidência está aumentando (King et al., 2019).

Como a causa mais comum da HPP imediata grave é a atonia uterina, avalie o tônus uterino após o nascimento palpando o fundo do útero para verificar sua firmeza e localização. Um fundo do útero amolecido e flácido indica atonia uterina.

> ### ATENÇÃO!
> Um útero amolecido e flácido que se desvia da linha média sugere a interferência de uma bexiga cheia na involução uterina. Se o útero não estiver na posição correta (linha média), ele não será capaz de se contrair para controlar o sangramento.

Avalie a quantidade de sangramento. A estimativa visual é o método de determinação da perda de sangue durante o parto mais frequentemente praticado nos EUA.[2] Os resultados normalmente são incluídos na documentação dos eventos relativos ao nascimento. Esse método é utilizado apesar de repetidos estudos demonstrarem sua imprecisão e subestimação. Seja qual for o esquema utilizado, os profissionais de enfermagem devem consultar os protocolos hospitalares e segui-los. Se o sangramento continuar, mesmo que não haja lacerações, suspeite de retenção de restos placentários. O útero continua aumentado com sangramento vermelho-escuro indolor e com presença de coágulos. Essa causa de hemorragia pode ser evitada inspecionando-se cuidadosamente a integridade da placenta.

Se houver suspeita de traumatismo, deve-se tentar identificar sua origem e documentá-la. Tipicamente, o útero se mostrará firme e com um fluxo contínuo ou um extravasamento de sangue vermelho-vivo coagulado pelo períneo. A maioria das mortes por HPP não é decorrente de uma hemorragia grave, mas sim do tratamento inadequado da perda de sangue lenta e constante. Para otimizar os desfechos, é necessária uma avaliação criteriosa para identificar essa hemorragia lenta (Belfort, 2020).

Avalie se existem hematomas que possam exigir tratamento cirúrgico. O útero teria consistência firme e sangramento vermelho-vivo. Observe se há uma área azulada abaulada localizada logo abaixo da superfície da pele na região perineal (Figura 22.1). Muitas vezes, a mulher se queixará de dor perineal ou pélvica intensa e terá dificuldade para urinar. Além disso, pode apresentar hipotensão, taquicardia e anemia. Com frequência, o obstetra ou o cirurgião faz uma incisão na protrusão na

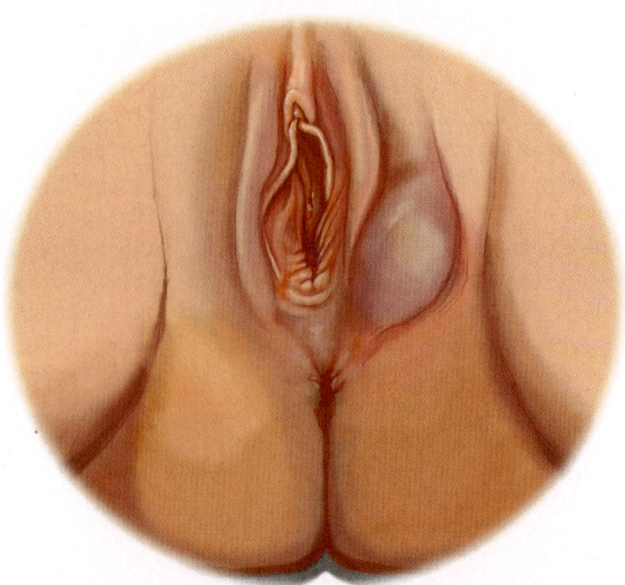

FIGURA 22.1 Hematoma perineal. Observe a massa inchada abaulada.

pele para drenar o sangue retido nos hematomas. Um curativo compressivo é aplicado nessa área para evitar sangramento adicional (Roman, 2019).

Inspecione pele e mucosas à procura de sangramento ou petéquias gengivais e equimoses. Confira os locais de punção venosa à procura de extravasamento de sangue ou um sangramento prolongado. Esses achados podem sugerir a coagulopatia como causa da HPP. Avalie também o volume dos lóquios, que seria muito maior do que o habitual. O débito urinário seria diminuído e com sinais de insuficiência renal aguda. Os sinais vitais mostrariam aumento da frequência de pulso e diminuição do nível de consciência. No entanto, em virtude do volume aumentado de líquido e do sangue decorrente da gestação, os sinais de choque não aparecem até que a hemorragia esteja muito avançada.

Conduta de enfermagem

Quando for encontrado um sangramento excessivo, as medidas iniciais do tratamento visam melhorar o tônus uterino com massagem do fundo do útero imediata, reposição volêmica IV e administração de fármacos uterotônicos. Se esses métodos não forem capazes de controlar o sangramento, mobilizam-se recursos adicionais e o médico emprega intervenções mais agressivas, tais como a compressão bimanual, o tamponamento interno do útero e/ou as técnicas de tamponamento com balão. Outras possíveis causas de sangramento devem ser cuidadosamente exploradas; devem-se obter imediatamente exames laboratoriais, tais como hemograma completo, tipagem sanguínea e reação cruzada, bem como estudos de coagulação. A transfusão de hemoderivados deve ser instituída sem hesitação quando a estimativa de perda de sangue alcançar 1.500 a 2.000 mℓ (Smith, 2019).

---

[2]N.R.T.: E também o mais frequentemente praticado no Brasil, conforme recomendação do Ministério da Saúde. (Fonte: Organização Pan-Americana da Saúde. (2018). *Recomendações assistenciais para prevenção, diagnóstico e tratamento da hemorragia obstétrica*. Brasília: OPAS. Disponível em: https://iris.paho.org/bitstream/handle/10665.2/34879/9788579671241-por.pdf?sequence=1&isAllowed=y. Acesso em: 30 mar. 2022.)

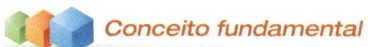
Conceito fundamental

Intervenção prioritária na atonia uterina

Antes de iniciar a massagem do fundo do útero, inicialmente o enfermeiro coloca uma das mãos sobre a sínfise púbica para ancorar o útero e evitar sua possível inversão.

Claramente, em todos os casos de uma hemorragia inesperada, as intervenções discutidas a seguir devem ser realizadas imediatamente. O melhor manejo da HPP consiste em uma abordagem progressiva. Massagem manual do útero e agentes farmacológicos constituem intervenções terapêuticas de primeira linha. Se o sangramento persistir, as intervenções de segunda linha poderiam incluir tamponamento com balão (ou gaze) intrauterino e suturas compressivas uterinas. Se as intervenções de segunda linha também não conseguirem interromper o sangramento, pode ser necessário realizar embolização radiológica, desvascularização ou histerectomia. Histerectomia periparto ainda é o último recurso para salvar a vida das puérperas, pois ela é acompanhada de uma taxa de mortalidade mais elevada do que a da histerectomia não obstétrica. É uma intervenção cirúrgica muito difícil, realizada sob as circunstâncias muito estressantes de uma hemorragia potencialmente fatal (Cunningham et al., 2018). Além disso, muitas vezes são necessárias transfusões de altos volumes, e há riscos significativos de morbidade pós-cirúrgica, como insuficiências renal e hepática, síndrome do desconforto respiratório, coagulopatias, septicemia, hipoxia tecidual e necrose hipofisária (síndrome de Sheehan) (Stevens, 2019). Os desfechos da HPP podem ser melhorados por preparo meticuloso, antecipação dos riscos de HPP e coordenação de profissionais para possíveis procedimentos intervencionistas.

A HPP é uma grave complicação da gestação, muitas vezes inesperada. Mesmo com um imediato tratamento agressivo, o sangramento pós-parto pode evoluir rapidamente para um evento potencialmente fatal. Os enfermeiros perinatais muitas vezes são os primeiros a detectar um sangramento pós-parto importante, e sua resposta inicial imediata mais avaliações continuadas são fundamentais para a antecipação e coordenação das intervenções necessárias. O apoio de uma equipe multiprofissional é fundamental porque os cuidadores obstétricos precisam de uma gama de estratégias médicas e cirúrgicas para controlar o sangramento incontrolável. Como todas as puérperas estão em risco de hemorragia, os enfermeiros precisam de conhecimentos e habilidades para praticar um manejo ativo do terceiro período do trabalho de parto a fim de evitar a hemorragia e reconhecer, avaliar e responder rapidamente à perda excessiva de sangue em suas pacientes.

Massagem do útero

Massageie o útero se detectar atonia uterina. Os músculos uterinos são sensíveis ao toque; a massagem estimula as fibras musculares a se contraírem. Massageie o útero flácido para estimular contrações e a expulsão de quaisquer coágulos sanguíneos acumulados enquanto apoia o segmento inferior do órgão. Conforme o sangue se acumula na vagina, a estase do sangue faz com que se formem coágulos, que precisam ser expelidos conforme se aplica pressão sobre o fundo do útero. Entretanto, observe que massagem excessivamente vigorosa pode esgotar os músculos uterinos, resultando então em mais atonia uterina e aumento da dor, o que complica a situação. Ver Procedimento de enfermagem 22.1, no qual constam as etapas para a massagem do fundo do útero.

Administração de um fármaco uterotônico

Administre um fármaco uterotônico se a massagem repetida do fundo do útero e a expulsão dos coágulos falharem; provavelmente, será necessária uma medicação para fazer com que o útero se contraia a fim de controlar o sangramento do local de inserção da placenta. A injeção de um fármaco uterotônico imediatamente após o nascimento é uma intervenção importante utilizada para evitar a HPP. A ocitocina; o misoprostol; a dinoprostona; o maleato de metilergonovina; e um derivado da prostaglandina, a carboprosta, são fármacos usados para o tratamento da HPP (ver Orientação sobre medicamentos 22.1). No entanto, o misoprostol não está aprovado pela U.S. Food and Drug Administration (FDA) para essa finalidade. A escolha de qual fármaco uterotônico utilizar para o manejo do sangramento depende do julgamento do médico, da disponibilidade de fármacos e dos riscos e benefícios do medicamento.

Todos os enfermeiros precisam estar cientes das contraindicações da administração de cada um dos fármacos usados para controlar a HPP, conforme segue:

- *Ocitocina*: nunca administrar de modo não diluído em injeção IV
- *Misoprostol*: alergia, doença cardiovascular, pulmonar ou hepática ativa
- *Dinoprostona*: doença cardíaca, pulmonar, renal ou hepática ativa
- *Maleato de metilergonovina*: se a puérpera for hipertensa, não administrar
- *Carboprosta*: contraindicada em caso de asma por causa do risco de broncospasmo.

Lembra-se de Joan, a paciente descrita no início do capítulo? O enfermeiro a avalia e descobre que o útero dela está flácido. O que o enfermeiro deve fazer a seguir? Que medidas de enfermagem adicionais poderão ser usadas se o fundo do útero de Joan permanecer flácido? Quando o médico deve ser notificado?

Manutenção da infusão IV primária

Mantenha a infusão IV primária e esteja preparado para iniciar uma segunda infusão em outro local se for necessária uma transfusão de sangue. Colete sangue para

PROCEDIMENTO DE ENFERMAGEM **22.1** Massagem do fundo do útero

Objetivo: promover a contração uterina

1. Após explicar o procedimento para a mulher, colocar uma das mãos enluvada na área acima da sínfise púbica (o que ajuda a apoiar o segmento inferior do útero).

2. Colocar a outra mão enluvada (geralmente a dominante) no fundo do útero.

3. Com a mão no fundo do útero, massageá-lo suavemente de modo circular. Ter cuidado para não massagear em excesso, o que poderia levar a fadiga muscular e relaxamento do útero.

4. Avaliar a firmeza do útero (o tecido uterino responde rapidamente ao toque).

5. Se a consistência do útero estiver firme, aplicar uma pressão suave, mas vigorosa, em um movimento descendente em direção à vagina para remover quaisquer coágulos que possam ter se acumulado.

6. Não tentar remover os coágulos até que a consistência do fundo do útero esteja firme porque a aplicação de pressão firme em um útero não contraído poderia causar inversão uterina, resultando então em hemorragia maciça.

7. Ajudar a puérpera com os cuidados perineais e colocar um absorvente íntimo limpo.

8. Retirar as luvas e lavar as mãos.

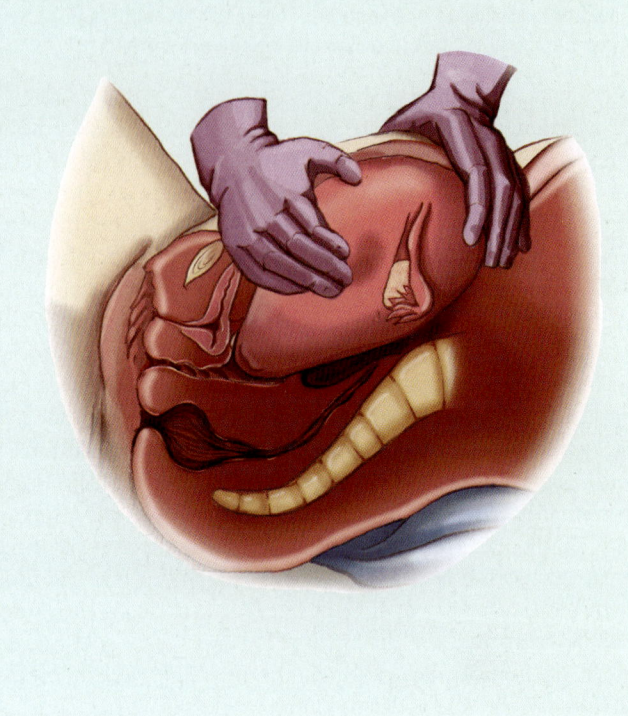

exame de tipagem e reação cruzada e envie-o ao laboratório. Administre ocitócicos conforme prescrito, correlacionando e titulando a velocidade de infusão de acordo com os achados da avaliação relativos à firmeza uterina e aos lóquios. Avalie se há sangramento vaginal visível e conte ou pese os absorventes íntimos.

ATENÇÃO!

Os desfechos da HPP podem ser melhorados por preparo meticuloso, antecipação dos riscos de HPP em todas as mulheres internadas e coordenação de profissionais para possíveis procedimentos intervencionistas.

Verificação dos sinais vitais

Dependendo da gravidade do estado de saúde da puérpera, verifique os sinais vitais a cada 15 a 30 minutos. Monitore o hemograma para identificar qualquer déficit ou avaliar a adequação da reposição. Avalie o nível de consciência da puérpera para determinar as mudanças que possam resultar da perfusão cerebral inadequada.

Um cateter de Foley é rotineiramente colocado para manter a bexiga urinária vazia e evitar o deslocamento do útero. O achado de um fundo do útero acima da cicatriz umbilical e desviado lateralmente indica que a bexiga está cheia e interfere na contração do útero para diminuir o sangramento.

Preparo da puérpera para a remoção de restos placentários retidos

Prepare a puérpera para a remoção de restos placentários retidos, geralmente separados e removidos pelo médico manualmente. Certifique-se de que o médico permaneça no local por tempo suficiente após o parto para avaliar o estado de sangramento da puérpera e determinar sua etiologia. Auxilie o profissional da saúde a suturar quaisquer lacerações imediatamente para controlar a hemorragia e reparar o tecido.

Os enfermeiros devem antecipar e preparar a puérpera para transferi-la para o centro cirúrgico para uma intervenção se as técnicas de tamponamento não conseguirem alcançar a hemostasia. O banco de sangue deve ser notificado de que podem ser necessárias transfusões adicionais. A condição da puérpera deve ser acompanhada atentamente à procura de sinais de choque hipovolêmico.

Avaliação contínua da puérpera à procura de sinais e sintomas de choque hemorrágico

Avalie continuamente a puérpera à procura de sinais e sintomas de choque hemorrágico, uma condição na qual a perfusão inadequada dos órgãos resulta em reserva insuficiente de oxigênio para atender às necessidades metabólicas dos tecidos (Jordan et al., 2019).

ORIENTAÇÃO SOBRE MEDICAMENTOS 22.1 Fármacos utilizados para controlar a hemorragia pós-parto

Fármaco	Ação/indicação	Implicações para a enfermagem
Terapia de primeira linha com ocitocina	Estimula o útero a se contrair para controlar o sangramento no local de inserção placentária 20 a 40 unidades em 1.000 mℓ por via intravenosa (IV) ou 10 unidades por via intramuscular (IM)	Avaliar se o fundo do útero apresenta evidências de contração e comparar o volume de sangramento a cada 15 min ou de acordo com a prescrição Monitorar os sinais vitais a cada 15 min Monitorar o tônus uterino para evitar a hiperestimulação Tranquilizar a puérpera a respeito da necessidade de contração uterina e administrar analgésicos para o seu conforto Oferecer explicações à mulher e aos familiares sobre o que está ocorrendo e o propósito da medicação Fornecer medidas não farmacológicas de conforto para ajudar no controle da dor Configurar a infusão IV como uma infusão secundária em uma linha IV principal (em Y ou duas vias). Isso assegura que o medicamento possa ser facilmente interrompido em caso de hiperestimulação ou efeitos adversos enquanto se mantêm o acesso venoso e a infusão principal
Misoprostol	Estimula o útero a se contrair para reduzir o sangramento; um análogo da prostaglandina 800 µg por via retal (VR), dose única (variação: 400 a 1.000 µg)	Contraindicações: nunca administrar puro em injeção IV Conforme citado anteriormente. Não aprovado pela FDA para essa indicação, mas é um tratamento farmacológico muito eficaz para a hemorragia pós-parto aguda Contraindicações: alergia, doença cardiovascular, pulmonar ou hepática ativa; usar com precaução em puérperas asmáticas
Dinoprostona	20 mg por supositório vaginal ou retal Pode ser repetido a cada 2 h	Monitorar a pressão arterial com frequência, visto que a hipotensão é um efeito colateral frequente, como também vômitos e diarreia, náuseas e elevação da temperatura corporal
Maleato de metilergonovina	Estimula o útero para evitar e tratar a hemorragia pós-parto decorrente da atonia ou subinvolução 0,2 mg injeção IM Pode ser repetido em 5 min A partir de então, a cada 2 a 4 h	Avaliar o sangramento basal, o tônus uterino e os sinais vitais a cada 15 min ou de acordo com o protocolo Oferecer explicações à puérpera e aos familiares sobre o que está ocorrendo e o propósito da medicação Monitorar à procura de possíveis efeitos adversos, tais como hipertensão, convulsões, cólicas uterinas, náuseas, vômitos e palpitações Relatar imediatamente quaisquer queixas de dor torácica Contraindicações: hipertensão arterial
Prostaglandina (PGF2α), carboprosta	Estimula as contrações uterinas para tratar a hemorragia pós-parto decorrente da atonia uterina quando não controlada por outros métodos 0,25 mg injeção IM Pode ser repetida a cada 15 a 90 min até oito doses Estimula as contrações uterinas para reduzir o sangramento quando este não for controlado pelo tratamento de primeira linha com ocitocina	Avaliar os sinais vitais, as contrações uterinas, o nível de conforto da puérpera e o sangramento conforme o protocolo Oferecer explicações à puérpera e aos familiares sobre o que está ocorrendo e o propósito da medicação Monitorar à procura de possíveis efeitos adversos, tais como febre, calafrios, cefaleia, náuseas, vômitos, diarreia, rubor e broncoespasmo Contraindicações: asma ou doença cardiovascular ativa O mesmo que acima Contraindicações: doença cardíaca, pulmonar, renal ou hepática ativa

Resnik, R., Lockwood, C. J., Moore, T. R., Greene, M. F., Copel, J. A., & Silver, R. M. (2019). *Creasy & Resnik's Maternal-fetal Medicine: principles and practice* (8th ed.). Elsevier; Skidmore-Roth, L. (2021). Mosby's 2021 nursing drug reference (34th ed.). Mosby Elsevier; e Wormer, K. C., & Bryant, S. B. (2019). *Pregnancy, acute postpartum hemorrhage.* StatPearls. Disponível em: https://www.ncbi.nlm.nih.gov/books/NBK499988/. Acesso em: 19 nov. 2019.

O choque hemorrágico é a modalidade mais comum de choque encontrada na prática obstétrica. Subsequentemente, desenvolve-se um estado catabólico, resultando então em inflamação, disfunção endotelial e interrupção dos processos metabólicos normais nos órgãos vitais. Uma vez que esses eventos se estabeleçam, o processo de choque muitas vezes é irreversível, mesmo que os déficits de volume e de hemácias sejam corrigidos. As principais metas terapêuticas para o choque hemorrágico incluem controle da fonte de perda de sangue, reanimação hídrica, correção do desequilíbrio entre a oferta e o consumo de oxigênio e tratamento da CIVD (Udeani, 2019).

A HPP é uma experiência traumática porque acontece em um momento em que não se esperam complicações clínicas, pois o que geralmente é esperado é alegria com o nascimento. Avalie o nível de ansiedade da puérpera; a mulher que está entrando em choque hipovolêmico fica bastante ansiosa e pode perder a consciência. Os entes queridos dela também sofrem um alto nível de ansiedade e precisam de muito apoio.

Monitore a pressão arterial, o pulso, o enchimento capilar, a condição mental e o débito urinário da puérpera. Essas avaliações possibilitam prever a intensidade da perda de sangue e ajudam no tratamento direto. Se a mulher desenvolver choque hemorrágico, as intervenções concentram-se em controlar a fonte de perda de sangue, restaurar a capacidade adequada de transporte de oxigênio e manter a perfusão tecidual adequada. O sucesso do tratamento depende da colaboração eficiente entre todos os membros da equipe de saúde para atender às necessidades específicas da puérpera.

No caso de a puérpera apresentar púrpura trombocitopênica idiopática, prepare-se para administrar glicocorticoides, imunoglobulina IV, anti-RhoD IV e transfusões de plaquetas. Prepare a mulher para uma esplenectomia se os tecidos em sangramento não responderem ao tratamento conservador. Esteja alerta em relação às puérperas com tendência de sangramento anormal, e garanta que elas recebam diagnóstico e tratamento adequados. Oriente-as a evitar a hemorragia grave aprendendo a palpar e massagear o fundo do útero quando este estiver flácido; a ajudar o enfermeiro a manter o controle do número de absorventes íntimos e a quantidade de sangramento neles; e a evitar quaisquer fármacos com atividade antiplaquetária, tais como o ácido acetilsalicílico, os anti-histamínicos ou os anti-inflamatórios não esteroidais (AINEs).

Instituição de medidas de emergência em caso de desenvolvimento de CIVD

Se a puérpera desenvolver CIVD, institua medidas de emergência para controlar o sangramento e o choque iminente e se prepare para transferi-la para a unidade de terapia intensiva. A identificação da condição subjacente e a eliminação do fator causal são essenciais para corrigir o problema de coagulação. Esteja pronto para repor o volume de líquido, administrar hemoderivados e otimizar a oxigenação e a perfusão da puérpera para garantir o débito cardíaco adequado e a perfusão dos órgãos-alvo. Reavalie continuamente o estado de coagulação dela por meio de exames laboratoriais. A CIVD evolui rapidamente para a falência de múltiplos órgãos e para a morte, particularmente se o reconhecimento for tardio e o tratamento não for instituído precocemente. Uma alta dose de suspeição ainda é fundamental para melhorar os resultados.

Monitore os sinais vitais atentamente, permanecendo alerta para as mudanças que sinalizam agravamento do sangramento ou choque iminente. Observe os primeiros sinais de equimoses, incluindo sangramento espontâneo de gengiva ou nariz, petéquias, sangramento excessivo no local da incisão da cesariana ou acesso venoso, hematúria e sangue nas fezes. As manifestações tardias incluem mudanças progressivas nos sinais vitais e na

coloração da pele, assim como redução do débito urinário. Coletivamente, esses achados correlacionam-se com diminuição no volume de sangue, redução na perfusão de tecidos periféricos e órgãos e coágulos na microcirculação. Os objetivos do tratamento são otimizar a função hemodinâmica, melhorar a oxigenação dos tecidos e reduzir o risco de disfunção de órgão-alvo e a incidência de morbidade e mortalidade (Troiano et al., 2019).

> **ATENÇÃO!**
>
> Lembre-se sempre das cinco causas de HPP e das intervenções adequadas para cada uma: (1) atonia uterina – massagem e ocitócicos; (2) tecido placentário retido – retirada e ocitócicos; (3) lacerações ou hematoma – reparo cirúrgico; (4) trombina (distúrbios de sangramento) – hemoderivados; e (5) inversão uterina causada pelo excesso de tração no cordão umbilical – reposicionamento delicado do útero e ocitócicos.

Institua medidas para evitar traumatismo ou lesão teciduais, tais como administrar injeções e tirar sangue. Também preste apoio emocional à puérpera e à sua família ao longo desse período crítico, estando prontamente disponível e fornecendo explicações e tranquilização.

Prevenção da hemorragia pós-parto

Evite a episiotomia, a menos que seja necessário um parto de emergência e o períneo seja um fator limitante. É importante ter a presença intraparto contínua de um enfermeiro obstetra ou uma obstetriz experiente. Forneça um manejo ativo do terceiro período do trabalho de parto, incluindo a administração de um fármaco uterotônico após o nascimento da porção anterior do ombro, tração suave e controlada do cordão umbilical para remover a placenta e massagem uterina após a saída da placenta. Os autores de uma revisão da Cochrane concluíram que o manejo ativo do terceiro período do trabalho de parto está associado a perda reduzida de sangue, diminuição do risco de HPP e redução no prolongamento do terceiro período do parto (Begley et al., 2019).

O treinamento frequente dos funcionários e a simulação de episódios de HPP ajudarão a manter as habilidades atualizadas. Os enfermeiros devem identificar e corrigir a anemia, bem como rastrear coagulopatias, antes do trabalho de parto e do parto. Após o nascimento, é importante inspecionar a integridade da placenta (depois da dequitação). Avalie a puérpera à procura de lacerações no sistema genital inferior imediatamente após o nascimento e reavalie seus sinais vitais e seu fluxo vaginal após o parto. Por fim, é importante estar ciente das crenças da puérpera em relação às transfusões sanguíneas. Recentemente, um grupo de trabalho representando as principais organizações de profissionais da saúde que atendem mulheres elaborou um "pacote de segurança" para o caso de hemorragia obstétrica, cujo propósito é melhorar os desfechos da HPP. Algumas das ações incluem:

- Ter um carrinho de materiais sobre hemorragia com suprimentos e folhetos com instruções em todas as unidades obstétricas
- Ter acesso imediato aos medicamentos usados no tratamento da hemorragia grave
- Montar uma equipe de resposta no hospital que possa ser chamada em caso de HPP
- Elaborar protocolos de liberação de emergência de hemoderivados no banco de sangue
- Orientar toda a equipe sobre os protocolos e realizar treinamentos frequentes na unidade (Mann et al., 2018).

Em resumo, o monitoramento atento dos sinais vitais da puérpera, os exames laboratoriais (particularmente o coagulograma) e o diagnóstico imediato da causa da HPP são fatores muito importantes para a redução das taxas de morbidade e de mortalidade maternas. Os profissionais de enfermagem precisam estar sempre preparados para identificar os sinais e os sintomas de HPP para reconhecer o comprometimento materno e para lidar imediatamente com a sua condição. Ao identificar a hemorragia prontamente e fornecer intervenções rápidas, a mortalidade e a morbidade maternas podem ser reduzidas. Os quatro "Rs" (rapidez, reconhecimento, resposta e relatório) são os princípios da redução da morbidade e da mortalidade maternas evitáveis com base nas melhores práticas. Todos os profissionais da saúde e enfermeiros precisam adotar esse protocolo e estar sempre preparados (Mann et al., 2018).

> Inicia-se uma infusão IV de ocitocina a Joan. Que avaliação precisa ser feita repetidamente para se certificar de que ela não esteja perdendo muito sangue? Que orientações de alta devem ser reforçadas a Joan?

CONDIÇÕES TROMBOEMBÓLICAS VENOSAS

O tromboembolismo venoso é uma complicação potencialmente grave do período pós-parto. Constitui uma das principais causas de morbidade e de mortalidade maternas, tem uma incidência anual de uma em cada mil gestações e um risco 10 vezes maior do que o da população não grávida (ACOG, 2018c). Uma trombose (coágulo de sangue no lúmen de um vaso sanguíneo) pode causar inflamação do revestimento do vaso sanguíneo (tromboflebite), que, por sua vez, pode levar à tromboembolia (obstrução de um vaso sanguíneo por um coágulo de sangue transportado pela circulação do local de origem). Os trombos podem envolver as veias superficiais ou profundas das pernas ou da pelve. A trombose venosa superficial geralmente envolve as safenas e limita-se à perna. A tromboflebite superficial pode ser causada pela posição de litotomia durante o parto.

A trombose venosa profunda (TVP) pode envolver as veias profundas do pé até a panturrilha, as coxas ou a pelve. Em ambas as localizações, os trombos podem se desalojar e migrar para os pulmões, causando então embolia pulmonar (EP).

A TVP é uma condição comum que pode ter complicações graves. Os trombos venosos profundos têm alta probabilidade de se propagar e resultar em EP, o que pode causar dor torácica, dispneia e morte súbita. Assim, é imperativo um diagnóstico preciso e oportuno da TVP, que, embora muitas vezes seja clinicamente silenciosa, pode manifestar-se por vários sinais e sintomas, o que inclui dor na panturrilha, edema e distensão venosa.

As três condições tromboembólicas venosas que mais comumente ocorrem durante o período pós-parto são a trombose venosa superficial, a TVP e a EP. Embora os distúrbios tromboembólicos venosos ocorram em menos de 1% das puérperas, a EP pode ser fatal se um coágulo obstruir a circulação pulmonar; portanto, a identificação e o tratamento precoces são fundamentais. O risco de tromboembolismo venoso é maior durante as primeiras 3 semanas após o parto. As mulheres com complicações obstétricas correm risco mais elevado de tromboembolismo venoso, que permanece elevado durante as primeiras 12 semanas após o parto (CDC, 2019c).

Fisiopatologia

A formação do trombo tipicamente resulta de estase venosa, de lesões na camada mais interna do vaso sanguíneo e da hipercoagulabilidade relacionada à gestação. A estase venosa e a hipercoagulabilidade são comuns no período pós-parto.

Se um coágulo se desprende e se desloca até a circulação pulmonar, pode ocorrer EP. Quando o coágulo é suficientemente grande para bloquear um ou mais vasos que irrigam os pulmões, pode resultar em morte súbita. Anualmente, ocorrem aproximadamente 600 mil casos de EP nos EUA, e eles resultam em 60 mil a 100 mil mortes (CDC, 2019b). Apenas 25% de todos os pacientes com EP são efetivamente diagnosticados, o que indica que milhares de EPs passam despercebidas. Muitas mortes decorrentes dessa condição não são reconhecidas e frequentemente o diagnóstico é feito na necropsia. Nos EUA, a EP é uma das causas de morte relacionada à gestação. O diagnóstico de EP deve ser sempre considerado quando uma mulher no período pós-parto apresentar dispneia ou hipoxia (Malhotra & Weinberger, 2019). Uma revisão nacional das complicações obstétricas graves encontrou um aumento significativo na incidência de EP associada à elevação das taxas de cesariana e de obesidade. O tratamento adequado de eventos trombóticos na gestação com heparina (não fracionada ou de baixo peso molecular) é importante para a prevenção de trombose e desenvolvimento de EP (Norwitz et al., 2019).

Avaliação de enfermagem

Examine a puérpera atentamente à procura de fatores de risco e sinais e sintomas de tromboflebite. Procure fatores de risco na anamnese dela, tais como uso de contraceptivos orais antes da gestação, tabagismo, emprego que exija ficar em pé por tempo prolongado, histórico de trombose, tromboflebite ou endometrite, ou evidências atuais de varizes. Também observe outros fatores que possam aumentar o risco da puérpera, o que inclui repouso no leito prolongado, diabetes melito, obesidade, cesariana, distensibilidade das veias das pernas induzida pela progesterona durante a gestação, anemia grave, varizes, idade acima de 34 anos e multiparidade. A probabilidade de tromboflebite é aumentada durante a maior parte da gestação e durante aproximadamente 12 semanas após o parto. Isso é parcialmente decorrente do aumento da viscosidade das plaquetas e, também, da redução na atividade fibrinolítica. Uma vez que o coágulo se forma, é provável que se estenda se os fatores predisponentes persistirem ao longo do tempo, como ocorre com a gestação (Blackburn, 2018).

Pergunte à puérpera se ela sente dor nos membros inferiores ou se eles estão sensíveis. Suspeite de trombose venosa superficial na puérpera com varizes que relata desconforto ou região sensível no local da trombose, mais comumente na área da panturrilha. A área parece avermelhada no trajeto da veia e é quente ao toque. A mulher relatará aumento da dor na perna afetada ao deambular e sustentar peso.

Com frequência não há manifestações da TVP, ou estas são difusas. Quando há, são causadas por processo inflamatório e obstrução do retorno venoso. A TVP é mais comum na extremidade inferior esquerda, provavelmente devido à compressão da artéria ilíaca esquerda. Podem ser observados inchaço e sensibilidade nas panturrilhas, diferença na circunferência das pernas, eritema, calor, sensibilidade, dor à palpação das panturrilhas e edema podálico.

Esteja alerta para os sinais e os sintomas de EP, incluindo o início súbito e inexplicável de dispneia e dor torácica. A mulher pode estar apreensiva e com sudorese. As manifestações adicionais podem incluir taquipneia, taquicardia, febre, hipotensão, síncope, distensão venosa jugular, diminuição da saturação de oxigênio (evidenciada pela oximetria de pulso), arritmias cardíacas, hemoptise e mudança repentina na condição mental em decorrência da hipoxemia (Cunningham et al., 2018). Prepare a puérpera para uma tomografia do pulmão para confirmar o diagnóstico.

Conduta de enfermagem

A conduta de enfermagem concentra-se na prevenção de doenças trombóticas, promovendo a circulação adequada em caso de trombose e orientando a mulher a respeito das medidas de prevenção, da terapia anticoagulante e dos sinais de perigo.

Prevenção de condições trombóticas

A prevenção de doenças trombóticas é um aspecto essencial da conduta de enfermagem e pode ser promovida com o uso rotineiro de medidas simples:

- Desenvolver a conscientização do público a respeito dos fatores de risco, dos sintomas e das medidas preventivas
- Evitar a estase venosa, incentivando atividades que façam com que os músculos das pernas se contraiam e promovam o retorno venoso (exercícios de perna e deambulação)
- A dorsiflexão e a flexão plantar dos pés associadas à posição sentada por períodos prolongados para promover o retorno venoso
- Usar dispositivos de compressão sequencial intermitente para produzir contrações musculares passivas da perna até que a puérpera esteja deambulando
- Elevar as pernas da puérpera acima do nível do coração para promover o retorno venoso
- Abolir o tabagismo para reduzir ou evitar vasoconstrição
- Aplicar meias compressivas e removê-las diariamente para inspecionar as pernas
- Usar exercícios de respiração profunda no pós-operatório para melhorar o retorno venoso ao aliviar a pressão torácica negativa sobre as veias das pernas
- Reduzir a hipercoagulabilidade com o uso de ácido acetilsalicílico ou anticoagulante
- Impedir o acúmulo venoso, evitando colocar travesseiros sob os joelhos, não cruzando as pernas por períodos prolongados e não as deixando sobre apoios por longos períodos
- Acolchoar os apoios para reduzir a pressão contra o ângulo poplíteo
- Evitar ficar sentada ou em pé na mesma posição por períodos prolongados
- Evitar o traumatismo às pernas para não causar danos à parede das veias
- Aumentar a ingestão de líquidos para evitar a desidratação
- Evitar o uso de contraceptivos orais.

Para as puérperas em situação de risco, a deambulação precoce é o método mais fácil e de melhor relação custo/benefício. O uso de meias compressivas diminui a trombose venosa da região distal da panturrilha por meio da redução da estase venosa e aumento do retorno venoso (Dutton et al., 2020). As mulheres que correm alto risco de doença tromboembólica por causa dos fatores de risco ou de episódio pregresso de TVP ou EP podem ser submetidas a tratamento anticoagulante profilático durante a gestação. Pode ser administrada uma heparina de baixo peso molecular, como a enoxaparina, assim como a rivaroxabana, a apixabana ou o etexilato de dabigatrana (King et al., 2019). Tipicamente, isto é interrompido durante o trabalho de parto e o parto e, em seguida, reiniciado durante o período pós-parto.

Promoção da circulação adequada

A base do tratamento das condições tromboembólicas venosas é a anticoagulação, enquanto intervenções como trombólise e colocação de filtros na veia cava inferior são reservadas para circunstâncias específicas. Para a mulher com trombose venosa superficial, administre AINEs para analgesia, propicie repouso e elevação da perna afetada, aplique compressas mornas sobre a área afetada para promover a cicatrização e use meias antiembólicas para promover a circulação para as extremidades.

Para a mulher com TVP, implemente repouso no leito ou uma deambulação limitada, se o médico prescrever, e elevação do membro acometido. Essas ações ajudam a reduzir a tumefação intersticial e promovem o retorno venoso daquela perna. Coloque meias compressivas nos dois membros inferiores, conforme prescrito. Coloque-as corretamente para evitar o excesso de compressão e constrição, e incentive a mulher a usá-las continuamente. Também podem ser utilizados dispositivos de compressão sequencial em mulheres com veias varicosas, histórico de tromboflebite ou parto cirúrgico.

Geralmente, inicia-se terapia anticoagulante utilizando-se uma infusão IV contínua de heparina de baixo peso molecular em conjunto com antagonistas da vitamina K para prolongar o tempo de coagulação e evitar a extensão da trombose. Monitore o coagulograma da mulher atentamente; isso inclui o tempo de tromboplastina parcial ativada (TTPa), o tempo de tromboplastina parcial no sangue total e a contagem de plaquetas. Dependendo dos valores de normalização utilizados, o valor terapêutico de TTPa tipicamente varia de 35 a 45 segundos (Pagana et al., 2019). Também aplique compressas mornas no membro inferior afetado e administre analgésicos, conforme prescrito, para diminuir o desconforto.

Após alguns dias de tratamento IV com heparina de baixo peso molecular, prepare-se para começar um anticoagulante oral conforme prescrição médica. Na maioria dos casos, a mulher continuará fazendo uso desse medicamento durante vários meses após a alta.

Para a mulher que desenvolve EP, institua de imediato medidas de emergência. Os objetivos do tratamento são impedir o crescimento ou a multiplicação dos trombos nos membros inferiores, evitar que mais trombos se desloquem para o sistema vascular pulmonar e fornecer suporte cardiopulmonar, se necessário. Administre oxigênio via máscara ou cânula, conforme prescrição, e inicie o tratamento com heparina de baixo peso molecular IV (com a dose titulada de acordo com os resultados do coagulograma). Mantenha a mulher em repouso e administre analgésicos, conforme prescrito para o alívio da dor. Esteja preparado para ajudar na administração de agentes trombolíticos, como a alteplase (tPA), que pode ser utilizada para dissolver a EP e a fonte do trombo na pelve ou nas veias profundas da perna, reduzindo, assim, o potencial de recorrência.

Orientações à mulher

Forneça orientações a respeito do uso da terapia anticoagulante e dos sinais de perigo que devem ser relatados (ver Diretrizes de ensino 22.1). Forneça orientações antecipadas e apoio a respeito dos sinais associados a complicações e riscos.

DIRETRIZES DE ENSINO **22.1**
Orientações para evitar hemorragias relacionadas à terapia anticoagulante

- Prestar atenção aos possíveis sinais de sangramento e notificar o médico em caso de:
  - Sangramentos nasais
  - Sangramento nas gengivas ou boca
  - Fezes escuras
  - Vômito marrom em "borra de café"
  - Tosse com expectoração de muco salpicado de vermelho a marrom
  - Drenagem do local da incisão, local da episiotomia, corte ou arranhadura
  - Urina tingida de rosa, vermelho ou marrom
  - Contusões, "marcas escuras azuladas"
  - Aumento do volume dos lóquios (em relação ao nível atual)
- Medidas práticas para reduzir o risco de hemorragia:
  - Escovar os dentes delicadamente com uma escova com cerdas macias
  - Usar um barbeador elétrico ao se depilar
  - Evitar atividades que possam causar ferimentos, arranhões, hematomas ou cortes
  - Não utilizar produtos de venda livre que contenham ácido acetilsalicílico ou seus derivados
  - Evitar consumir álcool
  - Informar os outros médicos, especialmente os dentistas, a respeito do uso de anticoagulantes
- Certificar-se de fazer todos os exames laboratoriais de acompanhamento conforme agendado
- Se por acaso se cortar ou esfolar, aplicar pressão direta firme ao local por 5 a 10 minutos. Fazer o mesmo depois de receber injeções ou coletar amostras de sangue
- Usar uma pulseira ou bracelete de identificação que indique que está fazendo uso de um anticoagulante
- Eliminar os fatores de risco modificáveis para TVP (tabagismo, uso de contraceptivos orais, sedentarismo e obesidade)
- Entender a importância do uso de meias compressivas
- Evitar roupas apertadas e ficar em pé ou sentada por tempo prolongado em uma posição imóvel e dependente das pernas
- Ficar atenta aos sinais e aos sintomas de perigo (início súbito de dor torácica, dispneia e taquipneia) para relatá-los ao médico.

INFECÇÃO PÓS-PARTO

A infecção durante o período pós-parto é uma causa comum de morbidade e mortalidade maternas. Em geral, estima-se que a infecção pós-parto ocorra em até 8% de todos os nascimentos e represente 15% da mortalidade materna global. Há maior ocorrência na cesariana do que nos partos vaginais (Wong, 2019). A condição é definida como hipertermia de 38°C ou superior depois das primeiras 24 horas após o parto e que, excluindo as primeiras 24 horas, ocorre em pelo menos 2 dos primeiros 10 dias após o nascimento (Woodd et al., 2019).

Os fatores de risco incluem parto cirúrgico, ruptura prolongada das membranas corioamnióticas, trabalho de parto demorado com múltiplos toques vaginais, higienização inadequada das mãos, monitoramento fetal interno, manipulação uterina, corioamnionite, parto instrumentalizado, obesidade, infecção não tratada antes do parto, retenção de restos placentários, diabetes melito gestacional, extremos etários da gestante, condições socioeconômicas ruins e anemia durante a gestação (Jordan et al., 2019).

As infecções conseguem facilmente entrar no sistema genital feminino externamente e ascender através das estruturas genitais internas. As puérperas correm risco aumentado de infecção em virtude de traumatismo tecidual durante o parto e vulnerabilidade no local de separação da placenta e no da incisão da cesariana. Além disso, as alterações fisiológicas normais do parto aumentam o risco de infecção pela diminuição da acidez vaginal em decorrência da existência de líquido amniótico, sangue e lóquios, os quais são alcalinos. O ambiente alcalino propicia o crescimento de bactérias. Os sinais e os sintomas de infecção pós-parto incluem temperatura elevada, mal-estar generalizado, dor, calafrios, aumento da frequência cardíaca, dor abdominal e lóquios com odor fétido.

As infecções pós-parto geralmente são causadas por microrganismos que constituem a flora vaginal normal, tipicamente uma mistura de espécies aeróbias e anaeróbias. Geralmente, são polimicrobianas e envolvem os seguintes microrganismos: *Staphylococcus aureus*, *Escherichia coli*, *Klebsiella*, *Gardnerella vaginalis*, gonococos, coliformes, estreptococos hemolíticos do grupo A ou B, *Chlamydia trachomatis* e microrganismos anaeróbios comuns à vaginose bacteriana. A prevenção pode ser feita por rastreamento e tratamento da colonização vaginal durante a gestação (Resnik et al., 2019). As infecções pó-parto comuns incluem endometrite, infecções no local cirúrgico e no trato urinário e mastite.

Endometrite

Endometrite é uma infecção uterina que tipicamente se desenvolve nos primeiros 2 a 4 dias após o parto ou até mesmo 6 semanas depois. É uma condição infecciosa que envolve o endométrio, a decídua e o miométrio adjacente ao útero. A extensão da endometrite pode resultar em parametrite, que envolve o ligamento largo e, possivelmente, os ovários e as tubas uterinas, ou em tromboflebite pélvica séptica, que ocorre quando a infecção se espalha ao longo das vias venosas para a pelve (King et al., 2019).

A cavidade uterina é estéril até a ruptura do âmnio. Como consequência do trabalho de parto, do parto e das manipulações associadas, bactérias aeróbias e anaeróbias podem contaminar o útero. Na maioria dos casos, as bactérias responsáveis pelas infecções pélvicas são aquelas que normalmente residem no intestino, na vagina, no períneo e no colo do útero, tais como *E. coli*, *Klebsiella pneumoniae* ou *G. vaginalis*.

O risco de endometrite aumenta consideravelmente após uma cesariana. A endometrite puerperal é 25 vezes mais comum nas mulheres que se submeteram a cesarianas do que ao parto vaginal (Taylor & Pillarisetty, 2020). Tipicamente, trata-se da extensão de uma corioamnionite que existia antes do nascimento (na verdade, pode ser o motivo pelo qual a cesariana foi realizada). Além disso, o traumatismo aos tecidos e a incisão na pele (incisão) fornecem pontos para as bactérias entrarem no corpo e se multiplicarem.

O ACOG (2018d) recomenda o uso de uma dose de antibiótico (terapia profilática) administrada 1 hora antes de qualquer cesariana, o que atualmente se tornou a prática-padrão nos EUA. Após a ruptura das membranas corioamnióticas durante o trabalho de parto e o parto, o útero torna-se mais suscetível a colonização e infecção, sobretudo se o trabalho de parto tiver sido prolongado. Qualquer área traumatizada durante o parto é suscetível à infecção.

Infecções no local cirúrgico

Qualquer rachadura na pele ou nas mucosas é uma porta aberta para as bactérias. Na puérpera, os locais de infecção da ferida incluem as incisões de cesariana, o local da episiotomia no períneo e as lacerações do sistema genital (Figura 22.2). As infecções de ferida geralmente não são identificadas antes da alta hospitalar porque os sinais e os sintomas podem não aparecer até 24 a 48 horas após o parto.

Infecções do trato urinário

As infecções do trato urinário são mais comumente causadas por bactérias muitas vezes encontradas na flora intestinal, tais como *E. coli*, *Klebsiella*, *Proteus* e espécies de *Enterobacter*. A manipulação invasiva da uretra (p. ex., cateterismo vesical), os frequentes exames de toque vaginal e o traumatismo genital aumentam a probabilidade de infecção do trato urinário. As infecções podem causar frequência urinária, urgência, disúria e dor abdominal baixa. É a causa mais comum de febre na puérpera. O diagnóstico definitivo é feito com uma amostra de urina recém-coletada, que revela um número significativo de bactérias, e a infecção é tratada com antibióticos.

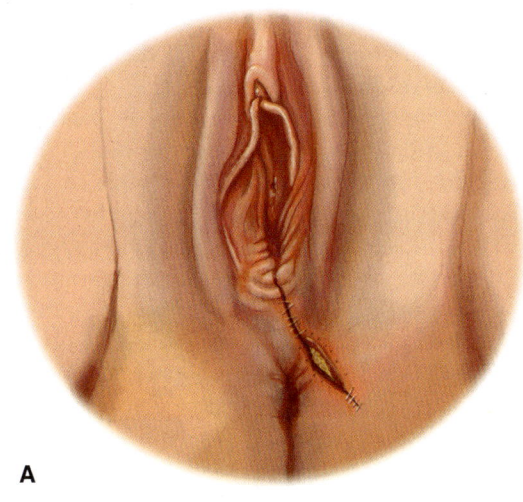

A

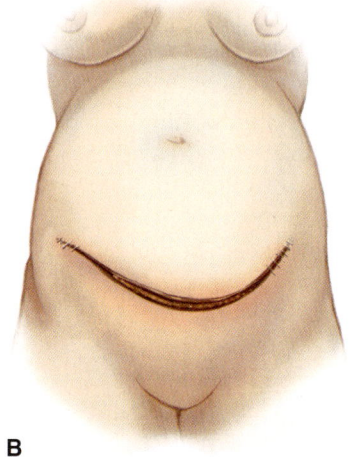

B

FIGURA 22.2 Infecções de ferida pós-parto. **A.** Local da episiotomia infectado. **B.** Incisão de cesariana infectada.

Mastite

A **mastite** é definida como uma inflamação da glândula mamária. É um problema comum que pode ocorrer nos primeiros 2 dias até 2 semanas após o parto. Estima-se que 10% das lactantes desenvolvam mastite lactacional (Dixon, 2019). Os fatores de risco associados à mastite incluem estase do leite em decorrência de aleitamento materno infrequente e inconsistente, episódios anteriores de mastite e traumatismo do mamilo. Além de causar um desconforto significativo, é um motivo frequente para as mulheres pararem de amamentar. Pode resultar de qualquer evento que leve à estase do leite: drenagem insuficiente da mama; desmame rápido; suprimento excessivo de leite; compressão das mamas por um sutiã mal ajustado; ducto bloqueado; interrupção episódica na amamentação; e traumatismo do mamilo por fissuras, rachaduras ou bolhas (King et al., 2019). O microrganismo infectante mais comum é o *S. aureus*, que vem da boca ou da garganta do recém-nascido que está sendo amamentado. *Staphylococcus albus*, *E. coli* e estreptococos também são agentes causais, mas encontrados com menos frequência. A infecção pode ser transmitida dos ductos lactíferos para um lóbulo secretor, de uma fissura no mamilo aos vasos linfáticos periductais, ou pela circulação (Figura 22.3) (Resnik et al., 2019). Se a mastite não for tratada adequadamente, pode-se desenvolver um abscesso. Sintomas de gripe muitas vezes são os primeiros experimentados pela mãe. As mamas ficam hiperemiadas, sensíveis e quentes ao toque. O quadrante superior externo da mama é o local mais comum para a ocorrência de mastite porque a maior parte do tecido mamário está localizada nesse local, e as mamas direita e esquerda são igualmente acometidas. A remoção eficaz do leite, a medicação para a dor e a antibioticoterapia têm sido os pilares do tratamento.

Conduta terapêutica

ENDOMETRITE

Em caso de endometrite, utilizam-se antibióticos de amplo espectro para tratar a infecção. A conduta terapêutica também inclui medidas para restaurar e promover o equilíbrio hidreletrolítico, proporcionar analgesia e fornecer apoio emocional. Na maioria das mulheres tratadas, a febre diminui e os sinais e os sintomas cessam nas primeiras 48 a 72 horas após o início da antibioticoterapia.

INFECÇÕES NO LOCAL CIRÚRGICO

O tratamento das infecções no local cirúrgico envolve o reconhecimento da infecção, seguido da abertura da ferida para possibilitar a drenagem. Para evitar o desenvolvimento de uma infecção mais grave ou a propagação da infecção para as estruturas adjacentes, iniciam-se o manejo asséptico da ferida com luvas estéreis e a troca frequente dos curativos (se for o caso), a higiene adequada das mãos, a troca repetida dos absorventes íntimos, a hidratação e

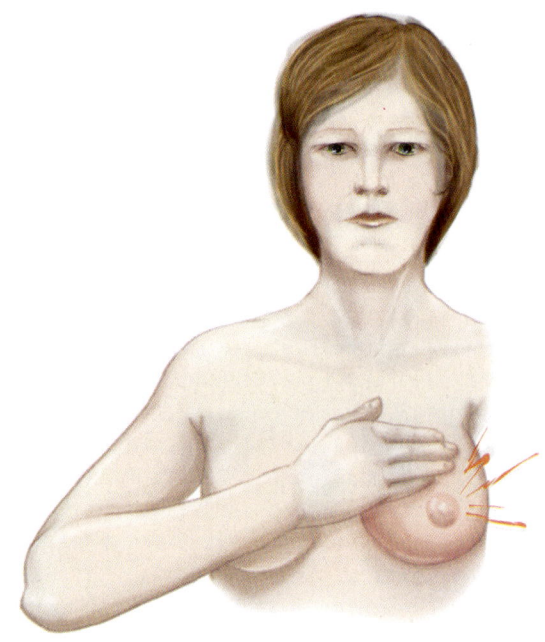

FIGURA 22.3 Na mastite, a área da mama fica macia, quente, hiperemiada e dolorosa.

a deambulação para evitar a estase venosa e melhorar a circulação. Os antibióticos parenterais são a base do tratamento. Os analgésicos também são importantes porque muitas vezes a mulher sente desconforto no local da ferida.

INFECÇÕES DO TRATO URINÁRIO

As infecções urinárias são comuns durante o período pós-parto e poderiam ser evitadas pela retirada oportuna de cateteres urinários colocados durante o trabalho de parto ou partos cirúrgicos. Os fatores de risco incluem cateterismo, anestesia epidural e procedimentos vaginais. Se a puérpera desenvolver uma infecção urinária, utilizam-se líquidos para tratar a desidratação. As medidas gerais de nutrição incluem acidificar a urina por meio da ingestão de grandes doses de vitamina C ou consumo regular de suco de oxicoco (*cranberry*), que contém uma substância com atividade biológica que inibe o crescimento da *E. coli* no trato urinário (Wong, 2019). Se necessário, também podem ser prescritos antibióticos.

MASTITE

O tratamento da mastite concentra-se em duas áreas: o esvaziamento das mamas e o controle da infecção. O esvaziamento frequente das mamas ajuda tanto as mastites infecciosas quanto as não infecciosas. A mama pode ser esvaziada por meio da sucção pelo neonato ou por ordenha manual ou eletrônica. Aconselha-se aumentar o atendimento de enfermagem. O aleitamento não precisa ser interrompido. O controle da infecção é feito com antibióticos. Além disso, podem ser necessárias compressas frias ou quentes e analgésicos. Em adição aos antibióticos, o tratamento das infecções da mama em lactação inclui terapia sintomática, avaliação e correção da pega do recém-nascido à mama, tranquilização da mãe e do lactente, apoio emocional, orientações e suporte à amamentação continuada.

> ### ATENÇÃO!
> Independentemente da etiologia da mastite, o foco está na reversão da estase do leite, mantendo o suprimento de leite e continuando a amamentação, além de proporcionar conforto materno e evitar a recorrência.

Avaliação de enfermagem

Os enfermeiros perinatais são os principais cuidadores da puérpera e têm uma oportunidade única de identificar as mudanças sutis que coloquem as mulheres em risco de infecção. Os profissionais de enfermagem desempenham um papel fundamental na identificação de sinais e sintomas que sugiram infecção pós-parto. Hoje em dia, as mulheres frequentemente recebem alta 24 a 48 horas após o parto. Portanto, os enfermeiros precisam avaliar as novas mães à procura de fatores de risco e identificar precocemente os sinais e os sintomas sutis de um processo infeccioso. Os fatores que colocam a puérpera em risco de infecção pós-parto são:

- Ruptura prolongada de membranas (> 18 a 24 horas) (remove a barreira de líquido amniótico de modo que as bactérias podem ascender)
- Cesariana (possibilita a penetração de bactérias em decorrência da ruptura na barreira protetora da pele)
- Cateterismo urinário (pode possibilitar a entrada de bactérias na bexiga se não for seguida a técnica asséptica)
- Anestesia regional que diminui a percepção da necessidade de urinar (provoca estase urinária e aumenta o risco de infecção do sistema urinário)
- Profissionais de saúde enfermos atendendo a puérpera (promove a infecção por gotículas liberadas pelo profissional)
- Estado de saúde comprometido, como anemia, obesidade, tabagismo, uso abusivo de drogas ilícitas (prejudica o sistema imunológico do corpo e diminui a capacidade de combater infecções)
- Colonização preexistente do sistema genital inferior com vaginose bacteriana, *Chlamydia trachomatis*, estreptococos do grupo B, *S. aureus* e *E. coli* (possibilita que os micróbios ascendam)
- Restos placentários retidos (fornecem um meio para o crescimento bacteriano)
- Remoção manual de placenta retida (provoca traumatismo à parede do útero e, assim, abre locais para a invasão bacteriana)
- Inserção de eletrodos no couro cabeludo fetal ou cateteres de pressão intrauterina para monitoramento fetal interno durante o trabalho de parto (fornece acesso à cavidade uterina)
- Parto assistido com fórceps ou vacuoextrator (aumenta o risco de traumatismo ao sistema genital, que possibilita acesso às bactérias e seu crescimento)
- Traumatismo do sistema genital, como episiotomia ou lacerações (fornece uma porta de entrada para as bactérias)
- Trabalho de parto prolongado com exames de toque vaginal frequentes para verificação da evolução (dá tempo para a multiplicação bacteriana e aumenta o potencial de exposição a microrganismos ou traumatismo)
- Estado nutricional ruim (reduz a capacidade do corpo de reparar o tecido)
- Diabetes gestacional (diminui a capacidade de cicatrização do corpo e fornece níveis de glicose mais elevados na pele e na urina, o que estimula o crescimento bacteriano)
- Comprometimento da técnica asséptica durante a cirurgia ou o parto (possibilita a penetração de bactérias) (Jordan et al., 2019).

Reveja a anamnese, o exame físico da puérpera e o registro do trabalho de parto e do parto à procura de fatores que possam aumentar o risco de a mulher desenvolver infecção. Em seguida, realize uma avaliação (use os parâmetros "BUBBLE-EE" discutidos no Capítulo 16), com especial atenção a áreas como abdome e fundo do útero, mamas, trato urinário, episiotomia, lacerações ou incisões cirúrgicas, e permaneça alerta aos sinais e aos sintomas de infecção (Tabela 22.3).

ATENÇÃO!

A infecção pós-parto geralmente está associada a temperatura elevada, como mencionado anteriormente. Outros sinais e sintomas generalizados podem incluir calafrios, corrimento vaginal de odor fétido, cefaleia, mal-estar, inquietação, ansiedade e taquicardia. Além disso, a puérpera pode apresentar sinais e sintomas específicos de acordo com o tipo e a localização da infecção.

TABELA 22.3 Sinais e sintomas das infecções pós-parto.

Infecção pós-parto	Sinais e sintomas
Endometrite	Sensibilidade ou dor abdominal baixa em um ou em ambos os lados Elevação da temperatura (> 38°C) Lóquios com odor fétido Anorexia Náuseas Fadiga e letargia Leucocitose e velocidade de hemossedimentação elevada
Infecção de ferida cirúrgica	Extravasamento de secreção serossanguinolenta ou purulenta Bordas da ferida separadas ou não aproximadas Edema Eritema Local sensível ao toque Desconforto local Febre materna Contagem de leucócitos elevada
Infecção do trato urinário	Urgência urinária Frequência urinária aumentada Disúria Dor nos flancos Febre baixa Retenção urinária Hematúria Urina positiva para nitratos Urina turva com odor forte
Mastite	Sintomas de gripe, tais como mal-estar, febre e calafrios Área sensível, quente, hiperemiada e dolorida em uma das mamas Inflamação de área da mama Mama sensível Rachadura ou traumatismo da pele ao redor do mamilo ou aréola Distensão da mama pelo leite

Dixon, J. M. (2020). Lactational mastitis. *UpToDate*. Disponível em: https://www.uptodate.com/contents/lactational-mastitis. Acesso em: 15 jan. 2020; Norwitz, E., Zelop, C., Miller, D., & Keefe, D. (2019). *Evidence-based obstetrics and gynecology.* Wiley Blackwell; e Wong, A. W. (2019). Postpartum infections. *eMedicine*. Disponível em: https://emedicine.medscape.com/article/796892-overview#a7. Acesso em: 11 out. 2019.

O acrônimo REEDA (dos termos em inglês *redness* [hiperemia], *edema, ecchymosis* [equimose], *discharge* [secreção] e *approximation of skin edges* [aproximação das bordas da lesão]) é frequentemente usado para avaliar a condição do períneo da puérpera. É derivado de cinco componentes identificados como associados aos processos de cicatrização do períneo. Estes incluem:

1. Hiperemia – área quente à palpação
2. Edema – pode indicar infecção ou hematoma
3. Equimose – pode indicar traumatismo vaginal
4. Secreção – deve ocorrer após o padrão esperado de lóquios
5. Aproximação das bordas da lesão – as bordas devem estar bem alinhadas e sem lacunas.

Cada categoria é avaliada, e é designado um valor (0 a 3 pontos) para a pontuação total de REEDA, que varia de 0 a 15. Pontuações mais altas indicam maior traumatismo tecidual. Consulte a Figura 22.4, que contém a escala REEDA para avaliação da cicatrização do períneo.

Monitore os sinais vitais da puérpera, especialmente a temperatura. Mudanças também podem ser um sinal de infecção.

Escala REEDA para avaliação da cicatrização do períneo

➤ Hiperemia
- Ausente = 0 ponto
- Hiperemia até 0,25 cm da incisão bilateralmente = 1 ponto
- Hiperemia até 0,5 cm da incisão bilateralmente = 2 pontos
- Hiperemia além de 0,5 cm da incisão bilateralmente = 3 pontos

➤ Edema – quanto mais extenso o edema existente, maior a pontuação
- Ausente = 0 ponto
- A menos de 1 cm da incisão = 1 ponto
- De 1 a 2 cm da incisão = 2 pontos
- A mais de 2 cm da incisão = 3 pontos

➤ Equimose – quanto maior a contusão observada, maior a pontuação
- Ausente = 0 ponto
- De 1 a 2 cm da incisão = 1 ponto
- De 0,25 a 1 cm bilateralmente ou de 0,5 a 2 cm unilateralmente = 2 pontos
- Além de 1 cm bilateralmente ou 2 cm unilateralmente = 3 pontos

➤ Secreção – varia de ausente a profusa
- Ausente = 0 ponto
- Existência de secreção serosa = 1 ponto
- Existência de secreção serossanguinolenta = 2 pontos
- Existência de secreção sanguinolenta e purulenta = 3 pontos

➤ Aproximação das bordas da lesão
- Fechada, bordas da lesão bem aproximadas = 0 ponto
- Pele separada em 3 cm ou menos = 1 ponto
- Pele e gordura subcutânea separadas = 2 pontos
- Pele, gordura subcutânea e fáscia separadas = 3 pontos

FIGURA 22.4 Escala REEDA para avaliação da cicatrização do períneo. (Adaptada de Hrelic, D. A., & Griggs, K. M. [2018]. Critically ill obstetric patients. *American Nurse Today, 13*[11], 20–24.)

Conduta de enfermagem

A conduta de enfermagem concentra-se em evitar as infecções pós-parto. Use as diretrizes a seguir para reduzir a incidência das infecções pós-parto:

- Manter técnica asséptica ao realizar procedimentos invasivos como o cateterismo urinário, ao trocar curativos e durante quaisquer procedimentos cirúrgicos
- Usar uma boa técnica de higiene das mãos antes e depois de cada atividade de atendimento à puérpera
- Reforçar as medidas para a manutenção de uma boa higiene perineal
- Seguir as precauções-padrão sempre que entrar em contato com sangue, líquidos corporais e excreções
- Usar iluminação adequada e lateralizar a puérpera para avaliar o local da episiotomia
- Ter cautela extrema ao manipular instrumentos afiados, amostras e resíduos
- Rastrear todos os visitantes à procura de quaisquer sinais de infecções ativas para reduzir o risco de exposição da puérpera
- Rever a anamnese da puérpera à procura de infecções ou doenças crônicas preexistentes
- Monitorar os sinais vitais e os resultados dos exames laboratoriais à procura de quaisquer valores anormais
- Acompanhar a frequência dos exames de toque vaginal e a duração do trabalho de parto
- Avaliar repetidamente à procura dos primeiros sinais de infecção, especialmente febre e aspecto dos lóquios
- Inspecionar as feridas com frequência à procura de inflamação e secreção
- Incentivar o repouso, a hidratação adequada e os hábitos alimentares saudáveis
- Reforçar as medidas preventivas durante qualquer interação com a mulher.

Se a puérpera desenvolver uma infecção, reveja as medidas terapêuticas, tais como a antibioticoterapia, se prescrita, e as medidas de cuidados especiais que possam ser necessárias, tais como a troca de curativos (ver Plano de cuidados de enfermagem 22.1).

Deve-se oferecer às puérperas aconselhamento em relação aos sinais e aos sintomas de condições potencialmente fatais, incluindo a sepse. As informações devem incluir a importância de uma boa higiene das mãos e do períneo e a necessidade de procurar assistência médica imediata caso não esteja se sentindo bem. Em razão dos curtos períodos de internação hospitalar após o parto praticados na atualidade, orientar a puérpera é uma prioridade. Algumas infecções podem não se manifestar até depois da alta. Reveja os sinais e os sintomas de infecção, e enfatize os sinais de perigo que devem ser comunicados ao médico. Mais importante ainda, reforce a lavagem adequada das mãos, especialmente depois do cuidado perineal e antes e depois de amamentar. Reforce também as medidas para promover a amamentação, inclusive o cuidado adequado com as mamas (ver Capítulo 16). Nas Diretrizes de ensino 22.2 são destacados os principais pontos da orientação à puérpera com infecção pós-parto.

DIRETRIZES DE ENSINO **22.2**

Orientações à puérpera com infecção pós-parto

- Seguir o tratamento antibiótico prescrito
- Fazer uso da medicação exatamente conforme recomendado até o término do tratamento
- Não interromper a medicação, mesmo que esteja se sentindo melhor
- Verificar a temperatura corporal todos os dias e ligar para o médico se ela estiver acima de 38°C
- Prestar atenção aos outros sinais e sintomas de infecção, tais como calafrios, piora da dor abdominal, alteração da coloração ou do odor dos lóquios, ou aumento da hiperemia, calor, tumefação ou drenagem em um local de ferida, como a incisão de cesariana ou episiotomia. Relatar qualquer desses sinais e sintomas ao médico imediatamente
- Praticar atitudes adequadas para prevenção de infecções:
  - Sempre lavar as mãos antes e depois de comer, usar o banheiro, tocar a região genital ou prestar cuidados ao recém-nascido
  - Limpar-se de frente para trás depois de defecar ou urinar
  - Remover o absorvente íntimo com um movimento de frente para trás. Dobrá-lo ao meio de modo que as faces internas que estavam em contato com o corpo fiquem voltadas uma para a outra. Embrulhar em papel higiênico ou colocar em um saco plástico e descartar
  - Lavar as mãos antes de colocar um absorvente limpo
  - Colocar o absorvente limpo com um movimento de frente para trás. Manuseá-lo pelas bordas (superior e inferior ou laterais) e evitar o contato com a face interna que estava em contato com o corpo
  - Ao realizar o cuidado perineal com o frasco de irrigação perineal, angular o jato de água de modo que ele flua de frente para trás
  - Beber muito líquido todos os dias e ingerir vários tipos de alimentos ricos em vitaminas, ferro e proteínas
  - Certificar-se de descansar o suficiente durante a noite e periodicamente ao longo do dia.

TRANSTORNOS AFETIVOS PÓS-PARTO

A gravidez e o parto são momentos emocionantes e de celebração para muitas famílias. No entanto, o período pós-parto envolve mudanças fisiológicas, psicológicas e socioculturais extraordinárias na vida da mulher e de sua família. As mulheres têm reações variadas às suas

PLANO DE CUIDADOS DE ENFERMAGEM 22.1 Aspectos gerais de puérpera com uma complicação pós-parto

Jennifer, Gesta I, Para I, 16 anos, deu à luz um menino há 3 dias. O parto foi cesariano, em decorrência da desproporção cefalopélvica após 25 horas de trabalho de parto com ruptura de membranas. Sua temperatura é de 39,2°C. Ela se queixa de calafrios e mal-estar e afirma: "Minha incisão está doendo muito." Jennifer classifica sua dor como sendo de 7 a 8 de 10. O local da incisão está hiperemiado, tumefeito e muito quente ao toque. Observa-se uma área de 5 cm com drenagem purulenta no curativo; uma área da incisão medindo 3 cm está discretamente aberta, com bordas da ferida separadas. Os lóquios de Jennifer são escassos e de coloração vermelho-escura, com forte odor. Ela pede ao enfermeiro para levar o recém-nascido de volta ao berçário, porque não se sente bem o suficiente para cuidar dele.

DIAGNÓSTICO DE ENFERMAGEM: termorregulação ineficaz relacionada à invasão bacteriana, conforme evidenciado por febre, queixas de calafrios e mal-estar e relato de não estar se sentindo bem

IDENTIFICAÇÃO E AVALIAÇÃO DOS RESULTADOS

A paciente apresentará retorno à normotermia, conforme evidenciado por temperatura corporal mantida abaixo de 37,2°C, relato de diminuição nos calafrios e mal-estar e declarações de sentir-se melhor.

INTERVENÇÕES: *promover a redução da febre*

- Avaliar os sinais vitais a cada 2 a 4 horas e registrar os resultados *para monitorar o progresso da infecção*
- Administrar antipiréticos conforme prescrito *para reduzir a temperatura e ajudar a combater a infecção*
- Incentivar a ingestão de líquidos *para promover o equilíbrio hídrico*
- Documentar o equilíbrio hídrico *para avaliar o estado de hidratação*

- Oferecer banho de leito ou de chuveiro com água morna *para reduzir a temperatura corporal*
- Colocar um pano frio sobre a testa e/ou na parte de trás do pescoço *para proporcionar conforto*
- Trocar a roupa de cama e o roupão da puérpera quando umedecidos pelo suor, *para proporcionar conforto e higiene.*

DIAGNÓSTICO DE ENFERMAGEM: integridade da pele prejudicada relacionada com a infecção da ferida, conforme evidenciado por drenagem purulenta, hiperemia, tumefação e separação das bordas da ferida

IDENTIFICAÇÃO E AVALIAÇÃO DOS RESULTADOS

A paciente apresentará resolução da infecção da ferida, conforme evidenciado por redução da hiperemia, da tumefação e da drenagem da ferida; ausência de drenagem purulenta; e sinais e sintomas iniciais de cicatrização da ferida.

INTERVENÇÕES: *promover a cicatrização das feridas*

- Administrar antibioticoterapia conforme prescrito *para erradicar a infecção*
- Trocar os curativos com frequência e realizar os cuidados com as feridas conforme prescrito *para promover a cicatrização das feridas*; monitorar os curativos avaliando a drenagem, incluindo seu volume, sua coloração e suas características, *para avaliar a resolução da infecção*

- Usar técnica asséptica *para evitar a disseminação da infecção*
- Incentivar a ingestão de líquido para manter o equilíbrio hídrico; encorajar ingestão dietética adequada, incluindo proteínas, *para promover a cicatrização*

DIAGNÓSTICO DE ENFERMAGEM: dor aguda relacionada ao processo infeccioso

IDENTIFICAÇÃO E AVALIAÇÃO DOS RESULTADOS

A paciente relata diminuição da dor, conforme evidenciado pela classificação da dor em 0 ou 1 utilizando a escala de dor, verbalização de alívio com o manejo da dor e declarações de sentir-se melhor e com capacidade de descansar confortavelmente.

INTERVENÇÕES: *alívio da dor*

- Colocar a paciente em posição de semi-Fowler *para facilitar a drenagem e aliviar a pressão*
- Avaliar o nível de dor na escala de 0 a 10 para quantificá-la; reavaliar a dor após intervir *para determinar a efetividade da intervenção*
- Avaliar o fundo do útero com cuidado *para garantir que a involução esteja ocorrendo de modo apropriado*
- Administrar analgésicos conforme necessário e no horário prescrito *para manter o alívio da dor*

- Propiciar períodos de descanso *para possibilitar a cicatrização*
- Ajudar no posicionamento no leito com travesseiros *para promover o conforto*
- Oferecer medidas não farmacológicas de manejo da dor, como massagem nas costas *para aliviar dor e desconforto, se desejado, e aumentar a efetividade dos analgésicos*

DIAGNÓSTICO DE ENFERMAGEM: risco de apego pais-neonato prejudicado relacionado com os efeitos da infecção pós-parto, conforme evidenciado pelo pedido da mãe para que o recém-nascido seja levado de volta para o berçário

IDENTIFICAÇÃO E AVALIAÇÃO DOS RESULTADOS

A paciente começará a formar um vínculo com o recém-nascido de modo adequado a cada exposição, conforme evidenciado pelo desejo de passar mais tempo com o recém-nascido, pela expressão de sentimentos positivos em relação ao recém-nascido ao segurá-lo, pelo aumento na participação nos cuidados do neonato conforme a condição da paciente melhora e por declarações sobre a ajuda e o apoio em casa para cuidar de si e do recém-nascido.

(continua)

PLANO DE CUIDADOS DE ENFERMAGEM 22.1 Aspectos gerais de puérpera com uma complicação pós-parto *(continuação)*

INTERVENÇÕES: *promover a interação mãe-neonato*

- Promover descanso e sono adequados para garantir energia suficiente *para a interação e a cicatrização de feridas*
- Levar o recém-nascido para a mãe depois que ela estiver descansada e tiver recebido um analgésico *para permitir que a mãe concentre suas energias no recém-nascido*
- Possibilitar que a paciente cuide progressivamente de seu filho ou conforte-o à medida que seu nível de energia e dor melhorem *para promover a autoconfiança em cuidar do recém-nascido*
- Oferecer incentivos e reforço positivo às tarefas de cuidado; enfatizar para a mãe os atributos positivos do recém-nascido enquanto cuidar dele *para facilitar o vínculo e o apego*

- Incentivar os familiares a participarem do cuidado do recém-nascido *para possibilitar que a mãe descanse e se recupere da infecção*
- Encorajar a mãe a cuidar de si mesma em primeiro lugar e, em seguida, do recém-nascido, para garantir energia suficiente *para o cuidado dele*
- Providenciar assistência e suporte após a alta hospitalar *para prestar o apoio necessário*
- Encaminhar ao enfermeiro da comunidade para que ele preste o cuidado domiciliar de acompanhamento da mãe e do recém-nascido *para promover o desenvolvimento continuado da relação materno-infantil.*

---

experiências de gestação e exibem uma ampla gama de emoções. Frequentemente, o nascimento está associado a sentimentos positivos como felicidade, alegria e gratidão pela chegada de uma criança saudável. No entanto, as mulheres também podem se sentir chorosas, oprimidas ou inseguras sobre o que está acontecendo com elas, bem como com medo de perder o controle. Também podem se sentir assustadas, sozinhas ou culpadas, ou como se de alguma forma tivessem falhado. Durante o período pós-parto, até 85% das mulheres experimentam algum tipo de transtorno do humor (Jordan et al., 2019).

Os transtornos emocionais pós-parto são documentados há anos, mas só recentemente receberam atenção médica. A queda abrupta dos níveis de estrogênio e de progesterona imediatamente após o parto pode contribuir para os transtornos de humor pós-parto. Os hormônios da reprodução influenciam todos os sistemas biológicos, e muitas mulheres são especialmente sensíveis aos efeitos das alterações perinatais dos níveis dos hormônios após o parto. Acredita-se que, quanto maior a alteração desses níveis hormonais entre a gestação e o pós-parto, maior o risco de a puérpera desenvolver um transtorno do humor. Os transtornos de humor e de ansiedade são influenciados pela genética, bem como pelo ambiente, e afetam toda a família (ACOG, 2018b).

Muitos tipos de transtornos emocionais ocorrem no período pós-parto. Embora sua descrição e sua classificação possam ser controversas, os transtornos são comumente categorizados de acordo com sua gravidade, em melancolia pós-parto ou puerperal, depressão e psicose pós-parto.

Melancolia pós-parto

Muitas puérperas (aproximadamente 80%) apresentam melancolia (Viguera, 2019). Tipicamente, a mulher exibe alterações cíclicas rápidas do humor durante a primeira semana após o parto. Ela apresenta manifestações leves de depressão, tais como ansiedade, irritabilidade, alterações do humor, choro, sensibilidade aumentada, desânimo, sensação de estar sobrecarregada, dificuldade para pensar com clareza e fadiga (King et al., 2019). Labilidade emocional é o sintoma mais proeminente da melancolia pós-parto. Tipicamente, a melancolia chega a seu nível máximo 4 a 5 dias após o parto e geralmente desaparece 10 dias depois do nascimento. Já foi cogitado que fatores biológicos, psicossociais e sociais são relevantes na etiologia da melancolia pós-parto, mas nenhum estudo corroborou essas hipóteses. Embora as manifestações possam ser angustiantes para a puérpera, não constituem uma psicopatologia e geralmente não afetam a capacidade da mãe de desempenhar suas atividades e cuidar do filho.

A melancolia puerperal geralmente é autolimitante e não exige tratamento formal além de reconfortar e validar a experiência da puérpera, bem como ajudá-la a cuidar de si e do recém-nascido. No entanto, o acompanhamento de mulheres com melancolia puerperal é importante porque até 20% delas desenvolvem depressão pós-parto (Cunningham et al., 2018).

Depressão pós-parto

A depressão é mais prevalente nas mulheres do que nos homens, o que pode estar relacionado com fatores biológicos, hormonais e psicossociais (WHO, 2020). A **depressão pós-parto (DPP)** é um tipo de condição clínica que acomete as mulheres, e menos frequentemente os homens, após o parto, afetando cerca de uma em cada nove (CDC, 2019a). Diferentemente da melancolia pós-parto, as mulheres com DPP se sentem piores ao longo do tempo, e as mudanças de humor e de comportamento não desaparecem por conta própria. Se não tratada, a DPP pode persistir por um período mínimo de 6 meses. Diferentemente da melancolia puerperal, as manifestações da DPP duram mais tempo, são mais intensas e exigem tratamento. Alguns sinais e sintomas de DPP incluem:

- Inquietação
- Sentimento de inutilidade
- Culpa
- Desesperança
- Melancolia
- Tristeza

- Opressão
- Perda do prazer
- Baixo nível de energia
- Perda da libido.

A nova mãe também poderá:

- Chorar muito
- Apresentar falta de energia e de motivação
- Ser incapaz de tomar decisões ou se concentrar em algo
- Perder a memória
- Experimentar falta de prazer
- Ter alterações no sono ou no peso
- Mostrar falta de preocupação consigo
- Afastar-se de amigos e familiares
- Sentir dores persistentes no corpo
- Ter sentimentos negativos em relação ao recém-nascido
- Apresentar transtornos de apetite
- Ter sensação de isolamento de outras pessoas
- Demonstrar falta de interesse pelo recém-nascido
- Preocupar-se em ferir o recém-nascido
- Agir com desapego pelos outros e pelo recém-nascido
- Ter pensamentos recorrentes de suicídio e morte (Mughal & Siddiqui, 2019).

A DPP afeta não apenas a puérpera, mas também toda a família. Identificar a depressão precocemente melhora substancialmente os desfechos para a puérpera e os familiares. A condição geralmente tem início gradual e se torna evidente nas primeiras 6 semanas após o parto.

A causa da DPP não é conhecida, mas as pesquisas sugerem que seja multifatorial. De acordo com o ACOG (2018b), "a depressão pós-parto provavelmente é decorrente de fatores relacionados com corpo, mente e estilo de vida combinados". Os níveis dos hormônios estrogênio, progesterona, serotonina e da tireoide diminuem abruptamente e voltam ao normal durante o período pós-parto imediato, o que pode desencadear a depressão e mudar o humor e o comportamento da paciente. Outros aspectos que podem levar à DPP incluem:

- Sentimentos não resolvidos em relação à gestação
- Fadiga após o parto por falta de sono ou sono interrompido
- Sensação de estar menos atraente
- Assistência inadequada do parceiro
- Falta de uma rede de apoio social
- Histórico de maus-tratos físicos ou abuso sexual
- Desemprego ou instabilidade financeira
- Dúvidas em relação à capacidade de ser uma boa mãe
- Eventos estressantes da vida
- Preocupação em relação aos relacionamentos
- Estresse pelas mudanças nas rotinas ocupacional e doméstica
- Perda da liberdade e da identidade (Jordan et al., 2019).

A DPP pode beneficiar-se de uma intervenção profilática porque seu início é previsível, o período de risco para a doença é bem definido e as mulheres com potencial alto risco podem ser identificadas por meio de uma ferramenta de triagem. Contudo, esse não é o caso para todas as mulheres. A profilaxia começa com uma avaliação de risco e orientações pré-natais. Com base no histórico de depressão da mulher, pode ser necessária uma terapia antidepressiva profilática durante o terceiro trimestre ou imediatamente após o parto. O tratamento é igual ao prescrito para a depressão grave: uma combinação de medicamentos antidepressivos e ansiolíticos, descanso e sono adequados e psicoterapia em esquema ambulatorial ou hospitalar (March of Dimes, 2019). Pode ser necessário aconselhamento conjugal se os problemas do casal estiverem contribuindo para as manifestações depressivas da mulher.

A saúde emocional do ente querido ou parceiro não deve ser negligenciada durante o período gestacional da mulher e durante o primeiro ano após o parto. A DPP, cuja ocorrência anteriormente era esperada apenas nas novas mães, ocorre também nos parceiros. Até 50% dos homens cuja parceira sofre de DPP também apresentam sintomas depressivos, e pouco se sabe sobre o impacto da DPP materna neles. Os sintomas depressivos provavelmente reduzem a sua capacidade de prestar apoio à mãe. A identificação da DPP do parceiro ou de outra pessoa significativa pode ser difícil. Os parceiros ou entes queridos podem parecer mais irritados e ansiosos do que tristes, embora a depressão exista. Quando a DPP do pai/parceiro não é tratada, limita a sua capacidade de prestar apoio emocional a sua parceira e ao filho. Têm sido relatadas maiores taxas de depressão nos parceiros entre 3 e 6 meses após o parto. Os fatores que aumentam o risco paterno de DPP incluem antecedentes pessoais de depressão e/ou ansiedade; baixo nível de satisfação conjugal; ressentimento em relação ao filho; sentimento de estar desorientado, distraído ou negligente em relação à nova mãe; estressores financeiros excessivos; falta de licença-paternidade; e sensação de que existe uma grande discrepância entre as expectativas e a realidade da paternidade (Eddy et al., 2019).

Avaliar a DPP do parceiro não é fácil. No entanto, é importante que todos os enfermeiros que tenham contato com os novos parceiros permaneçam atentos à possibilidade de que eles estejam predispostos à DPP, especialmente se sua parceira estiver aflita. Aprofundar a compreensão de comportamentos de afastamento, indecisão, cinismo, evitação, consumo de bebidas alcoólicas, uso abusivo de substâncias ilícitas, brigas, violência por parceiro, casos extraconjugais e sentimentos de grande irritação revelará informações importantes. Perguntar delicadamente aos novos parceiros se eles estão se sentindo deprimidos, ansiosos ou irritados pode possibilitar uma exploração mais profunda dessas emoções (Eddy et al., 2019).

Embora a depressão do parceiro somente mais recentemente esteja sendo definida e mensurada, há evidências suficientes para justificar a atenção e a preocupação dos enfermeiros. Os profissionais de enfermagem podem ser mais capazes de ajudar um novo parceiro devastado pela DPP quando chama atenção para a conscientização de que o transtorno existe, de que ele não está sozinho e de que há ajuda disponível.

Apesar dos desfechos negativos associados à DPP, as taxas de diagnóstico e de tratamento são baixas, principalmente em decorrência da falta de reconhecimento por parte dos profissionais da saúde. Além disso, a DPP é a complicação pós-parto mais mal interpretada, que mais frequentemente passa despercebida e a mais não diagnosticada. O reconhecimento precoce da DPP pode eliminar o período de tempo em que as mulheres e os homens têm de sofrer com essa condição debilitante e pode diminuir os efeitos potencialmente prejudiciais sobre os neonatos envolvidos.

O rastreamento das manifestações de DPP em homens e mulheres é um passo preliminar importante para o diagnóstico e o tratamento, mas a efetividade do rastreamento da depressão depende da confiabilidade e da validade dos instrumentos de rastreamento na população. Tanto a *Edinburgh Postnatal Depression Scale* (EPDS) quanto a *Postpartum Depression Predictor Scale* (PDSS) têm sido utilizadas para rastrear mães para diagnóstico de DPP, mas não se sabe qual instrumento melhor prediz a condição (ACOG, 2018b).

A EPDS é uma escala de autorrelato, rápida e fácil de aplicar para o rastreamento da DPP; consiste em 10 questões com 4 respostas possíveis. O casal preenche o formulário de acordo com seus sintomas nos últimos 7 dias, sendo atribuída uma pontuação de 0 a 3 pontos a cada resposta, e a pontuação máxima é de 30. Usando-se uma pontuação de corte de 9 ou 10, a sensibilidade é de 86%, a especificidade, de 78% e o valor preditivo positivo, de 73% (Cox, 2019).

A PDSS é um instrumento de autorrelato com 35 itens avaliados que utiliza a escala de Likert com resposta dividida em sete domínios conceituais:

1. Ansiedade/insegurança
2. Transtorno do sono/alimentação
3. Labilidade emocional
4. Perda da autoestima
5. Culpa/vergonha
6. Prejuízo cognitivo
7. Pensamentos suicidas.

A pontuação varia de 35 a 175. A escala tem cinco sintomas para cada domínio, sendo solicitada à puérpera a identificação do grau de desacordo ou conformidade com o que tem sentido ao longo das últimas 2 semanas. A sensibilidade da PDSS é de 91% e a especificidade, de 72%. A aplicação da PDSS leva de 5 a 10 minutos e é utilizada durante o período pós-parto (King et al., 2019).

Identificação precoce, rastreamento, prevenção e tratamento da DPP são cruciais para melhorar os desfechos globais para a mãe e a criança, bem como para diminuir as taxas de mortalidade e de morbidade. Por isso, é essencial que os enfermeiros entendam e conheçam os fatores de risco, os sinais e os sintomas, a prevenção e o uso e a interpretação das ferramentas de rastreamento; também devem fazer encaminhamentos apropriados para o tratamento. Comprovou-se que o rastreamento em massa para DPP usando uma ferramenta validada melhora as taxas de detecção e tratamento da depressão e deve ser implementado em consultórios de obstetras e pediatras, assim como em instituições de atendimento primário.

CONSIDERAÇÕES

Embora com meus 30 anos eu fosse uma advogada em plena atividade, minha primeira gravidez foi cheia de irritantes sentimentos de dúvida sobre esse evento que aconteceria em minha vida. Ao longo da gestação, eu estava tão ocupada com meu trabalho que não tive tempo para avaliar efetivamente meus sentimentos. Estava sempre lendo sobre as mudanças corporais que ocorriam. Por um lado, eu me sentia animada, mas por outro estava emocionalmente esgotada. Logo após o nascimento da minha filha, esses sentimentos reprimidos de dúvida afloraram plenamente e praticamente me imobilizaram. Eu me sentia exausta o tempo todo e ficava muito feliz em ter alguém para cuidar da minha filha. Não amamentei porque pensei que isso me prenderia muito. Embora na época eu tivesse achado que esse "mau humor" fosse normal em todas as novas mães, descobri que era depressão pós-parto. Como podia uma mulher se sentir deprimida em relação a esse evento tão maravilhoso?

Reflexões: agora que a depressão pós-parto "saiu do armário" e é reconhecida como um transtorno emocional real, ela pode ser tratada. Essa mulher mostrou tendências durante a gestação, mas foi capaz de suprimir os sentimentos e seguir em frente. Sua descrição da depressão é muito comum em diversas mulheres que sofrem em silêncio na esperança de superar esses sentimentos com o tempo. O que o enfermeiro pode fazer para promover a conscientização em relação a essa doença? Ela pode ser evitada?

Psicose pós-parto

No extremo mais grave do *continuum* de transtornos emocionais pós-parto está a psicose pós-parto, que ocorre em um em cada mil nascidos vivos e pode acontecer em qualquer momento no primeiro ano pós-parto. O início pode ser abrupto e inesperado, embora seja comum um histórico de doença mental (Schofield & Kapoor, 2019). A psicose pós-parto, uma condição psiquiátrica de emergência, pode resultar em aumento significativo do risco de suicídio e infanticídio. Seus sinais e sintomas, tais como labilidade do humor, crenças delirantes, alucinações e pensamento desorganizado, podem ser assustadores para as mulheres afetadas e para seus familiares. De modo geral, aparecem 3 meses após o parto e se manifestam por transtornos do sono, fadiga, depressão e hipomania. A mãe fica chorosa, confusa e preocupada com sentimentos de culpa e inutilidade. As primeiras manifestações assemelham-se às da depressão, mas podem evoluir para delírios, alucinações, desorganização extrema do pensamento, raiva direcionada para si ou para o recém-nascido, comportamento bizarro, ilusões, desorientação, despersonalização, quadro semelhante a *delirium,* manifestações maníacas e pensamentos de ferir a si e ao recém-nascido. A mãe frequentemente perde o contato com a realidade e sofre um colapso regressivo grave associado a elevado risco de suicídio ou infanticídio (Jordan et al., 2019). As mulheres com psicose pós-parto não devem ser deixadas sozinhas com os filhos. A maioria permanece hospitalizada por até vários meses. Os fármacos psicotrópicos, quase sempre parte do tratamento, são administrados em associação com psicoterapia individual e terapia de apoio em grupo.

> ### ATENÇÃO!
>
> O maior perigo da psicose pós-parto é o suicídio. O infanticídio e a violência infantil também podem ocorrer se a mãe for deixada sozinha com o recém-nascido. O reconhecimento precoce e o tratamento imediato desse transtorno são imperativos.

Avaliação de enfermagem

Os transtornos emocionais pós-parto muitas vezes são negligenciados e não são reconhecidos, apesar da grande porcentagem de mulheres que os apresenta. O período pós-parto é um momento de maior vulnerabilidade, mas poucas gestantes recebem orientações sobre a possibilidade de depressão após o nascimento. Além disso, muitas mulheres sentem vergonha de ter emoções negativas no momento em que "deveriam" estar felizes; assim, não procuram ajuda profissional. Os enfermeiros podem desempenhar um papel importante fornecendo orientações sobre os transtornos emocionais pós-parto, detectando manifestações e ajudando as mulheres a obter os cuidados adequados.

Comece a avaliação revendo a anamnese com o intuito de identificar os fatores de risco gerais que podem predispor a mulher à depressão:

- Habilidades de enfrentamento ruins
- Primeira gestação
- Baixa autoestima
- Diversos estressores na vida
- Relato de maus-tratos
- Alterações de humor e estresse emocional
- Problemas psicológicos anteriores ou antecedentes familiares de transtornos psiquiátricos
- Uso abusivo de substâncias psicoativas
- Rede de apoio social limitada ou ausente.

Revise também a anamnese à procura de fatores específicos associados à gestação e ao parto que possam aumentar o risco de depressão. Esses fatores incluem histórico de DPP, evidências de depressão durante a gestação, ansiedade pré-natal, gestação difícil ou complicada, experiência de parto traumática ou nascimento de uma criança de alto risco ou com necessidades especiais (ACOG, 2018b).

Esteja alerta para os achados físicos. Avalie o nível de atividade da mulher, incluindo o de fadiga. Pergunte sobre seus hábitos de sono e observe quaisquer problemas com insônia. Ao interagir com a mulher, observe indicadores verbais e não verbais de ansiedade, bem como sua capacidade de concentração durante a interação. Dificuldade de concentração e comportamentos ansiosos sugerem um problema. Avalie também sua ingestão nutricional: pode-se observar perda de peso em decorrência da ingestão deficiente de alimentos. A avaliação consegue identificar as mulheres com um perfil de alto risco para depressão, e o enfermeiro pode orientá-las e fazer os encaminhamentos necessários para um aconselhamento individual ou familiar. Alguns achados comuns na avaliação estão associados à DPP, como os listados no Boxe 22.1.

Conduta de enfermagem

Os enfermeiros precisam informar-se a respeito desse transtorno para facilitar o reconhecimento precoce de seus sinais e sintomas; por sua vez, isso leva ao possível tratamento precoce, possibilitando, assim, a recuperação. Além disso, um maior conhecimento poderia contribuir para a prestação de cuidados mais eficazes e compassivos para essas mulheres. A conduta de enfermagem visa ajudar qualquer mulher no período pós-parto a lidar com as mudanças desse período. Encoraje a puérpera a verbalizar o que está passando e enfatize a importância de manter expectativas realistas. Ajude-a a estruturar

> **BOXE 22.1** Achados comuns na avaliação associados à depressão pós-parto.
>
> - Perda do prazer ou interesse na vida
> - Mau humor, especialmente na parte da manhã; tristeza; choro
> - Exaustão que não é aliviada pelo sono
> - Sentimento de culpa
> - Perda de peso
> - Baixo nível de energia
> - Irritabilidade
> - Higiene pessoal precária
> - Constipação intestinal
> - Preocupação e falta de foco
> - Indecisão
> - Concentração diminuída
> - Ansiedade
> - Desespero
> - Pensamentos compulsivos
> - Perda da libido
> - Perda da confiança
> - Dificuldade para dormir (insônia)
> - Perda do apetite
> - Visão fria e pessimista do futuro
> - Não responde ao choro ou ao pedido de atenção do recém-nascido
> - Isolamento social; não atende à porta nem ao telefone
> - Sentimento de fracasso como mãe
>
> American College of Obstetrics and Gynecologists (ACOG). (2018b). ACOG Committee Opinion No. 757: Screening for perinatal depression. *Obstetrics and Gynecology,* 132(5), 208-212; Centers for Disease Control and Prevention (CDC). (2019a). *Depression during and after pregnancy.* Disponível em: https://www.cdc.gov/features/maternal-depression/index.html. Acesso em: 16 jun. 2020; e Mughal, S., & Siddiqui, W. (2019). Postpartum depression. *StatPearls.* Disponível em: https://www.ncbi.nlm.nih.gov/books/NBK519070. Acesso em: 27 abr. 2020.

seu dia para que ela recupere a sensação de controle da situação. Se necessário, incentive-a a procurar ajuda utilizando os sistemas de apoio disponíveis. Também reforce a necessidade de uma boa nutrição mais exercício físico e sono adequados (Mohamied, 2019).

O enfermeiro pode desempenhar um papel importante em ajudar a puérpera e o companheiro dela a se ajustarem ao período pós-parto. Fornecer dados sobre as enormes mudanças que ocorrem durante esse período é fundamental, os quais devem incluir as mudanças no corpo da mulher. Reveja os sinais e os sintomas dos três transtornos emocionais. Tipicamente, essas informações são incluídas como parte das consultas pré-natais e das aulas de preparação para o parto. Conheça os fatores de risco associados a esses transtornos e reveja os históricos da mulher e da sua família. Faça perguntas não ameaçadoras e específicas para auxiliar na detecção precoce, tais como "Você tem se sentido 'para baixo', deprimida ou sem esperança ultimamente?" e "Você tem sentido pouco interesse ou prazer em fazer as coisas recentemente?".

Discuta os fatores que aumentam a vulnerabilidade da mulher ao estresse durante o período pós-parto, tais como privação do sono e expectativas irreais, de modo que os casais possam compreender e responder a esses problemas caso eles ocorram. Informe que muitas mulheres precisam de ajuda após o parto e que o suporte está disponível em várias fontes, incluindo as pessoas conhecidas. Ajudar as puérperas a aprender a pedir ajuda é importante para que elas possam obter o apoio de que necessitam. Também forneça materiais educativos sobre os transtornos emocionais pós-parto. Disponibilize o encaminhamento para grupos de psicoterapia e de apoio adequados às mulheres que apresentam dificuldades de adaptação após o parto. Ver Prática baseada em evidências 22.1.

CONCEITOS FUNDAMENTAIS

- Hemorragia pós-parto é uma complicação com grande risco de mortalidade tanto no parto vaginal quanto na cesariana. É a principal causa de mortalidade materna nos EUA
- Uma boa maneira de lembrar as causas da hemorragia pós-parto são os cinco "Ts": tônus, tecido, traumatismo, trombina e tração
- A atonia uterina é a causa mais comum de hemorragia pós-parto precoce, que pode levar ao choque hipovolêmico
- Ocitocina, misoprostol, dinoprostona, maleato de metilergonovina e prostaglandina PGF2α são fármacos comumente usados para controlar a hemorragia pós-parto
- A falha da placenta em se desprender completamente e ser expulsa interfere na capacidade do útero de contrair-se totalmente, levando, assim, à hemorragia
- As causas de subinvolução incluem retenção de restos placentários, bexiga distendida, mioma uterino e infecção
- Deve-se sempre suspeitar de lacerações quando o útero estiver contraído, com a eliminação contínua de sangue vermelho-vivo pela vagina
- As condições que causam coagulopatias podem incluir púrpura trombocitopênica idiopática, DvW e coagulopatia intravascular disseminada
- Embolia pulmonar é uma condição que pode levar à morte e que ocorre quando a artéria pulmonar é obstruída por um coágulo sanguíneo que se deslocou de uma veia para os pulmões, causando obstrução e infarto
- As principais causas de formação de trombos (coágulos de sangue) são estase venosa e hipercoagulabilidade, condições comuns no período pós-parto

---

PRÁTICA BASEADA EM EVIDÊNCIAS 22.1   **Intervenções para evitar a depressão: relatório de evidências e revisão sistemática da U.S. Preventive Services Task Force (USPSTF)**

ESTUDO

A depressão perinatal é comum e pode ter efeitos adversos na mãe e na criança. É definida como a ocorrência de um episódio depressivo durante a gestação ou até 1 ano após o parto. Os fatores de risco incluem histórico de depressão ou de abuso físico ou sexual, gestação não planejada ou indesejada, eventos estressantes da vida, violência por parceiro íntimo, falta de apoio social e complicações durante a gestação ou o parto. O objetivo do estudo foi revisar sistematicamente os benefícios e os danos de intervenções relevantes para evitar a depressão perinatal.

Achados

Foi realizada uma revisão sistemática de um total de 50 estudos (N = 22.385) que preencheram os critérios de inclusão. As intervenções estudadas incluíram atividade física, aconselhamento, educação, intervenções de suporte, conselhos sobre o sono da criança, questões pós-parto, escrita expressiva, antidepressivos, suplementos e ioga. Esta revisão descobriu que as intervenções baseadas em aconselhamento foram eficazes na prevenção da depressão perinatal. As outras abordagens intervencionistas forneceram algumas evidências de eficácia, mas careciam de uma base robusta de evidências para confirmar tal eficácia.

Implicações para a enfermagem

Com base nos achados desta revisão sistemática sobre uma variedade de intervenções para evitar a depressão perinatal, os enfermeiros podem orientar suas pacientes de que o aconselhamento a partir da terapia cognitivo-comportamental (TCC) parece ser a intervenção mais benéfica na prevenção da depressão. Embora outras intervenções tenham mostrado algum benefício, o aconselhamento mostrou-se mais promissor como um procedimento preventivo. A prevenção primária que aborda a detecção e a intervenção precoces é sempre preferível a lidar com as sequelas de uma doença. A TCC pode ajudar a mulher a identificar e acessar fontes de apoio, evitando, assim, o desenvolvimento de depressão perinatal.

Adaptado de O'Connor, E., Senger, C. A., Henninger, M. L., Coppola, E., & Gaynes, B. N. (2019). Interventions to prevent depression: Evidence report and systematic review for the US Preventive Services Task Force (USPSTF). *Journal of American Medical Association, 321*(6), 588-601.

- Infecção pós-parto é definida como hipertermia (temperatura igual ou superior a 38°C) depois das primeiras 24 horas após o parto e que, excluindo as primeiras 24 horas, ocorre em pelo menos 2 dos primeiros 10 dias após o nascimento
- As infecções pós-parto comuns incluem endometrite, infecções de feridas, infecções do trato urinário e mastite
- Os transtornos emocionais pós-parto são comumente classificados em função da sua gravidade: melancolia puerperal, depressão pós-parto e psicose pós-parto
- O tratamento da depressão pós-parto é semelhante àquele de qualquer depressão grave: uma combinação de medicamentos antidepressivos e ansiolíticos mais psicoterapia em esquema ambulatorial ou hospitalar.

REFERÊNCIAS BIBLIOGRÁFICAS E LEITURA SUGERIDA

Agency for Healthcare Research and Quality (AHRQ). (2019). *Maternal safety*. Retrieved June 16, 2020, from https://psnet.ahrq.gov/primer/maternal-safety

American College of Obstetrics and Gynecologists (ACOG). (2018a). *ACOG Committee Opinion No. 736: Optimizing postpartum care*. Retrieved June 16, 2020, from https://www.acog.org/clinical/clinical-guidance/committee-opinion/articles/2018/05/optimizing-postpartum-care

American College of Obstetrics and Gynecologists (ACOG). (2018b). ACOG Committee Opinion No. 757: Screening for perinatal depression. *Obstetrics and Gynecology, 132*(5), 208–212.

American College of Obstetrics and Gynecologists (ACOG). (2018c). ACOG Practice Bulletin No. 196: Thromboembolism in pregnancy. *Obstetrics and Gynecology, 132*(1), 1–17. https://doi.org/10.1097/AOG.0000000000002706.

American College of Obstetrics and Gynecologists (ACOG). (2018d). ACOG Practice Bulletin No. 199: Use of prophylactic antibiotics in labor and delivery. *Obstetrics and Gynecology, 132*(3), 798–800.

Begley, C. M, Gyte, G.M. L, Devane, D., McGuire, W., Weeks, A., & Biesty, L. M. (2019). Active versus expectant management for women in the third stage of labor. *Cochrane Database of Systematic Reviews, 2*, CD007412. https://doi.org/10.1002/14651858.CD007412.pub5.

Belfort, M. A. (2019). Disseminated intravascular coagulation during pregnancy. *UpToDate*. Retrieved February 20, 2019, from https://www.uptodate.com/contents/disseminated-intravascular-coagulation-during-pregnancy

Belfort, M. A. (2020). Overview of postpartum hemorrhage. *UpToDate*. https://www.uptodate.com/contents/overview-of-postpartum-hemorrhage

Blackburn, S. T. (2018). *Maternal, fetal, & neonatal physiology: A clinical perspective* (5th ed.. Elsevier.

Centers for Disease Control and Prevention (CDC). (2019a). *Depression during and after pregnancy*. Retrieved June 16, 2020, from https://www.cdc.gov/features/maternal-depression/index.html

Centers for Disease Control and Prevention (CDC). (2019b). *Pregnancy-related deaths*. Retrieved June 16, 2020, from https://www.cdc.gov/reproductivehealth/maternalinfanthealth/pregnancy-relatedmortality.htm

Centers for Disease Control and Prevention (CDC). (2019c). *Venous thromboembolism and pregnancy*. Retrieved June 16, 2020, from https://www.cdc.gov/ncbddd/dvt/pregnancy.html

Centers for Disease Control and Prevention (CDC). (2019d). *Von Willebrand disease*. Retrieved June 16, 2020, from https://www.cdc.gov/ncbddd/vwd/facts.html

Cox, J. (2019). Thirty years with Edinburgh Postnatal Depression scale: Voices from the past and recommendations of the future. *British Journal of Psychiatry, 214*(3), 127–129.

Cunningham, F. G., Leveno, K. J., Bloom, S. L., Dashe, J. S., Hoffman, B. L., Casey, B. M., & Spong, C. Y. (2018). *William's obstetrics* (25th ed.). McGraw-Hill Education.

Dixon, J. M. (2020). Lactational mastitis. *UpToDate*. Retrieved January 15, 2020, from https://www.uptodate.com/contents/lactational-mastitis

Dutton, L. A., Densmore, J. E., & Turner, M. B. (2020). *A pocket guide to clinical midwifery: The efficient midwife* (2nd ed.). Jones & Bartlett Learning.

Eddy, B., Poll, V., Whiting, J., & Clevesy, M. (2019). Forgotten fathers: Postpartum depression in men. *Journal of Family Issues, 40*(8), 1001–1017.

Jordan, R. G., Farley, C. L., & Grace, K. T. (2019). *Prenatal and postnatal care: A woman-centered approach* (2nd ed.). John Wiley & Sons, Inc.

Kadir, R. A., James, P. D., & Lee, C. A. (2019). *Inherited bleeding disorders in women* (2nd ed.). John Wiley & Sons.

King, T. L., Brucker, M. C., Jevitt, C., & Osborne, K. (2019). *Varney's midwifery* (6th ed.). Jones & Bartlett Learning.

Malhotra, A., & Weinberger, S. E. (2019). Pulmonary embolism in pregnancy: Epidemiology, pathogenesis, and diagnosis. *UpToDate*. Retrieved September 19, 2019, from https://www.uptodate.com/contents/pulmonary-embolism-in-pregnancy-epidemiology-pathogenesis-and-diagnosis

Mann, S., Hollier, L. M., McKay, K., & Brown, H. (2018). What we can do about maternal mortality—and how to do it quickly. *New England Journal of Medicine, 379*(18), 1689–1691.

March of Dimes. (2019). *Postpartum depression*. Retrieved June 16, 2020, from https://www.marchofdimes.org/pregnancy/postpartum-depression.aspx

Matsunaga, S., Takai, Y., & Seki, H. (2019). Fibrinogen for the management of critical obstetric hemorrhage. *Journal of Obstetrics and Gynecology Research, 45*(1), 13–21.

Mohamied, F. (2019). Postpartum psychosis and management: A case study. *British Journal of Midwifery, 27*(2), 77–84.

Mughal, S., & Siddiqui, W. (2019). *Postpartum depression*. StatPearls. Retrieved April 27, 2020, from https://www.ncbi.nlm.nih.gov/books/NBK519070/

Norwitz, E., Zelop, C., Miller, D., & Keefe, D. (2019). *Evidence-based obstetrics and gynecology*. Wiley Blackwell.

O'Connor, E., Senger, C. A., Henninger, M. L., Coppola, E., & Gaynes, B. N. (2019). Interventions to prevent depression: Evidence report and systematic review for the US Preventive Services Task Force (USPSTF). *Journal of American Medical Association, 321*(6), 588–601.

Pagana, K. D., Pagana, T. J., & Pagana, T. N. (2019). *Mosby's diagnostic and laboratory test reference* (14th ed.). Mosby Elsevier.

Resnik, R., Lockwood, C. J., Moore, T. R., Greene, M. F., Copel, J. A., & Silver, R. M. (2019). *Creasy & Resnik's maternal-fetal medicine: Principles and practice* (8th ed.). Elsevier.

Rick, M. E. (2019). Clinical presentation and diagnosis of von Willebrand disease. *UpToDate*. Retrieved April 7, 2020, from https://www.uptodate.com/contents/clinical-presentation-and-diagnosis-of-von-willebrand-disease

Roman, A. S. (2019). Management of hematomas incurred as a result of obstetrical delivery. *UpToDate*. Retrieved May 19, 2019, from https://www.uptodate.com/contents/management-of-hematomas-incurred-as-a-result-of-obstetrical-delivery

Sanders, S. (2019). The 4T's of postpartum hemorrhage. *Academic Life in Emergency Medicine*. Retrieved June 16, 2020, from https://www.aliem.com/2019/02/4-ts-postpartum-hemorrhage/

Schofield, Z., & Kapoor, D. (2019). Preexisting mental health disorders and pregnancy. *Obstetrics, Gynecology & Reproductive Medicine, 29*(3), 74–79.

Scully, M., Cataland, S. R., Peyvandi, F., Coppo, P., Knobl, P., Kremer Hovinga, J. A., … Biswas, D. (2019). Caplacizumab treatment for acquired thrombotic thrombocytopenic purpura. *New England Journal of Medicine, 380*(4), 335–346.

Skidmore-Roth, L. (2021). *Mosby's 2021 nursing drug reference* (34th ed.). Mosby Elsevier.

Smith, J. R. (2019). Postpartum hemorrhage treatment and management. *eMedicine*. Retrieved June 27, 2018, from https://emedicine.medscape.com/article/275038-treatment#d10

Stevens, S. (2019). *Evidence-based obstetric nursing*. Kendall Hunt Publishing Company.

Taylor, M., & Pillarisetty, L. S. (2020). *Endometritis*. StatPearls. Retrieved January 18, 2020, from https://www.ncbi.nlm.nih.gov/books/NBK553124/

Troiano, N. H., Witcher, P. M., & Baird, S. M. (2019). *High-risk & critical care obstetrics* (4th ed.). Wolters Kluwer.

Udeani, J. (2019). Hemorrhagic shock treatment & management. *eMedicine*. Retrieved September 12, 2018, from https://emedicine.medscape.com/article/432650-treatment

Viguera, A. (2019). Postpartum blues. *UpToDate*. Retrieved January 16, 2019, from https://www.uptodate.com/contents/postpartum-blues

Wong, A. W. (2019). Postpartum infections. *eMedicine*. Retrieved October 11, 2019, from https://emedicine.medscape.com/article/796892-overview#a7

Woodd, S. L., Montoya, A., Barreix, M., Pi, L., Calvert, C., Rehman, A. M., … Campbell, O. M. R. (2019). Incidence of maternal peripartum infection: A systematic review and meta-analysis. *PLoS Medicine, 16*(12), e1002984. https://doi.org/10.1371/journal.pmed.1002984

World Health Organization (WHO). (2020). *Gender and women's mental health*. Retrieved June 16, 2020, from https://www.who.int/mental_health/prevention/genderwomen/en/

Wormer, K. C., & Bryant, S. B. (2019). *Acute postpartum hemorrhage*. StatPearls. Retrieved November 19, 2019, from https://www.ncbi.nlm.nih.gov/books/NBK499988/

EXERCÍCIOS SOBRE O CAPÍTULO

QUESTÕES DE MÚLTIPLA ESCOLHA

1. A puérpera parece muito descorada e afirma que está sangrando muito. O enfermeiro deve primeiro:

   a. Chamar o médico da puérpera imediatamente
   b. Iniciar imediatamente uma infusão IV de sulfato de magnésio
   c. Avaliar o fundo do útero e perguntar a ela sobre seu estado de micção
   d. Tranquilizar a puérpera de que esse é um achado normal após o parto

2. A puérpera relata ouvir vozes e diz: "As vozes estão me dizendo para fazer coisas ruins para o meu filho". O enfermeiro interpreta esses achados como sugestivos de:

   a. Psicose pós-parto
   b. Transtorno de ansiedade pós-parto
   c. Depressão
   d. Melancolia puerperal

3. Ao implementar o plano de cuidados a uma puérpera multípara que deu à luz há apenas algumas horas, o enfermeiro monitora atentamente a mulher à procura de qual complicação?

   a. Trombose venosa profunda
   b. Psicose pós-parto
   c. Infecção uterina
   d. Hemorragia pós-parto

4. Qual dos seguintes procedimentos o enfermeiro esperaria incluir no plano de cuidados a uma mulher com mastite que está recebendo antibioticoterapia?

   a. Parar de amamentar e aplicar lanolina
   b. Administrar analgésicos e aplicar ataduras às mamas
   c. Aplicar compressas quentes ou frias e administrar analgésicos
   d. Retirar o sutiã de amamentação e expor as mamas ao ar fresco

5. Ao avaliar uma multípara pós-parto, o enfermeiro detecta útero flácido na linha média 2 cm acima da cicatriz umbilical. Que intervenção seria prioritária?

   a. Avaliar os sinais vitais imediatamente
   b. Medir o débito urinário seguinte
   c. Massagear o fundo do útero
   d. Notificar o obstetra da puérpera

6. Foi prescrito maleato de metilergonovina para uma puérpera por causa de um sangramento excessivo. O enfermeiro deve questionar essa prescrição se qual dos seguintes eventos ocorrer?

   a. Cólicas abdominais leves
   b. Mamas macias inflamadas

   c. Frequência cardíaca de 68 bpm
   d. Pressão arterial de 158/96 mmHg

7. Qual das seguintes reações levaria o enfermeiro a suspeitar de que uma mulher está desenvolvendo uma complicação pós-parto?

   a. Lóquios vermelhos moderados durante as primeiras 24 horas
   b. Campos pleuropulmonares limpos à ausculta
   c. Temperatura corporal de 37,7°C
   d. Dor torácica sentida durante a deambulação

8. Qual dos seguintes fatores no histórico de uma puérpera levaria um enfermeiro a monitorá-la à procura de infecção?

   a. Hemoglobina de 12 mg/dℓ
   b. Extração manual da placenta
   c. Dez horas de trabalho de parto
   d. Multiparidade de cinco gestações

EXERCÍCIOS DE RACIOCÍNIO CRÍTICO

1. Uma parturiente passou por 22 horas de trabalho de parto antes de ser submetida a uma cesariana. Suas membranas romperam 20 horas antes de ela chegar ao hospital. Seu feto apresentava sinais de sofrimento, de modo que foi utilizado monitoramento eletrônico fetal interno. Os resultados de seus exames mais recentes indicaram que ela estava anêmica.

   a. De que complicação pós-parto essa puérpera corre maior risco? Por quê?
   b. Quais avaliações precisam ser feitas para detectar essa complicação?
   c. Que medidas o enfermeiro usará para evitar essa complicação?

2. Uma Gesta IX, Para IX, 32 anos, teve um parto normal espontâneo há 2 horas. A mulher teve um filho por ano nos últimos 9 anos. Seus lóquios eram abundantes e com alguns coágulos. Ela não urinou, visto que foi submetida à anestesia peridural e apresenta sensibilidade diminuída nos membros inferiores.

   a. Quais fatores colocam a puérpera em risco de hemorragia pós-parto?
   b. Quais avaliações são necessárias antes de planejar intervenções?
   c. Quais ações de enfermagem são necessárias para evitar hemorragia pós-parto?

3. Uma Gesta II, Para II, 25 anos, deu à luz há 2 dias e se espera que receba alta hoje. Ela teve depressão pós-parto grave há 2 anos após o nascimento de seu primeiro filho. A puérpera não saiu do leito nas últimas 24 horas, não está comendo, não cuida de si e não presta cuidados a seu recém-nascido. Ela afirma que já tem um menino em casa e que não ter uma menina dessa vez é decepcionante.

a. Quais fatores/comportamentos colocam a puérpera em risco de um transtorno emocional?

b. Que intervenções podem ser apropriadas nesse momento?

c. De quais orientações a família precisa antes da alta?

ATIVIDADES DE ESTUDO

1. Compare e contraste a melancolia puerperal, a depressão pós-parto e a psicose pós-parto em termos de características e conduta médica.

2. Entreviste uma mulher que tenha dado à luz e pergunte se ela teve alguma complicação e o que foi mais útil para ela durante a experiência.

3. A principal causa de hemorragia pós-parto é o(a) _____.

4. Ao transmitir um relatório para o enfermeiro que cuidará de uma puérpera e seu filho no período pós-parto, que informações o enfermeiro obstetra ou o obstetriz deve repassar?

ESTUDO DE CASO

Sheila é uma mulher hispânica de 18 anos, Gesta I, Para I, que deu à luz seu primeiro filho há 2 dias via cesariana primária. Sua gestação cursou sem intercorrências, mas ela não compareceu com frequência às consultas pré-natais. Na 39ª semana de gestação, ela procurou o hospital em trabalho de parto e com ruptura das membranas corioamnióticas. A gestante informou que a ruptura das membranas corioamnióticas tinha ocorrido "há alguns dias", mas ela não tinha certeza de quando. Por ocasião da internação, ela apresentava 2 cm de dilatação e 40% de apagamento do colo do útero. Ela estava em trabalho de parto há aproximadamente 7 horas quando o médico veio examiná-la. Nessa ocasião, a jovem apresentava apenas 5 cm de dilatação e o colo do útero estava totalmente apagado. Ela estava sendo medicada com antibióticos IV por causa da "ruptura prolongada das membranas corioamnióticas" segundo as diretrizes do CDC. O obstetra inseriu um monitor fetal interno com eletrodo no couro cabeludo do feto e um cateter de pressão intrauterino porque ela era obesa e o enfermeiro estava tendo dificuldade em determinar a frequência cardíaca fetal. O trabalho de parto não evoluiu nas 4 horas seguintes e se constatou que o feto desenvolveu taquicardia com aumento da frequência cardíaca basal para 170 bpm. Uma cesariana foi realizada, e ela recebeu profilaxia antibiótica peroperatória por ocasião da cirurgia. O recém-nascido era grande para a idade gestacional (GIG), e os escores de Apgar foram de 9/9 em 1 minuto e em 5 minutos, respectivamente.

AVALIAÇÃO

No primeiro dia como enfermeiro responsável por essa puérpera, você obtém os seguintes sinais vitais: temperatura = 38,3°C, frequência de pulso = 102, PA = 110/80 mmHg, frequência respiratória = 18. Sheila está pálida e apresenta diaforese. O volume de seus lóquios vermelhos é moderado e o odor, fétido. Ela se queixa de dor quando seu fundo do útero é palpado. O local da incisão cirúrgica está íntegro, sem eritema nem secreção. A puérpera informa que não comeu o desjejum que foi servido porque estava sem apetite. As mamas dela não eram doloridas à palpação e estavam cheias de leite. Ela não planeja amamentar o filho e está usando um sutiã com suporte adequado. Sheila deambula bem e faz a própria higiene.

Recém-Nascido de Risco

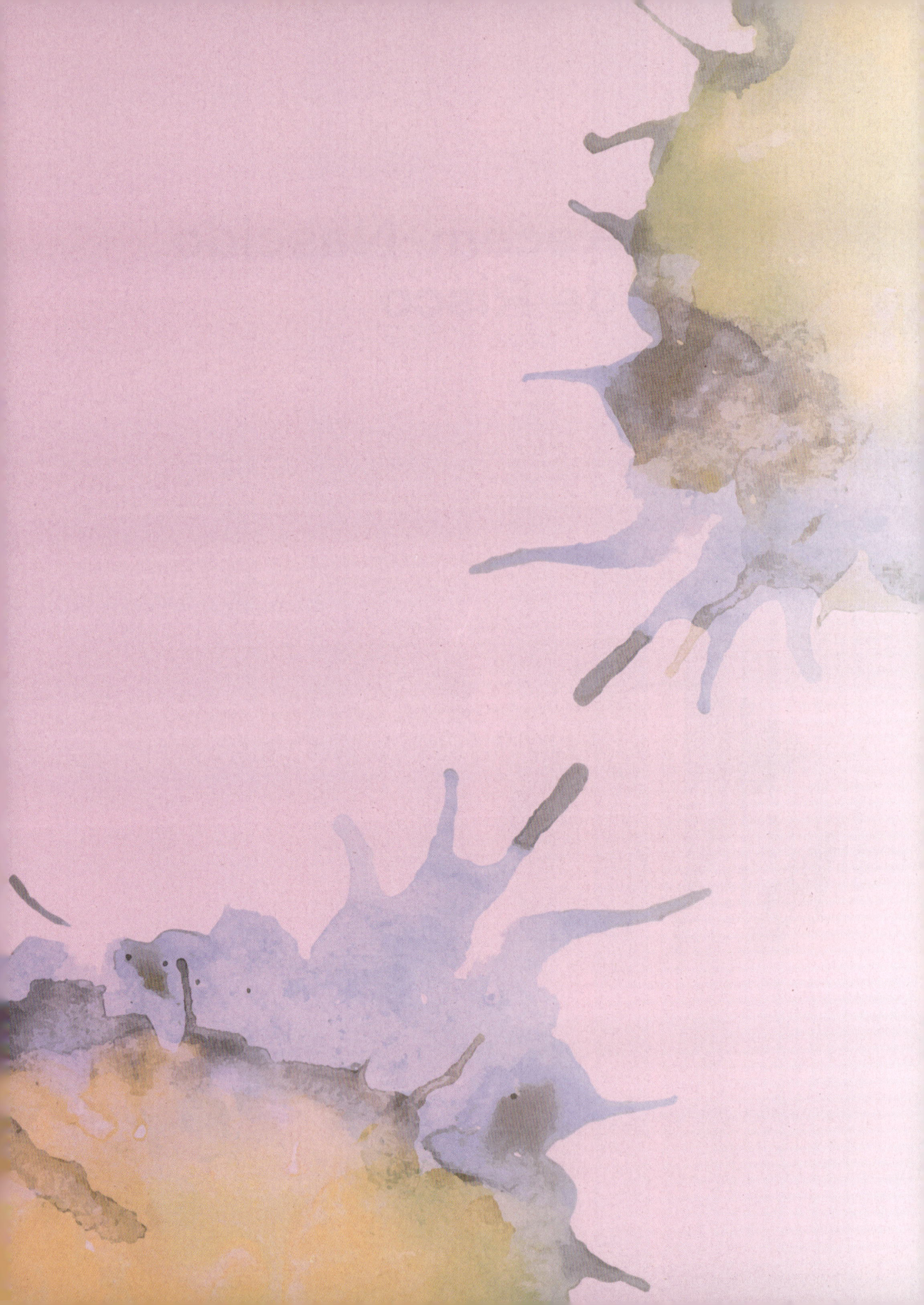

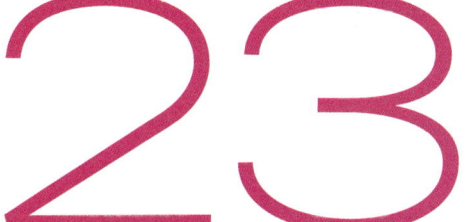

23

Cuidados de Enfermagem para o Recém-Nascido com Necessidades Especiais

OBJETIVOS DE APRENDIZAGEM

Após a conclusão do capítulo, o leitor será capaz de:

1. Examinar os fatores que auxiliam na identificação de um recém-nascido em risco em virtude das variações no peso ao nascer e na idade gestacional.

2. Detectar os fatores que contribuem para tal e as complicações mais comumente associadas a recém-nascidos imaturos e seu tratamento.

3. Diferenciar as condições associadas que afetam o recém-nascido com variações no peso corporal e na idade gestacional, incluindo o tratamento apropriado.

4. Comparar um recém-nascido pequeno para a idade gestacional com um recém-nascido grande para a idade gestacional; comparar um recém-nascido pós-termo com um pré-termo.

5. Integrar o conhecimento sobre os riscos associados ao parto pré-termo tardio às intervenções de enfermagem, ao planejamento para a alta e à orientação aos pais.

6. Delinear a função do enfermeiro em prestar ajuda aos pais que passam por uma experiência de luto ou perda perinatais.

PALAVRAS-CHAVE

asfixia

recém-nascido a termo

recém-nascido adequado para a idade gestacional (AIG)

recém-nascido de baixo peso

recém-nascido de extremo baixo peso

recém-nascido de muito baixo peso

recém-nascido grande para a idade gestacional (GIG)

recém-nascido pequeno para a idade gestacional (PIG)

recém-nascido pós-termo

recém-nascido pré-termo

recém-nascido pré-termo tardio

retinopatia da prematuridade (RDP)

Anna e seu marido ficaram chocados quando ela entrou em trabalho de parto no 7º mês de gestação. Eles não conseguiam entender o que teria feito com que ela desse à luz precocemente, mas aconteceu. Quando eles chegaram à unidade de terapia intensiva neonatal (UTIN), Anna respirou fundo e olhou para seu pequeno filho com tubos saindo de vários lugares do corpo. O que eles poderiam estar sentindo nesse momento?

INTRODUÇÃO

Todas as famílias esperam ansiosamente pelo nascimento de uma criança saudável. A maioria dos fetos nasce entre a 38ª e a 42ª semana de gestação e pesa de 2.700 a 3.600 g, mas podem ocorrer variações no peso ao nascer e na idade gestacional, e os recém-nascidos com essas variações têm necessidades especiais. A idade gestacional ao nascer está inversamente correlacionada ao risco de o recém-nascido apresentar sequelas físicas, neurológicas ou de desenvolvimento (Naidu & Fredlund, 2019). No entanto, em alguns casos ocorrem dificuldades e desafios, e alguns recém-nascidos estão muito doentes e precisam de cuidados especiais para sobreviverem. Algumas complicações são inesperadas e ocorrem sem aviso prévio. Outras vezes existem fatores de risco que aumentam o risco de complicações nos recém-nascidos.

Quando uma mulher dá à luz um recém-nascido com problemas que envolvem imaturidade ou peso corporal, especialmente aquele que é considerado de alto risco, ela pode passar por um processo de luto em que lamenta a perda do recém-nascido a termo saudável que ela esperava. Por meio desse processo, a mulher aprende a entrar em acordo com a experiência que agora enfrenta.

O desenvolvimento de novas tecnologias e os centros de atendimento regionalizados para o atendimento de recém-nascidos com necessidades especiais têm resultado em melhorias significativas. Os enfermeiros precisam ter uma sólida base de conhecimentos para identificar o recém-nascido com necessidades especiais e prestar cuidados coordenados.

A chave para a identificação de um neonato com necessidades especiais relacionadas a variações no peso corporal ou na idade gestacional é o conhecimento dos fatores que poderiam colocar esse recém-nascido em risco. Esses fatores são semelhantes aos que sugeririam uma gestação de alto risco. Ser capaz de antecipar o nascimento de um feto de risco possibilita que o parto ocorra em uma unidade de saúde equipada com os recursos necessários para atender às necessidades da mãe e do recém-nascido. Isso é importante para reduzir as taxas de mortalidade e de morbidade.

Na iniciativa *Healthy People 2030*, o parto pré-termo e o recém-nascido de baixo peso são identificados como importantes objetivos de saúde nos EUA (U.S. Department of Health and Human Services, 2020). Ver *Healthy People 2030* 23.1.

Este capítulo discute o manejo dos cuidados de enfermagem para o recém-nascido com necessidades especiais relacionadas com variações do peso corporal e da idade gestacional. Também descreve as condições específicas associadas que os afetam. Devido à fragilidade desses neonatos, abordam-se também os cuidados à família que vivencia a perda perinatal e a função do enfermeiro no auxílio ao enfrentamento da família.

HEALTHY PEOPLE 2030 • 23.1

Objetivos	Importância para a enfermagem
MICH-02 Reduzir o número de mortes infantis (no primeiro ano).	Ajudará a enfatizar a questão dos fatores de risco associados às mortes de neonatos, auxiliando a promover medidas para reduzi-las e, assim, contribuir para diminuições significativas na mortalidade infantil.
MICH-07 Reduzir nonatos pré-termos	Ajudará a enfatizar o papel do nascimento pré-termo como a principal causa de mortes de neonatos não relacionadas a defeitos congênitos. Também ajudará a promover redução geral de doenças, deficiências e mortes na infância.

Adaptado de *USDHHS. (2020). Proposed objectives for inclusion in Healthy People 2030.* https://www.healthypeople.gov/sites/default/files/Objectives PublicComment508.pdf.

VARIAÇÕES DE PESO AO NASCER

O crescimento fetal é influenciado pela nutrição materna, pela genética, pela função da placenta, pelo ambiente e por vários outros fatores. Atribuir o tamanho a um recém-nascido é um modo de medir e monitorar o crescimento e o desenvolvimento do feto por ocasião do nascimento. Os neonatos podem ser classificados de acordo com peso e idade gestacional em semanas. Em qualquer idade gestacional, o peso ao nascer varia de acordo com a altitude, a raça, o país de origem e a classe socioeconômica. Atualmente, não existe um padrão internacional para pesos normais ao nascer correspondentes a idades gestacionais específicas (Jordan et al., 2019). É importante saber em que grupo o recém-nascido se encaixa. Neonatos pequenos para a idade gestacional ocorrem em 7,4% de todos os recém-nascidos em todo o mundo e recém-nascidos grandes para a idade gestacional ocorrem em cerca de 10% das gestações, e ambos estão associados a resultados adversos.

A expressão **recém-nascido adequado para a idade gestacional (AIG)** caracteriza aproximadamente 80% dos neonatos e descreve um recém-nascido com comprimento, peso, circunferência cefálica e índice de massa corporal (IMC) normais (King et al., 2019). Ser do grupo AIG confere o menor risco de problemas. Essas crianças têm morbidade e mortalidade mais baixas do que as dos outros grupos.

A expressão **recém-nascido pequeno para a idade gestacional (PIG)** descreve o recém-nascido que tipicamente pesa menos de 2.500 g ao termo, em virtude de crescimento intrauterino menor do que o esperado. O recém-nascido também é classificado como PIG se o seu peso ao nascer for igual ou inferior ao 10º percentil, conforme correlacionado ao número de semanas de gestação em um gráfico de crescimento.

O **recém-nascido grande para a idade gestacional (GIG)** é aquele cujo peso ao nascer está acima do 90º percentil no gráfico de crescimento e que pesa mais de 4.000 g a termo em virtude de crescimento excessivo acelerado ao longo da gestação (Mandy, 2019). Os termos que se seguem descrevem outros recém-nascidos com peso corporal limítrofe e de qualquer idade gestacional:

- **Recém-nascido de baixo peso:** menos de 2.500 g (Figura 23.1)
- **Recém-nascido de muito baixo peso:** menos de 1.500 g
- **Recém-nascido de extremo baixo peso:** menos de 1.000 g.

Recém-nascidos pequenos para a idade gestacional

Os recém-nascidos são considerados PIG quando pesam menos de 2.500 g ou estão abaixo do 10º percentil de comprimento, peso ou circunferência cefálica em um gráfico de crescimento *versus* idade gestacional. Esses recém-nascidos podem ser pré-termo, a termo ou pós-termo.

Conceito fundamental

Planejamento dos cuidados prioritários para os recém-nascidos pequenos para a idade gestacional

Os PIG são neonatos diferentes dos recém-nascidos prematuros, que frequentemente apresentam sistema respiratório subdesenvolvido. Com frequência, os neonatos PIG apresentam sistemas respiratórios desenvolvidos, mas precisam de observação frequente para monitoramento de hipoglicemia por causa de reservas inadequadas de glicogênio. Isso resulta na necessidade de alimentações frequentes e precoces. Outras complicações incluem asfixia perinatal, aspiração de mecônio, hipotermia e policitemia.

Em alguns recém-nascidos PIG, a taxa de crescimento não chega ao padrão de crescimento esperado. Diz-se que esses neonatos sofreram "restrição do crescimento fetal" e também são considerados de risco, com taxas de morbidade e mortalidade perinatais substancialmente elevadas em comparação com as dos recém-nascidos adequados para a idade gestacional (Cunningham et al., 2018). A restrição do crescimento fetal é a contrapartida patológica de ser PIG. No entanto, uma distinção importante a se fazer entre o recém-nascido PIG e aquele com restrição do crescimento fetal é que nem todos os que são PIG sofreram restrição do crescimento fetal. O inverso também é verdadeiro: nem todos os recém-nascidos que têm restrição do crescimento fetal são PIG. Alguns recém-nascidos PIG são constitucionalmente pequenos, ou seja, são estatisticamente pequenos, mas saudáveis.

Historicamente, a restrição do crescimento fetal é classificada como simétrica ou assimétrica. A restrição do crescimento fetal simétrica (um agravo que ocorre precocemente, ou seja, antes da 28ª semana de gestação) refere-se a fetos com taxas de crescimento igualmente insatisfatórias da cabeça, do abdome e dos ossos longos. Todos os parâmetros de crescimento são afetados. Tipicamente, essas crianças têm o pior prognóstico a longo prazo e nunca conseguem alcançar o tamanho adequado quando comparadas com as não afetadas (Norwitz et al., 2019). A restrição do crescimento fetal assimétrica (o agravo ocorre tardiamente, ou seja, depois da 28ª semana de gestação) refere-se a fetos cuja cabeça e ossos longos são poupados em comparação com o abdome e os órgãos internos. O cérebro e o coração são preservados e maiores, mas as dimensões gerais e o peso dos órgãos são reduzidos. Geralmente, a criança com restrição do crescimento fetal assimétrico tem melhor prognóstico do que aquela com restrição do crescimento fetal simétrico. Depois do nascimento, a nutrição ideal geralmente restaura o potencial crescimento normal. Atualmente, acredita-se que a maioria dos casos de restrição do crescimento fetal é um *continuum* que vai da restrição do crescimento fetal simétrica (estágios iniciais) até a restrição do crescimento fetal assimétrica (estágios finais). Há uma forte associação entre a restrição do crescimento fetal e a morte fetal. A detecção precoce e o manejo oportuno da restrição do crescimento fetal podem reduzir as taxas de morbidade e de mortalidade.

O crescimento fetal depende de fatores genéticos, placentários e maternos. Os desenvolvimentos motor e cognitivo durante o primeiro ano de vida é a base para o crescimento subsequente da criança. Os recém-nascidos que sofreram deficiências nutricionais intrauterinas e nascem PIG correm risco de apresentar déficits cognitivos que podem comprometer o desempenho acadêmico ao longo de suas vidas. Ser PIG está associado a aumento das taxas de morbidade e mortalidade neonatais, bem como a baixa estatura, doenças cardiovasculares, resistência à insulina, diabetes melito do tipo 2, dislipidemia e doença renal em estágio terminal na idade adulta. Além disso, os recém-nascidos PIG têm diminuição nos níveis de inteligência e cognição, embora seus efeitos sejam mais sutis. O desfecho global de cada criança é o resultado de uma complexa interação de fatores intrauterinos e extrauterinos (Thompson et al., 2019).

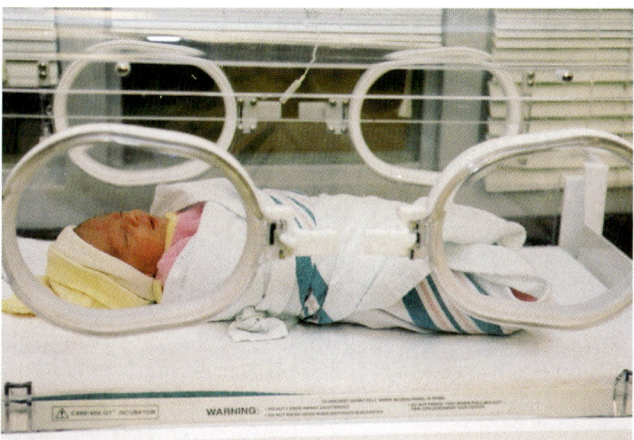
FIGURA 23.1 Recém-nascido de baixo peso em uma incubadora.

Acredita-se que o feto tenha um potencial de crescimento inerente que, em circunstâncias normais, resulta em um recém-nascido saudável de tamanho apropriado. A unidade materno-placentária-fetal age em harmonia para atender às necessidades do feto durante a gestação. No entanto, o potencial de crescimento do feto pode ser limitado, o que é análogo ao déficit de crescimento na criança. As causas de ambos podem ser intrínsecas ou ambientais. Os fatores que podem contribuir para a ocorrência de um recém-nascido PIG estão destacados no Boxe 23.1.

Avaliação de enfermagem

A avaliação do neonato PIG inicia-se pela análise da anamnese materna para identificar fatores de risco como tabagismo, uso abusivo de substâncias psicoativas, consumo de

> **BOXE 23.1** Potenciais fatores que contribuem para a ocorrência de recém-nascidos pequenos para a idade gestacional.
>
> **Causas maternas**
> - Hipertensão arterial crônica
> - Diabetes melito associado a doença vascular
> - Doenças autoimunes
> - Viver em uma localidade com altitude elevada (hipoxia)
> - Tabagismo ou exposição ao tabagismo passivo
> - Doença periodontal
> - Idade materna inferior a 20 anos ou superior a 34
> - Deixar de procurar assistência pré-natal
> - Condições de vida precárias
> - Baixo nível socioeconômico
> - Maus-tratos e violência
> - Uso abusivo de substâncias psicoativas (heroína, cocaína, metanfetaminas)
> - Hemoglobinopatias (anemia falciforme)
> - Pré-eclâmpsia
> - Exposição a riscos ocupacionais
> - Doença renal crônica
> - Nutrição materna (desnutrição ou obesidade)
> - Estresse materno extremo
> - Infecções maternas.
>
> **Fatores placentários**
> - Inserção anormal do cordão umbilical
> - Descolamento da placenta crônico
> - Diminuição da área de superfície, infarto
> - Diminuição do peso da placenta
> - Placenta prévia
> - Insuficiência placentária.
>
> **Fatores fetais**
> - Trissomias do 13, do 18 e do 21
> - Síndrome de Turner
> - Infecção fetal crônica (citomegalovírus, rubéola, sífilis, toxoplasmose)
> - Anomalias congênitas (coração, hérnia diafragmática, fístula traqueoesofágica)
> - Exposição à radiação
> - Gestação multifetal.
>
> Kenner, C., Altimier, L. B., & Boykova, M. V. (2019). *Comprehensive neonatal nursing care* (6th ed.). Springer Publishing Company; Fanaroff, A. A., & Fanaroff, J. M. (2019). *Klaus and Fanaroff's care of the high risk neonate* (7th ed.). Elsevier; e Martin, G. I., & Rosenfeld, W. (2019). *Common problems in the newborn nursery: an evidence and case-based guide.* Springer Publishers.

bebidas alcoólicas, pré-eclâmpsia, anemia, insuficiência uteroplacentária, infecção viral intrauterina, prolapso de cordão umbilical, doença materna crônica, hipertensão arterial, doença renal, gestação múltipla ou distúrbios genéticos. Essas informações possibilitam que o enfermeiro antecipe um possível problema e esteja preparado para intervir rapidamente se ele ocorrer. No nascimento, realize um exame físico completo, observando atentamente o recém-nascido em busca de características típicas como:

- Cabeça desproporcionalmente grande em relação ao restante do corpo
- Aparência definhada dos membros
- Redução das reservas de gordura subcutânea
- Inquietação consequente à hipoglicemia
- Instabilidade térmica
- Diminuição da quantidade de tecido mamário
- Abdome escafoide (aparência afundada)
- Suturas do crânio alargadas decorrentes de um crescimento ósseo inadequado
- Hipotonia muscular nas nádegas e nas bochechas
- Pele frouxa e ressecada que parece superdimensionada
- Cordão umbilical fino.

Avalie também o recém-nascido PIG à procura de malformações congênitas, lesões neurológicas ou indícios de infecção, já que ele geralmente enfrenta problemas após o nascimento em razão da diminuição da função placentária durante a gestação. A Tabela 23.1 destaca alguns dos problemas comumente associados a recém-nascidos PIG e a outros que apresentam variação no peso ao nascer e na idade gestacional. Antecipe a necessidade de reanimação e a forneça conforme indicado pela condição do neonato.

Conduta de enfermagem

As intervenções para os recém-nascidos PIG incluem mensurar o peso, o comprimento e a circunferência craniana, comparando-os com os padrões, e documentar os achados. Realize aferições frequentes dos níveis sanguíneos de glicose conforme prescrito e monitore os sinais vitais, atentando particularmente para mudanças da condição respiratória que possam indicar problemas respiratórios. Institua medidas para manter um ambiente térmico neutro a fim de evitar o estresse causado pelo frio e a acidose.

As necessidades metabólicas aumentam para atender ao crescimento de recuperação. Inicie a alimentação por via oral (VO) precoce e repetidamente, a menos que contraindicada. Ao nascer, a glicemia do recém-nascido é de aproximadamente 70% da glicemia da mãe. A hipoglicemia neonatal é uma das principais causas de lesão encefálica, uma vez que o cérebro necessita continuamente de glicose como fonte primária de energia (Martin & Rosenfeld, 2019). Qualquer recém-nascido estressado ao nascimento esgota as reservas de glicose disponíveis, ocorrendo então a hipoglicemia, uma concentração plasmática de glicose abaixo de 40 mg/dℓ (Rozance & Wolfsdorf, 2019). Com a

TABELA 23.1 Problemas comumente associados a neonatos que apresentam variação no peso ao nascer ou na idade gestacional.

Problema	Ocorrência	Etiologia/fisiopatologia	Achados de avaliação	Implicações para a enfermagem
Asfixia perinatal	Recém-nascido PIG (comum)	Má tolerância ao estresse do trabalho de parto, o que frequentemente leva a acidose e hipoxia Viver em ambiente hipóxico antes do nascimento em virtude da insuficiência placentária, levando a pouca ou nenhuma reserva de oxigênio disponível para suportar o estresse de trabalho de parto: • As contrações uterinas aumentam o estresse hipóxico • Possível depleção das reservas de glicogênio em decorrência do estado de hipoxia crônica levando a sofrimento fetal • Circulação uteroplacentária prejudicada em virtude das condições maternas e uterinas que predispõem à depressão perinatal Recém-nascido comprometido no momento do nascimento e sentindo dificuldade para se ajustar ao ambiente extrauterino	Sofrimento fetal (bradicardia, desacelerações) durante o trabalho de parto Baixo escore de Apgar Potencial passagem de mecônio para o líquido amniótico	Antecipar possíveis problemas, avaliar os fatores de risco maternos Iniciar as medidas de reanimação imediatamente após o nascimento
	Recém-nascido pós-termo	Privação placentária ou oligoidrâmnio levando a compressão do cordão umbilical e consequente redução da perfusão para o feto		
	Recém-nascido pré-termo (comum)	Deficiência de surfactante Parede torácica instável Imaturidade dos centros de controle respiratório no sistema nervoso central (SNC) Vias respiratórias de pequeno calibre aumentando o risco de obstrução Incapacidade de remover o muco das vias respiratórias		
Dificuldades com a termorregulação	Recém-nascido PIG (comum)	Menos massa muscular, menos gorduras marrom e subcutânea para preservação do calor, e capacidade limitada de controlar os capilares da pele	Temperatura < 36,4°C; instabilidade térmica; pele fria ao toque; cianose de mãos e pés Bradipneia (< 25 ciclos/min) e taquipneia (> 60 ciclos/min) Tremores, irritabilidade Sibilos, estertores crepitantes, tiragens Inquietação, letargia Hipotonia Choro fraco ou estridente Convulsões Má alimentação Grunhidos Acidose	Manter a neutralidade térmica do ambiente para promover a estabilização da temperatura do recém-nascido Avaliar a temperatura da pele e as características da respiração Monitorar a gasometria arterial e os níveis séricos de glicose Eliminar as fontes de perda de calor: • Secar bem o recém-nascido • Embrulhá-lo em um cobertor aquecido com uma touca na cabeça • Usar uma fonte de calor radiante
	Recém-nascido pós-termo (comum)	Reservas de glicogênio depletadas, poucas reservas de gordura subcutânea e distúrbios na termorregulação no SNC devido à hipoxia Risco aumentado de acidose e hipoglicemia por conta do estresse metabólico Perda da gordura subcutânea devido à insuficiência placentária Depleção dos estoques de nutrientes por conta da perda da capacidade da placenta de nutrir o feto Consumo subsequente da gordura subcutânea, do tecido muscular ou de ambos Perda do isolamento térmico natural (gordura subcutânea), importante para a regulação da temperatura		
	Recém-nascido pré-termo (comum)	A imaturidade do SNC (centro regulador da temperatura) interfere na capacidade de regular a temperatura corporal Quantidade insuficiente de gordura subcutânea Falta de tônus muscular e de flexão para conservar o calor		
	Recém-nascido pré-termo tardio (comum)	Gordura marrom insuficiente para produzir calor Atividade muscular limitada, reduzindo a capacidade de produzir o próprio calor Incapacidade de tremer para produzir calor		

(Continua)

TABELA 23.1 Problemas comumente associados a neonatos que apresentam variação no peso ao nascer ou na idade gestacional (*continuação*).

Problema	Ocorrência	Etiologia/fisiopatologia	Achados de avaliação	Implicações para a enfermagem
Hipoglicemia	Recém-nascido PIG (comum)	Aumento na taxa metabólica e falta de reservas adequadas de glicogênio para atender às necessidades metabólicas	Muitas vezes sutis Letargia, taquicardia Desconforto respiratório Agitação Sonolência Má alimentação, sucção débil Hipotermia, instabilidade da temperatura Diaforese Choro fraco Convulsões Hipotonia Níveis séricos de glicose < 40 mg/dℓ para recém-nascidos a termo, < 20 mg/dℓ para recém-nascidos pré-termo	Monitorar os níveis séricos de glicose logo após a chegada ao berçário e, a seguir, de hora em hora Manter o equilíbrio hidreletrolítico Atentar para as mudanças sutis Iniciar a alimentação por via oral (VO) precocemente, se possível; se não, administrar infusão intravenosa (IV) com dextrose a 10% em água
	Recém-nascido GIG (comum)	Comumente associada a filhos de mães diabéticas Suspensão abrupta do alto suprimento de glicose do sangue materno com o nascimento e a produção continuada de insulina pelo recém-nascido Capacidade limitada de liberar glucagon e catecolaminas, que normalmente estimulam a quebra de glucagon e a liberação de glicose		
	Recém-nascido pós-termo	Hipoxia secundária à depleção de reservas de glicogênio Insuficiência placentária contribuindo para a deficiência nutricional fetal crônica e posteriormente depletando as reservas de oxigênio		
	Recém-nascido pré-termo	Sucção e deglutição imaturas levando à ingestão insuficiente Hipoxia perinatal		
	Recém-nascido pré-termo tardio	Aumento no gasto energético Diminuição das gorduras subcutânea e marrom com pouco ou nenhum estoque de glicogênio		
Policitemia	Recém-nascido PIG	Hipoxia crônica leve secundária à insuficiência placentária Estimulação da liberação de eritropoetina levando a um aumento na produção de hemácias	Hematócrito venoso > 65% Pletora (aspecto corado) Reflexo de sucção fraco Taquipneia Icterícia Letargia Agitação Hipotonia Irritabilidade Dificuldades com a alimentação Dificuldade em despertar Convulsões	Certificar-se de manter hidratação adequada (VO ou IV) Monitorar os níveis de hematócrito (o objetivo é cerca de 60%) Administrar exsanguinotransfusão, albumina ou soro fisiológico IV normal para reduzir o volume de hemácias e aumentar o volume de líquido (controverso)
	Recém-nascido GIG	Secundária a hipoxia fetal, traumatismo com sangramento, aumento na produção de eritropoetina ou clampeamento tardio do cordão umbilical		
	Recém-nascido pós-termo	A hipoxia intrauterina desencadeia aumento na produção de hemácias para compensar os níveis mais baixos de oxigênio		

Aspiração de mecônio	Recém-nascido PIG Recém-nascido pós-termo	Liberação de mecônio no líquido amniótico antes do nascimento Inalação de líquido amniótico contendo mecônio pelo recém-nascido, levando à aspiração Comumente associada à hipoxia intrauterina crônica Feto debate-se e faz esforços respiratórios, contraindo os músculos abdominais e levando à expulsão de mecônio para o líquido amniótico Sucção e deglutição normais pelo feto levam a preenchimento das vias respiratórias com mecônio	Líquido amniótico verde com ruptura de membranas durante o parto Coloração verde do cordão umbilical ou das unhas Dificuldade em iniciar respirações	Iniciar medidas de reanimação quando necessário Aspirar as vias respiratórias e fornecer suporte ventilatório (ver Capítulo 24 para obter mais informações)
Hiperbilirrubinemia	Recém-nascido GIG (comum) Recém-nascido pré-termo Recém-nascido pré-termo tardio	Associada a policitemia e quebra de hemácias Incapacidade de tolerar a alimentação nos primeiros dias de vida, o que leva ao aumento da circulação êntero-hepática de bilirrubina Excesso de contusões secundário a traumatismo ao nascimento levando a níveis de bilirrubina mais altos do que o normal Aumento na quebra de hemácias e função hepática imatura para lidar com o excesso de carga	Níveis séricos de bilirrubina elevados Icterícia Urina cor de chá Fezes cor de argila	Garantir hidratação adequada Instituir a alimentação precocemente, se possível Administrar fototerapia (ver Capítulo 24 para obter mais informações)
Traumatismo ao nascimento	Recém-nascido GIG	Tamanho grande que requer procedimentos de parto cirúrgico	Deformidades óbvias Contusões Edema Movimento assimétrico	Realizar exames físico e neurológico completos do recém-nascido Observar as simetrias da estrutura e da função Ajudar os pais a compreender a situação (ver Capítulo 24 para obter mais informações)

Fanaroff, A. A., & Fanaroff, J. M. (2019). *Klaus and Fanaroff's care of the high risk neonate* (7th ed.). Elsevier; Resnik, R., Lockwood, C. J., Moore, T. R., Greene, M. F., Copel, J. A., & Silver, R. M. (2019). *Creasy & Resnik's Maternal-fetal Medicine: principles and practice* (8th ed.). Elsevier; Kenner, C., Altimier, L. B., & Boykova, M. V. (2019). *Comprehensive neonatal nursing care* (6th ed.). Springer Publishing Company.

perda da placenta no momento do nascimento, o neonato deve então assumir o controle da homeostase da glicose por meio de alimentação oral intermitente. Se a alimentação oral não for aceita, pode ser necessário infusão IV com dextrose a 10% em água para manter o nível de glicose acima de 40 mg/dℓ. Pese o recém-nascido diariamente e garanta que ele tenha períodos de descanso suficientes para diminuir as exigências metabólicas. Monitore a tolerância alimentar, a sucção e a capacidade de deglutição.

POLICITEMIA

A policitemia não é um achado incomum e constitui um distúrbio potencialmente grave nos recém-nascidos. É definida como hematócrito no sangue venoso superior a 65% e hemoglobina acima de 20 g/dℓ. O hematócrito nos neonatos atinge seu máximo 6 a 12 horas após o parto e cai gradativamente depois. A policitemia ocorre em até 5% dos neonatos, mais comumente naqueles GIG com 6 a 12 horas após o nascimento (McKee-Garrett, 2019). A relação entre o hematócrito e a viscosidade é praticamente linear até 65% e, em seguida, torna-se exponencial. O aumento da viscosidade do sangue está associado aos sintomas de hipoperfusão. As características clínicas relacionadas com a hiperviscosidade podem afetar todos os sistemas orgânicos. A hiperviscosidade do sangue resulta em aumento na resistência ao fluxo sanguíneo e diminuição no suprimento de oxigênio. No neonato, a hiperviscosidade pode causar anormalidades na função do SNC, hipoglicemia, diminuição da função renal, sofrimento cardiorrespiratório e distúrbios de coagulação. Tem sido relatado que a hiperviscosidade está associada a transtornos motores e no neurodesenvolvimento cognitivo a longo prazo (Martin et al., 2019). Os recém-nascidos PIG, os filhos de mães diabéticas, os neonatos com icterícia e as gestações multifetais causam risco para policitemia. Portanto, esses recém-nascidos devem passar por uma triagem às 2, 12 e 24 horas de vida (Norwitz et al., 2019).

Deve-se observar se existem sinais clínicos de policitemia (desconforto respiratório, cianose, irritabilidade, icterícia, pele avermelhada, letargia) e monitorar os resultados dos exames de sangue. Os neonatos assintomáticos com hematócrito entre 65 e 70% podem ser manejados simplesmente com suporte com líquidos, observação atenta e repetição da avaliação do hematócrito em 12 horas (Blackburn, 2018). Se o neonato for sintomático, deve ser realizada uma plasmaférese parcial se ele não responder a uma terapia IV agressiva para hidratação. As trocas de plasma diminuem a viscosidade do sangue e podem aliviar os sintomas.

Forneça antecipadamente orientações aos pais sobre quaisquer tratamentos e procedimentos que estejam sendo realizados. Enfatize a necessidade de acompanhamento e monitoramento cuidadosos do crescimento da criança, avaliando o comprimento, o peso e a circunferência craniana, assim como os padrões de alimentação, durante todo o primeiro ano de vida para confirmar qualquer recuperação do crescimento.

Recém-nascido grande para a idade gestacional

Um recém-nascido cujo peso esteja acima do 90º percentil nos gráficos de crescimento é definido como GIG. A variação do peso vai de 4.000 a 5.000 g. Os recém-nascidos GIG podem ser pré-termo, a termo ou pós-termo. Com base nessas definições, até 10% de todos os partos envolvem um recém-nascido GIG. A macrossomia pode colocar a mãe, o feto ou o recém-nascido em risco de desfechos adversos (Resnik et al., 2019).

Por causa do tamanho grande do recém-nascido, o parto vaginal pode ser difícil e, às vezes, resulta em tocotraumatismo. Além disso, são comuns a distocia de ombro, a fratura clavicular e a paralisia facial. Para evitar a parada do trabalho de parto e o tocotraumatismo, a incidência de cesarianas é muito elevada no caso de recém-nascidos GIG.

> ### ATENÇÃO!
> O diabetes melito materno está comumente associado a recém-nascido GIG. No entanto, em razão da má perfusão placentária, o neonato pode ter sofrido restrição do crescimento fetal e ser PIG.

Avaliação de enfermagem

A avaliação do recém-nascido GIG começa com uma revisão da anamnese materna, o que pode fornecer indícios de maior risco de o neonato ser GIG. Os fatores maternos que aumentam a chance de um recém-nascido GIG incluem diabetes melito materno, multiparidade, histórico de feto macrossômico, gestação pós-termo, obesidade materna, altura paterna, ganho ponderal gestacional, feto do sexo masculino e a genética (King et al., 2019).

Após o parto, avalie as características comuns do neonato. O recém-nascido GIG típico tem corpo grande, parece roliço e tem a face redonda. O aumento do tamanho do corpo é proporcional. No entanto, a circunferência craniana e o comprimento do corpo estão nos limites superiores do crescimento intrauterino. Esses recém-nascidos têm habilidades motoras ruins e dificuldade para regular os estados comportamentais. O neonato GIG é mais difícil de despertar calmamente (Kenner et al., 2019).

Avalie minuciosamente o recém-nascido GIG logo após o parto para identificar tocotraumatismos, tais como clavículas fraturadas, paralisia braquial, paralisia facial, paralisia do nervo frênico, fraturas de crânio ou hematomas. Realize um exame neurológico para identificar quaisquer paralisias de nervos à procura de anomalias como imobilidade do braço. Observe e documente quaisquer ferimentos descobertos para possibilitar a intervenção precoce e melhorar os desfechos.

O recém-nascido GIG corre risco de hipoglicemia relacionada com o esgotamento precoce das reservas de glicogênio no fígado. Mensure os níveis séricos de glicose repetidamente conforme prescrito para avaliar se há hipoglicemia. Os sinais clínicos muitas vezes são sutis e incluem letargia, apatia, sonolência, irritabilidade, taquipneia, choro fraco, instabilidade da temperatura corporal, agitação, crises convulsivas, apneia, bradicardia, cianose ou palidez, sucção fraca e má alimentação, hipotonia e coma. Outras doenças, incluindo a septicemia, a insuficiência respiratória grave e a doença cardíaca congênita, podem se manifestar de modo semelhante. Além disso, esteja alerta para outros problemas comuns, tais como policitemia e hiperbilirrubinemia (ver Tabela 23.1).

Conduta de enfermagem

A hipoglicemia no neonato é definida como um nível sanguíneo de glicose abaixo de 40 mg/dℓ. Está comumente associada a várias condições neonatais, tais como prematuridade, restrição do crescimento fetal e diabetes melito materno. Pode ser assintomática em alguns recém-nascidos. A triagem da hipoglicemia em recém-nascidos GIG de alto risco é essencial. O aleitamento materno ou a alimentação com fórmula supervisionada pode ser a opção inicial de tratamento na hipoglicemia assintomática. No entanto, a hipoglicemia sintomática deve sempre ser tratada com infusões parenterais contínuas de solução glicosada. Os recém-nascidos GIG que precisam de infusões de dextrose devem ser investigados em busca da causa definitiva da hipoglicemia. A condição tem estado associada ao desenvolvimento neurológico ruim e, portanto, recomendam-se a triagem e o tratamento agressivo (Abramowski & Hamdan, 2019).

Ajude na estabilização do recém-nascido GIG. Monitore os níveis séricos de glicose dentro de 30 minutos após o nascimento e repita a avaliação a cada hora. Verifique novamente os níveis antes da alimentação e também imediatamente em qualquer recém-nascido com suspeita de hipoglicemia ou sinais clínicos da condição, independentemente de sua idade. Para ajudar a evitar a hipoglicemia, inicie a alimentação, que pode ser por fórmula ou com leite materno, com a suplementação IV de glicose, conforme necessário. Monitore e registre o balanço hídrico e pese o recém-nascido diariamente para ajudar a avaliar a ingestão nutricional.

Observe se há sinais de policitemia e hiperbilirrubinemia, e relate-os imediatamente ao médico para que possam ser realizadas intervenções precoces para evitar desfechos ruins no desenvolvimento neurológico a longo prazo. A policitemia e a hiperviscosidade estão associadas a atrasos nas coordenações motoras fina e grossa, a atrasos na fala e a sequelas neurológicas (Martin et al., 2019). O aumento do volume de líquido ajuda a diminuir a viscosidade do sangue. A hidratação, o aleitamento materno precoce e a fototerapia são utilizados para tratar a hiperbilirrubinemia (ver Capítulo 24 para obter mais informações sobre a hiperbilirrubinemia). Forneça orientações aos pais sobre os tratamentos e procedimentos que estejam sendo realizados e sobre a necessidade de cuidados de acompanhamento para qualquer anormalidade identificada.

VARIAÇÕES NA IDADE GESTACIONAL

A duração média da gestação, que é calculada a partir do primeiro dia do último período menstrual normal, é de aproximadamente 280 dias, ou 40 semanas. A idade gestacional normalmente é medida em semanas: um recém-nascido com menos de 37 semanas completas é classificado como pré-termo, e o recém-nascido com mais de 42 semanas completas é classificado como recém-nascido pós-termo. O recém-nascido com 38 semanas até 42 semanas de idade gestacional é classificado como **recém-nascido a termo**. Foi adicionada uma nova classificação: o recém-nascido pré-termo tardio (próximo do termo) – aquele com 34 a 36 semanas e 6 dias de idade gestacional

- **Recém-nascido pré-termo:** antes de 37 semanas completas de gestação
- **Recém-nascido pré-termo tardio** (próximo do termo): 34 a 36 6/7 semanas
- Subgrupos de recém-nascidos a termo:
  - Termo precoce: 37 a 38 6/7 semanas
  - A termo: 39 a 40 6/7 semanas
  - Termo tardio: 41 a 41 6/7 semanas
- **Recém-nascido pós-termo:** 42 semanas ou mais de gestação.

O conhecimento preciso da idade gestacional do recém-nascido é essencial para uma conduta pós-natal eficaz. A determinação da idade gestacional pelo enfermeiro auxilia no planejamento de cuidados adequados para o recém-nascido e fornece informações importantes sobre problemas potenciais que precisem de intervenções. Ver Capítulo 18 para obter mais informações sobre a avaliação da idade gestacional.

> ## *ATENÇÃO!*
> Embora os recém-nascidos pré e pós-termo possam parecer estar em extremos opostos do espectro da idade gestacional e ser muito diferentes em tamanho e aparência, ambos são de alto risco e precisam de cuidados especiais.

Recém-nascido pré-termo

Estima-se que 15 milhões de crianças nasçam prematuras todos os anos; isso é mais de 1 em cada 10 crianças em todo o mundo, número esse que está aumentando, segundo a Organização Mundial da Saúde (OMS/WHO, 2019b). O recém-nascido pré-termo é aquele que nasce antes de 37 semanas (antes de 259 dias) de gestação, cuja sobrevida tem melhorado graças ao avanço da tecnologia e dos cuidados perinatais baseados em evidências. Embora nos EUA a taxa de natalidade venha diminuindo desde os anos 1990, a incidência de partos de recém-nascidos pré-termo vem subindo rapidamente. Atualmente, a prematuridade é a principal causa de morte infantil em todo o planeta e pode causar problemas de saúde a longo prazo para essas crianças no decorrer da vida, além de comprometer o aprendizado e a capacidade laboral delas. A taxa de natalidade de recém-nascidos pré-termo dos EUA é significativamente mais alta do que a de outros países desenvolvidos (Americans' Health Rankings, 2020).

A etiologia de cerca de 40% dos partos de recém-nascidos pré-termo é desconhecida (March of Dimes, 2019b). As pesquisas sugerem que quatro etiologias principais podem levar ao trabalho de parto e nascimento prematuros espontâneos:

- *Infecções/inflamação:* os estudos sugerem que o trabalho de parto prematuro muitas vezes seja desencadeado por uma resposta imune natural do organismo a determinadas infecções bacterianas, como as que envolvem os tratos genital e urinário e as membranas fetais. Mesmo infecções em órgãos distantes dos reprodutores, como as doenças periodontais, podem contribuir para o parto pré-termo
- *Estresse materno ou fetal:* o estresse psicossocial crônico na mãe ou o estresse físico (como o fluxo sanguíneo insuficiente da placenta) no feto parecem resultar na produção de um hormônio relacionado ao estresse chamado hormônio liberador da corticotropina (CRH; do inglês, *corticotropin-releasing hormone*), que pode estimular a produção de uma cascata de outros hormônios que desencadeiam as contrações uterinas e o parto pré-termo
- *Sangramento:* o útero pode sangrar por causa de problemas como o descolamento prematuro da placenta. O sangramento provoca a liberação de várias proteínas envolvidas na coagulação do sangue que também surgem para estimular as contrações uterinas
- *Estiramento:* o útero pode ficar sobrecarregado pela presença de dois ou mais fetos, por quantidades excessivas de líquido amniótico ou anormalidades uterinas ou placentárias, o que leva à liberação de substâncias químicas que estimulam as contrações uterinas (March of Dimes, 2019c).

As mudanças nas práticas de cuidados perinatais, incluindo os cuidados regionais, reduziram as taxas de mortalidade em recém-nascidos. Encaminhar as gestantes de alto risco para uma instituição de atenção terciária para o nascimento, em vez de transferir o recém-nascido após o parto, está associado à redução das taxas de mortalidade e morbidade neonatais (Cunningham et al., 2018). Apesar da maior taxa de sobrevida, os recém-nascidos pré-termo continuam sendo de alto risco para transtornos do desenvolvimento neurológico, tais como paralisia cerebral, deficiência intelectual, hemorragia intraventricular, anomalias congênitas, deficiência neurossensorial, problemas comportamentais, alta frequência de problemas de atenção, transtornos psiquiátricos e doença pulmonar crônica (Charles et al., 2019). Garantir que todas as mulheres recebam assistência pré-natal de qualidade durante toda a gestação é um importante método para evitar o parto de recém-nascidos pré-termo.

Efeitos da prematuridade sobre os sistemas orgânicos

Uma vez que o recém-nascido pré-termo não permaneceu no útero por tempo suficiente, todos os sistemas orgânicos podem estar imaturos, afetando então a transição do neonato da vida intrauterina para a extrauterina e colocando-o em risco de complicações. Sem o desenvolvimento pleno, os sistemas orgânicos não são capazes de atuar no nível necessário para manter a homeostase extrauterina (Mayer et al., 2019).

> Lembre-se de Anna, que foi descrita no início do capítulo. Ela deu à luz em uma gestação de 7 meses. Quais problemas você antecipa que esse recém-nascido possa ter?

SISTEMA RESPIRATÓRIO

O sistema respiratório é um dos últimos sistemas do corpo a amadurecer. Por isso, o recém-nascido pré-termo corre elevado risco de complicações respiratórias. Alguns dos problemas que afetam as capacidades de respiração e de adaptação à vida extrauterina do neonato pré-termo incluem:

- Deficiência de surfactante, levando ao desenvolvimento da síndrome do desconforto respiratório
- Membrana torácica instável, levando à atelectasia
- Centros de controle respiratório imaturos, levando à apneia
- Vias respiratórias de menor calibre, levando ao aumento do risco de obstrução
- Incapacidade de remover as secreções das passagens, levando à taquipneia transitória.

SISTEMA CARDIOVASCULAR

O recém-nascido pré-termo tem grande dificuldade para fazer a transição da vida intrauterina para a extrauterina em termos de migrar de um padrão de circulação fetal para um neonatal. Os níveis mais elevados de oxigênio na circulação quando a respiração de ar ambiente se inicia estimulam essa transição. Se os níveis de oxigênio permanecerem baixos pela asfixia perinatal, o padrão da circulação fetal pode persistir, fazendo com que o fluxo sanguíneo desvie dos pulmões. Outro problema que afeta o sistema cardiovascular é o aumento da incidência de anomalias congênitas associadas à continuidade da circulação fetal – persistência do canal arterial e forame oval pérvio. Além disso, a regulação prejudicada da pressão arterial em recém-nascidos pré-termo pode causar flutuações em todo o sistema circulatório. Uma flutuação que merece atenção especial é a do fluxo sanguíneo cerebral, que pode predispor os frágeis vasos sanguíneos do cérebro à ruptura, causando então hemorragia intracraniana (Martin et al., 2019).

SISTEMA DIGESTÓRIO

O recém-nascido pré-termo geralmente não apresenta a coordenação neuromuscular apropriada para manter a sucção, a deglutição e o esforço respiratório necessários para uma ingestão suficiente de calorias e de líquidos para sustentar o crescimento. A hipoxia perinatal provoca o desvio de sangue do intestino para órgãos mais importantes, tais como o coração e o cérebro. Subsequentemente, podem ocorrer isquemia e danos à parede intestinal. Essa combinação de desvio do sangue, isquemia, danos à parede intestinal e baixa capacidade de sucção coloca o recém-nascido pré-termo em risco de desnutrição e perda de peso.

Além disso, o neonato pré-termo tem pequena capacidade gástrica, músculos abdominais fracos, função metabólica comprometida, capacidade limitada de digerir proteínas e absorver nutrientes e reflexos faríngeo e de sucção fracos ou ausentes. Todas essas limitações colocam-no em risco de deficiência nutricional e subsequentes atrasos no crescimento e no desenvolvimento (WHO, 2019a).

A capacidade do recém-nascido pré-termo de coordenar a sucção, a deglutição e a respiração está comprometida. Como resultado, muitas vezes ele precisa de alimentação IV ou enteral. A alimentação enteral contribuirá para a conservação de energia, mesmo quando o recém-nascido consegue sugar. As demandas nutricionais exatas dos recém-nascidos prematuros dependem de sua idade gestacional, de sua idade pós-natal, de seu peso corporal, da via de administração dos nutrientes, da velocidade de crescimento, da atividade e do ambiente térmico. Aqueles que estão doentes ou expostos a situações estressantes têm maiores necessidades de energia. Os neonatos prematuros levam tempo para aceitar a alimentação enteral, sendo atualmente a nutrição parenteral um componente integral dos cuidados, mas a quantidade segura de macronutrientes e a composição ideal de aminoácidos e lipídios ainda não foram definidas. É necessário suporte nutricional precoce e adequado para atingir o ganho de peso adequado e evitar falha de crescimento pós-natal (Hair, 2019).

Atualmente, uma alimentação enteral mínima é usada para preparar o intestino do recém-nascido prematuro para superar as muitas dificuldades de alimentação associadas à imaturidade gastrintestinal, que envolve a introdução de pequenas quantidades de alimentação enteral para induzir aumentos nos hormônios intestinais que aumentam a maturação do intestino. Essa pequena quantidade de leite materno ou de fórmula administrada por gavagem (sonda nasogástrica) prepara o intestino para absorver a introdução futura de nutrientes, que constrói a estrutura da mucosa, estimula o desenvolvimento de enzimas, aumenta a função pancreática, estimula a maturação dos hormônios gastrintestinais, reduz a distensão gastrintestinal e a má absorção e melhora a transição para a alimentação oral (Alexander & Bloomfield, 2019).

SISTEMA RENAL

O sistema renal do recém-nascido pré-termo é imaturo, o que reduz a capacidade do neonato de concentrar a urina e diminui a taxa de filtração glomerular. Como resultado, o risco de retenção de líquidos, com subsequentes distúrbios hidreletrolíticos, aumenta. Além disso, o recém-nascido pré-termo tem limitação na capacidade de depurar fármacos em seus sistemas, aumentando assim o risco de toxicidade por medicamento. O monitoramento cuidadoso dos equilíbrios ácido-básico e eletrolítico do neonato pré-termo é fundamental para identificar inconsistências metabólicas. Os fármacos prescritos requerem avaliação rigorosa para evitar sobrecarregar o sistema renal imaturo.

SISTEMA IMUNOLÓGICO

O sistema imunológico do recém-nascido pré-termo é muito imaturo, o que aumenta sua suscetibilidade a infecções. Pode ocorrer uma deficiência de imunoglobulina G porque a transferência transplacentária só ocorre depois da 34ª semana de gestação. Essa proteção está ausente se o neonato nasceu antes desse período. Além disso, o recém-nascido pré-termo tem diminuição na capacidade de produzir anticorpos para combater infecções se tiver sido exposto a patógenos durante o processo de nascimento. Ademais, sua pele fina e seus vasos sanguíneos frágeis fornecem uma barreira de proteção limitada, o que aumenta ainda mais o já grande risco de infecção. Assim, a antecipação e a prevenção de infecções são o objetivo; evitar infecções tem melhor desfecho do que as tratar.

SISTEMA NERVOSO CENTRAL

O recém-nascido pré-termo é suscetível a lesões e agravos ao SNC, o que aumenta o potencial de deficiência a longo prazo na vida adulta. Como todos os neonatos, o prematuro tem dificuldade para regular a temperatura e manter sua estabilidade. No entanto, o risco de perda de calor é decorrente de quantidades inadequadas de gordura subcutânea isolante; falta de tônus muscular e de flexão para conservar o calor; gordura marrom inadequada para produzir calor; atividade muscular limitada reduzindo a possibilidade de produzir seu próprio calor; incapacidade de tremer para produzir calor; e um centro regulador de temperatura imaturo no encéfalo (Kenner et al., 2019). É crucial evitar o estresse causado pelo frio, o que aumentaria as necessidades metabólicas e de oxigênio do recém-nascido. O objetivo é criar um ambiente térmico neutro em que o consumo de oxigênio seja mínimo, mas a temperatura corporal seja mantida (Fanaroff & Fanaroff, 2019).

Além disso, o recém-nascido pré-termo é especialmente suscetível à hipoglicemia em virtude da imaturidade dos mecanismos de controle da glicose, da redução das reservas de glicose e da menor disponibilidade de combustíveis alternativos, tais como os corpos cetônicos.

ATENÇÃO!

O cérebro e o SNC precisam de glicose para manter e sustentar inúmeras funções dos sistemas orgânicos.

Avaliação de enfermagem

Os recém-nascidos pré-termo têm alto risco de inúmeros problemas e necessitam de cuidados especiais. Quando o parto de um neonato pré-termo está se desenvolvendo e não pode ser interrompido por intervenções médicas, é necessário elaborar planos para um manejo adequado da mãe e do filho, tais como transportá-los para um centro regional com instalações para cuidar de recém-nascidos pré-termo ou notificar a UTIN da instituição.

Dependendo do grau de prematuridade, o neonato pré-termo pode ser mantido na UTIN por meses.

A avaliação completa do recém-nascido pré-termo na admissão ao berçário fornece uma linha de base a partir da qual mudanças no estado clínico passam a ser identificadas. Esteja ciente das características físicas comuns e seja capaz de apontar qualquer desvio do esperado (Figura 23.2). As características físicas comuns dos recém-nascidos pré-termo incluem:

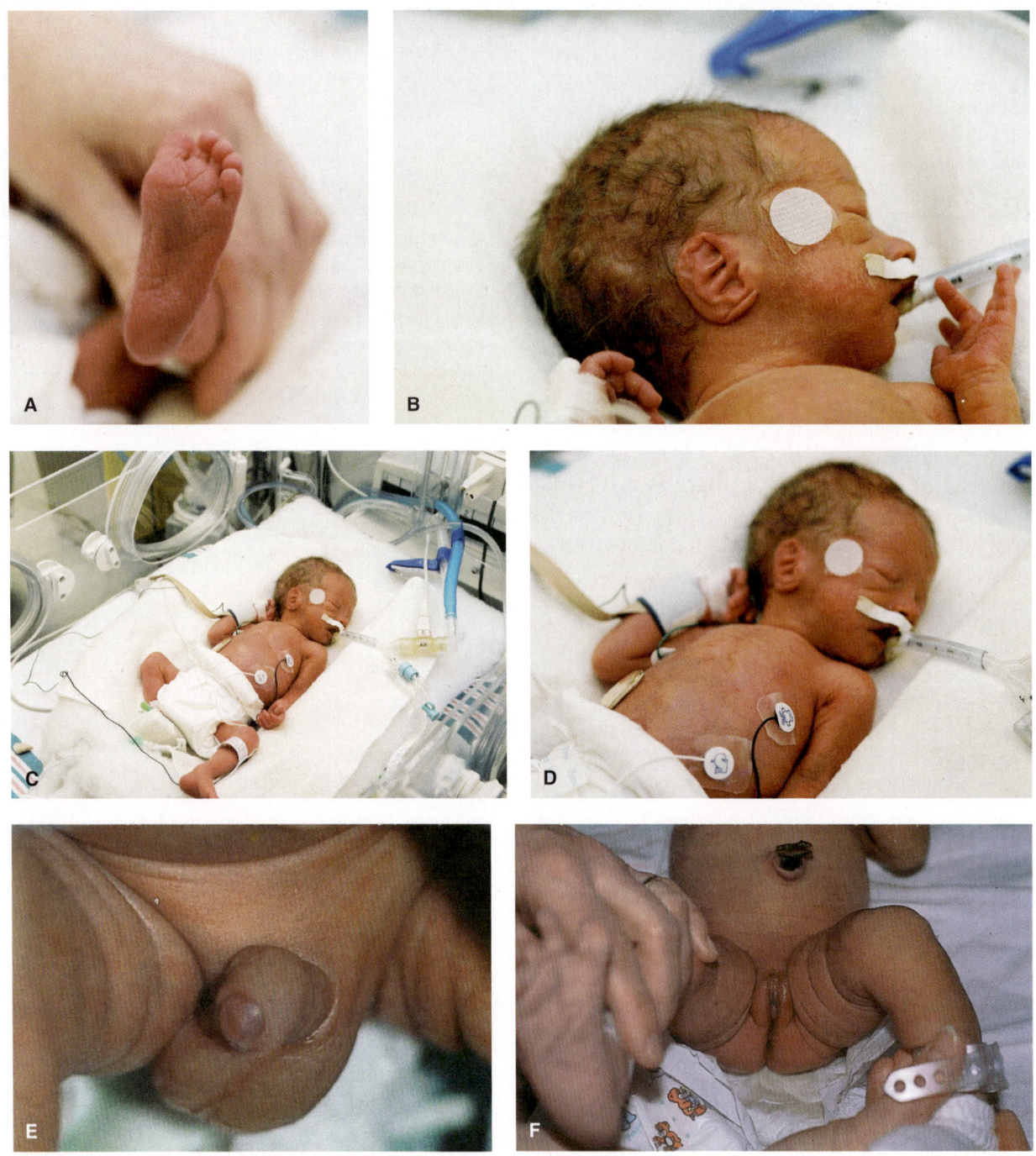

FIGURA 23.2 Características do recém-nascido pré-termo. **A.** Poucos vincos plantares. **B.** Cartilagem da orelha amolecida e maleável, cabelo emaranhado e pálpebras fundidas (ou anquilobléfaro, condição na qual as aderências entre as pálpebras superior e inferior situam-se no canto externo do olho). **C.** Postura desleixada com hipotonia muscular. **D.** Mamas e área dos mamilos pouco visíveis. **E.** Genitália masculina com rugas mínimas no escroto. **F.** Genitália feminina com lábios e clitóris proeminentes.

- Peso ao nascer inferior a 2.500 g
- Aparência muito magra
- Circunferência cefálica desproporcionalmente maior do que a torácica
- Tônus muscular ruim
- Gordura subcutânea mínima
- Testículos que não desceram (criptorquidia) nos meninos
- Clitóris e lábios menores do pudendo (pequenos lábios) proeminentes nas meninas
- Lanugem abundante (pelos macios e flexíveis), especialmente no rosto e nas costas
- Pavilhão auricular malformado com cartilagem mole e maleável
- Pálpebras fundidas
- Ossos do crânio moles e esponjosos, especialmente ao longo das linhas de sutura
- Cabelo emaranhado, de aparência semelhante a lã
- Vincos reduzidos a ausentes nas plantas dos pés e nas palmas das mãos
- Pregas escrotais mínimas nos meninos
- Pele fina e transparente com veias visíveis
- Mamas e mamilos não claramente delineados
- Verniz caseoso abundante (Martin & Rosenfeld, 2019).

Esteja alerta para evidências que possam sugerir que o recém-nascido pré-termo esteja desenvolvendo uma complicação (ver Tabela 23.1).

Reveja a anamnese materna para identificar fatores de risco para o parto pré-termo e verifique os registros pré-parto e intraparto à procura de infecções maternas para antecipar a necessidade de tratamento. Os fatores de risco materno associados ao parto pré-termo incluem parto pré-termo prévio, baixo nível socioeconômico, pré-eclâmpsia, hipertensão arterial, má nutrição materna, tabagismo, gestação múltipla, infecção, idade materna avançada e uso abusivo de substâncias psicoativas.

Avalie a idade gestacional do recém-nascido e, se necessário, verifique se há restrição do crescimento fetal. Inspecione a pele atentamente, especialmente sua coloração. Avalie os sinais vitais, incluindo a temperatura com o termômetro axilar para identificar se há hipotermia ou febre; verifique a frequência cardíaca para determinar se há taquicardia ou bradicardia. Investigue o esforço e a frequência respiratórios do recém-nascido. Observe se há períodos de apneia com duração de mais de 20 segundos. Monitore os níveis de saturação de oxigênio pela oximetria de pulso para confirmar a condição de perfusão. Observe e relate quaisquer sinais de desconforto respiratório. Ausculte os pulmões e o coração atentando especialmente para um possível sopro, o que indicaria a persistência do canal arterial no recém-nascido pré-termo. Avalie o estado neurológico pela observação do comportamento do neonato. Observe se há agitação, hipotonia, choro fraco ou esforço para sugar e relate achados incomuns.

Analise os exames laboratoriais, como a hemoglobina e o hematócrito, à procura de sinais de policitemia.

No momento da internação, rastreie à procura de hipoglicemia e, em seguida, a cada hora, sempre observando se há sinais inespecíficos de hipoglicemia, tais como letargia, falta de apetite e crises convulsivas. Avalie as concentrações séricas de bilirrubina.

Por fim, avalie a mãe e os familiares. Identifique pontos fortes e mecanismos de enfrentamento da família para estabelecer uma base para a intervenção.

Conduta de enfermagem

Nos EUA, a taxa de nascimento pré-termo em ascensão, a diminuição progressiva da taxa de mortalidade em pré-termos e a redução no limite de viabilidade dos últimos 50 anos tornaram o nascimento prematuro um significativo problema de saúde pública (Mandy, 2020).

O parto de recém-nascido pré-termo ocasiona uma crise para a mãe e a família. Vários estudos revelaram que a internação de recém-nascidos pré-termo geralmente é seguida por desfechos negativos comportamentais e de saúde mental, ansiedade e transtornos depressivos, bem como sequelas neurológicas a longo prazo. As evidências atuais sugerem que os parceiros/entes queridos sofrem taxas elevadas de tensão psicológica nos primeiros meses após um parto prematuro, o que afeta negativamente o relacionamento (Sgandurra et al., 2019). Em todo o mundo, o recém-nascido pré-termo apresenta imaturidade de todos os sistemas orgânicos, vários desafios fisiológicos e taxas de morbidade e mortalidade significativas (Dutton et al., 2020). O enfermeiro deve monitorar as complicações ao lidar com o neonato pré-termo (Figura 23.3 e Plano de cuidados de enfermagem 23.1).

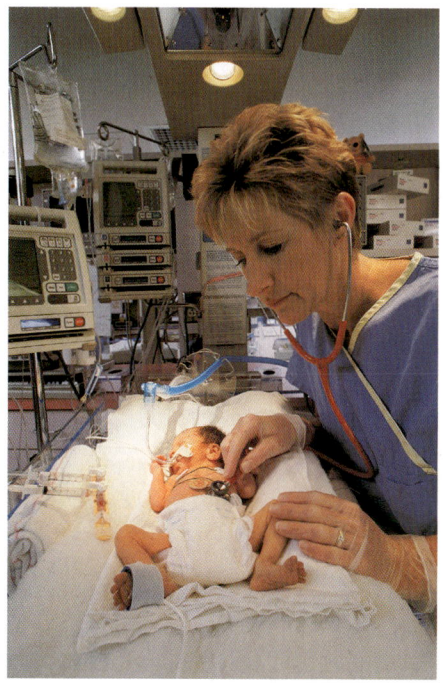

FIGURA 23.3 A condição física de um recém-nascido pré-termo exige avaliação e cuidados de enfermagem qualificados.

PLANO DE CUIDADOS DE ENFERMAGEM 23.1 Aspectos gerais dos cuidados de um recém-nascido pré-termo

Alice, uma jovem de 18 anos, sentiu que tinha feito tudo certo durante sua primeira gestação e, certamente, não esperava dar à luz uma recém-nascida pré-termo com 32 semanas. Quando Mary Kaye nasceu, ela teve dificuldade respiratória, hipoglicemia e não conseguiu estabilizar sua temperatura. A avaliação revelou os seguintes: recém-nascida descrita como de aparência muito magra; pele fina e transparente com veias proeminentes no abdome; hipotonia com posicionamento relaxado e estendido; reflexo de sucção fraco quando o mamilo é oferecido; dificuldade respiratória com taquipneia (70 incursões respiratórias por minuto), batimento de asa de nariz e tiragens esternais; níveis sanguíneos de glicose baixos sugeridos por letargia, taquicardia e agitação; temperatura axilar de 36°C, apesar de uso de cobertor aquecido; peso de 2.146 g; comprimento de 45 cm.

DIAGNÓSTICO DE ENFERMAGEM: padrão respiratório ineficaz relacionado ao sistema respiratório imaturo e dificuldade respiratória, conforme evidenciado por taquipneia, batimento de asa de nariz e tiragens esternais

IDENTIFICAÇÃO E AVALIAÇÃO DOS RESULTADOS

A condição respiratória da recém-nascida retornará a um nível adequado de funcionamento, conforme evidenciado pela frequência respiratória, permanecendo em 30 a 60 incursões respiratórias por minuto, manutenção de níveis de saturação de oxigênio aceitáveis e sinais de angústia respiratória mínimos ou ausentes.

INTERVENÇÕES: *promover um padrão respiratório ideal*

- Avaliar a idade gestacional e os fatores de risco para dificuldade respiratória *para possibilitar a detecção precoce*
- Antecipar a necessidade de respiração com máscara e bolsa e aspirador de parede *para possibilitar a intervenção imediata se a condição respiratória continuar se agravando*
- Avaliar o esforço respiratório (frequência, características, esforço) *para identificar alterações*
- Avaliar a frequência cardíaca à procura de taquicardia e auscultar as bulhas cardíacas *para determinar o agravamento da condição*
- Observar se há sinais (grunhidos, respiração superficial, taquipneia, apneia, taquicardia, cianose central, hipotonia, aumento do esforço) *para identificar a necessidade de suplementação de oxigênio*
- Manter a cabeça ligeiramente elevada *para evitar a obstrução das vias respiratórias superiores*
- Avaliar a cor da pele *para determinar a perfusão tecidual*

- Monitorar o nível de saturação de oxigênio por meio da oximetria de pulso *para fornecer uma indicação objetiva do estado de perfusão*
- Fornecer oxigênio suplementar conforme indicado e prescrito *para garantir a oxigenação tecidual adequada*
- Auxiliar em todos os exames complementares solicitados, tais como radiografia de tórax e gasometria arterial, *para determinar a efetividade dos tratamentos*
- Agrupar as atividades de enfermagem *para reduzir o consumo de oxigênio*
- Manter um ambiente térmico neutro *para reduzir o consumo de oxigênio*
- Monitorar o estado de hidratação *para evitar déficit ou sobrecarga de volume de líquido*
- Explicar todos os eventos e procedimentos aos pais *para ajudar a aliviar a ansiedade e promover a compreensão da condição da recém-nascida.*

DIAGNÓSTICO DE ENFERMAGEM: termorregulação ineficaz relacionada com a falta de reservas de gordura e hipotonia, conforme evidenciado pelo posicionamento em postura estendida, pela baixa temperatura axilar apesar do uso de cobertor aquecido, pela angústia respiratória e pela letargia

IDENTIFICAÇÃO E AVALIAÇÃO DOS RESULTADOS

A recém-nascida demonstrará capacidade de regular a temperatura, conforme evidenciado pela manutenção da temperatura em uma faixa normal de 36,5 a 37,5°C e pela ausência de sinais de estresse causado pelo frio.

INTERVENÇÕES: *promover a termorregulação*

- Avaliar a temperatura axilar a cada hora ou usar sensores de temperatura *para monitorar as mudanças*
- Revisar o histórico materno *para identificar fatores de risco que contribuam para o problema*
- Monitorar os sinais vitais, incluindo as frequências cardíaca e respiratória, de hora em hora *para identificar desvios*
- Verificar a fonte de calor radiante ou a incubadora *para assegurar a manutenção da temperatura apropriada do ambiente*
- Avaliar as fontes de perda ou ganho de calor por meio da evaporação, condução, convecção ou radiação do ambiente *para minimizar o risco de perda de calor*
- Abster-se de dar banho e expor a recém-nascida *para evitar o estresse causado pelo frio*

- Aquecer todos os cobertores e equipamentos que entram em contato com a recém-nascida; colocar uma touca aquecida em sua cabeça e mantê-la *para minimizar a perda de calor*
- Incentivar o método canguru (mãe ou pai coloca a recém-nascida pré-termo por baixo de suas roupas em contato direto pele com pele e verticalmente entre as mamas) *para fornecer calor*
- Orientar os pais sobre como manter um ambiente térmico neutro, incluindo a importância de manter a recém-nascida aquecida com uma touca e duplamente embrulhada em cobertores, os quais devem ser trocados com frequência a fim de mantê-los secos *para promover o ajustamento da recém-nascida*
- Demonstrar maneiras *para preservar e evitar a perda de calor.*

DIAGNÓSTICO DE ENFERMAGEM: risco de nutrição desequilibrada relacionado com a dificuldade de sucção e com a falta das reservas de glicogênio necessárias para atender ao aumento na demanda metabólica da recém-nascida, conforme evidenciado por reflexo de sucção fraco, neonato de baixo peso e sinais e sintomas de hipoglicemia, incluindo letargia, taquicardia e irritabilidade

(Continua)

PLANO DE CUIDADOS DE ENFERMAGEM 23.1 **Aspectos gerais dos cuidados de um recém-nascido pré-termo (continuação)**

IDENTIFICAÇÃO E AVALIAÇÃO DOS RESULTADOS

A recém-nascida demonstrará ingestão nutricional adequada e se manterá sem sinais de hipoglicemia, conforme evidenciado por níveis séricos de glicose mantidos acima de 45 mg/dℓ, fortalecimento da capacidade de sucção e ganho de peso adequado.

INTERVENÇÕES: *promover a nutrição ideal*

- Identificar recém-nascidos de risco com base em características comportamentais, medidas do corpo e idade gestacional *para estabelecer uma linha de base e possibilitar a detecção precoce*
- Avaliar os níveis séricos de glicose, conforme prescrito, *para determinar a condição e estabelecer uma linha de base para intervenções*
- Obter medidas da glicemia no momento da admissão ao berçário e a cada 1 a 2 horas, conforme indicado, *para avaliar se há mudanças*
- Observar o comportamento à procura de sinais de redução na glicemia *para possibilitar a identificação precoce*
- Iniciar a alimentação VO ou por gavagem precocemente *para manter os níveis séricos de glicose*
- Iniciar infusão IV de glicose se a alimentação VO ou por gavagem não for tolerada, *para ajudar a estabilizar a glicemia*
- Avaliar se a pele está pálida ou sudorética *para identificar os sinais de hipoglicemia*
- Avaliar o estado neurológico determinando se há tremores, crises convulsivas, agitação e letargia *para identificar quedas adicionais nos níveis séricos de glicose*
- Monitorar o peso diariamente à procura de mudanças *para determinar a efetividade da alimentação*

- Manter a temperatura usando cobertores, berços ou incubadoras aquecidos *para evitar a perda de calor e o possível estresse causado pelo frio e reduzir a demanda de energia*
- Monitorar a temperatura *para evitar um estresse causado pelo frio, resultando em níveis séricos de glicose diminuídos*
- Oferecer oportunidades para a sucção não nutritiva ou chupeta específica *para recém-nascidos pré-termo para satisfazer as necessidades de sucção*
- Monitorar a tolerância da alimentação oral, incluindo a ingestão e a eliminação, *para determinar sua eficácia*
- Administrar glicose IV se a recém-nascida for sintomática *para elevar os níveis séricos de glicose rapidamente*
- Diminuir as necessidades de energia agrupando as atividades de cuidado e proporcionando períodos de descanso *para conservar as reservas de glicose e de glicogênio*
- Informar os pais sobre os procedimentos e tratamentos, incluindo a justificativa para as mensurações frequentes dos níveis séricos de glicose, *para ajudar a reduzir a ansiedade deles.*

PROMOÇÃO DA OXIGENAÇÃO

Os recém-nascidos normalmente começam a respirar sem ajuda e muitas vezes choram após o nascimento, pois são estimulados pelas mudanças no gradiente de pressão e na temperatura do ambiente. O trabalho de respirar pela primeira vez decorre principalmente da superação da tensão superficial das paredes das unidades terminais do pulmão na interface tecido-gás. As respirações subsequentes exigem menos pressão inspiratória, uma vez que há aumento na capacidade funcional e no ar retido. Por volta de 1 minuto de vida, a maioria dos recém-nascidos está respirando bem. Diz-se que o neonato que não consegue estabelecer uma respiração sustentada adequada após o nascimento apresenta **asfixia** (acidose perinatal), que é a privação de oxigênio durante o processo de parto, resultando em hipoxia fetal, que pode levar a danos nos órgãos. A asfixia é o agravo clínico mais comum no período perinatal, resulta em lesão encefálica e pode levar a deficiência intelectual, paralisia cerebral ou convulsões (te Pas et al., 2019).

O recém-nascido pré-termo tem falta de surfactante, que reduz a tensão superficial nos alvéolos e os estabiliza para evitar colapso. Mesmo que o neonato pré-termo possa iniciar as respirações, tem capacidade limitada de reter ar em decorrência da insuficiência de surfactante. Portanto, sem a estabilização dos alvéolos, o recém-nascido pré-termo rapidamente desenvolve atelectasia. A incapacidade de iniciar e estabelecer a respiração leva a hipoxemia e, por fim, a hipoxia (diminuição do oxigênio), acidose (diminuição do pH) e hipercapnia (aumento do dióxido de carbono). Essa mudança no ambiente bioquímico do recém-nascido pode inibir a transição para a circulação extrauterina, possibilitando, assim, a persistência dos padrões de circulação fetal.

A falha em iniciar a respiração extrauterina ou a incapacidade de respirar bem após o nascimento leva à hipoxia (pouquíssimo oxigênio nas células do corpo). Como resultado, a frequência cardíaca cai, desenvolve-se cianose, a temperatura corporal e a pressão arterial diminuem, a frequência respiratória é alterada (apneia, taquipneia, retrações, grunhidos e batimento de asa de nariz) e o recém-nascido torna-se hipotônico e não responsivo. Embora isso possa acontecer com qualquer neonato, o risco é maior em recém-nascidos pré-termo.

A prevenção e a identificação precoces dos recém-nascidos em situação de risco são fundamentais. Os fatores de risco pré-natais que ajudam a identificar o neonato que pode precisar de reanimação ao nascimento por asfixia incluem:

- Histórico materno de tabagismo ou de uso abusivo de substâncias psicoativas
- Hipertensão arterial gestacional
- Sofrimento fetal por causa de hipoxia antes do nascimento
- Doenças maternas crônicas, tais como diabetes melito ou doença cardíaca ou renal
- Infecção materna ou perinatal
- Problemas placentários (placenta prévia ou descolamento prematuro de placenta)
- Problemas de cordão umbilical (nucal ou prolapso)
- Parto difícil ou traumático
- Nascimentos múltiplos

- Estresse materno crônico
- Cardiopatia congênita
- Anestesia ou analgesia materna recente
- Parto pré-termo ou pós-termo (Ylijoki et al., 2019).

Observe o escore de Apgar do recém-nascido nos 1º e 5º minutos. Se após 15 segundos de estimulação tátil não ocorrerem esforços respiratórios efetivos ou elevação da frequência cardíaca para mais de 100 bpm, deve-se iniciar a reanimação cardiopulmonar do recém-nascido (Kenner et al., 2019). Vários exames diagnósticos podem ser feitos para identificar a etiologia subjacente. Por exemplo, a radiografia de tórax ajuda a identificar anomalias estruturais que podem interferir na respiração. Podem-se realizar exames de sangue, tais como culturas para descartar processo infeccioso, exame toxicológico para detectar quaisquer fármacos/substâncias psicoativas maternas no recém-nascido e uma triagem para identificar quaisquer condições metabólicas (Fanaroff & Fanaroff, 2019). Monitore os sinais vitais continuamente, verifique os níveis séricos de glicose, observando se há hipoglicemia secundária ao estresse, e mantenha um ambiente térmico neutro para promover a conservação de energia e minimizar o consumo de oxigênio.

Reanimação do recém-nascido. Qualquer neonato pode ter nascido com asfixia sem aviso prévio. Aproximadamente 10% dos recém-nascidos necessitam de algum tipo de assistência para começar a respirar ao nascer. A meta da reanimação neonatal é evitar a morte do neonato e as adversas sequelas de neurodesenvolvimento a longo prazo associadas à asfixia perinatal. A antecipação, o preparo adequado, a avaliação precisa, bem como o início imediato de suporte, são fundamentais para o sucesso da reanimação neonatal. Tenha todos os equipamentos básicos imediatamente disponíveis e funcionando corretamente. Certifique-se de que o equipamento seja avaliado diariamente e documente sua condição e quaisquer reparos necessários. O Boxe 23.2 lista os equipamentos necessários para a reanimação neonatal básica.

> BOXE **23.2** Equipamentos básicos para a reanimação.
>
> - Aspirador de parede a vácuo
> - Estetoscópio
> - Oxímetro de pulso
> - Epinefrina
> - Equipamentos de terapia infusional para administração de volume com soluções IV
> - Uma fonte de oxigênio a 100% com medidor de fluxo, de parede ou móvel (balão de oxigênio)
> - Bolsa de ventilação neonatal autoinflável com máscaras de tamanho correto
> - Cânulas endotraqueais de calibres diversos (2,5, 3 ou 3,5 mm) e com introdutores
> - Um laringoscópio com uma lâmina reta pequena com baterias e lâmpadas de reposição
> - Ampolas de naloxona com seringas e agulhas
> - Um relógio de parede para documentar a hora das atividades e dos eventos
> - Um suprimento de luvas descartáveis de vários tamanhos para uso da equipe.

Determine a necessidade de reanimação realizando uma avaliação rápida com o uso das quatro questões a seguir:

1. Qual é a frequência cardíaca do recém-nascido?
2. Qual é a idade gestacional do recém-nascido?
3. O recém-nascido está respirando ou chorando agora?
4. O recém-nascido tem um bom tônus muscular?

Se a resposta para todas as perguntas for "sim", então se iniciam os cuidados de rotina: fornece-se calor, desobstruem-se as vias respiratórias, seca-se o recém-nascido e avalia-se sua cor. Se a resposta a alguma dessas perguntas for "não", o neonato deve receber uma ou mais das seguintes ações, de acordo com esta sequência:

1. Estabilização: seque bem o recém-nascido com uma toalha aquecida; forneça calor, colocando-o sob um aquecedor radiante para evitar a rápida perda de calor por evaporação; posicione a cabeça de maneira neutra para abrir as vias respiratórias; desobstrua as vias respiratórias com uma seringa de bulbo ou sonda de aspiração; e estimule a respiração. Às vezes, manipular e esfregar o recém-nascido com uma toalha seca pode ser tudo o que é necessário para estimular a respiração.
2. Avalie a necessidade de ventilação com reanimador manual se o recém-nascido não estiver respirando.
3. Coloque o oxímetro de pulso na mão direita para determinar a saturação de oxigênio.
4. Providencie ventilação, se necessário, com pressão positiva contínua nas vias respiratórias.
5. Avalie a frequência cardíaca.
6. Se necessário, realize compressões torácicas.
7. Administre epinefrina e/ou expansão de volume (Martherus et al., 2019).

A decisão de progredir com um conjunto de ações para o próximo passo e a necessidade de realizar mais esforços de reanimação são determinadas pela avaliação das respirações, da frequência cardíaca e da coloração. São fundamentais as avaliações clínicas contínuas para uma reanimação bem-sucedida (Logan et al., 2019). Os enfermeiros precisam se lembrar de que os pulmões dos recém-nascidos pré-termo são imaturos e mais difíceis de ventilar. Além disso, também são mais vulneráveis a lesões por ventilação com pressão positiva. Esses neonatos também têm vasos sanguíneos encefálicos imaturos e propensos a hemorragia; pele fina e uma grande área de superfície, o que contribui para a perda rápida de calor; maior suscetibilidade a infecções; e maior risco de choque hipovolêmico relacionado com o pequeno volume de sangue. A antecipação, a preparação adequada, a avaliação acurada e o início imediato de suporte são fundamentais para uma reanimação neonatal bem-sucedida.

Ao realizar a reanimação do recém-nascido, use os "ABCDs" mnemônicos (vias respiratórias, respiração, circulação e medicamentos) para lembrar a sequência de etapas (Boxe 23.3).

BOXE 23.3 ABCDs da reanimação do recém-nascido.

- Vias respiratórias (*airways*)
  - Colocar a cabeça do recém-nascido em posição de fungadela (cabeça estendida e pescoço fletido)
  - Aspirar a boca e, em seguida, o nariz
  - Executar a aspiração da traqueia se houver coloração de mecônio e o recém-nascido não estiver vigoroso (esforço respiratório forte, bom tônus muscular e frequência cardíaca > 100 bpm)
- Respiração (*breathing*)
  - Realizar ventilação com pressão positiva (VPP) em caso de apneia, respiração ofegante, pulso < 100 bpm
  - Ventilar a uma frequência de 40 a 60 incursões respiratórias/min
  - Auscultar para ver se a frequência cardíaca está aumentando e se há sons respiratórios audíveis
  - Observar se existe um discreto movimento do tórax a cada respiração
- Circulação (*circulation*)
  - Iniciar as compressões se a frequência cardíaca for < 60 após 30 segundos de VPP efetiva
  - Aplicar compressões torácicas rápidas de 100 a 120 por minuto
  - Realizar três compressões e uma ventilação: razão compressão/ventilação de 3:1
  - Comprimir um terço do diâmetro anteroposterior do tórax com os polegares
  - Minimizar as interrupções nas compressões para < 10 segundos.
- Fármacos (*drugs*)
  - Administrar epinefrina se a frequência cardíaca for < 60 após 30 segundos de compressões e ventilação
  - *Cuidado*: a dosagem de epinefrina é diferente para as vias endotraqueais e intravenosas
  - Epinefrina: concentração 1:10.000
  - 0,1 a 0,3 mℓ/kg IV
  - 0,3 a 1 mℓ/kg via cânula endotraqueal (Logan et al., 2019; Ohning, 2019).

As medidas de reanimação devem continuar até que o pulso do recém-nascido esteja acima de 100 bpm, tenha choro bom (saudável) ou bons esforços respiratórios e língua cor-de-rosa. Esse último sinal indica bom suprimento de oxigênio para o cérebro. O reconhecimento da asfixia e a ventilação efetiva precoces são fundamentais para uma reanimação neonatal bem-sucedida (Martin et al., 2019).

Durante todo o período de reanimação, mantenha os pais informados sobre o que está acontecendo com seu filho, o que está sendo feito e por quê. Forneça apoio ao longo dessa crise inicial. Quando o recém-nascido estiver estabilizado, incentive o vínculo deixando que os pais acariciem, toquem e, quando apropriado, segurem o filho no colo.

Administração de oxigênio. É um tratamento comum nos berçários de recém-nascidos. Embora venha sendo utilizada em neonatos há mais de 75 anos, não há um acordo universal sobre a faixa mais apropriada em que os níveis de oxigênio devem ser mantidos para o recém-nascido que sofre hipoxia, nem há um intervalo de tempo-padrão para a administração de oxigênio. No entanto, é preferível um período de tempo menor (Logan et al., 2019). Embora essa incerteza continue, os enfermeiros experimentarão grande variação na prática em termos de modos

de administração, monitoramento, níveis sanguíneos e faixas-alvo para a oxigenoterapia tanto a curto quanto a longo prazo. Um princípio orientador, porém, é que a oxigenoterapia deve ser direcionada para níveis adequados à condição, à idade gestacional, ao nível de saturação de oxigênio e à idade pós-natal do recém-nascido.

A oxigenoterapia deve ser utilizada criteriosamente para evitar a **retinopatia da prematuridade (RDP)**, uma das principais causas de cegueira em recém-nascidos prétermo no passado. É uma doença que compromete a vasculatura imatura nos olhos dos recém-nascidos prematuros. Apesar da disponibilidade de novas modalidades terapêuticas, ainda é uma ameaça significativa à visão deles. A RDP é uma condição ocular que pode causar cegueira e que ocorre quando vasos sanguíneos anormais crescem e se espalham ao longo da retina, resultando, por fim, em seu descolamento. A incidência de RDP é inversamente proporcional ao peso do prematuro no momento do nascimento. Apesar dos tratamentos atuais, a RDP ainda é uma das principais causas de cegueira em recém-nascidos pré-termo e sua incidência está aumentando com a elevação na sobrevida de neonatos com idade gestacional muito precoce. A RDP é morbidade persistente e muitas vezes devastadora, estando associada a recém-nascidos pré-termo e de baixo peso. Continua sendo um diagnóstico frequente nas UTINs, apesar dos avanços tecnológicos e da evolução no conhecimento.

A incidência de RDP varia com o peso ao nascimento; contudo, aproximadamente 15 mil recém-nascidos nos EUA apresentam essa condição. Cerca de 90% dos neonatos com RDP apresentam a forma leve da doença e não precisam de tratamento. No entanto, nos EUA, a cada ano aproximadamente 500 a 700 crianças se tornam legalmente cegas ou apresentam um déficit visual grave por causa da RDP (Bashour, 2019).[1]

A American Academy of Pediatrics (AAP) atualizou as diretrizes práticas para a triagem e o tratamento da RDP que ajudam na elaboração de um protocolo consistente e confiável para a condição. A instituição recomenda exames de triagem de retina para todos os recém-nascidos com peso de 1.500 g ou menos ou idade gestacional de 30 semanas ou menos antes da alta. Além disso, a AAP propõe a realização de exames oftalmológicos de acompanhamento dentro de 4 a 6 meses após a alta hospitalar (AAP, 2019). Embora o papel do oxigênio na patogênese da RDP não esteja claro, as evidências atuais sugerem que a condição está vinculada ao tempo de uso de oxigênio, não à sua concentração. Assim, o uso de oxigênio

---

[1] N.R.T.: Para aprofundar o conhecimento dos dados brasileiros sobre o tema, recomenda-se a seguinte leitura: Brasil (2016). Ministério da Saúde. Secretaria de Atenção à Saúde. Departamento de Ações Programáticas Estratégicas. Departamento de Atenção Especializada. *Diretrizes de atenção à saúde ocular na infância: detecção e intervenção precoce para prevenção de deficiências visuais*. 2. ed. Brasília: Ministério da Saúde. Disponível em: https://portaldeboaspraticas.iff.fiocruz.br/biblioteca/diretrizes-de-atencao-a-saude-ocular-na-infancia-deteccao-e-intervencao-precoce/. Acesso em: 19 jan. 2022.

a 100% para reanimar um recém-nascido não deve representar um problema (National Eye Institute, 2019). No entanto, é essencial solicitar uma consulta a um oftalmologista para acompanhamento após a alta de recém-nascidos pré-termo que receberam tratamento prolongado com oxigênio.

A síndrome do desconforto respiratório nos recém-nascidos pré-termo é comumente causada por deficiência de surfactante, retenção de líquido nos pulmões (síndrome do pulmão úmido), aspiração de mecônio, pneumonia, hipotermia ou anemia. A síndrome do desconforto respiratório neonatal é a principal causa de morte em neonatos prematuros. A introdução do surfactante por meio de uma pequena sonda ou nebulizador, em vez de uma cânula endotraqueal, está sendo defendida para reduzir o risco de displasia broncopulmonar (Dyer, 2019). Os princípios dos cuidados são os mesmos, independentemente da causa do desconforto respiratório:

- Em primeiro lugar, manter o recém-nascido aquecido, de preferência em uma incubadora aquecida ou em um berço com aquecedor radiante na cabeceira, para conservar a energia do neonato e evitar o estresse causado pelo frio
- Manusear o recém-nascido o mínimo possível porque estimulações frequentes aumentam a necessidade de oxigênio
- Fornecer energia com calorias administradas por meio de solução glicosada IV ou por gavagem, ou alimentações enterais contínuas, para evitar a hipoglicemia
- Tratar a cianose com tenda de oxigênio ou respiração com suplementação de oxigênio colocada perto do rosto do recém-nascido se a dificuldade respiratória for leve e for necessário tratamento a curto prazo
- Registrar as observações importantes a cada 60 minutos, ou mais frequentemente se indicado, e documentar qualquer deterioração ou mudanças na condição respiratória:
  - Frequência respiratória, qualidade da respiração e esforço respiratório

- Perviedade das vias respiratórias, incluindo a remoção de secreções de acordo com a política da instituição
- Alteração da cor da pele, incluindo escurecimento, coloração azulada ou palidez
- Ausculta de sons pulmonares para diferenciar os sons respiratórios nos campos superiores e inferiores
- Equipamentos necessários para o fornecimento de oxigênio, tais como:
  - Suprimento de oxigênio por máscara ou tubo para terapia a curto prazo
  - Tenda de oxigênio (o oxigênio é liberado por meio de uma tenda plástica colocada sobre a cabeça do recém-nascido)
  - Cânula nasal (o oxigênio é administrado diretamente pelas narinas) (Figura 23.4A)
  - Pressão positiva contínua nas vias respiratórias, o que impede o colapso dos alvéolos instáveis e oferece elevados níveis de oxigênio inspirado para os pulmões
  - Ventilação mecânica, que propicia uma ventilação assistida consistente, e oxigenoterapia, que reduz o trabalho respiratório para o neonato cansado (Figura 23.4B)
- Colocação correta do cânula endotraqueal (se houver)
- Frequência cardíaca, incluindo quaisquer alterações
- Monitoramento das condições respiratórias do recém-nascido clinicamente e por meio de determinação da saturação de oxigênio, gasometria arterial e radiografias de tórax
- Níveis de saturação de oxigênio por meio da oximetria de pulso para avaliar a necessidade de modificações no tratamento de acordo com a hemoglobina
- Aspiração tantas vezes quantas forem necessárias para retirar secreções e, assim, manter as vias respiratórias pérvias e melhorar a oxigenação
- Manutenção da concentração adequada de oxigênio determinada pela gasometria arterial
- Ingestão nutricional, incluindo as calorias fornecidas, para evitar a hipoglicemia e determinados métodos

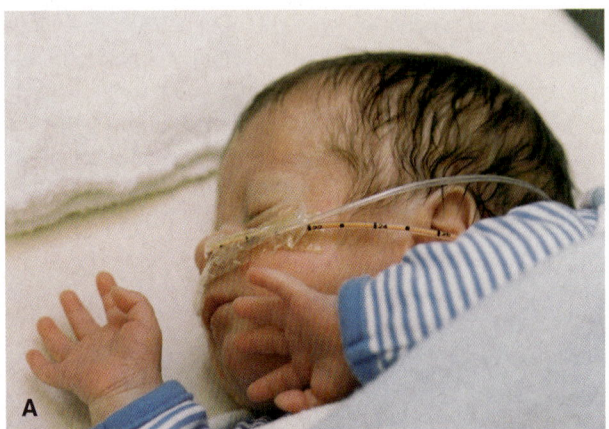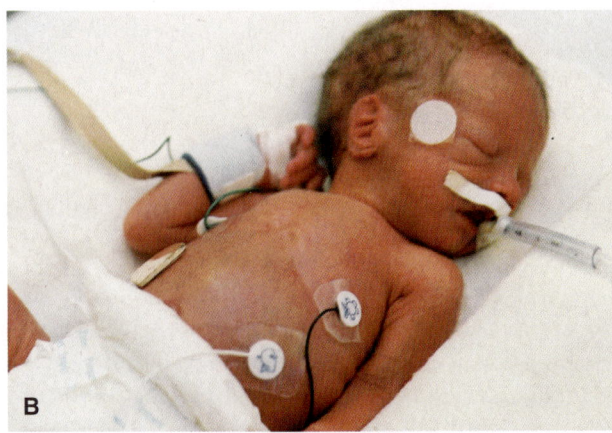

FIGURA 23.4 A. Recém-nascido pré-termo recebendo oxigenoterapia por meio de uma cânula nasal. O neonato também tem uma sonda de alimentação enteral inserida para nutrição. **B.** Recém-nascido pré-termo em ventilação mecânica.

de alimentação, tais como alimentação por gavagem, IV ou enteral contínua
- Estado de hidratação, incluindo quaisquer sinais e sintomas de sobrecarga de líquidos
- Exames laboratoriais, incluindo a gasometria arterial, para determinar a efetividade da oxigenoterapia
- Administração de medicação, como surfactante exógeno
- Diminuir a estimulação; agrupe todos os cuidados para permitir o descanso
- Manter um ambiente térmico neutro
- Oferecer para a família apoio emocional e relatórios do progresso da condição do recém-nascido

Se o recém-nascido mostrar piora na cianose ou se os níveis de saturação de oxigênio caírem para abaixo de 87%, prepare-se para administrar oxigênio adicional conforme prescrito. Durante todo o processo, mantenha uma assepsia rigorosa, incluindo a higiene das mãos, o que é essencial para reduzir o risco de infecção.

MANUTENÇÃO DA REGULAÇÃO TÉRMICA

Um ambiente térmico ótimo é desejável para todos os recém-nascidos prematuros. Quando um neonato sente frio, ele tenta conservar o calor corporal por meio de vasoconstrição e termogênese por metabolização do tecido adiposo marrom (ou gordura marrom) e aumento do consumo de oxigênio. Esse aumento do gasto energético reduz a capacidade do recém-nascido de ganhar peso. Imediatamente após o parto, o neonato deve ser secado com uma toalha aquecida e, em seguida, colocado em uma segunda toalha aquecida e seca antes de ser avaliado. Essa secagem evita a rápida perda de calor secundária à evaporação. Os recém-nascidos que estão ativos, respirando bem e chorando, ou seja, estáveis, podem ser colocados sobre o tórax de sua mãe ("método canguru") para promover o calor e evitar a hipotermia. O recém-nascido pré-termo que não é considerado estável pode ser colocado em um berço aquecido ou em uma incubadora aquecida depois de ter sido seco com uma toalha também aquecida.

Tipicamente, os recém-nascidos usam a termogênese sem tremores para a produção de calor, metabolizando o próprio tecido adiposo marrom. No entanto, o neonato pré-termo tem uma reserva insuficiente de gordura marrom por ter saído do útero antes de ela ter se tornado adequada. O neonato pré-termo também apresenta diminuição do tônus muscular; portanto, não é capaz de assumir a posição fetal flexionada, o que reduz a superfície de pele exposta a um ambiente mais frio. Além disso, ele tem grandes áreas de superfície corporal em relação ao peso. Isso possibilita maior transferência de calor do corpo para o ambiente.

Geralmente, a pele do recém-nascido pré-termo que está tendo problemas com a regulação térmica é fresca a fria ao toque. As mãos, os pés e a língua podem parecer cianóticos. As incursões respiratórias são superficiais ou lentas, ou há sinais de desconforto respiratório.

O neonato é letárgico e hipotônico, alimenta-se mal e tem choro fraco. Os níveis séricos de glicose provavelmente são baixos, o que leva à hipoglicemia por causa da energia gasta para manter o aquecimento.

Ao promover a regulação térmica do recém-nascido pré-termo, é preciso:

- Lembrar-se dos quatro mecanismos de transferência de calor e dos modos para evitar sua perda:
  - *Convecção:* perda de calor por meio de correntes de ar (evite correntes de ar próximas do recém-nascido)
  - *Condução:* perda de calor por meio do contato direto (aqueça tudo o que entrar em contato com o recém-nascido, como cobertores, colchões, estetoscópio)
  - *Radiação:* perda de calor sem contato direto (mantenha a incubadora longe de fontes de frio e forneça isolamento para evitar a transferência de calor)
  - *Evaporação:* perda de calor por conversão do estado líquido para vapor (mantenha o recém-nascido seco e adie o primeiro banho até que a temperatura do neonato esteja estável)
- Avaliar com frequência a temperatura da incubadora ou do berço aquecido, ajustando então a temperatura necessária para evitar hipotermia ou hipertermia
- Usar faixas e bolsas de plástico, contato pele com pele ou mantas térmicas, se disponíveis, para manter os recém-nascidos aquecidos e diminuir a incidência de hipotermia
- Avaliar a temperatura do neonato a cada hora até que ela esteja estável
- Observar se há sinais clínicos de estresse causado pelo frio, tais como dificuldade respiratória, cianose central, hipoglicemia, letargia, choro fraco, distensão abdominal, apneia, bradicardia e acidose
- Lembrar-se das complicações da hipotermia e avaliar repetidamente o recém-nascido procurando sinais de:
  - Acidose metabólica secundária ao metabolismo anaeróbico usado para a produção de calor, o que resulta na produção de ácido láctico
  - Hipoglicemia em virtude da depleção das reservas de glicogênio
  - Hipertensão pulmonar secundária à vasoconstrição pulmonar
- Monitorar o recém-nascido à procura de sinais de hipertermia, tais como taquicardia, taquipneia, apneia, quente ao toque, pele corada, letargia, choro fraco ou ausente e depressão do SNC; ajustar a temperatura ambiente de modo adequado
- Explicar aos pais a necessidade de manter a temperatura do recém-nascido, incluindo as medidas utilizadas; demonstrar as maneiras de preservar o calor e evitar sua perda.

PROMOÇÃO DA NUTRIÇÃO E DO EQUILÍBRIO HÍDRICO

É um desafio fornecer nutrição ao recém-nascido pré-termo, pois suas necessidades são grandes, mas sua capacidade de ingerir quantidades ideais de energia/

calorias é reduzida em razão de seu estado de saúde comprometido. As necessidades nutricionais individuais são altamente variáveis.

Dependendo de sua idade gestacional, o recém-nascido pré-termo receberá nutrição VO, por via enteral ou infusão parenteral. Vários métodos diferentes podem ser usados para fornecer nutrição: alimentação parenteral administrada por um cateter venoso central percutâneo para o acesso venoso a longo prazo com entrega de nutrição parenteral total; alimentação por via enteral, que pode incluir ingestões orais (fórmula ou leite materno); alimentação contínua por sonda nasogástrica ou intermitente por gavagem (Figura 23.5). A alimentação por gavagem costuma ser prescrita para recém-nascidos comprometidos, para que eles possam descansar durante o processo de ingestão. Muitos, por apresentarem sucção fraca, ficam cansados e, portanto, não são capazes de consumir calorias suficientes para satisfazer suas necessidades.

A maioria dos recém-nascidos com mais de 34 semanas de gestação e sem complicações significativas consegue alimentar-se por via oral. Os nascidos antes de 34 semanas de gestação tipicamente recebem nutrição parenteral nas primeiras 24 horas de vida. Em seguida, a nutrição enteral é introduzida e avança com base no grau de maturidade e na condição clínica. Por fim, os métodos de nutrição enteral substituem a nutrição parenteral.

Para promover a nutrição e o equilíbrio hídrico no recém-nascido pré-termo, deve-se:

- Mensurar diariamente o peso do neonato e traçar uma curva de crescimento
- Monitorar a ingestão; calcular os aportes calórico e hídrico diariamente
- Avaliar o estado hídrico por meio de monitoramento do peso; o débito urinário; a densidade da urina; os resultados dos exames laboratoriais, tais como os níveis séricos de eletrólitos, ureia e creatinina e hematócrito; o turgor da pele; e as fontanelas (Kenner et al., 2019)

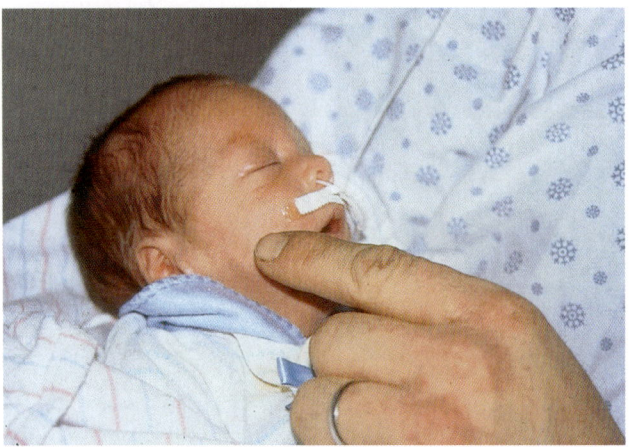

FIGURA 23.5 Recém-nascidos enfermos muitas vezes precisam de alimentação suplementar por sonda nasogástrica ou gastrostomia. (Copyright Caroline Brown, RNC, MS, DEd.)

- Estar alerta para os sinais de desidratação, tais como diminuição do débito urinário, fontanelas afundadas, elevação da temperatura, letargia e taquipneia
- Avaliar continuamente se há intolerância à alimentação enteral; mensurar a circunferência abdominal, auscultar os ruídos intestinais e mensurar o resíduo gástrico antes de administrar a alimentação enteral seguinte
- Incentivar e apoiar o aleitamento materno, facilitando a retirada do leite por meio de bombas apropriadas
- Incentivar a mãe a aninhar o recém-nascido junto à mama em conjunto com o método canguru se o recém-nascido estiver estável.

> ### ATENÇÃO!
> Ao avaliar o estado de hidratação de um recém-nascido pré-termo, palpe as fontanelas. Fontanelas afundadas sugerem desidratação; fontanelas protuberantes sugerem hidratação excessiva.

PREVENÇÃO DE INFECÇÕES

A sepse neonatal é categorizada como de início precoce – na primeira semana – ou de início tardio – após a primeira semana. A de início precoce está associada à aquisição de microrganismos da mãe. As infecções de início tardio são adquiridas do meio ambiente. A sepse de início precoce do prematuro é diagnosticada com uma cultura de sangue ou de líquido cerebrospinal obtida dentro de 72 horas após o nascimento, período durante o qual pode estar crescendo uma espécie bacteriana patogênica. A atual incidência geral de infecções prematuras nos EUA é de aproximadamente 0,3 a 2 por 1.000 nascidos vivos (Gollehon, 2019). A prevenção de infecções é crucial ao se cuidar de recém-nascidos prematuros, já que são a causa mais comum de morbidade e mortalidade na população em UTINs (Pammi, 2020). A avaliação de enfermagem e a identificação precoce de problemas são fundamentais para melhorar os resultados.

O recém-nascido pré-termo corre maior risco de infecção, pois seu nascimento antecipado o privou dos anticorpos maternos necessários para uma proteção passiva. Ele também é suscetível a infecções por causa de sua capacidade limitada de produzir anticorpos, da asfixia ao nascer e da pele fina e friável, que é facilmente traumatizada e uma porta de entrada para os microrganismos.

A detecção precoce é fundamental. As manifestações clínicas podem ser inespecíficas e sutis: apneia, atividade diminuída, má alimentação, instabilidade térmica, dificuldade respiratória, crises convulsivas, taquicardia, hipotonia, irritabilidade, palidez, icterícia e hipoglicemia. Relate qualquer desses eventos ao médico responsável imediatamente para que o tratamento possa ser instituído.

Para evitar infecções, as intervenções a seguir devem ser incluídas ao atender um recém-nascido pré ou pós-termo:

- Avaliar os fatores do histórico materno que colocam o recém-nascido em risco aumentado

- Monitorar as alterações nos sinais vitais, tais como instabilidade da temperatura, taquicardia ou taquipneia
- Avaliar os níveis de saturação de oxigênio e iniciar a oxigenoterapia, conforme prescrito, se os níveis de saturação de oxigênio caírem abaixo dos parâmetros aceitáveis
- Avaliar a tolerância alimentar, tipicamente um sinal precoce de infecção
- Monitorar os resultados dos exames laboratoriais para verificar se há mudanças
- Evitar o uso de fita adesiva sobre a pele do recém-nascido para evitar lacerações
- Usar materiais descartáveis
- Respeitar as precauções-padrão; usar luvas limpas ao trocar fraldas sujas e eliminá-las corretamente
- Usar luvas estéreis durante a assistência em qualquer procedimento invasivo; tentar minimizar o uso de procedimentos invasivos
- Remover todas as joias das mãos antes de lavá-las; higienizar as mãos ao entrar no berçário e entre os atendimentos de diferentes recém-nascidos
- Administrar os antibióticos, conforme prescrição médica, e monitorar efeitos terapêuticos e adversos
- Evitar ir trabalhar quando estiver doente e rastrear todos os visitantes para detectar infecções transmissíveis.

PREVENÇÃO DE COMPLICAÇÕES

Os recém-nascidos pré-termo podem apresentar numerosas complicações em decorrência do estado de saúde frágil ou dos procedimentos e tratamentos utilizados. Algumas das complicações mais comuns incluem síndrome do desconforto respiratório, apneia, hemorragia peri-intraventricular, displasia broncopulmonar, RDP, hiperbilirrubinemia, anemia, enterocolite necrosante, hipoglicemia, infecção ou septicemia, atraso no crescimento e no desenvolvimento e atrasos intelectuais ou motores (March of Dimes, 2019a). Várias dessas complicações são descritas no Capítulo 24.

> Lembra-se de Anna, que ficou em estado de choque quando entrou na UTIN para ver seu filho pré-termo pela primeira vez? Como o enfermeiro poderia tê-la preparado para esse evento? Que informação deve ser fornecida em torno da incubadora para reduzir a ansiedade e o medo de Anna?

FORNECIMENTO DE ESTIMULAÇÃO ADEQUADA

Recém-nascidos pré-termo correm risco de atrasos de neurodesenvolvimento. A estimulação do neonato envolve vários tipos de atividades para encorajar o desenvolvimento normal. As pesquisas sobre as intervenções de desenvolvimento mostram que, quando o recém-nascido, em especial pré-termo, recebe intervenções sensorimotoras – tais como balanço, método canguru (contato pele com pele) com os pais, contenção (envolvê-lo e circundá-lo com mantas), canto suave ou música, sucção não nutritiva (Figura 23.6), aleitamento materno, carinho,

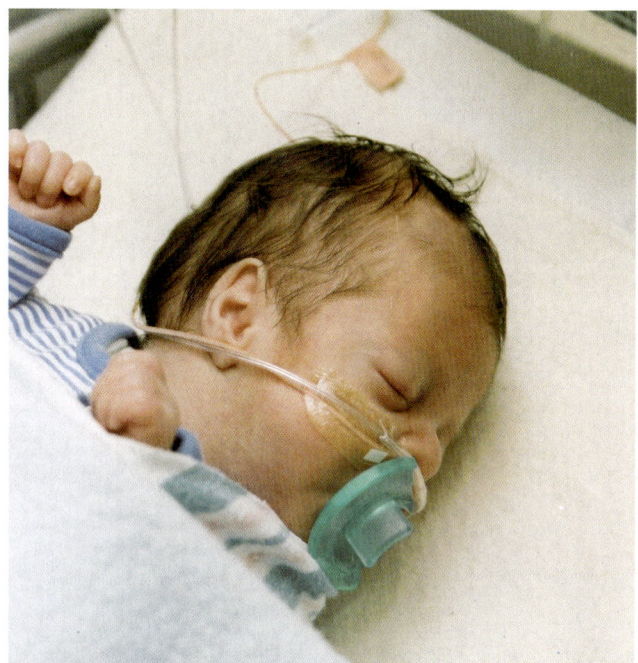

FIGURA 23.6 Recém-nascido pré-termo recebendo sucção não nutritiva com chupeta.

afago suave da pele, móbiles coloridos, massagem suave, exercício passivo envolvendo flexão e extensão de membros, segurar no colo ou dormir em colchões de água –, ele ganha peso mais depressa, progride mais rapidamente nas habilidades de como se alimentar e apresenta melhor comportamento interativo em comparação com o recém-nascido pré-termo que não foi estimulado. No hospital, as estimulações tátil e cinestésica demonstraram ter efeito positivo, contribuindo então para o ajuste e a autorregulação do comportamento no neonato pré-termo (Fanaroff & Fanaroff, 2019). Por outro lado, a superestimulação pode ter efeitos negativos, pois reduz a oxigenação e causa estresse. O próprio ambiente da UTIN é carregado de sons persistentes e imprevisíveis que contrastam muito com os que o feto ouvia no ambiente intrauterino. Um recém-nascido reage ao estresse levando as mãos ao alto ou trazendo um braço para cobrir o rosto. Quando superestimulado (p. ex., por ruídos, luzes, manuseio excessivo, alarmes e procedimentos) e estressado, as frequências cardíaca e respiratória diminuem e podem se seguir períodos de apneia ou bradicardia (Stevens, 2019).

Para proporcionar períodos de calmaria e descanso para o recém-nascido, o ambiente da UTIN pode ser alterado, reduzindo a iluminação, diminuindo o volume e o tom das conversas, fechando portas delicadamente, abaixando ao máximo o toque de telefone, agrupando as atividades de enfermagem e cobrindo a incubadora com um cobertor para que ele aja como um escudo à luz para promover o descanso durante a noite.

Incentive os pais a segurar e interagir com o recém-nascido. Isso ajuda não só a familiarizá-los com o filho, como também promove a autoconfiança e o apego entre eles (Figura 23.7).

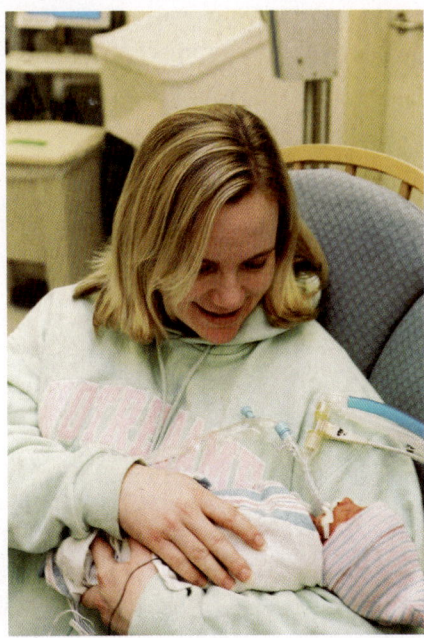

FIGURA 23.7 Mãe criando vínculo com seu recém-nascido pré-termo.

Lembre-se de Anna, a mulher que deu à luz um recém-nascido pré-termo em uma gestação de 7 meses. Ela receberá alta, mas seu filho ficará na UTIN por um tempo. Que intervenções seriam apropriadas para facilitar o vínculo, apesar de sua separação? Qual apoio pode ser especificamente fornecido à família de Anna?

CONTROLE DA DOR

Sabe-se que neonatos prematuros podem sentir dor e expressá-la por meio de sinais e comportamentos específicos. Fornecer um tratamento eficaz para controle da dor para procedimentos de rotina em neonatos prematuros na UTIN é uma alta prioridade nos cuidados neonatais. A exposição precoce à dor em recém-nascidos prematuros tem efeitos negativos sobre os resultados do neurodesenvolvimento (Holsti et al., 2019). Por motivos éticos e clínicos, o controle e a prevenção da dor são imperativos, além do fato de serem exigidos pela AAP e pela Joint Commission como padrão de excelência. A dor é uma experiência sensorial e emocional desagradável sentida por todos os seres humanos. Diferentemente dos adultos, os recém-nascidos não conseguem classificar a própria dor em uma escala de 0 a 10; contudo, desde a primeira respiração, os neonatos são expostos a lancetadas no calcanhar ("teste do pezinho"), circuncisão, injeções e imunizações – procedimentos esses que provocam dor. Os recém-nascidos sentem dor e exigem o mesmo nível de avaliação e controle dela que os adultos. A conscientização a respeito da importância da dor em neonatos tem aumentado nos últimos anos, mas continua sendo uma área desafiadora da prática clínica. Os neonatos prematuros apresentam respostas corticais, bioquímicas, fisiológicas e comportamentais

aos procedimentos dolorosos. Os indicadores comuns de dor no recém-nascido que não é capaz de vocalizar incluem as expressões faciais, os movimentos corporais e as alterações fisiológicas como a saturação de oxigênio (Martin & Rosenfeld, 2019). A dor não tratada em neonatos pode resultar em aumento da morbidade e do tempo de permanência na UTIN, em respostas exageradas à dor mais tarde na vida e em desenvolvimento psicossocial alterado (Casavant et al., 2019). Os pais geralmente esperam que os profissionais de saúde utilizem as medidas adequadas para evitar a dor em seus filhos, mas existem lacunas no conhecimento sobre a maneira mais efetiva de conseguir isso.

Avaliação da dor no recém-nascido. A dor é um grande problema em recém-nascidos doentes, especialmente naqueles que precisam de cuidados intensivos. Neonatos hospitalizados sentem dores que têm consequências de curto e longo prazos, e elas devem ser prevenidas e tratadas. Além do desconforto agudo, há agora evidências crescentes de que procedimentos dolorosos podem ter consequências adversas no desenvolvimento neurológico a longo prazo (Williams & Lascelles, 2020). A avaliação da dor no recém-nascido continua sendo um problema controverso e vexatório. Os recém-nascidos internados na UTIN são submetidos a repetidos procedimentos que lhes causam dor. Os neonatos – pré-termo, a termo ou pós-termo – sentem dor, mas é difícil validá-la com comportamentos consistentes. Considerando-se que os recém-nascidos doentes são submetidos a vários estímulos nocivos de procedimentos invasivos, tais como punções lombares, no calcanhar e venosa, inserções de cateteres, colocação de dreno, coleta de amostra, intubação e aspiração endotraqueal, bem como ventilação mecânica, o senso comum sugere que eles sentem dor em muitas dessas atividades e intervenções. No entanto, o manejo da dor em recém-nascidos não foi formalmente abordado até que várias organizações profissionais e de acreditação emitiram declarações de posição e recomendações clínicas em um esforço para promover o controle efetivo do problema (Hatfield et al., 2019). Um consórcio internacional estabeleceu princípios para prevenção e controle da dor neonatal com os quais todos os enfermeiros devem estar familiarizados e os quais devem aplicar.

A seguir, algumas diretrizes de prevenção e controle da dor no recém-nascido:

- A dor no recém-nascido frequentemente passa despercebida e é subtratada
- A avaliação da dor é uma atividade essencial antes de seu tratamento
- Os recém-nascidos sentem dor e devem receber analgésicos
- Um procedimento considerado doloroso para um adulto também deve ser considerado doloroso para um recém-nascido
- Deve-se considerar a maturidade do desenvolvimento e a condição de saúde ao avaliar a dor no recém-nascido

- O recém-nascido pode ser mais sensível à dor do que o adulto
- O comportamento de dor frequentemente é confundido com irritabilidade e agitação
- Os recém-nascidos são mais suscetíveis aos efeitos a longo prazo da dor
- O tratamento adequado da dor pode reduzir as complicações e a mortalidade
- As medidas não farmacológicas são capazes de evitar, reduzir ou eliminar a dor no recém-nascido
- A sedação não fornece alívio da dor e pode mascarar as respostas à dor
- A resposta de um recém-nascido ao tratamento farmacológico e não farmacológico da dor deve ser avaliada 30 minutos após a administração ou intervenção
- Os profissionais de saúde são responsáveis pela avaliação e pelo tratamento da dor
- São necessárias diretrizes por escrito em toda unidade neonatal (Kaur & Mahajan, 2019; De Bernardo et al., 2019).

Existem várias ferramentas psicométricas disponíveis para avaliar a dor no recém-nascido, mas infelizmente elas raramente são utilizadas na prática clínica. Entre as disponíveis estão a Pain Assessment Tool (PAT), que avalia as frequências respiratória e cardíaca, a saturação de oxigênio e a pressão arterial; o Premature Infant Pain Profile Revised, que avalia a frequência cardíaca e a saturação de oxigênio; a CRIES (choro, demanda de oxigênio, alteração dos sinais vitais, expressão facial e insônia); a Neonatal Infant Acute Pain Assessment Tool, que avalia cinco indicadores comportamentais e três indicadores fisiológicos de dor; e a Neonatal Infant Pain Scale, que avalia os padrões respiratórios. A maioria é baseada em expressões faciais, padrões de choro, alterações nos sinais vitais e movimentos corporais (Kappesser et al., 2019).

Os enfermeiros desempenham um papel fundamental na avaliação do nível de dor do recém-nascido. Avalie o neonato com frequência. A dor é considerada o "quinto sinal vital" e deve ser avaliada tão frequentemente quanto os outros quatro sinais vitais. Diferencie a dor da agitação, observando se há alterações nos sinais vitais, no comportamento, na expressão facial e nos movimentos corporais. Suspeite de dor se o recém-nascido manifestar:

- Choro estridente súbito
- Careta, franzindo a testa e tremendo o queixo
- Aumento do tônus muscular
- Dessaturação do oxigênio
- Aumento da frequência cardíaca
- Postura corporal com contorções, chutes e arqueamento da coluna
- Movimentos de retirada do membro e debatimento
- Aumento de frequência cardíaca, pressão arterial, pulso e frequência respiratória
- Agitação e irritabilidade (Kenner et al., 2019).

Estratégias de manejo da dor. Os objetivos do tratamento da dor são minimizar a quantidade, a duração e a gravidade da dor e ajudar o recém-nascido no seu enfrentamento. É crucial que o estresse relacionado à dor seja identificado de modo acurado e controlado de modo apropriado. As estratégias de manejo são avaliadas em termos dos efeitos protetores ou adversos a longo prazo. As táticas de manejo efetivo da dor no neonato incluem prevenir, limitar ou evitar estímulos nocivos utilizando técnicas não farmacológicas para reduzir a dor e a administração de agentes farmacológicos quando apropriado. O Boxe 23.4 lista algumas técnicas não farmacológicas de manejo da dor mais comumente utilizadas para o recém-nascido pré-termo.

As estratégias não farmacológicas de manejo da dor incluem sucção não nutritiva, aleitamento materno, contato pele com pele, fonte de calor radiante, enfaixamento, toque ou massagem terapêutica, balanço, posicionamento confortável e soluções açucaradas. Os achados das pesquisas recentes sugerem que seja dada aos recém-nascidos uma chupeta de tamanho adequado para seu conforto durante os procedimentos dolorosos (Williams & Lascelles, 2020). A administração de sacarose oral com e sem sucção não nutritiva também é frequentemente usada como intervenção não farmacológica para alívio da dor relacionada com procedimentos em recém-nascidos. A concentração de sacarose recomendada é uma solução de 24% e calor radiante para obter uma analgesia efetiva (De Bernardo et al., 2019). Os enfermeiros precisam ser informados sobre a efetividade das estratégias não farmacológicas de manejo da dor e como usá-las e incorporá-las em sua prática clínica.

BOXE 23.4 Técnicas não farmacológicas para reduzir a dor no recém-nascido pré-termo.

- Manusear delicadamente, balançar, acariciar, abraçar e massagear
- Proporcionar períodos de repouso antes e depois de procedimentos dolorosos
- Utilizar o método canguru (contato pele com pele) durante o procedimento
- Realizar aleitamento materno, se possível, para reduzir a dor de procedimentos menores
- Posicionar o recém-nascido na linha média, segurando-o pelos braços e pelas pernas
- Aplicar anestésicos tópicos antes da punção venosa ou punção lombar
- Envolver em mantas e posicionar para estabelecer limites físicos
- Introduzir sucção não nutritiva (chupeta embebida em sacarose) antes do procedimento
- Usar minimamente fita adesiva, removendo-a delicadamente para evitar lacerações de pele
- Colocar cobertores aquecidos em torno do recém-nascido para propiciar o relaxamento
- Reduzir os estímulos ambientais, removendo ou amenizando estímulos nocivos, tais como o ruído de alarmes, sinalizadores, conversas em voz alta e luzes fortes
- Distrair o recém-nascido com objetos coloridos ou móbiles.

Anand, K. J. S. (2020). Prevention and treatment of neonatal pain. *UpToDate*. Disponível em: https://www.uptodate.com/contents/prevention-and-treatment-of-neonatal-pain. Acesso em: 14 jun. 2020; Hatfield, L. A., Murphy, N., Karp, K., & Polomano, R. C. (2019). A systematic review of behavioral and environmental interventions for procedural pain management in preterm infants. *Journal of Pediatric Nursing*, 44, 22-30. https://doi.org/10.1016/j.pedn.2018.10.004

A quantidade de analgésicos disponíveis para uso em recém-nascidos pré-termo é limitada. A morfina, a cetamina e a fentanila, geralmente administradas por via intravenosa, são os opioides mais comumente utilizados para a dor moderada a intensa. O paracetamol e os anti-inflamatórios não esteroidais são efetivos para a dor leve. Os benzodiazepínicos são utilizados como sedativos durante procedimentos dolorosos e podem ser combinados com opioides para aumentar a efetividade. Os anestésicos locais ou tópicos também podem ser usados antes de procedimentos como a punção venosa, a punção lombar e a inserção de cateter IV (Kaur & Mahajan, 2019).

Ao administrar agentes farmacológicos para o manejo da dor, supervisione os efeitos adversos (depressão respiratória ou hipotensão), especialmente em recém-nascidos pré-termo com comprometimento neurológico. Esses efeitos negativos geralmente estão relacionados com a dose e a via de administração, então se mantenha bem-informado a respeito da farmacocinética e da dose terapêutica de todo fármaco administrado.

PROMOÇÃO DO CRESCIMENTO E DO DESENVOLVIMENTO

Os neonatos pré-termo internados na UTIN são mais vulneráveis aos estressores do que seus pares maduros. Os estressores que podem contribuir para atrasos no desenvolvimento do crescimento incluem exposição a luz e ruídos, alto risco de infecções devido a procedimentos invasivos e estados frágeis dos sistemas corporais, dor devido a procedimentos invasivos e menos interações pais-bebê. Há evidências que apoiam o uso de exposições sensoriais positivas (música, toque, contato pele com pele) em neonatos prematuros na UTIN para seu desenvolvimento neuromotor (Kanagasabai et al., 2020). Os cuidados de suporte ao desenvolvimento são definidos como cuidados de um recém-nascido ou bebê para apoiar o crescimento e o desenvolvimento positivos. Os cuidados de desenvolvimento concentram-se no que os recém-nascidos ou bebês podem executar de acordo com seu estágio de desenvolvimento; utilizam-se intervenções terapêuticas apenas até o ponto em que são benéficas; e se prevê o desenvolvimento da unidade recém-nascido-família (El-Atawi et al., 2019).

Os princípios gerais dos cuidados centrados na família envolvem dignidade, respeito, compartilhamento de informações, participação no cuidado e autonomia na tomada de decisões. Os cuidados de desenvolvimento são uma filosofia de atendimento que exige repensar as relações entre recém-nascidos, familiares e profissionais da saúde. Trata-se de abordagem inovadora para desenvolver uma parceria de confiança e respeito entre profissionais da saúde e familiares. A presença e a participação nos cuidados dos familiares nas UTINs são cruciais para a recuperação e o bem-estar do recém-nascido doente e da família. A base dos cuidados centrados na família e voltados para o suporte do neurodesenvolvimento é o reconhecimento de que o recém-nascido é um ser humano e que os profissionais da saúde precisam ser guiados pelas necessidades vigentes do neonato e de seus familiares. Inclui várias atividades destinadas a manejar o ambiente e individualizar o cuidado ao recém-nascido pré-termo ou de alto risco enfermo com base em observações comportamentais. A promoção do método canguru em UTINs para recém-nascidos prematuros é muito benéfica para o binômio mãe-recém-nascido (ver Prática baseada em evidências 23.1). Os cuidados voltados para o desenvolvimento neonatal evoluíram como

---

PRÁTICA BASEADA EM EVIDÊNCIAS 23.1 — Fisiologia do estresse e uso de cuidados com contato pele com pele como intervenção para redução do estresse em UTINs

ESTUDO

Os neonatos em terapia intensiva são expostos a inúmeras fontes de estresse, procedimentos dolorosos e um ambiente superestimulante. Os avanços nos cuidados neonatais aumentaram as taxas de sobrevivência de neonatos prematuros e daqueles com necessidades médicas complexas. Embora as taxas de sobrevivência tenham melhorado, as taxas de mortalidade e de morbidade continuam a aumentar. O objetivo desta revisão é descrever os mecanismos fisiológicos de estresse que contribuem para a mortalidade e a morbidade em UTINs e a intervenção pela qual o cuidado utilizando o contato pele com pele pode ser usado para reduzir o estresse e promover melhores resultados.

Achados

Uma revisão da literatura concluiu que a resposta fisiológica ao estresse tem implicações significativas para recém-nascidos em UTINs. Quando o neonato apresenta níveis elevados de estresse, pode ocorrer apneia, aumento da excitação, ansiedade e taquicardia. Assim, o corpo do recém-nascido desvia recursos do crescimento para atender às demandas imediatas do corpo estressado. Além disso, níveis elevados de corticosteroides resultam em crescimento insuficiente do cérebro, inibição da formação óssea, aumento da secreção de ácido gástrico e supressão do sistema imunológico.

Os cuidados proporcionados por meio do contato pele com pele ou método canguru têm sido bem documentados como promotores da redução do estresse. O principal hormônio liberado no cuidado utilizando o método canguru é a ocitocina, também conhecida como o hormônio do vínculo. Descobriu-se que recém-nascidos prematuros que recebem cuidados pele com pele apresentam diminuição das frequências respiratória e cardíaca, aumento da saturação de oxigênio e melhor regulação da temperatura.

Implicações para a enfermagem

Há evidências substanciais para apoiar o uso do contato pele com pele para neonatos que recebem cuidados intensivos e submetidos a procedimentos dolorosos, já que reduz o estresse ao estimular a liberação de ocitocina e bloquear a ativação do sistema nervoso simpático e do eixo hipotálamo-hipófise-suprarrenal. Os enfermeiros são fundamentais para moldar o ambiente da UTIN e facilitar o relacionamento entre os recém-nascidos e os pais. É importante incentivar cuidados pele com pele frequentes e precoces com duração suficiente (60 minutos ou mais) para melhorar os resultados gerais de neonatos vulneráveis.

Adaptado de Pados, B. F. (2019). Physiology of stress and use of skin-to-skin care as a stress-reducing intervention in NICU. *Nursing for Women's Health, 23*(1), 59-67.

um método de atendimento que reconhece que a saúde infantil depende das reações do neonato ao ambiente e que cada criança reage ao ambiente favorável ou desfavoravelmente de modo individualizado e que depende da maturidade gestacional e do desenvolvimento neurológico. Os principais aspectos dessa abordagem de cuidados incluem a atenção aos estressores infantis ambientais, como a luz e os níveis de ruído do local, bem como às necessidades individuais da criança e da família, incluindo a privacidade e o respeito à diversidade cultural ou outras crenças. Os cuidados de desenvolvimento e os cuidados centrados na família notavelmente melhoram não só a satisfação dos pais, mas também influenciam a saúde e o bem-estar do neonato muito tempo depois da internação na UTIN (Skene et al., 2019).

Os genitores de recém-nascidos internados em UTINs sofrem, além de um estresse relacionado com sentimentos de desesperança, exclusão e isolamento, também por causa de conhecimento insuficiente sobre paternidade/maternidade e como interagir com o recém-nascido. Existem várias intervenções de desenvolvimento que os profissionais de enfermagem podem realizar para ajudar os pais e os recém-nascidos durante sua permanência na UTIN. Os cuidados de desenvolvimento incluem:

- Agrupar os cuidados para promover o descanso e conservar a energia do recém-nascido
- Utilizar a posição em flexão para simular o posicionamento intrauterino
- Envolver ativamente os pais durante os procedimentos dolorosos
- Modificar o ambiente de modo a reduzir os ruídos e os estímulos visuais
- Incentivar o método canguru para promover o contato pele com pele
- Colocar gêmeos na mesma incubadora ou berço aberto para reduzir o estresse
- Incentivar atividades para promover a autorregulação e a regulação da condição:
  - Circundar o recém-nascido com rolos/dispositivos de nidificação
  - Envolver o recém-nascido com um cobertor para manter a posição de flexão
  - Revestir o berço com pele de carneiro ou colchão de água para simular o ambiente intrauterino
  - Fornecer sucção não nutritiva (acalma o recém-nascido)
  - Fornecer objetos para a preensão palmar (conforta o recém-nascido)
- Promover o vínculo materno-infantil, fazendo com que os pais se sintam bem-vindos na UTIN
- Praticar uma comunicação aberta e honesta com os pais e funcionários
- Colaborar com os pais no planejamento dos cuidados ao neonato (Kenner et al., 2019).

Os cuidados de desenvolvimento podem ser promovidos agrupando as luzes em uma área, de modo que nenhuma luz forte incida diretamente sobre o recém-nascido, instalando sistemas de alarme visual e limitando as atividades à beira do leito para minimizar os ruídos, bem como monitorando os níveis de ruídos contínuos e seus picos. Os enfermeiros podem desempenhar uma função ativa atuando em comitês que abordem essas questões. Além disso, podem prestar cuidados diretos voltados para o desenvolvimento. Fazer isso envolve um planejamento cuidadoso das atividades de enfermagem para proporcionar o ambiente ideal para o desenvolvimento do recém-nascido. Por exemplo:

- Apagar as luzes e cobrir incubadoras à noite para simular o período noturno
- Apoiar a extubação precoce da ventilação mecânica
- Incentivar uma consistente alimentação precoce com leite materno
- Administrar criteriosamente os antibióticos prescritos
- Alocar a família em quartos privativos, caso estejam disponíveis
- Posicionar o recém-nascido como se ele ainda estivesse no útero (aninhar em posição fetal)
- Promover o método canguru incentivando os pais a manter o recém-nascido contra seu tórax por longos períodos todos os dias
- Coordenar os cuidados de modo a respeitar os estados de sono e vigília.

Durante a internação do recém-nascido, trabalhe com os pais para desenvolver uma parceria de colaboração para que eles se sintam confortáveis ao cuidar de seu filho. Esteja preparado para fazer os encaminhamentos para grupos de apoio da comunidade a fim de melhorar o enfrentamento (Austin et al., 2019).

PROMOÇÃO DO ENFRENTAMENTO DOS PAIS

Em geral, a gestação e o parto de um recém-nascido são momentos excitantes; mas, quando o neonato tem problemas graves, talvez potencialmente fatais, de repente a experiência emocionante se transforma em ansiedade, medo, culpa, perda e luto. O parto de um recém-nascido prematuro é um evento que gera estresse agudo nos genitores/parceiros, familiares.

Os pais normalmente não estão preparados para o nascimento de um recém-nascido pré-termo e geralmente experimentam uma série de emoções, o que inclui a decepção, o medo de a criança não sobreviver e a ansiedade em razão de serem separados de seu filho logo após o nascimento. A aquisição de conhecimento com a experiência dos pais de recém-nascidos pré-termo pode ajudar o enfermeiro a garantir serviços para atender de modo mais efetivo às necessidades dessas famílias. As pesquisas sugerem que os enfermeiros devem atender às necessidades de todos os membros da família, estar mais atentos aos pais cujos recém-nascidos estejam passando por longos períodos de internação na UTIN, fornecer apoio aos irmãos e atender às necessidades dos pais para a continuidade dos cuidados, do acompanhamento e das orientações (Hagen et al., 2019).

As intervenções de enfermagem destinadas a reduzir a ansiedade dos pais incluem:

- Rever com eles os eventos que ocorreram desde o nascimento
- Fornecer técnicas simples de relaxamento e tranquilização (visualização de imagens, respiração)
- Investigar sua percepção a respeito da condição do recém-nascido e oferecer explicações
- Considerar sua ansiedade e seus comportamentos como reações normais ao estresse e ao trauma
- Proporcionar presença física e apoio durante as explosões emocionais
- Explorar as estratégias de enfrentamento que eles usaram com sucesso no passado e incentivar sua utilização agora
- Ajudar os pais a expor suas necessidades e valores individuais em relação aos cuidados de um recém-nascido pré-termo
- Encorajar visitas frequentes à UTIN
- Fornecer suporte individualizado aos genitores enquanto o recém-nascido estiver na UTIN
- Encorajar o envolvimento dos genitores no atendimento ao recém-nascido na UTIN
- Abordar suas reações ao ambiente da UTIN e explicar todos os equipamentos utilizados
- Identificar os recursos familiares e comunitários disponíveis para eles (Lundqvist et al., 2019).

PREPARAÇÃO PARA A ALTA

A prontidão para alta é um fator determinante dos resultados para as famílias na UTIN. O planejamento da alta geralmente começa com as evidências de que a recuperação do recém-nascido é certa. No entanto, a data exata da alta pode não ser previsível, e o objetivo do planejamento para esse momento é fazer uma transição bem-sucedida para os cuidados domiciliares. Os elementos essenciais para a alta incluem um neonato fisiologicamente estável, uma família que possa fornecer os cuidados necessários com os serviços de apoio adequados da comunidade e a disponibilidade de um pediatra, médico de família ou enfermeiro para prestar cuidados continuados.

Os cuidados de cada recém-nascido de alto risco após a alta requerem uma coordenação acurada para prestar um apoio multidisciplinar continuado para a família. A equipe de planejamento para a alta tipicamente inclui os pais, o médico responsável, os neonatologistas, os enfermeiros neonatais e um assistente social. Podem ser incluídos outros profissionais da saúde, tais como cirurgiões e profissionais das subespecialidades pediátricas, terapeutas ocupacionais, fisioterapeutas, fonoaudiólogos, nutricionistas, enfermeiros de atendimento domiciliar e um gerente de caso, conforme necessário. Os componentes essenciais para o planejamento para a alta estão resumidos no Boxe 23.5.

BOXE 23.5 Componentes essenciais do planejamento para a alta.

- Orientação aos pais – o envolvimento e o apoio nos cuidados com o recém-nascido durante a permanência na UTIN garantirão sua disponibilidade para cuidar dele em casa
- Avaliação das condições clínicas não solucionadas – revisão da lista de problemas ativos e determinação de qual cuidado domiciliar e acompanhamento são necessários
- Implementação dos cuidados primários – realização de testes de triagem neonatal, imunizações, exames (como o exame de fundo de olho para avaliar se há RDP) e avaliação da condição hematológica
- Desenvolvimento de um plano de atendimento domiciliar, incluindo a avaliação de:
  - Equipamentos e materiais necessários para o cuidado
  - Preparação e capacidade do cuidador domiciliar de atender o recém-nascido
  - Adequação das instalações físicas da casa
  - Plano de atendimento de emergência e de transporte, se necessário
  - Recursos financeiros para os custos dos cuidados domiciliares
  - Necessidades da família e habilidades de enfrentamento
  - Recursos comunitários, incluindo como ter acesso a eles.

Os enfermeiros envolvidos no processo de alta são fundamentais para fazer a ponte entre o hospital e a casa. As intervenções tipicamente incluem:

- Avaliar os estados físicos da mãe e do recém-nascido
- Analisar a prontidão emocional dos pais para a alta do recém-nascido
- Discutir os primeiros sinais de complicações e o que fazer se ocorrerem
- Reforçar as instruções relacionadas com os cuidados e com a segurança do recém-nascido
- Salientar a importância do uso adequado da cadeirinha do recém-nascido no carro
- Avaliar a prontidão de habilidades técnicas específicas necessárias para cuidar do neonato
- Fornecer instruções sobre a administração de medicamentos
- Reforçar as instruções sobre a operação de equipamentos, manutenção e resolução de problemas
- Ensinar as técnicas de reanimação cardiopulmonar e de atendimento de emergência do recém-nascido
- Demonstrar as técnicas de procedimentos de cuidados especiais, tais como curativos, cuidados com a ostomia, manutenção da via respiratória artificial, fisioterapia respiratória, aspiração e estimulação do recém-nascido
- Fornecer suporte ao aleitamento materno ou dar instruções sobre a alimentação por gavagem
- Ajudar na definição de funções no período de adaptação em casa
- Avaliar a estabilidade emocional dos pais e seu estado de enfrentamento
- Fornecer apoio e tranquilização à família
- Relatar os achados anormais à equipe de cuidados de saúde para intervenção
- Acompanhar os pais para lhes assegurar que eles têm uma "tábua de salvação" (Gupta et al., 2019).

Recém-nascido pré-termo tardio

O recém-nascido pré-termo tardio ("próximo do termo) é aquele com 34 0/7 a 36 6/7 semanas gestacionais. Devido às imaturidades fisiológica e metabólica, eles apresentam maiores mortalidade e morbidade quando comparados aos neonatos a termo, embora muitas vezes tenham os mesmos tamanho e peso desses últimos. Em anos recentes, os nascimentos pré-termo tardios têm recebido muita atenção, uma vez que essa população de recém-nascidos pré-termo representa mais de 72% de todos os partos pré-termo nos EUA e 7% de todos os nascidos vivos e continua aumentando (CDC, 2015). Acredita-se que o aumento dos partos eletivos induzidos na última década tenha contribuído para o aumento do número de nascimentos prematuros tardios. O maior aumento na incidência de partos pré-termo tardios está na população branca não hispânica. As causas subjacentes não estão bem compreendidas, embora seja provável a participação de fatores genéticos, sociais e ambientais. As razões para isso podem incluir aumento na demanda por tecnologias de reprodução assistida, casais mais velhos tendo filhos e maiores taxas de partos cirúrgicos e induções do trabalho de parto (Barfield & Lee, 2019).

Com o peso ao nascimento tipicamente variando de 2.000 a 2.500 g, o neonato pré-termo tardio pode parecer fisicamente bem desenvolvido quando comparado às suas contrapartes com menor idade gestacional. Consequentemente, pode ser fácil que o enfermeiro ignore o fato de que, dos pontos de vista biológico e de desenvolvimento, esses recém-nascidos podem ser 4 a 6 semanas menos maduros do que os recém-nascidos a termo. Pesquisas recentes indicaram que esses neonatos correm risco elevado de uma série de complicações que normalmente não são vistas na população de recém-nascidos saudáveis, tais como dificuldade respiratória, hipotermia, dificuldades de alimentação, hiperbilirrubinemia e hipoglicemia (Huff et al., 2019).

É mais provável que um recém-nascido pré-termo tardio apresente complicações ao nascimento, tais como desconforto respiratório, hipoglicemia, hipotermia, apneia e crises convulsivas; precise de hospitalização intensiva e prolongada; necessite de atendimento que implique custos médicos mais elevados; morra no primeiro ano de vida; e sofra lesão encefálica que pode resultar em problemas de desenvolvimento neurológico a longo prazo (Stewart et al., 2019). Assim, o aumento dos níveis já elevados de parto pré-termo tardio é um importante problema de saúde pública. Recém-nascidos prematuros tardios representam um fardo significativo para os sistemas educacionais e de saúde devido ao aumento do risco de morbidades em comparação com neonatos a termo. Esse risco aumentado persiste após o período imediatamente após o nascimento, levando então à necessidade de monitoramentos contínuos da saúde ao longo da vida (Petrou, 2019). Os enfermeiros perinatais precisam entender os riscos do parto pré-termo tardio e as necessidades específicas dessa população para facilitar a avaliação e a intervenção oportuna para melhorar os desfechos.

Alguns desafios adicionais também enfrentados pelo recém-nascido pré-termo tardio incluem dificuldade respiratória (secundária a cesariana, diabetes melito gestacional, hipertensão pulmonar, sepse, corioamnionite, ruptura prematura de membranas e sofrimento fetal); questões de termorregulação relacionadas com a capacidade limitada de flexionar o tronco e os membros para diminuir a área de superfície cutânea exposta; hipoglicemia relacionada com os dois primeiros desafios (dificuldade respiratória e estresse causado pelo frio); icterícia e hiperbilirrubinemia relacionada com idade gestacional igual ou inferior a 36 semanas; sepse; e dificuldades de alimentação relacionadas com reflexos de sucção e deglutição imaturos (Martin & Rosenfeld, 2019).

As pesquisas recentes sugerem que, após o período neonatal, os riscos de problemas comportamentais continuam, com uma probabilidade 80% maior de transtorno do déficit de atenção/hiperatividade (TDAH) e de atrasos no desenvolvimento e prontidão para a escola (Premji, 2019). Esses desafios são semelhantes aos enfrentados pelo recém-nascido pré-termo e exigem manejo semelhante. Os pais devem ser orientados para que possam estar cientes dos riscos incomparáveis e da necessidade de se manterem vigilantes. As ameaças à saúde do recém-nascido pré-termo tardio incluem:

- *Disfunção do sistema respiratório*: decorrente da deficiência de surfactante levando ao sofrimento respiratório
- *Instabilidade glicêmica*: decorrente do aumento nas demandas de energia necessária para a regulação da temperatura e o aumento do esforço respiratório, que fazem com que a glicose no sangue se mantenha baixa por períodos prolongados
- *Lesão cerebral*: decorrente de frequente hemorragia intraventricular
- *Enterocolite necrosante*: decorrente do risco mais alto em neonatos alimentados com fórmula
- *RDP*: decorrente da proliferação anormal de vasos sanguíneos ao redor da retina se exposto a altos níveis de oxigênio
- *Anemia*: decorrente do atraso na produção de glóbulos vermelhos (RBCs), pois a medula óssea é imatura
- *Icterícia*: decorrente das dificuldades de alimentação e da incapacidade do fígado de conjugar a bilirrubina
- *Ingestão oral inadequada*: decorrente da diminuição na capacidade de sugar e deglutir
- *Suscetibilidade a infecções*: decorrente da imaturidade do sistema imunológico
- *Imaturidade neurológica*: decorrente da redução do desenvolvimento cortical que ocorre durante a 34ª e a 40ª semana de gestação (Kenner et al., 2019; Premji, 2019).

Os enfermeiros e os pais devem estar cientes dos riscos associados ao parto pré-termo tardio para otimizar o atendimento e os desfechos desse grupo de recém-nascidos. Os neonatos pré-termo tardios não devem receber alta antes de pelo menos 48 horas de vida; devem ter demonstrado estabilidade térmica quando vestidos e colocados em um berço aberto, sinais vitais normais, capacidade de ingerir alimentos, perda de peso de menos de 7% do peso ao nascimento e capacidade de eliminar fezes espontaneamente. Outras avaliações antes da alta incluem as triagens metabólica, genética e auditiva, assim como um teste bem-sucedido da cadeirinha para o transporte do recém-nascido (Fanaroff & Fanaroff, 2019).

Incentive e empodere os pais do recém-nascido pré-termo tardio com orientações apropriadas e suporte contínuo. Enfatize que, embora o neonato possa parecer equivalente a um recém-nascido a termo em muitos aspectos, existem riscos específicos que devem ser abordados não só no primeiro ano de vida, mas também depois disso. A vigilância atenta, o acompanhamento e o encaminhamento para serviços de apoio adequados podem otimizar os desfechos.

Recém-nascido pós-termo

A gestação que ultrapassa 42 semanas (294 dias) resulta em um recém-nascido pós-termo. Outro termo utilizado para descrever esse nascimento tardio é *recém-nascido pós-maduro*. Dependendo da função placentária, o recém-nascido pós-termo pode ser GIG, PIG ou imaturo (o neonato pesa menos do que os parâmetros normais estabelecidos para a idade gestacional estimada [restrição do crescimento fetal]). Os riscos para o feto aumentam após 41 semanas devido ao aumento do seu peso, ao declínio da função placentária e ao oligoidrâmnio, o que aumenta a probabilidade de compressão do cordão e aspiração de mecônio (Kandalgaonkar & Kose, 2019). Tipicamente, o aspecto de um recém-nascido pósmaduro mostra os efeitos da insuficiência placentária progressiva.

Ainda não se sabe o motivo de algumas gestações durarem mais do que outras. O que se sabe é que as mulheres que apresentam uma gestação pós-termo correm maior risco de isso tornar a acontecer em gestações subsequentes. A incidência de gravidezes prolongadas além da 42ª semana é de aproximadamente 6,5% (CDC, 2018a).

Acredita-se que a capacidade da placenta de fornecer oxigenação e nutrição adequadas para o feto após 42 semanas de gestação fique comprometida, levando então a mortalidade e morbidade perinatais. Após 42 semanas, a placenta começa a envelhecer. Ocorrem depósitos de fibrina e de cálcio, além de infartos hemorrágicos, e os vasos sanguíneos começam a se degenerar. Todas essas mudanças afetam a difusão de oxigênio para o feto. Conforme a placenta perde sua capacidade de nutrir o feto, este utiliza nutrientes armazenados para se manter vivo e ocorre então o definhamento.

Essa aparência definhada ao nascimento é secundária à perda de massa muscular e gordura subcutânea. Um estudo recente constatou que o risco de mortalidade dos recém-nascidos pós-termo apresenta uma correlação significativa com a restrição do crescimento fetal, mas não com a idade gestacional (Moaz et al., 2019).

Avaliação de enfermagem

A avaliação completa do recém-nascido pós-termo no momento da admissão ao berçário fornece uma linha de base a partir da qual se identificam mudanças no estado clínico. Reveja o histórico materno à procura de quaisquer fatores de risco associados ao nascimento póstermo. Também esteja ciente das características físicas comuns e seja capaz de identificar qualquer desvio do esperado. O recém-nascido pós-termo tipicamente apresenta as seguintes características:

* Pele rachada, descamada, seca e enrugada
* Ausência de verniz caseoso e lanugem
* Membros longos e finos
* Vincos que cobrem toda a sola dos pés
* Expressão alerta com olhos arregalados
* Cabelo abundante
* Cordão umbilical fino
* Unhas compridas
* Verniz caseoso e lanugem limitados
* Pele e unhas tingidas com mecônio (King et al., 2019).

Avalie a idade gestacional do recém-nascido e realize um exame físico para identificar quaisquer anormalidades. Reveja o prontuário médico para determinar a cor do líquido amniótico quando as membranas se romperem, e observe se o cordão umbilical e as unhas estão tingidos para avaliar se há uma possível aspiração de mecônio. Aspire cuidadosamente no momento do nascimento e subsequentemente, se a condição exigir, reduza a incidência de aspiração de mecônio. Também esteja alerta para outras complicações típicas associadas a um recém-nascido pós-termo, tais como asfixia perinatal (causada pelo envelhecimento da placenta ou por oligoidrâmnio [diminuição do líquido amniótico]), hipoglicemia (causada por episódios agudos de hipoxia relacionados com a compressão do cordão umbilical, que esgota as reservas de carboidratos), hipotermia (causada pela perda de gordura subcutânea) e policitemia (causada por aumento na produção de hemácias para compensar um ambiente com redução do oxigênio). Esteja preparado para iniciar as intervenções precocemente (ver Tabela 23.1).

Conduta de enfermagem

O nascimento pós-termo pode provocar estresse tanto na mãe quanto na família. Na maioria dos casos, o nascimento de uma criança que demanda cuidados especiais não foi antecipado. O neonato pós-termo tem suscetibilidade a vários desafios relacionados ao nascimento secundários à disfunção placentária que o colocam em risco de asfixia, hipoglicemia e desconforto respiratório. O enfermeiro deve vigiar a ocorrência de complicações ao atender essas crianças.

O recém-nascido pós-termo corre alto risco de asfixia perinatal, que geralmente é atribuída à privação placentária ou ao oligoidrâmnio, que leva à compressão do cordão umbilical, reduzindo assim a perfusão para o feto, sendo uma prioridade antecipar a necessidade de reanimação neonatal. A equipe de reanimação neonatal precisa estar disponível na sala de parto para uma assistência imediata. Dependendo de sua condição após a reanimação, o recém-nascido pode precisar ser encaminhado para a UTIN para avaliação, acompanhamento e tratamento continuados.

Uma vez estabilizados, monitore e mantenha os níveis séricos de glicose do recém-nascido pós-termo. A dextrose IV a 10% e/ou o início precoce da alimentação ajudarão a estabilizar os níveis séricos de glicose para evitar sequelas neurológicas. Monitore também a temperatura da pele; as características da respiração; a condição neurológica; os resultados dos exames de sangue, tais como a gasometria arterial e os níveis de bilirrubina sérica. Institua medidas para evitar ou reduzir o risco de hipotermia eliminando as fontes de perda de calor: seque bem o recém-nascido logo após o parto, enrole-o em um cobertor aquecido e coloque uma touca em sua cabeça. Fornecer calor ambiente por meio de uma fonte de calor radiante ajudará a estabilizar a temperatura do recém-nascido.

Avalie atentamente todos os recém-nascidos pós-termo à procura de policitemia, o que contribui para a hiperbilirrubinemia secundária à destruição de hemácias. Proporcionar hidratação adequada ajuda a reduzir a viscosidade do sangue do recém-nascido para evitar a trombose. Esteja atento aos sinais iniciais, muitas vezes sutis, para promover a identificação precoce e o tratamento imediato a fim de evitar qualquer atraso no neurodesenvolvimento.

CONSIDERAÇÕES

Eu esperei por essa criança por muito tempo e agora me disseram que teria que esperar ainda mais. Já se passaram 3 semanas além da data esperada para o nascimento e acabaram de me dizer que, se eu não entrasse em trabalho de parto por conta própria, o médico me induziria na segunda-feira. Enquanto eu caminhava a passos lentos do consultório médico para o sol quente do verão, pensei em todos os comentários que me esperam no meu trabalho: "Você ainda está grávida?", "Não era para ter nascido no mês passado?", "Você está do tamanho de uma melancia", "Tem certeza de que não está esperando trigêmeos?". Enquanto entrava no carro, senti um líquido quente descendo pelas pernas. Embora eu estivesse constrangida em estar toda molhada, fiquei emocionada de não ter que voltar para o trabalho e fui para o hospital. Poucas horas depois, minha espera finalmente acabou com o nascimento do meu filho, um recém-nascido pós-termo com descamação de pele e com bastante cabelo. Certamente valeu a pena esperar!

Reflexões: embora geralmente a data esperada para o nascimento tenha um desvio padrão de 2 semanas para mais ou para menos, não se pode "sentar e esperar" porque muitos fatores influenciam o início do trabalho de parto. Essa mulher estava muito preocupada com seu atraso, mas a natureza prevaleceu. O velho ditado "quando o fruto estiver maduro, ele vai cair" nem sempre traz um bom desfecho: muitas mulheres precisam de um empurrãozinho para entrar em trabalho de parto. O que acontece quando o feto permanece dentro do útero por muito tempo? Que outras características são típicas do neonato pós-termo?

Auxílio em casos de perda perinatal

A perda perinatal pode ser um dos eventos mais devastadores que uma família pode experimentar. Nos EUA, a taxa de mortalidade perinatal é de 6 mortes por 1.000 nascidos vivos (CDC, 2018b).[2] Os determinantes sociais associados à morte perinatal incluem baixa escolaridade, pobreza, racismo, falta de cuidados maternos, condições de vida ruins, condições sanitárias insatisfatórias, má qualidade do ar, transporte público precário, desemprego, desnutrição e zonas de guerra (Taylor et al., 2019). A perda perinatal, que é definida como qualquer aborto e/ou morte de crianças de até 1 mês de vida, continua sendo uma ocorrência comum, embora tenha havido grandes avanços na área da saúde perinatal. A prevalência de morte perinatal reflete uma possibilidade muito real de que todos os enfermeiros atenderão e cuidarão de uma família que experimentou a morte de um neonato. As intervenções de enfermagem essenciais incluem estar aberto às expressões de dor, ajudar os casais a mobilizar apoio, considerar a prontidão para outra gestação e direcionar os casais a *sites* úteis (Wool & Catlin, 2019).

O luto é uma resposta natural à perda. As expectativas da sociedade podem limitar a linha do tempo do luto, o que implica que o enlutado deve ser capaz de "passar" pelo luto, mas a duração e a natureza do luto são exclusivas de cada indivíduo. A perda perinatal é uma experiência profunda para a família. Isso produz um tipo único de luto, uma vez que a criança é parte integrante da identidade dos pais. Em vez de celebrar uma nova vida, como eles esperavam, os pais ficam de luto pela perda de sonhos e esperanças e pela perda

---

[2]N.R.T.: No Brasil, uma pesquisa revelou que foram registrados 35.857 óbitos infantis em 2018, sendo 18.866 (52,6%) neonatais precoces; os natimortos somaram 27.009. Os óbitos perinatais totalizaram 45.875, perfazendo uma taxa de mortalidade de 15,5% dos nascimentos. Os autores concluem que a taxa de mortalidade perinatal no país mostrou-se elevada, e a maioria dos óbitos poderia ser prevenida com investimentos em cuidados pré-natais e ao nascimento. (Fonte: Nobrega, A. A. et al. (2022). Mortalidade perinatal no Brasil em 2018: análise epidemiológica segundo a classificação de Wiggleworth modificada. *Cad. Saúde Pública. 38*(1). Disponível em: https://doi.org/10.1590/0102-311X00003121. Acesso em: 20 jan. 2022.)

de uma extensão de si. O enfermeiro da UTIN enfrenta uma situação difícil ao cuidar de um recém-nascido que pode não sobreviver. A morte neonatal é incompreensível para a família. Geralmente, é dado a eles um tempo para ver o feto, alguns itens para recordar e suporte. Decidir se querem ver, tocar ou segurar o recém-nascido morto é extremamente difícil para muitos pais e familiares. Os enfermeiros desempenham uma função importante em ajudar os pais a fazer com que seu filho morto seja "real" para eles, fornecendo-lhes tantas memórias quanto possível e incentivando-os a ver, segurar, tocar, vestir, cuidar da criança e tirar fotografias. Essas ações ajudam a considerar o sentimento de perda dos pais, a reviver a experiência e a atribuir importância ao significado da perda. Uma mecha de cabelo, um cartão com o nome, uma foto ou uma pulseira de identificação podem servir como lembranças importantes para facilitar o processo de luto. As memórias criadas por essas intervenções podem ser aliadas úteis no processo de luto e na resolução do pesar (Boyle et al., 2020).

A disposição do enfermeiro de sentar-se em silêncio e observar, de permanecer aberto e imparcial e de explorar o que pode ser útil é uma estratégia importante para superar as diferenças culturais. Declarações como "Ajude-me a entender como sua família cuida de alguém que está morrendo" ou "O que você acha que eu deveria saber sobre o melhor modo de cuidar do corpo do seu filho?" transmitem a vontade do enfermeiro de saber o que é mais importante para cada família. As respostas dos pais podem ajudar o enfermeiro a prestar cuidados culturalmente apropriados para populações diversas. Os profissionais de enfermagem que estão dispostos a aprender o que é mais importante para os pais e, posteriormente, trabalhar para incorporar essas intervenções em seus cuidados fomentam relacionamentos entre os pais e seu filho. Os enfermeiros precisam lembrar que o luto é universal, mas a resposta a ele e seu processo são individuais (Willis, 2019).

A interação pais-criança é vital para os processos normais de vínculo e apego. O processo de se desvincular do envolvimento com a morte de um recém-nascido é igualmente importante para os pais. Os enfermeiros podem ajudar nesse processo auxiliando os pais a ver seu filho através do emaranhado de equipamentos, explicando os diversos procedimentos e equipamentos, incentivando-os a expressar seus sentimentos a respeito do estado do recém-nascido e dando a eles tempo para ficarem com seu filho morto. Os profissionais de enfermagem que têm a honra de caminhar ao lado dessas famílias devem lembrar que cada momento da jornada é importante e uma comunicação sensível é necessária (Heazell et al., 2019).

Uma reação comum a muitas pessoas quando descobrem que a criança não vai sobreviver é a fuga. Os enfermeiros não são exceção. É difícil iniciar uma conversa sobre uma questão tão sensível sem saber como os pais vão reagir e lidar com a perda iminente.

Um meio de começar uma conversa com os pais é transmitir preocupação e reconhecer sua perda. Uma escuta ativa pode dar aos pais um lugar seguro para começar o processo de cura. A relação que o enfermeiro estabelece com os pais é única e proporciona uma oportunidade tanto para ele quanto para eles de partilhar seus sentimentos.

Esteja ciente dos seus sentimentos pessoais em relação à perda e como esses sentimentos fazem parte da sua própria vida e do seu sistema de crenças. Ouça ativamente os pais quando eles estiverem falando sobre suas experiências. Mostre empatia (compreender e sentir o que a outra pessoa está sentindo), respeite seus sentimentos e responda a eles de modo útil e solidário (Cacciatore & Thieleman, 2019). A Tabela 23.2 destaca as intervenções apropriadas para uma família que está enfrentando uma perda perinatal antes e depois da morte de um recém-nascido.

Em um momento de crise ou de perda, as pessoas muitas vezes são mais sensíveis às reações das outras pessoas. Por exemplo, os pais podem reparar detalhadamente nas expressões faciais, na escolha de palavras e no tom de voz do enfermeiro. Falar rapidamente, usar termos técnicos ou ignorar a perda podem inibir os pais de discutir sua dor ou como eles a estão enfrentando. Os pais podem precisar desabafar suas frustrações e sua raiva, e o enfermeiro pode tornar-se o alvo. Considere seus sentimentos e tente reformular ou reorientar a raiva contra a questão da perda em si. Um exemplo seria dizer: "Entendo sua frustração e sua raiva em relação a essa situação. Vocês experimentaram uma perda enorme e deve ser difícil não ter uma explicação para ela nesse momento". Isso ajuda a acalmar a raiva, possibilitando-lhes então expressar seus sentimentos.

A morte de uma criança provavelmente será um dos momentos mais difíceis na vida de uma família. Dar aos familiares alguma sensação de controle sobre uma situação irremediável pode trazer algum conforto. As ideias para lhes proporcionar uma sensação de controle incluem:

- Perguntar aos familiares se eles desejam estar presentes enquanto a criança morre
- Permitir aos familiares uma escolha de quartos que possam ser usados para se despedir de seu filho
- Proporcionar privacidade aos familiares durante esse momento, colocando uma placa na porta
- Fornecer ideias para fazer ou selecionar itens de recordação para uma caixa com material para lembranças
- Os familiares nunca devem ser deixados sozinhos para lidarem com suas emoções, a menos que solicitado
- Respeitar os desejos dos familiares se eles se recusarem a ficar com a criança durante ou depois do processo de morte. As pessoas passam pelo luto de modo diferente.

TABELA 23.2 Ajuda aos pais para lidar com a perda perinatal.	
Antes da morte do recém-nascido	Respeitar as variações nas necessidades e na prontidão espiritual da família
	Avaliar as crenças e as práticas culturais que possam trazer conforto; respeitar os pedidos apropriados à cultura de dizer a verdade e ficar atento para o termo de declaração de recusa informada de acordo com a política da instituição
	Iniciar o conforto espiritual, chamando o capelão do hospital se for o caso; oferecer-se para orar com a família, se apropriado
	Incentivar os pais a tirar fotografias, fazer caixas com material para lembranças e registrar seus pensamentos em um diário
	Abordar com os familiares como eles trataram as perdas anteriores
	Discutir as técnicas para reduzir o estresse, tais como a meditação e o relaxamento
	Recomendar que os familiares mantenham uma dieta saudável e façam repouso e exercícios adequados para preservar a saúde
	Participar de reuniões para discussão dos cuidados feitos precocemente e repetidamente com o objetivo reduzir o estresse familiar
	Permitir que a família esteja presente nas rondas médicas e nos procedimentos de reanimação; fornecer explicações de todos os procedimentos, tratamentos e achados; responder às perguntas de modo honesto e completo tanto quanto possível
	Criar oportunidades para os familiares segurarem o recém-nascido no colo se eles optarem por fazê-lo
	Avaliar a rede de apoio da família
	Fornecer sugestões de como os amigos podem ser úteis para a família
Após a morte do recém-nascido	Ajudar a família a aceitar a realidade da morte usando a palavra "morreu"
	Reconhecer a dor deles e o fato de que o filho deles morreu
	Ajudar a família a lidar com seu luto, considerando-o e ouvindo os familiares
	Fornecer à família informações realistas sobre as causas da morte
	Prestar condolências à família de modo sincero
	Incentivar o parceiro a chorar e lamentar com a mãe
	Criar oportunidades para a família segurar o recém-nascido no colo se ela o desejar
No momento da liberação do corpo do recém-nascido	Tranquilizar a família de que seus sentimentos e reações de luto são normais
	Incentivar os pais a realizar um funeral ou serviço memorial para dar um fechamento à situação
	Sugerir que os pais plantem uma árvore ou flores para se lembrar do neonato
	Abordar as questões de apego relativas às gestações subsequentes
	Fornecer informações sobre grupos de apoio locais
	Orientar de forma antecipada sobre o processo de luto
	Apresentar informações sobre qualquer impacto em gestações futuras e encaminhar os pais a especialistas ou recursos de consulta genética apropriados

Boyle, F. M., Horey, D., Middleton, P. F., & Flenady, V. (2019). Clinical practice guidelines for perinatal bereavement care: An overview. *Women and Birth*. https://doi. org/10.1016/j. wombi.2019.01.008; Cacciatore, J., & Thieleman, K. (2019). Normal complications and abnormal assumptions after perinatal death. *American Journal of Maternal/Child Nursing*, 44(1), 6-12; e Wool, C., & Catlin, A. (2019). Perinatal bereavement and palliative care offered throughout healthcare system. *Annals of Palliative Care, 8*(Supplement 1), S22-S29.

Ao auxiliar os pais enlutados, comece no ponto em que os pais estão no processo de luto para evitar a imposição de seu próprio cronograma sobre eles. Você pode se sentir desconfortável por não ser capaz de mudar a situação ou retirar a dor deles. A função do enfermeiro é fornecer apoio emocional imediato e facilitar o processo de luto. É essencial apoiar e reforçar o vínculo familiar em face da perda perinatal.

Consolar a família após a morte da criança é vital para lhe dar a sensação de encerramento e começar o processo de superação. Algumas coisas que o enfermeiro pode fazer para ajudar a família durante esse período:

- Enviar à família um cartão da equipe de enfermagem assinado por todos os que trabalharam com seu filho na semana em que ele deixou o hospital
- Participar do funeral para possibilitar um adeus público e apoiar os outros em seu momento de perda
- Dar à família uma caixa com material para lembranças, que pode conter a roupa usada pelo recém-nascido, um cobertor utilizado para cobri-lo, uma mecha de cabelo e um cartão com a impressão de mãos e pés, uma foto com alguém segurando o neonato etc.

- Lembrar-se do aniversário da criança por vários anos, enviando uma carta ou ligando para saber como a família está
- Fazer uma doação para uma instituição de caridade, como a March of Dimes, em memória da criança
- Fornecer à família recursos que possam ajudá-la. As informações podem incluir listas de grupos de apoio local ou *online*, bem como *sites* de luto, como o Share.org.[3]

Para os familiares, é difícil estar presente durante esse evento traumático. Servir tanto à criança quanto à família, ao testemunhar sua dor e tristeza, é um privilégio especial. Ficar com os familiares para demonstrar compaixão, conforto, apoio e recursos durante esse momento é realmente um gesto honroso. Os enfermeiros serão lembrados anos depois por sua bondade e por guiar os familiares ao longo desse evento adverso com dignidade. Os profissionais de

---

[3]N.R.T.: No Brasil, existem vários grupos, *online* ou presenciais, para apoio durante o processo do luto. No *site* da Agência Brasil (Disponível em: https://agenciabrasil.ebc.com.br/geral/noticia/2020-10/luto-saiba-como-pedir-ajuda. Acesso em: 31 mar. 2022) há uma lista de grupos com indicação do tipo de serviço e do estado ao qual pertencem.

enfermagem podem ajudar os pais a navegar pelos sentimentos e pelas inúmeras questões relacionadas ao luto que ocorrem como consequência da perda, atuando como um guia especializado (Hutti & Limbo, 2019).

> ### *ATENÇÃO!*
>
> Inclua o parceiro no planejamento e na tomada de decisões após experimentar a perda perinatal para reconhecer que ele também perdeu um recém-nascido e precisará de tempo para expressar os sentimentos de perda e receber o apoio do enfermeiro. Lembrar que o luto é um processo individual ajuda o enfermeiro a apoiar cada pessoa no seu próprio ritmo.

CONCEITOS FUNDAMENTAIS

- As variações no peso ao nascer e na idade gestacional podem colocar o recém-nascido em risco de problemas que requerem cuidados especiais
- As variações no peso ao nascer incluem as categorias a seguir: recém-nascido pequeno para a idade gestacional, recém-nascido adequado para a idade gestacional e recém-nascido grande para a idade gestacional. Os recém-nascidos pequenos ou grandes para a idade gestacional têm necessidades especiais
- O recém-nascido PIG enfrenta problemas relacionados com a diminuição da função da placenta no útero, os quais podem incluir asfixia perinatal, hipotermia, hipoglicemia, policitemia e aspiração de mecônio
- Os fatores de risco do parto de um feto GIG incluem diabetes melito ou intolerância à glicose materna, multiparidade, histórico de feto macrossômico, gestação pós-termo, obesidade materna, feto do sexo masculino e fatores genéticos. O recém-nascido GIG enfrenta problemas como traumatismo secundário à desproporção cefalopélvica, hipoglicemia e icterícia secundária à hiperbilirrubinemia
- As variações na idade gestacional incluem os recém-nascidos pós e pré-termo. Dependendo da função placentária, o neonato pós-termo pode ser grande ou pequeno para a idade gestacional ou imaturo
- O recém-nascido pós-termo pode desenvolver várias complicações após o nascimento, incluindo hipoxia fetal, hipoglicemia, hipotermia, policitemia e aspiração de mecônio
- O parto de recém-nascido pré-termo é a principal causa de morte no primeiro mês de vida e a segunda principal causa de todas as mortes infantis
- O recém-nascido pré-termo está em risco de complicações porque seus sistemas orgânicos são imaturos, impedindo, assim, a transição da vida intrauterina para a extrauterina
- Os recém-nascidos podem sentir dor, que é difícil de ser avaliada com comportamentos consistentes
- Os recém-nascidos com variações na idade gestacional, principalmente os pré-termo, beneficiam-se dos cuidados de desenvolvimento, que incluem vários tipos de atividades destinadas a manejar o ambiente e individualizar os cuidados de acordo com observações comportamentais
- Os enfermeiros desempenham uma função fundamental em ajudar os pais e familiares do recém-nascido com necessidades especiais a lidar com essa situação de crise, incluindo defrontar-se com a possibilidade de o recém-nascido não sobreviver. Os profissionais de enfermagem que trabalham com os pais que sofrem perda perinatal podem ajudar escutando ativamente, compreendendo as experiências deles e mostrando empatia
- O objetivo do planejamento para a alta é fazer uma transição bem-sucedida para o atendimento domiciliar.

REFERÊNCIAS BIBLIOGRÁFICAS E LEITURA SUGERIDA

Abramowski, A., & Hamdan, A. H. (2019). Neonatal hypoglycemia. *StatPearls*. Retrieved January 16, 2020, from https://www.ncbi.nlm.nih.gov/books/NBK537105/

Alexander, T., & Bloomfield, F. H. (2019). Nutritional management of moderate-late preterm infants: Surrey of current practice. *Journal of Pediatrics and Child Health*, *55*(3), 338–342.

American Academy of Pediatrics (AAP). (2019). Screening examination of premature infants for retinopathy of prematurity. *Pediatrics*, *143*(3), e20183810. https://pediatrics.aappublications.org/content/143/3/e20183810

America's Health Rankings. (2020). *Preterm birth*. Retrieved June 16, 2020, from https://www.americashealthrankings.org/explore/health-of-women-and-children/measure/pretermbirth_MCH/state/ALL

Anand, K. J. S. (2020). Prevention and treatment of neonatal pain. *UpToDate*. Retrieved June 14, 2020, from https://www.uptodate.com/contents/prevention-and-treatment-of-neonatal-pain

Austin, B., Downing, C., & Hastings-Tolsma, M. (2019). Experience of neonatal intensive care nurses in providing developmentally-supportive care: A qualitative study. *Nursing & Health Sciences*. https://doi.org/10.1111/nhs.12603

Barfield, W. D., & Lee, K. G. (2019). Late preterm infants. *UpToDate*. Retrieved January 15, 2020, from https://www.uptodate.com/contents/late-preterm-infants

Bashour, M. (2019). Retinopathy of prematurity: Ophthalmologic approach. *eMedicine*. Retrieved October 4, 2018, from https://emedicine.medscape.com/article/1225022-overview#a8

Blackburn, S. T. (2018). *Maternal, fetal, & neonatal physiology: A clinical perspective* (5th ed.). Elsevier.

Boyle, F. M., Horey, D., Middleton, P. F., & Flenady, V. (2020). Clinical practice guidelines for perinatal bereavement care: An overview. *Women and Birth*, *33*(2), 107–110. https://doi.org/10.1016/j.wombi.2019.01.008

Cacciatore, J., & Thieleman, K. (2019). Normal complications and abnormal assumptions after perinatal death. *American Journal of Maternal/Child Nursing*, *44*(1), 6–12.

Casavant, S. G., Cong, X., Moore, J., & Starkweather, A. (2019). Associations between preterm infant stress, epigenetic alteration, telomere length and neurodevelopment outcomes: A systematic review. *Early Human Development*, *131*, 63–74.

Centers for Disease Control and Prevention (CDC). (2018a). *National Vital statistics Report: Births*. https://www.cdc.gov/nchs/data/nvsr/nvsr67/nvsr67_08-508.pdf

Centers for Disease Control and Prevention (CDC). (2018b). *Perinatal mortality in United States*. Retrieved June 16, 2020, from https://www.cdc.gov/nchs/products/databriefs/db316.htm

Centers for Disease Control and Prevention (CDC). (2019). *Describing the increase in preterm births in the United States, 2014–2016*. Retrieved June 16, 2020, from https://www.cdc.gov/nchs/products/databriefs/db312.htm

Charles, E., Hunt, K. A., Harris, C., Hiskey, A., & Greenough, A. (2019). Small for gestational age and extremely low birth weight infant outcomes. *Journal of Perinatal Medicine, 47*(2), 247–251.

Cunningham, F. G., Leveno, K. J., Bloom, S. L., Dashe, J. S., Hoffman, B. L., Casey, B. M., & Spong, C. Y. (2018). *William's obstetrics* (25th ed.). McGraw-Hill Education.

De Bernardo, G., Riccitelli, M., Sordino, D., Giordano, M., Piccolo, S., Buonocore, G., & Perrone, S. (2019). Oral 24% sucrose associated with nonnutritive sucking for pain control in healthy term newborns receiving venipuncture beyond the first week of life. *Journal of Pain Research, 12*, 299–305. https://doi.org/10.2147/JPR.S184504

Dutton, L. A., Densmore, J. E., & Turner, M. B. (2020). *A pocket guide to clinical midwifery: The efficient midwife* (2nd ed.). Jones & Bartlett Learning.

Dyer, J. (2019). *Neonatal respiratory distress syndrome: Tackling a worldwide problem*. Retrieved June 16, 2020, from https://www.ptcommunity.com/journal/article/full/2019/1/12/neonatal-respiratory-distress-syndrome-tackling-worldwide-problem

El-Atawi, K., Elhalik, M., & Dash, S. (2019). Quality improvement initiatives in neonatal intensive care unit (NICU) for improved care outcomes: A review of the evidence. *Journal of Pediatrics & Neonatal Care, 9*(1), 1–10.

Fanaroff, A. A., & Fanaroff, J. M. (2019). *Klaus and Fanaroff's care of the high risk neonate* (7th ed.). Elsevier.

Gollehon, N. S. (2019). Neonatal sepsis. *eMedicine*. Retrieved June 13, 2019, from https://emedicine.medscape.com/article/978352-overview#a3

Gupta, M., Pursley, D. M., & Smith, V. C. (2019). Preparing for discharge from the neonatal intensive care unit. *Pediatrics*. https://pediatrics.aappublications.org/content/early/2019/05/02/peds.2018-2915.abstract

Hagen, I. H., Iversen, V. C., Nesset, E., Orner, R., & Svindseth, M. F. (2019). Parental satisfaction with neonatal intensive care units: A quantitative cross-sectional study. *BMC Health Services Research, 19*(1), 37. https://doi.org/10.1186/s12913-018-3854-7

Hair, A. B. (2019). Approach to enteral nutrition in the premature infant. *UpToDate*. Retrieved January 28, 2020, from https://www.uptodate.com/contents/approach-to-enteral-nutrition-in-the-premature-infant

Hatfield, L. A., Murphy, N., Karp, K., & Polomano, R. C. (2019). A systematic review of behavioral and environmental interventions for procedural pain management in preterm infants. *Journal of Pediatric Nursing, 44*, 22–30. https://doi.org/10.1016/j.pedn.2018.10.004

Heazell, A. E., Wojciese, A., Graham, N., & Stephens, L. (2019). Care in pregnancies after stillbirth and perinatal death. *International Journal of Birth and Parent Education, 6*(2), 23–28.

Holsti, L., MacLean, K., Oberlander, T., Synnes, A., & Brant, R. (2019). Calmer: A robot for managing acute pain effectively in preterm infants in the neonatal intensive care unit. *Pain Reports, 4*(2), e727. https://doi.org/10.1097/PR9.0000000000000727

Huff, K., Rose, R. S., & Engle, W. A. (2019). Late preterm infants: Morbidities, mortality and management recommendations. *Pediatric Clinics, 66*(2), 387–402.

Hutti, M. H., & Limbo, R. (2019). Using theory to inform and guide perinatal bereavement care. *American Journal of Maternal/Child Nursing, 44*(1), 20–26.

Jordan, R. G., Farley, C. L., & Grace, K. T. (2019). *Prenatal and postnatal care: A woman-centered approach* (2nd ed.). John Wiley & Sons, Inc.

Kanagasabai, P. S., Mohan, D., Lewis, L. E., Kamath, A., & Rao, B. K. (2020). Effect of multisensory stimulation on neuromotor development in preterm infants. *Indian Journal of Pediatrics, 80*(6), 460–464.

Kandalgaonkar, V. P., & Kose, V. (2019). Fetomaternal outcome in postdated pregnancy. *International Journal of Reproduction, Contraception, Obstetrics and Gynecology, 8*(5), 1899–1906.

Kappesser, J., de Laffolie, J., Faas, D., Ehrhardt, H., & Hermann, C. (2019). Comparison of two neonatal pain assessment tools and their relations to clinical's intuitive pain estimates. *European Journal of Pain, 23*(4), 708–718.

Kaur, H., & Mahajan, G. (2019). A comprehensive analysis of neonatal pain and measures to reduce pain. *Journal of Pediatric Critical Care, 6*(1), 43–48.

Kenner, C., Altimier, L. B., & Boykova, M. V. (2019). *Comprehensive neonatal nursing care* (6th ed.). Springer Publishing Company.

King, T. L., Brucker, M. C., Jevitt, C., & Osborne, K. (2019). *Varney's midwifery* (6th ed.). Jones & Bartlett Learning.

Logan, J. W., Shepherd, E. G., & Tobias, J. D. (2019). Neonatal resuscitation: An update. *Anesthesia, Pain & Intensive Care, 18*(4), 386–396.

Lundqvist, P., Weis, J., & Sivberg, B. (2019). Parent's journey caring for a preterm infant until discharge from a hospital-based neonatal home care: A challenging process to cope with. *Journal of Clinical Nursing*. https://doi.org/10.1111/jocn.14891

Mandy, G. T. (2019). Large for gestational age newborn. *UpToDate*. Retrieved October 15, 2019, from https://www.uptodate.com/contents/large-for-gestational-age-newborn

Mandy, G. T. (2020). Incidence and mortality of the preterm infant. *UpToDate*. Retrieved April 7, 2020, from https://www.uptodate.com/contents/incidence-and-mortality-of-the-preterm-infant

March of Dimes. (2019a). *Premature babies*. Retrieved June 16, 2020, from https://www.marchofdimes.org/complications/premature-babies.aspx

March of Dimes. (2019b). *Preterm labor and premature birth*. Retrieved June 16, 2020, from https://www.marchofdimes.org/complications/preterm-labor-and-premature-baby.aspx

March of Dimes. (2019c). *Preterm labor and premature birth: Are you at risk?* Retrieved June 16, 2020, from https://www.marchofdimes.org/complications/preterm-labor-and-premature-birth-are-you-at-risk.aspx

Martherus, T., Oberthuer, A., Dekker, J., Hooper, S. B., McGillick, E. V., Kribs, A., & te Pas, A. B., (2019). Supporting breathing of preterm infants at birth: A narrative review. *Archives of Disease in Childhood-Fetal and Neonatal Edition, 104*(1), 102–107.

Martin, R., Fanaroff, A., & Walsh, M. (2019). *Fanaroff and Martin's neonatal-perinatal medicine* (11th ed.). Elsevier.

Martin, G. I., & Rosenfeld, W. (2019). *Common problems in the newborn nursery: An evidence and case-based guide.* Springer Publishers.

Mayer, C. J., Gould, F. D. H., Bond, L. E., Stricklen, B. M., Buddington, R. K., & German, R. Z. (2019). Preterm birth disrupts the development of feeding and breathing coordination. *Journal of Applied Physiology, 126*(6), 1681–1686.

McKee-Garrett, T. M. (2019). Assessment of the newborn infant. *UpToDate*. Retrieved July 29, 2019, from https://www.uptodate.com/contents/assessment-of-the-newborn-infant

Moaz, O., Wainstock, T., Sheiner, E., & Walfisch, A. (2019). Immediate perinatal outcomes of post-term deliveries. *Journal of Maternal-Fetal & Neonatal Medicine, 32*(11), 1847–1852.

Naidu, K., & Fredlund, K. L. (2019). Gestational age assessment. *StatPearls*. Retrieved December 16, 2019, from https://www.ncbi.nlm.nih.gov/books/NBK526000/

National Eye Institute. (2019). *At a glance: Retinopathy of prematurity (ROP)*. Retrieved July 10, 2019, from https://nei.nih.gov/health/rop/

Norwitz, E., Zelop, C., Miller, D., & Keefe, D. (2019). *Evidence-based obstetrics and gynecology.* Wiley-Blackwell.

Ohning, B. L. (2019). Neonatal resuscitation. *eMedicine*. Retrieved February 13, 2019, from https://emedicine.medscape.com/article/977002-overview

Pados, B. F. (2019). Physiology of stress and use of skin-to-skin care as a stress-reducing intervention in NICU. *Nursing for Women's Health, 23*(1), 59–67.

Pammi, M. (2020). Treatment and prevention of bacterial sepsis in preterm infants <34 weeks gestation. *UpToDate*. Retrieved January 23, 2020, from https://www.uptodate.com/contents/treatment-and-prevention-of-bacterial-sepsis-in-preterm-infants-less-than34-weeks-gestation

Petrou, S. (2019). Health economic aspects of late preterm and early term birth. *Seminars in Fetal and Neonatal Medicine, 24*(1), 18–26.

Premji, S. S. (2019). *Late preterm infants: A guide for nurses, midwives, clinicians and allied health professionals.* Springer International Publishing.

Resnik, R., Lockwood, C. J., Moore, T. R., Greene, M. F., Copel, J. A., & Silver, R. M. (2019). *Creasy & Resnik's maternal-fetal medicine: Principles and practice* (8th ed.). Elsevier.

Rozance, P. J., & Wolfsdorf, J. I. (2019). Hypoglycemia in the newborn. *Pediatrics Clinics, 66*(2), 333–342,

Sgandurra, G., Beani, E., Inguaggiato, E., Lorentzen, J., Nielsen, J. B., & Cioni, G. (2019). Effects on parental stress of early home-based Caretoy intervention in low-risk preterm infants. *Neural Plasticity, 2019*, 8. https://doi.org/10.1155/2019/7517351

Shi, H., Yang, X., Wu, D., Wang, X., Li, T., Liu, H., … Chen, J. (2018). Insights into infancy weight gain for term small-for – gestational-age babies. *Nutrition Journal, 17*, 97. https://doi.org/10.1186/s12937-018-0397-z

Skene, C., Gerrish, K., Price, F., Pilling, E., Bayliss, P., & Gillespie, S. (2019). Developing family-centered care in a neonatal intensive care unit: An action research study. *Intensive and Critical Care Nursing, 50*, 54–62. https://doi.org/10.1016/j.iccn.2018.05.006

Stevens, S. (2019). *Evidence-based obstetric nursing.* Kendall Hunt Publishing Company.

Stewart, D. L., Barfield, W. D., & AAP Committee on Fetus and Newborn. (2019). Updates on an at-risk population: Late preterm and early term infants. *Pediatrics, 144*(5), e20192760. https://pediatrics.aappublications.org/content/pediatrics/144/5/e20192760.full.pdf

Taylor, J., Novoa, C., Hamm, K., & Phadke, S. (2019). *Eliminating racial disparities in maternal and infant mortality: A comprehensive policy blueprint.* Retrieved June 16, 2020, from https://www.americanprogress.org/issues/women/reports/2019/05/02/469186/eliminating-racial-disparities-maternal-infant-mortality/

te Pas, A. B., Hooper, S. B., & Dekker, J. (2019). The changing landscape in supporting preterm infants at birth. *Neonatology, 115*(4), 392–397.

Thompson, D. K., Kelly, C. E., Beare, R., Alexander, B., Seal, M. L., Lee, K., … Cheong, J. L. Y. (2019). Early life predictors of brain development at term-equivalent age in infants born across the gestational age spectrum. *Neuroimage, 185*, 813–824.

U.S. Department of Health and Human Services (USDHHS). (2020). *Healthy People 2030*. https://www.healthypeople.gov/sites/default/files/objectivesPublicComment508.pdf

Weres, A., Baran, J., Czenczek-Lewandoska, E., Leszczak, J., & Mazur, A. (2020). Impact of birth weight and length on primary hypertension in children. *International Journal of Environmental Research and Public Health, 16*(23), 4649. https://doi.org/10.3390/ijerph16234649

Williams, M. D., & Lascelles, B. D. (2020). Early neonatal pain – A review of clinical and experimental implications on painful conditions later in life. *Frontiers in Pediatrics*. https://doi.org/10.3389/fped.2020.00030

Willis, P. (2019). Nurse's perspective on caring for women experiencing perinatal loss. *American Journal of Maternal/Child Nursing, 44*(1), 46–51.

Wool, C., & Catlin, A. (2019). Perinatal bereavement and palliative care offered throughout healthcare system. *Annals of Palliative Care, 8*(Supplement 1), S22–S29.

World Health Organization (WHO). (2019a). *Feeding of very low-birth weight infants*. Retrieved April 12, 2019, from https://www.who.int/elena/titles/feeding_vlbw_infants/en/

World Health Organization (WHO). (2019b). *Preterm births rising globally*. Retrieved June 16, 2020, from https://www.who.int/maternal_child_adolescent/newborns/prematurity/en/

Ylijoki, M. K., Ekholm, E., Ekblad, M., & Lehtonen, L. (2019). Prenatal risk factors for adverse developmental outcome in preterm infants—Systematic review. *Frontiers in Psychology, 10*, 595. https://doi.org/10.3389/fpsyg.2019.00595

EXERCÍCIOS SOBRE O CAPÍTULO

QUESTÕES DE MÚLTIPLA ESCOLHA

1. O enfermeiro registra que um recém-nascido é pós-termo com base no conhecimento de que ele nasceu depois de:

   a. 38 semanas de gestação
   b. 40 semanas de gestação
   c. 42 semanas de gestação
   d. 44 semanas de gestação

2. Os recém-nascidos PIG e GIG têm uma contagem excessiva de hemácias por causa da:

   a. Hipoxia
   b. Hipoglicemia
   c. Hipocalcemia
   d. Hipotermia

3. Como as reservas de gorduras subcutânea e marrom foram usadas para a sobrevivência no útero, o enfermeiro avaliaria um recém-nascido PIG à procura de qual das seguintes condições?

   a. Hiperbilirrubinemia
   b. Hipotermia
   c. Policitemia
   d. Hipoglicemia

4. Na avaliação de um recém-nascido pré-termo, qual dos seguintes achados seria mais preocupante?

   a. Miliácea na ponte do nariz
   b. Pele fina e transparente
   c. Hipotonia muscular
   d. Sopro cardíaco

5. Ao lidar com os pais que sofrem uma perda perinatal, qual das seguintes intervenções de enfermagem seria mais adequada?

   a. Poupar os pais da má notícia
   b. Tomar todas as decisões em relação aos cuidados de saúde
   c. Incentivá-los a participar nos cuidados do recém-nascido
   d. Deixá-los sozinhos para que tenham um tempo de luto

6. O enfermeiro está atendendo vários recém-nascidos com variações na idade gestacional e no peso corporal. Ao desenvolver um plano de cuidados para esses recém-nascidos, o profissional de enfermagem concentra-se na conservação de energia para promover o crescimento e o desenvolvimento. Que medidas ele incluiria nos planos de cuidados de enfermagem? Selecione todas as opções que se apliquem.

   a. Manusear o recém-nascido o mínimo possível
   b. Manter um ambiente térmico neutro
   c. Diminuir os estímulos ambientais
   d. Iniciar a alimentação oral precocemente
   e. Usar aquecedores térmicos em todos os berços
   f. Promover o método canguru por cuidadores

7. Qual dos seguintes conceitos o enfermeiro incorporaria no plano de cuidados ao avaliar a dor do recém-nascido com necessidades especiais?

   a. Os recém-nascidos sentem dor, principalmente em procedimentos cirúrgicos
   b. Os recém-nascidos pré-termo na UTIN correm menor risco de sentir dor
   c. A avaliação da dor precisa ser abrangente e frequente
   d. A expressão facial do recém-nascido é o indicador primário de dor

8. Um neonato prematuro com 6 horas de vida apresenta frequência respiratória de 65, leve batimento das asas do nariz e estertor expiratório. As membranas da mãe se romperam 36 horas antes do parto. Qual medida o enfermeiro deve incluir no plano de cuidados?

   a. Pedir a um fisioterapeuta que configure um ventilador e realizar gasometria a cada hora
   b. Monitorar os sinais vitais a cada 8 horas para permitir o repouso adequado do neonato
   c. Colocar o neonato em um ambiente aquecido radiante e restringir a visitação dos pais e da família
   d. Observar se há sinais de sepse, obter culturas conforme prescrição e monitorar os sinais vitais com frequência

9. Um recém-nascido prematuro é colocado sob um aquecedor radiante após o parto. O enfermeiro avalia a temperatura corporal com frequência para evitar qual das seguintes condições:

   a. Estresse pelo frio
   b. Depressão respiratória
   c. Taquicardia
   d. Termogênese

10. Qual dos seguintes valores laboratoriais precisa ser monitorado pelo enfermeiro ao cuidar de um recém-nascido GIG?

    a. Contagem de leucócitos
    b. Teste de Coombs direto
    c. Glicemia
    d. Nível de potássio

EXERCÍCIOS DE RACIOCÍNIO CRÍTICO

1. Após ter sido observado sofrimento fetal no monitor, um recém-nascido pós-termo nasce em um parto difícil assistido por extração a vácuo. O neonato tem baixos escores de Apgar e precisa ser reanimado antes de ser transferido para o berçário. Uma vez admitido, o enfermeiro observa os

seguintes comportamentos: irritabilidade, tremores, hipotonia, letargia e taquipneia.

a. O que esses comportamentos podem indicar?
b. Esse recém-nascido pode estar em alto risco de quais outras condições?
c. Quais intervenções são necessárias para lidar com a condição desse recém-nascido?

2. Um recém-nascido pré-termo nasceu com 35 semanas depois de um descolamento prematuro de placenta em virtude de acidente automobilístico. Ele foi transportado para a UTIN de um centro médico regional das proximidades. Depois de ter sido estabilizado, foi deixado em uma incubadora próxima da porta e colocado em monitoramento cardíaco. Pouco tempo depois, o enfermeiro percebeu que ele estava frio ao toque e letárgico, com choro fraco e temperatura axilar de 36°C.

a. O que pode ter contribuído para a condição hipotérmica desse recém-nascido?
b. Qual mecanismo de transferência pode ter influenciado?
c. Que intervenção seria apropriada que o enfermeiro iniciasse?

3. Um recém-nascido a termo PIG pesando 1.800 g foi levado para o berçário pouco tempo depois do parto. O enfermeiro do trabalho de parto e do parto relata que a mãe era uma tabagista contumaz, dependente de cocaína e sofreu violência física durante toda a gestação. Após estabilização do recém-nascido e correção da hipoglicemia com alimentação VO, o enfermeiro observa os seguintes: acrocianose, cor avermelhada, má circulação nas extremidades, taquipneia e irritabilidade.

a. Que complicação esse recém-nascido PIG pode estar manifestando?
b. Quais fatores podem ter contribuído para essa complicação?
c. Qual seria uma intervenção apropriada para manejar essa condição?

ATIVIDADES DE ESTUDO

1. Em uma maternidade do departamento de saúde da comunidade, peça permissão para entrevistar os pais de uma criança com necessidades especiais. Pergunte sobre seus sentimentos ao longo da experiência. Como eles estão manejando e lidando com tudo agora?

2. Visite o *site* March of Dimes e reveja a campanha nacional desse grupo para reduzir a incidência de prematuridade. Suas estratégias são viáveis ou não? Explique seu raciocínio.

3. Distúrbio metabólico comum encontrado em recém-nascidos PIG e GIG após o parto: _____.

4. Um recém-nascido GIG pesando 4.500 g é levado para o berçário após um parto vaginal difícil. O enfermeiro deve concentrar-se na detecção de lesões de nascimento como _____.

ESTUDO DE CASO

Uma gestante em trabalho de parto chega ao setor de emergência do hospital local. Ela não compareceu a várias consultas pré-natais e não sabe a data exata da última menstruação. A mulher admite que fuma um maço de cigarros por dia, mas informa que antes de saber que estava grávida fumava dois maços por dia. Quando as membranas corioamnióticas se romperam, o líquido amniótico estava tingido de mecônio. Ela deu à luz uma menina com 2.200 g e baixos escores de Apgar, que foi levada para observação no berçário.

AVALIAÇÃO

Na internação da recém-nascida no berçário, o enfermeiro observa o seguinte: pele ressecada, descamativa, enrugada e frouxa; membros finos e longos; pouca quantidade de verniz caseoso e lanugem; e unhas dos dedos das mãos longas e esverdeadas. Quando o peso para a idade gestacional foi plotado em um gráfico, a recém-nascida estava abaixo do 10º percentil. Um exame físico foi realizado para detectar quaisquer anormalidades.

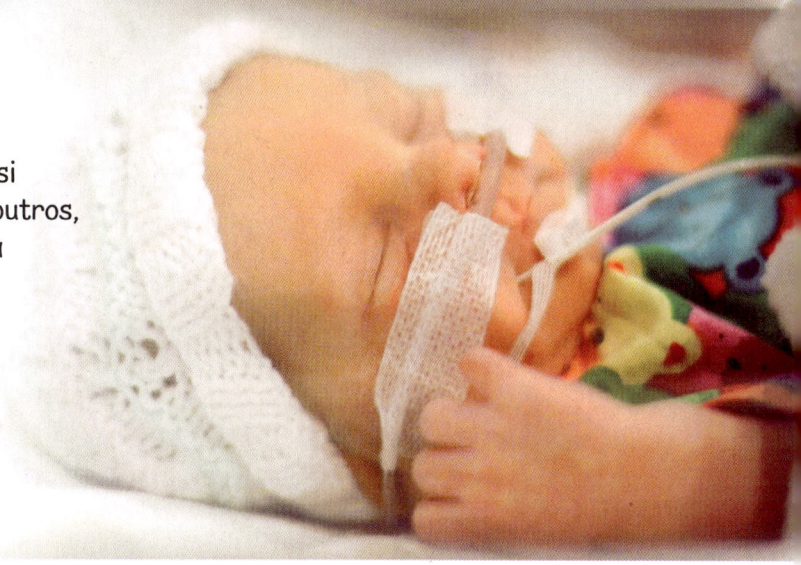

REFLEXÕES

A coragem e a fé em si projetam-se para os outros, dando-lhes força para perseverar.

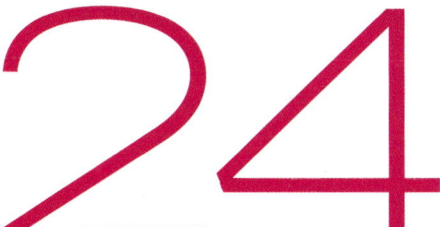

Conduta de Enfermagem para o Recém-Nascido de Risco: Distúrbios Neonatais Congênitos e Adquiridos

PALAVRAS-CHAVE

anencefalia

asfixia

bossa serossanguinolenta

céfalo-hematoma

defeitos congênitos relacionados com o álcool (DCRAs)

defeitos do tubo neural (DTNs)

displasia do desenvolvimento do quadril

encefalopatia bilirrubínica

epispadia

espinha bífida

gastrósquise

hérnia diafragmática congênita (HDC)

hidrocefalia

hiperbilirrubinemia

hipospadia

meningocele

microcefalia

mielomeningocele

onfalocele

recém-nascido de mãe diabética

sepse neonatal

síndrome da abstinência neonatal (SAN)

síndrome da aspiração de mecônio (SAM)

síndrome do desconforto respiratório do recém-nascido

tocotraumatismo

transtornos do espectro alcoólico fetal (TEAF)

OBJETIVOS DE APRENDIZAGEM

Após a conclusão do capítulo, o leitor será capaz de:

1. Descrever as condições adquiridas que mais comumente afetam o recém-nascido.
2. Elaborar a conduta de enfermagem para o recém-nascido com síndrome do desconforto respiratório.
3. Organizar e preparar a sala de parto, assim como os procedimentos necessários, para evitar a síndrome da aspiração de mecônio no neonato por ocasião do parto.
4. Orientar os pais a respeito dos cuidados de acompanhamento necessários para o recém-nascido com retinopatia da prematuridade (RDP).
5. Identificar os fatores de risco para o desenvolvimento de enterocolite necrosante.
6. Analisar o impacto do diabetes materno no recém-nascido e os cuidados necessários.
7. Delinear a avaliação e a conduta de enfermagem necessárias para os recém-nascidos que sofreram tocotraumatismo.
8. Realizar a avaliação e as intervenções no recém-nascido que apresenta abstinência de substâncias psicoativas após o parto.
9. Planejar a avaliação, as intervenções, a prevenção e o manejo da hiperbilirrubinemia em recém-nascidos.
10. Resumir as intervenções adequadas para o recém-nascido com sepse neonatal.
11. Comparar e contrastar as quatro classificações de cardiopatia congênita.
12. Avaliar as principais anomalias congênitas adquiridas que afetam os sistemas nervoso central, respiratório, digestório, geniturinário e musculoesquelético, que podem ocorrer em um recém-nascido.
13. Diferenciar três erros inatos do metabolismo.
14. Enfatizar a importância da participação dos pais no cuidado do recém-nascido com uma condição adquirida ou congênita, incluindo a função do enfermeiro no sentido de facilitar a participação dos pais.

Kelly, G II, Para I, 27 anos, chega à sala de trabalho de parto e de parto em trabalho de parto ativo. Ela lhe diz que já passou da data esperada para o nascimento e que está aliviada por finalmente estar dando à luz. Suas membranas romperam-se no momento da admissão e revelaram líquido meconial. Quais avaliações de enfermagem adicionais precisam ser realizadas nesse momento? Que fatores de risco precisam ser considerados ao elaborar o plano de cuidados para Kelly?

INTRODUÇÃO

Os avanços nos cuidados médicos e de enfermagem pré-natal e neonatal em todo o mundo industrializado têm levado a um aumento acentuado do número de recém-nascidos que sobrevivem a uma gestação de alto risco, mas que apresentam distúrbios adquiridos ou congênitos. Esses recém-nascidos são considerados uma das populações de risco mais vulneráveis; ou seja, são suscetíveis a morbidade e mortalidade por causa de uma condição adquirida ou congênita. Várias metas de saúde nos EUA abordam os problemas relacionados às anomalias adquiridas e congênitas em recém-nascidos (U.S. Department of Health and Human Services, 2020).[1] Ver *Healthy People 2030* 24.1.

Durante as últimas décadas, descobertas tecnológicas e genômicas, além dos avanços farmacológicos associados a procedimentos e políticas de ação padronizados, melhoraram de modo significativo as taxas de sobrevida dos recém-nascidos de risco. Todavia, o risco de morbidade persiste. Por exemplo, alguns desses neonatos correm risco de problemas de saúde persistentes que demandam suporte tecnológico a longo prazo. Outros recém-nascidos permanecem em risco de problemas físicos e de desenvolvimento até os anos escolares e depois desse período. Embora ainda haja desafios em relação à aplicação desses avanços na melhora da saúde dos recém-nascidos, os neonatos de alto risco se beneficiarão cada vez mais deles no futuro. Proporcionar o complexo cuidado necessário para manter a saúde e o bem-estar da criança terá grande impacto emocional e econômico sobre a família. Os enfermeiros são desafiados a fornecer apoio às mães e às suas famílias quando o bem-estar neonatal estiver ameaçado.

As doenças adquiridas tipicamente ocorrem no momento do nascimento ou logo após. Podem resultar de problemas ou condições apresentados pela mulher durante a gestação ou por ocasião do nascimento, tais como o diabetes melito, a infecção materna ou o uso abusivo de substâncias psicoativas, ou de condições associadas ao trabalho de parto e ao parto, tais como a ruptura prolongada de membranas ou o sofrimento fetal. No entanto, pode não haver nenhuma causa identificável para o distúrbio.

As *doenças congênitas* podem ser definidas como anomalias estruturais, funcionais ou metabólicas existentes por ocasião do nascimento. Elas podem ser causadas por defeitos de um único gene, distúrbios cromossômicos, herança multifatorial, teratógenos ambientais ou deficiências de micronutrientes. De acordo com a Organização Mundial da Saúde (OMS), estima-se que em todo o planeta 1 em cada 33 recém-nascidos, ou seja, mais de 8 milhões de crianças,

---

[1]N.R.T.: No Brasil, têm-se as Diretrizes Nacionais de Assistência ao Parto Normal, que abrange as várias questões pontuadas neste capítulo. (Fonte: Brasil [2017]. Ministério da Saúde. Secretaria de Ciência, Tecnologia e Insumos Estratégicos. Departamento de Gestão e Incorporação de Tecnologias em Saúde. *Diretrizes Nacionais de Assistência ao Parto Normal: versão resumida.* Brasília: Ministério da Saúde. Disponível em: http://bvsms.saude.gov.br/bvs/publicacoes/diretrizes_nacionais_assistencia_parto_normal.pdf. Acesso em: 20 jan. 2022.)

HEALTHY PEOPLE 2030 • 24.1

Objetivo	Importância para a enfermagem
MICH-01 Reduzir o número de mortes fetais a partir da 20ª ou mais semanas de gestação.	Ao receber cuidados pré-natais eficazes e precoces com exames apropriados, muitas condições genéticas e crônicas podem ser identificadas e evitadas para otimizar os desfechos da gestação.
MICH-02 Reduzir o número de todas as mortes infantis (dentro de 1 ano).	
MICH-09 Aumentar a abstinência de álcool entre mulheres grávidas.	Promoverá cuidados pré-natais precoces e consistentes para educar as mulheres sobre os malefícios do tabagismo, do consumo de álcool e das drogas ilícitas e seu impacto negativo sobre os fetos na gestação.
MICH-11 Aumentar a abstinência de drogas ilícitas entre mulheres grávidas.	
MICH-12 Aumentar a proporção de mulheres em idade reprodutiva com concentrações ideais de folato (também chamado ácido fólico) nos glóbulos vermelhos.	Receber orientações preconceptivas sobre ácido fólico e consistente acompanhamento pré-natal com exames pode ajudar a reduzir muitos defeitos congênitos do tubo neural. Ajudará a aumentar a conscientização sobre a necessidade de todas as mulheres em idade reprodutiva tomarem um multivitamínico contendo pelo menos 400 mcg de ácido fólico e consumir alimentos com alto teor de ácido fólico.
TU-13 Aumentar a cessação do tabagismo durante a gravidez entre mulheres.	
D-01 Reduzir o número anual de novos casos de diabetes diagnosticados na população.	A identificação precoce de diabetes na preconcepção ou no início da gestação por meio de exames pode reduzir o risco de anomalias e mortalidade fetais.
D-09 Reduzir a proporção de adultos com pré-diabetes não diagnosticado.	Promoverá medidas de acompanhamento pré-natal e intraparto de mulheres em risco, subsequentemente, reduzirá a incidência de diabetes, levando então à redução nos efeitos a longo prazo e nos custos dos cuidados.

Adaptado de USDHHS. (2020). Proposed objectives for inclusion in Healthy People 2030. https://www.healthypeople.gov/sites/default/files/ObjectivesPublicComment508.pdf

apresentem distúrbios congênitos importantes. Estes são encontrados em aproximadamente 4% dos recém-nascidos. As anomalias congênitas graves mais frequentes são cardiopatias congênitas, defeitos do tubo neural (DTNs) e síndrome de Down (WHO, 2019a). As doenças congênitas, que tipicamente envolvem um problema hereditário, incluem as anomalias estruturais (comumente chamadas de defeitos congênitos), os distúrbios cromossômicos e os erros inatos do metabolismo. A maioria dos distúrbios congênitos tem uma etiologia complexa que envolve a interação de muitos genes entre si, produtos de genes e fatores sociais e ambientais durante a organogênese (a origem e o desenvolvimento dos órgãos). Algumas alterações podem ser evitadas ou compensadas com intervenções farmacológicas, nutricionais ou outros tipos de intervenções, enquanto outras não podem ser mudadas. Os campos da genômica e da medicina genética têm testemunhado uma explosão de novos conhecimentos, grande parte deles proveniente do Projeto Genoma Humano. Os avanços na compreensão da base genética do desenvolvimento e da função, bem como da interação dos genes com o ambiente, continua promovendo novas informações sobre a saúde humana. Somente por meio de maior conhecimento sobre a complexa interação de fatores genéticos, ambientais, sociais e culturais podem-se evitar esses desfechos devastadores que mudam uma vida (Bacino, 2019).

Este capítulo aborda distúrbios neonatais congênitos e adquiridos específicos. Além disso, descreve a função do enfermeiro na avaliação e na conduta, enfatizando as orientações e o apoio aos pais. Os profissionais de enfermagem desempenham uma função fundamental em ajudar os pais a lidar com o estresse de ter um filho doente.

DISTÚRBIOS ADQUIRIDOS

Os distúrbios congênitos são transmitidos geneticamente de um dos pais para seus descendentes antes do nascimento. Os distúrbios adquiridos não são passados geneticamente ou causados por fatores hereditários ou de desenvolvimento; eles são contraídos após o nascimento por uma reação a influências ambientais externas ao corpo. Alguns exemplos são a síndrome do desconforto respiratório do recém-nascido, a retinopatia da prematuridade (RDP), o tocotraumatismo, a hiperbilirrubinemia e as infecções neonatais.

Asfixia perinatal

Asfixia é derivada da palavra grega *asphuxiā*, que significa "sem pulso" e é caracterizada por profunda acidemia. A asfixia perinatal é uma das causas mais prevalentes de morbidade e de mortalidade em neonatos. Ocorre em associação com fatores maternos, fetais e materno-fetais que podem incluir baixo peso ao nascer, líquido amniótico manchado de mecônio, parto cirúrgico e trabalho de parto prolongado (Resnik et al., 2019). Por ocasião do nascimento, os pulmões dos neonatos estão cheios de líquido, que precisa ser removido e substituído por ar após o nascimento. Conforme o recém-nascido faz a transição para a vida fora do ambiente intrauterino cheio de líquido, devem ocorrer mudanças drásticas para facilitar sua respiração.

A asfixia perinatal ocorre quando a oxigenação pulmonar é prejudicada ou interrompida. Esse agravo pode evoluir para morte se não for tratado. A asfixia perinatal interfere no desenvolvimento dos recém-nascidos, resultando então em déficits a longo prazo associados a condições mentais e neurológicas de aparecimento tardio (Blackburn, 2018).

A asfixia é o agravo clínico mais comum no período perinatal. Até 10% dos recém-nascidos precisam de algum grau de reanimação ativa para estimular a respiração no momento do nascimento (Cunningham et al., 2018). De acordo com a OMS (WHO, 2019b), anualmente ocorrem até 10 milhões de casos de asfixia neonatal no mundo, índice responsável por aproximadamente 23% de todas as mortes neonatais. Mais de 1 milhão de recém-nascidos que sobrevivem à asfixia ao nascimento desenvolvem problemas a longo prazo, tais como paralisia cerebral, deficiência intelectual e dificuldades na fala, na audição, na visão e na aprendizagem (WHO, 2019b).

Fisiopatologia

Fisiologicamente, a asfixia pode ser definida como o prejuízo nas trocas gasosas que resulta em diminuição dos níveis de oxigênio no sangue (hipoxemia) e excesso de dióxido de carbono ou hipercapnia que leva à acidose metabólica. Qualquer condição que reduza o suprimento de oxigênio para o feto pode resultar em asfixia. Essas condições podem incluir hipoxia materna resultante de doença cardíaca ou respiratória, anemia ou hipotensão postural; doença vascular materna que leve à insuficiência placentária, como o diabetes ou a hipertensão arterial; problemas com o cordão umbilical, como compressão ou prolapso; e gestação pós-termo, que pode desencadear a liberação de mecônio no líquido amniótico.

Inicialmente, o recém-nascido usa mecanismos compensatórios, o que inclui taquicardia e vasoconstrição, para ajudar a trazer oxigênio para os órgãos vitais por algum tempo. No entanto, sem intervenção, esses mecanismos falham, levando então a hipotensão, bradicardia e, por fim, parada cardiorrespiratória.

Ao falhar em respirar bem após o nascimento, o recém-nascido desenvolve hipoxia (muito pouco oxigênio nas células do corpo). Como resultado, a frequência cardíaca cai, desenvolve-se cianose e o neonato torna-se hipotônico e não responsivo. É necessária a reanimação para ajudar a iniciar a respiração de recém-nascidos que não respiram espontaneamente após o parto.

> Lembre-se de Kelly, descrita no início do capítulo. Ela deu à luz um menino pesando aproximadamente 2.500 g; ele parece pós-termo e pequeno para a idade gestacional. Sua pele tem manchas amarelo-esverdeadas e ele está hipotônico, cianótico e apneico. A avaliação inicial realizada com o recém-nascido no berço aquecido indica que são necessárias reanimação e aspiração endotraqueal. Qual é a função do enfermeiro durante a reanimação? Quais avaliações serão necessárias durante o procedimento?

Avaliação de enfermagem

A chave para o sucesso do tratamento da asfixia neonatal é a identificação precoce e o reconhecimento dos recém-nascidos que podem estar em risco. Reveja o histórico perinatal à procura de fatores de risco, incluindo:

- *Tocotraumatismo*: lesão do sistema nervoso central (SNC) ou do sistema nervoso periférico (SNP) secundária a trabalho de parto longo e difícil, parto precipitado, gestação múltipla, apresentação anormal, desproporção cefalopélvica, distocia de ombro ou extração por fórceps ou a vácuo
- *Asfixia intrauterina*: hipoxia fetal secundária a hipoxia materna, diabetes, hipertensão arterial, anemia, compressão do cordão umbilical, bradicardia fetal ou aspiração de mecônio
- *Sepse*: bactérias ou vírus adquiridos por meio do líquido amniótico infectado, infecção materna ou contato direto durante a passagem pelo canal de parto
- *Malformação*: anomalias congênitas, incluindo deformidades faciais ou das vias respiratórias superiores, anomalias renais, hipoplasia pulmonar, doenças neuromusculares, atresia de esôfago ou DTNs
- *Choque hipovolêmico*: secundário a descolamento prematuro de placenta, placenta prévia ou ruptura do cordão umbilical resultando em perda de sangue para o feto
- *Medicação*: fármacos administrados à mãe durante o trabalho de parto que podem afetar o feto, causando hipoperfusão e hipotensão placentárias; uso de hipnóticos, analgésicos, anestésicos, narcóticos administrados à mãe 4 horas antes do nascimento, ocitocina e drogas ilícitas durante a gestação.

Logo após o parto, avalie o neonato imediatamente. Observe sua cor, detectando qualquer palidez ou cianose. Avalie o trabalho respiratório. Esteja alerta para apneia, tônus muscular insuficiente, taquipneia, respiração ofegante, gemidos, batimento de asa de nariz ou tiragens. Avalie a frequência cardíaca e a temperatura, determinando se há hipotermia, e observe se há bradicardia. Com base na verificação inicial, realize as medidas de reanimação até que os escores de Apgar estejam superiores a 7.

Antecipe os exames complementares para identificar etiologias para a asfixia do recém-nascido. Por exemplo, a radiografia de tórax pode identificar anormalidades estruturais que possam interferir na respiração. A hemocultura pode identificar processo infeccioso. O exame toxicológico de sangue pode detectar fármacos/drogas ilícitas maternas no recém-nascido. As asfixias fetal e neonatal graves prejudicam a transição fisiológica para a vida extrauterina (Groenendaal & van Bel, 2019).

Conduta de enfermagem

A conduta de enfermagem para o recém-nascido que sofre asfixia inclui a reanimação imediata. Certifique-se de que o equipamento necessário para a reanimação esteja prontamente disponível e em condições de funcionamento. Os equipamentos essenciais incluem:

- Aspirador de parede
- Estetoscópio
- Fonte de oxigênio
- Ventilador manual neonatal
- Berço aquecido
- Oxímetro de pulso
- Campos cirúrgicos azuis
- Cânulas endotraqueais (2 a 3 mm)
- Laringoscópio
- Ampolas de naloxona e epinefrina com seringas e agulhas para a administração.

Uma ventilação efetiva é crucial para a reanimação bem-sucedida dos recém-nascidos, que costuma ser iniciada com uma bolsa manual e uma máscara facial, seguida de intubação endotraqueal se a depressão respiratória persistir. (Ver Capítulo 23 para conhecer uma discussão mais detalhada sobre reanimação.)

Seque o recém-nascido rapidamente com uma toalha aquecida e coloque-o em um berço aquecido para evitar a perda rápida de calor por meio da evaporação. Manusear e esfregar o recém-nascido com uma toalha seca pode ser tudo o que é necessário para estimular a respiração. Se o neonato não responder aos estímulos, então é necessária uma reanimação ativa.

O procedimento de reanimação neonatal é facilmente lembrado pelo ABCD – vias respiratórias, respiração, circulação e medicamentos (ver Capítulo 23, Boxe 23.3). Continue a reanimação até que o recém-nascido tenha uma frequência cardíaca acima de 100 bpm, choro adequado (saudável) ou bons esforços respiratórios e língua cor-de-rosa. Esse último sinal indica bom suprimento de oxigênio para o cérebro (Ohning, 2019).

> ### ATENÇÃO!
> Os objetivos da reanimação constituem auxiliar no início e na manutenção da ventilação e oxigenação adequadas, do débito cardíaco e perfusão tecidual adequados e da temperatura central e glicose sérica normais (Ohning, 2019).

Mantenha observação e avaliação contínuas do recém-nascido reanimado com sucesso. Monitore atentamente se há mudanças nos sinais vitais e nos níveis de saturação de oxigênio. Providencie um ambiente térmico neutro para evitar a hipotermia, o que aumentaria as demandas metabólica e de oxigênio do recém-nascido. Verifique o nível de glicose no sangue e observe se há sinais de hipoglicemia; caso esta se desenvolva, isso pode estressar ainda mais o recém-nascido.

A necessidade de medidas de reanimação pode ser extremamente perturbadora para os pais. Explique a eles as atividades iniciais de reanimação realizadas e lhes ofereça explicações sobre todos os procedimentos que estão sendo feitos, os equipamentos que estão sendo utilizados ou os medicamentos que estão sendo administrados. Forneça apoio físico e emocional aos pais durante a crise inicial e durante todo o período de internação do recém-nascido. Quando o neonato estiver estável, possibilite à família ficar com ele para promover o vínculo (Figura 24.1). Aponte as características positivas do neonato (coloração, nível de atividade, choro saudável) e ofereça atualizações frequentes sobre sua condição. Para diminuir a ansiedade dos pais, mostre como fazer para segurar, interagir e cuidar do recém-nascido após a reanimação.

Lembra-se de Kelly, a jovem descrita no início do capítulo? Seu filho está intubado e foi realizada uma aspiração endotraqueal. Também foi iniciada ventilação com pressão positiva com um reanimador manual autoinflável e oxigênio a 50%. A ventilação foi mantida durante 1 minuto e, em seguida, gradualmente descontinuada. A frequência cardíaca agora é de 120 bpm, e são observadas incursões respiratórias espontâneas. Quando é administrado oxigênio em fluxo livre, o recém-nascido começa a chorar e fica rosado. Que cuidados intensivos são necessários no berçário de cuidados especiais? Que explicação deve ser fornecida a Kelly a respeito do tratamento de seu filho?

Taquipneia transitória do recém-nascido

A taquipneia transitória do recém-nascido (TTRN) é uma condição autolimitante que envolve um grau leve de desconforto respiratório, sendo decorrente do atraso na remoção do líquido pulmonar fetal. No passado, o desconforto respiratório era considerado um problema de insuficiência relativa de surfactante, mas agora é caracterizado pela sobrecarga dos alvéolos por líquido secundária à incapacidade de absorção do líquido do pulmão do feto. Geralmente, ocorre algumas horas após o nascimento e melhora em um período de 48 a 72 horas. Ocorre em aproximadamente 1% dos recém-nascidos vivos e a incidência é maior em neonatos masculinos que em femininos (Jha & Makker, 2020).

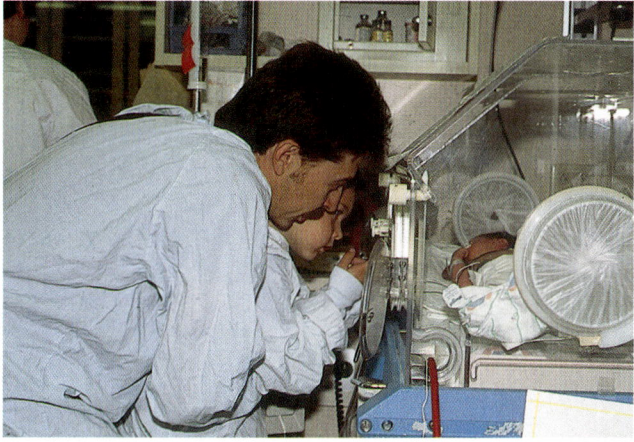

FIGURA 24.1 Pai e irmão interagindo com o recém-nascido depois de sua condição ter se estabilizado.

Fisiopatologia

A maioria dos recém-nascidos faz a transição da vida fetal para a vida neonatal sem incidentes. Durante a vida fetal, os pulmões são preenchidos por líquido seroso porque a placenta, não os pulmões, é utilizada para as trocas de nutrientes e gases. Durante e após o parto, esse líquido precisa ser removido e substituído por ar. A cesariana implica risco de o recém-nascido ter líquido pulmonar em excesso em decorrência de não ter passado por todas as etapas do trabalho de parto. A passagem pelo canal de parto durante o parto vaginal comprime o tórax do feto, o que ajuda a remover a maior parte desse líquido. Nos partos cirúrgicos, não ocorre a redução do líquido nos pulmões associada aos partos vaginais. Isso aumenta o risco de TTRN. A circulação pulmonar e a drenagem linfática removem o líquido restante logo após o nascimento. A TTRN ocorre quando o líquido do pulmão é removido de modo lento ou incompleto. O excesso de líquido nos pulmões resulta em redução da complacência pulmonar. A taquipneia é um mecanismo compensatório para o aumento da carga de trabalho associado à redução da complacência pulmonar.

Avaliação de enfermagem

Observe atentamente o recém-nascido com desconforto respiratório porque a TTRN é um diagnóstico de exclusão. Inicialmente, pode ser difícil fazer a distinção entre essa condição e a síndrome do desconforto respiratório do recém-nascido ou a pneumonia por estreptococos do grupo B porque o quadro clínico é semelhante. No entanto, os sinais e os sintomas da TTRN raramente duram mais de 72 horas. Se os sinais e ou sintomas persistirem por mais de 72 horas, outra causa deve ser investigada (Martin & Rosenfeld, 2019).

ANAMNESE E EXAME FÍSICO

Reveja o histórico perinatal à procura de fatores que contribuam para tal. A TTRN é comumente encontrada em recém-nascidos cujas mães foram fortemente sedadas durante o trabalho de parto ou que nasceram por cesariana sem trabalho de parto. Verifique também o prontuário à procura de evidências de trabalho de parto prolongado, macrossomia fetal, reanimação inicial inadequada, apresentação pelvipodálica, trabalho de parto e nascimento rápidos, recém-nascidos que apresentaram hipotermia, recém-nascidos com menos de 38 semanas de idade gestacional e asma e tabagismo maternos. Esses fatores estão associados a maior incidência de TTRN.

Avalie atentamente o recém-nascido à procura de sinais de TTRN. Nas primeiras horas depois do nascimento, observe se há taquipneia, grunhidos expiratórios, tiragem intercostal leve, murmúrio vesicular diminuído por causa da redução da entrada de ar, respiração trabalhosa, batimento de asa de nariz, crepitações à ausculta e cianose discreta. O desconforto respiratório leve a moderado ocorre até as 6 horas de vida com frequências respiratórias elevadas em torno de 100 a 140 incursões/min (Fanaroff & Fanaroff, 2019). Verifique também se o tórax do recém-nascido está hiperinsuflado ou em forma de barril. Ausculte o murmúrio vesicular, que pode estar discretamente diminuído em decorrência da reduzida entrada de ar.

EXAMES LABORATORIAIS E COMPLEMENTARES

Para auxiliar no diagnóstico, pode-se solicitar radiografia de tórax. Esse exame geralmente revela hiperinsuflação pulmonar simétrica leve, manchas e estrias intersticiais peri-hilares proeminentes. Esses achados correlacionam-se ao ingurgitamento linfático do líquido fetal retido. Além disso, é importante realizar gasometria arterial para determinar o grau de trocas gasosas e o equilíbrio ácido-básico. Esse exame tipicamente mostra hipoxemia leve, nível de CO_2 discretamente elevado e pH normal (Kenner et al., 2019).

Conduta de enfermagem

O manejo da TTRN é de suporte. À medida que o líquido do pulmão retido é absorvido pelo sistema linfático do neonato, a condição pulmonar melhora. A conduta de enfermagem concentra-se em fornecer oxigenação adequada e determinar se as manifestações respiratórias do recém-nascido parecem estar melhorando ou persistindo. Preste cuidados de suporte enquanto o líquido pulmonar retido é reabsorvido. Administre líquidos por via intravenosa (IV) e/ou alimentação por gavagem até que a frequência respiratória diminua o suficiente para possibilitar alimentação oral segura. Suspenda a alimentação oral até que a condição respiratória tenha melhorado. Forneça oxigênio suplementar por meio de uma cânula nasal ou tenda de oxigênio para manter a saturação de oxigênio adequada. Mantenha um ambiente térmico neutro com estimulação mínima para minimizar a demanda de oxigênio.

Mantenha avaliação contínua do estado respiratório do recém-nascido. Conforme a TTRN melhora, a frequência respiratória do neonato diminui para 60 incursões/min ou menos, a cianose desaparece, bem como o batimento de asa de nariz e os grunhidos, a necessidade de oxigênio diminui, os valores da gasometria arterial retornam à faixa normal, o murmúrio vesicular bilateralmente parece demonstrar boa entrada de ar e a radiografia de tórax mostra resolução das estrias peri-hilares. Tranquilize e relate os progressos aos pais para ajudá-los a lidar com essa crise.

Síndrome do desconforto respiratório do recém-nascido

Apesar da melhora nas taxas de sobrevida e dos avanços na assistência perinatal, muitos recém-nascidos de alto risco apresentam distúrbios respiratórios, especialmente a **síndrome do desconforto respiratório do recém-nascido**, causada por uma deficiência de desenvolvimento na síntese de surfactante acompanhada de imaturidade pulmonar e hipoperfusão. O surfactante impede que os sacos de ar nos pulmões entrem em colapso e permite que eles inflem facilmente. Se não houver surfactante, os alvéolos colapsam no fim da expiração. A síndrome do desconforto respiratório do recém-nascido caracteriza-se por comprometimento da expansão pulmonar, troca gasosa insatisfatória e insuficiência ventilatória. Uma vez que a ligação entre a síndrome do desconforto respiratório do recém-nascido e a deficiência de surfactante foi descoberta há mais de 30 anos, grandes avanços têm sido feitos na compreensão da fisiopatologia e do tratamento dessa doença. A melhora significativa na evolução do recém-nascido com síndrome do desconforto respiratório do recém-nascido pode ser creditada à introdução de esteroides pré-natais para acelerar a maturidade pulmonar e ao desenvolvimento do surfactante sintético.

A síndrome do desconforto respiratório do recém-nascido afeta até 25 mil nascidos vivos nos EUA anualmente. A incidência diminui com o aumento na maturidade no momento do nascimento. Ela ocorre em 50% dos recém-nascidos pré-termo com menos de 28 semanas de gestação, em 30% dos nascidos entre 28 e 34 semanas de gestação e em menos de 5% dos nascidos após 34 semanas de gestação (Pramanik, 2020). Pode ser necessária a assistência respiratória intensiva, geralmente com pressão positiva contínua das vias respiratórias (CPAP), ou outro suporte respiratório não invasivo.

Fisiopatologia

A imaturidade pulmonar e a deficiência de surfactante contribuem para o desenvolvimento da síndrome do desconforto respiratório do recém-nascido. O surfactante é uma mistura complexa de fosfolipídios e proteínas que aderem à superfície alveolar dos pulmões. Anatomicamente, o pulmão imaturo não consegue dar suporte à oxigenação e à ventilação porque os sacos alveolares são insuficientemente desenvolvidos, causando então uma área deficiente para trocas gasosas. Fisiologicamente, a quantidade de surfactante é insuficiente para evitar o colapso dos alvéolos instáveis. O surfactante forma um revestimento sobre a superfície interna dos alvéolos ao reduzir a tensão superficial e evitar o colapso alveolar no fim da expiração. No recém-nascido afetado, ele é insuficiente ou inexistente, e esse déficit resulta em pulmões e alvéolos rígidos, que tendem a colapsar, o que leva a uma atelectasia difusa (Figura 24.2).

O trabalho respiratório é aumentado porque é necessária uma pressão aumentada semelhante àquela para iniciar a primeira respiração para insuflar os pulmões a cada respiração sucessiva. Isso resulta em hipoxemia e acidemia, levando então à constrição da vasculatura pulmonar. Ocorre uma derivação direita-esquerda e a circulação capilar alveolar é limitada, o que inibe ainda

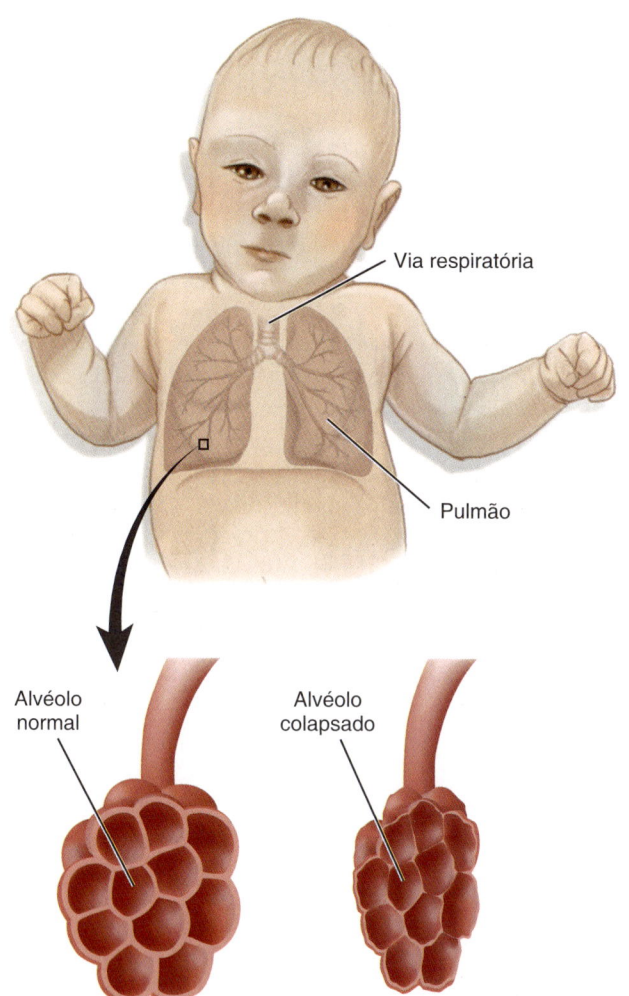

Via respiratória

Pulmão

Alvéolo normal

Alvéolo colapsado

FIGURA 24.2 Fisiopatologia da síndrome do desconforto respiratório do recém-nascido. Comparação entre alvéolos normais e alvéolos colapsados.

mais a produção de surfactante. Conforme a doença progride, líquido e fibrina extravasam dos capilares pulmonares, fazendo com que se formem membranas hialinas nos bronquíolos, ductos alveolares e alvéolos. As membranas hialinas conferem um aspecto vítreo às membranas pulmonares que é observado nas radiografias. Essas membranas diminuem ainda mais as trocas gasosas. Esses fatores reduzem a área de superfície total das membranas para trocas gasosas. O resultado final é a hipoxemia, a acidemia e a piora no desconforto respiratório. Cria-se um círculo vicioso, o que agrava o problema (Dyer, 2019).

Avaliação de enfermagem

A avaliação de enfermagem concentra-se na observação atenta para identificar os sinais e os sintomas de desconforto respiratório. Além disso, a avaliação ajuda na diferenciação da síndrome do desconforto respiratório do recém-nascido de outras condições respiratórias, tais como a TTRN ou a pneumonia por estreptococos do grupo B.

ANAMNESE E EXAME FÍSICO

Reveja a anamnese à procura de fatores de risco associados à síndrome do desconforto respiratório do recém-nascido, que incluem parto prematuro, asfixia perinatal independente de idade gestacional, sepse neonatal, parto prévio de um recém-nascido com síndrome do desconforto respiratório, cesariana na ausência de trabalho de parto prévio (não ocorre compressão do tórax do feto), sexo masculino, asfixia perinatal, estresse térmico (frio) e diabetes melito materno (produção de níveis elevados de insulina que inibem a produção de surfactante). Acredita-se que cada uma dessas condições tenha um impacto sobre a produção de surfactante, resultando, assim, em síndrome do desconforto respiratório do recém-nascido no recém-nascido a termo (Martin et al., 2019).

ATENÇÃO!

A ruptura prolongada de membranas, a restrição do crescimento fetal, a hipertensão arterial gestacional, a drogadição materna com heroína e o uso de corticosteroides no pré-natal reduzem o risco de o recém-nascido apresentar síndrome do desconforto respiratório do recém-nascido por causa do estresse fisiológico imposto ao feto. O estresse crônico intrauterino do feto acelera a produção de surfactante antes da 35ª semana de gestação e, portanto, reduz a incidência de síndrome do desconforto respiratório do recém-nascido no momento do parto.

O recém-nascido com síndrome do desconforto respiratório do recém-nascido geralmente apresenta sinais já por ocasião do parto ou algumas horas após. Observe se o neonato apresenta grunhidos expiratórios, respiração superficial, batimento de asa de nariz, tiragens na parede torácica (Figura 24.3), respiração dessincrônica e cianose

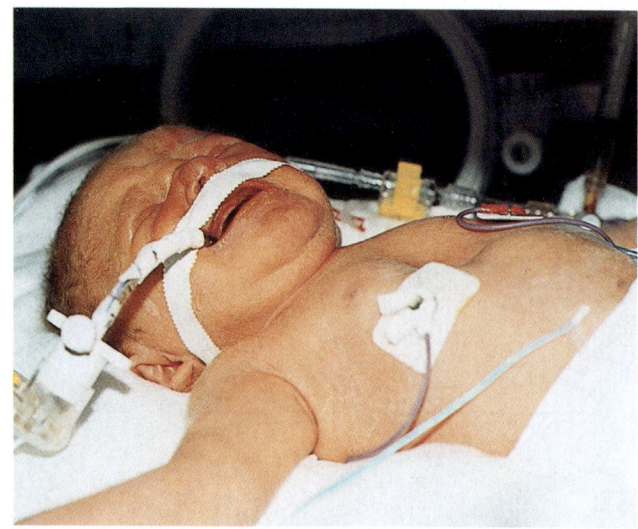

FIGURA 24.3 As tiragens esternais são um sinal de desconforto respiratório que demanda intervenção imediata com ventilação mecânica e outros dispositivos de monitoramento. (Copyright Caroline Brown, RNC, MS, DEd.)

generalizada. Ausculte o coração e os pulmões, observando se há taquicardia (frequência cardíaca acima de 150 a 180 bpm), estertores inspiratórios de bolhas finas e taquipneia (frequência respiratória acima de 60 incursões/min). Use o índice de Silverman-Anderson para determinar o grau de desconforto respiratório. O índice envolve a observação de cinco elementos, cada um dos quais é pontuado em 0, 1 ou 2 (Figura 24.4). Quanto maior a pontuação, maior o desconforto respiratório. Uma pontuação acima de 7 sugere desconforto respiratório grave.

EXAMES LABORATORIAIS E COMPLEMENTARES

O diagnóstico de síndrome da desconforto respiratório fundamenta-se no quadro clínico, na radiografia ou ultrassonografia dos pulmões e na gasometria arterial, que revelam hipoxemia e acidose. A radiografia de tórax revela hipoaeração, subexpansão e um padrão em "vidro moído". Outros exames laboratoriais são necessários para descartar infecção e sepse como uma das causas do desconforto respiratório (Chowdhury et al., 2019).

Conduta de enfermagem

Se não tratada, a síndrome do desconforto respiratório do recém-nascido se agrava. No entanto, pode ser uma doença autolimitante, com declínio dos sinais e dos sintomas respiratórios após 72 horas, o qual acompanha a produção de surfactante nos alvéolos (Halim et al., 2019). O recém-nascido precisa de cuidados de suporte até que seja produzido surfactante. Os diversos tratamentos para a síndrome do desconforto respiratório do recém-nascido estabelecidos incluem ventilação mecânica convencional, CPAP ou pressão expiratória final positiva (PEEP) nas vias respiratórias para evitar a perda de volume durante a expiração e terapia com surfactante. A reposição com surfactante exógeno para estabilizar os pulmões do recém-nascido até a maturação da síntese de surfactante pós-natal tornou-se um padrão de cuidado, mas não necessariamente é baseada em evidências. O conhecimento das proteínas e dos lipídios do surfactante produzidos pelas células epiteliais II foi crucial para a elaboração

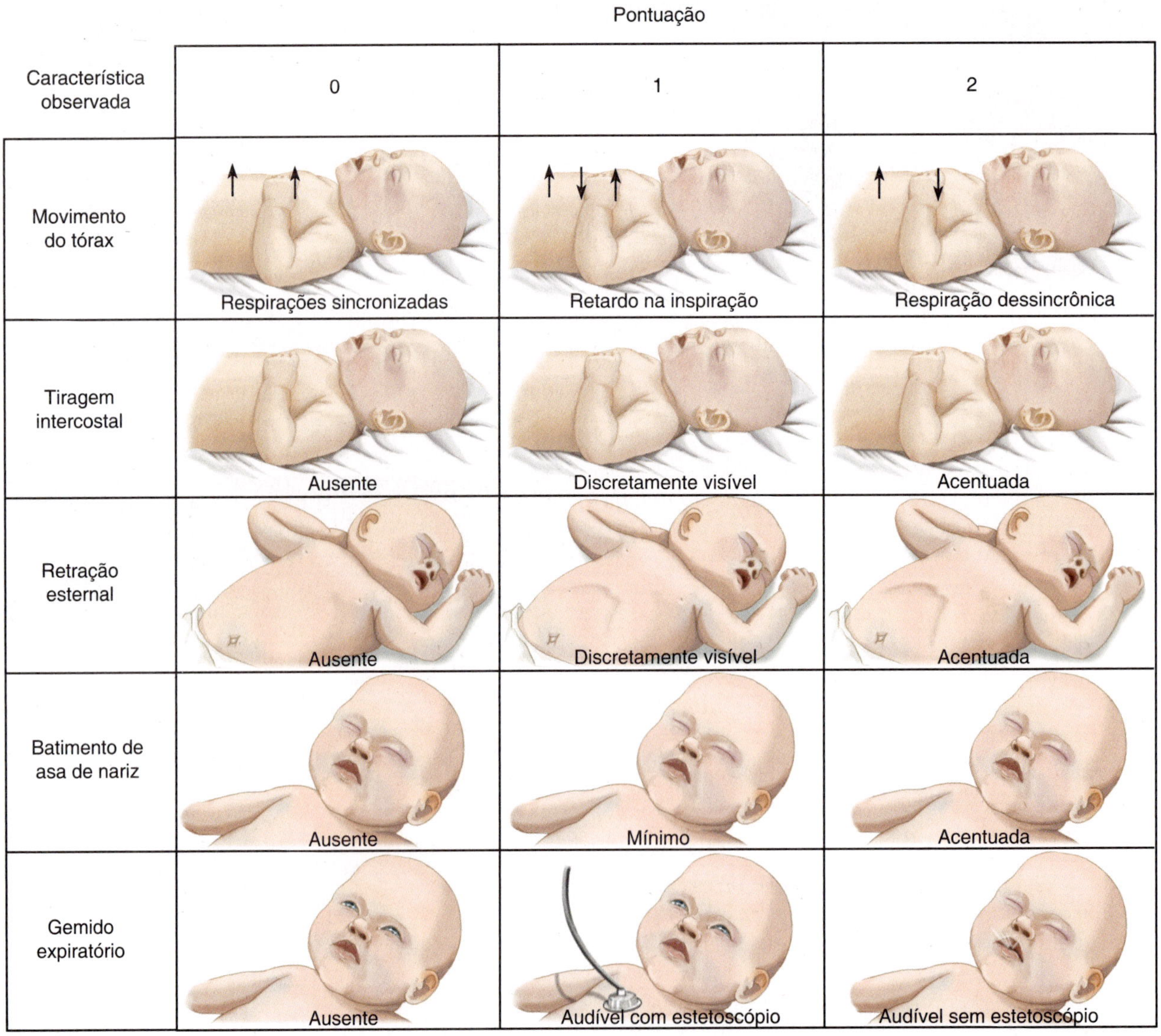

Pontuação

Característica observada	0	1	2
Movimento do tórax	Respirações sincronizadas	Retardo na inspiração	Respiração dessincrônica
Tiragem intercostal	Ausente	Discretamente visível	Acentuada
Retração esternal	Ausente	Discretamente visível	Acentuada
Batimento de asa de nariz	Ausente	Mínimo	Acentuada
Gemido expiratório	Ausente	Audível com estetoscópio	Audível sem estetoscópio

FIGURA 24.4 Avaliação do grau de desconforto respiratório.

das formulações para reposição de surfactante usadas no tratamento da síndrome do desconforto respiratório do recém-nascido. Isso possibilitou o uso disseminado dessas formulações na prevenção e no tratamento dessa síndrome. Essa formulação reduziu de modo significativo as taxas de morbidade e de mortalidade de recém-nascidos pré-termo (Hussain & Marks, 2019; Norwitz et al., 2019).

Apesar dos avanços recentes no manejo perinatal da síndrome do desconforto respiratório do recém-nascido, ainda existem controvérsias. Há fortes evidências para o papel de uma dose única pré-natal de esteroides na prevenção da dessa síndrome, mas o potencial benefício e a segurança a longo prazo de doses repetidas não estão claros. Uma revisão Cochrane concluiu que a incidência da síndrome do desconforto respiratório foi reduzida em recém-nascidos antes de 48 horas e entre 1 e 7 dias de tratamento pré-natal de gestantes com corticosteroides, mas não naqueles nascidos menos de 24 horas da administração (Sotiriadis et al., 2018). Muitas práticas envolvidas na estabilização do neonato pré-termo por ocasião do nascimento não são baseadas em evidências, incluindo a administração de oxigênio e a ventilação pulmonar com pressão positiva, e às vezes podem ser prejudiciais. O tratamento com reposição de surfactante é crucial no manejo da síndrome do desconforto respiratório do recém-nascido, mas a melhor preparação, a dose ideal e o momento de administração nas diferentes gestações nem sempre são claros. O suporte respiratório com ventilação mecânica também pode salvar vidas, mas pode causar lesão pulmonar, e sempre que possível os protocolos devem ser dirigidos a evitar a ventilação mecânica utilizando CPAP ou ventilação nasais. Para que o recém-nascido com síndrome do desconforto respiratório do recém-nascido obtenha os melhores desfechos, é essencial que receba cuidados de suporte ideais, o que inclui manutenção de temperatura corporal normal, manejo adequado dos líquidos, bom suporte nutricional e apoio à circulação para manter uma perfusão tecidual adequada (Resnik et al., 2019).

Como recomendado, os cuidados do recém-nascido com síndrome do desconforto respiratório do recém-nascido são principalmente de apoio e exigem abordagem multidisciplinar para a obtenção dos melhores desfechos. O tratamento concentra-se em melhorar a oxigenação e manter os volumes pulmonares ideais. Espere transferir o recém-nascido para a unidade de terapia intensiva neonatal (UTIN) logo após o nascimento. Aplique os princípios básicos de cuidados ao recém-nascido, tais como a termorregulação, os suportes cardiovascular e nutricional, a manutenção do nível de glicose normal e a prevenção de infecções, para alcançar os objetivos terapêuticos de reduzir a mortalidade e minimizar o traumatismo pulmonar.

Antecipe a administração de tratamento de reposição de surfactante profilaticamente ou como abordagem de resgate. Na administração profilática, o surfactante é fornecido alguns minutos após o nascimento, proporcionando, assim, sua reposição antes do desenvolvimento de uma síndrome do desconforto respiratório do recém-nascido grave. O tratamento de resgate é indicado para o recém-nascido com a síndrome estabelecida, que necessita de ventilação mecânica e suplementação de oxigênio. Tipicamente, e administrado até 2 horas após o nascimento e repetido em 4 horas. Quanto mais cedo o surfactante for administrado, melhor o efeito sobre as trocas gasosas. Após sua administração, os recém-nascidos precisam ser monitorados cuidadosamente. Além disso, é crucial antecipar a redução da necessidade de oxigenação e de ventilação (Martin, 2020).

Administre a concentração de oxigênio prescrita por meio de uma cânula nasal. Antecipe a necessidade de suporte ventilatório, que tem melhorado muito nos últimos anos por causa dos avanços significativos nos tratamentos com ventilação mecânica convencional e de alta frequência (Figura 24.5). Estudos recentes mostram que não há diferença nos desfechos para os recém-nascidos que receberam tratamento precoce com ventilação oscilatória de alta frequência em comparação com aqueles que receberam ventilação mecânica convencional. Ambos os tratamentos são igualmente eficazes na prevenção da displasia broncopulmonar (DBP) sem estar associados ao aumento da mortalidade ou a danos cerebrais (Martin, 2020). Embora a ventilação mecânica tenha aumentado as taxas de sobrevida, também é um fator que contribui para DBP, hipertensão pulmonar e RDP (Cunningham et al., 2018).

Além disso, cuide do neonato com síndrome do desconforto respiratório do recém-nascido usando as seguintes intervenções:

- Monitorar continuamente a condição cardiopulmonar do recém-nascido por meios invasivos ou não invasivos (p. ex., cateteres arteriais ou ausculta, respectivamente)
- Monitorar continuamente os níveis de saturação de oxigênio; avaliar os valores da oximetria de pulso para determinar os níveis de saturação de oxigênio
- Acompanhar atentamente os sinais vitais, o equilíbrio ácido-básico e a gasometria arterial

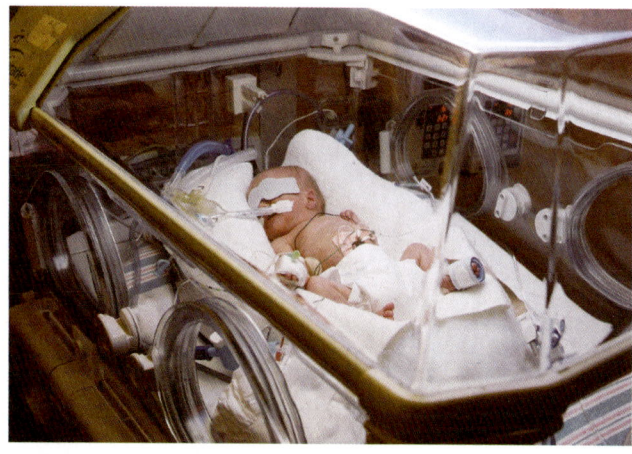

FIGURA 24.5 Recém-nascido com síndrome do desconforto respiratório do recém-nascido em ventilação mecânica.

- Administrar antibióticos de amplo espectro se as hemoculturas forem positivas
- Administrar líquidos e fármacos vasoconstritores conforme necessário, para evitar ou tratar a hipotensão
- Testar os níveis séricos de glicose e administrar glicose conforme prescrito para a prevenção ou tratamento da hipoglicemia
- Agrupar as atividades de cuidado para evitar sobrecarregar e comprometer o recém-nascido
- Colocar o recém-nascido em decúbito ventral para otimizar a condição respiratória e reduzir o estresse
- Realizar uma aspiração delicada para remover as secreções e manter uma via respiratória permeável
- Avaliar o nível de consciência para identificar se há hemorragia intraventricular
- Monitorar as radiografias para detectar atelectasia ou extravasamento de ar
- Manter um ambiente térmico neutro para reduzir as demandas metabólica e de oxigênio
- Prover calorias suficientes via gavagem e alimentação IV
- Manter a hidratação adequada e avaliar se há sinais de sobrecarga de líquido (hipervolemia)
- Fornecer informações aos pais sobre as modalidades de tratamento, dar explicações detalhadas, mas simples, sobre as justificativas para as intervenções e prestar apoio
- Incentivar os pais a participar nos cuidados (Fernandes, 2020; Kenner et al., 2019).

Forneça uma avaliação contínua e esteja alerta a complicações. Estas podem incluir a síndrome do escape aéreo, a DBP, a persistência do canal arterial, a insuficiência cardíaca congestiva, a hemorragia intraventricular, a RDP, a enterocolite necrosante (ECN), a encefalopatia isquêmica hipóxica, as convulsões, as complicações decorrentes do uso de cateter intravenoso (infecção, formação de trombos) e o atraso ou deficiência de desenvolvimento. Se não houver sinais de vida após 10 minutos de uma reanimação cardiopulmonar eficaz, é apropriado considerar a interrupção dos esforços de reanimação (Zhang et al., 2019).

Síndrome da aspiração de mecônio

O mecônio é uma substância verde viscosa composta principalmente de água e outras secreções gastrintestinais, tais como células epiteliais, verniz, lanugem, muco, líquido amniótico e secreções intestinais, a qual pode ser observada no sistema digestório do feto já com 10 a 16 semanas de idade gestacional. O mecônio é estéril e não contém bactérias, o principal fator que o diferencia das fezes. O sofrimento intrauterino pode causar a passagem do mecônio para o líquido amniótico. Os fatores que promovem a passagem *in utero* incluem insuficiência placentária, hipertensão arterial materna, pré-eclâmpsia, oligoidrâmnio, hipoxia fetal, compressão transitória do cordão umbilical e uso abusivo de substâncias psicoativas pela mãe, especialmente tabaco e cocaína.

O mecônio pode ser aspirado antes ou durante o trabalho de parto e após o parto. Visto que o mecônio raramente é encontrado no líquido amniótico antes da 34ª semana de gestação, ele acomete principalmente recém-nascidos a termo e pós-termo (Ward & Caughey, 2020). Geralmente, é expelido nas primeiras fezes do recém-nascido após o parto.

A **síndrome da aspiração de mecônio (SAM)** ocorre quando o recém-nascido aspira o mecônio particulado misturado com líquido amniótico para dentro dos pulmões ainda *in utero* ou quando respira pela primeira vez após o nascimento. É uma causa comum de desconforto respiratório neonatal, que pode levar a doenças graves. Com a possibilidade de aspiração, o tingimento do líquido amniótico por mecônio ocorre em aproximadamente 12 a 15% das gestações a termo (Cunningham et al., 2018). A aspiração induz obstrução das vias respiratórias, disfunção do surfactante, hipoxia e pneumonite química com inflamação dos tecidos pulmonares. Nos casos graves, progride para hipertensão pulmonar persistente e morte (Cunningham et al., 2018). Dos 10% de recém-nascidos que apresentam líquido amniótico tingido por mecônio, apenas cerca de 10% deles desenvolvem SAM; desse percentual, aproximadamente 5% dos recém-nascidos com SAM morrem. O uso de surfactante e de óxido nítrico inalado levou à diminuição da taxa de mortalidade e da necessidade do uso de oxigenação por membrana extracorpórea (Garcia-Prats, 2020).

Fisiopatologia

A fisiopatologia da SAM é complexa e a cronologia do agravo que a provoca ainda é motivo de controvérsia. O mecônio pode ser eliminado *in utero* em decorrência do estresse hipóxico. *Gasping* (respiração ofegante) fetal intrauterino, obstrução mecânica das vias respiratórias, pneumonite, inativação do surfactante, hipertensão pulmonar persistente e lesão dos vasos umbilicais são fatores na fisiopatologia da SAM. A hipoxia induz o feto a ofegar ou tentar respirar, que pode fazer força de expulsão e eliminar mecônio para o líquido amniótico ou apresentar um reflexo vagal que causa o relaxamento do esfíncter anal, possibilitando então que o mecônio seja passado para o líquido amniótico. O feto então suga ou engole esse líquido amniótico *in utero*, ou pode aspirar mecônio com a primeira respiração após o parto conforme o ar entra nos pulmões.

Embora sua etiologia não esteja bem compreendida, os efeitos do mecônio podem ser prejudiciais para o feto, por modificar o líquido amniótico e reduzir a atividade antibacteriana e, subsequentemente, aumentar o risco de infecção perinatal. Além disso, é muito irritante porque contém enzimas do pâncreas fetal.

Quando aspirado para dentro dos pulmões, o mecônio bloqueia os bronquíolos, causando então resposta inflamatória, bem como diminuição na produção de surfactante. As trocas gasosas são prejudicadas e ocorre atelectasia. Há um efeito bola-válvula quando o ar é inspirado para os alvéolos e não pode ser totalmente expirado em decorrência do diâmetro das vias respiratórias. O desconforto respiratório significativo é seguido por hipertensão pulmonar persistente, derivação direita-esquerda de sangue e persistência do canal arterial. Podem ser necessários a ventilação mecânica convencional, a oxigenação por membrana extracorpórea, o óxido nítrico, a ventilação em alta frequência ou a ventilação líquida.[2]

Avaliação de enfermagem

Revise os prontuários do pré-natal e do parto para identificar os recém-nascidos que possam correr risco elevado de aspiração de mecônio. Os fatores predisponentes para a SAM incluem gestação pós-termo; apresentação pelvipodálica, uso de fórceps ou de extrator a vácuo para retirada do feto; nuliparidade; etnia (origem das ilhas do Pacífico, aborígenes australianos, afro-americanos); tabagismo materno; febre durante o parto; baixos escores de Apgar; trabalho de parto prolongado ou difícil associado a sofrimento fetal em gravidez a termo ou pós-termo; peso corporal do neonato maior que 4.500 g; escore de Apgar menor que 8 aos 5 minutos; infecção do sistema respiratório materno; anemia materna; cesariana; hipertensão arterial ou diabetes melito maternos; oligoidrâmnio; restrição do crescimento fetal; prolapso de cordão umbilical; ou insuficiência placentária aguda ou crônica (Fanaroff & Fanaroff, 2019).

Avalie se o líquido amniótico está tingido por mecônio quando as membranas maternas se romperem. O líquido amniótico tingido de verde sugere presença de mecônio e deve ser relatado imediatamente. Após o nascimento, observe se o cordão umbilical, as unhas e a pele apresentam coloração verde-amarelada, já que essa coloração indica que existe mecônio há algum tempo.

> Lembre-se de Kelly, a mulher de 27 anos que deu à luz um filho que necessitou de reanimação. Que achados levariam o enfermeiro a suspeitar de que o recém-nascido havia aspirado mecônio? Quais fatores de risco no histórico de Kelly apoiariam o diagnóstico de SAM?

ATENÇÃO!

A prevenção e o tratamento-padrão para a SAM anteriormente incluíam aspirar a boca e as narinas no momento da expulsão da cabeça e antes de o corpo sair. No entanto, evidências recentes sugerem que a aspiração ocorre no útero, não no momento do parto; portanto, o nascimento da criança não deve ser adiado para possibilitar a aspiração. Após o nascimento completo, o neonato deve ser entregue à equipe neonatal para avaliação e tratamento. Embora antigamente os recém-nascidos recebessem intubação e aspiração das vias respiratórias, a aspiração traqueal de rotina só é recomendada para os neonatos deprimidos (p. ex., não vigorosos com hipotonia e frequência respiratória e/ou cardíaca < 100 bpm) e para aqueles com sinais e sintomas respiratórios. O uso de aspiração orogástrica para evitar a SAM não é apoiado por evidências de estudos recentes. As diretrizes sugerem que, para evitar aspiração, os recém-nascidos cujo líquido amniótico esteja tinto de mecônio não devem ser estimulados com aspiração vigorosa (Sawyer, 2019; Trevisanuto et al., 2020).

Observe se o recém-nascido apresenta tórax em formato de barril com aumento do diâmetro anteroposterior torácico (semelhante ao encontrado no paciente com doença pulmonar obstrutiva crônica), taquipneia prolongada, desconforto respiratório que progride de leve para grave, tiragem intercostal, grunhidos no fim da expiração e cianose (Kenner et al., 2019). Ausculte os pulmões e observe se há crepitações de bolhas grosseiras e roncos.

A radiografia de tórax mostra infiltrados irregulares semelhantes a flocos de algodão e desigualmente distribuídos nos pulmões, assim como hiperaeração intensa misturada com áreas de atelectasia. A gasometria arterial indicará acidose metabólica com pH arterial baixo, diminuição da Pa_{O_2} e aumento da Pa_{CO_2} (Narayanan et al., 2019). É necessário realizar a visualização direta das cordas vocais para determinar a coloração de mecônio utilizando um laringoscópio de tamanho apropriado. Espere administrar hiperoxigenação para dilatar os vasos pulmonares e fechar o canal arterial ou inalação de óxido nítrico para diminuir a resistência vascular pulmonar, ou o uso de ventilação oscilatória de alta frequência para aumentar a chance de retenção de ar (Garcia-Prats, 2020). Além disso, administre agentes vasopressores e vasodilatadores pulmonares mais surfactante, todos conforme prescrito, para contrapor a inativação pelo mecônio. Verifique se os resultados da gasometria arterial apresentam mudanças e ajude com medidas para corrigir os desequilíbrios ácido-básicos a fim de facilitar a perfusão dos tecidos e evitar a hipertensão pulmonar (Resnik et al., 2019). Se essas medidas não forem efetivas, esteja preparado para ajudar com o uso de oxigenação por membrana extracorpórea, um tipo modificado de máquina coração-pulmão. Além disso, realize as seguintes intervenções:

- Agrupar os cuidados prestados ao recém-nascido para minimizar a demanda de oxigênio
- Manter um ambiente térmico ideal para reduzir o consumo de oxigênio
- Evitar e tratar complicações como a hipotensão, a acidose metabólica ou a anemia

---

[2]N.R.T.: A ventilação líquida (LV, do inglês *liquid ventilation*) é uma técnica de ventilação mecânica na qual os pulmões são insuflados com perfluorocarbonos líquidos, no lugar de oxigenados com uma mistura gasosa com oxigênio. (Fonte: Children's Hospital of Philadelphia. Neonatal Liquid Ventilation. *A study of partial liquid ventilation in premature infants with severe chronic lung disease.* Disponível em: https://www.chop.edu/research/neonatal-liquid-ventilation. Acesso em: 20 jan. 2022.)

- Administrar antibióticos de largo espectro para o tratamento da pneumonia bacteriana
- Dar atenção especial ao volume de sangue sistêmico e à pressão arterial para reduzir ao derivação direita-esquerda através do canal arterial persistente
- Administrar sedação para reduzir a agitação psicomotora e o consumo de oxigênio
- Monitorar continuamente o estado do recém-nascido – condições cardíaca e respiratória, oximetria
- Tranquilizar e dar apoio aos pais continuamente ao longo da experiência (AAP, 2019; Dutton et al., 2020).

Hipertensão pulmonar persistente do recém-nascido

A hipertensão pulmonar persistente do recém-nascido (HPPRN), anteriormente chamada de circulação fetal persistente, é uma doença cardiopulmonar caracterizada por hipertensão pulmonar acentuada que provoca uma derivação extrapulmonar direita-esquerda e hipoxemia, que ocorre quando o sistema circulatório dos recém-nascidos não faz a transição normal após o nascimento. A HPPRN pode ocorrer de modo idiopático ou como complicação de asfixia perinatal, SAM, tabagismo materno, hipocalcemia, obesidade materna, asma materna, pneumonia, cardiopatias congênitas, distúrbios metabólicos como hipoglicemia, hipotermia, hipovolemia, hiperviscosidade, hipoxia aguda com reanimação tardia, sepse e síndrome do desconforto respiratório do recém-nascido. Um em cada mil recém-nascidos a termo, próximo do termo ou pós-termo nascidos vivos é acometido. Uma em cada cinco mulheres grávidas apresenta algum tipo de transtorno depressivo durante a gestação. Os achados nas pesquisas atuais correlacionam o risco aumentado de desenvolver HPPRN com a exposição a inibidores seletivos da recaptação de serotonina (ISRSs) no fim da gestação (Masarwa et al., 2019). O tratamento da depressão com agentes antidepressivos é complicado pelas necessidades da mãe. É preciso considerar os riscos, os benefícios e as alternativas da exposição *in utero* à medicação e conversar sobre isso com a gestante.

Fisiopatologia

Normalmente, a pressão da artéria pulmonar diminui quando o recém-nascido respira pela primeira vez fora do útero. No entanto, a interferência nessa capacidade de respirar possibilita que as pressões pulmonares permaneçam aumentadas. Também ocorrem hipoxemia e acidose, levando então à vasoconstrição da artéria pulmonar. Esses eventos provocam aumento da resistência vascular pulmonar. Normalmente, a diminuição da pressão da artéria pulmonar e da resistência vascular pulmonar com a respiração leva ao fechamento do canal arterial e do forame oval. Todavia, na HPPRN a resistência vascular pulmonar está tão elevada que o sangue

venoso é desviado através de derivações fetais (*i. e.*, através do canal arterial que permanece aberto e do forame oval) para a circulação sistêmica, não passando pelos pulmões, o que resulta em hipoxemia arterial sistêmica.

Avaliação de enfermagem

Avalie atentamente o estado do recém-nascido. O neonato com hipertensão pulmonar persistente apresenta taquipneia nas primeiras 12 horas após o parto. Observe se há cianose acentuada, grunhidos, desconforto respiratório associado a taquipneia e tiragens. Ausculte o coração, observe se há um som áspero na ejeção sistólica (sopro por insuficiência da valva tricúspide) e verifique os níveis da pressão arterial para determinar se há hipotensão resultante tanto da insuficiência cardíaca quanto da hipoxemia persistente (Stark & Eichenwald, 2020b). Mensure a saturação de oxigênio por meio da oximetria de pulso e comunique os valores baixos. Prepare o recém-nascido para um ecocardiograma, que revelará derivações direita-esquerda que confirmam o diagnóstico.

Conduta de enfermagem

A conduta de enfermagem deve garantir principalmente a perfusão tecidual adequada e minimizar a demanda de oxigênio e o gasto energético. Os cuidados com os recém-nascidos com HPPRN incluem a identificação de sinais e sintomas associados, que incluem sopros, desconforto respiratório, redução do fluxo sanguíneo pulmonar, hipoxia, hipercarbia, hipoglicemia, cianose, acidose metabólica e hipotensão (sinal tardio) (Kenner et al., 2019). Habitualmente, o recém-nascido é transferido para a UTIN para acompanhamento intensivo.

Mantenha um ambiente térmico neutro e coloque o recém-nascido em um berço ou incubadora aquecida para evitar a hipotermia. Além disso, minimize o manuseio para reduzir o gasto energético e o consumo de oxigênio, o que poderia levar a maior hipoxemia e acidose.

Administre oxigênio conforme prescrito por uma cânula nasal ou com ventilação com pressão positiva. Monitore os níveis de saturação de oxigênio por meio da oximetria de pulso para avaliar a resposta do recém-nascido ao tratamento e detectar alterações. As pressões pulmonares aumentadas associadas à HPPRN podem fazer com que o sangue seja desviado dos pulmões. O neonato pode apresentar uma ventilação pulmonar irregular com hiperinsuflação em algumas áreas e atelectasia em outras. Isso leva a má perfusão e subsequente hipoxemia, que, por sua vez, pode aumentar a vasoconstrição pulmonar, resultando então em agravamento da hipoxemia e acidose. O sangue venoso é desviado em algum grau através das estruturas fetais, tais como o canal arterial ou o forame oval, o que faz com que permaneçam abertas e leva a uma derivação direita-esquerda do sangue para a circulação sistêmica. Esse desvio de sangue passa pelos pulmões, resultando então em hipoxemia arterial sistêmica.

Ao atender recém-nascidos com hipertensão pulmonar persistente, preste muita atenção aos detalhes por meio de monitoramento contínuo da oxigenação, da perfusão e da pressão arterial. Os objetivos do tratamento incluem melhorar a oxigenação alveolar induzindo alcalose metabólica pela administração de bicarbonato de sódio, corrigindo a hipovolemia e a hipotensão com a administração de reposição de volume e vasopressores, e antecipando o uso de oxigenação por membrana extracorpórea quando o suporte não conseguir manter uma oxigenação aceitável (Martin et al., 2019).

Inicie reanimação imediatamente após o nascimento e administre oxigênio conforme prescrito. A reanimação precoce e eficaz e a correção da acidose e da hipoxia são úteis na prevenção da HPPRN. Monitore a gasometria arterial com frequência para avaliar a eficácia da oxigenoterapia. Forneça suporte respiratório, o que muitas vezes requer o uso de ventilação mecânica. Administre os medicamentos prescritos, monitore a condição cardiopulmonar, agrupe os cuidados para reduzir a estimulação e dê apoio e orientações constantes aos pais.

> ### ATENÇÃO!
> Quase todo procedimento – como aspiração, pesagem, troca de fraldas ou posicionamento – pode precipitar uma hipoxemia grave por causa da instabilidade da vasculatura pulmonar. Assim, minimize a exposição do recém-nascido à estimulação tanto quanto possível.

Displasia broncopulmonar/doença pulmonar crônica

A displasia broncopulmonar (DBP), um tipo de doença pulmonar crônica, ocorre comumente em neonatos pré-termo ou com baixo peso ao nascer que sofreram uma lesão pulmonar que resulta na necessidade de uso contínuo de oxigênio após o período neonatal inicial (28 dias de vida). A causa está relacionada à exposição a altas concentrações de oxigênio e a uma ventilação mecânica prolongada. A cada ano, ocorrem aproximadamente 10 mil a 15 mil novos casos de DBP nos EUA. Os recém-nascidos brancos do sexo masculino parecem correr maior risco de desenvolvimento de DBP (American Lung Association [ALA], 2020). A duração média dos cuidados hospitalares intensivos do recém-nascido com DBP é de 120 dias. Estima-se que os custos globais com o tratamento da DBP nos EUA sejam de aproximadamente US$ 2,4 bilhões a cada ano (ALA, 2020). Os neonatos com DBP precisam de cuidados hospitalares e de oxigenoterapia domiciliar após a alta.

Fisiopatologia

A DBP resulta de uma lesão pulmonar subjacente. No entanto, a etiologia da lesão pulmonar é multifatorial, complexa e permanece não compreendida por completo.

Está associada a deficiência de surfactante, predisposição genética, prematuridade, intoxicação por oxigênio, edema pulmonar, imaturidade pulmonar, barotrauma por ventilação mecânica, inflamação e sobrecarga de líquidos. A lesão pulmonar em geral ocorre secundariamente à ventilação mecânica e à toxicidade por oxigênio, e normalmente em crianças que tiveram síndrome do desconforto respiratório do recém-nascido. Essa lesão pulmonar resulta de uma complexa interação entre danos no pulmão prematuro (como a deficiência de surfactante), agravos perinatais (como infecção) e danos resultantes dos cuidados de suporte ao recém-nascido em razão de ventilação mecânica e intoxicação por oxigênio pela administração de oxigênio suplementar. Esses fatores desencadeiam uma cascata inflamatória nos pulmões do recém-nascido com ciclos recorrentes de dano e reparo que comprometem a alveolização e a vascularização nos pulmões em desenvolvimento. Altos níveis de concentração de oxigênio inspirado causam um processo inflamatório nos pulmões que leva a danos no parênquima. A exposição a fatores tóxicos variados pode lesionar as vias respiratórias de pequeno calibre, o que interfere na alveolização (septação alveolar), levando então a redução na área de superfície total de trocas gasosas (Stark & Eichenwald, 2020b). Esse dano inclui distensão epitelial, invasão por macrófagos e leucócitos polimorfonucleares, edema das vias respiratórias interferindo no crescimento e no desenvolvimento das estruturas pulmonares, perda dos cílios e diminuição na quantidade de alvéolos.

Conduta terapêutica

A DBP continua sendo o desfecho pulmonar adverso grave mais comum no parto pré-termo. Está associada a taxas significativas de mortalidade e de morbidade, além da grande utilização de recursos. A idade gestacional e o baixo peso ao nascer são os fatores de risco importantes para o desenvolvimento de DBP, mas a patogênese é complexa. A estratégia de iniciar suporte respiratório imediatamente após o nascimento e durante o período neonatal inicial pode ter grande impacto no desenvolvimento da DBP. Como o pulmão do pré-termo é extremamente suscetível a lesões, o uso excessivo de oxigênio aumenta o risco de DBP. As práticas desenvolvidas recentemente em relação aos níveis de saturação de oxigênio durante a fase de transição neonatal passaram a fazer parte das diretrizes de reanimação há pouco tempo revisadas. Para neonatos a termo, atualmente aconselha-se iniciar a reanimação com ar ambiente ou óxido nítrico, em vez de oxigênio a 100%. O recém-nascido pré-termo pode precisar inicialmente de uma fração maior de oxigênio inspirado do que o a termo; no entanto, o nível ideal ainda não foi definido. A ventilação mecânica estira as vias respiratórias, causando-lhes danos e uma inflamação pulmonar difusa. A intubação primária já não é prerequisito para a sobrevida do recém-nascido pré-termo. Estudos recentes demonstram que mesmo o recém-nascido muito prematuro pode ser estabilizado de modo seguro após o parto por meio de CPAP e, posteriormente, tratado seletivamente com surfactante para a síndrome do desconforto respiratório do recém-nascido. Inicialmente, essa estratégia menos invasiva tem a vantagem de reduzir a necessidade de ventilação mecânica e, assim, diminuir o risco de lesão pulmonar. Somente neonatos que não respondem à ventilação com pressão positiva liberada por meio de uma máscara facial ou cânulas nasais devem ser intubados (European Society of Pediatric Research, 2019).

A DBP pode ser evitada pela administração de esteroides para a mãe no período pré-natal e de surfactante para o recém-nascido a fim de ajudar a reduzir o risco de síndrome do desconforto respiratório do recém-nascido e sua gravidade. Além disso, as boas práticas elencadas a seguir podem ajudar a reduzir a incidência de DBP:

- Estipular níveis-alvo mais baixos de saturação de oxigênio
- Fechar o canal arterial precocemente, seja de modo conservador, seja de modo cirúrgico
- Monitorar e minimizar o volume corrente no ventilador mecânico
- Usar tratamento pós-natal com esteroides criteriosamente
- Empregar tratamento com células-tronco mesenquimais
- Manter a fração de oxigênio inspirado tão baixa quanto possível
- Utilizar oxido nítrico inalatório para proporcionar vasodilatação pulmonar
- Manter estado nutricional adequado (Mandell et al., 2019).

Utilizam-se oxigênio suplementar, antibióticos e restrição de líquido e diuréticos para diminuir o acúmulo de líquido nos pulmões. Os broncodilatadores são usados para dilatar as vias respiratórias. É administrada alimentação IV para atender às necessidades nutricionais do neonato, e a fisioterapia é utilizada para melhorar o desempenho muscular e ajudar os pulmões a expelirem o muco.

Avaliação de enfermagem

Embora a DBP seja mais comum em recém-nascidos pré-termo, também pode ocorrer nos neonatos a termo que tiveram problemas respiratórios durante os primeiros dias de vida. Assim, é essencial avaliar o histórico do recém-nascido à procura de fatores de risco, que incluem sexo masculino, nascimento pré-termo (< 32 semanas), deficiências nutricionais, raça branca, hipertensão pulmonar, ingestão excessiva de líquidos durante os primeiros dias de vida, existência de persistência do canal arterial, anemia, baixo escore de Apgar, síndrome do desconforto respiratório do recém-nascido grave tratada com ventilação mecânica, toxicidade por oxigênio, inflamação e

sepse (MacKenzie et al., 2019). Revise também o histórico de uso de oxigênio suplementar, o tempo de exposição à oxigenoterapia e o uso de suporte ventilatório.

Avalie o recém-nascido à procura dos sinais e dos sintomas da DBP. Estes podem incluir taquipneia, ganho de peso insatisfatório decorrente do aumento da carga metabólica, taquicardia, tiragens esternais (ver Figura 24.2), episódios de cianose, batimento de asa de nariz e broncospasmo com ruídos adventícios (estertores, roncos e sibilos). Também são observadas hipoxia, conforme evidenciado por resultados anormais na gasometria arterial, acidose e hipercapnia. A radiografia de tórax mostrará hiperinsuflação, infiltrados e cardiomegalia.

Conduta de enfermagem

O foco da conduta de enfermagem é melhorar os cuidados de suporte e minimizar lesões pulmonares adicionais, diminuindo a carga de trabalho respiratório e normalizando as trocas gasosas, o que promove o crescimento e o desenvolvimento do sistema respiratório. O cuidado de enfermagem inclui fornecer suporte ventilatório e de oxigênio contínuos e nutrição ideal para apoiar o crescimento, assim como administrar broncodilatadores, anti-inflamatórios e diuréticos conforme prescrito. Monitore continuamente a condição respiratória do recém-nascido para determinar a necessidade de manter a assistência ventilatória. Quando o neonato estiver clinicamente estável e pronto, espere desmamá-lo lentamente, de modo que ele possa compensar as alterações. Pode ser necessária uma suplementação de oxigênio após a alta do hospital. Forneça ingestão calórica elevada para promover o crescimento e compensar as calorias gastas em decorrência do trabalho respiratório aumentado. Alguns recém-nascidos necessitam de fórmulas com alto teor calórico para promover um crescimento adequado.

O neonato com DBP pode exigir cuidados continuados em casa. Ao planejar a alta, oriente o cuidador do recém-nascido com doença crônica que este pode ser dependente de oxigênio por um tempo prolongado. A alta bem-sucedida é muito influenciada pelo grau de preparação da família para levar um recém-nascido para casa com oxigênio. Forneça apoio contínuo aos pais enquanto eles aprendem a atender às necessidades de seus neonatos. Também instrua a família sobre o uso seguro do oxigênio em casa, incluindo a necessidade de notificar os serviços de emergência médica e as empresas de serviços públicos de que uma criança dependente de tecnologia vive em sua jurisdição. Além disso, faça um encaminhamento ao serviço social para ajudar a família a ter acesso aos recursos da comunidade e obter o apoio necessário (Anderson & Hillman, 2019).

Apesar de décadas de pesquisas promissoras, a prevenção primária da DBP ainda não foi alcançada. O manejo futuro da DBP envolverá estratégias que enfatizem a prevenção. Como atualmente poucas terapias aceitas evitam a DBP, muitas modalidades terapêuticas são usadas para o tratamento, o que pode na verdade agravá-la. Mais pesquisas são necessárias para encontrar melhores intervenções terapêuticas.

Retinopatia da prematuridade

A retinopatia da prematuridade (RDP)[3] é uma doença oftálmica vascular (acomete a retina), que tem um potencial de causar cegueira em recém-nascidos de muito baixo peso e prematuros. Oxigênio suplementar, peso ao nascimento, partos múltiplos, raça branca, ventilação mecânica e idade gestacional são os principais fatores de risco do desenvolvimento de RDP, cuja incidência em recém-nascidos pré-termo é inversamente proporcional ao seu peso ao nascimento. Das cerca de 4 milhões de crianças que nascem nos EUA anualmente, aproximadamente 28 mil pesam 1.500 g ou menos. De acordo com o National Eye Institute (NEI), estima-se que aproximadamente 1.400 a 1.600 crianças daquele país desenvolvam uma RDP grave o suficiente para exigir tratamento médico a cada ano. Dessas crianças, 400 a 600 tornam-se oficialmente cegas por causa da RDP anualmente (NEI, 2019). A RDP também pode causar hemorragia no vítreo e descolamento de retina, que é a principal causa de deficiência visual e cegueira (CDC, 2019i).[4]

Os fatores predisponentes para o desenvolvimento de RDP incluem nascimento pré-termo, baixo peso ao nascer, nível de saturação de oxigênio, genética e gravidade das doenças subjacentes ao nascimento. Além disso, o nível de saturação de oxigênio e a genética parecem influenciar a gravidade da RDP.

Fisiopatologia

O olho começa a se desenvolver no início da gestação, em aproximadamente 16 semanas. Os vasos sanguíneos começam a se formar e a crescer para irrigar a retina – que transmite a informação visual para o encéfalo – com oxigênio e nutrientes. Esses vasos continuam crescendo gradualmente até as últimas 12 semanas de gestação (entre a 28ª e a 40ª semana), momento em que o olho passa por um rápido desenvolvimento. Assim, os vasos da retina de um neonato nascido a termo estão quase completamente desenvolvidos. No entanto, o desenvolvimento normal dos vasos sanguíneos é interrompido no neonato prematuro. Em termos da retina em desenvolvimento, a prematuridade interrompe o desenvolvimento normal do leito vascular que irrigará o olho. A ausência de vasos

sanguíneos na retina inicia o metabolismo anaeróbio, agravando ainda mais a hipoxia já existente. Sem o fluxo de sangue através do olho, a retina é privada de oxigênio e suas necessidades metabólicas não são atendidas.

A RDP tipicamente se desenvolve em ambos os olhos secundariamente a uma lesão, como a hiperoxemia decorrente da ventilação assistida prolongada e da exposição elevada ao oxigênio, à acidose e ao choque. A exposição a altas concentrações de oxigênio leva à vasoconstrição grave da retina, e ocorre lesão endotelial e obliteração de vasos. Na tentativa de nutrir a retina, vasos sanguíneos anormais se desenvolvem. Esses vasos, que proliferam na retina, são muito frágeis e sangram facilmente, levando então à formação de tecido cicatricial. Podem também se ampliar e se torcer, o que puxa a retina para longe da parede do olho e resulta em seu descolamento.

> ### ATENÇÃO!
>
> Embora os níveis precisos de hiperoxemia que podem ocorrer sem causar retinopatia não sejam conhecidos, os recém-nascidos muito imaturos que desenvolvem desconforto respiratório muitas vezes precisam receber altas concentrações de oxigênio para manter a vida (Cunningham et al., 2018).

A RDP é classificada em cinco estágios, que variam de leve (estágio I) a grave (estágio V). As graduações baseiam-se em três critérios: (1) gravidade; (2) localização por zonas na retina; e (3) extensão ou proporção da circunferência da retina (CDC, 2019i). O grau de crescimento dos vasos sanguíneos anormais e a evidência de descolamento de retina são usados para estadiar essa doença.

Conduta terapêutica

Com o incremento na sobrevida do recém-nascido pré-termo e o aumento na incidência de RDP, é importante rastrear o risco dessa doença e tratar os pacientes em risco em tempo hábil para preservar a função visual e reduzir as complicações. A chave para o tratamento da RDP é a prevenção, minimizando o risco de parto pré-termo por meio da prestação de assistência pré-natal de qualidade e aconselhamento de saúde a todas as gestantes. Quando a RDP se desenvolve, o tratamento depende do estágio e do grau dos achados da retina. Tipicamente, os estágios I e II melhoram espontaneamente e exigem apenas a avaliação periódica pelo oftalmologista. Em estágios mais avançados, podem-se realizar intervenções cirúrgicas, tais como o tratamento com fotocoagulação a *laser* ou a crioterapia. A fotocoagulação a *laser* é a modalidade de tratamento mais comum. Um *laser* é dirigido ao local designado para destruir os vasos anormais e vedá-los. Um segundo método de tratamento envolve injeção de bevacizumabe ou ranibizumabe no olho que interrompe o sinal que está

---

[3]N.R.T.: O Conselho Brasileiro de Oftalmologia, da Sociedade Brasileira de Pediatria, utiliza a sigla ROP, mas há autores que usam RDP.

[4]N.R.T.: No Brasil, a retinopatia da prematuridade (RDP) apresenta-se como a segunda maior causa de cegueira infantil. Estima-se que, a cada ano, por volta de 15 mil crianças nascidas pré-termo estejam expostas ao risco de desenvolver a RDP na sua forma mais grave e que 500 novos casos de cegueira pela RDP ocorram a cada ano. (Fonte: Rafaela, P. et al. (2018). Fatores associados e predição da retinopatia da prematuridade. *Cad. Saúde Colet.26*(1):70-75. Disponível em: https://www.scielo.br/j/cadsc/a/CkVLDz6SBxJTJVHvxWr8CLg/?format=pdf&lang=pt. Acesso em: 24 jan. 2022.)

causando a formação dos vasos anormais. Contudo, são necessárias mais pesquisas sobre dosagem, segurança e desfechos a longo prazo (Coats, 2020).

Avaliação de enfermagem

O recém-nascido que desenvolve RDP não manifesta sinais ou sintomas; por isso, a avaliação envolve a identificação do neonato de risco. Reveja o histórico pré-natal materno à procura de fatores de risco, tais como uso abusivo de drogas ilícitas, hipertensão arterial, pré-eclâmpsia, tabagismo crônico ou evidências de insuficiência placentária. Avalie também a idade gestacional e o peso do recém-nascido. Atente especialmente para o recém-nascido com peso de 1.500 g ou menos, ou para aqueles que nasceram com 28 semanas de idade gestacional ou menos. Como o oxigênio desempenha um papel crucial na RDP, reduzir o nível e a duração da exposição a ele diminuirá a incidência dessa doença. Avalie o histórico do neonato, analisando a duração da intubação e o uso de oxigenoterapia, a existência de hemorragia intraventricular e sepse (Fanaroff & Fanaroff, 2019). Prepare-o para um exame oftalmológico.

Conduta de enfermagem

Ao integrar as orientações práticas baseadas em evidências mais recentes à prática clínica, os desfechos do recém-nascido podem ser melhorados. Tendo em vista o crescente corpo de evidências em relação à prevenção da RDP, muitas UTINs adotaram faixas de saturação de oxigênio mais baixas para os recém-nascidos pré-termo. A saturação de oxigênio desejada na faixa em torno de 85 a 90% geralmente é segura e pode reduzir a gravidade da RDP em recém-nascidos com menos de 32 semanas de idade gestacional. Institua medidas de prevenção. Administre oxigênio com cautela e monitore os níveis de saturação de oxigênio para garantir que seja usada menor concentração de oxigênio e pelo menor período possível. Cubra a incubadora com uma manta e diminua as luzes ao redor para proteger os olhos do recém-nascido.

Existem evidências claras de que os menores níveis de saturação de oxigênio – tradicionalmente considerados insuficientes – são na verdade seguros e têm menos efeitos nocivos (Raghuveer & Zackula, 2020). É essencial que os enfermeiros compreendam a base de evidências em que as estratégias de prevenção são fundamentadas para que possam ajudar a melhorar os desfechos visuais de todos os recém-nascidos pré-termo designados aos seus cuidados. Os profissionais de enfermagem devem implementar boas práticas, tais como atingir a saturação de oxigênio-alvo; encorajar a amamentação, a higiene das mãos e a assepsia para reduzir infecções; e fornecer suporte nutricional para possibilitar o ganho de peso. Essas intervenções ajudam a reduzir a RDP em neonatos pré-termo.

> **ATENÇÃO!**
>
> Todos os recém-nascidos com menos de 1.500 g ou com menos de 28 semanas de idade gestacional devem ser examinados por um oftalmologista pediátrico nas primeiras 4 a 6 semanas após o parto.

Ajude a agendar um exame oftalmológico para o recém-nascido. Espere a administração, aproximadamente 1 hora antes do exame, de um agente midriático no olho para dilatar as pupilas do recém-nascido, conforme prescrito. Durante esse tempo, tome cuidado extra para proteger os olhos do neonato da luz intensa. Se necessário, preste assistência no exame, segurando a cabeça do recém-nascido. Ajude a agendar os exames oftalmológicos de acompanhamento, geralmente a cada 2 a 3 semanas, dependendo da gravidade dos achados clínicos no primeiro exame (Kenner et al., 2019).

A American Academy of Pediatrics (AAP) emitiu diretrizes práticas para o rastreamento e o tratamento da RDP que ajudam na elaboração de um protocolo consistente e confiável para a condição. Os recém-nascidos com RDP correm risco de desenvolver estrabismo (alinhamento anormal dos olhos), nistagmo (movimentos involuntários rápidos dos olhos), altos graus de miopia (como o globo ocular é alongado, pode resultar em descolamento da retina) e anormalidades na estrutura da retina. Portanto, eles devem receber acompanhamento por períodos prolongados. Contudo, existem desafios no rastreamento e no tratamento da RDP, o que inclui exames feitos com atraso ou não realizados e falta de profissionais qualificados e de adesão dos pais às instruções relativas ao acompanhamento depois de deixarem o hospital (March of Dimes, 2019e).

Preste apoio aos pais. Esse é um momento extremamente difícil para eles. Além de terem de aprender a atender às necessidades de seu recém-nascido pré-termo, também precisam lidar com o fato de que seu filho tem uma condição que pode evoluir para cegueira. Considere as necessidades da família e ofereça apoio e orientações individualizados. Forneça informações em relação à condição do recém-nascido e opções de tratamento. Saliente a necessidade de realizar exames oftalmológicos de acompanhamento porque a RDP é considerada uma doença para toda a vida. O acompanhamento após a alta hospitalar de recém-nascidos que ainda correm risco de RDP grave é essencial para a detecção e o tratamento oportunos.

Hemorragia periventricular-intraventricular

A hemorragia periventricular-intraventricular em recém-nascidos prematuros continua a ser um grande desafio clínico associado às anormalidades do neurodesenvolvimento manifestadas por déficits cognitivos, comportamentais, de atenção, sociais e motores. A hemorragia periventricular-intraventricular é definida como o sangramento que geralmente se origina na região da matriz germinativa subependimária do cérebro com extensão para o sistema ventricular. A matriz germinativa é a estrutura embrionária própria dos recém-nascidos, que é responsável pela irrigação vascular no período entre a 24ª e a 32ª semana de gestação. É primitiva e constituída por células endoteliais lisas altamente vascularizadas e propensas a sangramento (de Vries & Leijser, 2020). É um problema comum nos recém-nascidos pré-termo, especialmente naqueles com menos de 32 semanas de idade gestacional. Continua sendo uma importante causa de morbidade e de mortalidade em recém-nascidos prematuros. As sequelas da hemorragia periventricular-intraventricular incluem déficits neurológicos que perduram ao longo da vida, tais como paralisia cerebral, retardo do desenvolvimento e crises convulsivas (Annibale, 2019).

Quando o feto nasce prematuramente, ele é subitamente impelido de um ambiente uterino bem controlado para um meio hostil e cheio de estímulos. O tremendo estresse fisiológico e o choque experimentados pelo neonato pré-termo após o parto podem levar à ruptura dos vasos capilares periventriculares. Inicialmente ocorre sangramento nas áreas periventriculares imediatas, causando então hemorragia periventricular. Se o sangramento persistir, o volume de sangue em expansão disseca os ventrículos laterais adjacentes, o que resulta em hemorragia intraventricular.

Um número significativo desses recém-nascidos terá uma lesão cerebral, que resulta em complicações que podem incluir hidrocefalia, crises convulsivas, leucomalacia periventricular (lesão isquêmica resultante da perfusão inadequada da substância branca adjacente aos ventrículos), paralisia cerebral, dificuldades de aprendizagem, déficits visuais ou auditivos, dificuldades de linguagem, transtornos comportamentais e de personalidade e déficit intelectual. Infelizmente, diferentes áreas do córtex cerebral não são utilizadas pela criança por meses ou até mesmo anos após o nascimento, de modo que pode levar um tempo antes que os problemas de desenvolvimento resultantes dos danos ao córtex cerebral se tornem evidentes. Isso enfatiza a necessidade de acompanhamento a longo prazo do desenvolvimento das crianças de alto risco. A identificação de estratégias preventivas para reduzir a incidência dessas lesões cerebrais é uma prioridade de saúde pública nos EUA (Vlasyuk, 2019).

A incidência de hemorragia ventricular depende da idade gestacional por ocasião do nascimento. Até 45% dos recém-nascidos com peso de 1.500 g ou menos e os nascidos com 30 semanas de gestação ou menos terão evidências de hemorragia, enquanto apenas aproximadamente 4% dos recém-nascidos a termo mostram evidências de hemorragia ventricular (van Bel et al., 2019). No recém-nascido de muito baixo peso, a hemorragia é de início mais precoce, com maior taxa de mortalidade. Essa lesão pode levar à paralisia cerebral e a dificuldades de aprendizagem, e pode ter um grande impacto na qualidade de vida (van Bel et al., 2019).

Fisiopatologia

A patogênese da hemorragia intraventricular é atribuída à fraqueza intrínseca da vasculatura germinativa e à flutuação do fluxo sanguíneo cerebral. Essa última é atribuída às instabilidades cardiorrespiratória e hemodinâmica associadas aos recém-nascidos prematuros, que incluem hipotensão, hipoxia, pneumotórax e persistência do canal arterial (PCA). A genética também parece ter uma participação nessa condição (Fanaroff & Fanaroff, 2019). O recém-nascido pré-termo corre o maior risco de hemorragia periventricular-intraventricular porque o desenvolvimento cerebrovascular é imaturo, o que o torna mais vulnerável a lesões. Quanto mais pré-termo for o neonato, maior é a probabilidade de danos cerebrais. Embora todas as áreas do cérebro possam ser lesionadas, a área periventricular é a mais vulnerável. Um estudo recente revelou que manter o recém-nascido com a cabeça elevada a 30° na linha média durante os primeiros 4 dias de vida diminui a probabilidade de hemorragia periventricular grave e melhora a sobrevida (Kochan et al., 2019).

Cada área ventricular contém uma rica rede de capilares, que são muito finos e frágeis e podem se romper facilmente. As causas da ruptura variam e incluem variações nos fluxos sanguíneos sistêmico e cerebral, aumentos no fluxo sanguíneo cerebral decorrentes da hipertensão arterial, infusões IV, crises convulsivas, aumentos da pressão venosa cerebral decorrente do parto normal, hipoxia e desconforto respiratório. Com o nascimento pré-termo, o feto é subitamente transportado de um ambiente uterino bem controlado para um com numerosos estímulos. Esse tremendo estresse e o choque fisiológico podem contribuir para o rompimento dos capilares periventriculares e subsequente hemorragia. A maioria das hemorragias ocorre nas primeiras 72 horas após o nascimento (Cunningham et al., 2018).

O diagnóstico de hemorragia periventricular-intraventricular costuma ser feito por ultrassonografia, tomografia computadorizada (TC) ou ressonância magnética (RM) do crânio. Em seguida, é classificada segundo um sistema de graduação de I a V (da forma menos grave para a mais grave) (Starr & Borger, 2019). O prognóstico é reservado e depende do grau e da gravidade da hemorragia. Geralmente, os recém-nascidos com uma hemorragia leve (graus I e II) têm um desfecho de desenvolvimento muito melhor do que aqueles com hemorragia grave (graus III e IV).

Avaliação de enfermagem

Os sinais da hemorragia periventricular-intraventricular variam significativamente; pode não haver sinais clínicos. Aproximadamente 50% dos casos ocorrem nas primeiras 24 horas de vida e 90% nas primeiras 72 horas. Acompanhe atentamente os recém-nascidos que correm risco aumentado, como os pré-termo ou os de baixo peso. Avalie também se há fatores de risco, tais como acidose, asfixia, pressão arterial instável, meningite, convulsões, perda aguda de sangue, hipovolemia, desconforto respiratório com ventilação mecânica, intubação, apneia, hipoxia, aspiração, uso de soluções hiperosmolares, expansão rápida de volume e atividades que envolvam manipulação.

Verifique se o recém-nascido apresenta queda inexplicável no hematócrito, palidez e má perfusão, conforme evidenciado por desconforto respiratório e queda na saturação de oxigênio. Observe se ocorrem crises convulsivas, letargia ou outras alterações no nível de consciência, abaulamento das fontanelas, sucção fraca, acidose metabólica, choro estridente ou hipotonia. Palpe a fontanela anterior para verificar se ela está tensa. Avalie os sinais vitais, observando se há bradicardia e hipotensão. Analise os dados laboratoriais para determinar se há mudanças que indiquem acidose metabólica ou instabilidade glicêmica (Annibale, 2019). Frequentemente, um sangramento pode progredir rapidamente e resultar em choque e morte. Prepare o recém-nascido para uma ultrassonografia do crânio, a ferramenta de escolha para o diagnóstico de hemorragias.

Conduta de enfermagem

A prevenção do parto pré-termo é essencial para evitar a hemorragia periventricular-intraventricular. Promova a conscientização da comunidade em relação aos fatores que podem contribuir para tal, como falta de assistência pré-natal, infecção materna, alcoolismo e tabagismo (Kenner et al., 2019). Identifique os fatores de risco que podem levar à hemorragia e concentre os cuidados em intervenções para diminuir seu risco. Por exemplo, institua medidas para evitar a asfixia perinatal e o tocotraumatismo, e na UTIN preste os cuidados voltados para o desenvolvimento. Se o parto pré-termo for esperado, é preferível fazer com que a mãe dê à luz em uma instituição de atenção terciária que tenha uma UTIN.

Primariamente, os cuidados com o recém-nascido com hemorragia periventricular-intraventricular são os de suporte. Corrija a anemia, a acidose e a hipotensão com infusão de líquido e medicamentos. Administre líquidos lentamente para evitar variações na pressão arterial. Evite a expansão de volume rápida para minimizar as alterações no fluxo sanguíneo cerebral. Mantenha o recém-nascido em posição flexionada e contida com a cabeça elevada para evitar ou minimizar as variações na pressão intracraniana. Monitore-o continuamente à procura de sinais de hemorragia, tais como mudanças no nível de consciência, abaulamento das fontanelas, crises convulsivas, apneia e nível de atividade reduzida. Além disso, para identificar as complicações mais precocemente, é essencial mensurar a circunferência cefálica diariamente para avaliar se há expansão em seu tamanho.

Minimize o manuseio do recém-nascido, agrupando os cuidados de enfermagem e limitando os estímulos no ambiente de modo a reduzir o estresse. Reduza também a exposição do recém-nascido a estímulos nocivos para evitar variação na pressão arterial e gasto energético. Forneça

uma oxigenação adequada para promover a perfusão tecidual, mas uma ventilação controlada para diminuir o risco de pneumotórax. Os princípios dos cuidados a serem desenvolvidos incluem evitar a elevação dos membros inferiores acima da linha média durante as trocas de fralda, a infusão rápida de líquido e a ventilação com altas concentrações de oxigênio, uma vez que essas medidas aumentam o risco de mais sangramento intracraniano.

É essencial apoiar os pais para ajudá-los a lidar com o diagnóstico e potenciais sequelas a longo prazo. O neurodesenvolvimento a longo prazo é determinado em função da gravidade do sangramento. Proporcione orientações e apoio emocional a eles durante todo o período de internação do recém-nascido. Discuta com os pais as necessidades de cuidado esperadas em curto e longo prazos e os ajude a obter o apoio necessário de recursos adequados da comunidade.

Enterocolite necrosante

A enterocolite necrosante (ECN) é causada por uma invasão bacteriana na parede intestinal que leva à inflamação e à destruição celular da parede intestinal. Essa invasão pode causar lesão isquêmica e necrótica no trato digestório. É o distúrbio gastrintestinal mais comum e mais grave adquirido entre neonatos pré-termo hospitalizados e está associado a morbidade aguda e crônica e mortalidade significativa. Representa um problema clínico importante e afeta aproximadamente 10% dos recém-nascidos com peso inferior a 1.500 g, com taxas de mortalidade de 50% ou mais, dependendo da gravidade (Wertheimer et al., 2019). Os estudos populacionais estimam que a incidência de ECN esteja entre 5 e 7% dos neonatos pré-termo nos EUA, com predomínio de casos naqueles com as menores idades gestacionais. Além disso, a condição afeta mais homens do que mulheres (aproximadamente 3:1). Os encargos da ECN incluem taxa de mortalidade específica da doença de 20 a 30%, com taxas ainda mais elevadas naqueles com períodos gestacionais mais curtos (Kim, 2020). A ECN representa um custo estimado para o sistema de saúde dos EUA de aproximadamente US$ 1 bilhão anualmente (Wang et al., 2019). As estratégias para melhorar a função gastrintestinal e reduzir o risco de ECN incluem antibióticos entéricos, administração criteriosa de líquidos parenterais, alimentação com leite materno, corticosteroides antenatais, probióticos entéricos (*Lactobacillus acidophilus*) e alimentação lenta por gotejamento contínuo. As metanálises de estudos prospectivos randomizados controlados que avaliaram os probióticos como medidas para evitar a ECN forneceram resultados encorajadores. Consequentemente, argumentou-se que já existem evidências que justificam mudanças nas diretrizes e na prática clínica (Caplan, 2019). Ver Prática baseada em evidências 24.1. Apesar dessa evidência e dos grandes esforços para sua erradicação, a ECN persiste e parece estar aumentando devido ao número crescente de nascimentos prematuros (Kim, 2020).

PRÁTICA BASEADA EM EVIDÊNCIAS 24.1 **Prevenção da enterocolite necrosante em neonatos prematuros: revisão atualizada**

ESTUDOS

A enterocolite necrosante é uma das doenças mais comuns e devastadoras encontradas em neonatos prematuros, mas continua mal compreendida, apesar de décadas de pesquisa. Várias práticas clínicas destinadas a reduzir o risco de ECN foram propostas e/ou implementadas. Esta revisão resume os resultados de vários ensaios clínicos e metanálises que fornecem evidências destinadas a estratégias de prevenção. A busca incluiu todos os termos relacionados a ECN e intervenções preventivas localizados no PubMed. Trinta e três estudos foram encontrados e revisados.

Achados

Três intervenções de prevenção foram apoiadas. Em primeiro lugar, é evidente que o leite materno pode reduzir a incidência de ECN, e todas as UTINs devem apoiar a lactação e estabelecer mais bancos de leite humano nas UTINs. Em segundo lugar, a suplementação de probióticos também pode reduzir a incidência de ECN em bebês prematuros, mas a dosagem ideal e a duração do tratamento não foram estabelecidas. Em terceiro lugar, a profilaxia antibiótica não reduz a incidência de ECN, e o uso empírico prolongado de antibióticos pode, em vez disso, aumentar

o risco de ECN. O uso empírico de antibióticos deve ser restrito. Por fim, protocolos de alimentação padronizados devem ser instituídos em todas as UTINs para prevenir a ECN e melhorar o crescimento pós-natal em neonatos prematuros.

Implicações para enfermagem

Os achados desta revisão foram significativos e devem ser aplicados na assistência de enfermagem ao prematuro para prevenir a ocorrência de ECN na UTIN. Todas as três intervenções podem ser aplicadas pelos enfermeiros nas unidades. Os enfermeiros podem encorajar as mães a amamentar ou bombear leite para fornecer um suprimento adequado para as mamadas. Discussões com médicos para compartilhar essas informações podem ser instituídas para aumentar a conscientização sobre o uso indiscriminado de antibióticos que possam prejudicar o neonato prematuro. Os enfermeiros podem assumir o papel de liderança no estabelecimento de protocolos de alimentação padronizados na UTIN para todos os bebês prematuros de risco.

Adaptada de Jin, Y. T., Duan, Y., Deng, X. K., & Lin, J. (2019). Prevention of necrotizing enterocolitis in premature infants: An updated review. *World Journal of Pediatrics*, 8 (2), 23-32.

Fisiopatologia

A fisiopatologia da ECN é pouco compreendida e se acredita que seja de natureza multifatorial. As pesquisas atuais indicam cinco mecanismos patológicos principais que levam à ECN: eventos intestinais de isquemia hipóxica, estressores perinatais, barreira intestinal imatura, colonização bacteriana anormal no intestino e alimentação com fórmula. O intestino dos recém-nascidos prematuros são caracterizados por defesas imunes subdesenvolvidas e comprometimento da função de barreira da mucosa. Como resultado, o intestino imaturo é suscetível à colonização bacteriana por patógenos oportunistas (ocorre após alimentação por via oral) que, por sua vez, incitam uma resposta inflamatória que culmina nas alterações adversas da ECN (Ginglen & Butki, 2019).

Durante o estresse perinatal ou pós-natal, o oxigênio é desviado do intestino para órgãos mais importantes como o coração e o cérebro. Ocorrem isquemia e danos à parede intestinal, o que possibilita a invasão de bactérias. As alimentações ricas em soluto favorecem a proliferação bacteriana. Ocorre necrose da mucosa ou transmucosa de parte do intestino. Com a utilização de leite materno, provavelmente há redução das taxas de ECN (Cotton, 2019). Embora qualquer região do intestino possa ser afetada, o íleo distal e o cólon proximal são os locais mais comumente envolvidos. A ECN geralmente ocorre entre 3 e 12 dias de vida, mas pode surgir semanas mais tarde em alguns recém-nascidos.

Avaliação de enfermagem

A ECN pode ser devastadora e uma avaliação perspicaz é crucial. A avaliação para determinar se o recém-nascido está desenvolvendo ECN inclui anamnese e

exame físico, bem como exames laboratoriais e complementares. A ECN pode se apresentar lentamente ou como um evento repentino e catastrófico. Em neonato prematuro que esteja recebendo alimentação enteral, o início da ECN é anunciado pelo desenvolvimento de intolerância alimentar, distensão abdominal e fezes com sangue. A progressão pode ser rápida, resultando então em perfuração intestinal com evidência de ar livre na radiografia. À medida que a doença piora, o recém-nascido desenvolve sinais e sintomas de choque séptico (dificuldade respiratória, instabilidade de temperatura, letargia, hipotensão e oligúria). Os enfermeiros precisam suspeitar dessa condição no cuidado do neonato prematuro.

ANAMNESE E EXAME FÍSICO

Avalie o histórico do recém-nascido, tentando identificar fatores de risco associados à ECN.

Observe também se ele apresenta os sinais e os sintomas comuns, que podem incluir:

- Alterações na linha de base cardiorrespiratória
- Intolerância alimentar
- Distensão e sensibilidade abdominais
- Fezes com sangue ou pesquisa de sangue oculto nas fezes positiva
- Diarreia
- Desconforto respiratório
- Acidose metabólica
- Instabilidade térmica
- Diminuição ou ausência de ruídos intestinais
- Sinais de sepse
- Letargia
- Apneia
- Choque (Martin et al., 2019).

Considere sempre a possibilidade de ECN ao lidar com o recém-nascidos pré-termo, especialmente quando estiver sendo administrada alimentação enteral. Observe se há desconforto respiratório, cianose, letargia, diminuição do nível de atividade, instabilidade térmica, intolerância alimentar, diarreia, vômitos tingidos por bile ou fezes com sangue facilmente distinguível. Avalie a pressão arterial, observando se há hipotensão. Verifique se o abdome do recém-nascido apresenta distensão, dor à palpação e alças intestinais visíveis (Resnik et al., 2019). Mensure a circunferência abdominal e determine se está aumentada ou não. Determine o volume gástrico residual antes da alimentação; se estiver elevado, suspeite de ECN.

EXAMES LABORATORIAIS E COMPLEMENTARES

Os exames usados para diagnosticar ECN incluem gasometria arterial (para pesquisar acidose metabólica), hemograma completo (para verificar leucometria, eritrograma e contagem de plaquetas), hemocultura (para identificar o microrganismo causador da infecção) e radiografia de abdome (para detectar alças intestinais dilatadas, padrões anormais de gás, bolhas de ar intramurais consequentes a bactérias e espessamento das paredes intestinais) (Kenner et al., 2019).

Conduta de enfermagem

A conduta de enfermagem para o recém-nascido com ECN concentra-se em manter os estados hídrico e nutricional, fornecer cuidados de suporte e orientar a família quanto à condição e ao prognóstico. O tratamento conservador consiste inicialmente em repouso intestinal e antibioticoterapia. Para avaliar a resolução ou a progressão da ECN, são realizadas radiografias seriadas de abdome e a determinação dos níveis sanguíneos de proteína C reativa (PCR). Se o tratamento clínico não conseguir estabilizar o recém-nascido ou se houver ar livre na radiografia em decúbito lateral esquerdo (na qual o recém-nascido é deitado sobre o lado esquerdo do corpo), será necessária a intervenção cirúrgica para ressecar a porção necrosada do intestino, preservando o máximo possível o comprimento intestinal. A cirurgia para a ECN geralmente exige a colocação de uma enterostomia proximal até o local da anastomose estar pronto para a reconexão. Após a cirurgia, os cuidados pós-operatórios de suporte incluem líquidos, nutrição parenteral total (NPT), antibióticos e repouso intestinal por 10 a 14 dias.

Geralmente, a ECN tratada clinicamente é limitada a um curto período e melhora no decorrer de 48 horas após interrupção da alimentação por via oral, mas a ECN tratada cirurgicamente pode ser um processo muito demorado. A quantidade de intestino necrosado, conforme determinado durante a ressecção intestinal, aumenta significativamente o risco de problemas de saúde a longo prazo. A síndrome do intestino curto pode resultar de uma ressecção ampla do intestino. Tranquilize a família

informando que, embora alguns recém-nascidos tenham casos de ECN com maior comprometimento, as formulações de nutrição parenteral melhoradas da atualidade melhoram os desfechos para esses neonatos. Forneça orientação sobre os cuidados com a ostomia se for necessário cirurgia. Promova a interação com o recém-nascido. As ações de enfermagem para promover o engajamento ativo entre os pais e o recém-nascido doente (fornecendo orientações em relação à UTIN e aos cuidados físicos), o fornecimento de orientações cautelosas (oferecendo informações e instruções sobre os cuidados com o neonato) e um acompanhamento sutil (supervisionando a interação dos pais com seu filho) contribuem para fomentar uma relação positiva e de confiança com os pais (Kenner et al., 2019).

MANUTENÇÃO DOS ESTADOS HÍDRICO E NUTRICIONAL

Se houver suspeita de ECN, interrompa imediatamente a alimentação enteral até que o diagnóstico seja confirmado. Inicialmente, administre líquidos IV para restaurar o equilíbrio hídrico adequado. Se prescrita, administre NPT para manter o recém-nascido bem nutrido. Administre os antibióticos IV prescritos para evitar a sepse do intestino necrosado (se for necessário cirurgia, os antibióticos podem ser exigidos por tempo prolongado). Institua a descompressão gástrica conforme prescrito com uma sonda orogástrica conectada a um aparelho de aspiração (de modo intermitente e com pouca pressão). Acompanhe atentamente a ingestão e a eliminação. Reinicie a alimentação enteral quando a doença tiver sido resolvida (exame abdominal normal e radiografias simples de abdome negativas para pneumatose) ou conforme determinado no pós-operatório pelo cirurgião.

PRESTAÇÃO DE CUIDADOS DE SUPORTE

Controle a dor administrando analgésicos conforme prescrito. O controle da infecção é importante, com ênfase na higiene cuidadosa das mãos. Além disso, implemente essas intervenções de modo contínuo:

- Verificar as fezes à procura de evidências de sangue e relatar quaisquer achados positivos
- Mensurar a circunferência abdominal para determinar se há aumento
- Monitorar a pressão arterial, observando se há hipotensão
- Palpar o abdome à procura de sensibilidade e rigidez
- Monitorar a gasometria arterial e a saturação de oxigênio
- Proporcionar apoio emocional aos pais
- Auscultar para determinar se existem ou não ruídos intestinais nos quatro quadrantes
- Observar se o abdome apresenta hiperemia ou está lustroso, o que indica peritonite.

ORIENTAÇÕES À FAMÍLIA

O diagnóstico de ECN pode causar uma significativa ansiedade à família. Ouça as preocupações e os receios dos familiares. Responda às perguntas com sinceridade. Informe à família que, se tratada com medicamentos, a ECN faz com que o recém-nascido corra maior risco em comparação com o tratamento cirúrgico. A administração desses riscos é mais bem alcançada por meio de cuidados preconcepção abrangentes e de escolhas saudáveis tanto antes quanto durante a gestação.

Recém-nascido de mãe diabética

O diabetes durante a gestação (do tipo 1, do tipo 2 ou gestacional) pode afetar negativamente a saúde do recém-nascido. O **recém-nascido de mãe diabética** é o filho de uma mulher com diabetes pré-gestacional ou gestacional (ver Capítulo 20 para obter informações adicionais). Esse recém-nascido corre alto risco para inúmeras complicações relacionadas à saúde, especialmente hipoglicemia. Nos EUA, até 2% das mulheres gestantes têm diabetes do tipo 1 ou do tipo 2 e até 9% delas desenvolvem diabetes gestacional (CDC, 2019d). A prevalência de diabetes melito do tipo 2 continua aumentando em todo o mundo.[4] Mais mulheres em idade fértil são diabéticas, o que resulta em mais gestações complicadas pelo diabetes melito do tipo 2 e coloca a mãe e o feto em risco de complicações que perduram ao longo da vida (Diabetes Research Institute Foundation, 2020). Tendo em vista o aumento da incidência de diabetes melito do tipo 2 entre as mulheres em idade fértil, é importante orientá-las acerca do potencial impacto da falta de controle glicêmico sobre sua prole.

Impacto do diabetes melito no recém-nascido

Há décadas se sabe que o diabetes melito durante a gestação pode ter efeitos adversos graves sobre os desfechos fetais e neonatais. Os recém-nascidos de mães diabéticas apresentam maiores morbidade e mortalidade no período perinatal. A incidência das principais anomalias congênitas é muito maior nesses recém-nascidos do que em outros. Acredita-se que o controle glicêmico ruim no primeiro trimestre durante a organogênese seja um dos principais motivos para as malformações congênitas. Os tipos mais comuns de malformações em recém-nascidos filhos de diabéticas envolvem os sistemas cardiovascular, esquelético, nervoso central, digestório, genital e urinário. As anomalias cardíacas são as mais comuns (Martin & Rosenfeld, 2019).

Dependendo do impacto dessa doença vascular sistêmica crônica na mãe antes e durante a gestação, os recém-nascidos de mães diabéticas podem ser grandes (GIG)

[4]N.R.T.: No Brasil, a prevalência de diabetes melito gestacional (DMG) é estimada entre 3 e 25%, e varia dependendo da população estudada e do critério diagnóstico utilizado. Estima-se que, no Sistema Único de Saúde (SUS), a prevalência de DMG seja em torno de 18%. (Fonte: Organização Pan-Americana da Saúde (2019). Ministério da Saúde. Federação Brasileira das Associações de Ginecologia e Obstetrícia. Sociedade Brasileira de Diabetes. *Tratamento do diabetes mellitus gestacional no Brasil*. Brasília, DF: OPAS, 57 p.: il. Disponível em: https://portaldeboaspraticas.iff.fiocruz.br/wp-content/uploads/2020/11/Consenso_Brasileiro_Manejo_DMG_2019.pdf, Acesso em: 24 jan. 2022.)

ou pequenos (PIG) para a idade gestacional. A macrossomia fetal ocorre em 25 a 42% das gestações de diabéticas em virtude da hiperinsulinemia (Jordan et al., 2019). Os recém-nascidos GIG (acima do 90º percentil no gráfico de crescimento) são mais compridos e pesam mais de 4.000 g, e a maior parte do peso excessivo consiste em tecido adiposo. Também têm órgãos com peso maior (organomegalia) e depósitos de gordura em excesso nos ombros e no tronco, o que contribui para o aumento do peso corporal total e predispõe a distocia de ombro, asfixia perinatal, natimorto, lesão do plexo braquial, fratura, baixo escore de Apgar, depressão neonatal, parto instrumentalizado ou cesariana (Turkman et al., 2018). Esses recém-nascidos de grandes dimensões (macrossômicos) frequentemente exigem cesarianas em virtude da desproporção cefalopélvica e dos padrões disfuncionais de trabalho de parto. Frequentemente, apresentam hipoglicemia nas primeiras horas após o nascimento.

O recém-nascido de mãe diabética que é PIG (abaixo do 10º percentil no gráfico de crescimento) geralmente sofreu desnutrição intrauterina e tem poucas reservas de glicose para tolerar os rigores do trabalho de parto e do parto. A circulação uteroplacentária muitas vezes é prejudicada, resultando então em padrões de crescimento baixos e hipoxemia. Apesar de seu tamanho e peso aumentados ou diminuídos, esses recém-nascidos podem ser extremamente frágeis e mostrar comportamentos semelhantes aos de um neonato pré-termo. Assim, o peso ao nascimento pode não ser um critério confiável de maturidade. Os filhos de mulheres diabéticas, mas sem complicações vasculares, muitas vezes são GIG, ao passo que os recém-nascidos de mulheres com diabetes melito e doença vascular geralmente são PIG.

Fisiopatologia

O tamanho grande do recém-nascido de mãe diabética ocorre por causa da exposição aos altos níveis de glicose materna que atravessam a placenta até a circulação fetal. A hiperglicemia materna estimula o aumento da produção de insulina fetal, o que, por sua vez, promove o crescimento somático dentro do feto. O feto responde a esses níveis elevados, produzindo mais insulina, que atua como um fator de crescimento fetal (Blackburn, 2018). O modo como o feto será afetado e os problemas que o recém-nascido terá dependem da gravidade, da duração e do controle do diabetes na mãe. A Tabela 24.1 resume os problemas mais comuns que podem ocorrer em recém-nascidos de mães diabéticas.

Avaliação de enfermagem

A avaliação começa no período pré-natal, identificando-se as mulheres com diabetes e tomando-se medidas para controlar os níveis de glicose materna. (Ver Capítulo 20 para obter informações sobre o manejo da gestante com diabetes.)

TABELA 24.1 Problemas comuns em filhos de diabéticas.

Condição	Descrição	Efeitos
Macrossomia	Recém-nascido com peso excessivo; arbitrariamente definido como peso ao nascimento > 4.000 a 4.500 g ou acima do 90º percentil para a idade gestacional Complicação existente em 10% de todas as gestações nos EUA	Maior risco de distocia de ombro, tocotraumatismo e asfixia ao nascer Riscos para o recém-nascido de hipoglicemia e hipomagnesemia, policitemia e distúrbios eletrolíticos Aumento do risco materno de parto cirúrgico, hemorragia e infecção pós-parto, e lacerações no canal de parto Aumento do risco para a mãe e o feto de desenvolver diabetes melito do tipo 2 mais tarde na vida Maior peso e acúmulo de gordura na infância e maior taxa de obesidade na vida adulta
Síndrome do desconforto respiratório do recém-nascido	A estimulação da razão lecitina/esfingomielina (fosfolipídios) induzida pelo cortisol necessário para a maturação pulmonar é antagonizada pelo ambiente rico em insulina dentro do feto em virtude da hiperglicemia da mãe Desenvolvimento pulmonar menos maduro do que o esperado para a idade gestacional Diminuição do nível do fosfolipídio fosfatidilglicerol (PG), que estabiliza o surfactante, agravando então o risco	Mais comumente, o neonato está respirando normalmente por ocasião do parto, mas sua respiração se torna trabalhosa e com grunhidos, com tosse e choro rouco queixoso em algumas horas, com tiragens intercostais e graus variados de cianose Os filhos de mães com diabetes que também têm doença vascular raramente desenvolvem síndrome do desconforto respiratório do recém-nascido, porque o estresse crônico da má perfusão intrauterina leva ao aumento da produção de esteroides, o que acelera a maturação pulmonar
Hipoglicemia	A glicose é a fonte principal de energia para o funcionamento dos órgãos Características típicas: • Má alimentação • Irritabilidade • Letargia • Choro estridente ou fraco • Apneia • Cianose e convulsões Alguns recém-nascidos são assintomáticos	Os baixos níveis séricos de glicose são problemáticos durante o período neonatal inicial em virtude da interrupção abrupta do suprimento de sangue materno rico em glicose e da continuidade da produção de insulina pelo recém-nascido Capacidade limitada de liberar glucagon e catecolaminas, que normalmente estimulam a degradação do glucagon e a liberação de glicose A hipoglicemia prolongada e não tratada resulta em graves sequelas neurológicas adversas a longo prazo, tais como dificuldades de aprendizagem e deficiência intelectual
Hipocalcemia e hipomagnesemia	A hipocalcemia (queda dos níveis de cálcio) manifesta-se como tremores, hipotonia, apneia, choro estridente e convulsões por causa da interrupção abrupta da transferência materna de cálcio para o feto, o que ocorre principalmente no terceiro trimestre e se o feto sofrer asfixia ao nascer A hipomagnesemia associada está diretamente relacionada com o nível materno antes do nascimento Aproximadamente metade dos filhos de diabéticas é afetada	O recém-nascido corre o risco de um atraso prolongado na produção de paratormônio e de arritmias cardíacas
Policitemia	Hematócrito venoso > 65% em recém-nascidos Aumento do consumo de oxigênio pelo neonato secundário à hiperglicemia fetal e à hiperinsulinemia Eritropoese fetal aumentada secundária à hipoxia intrauterina por causa de insuficiência placentária decorrente do diabetes melito materno Estimulação hipóxica da produção aumentada de hemácias como mecanismo compensatório	Aumento da viscosidade resultando em má circulação sanguínea que predispõe o recém-nascido à diminuição da oxigenação tecidual e ao desenvolvimento de microtrombos
Hiperbilirrubinemia	Geralmente observada nos primeiros dias após o nascimento; manifestada por aparência amarelada da esclera e da pele Excesso da hemólise necessária para degradar o número aumentado de hemácias circulantes decorrente da policitemia Resultante elevação nos níveis de bilirrubina Equimoses decorrentes de tocotraumatismo de fetos macrossômicos, o que aumenta ainda mais os níveis já elevados de bilirrubina	Se não for tratada, os altos níveis de bilirrubina não conjugada podem resultar em *kernicterus* (síndrome neurológica que resulta em danos irreversíveis), com sequelas a longo prazo que incluem paralisia cerebral, perda auditiva neurossensorial e déficit intelectual

(continua)

TABELA 24.1 Problemas comuns em filhos de diabéticas. (*continuação*)		
Condição	**Descrição**	**Efeitos**
Anomalias congênitas	Ocorrem em até 10% dos recém-nascidos de mães diabéticas, representando 30 a 50% das mortes perinatais A incidência é maior nos recém-nascidos PIG Em geral, os filhos de mulheres diabéticas têm incidência de anomalias congênitas aproximadamente três vezes maior do que o normal em comparação com os recém-nascidos da população em geral cujas mães não são diabéticas	Anomalias mais comuns: • Coarctação da aorta • Defeitos dos septos interatrial e interventricular • Transposição dos grandes vasos • Agenesia sacral • Malformações no quadril e nas articulações • Anencefalia • Espinha bífida • Displasia caudal • Hidrocefalia

Fanaroff, A. A., & Fanaroff, J. M. (2019). *Klaus and Fanaroff's care of the high-risk neonate* (7th ed.). Elsevier; Kenner, C., Altimier, L. B., & Boykova, M. V. (2019). *Comprehensive neonatal nursing care* (6th ed.). Springer Publishing Company; e Martin, G. I., & Rosenfeld, W. (2019). *Common problems in the newborn nursery: an evidence and case-based guide.* Springer Publishers.

EXAME FÍSICO

Por ocasião do nascimento, inspecione o recém-nascido e avalie as características a seguir (Figura 24.6):

• Bochechas rosadas cheias e com pele avermelhada
• Pescoço curto (alguns descrevem aparência "sem pescoço")
• Corcova de búfalo sobre a nuca
• Ombros enormes e com área intraescapular ampla
• Abdome superior distendido decorrente do crescimento excessivo dos órgãos
• Excesso de tecido adiposo subcutâneo, resultando em membros inferiores/superiores obesos.

Esteja alerta para a hipoglicemia, que pode ocorrer imediatamente ou 1 hora após o nascimento. A AAP define como hipoglicemia um nível sérico de glicose abaixo de 40 mg/dℓ nas primeiras 4 horas de vida e abaixo de 45 mg/dℓ entre 4 e 24 horas (AAP, 2016). Avalie detalhadamente o

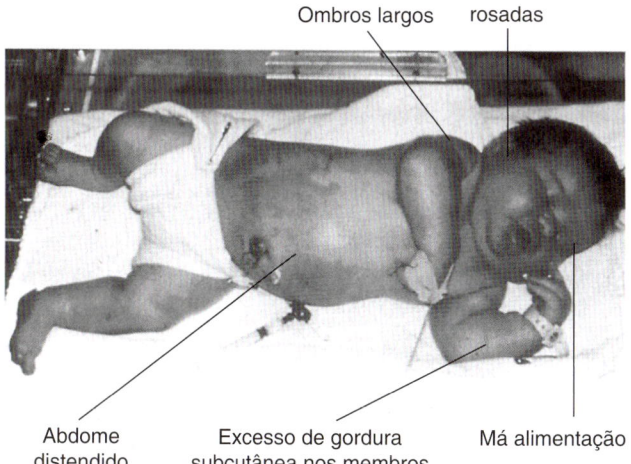

Bochechas rosadas
Ombros largos
Abdome distendido
Excesso de gordura subcutânea nos membros
Má alimentação

FIGURA 24.6 Características do recém-nascido de mãe diabética. O recém-nascido de mãe diabética macrossômico tem circunferência cefálica e comprimento que está no 90º percentil; seu peso corporal excede em muito o 90º percentil; e tem uma considerável deposição de gordura no ombro e na área intraescapular. (MacDonald, M. G., Seshia, M. M. K., & Mullett, M. D. [2005]. *Avery's neonatology pathophysiology & management of the newborn* [6th ed.]. Lippincott Williams & Wilkins.)

recém-nascido e busque por sinais de hipoglicemia, que incluem letargia, hipotonia, apatia, má alimentação, episódios de apneia com queda na saturação de oxigênio, cianose, instabilidade térmica, palidez e sudorese, tremores, irritabilidade e convulsões.

A função pulmonar pode estar comprometida no filho de mulher diabética e se manifestar como TTRN ou síndrome do desconforto respiratório do recém-nascido. A hiperinsulinemia exerce impacto negativo na maturidade do sistema surfactante dos pulmões ao reduzir sua produção e resultar na criação de um surfactante instável. A policitemia é outro problema para o recém-nascido de mãe diabética por causa da sobrecarga metabólica. Hiperinsulinemia e hiperglicemia aumentam o consumo de oxigênio pelo feto, levando então à hipoxia, que, por sua vez, estimula a produção de eritropoetina. A produção de mais eritrócitos para compensar o ambiente hipóxico pode resultar em redução da produção de plaquetas. Tipicamente, a frequência de cardiopatia congênita em filhos de mulheres diabéticas é superior a 50%. Avaliação cuidadosa e diagnóstico precoce são cruciais para esse grupo de alto risco, como também a realização de um ecocardiograma o mais cedo possível em todos os recém-nascidos cujas mães são diabéticas (Jenkins et al., 2019).

Avalie se o recém-nascido apresenta sinais de tocotraumatismo envolvendo a cabeça (fontanelas protuberantes, céfalo-hematoma, fraturas de crânio e paralisia do nervo facial), os ombros e os membros (postura, paralisia), e a pele (equimoses). Inspecione se ele apresenta oxigenação comprometida, examinando a pele à procura de cianose, palidez, manchas e enchimento capilar lento. Mensure a temperatura do neonato com frequência e forneça um ambiente térmico neutro para evitar o estresse causado pelo frio, o que aumentaria a utilização de glicose e contribuiria para o estado de hipoglicemia.

EXAMES LABORATORIAIS E COMPLEMENTARES

Determine os níveis séricos basais de cálcio, magnésio e bilirrubina e monitore-os com frequência para determinar se há mudanças (Tabela 24.2). A hipocalcemia tipicamente se manifesta nos primeiros 2 a 3 dias de vida

TABELA 24.2	Valores laboratoriais críticos para recém-nascidos de mães diabéticas.
Hipoglicemia	< 50 mg/dℓ
Hipocalcemia	< 7 mg/dℓ
Hipomagnesemia	< 1,5 mg/dℓ
Hiperbilirrubinemia	> 12 mg/dℓ (recém-nascido a termo)
Policitemia	> 65% (hematócrito venoso)

Adaptada de King, T. L., Brucker, M. C., Jevitt, C., & Osborne, K. (2019). *Varney's midwifery* (6th ed.). Jones & Bartlett Learning; Martin, G. I., & Rosenfeld, W. (2019). *Common problems in the newborn nursery: An evidence and case-based guide.* Springer Publishers; e Kenner, C., Altimier, L. B., & Boykova, M. V. (2019). *Comprehensive neonatal nursing care* (6th ed.). Springer Publishing Company.

em decorrência de lesão por ocasião do nascimento ou de atraso prolongado na produção de paratormônio. A hipomagnesemia equipara-se aos níveis de cálcio, e deve-se suspeitar dela somente quando a hipocalcemia não responder ao tratamento com reposição de cálcio. A degradação das hemácias leva a aumento do hematócrito e a policitemia. Além disso, a hiperbilirrubinemia pode ser causada por discreta diminuição do volume de líquido extracelular, imaturidade hepática e tocotraumatismo, formando hemorragias encapsuladas. Pode aparecer dentro das primeiras 24 horas de vida (patológica) e após 24 horas do nascimento (fisiológica).

Conduta de enfermagem

O foco do atendimento desses recém-nascidos é a detecção precoce e o início do tratamento dos potenciais problemas (ver Plano de cuidados de enfermagem 24.1). Realize um exame físico meticuloso para identificar anomalias congênitas. Institua medidas para corrigir a hipoglicemia, a hipocalcemia, a hipomagnesemia, a desidratação e a icterícia. Se necessário, forneça oxigênio e suporte ventilatório. O foco dos cuidados inclui a correção da hipoglicemia e da hipocalcemia, fototerapia para icterícia, hidratação e, se necessário, administração de oxigênio e ventilação.

PREVENÇÃO DA HIPOGLICEMIA

Evite a hipoglicemia fornecendo leite materno ou fórmula por via oral precocemente e em intervalos frequentes (a cada 2 a 3 horas). A alimentação ajuda a controlar os níveis de glicose, reduzir o hematócrito e promover a excreção de bilirrubina. Mantenha um ambiente térmico neutro para evitar o estresse causado pelo frio, o que pode estimular o metabolismo, aumentando, assim, a demanda por glicose. Propicie períodos de descanso para diminuir a demanda e o gasto energéticos.

Monitore os níveis séricos de glicose com testes rápidos a cada 60 minutos nas primeiras 4 horas de vida e depois a cada 3 a 4 horas até que estejam estáveis. Documente os resultados. Relate os valores de glicose instáveis se a alimentação oral não for capaz de manter e estabilizar os níveis séricos de glicose do recém-nascido. Se a glicemia não for estabilizada, inicie infusões IV de glicose conforme prescrito e assegure que fluam na velocidade estabelecida.

MANUTENÇÃO DO EQUILÍBRIO HIDRELETROLÍTICO

Monitore se há mudanças dos níveis séricos de cálcio que indiquem a necessidade de suplementação como com gliconato de cálcio VO ou IV. Avalie se o recém-nascido apresenta sinais de hipocalcemia, tais como tremores, irritabilidade, espasmos, crises convulsivas e choro estridente.

Administre também líquidos conforme prescrito para manter hidratação adequada. Monitore os níveis séricos de bilirrubina e institua fototerapia se o recém-nascido tiver mais de 24 horas de vida.

APOIO AOS PAIS

A comunicação entre o enfermeiro e a família é essencial. As informações devem ser escritas e baseadas em evidências, bem como ajustadas às demandas específicas da família. Ajude os pais e os familiares a compreender a condição do recém-nascido e a necessidade de monitoramento frequente. Ofereça-lhes apoio e informações sobre os benefícios da amamentação para a mãe e para a criança. Eles podem interpretar erroneamente o tamanho grande do recém-nascido como indicação de que não há problemas. Incentive a comunicação aberta e ouça com empatia os temores e as preocupações da família. Ofereça oportunidades frequentes para os pais interagirem com o recém-nascido. Faça os encaminhamentos adequados ao serviço social e aos recursos da comunidade conforme necessário para ajudar no enfrentamento da família.

Tocotraumatismo

As lesões ao recém-nascido decorrentes das forças de trabalho de parto e de parto são denominadas **tocotraumatismo**, que pode ser definido como um comprometimento do corpo ou estrutura do neonato devido a influências adversas que ocorreram no nascimento. As lesões em um feto ou neonato durante o parto podem ser causadas por vários fatores que envolvem o feto, a placenta, a mãe e/ou os instrumentos. No passado, várias lesões estavam associadas a partos difíceis que exigiam versão externa ou interna ou o uso de fórceps alto ou médio. No entanto, atualmente as cesarianas têm contribuído para o declínio dos tocotraumatismos. Algumas dessas lesões se resolvem espontaneamente com pouca ou nenhuma consequência, enquanto outras resultam em danos permanentes e morbidade ou mortalidade graves. Os danos aos tecidos e órgãos do recém-nascido causados por forças mecânicas durante o parto muitas vezes são acompanhados de comprometimento da circulação do sangue e do funcionamento

PLANO DE CUIDADOS DE ENFERMAGEM 24.1 Aspectos gerais de um recém-nascido de mãe diabética

Jamie, uma mulher latino-americana de 38 anos, deu à luz uma criança a termo GIG pesando 4.500 g. Ela apresentava histórico de diabetes gestacional, mas não recebeu nenhum cuidado pré-natal. Chegou ao hospital em trabalho de parto ativo. Apesar da macrossomia, os escores de Apgar do recém-nascido foram de 8 e 9 no 1º e no 5º minuto, respectivamente. Não foram necessárias medidas de reanimação.

Uma hora após o nascimento, a avaliação revelou um recém-nascido pálido e irritável com sudorese e vários episódios de apneia. O nível de glicose obtido nesse momento por meio de um teste rápido foi de 35 mg/dℓ. Duas horas depois, o recém-nascido começou a apresentar sinais de desconforto respiratório – grunhidos, batimento de asa de nariz, tiragens, taquipneia (frequência respiratória de 72 incursões/min) e taquicardia (frequência cardíaca de 176 bpm).

DIAGNÓSTICO DE ENFERMAGEM: risco de instabilidade no nível de glicose relacionado com hipoglicemia secundária à condição intrauterina hiperinsulinêmica resultante do diabetes melito gestacional materno, conforme evidenciado por baixo nível de glicose no sangue, irritabilidade, palidez, sudorese e apneia

IDENTIFICAÇÃO E AVALIAÇÃO DOS RESULTADOS

O recém-nascido apresentará controle adequado da glicose conforme evidenciado pela manutenção dos níveis séricos de glicose acima de 40 mg/dℓ e pela ausência de sinais clínicos de hipoglicemia.

INTERVENÇÕES: *promover o controle da glicose*

- Monitorar os níveis séricos de glicose a cada hora durante as primeiras 4 horas e depois a cada 3 a 4 horas, ou sempre que necessário, *para detectar hipoglicemia, que consiste em glicose sanguínea < 40 mg/dℓ*
- Continuar observando as manifestações de hipoglicemia, tais como palidez, tremores, irritabilidade, letargia e má alimentação, *para possibilitar a detecção precoce e a intervenção imediata, minimizando, assim, o risco de complicações associadas à hipoglicemia*
- Monitorar a temperatura com frequência e instituir medidas para manter um ambiente térmico neutro *para evitar o estresse causado pelo frio, o que aumentaria ainda mais as demandas metabólicas e esgotaria as reservas de glicogênio*
- Iniciar a alimentação precocemente e alimentar a cada 2 a 3 horas ou conforme apropriado, ou administrar suplementos de glicose

conforme prescrito *para evitar a hipoglicemia causada pelo estado hiperinsulinêmico do recém-nascido*
- Administrar infusão IV de glicose conforme prescrito *para corrigir a hipoglicemia se os níveis de glicose não se estabilizarem com a alimentação*
- Agrupar as atividades de cuidado e fornecer períodos de descanso *para economizar energia do recém-nascido e reduzir o uso das reservas de glicose e de glicogênio*
- Reduzir os estímulos ambientais escurecendo as luzes e falando baixo *para reduzir a demanda de energia e a utilização adicional de glicose*
- Explicar todos os eventos e procedimentos à mãe *para ajudar a aliviar a ansiedade e promover a compreensão da condição do recém-nascido.*

DIAGNÓSTICO DE ENFERMAGEM: trocas gasosas prejudicadas relacionadas com desconforto respiratório secundário ao atraso na maturidade pulmonar resultante da inibição da produção de surfactante pulmonar por causa da hiperinsulinemia fetal, conforme evidenciado por grunhidos, batimento de asa de nariz, tiragens, taquipneia e taquicardia

IDENTIFICAÇÃO E AVALIAÇÃO DOS RESULTADOS

O recém-nascido demonstrará sinais de oxigenação adequada sem desconforto respiratório, conforme evidenciado por frequência respiratória e sinais vitais dentro dos parâmetros aceitáveis, ausência de batimento de asa de nariz, tiragens e grunhidos e níveis de saturação de oxigênio e de gasometria arterial dentro dos parâmetros aceitáveis.

INTERVENÇÕES: *promover a oxigenação*

- Monitorar os sinais vitais do recém-nascido *para estabelecer uma linha de base e avaliar se há mudanças*
- Avaliar a perviedade das vias respiratórias e realizar aspiração delicada conforme prescrito *para garantir a permeabilidade e possibilitar o consumo adequado de oxigênio*
- Posicionar o recém-nascido em decúbito ventral *para otimizar a condição respiratória e reduzir o estresse*
- Avaliar se há mudanças nos sons pulmonares *para possibilitar a detecção precoce de alteração na condição*
- Monitorar continuamente os níveis de saturação de oxigênio por meio da oximetria de pulso *para determinar a adequação da perfusão tecidual*
- Avaliar os resultados da gasometria arterial *para detectar mudanças que indiquem acidose, hipoxemia ou hipercapnia, o que poderia sugerir hipoxia*

- Administrar os fármacos conforme prescrito *para corrigir a acidose*
- Administrar oxigênio conforme prescrito *para promover uma perfusão tecidual adequada*
- Avaliar a pele do recém-nascido com o objetivo de identificar cianose, palidez e manchas *para detectar alterações que indiquem oxigenação comprometida*
- Administrar o tratamento de reposição de surfactante conforme prescrito *para auxiliar na estabilização dos pulmões do recém-nascido até que a síntese de surfactante pós-natal melhore*
- Instituir medidas para manter os níveis séricos de glicose normais e um ambiente térmico neutro, agrupar as atividades de cuidado e reduzir os estímulos excessivos *para reduzir a demanda e o consumo de oxigênio.*

de órgãos. As lesões por ocasião do nascimento mais frequentes e significativas são as do crânio, do cérebro e da medula espinal (Martin & Rosenfeld, 2019).

O tocotraumatismo significativo representa menos de 3% das mortes neonatais e de natimortos nos EUA. Estima-se que nos EUA o tocotraumatismo ocorra em aproximadamente 29 a cada 1.000 nascimentos, e as três condições de tocotraumatismo mais frequentemente diagnosticadas são lesões no couro cabeludo, lesões no esqueleto e fratura de clavícula (Vlasyuk, 2019). Atualmente, os avanços no diagnóstico pré-natal e no monitoramento durante o trabalho de parto têm ajudado a reduzir a incidência de tocotraumatismo.

Fisiopatologia

O processo do parto é uma mistura de compressões, contrações, torques e trações. Quando o tamanho, a apresentação ou a imunidade neurológica do feto complicam esse processo, as forças de trabalho de parto e de parto podem levar a danos teciduais, edema, hemorragia ou fraturas no recém-nascido. Por exemplo, o tocotraumatismo pode resultar da pressão do parto (especialmente em trabalho de parto prolongado ou abrupto), da apresentação anormal ou difícil, da desproporção cefalopélvica ou de forças mecânicas como a utilização de fórceps ou extrator a vácuo durante o parto. A Tabela 24.3 resume os tipos mais comuns de tocotraumatismo.

TABELA 24.3 Tipos comuns de tocotraumatismo.

Tipo	Descrição	Achados	Tratamento
Fraturas	Na maioria das vezes, ocorrem em casos de parto pélvico ou distocia de ombro em recém-nascidos com macrossomia As fraturas hemiclaviculares são o tipo mais comum de fratura, e decorrem da distocia de ombro Também podem ocorrer fraturas de ossos longos, tais como o úmero ou o fêmur, geralmente na metade da diáfise	Fraturas hemiclaviculares: o recém-nascido mostra-se irritável e não move o braço do lado afetado espontaneamente ou quando o reflexo de Moro é incitado Fraturas dos ossos longos (fêmur e úmero): o recém-nascido mostra perda dos movimentos espontâneos da perna ou do braço, respectivamente; tumefação e dor geralmente acompanham a limitação no movimento A radiografia confirma a fratura	As fraturas hemiclaviculares tipicamente se consolidam rapidamente e sem intercorrências; o movimento do braço pode ser limitado prendendo-se a manga do recém-nascido à camisa As fraturas da diáfise do fêmur e do úmero são tratadas com talas. Esperam-se a consolidação e a recuperação completa em 2 a 4 semanas e sem incidentes É necessário fornecer explicações e tranquilizar os pais
Lesão do plexo braquial	Principalmente em recém-nascidos grandes, neonatos com distocia de ombro ou em caso de parto pélvico Resulta de estiramento, hemorragia dentro de um nervo ou laceração do nervo ou das raízes associadas à lesão da coluna cervical As lesões traumáticas associadas incluem a fratura de clavícula ou de úmero e a subluxação do ombro ou da coluna cervical A paralisia de Erb é a lesão do plexo braquial superior A paralisia de Klumpke é a lesão do plexo braquial inferior (ela é menos comum)	Na paralisia de Erb, o membro envolvido geralmente permanece aduzido, pronado e rodado internamente; o movimento do ombro está ausente; os reflexos de Moro, bicipital e radial estão ausentes, mas o reflexo de preensão palmar geralmente existe A paralisia de Klumpke manifesta-se como fraqueza da mão e do punho; não existe reflexo de preensão palmar	A paralisia de Erb geralmente envolve a imobilização do braço em posição cruzada sobre a parte superior do abdome/tórax para proteger o ombro do movimento excessivo na primeira semana; em seguida, realizam-se diariamente delicados exercícios passivos de amplitude de movimento para evitar contraturas. Em geral não há perda sensitiva associada e essa condição geralmente melhora rapidamente O tratamento para a paralisia de Klumpke envolve colocar a mão em uma posição neutra e realizar exercícios passivos de amplitude de movimento Em alguns casos, os déficits persistem, exigindo então uma observação continuada
Traumatismo de nervo craniano	O mais comum é a paralisia do nervo facial Frequentemente atribuído à compressão por fórceps Pode também resultar de pressão exercida sobre o nervo no útero relacionada com o posicionamento fetal, como a cabeça encostada no ombro	Os achados físicos incluem assimetria da face ao chorar; a boca pode ser tracionada para o lado não afetado; as rugas são mais profundas no lado afetado O lado paralisado pode estar liso e com aparência edemaciada. O olho fica persistentemente aberto no lado afetado	A maioria dos recém-nascidos começa a se recuperar na primeira semana, mas a resolução completa pode demorar até vários meses; os pais precisam ser tranquilizados em relação a isso Na maioria dos casos, não é necessário tratamento, apenas observação Se o olho for afetado e for incapaz de fechar, podem ser necessárias proteção com tampões e lágrimas artificiais Os pais precisam de orientações sobre como alimentar o recém-nascido, visto que ele não será capaz de posicionar corretamente os lábios ao redor do mamilo de modo que não escorra leite pelas laterais

(continua)

TABELA 24.3	Tipos comuns de tocotraumatismo. (*continuação*)

Tipo	Descrição	Achados	Tratamento
Traumatismo cranioencefálico	O traumatismo leve pode causar lesões aos tecidos moles, como céfalo-hematoma e bossa serossanguinolenta; o traumatismo mais grave pode causar fraturas com afundamento do crânio O **céfalo-hematoma** (coleção subperiosteal de sangue secundária à ruptura de vasos sanguíneos entre o crânio e o periósteo) ocorre em 2,5% de todos os partos e tipicamente aparece algumas horas após o nascimento A **bossa serossanguinolenta** (tumefação dos tecidos moles) é causada por edema da cabeça pela pressão contra o colo do útero em dilatação durante o processo de nascimento A hemorragia subaracnóidea (um dos tipos mais comuns de traumatismo cranioencefálico) pode ser decorrente de hipoxia/isquemia, de variações na pressão arterial e de pressão exercida sobre a cabeça durante o trabalho de parto. A hemorragia é de origem venosa e também podem ocorrer contusões subjacentes Atualmente, a hemorragia subdural (hematomas) ocorre com menos frequência por causa da melhora nas técnicas obstétricas. Tipicamente, as lacerações das grandes veias ou dos seios venosos que recobrem os hemisférios cerebrais ou o cerebelo (mais comuns em filhos de primigestas e em recém-nascidos grandes, ou depois de um parto instrumentado) são a causa. O aumento da pressão sobre os vasos sanguíneos dentro do crânio leva às lacerações As fraturas cranianas com afundamento (raras) podem resultar da pressão de um parto assistido por fórceps; também podem ocorrer durante os nascimentos espontâneos ou nas cesarianas, e podem estar associadas a outros traumatismos cranianos que resultem em hemorragia subdural, hemorragia subaracnóidea ou traumatismo cranioencefálico	No céfalo-hematoma, as linhas de sutura delineiam sua extensão; geralmente está localizado em um dos lados ao longo do osso parietal Na bossa serossanguinolenta, a tumefação não é limitada pelas linhas de sutura; estende-se além da linha média e está associada à moldagem da cabeça. Não costuma causar outras complicações além de uma cabeça disforme. A tumefação é máxima no momento do nascimento e depois diminui rapidamente de tamanho Na hemorragia subaracnóidea, algumas hemácias podem aparecer no líquido cefalorraquidiano (LCR) do recém-nascido a termo. O neonato pode manifestar apneia, crises convulsivas, letargia ou achados anormais no exame neurológico A hemorragia subdural pode ser assintomática ou o recém-nascido pode apresentar crises convulsivas, ampliação no tamanho da cabeça, diminuição do nível de consciência ou achados anormais no exame neurológico com hipotonia, reflexo de Moro fraco ou hemorragias retinianas extensas As fraturas cranianas com afundamento podem ser observadas e palpadas como depressões. É necessária a confirmação por radiografia	O céfalo-hematoma resolve-se gradualmente ao longo de 2 a 3 semanas sem tratamento (ver Capítulo 18) A bossa serossanguinolenta geralmente desaparece ao longo dos primeiros dias de vida sem tratamento (ver Capítulo 18) A hemorragia subaracnóidea exige um manuseio mínimo para reduzir o estresse O hematoma subdural exige aspiração; pode ser potencialmente fatal se estiver em um local inacessível e não puder ser aspirado As fraturas cranianas com afundamento tipicamente exigem um parecer da neurocirurgia

Cunningham, F. G., Leveno, K. J., Bloom, S. L., Dashe, J. S., Hoffman, B. L., Casey, B. M., & Spong, C. Y. (2018). *William's obstetrics* (25th ed.). McGraw-Hill Education; Martin, G. I., & Rosenfeld, W. (2019). *Common problems in the newborn nursery: an evidence and case-based guide.* Springer Publishers; e Norwitz, E., Zelop, C., Miller, D., & Keefe, D. (2019). *Evidence-based obstetrics and gynecology.* Wiley Blackwell.

Avaliação de enfermagem

O reconhecimento de traumatismos e lesões por ocasião do parto é imprescindível para que o tratamento precoce possa ser iniciado. Revise os históricos de trabalho de parto e de parto à procura de fatores de risco, tais como trabalho de parto prolongado ou abrupto, apresentação fetal anormal ou difícil, desproporção cefalopélvica ou forças mecânicas como a utilização de fórceps ou de extrator a vácuo durante o parto. Também reveja o histórico analisando se há múltiplos partos, recém-nascido GIG, prematuridade extrema, cabeça fetal grande ou neonato com anomalias congênitas.

Realize exames físico e neurológico cuidadosos de todos os recém-nascidos internados no berçário para determinar se existem ferimentos. Inspecione a cabeça à procura de nódulos, tumefação ou hematomas. Observe se a tumefação ou o hematoma cruza a linha de sutura. Avalie os olhos e a face para determinar se há paralisia facial, e observe se há assimetria da face com o choro ou a boca parecendo estar sendo puxada pelo lado não afetado. Certifique-se de que o recém-nascido mova espontaneamente todos os membros. Observe se há ausência ou diminuição dos reflexos tendinosos profundos ou posicionamento anormal dos membros.

Avalie e documente a simetria da estrutura e seu funcionamento. Esteja preparado para ajudar no agendamento de exames complementares para confirmar se ocorreram traumatismos ou lesões, o que será importante para determinar as modalidades de tratamento necessárias.

Conduta de enfermagem

A conduta de enfermagem é principalmente de suporte e se concentra em avaliar a resolução do traumatismo ou quaisquer complicações associadas em conjunto com o fornecimento de apoio e orientação aos pais. Dê aos pais explicações e garantias de que essas lesões geralmente desaparecem com tratamento mínimo ou sem nenhum tratamento. Os pais ficam alarmados quando o recém-nascido não consegue mover um membro ou apresenta movimentos faciais assimétricos. Forneça a eles uma visão realista da situação para ganhar sua compreensão e confiança. Esteja prontamente disponível para responder a perguntas e orientá-los a cuidar do recém-nascido, incluindo quaisquer modificações que possam ser necessárias. Conceda aos pais tempo adequado para que entendam as implicações do traumatismo ou lesão por ocasião do parto e, se houver, quais modalidades de tratamento são necessárias. Forneça-lhes informações sobre quanto tempo vai demorar até que a lesão se resolva e se eles precisam, e em que momento, procurar tratamento médico para a lesão. Passar um tempo com os pais e lhes fornecer apoio, informações e orientações são importantes para lhes possibilitar tomar decisões e cuidar de seus filhos. Se

necessário, antecipe a necessidade de encaminhamento a recursos da comunidade para acompanhamento e cuidados permanentes.

Recém-nascidos de mães usuárias de substâncias psicoativas

O uso abusivo e a dependência de drogas aumentaram significativamente nas últimas décadas em proporções epidêmicas. As mulheres que fazem uso de tabaco, álcool ou substâncias ilícitas durante a gravidez não apenas se colocam em risco, como também seus filhos, de numerosas complicações antes e depois do nascimento. O uso abusivo perinatal de substâncias psicoativas é uma questão persistente e significativa de saúde pública que afeta principalmente as crianças com alta incidência de relato de maus-tratos, negligência e encaminhamento para adoção temporária. O uso abusivo de drogas ilícitas só vai piorar à medida que o emprego correto e incorreto de medicamentos de venda controlada está aumentando significativamente nos EUA.

O uso de substâncias psicoativas durante a gestação também expõe o feto à possibilidade de restrição do crescimento intrauterino (RCIU), prematuridade, disfunções neurocomportamental e neurofisiológica, defeitos congênitos, infecções, abstinência neonatal e sequelas no desenvolvimento a longo prazo. Os filhos de usuárias dessas substâncias psicoativas são mais propensos a sofrer danos significativos, utilizar serviços de adoção temporária e ter mais desfechos negativos de proteção à criança. Os efeitos dos transtornos do espectro alcoólico fetal (TEAF) estão bem documentados na literatura; os estudos atestam atrasos no desenvolvimento, deficiência intelectual, transtornos de atenção e psicopatologias ao longo da vida da criança (CDC, 2019j).

A extensão completa dos efeitos da exposição pré-natal a substâncias psicoativas em uma criança não é conhecida. No entanto, os estudos mostram que várias drogas ilícitas podem resultar em parto pré-termo, anomalias congênitas, síndrome da morte súbita infantil (SMSI), aborto espontâneo, natimorto, baixo peso ao nascer e uma variedade de problemas comportamentais e cognitivos. É difícil estabelecer a verdadeira prevalência do uso dessas substâncias em gestantes; muitas mulheres negam fazer uso de qualquer substância sem prescrição médica por causa do estigma social associado e das implicações legais. O National Institute on Drug Abuse (NIDA, 2020) sugere que aproximadamente 5% das gestantes com 15 a 44 anos sejam usuárias de drogas ilícitas. Nos EUA, a cada 15 minutos um neonato sofre por exposição materna a substâncias ilícitas (Shukla et al., 2020). A exposição a substâncias psicoativas pode não ser reconhecida nesses recém-nascidos porque o momento exato em que se dá a abstinência neonatal depende da história sobre uso mais recente, da dose e da meia-vida dessa substância, e eles podem receber alta do berçário sob risco de problemas médicos e sociais, incluindo abuso e negligência.

O tabaco, o álcool e a maconha são as substâncias psicoativas mais comumente utilizadas durante a gestação. A incidência de uso abusivo de substâncias psicoativas e álcool aumentou substancialmente na última década por causa do uso materno de opiáceos durante o período pré-natal. Outras substâncias psicoativas incluem os opioides, tais como a morfina, a codeína, a metadona, a meperidina e a heroína; os estimulantes do SNC, tais como as metanfetaminas e a cocaína; os depressores do SNC, tais como os barbitúricos, o diazepam e os sedativos hipnóticos; e os alucinógenos, tais como a dietilamida do ácido lisérgico (LSD), os inalantes, a cola, o diluente de tinta, o removedor de esmalte e o óxido nitroso (NIDA,

2015). A Tabela 24.4 destaca as substâncias comumente usadas e seus efeitos sobre o feto e o recém-nascido.

O tipo de substância psicoativa usada, a cronologia do uso durante a embriogênese e o desenvolvimento fetal, bem como a duração e a quantidade consumida, contribuem para o impacto na gravidez da mulher e para os efeitos no feto e no recém-nascido. Frequentemente, a mulher usa mais de uma substância, o que agrava o problema. Os enfermeiros precisam estar bem informados a respeito dos problemas do uso abusivo de substâncias e devem estar alerta às oportunidades para identificar, prevenir, manejar e orientar as mulheres e suas famílias sobre essa fundamental questão de saúde pública.

TABELA 24.4 Substâncias psicoativas e seus efeitos sobre o feto e o recém-nascido.

Substância psicoativa	Descrição	Efeitos sobre o feto e o recém-nascido	Implicações para a enfermagem
Álcool	O consumo é difundido e amplamente aceito, com o uso, o abuso e a dependência afetando todos os níveis da sociedade É um equívoco comum pensar que a substância vendida ao público sem restrições seja segura	Síndrome alcoólica fetal (uma das causas conhecidas mais comuns de deficiência intelectual) Transtornos do espectro alcoólico fetal Defeitos congênitos relacionados com o álcool: • Características faciais – filtro (sulco vertical entre o lábio superior e o nariz) retificado, lábio superior fino, pálpebra curta • Déficit de crescimento (peso corporal, comprimento e IMC) • Disfunção estrutural/funcional do SNC – microcefalia; déficit intelectual; transtornos psiquiátricos, da linguagem, motores e da memória Sinais/sintomas da abstinência alcoólica: hiperatividade, inquietação, hiper-reflexia, hipertonia, sucção ineficaz, tremores, crises convulsivas, padrões de sono insatisfatórios e diaforese	Orientar a respeito do fato de que diminuir ou eliminar o consumo de álcool durante a gestação é a única maneira de evitar a síndrome alcoólica fetal e os efeitos do álcool sobre o feto Se possível, ajudar a gestante a encontrar um programa de tratamento Informar todas as gestantes ou mulheres que planejem engravidar sobre os efeitos nocivos do álcool durante a gestação Orientar as mulheres usando abordagem imparcial e culturalmente apropriada Avisar às mulheres que não há um momento da gestação em que seja seguro beber e que não há uma quantidade segura de álcool que possa ser consumida
Tabaco/nicotina	A nicotina é uma substância viciante. Provoca a liberação de epinefrina do córtex suprarrenal, que leva a uma estimulação inicial seguida por depressão e fadiga, fazendo com que o usuário consuma mais nicotina Um número progressivamente maior de mulheres está fumando na gestação (pelo menos 11% das mulheres fumam durante a gestação) Mais de 2.500 produtos químicos são encontrados na fumaça do cigarro, o que inclui nicotina, alcatrão, monóxido de carbono e cianeto. Não se sabe quais são prejudiciais, mas se acredita que a nicotina e o monóxido de carbono atuem causando desfechos negativos na gestação	Oxigenações materna e fetal prejudicadas, pois a nicotina atravessa a placenta e o monóxido de carbono combina-se com a hemoglobina Aumento do risco de baixo peso ao nascer (risco quase duplicado), de recém-nascido pequeno para a idade gestacional e de parto pré-termo Maior risco de síndrome da morte súbita infantil (SMSI) e doença respiratória crônica	Fornecer orientações para as mulheres em relação a comportamentos saudáveis Apoiar a mulher a abolir o tabagismo Individualizar o aconselhamento com base nos fatores associados ao tabagismo e desafios enfrentados (por que a mulher fuma, estressores na vida e rede de apoio social) Sugerir opções, tais como programas em grupo de cessação do tabagismo, técnicas de relaxamento, aconselhamento individual, hipnose e aconselhamento com apoio do parceiro

(continua)

TABELA 24.4 Substâncias psicoativas e seus efeitos sobre o feto e o recém-nascido. (*continuação*)

Substância psicoativa	Descrição	Efeitos sobre o feto e o recém-nascido	Implicações para a enfermagem
Maconha	Droga ilícita mais amplamente utilizada no mundo ocidental e mais comumente usada nos EUA Derivada da planta *Cannabis sativa*	Não demonstrou ter efeitos teratogênicos no feto; não foram identificados tipos consistentes de malformações A restrição do crescimento fetal é comum em virtude do aporte de monóxido de carbono ao feto Maior risco de recém-nascido pequeno para a idade gestacional Respostas alteradas a estímulos visuais, alterações nos padrões de sono, fotofobia, falta de controle motor, hiperirritabilidade, aumento nos tremores e choro estridente observados em recém-nascidos cujas mães fumaram maconha As pesquisa sobre os efeitos a longo prazo continuam	Fornecer orientações para as mulheres em relação a comportamentos saudáveis Apoiar a mulher a parar de usar a maconha
Metanfetaminas	Estimulantes viciantes; seu uso libera altos níveis de dopamina, que estimula as células do cérebro, melhorando o humor e os movimentos do corpo Alto potencial de uso abusivo e dependência; podem ser inaladas, injetadas, fumadas ou ingeridas VO É conhecida nas ruas por vários nomes, tais como gelo, cristal, bolinha, rebite e *speed* Os efeitos primários incluem aceleração das frequências cardíaca e respiratória, pressão arterial elevada, dilatação papilar; os efeitos secundários incluem a perda de apetite Usadas como tratamento farmacológico para obesidade e narcolepsia em adultos e para hiperatividade em crianças	Existem poucas pesquisas sobre o uso durante a gestação porque sua utilização é menos comum do que a da cocaína ou dos narcóticos Efeitos fetais semelhantes aos da cocaína (sugerindo a vasoconstrição como o possível mecanismo subjacente) Possível desnutrição materna levando a problemas no crescimento e desenvolvimento do feto Aumento do risco de parto pré-termo e recém-nascido de baixo peso O neonato pode ter sintomas de abstinência, tais como disforia, agitação, irritabilidade, déficit de ganho de peso, padrões de sono anormais, má alimentação, sucção frenética da mão, choro estridente, desconforto respiratório logo após o nascimento, infecções frequentes e lassitude significativa Os efeitos a longo prazo não são conhecidos	Fornecer orientações para as mulheres em relação a comportamentos saudáveis Incentivar a mulher a parar de usar metanfetamina Monitorar a mulher para determinar se há alterações no peso; enfatizar a necessidade de realizar uma ingestão nutricional adequada para apoiar o crescimento e o desenvolvimento fetais
Cocaína	Forte estimulante do SNC que interfere na reabsorção de dopamina Efeitos físicos: vasoconstrição; dilatação das pupilas; aumento da temperatura, da frequência cardíaca e da pressão arterial Usada VO, sublingual, intranasal, intravenosa e inalatória Estima-se que 30 a 40% dos dependentes de cocaína sejam do sexo feminino O uso de cocaína durante a gestação é um importante problema de saúde Maior potencial para o uso de múltiplas substâncias psicoativas se a mãe for usuária de cocaína	Parto pré-termo e recém-nascido de baixo peso Impacto claro sobre o desenvolvimento posterior Existem especulações de que a cocaína interfira no desenvolvimento cognitivo da criança, levando então a dificuldades de aprendizagem e de memória mais tarde na vida Anomalias congênitas associadas: defeitos geniturinários, cardíacos e do SNC, e síndrome do abdome em ameixa seca (*prune belly syndrome*) Outras características típicas do recém-nascido: menor circunferência cefálica, choro lancinante (indicativo de disfunção neurológica), defeitos nos membros, genitália ambígua, má alimentação, respostas visuais e auditivas ruins, padrões de sono ruins, diminuição do controle dos impulsos, rigidez, posicionamento em hiperextensão, irritabilidade e hipersensibilidade (difícil de consolar ao chorar), incapacidade de responder ao cuidador	Orientar a mulher em relação aos efeitos do uso de cocaína sobre o feto e o recém-nascido Verificar se a mãe utiliza outras substâncias Fornecer orientação para as mulheres em relação a comportamentos saudáveis Fornecer apoio e orientações para a interrupção do uso de cocaína e outras substâncias

(continua)

TABELA 24.4	Substâncias psicoativas e seus efeitos sobre o feto e o recém-nascido. (*continuação*)		
Substância psicoativa	**Descrição**	**Efeitos sobre o feto e o recém-nascido**	**Implicações para a enfermagem**
Heroína	Opioide ilegal, altamente viciante, derivado da morfina; pode ser cheirada, fumada ou injetada As possíveis consequências incluem infecção pelo vírus da imunodeficiência humano, tuberculose, crime, violência e desagregação familiar Dependência física grave; depressora do SNC que provoca embotamento mental e sonolência	Os recém-nascidos cujas mães são viciadas em heroína nascem dependentes da droga Aumento do risco de transmissão de hepatites B e C e vírus da imunodeficiência humana ao recém-nascido quando a mãe compartilha agulhas Taxas significativamente aumentadas de natimorto, RCIU, parto pré-termo e mortalidade neonatal (três a sete vezes maior) Recém-nascido pequeno para a idade gestacional, aspiração de mecônio, alta incidência de síndrome da morte súbita infantil (SMSI) e efeitos tardios da abstinência subaguda (inquietação, choro contínuo, agitação, espirros, vômitos, febre, diarreia, convulsões, irritabilidade e problemas de socialização [possivelmente persistindo por 4 a 6 meses]) Som a interrupção abrupta do uso de heroína, há a possibilidade de morte intrauterina ou nascimento pré-termo	Orientar a mulher a respeito dos efeitos do consumo de heroína sobre o feto e o recém-nascido Verificar se a mãe utiliza outras substâncias Fornecer orientações para as mulheres em relação a comportamentos saudáveis Alertar a mulher a não interromper abruptamente o consumo de heroína. Incentivá-la a se inscrever em um programa de manutenção com metadona
Metadona	Narcótico opioide sintético usado principalmente como terapia de manutenção para a dependência de heroína	Melhora em diversos dos efeitos fetais prejudiciais associados ao uso de heroína Os sinais e sintomas de abstinência são comuns em recém-nascidos Possível baixo peso ao nascer em razão da restrição simétrica do crescimento fetal Maior gravidade e período de abstinência mais longo (em razão da meia-vida mais longa da metadona) As convulsões (geralmente graves) não costumam ocorrer até 2 a 3 semanas de idade, quando o recém-nascido já está em casa Aumento na incidência de SMSI (3 a 4 vezes maior)	Os programas de manutenção com metadona são o padrão de atendimento para mulheres dependentes de narcóticos Informar a mulher sobre os benefícios e riscos do uso de metadona *versus* heroína. As vantagens incluem a melhora no crescimento fetal e neonatal, a redução do risco de morte fetal e a diminuição do risco de infecção pelo HIV Aconselhar a mulher a retornar constantemente para receber a dose prescrita de metadona Reforçar a necessidade de continuar o atendimento pré-natal Informar à mulher que ela pode amamentar seu recém-nascido enquanto em uso de metadona Orientar a mãe e os cuidadores em relação aos sinais e sintomas de abstinência de metadona

Adaptada de March of Dimes. (2019b). *Fetal alcohol spectrum disorders*. Disponível em: https://www.marchofdimes.org/complications/fetal-alcohol-spectrum-disorders.aspx; . Acesso em: 16 jun. 2020; Shukla, S., Zirkin, L. B., & Pomar, E. G. (2020). Perinatal drug abuse and neonatal drug withdrawal. *StatPearls*. Disponível em: https://www.ncbi.nlm.nih.gov/books/NBK519061/. Acesso em: 27 abr. 2020; e National Institute on Drug Abuse (NIDA). (2020). *Substance use while pregnant and breastfeeding*. Disponível em: https://www.drugabuse.gov/publications/research-reports/substance-use-in-women/substance-use-while-pregnant-breastfeeding. Acesso em: 16 jun. 2020.

Transtornos do espectro alcoólico fetal

O uso abusivo de álcool durante a gravidez está atualmente entre os desafios de saúde que mais crescem nos EUA. Esse problema é generalizado e é relatado por até 20% das mulheres grávidas ou aproximadamente uma em cada nove mulheres (CDC, 2019f). Há alguns anos, o álcool não era comumente reconhecido como um teratógeno, agente capaz de causar danos ao desenvolvimento de um feto. Atualmente, sabe-se que a exposição pré-natal ao álcool induz vários efeitos adversos sobre os desenvolvimentos físico, neurológico e comportamental. Agora se reconhece que o álcool é a principal causa evitável de deformidades ao nascimento e transtornos de desenvolvimento nos EUA (Resnik et al., 2019). Os efeitos adversos do alcoolismo são reconhecidos há séculos, mas o padrão associado de anomalias fetais não havia sido determinado até o início da década de 1970.

O padrão distintivo identificou três achados específicos: um padrão distinto de dismorfologia facial; deficiências de crescimento pré-natais e pós-natais; e disfunção do SNC. Esses achados distintivos são chamados de **transtornos do espectro alcoólico fetal (TEAF)**, que são caracterizados por distúrbios físicos e mentais que aparecem por ocasião do nascimento e permanecem problemáticos ao longo da vida da criança. No entanto, há também casos em que os efeitos da exposição pré-natal ao álcool são aparentes mas o recém-nascido não atende a todos os critérios. Assim, na tentativa de incluir aqueles que não cumpram com os parâmetros estritos, utilizam-se os termos "efeitos fetais do álcool", "defeitos congênitos relacionados ao álcool" e "defeitos neurológicos relacionados ao álcool" para descrever as crianças com uma variedade de problemas que se acredita que estejam relacionados com o consumo de álcool durante a gestação. O órgão Institute of Medicine criou o termo TEAF como maneira de descrever os efeitos mais amplos da exposição pré-natal ao álcool. As crianças com síndrome alcoólica fetal (SAF) estão no extremo de maior gravidade do espectro.

As dificuldades associadas aos TEAF podem persistir por toda a vida e impõem pesadas cargas emocionais e financeiras sobre indivíduos, famílias e sociedade (NOFAS, 2019). Os recém-nascidos que não apresentam todos os sintomas da SAF, mas somente alguns, são descritos como tendo **defeitos congênitos relacionados com o álcool (DCRAs)**. Os efeitos do álcool sobre o feto (EAFs) podem incluir problemas como baixo peso ao nascer, retardo do desenvolvimento e hiperatividade. O termo TEAF refere-se a um espectro de condições que incluem SAF, EAFs, distúrbio no neurodesenvolvimento relacionado com o álcool (DNRA) e DCRA. Embora os distúrbios dentro desse espectro possam ser diagnosticados, o próprio termo TEAF não se destina à utilização como um diagnóstico clínico (Substance Abuse and Mental Health Services Administration, [SAMHSA], 2019). O Boxe 24.1 resume as manifestações da SAF.

Em todo o mundo, a incidência de TEAF é de um a três casos por mil nascidos vivos ou um em cada cem recém-nascidos, quase a mesma taxa do autismo. A incidência de EAFs é de três a cinco por mil nascidos vivos. Até uma em cada vinte crianças nos EUA pode ter uma condição TEAF (March of Dimes, 2019b). As estimativas atuais indicam que aproximadamente 19% das mulheres em idade reprodutiva fazem uso abusivo de álcool ou são alcoólicas; portanto, o número de fetos expostos ao álcool no útero vem aumentando dramaticamente (March of Dimes, 2019b). O consumo de álcool durante a gestação resulta em defeitos cerebrais, craniofaciais e cardíacos; neurotoxicidade; e disfunção imunológica. Os TEAF duram a vida toda porque não têm cura. A ação preferencial para evitar o consumo de bebidas alcoólicas durante a gestação é a abstinência. No entanto, a detecção, o diagnóstico e o tratamento dos TEAF permanecem sendo necessidades primárias de saúde pública nos EUA e em todo o mundo. Apesar da natureza evitável do consumo de bebidas alcoólicas durante a

---

BOXE 24.1 Quadro clínico da síndrome alcoólica fetal.

- Microcefalia (circunferência cefálica < 10º percentil)*
- Fissuras palpebrais pequenas*
- Olhos anormalmente pequenos
- Restrição do crescimento intrauterino
- Hipoplasia maxilar (achatado ou ausente)
- Pregas epicânticas (prega na pele da pálpebra superior sobre o olho)
- Lábio superior fino*
- Falta de ranhuras verticais na parte mediana do lábio superior*
- Nariz arrebitado curto
- Comprimento ao nascimento reduzido e baixo peso ao nascer
- Defeitos nas articulações e membros
- Padrão de prega palmar alterado
- Crescimento pré-natal ou pós-natal ≤ 10º percentil*
- Defeitos cardíacos congênitos (defeitos septais)
- Atraso no desenvolvimento da motricidade fina e grossa
- Problemas na coordenação olho-mão
- Anormalidades encefálicas clinicamente significativas*
- Deficiência intelectual
- Testa estreita
- Desempenho substancialmente abaixo do esperado na função cognitiva ou de desenvolvimento, função executiva ou motora e atenção ou hiperatividade; habilidades sociais ou de linguagem*
- Reflexo de sucção inadequado e falta de apetite

*O diagnóstico da síndrome alcoólica fetal demanda a existência de três achados:
- Documentação das três anomalias faciais
- Documentação de déficits de crescimento (altura, peso ou ambos abaixo do 10º percentil)
- Documentação de anormalidades do sistema nervoso central (estrutural, neurológica ou funcional)

Centers for Disease Control and Prevention (CDC). (2019f). *Fetal alcohol spectrum disorders (FASDs)*. Disponível em: https://www.cdc.gov/ncbddd/fasd/index.html. Acesso em: 16 jun. 2020; March of Dimes. (2019b). *Fetal alcohol spectrum disorders*. Disponível em: ttps://www.marchofdimes.org/complications/fetal-alcohol-spectrum-disorders.aspx. Acesso em: 16 jun. 2020; e National Organization on Fetal Alcohol Syndrome (NOFAS). (2019). *FAS facts and figures*. Disponível em: https://www.nofas.org/factsheets/. Acesso em: 16 jun. 2020.

---

gravidez, a prevalência do consumo de álcool está aumentando em todo o planeta. Além disso, as mulheres podem consumir álcool antes de saberem que estão grávidas (Popova et al., 2019).

O álcool da circulação materna atravessa a placenta, o que resulta em exposição fetal direta. O mecanismo de exposição fetal provavelmente está relacionado com três fatores principais: efeito teratogênico; hipoxia decorrente do aumento do consumo de oxigênio; e capacidade diminuída de usar aminoácidos para a síntese de proteínas. A expressão da exposição fetal ao álcool varia de sutil a extrema e depende do tempo de exposição, da dose e da sensibilidade genética do feto aos efeitos do álcool (CDC, 2019f).

A SAF é uma das causas não genéticas conhecidas mais comuns de deficiência intelectual; é a única causa totalmente evitável. Estudos recentes sugerem que os principais déficits existentes sejam de atenção, de aprendizado, de funções executivas e de memória, além de desregulação emocional e comprometimento das funções cognitivas sociais (Resnik et al., 2019). As crianças com essa síndrome têm diferentes graus de problemas psicológicos e comportamentais, e muitas vezes têm dificuldade para manter um emprego e viver de modo independente. Não há cura para os TEAF, mas as pesquisas mostram que os serviços de intervenção precoce podem melhorar o desenvolvimento da criança.

Diminuir ou eliminar o consumo de álcool durante a gestação é a única maneira de evitar os TEAF. Não há um nível de álcool que seja comprovadamente seguro para o feto; por isso, o álcool deve ser completamente banido durante o planejamento da concepção e durante a gestação, e não é recomendado durante o aleitamento materno. Os enfermeiros estão em posições privilegiadas para trabalharem com as mulheres em idade fértil na prevenção primária dos TEAF e na prevenção secundária com os indivíduos afetados cuja vida pode melhorar bastante com a intervenção personalizada. Frequentemente, as mulheres são mais receptivas a fazer mudanças de estilo de vida durante a gestação do que em qualquer outro momento de suas vidas. Fazer aconselhamentos de modo não incriminatório e que possam ser facilmente entendidos é mais eficaz do que a propaganda em massa para motivar as mulheres a optar por parar de beber. Visto que a cada ano mais de 1 milhão de recém-nascidos apresenta lesão cerebral permanente em decorrência de uma causa conhecida e prevenível, a resposta dos profissionais de enfermagem deve ser imediata, determinada, sustentada e educacional para as gestantes que consomem bebidas alcoólicas. São necessárias ações em todos os níveis da sociedade para encorajar a abstinência alcoólica durante a gravidez e, assim, evitar seus impactos devastadores.

Síndrome da abstinência neonatal

A **síndrome da abstinência neonatal (SAN)** abrange vários sinais/sintomas de abstinência de drogas que resultam da exposição intrauterina crônica a substâncias psicoativas, como opioides, barbitúricos, ISRSs, álcool, benzodiazepínicos, cafeína e nicotina. Mais de 5% de todos os nascimentos ocorrem em mulheres que fazem uso abusivo de drogas ilícitas durante a gestação, o que resulta em uma incidência de SAN de até 20 casos por 1.000 nascidos vivos (Anbalagan & Mendez, 2020). O uso abusivo de substâncias pela mãe está associado a desfechos neonatais adversos. Os recém-nascidos de mulheres que fazem uso abusivo de tabaco, drogas ilícitas (heroína, metanfetaminas), medicamentos de venda controlada (fentanila, oxicodona, metadona, ISRSs, morfina, meperidina), cafeína e álcool podem manifestar comportamento de abstinência. Essas substâncias atravessam a placenta e podem fazer com que o feto desenvolva dependência; quando a exposição fetal às substâncias é interrompida no momento do nascimento, o neonato está em risco de um espectro de sintomas de abstinência (p. ex., disfunção autônoma, desconforto respiratório, comprometimento gastrintestinal) que podem necessitar de tratamento prolongado, monitoramento intensivo e hospitalização extensa. Os opioides são as substâncias

psicoativas mais comumente associadas aos sintomas de abstinência, que geralmente ocorrem quando há interrupção abrupta no consumo de uma substância viciante, geralmente após exposição prolongada a esta. Os recém-nascidos expostos a substâncias psicoativas começam a apresentar, após o parto, um processo de abstinência de gravidade variável.

O tratamento primário da SAN consiste em substituição do opioide por morfina ou metadona. A buprenorfina está surgindo como uma opção terapêutica com resultados promissores. A maioria das exposições fetais a substâncias não opioides resulta em manifestações clínicas limitadas, responde bem às medidas de suporte e raramente exige intervenção farmacológica. Todavia, a exposição crônica a opioides realmente exige farmacoterapia para aliviar os sinais apresentados pelo recém-nascido, sobretudo quando a mãe fez uso de várias substâncias psicoativas (Wachman & Werler, 2019).

O manejo não farmacológico da SAN inclui controle ambiental, métodos de alimentação, integração social, técnicas calmantes e modalidades terapêuticas. As intervenções incluem amamentação, enfaixamento, alojamento conjunto, contato pele a pele e fornecimento de ambientes silenciosos e não estimulantes. Essas intervenções não farmacológicas podem ser eficazes quando usadas combinadas com a terapia farmacológica ou como terapia única para os casos leves de SAN (Ryan et al., 2019).

A SAN pode ser descrita como um distúrbio generalizado de múltiplos sistemas do recém-nascido exposto a substâncias psicoativas (legais e ilícitas) e que progride para crises convulsivas. As manifestações relacionadas com o SNC incluem irritabilidade, padrões de sono irregulares e curtos e abalos mioclônicos. Também apresentam disfunção gastrintestinal (sucção excessiva, alimentação insatisfatória, vômitos, fezes pastosas, baixo ganho de peso); choro agudo e estridente; aumento do tônus muscular e de tremores; crises convulsivas; e um excesso de espirros, bocejos e congestão nasal (Grossman & Berkwitt, 2019). Embora muitas vezes seja tratada como entidade única, não é uma condição patológica isolada. As manifestações da abstinência dependem da meia-vida da substância psicoativa, da substância em si ou da combinação de substâncias usadas, da dosagem, da via de administração, do momento da exposição à substância e da duração dessa exposição (Whalen et al., 2019). A SAN tem consequências clínicas e de desenvolvimento para o recém-nascido.

Avaliação de enfermagem

É essencial realizar uma avaliação abrangente da anamnese e do uso abusivo de substâncias psicoativas no pré-natal, especialmente no que diz respeito ao uso de múltiplas substâncias. O medo de serem denunciadas às instituições voltadas para o bem-estar da criança ou ao sistema judiciário leva as mulheres a esconderem seu histórico de uso abusivo de substâncias. Frequentemente, o primeiro indício do uso abusivo aparece no neonato quando este começa a apresentar os sintomas de abstinência 72 horas após o nascimento. Tipicamente, a criança já recebeu alta nesse momento, a menos que o enfermeiro tenha um alto grau de suspeição que o leve a solicitar exames toxicológicos precocemente. Vários instrumentos de classificação podem ser utilizados para avaliar um recém-nascido exposto a substâncias psicoativas. A Figura 24.7 ilustra um deles. Independentemente da ferramenta utilizada para a avaliação, aborde essas áreas-chave:

DISFUNÇÕES DO SNC													
SINAIS E SINTOMAS	PONTUAÇÃO	MANHÃ						TARDE					
Choro estridente e excessivo	2												
Choro estridente contínuo	3												
Dorme < 1 h após a alimentação	3												
Dorme < 2 h após a alimentação	2												
Dorme < 3 h após a alimentação	1												
Reflexo de Moro hiperativo	2												
Reflexo de Moro muito hiperativo	3												
Tremor leve quando perturbado	1												
Tremor moderado a grave quando perturbado	2												
Tremor leve sem ser perturbado	1												
Tremor moderado a grave sem ser perturbado	4												
Tônus muscular aumentado	2												
Descoloração (especificar a área)	1												
Espasmos mioclônicos	3												
Convulsões generalizadas	5												
DISTÚRBIOS METABÓLICOS VASOMOTORES/RESPIRATÓRIOS													
Sudorese													
Hipertermia < 38,2°C (37,2 a 38,2°C)	1												
Hipertermia > 38,2°C (38,2°C ou maior)	2												
Bocejos frequentes (> 3 a 4 vezes/intervalo de observação)	1												
Manchas	1												
Congestão nasal	1												
Espirros (> 3 a 4 vezes/intervalo de observação)	1												
Batimento de asa de nariz	2												
Frequência respiratória > 60 incursões/min	1												
Frequência respiratória > 60 incursões/min com tiragens	2												
DISTÚRBIOS GASTRINTESTINAIS													
Sucção excessiva	1												
Má alimentação	2												
Regurgitação	2												
Vômito em jato	3												
Fezes líquido-pastosas	2												
Fezes aquosas	3												
PONTUAÇÃO TOTAL													

FIGURA 24.7 Sistema de pontuação da abstinência neonatal.

- Anamnese materna para identificar comportamentos de risco de uso abusivo de substâncias
- Morte fetal prévia inexplicada
- Falta de atendimento pré-natal
- Reclusão
- Prostituição
- Tabagismo
- Restrição do crescimento fetal
- Transtornos de saúde mental
- Histórico de violência por parceiro íntimo
- Histórico de falta em consultas pré-natais
- Alterações bruscas de humor
- Parto pré-termo
- Histórico de infecções/doenças sexualmente transmissíveis (IST/DST, hepatite C e vírus da imunodeficiência humana)
- Trabalho de parto precipitado
- Estado nutricional ruim
- Descolamento prematuro de placenta
- Episódios hipertensivos
- Histórico de uso abusivo de substâncias psicoativas
- Resultados dos exames laboratoriais (toxicológicos) para identificar substâncias na mãe e no recém-nascido
- Sinais da SAN (use o acrônimo "WITHDRAWAL" apresentado mais adiante no Boxe 24.3)
- Evidência de atividade convulsiva e necessidade de um ambiente protetor.

O comportamento do recém-nascido muitas vezes leva o médico ou o enfermeiro a suspeitar de exposição intrauterina a substâncias psicoativas (Boxe 24.2). O exame físico da criança também pode revelar baixo peso para a idade gestacional ou defeitos congênitos e disfunção relacionados com álcool ou substâncias psicoativas. Avalie o recém-nascido para detectar sinais da SAN (Boxe 24.3).

ATENÇÃO!

Os recém-nascidos expostos à cocaína são tipicamente agitados, irritadiços e, às vezes, inconsoláveis. Eles também demonstram falta de coordenação na sucção e na deglutição, o que torna a alimentação um momento frustrante tanto para eles quanto para o cuidador.

Ajude na realização dos exames complementares para identificar a gravidade da abstinência. Em geral, o exame toxicológico indica apenas a exposição recente do recém-nascido às substâncias psicoativas consumidas pela mãe. É capaz de detectar a maconha consumida até 1 mês antes, a cocaína usada até 96 horas antes, a heroína usada entre 24 e 48 horas antes e a metadona usada até 10 dias antes (Shukla et al., 2020). O rastreamento toxicológico do sangue, da urina e do mecônio do recém-nascido identifica as substâncias a que ele foi exposto.

BOXE 24.2 Manifestações da síndrome da abstinência neonatal.

Disfunções do SNC
- Tremores
- Convulsões generalizadas
- Reflexos hiperativos
- Inquietação
- Irritabilidade
- Hipertonia muscular, movimentação constante
- Choro agudo e estridente
- Transtornos no padrão de sono.

Distúrbios metabólicos, vasomotores e respiratórios
- Febre
- Bocejos frequentes
- Manchas na pele
- Sudorese
- Congestão nasal
- Instabilidade térmica
- Espirros frequentes
- Batimento de asa de nariz
- Taquipneia > 60 incursões/min
- Apneia.

Disfunções gastrintestinais
- Má alimentação
- Sucção ou reflexo de busca frenéticos
- Sucção descoordenada
- Pouco ganho de peso
- Fezes líquido-pastosas ou líquidas
- Regurgitação ou vômito em jato (Grossman & Berkwitt, 2019).

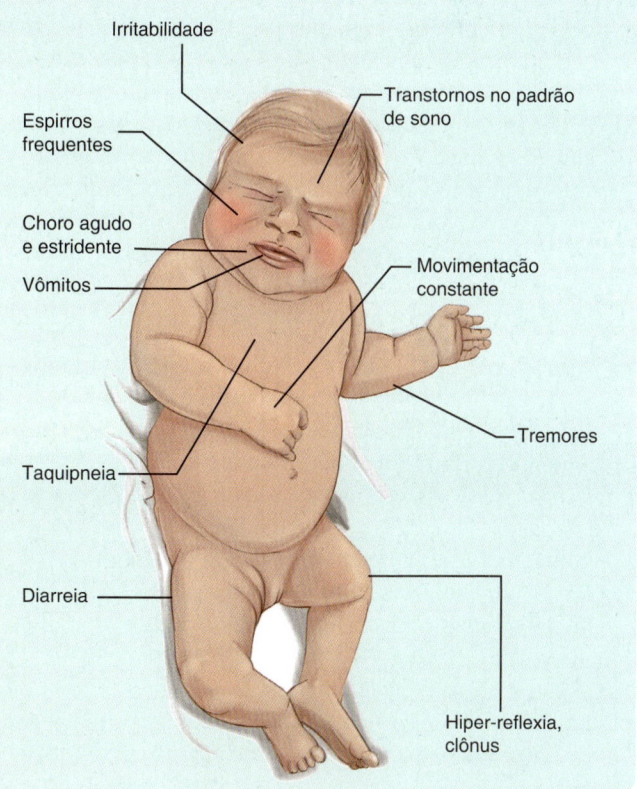

> **BOXE 24.3** Acrônimo WITHDRAWAL.
>
> Avalie o recém-nascido para detectar sinais de SAN usando o acrônimo WITHDRAWAL para focar a avaliação:
> - **W** = vigília (do inglês *wakefulness*): duração do sono inferior a 3 horas após a alimentação
> - **I** = **i**rritabilidade
> - **T** = variação da **t**emperatura, **t**aquicardia, **t**remores
> - **H** = **h**iperatividade, choro agudo e persistente, **h**iper-reflexia, **h**ipertonia
> - **D** = **d**iarreia, **d**iaforese, sucção **d**esorganizada
> - **R** = desconforto **r**espiratório, marcas de coçadura (do inglês *rub*), **r**inorreia
> - **A** = crises de **a**pneia, disfunção **a**utônoma
> - **W** = perda de peso (do inglês *weight*) ou falta de ganho de peso
> - **A** = **a**lcalose (respiratória)
> - **L** = **l**acrimejamento (Hamdan, 2018).

Conduta de enfermagem

As necessidades do recém-nascido exposto a substâncias são múltiplas, complexas e dispendiosas tanto para o sistema de saúde quanto para a sociedade. O uso abusivo de substâncias ocorre entre pessoas de todas as etnias, alturas, formas, rendas, padrões e condições. A maioria das gestantes não tem consciência do impacto adverso que o uso abusivo de substâncias pode ter sobre seu filho. O atual padrão de atendimento consiste em manter as gestantes dependentes de opioides com metadona, que tem múltiplos efeitos benéficos, inclusive melhora do atendimento pré-natal, redução das taxas de mortalidade fetal e maior crescimento fetal (Jansson, 2020).

Os enfermeiros estão em uma posição única para ajudar porque interagem com as mães de alto risco e com os recém-nascidos em muitos ambientes, o que inclui a comunidade, os centros de saúde e as instituições familiares. É de responsabilidade de todos os enfermeiros identificar, orientar, aconselhar e encaminhar as gestantes com problemas de uso abusivo de substâncias. Por exemplo, os profissionais de enfermagem podem ser um instrumento para aumentar a quantidade de gestantes que faz uma tentativa séria de parar de fumar usando a abordagem dos cinco "As":

- *Arguir* (*ask* – perguntar): pergunte a todas as mulheres se elas fumam e se gostariam de parar
- *Aconselhar* (*advise*): incentive o uso de planos de tratamento clinicamente comprovados
- *Avaliar* (*assess*): forneça motivação e discuta os cinco "Rs":
  - *Relevância* de parar de fumar para a mulher
  - *Risco* para o feto se a mãe continuar fumando
  - *Recompensas* para ambos de parar de fumar
  - *Restrições*/obstáculos a parar de fumar
  - *Repetir* a cada consulta
- *Ajudar* (*assist*): ajude a mulher a proteger o feto e o recém-nascido contra os efeitos negativos do tabagismo

- *Agendar* (*arrange* – organizar): agende visitas de acompanhamento para reforçar o comprometimento da mulher em parar de fumar.

Embora essa abordagem seja voltada a abolir o tabagismo, os enfermeiros podem adaptá-la para focar na interrupção do uso de qualquer substância psicoativa. O cuidado de enfermagem precoce, apoiador e contínuo é fundamental para o bem-estar da mãe e do recém-nascido. Os profissionais de enfermagem têm a responsabilidade ética de prestar atendimento imparcial e baseado em evidências para esse conjunto extremamente vulnerável.

Cuidar de um neonato exposto a substâncias continua sendo um grande desafio para os profissionais da saúde. Os principais objetivos incluem fornecer conforto ao recém-nascido aliviando os sintomas, melhorando a alimentação e o ganho de peso, evitando convulsões, promovendo interações da mãe com a criança e reduzindo a incidência de mortalidade e de desenvolvimento anormal neonatais (Jordan et al., 2019).

PROMOÇÃO DE CONFORTO

As intervenções para promover conforto incluem enfaixamento, iluminação reduzida, despertar delicado, ambiente tranquilo com pouca estimulação, falar baixo, chupetas para promover "autotranquilização", balanço vertical durante os momentos de inquietação do recém-nascido para reduzir a hiperatividade neurológica, aumentar as oportunidades de sucção não nutritiva, alojamento conjunto e posicionamento (King et al., 2019). Reduza ao mínimo os estímulos ambientais. Por exemplo, diminua os estímulos escurecendo as luzes no berçário e envolvendo bem o recém-nascido em mantas para reduzir os comportamentos de irritabilidade. Outras técnicas, tais como balançar delicadamente, mantê-lo em uma posição de flexão e oferecer uma chupeta, podem ajudar a controlar a irritabilidade do SNC. A chupeta também ajuda a satisfazer a necessidade do recém-nascido de sucção não nutritiva. Utilizar berços oscilantes e evitar mudanças bruscas no ambiente da criança também são medidas úteis. Use uma abordagem calma e delicada ao manusear o recém-nascido e planeje as atividades de modo a evitar a hiperestimulação do neonato, dando tempo para períodos de descanso.

SATISFAÇÃO DAS NECESSIDADES NUTRICIONAIS

Os recém-nascidos com SAN podem apresentar comprometimento do comportamento alimentar, tais como sucção excessiva, alimentação insatisfatória, regurgitação e diarreia, o que provoca perda de peso. Para acelerar o ganho ponderal, suplemente com fórmula infantil hipercalórica. Ao alimentar o recém-nascido, forneça pequenas quantidades e posicione-o na vertical para evitar a aspiração e facilitar a sucção e a deglutição rítmicas. Faça o recém-nascido arrotar com frequência para minimizar vômitos, regurgitação e potencial aspiração. Prefira refeições pequenas e frequentes e forneça 150 a 250 kcal/kg

- Icterícia antes de 24 horas de vida
- Ascendência indígena norte-americana, do leste da Ásia ou do Mediterrâneo
- Céfalo-hematoma (Boskabadi et al., 2020; Resnik et al., 2019).

Fisiopatologia

A bilirrubina é proveniente da degradação do heme, que é produzido a partir da degradação da hemoglobina. A bilirrubina apresenta duas formas: não conjugada ou indireta, que é lipossolúvel e tóxica para os tecidos do corpo; e conjugada ou direta, que é hidrossolúvel e não tóxica. Os níveis séricos elevados de bilirrubina são manifestados como icterícia no recém-nascido. Tipicamente, o nível de bilirrubina sérica total aumenta ao longo dos primeiros 3 a 5 dias e depois diminui.

A icterícia neonatal resulta do desequilíbrio entre as taxas de produção e de eliminação da bilirrubina. Esse desequilíbrio determina o padrão e o grau de hiperbilirrubinemia neonatal (Nazer, 2019). Durante o período neonatal, a fisiologia da bilirrubina sofre uma transição rápida do padrão intrauterino para o extrauterino. No útero, a bilirrubina não conjugada fetal normalmente é eliminada pela placenta e pelo fígado da mãe; por isso, a bilirrubina total no momento do nascimento é baixa. Após o cordão umbilical ser cortado, o recém-nascido deve conjugar a bilirrubina (converter pigmento lipossolúvel em hidrossolúvel) em seu próprio fígado. A taxa e a quantidade de conjugação de bilirrubina dependem da taxa de degradação de hemácias, da carga de bilirrubina, da maturidade do fígado e da quantidade de locais de ligação da albumina (Blackburn, 2018). A produção de bilirrubina aumenta após o nascimento, principalmente por causa do encurtamento da vida útil das hemácias (70 dias no recém-nascido *versus* 90 dias no adulto) combinado com a massa de hemácias aumentada. Portanto, a quantidade de bilirrubina com a qual o recém-nascido deve lidar é grande em comparação com a de um adulto.

ICTERÍCIA FISIOLÓGICA

A icterícia fisiológica é a manifestação da hiperbilirrubinemia normal encontrada no recém-nascido e aparece durante o terceiro para o quarto dia de vida em razão das limitações e das anormalidades no metabolismo da bilirrubina. Nesse momento, o recém-nascido já recebeu alta hospitalar e está em casa com os pais. Os níveis séricos de bilirrubina alcançam até 10 mg/dℓ e depois declinam rapidamente durante a primeira semana após o nascimento (Cunningham et al., 2018). A maioria dos neonatos recebe alta antes desse momento de pico da icterícia (em aproximadamente 72 horas).

A icterícia fisiológica pode resultar de um aumento na carga de bilirrubina causado pela policitemia relativa, pelo encurtamento da vida média das hemácias, pela imaturidade no processo de captação e conjugação hepáticas e pela circulação êntero-hepática aumentada.

O recém-nascido com passagem tardia de mecônio tem maior propensão a desenvolver icterícia fisiológica (Pace et al., 2019).

Em relação ao início dos sintomas, a icterícia fisiológica é diferente entre os neonatos amamentados e aqueles alimentados com mamadeira. As crianças amamentadas tipicamente têm níveis de pico de bilirrubina no quarto dia de vida; nas alimentadas com mamadeira, o pico geralmente é no terceiro dia de vida. A velocidade do declínio da bilirrubina é menos rápida em recém-nascidos amamentados em comparação com aqueles alimentados com mamadeira porque os neonatos alimentados com mamadeira tendem a ter evacuações mais frequentes. A icterícia associada ao aleitamento materno manifesta-se em dois padrões distintos: icterícia associada à amamentação de início precoce e icterícia da amamentação de início tardio.

Icterícia associada à amamentação de início precoce. A icterícia associada à amamentação de início precoce provavelmente está viculadada a práticas de amamentação ineficazes por causa da relativa privação calórica nos primeiros dias de vida. O volume e a frequência diminuídos das amamentações podem resultar em desidratação leve e passagem tardia de mecônio. Essa defecação tardia possibilita que a circulação êntero-hepática recapte a bilirrubina, aumentando então o nível sérico de bilirrubina não conjugada. Para evitar isso, as estratégias para promover o aleitamento materno precoce eficaz e frequente são importantes. As diretrizes da AAP recentemente reafirmadas recomendam o aleitamento materno precoce e frequente sem suplementação de água ou solução glicosada com água porque estes suplementos não impedem a hiperbilirrubinemia e podem levar à hiponatremia (AAP, 2019). O aleitamento materno precoce e frequente pode fornecer ao recém-nascido a quantidade adequada de calorias e de volume de líquido (via colostro) para estimular o peristaltismo e a passagem de mecônio para eliminar a bilirrubina.

Icterícia da amamentação de início tardio. A icterícia da amamentação de início tardio ocorre no fim do período neonatal, com o nível de bilirrubina geralmente alcançando seu pico no 6º ao 14º dia de vida. Os níveis séricos totais de bilirrubina podem ser de 12 a 20 mg/dℓ, mas esses patamares não são considerados patológicos (Martin et al., 2019). A causa específica da icterícia da amamentação de início tardio não está completamente compreendida, mas pode estar relacionada com uma alteração na composição do leite, que resulta em aumento na circulação êntero-hepática. São necessárias mais pesquisas para determinar sua causa. Interromper o aleitamento materno não é recomendado, a menos que os níveis de bilirrubina se tornem perigosos; se isso ocorrer, o aleitamento materno é interrompido por apenas 1 ou 2 dias. A substituição por fórmula durante esse curto intervalo geralmente resulta em queda rápida nos níveis de bilirrubina, mas não é necessário ou aconselhável interromper a amamentação.

ICTERÍCIA PATOLÓGICA

A icterícia patológica manifesta-se nas primeiras 24 horas de vida, quando os níveis de bilirrubina total aumentam em mais de 5 mg/dℓ/dia e o nível sérico total de bilirrubina supera 17 mg/dℓ no recém-nascido a termo (La Leche League International, 2020).

As condições que alteram a produção, o transporte, a absorção, o metabolismo, a excreção ou a reabsorção de bilirrubina podem causar a icterícia patológica no recém-nascido. Algumas condições que contribuem para degradação de hemácias e, portanto, níveis de bilirrubina mais elevados incluem policitemia, incompatibilidades sanguíneas e acidose sistêmica. Essas condições alteradas podem levar a altos níveis de bilirrubina não conjugada, podendo chegar a níveis tóxicos e resultar em uma condição grave chamada **encefalopatia bilirrubínica** aguda ou crônica.

A condição mais comumente associada à icterícia patológica é a doença hemolítica do recém-nascido secundária à incompatibilidade entre os grupos sanguíneos da mãe e do neonato. As condições mais frequentes são as incompatibilidades no fator Rh e ABO.

A encefalopatia bilirrubínica (núcleo amarelo) é um transtorno neurológico evitável caracterizado por encefalopatia, alterações motoras, perda da audição e da visão e morte (Cunningham et al., 2018). Pode ser de natureza aguda ou crônica. A neurotoxicidade desenvolve-se porque a bilirrubina não conjugada tem elevada afinidade pelo tecido cerebral, e a bilirrubina não ligada à albumina é livre para atravessar a barreira hematencefálica e danificar as células do SNC.

Na fase aguda, chamada de encefalopatia bilirrubínica aguda, o recém-nascido torna-se letárgico, suga mal, é irritadiço, pode ter convulsões e se tornar hipotônico. Se a hiperbilirrubinemia não for tratada, o neonato torna-se hipertônico, havendo arqueamento do tronco e convulsões. Pode-se observar um choro estridente. Essas alterações podem ocorrer rapidamente, de modo que todos os recém-nascidos devem ser avaliados à procura de icterícia e, se indicado, testados para que o tratamento possa ser iniciado.

Na fase crônica, chamada de encefalopatia bilirrubínica crônica ou *kernicterus*, o recém-nascido pode manifestar os seguintes sintomas: paralisia cerebral grave, displasia do esmalte dental, disfunção auditiva; e paralisia do olhar para cima. Qualquer evento que leve ao aumento da produção de bilirrubina ou à diminuição da eliminação pode levar à hiperbilirrubinemia e, portanto, à disfunção neurológica induzida pela bilirrubina (BIND) ou *kernicterus*. Esses eventos podem incluir policitemia, hemólise devido à isoimunização Rh e defeito hereditário congênito das enzimas envolvidas no metabolismo da bilirrubina. Não deveriam ocorrer casos de *kernicterus* nos dias de hoje; mas, devido aos atrasos no diagnóstico de causas patológicas de icterícia prolongada, eles ainda passam despercebidos ou, então, são negligenciados (Hamza, 2019).

> **ATENÇÃO!**
>
> A icterícia grave no recém-nascido com menos de 24 horas de vida deve ser comunicada imediatamente ao médico, pois pode indicar um processo patológico.

Avaliação de enfermagem

A icterícia neonatal inicialmente torna-se visível no rosto e na testa. A identificação é auxiliada pela pressão sobre a pele, uma vez que o branqueamento revela a coloração subjacente. A icterícia então gradualmente se torna visível no tronco e nos membros. Essa progressão cefalocaudal está bem descrita. A condição desaparece no sentido oposto. Os enfermeiros desempenham um papel importante na detecção precoce e na identificação da icterícia no recém-nascido. São essenciais habilidades de observação perspicazes.

ANAMNESE E EXAME FÍSICO

Reveja a anamnese e procure por fatores que possam predispor o recém-nascido à hiperbilirrubinemia, tais como:

- Policitemia
- Contusões ou céfalo-hematoma significativos, o que aumenta a produção de bilirrubina
- Infecções como toxoplasmose, hepatite B, rubéola, citomegalovírus, herpes-vírus simples
- Uso de fármacos durante o trabalho de parto e o parto, tais como diazepam ou ocitocina
- Prematuridade
- Estenose pilórica
- Obstrução intestinal
- Hipotireoidismo
- Idade gestacional de 34 a 36 semanas
- Hemólise em razão de incompatibilidade ABO ou isoimunização Rh
- Recém-nascido macrossômico filho de mãe diabética
- Clampeamento tardio do cordão umbilical, o que aumenta o volume de hemácias
- Redução nos locais de ligação da albumina para transporte da bilirrubina não conjugada para o fígado em virtude da acidose
- Passagem tardia de mecônio, o que aumenta a quantidade de bilirrubina que retorna para o estado não conjugado e pode ser absorvida pela mucosa intestinal
- Irmãos que tiveram icterícia significativa
- Aleitamento materno inadequado que leve a desidratação, diminuição da ingestão calórica, perda de peso e passagem tardia de mecônio
- Etnia, como origem asiática, mediterrânea ou indígena norte-americana
- Sexo masculino (Kenner et al., 2019; Pace et al., 2019).

Realize um exame físico completo. Avalie se a pele, as mucosas, a esclera e os líquidos corporais (lágrimas, urina) apresentam coloração amarelada. Detecte a icterícia observando a criança em uma sala bem iluminada e após o branqueamento da pele com pressão digital sobre uma proeminência óssea. Tipicamente, a icterícia começa na cabeça e progride gradualmente para o abdome e os membros. Verifique também se há palidez (anemia), nódoas negras excessivas (hemorragia) e desidratação (circulação lenta), o que pode contribuir para o desenvolvimento de icterícia e para o risco de *kernicterus*.

Verifique se o recém-nascido apresenta incompatibilidade Rh. Esteja alerta para as manifestações clínicas, tais como ascite, anemia, insuficiência cardíaca congestiva, edema, palidez, icterícia, hepatoesplenomegalia, hidrâmnios, placenta espessa e dilatação da veia umbilical (Martin & Rosenfeld, 2019).

O recém-nascido hidrópico tem aparência pálida, edemaciada e mole por ocasião do nascimento e tipicamente requer reanimação. O neonato com hidropisia imune manifesta edema grave generalizado, hipertrofia e expansão de órgãos, bem como derrame de líquido para as cavidades do corpo.

EXAMES LABORATORIAIS E COMPLEMENTARES

Determine os tipos sanguíneos da mãe e do feto e verifique se há incompatibilidades (ver Quadro comparativo 24.1). Avalie os níveis de bilirrubina (tanto a não conjugada quanto a conjugada) nos resultados dos exames laboratoriais. Os níveis de bilirrubina determinam o diagnóstico de hiperbilirrubinemia. O recém-nascido com incompatibilidade Rh demonstra rápida elevação no nível de bilirrubina não conjugada no momento do nascimento ou nas primeiras 24 horas. Espere também mensurar a fosfatase alcalina, as enzimas hepáticas e o tempo de protrombina e de tromboplastina parcial, bem como:

- *Teste de Coombs direto*: para identificar a doença hemolítica do recém-nascido; resultados positivos indicam que as hemácias do neonato foram revestidas com anticorpos e, portanto, estão sensibilizadas
- *Concentração de hemoglobina*: para detectar evidências de anemia
- *Tipo sanguíneo*: para determinar a condição de Rh e qualquer incompatibilidade do recém-nascido

- *Proteína sérica total*: para detectar a capacidade reduzida de ligação da albumina
- *Contagem de reticulócitos*: para identificar um nível elevado, indicativo de hemólise aumentada.

Ajude a coletar amostras de sangue do cordão umbilical para medir as concentrações de hemoglobina; para tanto, faça uma punção no calcanhar para realizar o teste de Coombs direto e para determinar os níveis de bilirrubina. Prepare os pais e a criança para uma avaliação radiológica, se necessário, para determinar anormalidades que possam estar causando a icterícia.

Conduta de enfermagem

A conduta de enfermagem para o recém-nascido com hiperbilirrubinemia requer uma abordagem ampla. Como membros da equipe de saúde, os enfermeiros partilham a responsabilidade pela detecção e identificação precoces, pela orientação aos familiares e pelo tratamento e acompanhamento da mãe e do recém-nascido. O registro do momento de início da icterícia é essencial para diferenciar entre a icterícia fisiológica (> 24 horas de vida) e a patológica (< 24 horas). Os enfermeiros podem melhorar o atendimento oferecendo sua presença e seu apoio e seguindo as orientações da AAP para a prevenção da hiperbilirrubinemia:

- Promover e apoiar o aleitamento materno bem-sucedido
- Estabelecer protocolos no berçário para a identificação da icterícia, incluindo quando a mensuração da bilirrubina sérica pode ser prescrita por um enfermeiro
- Mensurar a bilirrubina sérica total em neonatos com icterícia nas primeiras 24 horas
- Procurar fatores de risco que possam elevar os níveis de bilirrubina
- Interpretar todos os níveis de bilirrubina de acordo com a vida da criança em horas
- Não usar uma estimativa visual da icterícia, que é imprecisa; em vez disso, utilizar exames laboratoriais

QUADRO COMPARATIVO 24.1 Incompatibilidade ABO *versus* incompatibilidade Rh		
Quadro clínico	**Incompatibilidade Rh**	**Incompatibilidade ABO**
Primogênito	Rara	Comum
Gestações posteriores	Mais grave	Sem aumento na gravidade
Icterícia	Moderada a grave	Leve
Hidropisia fetal	Frequente	Rara
Anemia	Frequentemente grave	Rara
Ascite	Frequente	Rara
Hepatoesplenomegalia	Frequente	Comum

- Considerar recém-nascidos com menos de 38 semanas de vida em alto risco de icterícia, especialmente se estiverem sendo amamentados
- Realizar uma avaliação do risco em todos os recém-nascidos antes da alta
- Tratar os recém-nascidos com icterícia com fototerapia, se indicado
- Fornecer aos pais informações escritas e orais sobre a icterícia no momento da alta
- Prestar cuidados de acompanhamento e fazer encaminhamentos com base no momento da alta e no risco
- Capacitar os pais a tomar decisões apropriadas quando já estiverem em casa (King et al., 2019; Resnik et al., 2019).

REDUÇÃO DOS NÍVEIS DE BILIRRUBINA

Estimule a iniciação precoce da alimentação a fim de evitar a hipoglicemia e fornecer proteína para manter os níveis de albumina para o transporte de bilirrubina até o fígado. Assegure que o recém-nascido seja alimentado (com leite materno ou fórmula) a cada 2 a 3 horas para promover o esvaziamento imediato da bilirrubina do intestino. Incentive a mãe a amamentar (8 a 12 refeições por dia) para evitar a ingestão inadequada e, assim, a desidratação. Suplemente o leite materno com fórmula para fornecer proteínas se os níveis de bilirrubina continuarem aumentando com o aleitamento materno exclusivo. Monitore os níveis séricos de bilirrubina com frequência para reduzir o risco de hiperbilirrubinemia grave.

Fototerapia. A fototerapia consiste na utilização de luz visível para o tratamento da hiperbilirrubinemia em recém-nascidos. Esse tratamento relativamente simples reduz a concentração de bilirrubina no soro por meio da transformação da bilirrubina em isômeros hidrossolúveis que podem ser eliminados sem conjugação no fígado. No recém-nascido com icterícia, independentemente da sua etiologia, a fototerapia é usada para converter a bilirrubina não conjugada no tipo hidrossolúvel menos tóxico que pode ser excretado. A fototerapia por meio de luzes especiais colocadas acima do recém-nascido ou em uma manta de fibra óptica sob a criança e envolvendo-a utiliza comprimentos de onda de luz azuis para alterar a bilirrubina não conjugada na pele.

Para o tratamento com fototerapia, coloque o neonato sob as luzes ou na manta de fibra óptica expondo o máximo de pele possível. Cubra seus órgãos genitais e proteja seus olhos para evitar que sejam irritados ou queimados pelas luzes diretas. Avalie a intensidade da fonte de luz para evitar queimaduras e escoriações (Figura 24.8). Para maximizar a área de exposição, vire o recém-nascido a cada 2 horas e o remova das luzes apenas para ser alimentado. Mantenha um ambiente térmico neutro para diminuir o gasto energético e avalie o estado neurológico do neonato com frequência.

Avalie a temperatura do recém-nascido a cada 3 a 4 horas, conforme indicado. Monitore atentamente a ingestão e a

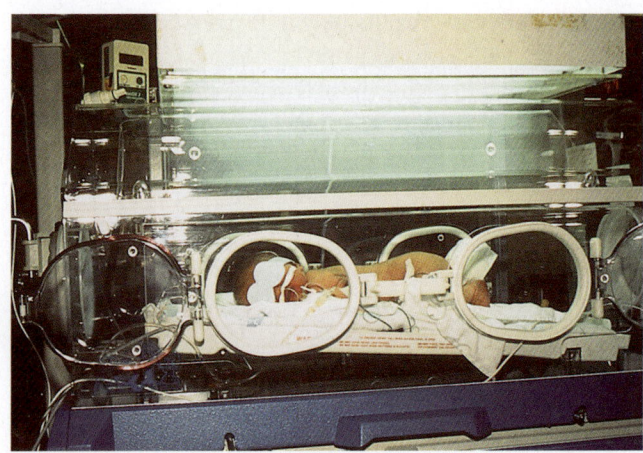

FIGURA 24.8 Recém-nascido recebendo fototerapia.

eliminação de líquidos, e avalie o peso diariamente para determinar se há ganhos ou perdas. Verifique o turgor da pele para determinar se há desidratação.

Durante os períodos de alimentações, remova o recém-nascido das luzes e retire os protetores oculares para possibilitar a interação com o neonato. Incentive o aleitamento materno ou a alimentação por mamadeira a cada 2 a 3 horas. Siga a política da instituição a respeito de como remover o protetor ocular periodicamente para avaliar se os olhos apresentam corrimento ou irritação da córnea secundária à pressão dos protetores oculares, que devem ser removidos e os olhos, avaliados uma vez por turno, para garantir a segurança do cuidado.

Monitore a consistência e a frequência das fezes. A bilirrubina não conjugada excretada nas fezes levará a uma aparência esverdeada e, tipicamente, as fezes são soltas. A ausência de fezes verdes e frequentes é um motivo de preocupação.

Preste cuidados meticulosos à pele. Avalie a superfície da pele com frequência para determinar se há ressecamento e irritação secundários aos efeitos da desidratação pela fototerapia e irritação pelas fezes muito ácidas a fim de evitar escoriações e lesões na pele. As responsabilidades de enfermagem incluem garantir o fornecimento de irradiância eficaz, maximizar a exposição da pele, fornecer proteção para os olhos e cuidados oculares, prestar muita atenção na termorregulação, monitorar o turgor da pele do recém-nascido, manter hidratação adequada, promover a eliminação e apoiar as interações entre pais e filhos (Norwitz et al., 2019). A seguir, um resumo da assistência de enfermagem ao recém-nascido submetido à fototerapia:

- Apoio aos pais incentivando-os a interagir com seu neonato
- Apoio ao aleitamento materno com orientação individual e paciência
- Posicionamento das crianças em supino para expor a maior quantidade possível de pele nua
- Prestação de cuidados/proteção aos olhos toda vez que a criança for exposta à luz da fototerapia
- Verificação da temperatura e do ambiente em torno da criança para evitar o superaquecimento

- Pesagem diária para garantir que a criança não esteja ficando desidratada.

Exsanguinotransfusão. Se o nível sérico total de bilirrubina permanecer elevado após a fototerapia intensiva, pode ser necessária uma exsanguinotransfusão com administração de albumina antes da transfusão, pois esse é o método mais rápido para baixar os níveis séricos de bilirrubina (Ansong-Assoku & Ankola, 2019). Quando houver doença hemolítica, anemia grave ou aumento rápido no nível sérico de bilirrubina total, recomenda-se uma exsanguinotransfusão. Esse procedimento remove o sangue do recém-nascido e o substitui por hemácias não hemolisadas de um doador. Durante a transfusão, monitore continuamente a condição cardiovascular do neonato porque podem surgir complicações graves, tais como desequilíbrios ácido-básicos, infecção, hipovolemia e desequilíbrios hidreletrolíticos. A exsanguinotransfusão é usada apenas como terapia de segunda linha após a fototerapia não ter sido capaz de produzir resultados positivos. É necessária uma assistência de enfermagem intensiva.

Se necessário, auxilie o médico na exsanguinotransfusão. Monitore atentamente se houver mudanças na condição do recém-nascido, especialmente nos sinais vitais e na frequência e no ritmo cardíacos antes, durante e após o procedimento.

ORIENTAÇÕES E APOIO AOS PAIS

Os enfermeiros podem ajudar os pais a compreenderem os exames complementares e as modalidades de tratamento oferecendo orientações individualizadas. É essencial transmitir informações sobre a icterícia neonatal. A orientação fornecida deve ser culturalmente sensível, apropriada ao desenvolvimento e apresentada em uma linguagem de fácil compreensão. O enfermeiro é quem orienta a alta da família. Investigue com a família sua compreensão sobre a icterícia e sobre as modalidades de tratamento para reduzir a ansiedade e obter sua cooperação no monitoramento do neonato. Oriente os pais em relação à icterícia e a seu potencial risco utilizando materiais escritos e verbais. Também mostre a eles como identificar os comportamentos do neonato que podem indicar aumento dos níveis de bilirrubina. Enfatize a necessidade de procurar tratamento pediátrico em caso de ocorrência de alguma das situações a seguir:

- Letargia, sonolência, hipotonia muscular, apatia
- Sucção ruim, falta de interesse na alimentação
- Choro estridente.

Ensine aos pais como avaliar seu recém-nascido à procura de sinais de icterícia, já que a icterícia fisiológica pode não ocorrer até que o neonato tenha recebido alta. Reforce a necessidade de acompanhamento adequado com o pediatra 48 a 72 horas após a alta para avaliar a condição de icterícia (WHEC, 2019). Uma regra geral a seguir é que qualquer criança que receba alta com menos de 72 horas de vida deve ser avaliada 2 dias após a alta, a menos que haja pouco risco de hiperbilirrubinemia

subsequente, caso em que um acompanhamento tardio é apropriado. Esse acompanhamento pode ser fornecido em consultório, clínica ou em casa, e pode ser prestado por médico, médico assistente ou enfermeiro. Devem-se fornecer informações de formas verbal e escrita a todos os pais em relação à icterícia neonatal.

Como a necessidade de fototerapia pode produzir ansiedade nos pais, explique-lhes a justificativa para o procedimento e demonstre técnicas que eles podem usar para interagir com o filho. Podem ser necessárias orientações adicionais sobre a fototerapia quando ela for utilizada em casa (ver Diretrizes de ensino 24.2).

DIRETRIZES DE ENSINO **24.2**
Cuidados com o recém-nascido em tratamento de fototerapia domiciliar

- Inspecionar se a pele, os olhos e as mucosas do recém-nascido estão com coloração amarelada
- Lembrar que um enfermeiro de atendimento domiciliar fará uma visita e ajudará a configurar a fototerapia
- Manter as luzes aproximadamente 30 a 75 cm acima do seu recém-nascido
- Cobrir os olhos do seu filho com tampões ou bolas de algodão e gaze para protegê-los
- Manter o recém-nascido despido, com exceção da área da fralda; dobrá-la abaixo do umbigo do recém-nascido na frente e tanto quanto possível na parte de trás para expor a maior quantidade de pele possível
- Mudar seu filho de posição a cada 2 horas para que todas as áreas do corpo sejam expostas
- Remover o recém-nascido das luzes só para a alimentação
- Retirar o tampão ocular durante a alimentação para que você possa interagir com seu filho
- Anotar a temperatura, o peso e a ingestão de líquidos do seu filho diariamente
- Documentar a frequência, a cor e a consistência de todas as fezes; as fezes devem ser soltas e verdes conforme a bilirrubina é quebrada
- Manter a pele limpa e seca para evitar irritações.

Sepse neonatal

A **sepse neonatal** é definida como uma síndrome clínica de bacteriemia com sinais e sintomas sistêmicos de infecção no 1º mês de vida. Pode ser dividida em dois tipos: de início precoce, que ocorre antes de 24 horas até a primeira semana de vida; e de início tardio, que ocorre após a primeira semana até 28 dias (Ershad et al., 2019). Ela continua a ser uma das principais causas de morbidade e mortalidade em todo o mundo. Os recém-nascidos são suscetíveis a infecções porque seu sistema imunológico é imaturo e lento para reagir, e eles têm uma barreira cutânea pouco desenvolvida. Os anticorpos que a criança recebeu da mãe durante a gestação e pelo leite materno ajudam a protegê-la contra os microrganismos invasores. No entanto, eles precisam de tempo para alcançar níveis ideais.

Infecções bacterianas nos recém-nascidos ainda são uma causa importante de doença e de morte no período neonatal. Fazer o diagnóstico de sepse no recém-nascido é difícil em decorrência da inespecificidade das manifestações clínicas. Se não tratada, a taxa de mortalidade por sepse neonatal pode chegar a 50%. A infecção é a principal causa de morte durante o primeiro mês de vida, contribuindo para 16% de todas as mortes neonatais (Wynn, 2019).

Fisiopatologia

Quando um microrganismo patológico supera as defesas do recém-nascido, resulta em infecção e sepse. A sepse neonatal é caracterizada pela existência de bactérias, fungos ou vírus ou suas toxinas no sangue ou em outros tecidos. As infecções que têm início no primeiro mês de vida são chamadas de infecções neonatais. Ocorre a exposição a um microrganismo patogênico – vírus, fungo ou bactéria –, que entra no corpo do recém-nascido e começa a se multiplicar.

As infecções neonatais geralmente são agrupadas em três classes de acordo com seu tempo de início: infecção congênita adquirida no útero (infecção intrauterina) por transmissão vertical a partir do sistema geniturinário da mãe e com início antes do nascimento; infecções de início precoce adquiridas por transmissão vertical no período perinatal ou pouco antes ou durante o nascimento; e infecções de início tardio adquiridas por transmissão horizontal no berçário. As infecções causadas por *Staphylococcus aureus* e *Staphylococcus epidermidis* são geralmente adquiridas após o nascimento em ambientes hospitalares, enquanto as infecções bacterianas adquiridas por recém-nascidos durante o trabalho de parto são geralmente causadas por estreptococos beta-hemolíticos do grupo B e *Escherichia coli*. Os neonatos prematuros têm maior risco de sepse do que os nascidos a termo, pois tendem a ser submetidos a procedimentos mais invasivos do que os recém-nascidos nascidos a termo. Até 85% das infecções neonatais começam nos primeiros 2 dias de vida e geralmente se manifestam como pneumonia e meningite (Resnik et al., 2019).

INFECÇÕES NEONATAIS DE INÍCIO PRECOCE

As infecções neonatais de início precoce (< 48 horas até a primeira semana) estão associadas à aquisição de microrganismos da mãe. A infecção transplacentária ou a infecção ascendente do colo do útero podem ser causadas por microrganismos que colonizam o sistema geniturinário da mãe, e a aquisição do micróbio se dá pela passagem por um canal de parto colonizado por ocasião do nascimento. Os microrganismos mais comumente associados à infecção de início precoce incluem os estreptococos do grupo B (EGB), *Escherichia coli*, *Staphylococcus* coagulase-negativos, *Haemophilus influenzae* e *Listeria monocytogenes*.

INFECÇÕES NEONATAIS DE INÍCIO TARDIO

As infecções de início tardio (após a primeira semana até o primeiro mês), adquiridas no período pós-parto, ocorrem principalmente por meio da transmissão horizontal por familiares ou cuidadores, ou por meio de exposições ambientais. Elas podem também ser adquiridas por meio do aleitamento materno (vírus da imunodeficiência humana e citomegalovírus, discutidas mais detalhadamente no Capítulo 20). Esses tipos de contato e exposição são especialmente importantes em recém-nascidos que permanecem internados por tempo prolongado, principalmente os pré-termo, pois estes têm maior suscetibilidade à exposição a microrganismos multidrogarresistentes (MDR) associados ao ambiente hospitalar, e potencial contato com cuidadores ou equipamentos contaminados. Entre os microrganismos responsáveis pela sepse de aparecimento tardio estão *Staphylococcus aureus, E. coli, Klebsiella, Pseudomonas, Enterobacter, Candida* e anaeróbios. O Quadro comparativo 24.2 compara as três classes de infecções neonatais.

Avaliação de enfermagem

O diagnóstico de infecção neonatal é desafiador. A maioria das crianças terá alguns fatores de risco, e os sintomas apresentados são muitos e não específicos, incluindo má alimentação, dificuldade respiratória, apneia e bradicardia, problemas gastrintestinais, aumento da necessidade de oxigênio ou de ventilação mecânica, letargia ou hipotensão, hipotermia ou hipertermia, erupção anormal ou mudanças na coloração na pele, choro persistente ou irritabilidade. Somando-se ao desafio de identificar corretamente uma infecção, a lista de condições a serem consideradas no diagnóstico diferencial é extensa e inclui anomalias metabólicas e congênitas (Walker et al., 2019).

A avaliação de enfermagem concentra-se na identificação precoce do recém-nascido com risco de infecção para possibilitar o tratamento imediato, reduzindo, assim, a mortalidade e a morbidade. Esteja ciente dos muitos fatores de risco associados à sepse neonatal. Entre os fatores que contribuem para a vulnerabilidade geral do recém-nascido à infecção estão integridade da pele prejudicada, prematuridade, má nutrição materna, baixo peso ao nascer, tocotraumatismo, procedimentos invasivos, exposição a inúmeros cuidadores e ambiente propício à colonização bacteriana (Martin & Rosenfeld, 2019).

Poucas infecções neonatais são fáceis de reconhecer, pois as manifestações geralmente são inespecíficas. Os primeiros sinais e sintomas podem ser vagos por causa da incapacidade do recém-nascido de elaborar uma resposta inflamatória. Muitas vezes, a observação é a de que a criança "não parece bem". Avalie se o neonato apresenta os sinais inespecíficos comuns de infecção, tais como:

• Hipotensão
• Taquicardia
• Palidez ou descoloração azulada da pele
• Hipotonia

QUADRO COMPARATIVO 24.2 Infecções neonatais intrauterinas de início precoce *versus* de início tardio			
	Intrauterina (congênita)	**De início precoce**	**De início tardio**
Fatores de risco	• Sistema imunológico, IgM, IgA e linfócitos T imaturos • Diminuição do ácido gástrico, necessário para reduzir os microrganismos	• Ruptura prolongada de membranas • Infecções urinárias • Trabalho de parto prematuro • Trabalho de parto prolongado ou difícil • Febre materna • Colonização por estreptococos do grupo B • Infecções maternas	• Baixo peso ao nascer • Prematuridade • Tingimento por mecônio • Necessidade de reanimação • Asfixia ao nascer • Higiene das mãos inadequada
Microrganismos causadores comuns	• Citomegalovírus • Rubéola • Toxoplasmose • Sífilis	• *Escherichia coli* • Estreptococos do grupo B • *Klebsiella pneumoniae* • *Listeria monocytogenes* • Outros bacilos gram-negativos entéricos	• *Candida albicans* • Estafilococos coagulase-negativos • *Staphylococcus aureus* • *E. coli* • *Enterobacter* • *Klebsiella* • *Serratia* • *Pseudomonas* • Estreptococos do grupo B
Mecanismo de infecção	• Microrganismo atravessa a placenta chegando ao sistema circulatório fetal; microrganismo residente no líquido amniótico • Microrganismo ascende pela vagina, por fim infectando as membranas e causando sua ruptura e levando a infecções respiratórias e gastrintestinais	• A maioria ocorre durante o processo de parto, quando o feto entra em contato com o canal de parto infectado (o neonato não é capaz de se defender contra microrganismos hospedeiros) • Suscetibilidade do recém-nascido à infecção por microrganismos exógenos possivelmente em razão da inadequação das barreiras físicas (pele fina e friável e com pouco tecido subcutâneo) • Falta de acidez gástrica, possivelmente resultando em fácil colonização por microrganismos ambientais • Aspiração de microrganismos durante o parto com desenvolvimento de pneumonia	Mais comum em recém-nascidos submetidos a procedimentos invasivos, tais como intubação endotraqueal ou inserção de cateter; ruptura na barreira de proteção da pele ou da mucosa

Good, P. I., & Hooven, T. A. (2019). Evaluating newborns at risk for early-onset sepsis. *Pediatric Clinics*, 66(2), 321-331; Shermadou, E. S., & Mavrogeorgos, G. (2019). Neonatal sepsis. *StatPearls*. Disponível em: https://www.ncbi.nlm.nih.gov/books/NBK531478/. Acesso em: 25 nov. 2019; e Walker, O., Kenny, C. B., & Goel, N. (2019). Neonatal sepsis. *Pediatrics and Child Health*, 29(6), 263-268. https://doi.org/10.1016/j.paed.2019.03.003

• Instabilidade térmica
• Cianose
• Pouco ganho de peso
• Irritabilidade
• Convulsões
• Apneia
• Icterícia
• Grunhidos
• Desconforto respiratório
• Batimento de asa de nariz
• Vômitos
• Bradicardia
• Letargia
• Erupção cutânea
• Petéquias
• Hipoglicemia
• Má alimentação (falta de interesse em se alimentar)
• Distensão abdominal (Good & Hooven, 2019).

Já que a infecção pode ser confundida com outras condições neonatais, são necessários exames laboratoriais e radiográficos para confirmar sua existência. Esteja preparado para estabelecer o momento de realização dos vários exames e, se necessário, ajudar. Avalie o hemograma completo com contagem diferencial para identificar anemia, leucocitose ou leucopenia. Níveis elevados de PCR podem indicar inflamação. Conforme prescrito, realize radiografias de tórax e de abdome, que podem revelar processos infecciosos localizados nessas regiões. Indicam-se culturas do sangue, do líquido cefalorraquidiano (LCR) e da urina para identificar a localização e o tipo de infecção. As culturas positivas confirmam que o recém-nascido tem uma infecção. Inicialmente, o tratamento consiste em ampicilina associada a gentamicina ou cefotaxima. Assim que as culturas identificarem um microrganismo específico, os antibióticos de amplo espectro são trocados para agentes mais específicos e de espectro mais estreito.

Conduta de enfermagem

Para aumentar a chance de sobrevida do recém-nascido, o reconhecimento e o diagnóstico precoces são fundamentais. Muitas vezes, o diagnóstico de sepse baseia-se em um quadro clínico suspeito. A antibioticoterapia geralmente é iniciada antes de os resultados dos exames laboratoriais identificarem o patógeno infectante. Além dela, é importante prestar apoio à circulação, à respiração, à nutrição e ao desenvolvimento. A antibioticoterapia é continuada por 7 a 21 dias, se as culturas forem positivas; ou é descontinuada em 72 horas, se as culturas forem negativas. Com o uso de antibióticos associado ao reconhecimento precoce e aos cuidados de suporte, as taxas de mortalidade e de morbidade foram significativamente reduzidas.

Os enfermeiros contam com ferramentas de orientação e de avaliação para diminuir a incidência e reduzir o impacto das infecções nas mulheres (ver Capítulo 20 para obter informações adicionais) e seus recém-nascidos. Implemente medidas para a prevenção e a detecção precoces, incluindo:

- Formular um plano de prevenção para a sepse, que inclua orientar todos os membros da equipe de saúde na identificação e no tratamento da sepse
- Manter assepsia ao prestar cuidados clínicos e cirúrgicos
- Rastrear todos os recém-nascidos diariamente à procura de sinais de sepse
- Monitorar os casos e os desfechos de sepse para reforçar as medidas de melhora continuada na qualidade ou para modificar as práticas atuais
- Elaborar e implementar medidas para evitar infecções hospitalares adquiridas, tais como:
  - Monitorar e dar suporte nutricional
  - Alimentar o recém-nascido com frequência para fornecer líquidos, proteínas e calorias adicionais
  - Balançar, afagar ou segurar o recém-nascido para promover o vínculo quando ele estiver fora da fototerapia
  - Consultar o pediatra ou a instituição de saúde em caso de dúvidas ou mudanças, que podem incluir a recusa em se alimentar, o uso de menos do que cinco fraldas em um dia, vômitos de toda a quantidade ingerida ou hipertermia
  - Comparecer às consultas para realizar exames laboratoriais de acompanhamento para monitorar os níveis de bilirrubina
  - Realizar cuidados orais frequentes e inspeções das mucosas
- Providenciar o posicionamento e a mudança de decúbito adequados para evitar rupturas da pele
- Usar técnica asséptica rigorosa ao prestar quaisquer cuidados a feridas
- Monitorar com frequência os locais de cateteres invasivos para detectar sinais de infecção
- Identificar os recém-nascidos com risco de sepse revisando os fatores de risco
- Monitorar se há alterações nos sinais vitais e observar os sinais sutis de infecção

- Monitorar os sinais de disfunção de sistemas orgânicos:
  - Comprometimento cardiovascular: taquicardia e hipotensão
  - Comprometimento respiratório: desconforto respiratório e taquipneia
  - Comprometimento renal: oligúria ou anúria
  - Comprometimento sistêmico: valores anormais nos exames de sangue
- Proporcionar tratamento abrangente da sepse:
  - Suporte circulatório com líquidos e vasopressores
  - Suplementação de oxigênio e ventilação mecânica
  - Obtenção de amostras para cultura, conforme solicitado
  - Administração de antibióticos conforme prescrito, observando-se os efeitos colaterais
  - Promoção do conforto do recém-nascido
- Avaliar as necessidades educacionais da família e, se necessário, fornecer orientações.

As infecções perinatais continuarão sendo um problema de saúde pública com graves consequências para as pessoas afetadas. Ao promover a melhor compreensão das infecções neonatais e o uso adequado dos tratamentos, os enfermeiros podem reduzir as taxas de mortalidade associadas à sepse grave, especialmente com intervenções realizadas no momento apropriado. O potencial das intervenções de enfermagem de identificar, evitar e minimizar o risco de sepse é significativo. A prevenção da doença primária deve ser o foco principal dos enfermeiros. As orientações à família desempenham um papel fundamental na prevenção de infecções perinatais, além de seguir as práticas aceitas de imunização.

ANOMALIAS CONGÊNITAS

Os defeitos congênitos são um problema global em crescimento. Os ônus humano e econômico dos defeitos congênitos são significativos e nefastos – a cada ano, estima-se que 8 milhões de recém-nascidos (6% de todos os neonatos em todo o planeta) apresentem um defeito congênito grave e cerca de 3,3 milhões de crianças afetadas morram antes dos 5 anos. Nos EUA, aproximadamente 120 mil recém-nascidos apresentam defeitos congênitos a cada ano e um neonato nasce com defeitos congênitos a cada 4,5 minutos (March of Dimes, 2019d).[5]

As anomalias congênitas podem surgir de diversas etiologias, o que inclui distúrbios de um único gene, aberrações cromossômicas, exposição a teratógenos e

---

[5] N.R.T.: No Brasil, as anomalias congênitas são a segunda principal causa de morte entre crianças menores de 5 anos, e por volta de 24 mil recém-nascidos são registrados com algum tipo de anomalia anualmente. Acredita-se que esse número esteja subestimado. (Fonte: Brasil (2021). Ministério da Saúde. Secretaria de Vigilância em Saúde. Anomalias congênitas no Brasil, 2010 a 2019: análise de um grupo prioritário para a vigilância ao nascimento. *Boletim Epidemiológico. 52*(6). Disponível em: https://www.gov.br/saude/pt-br/centrais-de-conteudo/publicacoes/boletins/boletins-epidemiologicos/edicoes/2021/boletim_epidemiologico_svs_6_anomalias.pdf. Acesso em: 27 jan. 2022.)

muitas anomalias esporádicas de causa desconhecida. Podem ser herdadas ou esporádicas, isoladas ou múltiplas, aparentes ou ocultas, macroscópicas ou microscópicas. As anomalias congênitas causam quase a metade de todas as mortes de recém-nascidos e provocam sequelas a longo prazo em muitos deles. A incidência varia de acordo com o tipo de defeito. Quando uma anomalia grave é identificada no período pré-natal, os pais podem decidir se querem ou não continuar a gestação. Quando ela é identificada por ocasião do nascimento ou após o parto, os pais precisam ser informados sem demora e receber uma avaliação realista da gravidade da doença, um prognóstico e as opções de tratamento para que possam participar de todas as decisões relativas ao seu filho.

As alterações congênitas podem afetar praticamente qualquer sistema orgânico. Esta seção descreve as anomalias comumente identificadas durante ou após o nascimento. Algumas delas exigem tratamento imediato logo após o parto. Outras, embora identificadas no período neonatal, geram, a longo prazo, efeitos permanentes no decorrer da infância.

Cardiopatia congênita

A cardiopatia congênita é um defeito estrutural que envolve o coração, os grandes vasos, ou ambos, e se apresenta por ocasião do nascimento (American Heart Association [AHA], 2019). É um termo amplo que pode descrever uma série de anomalias que afetam o coração. São reconhecidos pelo menos 18 tipos de defeitos cardiovasculares e com muitas variações anatômicas adicionais. Aproximadamente oito em cada mil nascidos vivos terão algum tipo de doença cardíaca congênita, e cerca de 40 mil crianças (uma em cada cem) nascem com defeitos cardíacos a cada ano nos EUA. A cardiopatia congênita causa mais mortes durante o primeiro ano de vida do que qualquer outro defeito congênito (AHA, 2019). O defeito pode ser muito leve e o recém-nascido ter uma aparência saudável no momento do parto, ou pode ser tão grave que a vida do neonato corre perigo imediato após seu nascimento. Os defeitos cardíacos congênitos graves geralmente se manifestam nos primeiros dias ou semanas de vida enquanto a circulação do recém-nascido continua se adaptando às exigências da vida extrauterina. Avanços no diagnóstico e intervenções conservadoras e cirúrgicas levaram a um aumento substancial das taxas de sobrevida de recém-nascidos com defeitos cardíacos graves.

Fisiopatologia

Na maioria dos casos, a causa exata da cardiopatia congênita não é conhecida. A maioria dos defeitos cardíacos congênitos manifesta-se nas primeiras 8 semanas de gestação e geralmente é decorrente de fatores genéticos e ambientais.

Tipicamente, a doença cardíaca congênita é dividida em quatro categorias fisiológicas, de acordo com as anomalias estruturais e as alterações funcionais (Tabela 24.5):

- *Defeitos da parede septal*: malformações que causam aumento do fluxo sanguíneo pulmonar, tais como a comunicação interatrial (CIA) e a comunicação interventricular (CIV)
- *Defeitos obstrutivos*: malformações que causam obstrução ao fluxo sanguíneo para fora do coração, tais como estenose da valva pulmonar ou da valva aórtica
- *Cardiopatias cianóticas*: defeitos que reduzem o fluxo sanguíneo pulmonar, tais como a tetralogia de Fallot
- *Defeitos dos grandes vasos*: malformações que envolvem a mistura de sangue saturado com não saturado, tais como a persistência do tronco arterial ou a transposição das grandes artérias.

Essas quatro categorias são mais descritivas do que o sistema utilizado anteriormente, que classificava a doença apenas em cianótica ou acianótica. Essa classificação anterior era imprecisa porque alguns recém-nascidos com defeitos "acianóticos" desenvolviam cianose e sintomas tardios que muitas vezes se tornavam aparentes durante a primeira infância e a infância. Na classificação hemodinâmica, o quadro clínico de cada categoria é mais uniforme e previsível.

Cerca de um em cada quatro recém-nascidos com cardiopatia congênita tem um defeito cardíaco congênito crítico. Os neonatos com cardiopatia congênita crítica precisam de cirurgia ou outros procedimentos antes do primeiro aniversário. O termo cardiopatia congênita crítica (CCC) descreve o grupo das sete cardiopatias congênitas mais graves. Nesse conjunto estão incluídos coarctação da aorta, transposição das grandes artérias, síndrome do coração esquerdo hipoplásico, retorno venoso pulmonar anômalo total, defeitos ventriculares únicos, tetralogia de Fallot e tronco arterioso (tronco arterial comum). A triagem por oximetria de pulso provavelmente detectará as sete cardiopatias congênitas críticas. O tratamento é necessário logo após o nascimento ou a cardiopatia congênita crítica pode ser fatal (CDC, 2019a).

Conduta terapêutica

Se o defeito for leve, tipicamente não é necessário tratamento. No entanto, a maioria das cardiopatias congênitas demanda cirurgia corretiva.

Avaliação de enfermagem

Embora a maioria das cardiopatias congênitas não possa ser evitada, várias áreas-chave precisam ser abordadas para garantir o estado de saúde ideal para a mulher e o seu feto. As anamneses completas da mulher e do recém-nascido e o exame físico fornecem informações valiosas. Exames laboratoriais e complementares fornecem informações adicionais sobre a anomalia e sua gravidade.

ANAMNESE E EXAME FÍSICO

De modo ideal, a avaliação de enfermagem começa no período pré-natal, com a revisão do histórico materno à procura de fatores de risco que possam predispor o recém-nascido a um defeito cardíaco congênito, tais como:

TABELA 24.5 Classificação das cardiopatias congênitas.

Defeito cardíaco	Exemplos	Fisiopatologia	Quadro clínico
Aumento do fluxo sanguíneo pulmonar (*shunt* esquerda-direita)	Comunicação interatrial (CIA) Comunicação interventricular (CIV) Persistência do canal arterial (PCA)	Septo cardíaco comunicante ou conexão anormal entre as grandes artérias possibilita que o sangue flua da câmara de maior (lado esquerdo do coração) para a de menor pressão (lado direito do coração)	Assintomático ou sopro, fadiga com a alimentação e sinais e sintomas de insuficiência cardíaca congestiva (ICC): palidez, diminuição do fluxo sanguíneo periférico, dificuldade de alimentação, edema, sudorese, taquipneia e taquicardia
Diminuição do fluxo sanguíneo pulmonar	Tetralogia de Fallot (TDF) Atresia da tricúspide	Obstrução do fluxo sanguíneo pulmonar acompanhada de defeito anatômico, como CIA ou CIV entre os lados direito e esquerdo do coração, o que possibilita que o sangue insaturado desvie da direita para a esquerda, fazendo com que o sangue insaturado entre na circulação sistêmica	Dessaturação de oxigênio leve a grave, policitemia, sopro, hipoxemia, dispneia, aumento do trabalho cardíaco e intolerância ao exercício grave
Obstrução do fluxo sanguíneo para fora do coração	Estenose pulmonar Estenose aórtica Coarctação da aorta	Estreitamento ou constrição de uma abertura desencadeia aumento da pressão atrás da obstrução e leva à diminuição de sangue disponível para a perfusão sistêmica	ICC, diminuição do débito cardíaco e insuficiência da bomba
Defeitos mistos	Transposição das grandes artérias Conexão venosa pulmonar anômala total Persistência do canal arterial Síndrome da hipoplasia do coração esquerdo	Fluxo sanguíneo sistêmico com saturação completa se mistura com o fluxo sanguíneo pulmonar dessaturado, causando dessaturação da circulação sistêmica. Isso leva a congestão pulmonar e diminuição do débito cardíaco Para ser compatível com a vida, a intervenção deve levar a uma mistura de sangue arterial e venoso	Diminuição do débito cardíaco, ICC, vermelhidão, cor escura ou acinzentada, dispneia

American Heart Association (AHA). (2019). *The impact of congenital heart defects.* Disponível em: https://www.heart.org/en/health-topics/congenital-heartdefects/the-impact-of-congenital-heart-defects. Acesso em: 16 jun. 2020; March of Dimes. (2019a). *Congenital heart defects and CCHD.* Disponível em: https://www.marchofdimes.org/complications/congenital-heart-defects.aspx. Acesso em 16 jun. 2020; e Resnik, R., Lockwood, C. J., Moore, T. R., Greene, M. F., Copel, J. A., & Silver, R. M. (2019). *Creasy & Resnik's Maternal-fetal Medicine: Principles and practice* (8th ed.). Elsevier.

- Alcoolismo materno
- Diabetes melito materno
- Obesidade materna
- Mutação de um único gene ou distúrbios cromossômicos
- Tabagismo materno
- Exposição materna a raios X
- Lúpus materno
- Exposição materna à infecção por rubéola
- Nutrição materna ruim durante a gestação
- Idade materna acima de 40 anos
- Uso materno de anfetaminas
- Fatores genéticos (padrões de recorrência familiar)
- Distúrbio metabólico de fenilcetonúria (FCN) materno
- Uso materno de anticonvulsivantes, estrogênio, progesterona, lítio, varfarina ou isotretinoína (March of Dimes, 2019a).

Após o nascimento, avalie cuidadosamente os sistemas cardiovascular e respiratório do recém-nascido à procura de sinais de desconforto respiratório, cianose ou insuficiência cardíaca congestiva que possam indicar uma anomalia cardíaca. Avalie frequência, ritmo e bulhas cardíacos, relatando imediatamente quaisquer anormalidades. Observe qualquer sinal de insuficiência cardíaca, o que inclui edema, diminuição dos pulsos periféricos, alimentação insatisfatória, comprometimento do crescimento, cianose, hepatomegalia, taquicardia, diaforese, desconforto respiratório com taquipneia, palidez periférica e irritabilidade. Atualmente, para detectar as sete cardiopatias congênitas críticas, a oximetria de pulso é recomendada pelo USDHHS e pela AAP quando o recém-nascido tem pelo menos 24 horas de vida; no entanto, ela não é mandatória em muitos estados nos EUA (CDC, 2019a).

EXAMES LABORATORIAIS E COMPLEMENTARES
Auxilie nos exames complementares, tais como:

- Gasometria arterial para determinar os níveis de oxigenação e diferenciar a doença pulmonar da doença cardíaca como causa da cianose
- Radiografia de tórax para identificar tamanho, forma e posição do coração

- Oximetria de pulso e registro das leituras quando o recém-nascido tem pelo menos 24 horas de vida
- Ressonância magnética para avaliar se há malformações cardíacas
- Eletrocardiograma para detectar hipertrofia atrial ou ventricular e arritmias
- Ecocardiograma para avaliar a anatomia do coração e os defeitos de fluxo
- Exames de sangue para avaliar anemia, glicemia e níveis de eletrólitos
- Cateterismo para obter dados para um diagnóstico definitivo ou em preparação para a cirurgia cardíaca.

Conduta de enfermagem

Como a avaliação de enfermagem, a conduta de enfermagem concentra-se de modo ideal na prevenção por meio de medidas implementadas durante o período pré-natal. Por exemplo, assegure que, antes da gravidez, todas as mulheres sejam testadas quanto à presença de imunidade à rubéola, de modo que, se necessário, possam ser imunizadas. Quaisquer problemas crônicos de saúde, tais como diabetes melito, hipertensão arterial, crises convulsivas e FCN, devem ser controlados, e qualquer medicação ou ajustes na dieta devem ser feitos antes da gravidez. Uma vez grávida, a mulher deve ser encorajada a evitar o consumo de bebidas alcoólicas, o tabagismo e o uso abusivo de fármacos não prescritos. Se houver defeitos cardíacos na família, encaminhe a mulher e seu parceiro para um aconselhamento genético para fornecer aos pais uma avaliação do risco de seu futuro descendente. Algumas anomalias podem ser detectadas por meio da ultrassonografia de rotina durante o pré-natal. Por isso, reforce a importância do atendimento pré-natal durante a gestação para que, caso necessárias, as intervenções adequadas possam ser iniciadas precocemente.

Após o parto, a conduta de enfermagem concentra-se em garantir o funcionamento adequado do coração. Forneça um acompanhamento contínuo das condições cardíaca e respiratória do recém-nascido. Administre medicamentos conforme prescrito. Forneça medidas de conforto para o recém-nascido que será submetido a diversos procedimentos dolorosos. Esteja atento em assegurar esse conforto, uma vez que o neonato não é capaz de relatar que está com dor nem descrevê-la. Auxilie na prevenção da dor; sempre que possível, interprete os sinais emitidos pelo recém-nascido que sugiram que ele esteja com dor e maneje-os a adequadamente.

Inclua os pais no plano de cuidados. Avalie a capacidade deles em lidar com o diagnóstico, encorajando-os a verbalizar seus sentimentos a respeito da doença e do tratamento do recém-nascido. Oriente-os em relação ao defeito cardíaco específico; inclua informações escritas e fotografias para melhorar a compreensão. Apresente os aspectos gerais do prognóstico e das possíveis intervenções. Oriente-os a respeito dos medicamentos prescritos, incluindo efeitos colaterais e doses, e como observar se há sinais e sintomas indicativos de insuficiência cardíaca.

Ajude-os a tomar decisões sobre o tratamento e apoie as suas escolhas para o cuidado do recém-nascido. Se estiver planejada correção cirúrgica, forneça aos pais orientações pré-operatórias e oriente-os em relação à UTIN antes da cirurgia. Forneça apoio emocional e orientações ao longo dos cuidados com o recém-nascido.

Os pais também precisam de instruções claras sobre como monitorar o recém-nascido em casa, especialmente se a criança receber alta e depois for internada novamente para que a cardiopatia possa ser corrigida. Os pais também precisam de instruções sobre como cuidar de seu filho após o defeito ter sido corrigido. Oriente-os a respeito dos sinais que precisam ser relatados, tais como perda de peso, má alimentação, cianose, dificuldades respiratórias, irritabilidade, taquipneia e febre. Encaminhá-los a grupos de apoio locais, organizações nacionais e *sites* também é útil. Enfatize a importância da supervisão atenta e dos cuidados de acompanhamento.

Defeitos do tubo neural

Defeitos do tubo neural (DTNs) é o termo comum usado para descrever os defeitos estruturais congênitos do SNC. Os DTNs incluem malformações graves que envolvem a coluna vertebral (espinha bífida) e o encéfalo (anencefalia). Em todo o mundo, a cada ano mais de 300 mil recém-nascidos apresentam DTNs (CDC, 2015c),[6] que afetam aproximadamente 3 mil recém-nascidos nos EUA todos os anos (CDC, 2019g). Tais defeitos constituem a segunda anomalia congênita grave mais comum no mundo, atrás apenas das malformações cardíacas. Das duas condições, os DTNs causam maior mortalidade infantil e mortalidade. Reconhecem-se diferenças étnicas significativas na prevalência; as pessoas de origem celta têm a maior taxa de espinha bífida. Nos EUA, as mulheres hispânicas apresentam taxas mais elevadas de DTNs do que as mulheres não hispânicas. Os recém-nascidos do sexo feminino são mais acometidos por DTNs, e representam 60 a 70% das crianças afetadas (Bhandari & Thada, 2020).

Um declínio mundial em DTNs ocorreu durante as últimas décadas como resultado da prevenção com suplementação de ácido fólico preconcepção, do monitoramento dos níveis séricos de alfafetoproteína materna e do uso de ultrassonografia e amniocentese para identificar os fetos afetados. Com base nesse declínio, a OMS

---

[6] N.R.T.: No Brasil, entre 2010 e 2019, foram notificados 13.327 casos de defeitos do tubo neural (DTNs) no momento do nascimento. Dentre as regiões que registraram o maior número de casos ao longo do período avaliado, destacam-se as regiões Sudeste (n = 5.478) e Nordeste (n = 3.886) como maiores prevalências (4,77/10 mil NV e 4,70/10 mil NV, respectivamente). A prevalência geral de DTN no Brasil é de 4,57/10 mil NV. Quando comparada com as referências internacionais, como os países latino-americanos (16,66/10 mil NV), a prevalência brasileira fica muito abaixo do esperado. Os estudos vêm revelando uma diminuição na prevalência dos DTNs em alguns países latinos após a implementação da fortificação obrigatória de ácido fólico nas farinhas de trigo e de milho, como no Brasil, que, em 2004, decretou essa fortificação. (Fonte: idem nota 5.)

recomenda a suplementação periconcepcional de ácido fólico para evitar os DTNs (Shimony, 2019). Apesar da queda, muito mais recém-nascidos poderiam não ter esses defeitos congênitos se todas as mulheres consumissem a quantidade necessária (400 a 800 µg) de ácido fólico (CDC, 2019g).

Fisiopatologia

Os DTNs ocorrem quando o tubo neural que se desenvolve em cérebro e medula espinal não se fecha adequadamente durante a embriogênese. O tubo neural normalmente se fecha entre o 17º e o 30º dia de gestação para formar o cérebro e a medula espinal do embrião. Os DTNs desenvolvem-se durante esse primeiro mês, quando a maioria das mulheres ainda não está ciente de que está grávida e se estima que o embrião tenha aproximadamente o tamanho de um grão de arroz. Nas gestações em que o feto tem um DTN, o nível de alfafetoproteína no líquido amniótico e no soro materno é elevado. A triagem de soro materno em 16 a 18 semanas é usada para identificar fetos sob risco de DTNs com uma busca por ultrassonografia de acompanhamento para confirmação diagnóstica. Os DTNs envolvem anormalidades nas junções de fechamento do tubo neural específicas da região com os níveis cranial e caudal do tubo neural. Os DTNs podem ser fechados (cobertos por pele ou membrana) ou abertos (tecido neural exposto). Dependendo do tipo e do nível da lesão, esses defeitos variam em sua gravidade. Os DTNs comuns incluem anencefalia, espinha bífida, meningocele e mielomeningocele

ANENCEFALIA

A **anencefalia**, a anomalia mais grave de DTN, é a ausência congênita da abóbada craniana com os hemisférios cerebrais completamente ausentes ou reduzidos a pequenas massas. O cérebro é substituído por massa indiferenciada de tecido conjuntivo e vasos. Mais comumente, envolve o prosencéfalo e as porções variáveis da parte superior do tronco encefálico, onde não há tecido cerebral acima do tronco encefálico. A incidência é de

aproximadamente mil a 2 mil nascimentos anualmente nos EUA, e agravos genéticos e ambientais parecem ser os fatores responsáveis para tal (National Institute of Neurological Disorders and Stroke [NINDS], 2019a). A anencefalia é aparente na inspeção visual após o nascimento, e apresenta o tecido neural exposto sem um crânio em torno dele. No período pré-natal, os níveis de alfafetoproteína são elevados no fim do primeiro trimestre. A maioria dos recém-nascidos com anencefalia é natimorta e geralmente cega, surda e inconsciente. Dos recém-nascidos vivos com anencefalia, a maioria morre em alguns dias.

ESPINHA BÍFIDA

Espinha bífida é um termo geral utilizado para se referir aos defeitos da cauda equina (inferiores ao nível de T12) que envolvem o tecido da medula espinal. Trata-se de um distúrbio que envolve o desenvolvimento incompleto do cérebro, da medula espinal e/ou das meninges protetoras, sendo causado por incapacidade de fechamento apropriado da coluna vertebral do feto durante o primeiro mês de gravidez. Embora a abertura vertebral possa ser reparada cirurgicamente logo após o nascimento, a lesão neurológica é permanente, resultando então em graus variáveis de paralisia dos membros inferiores. Atualmente, a espinha bífida é a causa principal de paralisia infantil em todo o planeta, e ocorre em até 2 mil recém-nascidos a cada ano nos EUA (NINDS, 2019c).

Pelo grau de envolvimento da medula espinal, a espinha bífida pode ser classificada em espinha bífida oculta ou espinha bífida cística (Figura 24.9). A espinha bífida oculta envolve um defeito nas vértebras sem qualquer saliência ou herniação da medula espinal ou das meninges. É um defeito fechado e não é visível externamente. Podem ser observados uma placa com pelos, um seio dérmico, uma pequena fossa, um hemangioma ou um lipoma na área torácica, lombar ou sacral. Essa forma de espinha bífida raramente provoca incapacidade ou sinais e sintomas.

A espinha bífida é um tipo mais grave de DTN. Inclui a meningocele e a mielomeningocele. A **meningocele**, uma forma menos grave de espinha bífida cística, é uma abertura na coluna vertebral através de um defeito ósseo

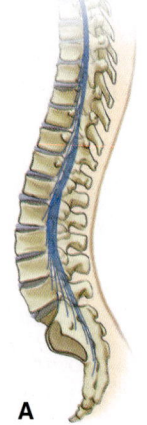 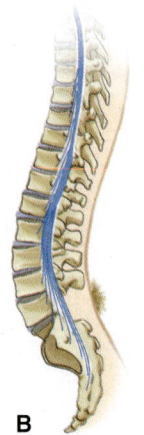 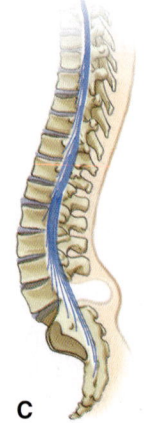 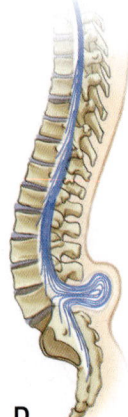

A **B** **C** **D**

FIGURA 24.9 Defeitos do tubo neural. **A.** Espinha normal. **B.** Espinha bífida oculta. **C.** Meningocele. **D.** Mielomeningocele.

(espinha bífida) pela qual se projeta uma herniação das meninges e do LCR. A medula espinal e as raízes nervosas não herniam para este saco dural dorsal. Alguns recém-nascidos com meningocele apresentam poucos sinais ou sintomas, ou até mesmo nenhum, enquanto outros apresentam manifestações como paralisia completa com disfunções vesical e intestinal. Geralmente, é necessário tratamento cirúrgico para fechar o defeito.

A **mielomeningocele** é a forma mais grave de espinha bífida cística, na qual a medula espinal e as raízes nervosas herniam para o saco dural dorsal através de uma abertura na coluna vertebral, comprometendo então as meninges. É o tipo mais comum, e representa 90% dos casos (NINDS, 2019c). A incidência é de até dois em cada mil nascimentos; afeta até 1.500 recém-nascidos nos EUA todos os anos (CDC, 2019c). Essa complexa condição resulta do comprometimento do neurodesenvolvimento no início da gestação; atinge não apenas a coluna vertebral, mas também o SNC. A hidrocefalia (acúmulo anormal de LCR nos ventrículos e nos espaços subaracnóideos) frequentemente acompanha essa anomalia (Blackburn, 2018). Geralmente, essa protrusão está total ou parcialmente coberta pela pele, mas é muito frágil e pode ocorrer extravasamento liquórico em caso de traumatismo.

> ### *ATENÇÃO!*
> A mielomeningocele pode ocorrer em qualquer ponto ao longo da coluna vertebral; contudo, é mais comum na região lombar ou sacral, causando então déficits neurológicos abaixo do nível do defeito. Paralisia, incontinências vesical e intestinal e hidrocefalia são as complicações mais comuns.

Conduta terapêutica

Não é necessário tratamento imediato para a espinha bífida oculta. No entanto, posteriormente pode ser necessária uma intervenção cirúrgica para tratar as complicações associadas às alterações degenerativas ou ao envolvimento da raiz espinal ou nervosa. Para a meningocele, realiza-se uma cirurgia para fechar o defeito. Para a mielomeningocele, a reparação cirúrgica é realizada o mais rápido possível, geralmente 72 horas após o nascimento, para evitar infecções e preservar a função neurológica. Por causa da gravidade e da natureza potencialmente fatal desses defeitos, a cirurgia fetal para reparo intrauterino da mielomeningocele é preconizada e realizada com resultados encorajadores (Foster, 2019).

Avaliação de enfermagem

A avaliação de enfermagem concentra-se na prevenção. Avalie todas as mulheres em idade fértil para determinar se estão ingerindo alimentos ou suplementos ricos em ácido fólico. Reveja o histórico da gestante para verificar se ela realizou essa suplementação durante a gestação. Além disso, monitore os níveis de alfafetoproteína no soro da gestante, conforme indicado. Esteja alerta para os fatores de risco genéticos e ambientais associados à mielomeningocele, tais como:

- Ancestralidade celta ou hispânica (maior incidência)
- Sexo feminino (responde por 60 a 70% dos casos)
- Baixo nível socioeconômico
- Diabetes materno
- Uso de anticonvulsivantes (ácido valproico e carbamazepina)
- Recém-nascido anterior com um DTN
- Obesidade materna
- Desnutrição materna
- Baixa ingestão de ácido fólico (Cunningham et al., 2018).

Verifique se o recém-nascido apresenta anormalidades na coluna vertebral e no dorso. Procure por ondulações ou por um tufo de pelos, o que sugere espinha bífida oculta. Observe se existe protrusão no dorso, que pode estar parcial ou completamente recoberta pela pele. Verifique a circunferência craniana: o recém-nascido com mielomeningocele geralmente apresenta hidrocefalia (Figura 24.10).

> ### *ATENÇÃO!*
> O recém-nascido com meningocele geralmente tem achados normais no exame e saco dural dorsal coberto (fechado). Tipicamente, não tem malformações neurológicas associadas.

Conduta de enfermagem

A conduta de enfermagem para o recém-nascido com espinha bífida oculta é principalmente a de suporte. Certifique-se de que os pais entendam o termo usado e que não confundam a condição de seu filho com um tipo mais grave de DTN. Oriente-os a respeito da possibilidade de cirurgia no futuro caso a criança desenvolva complicações.

Na criança com meningocele, acompanhe atentamente a pele que recobre a área à procura de indícios de extravasamento de LCR. Prepare o recém-nascido e os pais para a cirurgia.

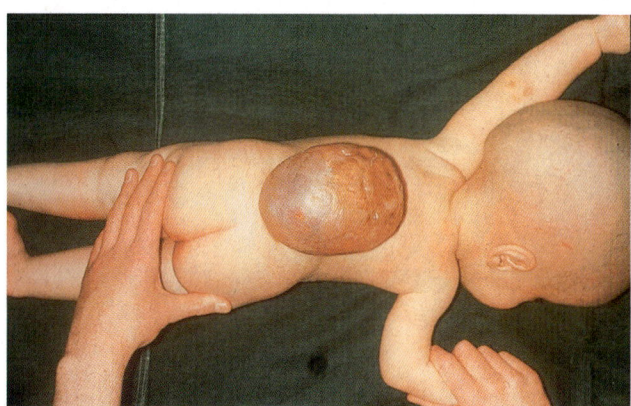

FIGURA 24.10 Recém-nascido com mielomeningocele e hidrocefalia.

A conduta de enfermagem para a criança com mielomeningocele envolve as ações descritas a seguir para reduzir o risco de infecção e de lesão ao local do defeito:

- Use uma técnica asséptica rigorosa ao cuidar do defeito para evitar infecções
- Evite traumatismo ao saco dural dorsal (para evitar extravasamento de LCR ou danos ao tecido nervoso) posicionando o recém-nascido em decúbito ventral ou lateral
- Evite colocar fralda sobre o saco dural dorsal para não causar ruptura ou infecção por contaminação fecal
- Aplique um curativo estéril ou um revestimento protetor sobre o saco dural dorsal para evitar ruptura e ressecamento, e troque-o com frequência para que o curativo não grude no defeito
- Monitore frequentemente o saco dural dorsal à procura de sinais de exsudação de líquido ou drenagem
- Preserve a integridade da pele sobre o defeito da coluna vertebral e em torno dele
- Limpe meticulosamente a área genital para evitar a contaminação do saco dural dorsal
- Além disso, garanta um ambiente térmico neutro e evite a hipotermia. Pode ser perdido calor através da abertura do defeito, o que coloca o recém-nascido em risco aumentado de estresse causado pelo frio.

A correção por cirurgia reparadora é a modalidade de tratamento usual para essas malformações congênitas do sistema nervoso. A cirurgia fetal intrauterina para reparar a espinha bífida no início da gestação diminuiu o número de recém-nascidos que desenvolvem uma hidrocefalia que exigiria uma derivação ventricular pós-natal, mas este procedimento aumenta o risco de parto prematuro e de infecção (Baumgarten & Flake, 2019). Se a cirurgia for realizada após o nascimento, o enfermeiro precisará preparar a criança no pré-operatório e informar os pais sobre a necessidade de fechar o defeito da coluna vertebral assim que possível para preservar a função neurológica existente. Administram-se antibióticos IV para evitar a infecção no pré e no pós-operatório.

Avalie a motricidade e a sensibilidade abaixo do defeito; avalie também a eliminação urinária e a fecal, que podem estar afetadas dependendo do nível de lesão. Meça a circunferência cefálica diariamente para acompanhar a hidrocefalia.

> **ATENÇÃO!**
>
> Os recém-nascidos com mielomeningocele correm risco maior de alergia ao látex em razão das exposições repetidas a produtos que contenham esse material durante cirurgias e outros tratamentos necessários.

Forneça suporte e informações para ajudar no enfrentamento dos pais. Permita-lhes verbalizar seus sentimentos e fazer perguntas. Incentive discussões abertas sobre o prognóstico do neonato e os cuidados a longo prazo. Forneça orientações sobre os cuidados com o recém-nascido, incluindo as medidas para reduzir o risco de infecção e de traumatismo ao saco dural dorsal. Incentive os pais a participar do cuidado do filho tanto quanto possível. Se necessário, encaminhe-os a um grupo de apoio.

Microcefalia

A **microcefalia** é uma anomalia na qual um encéfalo pequeno está localizado dentro de um crânio de tamanho normal. Os recém-nascidos com microcefalia apresentam cabeças menores que o normal e suas dimensões não aumentam durante o primeiro ano de vida. A microcefalia pode ser causada por anormalidades genéticas ou por drogas, álcool, tabagismo, índice de massa corporal (IMC) materno abaixo do peso antes da gravidez, uso de medicamentos anti-inflamatórios não esteroidais (AINEs), baixo nível de educação materna, exposição ao zika vírus e toxinas às quais o feto foi exposto durante a gestação (Kerr et al., 2019).

Microcefalia significa "cabeça pequena", é rara e afeta aproximadamente 25 mil crianças nos EUA a cada ano. É geralmente definida como circunferência cefálica que é mais de dois desvios padrões abaixo da média para a idade e o sexo. Quando não se manifesta no momento do nascimento, habitualmente ocorre antes dos 2 anos. Não existe tratamento para microcefalia que consiga recuperar as dimensões e o formato normais da cabeça do recém-nascido. O manejo concentra-se em maneiras de reduzir o impacto das deformidades e das incapacidades neurológicas associadas (Foundation for Children with Microcephaly [FCM], 2019).

Isso implica comprometimento neurológico. O diagnóstico é confirmado por tomografia computadorizada ou ressonância magnética. O cuidado é o de suporte, uma vez que não há nenhum tratamento conhecido para reverter essa anomalia. Esse defeito pode ser causado por vários fatores: distúrbios genéticos, cromossômicos e ambientais; e fatores de origem desconhecida. Os fatores de risco para essa anomalia incluem infecções virais maternas (toxoplasmose, rubéola, citomegalovírus, herpes e sífilis), exposição à radiação, diabetes melito, FCN, exposição a drogas ilícitas, consumo de álcool durante a gestação e desnutrição (CDC, 2019e). Informe os pais sobre o potencial comprometimento cognitivo do recém-nascido. Assegure-se de que sejam feitas referências adequadas à comunidade para ajudar os pais e a criança, que terá atrasos no desenvolvimento.

Hidrocefalia

A **hidrocefalia** consiste em aumento do LCR nos ventrículos do cérebro consequente à superprodução ou ao prejuízo na circulação e na absorção. Pode ser congênita ou adquirida. O LCR é produzido constantemente dentro de cada um dos quatro espaços (ventrículos) no cérebro. A cada dia, são produzidos aproximadamente 400 a 600 mℓ de LCR. Este normalmente flui de um ventrículo ao outro, para fora do cérebro e para baixo até a medula espinal.

Se essa drenagem estiver impedida em algum ponto, o líquido se acumula nos ventrículos, fazendo com que estes aumentem de tamanho, o que resulta em compressão do tecido circundante (Figura 24.11A, B1). O termo hidrocefalia deriva das palavras gregas *hydro* (água) e *kephale* (cabeça). Ocorre em aproximadamente três a cada mil nascidos vivos (CDC, 2019b).

Fisiopatologia

A hidrocefalia congênita normalmente surge em decorrência de malformação no cérebro ou de infecção intrauterina (toxoplasmose ou citomegalovírus). Raramente ocorre como um defeito isolado e geralmente está associada à espinha bífida ou a outras anomalias do tubo neural. O crescimento normal do cérebro é alterado em decorrência do aumento da pressão intracraniana pelo LCR.

Conduta terapêutica

Não existe tratamento disponível que consiga contrabalançar o acúmulo de LCR no cérebro, mas a colocação cirúrgica de um sistema de derivação ajuda reduzi-lo. O manejo da hidrocefalia congênita consiste, basicamente, em colocação de uma derivação o mais cedo possível após o nascimento. Portanto, a cirurgia para inserção de uma derivação ventricular é um tratamento frequente para aliviar a pressão no interior do crânio.

 Conceito fundamental

Tratamento de hidrocefalia

No recém-nascido com hidrocefalia, o líquido cefalorraquidiano não escoa do crânio. O aumento do líquido comprime o cérebro e, por fim, causa lesão cerebral. O único tratamento disponível é a inserção cirúrgica de uma derivação para interromper qualquer lesão adicional para o cérebro.

As derivações são projetadas para manter a pressão intracraniana normal e drenar o excesso de LCR para outra parte do corpo onde possa ser absorvido normalmente como parte do processo circulatório. A derivação ventriculoperitoneal é inserida na estrutura do ventrículo cerebral até a cavidade peritoneal para permitir a drenagem do excesso de LCR. O prognóstico a longo prazo para essa condição varia e depende da permeabilidade da derivação, da existência de outras anomalias do SNC e de seu impacto sobre o recém-nascido, bem como da qualidade do atendimento recebido pela criança. Historicamente, o tratamento da hidrocefalia é quase exclusivamente composto da derivação ventriculoperitoneal (VP) em razão da facilidade de inserção da derivação pelos neurocirurgiões e da resposta clínica imediata. No entanto, as derivações VP têm elevadas taxas de insucesso, predominantemente em razão da infecção. Assim, a terceira ventriculostomia endoscópica (ETV) está rapidamente se tornando o tratamento de primeira linha, apesar de suas complexidades. A ETV cria uma abertura no assoalho do terceiro ventrículo utilizando um endoscópio colocado dentro do sistema ventricular através de um orifício de trepanação. Isso possibilita a circulação do LCR para fora do sistema ventricular bloqueado e para a cisterna interpeduncular (espaço normal contendo LCR), desviando-se, assim, de qualquer obstrução. A ETV é um método alternativo de tratamento que mantém o LCR dentro do cérebro e da medula espinal; hoje é considerado um método seguro de tratamento da hidrocefalia obstrutiva, particularmente após uma falha na derivação VP (NINDS, 2019b).

Avaliação de enfermagem

A avaliação de enfermagem concentra-se na obtenção de uma anamnese e na realização de um exame físico. Esteja alerta para os fatores de risco no histórico materno, tais como infecção intrauterina ou parto pré-termo. Avalie a circunferência cefálica do neonato e observe se há algum aumento. Além disso, observe se há quaisquer veias visíveis no couro cabeludo (Figura 24.11B2). Palpe a cabeça do neonato e observe quaisquer suturas ampliadas e fontanelas abertas e amplas, que tipicamente ficam tensionadas à palpação e abauladas. Observe também se há outros sinais de hidrocefalia, tais como má alimentação, "olhos do sol poente", vômitos, letargia e irritabilidade. Tomografia computadorizada ou ressonância magnética confirmam o diagnóstico.

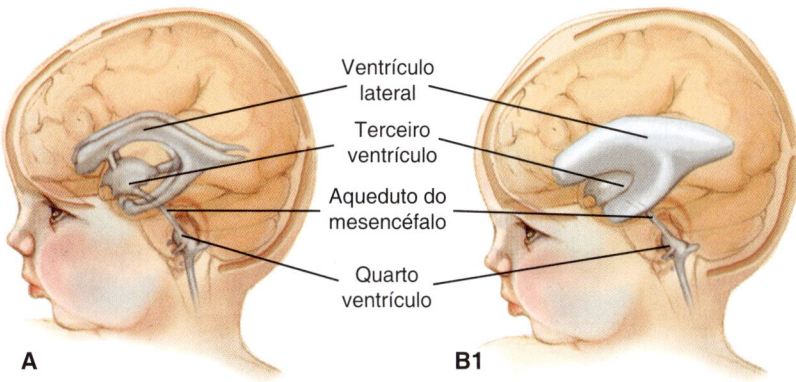

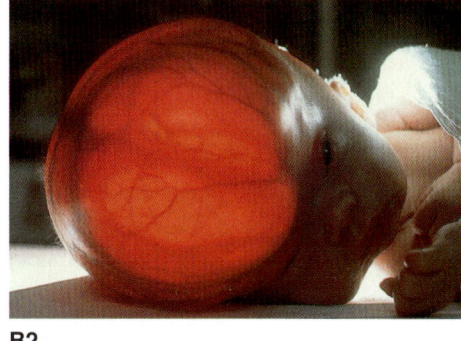

A   **B1**   **B2**

FIGURA 24.11   A. Criança sem hidrocefalia. Observe os ventrículos encefálicos e os canais para o fluxo normal de líquido cefalorraquidiano. **B1.** e **B2.** Criança com hidrocefalia. Observe a ampliação da testa e o tamanho aumentado da cabeça.

Conduta de enfermagem

Antes da inserção da derivação ou da ETV, a conduta de enfermagem concentra-se na documentação diária da circunferência cefálica e dos comportamentos neurológicos associados do recém-nascido que possam indicar aumento da pressão intracraniana: irritabilidade, choro estridente, alimentação e sucção ruins, letargia ou sonolência, vômitos, abaulamento da fontanela anterior quando o recém-nascido está tranquilo, convulsões ou postura anormal, ou diminuição na consciência. Delicadamente, palpe não só as fontanelas para detectar abaulamentos e tensão, mas também as linhas de sutura para determinar se há aumento da separação. Proteja a cabeça aumentada para evitar a ruptura da pele. Manuseie a cabeça delicadamente e use um colchão de pele de carneiro, de água ou em caixa de ovo. Mude a posição do recém-nascido com frequência para minimizar a pressão.

No pós-operatório, monitore rigorosamente a condição neurológica e o comportamento do recém-nascido, e relate quaisquer alterações que possam indicar aumento da pressão intracraniana secundário a um bloqueio na derivação. Esses achados podem incluir dilatação das pupilas (a pressão intracraniana aumentada impõe pressão sobre o nervo oculomotor e produz dilatação), aumento no tamanho da cabeça, fontanelas protuberantes e alteração no nível de consciência. Avalie o abdome à procura de distensão porque a drenagem do LCR para o abdome pode causar peritonite. O íleo paralítico é outra possível complicação pós-operatória em virtude da colocação distal do cateter (Kenner et al., 2019).

Após a cirurgia, continue fornecendo medidas de proteção e de conforto para a cabeça do recém-nascido aumentada, posicionando-a de modo a não pressionar a área da derivação. Oriente os pais em relação aos cuidados com a derivação e aos sinais de infecção ou obstrução. É apropriado realizar um atendimento domiciliar de acompanhamento. Enfatize a importância de realizar um acompanhamento médico atento e tratamento imediato de quaisquer problemas de saúde para evitar a propagação de infecções para a derivação.

Atresia de cóanas

A atresia de cóanas é malformação congênita rara das vias respiratórias superiores. Envolve estreitamento da via respiratória nasal decorrente da existência de tecido membranoso ou ósseo. Pode ser unilateral ou bilateral. Quando bilateral, o recém-nascido tem dificuldade para respirar. Como os neonatos respiram pelas narinas, torna-se uma emergência estabelecer uma via respiratória. A atresia de cóanas geralmente se apresenta com outras anomalias que envolvem o coração e o SNC. Ocorre em um em aproximadamente 8 mil nascidos vivos, com predomínio do sexo feminino. Metade dos recém-nascidos apresenta outras anormalidades congênitas além da atresia de cóanas (Andaloro & La Mantia, 2020).

A causa dessa condição congênita é desconhecida, mas se acredita que resulte da persistência da membrana entre os espaços nasal e oral durante o desenvolvimento fetal. Durante a tentativa de inspiração, a língua é puxada para o palato e resulta em obstrução da via respiratória oral. Se o recém-nascido chora e respira pela boca, a obstrução da via respiratória é momentaneamente aliviada. No entanto, quando para de chorar, a boca fecha e o ciclo de obstrução se repete (Moreddu et al., 2019). Essa anomalia estrutural pode resultar em um significativo desconforto respiratório. Se a via respiratória nasal estiver completamente obstruída, pode ocorrer morte por asfixia por ocasião do nascimento.

A impossibilidade de introduzir um cateter de aspiração através do nariz até a faringe é muito sugestiva de atresia de cóanas. Outros sinais são desconforto respiratório, respiração ruidosa, cianose, exceto quando o recém-nascido estiver chorando, e incapacidade de mamar e respirar ao mesmo tempo. O diagnóstico pode ser confirmado por tomografia computadorizada. É necessária uma cirurgia para remover a obstrução e estabelecer a perviedade das vias respiratórias. As abordagens endoscópicas são amplamente usadas para corrigir esse defeito. A recuperação completa é o desfecho usual.

Hérnia diafragmática congênita

A **hérnia diafragmática congênita (HDC)** é uma anomalia grave que consiste em falha no desenvolvimento do diafragma, resultando em uma inserção anormal na parede torácica interna que possibilita a projeção de alguns ou de todos os órgãos abdominais ou do conteúdo abdominal para a cavidade torácica, o que impede então o desenvolvimento do pulmão fetal. A HDC é caracterizada por hipoplasia pulmonar e diminuição da vasculatura pulmonar. Os recém-nascidos com HDC muitas vezes precisam de tratamento imediato do desconforto respiratório grave e da hipertensão pulmonar para evitar a morte. A incidência de HDC nos EUA é de um em 2.500 nascidos vivos, e é responsável por 8% de todas as principais anomalias congênitas. Tem uma incidência mundial de um em 2.500 a 3.000 nascidos vivos. A cada 10 minutos, nasce uma criança com hérnia diafragmática congênita em todo o mundo (CDH International, 2020).

A HDC está associada a outras anomalias, tais como defeitos cardíacos congênitos, anomalias genitais ou renais, DTNs, atresia de cóanas ou anomalias cromossômicas, como as trissomias do 13 e do 18. Mais de 80% dos recém-nascidos com esse defeito não apresentam síndrome genética ou anomalia cromossômica conhecidas (Hedrick & Adzick, 2020). A taxa de sobrevivência de neonatos com hérnia diafragmática varia amplamente.

Fisiopatologia

A patogênese da HDC é complexa e ainda não foi totalmente elucidada. Embora haja fortes evidências implicando fatores genéticos e ambientais, alguns genes causais foram identificados. Acredita-se que o diafragma não tenha se fechado corretamente durante o início do desenvolvimento embrionário. Então, os conteúdos abdominais herniam para a cavidade torácica através de um defeito no diafragma (Figura 24.12). O momento da herniação e o volume do conteúdo abdominal na cavidade torácica influenciam em muito o quadro clínico no momento do nascimento e a taxa de sobrevida. O conteúdo abdominal no tórax comprime os pulmões, leva à hipoplasia pulmonar e promove a hipertensão pulmonar persistente no recém-nascido. Os sinais e os sintomas de HDC incluem desconforto respiratório agudo, cianose, tiragens esternais, grunhidos, batimento de asa de nariz, taquicardia, taquipneia, tórax em forma de barril e abdome de formato côncavo (Hedrick & Adzick, 2020).

Avaliação de enfermagem

Avalie atentamente o recém-nascido à procura de evidências de desconforto respiratório, inclusive cianose. O recém-nascido afetado manifesta significativa dificuldade respiratória porque pelo menos um dos pulmões não é capaz de se expandir ou pode não estar completamente desenvolvido, o que resulta em hipertensão pulmonar persistente logo após o nascimento. Se existente, institua imediatamente medidas de reanimação.

Inspecione e observe se o tórax tem a forma de barril e o abdome, forma escafoide. Durante a ausculta, observe a ausência de murmúrio vesicular no lado afetado do tórax e bulhas cardíacas deslocadas para o hemitórax direito. Ausculte também os ruídos do intestino, que seriam ouvidos no tórax.

Prepare o recém-nascido para uma radiografia ou uma ultrassonografia de tórax, que revelarão evidências de alças intestinais cheias de ar no tórax.

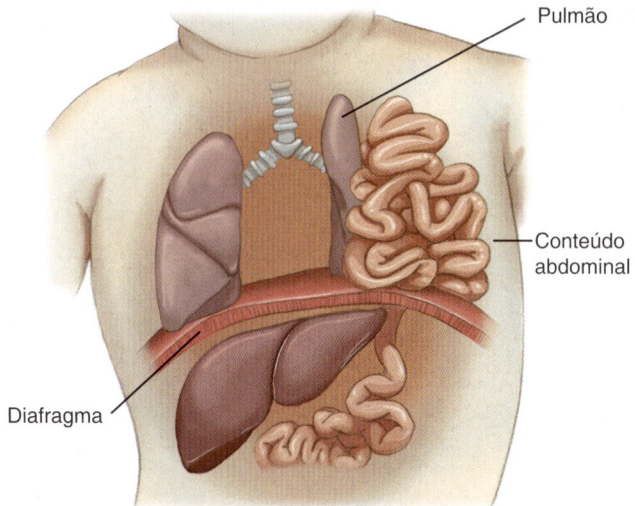

FIGURA 24.12 Hérnia diafragmática congênita. Observe como uma parte do conteúdo abdominal está na cavidade torácica, comprimindo o pulmão.

(rótulos da figura: Pulmão; Conteúdo abdominal; Diafragma)

> ### ATENÇÃO!
> O diagnóstico pré-natal de HDC é possível por meio da ultrassonografia. Esse diagnóstico deve ser considerado quando há polidrâmnio.

Conduta de enfermagem

O tratamento inicial envolve suporte respiratório com o objetivo de manter a oxigenação e a estabilidade cardiovascular. A cirurgia para corrigir a malformação anatômica geralmente é adiada até que a condição do recém-nascido se estabilize. A reparação cirúrgica também pode ser adiada por meses e feita por meio de uma cirurgia minimamente invasiva com o uso de material protético para o fechamento de grandes defeitos. Pode ser prescrita oxigenação por membrana extracorpórea (ECMO), um processo que imita o processo de trocas gasosas dos pulmões quando a cirurgia é realizada.

A conduta de enfermagem concentra-se na manutenção da função respiratória ideal até que seja realizada cirurgia para corrigir o defeito. Auxilie na intubação endotraqueal e na ventilação com pressão positiva para possibilitar a expansão pulmonar e a melhora da ventilação. Posicione o recém-nascido do lado afetado, com a cabeça e o tórax elevados para promover expansão pulmonar normal. Monitore as pressões ventilatórias para evitar pneumotórax. Se este ocorrer, ajude a inserir um dreno torácico e monitore sua drenagem. Monitore os níveis de saturação de oxigênio para avaliar o estado de perfusão sistêmica. Se a condição do neonato não se estabilizar, antecipe o uso de ECMO ou ventilação oscilatória de alta frequência. Esteja ciente das possíveis complicações no pós-operatório, que podem incluir hipertensão pulmonar persistente, refluxo gástrico, doença pulmonar crônica, infecções pulmonares recorrentes e déficit de crescimento (Schwartz, 2019).

Administre os fármacos conforme prescrito, por exemplo, agentes inotrópicos (fármacos que afetam a força das contrações musculares), para dar suporte à pressão arterial sistêmica. Administre surfactante, esteroides e óxido nítrico inalado conforme prescrito para corrigir a hipoxia e o desequilíbrio ácido-básico.

Monitore os sinais vitais, o peso, o débito urinário e os eletrólitos séricos para identificar alterações precocemente. Mantenha o jejum por via oral para que não ocorra a aspiração e para que um ambiente térmico neutro seja garantido a fim de evitar o estresse causado pelo frio e reduzir a demanda de oxigênio. Minimize os estímulos ambientais para reduzir a agitação e a demanda de oxigênio. Ajude a colocar sonda orogástrica para a descompressão gástrica.

O aconselhamento é um componente crucial no manejo da HDC. Os pais devem ser informados sobre a gravidade dessa condição, sobre o plano terapêutico, sobre o risco de desfechos insatisfatórios e sobre o potencial de várias morbidades a longo prazo. Avalie o nível de ansiedade e a capacidade de enfrentamento dos pais. Forneça apoio emocional e oriente a respeito da fisiopatologia da HDC, das potenciais complicações, dos riscos e dos benefícios do tratamento, e também mantenha vigilância médica a longo prazo para reduzir o risco de complicações e possibilitar um prognóstico individualizado. Conforme o caso, encaminhe para um aconselhamento sobre estratégias de enfrentamento e transmita informações por escrito sobre a HDC para reforçar as orientações verbais. Forneça aos pais atualizações contínuas sobre a condição do recém-nascido. Incentive-os a ver e tocar a criança com frequência para promover o vínculo. Ajude-os a identificar os sinais do recém-nascido e responder a eles.

Fissuras labiais e palatinas

Fissura labial associada ou não à fissura palatina é a malformação congênita mais comum de cabeça e pescoço. Tem uma prevalência de 1 a cada 700 nascimentos em todo o mundo e 1 em cada 600 nascimentos nos EUA (Wilkins-Haug, 2020). A fissura labial é uma abertura longitudinal congênita no lábio; a palatina, uma fissura congênita ou abertura longitudinal no palato. O defeito pode ser limitado às partes moles externas do lábio superior ou se estender para trás até a linha média da maxila ao longo do palato. Pode ocorrer como defeito único ou como parte de uma síndrome de anomalias. Pode ser unilateral ou bilateral. A fissura labial (lábio leporino) unilateral ocorre mais comumente no lado esquerdo. A bilateral normalmente está associada a uma fenda palatina. Esta pode variar de uma fenda na úvula até uma fissura completa no palato mole e no duro, que pode ser unilateral, bilateral ou na linha média (Figura 24.13).

A fissura labial com fissura palatina é um defeito craniofacial comumente encontrado por ocasião do nascimento. É mais comum em neonatos do sexo masculino brancos e asiáticos. Além das dificuldades imediatas de alimentação, a criança com fissura labiopalatal pode ter problemas com dentição, aquisição da linguagem e audição (Tewfik, 2019).

Conduta terapêutica

O reparo da anomalia facial logo que possível é importante para facilitar o vínculo entre o recém-nascido e os pais e melhorar o estado nutricional. O tratamento da fissura labial consiste em reparo cirúrgico entre 6 e 12 semanas de vida. A cirurgia bem-sucedida muitas vezes deixa apenas uma cicatriz fina no lábio superior. O desfecho da cirurgia depende da gravidade do defeito: crianças com lesões mais graves precisam de cirurgia adicional em etapas (Martin et al., 2019).

O momento do reparo do palato é motivo de grande controvérsia, não existindo uma recomendação universalmente aceita. A correção cirúrgica para fenda palatina é tipicamente feita aos 12 meses de vida para possibilitar o desenvolvimento do crescimento. Pode ser necessário utilizar um protetor de palato de plástico a fim de formar um palato sintético para possibilitar a introdução de alimentos sólidos e evitar a aspiração nesse ínterim.

Avaliação de enfermagem

Colete um histórico materno aprofundado e observe se há fatores de risco, tais como uso materno de fenitoína, cocaína, medicamentos anticonvulsivantes, ácido retinoico e álcool; baixa ingestão de ácido fólico; idade aumentada dos pais; e tabagismo (Cunningham et al., 2018). Avalie também se há antecedentes familiares de fissura labial ou palatina, o que aumenta o risco. Durante a avaliação, é preciso lembrar que a fenda palatina e a fenda labial têm implicações clínicas, psicológicas,

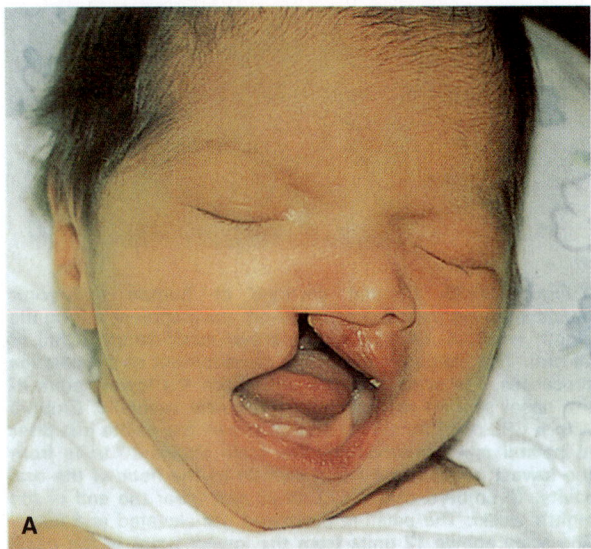
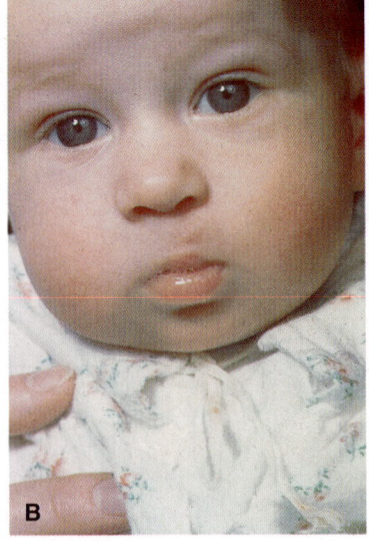

FIGURA 24.13 A. Recém-nascido com fissura labial (lábio leporino). O defeito pode se estender até a parte de cima do palato. **B.** Criança após reparo cirúrgico de fenda labial. (Fonte: Moore, K. L., & Dalley, A. F. [2009]. *Clinical oriented anatomy* [6th ed.]. Lippincott Williams & Wilkins.)

sociais e financeiras significativas para os indivíduos acometidos e para suas famílias. Além do desfiguramento estético, o recém-nascido acometido apresentará restrição do crescimento maxilofacial, problemas dentários, anormalidades da fala, dificuldades para se alimentar e para deglutir, perda auditiva e/ou otites recorrentes (Resnik et al., 2019).

Inspecione o lábio à procura de deformidade visível. Inspecione e palpe a boca para determinar se há uma abertura, que pode ser pequena ou envolver todo o palato. Observe também se há quaisquer dificuldades de alimentação, que são comuns em recém-nascidos com fissura labiopalatina.

> ## ATENÇÃO!
>
> O fluxo de leite durante a alimentação requer pressão negativa e pressão de sucção. O recém-nascido com fissura labiopalatina tem dificuldade de alimentação porque não é capaz de produzir pressão negativa na boca para facilitar a sucção (American Cleft Palate Craniofacial Association, 2020). Use bicos especiais, mamadeiras compressíveis e alimentadores para ajudar a atender às necessidades nutricionais das crianças com essa anomalia.

Conduta de enfermagem

A conduta de enfermagem concentra-se em fornecer alimentação adequada, promover o vínculo com os pais e proporcionar orientações a eles. A prevenção deve ser considerada o objetivo definitivo por meio de educação preconceptiva dos casais.

FORNECIMENTO DE NUTRIÇÃO ADEQUADA

Muitos recém-nascidos com fissura labiopalatina não conseguem ser amamentados. Aqueles com fissura palatina não são capazes de produzir a pressão negativa necessária para a sucção. As mães de crianças com uma fissura labial unilateral podem obter sucesso no aleitamento materno quando o neonato é posicionado de modo que a fissura labial seja obstruída pelo tórax da mãe. Ainda não foi identificado um método correto de alimentação. Trabalhando em conjunto com o médico e a equipe de enfermagem, os pais devem escolher o método que é melhor para seu filho.

Os enfermeiros precisam instruir a mãe a alimentar o neonato em posição vertical para evitar a aspiração e avaliar a realização da sucção adequada durante a alimentação. Use uma fórmula com alto teor calórico para melhorar a ingestão calórica. Coloque com frequência o recém-nascido para arrotar para reduzir o risco de vômito e de aspiração; faça isso com ele sentado em seu colo para evitar traumatismos orais e nos ombros. Limite as sessões de alimentação para evitar déficit de ganho de peso em virtude da fadiga. Após a alimentação, coloque o recém-nascido em decúbito lateral em um bebê-conforto.

PROMOÇÃO DO VÍNCULO COM OS PAIS

O diagnóstico pré-natal de fissura labiopalatina é cada vez mais efetivado com ultrassom tridimensional, geralmente realizado por volta da 20ª semana de gestação. As ressonâncias magnéticas também são usadas para diagnóstico pré-natal para casais de alto risco com o objetivo de melhorar a precisão (van der Hoek-Snieders et al., 2020). A reconstrução digital da superfície da face fetal é frequentemente solicitada pelos pais durante o exame, a qual mostrou melhora substancial no vínculo entre os pais e o feto. Os estudos mostram que o diagnóstico pré-natal de fissura labiopalatina comprovadamente melhora o bem-estar dos pais durante o período perinatal. Além de melhorar o diagnóstico, a ultrassonografia 3D também proporciona melhor compreensão e aceitação da malformação pelos pais. Os profissionais de enfermagem precisam elaborar intervenções para ajudar os responsáveis a lidar com o impacto da estigmatização social e com as preocupações físicas associadas à fissura palatina e à fissura labial. Essas crianças correm o risco de discriminação e de distúrbios emocionais devido à desfiguração facial, à deficiência da fala e às potenciais dificuldades de aprendizagem. Preparar os cuidadores psicologicamente os ajuda a enfrentar e participar da jornada de recuperação do recém-nascido (Smile Train, 2019).

À primeira vista, os pais podem ficar chateados com a aparência do filho. Incentive-os a expressar os sentimentos a respeito dessa anomalia tão visível. Enfatize as características positivas da criança e uma postura carinhosa ao interagir com o recém-nascido, encorajando-os para tal. Preste-lhes apoio, especialmente em relação às dificuldades de alimentação. Permita-lhes desabafar sobre as frustrações. Ofereça sugestões práticas e encorajamento continuado por seus esforços.

ORIENTAÇÕES AOS PAIS

O impacto na qualidade de vida dos recém-nascidos e de suas famílias pode ser substancial, sobretudo quando as famílias não suspeitavam do problema. Além dos cuidados cirúrgicos, as demandas emocionais e psicológicas precisam ser reconhecidas e atendidas por todos os profissionais da saúde que cuidam das crianças. Esboce modalidades de tratamento e explique as etapas das intervenções cirúrgicas. Mostre à família fotografias tiradas antes e depois da correção cirúrgica de outras crianças, as quais podem aliviar um pouco a ansiedade. Comece a planejar a alta assim que os pais se sentirem confortáveis em relação aos cuidados com o recém-nascido. Forneça antecipadamente orientações e instruções sobre os potenciais desafios que podem enfrentar em casa e no futuro, que incluem dificuldades de alimentação, otites frequentes, dificuldades com a fala e problemas dentários. Como parte do plano de alta, faça os encaminhamentos adequados aos serviços de apoio da comunidade e aconselhamento quando necessário. Os profissionais de enfermagem podem ajudar os genitores/companheiros/entes queridos a confiar em si e acreditar em sua capacidade de cuidar de seus recém-nascidos por meio de escuta, informação e encorajamento (Cleft Lip and Palate Association [CLAPA], 2020).

Atresia esofágica e fístula traqueoesofágica

A atresia esofágica (AE) e a fístula traqueoesofágica (FTE) são anomalias gastrintestinais em que o esôfago e a traqueia não se separam normalmente durante o início do desenvolvimento embrionário (3 a 6 semanas).

A AE consiste em um esôfago congenitamente interrompido em que as extremidades proximal e distal não se comunicam; o segmento esofágico superior termina em uma bolsa cega, e o segmento inferior termina a uma distância variável acima do diafragma (Figura 24.14). A FTE é uma comunicação anormal entre a traqueia e o esôfago. Quando associada à AE, a fístula ocorre mais comumente entre o segmento distal do esôfago e a traqueia. A falta de permeabilidade do esôfago impede a deglutição. Além de impedir a alimentação normal, esse problema pode fazer

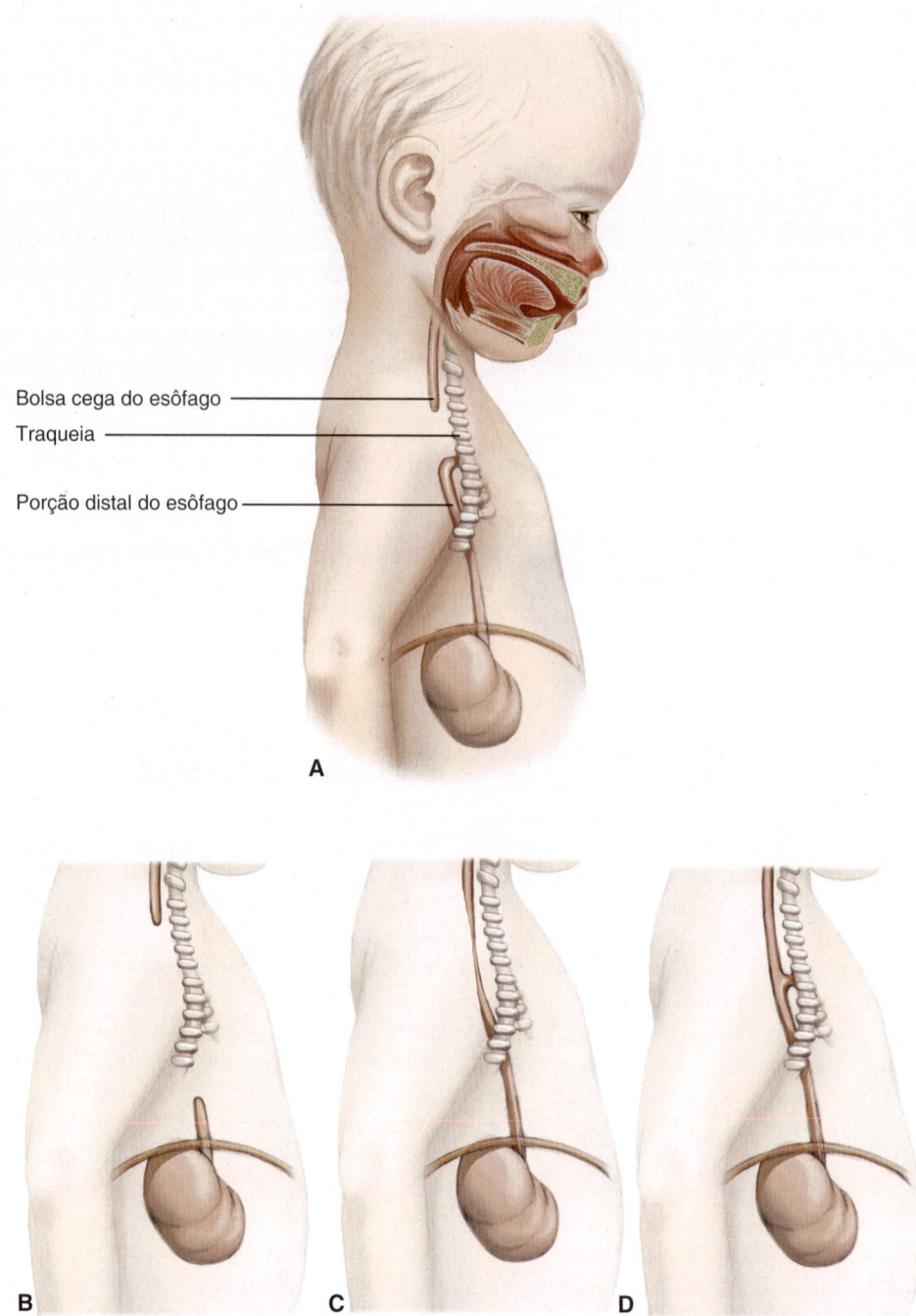

FIGURA 24.14 Atresia esofágica e fístula traqueoesofágica. **A.** Tipo mais comum de atresia esofágica, em que o esôfago termina em uma bolsa cega e uma fístula liga a traqueia à porção distal do esôfago. **B.** As porções superior e distal do esôfago terminam em uma bolsa cega. **C.** O esôfago é um segmento único, mas parte dele é estreitada. **D.** A porção superior do esôfago conecta-se à traqueia através de uma fístula.

com que a criança aspire e, literalmente, se afogue em sua própria saliva, que transborda rapidamente da bolsa superior do esôfago obstruído. Se houver uma FTE, o líquido (quer seja saliva de cima, quer sejam secreções gástricas de baixo) pode fluir diretamente para os pulmões. Essa condição representa uma das anomalias congênitas mais comumente vistas nos principais centros cirúrgicos pediátricos. A incidência de AE é de 1 em 4 mil a 5 mil nascidos vivos; já a de FTE, de aproximadamente 1 em 3.500 nascimentos (Salik & Paul, 2019).

 **Conceito fundamental**

Preocupação prioritária na atresia esofágica

A preocupação prioritária no caso de recém-nascidos com AE é o risco de desconforto respiratório. Muitos neonatos com AE também apresentam FTE, uma conexão entre o esôfago e a traqueia que os coloca em alto risco de desconforto respiratório, sobretudo se tiverem sido alimentados por via oral.

Fisiopatologia

A AE e a FTE são consideradas condições multifatoriais devido às múltiplas variações gênicas e a fatores ambientais que contribuem para suas ocorrências. Existem vários tipos de AE, mas a anomalia mais comum é uma fístula entre o esôfago distal e a traqueia, que ocorre em 90% dos recém-nascidos com um defeito de esôfago. Acredita-se que a AE e a FTE resultem de uma separação incompleta do leito pulmonar do intestino anterior durante o início do desenvolvimento fetal. Uma grande porcentagem (50 a 70%) desses recém-nascidos tem outras anomalias congênitas que envolvem vértebras, rins, coração e sistemas digestório e musculoesquelético (Sharma, 2019).

Avaliação de enfermagem

Reveja o histórico materno à procura de polidrâmnio durante a gestação. Muitas vezes, esse é o primeiro sinal de AE porque o feto não é capaz de engolir e absorver o líquido amniótico no útero, o que leva ao seu acúmulo. Logo após o nascimento, o recém-nascido pode apresentar abundantes bolhas espumantes de muco na boca e no nariz acompanhadas por sialorreia. Desenvolve-se distensão abdominal conforme o ar se acumula no estômago. Na AE, não é possível inserir a sonda orogástrica além de certo ponto porque o esôfago termina em uma bolsa cega. O recém-nascido pode ter respiração ruidosa, salivação excessiva e sialorreia, como também os três "Cs" (tosse, asfixia, cianose – do inglês *coughing, choking, cyanosis*), caso se tente a alimentação. A existência de uma fístula aumenta o risco de complicações respiratórias, tais como pneumonia e atelectasia, por causa da aspiração de alimentos e das secreções (Oermann, 2020). As manifestações clínicas da AE e da FTE incluem:

- Secreções excessivas
- Intolerância alimentar

- Inpossibilidade de se introduzir uma sonda orogástrica
- Distensão abdominal
- Desconforto respiratório
- Outras anomalias que envolvem vértebras, ânus, sistema cardíaco e rins.

ATENÇÃO!

A presença dos três "Cs" durante a alimentação é considerada o sinal clássico de FTE e AE.

Prepare o recém-nascido e os pais para uma avaliação radiográfica. O diagnóstico é feito por radiografia, ultrassonografia ou ressonância magnética de tórax e abdome; se a sonda gástrica parecer enrolada na bolsa esofágica superior com ar no sistema digestório, há indícios de uma fístula (Bondoc, 2019). Assim que o diagnóstico de AE for estabelecido, comece os preparativos para a cirurgia se o recém-nascido estiver estável.

Conduta de enfermagem

Uma vez estabelecido o diagnóstico, coloca-se uma sonda orogástrica na bolsa esofágica superior, que é configurada para uma aspiração contínua fraca para evitar a aspiração de secreções orais. A conduta de enfermagem concentra-se na preparação do recém-nascido e dos pais para a cirurgia e na prestação de cuidados meticulosos no pós-operatório. O tipo de defeito esofágico dita a abordagem cirúrgica necessária.

CUIDADOS PRÉ-OPERATÓRIOS

As intervenções de enfermagem pré-operatórias incluem as seguintes medidas:

- Iniciar o jejum por via oral
- Elevar a cabeceira do leito em 30 a 45° para evitar o refluxo e a aspiração
- Monitorar o estado de hidratação e o equilíbrio hidreletrolítico; administrar e monitorar infusões parenterais de líquidos IV
- Avaliar e manter a sonda desobstruída. Monitorar o funcionamento da sonda, que é conectada ao aparelho de aspiração (com baixa pressão e de forma contínua). Evitar a irrigação da sonda para impedir aspiração
- Ter oxigênio e equipamentos para a aspiração prontamente disponíveis se o recém-nascido apresentar desconforto respiratório
- Auxiliar nos exames complementares para descartar outras anomalias
- Empregar medidas de conforto para minimizar o choro e evitar desconforto respiratório; fornecer sucção não nutritiva

- Informar os pais a respeito das justificativas para as medidas de prevenção da aspiração
- Documentar as observações frequentes da condição do recém-nascido (Kenner et al., 2019).

CUIDADOS PÓS-OPERATÓRIOS

A cirurgia consiste em fechar a fístula e juntar os dois segmentos do esôfago. Os cuidados pós-operatórios envolvem observar atentamente todos os sistemas orgânicos do recém-nascido para identificar quaisquer complicações. Espere administrar NPT e antibióticos até que a anastomose esofágica esteja comprovadamente intacta e patente. Antes do início da alimentação por via oral, geralmente se prescreve um esofagograma para verificar a cicatrização completa da anastomose e a ausência de extravasamentos. Se esse exame confirmar a cicatrização, então é iniciada a alimentação por via oral, geralmente 1 semana após a cirurgia (Lima & Reinberg, 2019). Mantenha os pais informados a respeito da condição e do progresso de seu filho. Avalie atentamente o recém-nascido durante a alimentação e relate qualquer dificuldade na deglutição. Forneça orientações aos pais. Demonstre e reforce todas as orientações antes da alta.

Onfalocele e gastrósquise

A onfalocele e a gastrósquise são anomalias congênitas da parede abdominal anterior no umbigo ou próximo a ele. A **onfalocele** consiste em um defeito do anel umbilical que possibilita a evisceração do conteúdo abdominal para um saco peritoneal externo. Os defeitos variam em tamanho; podem estar limitados às alças intestinais ou incluir a totalidade do sistema digestório e o fígado (Figura 24.15). A má rotação intestinal é comum, mas os órgãos deslocados geralmente permanecem normais. As onfaloceles estão associadas a outras anomalias em mais de 70% dos casos, mais frequentemente às trissomias do 12, do 18 ou do 21. Essa anomalia geralmente é detectada durante a ultrassonografia pré-natal de rotina do feto ou durante a investigação de um aumento do

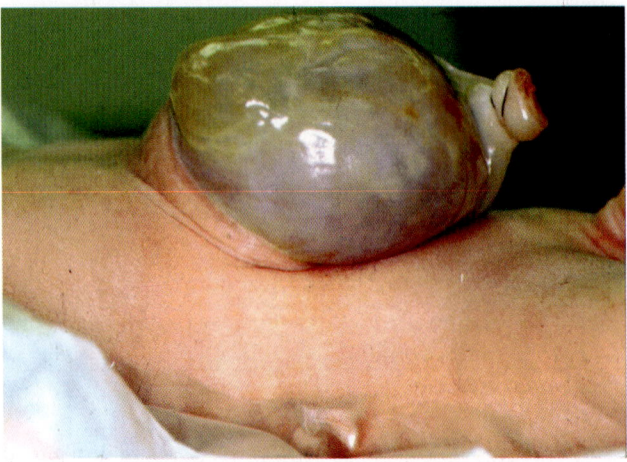

FIGURA 24.15 Onfalocele em um recém-nascido. Observe a bolsa grande e saliente.

nível de alfafetoproteína. A gastrósquise ocorre em 1 de cada 2 mil nascimentos; a onfalocele, em 1 de cada 5 mil nascimentos. Nas últimas décadas, a incidência de gastrósquise está aumentando continuamente no mundo ocidental (Verla et al., 2019).

A **gastrósquise** é um defeito em toda a espessura da parede abdominal que ocorre mais frequentemente no lado esquerdo ou direito do umbigo, expondo então o intestino extrusado ao líquido amniótico. Tipicamente, não está associada a outras anomalias graves, exceto a defeitos cardíacos (Lima & Reinberg, 2019). A gastrósquise difere da onfalocele por não existir cavidade peritoneal protegendo os órgãos herniados; assim, a exposição ao líquido amniótico torna-os mais espessos, edematosos e inflamados. A gastrósquise está associada a significativas taxas de mortalidade e morbidade neonatais. Apesar da correção cirúrgica, a intolerância alimentar, a síndrome do intestino curto, a estenose intestinal, a obstrução intestinal, o retardo no crescimento e o tempo prolongado de internação hospitalar afetam quase todos os recém-nascidos com essa anomalia (Baerg & Munoz, 2019). Cada um desses diagnósticos demanda que um cirurgião pediátrico esteja disponível por ocasião do parto para determinar a extensão do defeito e das complicações.

Avaliação de enfermagem

O manejo da onfalocele e da gastrósquise consiste nos procedimentos iniciais de estabilização das vias respiratórias, no envolvimento ou ensacamento estéreis do intestino para preservar o calor e assim reduzir a perda insensível de líquido, na inserção de uma sonda orogástrica para descompressão intestinal e na criação de um acesso IV para hidratação. Os defeitos da parede abdominal são facilmente diagnosticados pela ultrassonografia pré-natal, que é útil no planejamento do parto e no tratamento necessário. Pode-se planejar um nascimento precoce se a ultrassonografia revelar indícios de distensão e espessamento intestinais progressivos. Reveja a anamnese materna à procura de fatores associados à gravidez de alto risco, tais como doença e infecção maternas, idade materna avançada, uso de antibióticos, obesidade, emprego de tecnologia reprodutiva assistida, uso abusivo de drogas ilícitas, tabagismo e anormalidades genéticas. Esses fatores também estão associados à onfalocele e à gastrósquise. Eles contribuem para a insuficiência placentária e o nascimento de neonatos PIG ou pré-termo, populações nas quais ambos os defeitos abdominais ocorrem mais comumente.

A onfalocele e a gastrósquise são facilmente observáveis. Observe o aspecto da protrusão no abdome e a evidência de uma bolsa. Inspecione atentamente a bolsa à procura de órgãos, mais frequentemente o intestino e, ocasionalmente, o fígado. Inspecione também o conteúdo à procura de alguma torção dos intestinos. Observe a coloração dos órgãos dentro da bolsa e mensure o tamanho da onfalocele.

Realize também o exame físico completo do recém-nascido. Tipicamente, esses problemas congênitos estão associados a outras anomalias congênitas, tais como as que envolvem os sistemas cardiovascular, geniturinário e nervoso central. Os achados da avaliação de onfalocele e de gastrósquise incluem:

- Geralmente detectadas na ultrassonografia pré-natal
- Intestino eviscerado sem revestimento peritoneal (gastrósquise)
- Intestino eviscerado com revestimento peritoneal (onfalocele).

Se for diagnosticada onfalocele, o enfermeiro deve procurar outras anomalias.

Conduta de enfermagem

A conduta de enfermagem para o recém-nascido com gastrósquise ou onfalocele concentra-se em evitar a hipotermia, manter a perfusão para o conteúdo abdominal eviscerado, minimizando a perda de líquido, e proteger o conteúdo abdominal exposto contra traumatismos e infecções. Esses objetivos podem ser alcançados colocando-se o recém-nascido em uma bolsa plástica de PVC estéril para intestinos com fechamento por cordão, que mantém um ambiente estéril para os conteúdos expostos, possibilita a visualização, reduz a perda de calor e de umidade e permite que o calor do berço aquecido chegue ao recém-nascido. O neonato é colocado pelos pés dentro da bolsa e o cordão é preso em torno do tronco (Resnik et al., 2019; Zahouani & Mendez, 2019). É necessária uma técnica estéril rigorosa para evitar a contaminação do conteúdo abdominal exposto.

Utiliza-se uma sonda orogástrica conectada a um aparelho de aspiração (com baixa pressão) para impedir a distensão intestinal. É administrada terapia IV para manter o equilíbrio hidreletrolítico e fornecer uma via para o tratamento antibiótico. Monitore o estado hídrico do recém-nascido com frequência. Observe atentamente o intestino exposto à procura de comprometimento vascular, que se manifesta como mudanças na cor ou diminuição da temperatura corporal, e reporte-o imediatamente. Uma longa permanência na UTIN é típica, mesmo com o reparo primário bem-sucedido.

CUIDADOS PÓS-OPERATÓRIOS

A correção cirúrgica de ambos os defeitos ocorre após estabilização inicial e avaliação abrangente à procura de quaisquer outras anomalias. Dependendo do defeito, pode ser necessário fazê-la em fases (Boxe 24.4). Os cuidados pós-operatórios envolvem fornecer tratamento da dor, monitorar as condições respiratória e cardíaca, bem como a ingestão e a eliminação, avaliar se há comprometimento vascular, manter a sonda orogástrica para aspiração, documentar o volume e a coloração da drenagem e administrar os medicamentos e os tratamentos prescritos (Resnik et al., 2019). Também esteja alerta para complicações como a síndrome do intestino curto.

BOXE 24.4 Cirurgia para reparar a onfalocele e a gastrósquise.

A correção cirúrgica da gastrósquise é uma emergência por causa do alto risco de atresia intestinal resultando em obstrução. O reparo primário da gastrósquise geralmente é realizado sem incidentes, a menos que não seja possível encaixar os conteúdos na cavidade abdominal. Isso ocorre mais frequentemente com uma onfalocele grande, que exige que o cirurgião faça um fechamento em etapas. Este envolve cobrir o defeito com um material sintético sequencialmente espremido como um tubo de pasta de dentes para reduzir o defeito na cavidade abdominal. Após uma porção suficiente do defeito estar na cavidade abdominal, realiza-se então um reparo cirúrgico (Lima & Reinberg, 2019). Se ocorrer algum dano aos órgãos expostos, como necrose, então as porções necróticas são removidas durante o reparo. Se houver perda de uma quantidade significativa do intestino delgado, pode ocorrer a síndrome do intestino curto.

PROMOÇÃO DA INTERAÇÃO PAIS/RECÉM-NASCIDO

Os pais precisam de apoio contínuo e informações a respeito do progresso do recém-nascido. Eles podem ficar impressionados ao visualizar a anomalia e ter medo de tocar o filho. Incentive-os a fazer isso e a participar dos cuidados da criança tanto quanto possível. Por causa da natureza do defeito, inicialmente as oportunidades de vínculo serão limitadas. No entanto, encoraje a visitação frequente. Além disso, forneça informações aos pais sobre o defeito, as modalidades de tratamento e o prognóstico. Após a cirurgia, instrua-os nas medidas de cuidado e dê-lhes instruções para os cuidados. Antecipe a necessidade de fazer o encaminhamento a uma instituição de atendimento de saúde domiciliar e a recursos da comunidade para apoio.

Ânus imperfurado

O ânus imperfurado é malformação do sistema digestório que envolve a região anorretal e que pode ocorrer de diversos modos. O reto pode terminar em uma bolsa cega que não se conecta com o colo ou pode haver fístulas (aberturas) entre o reto e o períneo, a vagina em meninas ou a uretra em meninos (Figura 24.16). As malformações ocorrem durante o início do desenvolvimento fetal e estão associadas a anomalias em outros sistemas orgânicos. A etiologia dessas malformações ainda não foi esclarecida, mas provavelmente é multifatorial. Quando há malformação do ânus, frequentemente também há dos músculos e dos nervos associados.

O ânus imperfurado ocorre em aproximadamente 1 em cada 3.500 nascidos vivos e afeta predominantemente mais os homens do que as mulheres. Mais da metade dos recém-nascidos com malformações anorretais apresenta anomalias associadas que comumente afetam o manejo geral e a qualidade de vida desses pacientes (Lima & Reinberg, 2019). Dependendo do seu nível, o defeito pode ainda ser classificado como do tipo alto ou baixo. Frequentemente, há uma fístula que se conecta com o

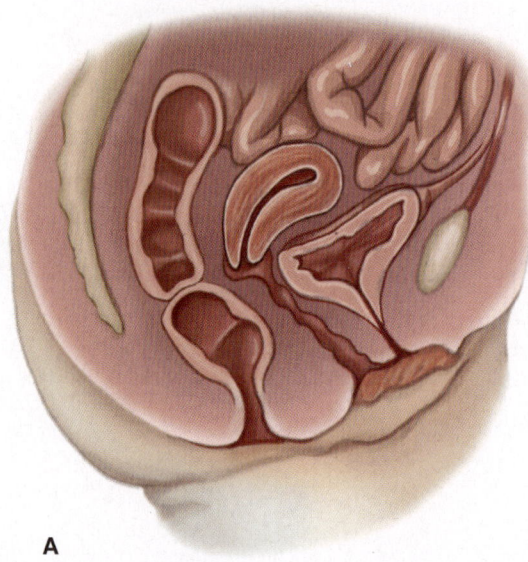
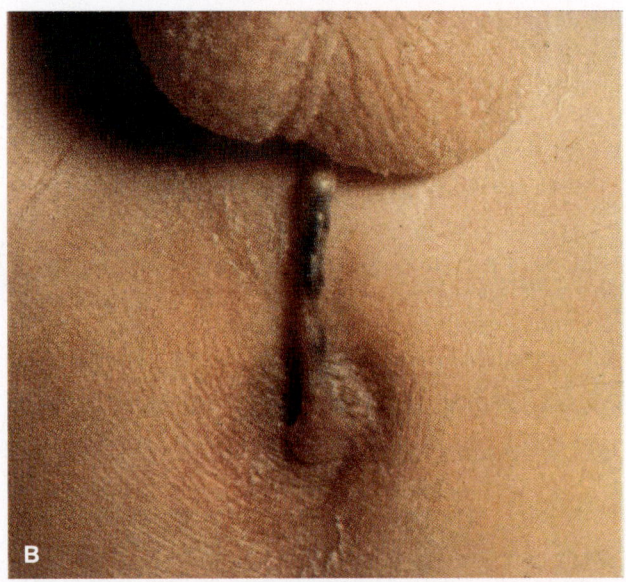

FIGURA 24.16 A. Ânus imperfurado, em que o reto termina em uma bolsa cega. **B.** Ânus imperfurado sem fístula. A estria de mecônio visível ao longo da rafe é compatível com um ânus imperfurado baixo. (Cortesia de Kevin P. Lally, MD.)

períneo ou a região urogenital. O nível influencia significativamente a continência fecal e o tratamento (Martin & Rosenfeld, 2019).

A intervenção cirúrgica é necessária para ambos os tipos de ânus imperfurado. A cirurgia para o tipo alto de defeito envolve colostomia no período neonatal, com a cirurgia corretiva realizada em etapas para possibilitar o crescimento. A cirurgia para o tipo baixo de anomalia, que frequentemente inclui uma fístula, envolve o fechamento da fístula, a criação de uma abertura anal e o reposicionamento da bolsa retal na abertura anal. Um grande desafio para qualquer tipo de reparo cirúrgico é encontrar, usar ou criar estruturas nervosas e musculares adequadas ao redor do reto para possibilitar a evacuação normal.

Avaliação de enfermagem

No recém-nascido, observe se há uma abertura anal apropriada. Se houver, determine se há passagem de fezes meconiais nas primeiras 24 horas de vida. Avalie a produção de urina para identificar problemas geniturinários. Para o recém-nascido com ânus imperfurado, a inspeção da área perineal revelaria a ausência da abertura de costume, sem passagem, em geral, do mecônio nem existência dele no prazo de 24 horas após o nascimento.

Na criança com suspeita de ânus imperfurado, avalie à procura de sinais comuns de obstrução intestinal, que podem ocorrer em virtude de malformação. Os sinais incluem distensão abdominal e vômitos biliosos.

Prepare o recém-nascido e a família para uma ultrassonografia perineal e uma radiografia abdominal, que serão prescritas para identificar o nível de defeito na ausência de uma fístula perineal e também para avaliar se há complicações associadas ao ânus imperfurado.

Conduta de enfermagem

A conduta de enfermagem concentra-se em preparar o recém-nascido e os pais para a cirurgia e prestar cuidados pós-operatórios. No pré-operatório, mantenha o jejum por via oral do recém-nascido e forneça descompressão gástrica. Administre terapia e antibioticoterapia IV conforme prescrito e monitore o estado de hidratação do neonato. Forneça uma explicação completa aos pais sobre o defeito, as opções cirúrgicas, as potenciais complicações, o regime pós-operatório típico e os cuidados a longo prazo necessários. Certifique-se de que os pais estejam cientes das modalidades de tratamento disponíveis, prepare-os para a possibilidade de que o recém-nascido precise de uma colostomia e preste apoio a eles e aos familiares.

O cuidado pós-operatório inclui garantir o alívio adequado da dor; manter o jejum por via oral e a descompressão gástrica até que a função intestinal normal seja restaurada; e, se aplicável, prestar cuidados à colostomia. Os cuidados com o estoma e as orientações aos pais são fundamentais para o atendimento da criança em casa.

Hipospadia

A **hipospadia** é malformação relativamente comum do pênis. Pode ser uma anormalidade isolada ou associada a um distúrbio do desenvolvimento sexual. É o posicionamento anormal do meato urinário no lado inferior do pênis (Figura 24.17B). As anomalias escrotais e testiculares estão frequentemente associadas à criptorquidia (testículo não descido). A hipospadia é um defeito de nascença relativamente comum que ocorre em aproximadamente até 5 em cada mil nascimentos do sexo masculino nos EUA. A incidência aumentou nos últimos 20 anos por razões desconhecidas (Baskin, 2019).

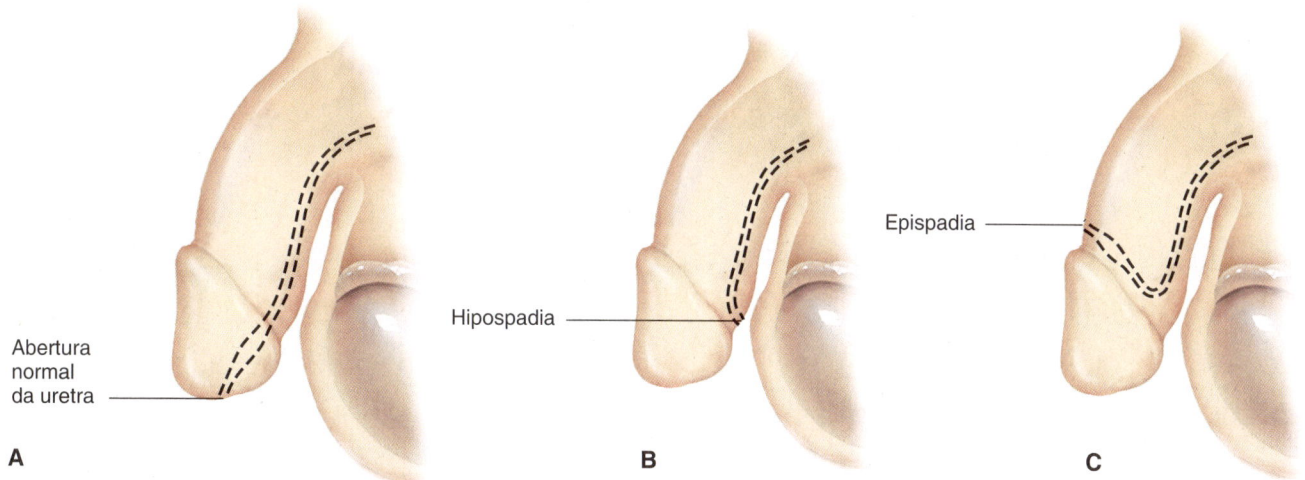

Abertura normal da uretra

Hipospadia

Epispadia

A   B   C

FIGURA 24.17 Anomalias estruturais do sistema geniturinário.

A malformação é o resultado da fusão incompleta das pregas da uretra, o que geralmente ocorre entre a 8ª e a 20ª semana de gestação (Blackburn, 2018). A causa não é conhecida, mas se acredita que seja de herança multifatorial porque ocasionalmente ocorre em mais do que um homem da mesma família.

O grau de hipospadia depende da localização da abertura. É muitas vezes acompanhada por uma curvatura para baixo do pênis (*chordee*), que pode levar a problemas urinários e de ereção, como também à infertilidade na vida adulta.

A hipospadia pode ser corrigida cirurgicamente em um ou mais procedimentos com bons resultados, dependendo da gravidade. O sucesso do reparo pode ser medido de acordo com os resultados funcionais, como a taxa de fluxo urinário, o fluxo de urina em linha reta e a ausência de infecção urinária, bem como a aparência normal do pênis com o meato em forma de fenda na extremidade da glande. A intervenção cirúrgica deve ser realizada na segunda metade do primeiro ano de vida para evitar problemas de imagem corporal na criança.

Epispadia

A epispadia é um defeito congênito geniturinário raro que ocorre em 1 em cada 120 mil nascimentos do sexo masculino. A proporção masculino-feminino é de 2:1 (Kenner et al., 2019). A condição é normalmente diagnosticada no momento do nascimento ou logo depois dele. Nos meninos com **epispadia**, a uretra geralmente se abre no topo ou na lateral, em vez de na ponta do pênis. Outra característica da epispadia pode ser um pênis muito curto e largo. Nas meninas, o meato urinário está localizado entre o clitóris e os lábios vaginais. Essa anomalia frequentemente ocorre em conjunto com a extrofia vesical (Yerkes, 2019). A correção cirúrgica é necessária e os recém-nascidos do sexo masculino afetados não devem ser circuncidados. A cirurgia geralmente leva à capacidade de controlar o fluxo de urina e a um bom desfecho estético (Figura 24.17).

Extrofia vesical

Na extrofia vesical, a bexiga urinária alonga-se sobre a parede abdominal, na qual houve falha de fechamento durante o desenvolvimento embrionário (Figura 24.18). Uma ampla separação entre os músculos do reto e a sínfise púbica acompanha esse defeito. Praticamente todas as crianças do sexo masculino afetadas têm epispadia associada. O trato urinário superior geralmente é normal. A incidência é de aproximadamente 1 em cada 30 mil nascidos vivos, e sua ocorrência é discretamente maior em homens do que em mulheres (March of Dimes, 2019c).

Os objetivos do tratamento incluem restaurar a continência urinária, preservar a função renal e reconstruir uma genitália funcional e esteticamente aceitável. O fechamento inicial da bexiga é realizado nas primeiras 48 horas após o nascimento. Se possível, o reparo da epispadia ocorre nesse momento. Realiza-se a reconstrução cirúrgica adicional em várias fases, aproximadamente aos 2 a 3 anos (Figura 24.18B). Por causa das possíveis implicações a longo prazo da extrofia, as orientações à família são fundamentais. Vários centros médicos de grande porte estabelecem grupos de apoio à extrofia.

A conduta de enfermagem para o recém-nascido com extrofia vesical inclui as seguintes atividades:

- Identificar o defeito geniturinário no momento do nascimento de modo que possa ser fornecido tratamento imediato
- Cobrir a bexiga urinária exposta com um curativo não aderente transparente estéril para evitar hipotermia e infecções
- Lavar a superfície da bexiga com solução salina estéril a cada troca de fraldas para evitar infecções

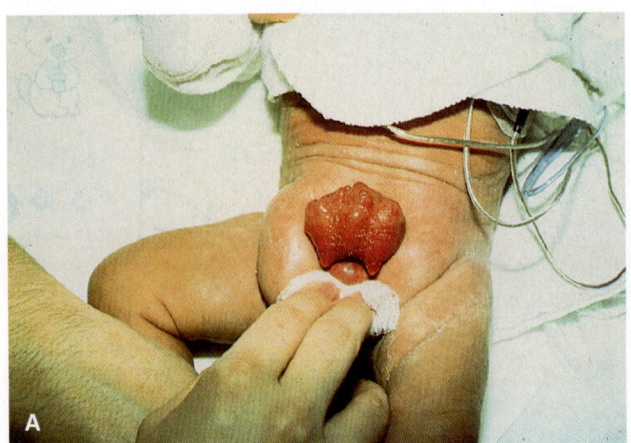 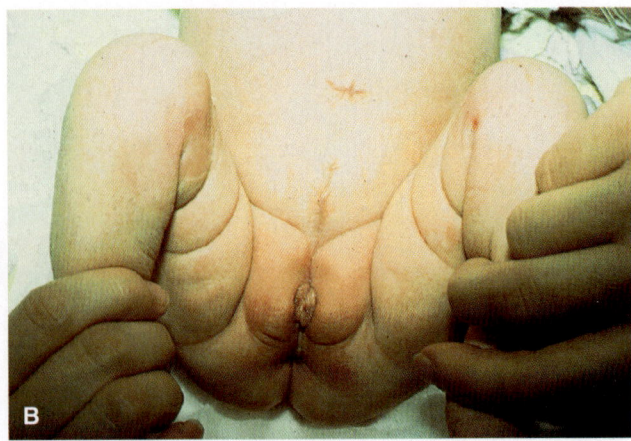

FIGURA 24.18 Extrofia vesical. **A.** Antes do reparo cirúrgico. **B.** Após a cirurgia.

- Auxiliar na inserção e no monitoramento do cateter suprapúbico para drenar a bexiga e evitar obstruções
- Administrar antibioticoterapia, conforme prescrito, para evitar infecções
- Agendar exames complementares à procura de anomalias adicionais
- Avaliar o recém-nascido com frequência para detectar quaisquer sinais de infecção
- Inspecionar as superfícies cutâneas com frequência para garantir a integridade da pele
- Manter tração de Bryant modificada para imobilização após a cirurgia
- Administrar antiespasmódicos, analgésicos e sedativos, conforme prescrito, para evitar espasmos da bexiga e proporcionar conforto
- Orientar os pais em relação aos cuidados com o cateter urinário em casa, se aplicável
- Apoiar os pais ao longo de todo o processo
- Promover o vínculo, incentivando os pais a visitar e tocar o recém-nascido
- Encaminhar os pais a um grupo de apoio para melhorar a capacidade de enfrentamento
- Ser um ouvinte terapêutico da família (Kenner et al., 2019; Woolf et al., 2019).

Pé torto congênito

O pé torto congênito, ou pé equinovaro, é uma deformidade congênita comum que afeta aproximadamente um em cada mil nascidos vivos. Os meninos são predominantemente afetados, especialmente os de ascendência polinésia. É bilateral em aproximadamente metade dos casos e afeta duas vezes mais meninos do que meninas. Caracteriza-se por uma torção excessiva do pé. Tipicamente, tem quatro componentes: inversão e adução do antepé; inversão do calcanhar e retropé; limitação da extensão das articulações do tornozelo e talocalcânea; e rotação interna da perna (Magriples, 2019) (Figura 24.19). A redução ou eliminação de todos os componentes da deformidade é o objetivo a fim de assegurar que o recém-nascido tenha um pé móvel, indolor e funcional que não requeira o uso de sapatos especiais ou modificados (Parikh & Moradiya, 2019).

Fisiopatologia

O pé torto é uma deformidade complexa, multifatorial e com fatores genéticos e intrauterinos. A hereditariedade e a raça parecem influenciar sua incidência, mas os meios de transmissão e a etiologia são desconhecidos.

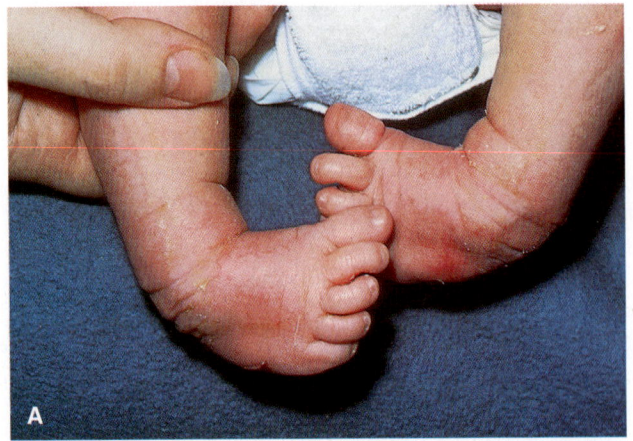 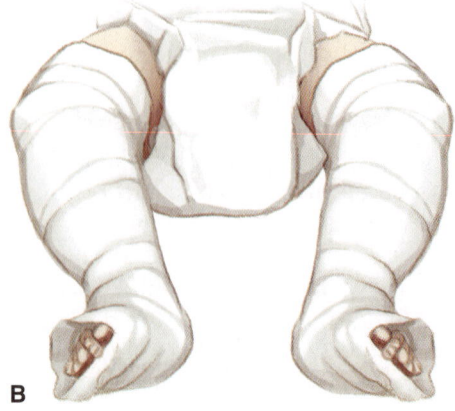

FIGURA 24.19 Pé torto congênito. **A.** Aparência inicial. **B.** Aplicação de gesso para corrigir o pé torto congênito.

A maioria dos casos de pé torto congênito não tem causa genética, sindrômica ou extrínseca identificável.

O pé torto congênito pode ser classificado no tipo extrínseco (flexível), que é essencialmente uma deformidade posicional grave ou de tecidos moles, ou no tipo intrínseco (rígido), em que a redução manual não é possível.

Conduta terapêutica

O manejo do pé torto congênito precisa ser iniciado logo após o nascimento. O tipo de deformidade do pé torto congênito determina o curso do tratamento. Para o tipo extrínseco (flexível), o tratamento consiste no uso de uma série de gessos seguido de imobilização de manutenção. Já para o tipo intrínseco (rígido), inclui imobilização inicial seguida de cirurgia. É geralmente aceito que o tratamento inicial deve ser conservador e iniciado logo após o nascimento.

O tratamento para ambos os tipos começa com o uso de uma série de gessos, que são necessários em razão do rápido crescimento do recém-nascido e inicialmente trocados semanalmente e utilizados até que a deformidade responda e seja totalmente corrigida. Se a série de gessos não for bem-sucedida em corrigir a deformidade, é necessária a intervenção cirúrgica entre 4 e 9 meses de vida. O tratamento-padrão para o pé torto congênito mudou muito nos últimos 10 anos. Anteriormente, a realização de uma cirurgia extensa era comum em crianças nascidas com essa condição. A publicação de evidências a longo prazo dos bons desfechos com métodos minimamente invasivos, como a técnica de Ponseti, levou os cirurgiões em todo o mundo a mudar sua abordagem. O tratamento de Ponseti consiste na colocação seriada de gessos e no seccionamento do tendão (tenotomia) de Aquiles dos pés afetados seguidos por imobilização para manter a correção (Iyer & Khan, 2019).

Avaliação de enfermagem

No momento do exame, o pé parece estar "para baixo e para dentro". Além de ser menor do que um pé normal, tem um calcanhar flexível e mais macio por causa da hipoplasia (subdesenvolvimento) do calcâneo, o qual é rodado internamente, fazendo com que as plantas dos pés fiquem voltadas uma para a outra quando a deformidade ocorre bilateralmente.

Conduta de enfermagem

A conduta de enfermagem concentra-se em orientação, direcionamento antecipatório e controle da dor. Os pais sentem-se ansiosos e confusos em relação à condição de pé torto do recém-nascido. Oriente-os em relação à condição de do filho e ao protocolo de tratamento com o objetivo de reduzir a ansiedade e fornecer a garantia de que o pé torto congênito não é doloroso nem não vai prejudicar o desenvolvimento da criança. Discuta os desafios associados a dormir, brincar e vestir-se.

Informe-os que serão necessárias pequenas modificações para acomodar o gesso. Reveja os cuidados com posicionamento, banho e pele, bem como com o manejo da dor quando da colocação de novos gessos. Ressalte a necessidade de fornecer um ambiente calmo e tranquilo para promover o relaxamento e o sono para a criança.

Displasia do desenvolvimento do quadril

A **displasia do desenvolvimento do quadril (DDQ)** envolve o crescimento ou o desenvolvimento anormal do quadril, resultando então em instabilidade. Isso inclui quadris instáveis, subluxados ou luxados ou com acetábulo malformado. A instabilidade do quadril possibilita que a cabeça femoral se desloque facilmente do acetábulo. A incidência dessa condição é de aproximadamente 1,5 a 25 por 1.000 nascidos vivos e é mais comum em meninas e em apresentações pélvicas (Tamai, 2020). A etiologia da DDQ não é clara.

Conduta terapêutica

O princípio geral do tratamento da DDQ é obter e manter a redução concêntrica da cabeça femoral no acetábulo. Atingir esse objetivo pode variar de tratamentos com órteses menos invasivas a tratamentos cirúrgicos mais invasivos, dependendo da idade e da complexidade da displasia. O manejo é iniciado assim que a DDH é identificada. Se o exame do recém-nascido revelar DDQ, ele é encaminhado a um ortopedista. O objetivo do tratamento da DDQ é reposicionar a cabeça do fêmur no acetábulo de modo a facilitar o crescimento e o desenvolvimento normais. O suspensório de Pavlik é o dispositivo mais utilizado; ele impede a adução, possibilitando então a flexão e a abdução para alcançar o objetivo do tratamento (Figura 24.20). É usado ininterruptamente

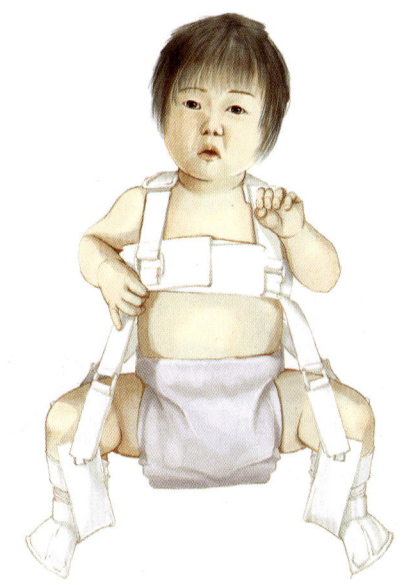

FIGURA 24.20 O suspensório de Pavlik é utilizado para tratar a displasia do desenvolvimento do quadril.

até que o quadril esteja estável, o que pode levar vários meses. Se o tratamento com o suspensório não for bem-sucedido, é necessário cirurgia.

Avaliação de enfermagem

Avalie a anamnese à procura de fatores de risco, tais como etnia (indígenas norte-americanos), transmissão genética (tendência familiar), posicionamento intrauterino (apresentação pélvica), sexo (feminino), oligoidrâmnio, ordem de nascimento (primogênito) e posições de transporte pós-natal do recém-nascido (uso de *slings*, que forçam os quadris em adução). O risco aumenta em culturas que envolvem os recém-nascidos com faixas apertadas e mantêm os quadris deles em extensão e adução.

> ### ATENÇÃO!
> A DDQ muitas vezes não é identificada durante o exame do recém-nascido, de modo que é necessária uma avaliação cuidadosa à procura de displasia do quadril nas consultas subsequentes ao longo do primeiro ano de vida.

Realize um exame físico completo. Tipicamente, o recém-nascido com DDQ é saudável e sem outras deformidades. Preste especial atenção à avaliação da instabilidade do quadril. Realize as manobras de Ortolani e de Barlow (ver Capítulo 18 para obter mais informações sobre elas). A manobra de Ortolani provoca a sensação de quadril luxado ao ser reduzido no acetábulo; a manobra de Barlow detecta quadril instável luxando do acetábulo. Sente-se um clique no quadril quando as pernas do neonato são abduzidas a uma posição de rã. Embora cliques suaves sejam comuns, um estalido seco indica luxação. Também pode haver fraturas, que são caracterizadas por movimentos limitados e áreas edemaciadas e com crepitação. Observe também se há outros sinais físicos de DDQ, o que inclui numerosas pregas cutâneas assimétricas na coxa ou nas nádegas, uma perna mais curta aparente ou verdadeira, além de limitação à abdução do quadril (Martin & Rosenfeld, 2019) (Figura 24.21).

Conduta de enfermagem

A conduta de enfermagem relacionada com a DDQ começa com o reconhecimento da condição e o relato precoce ao médico. O diagnóstico prematuro é o aspecto crucial; as orientações também são fundamentais. Ensine os pais a como cuidar do filho enquanto ele estiver com o suspensório durante o tratamento. A adaptação apropriada e os ajustes para o crescimento são essenciais para o sucesso do tratamento. É necessária a avaliação clínica frequente em ambulatório para monitorar o progresso. Por meio de orientações, o enfermeiro pode ser muito eficaz em ajudar os pais a aderir ao tratamento.

Erros inatos do metabolismo

Erros inatos do metabolismo são distúrbios genéticos que alteram o metabolismo normal dos carboidratos, o metabolismo das proteínas, a oxidação dos ácidos graxos e o armazenamento de glicose. A maioria é devida a um defeito em uma enzima ou proteína de transporte que resulta em uma via metabólica bloqueada. O manejo dos erros inatos do metabolismo consistia tradicionalmente em dieta ou terapia de suporte, mas os tratamentos mais recentes incluem reposição de enzimas e coenzimas, remoção de substâncias nocivas, transplante de células e órgãos e terapia genética (Fukao & Nakamura, 2019). Os sinais e os sintomas clínicos são manifestados secundariamente ao acúmulo de substâncias tóxicas antes do bloqueio. Quando vistos individualmente, os erros inatos do metabolismo são raros, mas eles são coletivamente responsáveis por níveis significativos de mortalidade e de morbidade infantis. A incidência coletiva é calculada como sendo de aproximadamente 1 em cada 1.500 nascimentos. Muitas vezes os resultados podem ser bons se reconhecidos precocemente; mas, se não forem, eles apresentam uma alta taxa de letalidade se não forem diagnosticados (Kruszka & Regier, 2019). A Tabela 24.6 resume os quatro erros inatos comuns.

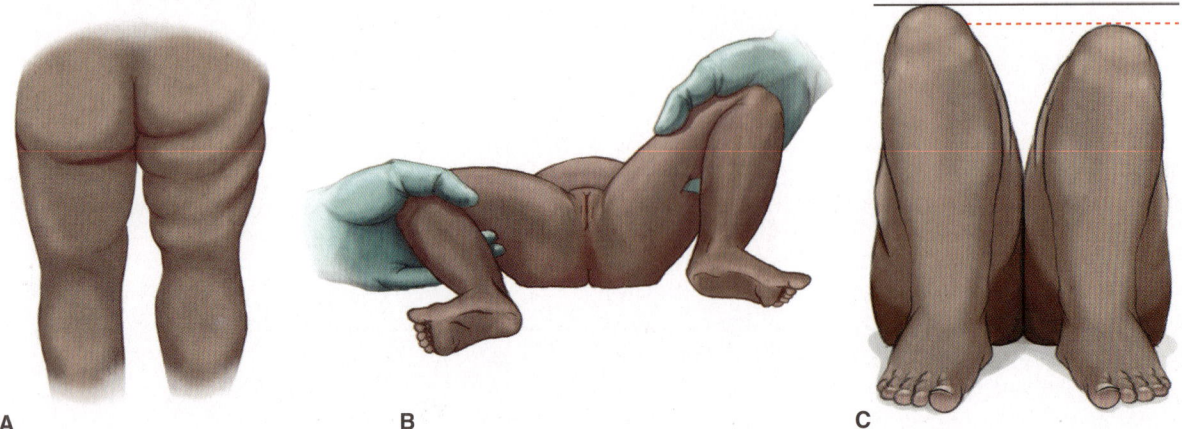

FIGURA 24.21 Características da displasia do desenvolvimento do quadril. **A.** Numerosas pregas cutâneas assimétricas nas coxas ou nas nádegas. **B.** Limitação à abdução do quadril. **C.** Altura desigual dos joelhos.

TABELA 24.6 Erros inatos do metabolismo.

Condição	Incidência e etiologia	Quadro clínico	Manejo
Fenilcetonúria (FCN)	1:15.000 nascidos vivos. Doença genética autossômica recessiva causada por deficiência da enzima hepática fenilalanina hidroxilase Deficiência enzimática com subsequente acúmulo do aminoácido fenilalanina	Os recém-nascidos parecem normais por ocasião do parto, mas aos 6 meses de vida os sinais de desenvolvimento intelectual lento são evidentes Vômitos, alimentação ruim, déficit de crescimento, hiperatividade, irritabilidade, urina com cheiro de mofo Se não for tratada, acarreta possível deficiência intelectual	Rastreamento de todos os recém-nascidos em aproximadamente 48 h após o nascimento para garantir a ingestão adequada de proteínas Restrição dietética de fenilalanina com monitoramento regular dos níveis séricos de fenilalanina (efetiva quando iniciada antes do 1º mês de vida) Restrição dietética de fenilalanina ao longo da vida
Leucinose ou doença da urina em xarope de bordo (DUXB)	1:200.000 nascidos vivos; mais prevalente na população menonita em Lancaster, no estado norte-americano da Pensilvânia Doença hereditária autossômica recessiva O metabolismo enzimático de certos aminoácidos é afetado e gera acúmulo de ácidos que causam cetoacidose	Letargia, falta de apetite, vômitos, perda de peso, convulsões, choro estridente, incursões respiratórias superficiais, perda de reflexos, coma, urina com odor de xarope de bordo adocicado	Diálise para eliminar os ácidos acumulados Dieta hipoproteica ao longo da vida para evitar os déficits neurológicos da doença
Galactosemia	1:53.000 nascidos vivos nos EUA Doença autossômica recessiva hereditária na qual não existe uma enzima necessária para converter a galactose em glicose e por isso o recém-nascido não consegue metabolizar a lactose	Vômitos, hipoglicemia, danos hepáticos, hiperbilirrubinemia, pouco ganho de peso, catarata, infecções frequentes	Nos EUA, o rastreamento neonatal de rotina para galactosemia é realizado na maioria dos estados É necessária uma dieta com restrição de lactose ao longo da vida para evitar deficiência intelectual, doença hepática e catarata
Hipotireoidismo congênito	1:2.000 a 4.000 nascidos vivos Múltiplas causas: tireoide ausente ou subdesenvolvida, ou defeitos bioquímicos no hormônio da tireoide	Língua grande e protrusa, reflexos lentos, abdome distendido, fontanela posterior aberta e ampla, constipação intestinal, hipotermia, má alimentação, choro rouco, pele seca, cabelo grosso, bócio e icterícia Se não for tratado, ocorrem comprometimentos cognitivo e motor irreversíveis Diminuição dos níveis do hormônio tiroxina (T4) e níveis elevados de TSH	Programa de rastreamento neonatal em todos os estados nos EUA Terapia de reposição dos hormônios da tireoide ao longo da vida mais monitoramento contínuo dos níveis desses hormônios e da resposta clínica ao tratamento

Kenner, C., Altimier, L. B., & Boykova, M. V. (2019). *Comprehensive neonatal nursing care* (6th ed.). Springer Publishing Company; King, T. L., Brucker, M. C., Jevitt, C., & Osborne, K. (2019). *Varney's midwifery* (6th ed.). Jones & Bartlett Learning; e Kruszka, P., & Regier, D. (2019). Inborn errors of metabolism: from preconception to adulthood. *American Family Physician*, 99(1), 25-32.

Um desfecho bem-sucedido depende de diagnóstico precoce e de intervenção imediata. A maioria dos erros inatos apresenta-se no período neonatal com manifestações inespecíficas e sutis – letargia, hipotonia, desconforto respiratório, falta de apetite e ganho de peso, vômitos e crises convulsivas (Korenev et al., 2019). A identificação de um erro inato do metabolismo em um recém-nascido depende muito dos conhecimentos do enfermeiro e de indicadores na anamnese, nos exames laboratoriais e no exame clínico maternos.

CONCEITOS FUNDAMENTAIS

- A asfixia, o agravo clínico mais comum no período perinatal, resulta em lesão cerebral e pode levar a deficiência intelectual, paralisia cerebral ou convulsões
- A taquipneia transitória do recém-nascido (TTRN) ocorre quando o líquido dos pulmões é removido lentamente ou de modo incompleto
- Os fatores de risco comuns para a síndrome do desconforto respiratório do recém-nascido incluem idade

gestacional, asfixia perinatal independentemente da idade gestacional, cesariana na ausência de trabalho de parto (relacionada com a falta de compressão torácica), sexo masculino e diabetes melito materno

- A aspiração de mecônio tem três efeitos principais: obstrução das vias respiratórias pulmonares, disfunção de surfactante e pneumonite química
- O tratamento da hipertensão pulmonar persistente do recém-nascido demanda atenção meticulosa aos detalhes com monitoramento contínuo da oxigenação, da pressão arterial e da perfusão
- A retinopatia da prematuridade (RDP) é uma anomalia do desenvolvimento que afeta os vasos sanguíneos imaturos da retina; o crescimento anormal de vasos sanguíneos (neovascularização) ocorre na retina e no vítreo
- A hemorragia periventricular-intraventricular é o sangramento que geralmente se origina na região da matriz germinativa subependimária do cérebro com extensão para o sistema ventricular
- A enterocolite necrosante (ECN) é uma doença gastrintestinal grave de etiologia desconhecida que ocorre em recém-nascidos e pode resultar em necrose de um segmento do intestino
- Os recém-nascidos de mães diabéticas correm maior risco de malformações, que mais frequentemente envolvem os sistemas cardiovascular, esquelético, nervoso central, digestório e geniturinário; as anomalias cardíacas são as mais comuns
- Os fatores que colocam o recém-nascido em risco de tocotraumatismo incluem desproporção cefalopélvica; anormalidades pélvicas maternas; oligoidrâmnio; trabalho de parto prolongado ou rápido; apresentação anormal; e prematuridade, macrossomia e malformações fetais
- As usuárias de substâncias psicoativas durante a gestação expõem o feto à possibilidade de restrição do crescimento intrauterino, prematuridade, disfunções neurocomportamental e neurofisiológica, defeitos congênitos, infecções e sequelas no desenvolvimento a longo prazo
- Os recém-nascidos cujas mães são tabagistas ou são usuárias de substâncias psicoativas ilícitas, cafeína e álcool podem apresentar comportamento de abstinência
- A icterícia fisiológica é um fenômeno neonatal comum e normal que aparece durante o segundo ou terceiro dia de vida e, em seguida, diminui ao longo da primeira semana após o nascimento. A icterícia patológica manifesta-se nas primeiras 24 horas de vida, quando os níveis de bilirrubina total aumentam em mais de 5 mg/dℓ/dia e o nível total de bilirrubina é maior do que 17 mg/dℓ na criança a termo
- As infecções neonatais geralmente são classificadas de acordo com o momento de início e são agrupadas em três categorias: infecções congênitas, adquiridas no útero por transmissão vertical e com início antes do nascimento; infecções neonatais de início precoce, adquiridas por transmissão vertical no período perinatal pouco antes ou durante o parto; e infecções neonatais de início tardio, adquiridas por transmissão horizontal no berçário

- As anomalias congênitas podem ter diversas etiologias, o que inclui distúrbios de um único gene, aberrações cromossômicas, exposição a teratógenos e múltiplas condições esporádicas de causa desconhecida. As anomalias congênitas estruturais podem ser hereditárias ou esporádicas, isoladas ou múltiplas, aparentes ou ocultas, e macroscópicas ou microscópicas
- A cardiopatia congênita é comumente classificada fisiologicamente como defeitos que resultam em aumento do fluxo sanguíneo pulmonar, defeitos que resultam em diminuição do fluxo sanguíneo pulmonar, defeitos que causam obstrução ao fluxo de sangue para fora do coração e defeitos mistos
- Observou-se um declínio nos defeitos do tubo neural em todo o mundo durante as últimas décadas em razão da melhora na prevenção secundária à suplementação de ácido fólico preconcepção, do monitoramento da alfafetoproteína sérica materna e do uso de ultrassonografia e de amniocentese
- Os distúrbios estruturais congênitos das vias respiratórias incluem atresia de cóanas e hérnia diafragmática congênita. Evidências de ruídos intestinais no tórax sugerem hérnia diafragmática congênita
- A fissura labial associada à fissura palatina é o defeito craniofacial congênito mais comum. O recém-nascido apresenta dificuldades de alimentação imediatas e pode ter problemas com dentição, aquisição da linguagem e audição
- A atresia esofágica refere-se a um esôfago congenitamente interrompido em que as extremidades proximal e distal não se comunicam; o segmento esofágico superior termina em uma bolsa cega e o segmento inferior termina a uma distância variável acima do diafragma. A fístula traqueoesofágica é uma comunicação anormal entre a traqueia e o esôfago
- A onfalocele e a gastrósquise são anomalias congênitas da parede anterior do abdome. A onfalocele é um defeito do anel umbilical que possibilita a evisceração do conteúdo abdominal para uma bolsa peritoneal externa. A gastrósquise consiste na herniação do conteúdo abdominal através de um defeito na parede abdominal, geralmente à esquerda ou à direita do umbigo
- A hipospadia e a epispadia são anomalias estruturais do sistema geniturinário. A epispadia frequentemente ocorre em conjunto com a extrofia vesical, na qual a bexiga se projeta para a parede abdominal
- O pé torto congênito geralmente envolve inversão e adução do antepé, inversão do calcanhar e retropé, limitação da extensão das articulações do tornozelo e talocalcânea e rotação interna da perna
- A displasia do desenvolvimento do quadril inclui luxação, subluxação ou malformação do acetábulo. O reconhecimento precoce e o tratamento imediato são fundamentais

○ Os erros inatos do metabolismo são doenças genéticas que comprometem a função metabólica normal. A maioria é decorrente de defeito em uma enzima ou proteína de transporte que resulta em uma via metabólica bloqueada.

REFERÊNCIAS BIBLIOGRÁFICAS E LEITURA SUGERIDA

American Academy of Pediatrics (AAP). (2016). Neonatal hypoglycemia—How low can we go? *AAP Grand Rounds, 35*(1), 1–3. https://aapgrandrounds.aappublications.org/content/35/1

American Academy of Pediatrics (AAP). (2019). *Neonatal care: A compendium of AAP clinical practice guidelines and policies*. AAP.

American Cleft Palate Craniofacial Association. (2020). *Introduction to cleft & craniofacial conditions*. Retrieved June 16, 2020, from https://cleftline.org/family-resources/introduction-to-cleft-craniofacial-conditions/

American Heart Association (AHA). (2019). *The impact of congenital heart defects*. Retrieved June 16, 2020, from https://www.heart.org/en/health-topics/congenital-heart-defects/the-impact-of-congenital-heart-defects

American Lung Association (ALA). (2020). *Bronchopulmonary dysplasia*. Retrieved June 16, 2020, from https://www.lung.org/lung-health-and-diseases/lung-disease-lookup/bronchopulmonary-dysplasia/

Anbalagan, S., & Mendez, M. D. (2020). Neonatal abstinence syndrome. *StatPearls*. Retrieved April 12, 2020, from https://www.ncbi.nlm.nih.gov/books/NBK551498/

Andaloro, C., & La Mantia, I. (2020). Choanal atresia. *StatPearls*. Retrieved April 29, 2020, from https://www.ncbi.nlm.nih.gov/books/NBK507724/

Anderson, C., & Hillman, N. H. (2019). Bronchopulmonary dysplasia: When the very preterm baby comes home. *Missouri Medicine, 116*(2), 117–122.

Annibale, D. J. (2019). Intraventricular hemorrhage in the preterm infant. *eMedicine*. Retrieved July 24, 2018, from https://emedicine.medscape.com/article/976654-overview

Ansong-Assoku, B., & Ankola, P. A. (2019). Neonatal jaundice. *StatPearls*. Retrieved April 27, 2020, from https://www.ncbi.nlm.nih.gov/books/NBK532930/

Bacino, C. A. (2019). Birth defects: Epidemiology, types, and patterns. *UpToDate*. Retrieved February 27, 2019, from https://www.uptodate.com/contents/birth-defects-epidemiology-types-and-patterns

Baerg, J. E., & Munoz, A. N. (2019). Long term complications and outcomes in omphalocele. *Seminars in Pediatric Surgery, 28*(2), 118–121.

Bashour, M. (2019). Retinopathy of prematurity ophthalmologic approach. *eMedicine*. Retrieved October 4, 2018, from https://emedicine.medscape.com/article/1225022-overview

Baskin, L. S. (2019). Hypospadias: Management and outcome. *UpToDate*. Retrieved December 3, 2019, from https://www.uptodate.com/contents/hypospadias-management-and-outcome

Baumgarten, H. D., & Flake, A. W. (2019). Fetal surgery. *Pediatric Clinics, 66*(2), 295–308.

Bhandari, J., & Thada, P. K. (2020). Neural tube disorders. *StatPearls*. Retrieved April 13, 2020, from https://www.ncbi.nlm.nih.gov/books/NBK555903/

Blackburn, S. T. (2018). *Maternal, fetal, & neonatal physiology: A clinical perspective* (5th ed.). Elsevier.

Bondoc, A. J. (2019). Esophageal atresia and tracheoesophageal fistula. *BMJ Best Practice*. Retrieved June 16, 2020, from https://bestpractice.bmj.com/topics/en-us/760

Boskabadi, H., Rakhshanizadeh, F., & Zakerihamidi, M. (2020). Evaluation of maternal risk factors in neonatal hyperbilirubinemia. *Archives of Iranian Medicine, 23*(2), 128–140.

Caplan, M. S. (2019). Improving outcomes due to neonatal necrotizing enterocolitis. *Clinics in Perinatology, 46*(1), xvii–xviii. https://doi.org/10.1016/j.clp.2018.12.001

Centers for Disease Control and Prevention (CDC). (2019a). *Congenital heart defects*. Retrieved June 16, 2020, from https://www.cdc.gov/ncbddd/heartdefects/living.html

Centers for Disease Control and Prevention (CDC). (2019b). *Congenital malformations of the nervous system: neural tube defects*. Retrieved June 16, 2020, from https://www.cdc.gov/ncbddd/birthdefects/surveillancemanual/photo-atlas/nervous.html

Centers for Disease Control and Prevention (CDC). (2019c). *Data and statistics on spina bifida*. Retrieved June 16, 2020, from https://www.cdc.gov/ncbddd/spinabifida/data.html

Centers for Disease Control and Prevention (CDC). (2019d). *Diabetes during pregnancy*. Retrieved June 16, 2020, from https://www.cdc.gov/reproductivehealth/maternalinfanthealth/diabetes-during-pregnancy.htm

Centers for Disease Control and Prevention (CDC). (2019e). *Facts about microcephaly*. Retrieved June 16, 2020, from https://www.cdc.gov/ncbddd/birthdefects/microcephaly.html

Centers for Disease Control and Prevention (CDC). (2019f). *Fetal alcohol spectrum disorders (FASDs)*. Retrieved June 16, 2020, from https://www.cdc.gov/ncbddd/fasd/index.html

Centers for Disease Control and Prevention (CDC). (2019g). *Folic acid helps prevent some birth defects*. Retrieved June 16, 2020, from https://www.cdc.gov/features/folicacidbenefits/index.html

Centers for Disease Control and Prevention (CDC). (2019h). *Global prevention of neural tube defects*. Retrieved June 16, 2020, from https://www.cdc.gov/grand-rounds/pp/2017/20171017-neural-tube.html

Centers for Disease Control and Prevention (CDC). (2019i). *Retinopathy of prematurity*. Retrieved June 16, 2020, from https://www.cdc.gov/visionhealth/vehss/data/studies/retinopathy-of-prematurity.html

Centers for Disease Control and Prevention (CDC). (2019j). *Substance use during pregnancy*. Retrieved June 16, 2020, from https://www.cdc.gov/reproductivehealth/maternalinfanthealth/substance-abuse/substance-abuse-during-pregnancy.htm

Chowdhury, N., Giles, B. L., & Dell, S. D. (2019). Full-term neonatal respiratory distress and chronic lung disease. *Pediatric Annals, 48*(4), 175–181.

Cleft Lip & Palate Association (CLAPA). (2020). *Support*. Retrieved June 16, 2020, from https://www.clapa.com/support/

Coats, D. K. (2020). Retinopathy of prematurity: treatment and prognosis. *UpToDate*. Retrieved January 2, 2020, from https://www.uptodate.com/contents/retinopathy-of-prematurity-treatment-and-prognosis

Congenital Diaphragmatic Hernia International (CDH International). (2020). *CDH statistics*. Retrieved June 16, 2020, from https://cdhi.org/cdh-statistics/

Cotton, C. M (2019). Modifiable risk factors in necrotizing enterocolitis. *Clinics in Perinatology, 46*(1), 129–143.

Cunningham, F. G., Leveno, K. J., Bloom, S. L., Dashe, J. S., Hoffman, B. L., Casey, B. M., & Spong, C. Y. (2018). *William's obstetrics* (25th ed.). McGraw-Hill Education.

de Vries, L. S., & Leijser, L. M. (2020). Germinal matrix hemorrhage and intraventricular hemorrhage in the newborn: Pathogenesis, clinical presentation and diagnosis. *UpToDate*. Retrieved January 17, 2020, from https://www.uptodate.com/contents/germinal-matrix-hemorrhage-and-intraventricular-hemorrhage-gmh-ivh-in-the-newborn-pathogenesis-clinical-presentation-and-diagnosis

Diabetes Research Institute Foundation. (2020). *Diabetes statistics*. Retrieved June 16, 2020, from https://www.diabetesresearch.org/diabetes-statistics

Disher, T., Gullickson, C., & Singh, B. (2019). Pharmacological treatments for neonatal abstinence syndrome: A systematic review and network meta-analysis. *JAMA Pediatrics, 173*(3), 234–243.

Dutton, L. A., Densmore, J. E., & Turner, M. B. (2020). *A pocket guide to clinical midwifery: The efficient midwife* (2nd ed.). Jones & Bartlett Learning.

Dyer, J. (2019). Neonatal respiratory distress syndrome: Tackling a worldwide problem. *Pharmacy & Therapeutics, 44*(1), 12–14.

Ershad, M., Mostafa, A., Dela Cruz, M., & Vearrier, D. (2019). Neonatal sepsis. *Current Emergency & Hospital Medicine Reports, 7*, 83–90. https://doi.org/10.1007/s40138-019-00188-z

European Society of Pediatric Research (2019). *Respiratory distress syndrome clinical practice guidelines (2019)*. Retrieved May 1, 2019, from https://reference.medscape.com/viewarticle/912157

Fanaroff, A. A., & Fanaroff, J. M. (2019). *Klaus and Fanaroff's care of the high-risk neonate* (7th ed.). Elsevier.

Fernandes, C. J. (2020). Neonatal resuscitation in the delivery room. *UpToDate*. Retrieved April 10, 2020, from https://www.uptodate.com/contents/neonatal-resuscitation-in-the-delivery-room

Foster, M. R. (2019). Spina bifida. *eMedicine*. Retrieved September 21, 2018, from https://emedicine.medscape.com/article/311113-overview#a5

Foundation for Children with Microcephaly. (2019). Microcephaly basics. Retrieved June 16, 2020, from http://childrenwithmicro.org/

Fukao, T., & Nakamura, K. (2019). Advances in inborn errors of metabolism. *Journal of Human Genetics, 64*, 65. https://doi.org/10.1038/s10038-018-0535-7

Garcia-Prats, J. A. (2020). Prevention and management of meconium aspiration syndrome. *UpToDate*. Retrieved January 7, 2020, from https://www.uptodate.com/contents/prevention-and-management-of-meconium-aspiration-syndrome

Ginglen, J. G., & Butki, N. (2019). Colitis, necrotizing enterocolitis. *StatPearls*. Retrieved July 18, 2020, from https://www.ncbi.nlm.nih.gov/books/NBK513357/

Good, P. I., & Hooven, T. A. (2019). Evaluating newborns at risk for early-onset sepsis. *Pediatric Clinics, 66*(2), 321–331.

Groenendaal, F., & van Bel, F. (2019). Perinatal asphyxia in term and late term infants. *UpToDate*. Retrieved January 7, 2020, from https://www.uptodate.com/contents/perinatal-asphyxia-in-term-and-late-preterm-infants

Grossman, M., & Berkwitt, A. (2019). Neonatal abstinence syndrome. *Seminars in Perinatology, 43*(3), 173–186.

Halim, A., Shirazi, H., Riaz, S., Gul, S. S., & Ali, W. (2019). Less invasive surfactant administration in preterm infants with respiratory distress syndrome. *Journal of the College of Physicians and Surgeons – Pakistan, 29*(3), 226–330.

Hamdan, A. H. (2018). Neonatal abstinence syndrome. *eMedicine*. Retrieved December 20, 2017, from https://emedicine.medscape.com/article/978763-overview

Hamza, A. (2019). Kernicterus. *Autopsy Case Reports, 9*(1), e2018057. https://doi.org/10.4322/acr.2018.057

Hedrick, H. L., & Adzick, N. S. (2020). Congenital diaphragmatic hernia in the neonate. *UpToDate*. Retrieved May 11, 2020, from https://www.uptodate.com/contents/congenital-diaphragmatic-hernia-prenatal-issues

Hussain, W. A., & Marks, J. D. (2019). Approaches to noninvasive respiratory support in preterm infants: From CPAP to NAVA. *NeoReviews, 20*(4), 213–221.

Iyer, K. M., & Khan, W. S. (2019). *General principles of orthopedics and trauma* (2nd ed.). Springer Nature.

Jansson, L. M. (2020). Neonatal abstinence syndrome. *UpToDate*. Retrieved April 9, 2020, from https://www.uptodate.com/contents/neonatal-abstinence-syndrome

Jenkins, K. J., Botto, L. D., Correa, A., Foster, E., Kupiec, J. K., Marino, B. S., … Honein, M. A. (2019). Public health approach to improve outcomes for congenital heart disease across the lifespan. *Journal of American Heart Association, 8*(8), e009450. https://doi.org/10.1161/JAHA.118.009450

Jha, K., & Makker, K. (2020). Transient tachypnea of the newborn. *StatPearls*. Retrieved May 31, 2020, from https://www.ncbi.nlm.nih.gov/books/NBK537354/

Jin, Y. T., Duan, Y., Deng, X. K., & Lin, J. (2019). Prevention of necrotizing enterocolitis in premature infants: An updated review. *World Journal of Pediatrics, 8*(2), 23–32.

Jordan, R. G., Farley, C. L., & Grace, K. T. (2019). *Prenatal and postnatal care: A woman-centered approach* (2nd ed.). John Wiley & Sons, Inc.

Kenner, C., Altimier, L. B., & Boykova, M. V. (2019). *Comprehensive neonatal nursing care* (6th ed.). Springer Publishing Company.

Kerr, S. M., Van Bennekom, C. M., & Mitchell, A. A. (2019). Risk factors for congenital microcephaly in the pre-Zika era. *Birth Defects Research, 111*(2), 96–118.

Kim, J. H. (2020). Necrotizing enterocolitis: Clinical features and diagnosis. *UpToDate*. Retrieved June 16, 2020, from https://www.uptodate.com/contents/neonatal-necrotizing-enterocolitis-clinical-features-and-diagnosis

King, T. L., Brucker, M. C., Jevitt, C., & Osborne, K. (2019). *Varney's midwifery* (6th ed.). Jones & Bartlett Learning.

Kochan, M., Leonardi, B., Firestine, A., McPadden, J., Cobb, D., Shah, T. A., … Bass, W. T. (2019). Elevated midline head positioning of extremely low birth weight infants: Effects on cardiopulmonary function and the incidence of periventricular-intraventricular hemorrhage. *Journal of Perinatology, 39*(1), 54–62.

Korenev, S., Lemonde, H., Cleary, M., & Chakrapani, A. (2019). Newborn screening for inborn errors of metabolism. *Pediatrics and Child Health, 29*(3), 105–110.

Kruszka, P., & Regier, D. (2019). Inborn errors of metabolism: From preconception to adulthood. *American Family Physician, 99*(1), 25–32.

La Leche League International. (2020). *Jaundice*. Retrieved June 16, 2020, from https://www.llli.org/breastfeeding-info/jaundice/

Lima, M., & Reinberg, O. (2019). *Neonatal surgery: Contemporary strategies from fetal life to the first year of age*. Springer International Publishers.

MacKenzie, K., Cunningham, K., Thomas, S., Mondal, T., El Helou, S., Shah, P. S., & Mukerji, A. (2019). Incidence, risk factors, and outcomes of pulmonary hypertension in preterm infants with bronchopulmonary dysplasia. *Pediatrics & Child Health*. https://doi.org/10.1093/pch/pxz024

Magriples, U. (2019). Prenatal diagnosis of talipes equinovarus (clubfoot). *UpToDate.* Retrieved October 17, 2019, from https://www.uptodate.com/contents/prenatal-diagnosis-of-talipes-equinovarus-clubfoot

Mandell, E. W., Kratimenos, P., Abman, S. H., & Steinhorn, R. H. (2019). Drugs for the prevention and treatment of bronchopulmonary dysplasia. *Clinics in Perinatology, 46*(2), 291–310.

Mangat, A. K., Schmolzer, G. M., & Kraft, W. K. (2019). Pharmacological and non-pharmacological treatments for neonatal abstinence syndrome. *Seminars in Fetal & Neonatal Medicine, 24*(2), 133–141.

March of Dimes. (2019a). *Congenital heart defects and CCHD.* Retrieved June 16, 2020, from https://www.marchofdimes.org/complications/congenital-heart-defects.aspx

March of Dimes. (2019b). *Fetal alcohol spectrum disorders.* Retrieved June 16, 2020, from https://www.marchofdimes.org/complications/fetal-alcohol-spectrum-disorders.aspx

March of Dimes. (2019c). *Genital and urinary tract defects.* Retrieved June 16, 2020, from https://www.marchofdimes.org/complications/genital-and-urinary-tract-defects.aspx

March of Dimes. (2019d). *March of Dimes observes 2019 world birth defects day.* Retrieved June 16, 2020, from https://www.marchofdimes.org/news/march-of-dimes-observes-2019-world-birth-defects-day.aspx

March of Dimes. (2019e). *Retinopathy of prematurity.* Retrieved June 16, 2020, from https://www.marchofdimes.org/complications/retinopathy-of-prematurity.aspx

Martin, R. (2020). Prevention and treatment of respiratory distress s syndrome in preterm infants. *UpToDate.* Retrieved March 18, 2020, from https://www.uptodate.com/contents/prevention-and-treatment-of-respiratory-distress-syndrome-in-preterm-infants

Martin, R., Fanaroff, A., & Walsh, M. (2019). *Fanaroff and Martin's neonatal-perinatal medicine* (11th ed.). Elsevier.

Martin, G. I., & Rosenfeld, W. (2019). *Common problems in the newborn nursery: An evidence and case-based guide.* Springer Publishers.

Masarwa, R., Bar-Oz, B., Gorelik, E., Reif, S., Perlman, A., & Matok, I. (2019). Prenatal exposure to selective serotonin reuptake inhibitors and serotonin norepinephrine reuptake inhibitors and risk for persistent pulmonary hypertension of the newborn: A systematic review, meta-analysis, and network meta-analysis. *American Journal of Obstetrics & Gynecology, 220*(1), 57–70.

Moreddu, E., Rossi, M. E., Nicollas, R., & Triglia, J. M. (2019). Prognostic factors and management of patients with choanal atresia. *Journal of Pediatrics, 204,* 234–239. https://doi.org/10.1016/j.jpeds.2018.08.074

Narayanan, A., Batra, P., Faridi, M. M. A., & Harit, D. (2019). PaO2/FiO2 ratio as predictor of mortality in neonates with meconium aspiration syndrome. *American Journal of Perinatology, 36*(6), 609–614.

National Eye Institute (NEI). (2019). *Retinopathy of prematurity.* Retrieved July 10, 2019, from https://nei.nih.gov/health/rop/

National Institute of Neurological Disorders and Stroke (NINDS). (2019a). *Cephalic disorders fact sheet.* Retrieved March 13, 2020, from https://www.ninds.nih.gov/Disorders/Patient-Caregiver-Education/Fact-Sheets/Cephalic-Disorders-Fact-Sheet

National Institute of Neurological Disorders and Stroke (NINDS). (2019b). *Hydrocephalus fact sheet.* Retrieved May 13, 2020, from https://www.ninds.nih.gov/Disorders/Patient-Caregiver-Education/Fact-Sheets/Hydrocephalus-Fact-Sheet

National Institute of Neurological Disorders and Stroke (NINDS). (2019c). *Spina bifida fact sheet.* Retrieved March 17, 2020, from https://www.ninds.nih.gov/Disorders/Patient-Caregiver-Education/Fact-Sheets/Spina-Bifida-Fact-Sheet

National Institute on Drug Abuse (NIDA). (2020). *Substance use while pregnant and breastfeeding.* Retrieved June 16, 2020, from https://www.drugabuse.gov/publications/research-reports/substance-use-in-women/substance-use-while-pregnant-breastfeeding

National Organization on Fetal Alcohol Syndrome (NOFAS). (2019). *FAS facts and figures.* Retrieved June 16, 2020, from https://www.nofas.org/factsheets/

Nazer, H. (2019). Unconjugated hyperbilirubinemia. *eMedicine.* Retrieved May 21, 2019, from https://emedicine.medscape.com/article/178841-overview#a3

Norwitz, E., Zelop, C., Miller, D., & Keefe, D. (2019). *Evidence-based obstetrics and gynecology.* Wiley Blackwell.

Oermann, C. M. (2020). Congenital anomalies of the intrathoracic airways and tracheoesophageal fistula. *UpToDate.* Retrieved April 26, 2020, from https://www.uptodate.com/contents/congenital-anomalies-of-the-intrathoracic-airways-and-tracheoesophageal-fistula

Ohning, B. L. (2019). Neonatal resuscitation. *eMedicine.* Retrieved February 13, 2019, from https://emedicine.medscape.com/article/977002-overview

Pace, E. J., Brown, C. M., & De George, K. C. (2019). Neonatal hyperbilirubinemia: An evidence-based approach. *Journal of Family Practice, 68*(1), 4–11.

Parikh, K., & Moradiya, N. P. (2019). Outcomes of congenital talipes equinovarus treated with Ponseti method. *International Journal of Contemporary Medical Research, 6*(1), A1–A5.

Popova, S., Lange, S., Shield, K., Burd, K., & Rehm, J. (2019). Prevalence of fetal alcohol spectrum disorder among special subpopulations: A systematic review and meta-analysis. *Addiction.* https://doi.org/10.1111/add.14598

Pramanik, A. K. (2020). Respiratory distress syndrome. *eMedicine.* Retrieved January 6, 2020, from https://emedicine.medscape.com/article/976034-overview#a4

Raghuveer, T. S. & Zackula, R. (2020). Strategies to prevent severe retinopathy of prematurity: A 2020 update and meta-analysis. *NeoReviews, 21*(4), e249–e263. https://doi.org/10.1542/neo.21-4-e249

Resnik, R., Lockwood, C. J., Moore, T. R., Greene, M. F., Copel, J. A., & Silver, R. M. (2019). *Creasy & Resnik's Maternal-fetal Medicine: Principles and practice* (8th ed.). Elsevier.

Ryan, G., Dooley, J., Finn, L. G., Kelly, L. (2019). Nonpharmacological management of neonatal abstinence syndrome: A review of the literature. *Journal of Maternal-Fetal & Neonatal Medicine, 32*(10), 1735–1740. https://doi.org/10.1080/14767058.2017.1414180

Salik, I., & Paul, M. (2019). Tracheoesophageal fistula. *StatPearls.* Retrieved December 5, 2019, from https://www.ncbi.nlm.nih.gov/books/NBK535376/

Sawyer, T. L. (2019). Intubation and tracheal suctioning for meconium aspiration. *eMedicine.* Retrieved August 13, 2018, from https://emedicine.medscape.com/article/1413467-overview

Schwartz, D. S. (2019). Congenital diaphragmatic hernia treatment & management. *eMedicine.* Retrieved October 8, 2019, from https://emedicine.medscape.com/article/426142-treatment#d8

Sharma, S. (2019). Tracheoesophageal fistula. *eMedicine.* Retrieved November 7, 2018, from https://emedicine.medscape.com/article/186735-overview#a4

Shermadou, E. S., & Mavrogeorgos, G. (2019). Neonatal sepsis. *StatPearls*. Retrieved November 25, 2019, from https://www.ncbi.nlm.nih.gov/books/NBK531478/

Shimony, N. (2019). Neural tube defects. *eMedicine*. Retrieved November 26, 2018, from https://emedicine.medscape.com/article/1177162-overview

Shukla, S., Zirkin, L. B., & Pomar, E. G. (2020). Perinatal drug abuse and neonatal drug withdrawal. *StatPearls*. Retrieved April 27, 2020, from https://www.ncbi.nlm.nih.gov/books/NBK519061/

Smile Train. (2019). *Treating the whole patient*. Retrieved June 16, 2020, from https://www.smiletrain.org/our-cause/services-we-provide

Sotiriadis, A., Makrydimas, G., Papatheodorus, S., Ioannidis, J., & McGoldrick, E. (2018). Corticosteroids for preventing respiratory complications in the newborn after elective cesarean section at term. *Cochrane Database of Systematic Reviews, 8*(8), CD006614. https://doi.org/10.1002/14651858.CD006614.pub3

Stark, A. R., & Eichenwald, E. C. (2020a). Bronchopulmonary dysplasia: Prevention. *UpToDate*. Retrieved April 13, 2020, from https://www.uptodate.com/contents/bronchopulmonary-dysplasia-prevention

Stark, A. R., & Eichenwald, E. C. (2020b). Persistent pulmonary hypertension of the newborn. *UpToDate*. Retrieved October 8, 2019, from https://www.uptodate.com/contents/persistent-pulmonary-hypertension-of-the-newborn

Starr, R., & Borger, J. (2019). Periventricular hemorrhage-intraventricular hemorrhage. *StatPearls*. Retrieved December 29, 2019, from https://www.ncbi.nlm.nih.gov/books/NBK538310/

Substance Abuse and Mental Health Services Administration (SAMHSA). (2019). *Fetal alcohol spectrum disorders*. Retrieved April 27, 2020, from https://www.samhsa.gov/fetal-alcohol-spectrum-disorders-fasd-center

Tamai, J. (2020). Developmental dysplasia of the hip. *eMedicine*. Retrieved February 6, 2020, from https://emedicine.medscape.com/article/1248135-overview#a6

Tewfik, T. L. (2019). Cleft lip and palate and mouth and pharynx deformities. *eMedicine*. Retrieved April 15, 2019, from https://emedicine.medscape.com/article/837347-overview

Trevisanuto, D., Strand, M. L., Kawakami, M. D., Fabres, J., Szyld, E., Nation, K., … International Committee on Resuscitation Neonatal Life Support Task Force. (2020). Tracheal suctioning of meconium at birth for non-vigorous infants: A systematic review and meta-analysis. *Resuscitation, 149*, 117–126. https://doi.org/10.1016/j.resuscitation.2020.01.038

Turkman, S., Johansson, S., & Dahmoun, M. (2018). Fetal macrosomia and fetal-maternal outcomes at birth. *Journal of Pregnancy, 2018*, 9. https://doi.org/10.1155/2018/4790136

U.S. Department of Health and Human Services (USDHHS). (2020). *Proposed objectives for inclusion in Healthy People 2030*. https://www.healthypeople.gov/sites/default/files/ObjectivesPublicComment508.pdf

van Bel, F., Vaes, J., & Groenendaal, F. (2019). Prevention, reduction, and repair of brain injury of the preterm infant. *Frontiers in Physiology, 10*, 181. https://doi.org/10.3389/fphys.2019.00181

van der Hoek-Snieders, H. E. M., van den Heuvel, A. J. M. L., van Os-Medendorp, H., & Kamalski, D. M. A. (2020). Diagnostic accuracy of fetal MRI to detect cleft palate: A meta-analysis. *European Journal of Pediatrics, 179*, 29–38. https://doi.org/10.1007/s00431-019-03500-x

Verla, M. A., Style, C. C., & Olutoye, O. O. (2019). Prenatal diagnosis and management of omphalocele. *Seminars in Pediatric Surgery, 28*(2), 84–88.

Vlasyuk, V. V. (2019). *Birth trauma and perinatal brain damage*. Springer International Publishing.

Wachman, E. M., & Werler, M. M. (2019). Pharmacologic treatment for neonatal abstinence syndrome: Which medication is best? *JAMA Pediatrics, 173*(3), 221–223.

Walker, O., Kenny, C. B., & Goel, N. (2019). Neonatal sepsis. *Pediatrics and Child Health, 29*(6), 263–268. https://doi.org/10.1016/j.paed.2019.03.003

Wang, K., Tao, G., Sun, Z., & Sylvester, K. G. (2019). Recent potential noninvasive biomarkers in necrotizing enterocolitis. *Gastroenterology Research and Practice, 2019*, 9. https://doi.org/10.1155/2019/8413698

Ward, C., & Caughey, A. B. (2020). The risk of meconium aspiration syndrome (MAS) increases with gestational age at term. *Journal of Maternal-Fetal & Neonatal Medicine*. https://doi.org/10.1080/14767058.2020.1713744

Wertheimer, F., Arcinue, R., & Niklas, V. (2019). Necrotizing enterocolitis: Enhancing awareness for the general practitioner. *Pediatrics in Review, 40*(10), 517–527. https://doi.org/10.1542/pir.2017-0338

Whalen, B. L., Holmes, A. V., & Blythe, S. (2019). Models of care for neonatal abstinence syndrome: What works? *Seminars in Fetal and Neonatal Medicine, 24*(2), 121–132.

Wilkins-Haug, L. (2020). Etiology, prenatal diagnosis, obstetric management, and recurrence of cleft lip and/or palate. *UpToDate*. Retrieved January 30, 2020, from https://www.uptodate.com/contents/etiology-prenatal-diagnosis-obstetric-management-and-recurrence-of-cleft-lip-and-or-palate

Women's Health and Education Center (WHEC). (2019). *Neonatal jaundice*. Retrieved June 16, 2020, from http://www.womenshealthsection.com/content/obsnc/obsnc007.php3

Wong, R. J., & Bhutani, V. K. (2020). Unconjugated hyperbilirubinemia in the newborn: Interventions. *UpToDate*. Retrieved May 7, 2020, from https://www.uptodate.com/contents/unconjugated-hyperbilirubinemia-in-the-newborn-interventions

Woolf, A. S., Lopes, F. M., Ranjzad, P., & Roberts, N. A. (2019). Congenital disorders of the human urinary tract: Recent insights from genetic and molecular studies. *Frontiers in Pediatrics, 7*, 136. https://www.ncbi.nlm.nih.gov/pmc/articles/PMC6470263/

World Health Organization (WHO). (2019a). *Congenital anomalies*. Retrieved June 16, 2020, from https://www.who.int/topics/congenital_anomalies/en/

World Health Organization (WHO). (2019b). *Management of newborn illness and complications*. Retrieved June 16, 2020, from https://www.who.int/maternal_child_adolescent/newborns/management_illness_complications/en/

Wynn, J. L. (2019). Early onset and hospital acquired neonatal sepsis associated with high mortality. *Journal of Pediatrics, 204*, 320–323. https://doi.org/10.1016/j.jpeds.2018.10.075

Yerkes, E. B. (2019). Exstrophy and epispadias. *eMedicine*. Retrieved February 21, 2019, from https://emedicine.medscape.com/article/1014971-overview

Zahouani, T., & Mendez, M. D. (2019). Omphalocele. *StatPearls*. Retrieved March 2, 2019, from https://www.ncbi.nlm.nih.gov/books/NBK519010/

Zhang, S. Q., Friedman, H., & Strand, M. L. (2019). Length of resuscitation for severely depressed newborns. *American Journal of Perinatology*. https://doi.org/10.1055/s-0039-1692181

EXERCÍCIOS SOBRE O CAPÍTULO

QUESTÕES DE MÚLTIPLA ESCOLHA

1. Qual achado levaria o enfermeiro a suspeitar que o neonato está com a síndrome do desconforto respiratório?

   a. Distensão abdominal
   b. Acrocianose
   c. Fontanelas deprimidas
   d. Batimento de asa de nariz

2. Ao avaliar o recém-nascido exposto a substância psicoativa, que achado o enfermeiro esperaria?

   a. Aparência facial calma
   b. Ganho de peso diário
   c. Irritabilidade crescente
   d. Alimentação e sono adequados

3. Um recém-nascido com fístula traqueoesofágica provavelmente apresenta qual achado na avaliação?

   a. Temperatura subnormal
   b. Reflexo de Moro ausente
   c. Incapacidade de deglutir
   d. Sialorreia

4. O enfermeiro ficaria mais alerta ao desenvolvimento de taquipneia transitória em um recém-nascido que:

   a. Nasceu por cesariana
   b. Não recebeu sedação
   c. Tem mãe com doença cardíaca
   d. É pequeno para a idade gestacional

5. Qual das seguintes instruções o enfermeiro incluiria no plano de orientações ao recém-nascido com fissura labiopalatina?

   a. Alimente o recém-nascido em posição semi-deitada
   b. Continue alimentando o neonato durante o tempo que for preciso
   c. Coloque o neonato para arrotar com frequência durante as mamadas
   d. Evite o uso de fórmulas com alto teor calórico

6. Qual achado o enfermeiro esperaria encontrar em um recém-nascido com displasia do desenvolvimento do quadril?

   a. Pregas das coxas simétricas
   b. Joelhos na mesma altura
   c. Abdução completa do quadril
   d. Clique audível à abdução do quadril

7. Um recém-nascido prematuro (30 semanas) apresenta taquipneia nas primeiras horas de vida e oxigênio a 100% administrado via máscara facial não melhora seu nível de saturação de oxigênio. Qual das seguintes substâncias, se administrada no período pré-natal à gestante, poderia evitar a ocorrência da síndrome do desconforto respiratório?

   a. Insulina
   b. Lecitina
   c. Ácido fólico
   d. Dexametasona

8. Um recém-nascido com a síndrome do desconforto respiratório recebe oxigênio suplementar. Qual das seguintes opções é uma possível consequência da oxigenoterapia?

   a. Anomalias cardíacas
   b. Cegueira
   c. Anosmia
   d. Atelectasia

EXERCÍCIOS DE RACIOCÍNIO CRÍTICO

1. Como enfermeiro do berçário, você recebe um recém-nascido da sala de trabalho de parto e de parto e o coloca em um berço aquecido. O enfermeiro que entrega o recém-nascido relata que a mãe não conseguia se lembrar de quando suas membranas se romperam antes do parto e que teve febre durante o trabalho de parto nas últimas horas. Os escores de Apgar foram bons, mas o recém-nascido parecia letárgico. Conforme você começa sua avaliação, observa que ele está pálido e flácido e sua temperatura é subnormal; a frequência cardíaca é de 180 bpm e a frequência respiratória é de 70 incursões/min.

   a. Qual achado do histórico da mãe deve fazer com que o enfermeiro fique atento?
   b. Que condição o recém-nascido corre alto risco de apresentar?
   c. Que intervenções são apropriadas para essa condição?

2. Terry, uma recém-nascida com 1 dia de vida, está muito inquieta e as medidas para acalmá-la parecem não funcionar. Como enfermeiro do berçário, você percebe que ela está perdendo peso e sua ingestão de fórmula é ruim, embora ela demonstre comportamento de fome. A mãe não recebeu atendimento pré-natal e nega ter consumido substâncias psicoativas, mas seu exame toxicológico deu positivo para heroína.

   a. Que informações adicionais você precisa obter da mãe?
   b. Quais exames laboratoriais adicionais podem ser necessários para essa recém-nascida?
   c. Que medidas específicas devem ser tomadas para seus cuidados continuados?

3. Um recém-nascido a termo foi levado para o berçário. Sua mãe não recebeu atendimento pré-natal, mas os escores de Apgar do recém-nascido são bons. Quando você realiza a avaliação do neonato, observa ânus imperfurado e não encontra os testículos à palpação do saco escrotal.

a. Que avaliações adicionais você deve realizar?

b. A agenesia anorretal e as anomalias do sistema geniturinário são comuns?

c. Que exames complementares podem ser solicitados? O que pode ser incluído no plano de tratamento desse recém-nascido?

ATIVIDADES DE ESTUDO

1. Organize uma visita a uma UTIN local para ver o papel do enfermeiro no cuidado com o recém-nascido doente. Peça a ele para fazer um breve resumo do histórico de cada neonato. O papel do profissional de enfermagem era o que você imaginava? Qual foi sua impressão da UTIN e como você a descreveria aos pais expectantes?

2. Escolha e consulte um *site* da lista de referências sobre condições adquiridas ou congênitas. Que tipo de informação é oferecida? Quão útil essa informação seria para os genitores de um recém-nascido com uma condição específica?

3. A herniação do conteúdo abdominal do recém-nascido existente por ocasião do parto descreve um(a) _____.

ESTUDO DE CASO

Um neonato do sexo masculino de 4 dias de vida, nascido com 37 semanas de vida, filho de uma G I, P I, de 16 anos, é levado à clínica de puericultura do departamento de saúde local. A mãe teve uma gestação sem intercorrências e foi induzida com ocitocina para esse parto. No hospital, o neonato foi amamentado a cada 3 horas e houve passagem de mecônio adequada. O recém-nascido teve alta para casa no segundo dia de vida, quando seu peso caiu 4% em relação ao seu peso de nascimento, havia um céfalo-hematoma em sua cabeça e ele apresentava uma icterícia facial leve. A principal preocupação da mãe era que seu filho parecia um "canário amarelo"; ele não estava interessado em se alimentar e estava cada vez mais agitado.

AVALIAÇÃO

No exame, o enfermeiro mede o nível de bilirrubina transcutânea, que é de 14 mg%. Os sinais vitais foram medidos – Temp.-37,8; FC-162, FR-54 –, estando na faixa normal. O recém-nascido apresentava icterícia acentuada, escleras de ambos os olhos ictéricas e irritabilidade durante o exame. A fontanela anterior estava ligeiramente afundada, a mucosa oral era pegajosa e foi observado um céfalo-hematoma em resolução. Até o dia de hoje, houve uma perda de peso de 7% desde o nascimento e um histórico de produção de urina "regular" desde a alta. O tônus muscular e o movimento estão normais.

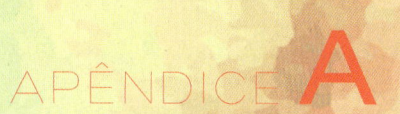
TABELA A Gestantes e não gestantes.

Valores	Não gestantes	Gestantes
Hematológicos		
Hemograma completo		
Hemoglobina (g/dℓ)	12 a 16[a]	11,5 a 14[a]
Hematócrito (%)	35 a 44	32 a 40
Volume eritrocitário (mℓ)	1.600	1.900
Volume plasmático (mℓ)	2.400	3.700
Contagem de hemácias (milhões/mm³)	4 a 5,5	3,75 a 5,0
Leucócitos (total por mm³)	4.500 a 10.000	6.000 a 15.000
Polimorfonucleares (PMN, %)	54 a 62	60 a 85
Linfócitos (%)	38 a 46	15 a 40
Velocidade de hemossedimentação (VHS, mm/h)	≤	30 a 90
Concentração de hemoglobina corpuscular média (CHCM, g/dℓ)	30 a 36	Nenhuma mudança
Hemoglobina corpuscular média (HCM, por picograma)	29 a 32	Nenhuma mudança
Volume corpuscular médio/μm³ (VCM, por micrômetro cúbico)	82 a 96	Nenhuma mudança
Coagulação sanguínea e atividade fibrinolítica[b]		
Fatores VII, VIII, IX, X		Aumento na gestação, retorno ao normal no puerpério; fator VIII aumenta durante e imediatamente após o parto
Fatores XI, XIII		Diminuição na gestação
Tempo de protrombina (TP, segundos)	60 a 70	Discreta diminuição na gestação
Tempo de tromboplastina parcial (TTP, segundos)	12 a 14	Discreta diminuição na gestação e novamente durante o segundo e o terceiro estágio do trabalho de parto (indica coagulação no local de inserção da placenta)
Tempo de sangramento (min)	1 a 3 (Duke) 2 a 4 (Ivy)	Nenhuma mudança apreciável
Tempo de coagulação (min)	6 a 10 (Lee/White)	Nenhuma mudança apreciável
Plaquetas	150.000 a 350.000/mm³	Nenhuma mudança significativa até 3 a 5 dias após o parto; em seguida, aumento importante (pode predispor a puérpera a trombose) e retorno gradual à normalidade
Atividade fibrinolítica		Diminui durante a gestação, então retorna abruptamente ao normal (proteção contra tromboembolismo)
Fibrinogênio (mg/dℓ)	250	400
Concentrações de minerais e vitaminas		
Ferro sérico (μg/dℓ)	50 a 170	60 a 120
Capacidade total de ligação de ferro (μg)	250 a 450	300 a 500
Saturação de ferro (%)	10 a 50	15 a 30
Proteínas séricas		
Total (g/dℓ)	6,7 a 8,3	5,5 a 7,5
Albumina (g/dℓ)	3,5 a 5,5	3 a 5
Globulina, total (g/dℓ)	2,3 a 3,5	3 a 4

(continua)

TABELA A Gestantes e não gestantes. (*continuação*)

Valores	Não gestantes	Gestantes
Glicemia		
Jejum (mg/dℓ)	70 a 80	65
2 h pós-prandial (mg/dℓ)	60 a 110	Abaixo de 140 após uma refeição com 100 g de carboidratos, o valor é considerado normal
Cardiovasculares		
Pressão arterial (mmHg)	120/80[c]	114/65
Resistência periférica (dinas/s · cm^{-5})	120	100
Pressão venosa (cmH$_2$O)		
Femoral	9	24
Antecubital	8	8
Pulso (frequência/min)	70	80
Volume sistólico (mℓ)	65	75
Débito cardíaco (ℓ/min)	4,5	6
Tempo de circulação (braço-língua, segundos)	15 a 16	12 a 14
Volume sanguíneo (mℓ)		
Sangue total	4.000	5.600
Plasma	2.400	3.700
Hemácias	1.600	1.900
Renina plasmática (unidades/ℓ)	3 a 10	10 a 80
Radiografias de tórax		
Diâmetro transversal do coração	–	Aumento de 1 a 2 cm
Borda esquerda do coração	–	Retificada
Volume cardíaco	–	Aumento de 70 mℓ
Eletrocardiograma	–	Desvio do eixo elétrico em 15 graus para a esquerda
V$_1$ e V$_2$	–	Onda T invertida
kV$_4$	–	Onda T baixa
III	–	Onda Q + T invertida
aVr	–	Onda Q pequena
Hepatograma		
Bilirrubina total	Não superior a 1 mg/dℓ	Inalterada
Floculação da cefalina	Até 2+ em 48 h	Positiva em 10%
Colesterol sérico (mg/dℓ)	110 a 300	↑ 60% da 16ª à 32ª semana de gestação; permanece nesse nível até depois do parto
Turvação do timol	0 a 4 unidades	Positiva em 15%
Fosfatase alcalina sérica	2 a 4,5 unidades (Bodansky)	↑ a partir da 12ª semana de gestação até 6 semanas após o parto
Desidrogenase láctica (LDH) sérica		Inalterada
Transaminase glutâmico-oxalacética (TGO, AST) sérica		Inalterada
Albumina globulina sérica (g/dℓ)	1,5 a 3,0 4,5 a 5,3	↑ Leve aumento ↓ 3,0 g no fim da gestação
Razão A/G		Diminuída
α$_2$-globulina		Aumentada
β-globulina		Aumentada
Colinesterase sérica		Diminuída

(*continua*)

TABELA A Gestantes e não gestantes. (*continuação*)

Valores	Não gestantes	Gestantes
Leucina aminopeptidase		Aumentada
Sulfobromoftaleína (5 mg/kg)	5% de corante ou menos em 45 min	Diminui um pouco
Renais		
Capacidade vesical (mℓ)	1.300	1.500
Fluxo plasmático renal (FPR, mℓ/min)	490 a 700	Aumento de 25%, para 612 a 875
Taxa de filtração glomerular (TFG, mℓ/min)	105 a 132	Aumento de 50%, para 160 a 198
Nitrogênio não proteico (NNP, mg/dℓ)	25 a 40	Diminui
Nitrogênio da ureia sanguínea (mg/dℓ)	20 a 25	Diminui
Creatinina sérica (mg/kg/24 h)	0,5 a 0,9 mg/dℓ	Diminui para o intervalo de 0,4 a 0,8 mg/dℓ
Ácido úrico sérico (mg/kg/24 h)	257 a 750	Diminui
Glicose na urina	Negativa	Existente em 20% das gestantes
Urografia excretora (UE)	Normal	Hidroureter e hidronefrose leves a moderados; rim direito maior do que o esquerdo
Outros		
Concentração total de tiroxina	5 a 12 mcg/dℓ tiroxina	↑ 9 a 16 mcg/dℓ tiroxina (no entanto, a fração livre da tiroxina não aumenta muito)
Cálcio ionizado		Relativamente inalterado
Aldosterona		↑ 1 mg/24 h no terceiro trimestre
Desidroisoandrosterona	Depuração plasmática 6 a 8 ℓ/24 h	↑ depuração plasmática em 10 a 20 vezes

[a] Ao nível do mar. Residentes permanentes em níveis mais altos requerem níveis mais altos de hemoglobina.
[b] A gravidez representa um estado de hipercoagulabilidade.
[c] Para a mulher com cerca de 20 anos.
Adaptada de Cunningham, F. G. (2020). Normal reference ranges for laboratory values in pregnancy. *UpToDate*. Disponível em: http://www.uptodate.com/contents/normal-reference-ranges-for-laboratory-values-in-pregnancy. Acesso em 1 maio 2020; e Van Leeuwen, A. M., & Bladh, M. L. (2019). *Davis's comprehensive handbook of laboratory & diagnostic tests with nursing implications* (8th ed.), Philadelphia, PA: F. A. Davis.

TABELA B.1 Evolução clínica do trabalho de parto e do parto | Desfechos esperados.

	Fase ativa	Expulsão/Força de expulsão	Recuperação na primeira hora após o parto
Paciente	Enfrentamento da paciente com apoio ao trabalho de parto Utilização das opções de trabalho de parto adequadas pela paciente Verbalização de satisfação da paciente com o plano Intervenções de manejo	A paciente demonstra técnica eficaz de forças de expulsão A paciente lida de modo eficaz com as forças de expulsão O(a) acompanhante da gestante lida de modo eficaz com o trabalho de parto	Criação adequada de vínculo com o neonato
Condição da paciente	Colo do útero dilatado em 5 cm – completo Contrações regulares com alteração progressiva do colo do útero Bem-estar materno/fetal mantido Hidratação mantida Se indicado: colocação de cateter de pressão intrauterina e/ou eletrodo no couro cabeludo fetal Introduzida ocitocina IV Epidural administrada/Incentivada a não utilização de epidural Medicar com analgésicos conforme a necessidade	Parto vaginal	Expulsão da placenta Fundo do útero firme Lóquios em volume pequeno a moderado Ausência de coágulos Períneo intacto/reparado Hemodinamicamente estável Perda estimada de sangue < 500 mℓ
Continuum de cuidado	Registro de pré-natal disponível após 32 semanas Exames laboratoriais pré-natais dentro dos limites de normalidade Pré-registrada no hospital Pediatra identificado Suporte após identificada internação Plano de alta discutido com a paciente/família Comunica compreensão dos recursos hospitalares e comunitários		
Avaliação/tratamento	Avaliação: monitoramento eletrônico fetal contínuo ou ausculta A cada 15 ou 30 minutos, conforme indicado Sinais vitais de hora em hora/temperatura a cada 4 horas em caso de membranas íntegras/a cada 2 horas em caso de membranas rompidas Útero pelo monitor ou pela palpação Palpação da bexiga à procura de distensão Estado de hidratação Dilatação e apagamento do colo do útero, altura da apresentação	Avaliação: monitoramento do bem-estar fetal a cada 15 minutos (baixo risco) e a cada 5 minutos (alto risco) Sinais vitais de hora em hora/temperatura a cada 2 a 4 horas dependendo do estado das membranas Bexiga à procura de distensão Estado de hidratação Efetividade das forças de expulsão Descida da apresentação fetal Bossa serossanguinolenta	Avaliação: útero-fundo do útero Sinais vitais Lóquios Bexiga Períneo Placenta
Orientações à paciente	Reforçar as medidas de conforto Incentivar o uso das opções para o trabalho de parto Informar paciente/acompanhante a respeito do plano de cuidados	Ensinar posições verticais para uso durante os esforços de expulsão Desencorajar a gestante a prender a respiração por tempo prolongado Incentivá-la a assumir a posição de sua escolha Informar a paciente do progresso	Estado do neonato Aleitamento materno

Intervenções

	Fase ativa	Expulsão/Força de expulsão	Recuperação na primeira hora após o parto
Exames/Procedimentos	Hb ou Ht (se não tiver sido feito recentemente) Tipagem e rastreamento sanguíneo (se prescrito) Exame de toque vaginal, conforme indicado Fluidoterapia IV Ruptura artificial de membranas pelo médico ou enfermeiro certificado: avaliar cor, quantidade e odor, conforme o caso Colocação de cateter de pressão intrauterina e/ou eletrodo no couro cabeludo fetal, se indicado	Ruptura artificial de membranas: avaliar cor, quantidade e odor, conforme o caso	Testes adicionais do sangue do cordão umbilical ou administração de RhoGAM®, se apropriado Coletar amostra de sangue do cordão umbilical se a mãe for O+

(continua)

TABELA B.1 Evolução clínica do trabalho de parto e do parto | Desfechos esperados. (*continuação*)

	Fase ativa	Expulsão/Força de expulsão	Recuperação na primeira hora após o parto
	Intervenções		
Tratamentos	Medidas de conforto/bola suíça/deambulação/ telemetria/ducha Hidratação venosa Se apropriado, o manejo da dor é revisado	Massagem perineal Banhos com água morna na região perineal Deixar descansar até que a gestante sinta o desejo de empurrar Mudanças de posição frequentes Compressas frescas	Compressa de gelo no períneo Cobertores quentes
Medicamentos	Antibióticos conforme indicado para EGB+ Ocitocina se indicado Medicação para dor conforme a necessidade (incentivar a não utilização de epidural se solicitados analgésicos)	Ocitocina se indicado	Ocitocina IV
Atividade/ segurança	Uso das opções de trabalho de parto Mudanças de posição	Fornecer cunha se a gestante preferir o decúbito dorsal Promover a posição eficaz para as forças de expulsão, ou seja, de cócoras, decúbito lateral, posição verticalizada do leito Técnica respiratória com a qual paciente/ acompanhante se sentir mais confortável	Ajudá-la a deambular até o banheiro Cuidados com a criança Ajudar no posicionamento para o aleitamento materno O recém-nascido tem de estar com pulseira de identificação
Nutrição	Dieta líquida sem resíduos Lascas de gelo Outros	Dieta líquida sem resíduos Lascas de gelo	Retornar à dieta anterior
Necessidades específicas da paciente			

TABELA B.2 Plano integrado de cuidados para a cesariana.

	Desfechos esperados para a paciente			
	Fase 1 (pré-admissão)	**Fase 2 (cirurgia/pós-operatório imediato/dia da cirurgia)**	**Fase 3 (1º dia de pós-operatório)**	
Avaliação do momento habitual na fase/ potenciais complicações	**N/A Data de início:** Sinais vitais dentro dos limites de normalidade para a paciente Hb ou Ht/valores dentro da faixa pré-natal normal ao nível do mar	Até 23 horas Sinais vitais dentro dos limites de normalidade para a paciente Avaliação dos sistemas: Pele quente e seca Limpar → Alerta e orientada → Mamas macias/mamilos intactos → Pulmões desobstruídos → Ruídos intestinais → Fundo do útero 1 a 2 cm abaixo do umbigo ou na altura do umbigo Lóquios – discretos a moderados Curativo: seco e intacto Sem sinais de infiltração no local do cateter IV Verbaliza conforto usando a escala de dor de 0 a 10	1º dia Sinais vitais dentro dos limites de normalidade para a paciente Afebril Micção sem cateter de Foley → Eliminação de flatos Incisão cirúrgica sem vermelhidão ou drenagem Lóquios (pequeno volume) Fundo do útero firme 1 a 2 cm abaixo do umbigo Verbaliza conforto usando escala de dor de 0 a 10 em uso de analgésicos orais	1 a 2 dias Incisão cirúrgica bem aproximada, sem secreção nem vermelhidão Eliminação de flatos Lóquios (volume discreto/moderado) Fundo do útero firme, 1 a 2 cm abaixo do umbigo Verbaliza conforto usando medicação para dor, como descrito

(continua)

TABELA B.2 Plano integrado de cuidados para a cesariana. (*continuação*)

Desfechos esperados para a paciente

	Fase 1 (pré-admissão)	Fase 2 (cirurgia/pós-operatório imediato/dia da cirurgia)	Fase 3 (1º dia de pós-operatório)	
Conhecimento da paciente/ família	**Datar todos os acima atendidos** Verbaliza compreender a condição e a necessidade de cirurgia Verbaliza compreender todas as orientações pré-operatórias	**Datar todos os acima atendidos** Verbaliza o uso correto da ACP/bomba de medicamento e quando pedir medicação para a dor Muda de decúbito, tosse e respira profundamente de modo apropriado	**Datar todos os acima atendidos** Consegue citar os critérios de quando deve ligar para o seu médico em caso de problemas após a alta → ↑ Sangramento ↑ Temperatura → Vermelhidão, odor ou drenagem na incisão cirúrgica →	**Datar todos os acima atendidos** Cita a data e a hora em que está marcada a consulta de acompanhamento Cita a dose adequada de medicação para dor
AVD/atividade	**Datar todos os acima atendidos** Verbaliza compreender o estado de jejum por via oral	**Datar todos os acima atendidos** Consegue deambular com ajuda mínima Tolera dieta/dieta líquida sem resíduos e com resíduos Observado vínculo com recém-nascido – fase dependente →	**Datar todos os acima atendidos** Deambula sem assistência Tolera dieta branda a regular	**Datar todos os acima atendidos** Deambula nos corredores
Necessidades específicas da paciente	**Datar todos os acima atendidos** **Desfechos de toda a fase atendidos; avançar a paciente para a próxima fase**	**Datar todos os acima atendidos** **Desfechos de toda a fase atendidos; avançar a paciente para a próxima fase**	**Datar todos os acima atendidos** **Desfechos de toda a fase atendidos; avançar a paciente para a próxima fase**	**Datar todos os acima atendidos** **Desfechos de toda a fase atendidos; avançar a paciente para a próxima fase**

Plano de cuidados

	Fase 1 (pré-admissão)	Fase 2 (cirurgia/pós-operatório imediato/dia da cirurgia)	Fase 3 (1º dia de pós-operatório)	Fase 4 (2º dia de pós-operatório/alta)
Avaliações	Sinais vitais Condição fetal imediatamente antes da cirurgia	Sinais vitais na SRPA, depois a cada 4 horas Avaliação dos sistemas: • Pele, nível de consciência, amplitude de movimento completa • Mamas, pulmões, fundo do útero, incisão cirúrgica • Lóquios, bexiga, ruídos intestinais e local do cateter IV • Balanço hídrico a cada turno • Avaliar o controle da dor com uma escala de 0 a 10 • Avaliar se precisa de RhoGAM® • Avaliar se é imunizada contra rubéola • Pulseira de identificação na mãe	Sinais vitais a cada 6 horas Avaliar o controle da dor com uma escala de 0 a 10 Incisão Cateter de Foley-micção Fundo do útero/lóquios Local de cateter IV Mamas Pulseira de identificação na mãe Atividade	Avaliar o controle da dor com uma escala de 0 a 10 Incisão Micção Fundo do útero Lóquios Local do cateter IV conforme a necessidade Pulseira de identificação na mãe Atividade
Consultas	Anestesia	Assistente social conforme necessário, anestesista, consultor em lactação, nutricionista conforme necessário	Assistente social, consultor em lactação, nutricionista conforme necessário	Assistente social, consultor em lactação, nutricionista conforme necessário

(continua)

TABELA B.2   Plano integrado de cuidados para a cesariana. (*continuação*)

	Plano de cuidados			
	Fase 1 (pré-admissão)	**Fase 2 (cirurgia/pós-operatório imediato/dia da cirurgia)**	**Fase 3 (1º dia de pós-operatório)**	**Fase 4 (2º dia de pós-operatório/alta)**
Orientações para o planejamento da alta à paciente/família	Necessidade de cirurgia Revisar a cesariana Revisar o procedimento, expectativas pós-operatórias Demonstrar/discutir equipamentos – ACP, bomba de fentanila Visita ao centro cirúrgico e ao berçário	Revisar as expectativas pós-operatórias Revisar os equipamentos conforme a necessidade Instruir a paciente em: sistemas de segurança hospitalar/infantil Orientação à unidade Orientação ao recém-nascido/cuidados/alimentação (se tiver problemas com o aleitamento materno, consultar organogramas de decisão)	Revisar as necessidades alimentares pós-operatórias Revisar o sangramento/lóquios Precauções após cesariana Revisar os cuidados de acompanhamento e consultas médicas Revisar os cuidados com a incisão, cuidados perineais Cuidados com o neonato Alimentação do neonato	Verificar a data e a hora da consulta de acompanhamento marcada Restrição às atividades Acompanhamento para a remoção de grampos, conforme a necessidade Oferecer cuidados de acompanhamento domiciliares Discutir o controle da natalidade
Exames e procedimentos	Exames pré-internação; Hb e Ht (se não tiver sido feito recentemente – no último mês) Tipagem e grupo sanguíneo (se prescrito)			
Necessidades farmacológicas		Líquidos IV conforme prescrito Controle da dor: ACP, bomba de fentanila, passar a medicação de IM para VO	Acesso venoso Analgésicos VO Administrar RhoGAM® se indicado Administrar vacina contra a rubéola se indicado	Retirar acesso venoso conforme prescrito
Atividade/reabilitação	Habitual da paciente	Mudar a posição da puérpera a cada 2 horas enquanto ela estiver no leito, orientar para ela ficar de pé apoiada na beira do leito na noite da cirurgia/orientar para ela balançar os pés sentada na lateral do leito e passar para a cadeira ao lado da cama Progredir de acordo com a resistência da paciente Observar o vínculo com o recém-nascido Observar o sistema de apoio da família (se inadequado, consultar o assistente social)	Aumentar a resistência/iniciar deambulação nos corredores A puérpera deve ficar de pé pela manhã Pode tomar uma ducha	Deambula nos corredores sem assistência
Nutrição/eliminação		Jejum, depois dieta líquida sem resíduos até dieta tolerada Esvaziar o cateter de Foley a cada turno	De dieta tolerada a dieta regular ou dieta prévia em casa Cateter de Foley removido	
Intervenções diversas		Mudança de decúbito, tosse, respiração profunda a cada 2 horas enquanto acordada	Curativo removido pelo médico ou por enfermeiro, conforme solicitação do médico	
Necessidades específicas da paciente				

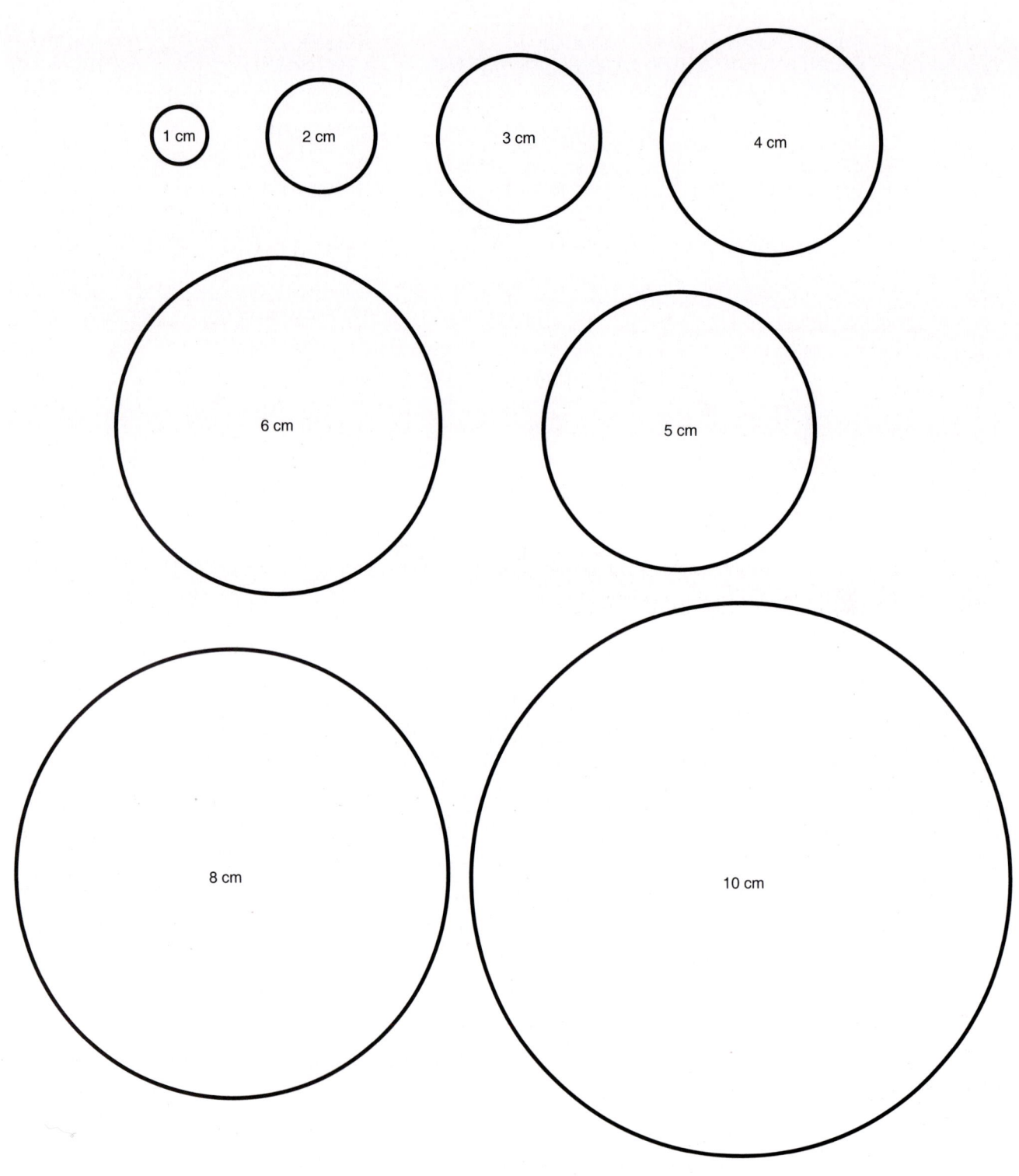

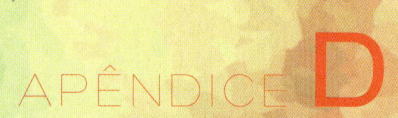

APÊNDICE D | Tabelas de Conversão de Peso

TABELA D.1 Conversão de libras para quilogramas.

Libras	0	1	2	3	4	5	6	7	8	9
0	—	0,45	0,90	1,36	1,81	2,26	2,72	3,17	3,62	4,08
10	4,53	4,98	5,44	5,89	6,35	6,80	7,25	7,71	8,16	8,61
20	9,07	9,52	9,97	10,43	10,88	11,34	11,79	12,24	12,70	13,15
30	13,60	14,06	14,51	14,96	15,42	15,87	16,32	16,78	17,23	17,69
40	18,14	18,59	19,05	19,50	19,95	20,41	20,86	21,31	21,77	22,22
50	22,68	23,13	23,58	24,04	24,49	24,94	25,40	25,85	26,30	26,76
60	27,21	27,66	28,12	28,57	29,03	29,48	29,93	30,39	30,84	31,29
70	31,75	32,20	32,65	33,11	33,56	34,02	34,47	34,92	35,38	35,83
80	36,28	36,74	37,19	37,64	38,10	38,55	39,00	39,46	39,91	40,37
90	40,82	41,27	41,73	42,18	42,63	43,09	43,54	43,99	44,45	44,90
100	45,36	45,81	46,26	46,72	47,17	47,62	48,08	48,53	48,98	49,44
110	49,89	50,34	50,80	51,25	51,71	52,16	52,61	53,07	53,52	53,97
120	54,43	54,88	55,33	55,79	56,24	56,70	57,15	57,60	58,06	58,51
130	58,96	59,42	59,87	60,32	60,78	61,23	61,68	62,14	62,59	63,05
140	63,50	63,95	64,41	64,86	65,31	65,77	66,22	66,67	67,13	67,58
150	68,04	68,49	68,94	69,40	69,85	70,30	70,76	71,21	71,66	72,12
160	72,57	73,02	73,48	73,93	74,39	74,84	75,29	75,75	76,20	76,65
170	77,11	77,56	78,01	78,47	78,92	79,38	79,83	80,28	80,74	81,19
180	81,64	82,10	82,55	83,00	83,46	83,91	84,36	84,82	85,27	85,73
190	86,18	86,68	87,09	87,54	87,99	88,45	88,90	89,35	89,81	90,26
200	90,72	91,17	91,62	92,08	92,53	92,98	93,44	93,89	94,34	94,80

TABELA D.2 Conversão do peso do recém-nascido de libras e onças para gramas.

Libras	Onças															
	0	1	2	3	4	5	6	7	8	9	10	11	12	13	14	15
0	—	28	57	85	113	142	170	198	227	255	283	312	340	369	397	425
1	454	482	510	539	567	595	624	652	680	709	737	765	794	822	850	879
2	907	936	964	992	1.021	1.049	1.077	1.106	1.134	1.162	1.191	1.219	1.247	1.276	1.304	1.332
3	1.361	1.389	1.417	1.446	1.474	1.503	1.531	1.559	1.588	1.616	1.644	1.673	1.701	1.729	1.758	1.786
4	1.814	1.843	1.871	1.899	1.928	1.956	1.984	2.013	2.041	2.070	2.098	2.126	2.155	2.183	2.211	2.240
5	2.268	2.296	2.325	2.353	2.381	2.410	2.438	2.466	2.495	2.523	2.551	2.580	2.608	2.637	2.665	2.693
6	2.722	2.750	2.778	2.807	2.835	2.863	2.892	2.920	2.948	2.977	3.005	3.033	3.062	3.090	3.118	3.147
7	3.175	3.203	3.232	3.260	3.289	3.317	3.345	3.374	3.402	3.430	3.459	3.487	3.515	3.544	3.572	3.600
8	3.629	3.657	3.685	3.714	3.742	3.770	3.799	3.827	3.856	3.884	3.912	3.941	3.969	3.997	4.026	4.054
9	4.082	4.111	4.139	4.167	4.196	4.224	4.252	4.281	4.309	4.337	4.366	4.394	4.423	4.451	4.479	4.508
10	4.536	4.564	4.593	4.621	4.649	4.678	4.706	4.734	4.763	4.791	4.819	4.848	4.876	4.904	4.933	4.961
11	4.990	5.018	5.046	5.075	5.103	5.131	5.160	5.188	5.216	5.245	5.273	5.301	5.330	5.358	5.386	5.415
12	5.443	5.471	5.500	5.528	5.557	5.585	5.613	5.642	5.670	5.698	5.727	5.755	5.783	5.812	5.840	5.868
13	5.897	5.925	5.953	5.982	6.010	6.038	6.067	6.095	6.123	6.152	6.180	6.209	6.237	6.265	6.294	6.322
14	6.350	6.379	6.407	6.435	6.464	6.492	6.520	6.549	6.577	6.605	6.634	6.662	6.690	6.719	6.747	6.776
15	6.804	6.832	6.860	6.889	6.917	6.945	6.973	7.002	7.030	7.059	7.087	7.115	7.144	7.172	7.201	7.228

CONSIDERAÇÕES GERAIS

- A maioria dos medicamentos é segura para uso durante o aleitamento materno; no entanto, a lactante deve sempre verificar com o pediatra ou o consultor de lactação antes de tomar qualquer medicação, incluindo produtos de venda livre ou fitoterápicos
- Evite usar medicamentos desnecessários. Fármacos fitoterápicos, vitaminas em altas doses, suplementos incomuns, suplementos de iodo etc., que simplesmente não são necessários, devem ser evitados
- Informe à lactante que ela tem o direito de procurar uma segunda opinião se o médico não realizar avaliação cuidadosa do risco *versus* benefício antes de prescrever medicamentos ou aconselhar a interrupção do aleitamento materno
- Escolha medicamentos para os quais existam dados publicados, em vez de os introduzidos recentemente no mercado
- A maioria dos medicamentos passa da corrente sanguínea da lactante para o leite materno. No entanto, a quantidade geralmente é muito pequena e provavelmente não prejudica o neonato
- Escolha medicamentos com meia-vida curta, alta ligação a proteínas, baixa biodisponibilidade oral ou alto peso molecular
- O recém-nascido pré-termo ou o recém-nascido com outras necessidades especiais é mais suscetível aos efeitos adversos dos medicamentos no leite materno. A lactante que esteja tomando medicamentos e cujo neonato esteja na unidade de terapia intensiva neonatal ou no berçário de cuidados especiais deve consultar o pediatra ou neonatologista antes de dar seu leite ao neonato
- Se a lactante estiver tomando medicação controlada, deverá ingeri-la logo após amamentar o filho. Essa prática ajuda a garantir que a menor dose possível de medicação chegue ao neonato por meio do leite materno
- Alguns medicamentos podem modificar o volume de leite produzido pela lactante (estrogênios, alcaloides do esporão do centeio, diuréticos, bromocriptina). Oriente a paciente a comunicar quaisquer alterações na produção de leite.

POTENCIAIS EFEITOS DE CATEGORIAS FARMACOLÓGICAS ESPECÍFICAS NO LACTENTE (ALEITAMENTO MATERNO)

Analgésicos narcóticos

- Codeína e hidrocodona parecem seguras em doses moderadas. Em casos raros, o recém-nascido pode apresentar sedação e/ou apneia (CRL: L3)

Categorias de risco de lactação (CRL)		
Categoria	**Risco**	**Justificativa**
L3	Moderadamente seguros	Há possível risco para o lactente; no entanto, os riscos são mínimos ou de natureza não ameaçadora. Esses medicamentos devem ser administrados apenas quando o potencial benefício superar o risco para o lactente
L4	Possivelmente perigosos	Há evidências de risco para o lactente; no entanto, em situações potencialmente fatais ou de doenças graves, o benefício pode superar o risco
L5	Contraindicados	O risco de usar a medicação claramente supera qualquer possível benefício do aleitamento materno

- Meperidina pode provocar sedação do recém-nascido (CRL: L3)
- Doses baixas a moderadas de morfina parecem seguras (CRL: L2)
- Traços ou quantidades insignificantes de fentanila são encontrados no leite materno (CRL: L2).

Analgésicos não narcóticos e anti-inflamatórios não esteroides

- Paracetamol e ibuprofeno são aprovados pela FDA para uso (CRL: L1)
- Naproxeno pode causar hemorragia e anemia neonatal, se usado por períodos prolongados (CRL: L3 para uso a curto prazo, e L4 para uso a longo prazo)
- Inibidores mais modernos da COX2, como o celecoxibe, parecem ser seguros para uso (CRL: L2).

Antibióticos

- Níveis no leite materno geralmente são muito baixos
- Penicilinas e cefalosporinas geralmente são consideradas seguras para uso (CRL: L1 e L2)
- Tetraciclinas podem ser usadas com segurança por períodos curtos, mas não são adequadas para tratamento prolongado (p. ex., para o tratamento de acne) (CRL: L2)
- Sulfonamidas não devem ser utilizadas durante a fase neonatal (no primeiro mês de vida) (CRL: L3).

Anti-hipertensivos

- Recomenda-se alto grau de cautela quando usados durante o aleitamento materno
- Alguns betabloqueadores podem ser utilizados
- Hidralazina e metildopa são consideradas seguras (CRL: L2)
- Inibidores da enzima conversora de angiotensina (IECA) não são recomendados no período pós-parto inicial.

Sedativos e hipnóticos

- Pode ocorrer abstinência neonatal quando fármacos ansiolíticos, como o lorazepam, forem utilizados. Felizmente, a abstinência geralmente é leve
- Fenotiazinas, como prometazina e clorpromazina, podem levar à apneia do sono e aumentar o risco de síndrome da morte súbita do lactente.

Antidepressivos

- O risco para o neonato é muitas vezes maior se a lactante estiver deprimida e permanecer sem tratamento, em vez de tomando a medicação
- Agentes tricíclicos mais antigos são considerados seguros; no entanto, causam muitos efeitos colaterais incômodos, como ganho de peso e boca seca, o que pode acarretar a não adesão ao tratamento por parte da lactante
- Inibidores seletivos da recaptação da serotonina (ISRS) também são considerados seguros e têm perfil de efeito colateral menor, o que os torna mais aceitáveis para a mulher (CRL: L2 e L3).

Estabilizadores de humor

- O lítio pode ser usado em doses baixas, com monitoramento cuidadoso dos níveis sanguíneos (CRL: L4)
- Ácido valproico pode ser a escolha mais adequada para a mulher com transtorno bipolar. O lactente precisará realizar exames laboratoriais periódicos para verificar a contagem de plaquetas e a função hepática.

Corticosteroides

- Corticosteroides não passam para o leite materno em grandes quantidades
- Esteroides inalados são seguros para uso, porque não se acumulam no sangue.

Fármacos tireóideos

- Fármacos tireóideos, como a levotiroxina, podem ser tomados durante o aleitamento materno
- A maior parte está na categoria de risco para uso na lactação L1.

SUBSTÂNCIAS GERALMENTE CONTRAINDICADAS PARA A LACTANTE

- Amiodarona
- Agentes antineoplásicos
- Medicamentos antirretrovirais
- Cloranfenicol
- Ciclosporina
- Cocaína
- Doxepina
- Ergotamina e outros derivados do esporão do centeio
- Heroína
- Iodetos
- Maconha
- Metotrexato e imunossupressores
- Produtos farmacêuticos radioativos
- Ribavirina
- Estatinas
- Tetraciclina (uso prolongado – mais de 3 semanas)
- Pseudoefedrina (encontrada em muitos fármacos de venda livre).

O material deste apêndice foi adaptado com base em informações das seguintes fontes:

Hale, T.W. (2019) *Hale's medications & mother's milk.* (3rd edition). Springer Publishing Company.

Lauwers, J., & Swisher, A. (2021). *Counseling the nursing mother: A lactation consultant's guide* (7th ed.). Jones & Bartlett Learning.

Wamback, K., & Spencer, B. (2021). *Breastfeeding and human lactation* (6th ed.). Jones & Bartlett Learning.

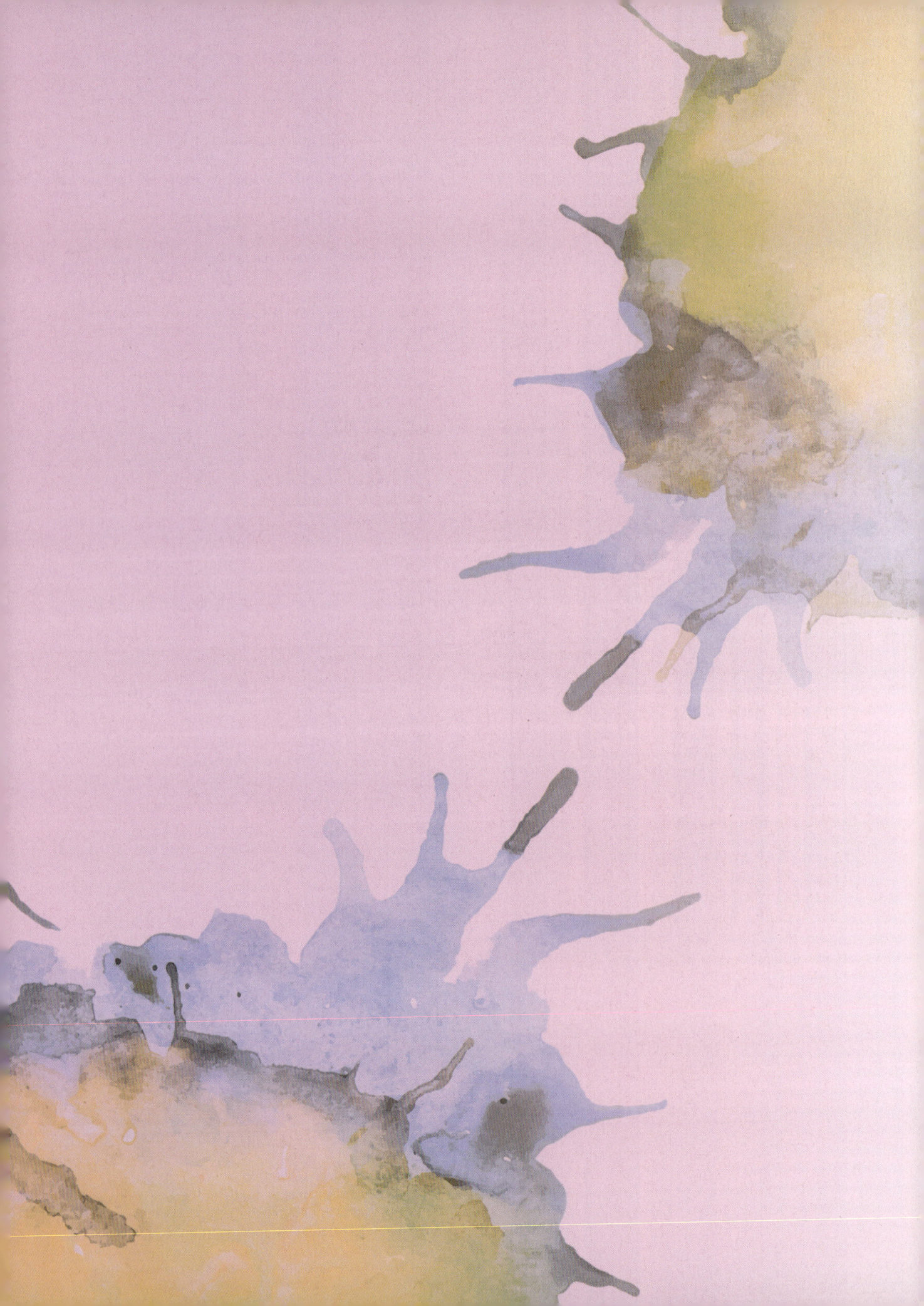

Índice Alfabético

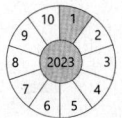